CAMBRIDGE LIBRARY COLLECTION

Books of enduring scholarly value

Classics

From the Renaissance to the nineteenth century, Latin and Greek were compulsory subjects in almost all European universities, and most early modern scholars published their research and conducted international correspondence in Latin. Latin had continued in use in Western Europe long after the fall of the Roman empire as the lingua franca of the educated classes and of law, diplomacy, religion and university teaching. The flight of Greek scholars to the West after the fall of Constantinople in 1453 gave impetus to the study of ancient Greek literature and the Greek New Testament. Eventually, just as nineteenth-century reforms of university curricula were beginning to erode this ascendancy, developments in textual criticism and linguistic analysis, and new ways of studying ancient societies, especially archaeology, led to renewed enthusiasm for the Classics. This collection offers works of criticism, interpretation and synthesis by the outstanding scholars of the nineteenth century.

Claudii Galeni Opera Omnia

Galen (Claudius Galenus, 129–c. 199 CE) is the most famous physician of the Greco-Roman world whose writings have survived. A Greek from a wealthy family, raised and educated in the Greek city of Pergamon, he acquired his medical education by travelling widely in the Roman world, visiting the famous medical centres and studying with leading doctors. His career took him to Rome, where he was appointed by the emperor Marcus Aurelius as his personal physician; he also served succeeding emperors in this role. A huge corpus of writings on medicine which bear Galen's name has survived. The task of editing and publishing such a corpus, and of identifying the authentic Galenic texts within it, is a hugely challenging one, and the 22-volume edition reissued here, edited by Karl Gottlob Kühn (1754–1840) and published in Leipzig between 1821 and 1833, has never yet been equalled.

Cambridge University Press has long been a pioneer in the reissuing of out-of-print titles from its own backlist, producing digital reprints of books that are still sought after by scholars and students but could not be reprinted economically using traditional technology. The Cambridge Library Collection extends this activity to a wider range of books which are still of importance to researchers and professionals, either for the source material they contain, or as landmarks in the history of their academic discipline.

Drawing from the world-renowned collections in the Cambridge University Library, and guided by the advice of experts in each subject area, Cambridge University Press is using state-of-the-art scanning machines in its own Printing House to capture the content of each book selected for inclusion. The files are processed to give a consistently clear, crisp image, and the books finished to the high quality standard for which the Press is recognised around the world. The latest print-on-demand technology ensures that the books will remain available indefinitely, and that orders for single or multiple copies can quickly be supplied.

The Cambridge Library Collection will bring back to life books of enduring scholarly value (including out-of-copyright works originally issued by other publishers) across a wide range of disciplines in the humanities and social sciences and in science and technology.

Claudii Galeni Opera Omnia

VOLUME 3

EDITED BY KARL GOTTLOB KÜHN

CAMBRIDGE
UNIVERSITY PRESS

CAMBRIDGE UNIVERSITY PRESS

Cambridge, New York, Melbourne, Madrid, Cape Town,
Singapore, São Paolo, Delhi, Tokyo, Mexico City

Published in the United States of America by Cambridge University Press, New York

www.cambridge.org
Information on this title: www.cambridge.org/9781108028318

This edition first published 1821-3
This digitally printed version 2011

ISBN 978-1-108-02831-8 Paperback

MEDICORVM GRAECORVM
OPERA
QVAE EXSTANT.

EDITIONEM CVRAVIT

D. CAROLVS GOTTLOB KÜHN

PROFESSOR PHYSIOLOGIAE ET PATHOLOGIAE IN
LITERARVM VNIVERSITATE LIPSIENSI PVBLICVS
ORDINARIVS ETC.

VOLVMEN III.

CONTINENS

CLAVDII GALENI T. III.

LIPSIAE

PROSTAT IN OFFICINA LIBRARIA CAR. CNOBLOCHII

1822.

ΚΛΑΥΔΙΟΥ ΓΑΛΗΝΟΥ
ΑΠΑΝΤΑ.

CLAVDII GALENI
OPERA OMNIA.

EDITIONEM CVRAVIT

D. CAROLVS GOTTLOB KÜHN

PROFESSOR PHYSIOLOGIAE ET PATHOLOGIAE IN LITERARVM VNIVERSITATE LIPSIENSI PVBLICVS ORDINARIVS ETC.

TOMVS III.

LIPSIAE

PROSTAT IN OFFICINA LIBRARIA CAR. CNOBLOCHII

1822.

ΓΑΛΗΝΟΥ ΠΕΡΙ ΧΡΕΙΑΣ ΤΩΝ ΕΝ ΑΝΘΡΩΠΟΥ ΣΩΜΑΤΙ ΜΟΡΙΩΝ

ΛΟΓΟΣ Α.

Ed. Chart. to. IV. [p. 284.] Ed. Bas. to. I. (p. 367.)

Κεφ. α'. Ὥσπερ τῶν ζώων ἕκαστον ἓν εἶναι λέγεται τῷ φαίνεσθαι κατά τινα περιγραφὴν ἰδίαν μηδαμῆ τοῖς ἄλλοις ξυνημμένον, οὕτω καὶ τῶν μορίων αὐτοῦ τὸ μὲν ὀφθαλμὸς, τὸ δὲ ῥὶς, τὸ δὲ γλῶττα, τὸ δ' ἐγκέφαλος ἓν εἶναι λέγεται τῷ φαίνεσθαι περιγραφὴν ἰδίαν ἔχον. εἰ δὲ μὴ συνῆπτο κατά τι τοῖς πέλας, ἀλλὰ πάντως κεχώριστο, τότ' ἂν οὐδὲ μόριον ἦν ὅλως, ἀλλ' ἁπλῶς ἕν. ὥσθ' ὅσα σώματα

GALENI DE VSV PARTIVM CORPORIS HVMANI

LIBER I.

Cap. I. Quemadmodum animal quodque unum esse dicitur, quod appareat per quandam circumscriptionem propriam nulla ex parte aliis conjunctum, ita et inter partes ipsius hic oculus, haec lingua, hic nasus, hoc cerebrum una pars esse dicitur, eo quod apparet circumscriptionem propriam habere. Si vero non esset quadantenus conjuncta proximis, sed omnino ab iis separata, tunc utique nec pars esset omnino, sed simpliciter unum. Quare quaecunque corpora nec undiqua-

μήτε πάντη περιγραφὴν ἰδίαν ἔχει, μήτε πάντη συνῆπται πρὸς ἕτερα, μόρια ταῦτα κέκληται. καὶ εἰ τοῦτο, πολλὰ τῶν ζώων ἔσται μόρια, τὰ μὲν μείζω, τὰ δ' ἐλάττω, τὰ δὲ καὶ παντάπασιν εἰς ἕτερον εἶδος ἄτμητα.

Κεφ. β'. Χρεία δ' αὐτῶν απάντων ἐστὶ τῇ ψυχῇ. τὸ γὰρ σῶμα ταύτης ὄργανον, καὶ διὰ τοῦτο πολὺ διενήνοχεν ἀλλήλων τὰ μόρια τῶν ζώων, ὅτι καὶ αἱ ψυχαί. τὰ μὲν γάρ ἐστιν ἄλκιμα, τὰ δὲ δειλὰ, τὰ δ' ἄγρια, τὰ δ' ἥμερα, τὰ δ' οἷον πολιτικά τε καὶ δημιουργικὰ, [285] τὰ δ' οἷον μονότροπα. πᾶσι δ' οὖν ἐπιτήδειον τὸ σῶμα τοῖς τῆς ψυχῆς ἤθεσί τε καὶ δυνάμεσιν· ἵππῳ μὲν, ἰσχυραῖς ὁπλαῖς καὶ χαίτῃ κεκοσμημένον, καὶ γὰρ ὠκὺ καὶ γαῦρον καὶ οὐκ ἄθυμον τὸ ζῶον· λέοντι δὲ, θυμικὸν γὰρ καὶ ἄλκιμον, ὀδοῦσί τε καὶ ὄνυξιν ἰσχυρόν· οὕτω δὲ καὶ ταύρῳ, καὶ συΐ· τῷ μὲν γὰρ κέρατα, τῷ δ' οἱ χαυλιόδοντες, ὅπλα ξύμφυτα· ἐλάφῳ δὲ καὶ λαγωῷ, δειλὰ γὰρ τὰ ζῶα, ταχὺ μὲν τὸ σῶμα, γυμνὸν δὲ πάντη καὶ ἄοπλον. ἔπρεπε γὰρ,

que circumfcriptionem habent propriam, nec undiquaque conjuncta funt aliis, haec partes appellantur. Ac fi hoc verum eft, multae erunt animalium partes, aliae quidem majores, aliae vero minores, aliae vero etiam omnino in aliam fpeciem indivifibiles.

Cap. II. Ufus autem ipfarum omnium ipfi animae eft: hujus enim organum corpus eft, et propterea multum differunt inter fe partes animalium, quoniam et ipfae animae *differunt*. Quaedam enim funt ferocia, quaedam timida, alia agreftia, alia manfueta, alia velut civilia et negotiofa, alia velut folitaria. Omnibus vero aptum eft corpus animae moribus et facultatibus: equo quidem fortibus ungulis et juba ornatum inftructumque eft, etenim velox et fuperbum et generofum eft animal, leoni autem, utpote animofo et feroci, dentibus et unguibus validum: ita autem et tauro, et apro; illi enim cornua, huic autem exerti dentes arma funt innata: cervo autem et lepori (timida enim funt animalia) velox quidem eft corpus, fed nudum omnino et iner-

οἶμαι, τάχος μὲν τοῖς δειλοῖς, τὰ δ' ὅπλα τοῖς ἀλκίμοις. οὔτ' οὖν δειλὸν οὐδὲν ὥπλισεν ἡ φύσις, οὔτ' ἄλκιμον ἐγύμνωσεν. ἀνθρώπῳ δὲ, σοφὸν γὰρ τοῦτο τὸ ζῶον καὶ μόνον τῶν ἐπὶ γῆς θεῖον, ἀντὶ πάντων ὁμοῦ τῶν ἀμυντηρίων ὅπλων χεῖρας ἔδωκεν, ὄργανον εἰς ἁπάσας μὲν τὰς τέχνας ἀναγκαῖον, εἰρηνικὸν δ' οὐδὲν ἧττον, ἢ πολεμικόν. οὔκουν ἐδέησεν οὔτε κέρατος αὐτῷ ξυμφύτου, βέλτιον ὅπλον κέρατος ἐπ' ἄκραις ταῖς χερσὶν, ἡνίκα βούλοιτο, λαβεῖν δυναμένῳ· καὶ γὰρ καὶ ξίφος καὶ δόρυ μείζονά τε ἅμα καὶ τέμνειν ἑτοιμότερα κέρατος ὅπλα· ἀλλ' οὔτε ὁπλῆς, καὶ γὰρ ξύλον καὶ λίθος ἁπάσης ὁπλῆς θλᾷν βιαιότερος. καὶ κέρας μὲν καὶ ὁπλὴ, πρὶν ἐλθεῖν ὁμόσε, δρᾷν οὐδὲν δύναται· τὰ δ' ἀνθρώπων ὅπλα πόῤῥωθεν οὐδὲν ἧττον ἢ πλησίον ἐνεργεῖ, ἀκόντιον μὲν καὶ βέλος κέρατος, λίθος δὲ καὶ ξύλον ὁπλῆς. ἀλλ' ὠκύτερος ἀνθρώπου λέων. τί δὲ τοῦτο; ἄνθρωπος μὲν γὰρ ἵππον ἐδαμάσατο σοφίᾳ καὶ

me, timidis enim (opinor) velocitas quidem, arma vero ferocibus conveniebant. Neque igitur timidum aliquod armavit natura, neque ferox et ſtrenuum quodpiam nudum deſtituit. Homini autem (ſapiens enim eſt hoc animal et ſolum eorum, quae ſunt in terra, divinum) pro omnibus ſimul defenſoriis armis manus dedit inſtrumentum ad omnes quidem artes neceſſarium, paci vero non minus quam bello idoneum. Non igitur indiguit cornu ſibi innato, quum meliora cornibus arma ſummis manibus, quandocunque volet, poſſit accipere: etenim enſis et haſta et majora ſunt arma, et ad incidendum promptiora, quam cornu. Sed neque indiguit ungula, nam lapis et lignum quavis ungula quaſſant fortius violentiusque. Ad haec neque cornu neque ungula quicquam niſi cominus agere poſſunt, hominum vero arma eminus aeque ac cominus agunt: telum quidem ac ſagitta magis, quam cornu, lignum autem et lapis magis, quam ungula. Sed velocior eſt homine leo: quid hoc tandem eſt? Homo ſane equum domuit ſapientia et

χερσὶν, ὠκύτερον λέοντος ζῶον, ᾧ χρώμενος καὶ ὑποφεύγει
καὶ διώκει λέοντα, καὶ καθεζόμενος ἀφ᾽ ὑψηλοῦ βάλλει
τὸν ταπεινόν. οὔκουν γυμνός, οὐδ᾽ ἄοπλος, οὐδ᾽ εὔτρωτος,
οὐδ᾽ ἀνυπόδετος ἄνθρωπος, ἀλλ᾽ ἔστι μὲν αὐτοῦ θώραξ σι-
δηροῦς, ὁπότε βούλοιτο, πάντων δερμάτων δυστρωτότερον
ὄργανον, ἔστι δ᾽ ὑποδημάτων παντοίων εἶδος, ἔστι δ᾽
ὅπλων, ἔστι δὲ καὶ σκεπασμάτων. οὐ γὰρ θώραξ μόνον,
ἀλλὰ καὶ οἰκία, καὶ τεῖχος, καὶ πύργος ἀνθρώπου σκε-
πάσματα. ξύμφυτον δ᾽ εἴπερ ἦν αὐτῷ κέρας ἐπὶ ταῖν χε-
ροῖν, ἤ τι τοιοῦτον ἕτερον ἀμυντήριον ὅπλον, οὐδὲν ἂν εἶχεν
ὅ τι χρήσαιτο ταῖς χερσὶν, οὔτε εἰς οἰκίας ἢ τείχους κατασκευήν,
οὔτε εἰς δόρατος ἢ θώρακος ἢ ἄλλου τινὸς παραπλησίου.
ταύταις ταῖς χερσὶν ἄνθρωπος καὶ ἱμάτιον ὑφήνατο, καὶ δίκτυον ἐπλέξατο, καὶ πόρκον, καὶ γρίφον, καὶ νεφέλην, ὥστ᾽
οὐ μόνον τῶν ἐν γῇ ζώων, ἀλλὰ καὶ τῶν ἐν θαλάττῃ τε καὶ
ἀέρι κρατεῖ. τοιοῦτον μὲν αὐτῷ πρὸς ἀλκὴν ὅπλον ἡ χείρ.
εἰρηνικὸν δ᾽ ὅμως καὶ πολεμικὸν ὁ ἄνθρωπος χερσὶ καὶ

manibus, velocius leone animal: quo utens et ſubter-
fugit et perſequitur leonem, et ſedens ex alto humi-
lem inferioremque illum percutit. Non igitur eſt nudus,
neque inermis, neque vulnerari facilis, neque calceamentorum expers homo: ſed ipſi eſt thorax ferreus,
quandocunque libet, omnibus coriis ſauciatu difficilius
organum: eſt et multiplex calceamentorum ſpecies, eſt
et armorum, eſt et operimentorum. Non igitur thorax
ſolum, ſed et domus, et murus, et turris ſunt hominis operimenta. Si autem innatum eſſet ei cornu in
manibus vel aliquod aliud tale armorum genus, non
utique poſſet uti manibus ad domus conſtructionem, vel
muri, vel haſtae, vel thoracis, vel alicujus alterius
ſimilis. His manibus homo veſtem texuit, et rete con-
texuit, et naſſam, et ſagenam, et velum. Quare non
ſolum his, quae in terra ſunt, animalibus, ſed eis etiam,
quae in mari et aëre, dominatur. Talia quidem homini ad fortitudinem arma ſunt manus. Attamen paci-
ficum et politicum animal homo manibus leges ſcri-

νόμους ἐγράψατο, καὶ βωμοὺς καὶ ἀγάλματα θεοῖς ἱδρύσατο, καὶ ναῦν κατεσκευάσατο, καὶ αὐλὸν, καὶ λύραν, καὶ σμίλην, καὶ πυράγραν, καὶ τἄλλα πάντα τῶν τεχνῶν ὄργανα, καὶ ὑπομνήματα δ' αὐτῶν τῆς θεωρίας ἐν γράμμασιν ὑπελίπετο. καί σοι διά τε γράμματα καὶ χεῖρας ἔτι καὶ νῦν ὑπάρχει ομιλεῖν Πλάτωνί τε καὶ Ἀριστοτέλει, καὶ Ἱπποκράτει, καὶ τοῖς ἄλλοις παλαιοῖς.

Κεφ. γ'. Οὕτω μὲν σοφώτατον τῶν ζώων ὁ ἄνθρωπος, οὕτω δὲ καὶ χεῖρες ὄργανα πρέποντα ζώῳ σοφῷ. οὐ γὰρ ὅτι χεῖρας [286] ἔσχε, διὰ τοῦτο σοφώτατον, ὡς Ἀναξαγόρας ἔλεγεν, ἀλλ' ὅτι σοφώτατον ἦν, διὰ τοῦτο χεῖρας ἔσχεν, ὡς Ἀριστοτέλης φησὶν, ὀρθότατα γινώσκων. οὐ γὰρ αἱ χεῖρες τὸν ἄνθρωπον ἐδίδαξαν τὰς τέχνας, ἀλλὰ ὁ λόγος· αἱ χεῖρες δ' ὄργανον, ὡς λύρα μουσικοῦ, καὶ πυράγρα χαλκέως. ὥσπερ οὖν ἡ λύρα τὸν μουσικὸν οὐκ ἐδίδαξεν, οὐδὲ ἡ πυράγρα τὸν χαλκέα, ἀλλ' ἔστι μὲν ἑκάτερος αὐτῶν τεχνίτης διὰ τὸν ἐν αὐτῷ λόγον, ἐνεργεῖν δ' οὐ δύναται κατὰ τὴν τέχνην χωρὶς ὀργάνων, οὕτω καὶ ψυχὴ πᾶσα διὰ

psit: aras et simulacra diis erexit: navem, fistulam, lyram, scalpellum, forcipem et alia universa artium instrumenta construxit, et commentarios etiam speculationis eorum scriptos reliquit: tibique liceat literarum et manuum beneficio etiam nunc colloqui cum Platone, cum Aristotele, cum Hippocrate et aliis veteribus.

Cap. III. Ita quidem sapientissimum animalium est homo: ita autem et manus sunt organa sapienti animali convenientia. Non enim, quia manus habuit, propterea est sapientissimum, ut Anaxagoras dicebat: sed quia sapientissimum erat, propter hoc manus habuit, ut rectissime censuit Aristoteles: non enim manus ipsae hominem artes docuerunt, sed ratio: manus autem ipsae sunt artium organa, sicut lyra musici, et forceps fabri. Sicut igitur lyra musicum non docuit, nec forceps fabrum, sed est uterque ipsorum artifex per eam, qua praeditus est, rationem, agere autem non potest ex arte absque organis: ita et una quaelibet anima facultates quas-

μὲν τὴν ἑαυτῆς οὐσίαν ἔχει τινὰς δυνάμεις, δρᾷν δὲ, ἃ πέφυκε δρᾷν, ἀμήχανον αὐτῇ χωρὶς ὀργάνων. ἔνεστι δ᾽ ἐναργῶς ἰδεῖν, ὅτι μὲν τὰ μόρια τοῦ σώματος οὐκ ἀναπείθει τὴν ψυχὴν ἢ δειλὴν, ἢ ἄλκιμον, ἢ σοφὴν γίγνεσθαι, τὰ νεογενῆ ζῶα θεασάμενον ἐνεργεῖν ἐπιχειροῦντα, πρὶν τελειωθῆναι τοῖς μορίοις. ἔγωγ᾽ οὖν καὶ βοὸς μόσχον πολλάκις εἶδον κυρίττοντα, πρὶν φῦσαι τὰ κέρατα, καὶ πῶλον ἵππου λακτίζοντα μαλακαῖς ἔτι ταῖς ὁπλαῖς, καί τινα κομιδῇ σμικρὸν χοῖρον ἀμύνεσθαι ταῖς γένυσιν ἐπιχειροῦντα γυμναῖς τῶν μεγάλων ὀδόντων, καὶ σκύλακα νεογενῆ δάκνειν ὀρεγόμενον ἁπαλοῖς ἔτι τοῖς ὀδοῦσιν. αἴσθησιν γὰρ πᾶν ζῶον ἀδίδακτον ἔχει τῶν τε τῆς ἑαυτοῦ ψυχῆς δυνάμεων καὶ τῶν ἐν τοῖς μορίοις ὑπεροχῶν· ἢ διὰ τί, παρὸν ἐνδακεῖν τῷ σμικρῷ χοίρῳ τοῖς μικροῖς ὀδοῦσιν, ὁ δὲ τούτους μὲν ἀργοὺς ἔχει πρὸς τὴν μάχην, οἷς δ᾽ οὐκ ἔχει πω, χρῆσθαι ποθεῖ; πῶς οὖν ἐστι δυνατὸν φάναι, τὰ ζῶα πρὸς τῶν μορίων διδαχθῆναι τὰς χρήσεις αὐτῶν, ὅταν καὶ πρὶν

dam a ſua ipſius ſubſtantia obtinet, efficere autem ea, quae nata eſt efficere, ſine organis nequaquam poteſt. Quod autem corporis partes animam non impellunt aut timidam, aut ſtrenuam, aut ſapientem fieri, manifeſte videre licet, ſi animalia recens genita conſideres: quae quidem prius agere conantur, quam perfectas habeant partes. Ego namque bovis vitulum cornibus petere conantem ſaepenumero vidi, antequam ei nata eſſent cornua, et pullum equi calcitrantem mollibus adhuc ungulis, et aprum quendam perpuſillum genis ſeſe tueri conantem magnos dentes nondum habentibus, et catulum recenter natum mordere affectantem teneris adhuc dentibus. Omne enim animal et ſuae ipſius animae facultates, et in quos uſus partes ſuae polleant, nullo doctore praeſentit: aut cur parvus adhuc aper, mordere dentibus exilibus cum poſſit, his quidem ipſe ad pugnam non utitur, quos autem nondum habet, iis uti geſtit? Qua igitur ratione dici poteſt, animalia partium uſus a partibus doceri, cum et ante, quam illas habeant, hos

ἐκεῖνα σχεῖν, φαίνηται γινώσκοντα; εἰ οὖν ἐθέλοις ὠὰ τρία λαβὼν, τὸ μὲν ἀετοῦ, τὸ δὲ νήττης, τὸ δ᾽ ὄφεως, αὐτὰ (368) θερμήνας συμμέτρως, ἐκλέψαι, τὰ γενόμενά σοι ζῶα, τὰ μὲν τῶν πτερύγων ἀποπειρώμενα θεάσῃ, καὶ πρὶν δύνασθαι πέτεσθαι, τὸ δ᾽ ἰλυσπώμενόν τε καὶ σπεῦδον ἕρπειν, κᾂν ἔτι μαλακὸν καὶ ἀδύνατον ᾖ. καὶ εἰ τελειώσας αὐτὰ καθ᾽ ἕνα καὶ τὸν αὐτὸν οἶκον, ἔπειτ᾽ εἰς τόπον ὑπαίθριον ἀγαγὼν μεθίῃς, ὁ μὲν ἀετὸς ἀναπτήσεται πρὸς τὸ μετέωρον, ἡ νῆττα δὲ εἰς λίμνην τινὰ καταπτήσεται, ὁ δ᾽ ὄφις εἰς τὴν γῆν καταδύσεται. εἶθ᾽ ὁ μὲν, οἶμαι, θηράσει μὴ μαθὼν, ἡ δὲ νήξεται, ὁ δ᾽ ὄφις φωλεύσει εἰς γῆν. φύσιες γὰρ ζώων ἀδίδακτοι, φησὶν ὁ Ἱπποκράτης. ταύτῃ μοι δοκεῖ τὰ μὲν ἄλλα τῶν ζώων φύσει μᾶλλον ἢ λόγῳ τέχνην τινὰ διαπράττεσθαι· πλάττειν μὲν αἱ μέλιτται τὰ σίμβλα, θησαυρούς δέ τινας καὶ λαβυρίνθους δημιουργεῖν οἱ μύρμηκες, νήθειν δὲ καὶ ὑφαίνειν οἱ ἀράχναι. τεκμαίρομαι δὲ τῷ ἀδιδάκτῳ.

cognoſcere videantur? Si igitur ova tria acceperis, unum aquilae, alterum anatis, reliquum ſerpentis, et ea calore moderato foveris, animaliaque genita rupto putamine excluſeris: illa quidem alis volare conantia, antequam volare poſſint, hoc autem revolvi et ſerpere affectans videbis, quamvis molle adhuc et invalidum fuerit. Et ſi, dum perfecta erunt, in una eademque domo nutriveris, deinde ad locum ſubdialem ducta emiſeris, aquila quidem in ſublime attolletur, anas autem in paludem aliquam devolabit, ſerpens vero ſub terram irrepet. Deinde illa quidem (opinor) citra doctorem venabitur, haec natabit, ſerpens vero in terrae cavernis latebit: naturae enim animalium, ut ait Hippocrates, a nullo doctae ſunt. Quapropter caetera quidem animalia mihi natura magis quam ratione artificioſa quaedam facere videntur, apes videlicet alvearia ſtruere, theſauros vero quosdam et labyrinthos formicae fabricari, nere autem et texere araneae; ut autem conjecto, ſine doctore.

Ed. Chart. IV. [286. 287.] Ed. Baf. I. (368.)

Κεφ. δ'. Ἄνθρωπος δ', ὥσπερ τὸ σῶμα γυμνὸς ὅπλων, οὕτω καὶ τεχνῶν τὴν ψυχὴν ἔρημος. διὰ τοῦτο ἀντὶ μὲν τῆς τοῦ σώματος γυμνότητος τὰς χεῖρας ἔλαβεν, ἀντὶ δὲ τῆς κατὰ τὴν ψυχὴν ἀτεχνίας τὸν λόγον· οἷς χρώμενος, ὁπλίζει μὲν καὶ φρουρεῖ τὸ σῶμα παντοίως, κοσμεῖ δὲ τὴν ψυχὴν ἁπάσαις τέχναις. ὥσπερ γὰρ, εἴ τι ξύμφυτον ὅπλον ἐκέκτητο, μόνον ἂν ἦν ἐκεῖνο διὰ παντὸς αὐτῷ, οὕτως, εἴ τινα εἶχε τέχνην φύσει, τὰς ἄλλας οὐκ ἂν ἔσχεν. ἐπεὶ δ' ἄμεινον ἦν ἅπασι μὲν ὅπλοις, ἁπάσαις δὲ χρῆσθαι τέχναις, διὰ τοῦτο αὐτῷ ξύμφυτον [287] οὐδὲν ἐδόθη. καλῶς μὲν οὖν καὶ Ἀριστοτέλης οἷον ὄργανόν τι πρὸ ὀργάνων ἔφασκεν εἶναι τὴν χεῖρα· καλῶς δ' ἄν τις καὶ ἡμῶν, ἐκεῖνον μιμησάμενος, οἷον τέχνην τινὰ πρὸ τεχνῶν φήσειεν εἶναι τὸν λόγον. ὡς γὰρ ἡ χεὶρ, οὐδὲν οὖσα τῶν κατὰ μέρος ὀργάνων, ὅτι πάντα καλῶς πέφυκε δέχεσθαι, πρὸ πάντων ἐστὶν ὄργανον, οὕτως ὁ λόγος, οὐδεμιᾶς μὲν τῶν κατὰ μέρος ὑπάρχων τεχνῶν, ἁπάσας δ' εἰς ἑαυτὸν δέχεσθαι πεφυ-

Cap. IV. Homo autem, ficuti corpus armis nudum, ita et animam artibus deftitutam habet. Proinde pro corporis nuditate manus, pro animae infcitia rationem accepit: quorum ufu corpus quidem armat et modis omnibus cuftodit, animam autem omnibus ornat artibus. Sicut enim, fi innata aliqua haberet arma, illa ei fola femper adeffent: ita et, fi artem aliquam natura fortitus effet, reliquas fane non haberet. Quia vero ei melius erat omnibus armis omnibusque artibus uti, neutrum eorum innatum ipfi propterea datum eft. Pulchre igitur Ariftoteles manum velut organum quoddam ante organa effe dixit. Pulchre autem et aliquis noftrum, Ariftotelem imitatus, rationem velut artem quandam ante artes effe dixerit. Sicut enim manus, quanquam nullum fit eorum, quae particularia funt organa, quia tamen omnia recte poteft recipere, organum eft ante omnia organa: ita et ratio, quia nulla quidem ex artibus eft particularibus, omnes autem in fe ipfam recipere nata eft, ob id ars

κώς, τέχνη τις ἂν εἴη πρὸ τεχνῶν. ἄνθρωπος οὖν μόνος ἁπάντων ζώων, τέχνην ἔχων πρὸ τεχνῶν ἐν ψυχῇ, κατὰ λόγον ἐν τῷ σώματι πρὸ ὀργάνων ὄργανον ἐκτήσατο.

Κεφ. ε΄. Φέρε οὖν τοῦτο πρῶτον αὐτοῦ βασανίσωμεν τὸ μόριον, οὐκ εἰ χρήσιμον ἁπλῶς, οὐδ᾽ εἰ σοφῷ ζώῳ πρέπον, ἐπισκοποῦντες, ἀλλ᾽ εἰ παντοίως οὕτως ἔχει κατασκευῆς, ὡς οὐκ ἂν, εἴπερ ἑτέρως ἐγεγόνει, διέκειτ᾽ ἂν ἄμεινον. ἓν μὲν δὴ καὶ πρῶτον κεφάλαιον ἀρίστης κατασκευῆς ὀργάνου ἀντιληπτικοῦ, εἰ πάντων μὲν σχημάτων, πάντων δὲ μεγεθῶν, ὅσα κινεῖν ἄνθρωπος πέφυκεν, ἑτοίμως ἀντιλαμβάνοιτο. πότερον οὖν ἦν αὐτῷ ἄμεινον πρὸς ταῦτα σχισθῆναι πολυειδῶς, ἢ παντάπασιν ἀσχίστῳ γενέσθαι; ἢ τοῦτο μὲν οὐδὲ λόγου δεῖται πλείονος, ὡς ἄσχιστος μὲν μείνασα, τηλικούτου μεγέθους ἔψαυσεν ἂν ἑκάστου τῶν ὁμιλούντων, ἡλίκη περ ἂν οὖσα ἔτυχεν· εἰς πολλὰ δὲ σχισθεῖσα, καὶ τοὺς πολὺ μείζονας ἑαυτῆς ὄγκους ῥᾳδίως ἔμελλε περιλήψεσθαι καὶ θηράσειν ἀκριβῶς τὰ σμικρότατα; τοῖς μὲν γὰρ

ante artes fuerit. Homo igitur animalium omnium folus, cum artem ante artes in anima habeat rationem, optimo jure organum ante organa in corpore manum poffedit.

Cap. V. Agedum igitur hanc ejus partem primam expendamus, non perfcrutantes, fitne haec plane fimpliciterque utilis, neque an fapienti animali conveniens: fed num eam omnino conftitutionem habeat, qua certe, fi aliter fuiffet facta, meliorem non habuiffet. Unum quidem primumque caput organi apprehenforii optime compofiti eft, fi omnes figuras ac omnes eas magnitudines, quas movere homo poteft, prope apprehendit. Utrum igitur eam ad haec commode praeftanda dividi multiformiter, an omnino indivifam folidamque fieri erat melius? an hoc verbis non eget pluribus, fcilicet manum, fi indivifa manfiffet, contacturam tantummodo fibi aequalem corporis cujusque admoti magnitudinem; at in multa divifam, moles fe ipfa multo majores facile comprehenfuram et minimas res exacte venaturam? Majoribus

Ed. Chart. IV. [287.] Ed. Baf. I. (368.)

ἐπεκτείνεται, τῇ διαστάσει τῶν δακτύλων αὐτὰ περιλαμβάνουσα, τὰ σμικρότατα δ᾽ οὐχ ὅλη πειρᾶται λαμβάνειν, διαδιδράσκει γὰρ οὕτως, ἀλλ᾽ ἀρκεῖ πρὸς ταῦτα αὐτῇ δυοῖν δακτύλων χρῆσθαι τοῖς ἄκροις. οὕτω μὲν δὴ πρός τε τὴν τῶν μειζόνων καὶ των ἐλαττόνων ἑαυτῆς ἀσφαλῆ λαβὴν ἡ χεὶρ ἄριστα διάκειται. πρὸς δ᾽ αὖ τὸ πολυειδῆ σχήματα περιλαμβάνειν δύνασθαι κάλλιστον ἦν ἂν ἐσχίσθαι πολυειδῶς, ὡς νῦν ἔσχισται· καὶ πρὸς ταῦτ᾽ ἄριστα πάντων ἀντιληπτικῶν ὀργάνων φαίνεται παρεσκευασμένη. καὶ γὰρ περὶ τὸ σφαιροειδὲς σφαιροῦσθαι δύναται κατὰ κύκλον, αὐτὸ πανταχόθεν περιλαμβάνουσα, καὶ τοῖς εὐθέσιν ἢ κοίλοις ἀσφαλῶς περιβαίνει· εἰ δὲ τοῦτο, καὶ πᾶσι σχήμασιν, ἐκ τριῶν γὰρ ἅπαντα γραμμῶν συνίσταται, κυρτῆς, κοίλης, εὐθείας. ἐπεὶ δὲ πολλὰ τῶν σωμάτων μείζονα τὸν ὄγκον εἶχεν ἢ κατὰ μίαν χεῖρα, σύμμαχον ἑκατέρᾳ τὴν ἑτέραν ἡ φύσις ἐποίησεν, ὥστ᾽ ἀμφοτέρας ἐξ ἐναντίων μερῶν περιλαμβανούσας αὐτὰ μηδὲν ἀπολείπεσθαι μιᾶς μεγίστης.

fiquidem molibus obtenfa manus digitis diftantibus eas comprehendit: verum, quae minima funt, digitis duobus, eisque fummis, non etiam tota fe (hoc enim modo effugerent ac elaberentur) comprehendere conatur. Hoc fane pacto manus ad certam majorum et minorum fe ipfa corporum comprehenfionem optime conftituta eft. Porro ei commodiffimum rurfus fuit multiformiter, quemadmodum nunc eft divifa, dividi, ut multiformes figuras comprehendere poffet: ad quas optime omnium apprehenforiorum organorum effe praeparata videtur: quandoquidem circum corpus fphaericum poteft in orbem plicari, ac id undique circulo comprehendere: rectum item et cavum tuto amplectitur: quod fi eft, omnes figuras comprehendit, quippe quae omnes ex tribus conftituuntur lineis, curva, cava, recta. Caeterum, quoniam corpora non pauca mole funt majori, quam quae manu una comprehendi queant, adjutricem alteri alteram natura effecit, ut ambae ex oppofitis partibus ea corpora comprehendentes una manu maxima nihilo fint in-

ταύτη ἄρα καὶ πρὸς ἀλλήλας νενεύκασιν, ἀλλήλων γὰρ ἕνεκα γεγένηνται, καὶ πάντη πεφύκασιν ἴσαι· καὶ γὰρ τοῦτ᾽ ἔπρεπεν ὀργάνοις τοῖς ὁμοίως ἐνεργήσουσιν. ἐννοήσας οὖν τὸ μέγιστον ὧν ἄνθρωπος δύναται μεταχειρίζεσθαι σωμάτων ἀμφοτέραις ταῖς χερσὶν, οἷον ξύλον ἢ λίθον, αὖθίς μοι νόησον τὸ σμικρότατον, οἷον κέγχρον, ἢ λεπτὴν ἀκριβῶς ἄκανθαν, ἤ τινα τρίχα, κᾄπειθ᾽, ὅσον ἐστὶν ὄγκων πλῆθος ἐν τῷ μεταξὺ τοῦ μεγίστου [288] καὶ τοῦ σμικροτάτου, τοῦτ᾽ αὖθις ἅπαν ἐννοήσας, οὕτω καλῶς αὐτὸ μεταχειριζόμενον ἄνθρωπον εὑρήσεις, ὡς εἰ καὶ καθ᾽ ἕκαστον ἐκείνου μόνου χάριν ἐγεγόνεισαν αἱ χεῖρες. τὰ μὲν γὰρ σμικρότατα τοῖς δύο δακτύλοις ἄκροις λαμβάνει, λιχανῷ τε καὶ μεγάλῳ, τὰ δὲ τούτων βραχὺ μείζω τοῖς αὐτοῖς μὲν, ἀλλ᾽ οὐκ ἄκροις· ὅσα δὲ καὶ τούτων ἔτι μείζω, περὶ ταῦτα τοῖς τρισὶν ἐνεργεῖ δακτύλοις, μεγάλῳ καὶ λιχανῷ καὶ μέσῳ· καὶ εἴ τινα τούτων ἔτι μείζω, τοῖς τέτταρσιν· εἶθ᾽ ἑξῆς τοῖς πέντε· καὶ μετὰ τοῦτ᾽ ἤδη πάσῃ τῇ χειρί· κᾄπειτα

feriores. Hac igitur ratione et ad fe invicem inclinatae funt (mutua enim gratia factae funt), et omnino productae funt aequales; fiquidem hoc quoque organis fimiliter et eadem agere debentibus conveniebat. Proinde mihi confidera corporum, quae homo poteft utraque manu tractare, maximum, ut lignum vel lapidem: rurfus minimum aliquod, ut milium, aut praetenuem fpinam, aut pilum aliquem: deinde illam omnem, quanta inter maximum et minimum eft, magnitudinum multitudinem: tam probe ipfa omnia contrectantem invenies hominem, quam fi uniuscujusque illorum folius gratia factae manus fuiffent. Siquidem minima fummis duobus digitis, indice et magno, comprehendit: quae autem iis paulo funt majora, iisdem quidem digitis, fed non fummis: quae vero iis adhuc aliquanto majora, tribus digitis, magno, indice, medio: et fi qua his adhuc funt majora, quatuor: deinceps et quinque: poft haec jam tota manu apprehendit: ad cor-

τὴν ἑτέραν ἐν τοῖς μείζοσι προσάγει, ὧν οὐδὲν ἂν, εἰ μὴ πολυειδῶς εἰς τοὺς δακτύλους ἔσχιστο, δυνατὸν ἦν γενέσθαι. οὐ γὰρ δὴ τό γε σχισθῆναι μὲν ἱκανὸν αὐτὸ καθ' αὑτό. τί γὰρ, εἰ μηδεὶς ἀντετέτακτο τοῖς τέτταρσιν, ὥσπερ νῦν, ἀλλ' ἑξῆς ἅπαντες ἐπὶ μιᾶς εὐθείας ἐπεφύκεσαν οἱ πέντε; ἆρ' οὐ πρόδηλον, ὡς ἄχρηστον αὐτῶν ἐγίγνετο τὸ πλῆθος; δεῖται γὰρ τὸ λαμβανόμενον ἀσφαλῶς ἢ πανταχόθεν κατὰ κύκλον, ἢ πάντως γ' ἐξ ἐναντίων δυοῖν τόπων διαλαμβάνεσθαι. τοῦτ' οὖν ἀπώλετ' ἂν, εἴπερ ἐπὶ μιᾶς εὐθείας ἑξῆς ἅπαντες ἐπεφύκεσαν· σώζεται δ' ἀκριβῶς νῦν, ἑνὸς τοῖς ἄλλοις ἀντιταχθέντος. οὕτω γὰρ ἔχει θέσεώς τε καὶ κινήσεως ὁ εἷς οὗτος, ὥστ' ἐπιστρεφόμενος βραχείας παντελῶς ἐπιστροφὰς μεθ' ἑκάστου τῶν τεττάρων ἀντιτεταγμένου ἐνεργεῖν. ἐπεὶ τοίνυν ἄμεινον ἦν οὕτος ἐνεργεῖν τὰς χεῖρας, ὡς νῦν ἐνεργοῦσι, διὰ τοῦτο καὶ τὴν κατασκευὴν αὐτῶν ἐν ἔργοις τοιούτοις πρέπουσαν ἡ φύσις ἐποίησεν.

pora denique his ipſis majora manum alteram adducit: quorum nihil ſane fieri poſſet, niſi manus in digitos multiformiter diviſa fuiſſet. Non tamen per ſe ſatis erat eam eſſe diviſam: quid namque, ſi nullus digitis quatuor, ut nunc habet, opponeretur, ſed conſequenter omnes quinque in una recta linea eſſent facti? nonne perſpicuum eſt, eorum nunc multitudinem fore inutilem? Quandoquidem, quod tuto apprehenditur, aut undique circulo, aut omnino ex locis duobus contrariis comprehendatur oportet: id quod periiſſet, ſi omnes in una recta linea uno ordine facti fuiſſent digiti. At hoc ipſum digito uno aliis oppoſito diligenter ſervatum eſt: qui quidem poſitione et motu ita habet, ut parva omnino flexione curvatus cum ſingulis quatuor oppoſitis actionem perficiat. Quoniam igitur ſatius fuerat ita agere manus, ut nunc agunt, ob id conſtructionem earum actionibus hujusmodi idoneam natura effecit.

Κεφ. ς'. Οὐ γὰρ ἁπλῶς ἐχρῆν δύο δακτύλους ἀντιτεταγμένους ἐν ταῖς τῶν μικρῶν ὄγκων θήραις τοῖς ἄκροις σφῶν αὐτῶν ἐνεργεῖν, ἀλλὰ καὶ τοιούτοις οὖσιν, οἷα νῦν εἰσιν, οὕτω μὲν μαλακοῖς, οὕτω δὲ περιφερέσιν, οὕτω δ' ὀνύχων ἔχουσιν. οὔτε γὰρ, εἰ μὴ σαρκῶδες ἦν αὐτῶν τὸ πέρας, ἀλλ' ὀστέϊνον, ἦν ἄν ποτε δυνατὸν ἀντιλαβέσθαι τῶν μικρῶν σωμάτων, οἷον ἀκανθῶν ἢ τριχῶν, οὔτ', εἰ σαρκῶδες μὲν, ἀλλὰ μαλακωτέρας καὶ ὑγροτέρας σαρκός. δεῖ μὲν γὰρ ὡς ἔνι μάλιστα περιπτύσσεσθαι τῷ λαμβανομένῳ τὸ λαμβάνον, ἵν' ἀσφαλὴς ἡ ἀντίληψις γένοιτο· περιπτύσσεσθαι δὲ τῶν μὲν σκληρῶν καὶ ὀστεΐνων οὐδὲν δύναται, τὰ μαλακὰ δὲ συμμέτρως, καὶ διὰ τοῦτο μετρίως εἴκοντα· τὰ γὰρ ἀμέτρως μαλακὰ καὶ οἷον ῥυτὰ, πλέον ἢ δεῖ τοῖς σκληροῖς εἴκοντα, ῥᾳδίως αὐτῶν ἀποῤῥεῖ. ὅσα τοίνυν μεταξὺ τὴν φύσιν ἐστὶ τῶν ἀμέτρως μαλακῶν καὶ σκληρῶν, (369) ὥσπερ καὶ αἱ τῶν δακτύλων κορυφαὶ, ταῦτ' ἂν εἴη μάλιστα λαβῆς ἀσφαλοῦς ὄργανα.

Cap. VI. Non enim ſimpliciter oportebat duos digitos oppoſitos in parvarum rerum venatione ſuis ipſorum ſummitatibus operari; ſed eos praeterea tales eſſe, quales nunc ſunt, erat neceſſe, utpote ſic molles, ſic rotundos, ſic unguibus munitos. Neque enim, ſi carnoſa non eſſet eorum extremitas, ſed oſſea, poſſent unquam corpora parva, ut ſpinas vel pilos, comprehendere, neque, ſi ea quidem carnoſa, ſed molliori ac humidiori carne praedita. Oportet enim, quoad maxime fieri poteſt, ei, quod apprehenditur, apprehendens exacte circumplicari, ſi modo tuta futura eſt apprehenſio: dura autem et oſſea circumplicari nequeunt, ſed quae mollia mediocriter, ob idque mediocriter cedentia: quae enim praeter modum mollia ſunt ac velut fluxibilia, ut duris plus juſto cedunt, ita facile ab eis effluunt. Quapropter, quae naturam inter mollia immoderate et nimis dura mediam ſunt ſortita, quales ſunt digitorum ſummitates, erunt utique haec optima tutae comprehenſionis organa.

Κεφ. ζ'. Ἀλλ' ὄντων καὶ αὐτῶν τῶν λαμβανομένων πολυειδῶν ταῖς συστάσεσι, τὰ μὲν γὰρ μᾶλλον αὐτῶν, τὰ δ' ἧττον μαλακὰ καὶ σκληρὰ τετύχηκεν ὄντα, πρὸς πάντ' ἐπιτήδειον ἡ φύσις ἐποίησε τὴν κατασκευὴν αὐτῶν. διὰ τοῦτο οὖν οὔτ' ἐξ ὄνυχος ἁπλῶς ἡ κορυφὴ τῶν δακτύλων, οὔτ' ἐκ σαρκὸς μόνης, ἀλλ' ἐξ ἀμφοῖν ἀρίστην θέσιν λαβόντων συνετέθη. τὸ μὲν γὰρ σάρκινον αὐτῶν ἐν τοῖς πρὸς ἄλληλα νενευκόσι μέρεσιν, ὧν ταῖς κορυφαῖς θηράσειν [289] ἔμελλον, ὁ δ' ὄνυξ ἔξωθεν ἕδρα τούτοις ὑποβέβληται. τὰ μὲν οὖν μαλακὰ σώματα τοῖς σαρκώδεσι σφῶν αὐτῶν μορίοις μόνοις λαμβάνουσιν· ὅσα δὲ σκληρὰ, καὶ διὰ τοῦτο τὴν τῆς σαρκὸς φύσιν ὠθεῖ καὶ βιάζεται, ταῦτ' οὐ δύνανται λαβεῖν χωρὶς τῶν ὀνύχων· ἕδρας γὰρ δεῖται τηνικαῦτα ἡ σὰρξ ἀνατρεπομένη. πάλιν δ' αὐτοῖς τοῖς ὄνυξι μόνοις οὐχ οἷόν τε λαβεῖν οὐδὲν τῶν τοιούτων· σκληροὶ γὰρ ὄντες ἀπὸ τῶν σκληρῶν ἑτοίμως ὀλισθαίνουσι. ταῦτ' ἄρα, τῆς μὲν σαρκοειδοῦς ἐν ταῖς κορυφαῖς τῶν δακτύλων

Cap. VII. Cum autem fint et ipfa, quae apprehenduntur, confiftentiis quam maxime variis (quaedam enim eorum magis, et quaedam minus mollia funt et dura), ad omnia habilem fecit natura conftructionem eorum. Propter hoc igitur neque ex ungue fimpliciter fummitas digitorum, neque ex carne fola, fed ex utrisque optimam pofitionem accipientibus compofita eft: quod enim in ipfis carneum, in partibus ad fe invicem inclinatis eft, quarum fummitatibus res ipfas venari debebant: unguis vero extrinfecus, ut firmamentum, eis appofitus eft. Digiti namque fuis ipforum folis partibus carneis mollia corpora comprehendunt: dura vero et propter hoc carnis naturam pellentia violenterque cogentia fine unguium auxilio apprehendere digiti non poffunt: firmamento enim tunc eget caro eorum everfa. Rurfus autem ipfis unguibus folis tale nihil poterat apprehendi: duri enim cum fint, a duris prompte laberentur. Propterea igitur carniformi fubftantia in digi-

οὐσίας τὸ τῶν ὀνύχων ὀλισθηρὸν ἐπανορθουμένης, τῶν δ᾽ ὀνύχων τὸ τῆς σαρκὸς εὐανάτρεπτον στηριζόντων, ὄργανον ἀντιληπτικὸν ἁπάντων τῶν σμικρῶν ἅμα καὶ σκληρῶν σωμάτων ὁ δάκτυλος ἐγένετο. μάθοις δ᾽ ἂν ἐναργέστερον, ὃ λέγω, ἐπιστήσας ταῖς ἀμετρίαις τῶν ὀνύχων. ὅσοι μὲν γὰρ ὑπερβαλλόντως μεγάλοι καὶ διὰ τοῦτ᾽ ἀλλήλοις συμπίπτουσιν, οὔτ᾽ ἄκανθαν μικρὰν, ουτε τρίχα λαβεῖν, οὔτ᾽ ἄλλο τι δύνανται τοιούτων· ὅσοι δ᾽ αὖ διὰ σμικρότητα πρὸς τὰς κορυφὰς τῶν δακτύλων οὐκ ἐξικνοῦνται, τῆς ἕδρας ἀποστεροῦντες τὴν σαρκώδη φύσιν ἀδύνατον ἀντιλαβέσθαι ποιοῦσιν· ὅσοι δ᾽ ἐξισοῦνται ταῖς κορυφαῖς τῶν δακτύλων, οὗτοι μόνοι τὴν ὠφέλειαν, ἧς ἕνεκα γεγόνασιν, ἄριστα παρέξονται. ταῦτ᾽ ἄρα καὶ Ἱπποκράτης ἔλεγεν· Ὄνυχας μήθ᾽ ὑπερέχειν, μήτ᾽ ἐλλείπειν δακτύλων κορυφῆς· ὧν γὰρ ἕνεκα γεγόνασιν, ὅτε μετρίως ἔχουσι μεγέθους, τηνικαῦτα μάλιστα παρέχονται. πολλὰ μὲν γὰρ καὶ ἄλλα χρηστὰ παρ᾽ αὐτῶν εἰς τὰς ἐνεργείας ἐστὶν, οἷον κἂν εἰ ξύσαι

torum ſummitatibus unguium lapſum ac lubricitatem corrigente, unguibus vero facilem carnis everſionem viciſſim firmantibus, organum apprehenſorium omnium parvorum ſimul et durorum corporum factus eſt digitus. Diſces autem apertius, quod dico, ſi unguium exuperantias ſpectaveris. Qui enim ſunt immodice longi et propterea in ſe mutuo concidunt, neque ſpinam parvam, neque pilum, neque aliud quidquam tale apprehendere poſſunt: qui vero propter parvitatem ad ſummitates digitorum non perveniunt, naturam carneam firmitate privantes, eam ad apprehendendum invalidam efficiunt: qui autem ſummitatibus digitorum aequantur, hi omnium ſoli utilitatem, cujus gratia facti ſunt, explent perfectiſſime. Ob id igitur dicebat Hippocrates. *Ungues neque ſuperiores, neque inferiores eſſe digitorum ſummitatibus convenit: ea enim, quorum gratia facti ſunt, tunc maxime praeſtant, quando commoderatam habent magnitudinem.* Multa ſiquidem alia ad res agendas commoda ab eis proficiſcuntur, veluti ſi radere quid, aut ſcalpere,

Ed. Chart. IV. [289.] Ed. Baſ. I. (369.)

τι δέοι, κἂν εἰ κνῆσαι, κἂν εἰ ἐκδεῖραι, κἂν εἰ διασπάσαι. σχεδὸν γὰρ ἐν ἅπαντί τε τῷ βίῳ καὶ κατὰ πάσας τέχνας, καὶ μάλισθ᾽ ὧν ἀκριβεῖς αἱ χειρουργίαι, τῶν τοιούτων χρήζομεν· ἀλλ᾽ ὡς ἀντιληπτικὸν ὄργανον ἡ χεὶρ εἰς τὴν τῶν σμικρῶν ἅμα καὶ σκληρῶν σωμάτων θήραν ὀνύχων ἐδεήθη μάλιστα.

Κεφ. η΄. Τί δή ποτ᾽ οὖν, καίτοι ζηλωτὴς ὢν Ἱπποκράτους Πλάτων, εἴπερ τις ἄλλος, καὶ τὰ μέγιστα τῶν δογμάτων παρ᾽ ἐκείνου λαβὼν, οὕτως ἀργῶς ὑπὲρ ὀνύχων χρείας ἀπεφήνατο; τί δ᾽ Ἀριστοτέλης, δεινότατος ὢν τά τ᾽ ἄλλα καὶ τέχνην φύσεως ἐξηγήσασθαι, παρεῖδε τοσοῦτον περὶ χρείας ὀνύχων; ὁ μὲν γὰρ, ὥσπερ τινὰς φαύλους δημιουργοὺς, τοὺς κατασκευάζοντας τὸν ἄνθρωπον θεοὺς, οἷον προμελετῶντας τὴν χρειώδη τῶν ὀνύχων ἐν τοῖς ἄλλοις ζώοις γένεσιν, διὰ τοῦτ᾽ ἐπ᾽ ἄκροις αὐτούς φησι φῦσαι τοῖς δακτύλοις· ὁ δ᾽ Ἀριστοτέλης σκέπης ἕνεκα γεγονέναι φησί. τίνος μέντοι σκέπης, οὐκέτ᾽ εἶπε, κρύους ἆρά γε ἢ θάλπους, ἢ τῶν τιτρωσκόντων, ἢ τῶν θλώντων.

aut excoriare, aut divellere oportet. Nam in tota prope vita omnibusque artibus, et iis potiſſimum, in quibus ſunt exactae manuum operationes, his talibus nobis eſt opus: ſed ut apprehenſorium eſt organum manus, in parvorum ſimul et durorum corporum venationem unguibus vel maxime indiguit.

Cap. VIII. Cur itaque Plato (praeſertim cum Hippocratis imitator, ſiquis alius unquam, fuerit, et ab illo dogmata mutuatus ſit maxima) tam negligenter de unguium utilitate locutus eſt? Cur item Ariſtoteles, tum circa alia, tum circa naturae artem enarrandam alioqui periſſimus, in unguium utilitate adeo caecutivit? Ille namque deos, qui hominem conſtruxerunt, ait ceu imperitos quosdam artifices, veluti praemeditatos utilem unguium in animalibus aliis generationem, illos ob id in ſummis digitis produxiſſe. Factos vero hos munimenti gratia ſcribit Ariſtoteles: ſed tamen, cujus munimenti, an adverſus frigora, vel calorem, vel vulnerantia, vel quaſ-

Ed. Chart. IV. [289. 290.] Ed. Baf. I. (369.)

οὔτε γὰρ τούτων οὐδενὸς, οὔτε παρὰ ταῦτα ἄλλου τινὸς ἕνεκα σκέπης, ἐπινοῆσαι δυνατὸν ὄνυχα γεγονέναι. ἐμνημόνευσα δὲ Ἀριστοτέλους καὶ Πλάτωνος, οὐχ ὡς ἐλέγξαι τὰ κακῶς αὐτοῖς εἰρημένα προηρημένος, ἀλλ' ἵν', ὅθεν ἐπὶ τῶνδε τῶν λόγων ὡρμήθην τὴν διέξοδον, ἐνδείξωμαι. πολλῆς γὰρ οὔσης παρὰ τοῖς παλαιοῖς ἰατροῖς τε καὶ φιλοσόφοις διαφωνίας περὶ χρείας μορίων, [290] οἱ μὲν οὐθ' ἕνεκά του νομίζουσι γεγονέναι τὰ σώματα ἡμῶν, οὐθ' ὅλως κατὰ τέχνην, οἱ δὲ καί τινος ἕνεκα καὶ τεχνικῶς, καὶ τούτων αὐτῶν ἄλλος ἄλλην χρείαν ἑκάστου τῶν μορίων λέγει. πρῶτον μὲν οὖν ἐζήτησα κριτήριον τῆς τοσαύτης εὑρεῖν διαφωνίας, ἔπειτα δὲ καὶ μέθοδόν τινα μίαν ἐν τῷ καθόλου συστήσασθαι, δι' ἧς ἑκάστου τῶν μορίων, α' τοῦ τε καὶ τῶν συμβεβηκότων αὐτῷ, τὴν χρείαν εὑρίσκειν δυνησόμεθα. λέγοντος οὖν Ἱπποκράτους, κατὰ μὲν οὐλομελίην πάντα ξυμπαθέα, κατὰ δὲ μέρεα τοῦ μέρεος ἑκάστου πρὸς τὸ ἔργον,

fantia, non addidit: neque enim contra ullum horum munimenti gratia, neque contra aliud quidpiam praeter haec factos ungues fuiffe excogitari poteft. Porro Platonis memini et Ariftotelis, non quo male ab eis dicta reprehenderem, fed ut, quod me ad horum fermonum enarrationem impulit, planum facerem. Cum multa namque effet apud veteres tam medicos quam philofophos de utilitate partium diffenfio; quidam enim corpora noftra nullius gratia effe facta exiftimant nullaque omnino arte, alii autem et alicujus gratia et artificiofe, et horum ipforum alius aliam uniuscujusque partis utilitatem affirmat: primum quidem tantae hujus diffenfionis judicandae rationem invenire ftudui; deinde vero et unam aliquam univerfalem methodum conftituere, qua fingularum partium corporis et eorum, quae illis accidunt, utilitatem invenire poffemus. Cum dixiffet igitur Hippocrates, in totius corporis ex membris compagine omnia compati et confentire, partis autem cujusque particulas ad ejus actionem confpirare aequum mihi

Ed. Chart. IV. [290.] Ed. Baf. I. (369.)

ἐδόκει μοι δίκαιον εἶναι, βασανίσαι τὸν λόγον ἐν τοῖς μορίοις πρότερον, ὧν σαφῶς ἴσμεν τὰς ἐνεργείας, ἐντεῦθεν γὰρ κᾀπὶ τὰ ἄλλα δύνασθαι μεταβαίνειν. ὡς οὖν ἐβασάνισα, καὶ δὴ φράσω, πρότερόν γε τὴν Ἱπποκράτειον λέξιν ἐξηγησάμενος, ἀσαφεστέραν τοῖς πολλοῖς οὖσαν, ὅτι τε κατὰ τὸν παλαιὸν ἡρμήνευται τρόπον, καὶ ὅτι ταχέως, ὡς ἐκείνῳ σύνηθες. ἔστι δὲ τὸ λεγόμενον πρὸς αὐτοῦ τοιοῦτον. τα μόρια τοῦ σώματος πάντα ἀλλήλοις ἐστὶ συμπαθῆ, τουτέστιν εἰς ὑπηρεσίαν ἑνὸς ἔργου πάνθ᾽ ὁμολογεῖ. τὰ μὲν δὴ μεγάλα καὶ τοῦ παντὸς ζώου μόρια, καθάπερ χεῖρες, καὶ πόδες, καὶ ὀφθαλμοὶ, καὶ γλῶττα, τῶν ὅλων τοῦ ζώου χάριν ἐνεργειῶν ἐγένοντο, καὶ πρὸς ταύτας ἅπανθ᾽ ὁμολογεῖ. τὰ δὲ σμικρότερα καὶ αὐτῶν τούτων πάλιν τῶν εἰρημένων μόρια πρὸς τοὖργον τοῦ παντὸς ὀργάνου τὴν ἀναφορὰν ἔχει, οἷον ὀφθαλμὸς, ὄργανον ὂν ὀπτικὸν, ἐκ πολλῶν συγκείμενον μορίων, ἅπαντα πρὸς ἓν ἔργον τὴν ὄψιν ὁμολογοῦντα κέκτηται· τὰ μὲν γὰρ ἔχει, δι᾽ ὧν ὁρῶμεν, τὰ δ᾽, ὧν οὐκ ἄνευ ὁρᾷν δυνατὸν, τὰ δ᾽ ἕνεκα τοῦ βέλτιον

visum est, sermonem hunc prius in his partibus, quarum manifesta nobis est operatio, explorare, ut a quibus ad alias transire post liceat. Qua igitur ratione exploraverim, protinus scribam, si prius Hippocratis sermonem exposuero, plerisque obscuriorem, quod eum et veteri modo et sua consuetudine succincte expressit. Quod autem ab eo dicitur, est hujusmodi. Partes corporis omnes sibi invicem compatiuntur, id est, in famulatum unius operationis omnes conspirant. Magnae quidem et totius animalis partes, uti manus, pedes, oculi, lingua, gratia totius animalis actionum factae sunt, ad hasque conspirant universae: minores autem etiam harum ipsarum nunc dictarum particulae ad totius organi actionem referuntur: ut oculus organum est visorium ex multis constans particulis, quas omnes ad unam operationem, scilicet visionem, conspirantes obtinet: quasdam enim habet, per quas videmus, quasdam, sine quibus videre

ὁρᾷν, τὰ δ' εἰς τὴν τούτων ἁπάντων σωτηρίαν. ἀλλὰ καὶ πᾶν ἄλλο μόριον ὡσαύτως. καὶ γὰρ γαστὴρ οὕτω, καὶ στόμα, καὶ γλῶττα, καὶ πόδες, καὶ χεῖρες, ὑπὲρ ὧν νῦν πρόκειται λέγειν ὧν τὸ μὲν ἔργον οὐδεὶς ἀγνοεῖ· πρόδηλον γὰρ, ὡς ἀντιλήψεως ἕνεκα γεγόνασιν· ὅτι δ' ἅπαντ' αὐτῶν τὰ μόρια τοιαῦτά τε καὶ τηλικαῦτά ἐστιν, ὡς εἰς ἓν ἔργον ὁμολογεῖν τὸ τοῦ παντὸς ὀργάνου, τοῦτ' οὐκέτι γινώσκουσιν ἅπαντες, ἀλλ' Ἱπποκράτης τε οὕτως ἐγίνωσκε, καὶ ἡμῖν νῦν αὐτὸ τοῦτο ἀποδεῖξαι πρόκειται. ἐξ αὐτοῦ γὰρ ἥ τε μέθοδος συνίσταται τῆς τῶν χρειῶν εὑρέσεως καὶ τῶν παρὰ τἀληθὲς ἄλλο τι δοξαζόντων ἐξελέγχεται τὰ σφάλματα. εἰ μὲν οὖν, ὡς ὀφθαλμῶν καὶ χειρῶν καὶ ποδῶν ἅπασιν εὔδηλον τοὔργον, οὕτω καὶ θώρακος καὶ πνεύμονος καὶ καρδίας καὶ τῶν ἄλλων ἁπάντων ἦν, οὐκ ἂν ἐν τοῖς περὶ χρείας μορίων λόγοις πολλὰ διεφερόμεθα. νυνὶ δὲ, τῶν γὰρ πλείστων ἄδηλον τοὔργον, ἄνευ δ' ἐκείνου καλῶς γνω-

non licet, alias gratia videndi melius, alias ad harum omnium conſervationem. Sed tamen et omnis alia pars eodem habet modo, ut venter, os, lingua, pedes ac etiam ipſae manus, de quibus nunc dicere ſtatuimus: quarum actionem ignorat nemo, manifeſtum namque eſt, eas apprehenſionis gratia factas eſſe; quod vero omnes earum partes et tales et tam magnae ſint, ut in unam organi totius actionem conſpirent, hoc nondum omnes cognoſcunt. Hippocrates tamen ſic cognoſcebat, et nunc id ipſum demonſtrare nobis propoſitum eſt, quippe quo non ſolum inveniendae utilitatis partium methodus conſiſtit, ſed etiam eorum, qui alienum aliquid a veritate opinantur, errores confutantur. Porro ſi, veluti oculorum et manuum et pedum actio eſt omnibus manifeſta, ſic et thoracis et pulmonis et cordis et aliorum omnium functio eſſet perſpicua, in his rationibus, quae ad utilitatem partium pertinent, non admodum diſcreparemus. Nunc vero, quia partium plurimarum obſcura eſt actio, nullius autem particulatim utilitatem invenire li-

Ed. Chart. IV. [290. 291.] Ed. Baſ. I. (369. 370.)

σθέντος οὐκ ἐνδέχεται τῶν κατὰ μέρος ἐξευρεῖν τὴν χρείαν οὐδενὸς, εὔδηλον, ὡς, ὅσοι περὶ τὰς ἐνεργείας τῶν ὀργάνων ἐσφάλησαν, οὗτοι καὶ τῆς χρείας τῶν μορίων διήμαρτον. οὐκοῦν, οὔτ' Ἀριστοτέλους, οὔτ' ἄλλου τινὸς τῶν ἔμπροσθεν ἁπάσας τὰς ἐνεργείας τῶν ὀργάνων εἰπόντος, ἐνεδέχετο περὶ χρείας μορίων ἡμᾶς ὑποδέξασθαι συγγράμματα, πρὸς τῷ καὶ τινὰς μὲν ὀρθῶς εἰρηκέναι τῶν πλείστων τὰς ἐνεργείας, ἀγυμνάστους δὲ ἐν τῇ μεθόδῳ τῆς τῶν χρειῶν εὑρέσεως γενομένους ἐν πολλοῖς τῶν κατὰ μέρος ἐσφάλθαι, ὥσπερ ἐπὶ τῶν ὀνύχων ἐδιδάξαμεν ὀλίγον πρόσθεν· οἱ γὰρ ἄριστοι τῶν φιλοσόφων ἠγνοηκότες ἐφαίνοντο τὴν χρείαν αὐτῶν, οὐδὲ τῶν Ἱπποκράτους, ὡς ἐλέγομεν, (370) συνιέντες γραμμάτων. [291] ὁπότ' οὖν ἐπὶ χειρὸς, ἧς τὴν ἐνέργειαν ἴσμεν, ὅμως ἔτι δεόμεθα μεθόδου τινὸς εἰς τὴν τῶν χρειῶν εὕρεσιν, ἦπού γε ἐγκεφάλου μορίων, ἢ καρδίας, ἢ τῶν ἄλλων σχεδὸν ἁπάντων σπλάγχνων ἑτοίμως ἐξευρήσομεν ἑκάστου τὴν ὠφέλειαν; ὁ μὲν γὰρ τὴν καρδίαν, ὁ δὲ τὰς μήνιγγας,

cet, niſi actione ad unguem cognita, palam eſt, eos circa partium utilitatem peccaſſe omnes, qui circa organorum functiones erraverunt. Cum igitur neque Ariſtoteles, neque ſuperiorum quisquam omnes organorum actiones dixerit, nos de utilitate partium opus hoc ſuſcepiſſe expediebat. Huc accedebat, quod nonnulli, quanquam plurimarum partium actionem recte dixiſſent, tamen, quia in methodo inveniendae partium utilitatis non erant exerciti, in multis particularibus decepti fuerunt, quemadmodum in unguibus non multo ante docuimus: quorum utilitatem etiam philoſophorum optimi neſcire videbantur, neque Hippocratis dicta (ut dicebamus) intelligere. Quando igitur in manu, licet ejus actionem ſciamus, tamen adhuc methodo aliqua egemus ad utilitatum inventionem, an demum cerebri partium, aut cordis, aut aliorum viſcerum prope omnium uniuscujusque commoditatem prompte inveniemus? Quidam ſiquidem in corde, alius in cerebri membranis, eſt etiam qui in ce-

Ed. Chart. IV. [291.] Ed. Baſ. I. (370.)

ὁ δὲ τὸν ἐγκέφαλον ἐν ἑαυτῷ φησιν ἔχειν τὸ τῆς ψυχῆς ἡγεμονοῦν, ὥστε καὶ τῶν ἐν αὐτοῖς μορίων τὴν ὠφέλειαν ἄλλος ἄλλην ἐρεῖ. περὶ μὲν δὴ τούτων ἐν τοῖς ἑξῆς διερευνήσομεν. οὐδὲ γὰρ νῦν αὐτῶν ἐμνημονεύσαμεν ἄλλου τινὸς ἕνεκεν, ἢ τοῦ μηνῦσαι τὰς αἰτίας, δι' ἃς περὶ χρείας μορίων ἐνεχειρήσαμεν γράφειν, οὕτω μὲν Ἀριστοτέλει πολλῶν καὶ καλῶς εἰρημένων, οὕτω δ' οὐκ ὀλίγοις ἄλλοις ἰατροῖς τε καὶ φιλοσόφοις, ἧττον μὲν ἴσως ἢ Ἀριστοτέλει, καλῶς δ' οὖν καὶ αὐτοῖς, ὥσπερ ἀμέλει καὶ Ἡροφίλῳ τῷ Καρχηδονίῳ. ἀλλ' οὐδὲ τὰ Ἱπποκράτους ἦν ἱκανὰ, τὰ μὲν ἀσαφῶς εἰποντος, τὰ δ' ὅλως παραλιπόντος. κακῶς μὲν γοῦν ἐκεῖνος οὐδὲν ἔγραφεν ἔμοιγ' οὖν κριτῇ. διὰ ταῦτα οὖν ἅπαντα προτραπέντες γράψαι περὶ τῆς χρείας τῶν μορίων ἑκάστου, τὰ μὲν ἐξηγησόμεθα τῶν ὑπὸ Ἱπποκράτους ἀσαφέστερον εἰρημένων, τὰ δ' αὐτοὶ προσθήσομεν κατὰ τὰς ὑπ' ἐκείνου γραφείσας μεθόδους.

rebro animae principatum conſtituit: quapropter et partium, quae in illis ſunt, commoditatem alius aliam afferet. Sed de his in ſequentibus perſcrutabimur. Neque enim nunc eorum meminimus ob aliud, quam ut cauſas exponeremus, quibus adducti hoc opus de uſu partium ſcribere aggreſſi ſumus: praeſertim cum Ariſtoteles adeo multa et recte dixerit, et praeter eum alii non pauci, tam medici, quam philoſophi, minus multa forte, quae Ariſtoteles, ſed tamen etiam recte ipſi tradiderint: inter quos profecto et Herophilus Carthaginenſis. Sed neque ſufficiebant, quae Hippocrates tradiderat, propterea quod obſcure nonnulla ſcripſit, quaedam omnino praetermiſit: eſt ab illo tamen, me judice, perperam ſcriptum nihil. Propter haec igitur omnia nos ad ſcribendum de utilitate uniuscujusque partis impulſi venimus, quaedam eorum, quae obſcurius ab Hippocrate dicta ſunt, interpretaturi, quaedam quoque ſecundum traditas nobis ab eo methodos adjecturi.

Κεφ. θ'. Ὅθεν οὖν λέγοντες ἀπελίπομεν, ἀναλάβωμεν αὖθις, ἅπασαν ἐπεξιόντες τὴν τῆς χειρὸς κατασκευήν· ἂν γὰρ ἐν τοῖς περὶ ταύτης λόγοις σαφῆ τὴν ἐνέργειαν ἐχούσης τελέως γυμνασώμεθα, ῥᾷον οὕτω τὴν μέθοδον ἐν τοῖς ἑξῆς λεγομένοις μαθησόμεθα. πάλιν οὖν, ὥσπερ ἀπὸ θεοῦ φωνῆς, τῆς Ἱπποκράτους ἀρξώμεθα λέξεως. ἐν οἷς γὰρ ἐνεδείκνυτο τὴν χρείαν τῶν ὀνύχων, δι' ὧν, ἡλίκους αὐτοὺς ἔχειν προσῆκεν, ἐδίδασκεν, ἐν τούτοις καὶ τοῦ σχισθῆναι μὲν εἰς δακτύλους τὴν χεῖρα καὶ τοῖς τέτταρσιν ἀντιταχθῆναι τὸν μέγαν ὁμοίως ἐνδείκνυται γράφων ὧδε· Δακτύλων δ' εὐφυΐα, μέγα τὸ ἐν μέσῳ, καὶ ἀπεναντίον τὸν μέγαν τῷ λιχανῷ· ἕνεκα γὰρ τοῦ διΐστασθαι τοὺς δακτύλους ἀπ' ἀλλήλων ἐπὶ πλεῖστον, πολλαχῇ εὔχρηστον ὄν, ἡ σχίσις αὐτῶν ἐγίνετο. δεόντως οὖν, ὅταν, οὗ χάριν ἐγένοντο, τοῦτ' αὐτοῖς ὑπάρχῃ, μάλιστα τὴν τοιαύτην κατασκευὴν εὐφυεστάτην εἶναί φησι. διά γάρ τοι ταύτην καὶ τὸ ἀντιτετάχθαι τὸν μέγαν τοῖς ἄλλοις

Cap. IX. Igitur intermiſſum prius ſermonem rurſum repetamus, totamque manus conſtitutionem perſequamur. Nam ſi in ſermonibus ad eam attinentibus perſecte exercitati fuerimus, quum ea manifeſtam habeat actionem, eorum, quae poſt dicenda ſunt, methodum nullo demum negotio perdidicerimus. Rurſus igitur ab Hippocratis dictione, tanquam a dei voce, auſpicemur: quo enim loco unguium utilitatem demonſtrabat, ubi ſcilicet, quantos eſſe eos convenit, docebat, inibi etiam, et cur in digitos diviſa eſt manus, et cur magnus aliis quatuor opponitur, pariter monſtrat his verbis: *Digitorum optima conſtitutio eſt, ut intervallum id magnum ſit, quod in medio eſt, magnusque digitus indici opponatur. Ipſorum namque diviſio facta eſt, ut poſſent a ſe invicem diduci plurimum: quae res multifariam eſt admodum utilis.* Convenienter itaque ait, quando id, cujus gratia facti ſunt, ipſis adeſt, hujusmodi potiſſimum conſtructionem eſſe longe aptiſſimam; nempe propter quam magnus quoque digitus aliis oppoſitus eſt ita, ut, ſi

ὑπάρχει, ὡς, εἴπερ ἔσχιστο μόνον ἡ χεὶρ ταύτῃ, μὴ μέντοι καὶ πλεῖστον τῶν ἄλλων ἀπεῖχεν ὁ μέγας, οὐκ ἂν ἀντετέτακτο αὐτοῖς. πολλὰ τοίνυν κἀνταῦθα δι' ὀλίγων ῥημάτων διδάσκει τούς γε δυναμένους μανθάνειν τὰ αὐτοῦ. δίκαιον οὖν ἴσως, καὶ ἡμᾶς, μὴ τἄλλα μόνον τοῦ ἀνδρὸς ζηλοῦντας, ἀλλὰ καὶ αὐτὸ τοῦτο, τὸ δι' ὀλίγων ῥημάτων διδάσκειν πολλὰ, τὸν τρόπον τῆς ἐξηγήσεως ἁπάντων τῶν οὕτως ὑπ' αὐτοῦ γεγραμμένων ἐνδεδειγμένους, μηκέτι τὰς κατὰ μέρος ἐπεξιέναι ῥήσεις. οὐ γὰρ, ὡς Ἱπποκράτης κάλλιστα περὶ τῶν τοιούτων ἐγίνωσκε, πρόκειται λέγειν, ὅτι μὴ πάρεργον, ἀλλὰ τῶν μορίων ἁπάντων διελθεῖν τὴν χρείαν, ἓν ἔτι τοῦτο μόνον ἐξηγησαμένους ὧν ἐνεδείξατο διὰ τῆς προγεγραμμένης λέξεως [292] ὁ Ἱπποκράτης, ἀναγκαιότατον μὲν ὂν ἰατρῷ γινώσκεσθαι, μὴ δυνάμενον δ' εὑρεθῆναι χωρὶς τοῦ περὶ χρείας μορίων ἀκριβῶς ἐπισκέψασθαι. τί δ' ἐστὶ τοῦτο; τὸ γινώσκειν, ἥτις ἐστὶν ἡ ἀρίστη κατασκευὴ τοῦ σώματος ἡμῶν. δῆλον γὰρ, ὡς ἡ πάντ' ἔχουσα τὰ μόρια

diviſa quidem ſolum ſic eſſet manus, non tamen magnus digitus ab aliis diſtaret plurimum, illis utique ſitu contrario non opponeretur. Multa igitur etiam hoc loco verbis paucis eos docet, qui ipſius dicta aſſequi poſſunt. Proinde juſtum fortaſſe fuerit, etiam nos, non ſolum alia viri hujus bona admirantes, ſed etiam hoc ipſum, quod multa paucis verbis doceat, modo expoſitionis omnium ſic ab eo ſcriptorum monſtrato, non amplius particularia ejus dicta perſequi. Quandoquidem non, quod haec pulcherrime callebat Hippocrates, propoſitum eſt dicere, niſi obiter, ſed partium omnium percenſere utilitatem ſtatuimus, poſtquam unum hoc ſolum eorum, quae praecedenti ſermone monſtravit Hippocrates, neceſſarium quidem maxime, ut a medico pernoſcatur, interpretati fuerimus: hoc ipſum autem invenire nemo poteſt, niſi qui partium utilitatem diligenter conſideraverit. Sed quid hoc tandem unum eſt? ut cognoſcatur, quae corporis noſtri conſtitutio eſt optima. Palam eſt enim, eam eſſe,

τὴν ἀφ᾽ ἑαυτῶν ὠφέλειαν ἱκανὴν εἰς τὰς ἐνεργείας τῶν ὀργάνων παρεχόμενα. δακτύλων γὰρ εὐφυΐα, φησὶ, μέγα τὸ ἐν μέσῳ, καὶ ἀπεναντίον τὸν μέγαν τῷ λιχανῷ. καὶ εἰ ἐπανερωτῴης, διατί; τὴν ἀπόκρισιν ἑτοίμην ἔχεις γεγραμμένην· κατὰ μὲν γὰρ οὐλομελίην τὰ πάντα ξυμπαθέα, κατὰ δὲ μέρεα τοῦ μέρεος ἑκάστου πρὸς τὸ ἔργον. τί ποτ᾽ οὖν ἔργον ἐστὶ τοῦ μέρους ἡμῶν, τῆς χειρός; ἀντίληψις δηλονότι. πῶς δὲ οὖν εἰς αὐτὴν ὁμολογήσουσιν οἱ δάκτυλοι πάντες, εἰ μὴ μέγα μὲν ἔχοιεν τὸ ἐν μέσῳ, ἀντικρὺ δ᾽ ὁ μέγας εἴη τῷ λιχανῷ; οὕτω γὰρ ἅπαντα τὰ δι᾽ αὐτῶν ἐνεργούμενα καλῶς πραχθήσεται. καὶ γὰρ οὖν καὶ ὀφθαλμῶν καὶ ῥινῶν εὐφυΐαν ζητῶν, ταῖς ἐνεργείαις αὐτῶν συνάπτων τὴν κατασκευὴν ἐξευρήσεις· αὕτη γάρ σοι κανὼν καὶ μέτρον καὶ κριτήριον εὐφυΐας τε καὶ κάλλους ἀληθινοῦ. οὐδὲ γὰρ ἄλλο τι τὸ ἀληθινὸν κάλλος ἐστὶ πλὴν τῆς ἀρίστης κατασκευῆς, ἣν ταῖς ἐνεργείαις κρινεῖς, Ἱπποκράτει πειθόμενος,

quae omnes habeat partes utilitatem ad organorum functiones fufficientem a fe ipfis praebentes: digitorum enim, ait, optima conftitutio eft, ut id magnum fit, quod in medio eft, magnusque digitus indici opponatur. Quod fi roges, quapropter? promptam habes fcriptam refponfionem: nam in corporis compage, inquit, omnia compatiuntur et confentiunt, omnes vero particulae uniuscujusque partis ad ejus functionem. Quae igitur partis noftrae, manus, eft actio? fane eft apprehenfio. Sed quo pacto ad hanc digiti omnes confpirabunt? fi et magnum id habuerint, quod in medio eft, et magnus indici oppofitus fuerit: ita enim omnia, quae manus per eos obibit, probe peracta fuerint. Igitur oculorum quoque et narium optimam conftitutionem fi quaeras, invenies, fi actionibus ipforum conftructionem conjungas: ipfa enim optimae conftitutionis veraeque pulcritudinis difcernendae regula, menfura judiciumque tibi erit. Vera enim pulcritudo aliud nihil eft, quam conftitutio optima: quam actionibus judicabis, Hippocrati credens, non albedine,

οὐ λευκότησιν, ἢ μαλακότησιν, ἢ ἄλλοις τισὶ τοιούτοις, δι᾽ ὧν τὸ κομμωτικὸν καὶ νόθον, οὐ τὸ τῆς φύσεως οὐδὲ τὸ ἀληθινὸν ἐπιδείκνυται κάλλος. ὅθεν ἄλλα μὲν ἂν ἀνδραποδοκάπηλος, ἄλλα δ᾽ Ἱπποκράτης ἐπαινέσειεν σώματα. σὺ δ᾽ ἴσως οἴει παίζοντα τὸν παρὰ τῷ Ξενοφῶντι Σωκράτην περὶ κάλλους ἀμφισβητεῖν τοῖς εὐμορφοτάτοις εἶναι δοκοῦσι τῶν κατ᾽ αὐτόν. ὁ δ᾽ εἰ μὲν ἁπλῶς εἶπεν ἄνευ τοῦ πρὸς τὴν ἐνέργειαν ἀναφέρειν καὶ ταύτῃ τὸ πᾶν σταθμᾶσθαι κάλλους πέρι, τάχ᾽ ἂν ἔπαιξε μόνον· ἐπεὶ δ᾽ ἐν ἅπαντι τῷ λόγῳ τὸ τῆς κατασκευῆς τῶν μορίων κάλλος εἰς τὴν ἀρετὴν ἀναφέρει τῆς ἐνεργείας, οὐκέτι παίζειν αὐτὸν μόνον, ἀλλὰ καὶ σπουδάζειν νομιστέον. αὕτη γὰρ ἡ Σωκράτους μοῦσα, μιγνύειν ἀεὶ τὴν σπουδὴν ἐν μέρει παιδιᾶς. ταῦτα μὲν οὖν εἰς τοσοῦτον αὐτάρκως εἴρηται, τό τε χρήσιμον ἐνδεικνύμενα τῆς προκειμένης πραγματείας, καὶ τῶν παλαιῶν ὡς χρὴ τῆς τε γνώμης καὶ τῆς λέξεως ἐπαΐειν διδάσκοντα. τὴν δὲ τῆς χειρὸς κατασκευὴν ἑξῆς ἅπασαν ἐπέλθωμεν,

vel mollitie, vel id genus aliis, per quae non nativa, non vera, ſed fucata et adulterina pulcritudo oſtentatur. Quo fit, ut alia quidem corpora mango, alia vero Hippocrates laudaturus ſit. Tu vero apud Xenophontem jocari Socratem fortaſſe putas ambigentem de pulcritudine cum illis, qui aetate ſua formoſiſſimi videbantur: is autem, ſi ſimpliciter loqueretur, neque referret ad actionem, et hac ratione in univerſum de pulcritudine expenderet, forſan utique ſolum jocaretur; ſed quoniam toto illo ſermone pulcritudinem conſtructionis partium refert ad actionis bonitatem et integritatem, nequaquam ipſum tantummodo jocari, ſed etiam ſerio loqui aeſtimandum eſt. Haec namque Socratis muſa fuit et induſtria, ut ſeria jocis ſemper immiſceret. Haec abunde dicta ſufficiant et ad praeſentis negotii utilitatem monſtrandam, et ad docendum, qua ratione veterum ſententiam et dicta oporteat accipere. Porro omnem manus conſtructionem deinceps perſequamur, nihil, quoad

μηδὲν, ὡς οἷόν τε, παραλιπόντες ἀβασάνιστον. ἵνα δ᾽ ὁ λόγος προΐῃ μεθόδῳ, πάντα τα τοῖς σώμασιν ὑπάρχοντα διελώμεθα. υπάρχουσι δὲ πρῶτον μὲν καὶ μάλισθ᾽ αἱ κράσεις· αὗται γάρ την ἰδίαν οὐσίαν συμπληροῦσι τῶν μορίων. ὅτι γὰρ ὧδέ πως ἔχει θερμότητός τε καὶ ψυχρότητος τὸ σῶμα, καὶ ξηρότητος καὶ ὑγρότητος, διὰ τοῦτο τοιόνδε τὴν φύσιν ἐστί. τὸ γὰρ εἶναι σαρκὶ τῇ σαρκὶ, καὶ νεύρῳ τῷ νεύρῳ καὶ τῶν ἄλλων ἑκάστῳ τοῦθ᾽, ὅπερ ἐστὶ, διὰ τὴν ἐκ τῶν εἰρημένων τεττάρων ποιὰν κρᾶσιν ἐγένετο. ταῦτα μὲν οὖν αὐτοῖς κατὰ τὸν τῆς οὐσίας ὑπάρχει λόγον. ἕπονται δ᾽ ἐξ ἀνάγκης ἀτμοὶ, καὶ χυμοὶ, καὶ χροιαὶ, καὶ σκληρότητες, καὶ μαλακότητες. ἕτερα δ᾽ ἐξ ἀνάγκης συμβέβηκε, θέσις, καὶ μέγεθος, καὶ πλοκὴ, καὶ διαπλασις. ὅταν οὖν τις ἀκριβῶς ἐθέλῃ βασανίσαι τὴν χρείαν ἁπάντων τῶν ὑπαρχόντων τοῖς ὀργάνοις, πρῶτον μὲν ἐξετασάτω, καθ᾽ ὃ τὴν ἐνέργειαν ἐκτήσατο· τὰ μὲν γὰρ πολλὰ εὑρήσει κατὰ τὴν ἰδίαν οὐσίαν, ἔστι δ᾽ ὅτε καὶ διά τι τῶν ἑπομένων, [293] ὡς ἐν ὀφθαλμοῖς διὰ τὴν

ejus fieri poterit, non examinatum relinquentes. Ut autem fermo nofter methodo procedat, quae corporibus infunt, omnia diftinguamus. Infunt autem primum et maxime temperamenta, quippe quae propriam partium fubftantiam complent: corpus enim tale natura eft propterea, quod caliditate, frigiditate, humiditate, ficcitate fic commixtum eft; nam carni effe carnem, et nervo nervum, et aliorum unicuique id effe, quod eft, ob qualitatum quatuor praedictarum certam quandam temperaturam contigit. Haec igitur eis fecundum fubftantiae rationem infunt: confequuntur autem neceffario odores, fapores, colores, durities, mollities: alia vero neceffario accidunt, pofitio, magnitudo, connexio, conformatio. Quoties igitur omnium, quae organis infunt, utilitatem diligenter es examinaturus, in primis difquire, per quod actionem nactum fuerit: magna enim ex parte per propriam fubftantiam invenies: aliquando autem etiam ob aliquod ex confequentibus, quemadmodum in oculis

χροιάν. ἔπειτα δὲ καὶ τῶν ἄλλων αὐτοῦ μορίων τὴν χρείαν ἑκάστου ζητησάτω, πότερον διὰ τὴν ἐνέργειαν ὠφέλιμόν ἐστιν, ἢ διά τι τῶν ἑπομένων ταῖς κράσεσιν, ὡς ὀστοῦν διὰ τὴν σκληρότητα. μετὰ δὲ ταῦτ' ἤδη τῶν συμβεβηκότων ὅλοις τε τοῖς ὀργάνοις καὶ τοῖς μορίοις αὐτῶν ἕκαστον ἐπισκεψάτω. ταῦτα δ' ἐστὶν, ὡς ὀλίγῳ πρόσθεν ἐῤῥέθη, θέσις καὶ μέγεθος καὶ πλοκὴ καὶ διάπλασις. ὅστις δὲ, πρὶν ἅπαντα ταῦτα (371) βασανίσαι, πότερον ὀρθῶς, ἢ καί τι φαύλως αὐτῶν ἔχει, περὶ χρείας οἴεται μορίων καλῶς ἐπεσκέφθαι, κακῶς ἔγνωκε.

Κεφ. ι'. Μὴ τοίνυν μηδ' ἡμεῖς αὐτὸ πάθωμεν ἑκόντες, ἀλλὰ πρῶτον μὲν ἐπὶ τῆς χειρὸς, ἐπειδὴ περὶ ταύτης προὐθέμεθα πρῶτον λέγειν, ἑξῆς δὲ καὶ τῶν ἄλλων μορίων ἁπάντων τὴν βάσανον ποιησόμεθα, πρὸς ἅπαντα ταῦτα, ὡς καὶ πρόσθεν ἐδείξαμεν, ἀρχήν τε ἅμα τῆς ζητήσεως καὶ κριτήριον τῶν ευρισκομένων τὴν ἐνέργειαν ἔχοντες. ἐπεὶ τοίνυν τὸ μὲν ἔργον τῆς χειρὸς ἡ ἀντίληψις, ἀντιλαμβάνεσθαι δ' οὐδενὸς ἂν ἠδυνήθη ποτὲ ἀκίνητος μένουσα,

propter colorem. Deinde et aliarum ejus partium utilitatem ſingillatim diſquiras, an ſcilicet ea propter actionem ſit utilis, an propter eorum aliquid, quae temperamenta conſequuntur, ut os propter duritiem. Poſt haec autem unumquodque illorum, quae et totis ipſis organis, et eorum particulis accidunt, conſideres: quae (ut paulo ante dictum eſt) ſunt poſitio, magnitudo, connexio, conformatio. Quisquis vero ſe recte utilitatem partium conſideraſſe putat prius, quam haec omnia, rectene habeant, an ipſorum aliquid prave, expenderit, hallucinatur.

Cap. X. Neque igitur nos in eum errorem ſponte incurramus: ſed primum quidem in manu, quoniam de ipſa prima propoſuimus dicere, conſequenter autem et in aliarum partium unaquaque examen faciamus, his omnibus, ut ante docuimus, principium ſimul inquiſitionis et examen inveniendorum actionem ipſam habentes. Quoniam igitur actio quidem manus eſt apprehenſio, apprehendere autem nihil poſſet unquam ipſa immo-

λιθίνης γὰρ οὕτως ἢ νεκρᾶς οὐδὲν ἂν ἀπέδει, δῆλον, ὡς τὸ πρῶτον αὐτῇ τῆς ἐνεργείας μόριον ἔσται, δι᾽ οὗπερ ἂν εὑρεθῇ κινουμένη. ἐπεὶ τοίνυν τὰς καθ᾽ ὁρμὴν κινήσεις ἁπάσας, οἷαίπερ αἱ τῆς χειρός εἰσιν, ὑπὸ μυῶν ἀπεδείξαμεν γίνεσθαι, τοῦτ᾽ ἂν εἴη τὸ πρῶτον αὐτῇ τῆς κινήσεως ὄργανον. τὰ δ᾽ ἄλλα πάντα, τὰ μὲν ἕνεκεν τοῦ βελτιόνως γίνεσθαι τὴν ἐνέργειαν, τὰ δ᾽, ὧν οὐκ ἄνευ γενέσθαι δυνατὸν ἦν αὐτὴν, τὰ δ᾽ ὑπὲρ τῆς φυλακῆς ἁπάντων τούτων ἐδημιουργήθη. τὸ μὲν δὴ γένος τῶν ὀνύχων τοῦ βελτίονος ἕνεκεν ἐφαίνετο γεγονέναι, δυναμένων γε τῶν χειρῶν ἀντιλαμβάνεσθαι μὲν καὶ χωρὶς τῶν ὀνύχων, ἀλλ᾽ οὔτε πάντων τῶν ὄγκων, οὔθ᾽ οὕτω καλῶς, ὡς νῦν. ἐδείχθη γὰρ, ὅτι τὰ σμικρὰ καὶ σκληρὰ σώματα διαδιδράσκει ῥᾳδίως αὐτὰς, εἰ μὴ ταῖς κορυφαῖς τῶν δακτύλων ὑπέκειτό τις οὐσία σκληροτέρα, στηρίζειν τὴν ταύτῃ σάρκα δυναμένη. καὶ μέχρι μὲν τούτου τῆς τε σκληρότητος τῶν ὀνύχων καὶ τῆς θέσεως ἡ χρεία λέλεκται.

Κεφ. ια'. Διατί δ᾽ εἰς τοσοῦτον σκληροὶ γεγόνασι,

bilis permanens (nihil enim ita differret a lapidea vel mortua), manifeſtum eſt, quod praecipua ipſi actionis pars ea erit, per quam inventa fuerit moveri. Quoniam igitur voluntarios motus omnes (quales manui ſunt) a muſculis fieri demonſtravimus, hi utique primum motus organum manui erunt: alia vero univerſa, haec quidem, ut melius actio fieret, alia vero, ſine quibus non poterat ipſa fieri, alia autem pro cuſtodia omnium horum creata ſunt. Genus unguium gratia ejus, quod eſt melius, videtur factum eſſe, cum ſcilicet poſſent manus absque unguibus apprehendere quidem, ſed neque moles omnes, neque ita bene, ut cum illis. Monſtratum eſt enim, dura et exigua corpora facile eas effugere, niſi ſummitatibus digitorum aliqua ſubjiciatur durior ſubſtantia, quae ejusmodi carnem poſſit firmare. Hactenus duritiei unguium et poſitionis utilitas dicta eſt.

Cap. XI. Cur autem adeo duri facti ſint et non

περαιτέρω δ᾽ οὐκέτι, καὶ διατί περιφερεῖς ἐκ παντὸς μέρους, οὔπω μὲν εἴρηται, καιρὸς δ᾽ αὐτὸ νῦν ἤδη λέγεσθαι. εἰ μὲν οὖν ἐπὶ πλέον, ἢ νῦν εἰσιν, ἐγεγόνεισαν σκληροὶ δίκην ὀστῶν, ἦσαν μὲν ἂν οὕτω γε καὶ πρὸς τὰς ἀντιλήψεις ἀφυέστεροι, μηδ᾽ ἐπὶ βραχὺ περιπτύσσεσθαι δυνάμενοι, μάλιστα δ᾽ ἂν ἀπεθραύοντο ῥᾳδίως, ὥσπερ καὶ τἄλλα τὰ κραῦρα σύμπαντα. τῆς οὖν ἀσφαλείας αὐτῶν η φύσις προνοουμένη συμμέτρως ἀπειργάσατο σκληρούς, ὡς μήτε τὴν χρείαν, ἧς ἕνεκα ἐγεγόνεισαν, εἰς μηδὲν παραβλάπτεσθαι, μήτε αὐτούς τι πάσχειν ἑτοίμως. ὅτι δ᾽ οὕτω προνοουμένη μαλακωτέρους ὀστῶν εἰς τοσοῦτον ἐποίησεν, εἰς ὅσον εἴκοντας μετρίως τοῖς ἔξωθεν ἐμπίπτουσι σφοδρῶς ἐκκλίνειν αὐτῶν τὴν βίαν, ἡ τῶν ὁμοίων ἁπάντων ἐνδεικνύσθω σοι κατασκευή. πάντα γὰρ, ὅσα προπετῆ τε καὶ γυμνὰ μόρια τῶν ζώων ἐστὶν, ἐκ τοιαύτης οὐσίας ἐδημιούργησεν, οἵας μήτε θλᾶσθαι ῥᾳδίως διὰ μαλακότητα, [294] μήτε θραύεσθαι διὰ ξηρότητα. τοιοῦτον μόριον ὁπλὴ, τοιοῦτον χηλὴ, τοιοῦτον πλῆκτρον, τοιοῦτον κέρας· οἷς, ὡς μὲν ὅπλοις

magis, et quare ex omni parte rotundi, nondum quidem dictum eſt: id autem dicere jam eſt opportunum. Si igitur magis duri, quam nunc ſunt, fuiſſent inſtar oſſium facti, eſſent quidem ita etiam ad apprehenſiones minus idonei, ut qui ne minimum quidem flecti poſſent, rumperentur vero facillime, ſicut et alia dura univerſa. Eorum igitur ſecuritati providens natura duros mediocriter effecit, ut neque utilitati, cujus gratia facti ſunt, quidpiam noceatur, neque ipſi prompte patiantur. Quod autem ita providens natura tanto ipſos molliores oſſibus fecit, quatenus cedendo moderate illorum, quae violenter extrinſecus incidunt, vim retunderent, ſimilium omnium conſtructio tibi oſtendat. Omnes enim animalium partes prominentes et nudas ex tali ſubſtantia creavit, qualis neque quaſſari facile propter mollitiem, neque rumpi propter ſiccitatem poſſet: talis autem pars eſt ungula, tum ſolida quam bifida, talis calcar, talis cornu.

ἀμυντηρίοις, σκληροτέροις εἶναι συνέφερεν, ἢ νῦν εἰσιν, ὥστε καὶ θλᾷν καὶ τέμνειν μᾶλλον δύνασθαι, πρὸς δὲ τὴν ἰδίαν αὐτῶν ἀσφάλειαν οὐκ ἦν ἄμεινον εἰς τοσοῦτον γενέσθαι σκληροῖς, ὡς θραύεσθαι ῥᾳδίως. οὕτως οὖν καὶ μάχαιραν ἀρίστην εἶναί φαμεν, οὐ την ἐκ κραύρου σιδήρου γεγενημένην, οἷος ὁ παρὰ τοῖς Ἰνδοῖς ἐστι μάλιστα, καίτοι τάχιστά γε τέμνουσαν, ἀλλὰ τὴν εἰς τοσοῦτον ἥκουσαν σκληρότητος, ὡς μήτ᾽ αὐτὴν θραύεσθαι ῥᾳδίως, καὶ τέμνειν ἑτοίμως. ὅσα μὲν οὖν οὕτως ἰσχυρὰ τοῦ σώματος μόρια ὅπλοις ἀμυντηρίοις ἀνάλογον ἔκκειταί τε καὶ προβέβληται, σκληρότερα μέν ἐστι τῶν σκεπαστηρίων, ἀλλ᾽ οὐχ ὥστε θραύεσθαι. τὰ δὲ μηδ᾽ ὅπλα γεγονότα τὴν ἀρχὴν, ἀλλ᾽ ἁπλῶς μόρια τοῦ σώματος ἐκκεῖσθαι δεόμενα, καθάπερ ὦτα καὶ ῥῖνες, ὠλέκρανά τε καὶ γόνατα, μαλακωτέραν ἔτι τὴν οὐσίαν ἔσχεν, ὡς μᾶλλον ὑπείκοντα μᾶλλον ἐκκλίνειν τὰ προσπίπτοντα. τοιοῦτόν τι καὶ ὄνυξ ἐπ᾽ ἀνθρώπων ἐστὶ, καὶ διὰ τοῦτο πολὺ μαλακώτερος καὶ

Quibus, quatenus arma funt defenforia, effe duriora, quam nunc funt, contulerat, quo et quaffare magis et incidere poffent: ad fui autem ipforum fecuritatem non fuit melius adeo dura fieri, ut facile rumperentur. Ita igitur et gladium effe optimum dicimus, non qui ex fragili eft ferro factus, quale apud Indos eft plurimum, quamvis promptiffime incidat, fed eum, qui in tantam duritiem pervenit, quanta non rumpatur facile et prompte incidat. Quae igitur tam fortes funt corporis partes et armis defenforiis proportione refpondentes exponuntur et foras emicant, duriores quidem funt, quam operimenta, fed non eousque, ut frangantur. Quae vero non, ut arma effent, factae funt, fed fimpliciter partes corporis, quae prominere debebant (veluti aures, nares, cubiti tuber, genua), molliorem adhuc fubftantiam habuerunt, ut magis cedentes magis ea reprimant, quae foris incidunt. Talis etiam unguis hominum eft: et propter hoc multo

Ed. Chart. IV. [294.] Ed. Baſ. I. (371.)

λεπτότερος ἐγένετο τῶν ἐν λύκοις τε καὶ λέουσι καὶ παρδάλεσιν ὀνύχων. ἡμέρου γάρ ἐστι καὶ πολιτικοῦ ζώου μόριον, εἰς ἀκρίβειαν λαβῆς παρεσκευασμένον, οὐκ ἀμυντήριον ὅπλον ἀγρίου θηρός. διατί δὲ περιφερεῖς εἰσι πανταχόθεν; ἢ καὶ τοῦτ᾽ ἀσφαλείας ἕνεκα; οὐ μόνον γὰρ τῶν σχημάτων πρὸς δυσπάθειαν ἀκριβῶς παρεσκεύασται τὸ κυκλοτερὲς, ὡς ἂν μηδεμίαν ἐκκειμένην ἔχον γωνίαν ἀποθραυσθῆναι δυναμένην, ἀλλ᾽ ἐπεὶ καὶ κνώντων ἡμῶν ὁτιοῦν ἐν αὐτοῖς καὶ ἄλλως ὁτιοῦν ἐνεργούντων ἔμελλεν ἐκτρίβεσθαι τὰ πέρατα, ταῦτα μόνα τὰ μόρια τοῖς ζώοις ἡ φύσις αὐξάνεσθαι δυνάμενα κατεσκεύασεν,, κᾂν ἤδη πεπαυμένον ᾖ τὸ σύμπαν σῶμα τῆς αὐξήσεως. αὐξάνεται δ᾽ οὐκ εἰς μῆκος καὶ βάθος καὶ πλατος ὁμοίως τοῖς ἄλλοις μέρεσιν, ἀλλὰ ταῖς θριξὶ παραπλησίως εἰς μῆκος μόνον, ὑποφυομένων ἀεὶ ἑτέρων νεωτέρων ὀνύχων καὶ προωθούντων τοὺς παλαιοὺς, οὐδὲ τοῦτο ἀργῶς τῆς φύσεως ἐργασαμένης, ἀλλ᾽ ὑπὲρ τοῦ τοῖς ἀποτριβομένοις ἑκάστοτε κατὰ τὸ πέρας αὐτῶν εἶναί τι τὸ ἀντικαθιστάμενον. οὕτω μὲν

mollior et ſubtilior factus eſt luporum, leonum, pardaleωn unguibus: nam manſueti eſt politicique animalis pars in apprehenſionis perſectionem conſtructa, non in ferae agreſtis arma defenſoria. Cur autem rotundi ſunt undique? an ſecuritatis gratia? ſola enim figurarum rotunda ad vix patiendum exquiſite comparata eſt, ut quae nullum expoſitum angulum frangi potentem habeat. Sed quoniam ſcalpendo vel aliud quid unguibus agendo exteri debebant nobis eorum extremitates, ſolas has animalis partes, quae ſemper augeri poſſint, natura conſtruxit, quamvis jam totum corpus augeri deſierit. Augentur autem non, ut aliae partes, in longum et latum et profundum, ſed pilorum modo in longum ſolum, ſubnaſcentibus aliis ſemper unguibus novis et antiquos propellentibus. Neque hoc otioſe inſtituit natura, ſed ut in locum ejus, quod aſſidue exteritur in ipſorum extremitate, ſit aliquid, quod ſuſſiciatur. Sic igitur

οὖν εἰς ἄκρον ἥκει προμηθείας τῆς φύσεως τὰ κατὰ τοὺς ὄνυχας.

Κεφ. ιβ'. Τὸ δὲ τῶν ὀστῶν γένος ἐν τοῖς δακτύλοις, ὅτι καὶ αὐτὸ τοῦτο τοῦ βελτίονος ἕνεκα γέγονεν, ἐκ τῶνδ' ἂν μάθοις. κινεῖσθαι μὲν δή που πολυειδῶς ὑπῆρχεν ἂν αὐτοῖς καὶ χωρὶς τῶν ὀστῶν, ὥσπερ καὶ τοῖς πολύποσι· τὸ δ' ἑδραῖον ἐν τοῖς ἔργοις οὐκ ἄν ποτε ἔσχομεν ἀποροῦντες ἀντιβατικοῦ τε καὶ σκληροῦ μορίου. τοιοῦτον δέ ἐστι ἐν τοῖς τῶν ζώων σώμασι τὸ γένος τῶν ὀστῶν, καὶ διὰ τοῦτο ἔν τε τοῖς δακτύλοις καὶ καθ' ὅλας τὰς χεῖράς τε καὶ τὰ σκέλη καὶ πολλαχόθεν τοῦ σώματος ἐγένετο. τί μὲν οὖν καθ' ἕκαστον τῶν ἄλλων ὀργάνων ἡ παρὰ τῶν ὀστῶν ἕδρα συντελεῖ, τάχ' ἂν ὁ λόγος προϊὼν ἐπιδείξειεν. ὅτι δ' εἰς πολλὰ τῶν ἔργων χρῆσθαι τοῖς δακτύλοις ἐστὶν, ἤδη πάρεστι σκοπεῖν, ἐννοήσαντας, ὅτι οὐδὲν ἂν τῶν τρεμόντων βέλτιον ἐνηργοῦμε ἦν, γράφοντες, ἢ τέμνοντες, ἤ τι τοιοῦτον ἄλλο διαπραττόμενοι, χωρὶς ὀστῶν. ὃ γὰρ ἐκείνοις διὰ τὸ πάθος, τοῦτ' ἂν ἀεὶ πᾶσιν ἡμῖν ὑπῆρχε φύσει,

ad fummam naturae providentiam pervenit unguium conftructio.

Cap. XII. Offium vero genus in digitis, quod et hoc ipfum gratia ejus, quod eft melius, factum eft, ex his utique difces. Moveri quidem multiformiter ineffet utique eis vel fine offibus, ficut etiam polypodibus: firmitatem autem in actionibus nunquam haberemus carentes obfiftente et dura parte: tale autem eft et in animalium corporibus genus offium: et propterea in digitis, et tota manu, et crure, et in multis partibus corporis facta funt. Quid igitur in unoquoque aliorum organorum ea quae ab offibus eft firmitas conferat, fortaffis fermo procedens oftendet. Sed quod ad multas actiones utilis eadem fit digitis, jam licet videre, fi confideres nequaquam melius nos iis trementibus fcripturos, incifuros, aut quid tale acturos fine offibus: quod enim trementibus ineft propter morbum, hoc femper nobis om-

Ed. Chart. IV. [295.]　　　　　　　Ed. Baf. I. (371. 372.)

[295] λυγιζομένων τε καὶ οἷον κλονουμένων τῶν δακτύλων ὑπὸ μαλακότητος. ἀλλ' ἡ τῶν ὀστῶν φύσις εἰς τοῦτ' ἐπί- κουρος ὑπὸ τοῦ δημιουργήσαντος ἐδόθη, στηρίζουσα καθ' ἕκαστον τῶν σχημάτων τοὺς δακτύλους. καὶ γὰρ δὴ καὶ αὐτὸ τοῦτο, τὸ πολυειδῶς σχηματίζεσθαι, χρησιμώτατον ὑπάρχον, ἐκ πλειόνων ὀστῶν ἑκάστου συντεθέντος ἐγένετο, μὴ γενόμενον ἄν, εἴπερ ἐξ ἑνὸς ἐδημιουργήθησαν μόνου· μόνα γὰρ ἂν οὕτως ἐκεῖνα τῶν ἔργων ἐπράττετο καλῶς, ὅσα τῶν δακτύλων ἐκτεταμένων δεῖται. θαυμάσαι δὲ χρὴ κἀνταῦθα τὴν τέχνην τῆς φύσεως, εἰς ἁπάσας τὰς ἐνεργείας ἐπιτη- δείους κατασκευασαμένην τοὺς δακτύλους. ἄνευ μὲν γὰρ ὀστῶν γενόμενοι, μόνα τῶν ἔργων ἔπραττον ἂν ἐκεῖνα κα- λῶς, ἐν οἷς κυκλο(372)τερῶς ἐχρήζομεν ἑλίττειν αὐτοὺς περὶ τὸ ληπτόν· ἐν δ' εἴπερ ὀστοῦν ἔσχον, ἐν οἷς ἐκτεταμένων ἐχρήζομεν, ἐν τούτοις μόνοις ὀρθῶς ἂν ὑπηρέτουν. ἐπεὶ δ' οὔτε χωρὶς ὀστῶν, οὔτ' ἐξ ἑνὸς ἐδημιουργήθησαν μόνου, ἀλλ' ἐκ τριῶν ἕκαστος ἐγένετο καὶ ἄρθρον ἀλλήλοις συν- απτόντων, διὰ τοῦτ' εἰς ἅπασαν ἐνέργειαν ἑτοίμως σχημα-

nibus ineſſet natura, flexis et tanquam concuſſis di- gitis prae mollitie: ſed oſſium natura ad hoc adju- trix a creatore data eſt, ſuſtentans in unaquaque figu- ra digitos. Etenim hoc ipſum, ut multiformiter figu- rarent (quod futurum erat utiliſſimum), ex eo habent, quod ex pluribus oſſibus unusquisque compoſitus eſt: id quod non potuiſſet fieri, ſi ex uno ſolo eſſent fabricati: ſolae enim ita illae actiones bene efficerentur, quae digitos poſtulant extenſos. Subit autem etiam hoc loco admirari artem naturae, quae ad omnes actiones idoneos praeparavit digitos. Sine oſſibus enim ſi facti fuiſſent digiti, illas actiones ſolas probe perficerent, in quibus eos circulo plicari circa comprehenſibile oporte- ret: ſi autem os unicum haberent, illis actionibus recte ſervirent, in quibus eis extenſis egeremus: quia vero neque ſine oſſibus, neque ex uno ſolo fabricati ſunt, ſed ex tribus invicem per ſingulos articulos connexis unus- quisque factus eſt, propter id ad omnem actionem prom-

τίζονται. καμφθέντων μὲν γὰρ ἁπάντων τῶν ἄρθρων, οὕτως ἐνεργοῦμεν αὐτοῖς, ὡς εἰ καὶ χωρὶς ὀστῶν ἐγεγόνεισαν, ἐκταθέντων δ᾽ ἁπάντων, ὡς εἰ καὶ ἐξ ἑνὸς ὀστοῦ μόνου. πολλαχῆ δ᾽ οὔτε πάντων ἐκτεταμένων, οὔτε πάντων κεκαμμένων δεόμενοι, ποτὲ μὲν τὸ πρῶτον μόνον, ἢ τὸ δεύτερον, ἢ τὸ τρίτον ἄρθρον, ποτὲ δὲ ἤτοι τὸ πρῶτον ἅμα καὶ τὸ δεύτερον, ἢ τὸ δεύτερον καὶ τὸ τρίτον, η τὸ πρῶτον καὶ τὸ τρίτον ἐκτείνοντες ἢ κάμπτοντες ἓξ οὕτω διαφορὰς σχημάτων ἐργαζόμεθα. καθ᾽ ἑκάστην δ᾽ αὐτῶν τὸ μᾶλλόν τε καὶ ἧττον εἰς ὅσον πλῆθος ἐκτέταται, λέξαι μὲν ἀδύνατον, ἐννοῆσαι δὲ ῥᾴδιον. ἡ μὲν γὰρ τελεία κάμψις, ὥσπερ οὖν καὶ ἡ ἔκτασις, ἄτμητος εἰς τὸ μᾶλλόν τε καὶ ἧττον· αἱ δ᾽ ἐν τῷ μεταξὺ τούτων κινήσεις τῶν ἄρθρων ἀμήχανον ὅσον ἀριθμὸν ἐργάζονται, ποτὲ μὲν μᾶλλον, ποτὲ δὲ ἧττον καμπτομένων τε καὶ αὖθις ἐκτεινομένων αὐτῶν. οὔκουν ἓξ μόναι διαφοραὶ σχημάτων προγίνονται τοῖς δακτύλοις οὕτω κατασκευασθεῖσιν, ἀλλ᾽ ἓξ μὲν καθόλου, κατὰ μέρος δ᾽

pti figurantur: flexis enim omnibus articulis, operamur digitis perinde, ac ſi absque oſſibus facti eſſent: extenſis autem omnibus, tanquam ſi ex uno oſſe ſolo conſtarent. Plerumque autem neque omnibus extenſis, neque omnibus flexis indigentes, aliquando quidem primum ſolum, vel ſecundum, vel tertium articulum, aliquando autem vel primum ſimul et ſecundum, vel ſecundum et tertium, vel primum ſimul et tertium extendentes, aut flcetentes, hoc modo ſex figurarum differentias exprimimus. Per unamquamque autem differentiam magis et minus in quantam multitudinem exeat, excogitari quidem facile poteſt, dici vero non poteſt. Perfecta namque flexio, veluti etiam extenſio, in magis et minus non eſt diviſibilis: medii vero inter has motus articulorum, inopinabile eſt, quantum numerum efficiant, iis ſcilicet quandoque magis, quandoque minus vel flexis vel rurſus extenſis. Non igitur ſex ſolae figurarum differentiae digitis ita conſtructis ſiunt, ſed univerſales qui-

ἄπειροι, τῶν ἄλλων δυοῖν κατασκευῶν, τῆς μὲν χωρὶς ὀστῶν τὸ κυκλοτερὲς μόνον σχῆμα αὐτοῖς διδόναι δυναμένης, τῆς δ᾽ ἐξ ἑνὸς ὀστοῦ τὸ εὐθύ. νυνὶ δ᾽ οὔτε τούτων ἀπελείφθησαν, καὶ πρὸς αὐτοῖς ἓξ μὲν καθόλου, πολυειδῆ δ᾽ ἐν μέρει σχήματα προσεκτήσαντο. τὸ μὲν οὖν ἀκριβῶς εὐθὺ δυνατὸν ἦν ὑπάρχειν αὐτοῖς ἐκ μόνων ὀστῶν κατ᾽ εὐθεῖαν γραμμὴν συντεθεῖσι, τὸ δ᾽ ἀκριβῶς κυκλοτερὲς οὐκέτι.

Κεφ. ιγ΄. Πρὸς δὴ τοῦτο ἡ φύσις ἀντεμηχανήσατο μὲν τῆς σαρκὸς γένεσιν, ἣν τοῖς μὲν ἐκτὸς μέρεσι τῶν ὀστῶν ἐπιτρέφειν οὐκ ἐδεῖτο, περιττὸν γὰρ οὕτως ἄχθος ἦν, τοῖς δ᾽ ἐντὸς ἅπασιν ὑπέθρεψεν, ἵν᾽, ὅταν δέῃ τι περιλαβεῖν κυκλοτερῶς, μαλακὴ τὴν σύστασιν ὑπάρχουσα καὶ πρᾴως εἴκουσα τοῖς ὁμιλοῦσιν ἐπανορθῶται τὴν τῶν ὀστῶν εὐθύτητα. καὶ διὰ τοῦτο ἐν αὐτοῖς μὲν τοῖς ἄρθροις ὀλιγίστην, πλείστην δ᾽ ἐν τοῖς μεταξὺ τῶν ἄρθρων ἐποίησεν. οὐδὲ γὰρ ἐδεῖτό τι τῶν ἄρθρων τῆς ὁμοίας τοῖς ὀστοῖς ἐπι-

dem ſex, particulares autem infinitae. Aliarum vero duarum conſtructionum altera quidem, quae eſt ſine oſſibus, ſolam circularem figuram, altera vero, quae ex uno oſſe ſolo, rectam eis praeſtare poteſt: nunc autem neque eis carent, et ultra has ſex quidem univerſales, multiformes vero particulares figuras adepti ſunt. Rectam igitur exacte figuram habere poterant, ſi ex oſſibus ſolis ſecundum rectam lineam eſſent compoſiti, exacte vero circularem neqnaquam.

Cap. XIII. Propter hoc molita natura eſt carnis generationem: quam ſuper externas quidem oſſium partes nutrire non debuit, ſic enim onus ſuperfluum fuiſſet: ſub omnibus vero internis partibus eam nutrivit, ut, cum mollis conſiſtentia ſit et occurſantibus cedat leniter, oſſium rectitudinem tunc corrigat, quando eſt aliquid circulo apprehenſura. Proinde in ipſis quidem articulis perpaucam, plurimam in partibus inter articulos mediis carnem produxit: neque enim carnis adjutorio tali, quale oſſibus eſt neceſſarium, aliquis articulus indigebat,

Ed. Chart. IV. [295. 296.] Ed. Baf. I. (372.)

κουρίας, κάμπτεσθαι πεφυκὸς, καὶ πρὸς τῷ μηδὲν αὐτοῖς χρήσιμον παρέχειν [296] ἐμποδὼν ἐγίνετο τῇ κινήσει, τὸ μέν τι βαρύνουσα περιττῶς, τὸ δέ που καὶ τῆς ἐντὸς εὐρυχωρίας ἀποκλείουσα. διὰ ταῦτα μὲν δὴ τὴν τῆς σαρκὸς γένεσιν ἡ φύσις ἐκτὸς μὲν τῶν δακτύλων οὐδ᾽ ὅλως, ἐντὸς δὲ πλείστην μὲν ἐν τοῖς μεταξὺ τῶν ἄρθρων, ἐλαχίστην δ᾽ ἐπ᾽ αὐτοῖς τοῖς ἄρθροις εἰργάσατο. προσέφυσε δ᾽ ἤδη κἀν τοῖς πλαγίοις τῶν δακτύλων αὐτῆς τοσοῦτον, ὅσον ἔμελλεν ἀναπληρώσειν αὐτῶν τὰς μεταξὺ χώρας τὰς κενὰς, ἵνα κἀνταῦθα ἡ χεὶρ μὴ μόνον ὡς πολυσχιδὲς ὄργανον, ἀλλ᾽ ὡς καὶ παντάπασιν ἄσχιστον ἐνεργεῖν δύνηται. συναχθέντων γὰρ πρὸς ἀλλήλους τῶν δακτύλων, οὕτως ἡ μεταξὺ χώρα πᾶσα σφίγγεται πρὸς τῆς σαρκὸς, ὥστ᾽, εἴ καί τι τῶν ὑγρῶν σωμάτων ἐθέλοις κατέχειν, ὑπτίαν ἐργασάμενος τὴν χεῖρα, μὴ ἐᾶν ἐκρυῆναι. ταῦτ᾽ οὖν τοιαῦτα καὶ τοσαῦτα πρὸς τῆς σαρκὸς ἀγαθὰ τῇ χειρὶ, καὶ πρὸς τούτοις ἔτι μαλάττειν καὶ τρίβειν, ὅσα συμμέτρως μαλακῶν τῶν μαλαττόντων τε καὶ τριβόντων ὀργάνων δεῖται·

quum flecti natus fit: et caro, praeterquam quod nullam ei commoditatem praeftaret, impedimento motui fieret, tum gravans ut fuperflua, tum etiam internum articuli fpatium claudens occupansve. Propter hae citaque carnem generavit natura extra digitos nullam: intra vero iis partibus, quae funt inter articulos mediae, plurimam: in ipfis vero articulis paucilfimam. Lateribus autem digitorum carnis tantum adnafci fecit, quanta medium ibi fpatium vacuum repletura erat, ut et inde manus non folum, ut divifum in multa organum, fed etiam ut omnino indivifum agere poffit: adductis enim ad fe invicem digitis, ita eorum medium totum fpatium conftringitur a carne, ut, fi quid etiam liquidorum corporum manu fupina continere volueris, effluere non permittat. Haec igitur tot et talia a carne commoda manus obtinet: ad haec etiam, ut terat et molliat, quaecunque moderate mollibus inftrumentis, quae molliant ac terant,

πολλὰ δὲ κατὰ πάσας τὰς τέχνας ἐστὶ τοιαῦτα. ἴδιαι μὲν οὖν αὗται χρεῖαι τῆς ἐν τῇ χειρὶ σαρκός. αἱ δὲ κοιναὶ (καὶ γὰρ τούτων οὐδὲν ἧττον ἀπολαύει) διὰ τῆς τοῦ γράφοντος αὐτὰς εἰρήσονται λέξεως. φησὶ δὲ Πλάτων ἐν Τιμαίῳ· Τὴν δὲ σάρκα προβολὴν μὲν καυμάτων, πρόβλημα δὲ χειμώνων, ἔτι δὲ πτωμάτων, οἷον τὰ πιλητὰ ἔσεσθαι κτήματα, σώμασι μαλακῶς καὶ πράως ὑπείκουσαν· θερμὴν δὲ νοτίδα ἐντὸς ἑαυτῆς ἔχουσαν, θέρους μὲν ἀνιδροῦσάν τε καὶ νοτιζομένην, ἔξωθεν ψύχος καθ᾽ ἅπαν τὸ σῶμα παρέξειν οἰκεῖον, χειμῶνος δ᾽ ἔμπαλιν αὐτῷ τῷ πυρὶ τὸν προσφερόμενον ἔξωθεν καὶ περιϊστάμενον πάγον ἀμύνεσθαι μετρίως. ὅτι μὲν οὖν οἷον πρόβλημά τι τοῖς πιλητοῖς κτήμασιν ὁμοιότατον ἡ σάρξ ἐστιν, οὐ δεῖται λόγων. φαίνεται δὲ ὁμοίως, καὶ ὅτι θερμὴν ἐντὸς ἑαυτῆς ἔχει τὴν ἐκ τοῦ αἵματος ἰκμάδα. ὅτι δὲ ἅπασα θερμὴ συμμέτρως νοτὶς, οἵα περ ἡ τῆς σαρκός ἐστιν, ἀρήγει κατ᾽ ἴσον ταῖς ἀμετρίαις ἀμφοτέραις κρύους θ᾽ ἅμα καὶ θάλπους, οὐχ ὁμοίως οἱ πολλοὶ

indigent: qualia in omnibus artibus funt plurima. Propriae igitur hae funt carnis manus utilitates. Communes vero (his enim etiam nihilominus potitur) illius, qui eas defcribit, verbis dicentur. Siquidem Plato in Timaeo, Caro, ait, propugnaculum eft ac tegmen adverfum aeftus, adverfum frigora et lapfus, inftar rerum pilo lanave coagmentatarum, quippe quae corporibus molliter leniterque cedat. Calidam autem humiditatem intra fe ipfam idcirco habet, ut aeftate quidem refudans et humectans extrinfecus refrigerium toti corpori proprium familiareque affundat, hyeme vero contra fuo ipfius calore extrinfecus illatam et circumdantem nos frigiditatem moderate arceat. Quod igitur caro eft velut propugnaculum quoddam, amiculis lana pilove coagmentatis fimillimum, verbis non indiget. Apparet vero fimiliter, et calidam ex fanguine humiditatem in fe ipfa habere. Quod autem omnis calida moderate humiditas, qualis eft carnis, utrisque immoderationibus, fcilicet frigiditatis et aeftus, aequaliter profit, id nequaquam

Ed. Chart. IV. [296.] Ed. Baf. I. (372.)

συγχωροῦσιν· ἀλλ᾽ εἰ πρῶτον μὲν αὐτοὺς τῆς τῶν βαλανείων ὑπομνήσομεν δυνάμεως, ἔπειτα δὲ καὶ τὴν φύσιν αὐτὴν τοῦ πράγματος ἐξηγησόμεθα, τάχ᾽ ἂν πεισθεῖεν. οὔτ᾽ οὖν ἐμψύχειν ἱκανώτερον τοὺς θάλπει σφοδρῷ συσχεθέντας, οὔτε θερμαίνειν ἑτοιμότερον τοὺς μεγάλῳ κρύει καταπονηθέντας εὕροις ἄν τι βαλανείου· ὑγρὸν γὰρ ὂν τῇ φύσει καὶ συμμέτρως θερμὸν, τῇ μὲν ὑγρότητι τὴν ἐκ τοῦ θάλπους τέγγει ξηρότητα, τῇ δ᾽ αὖ θερμότητι τὴν ἐκ τοῦ κρύους ἰᾶται ψύξιν. ἀλλὰ περὶ μὲν σαρκῶν ἀρκεῖ καὶ ταῦτα.

Κεφ. ιδ'. Περὶ δὲ τῆς τῶν ἄρθρων καὶ ὀστῶν φύσεως τῆς ἐν τοῖς δακτύλοις αὖθις ἐπάνιμεν, ὅθεν λέγοντες ἔμπροσθεν ἀπελίπομεν. ὅτι μὲν γὰρ ἐδεήθημεν αὐτῶν τῆς εἰς τὰς ἐνεργείας ἕδρας ἕνεκα, καὶ ὅτι πλεόνων ὑπὲρ τοῦ πολυειδοῦς τῶν σχημάτων, ἱκανῶς ἀποδέδεικται. περὶ μὲν οὖν τοῦ πλήθους αὐτῶν, ὅτι τοσοῦτον, καὶ περὶ τοῦ καθ᾽ ἕκαστον μεγέθους, ὅτι τηλικοῦτον, καὶ περὶ σχήματος καὶ τρόπου διαρθρώσεως, οὐδὲν εἴπομεν. ᾠδ᾽ οὖν

perinde omnibus confeſſum eſt: ſed forte credent, ſi primum eos virtutis balneorum admonuero, deinde autem et ipſam rei naturam expoſuero. Nihil itaque invenias, quod valido aeſtu occupatos praeſentius refrigerare, aut magna frigiditate affectos promptius calefacere quam balneum poſſit. Cum enim natura humidum ſit et moderate calidum, humiditate quidem natam ex caliditate ſiccitatem irrigat, caliditate vero ortam ex gelu frigiditatem perſanat. Sed de carne quidem haec ſufficiant.

Cap. XIV. De natura vero articulorum et oſſium, quae in digitis eſt, rurſum pertractemus, unde antea digreſſi ſumus, reverſi. Quod enim ipſis indiguimus ad actionum firmitudinem, et quod pluribus propter multiformes figuras, ſufficienter demonſtratum eſt. De multitudine autem ipſorum, cur tanta, et de magnitudine uniuscujusque, cur tam magna, et de figura et modo articulationis, nihil diximus. Sic igitur tandem dicatur,

αὖθις λεγέσθω, μήτε πλείω τῶν τριῶν, μήτ' ἐλάττω χρῆναι γενέσθαι τὰ τῶν δακτύλων ὀστᾶ. πλείω μὲν γὰρ γενόμενα, πρὸς τῷ μηδὲν ὠφελεῖν [297] ἐνέργειαν μηδεμίαν, ἱκανῶς γὰρ ἐδείχθησαν ἅπασαι καὶ διὰ τῶν τριῶν ἐπιτελούμεναι, τάχ' ἂν που καὶ παρέβλαψε τὴν τελείαν ἔκτασιν, ἧττον ἑδραίαν, ἢ νῦν ἐστι, ἐργασάμενα· τὰ γὰρ [μὲν] ἐκ πλειόνων μορίων συγκείμενα ῥᾷον ὀκλάζει τῶν ἐξ ἐλαττόνων. ἐλάττω δ' εἴπερ ἐγένετο, τὴν ποικιλίαν τῶν κατὰ μέρος σχημάτων οὐκ ἂν ἔσχε τοσαύτην. ἵν' οὖν καὶ κινῆται πολυειδῶς, καὶ φύγῃ τὴν εὐπάθειαν, ὁ τῶν τριῶν ἀριθμὸς αὐτάρκης. καὶ μεγέθει δ' ὅτι χρὴ τὸ προτεταγμένον υπερέχειν τοῦ μετ' αὐτὸ, πρόδηλον παντί· τὸ μὲν γὰρ ὀχεῖ, τὸ δ' ὀχεῖται, μεῖζον δ' αὖ εἶναι χρὴ τὸ βαστάζον τοῦ βασταζομένου. καὶ μὲν δὴ καὶ ὡς εἰς ἐλάχιστον ἐχρῆν καὶ περιφερὲς τελευτᾷν τὰς κορυφὰς τῶν δακτύλων, ἔμπροσθεν ἐδείκνυτο· γενέσθαι δ' ἀμήχανον τοῦτο ἑτέρως, μὴ κατὰ βραχὺ μειουμένου τοῦ μεγέθους τῶν ὀστῶν· καὶ διὰ τοῦτ'

neque pauciora, neque plura tribus fieri offa digitis oportuiffe, quando, fi plura effent, praeterquam quod nullam juvarent actionem (abunde enim monftratae funt omnes per tria compleri), fortaffis et perfectam extenfionem nonnihil laederent, minus firmam, quam nunc fit, efficiendo: quae enim ex pluribus particulis compofita funt, facilius quam ea, quae ex paucioribus, fatigantur et flexa collabant: pauciora autem fi effent, tam diverfas particulares figuras digiti non haberent. Ut igitur et multiformiter moverentur, et patiendi promptitudinem effugerent, trium offium numerus abunde fuit. Manifeftum vero omnibus eft, quod praelocatum os majus effe poftlocato debeat: illud enim vehit, hoc vehitur: majus autem, quod bajulat, eo, quod bajulatur, effe oportet. At vero et quod in valde parvum et rotundum definere digitorum fummitates oportebat, antea oftenfum eft: fieri autem hoc aliter non poterat, quam offium magnitudine paulatim minuta, ob idque minus

ἔλαττον ἀεὶ χρὴ τὸ δεύτερον εἶναι τοῦ προτέρου. περὶ δὲ τοῦ σχήματος αὐτῶν, ὅτι μὲν ἀπὸ πλατυτέρας τῆς ἄνω βάσεως εἰς στενοτέραν τὴν κάτω τελευτᾷ, τὰς αὐ(373)τὰς ἕξει ταῖς περὶ τοῦ μεγέθους εἰρημέναις χρείαις. ὅτι δὲ καὶ περιφερῆ, τὴν δυσπάθειαν αἰτιατέον· ἁπάντων γὰρ σχημάτων τὸ τοιοῦτον δυσπαθέστατον, ὡς ἂν μηδεμίαν ἔχον ἐξοχὴν, ὑπὸ τῶν προσπιπτόντων ἔξωθεν ἀποθραυσθῆναι δυναμένην. διατί δ' ἕκαστον ἀκριβῶς μὲν κυρτὸν ἔξωθεν, ἔνδοθεν δὲ κἀκ τῶν πλαγίων οὐκέτ' ἀκριβῶς; ἢ καὶ τοῦτο τοῦ βελτίονος ἕνεκα; τοῖς μὲν γὰρ ἐντὸς αὐτῶν μέρεσιν οἱ δάκτυλοι καὶ τρίβουσι, καὶ μαλάσσουσι, καὶ λαμβάνουσι τὰ πάντα· χεῖρον δ' ἂν ἐγίνετο, κυρτῶν ταύτῃ γενομένων τῶν ὀστῶν. τοῖς δὲ ἐκτὸς οὔτε τούτων οὐδὲν, οὔτ' ἄλλην τινὰ ἐνέργειαν ἐνεργοῦντες, εἰς μόνην μὲν δυσπάθειαν ἀκριβῶς παρεσκευάσθησαν. ἐν δ' αὖ τοῖς πλαγίοις τὸ μὲν δυσπαθὲς εἶχον ἀλλήλους φρουροῦντες, ἐδέοντό τε ἐν τῷ συνάγεσθαι μηδεμίαν ἀπολιπεῖν ἐν τῷ μεταξὺ χώραν κενήν·

priori fecundum femper effe debuit. Figura autem ipforum quod a fuperna bafi latiore ad infernam ftrictiorem definit, easdem, quas magnitudo eorum dicta eft afferre, praeftabit commoditates. Quod autem et rotunda funt, caufam, ut vix patiantur, afferre oportet: omnium enim figurarum haec minimum eft paffionibus obnoxia, ut quae nullam habeat extantem eminentiam, quae a foris occurfantibus frangi queat. Cur autem unumquodque extrinfecus quidem exacte eft convexum, intus vero et in lateribus non exacte? an hoc quoque melioris gratia factum eft? Internis enim fuis partibus digiti molliunt, terunt ac omnia accipiunt: quae deterius fierent, fi offa inibi convexa fuiffent. Externis vero partibus cum neque horum aliquid, neque aliam quamvis actionem efficiant digiti, reliquum fuit, ut ad folam patiendi difficultatem exquifite fint conftructi. In lateribus autem rurfum habebant quidem patiendi difficultatem, fe invicem cuftodientes: debebant autem, cum adducti conftringuntur, nullum relinquere in medio fpatium vacuum:

Ed. Chart. IV. [297.] Ed. Baf. I. (373.)

οὔκουν ἐχρῆν αὐτοὺς κυρτοὺς ταύτῃ γενέσθαι. πίστις δ᾽ ἱκανὴ τοῦ λεγομένου τὸ τοῦ μεγάλου δακτύλου καὶ τοῦ μικροῦ, τοῦ μὲν τὴν ἄνωθεν, τοῦ δὲ τὴν κάτωθεν περιφέρειαν κυρτὰς ἀκριβῶς γενέσθαι· οὔτε γὰρ ἐφρουροῦντο ταύτῃ πρὸς οὐδενὸς, οὔθ᾽ ὡμίλουν ἑτέρῳ δακτύλῳ. θαῦμα μὲν δὴ καὶ τὸ τῆς φύσεως ἐν τῇ τῶν ὀστῶν κατασκευῇ.

Κεφ. ιε΄. Θαῦμα δ᾽ οὐδὲν ἧττον καὶ ὁ τῆς διαρθρώσεως τρόπος. οὐ γὰρ ἁπλῶς, οὐδ᾽ ὡς ἔτυχεν, ἐκ τριῶν ὀστῶν ἕκαστος τῶν δακτύλων ἐγένετο, ἀλλ᾽ ὥσπερ οἱ τῶν θυρῶν στρόφιγγες, οὕτω καὶ τῶν ἄρθρων ἕκαστον ἐξοχὰς κοιλότησιν ἐμβαινούσας ἔχει. καὶ τοῦτο μὲν ἴσως οὐδέπω θαυμαστόν· ἀλλ᾽ εἰ διασκεψάμενος ἁπάντων τῶν ὀστῶν τῶν καθ᾽ ὅλον τὸ σῶμα τὴν σύνταξιν εὕροις ἀεὶ τὰς ἐξοχὰς ἴσας ταῖς ὑποδεχομέναις κοιλότησιν, ἤδη τοῦτ᾽, εὖ οἶδα, μέγιστόν σοι καὶ θαυμαστὸν φανεῖται. εὐρυτέρας μὲν γὰρ, ἢ χρὴ, τῆς κοιλότητος γενομένης, χαλαρὸν ἂν ἦν καὶ ἀστήρικτον τὸ ἄρθρον· στενοτέρας δὲ, δυσχερὴς ἂν ἡ

non igitur eos hac parte curvos fieri necesse erat. Fidem vero ejus, quod diximus, sufficientem facit magni digiti et parvi constructio: siquidem ille supernam, hic infernam circumferentiam exacte convexam obtinuit: hac enim parte nec ab aliquo custodiebantur, nec alii digito juncti applicabantur. Quo sane non parum admiranda est naturae in ossium constructione solertia.

Cap. XV. Miraculum autem articulationis modus nihilo minus est. Neque enim simpliciter nec forte ex tribus ossibus digitorum unusquisque factus est, sed velluti januarum cardines, ita et articulorum unusquisque eminentiam cavitati immissam habet. Veruntamen hoc fortasse non adeo est mirabile: sed si, considerata omnium totius corporis ossium mutua connexione, eminentias cavitatibus suscipientibus aequales semper inveneris, jam hoc (probe scio) maximum tibi et mirabile apparebit. Si enim justo amplior esset cavitas, laxus sane et infirmus fieret articulus: si strictior, motus difficulter fi-

κίνησις ἐγίνετο, μηδεμίαν ἀναστροφὴν ἔχουσα, καὶ κίνδυνος ἦν οὐ μικρὸς, τὰς ἐξοχὰς τῶν ὀστῶν θραυσθῆναι στενοχωρουμένας. ἀλλ' οὔτε τούτων οὐδέτερον ἐγένετο, [298] καὶ πάσας τῶν ὀστῶν τὰς κοιλότητας οἷον ἄμβωνές τινες κύκλῳ περιθέουσιν, ἀσφάλειαν μεγάλην τοῖς ἄρθροις τοῦ μηδέποτε ἐκπεσεῖν ἄνευ τινὸς ἐξαισίας ἀνάγκης. ἀλλ' ἐπειδὴ πάλιν ἐκ τῆς οὕτως ἀσφαλοῦς κατασκευῆς κίνδυνος ἦν, τάς τε κινήσεις δυσχερέστερον γίνεσθαι, τάς θ' ὑπεροχὰς τῶν ὀστῶν ἐκτρίβεσθαι, διττὴν αὖθις καὶ πρὸς ταῦθ' ἡ φύσις εὕρηκεν ἐπικουρίαν, χόνδρῳ μὲν πρότερον ὑπαλείψασα τῶν ὀστῶν ἑκάτερον, ἐπιχέασα δ' αὐτοῖς ἄνωθεν τοῖς χόνδροις οἷον ἔλαιόν τι λιπαρὸν καὶ γλίσχρον χυμὸν, δι' ὧν εὐκίνητός τε ἅμα καὶ ἀκατάτριπτος ἅπασα διάρθρωσις τῶν ὀστῶν ἐγένετο. ἦν μὲν οὖν καὶ τὸ τῶν κατὰ τας κοιλότητας ὀφρύων ἐπιτέχνημα τῆς φύσεως ἱκανὸν κωλύειν τὰς ἐκπτώσεις τῶν ἄρθρων, ἀλλ' οὐκ ἐπίστευσεν αὐτῷ μόνῳ τὴν φυλακὴν, εἰδυῖα πολλὰς πολλάκις κι-

eret, ut qui nullam verſionem haberet, ac periculum eſſet non parvum, eminentias oſſium arctatas frangi aterique: ſed horum neutrum factum eſt. Ad haec omnes ipſas oſſium concavitates quaſi eminentia labia quaedam et ſupercilia circulo ambiunt ad maximam articulorum tutelam, ne aliquando excidant, niſi forte per ingentem aliquam neceſſitatem. Sed quoniam iterum ex tam ſecura conſtructione periculum erat, ne motiones difficilius fierent et eminentiae oſſium extererentur, duplex rurſus auxilium in id natura molita eſt, prius quidem, cartilagine utrumque os ſubungens atque oblinens, alterum vero, ipſis cartilaginibus humorem unctuoſum et viſcoſum, velut oleum aliquod, ſuperſundens, per quae facile mobilis ſimul et attritu contumax omnis dearticulatio oſſium facta eſt. Naturae igitur artificium ſuperciliorum in cavitatibus vel ſolum ſufficiebat prohibere articulorum luxationem: ſed non commiſit natura ei artificio ſoli cuſtodiam, praevidens, multis motibus violentis et

νήσεις βιαίους τε καὶ σφοδρὰς καταληψομένας τὸ ζῶον. ἵν' οὖν πανταχόθεν ἀκριβῶς ἅπαν ἄρθρον φρουροῖτο, συνδέσμους τινὰς τῶν ὀστῶν ἀμφοτέρων ἐξέφυσεν, ἐκ θατέρου καθάπτοντας εἰς ἕτερον. εἰσὶ δ' αὐτῶν οἱ μὲν, ὥσπερ νεῦρ' ἄττα, στρογγύλοι τε καὶ παχεῖς, οἱ δ', ὥσπερ ὑμένες, προμήκεις τε καὶ λεπτοὶ, κατὰ τὴν χρείαν ἀεὶ τῶν ἄρθρων τοιοῦτοι γεγονότες· οἱ μέγιστοι μὲν καὶ παχύτατοι τά τε κυριώτατα τῶν ἄρθρων καὶ τὰ μέγιστα φρουροῦντες, οἱ λοιποὶ δ' ἐν τοῖς ἀκυρωτέροις τε καὶ μικροτέροις. ταῦτ' οὖν ἅπαντα καὶ κοινῇ καὶ κατὰ πᾶν ἄρθρον ἐτεχνήσατο, κᾀν τοῖς κατὰ τοὺς δακτύλους, ὡς τούτοις ἔπρεπε μάλιστα· μικραὶ μὲν γὰρ αἱ διαρθρώσεις, ἀλλ' ἀκριβῶς κοιλούμεναι, λεπταῖς δὲ ἴτυσι πανταχόθεν ἐστεφανωμέναι, καὶ χόνδροις ἰσχνοῖς ἐπαληλιμμέναι, καὶ συνδέσμοις ὑμενώδεσι συνημμέναι. τὸ δὲ μήτε πάντη τὰς ὀφρῦς τῶν ὀστῶν ἴσας ἐργάσασθαι, ἀλλ' ἔξωθεν μὲν πολὺ μείζους, ἔνδοθεν δ' ἐλάττους, μέγιστον καὶ αὐτὸ τῆς φύσεως ἐν κατασκευῇ δακτύλων σό-

vehementibus animal ſaepe occupatum iri. Ut igitur undique diligenter articulus omnis cuſtodiretur, ligamenta quaedam ex utroque oſſe produxit natura, ex oſſe altero pervenientia ad alterum. Sunt autem eorum alia quidem, velut nervi quidam, teretia et craſſa, alia vero membranarum inſtar praelonga et ſubtilia, ſecundum articulorum utilitatem ac neceſſitatem talia ſemper facta: nam, quae maxima quidem et craſſiſſima, praecipuos et maximos cuſtodiunt articulos, reliqua vero minus praecipuos et minores. Haec igitur omnia et communiter et in omnibus articulis machinata eſt, et in articulis digitorum, ut illis maxime conveniebat. Parvae ſiquidem ſunt dearticulationes, ſed diligenter cavatae, ſubtilibus vero labiis undique cinctae et circumſeptae, cartilaginibus etiam tenuibus ſuperlitae, ligamentis denique membranoſis connexae. Hoc autem, ſcilicet nullatenus eſſe labia oſſium aequalia, ſed extrinſecus quidem multo majora, intrinſecus vero minora, maxima eſt naturae in

φισμα. μικραὶ μὲν γὰρ ἔξωθεν γενόμεναι, κἂν ἐπέκεινα τῆς ἐκτάσεως ἀνακλᾶσθαι συνεχώρουν τοῖς ἄρθροις· μείζους δ᾽ εἴπερ ἔσωθεν ἦσαν, ἐκώλυον ἐπὶ πλέον κάμπτεσθαι· ὥστ᾽ ἔβλαπτον ἂν καθ᾽ ἑκάτερα, τό τε τῆς ἐκτάσεως ἑδραῖον ἀφαιρούμεναι καὶ τὸ τῆς κάμψεως πολυειδές· ἐπεὶ δ᾽ ἐναντίως ἔσχον, οὐδεμιᾶς μὲν βλάβης, ἁπάσης δ᾽ ὠφελείας ταῖς κινήσεσιν τῶν δακτύλων αἰτίαι γεγόνασι. διατί δὲ πυκνὰ καὶ σκληρὰ καὶ ἀμύελα τὰ τῶν δακτύλων ὀστᾶ; ἢ ὅτι γυμνὰ πάντα καὶ διὰ τοῦτ᾽ εὐπαθῆ; τοῖς δ᾽ ἐν ἀπορίᾳ τῶν ἔξωθεν σκεπασμάτων εὐπαθέσι ἓν ἐπανόρθωμα μέγιστον ἡ τῆς οἰκείας κατασκευῆς δυσπάθεια.

Κεφ. ις'. Τὰ μὲν δὴ τῶν ὀστῶν τοῖς δακτύλοις ὧδ᾽ ἔχει. τὰ δὲ τῶν ἄλλων μορίων ἑξῆς μέτειμι, πρότερον ὑπομνήσας, ὡς ἀπεδείχθη, μὴ δύνασθαι καλῶς εὑρεθῆναι χρείαν μορίου, πρὶν τὴν ἐνέργειαν γνωσθῆναι. χειρῶν μὲν οὖν ἀντίληψις ἐνέργεια καὶ φαίνεται καὶ συγχωρεῖται, καὶ

digitorum conſtructione induſtria: ſi enim eſſent parva foris, ultra ſummam extenſionem reflecti articulos permitterent; maiora vero ſi eſſent intus, eos libere et plurimum flecti prohiberent; quare nocerent utrinque, extenſionis ſcilicet firmitudinem auferentia et flexionis varietatem: quia vero e contrario facta ſunt, nullius quidem nocumenti, omnis autem commoditatis motionibus digitorum cauſae ſunt. Propter quid autem dura et denſa et medullae expertia ſunt oſſa digitorum? an quia nuda ſunt omnia et propterea facile patibilia? Eis autem, quae ob externi operimenti penuriam injuriis ſunt et paſſionibus opportuniora, unum eſt remedium praeſentiſſimum propriae conſtructionis ad patiendum difficultas.

Cap. XVI. Quae quidem ad oſſa digitorum pertinent, ita habent: quae vero ad alias partes, deinceps perſequar, ſi prius quidem memoravero id, quod demonſtratum eſt, non poſſe bene inveniri utilitatem partis ante, quam eius actio noſcatur. Manuum igitur actio apprehenſio eſſe et videtur, et conceditur, et nulla de-

οὐδεμιᾶς ἀποδείξεως δεῖται. φλεβῶν δὲ καὶ ἀρτηριῶν, καὶ νεύρων, καὶ μυῶν, καὶ τενόντων, οὔθ᾽ ὡμολόγηταί τι περὶ τῶν ἐνεργειῶν, οὔτε φαίνεται, καὶ διὰ τοῦτο λόγου δεῖται [299] πλέονος. ἀλλ᾽ οὐ νῦν καιρὸς ὑπὲρ ἐνεργειῶν ζητεῖν· οὐ γὰρ περὶ τούτων, ἀλλὰ περὶ χρειῶν πρόκειται λέγειν. ἀναγκαῖον οὖν ἐκ τῶν ἐν ἑτέροις ἀποδεδειγμένων καὶ νῦν καὶ κατὰ τὸν ἑξῆς λόγον ἅπαντα καθάπερ τινὰς ὑποθέσεις τὰ συμπεράσματα τῶν ἀποδείξεων λαμβάνοντας οὕτω περαίνειν τὸν λόγον. ὅτι μὲν γὰρ ἀρχὴ νεύρων ἁπάντων ἐγκέφαλος καὶ νωτιαῖος, καὶ ὡς αὐτοῦ τοῦ νωτιαίου πάλιν ἐγκέφαλος, ἀρτηριῶν δ᾽ ἁπασῶν καρδία, φλεβῶν δ᾽ ἧπαρ, καὶ ὡς τὰ μὲν νεῦρα παρ᾽ ἐγκεφάλου τὴν ψυχικὴν δύναμιν ἔχει, αἱ δ᾽ ἀρτηρίαι παρὰ καρδίας τὴν σφυγμικὴν, αἱ φλέβες δ᾽ ἐξ ἥπατος λαμβάνουσι τὴν φυτικὴν, ἐν τοῖς περὶ τῶν Ἱπποκράτους καὶ Πλάτωνος δογμάτων ἀποδέδεικται. εἴη ἂν οὖν νεύρων μὲν χρεία δύναμιν αἰσθήσεώς τε καὶ κινήσεως ἀπὸ τῆς ἀρχῆς παράγειν τοῖς κατὰ μέρος· ἀρτη-

monſtratione indiget. De actionibus vero venarum et arteriarum, et nervorum, et muſculorum, et tendonum neque conſentitur, neque apparet quidquam: ac propterea ſermone indiget longiore. Sed non eſt nunc tempus de actionibus disquirendi: non enim de ipſis, ſed de utilitatibus propoſitum nobis eſt dicere. Neceſſarium igitur eſt ex iis, quae alibi demonſtrata ſunt, et nunc et per omnem futurum nobis ſermonem concluſiones demonſtrationum tanquam aliquas ſuppoſitiones accipiendo ita hunc perficere ſermonem. Quod igitur principium nervorum omnium cerebrum eſt et ſpinalis medulla, et quod ipſius rurſus ſpinalis medullae cerebrum, arteriarum vero omnium cor, venarum autem hepar, et quod nervi quidem a cerebro animalem virtutem, arteriae vero a corde pulſatilem, venae autem ab hepate naturalem accipiunt, in libris de Hippocratis et Platonis dogmatis demonſtratum eſt. Erit itaque nervorum utilitas facultatem ſenſus et motus a principio in partes diducere: ar-

ριῶν δὲ φυλάττειν τε τὴν κατὰ φύσιν θερμασίαν καὶ τρέφειν τὸ πνεῦμα τὸ ψυχικόν· αἵματος δ᾽ ἕνεκα γενέσεώς τε
ἅμα καὶ τῆς εἰς πάντα τὰ μόρια φορᾶς αἱ φλέβες ἐγένοντο. καὶ μὴν καὶ περὶ τενόντων καὶ νεύρων καὶ συνδέσμων, ὅπη διαφέρουσιν, ἐν τοῖς περὶ μυῶν κινήσεως εἴρηται. δῆλον δ᾽, ὡς καὶ περὶ τῆς τῶν μυῶν φύσεως ἐν
ἐκείνοις λέλεκται, καὶ ὡς εἰσιν ὄργανα τῆς καθ᾽ ὁρμὴν κινήσεως, καὶ ὡς ἡ ἀπονεύρωσις αὐτῶν τένων ὀνομάζεται.

Κεφ. ιζ´. Ταῦτ᾽ οὖν εἴς τε τὸν παρόντα καὶ τὸν
ἑξῆς ἅπαντα λόγον οἷον ὑποθέσεις τινὰς τῶν ἀποδείξεων
λαμβάνοντες, ἐν ἑκάστῳ τῶν ὀργάνων τὴν ἐξ αὐτῶν ὠφέλειαν ἐροῦμεν, ἀπὸ τῶν δακτύλων αὖθις ἀρξάμενοι. ἐπειδὴ
γὰρ τὴν τῶν ὀστῶν κατασκευὴν ἐν αὐτοῖς ἐπιτηδειοτάτην
ὀργάνοις ἀντιληπτικοῖς ἡ φύσις ἐποίησεν, ἣν δ᾽ ἀμήχανον
αὐτοῖς τοῖς ὀστοῖς, οὕτω γεώδεσί τε καὶ λιθώδεσιν οὖσι,
μεταδοῦναι τῆς καθ᾽ ὁρμὴν κινήσεως, ἐξεῦρεν, ὅτῳ τρόπῳ
δι᾽ ἑτέρων αὐτὰ κινήσει. τῶν οὖν κατὰ τὸν πῆχυν μυῶν ἀπο-

teriarum autem cuſtodire eam, quae ſecundum natnram
eſt, caliditatem et nutrire ſpiritum animalem: ſanguinis
autem generandi ſimul et in omnes partes ſerendi gratia venae factae ſunt. At vero et de tendonibus et nervis et ligamentis, quomodo differant, in libris de muſculorum motu dictum eſt. Palam autem, quod et de natura muſculorum in illis dictum eſt, et quod ſunt organa motus voluntarii, et eorum apponeuroſis tendo nominatur.

Cap. XVII. His igitur ad praeſentem et ad conſe-
quentem univerſum ſermonem velut ſuppoſitionibus quibusdam demonſtrationum aſſumptis, quam unicuique organo praeſtant commoditatem, dicemus a digitis rurſus
incipientes. Quia oſſium in eis conſtructionem organis
apprehenſoriis aptiſſimam natura fecit, erat autem impoſſibile ipſis oſſibus, ſic terreſtribus et lapideis, motum voluntarium tribuere, quomodo per aliud ipſa oſſa moveret,
providit. Ex ipſis igitur cubiti muſculis productos ten-

φύσασα τένοντας εὐθὺ τῶν δακτύλων [374] ἤγαγεν. ἃ γὰρ οἱ παλαιοὶ καλοῦσι νεῦρα, ταυτὶ τὰ προφανῆ, τὰ κινοῦντα τοὺς δακτύλους, οἱ τένοντές εἰσιν· ὧν ἡ μὲν γένεσις ἐκ τῶν εἰς τοὺς μῦς διασπειρομένων νεύρων τε καὶ συνδέσμων αὖθις ἀλλήλοις συνιόντων, ἡ δὲ χρεία κατὰ τὴν τῶν συνθέντων φύσιν. καὶ γὰρ αἰσθάνονται, καὶ κινοῦνται καθ᾽ ὁρμὴν, καὶ ξυνδοῦσι τοὺς μῦς τοῖς ὀστοῖς. τούτων δὲ τὰ μὲν πρότερα, τὸ αἰσθάνεσθαι καὶ κινεῖσθαι, δῆλον ὡς παρὰ τῶν νεύρων, τὸ συνδεῖν δὲ παρὰ τῶν συνδέσμων ἔχουσι. λευκὸν μὲν γὰρ ὢν καὶ ἄναιμον καὶ ἀκοίλιον ὁ σύνδεσμος ὁμοίως τῷ νεύρῳ καὶ ταύτῃ πολλοῖς τῶν ἀμαθεστέρων ὡς νεῦρον φαντάζεται· ἀλλ᾽ οὐκ ἐξ ἐγκεφάλου καὶ νωτιαίου πέφυκεν, ἀλλ᾽ ἐξ ὀστῶν εἰς ὀστᾶ διϊκνεῖται, διὸ καὶ νεύρου πολὺ σκληρότερός ἐστι καὶ παντάπασιν ἀναίσθητος, καὶ κινεῖν οὐδὲν δύναται. τοὺς οὖν τένοντας ἅπαντας τούτους, τοὺς κατὰ τὸν καρπὸν φαινομένους, ἀπὸ τῶν κατὰ τὸν πῆχυν μυῶν ἐπὶ τοὺς δακτύλους ἡ φύσις ἐκτείνασα καθῆψεν εἰς ἕκαστον τῶν ἄρθρων, οὐκ εἰς αὐτὴν

dones fecundum rectitudinem digitorum deduxit: qui enim antiquis vocantur nervi, hi fcilicet ipfi confpicui, qui moveant digitos, tendones funt, prognati fane ex nervis et ligamentis in mufculos difperfis rurfusque invicem coëuntibus. Utilitas autem eorum fecundum componentium naturam. Etenim fentiunt, et moventur motu voluntario, et colligant mufculos offibus: horum autem priora quidem, fcilicet fentire et moveri, a nervis habent, colligare autem a ligamentis. Album autem et exangue expersque concavitatis cum fit ligamentum fimiliter nervo, propterea plerisque imperitis nervum effe putantibus imponit: verum non eft natum ex cerebro vel fpinali medulla, fed ex offibus ad offa tranfit, ob idque nervo multo durius et penitus infenfibile, et movere aliquid non poteft. Tendones igitur ipfos omnes, qui ad carpum apparent, a cubiti mufculis ad digitos natura extendens inferuit in fingulos articulos, non utique in

δή που τὴν σύνταξιν τῶν ὀστῶν· τί γὰρ ἂν οὕτω χρηστὸν ἦν: ἀλλ' οὐδ' εἰς τὸ τοῦ προτεταγμένου τῆς διαρθρώσεως ὀστοῦ πέρας (οὐδὲ γὰρ τοῦτ' οὐδὲν ὄφελος), ἀλλ' εἰς τὴν κεφαλὴν τοῦ δευτέρου τῶν ὀστῶν τοῦ μέλλοντος κινήσεσθαι· [300] καθ' ὃν, οἶμαι, τρόπον ἔχει τὰ πρὸς τῶν μηρίνθων εἴδωλα κινούμενα, καὶ γὰρ κἀν τούτοις ὑπερβαίνοντες τὴν διάρθρωσιν εἰς τὴν ἀρχὴν τῶν ὑποτεταγμένων μορίων καθάπτουσι τὴν μήρινθον, ἵν', ἑλκομένης αὐτῆς ἄνω, ῥᾳδίως ἕπηται τὸ κῶλον. καὶ εἴπερ, ὃ λέγω, ποτὲ τεθέασαι, σαφῶς ἤδη νενόηκας, ὅπως ὑφ' ἑκάστου τῶν τενόντων ἕκαστον τῶν κατὰ τοὺς δακτύλους ἄρθρων κινεῖται. περὶ γὰρ τὸ προτεταγμένον ἑαυτοῦ μένον ἀκίνητον ἕκαστον τῶν ὑποτεταγμένων ὀστῶν κινούμενον ἐκτείνεται μὲν, ὅταν ὁ ἐκτὸς ἕλκῃ τένων, κάμπτεται δὲ, ὅταν ὁ ἐντός. τί δή ποτ' οὖν μακροὺς τένοντας ἐδημιούργει, καὶ μὴ παρέφυσε τῷ καρπῷ τοὺς μῦς; ὅτι κούφην τε καὶ λεπτὴν ἄμεινον ἦν ὑπάρχειν ἄκραν τὴν χεῖρα, καὶ μὴ συσκιασθεῖσαν ὄχλῳ σαρκῶν ὁμοῦ βαρεῖάν τε καὶ παχεῖαν γενέσθαι πολλὰ γὰρ ἂν οὕτω χεῖρόν

ipfam fyntaxim offium, nulla enim effet hoc modo utilitas, fed neque in praelocati offis dearticulationis finem, neque enim ita effet aliqua commoditas: fed in caput fecundi offis, hoc eft movendi, infigitur: quomodo, opinor, fimulacra funiculis folent moveri, in iis enim dearticulationem tranfcendentes ad principium fublocatarum partium applicant funiculum, ut eo furfum tracto membrum facile fequatur. Et fi, quod dico, vidifti unquam, aperte iam intellexifti, quo pacto ab unoquoque tendonum quisque digitorum articulus moveatur: offa enim omnia, quae fublocantur, circa praelocatum fibi ipfis os immotum manens mota extenduntur quidem, quando exterior trahit tendo, flectuntur autem, quando interior. Cur igitur ita longos tendones creavit, et non produxit ad carpum mufculos? quia levem fimul et tenuem effe extremam manum praeftabat, quam turba carnium obrutam gravem fimul et craffam fieri multa enim ita deterius et tardius

τε καὶ βραδύτερον ἔπραττεν, ὧν νῦν ἑτοίμως τε καὶ καλῶς πράττει. ἐπεὶ δ' ἦν ἀναγκαῖον ἄγεσθαι διὰ μακροῦ τοὺς τένοντας, καὶ κίνδυνος ἦν ἐν γυμνῷ σαρκῶν χωρίῳ γυμνοὺς ὄντας αὐτοὺς θλίβεσθαί τε καὶ τέμνεσθαι, καὶ θερμαίνεσθαί τε καὶ ψύχεσθαι ῥᾳδίως, βοήθειαν αὐτοῖς ἐμηχανήσατο τὴν τῶν ὑμένων οὐσίαν, οἷς σκληροῖς οὖσιν ἀμφιέσασα πανταχόθεν, οὐ τὴν τῶν ἔξωθεν προσπιπτόντων μόνον, ἀλλὰ καὶ τὴν αὐτῶν τῶν ὀστῶν ὁμιλίαν ἀλύπως ἀπειργάσατο. καὶ τοίνυν ἀπὸ μὲν τῶν μυῶν ἕως τῶν ἄρθρων ἕκαστος αὐτῶν ἀκριβῶς περιφερής ἐστιν, ἵν' ᾖ δυσπαθὴς, ἔνθα δὲ ἐμφύεται τῇ κινηθησομένῃ πρὸς αὐτοῦ φάλαγγι, ἐνταῦθα πλατὺς γίνεται· ῥᾷον γὰρ οὕτως ἔμελλε κινήσειν αὐτὴν, πλέοσιν ἕλκων λαβαῖς. ἀλλ' ἐπεὶ τέτταρας κινήσεις τὰς πλείστας ἕκαστος τῶν δακτύλων ἐνεχώρει κινεῖσθαι, μίαν μὲν καμπτόντων, μίαν δὲ ἐκτεινόντων, δύο δὲ τὰς ἐκ πλαγίου, κατὰ τέτταρας, οἶμαι, τρόπους εὔλογον ἦν ἑκάστῳ τῶν ἄρθρων ἐμφῦναι τοὺς τένοντας· εἰ γὰρ καὶ καθ' ἕνα τινὰ αὐτῶν ἐνεδέησεν, κυλ-

ageret eorum, quae nunc prompte et belle perficit. Quia vero erat neceſſarium per longam viam duci tendones, et periculum erat, in nuda carnibus regione ipſos, ſi nudi eſſent, comprimi et collidi et incidi, et calefieri et refrigerari facile, in auxilium eis machinata eſt membranarum ſubſtantiam, quibus duris exiſtentibus circumamiciens undique non eórum, quae extrorſum incidunt, ſolum, ſed etiam ipſorum oſſium occurſum innoxium reddidit. Quin etiam a muſculis quidem usque ad articulos unusquisque eorum exquiſite eſt rotundus, idque ut vix patiatur: qua autem applicatur movendae a ſe ipſo aciei et ordini articulorum, ibi tum expanditur latiorque fit: ſic enim facilius erat moturus eam, pluribus trahens apprehenſionibus. Sed quoniam quatuor motibus digitorum unusquisque debebat ut plurimis moveri, uno quidem flexis, alio vero extenſis, duobus item ad latera, quatuor (ut puto) locis aequum fuit unicuique articulorum applicari tendones: ſi enim in aliquo eorum deficeret, debilis

λὸν ταύτῃ τὸ μόριον ἐγένετο. καὶ τοίνυν φαίνονται κατὰ τοὺς τέτταρας ἐμφυόμενοι ἀπὸ μὲν τῶν κατὰ τὸν πῆχυν μυῶν τῶν μὲν ἔνδον οἱ κάμπτοντες, τῶν δ' ἐκτὸς οἱ ἐκτείνοντες, τῶν δ' εἰς τὰ πλάγια κινούντων οἱ περιάγοντες ὡς ἐπὶ τὸν μικρὸν δάκτυλον, ἀπὸ δ' αὖ τῶν κατὰ τὴν χεῖρα τῶν μικρῶν οἱ τὴν λοιπὴν τῶν λοξῶν κινήσεων τὴν ὡς ἐπὶ τὸν μέγαν δάκτυλον ἐργαζόμενοι· ὥστ' οὔτε κίνησιν οὐδεμίαν οὐδενὸς τῶν δακτύλων, οὔτε τὸν ἡγησόμενον αὐτῆς τένοντα παρέλιπεν ἡ φύσις. ἤρκει μὲν οὖν καὶ ταῦτ' εἰς ἄκρας τέχνης ἔνδειξιν. ἀλλ' ἐπεὶ πολὺ μείζω τούτων ἐστὶ τἄλλα, μηδ' αὐτὰ παραλειπέσθω. δικαία γὰρ οὖσα περὶ πᾶν ἡ φύσις, οὐ μόνον οὐδεμιᾶς ἀπεστέρησε τοὺς δακτύλους ἐνδεχομένης κινήσεως, ἀλλὰ καὶ τοὺς ὄγκους τῶν τενόντων ἀκριβῶς ὁμολογοῦντας τὴν χρείαν τῶν κινησεων κατεσκεύασεν. ὁ μὲν γὰρ μέγιστος αὐτῶν, ὃν καὶ ἀντίχειρα καλοῦσιν, ἐντὸς μὲν ἔχει λεπτὸν τένοντα, δύο δ' ἔξωθεν εὐρώστους ἱκανῶς, ἐκ δὲ τῶν πλαγίων κατὰ μὲν τὰ πρὸς τῷ λιχανῷ μέρη μικρὸν καὶ λεπτὸν μῦν, κατὰ θάτερα δὲ

et manca ſic fieret pars. Apparent igitur tendones quadrifariam applicati, exorti partim a cubiti muſculis, internis quidem flectentes, externis vero extendentes, moventibus autem ad latera deducentes ad parvum digitum, partim a parvis in manu muſculis, qui reliquum ex obliquis motibus pollicem verſus operantur. Quocirca neque motum ullum alicujus digitorum, neque ducem motus tendonem omiſit natura. Sufficiebant igitur haec ad ſummam artem oſtendendam: ſed quoniam multo majora iis ſunt etiam alia, ne ipſa quidem praetermittantur. Iuſta enim cum ſit omnibus in rebus natura, non ſolum nullo convenienti motu privavit digitos, ſed etiam molem tendonum exacte reſpondentem utilitati motuum fecit. Maximus enim digitorum (quem et promanum vocant) internum quidem habet tenuem tendonem, duos vero externos robuſtos admodum; ex lateribus vero parte quidem, quae eſt indicem verſus, parvum et tenuem habet muſculum; altera vero parte ad palmam

πολὺ τούτου μείζω, κατὰ τὸ θέναρ τῆς χειρός· οἱ δ᾽ ἄλλοι πάντες τέτταρες ἐντὸς μὲν δύο μεγάλους, ἔξωθεν δ᾽ ἕνα, θατέρῳ τούτων ἴσον τῷ μικροτέρῳ, τούτου δ᾽ ἰσχνότερον, τὸν εἰς τὰ πλάγια τῶν ἐκτὸς μερῶν καθήκοντα, λοιπὸν δὲ τὸν πάντων ἰσχιότατον, τὸν εἰς τὰ πλάγια τῶν ἐντός. εὐλόγως δ᾽, ως ἔφαμεν, ἕκαστον τοὺτ᾽ ἐγένετο. [301] τοῖς μὲν τέτταρσι δακτύλοις καμπτομένοις τὰς πλείστας τε καὶ σφοδροτάτας ἐνεργείας ἐνεργοῦντες, οὐ μεγάλους μόνον τοὺς ἔνδον τένοντας, ἀλλὰ καὶ διττοὺς ἐδεήθημεν ἔχειν. ὅσα τε γὰρ διὰ τῆς μιᾶς χειρὸς κατέχομεν, καὶ ὅσα δι᾽ ἀμφοτέρων ὁμοῦ, κἂν ἐκτείνειν τι δέῃ, κἂν θλᾶν, κἂν τρίβειν, κἂν μαλάττειν, ἅπαντα ταῦτα κάμπτοντες ἐνεργοῦμεν. ἔμπαλιν δ᾽ ἐπὶ τοῦ μεγάλου· πλὴν γὰρ εἴποτε δεηθείημεν ἐπιβαλεῖν αὐτὸν ἄνωθεν τοῖς ἄλλοις κεκαμμένοις, εἰς οὐδεμίαν ἐνέργειαν ἑτέραν κάμπτειν χρῄζομεν, ἀλλὰ τὸ μὲν πρῶτον αὐτοῦ τῶν ἄρθρων, τὸ τῷ καρπῷ διαρθρούμενον, τελέως ἀργὸν εἰς τὴν τοιαύτην κίνησιν, ὡς ἂν ὀνήσειν μηδὲν μέλ-

manus hoc multo majorem: reliqui vero omnes quatuor digiti intus quidem duos tendones magnos, foris vero unum, alteri horum, fcilicet minori, aequalem, tenuiorem autem hoc eum, qui ad latera exteriorum partium pervenit, reliquum autem omnium tenuiffimum, ad latera partium interiorum attinentem. Convenienter autem, ut diximus, unumquodque horum factum eft. Cum enim quatuor digitis flexis plurimas et valentiffimas actiones obeamus, non magnos folum tendones, fed et duplices indiguimus habere: quaecunque enim tum una manu, tum ambabus fimul complectimur, five quid extendi, five frangi, five teri, five molliri fubigique oporteat, omnia haec quatuor digitis flexis perficimus. Contra habet autem res in magno digito: ad nullam enim actionem aliam nobis flectendus eft, nifi quando aliis jam flexis illum defuper injicere neceffe eft: quin et primus ejus articulus, is fcilicet, qui carpo per dearticulationem committitur, otiofus omnino eft in hujusmodi

λον μηδεμίαν ἐνέργειαν, εἰ καμφθείη· τὰ λοιπὰ δὲ δύο τηνικαῦτα μόνον ἐνεργεῖ χρησίμως, ὅταν οἱονεὶ πιλοῦντές τε καὶ σφίγγοντες ἔσω κεκαμμένους τοὺς ἄλλους ἄνωθεν αὐτὸν ἐκείνοις ἐπιφέρωμεν, ὅθεν εἰς μὲν τὸ πρῶτον ἄρθρον οὐδεὶς ἔνδοθεν αὐτῷ κατέφυ τένων, εἰς δὲ τὸ δεύτερον καὶ τρίτον εἷς μικρὸς τῶν ἐντὸς μερῶν καθίκετο, λοιπὸς δὲ τῶν πάντων ἰσχνότατος εἰς τὰ πλάγια. πάλιν δ᾽ αὖ τοῖς μὲν ἄλλοις δακτύλοις οἱ ἐκτείνοντες τένοντες ὥσπερ ἀποδέουσι τοῖς ὄγκοις τῶν καμπτόντων συχνὸν, οὕτως τῶν εἰς τὰ πλάγια πλεονεκτοῦσιν οὐκ ὀλίγον· ἀντιτεταγμένοι γὰρ ἰσχυροῖς σφόδρα καὶ παχέσι τοῖς ἐντὸς οὐκ ἂν οἷοί τ᾽ ἦσαν ἐργάσασθαί ποτε ἑδραῖα τὰ μετὰ τὴν ἐσχάτην κάμψιν ἄχρι τῆς τελείας ἐκτάσεως ἅπαντα σχήματα, εἴπερ ἄῤῥωστοί τε καὶ ἰσχνοὶ τελέως ἐγεγόνεισαν. ἐδείχθη γὰρ ἐν τοῖς περὶ μυῶν κινήσεως πάνθ᾽, ὅσα διὰ τῶν μέσων σχημάτων ἐργαζόμεθα, τῶν ἀντιτεταγμένων μυῶν ἀμφοτέρων ἐνεργούντων δεόμενα. κατὰ δὲ τὸν μέγαν δάκτυλον οὐδὲ τὴν ἀρχὴν ἀντιτέτακταί

motu, ceu nullam actionem adjuturus, fi flectatur: reliqui autem duo articuli tunc folum agant utiliter, quando nos ipfi velut comprimentes et conftringentes intro flexos alios iis ipfum fuperponimus. Quo fit, ut ad primum ejus articulum nullus interna parte tendo applicetur: ad fecundum vero et tertium unus internarum partium parvus pervenit: reliquus vero omnium tenuiffimus ad latera. Rurfus autem in aliis digitis, ficut tendones ipfi extendentes corporum mole fnut multo minores flectentibus, ita non paulo majores iis, qui funt ad latera: cum enim opponantur internis, fortibus valde et craffis, non poffent unquam efficere firmas figuras omnes, quae funt ab ultima flexione usque ad perfectam extenfionem, fi debiles et graciles omnino facti effent. Monftratum eft enim in libris de motu mufculorum, quod, quaecunque per medias figuras fiunt, utrisque mufculis ex oppofito fitis agentibus indigent. In magno autem digito neque oppofitus omnino exquifite aliquis eft flectenti ten-

τις ἀκριβῶς τῷ κάμπτοντι τένοντι· πάντως γὰρ εἰς τὸ μέσον ἐνέβαλεν οὗτος τῶν ἐκτὸς μερῶν· ἀλλ᾽ οἱ φαινόμενοι δύο τένοντες ἔξωθεν ἐφ᾽ ἑκάτερα τῆς μέσης χώρας ἐμφύονται. καὶ εἰ μὲν ἄμφω ταθεῖεν, ἐκτείνουσι τὸν (375) δάκτυλον ἀκριβῶς· εἰ δ᾽ ὁ ἕτερος αὐτῶν, εἰς τὸ πλάγιον ἐπισπᾶται τὸ κατ᾽ αὐτὸν θάτερον μέρος. ἐκδέχεται δὲ τὴν μὲν τοῦ προσάγοντος ὡς ἐπὶ τὸν λιχανὸν ἐνέργειαν ὁ ταύτῃ τεταγμένος μῦς ὁ μικρὸς, τὴν δ᾽ ἐναντίαν ὁ κατὰ τὸ θέναρ ὁ μέγας. ἐπὶ πλέον τε γὰρ ἀπάγεσθαι τοῦ λιχανοῦ τὸν μέγαν δάκτυλον, καὶ σφοδροτέραν ὑπάρχειν αὐτῷ τὴν ταύτῃ κίνησιν εὔλογον ἦν, ὥσπερ τοῖς ἄλλοις τοῖς τέτταρσι τὴν ἐναντίαν· οὗτοι γὰρ ἐπὶ πλεῖστον ἔμελλον ἀφίστασθαι τοῦ μεγάλου. τοῦτο δὲ εἰς ὅσον ἐστὶ χρήσιμον τοῖς ἔργοις τῆς χειρὸς, ἔμπροσθεν εἴρηται. ταῦτ᾽ ἄρα καὶ τῶν εἰς τὰ πλάγια μέρη καθηκόντων τενόντων ὁ διϊστὰς αὐτοὺς ἀπὸ τοῦ μεγάλου πολὺ μείζων ἐστὶ τοῦ προσάγοντος. σύμπαντά τε οὖν ταῦτα τεχνικῶς εἴργασται τῇ φύσει, καὶ τὸ μόνῳ μὲν τῷ μεγάλῳ τέτταρας ἀρχὰς εἶναι τῶν εἰς τὰ πλάγια

doni: hic enim omnino ad medium externarum partium perveniret: ſed duo tendones extrorſum apparentes verſus utramque partem mediae regionis innaſcuntur: qui ambo ſi tendantur, digitum perfecte tendunt, ſi vero alter eorum, partem alteram, nempe ſibi proximam, ad latus trahit. Actionem vero tendonis ad indicem perducentis muſculus parvus ſuſcipit, qui ibi eſt locatus, contrariam vero magnus ad palmam incubans muſculus. Rationi enim conſentaneum fuit magnum digitum ab indice plurimum abduci, et ipſum, quem ibi habet, motum eſſe vehementiorem; ſicuti motum aliorum quatuor digitorum contrarium eſſe conveniens fuit: hi enim debebant a magno plurimum diſtare; quod quantum ad manus actiones ſit utile, antea dictum eſt: propterea igitur et tendonum, qui ad latera digitorum perveniunt, ille, qui digitos a magno abducit, multo major eſt eo, qui eos adducit. Univerſa igitur haec artificioſe operata eſt natura: ac etiam quod ſoli maguo quatuor principia motu-

κινήσεων, τῶν δ᾽ ἄλλων ἑκάστῳ δύο μόνῳ γὰρ ἐκείνῳ τὸ κῦρος τῶν ἐνεργειῶν ἐκ τοῦ προσάγεσθαί τε καὶ ἀπάγεσθαι τῶν αλλων ἐστίν. ἵν᾽ οὖν ἐπὶ πλεῖστον ἑκάτερον αὐτῶν γίγνοιτο, διττὰς τῆς κινήσεως ἀρχὰς ἑκατέρωθεν προὔταξεν ἡ φύσις, τῆς μὲν ἐπὶ τὸν λιχανὸν τόν τε ταύτῃ τένοντα καὶ τὸν ταύτῃ μῦν, τῆς δ᾽ ἑτέρας τόν τε λοιπὸν τῶν ἐκτὸς τενόντων καὶ τὸν ἐπὶ τοῦ θέναρος μῦν. οἱ μὲν δὴ τένοντες, ὁ μὲν προσάγειν αὐτὸν, ὁ δ᾽ ἀπάγειν τοῦ λιχανοῦ, πεφύκασιν οἱ δὲ διαδεχόμενοι τὰς τούτων ἐνεργείας μύες, [302] ὁ μὲν προσάγειν, ὁ δ᾽ ἐπὶ πλεῖστον ἀπάγειν. οὕτω μὲν ἐπὶ πλεῖστον ἔχουσιν ὄγκου τε καὶ ἀριθμοῦ καὶ θέσεως οἱ κινοῦντες τοὺς δακτύλους τένοντές τε καὶ μύες. εἰ γάρ τι καὶ παραλέλειπται σμικρὸν, ἑξῆς τοῦτο δίειμεν, οἷόν ἐστι καὶ τὸ περὶ τῶν ἔνδοθεν τενόντων, καὶ μάλιστα τοῦ κατὰ τὸν μέγαν δάκτυλον. ὅτι μὲν γὰρ ἕνα τοῦτον ἐχρῆν εἶναι, καὶ ὅτι τῶν ἄλλων λεπτότερον, ἐμφύεσθαί τε κατὰ τὸ δεύτερον ἄρθρον τοῦ μεγάλου δακτύλου, καὶ δὴ

um verſus latera dedit, aliorum vero unicuique duo, ſoli enim illi principes in hoc actiones ſunt, ut adducatur et abducatur ab aliis: quorum utrumque ut plurimum fiat, bina motus principia utrinque locavit natura, ejus quidem, qui eſt indicem verſus, tam eum qui eſt ibi tendonem, quam eum qui ibi eſt muſculum, alterius vero et reliquum exteriorum tendonum, et eum qui ad palmam eſt muſculum. Tendonum ille quidem adducere ipſum, hic autem abducere ab indice nati ſunt: muſculorum vero, qui horum actionem ſuſcipiunt, ille quidem proxime adducere, hic autem longiſſime abducere. Ita quidem ut plurimum ſe habent mole, numero, poſitione, qui movent digitos, muſculi et tendones. Si autem exiguum aliquid praetermiſſum eſt, id deinceps percurremus, quale eſt id, quod de tendonibus internis, et potiſſimum de eo, qui in magno eſt digito. Quod quidem unum hunc oportuit eſſe, et quod tenuiorem aliis, et inſeri in ſecundum articulum magni digiti, jam dictum

λέλεκται. ὅτι δ᾽ ἑκάστου τῶν τενόντων ἐπὶ τὴν ἑαυτοῦ κεφαλὴν ἕλκειν πεφυκότος τὸ κινούμενον μόριον, καὶ ὅτι κατὰ τὸ μέσον μάλιστα του κατὰ τὸν καρπὸν ἄρθρου τῆς τοῦ τένοντος κεφαλῆς τεταγμένης, εἴπερ ἐπὶ τοῦτο τὸ μέρος ὁ μέγας δάκτυλος ἐτείνετο, πάντα μᾶλλον ἂν ἢ κάμπτεσθαι συνέβαινεν αυτῷ, τουτο ουδέπω λέλεκται. καίτοι θαυμαστόν τι κἀνταῦθα τέχνημα τῆς φύσεώς ἐστι, ὃ κατ᾽ ἀξίαν ἂν θαυμάσειας, ἐὰν ἐννοήσῃς πρότερον, ὅτι τοῦ μέλλοντος κάμπτειν τὸν μέγαν δάκτυλον τένοντος τὴν κεφαλὴν ἐχρῆν εἶναι κατὰ τὸ μέσον τε καὶ κοῖλον τῆς χειρός. εἰ δὲ τοῦτο, καὶ τὸν τῆς κεφαλῆς ταύτης προτεταγμένον μῦν, κατ᾽ εὐθὺ δήπουθεν αὐτῆς κείμενον, ὡς ἐπὶ τὸν μικρὸν δάκτυλον ἀνήκειν ἐχ ῆν, ἄτοπόν τινα καὶ ἀλλόκοτον ταύτην τὴν θέσιν λαβόντα διὰ πολλὰς αἰτίας. πρῶτον μὲν γὰρ ἀπώλετ᾽ ἂν ἡ ἐν τῇ χειρὶ κοιλότης, εἰς πολλὰ χρήσιμος ὑπάρχουσα· δεύτερον δὲ ἡ κουφότης αὐτῆς διεφθείρετο· καὶ τρίτον ἡ καμπὴ τῶν δακτύλων ἐκωλύετο· καὶ τέταρτον, ὃ απάντων ἀτοπώτατόν τε ἅμα καὶ ἀδυνατώτατον ἦν, ἡ ἀρχὴ τοῦ μυὸς ἐτέτακτο ἂν ἐπὶ τοῦ μικρου δακτύλου. ἀλλ᾽ εἰ τοῦτο,

eft. Quod autem unoquoque tendone ad fuum caput trahere partem, quae a fe ipfo moveatur, nato, quodque in medio maxime carpi articulo tendonis capite locato, fi ad hanc partem magnus digitus tenderetur, quodvis ei fane potius quam flecti contingeret, hoc nondum dictum eft. Eft namque et hic mirabile artificium naturae: quod, ut dignum eft, miraberis, fi confideraveris prius, quod caput tendonis magnum digitum flexuri effe oportebat in media cavitate manus. Si verum hoc, et mufculum huic capiti praelocatum, fecundum capitis rectitudinem fitum, ad parvum digitum fpectare oportebat, abfurdam quandam et alienam hanc pofitionem fortitum propter multas caufas. Primo namque manus cavitas, ad multa utilis, periiffet: fecundo levitas ejus fublata fuiffet: tertio flexio digitorum quatuor fuiffet impedita: quarto (quod eft omnium abfurdiffimum maximeque impoffibile) principium mufculi in parvo digito locaretur: fed fi hoc ef-

χαλεπὴ, μᾶλλον δ' ἀδύνατος ἡ εἰς αὐτὴν κατάφυσις ἐγίγνετο τῷ ἄνωθεν ἥκοντι νεύρῳ, φθάνοντι τοῖς πέρασιν ἢ πάντως γε τοῖς μέσοις τοῦ μυὸς προτέροις ἐντυγχάνειν. εἰ τοίνυν ἐνταῦθα μὲν ἀμήχανον ἦν ταχθῆναι τὸν ηγησάμενον τῆς καμπῆς τῷ μεγάλῳ δακτύλῳ τένοντα, κατ' ἄλλο δέ τι ἐπιταχθεὶς οὐχ οἷός τε ἦν ἂν κάμπτειν, εἰς ἀδύνατόν τε καὶ τελέως ἄπορον ἐκινδύνευεν αὐτῷ καταστῆναι τὸ τῆς κάμψεως. πῶς οὖν ἡ φύσις ἰάσατο τὴν τοσαύτην ἀπορίαν; ἀπέφυσε μὲν ἀπὸ τῆς κατὰ τὸν καρπὸν ἀπονευρώσεως τὸν τένοντα· τί γὰρ ἐνῆν ἄλλο ποιεῖν; ἀλλ' οὔτ' εὐθὺς ἐπὶ τὸν μέγαν δάκτυλον ἐξέτεινεν, οὔτ' ἐκ τῶν πρὸς αὐτὸν ἐστραμμένων μερῶν τὴν ἔκφυσιν ἐποιήσατο, ἀλλ' ἄρχεται μὲν ὅ τένων οὗτος, ὅθεν περ ὁ ὡς ἐπὶ τὸν μέσον ἥκων δάκτυλον, ἐποχούμενος δ' αὐτῷ μέχρι πολλοῦ καὶ συνεχόμενος ἰσχυροῖς ὑμέσι τηνικαῦτα πρῶτον ἀποχωρεῖ διεκπίπτων αὐτὸν, ὅταν ἐν τῷ κοίλῳ τῆς χειρὸς γένηται, τρόπον ὁμοιότατον ταῖς ἐπὶ τῶν ξυνωρίδων ἡνίαις, ὅσαι διά τινων κρίκων ἐπὶ τοῦ ζυγοῦ τεταγμέναι διεκπίπτουσιν. ὡς γὰρ ἐκεῖναι καμ-

ſet, difficilis quidem vel potius impoſſibilis in id muſculi principium inſertio fieret ipſi nervo deſuper venienti, utpote qui in fines muſculi vel ſaltem in medium ipſius prius incideret. Si igitur ibi quidem impoſſibile fuit ducem flexionis magni digiti tendonem locari, in alio autem aliquo loco poſitus non poſſet flectere, impoſſibile propemodum et omnino difficile erat ipſum flectere. Qua ratione igitur hanc tantam difficultatem ſuſtulit natura? Produxit quidem ex carpi aponeuroſi tendonem: quid enim aliud facere poterat? ſed non ſtatim ad magnum digitum extendit, neque ex eis quae vergunt ad eum partibus ut enaſceretur effecit: ſed incipit quidem iſte tendo, unde incipit ille, qui ad medium pervenit digitum; vectus autem ſuper eum multo ſpatio et colligatus membranis ſertibus, tunc primum decedens ab eis excidit, cum ad manus cavitatem acceſſit, modo perſimili jugorum habenis, quae per aliquos circulos annulorum ſuper jugum locatae excidunt: veluti enim illae inflexio-

πήν τινα καὶ οἷον γωνίαν κατὰ τοὺς κύκλους ποιούμεναι τείνουσιν ἑλκόμεναι τὸ ὑποζύγιον ὡς ἐπὶ τὰ τῶν κύκλων μέρη, οὕτω καὶ ὁ τένων, ἐπειδὰν ὑπὸ τοῦ μυὸς ἕλκοντος ταθῇ, συνεπισπᾶται τὸν δάκτυλον, οὐκ ἐπὶ τὴν τοῦ μυὸς χώραν, ἀλλ᾽ ἔνθα πρῶτον ἐκάμφθη διεκπίπτων τὸν ὑμένα. διὰ μὲν δὴ ταῦτα τὴν γένεσιν ἀπὸ τῆς κοινῆς τοῖς ἄλλοις τένουσιν ἔσχε κεφαλῆς καὶ τὴν ὁδὸν, οἵαν εἴρηται. διὰ τί δ᾽ ἐποχεῖται τοῖς ἄλλοις τένουσιν; ἢ δῆλον ὅτι κινήσεως ἀκυρωτέρας ἦν ὄργανον; ἀεὶ δ᾽ ἡ φύσις ἐν βάθει μὲν τὸ κυριώτερον, ἐπιπολῆς δὲ τὸ ἀκυρώτερον τίθησι. κατα γοῦν τὴν αὐτὴν ταύτην πρόνοιαν τῶν ἔξωθεν τῆς χειρὸς τενόντων ἐπιπολῆς μέν εἰσιν οἱ τῶν ἄλλων δακτύλων, [303] ὑπόκεινται δ᾽ αὐτοῖς οἱ τοῦ μεγάλου δακτύλου. οὕτω δὲ καὶ αὐτῶν τῶν ἔνδον, τῶν εἰς τοὺς τέσσαρας δακτύλους ἐμβαλλόντων, οἱ διὰ τοῦ βάθους τῆς χειρὸς φερόμενοι παμπόλλῳ μείζους εἰσὶ τῶν προτεταγμένων. κάμπτουσι γοῦν, οἱ μὲν εἰς τὸ πρῶτόν τε καὶ τρίτον ἄρθρον σχισθέντες, οἱ

nem quandam et velut angulum in circulis facientes, tractae tendunt attrahuntque jumentum verfus circulorum partes, ita tendo iste, quando tenditur a mufculo trahente, fimul attrahit et digitum non verfus mufculi locum, fed eo, unde primum reflexus membranis excidit. Ob id igitur generationem habet a capite aliis tendonibus communi, et ea via procedit, quae dicta eft. Quare autem fupervehitur aliis tendonibus? an fcilicet quod motionis minus praecipuae erat organum? femper autem natura in profundo quidem id, quod praecipuum, in fuperficie vero id, quod non eft praecipuum, collocat. Secundum hanc eandem providentiam exteriorum tendonum manus in fuperficie quidem locantur, qui aliorum digitorum funt, fubjacent vero ipfis, qui ipfius funt magni digiti. Sic et internorum ad digitos quatuor pervenientium, qui per profunditatem manus feruntur, multo majores funt iis, qui fupra eos locati funt. Flectunt igitur illi quidem ad primum et tertium articulum di-

δὲ εἰς δεύτερον μόνον. θαυμαστὴ μὲν οὖν αὐτῶν ἐστι καὶ
δύσφραστος ἥ τ᾽ ἐν τοῖς ὀστοῖς ἔμφυσις, ἥ τε πρὸς ἀλλήλους
ὁμιλία, καὶ οὐδεὶς λόγος οὕτως ἱκανὸς, ὡς ἀκριβῶς ἐξηγήσασθαι τὰ ταῖς αἰσθήσεσι μόναις διαγινωσκόμενα. πειρατέον δ᾽ ὅμως εἰπεῖν, ὡς ἔχουσιν· οὐ γὰρ ἐνδέχεται τῆς φύσεως τὴν τέχνην θαυμάσαι, πρὶν ἐξηγήσασθαι τὴν κατασκευήν. φαίνονται δή τινες ἀπονευρώσεις μυῶν διτταὶ,
καθ᾽ ὃ μάλιστα κάμπτομεν τὸν καρπὸν, ἀλλήλαις ἐπικείμεναι,
μείζων μὲν ἡ διὰ βάθους, ἡ ἐπὶ τοῖς ὀστοῖς, ἐλάττων δ᾽
ἡ ἐπιπολῆς. σχισθείσης δὲ τῆς ὑποκειμένης μὲν τῆς μείζονος εἰς τένοντας πέντε, τῆς δ᾽ ἐπικειμένης ἐλάττονος εἰς
τέσσαρας, (οὐδεμίαν γὰρ ἀπ᾽ αὐτῆς ὁ μέγας δάκτυλος ἀπόφυσιν λαμβάνει) καὶ πάντων αὐτῶν εὐθὺ τῶν δακτύλων
φερομένων, ἐποχοῦνται μὲν οἱ μείους τοῖς μείζοσιν, ὑμέσι
δ᾽ ἰσχυροῖς ἑκάστη τῶν τεττάρων συζυγιῶν φρουρεῖται παρ᾽
ὅλην τὴν ὁδόν. ὅταν δ᾽ ἐπιβῶσι τοῖς πρώτοις κατὰ τοὺς
δακτύλους ἄρθροις, ἐνταῦθ᾽ ἕκαστος τῶν ὑποκειμένων τενόντων πλατυνθεὶς τὴν κεφαλὴν τῆς πρώτης φάλαγγος

viſi, hi autem tantummodo ad ſecundum. Mirabilis ſane
eſt ac expiicatu diſficilis eorum in oſſa inſertio mutua-
que connexio, nec ulla eſt tanta dicendi facultas, quae
exacte illa enarrare ſufficiat, quae ſenſibus ſolis digno-
ſcuntur. Tentandum tamen eſt dicere, ut ſe habent:
artem enim naturae prius admirari, quam narretur conſtructio, nemo poteſt. Muſculorum aponeuroſes duplices
apparent, quo maxime loco carpum flectimus, ſibi invicem ſuperpoſitae: major quidem ea, quae in profundo
proxime oſſa, minor autem ea, quae in ſuperficie: diviſa
autem ea, quae ſubjacet quidem, hoc eſt majore, in quinque tendones, ea vero, quae ſuperjacet, hoc eſt minore,
in quatuor, (nullam enim ab ea productionem magnus
digitus recipit,) et omnibus ipſis recta ad digitos perla-
tis, ſupervehuntur quidem minores majoribus, membranis
vero fortibus quaelibet quatuor conjugationum per totam
viam munitur. Quando autem deſcenderint ad primos
digitorum articulos, ibi quisque ſubjacentium tendonum
dilatatus caput primae aciei flectit per ambiens eum

κάμπτει διὰ τοῦ περιέχοντος αὐτὸν ὑμενώδους συνδέσμου. τὸ δὲ λοιπὸν ἅπαν ἐν ἑκάστῃ συζυγίᾳ φέρεται πρόσω κατὰ τὴν ἐξ ἀρχῆς ὁδὸν εὐθὺ τῶν ἐν τοῖς δακτύλοις κορυφῶν, ὁμοίως μὲν ὑποκείμενον τοῖς ἐξ ἀρχῆς τένουσιν, ὁμοίως δὲ τοῖς ὑμέσι φρουρούμενον. ὅταν δ' ἐπιβαίνωσιν ἤδη τοῖς δευτέροις ἄρθροις, ἐνταῦθα πάλιν ὁ ἄνωθεν τένων διχῇ σχισθεὶς, ἑκατέρῳ τῷ μέρει πλατυνθέντι περὶ τὸν ὑποκείμενον ἑλιχθεὶς τένοντα, ξυμφύεται τοῖς ἐντὸς μέρεσι (376) τῆς κατὰ τὴν δευτέραν φάλαγγα κεφαλῆς. ὁ δ' υποκείμενος μόνος, τοὐντεῦθεν ἐπὶ τὴν τρίτην διάρθρωσιν ἀφικόμενος, εἰς τὴν κεφαλὴν καὶ αὐτὸς ἐμφύεται τοῦ τρίτου καὶ τελευταίου κατὰ τὸν δάκτυλον ὀστοῦ. κάμπτεται μὲν οὖν ἕκαστον τῶν κατ' αὐτοὺς ἄρθρων δι' ὧν εἶπον ἐμφύσεων, ἐκτείνεται δὲ διὰ τῶν ἔξωθεν τοῦ καρποῦ τενόντων, οὓς, καίτοι πολὺ μικροτέρους τῶν ἐντὸς ὑπάρχοντας, ἐναργῶς διαγινώσκομεν καὶ πρὸ τῆς ἀνατομῆς, ὅτι γυμνοὶ μὲν οὗτοι καὶ προπετεῖς εἰσιν, ὑμέσι μόνοις καὶ δέρματι λεπτῷ καλυπτόμενοι, τοὺς δ' ἐντὸς ἱκανῇ

membranofum ligamentum. Reliquum vero omne in unaquaque conjugatione fertur ulterius fecundum viam a principio coeptam recta ad fummitates digitorum, fimiliter quidem fubjacens tendonibus iis, quibus a principio, fimiliter autem membranis munitum. Quando autem jam ad fecundos articulos pervenerunt, ibi rurfus tendo fuperior bifariam divifus et utraque parte dilatata circa fubiectum tendonem involutus internis partibus capitis fecundae aciei inferitur; ille vero, qui fubjectus eft, folus inde ad tertiam dearticulationem accedens, ad caput tertii et ultimi offis digitorum etiam ipfe inferitur. Flectitur quidem unusquisque ipforum articulus a dictis tendonum infertionibus, extenditur autem ab externis carpi tendonibus, quos, licet fint multo minores internis, tamen evidenter novimus etiam ante anatomen, quoniam nudi quidem ipfi funt et prominentes, membranis folis et fola fubtili cute operti, internos vero multa

κατακρύπτει σὰρξ, δι' ἃς εἴπομεν ἔμπροσθεν ὠφελείας γινομένη. ἀλλ' οἵ γε τένοντες οἱ ἐντὸς, οἱ κάμπτοντες τοὺς δακτύλους, οἱ διὰ βάθους φερόμενοι, τὸ πρῶτόν τε καὶ τρίτον ἄρθρον ἑκάστου τῶν τεττάρων δακτύλων κινοῦσιν, ὅτι τε κυριώτερα τοῦ μέσου ταῦτα πρός γε τὰς τῶν δακτύλων ἐνεργείας, καὶ ὅτι τὸ μέγεθος τῶν τενόντων ἱκανὸν ἦν ὑπηρετεῖσθαι διτταῖς διαρθρώσεσι. διὰ δὲ τὰς αὐτὰς αἰτίας οἱ μικροὶ τένοντες εἰς ἓν ἄρθρον τὸ μέσον ἐμφύονται· οὔτε γὰρ εἰς διττὰς διαρθρώσεις ἐνεχώρει μερισθῆναι τοὺς ὄγκους αὐτῶν, καὶ ὅτι, σωζομένων τῶν ἑκατέρωθεν κινήσεων, συγκινεῖταί πως καὶ τὸ μέσον ἄρθρον τοῖς ἄκροις, ταύτῃ τοι καὶ ἀκυρώτερον αὐτῶν εἶναι λέλεκται. τουτὶ μὲν γὰρ κάμπτειν μόνον οὐ δυνάμεθα χωρὶς τῶν ἐφ' ἑκάτερα, ἐκείνων δὲ καμπτομένων, ἀδύνατον τὸ μὴ καὶ τοῦτο συγκάμπτεσθαι. ὥστ', εἰ καὶ πάθοι ποτὲ ὁ κινῶν αὐτὸ τένων, ἀπαθὴς δ' ὁ ἕτερος ὑπάρχοι, σώζεσθαί τι τῆς κινήσεως αὐτῷ· [304] εἰ μέντοι ποτ' ἐκεῖνος πάθοι, διαφθείρεται τοῦ πρώτου τε καὶ τρίτου τῶν ἄρθρων ἡ κί-

operit caro propter praedicta commoda facta. Sed tendones interni flectentes digitos, qui per profundum feruntur, primum et tertium articulum uniuscujusque quatuor digitorum movent, quod hi articuli principaliores sunt, quam medius, etiam ad digitorum actiones: tum quod magnitudo tendonum sufficiebat ut inserviens duabus dearticulationibus. Propter easdem autem causas parvi tendones in unum duntaxat articulum, scilicet medium, inseruntur: neque enim ad binas dearticulationes poterat dividi moles eorum, et quod, servatis utrinque motibus, simul movetur quodammodo et medius articulus cum extremis, idcirco sane, quam ipsi, minus principalis esse dicitur: flectere enim non possumus hunc etiam solum sine iis, qui sunt utrinque, illis vero flexis, impossibile est et hunc non simul flecti. Quocirca et si patiatur aliquando, qui medium movet articulum, tendo, illaesus vero alter sit, medio servatur aliquid motus: si vero ille patiatur, corrumpitur primi et tertii articulorum motus,

νησις, κἂν ὁ τὸ δεύτερον κινῶν ἀπαθὴς ὑπάρχῃ. κἀν τῷδε δῆλον, τὸν τοῦτο τὸ γένος ἀκυρώτερον τῶν τενόντων εὐλόγως ἐπιπολῆς ἐτάχθη. οὕτω μὲν δὴ τό τε πλῆθος καὶ τὸ μέγεθος καὶ ἡ θέσις καὶ ἡ σχίσις καὶ ἡ κατάφυσις ἑκάστου τῶν τενόντων τοῦ βελτίονος ἕνεκα γέγονεν.

Κεφ. ιη'. Ἐπεὶ δὲ οὐδεμία σὰρξ ἐξ ἑαυτῆς αἴσθησιν ἐκέκτητο, καὶ ἦν ἄτοπον ἀντιληπτικὸν ὄργανον ἀναισθήτῳ σκεπάσαι μορίῳ, τῶν εἰς ὅλας τὰς χεῖρας ἄνωθεν ἰόντων νεύρων οὐ σμικρὰν μοῖραν εἰς τὰς σάρκας αὐτὰς κατέφυσεν. ἀλλ᾽ ἐπεὶ τοῦτο ἐγένετο, μύες εὐθὺς αἱ σάρκες ἦσαν, εἴ γε δὴ νεύρων εἰς σάρκας διασπειρομένων ἡ γένεσις τοῖς μυσί. καὶ δὴ κέχρηται μυσὶ τούτοις εἰς δέον ἡ φύσις, ἀποφύσασα γὰρ ἀπ᾽ αὐτῶν τένοντας τοῖς πλαγίοις μέρεσιν ἑκάστου τῶν δακτύλων ἐνέφυσε, τῆς μὲν δεξιᾶς χειρὸς τοῖς ἐν ἀριστερᾷ, τῆς δ᾽ ἀριστερᾶς χειρὸς τοῖς ἐπὶ δεξιᾷ. τοὺς λοιποὺς δὲ τῶν εἰς τὸ πλάγιον μέρος ἑκάστου τῶν δακτύ-

quamvis, qui fecundum movet, inoffenfus permanferit. Ex his manifeftum eft, hoc genus tendonum minus principale convenienter in fuperficie locatum fuiffe. Ita igitur multitudo et magnitudo et pofitio et divifio et applicatio uniuscujusque tendonum melioris gratia factae funt.

Cap. XVIII. Quia vero nulla caro ex fe ipfa fenfum habet, et abfurdum erat apprehenforium organum infenfili tegi particula, nervorum ad totas manus defuper venientium non parvam portionem in carnes ipfas natura derivavit. Quod factum illico confequitur, ut carnes ipfae fiant mufculi, fi demum nervis per carnes diffeminatis generatio fit mufculorum. Et ufa eft fane his mufculis natura utiliter. Productos enim ex his tendones lateralibus partibus uniuscujusque digiti inferuit, dextrae quidem manus iis partibus, quae verfus finiftram, finiftrae vero iis, quae verfus dextram funt. Reliquos vero tendones, qui ad lateralem uniuscujusque digiti partem

λων καταφυομένων ἀπὸ τῶν κατὰ τὸν πῆχυν ἐγέννησε μυῶν, οὐκ ἀλόγως οὐδὲ τούτους, ὡς δείξει προϊὼν ὁ λόγος, ἂν πρότερον, ὅθεν λέγοντες ἀπελίπομεν, ἐπανέλθωμεν αὖθις. ἐπειδὴ γὰρ κάμπτειν τοὺς τέτταρας ἅμα δακτύλους, οὐχ ὅταν μέγαν ὄγκον σώματος περιλαμβάνωμεν, ἀλλ᾽ ὅταν ὑγρὸν ἢ μικρὸν, τηνικαῦτα μάλιστα δεόμεθα, χρησιμώτατον ἦν οὕτως αὐτοὺς ἀκριβῶς ἀλλήλοις ὁμιλοῦντας κάμπτειν, ὡς μηδεμίαν ἀπολείπεσθαι μεταξὺ χώραν κενήν. καὶ τοίνυν καὶ φαίνεται γινόμενον οὕτως. ἀλλ᾽ οὐκ ἂν ἐγίνετο, μήτ᾽ αὐτῶν τῶν δακτύλων τὰς ἐν τοῖς πλαγίοις σάρκας ἐχόντων, μήτε τῶν κινούντων αὐτοὺς τενόντων ἀπὸ μιᾶς ἀρχῆς πεφυκότων. ἡ γὰρ δὴ ἀρχὴ αὕτη, πλησίον τῆς κατὰ τὸν καρπὸν καμπῆς τεταγμένη, μέση πως μάλιστα τοῦ ταύτῃ τεταγμένου χωρίου, καὶ πάντας ἅμα καὶ κατὰ μέρος ἕκαστον ἐπισπωμένη, νεύειν αὐτῶν τὰς κορυφὰς εἰς ἑαυτὴν ἀναγκάζει. καὶ διὰ τοῦτο, ἐπειδὰν τὸ πρῶτόν τε καὶ τὸ δεύτερον ἄρθρον μόνον καμφθῇ, τὸ τρίτον δ᾽ ἐκτεταμένον ᾖ, τὰ πέρατα τῶν δακτύλων ἀλλήλοις συνεζευγμένα μένει, καίτοι πολλῷ

inferuntur, a cubiti mufculis eduxit, fed ne hos quidem fine ratione, ut procedens fermo oftendet, fi prius eo, unde digreffa eft noftra oratio, redeamus. Quoniam enim flectere fimul quatuor digitos oportebat, non quidem, quando magnam corporis molem, fed tunc maxime, quando liquidam vel parvam comprehendimus, perquam utile fuit ita eos exacte fibi invicem haerentes flectere, ut nullum in medio vacuum fpatium relinqueretur. Ita igitur fieri apparet: fed nequaquam fieret, ipfis digitis non habentibus carnes eas, quae funt in lateribus, aut nifi ab uno principio prodirent qui digitos movent tendones; principium enim hoc prope carpi inflexionem fitum, in medio quodammodo maxime fpatii ejus locatum, et omnes fimul et particulatim fingulos trahens flecti et nutare eorum fummitates ad fe ipfum cogit. Quapropter, fi primus et fecundus articulus foli flectantur, tertius vero extenfus fuerit, fines digitorum fibi invicem conjuncti manent, quamvis multo fubtiliores aliis ipfo-

λεπτότερα τῶν ἄλλων ὄντα, καὶ διεστηκέναι κατά γε τοῦτο ὀφείλοντα, ἀλλὰ τῷ πρὸς μίαν ἅπαντα νεύειν ἀρχὴν τὴν κεφαλὴν τῶν τενόντων ἀκριβῶς συζεύγνυνται. ἄρχονται μὲν γὰρ ἀπὸ ταύτης ἅπαντες, φέρονται δ' ἐπὶ τοὺς δακτύλους κατ' εὐθείας γραμμὰς, ἴσας πρὸς τῇ κεφαλῇ γωνίας ἐξεργαζόμενοι. πᾶσα τοίνυν ἀνάγκη τὸν δακτυλον, ἐπὶ τὴν κεφαλὴν ἑλκόμενον διὰ τοῦ τένοντος, ἐπιβαίνειν μὲν αὐτῷ τῷ τένοντι, νεύειν δ' ὥσπερ πρὸς τὴν κνφαλήν· καὶ διὰ τοῦτο, οὐδ' εἰ βιασάμενός τις προέλοιτο, κάμψαι διεστῶτας ἀπ' ἀλλήλων τοὺς δακτύλους δυνήσεται. τὸ γὰρ μηδαμῇ χρήσιμον ἡμῖν ἐσόμενον, τοῦτ' εὐθὺς ἐξ ἀρχῆς ἡ φύσις ἀδύνατον γενέσθαι παρεσκεύασε. ἀλλ' ἐπεὶ πάλιν, ὅταν μέγαν ὄγκον σώματος ἢ ἀμφοτέραις ομοῦ ταῖς χερσὶν ἢ μόνῃ τῇ ἑτέρᾳ περιλαμβάνωμεν, ἐκτείνειν τε τους δακτύλους ἀναγκαῖον τηνικαῦτα, διϊστάναι τε ἀπ' ἀλλήλων ἐπὶ πλεῖστον, οὐδὲ τοῦτο ὠλιγώρηται τῇ φύσει. [305] τὰς μὲν γὰρ εἰς τὰ πλάγια κινήσεις αυτῶν ἐργασαμένη, διὰ τούτων, εἰς ὅσον ἂν προελώμεθα, δυνατοὺς διΐστασθαι παρέσχεν.

rum partibus fint, et proinde diftare hac parte deberent: quod tamen omnes nutant et inclinantur ad unum principium, fcilicet caput tendonum, perfecte conjunguntur; fiquidem oriuntur tendones ab hoc principio omnes, feruntur autem ad digitos fecundum rectas lineas, aequales angulos ad caput ipfum efficientes. Neceffarium fuit igitur omnino digitum ad caput retractum per tendonem fupervenire quidem et incidere ipfi tendoni, nutare autem et inclinari velut ad caput. Et propterea ne fi quis conetur quidem flectere per vim digitos diftantes a fe invicem poterit; quod enim nulla in re nobis utile erat futurum, hoc ftatim a principio fic, ut non poffet fieri, natura praeparavit. Sed quoniam rurfus, quando magnam corporis molem aut ambabus manibus fimul, aut fola altera comprehendimus, et extendere digitos tunc eft neceffe, et eos a fe invicem plurimum diducere, neque hoc neglexit natura. Cum enim fecit laterales motus digitorum, per hos praebuit, ut diftare poffent,

Ed. Chart. IV. [3o5.]
Ed. Baf. I. (376.)

ἔμελλον μὲν γὰρ, κἂν εἰ μὴ τούτων ἔτυχον, πάντες διεστῶτες ἐκταθήσεσθαι, τῶν ἐκτεινόντων αὐτοὺς τενόντων γεγονότων ὁμοίων τοῖς κάμπτουσιν, ἀπό τε κορυφῆς μιᾶς
ἀρχομένων καὶ κατ' ἴσας γωνίας ἀπ' αὐτῆς ἐσχισμένων.
ἅπασι γὰρ τοῖς οὕτω μὲν ἀρχομένοις, κατ' εὐθειῶν δὲ γραμμῶν φερομένοις, ἀναγκαῖον, εἰς ὅσον ἂν ἀποχωρήσωσι τῆς
ἀρχῆς, ἀεὶ καὶ μᾶλλον πλέον ἀπ' ἀλλήλων διΐστασθαι. καὶ
δὴ καὶ φαίνεται τοῦτο οὕτω γινόμενον ἐν τοῖς δακτύλοις
εἰ γὰρ καὶ μηδενὶ χρῷ ταῖς εἰς τὰ πλάγια κινήσεσιν, ἀλλὰ
μᾶλλον ἐκτείνοις ἢ κάμπτοις αὐτοὺς, ἐκτείνοντι μέν σοι
διαστήσονται, κάμπτοντι δ' ἐς ταὐτὸν ἀλλήλοις ἀφίξονται.
οὐ τοίνυν ἁπλῶς τοῦ διΐστασθαι χάριν, ἀλλὰ τοῦ μέχρι
πλείστου διΐστασθαι, τὰς εἰς τὸ πλάγιον αὐτῶν κινήσεις
ἐδημιούργησεν ἡ φύσις. ἐπεὶ δὲ ἅπαξ τοῦτο ἔσχον, ἕτερον
οὐκ ἄχρηστον προσεκτήσαντο. καὶ γὰρ ἐκτεταμένους αὐτοὺς
ζευγνύναι δυνάμεθα, τοῦ μὲν δεξιοῦ τῶν δακτύλων τὸν ἐν
τοῖς πλαγίοις ἀριστερὸν, τοῦ δ' ἀριστεροῦ τὸν δεξιὸν τείνοντες τένοντα. πάλιν δ' ἐπὶ πλεῖστον ἀλλήλων διϊσταμένων,

quantum vellemus. Debebant enim (etiamſi illis caru-
iſſent) omnes diſtantes extendi, extendentibus eos tendonibus, qui flectentibus facti ſimiles ſunt, et ab eodem
principio incipientibus, et ſecundum aequales angulos ab
eo diviſis. Omnibus enim, qui ſic incipiunt et ſecundum
rectas lineas feruntur, neceſſe eſt, quanto longius a principio abſcedunt, tanto magis ſemper ac magis a ſe invicem diſtare. Et ſane hoc ita fieri in digitis apparet: ſi
enim, ceſſantibus motibus iis, qui ſunt ad latera, potius
extenderis vel flexeris digitos, extendente quidem te
diſtabunt, flectente autem in idem ſibi invicem accedent.
Non igitur ut ſimpliciter diſtent digiti, ſed ut plurimum
diſtent, laterales eorum motus creavit natura. Poſtquam
autem hoc ſemel habuerunt, aliud non inutile illis acceſſit. Etenim tenſos eos conjungere poſſumus, ſi dextri
quidem digitorum eum, qui eſt in lateribus, ſiniſtrum
tendonem, ſiniſtri vero dextrum tendimus: rurſus autem plurimum a ſe invicem diſtantibus, ipſius quidem

αὐτοῦ μὲν τοῦ δεξιοῦ τὸν δεξιὸν, τοῦ δ' ἀριστεροῦ τὸν ἀριστερὸν τείνομεν. εἰ δὲ μηδετέρῳ τῶν πλαγίων τενόντων ἐνεργοῖμεν, ἀλλὰ τοῖς ἔξωθεν μόνοις, καὶ μέσην τῶν εἰρημένων κατάστασιν ἕξουσι οἱ δάκτυλοι, καὶ φαίνονται τοῖς ἰσχνὰς ἔχουσι τὰς χεῖρας ἅπαντες ἐν ταῖς τοιαύταις καταστάσεσιν, ἀπὸ τῆς ἰδίας ἀρχῆς μέχρι τῆς τελευτῆς τῶν δακτύλων κατ' εὐθεῖαν γραμμὴν τεταμένοι. ὡσαύτως δὲ τοῖς ἐκτὸς οἱ ἐντὸς τένοντες κατ' εὐθείας γραμμὰς ἐν ἁπάσαις τείνονται ταῖς κινήσεσιν, ἐν αἷς ἀργοῦσιν οἱ πλάγιοι· τούτων δ' ἐνεργησάντων, οὐκέτ' εὐθεῖς, ἀλλ' ἤδη λοξοὶ κατά τι γίνονται. σκόπει τοίνυν κἀνταῦθα τὴν θαυμαστὴν σοφίαν τοῦ δημιουργοῦ. βέλτιον μὲν γὰρ ὂν, ἐν μὲν τῷ κάμπτειν τοὺς δακτύλους ἀργεῖν τὰς εἰς τὰ πλάγια κινήσεις, μηδὲν μελλούσας ὀνήσειν, ἐκτεινόντων δὲ ἐνεργεῖν, πολλαχῇ χρηστὰς (377) ἐσομένας, τὴν κατασκευὴν τῶν τὰς κινήσεις ταύτας βραβευόντων τενόντων ἑτοίμην μὲν εἰς τὴν τοῦ βελτίονος ὑπηρεσίαν, ἀδύνατον δὲ εἰς τὴν τοῦ χείρονος ἀπειργάσατο. πρῶτον μὲν γὰρ τῶν εἰς τὰ πλάγια καθη-

dextri dextrum, ſiniſtri vero ſiniſtrum tendimus. Si vero neutro lateralium tendonum agimus, ſed externis ſolum, mediam praedictarum conſtitutionem habebunt digiti, et apparent graciles manus habentibus omnes in hujusmodi conſtitutionibus a proprio principio usque ad finem digitorum ſecundum rectam lineam extenſi. Similiter autem externis tendones interni ſecundum rectas lineas tenduntur in omnibus motibus, in quibus quieſcunt laterales, his autem agentibus, non recti, ſed obliqui quadantenus fiunt. Conſidera igitur etiam hic mirabilem creatoris ſapientiam. Cum enim eſſet melius, quando flectimus digitos, motiones ad latera otioſas manere, quippe quae nihil iuviſſent, quando vero tendimus, agere motiones ad multa magno uſui futuras, conſtructionem tendonum hos motus ad latera praebentium fecit natura promptam quidem ad famulatum melioris, impoſſibilem vero ad obſequium deterioris. Primum quidem, quia lateralium ten-

Ed. Chart. IV. [305.] Ed. Baſ. I. (377.)

κόντων τενόντων ἐπειδὴ τοὺς μὲν ἀπὸ τῶν ἐντὸς μυῶν τῶν κατὰ τὴν χεῖρα τῶν μικρῶν ἐξέφυσε, τοὺς δ' ἀπὸ τῶν ἐκτὸς τῶν κατὰ τὸν πῆχυν ὄντων μεγάλων, ἀναγκαῖον αὐτῶν τοὺς μὲν ἐλάττους τε καὶ ἀσθενεστέρους ἅμα, τοὺς δ' αὖ μείζους τε καὶ ἰσχυροτέρους γενέσθαι. καθ' ὃ δὲ βέλτιον ἦν ἑκατέρῳ συναφθῆναι τῶν δακτύλων ἑκάστῳ, κατὰ τοῦτ' αὐτοὺς συνῆψεν, ἐν μὲν τῇ δεξιᾷ χειρὶ τοὺς μὲν ἀῤῥωστοτέρους ἐξ ἀριστερῶν, τοὺς δ' εὐρωστοτέρους ἐκ δεξιῶν, ἐν δὲ τῇ σκαιᾷ τοὺς ἀσθενεστέρους ἐκ δεξιῶν, τοὺς δ' ἰσχυροτέρους ἐξ ἀριστερῶν. ἔπειτα δ' οὐδ' ἀκριβῶς εἰς τὸ μέσον τῶν πλαγίων ἑκατέρους ἤγαγεν, ἀλλὰ τοὺς μὲν ἔξωθεν υψηλοτέρους ἐποίησε, πλησιαίτερον μὲν θεῖσα τῶν ἐκτεινόντων, ποῤῥωτέρω δ' ἀπάγουσα τῶν καμπτόντων. ἔμελλεν οὖν διὰ ταῦτα πρῶτον μὲν πλεονεκτήσειν τῶν εἰς τὰ πλάγια κινήσεων ἡ ἐκτὸς, ἔπειτα δ' ἀργήσειν, καμπτόντων. ἀλλὰ τὸ μὲν ἀργεῖν ἐς ὅ τι χρηστὸν ἦν, εἴρηται, τὸ πλεονεκτεῖν δ' ἐς ὅ τι, νῦν εἰρήσεται.

donum alios quidem a muſculis parvis in ipſa manu interna ſitis produxit, alios autem ab illis magnis, in cubiti externa parte locatis: neceſſe fuit ipſorum hos quidem minores ſimul et imbecilliores, illos autem majores et fortiores fieri. Ubi autem melius erat ipſos utrosque ſingulis utriusque manus digitis copulari, ibi eos copulavit, in dextra quidem manu imbecilliores a ſiniſtris, fortiores autem a dextris, in ſiniſtra vero imbecilliores quidem a dextris, fortiores vero a ſiniſtris. Deinde neque utrosque laterales exacte ad medium laterum duxit, ſed exteriores altiores fecit, tendentibus propinquos apponens, longius vero abducens a flectentibus. Debebat igitur propter haec primum quidem ex motibus ad latera exterior motus virium plus habere, deinde autem in otio eſſe, nobis flectentibus digitos. Sed hoc in otio eſſe cui rei ſit utile, dictum eſt, illud autem praepollere in motu ad quid conducat, dicetur.

Κεφ. ιθ'. Τῆς εἰς τὰ πλάγια κινήσεως τῶν δακτύλων ἐδεήθημεν, ἵν' ἐπὶ πλεῖστον αὐτοὺς ἀπ' ἀλλήλων διϊστῶμεν, ὡς, εἴ γε τούτου μηδὲν ἡμῖν μηδέπω τι ἔμελλεν ἔπεσθαι πλέον, οὐκ ἂν οὐδὲ τῶν τοιούτων κινήσεων ἐδεήθημεν. ἀλλ' ἐπεὶ τὸν μέγαν ἀντέταξε τοῖς ἄλλοις, τὰς εἰς τὸ πλάγιον ἐπὶ τοῦτον φορὰς τῶν δακτύλων ἔγνω τι μέγα παρέξειν. εἰ γὰρ, ἐν οἷς ἔργοις μέγιστον ὄγκον σώματος μεταχειρίζεσθαι σπεύδομεν, ἐν τούτοις ἐπὶ πλεῖστον αὐτοὺς ἀπ' ἀλλήλων διϊστάναι δεόμεθα, τοὺς μὲν τέτταρας ἔξω, τὸν μέγαν δ' εἴσω περιφέρεσθαι χρηστὸν ἦν. τούτῳ μὲν οὐ σμικρὸν τένοντα τῆς εἰς τὸ πλάγιον ἔσωθεν φορᾶς ἔδωκεν ἡγεμόνα, τῶν δ' ἄλλων ἐκόλουσε τὸ μέγεθος, οὐ μόνον ὅτι περιττὸν οὐδὲν πρέπον ἐργάζεσθαι σοφῷ δημιουργῷ, ἀλλ' ὅτι καὶ τῆς ἐναντίας κινήσεως τὴν ῥώμην ἂν ἐκώλυεν, ἰσόῤῥοπον αὐτῇ κίνησιν ἀντιτάξας ἑτέραν. οὐ μὴν οὐδ' εἰς τὸ παντελῶς ἀργεῖν ταύτην καμπτόντων τοὺς δακτύλους ἄχρηστος ἡ ἀῤῥωστία. δεῖται δ' ὁ λόγος, ἵν' ἀπο-

Cap. XIX. Motu digitorum ad latera eguimus, ut eos plurimum a ſe invicem diducamus: quippe, niſi hinc plus aliquid acceſſurum nobis fuiſſet, neque motibus ejusmodi eguiſſemus. Sed quoniam magnum digitum oppoſuit aliis, eos, qui ſunt ad latus, pollicem verſus digitorum motus novit magnum quid praeſtare; ſi namque in actionibus iis, quibus maximam corporis molem tractare conamur, plurimum digitos a ſe invicem diſtare oportet, quatuor quidem foras, magnum autem intro circumferri bonum erat: huic quidem ob id non parvum tendonem dedit ducem ejus, quae eſt ad latus ab interno, lationis; aliorum vero magnitudinem prohibuit, non ſolum quod nihil ſuperfluum decebat facere ſapientem opificem, ſed quod contrarii motus robur prohibuiſſet, ſi aeque facilem ei motum alium ex adverſo ſtatuiſſet. At vero neque ad perfectam hujus motus quietem, nobis flectentibus digitos, inutilis eſt imbecillitas. Indiget autem ſermo, ut demonſtrativus ſimul ſit et minime

δεικτικὸς ἅμα καὶ μὴ μακρὸς ᾖ, λημμάτων τινῶν ἐν τοῖς περὶ μυῶν κινήσεως ἀποδεδειγμένων. ἔστι δὲ τάδε τὰ λήμματα καθ᾽ ἕκαστον τῶν ἄρθρων, ὡς ἐδείξαμεν, ἓν μὲν ἀνώδυνον καὶ μέσον σχῆμα, τὰ δ᾽ ἄλλα πάντα τὰ ἑκατέρωθεν ἧττον μὲν τὰ πλησία τοῦ μέσου, μᾶλλον δὲ τὰ πόῤῥω. πάντως οὖν ὀδυνηρὰ τὰ ἔσχατα σχήματα, μεθ᾽ ἃ μήτε κάμπτειν, μήτε τείνειν ἐγχωρεῖ· γίνεσθαι μὲν γὰρ οὕτως ἐσχάτην τάσιν λαμβανόντων τῶν ἐργαζομένων αὐτὰ μυῶν· εἰκότως δ᾽ ὑπάρχειν ὀδυνηρὰν, τοῦ μὲν ἡγεμόνος τῆς κινήσεως μυὸς ἐσχάτην συστολὴν, τοῦ δ᾽ ἀντιτεταγμένου τούτῳ τελέαν ἔκτασιν λαμβάνοντος· ἐνεργεῖν δ᾽ ἐν μὲν τοῖς ἐφ᾽ ἑκάτερα τοῦ μέσου σχήματος ἢ ἀμφοτέρους γε τοὺς μῦς, ἢ πάντως γε τὸν ἕτερον· ἐν δὲ τῷ μέσῳ δύνασθαί ποτε καὶ μηδέτερον ἐνεργεῖν. οὕτως οὖν ἔχει κἀπὶ τῶν δακτύλων. ἀποθέμενος γάρ τις ἀργὴν καὶ πάρετον ὅλην τὴν χεῖρα παραπλήσιον τοῖς σφόδρα κεκμηκόσιν, οὔτ᾽ ἐνεργοῦντας ἕξει περὶ τοὺς δακτύλους οὐδένας μύας, ἔν τε τῷ

prolixus, aſſumptionibus quibusdam in libris de muſculorum motu demonſtratis. Sunt autem aſſumptiones hae. In unoquoque articulo, ut monſtravimus, unica quidem figura eſt indolens nobis, ſcilicet media: aliae vero omnes utrinque dolent, minus quidem hae, quae proximae mediae, magis vero, quae longe a media ſunt. Omnino autem dolorificae ſunt extremae figurae, poſt quas ſcilicet neque flectere, neque tendere licet: fiunt enim, quando extremam tenſionem aſſumunt muſculi eas operantes: merito igitur ſunt figurae maxime dolorificae, cum dux quidem motionis muſculus extremam contractionem, huic autem oppoſitus perfectam extenſionem ſumat. Figuras vero mediam utrinque circumſtantes operantur aut ambo muſculi, aut alter omnino. In media vero figura poteſt aliquando et neuter operari. Ita igitur ſe res in digitis habet. Dimittens enim quis feriatam et remiſſam totam manum more illorum, qui valde fatigati ſunt, nullum operantem circa digitos muſculum

μέσῳ σχήματι καταθήσει. εἰ δ' ἐντεῦθεν ἄγειν ἐφ' ἑκάτερα πειραθείη τις, ἐκτείνοντι μὲν αὐτῷ τοὺς ἐκτὸς πρότερον ἀναγκαῖον ἐκτεῖναι τένοντάς τε καὶ μῦς, κάμπτοντι δ' αὖ τοὺς ἐντός. εἰ δ' ἐκτείνειν ἅμα καὶ παράγειν ἐπὶ τὰ πλάγια βουληθείη, δῆλον ὡς ἀμφοτέροις ὁμοῦ πρότερον ἐνεργήσει, τοῖς τ' ἐκτείνειν καὶ τοῖς παράγειν πεφυκόσιν. οὕτως οὖν εἰ καὶ κάμπτειν ἅμα καὶ περιάγειν εἰς τὰ πλάγια βουληθείη τις, ἀμφοτέροις ἐνεργήσει πρότερον, τοῖς τε κάμπτειν δυναμένοις καὶ τοῖς ἐπιστρέφειν. ἀλλὰ διττῶν μὲν οὐσῶν τῶν εἰς τὰ πλάγια κινήσεων, τὴν μὲν ἑτέραν αὐτῶν, τὴν ἐπὶ τἀκτὸς, ὁ τόπος τῆς τοῦ τένοντος ἐμφύσεως ἀργεῖν ἀναγκάζει, καμπτόντων τοὺς δακτύλους· οὐ γὰρ ἐκ τῶν πλαγίων ἀκριβῶς, ἀλλ' ἀνωτέρω μᾶλλον πλησίον τῶν ἐκτεινόντων τενόντων ἐνέφυ· ἀπεδείχθη γὰρ καὶ τοῦτο ἐν τοῖς περὶ μυῶν κινήσεως, ὡς οὐκ ἐγχωρεῖ τὰς ἀντιτεταγμένας κινήσεις ἐνεργεῖν ἅμα· τὴν δ' ἑτέραν οὐχ ὁ τόπος ἠνάγκασεν ἀργεῖν (ἔσω γὰρ ἔχει τὰς ἀρχὰς ἀνειμένας, ἵνα περ οἱ κάμπτοντες τένοντες), ἀλλ', ὡς ἐλέχθη πρόσθεν,

habebit, et etiam manum in media figura deponet. Si vero hinc ad alterutram partem conatus fuerit eam transferre, extendente quidem eo exteriores prius erit necesse tendere et tendones et musculos, flectente autem interiores. Si vero extendere simul et adducere ad latera voluerit, manifestum est, quod utrisque simul prius aget, et iis, qui extendere, et iis, qui adducere nati sunt. Ita autem et si flectere simul et adducere ad latera quis conatus fuerit, ambobus aget prius, et iis, qui flectere possunt, et iis, qui convertere. Sed cum duplices sint motus ad latera, alterum quidem eorum ad exteriora, locus, ubi tendo inseritur, feriari cogit nobis flectentibus digitos, non enim exacte a lateribus, sed sursum magis prope tendones extendentes inseritur, (demonstratum enim fuit et hoc in libris de musculorum motu, quod non licet motus oppositos simul agere,) alterum autem non cogit locus quiescere, (intus enim libera habet principia, ubi tendones sunt flectentes,) sed, ut ante dictum

ἡ ἀῤῥωστία. τῶν μὲν γὰρ ἐκτὸς τενόντων εἰ καὶ μεί[307]ζους οἱ τὴν ἔκτασιν ἐργαζόμενοι τῶν εἰς τὰ πλάγια κινούντων εἰσὶν, ἀλλ᾽ οὐκ εἰς τοσοῦτόν γε μείζους, ὡς διαφθείρειν αὐτῶν τελέως τὴν ἐνέργειαν· τῶν δ᾽ ἐντὸς οὐδ᾽ εἰπεῖν ῥᾴδιον τὴν ὑπεροχήν· αἰσθήσει γὰρ χρὴ μᾶλλον ἢ λόγῳ διδαχθῆναι τοὺς μὲν εἰς τὸ πλάγιον ἐμφυομένους ἀμυδροὺς καὶ δυσθεωρήτους ὑπὸ σμικρότητος, τοὺς δ᾽ ἄλλους, μὴ ὅτι μεγίστους τῶν ἐν χερσὶ τενόντων, ἀλλὰ καὶ διττούς. ἀναγκαῖον οὖν γίγνεται, καμπτόντων τῶν μεγάλων τοὺς δακτύλους, τῇ ῥύμῃ τῆς κινήσεως συναποφέρεσθαι καὶ τοὺς μικρούς. καθόλου γὰρ, ὅταν ὑπὸ δυοῖν κινήσεων ἐκ πλαγίων ἀλλήλαις τεταγμένων ἀνέλκηται σῶμα, πολὺ μὲν κρατούσης τῆς ἑτέρας, ἀναγκαῖον ἀφανίζεσθαι τὴν λοιπὴν, ὀλίγης δ᾽ οὔσης τῆς ὑπεροχῆς, ἢ κατ᾽ ἴσον ἀμφοτέρων ἰσοσθενουσῶν, μικτὴν ἐξ ἀμφοτέρων γίνεσθαι τὴν περὶ τὸ σῶμα κίνησιν. ὁρᾶται δ᾽ ἅπαντα ταῦτα μονονοὺ καθ᾽ ἑκάστην ἡμέραν ἐν μυρίοις παραδείγμασιν. αὐτίκα τῶν ἐρεσσο-

eſt, imbecillitas. Externorum enim tendonum quamvis majores ſint, qui extenſionem operantur, iis, qui ad latera movent, non tamen ſunt eousque majores, ut eorum actionem corrumpant omnino: difficile vero dictu eſt, quantum interni hos ſuperent; ſenſu enim oportet magis quam verbis doceri, illos quidem tendones, qui ad latera innaſcuntur, obſcuros et vix prae parvitate viſibiles, reliquos vero non ſolum maximos tendonum, qui in manibus ſunt, ſed etiam duplices. Neceſſario igitur accidit, quando magni flectunt digitos, impetu motus auferri una etiam parvos. In univerſum enim, quando a duobus motibus ex transverſo ſibi invicem occurrentibus trahitur corpus, ſi multo quidem ſupereminet alter, neceſſarium eſt obſcurari diſparereve reliquum; levis autem cum eſt exuperantia alterius, aut ambo aequaliter poſſunt, mixtum ex utrisque fieri eum corporis motum oportet. Videntur autem omnia iſta propemodum quotidie in ſexcentis exemplis, in remigantibus ſimul et navibus ven-

μένων τε ἅμα καὶ πλάγιον ἐχουσῶν τὸν ἄνεμον νηῶν, εἰ μὲν ἰσόῤῥοπον ἡ ῥώμη τοῦ τ᾽ ἀνέμου καὶ τῶν ἐρεσσόντων εἴη, μικτὴν ἀνάγκη γενέσθαι τὴν κίνησιν, οὔτ᾽ εἰς τὸ πρόσω μόνον, οὔτ᾽ εἰς τὸ πλάγιον αὐτῶν φερομένων, ἀλλ᾽ εἰς τὸ μέσον ἀμφοῖν· εἰ δ᾽ ἡ τῶν ἐρεσσόντων ἰσχυροτέρα γένοιτο, πρόσω μᾶλλον ἢ εἰς τὸ πλάγιον· εἰ δ᾽ ἡ τοῦ πνεύματος, εἰς τὸ πλάγιον μᾶλλον ἢ εἰς τὸ πρόσω· πολλῆς δ᾽ οὔσης τῆς ὑπεροχῆς, ὡς νικᾶσθαι τελέως τὴν ἑτέραν, τῆς μὲν τῶν ἐρεσσόντων ἀφανισθείσης, εἰς τὸ πλάγιον, τῆς δὲ τοῦ πνεύματος, εἰς τὸ πρόσω μᾶλλον ἐνεχθήσονται. τί γάρ; εἰ λεπτὴ μὲν εἴη παντελῶς αὔρα, ἡ ναῦς δ᾽ ἐπιμήκης καὶ κούφη, παμπόλλους τοὺς ἐρέσσοντας ἔχουσα, οὐ δύναιτ᾽ ἂν ποτ᾽ ἐπίδηλος ἡ παρὰ τῆς αὔρας κίνησις γενέσθαι· ἀλλ᾽ οὐδ᾽, εἰ μέγιστος μὲν ἄνεμος εἴη, μεγίστη δὲ ναῦς καὶ βαρεῖα, δύο δ᾽ ἢ τρεῖς ἐρέσσοιεν, οἷόν τε φανῆναι τὴν εἰρεσίαν αὐτῶν. οὐκοῦν οὐδ᾽ ἡ τῶν μικρῶν τενόντων κίνησις, ἄῤῥωστος εἰς τοσοῦτον οὖσα, ὡς, πρὶν κινεῖσθαι τοὺς μεγάλους, ἐπὶ μικρὸν κομιδῇ παράγειν τοὺς δακτύλους,

tum transverſum habentibus. Si enim aequale venti et remigantium robur, mixtum fieri motum neceſſe eſt, cum neque antrorſum ſolum, neque ad transverſum naves ferant, ſed ad amborum medium: ſi vero remigantium robur majus fuerit, antrorſum magis quam ad transverſum: ſi autem venti violentia vincat, ad transverſum magis quam antrorſum. Multus autem ſi fuerit exceſſus adeo, ut alterius vires omnino vincantur, navigantium quidem obſcuratis viribus, ad transverſum, venti vero, antrorſum magis naves ferentur. Quid tandem, ſi tenuis omnino aura fuerit, navis vero praelonga et levis, quam plurimos habens nautas, poteritne aliquando motus ab aura eſſe manifeſtus? ſed neque, ſi maximus quidem fuerit ventus, navis autem et maxima et gravis, et duo ſolum aut tres remigent, remigum actionem apparere poſſibile eſt. Ergo parvorum tendonum motus (cum adeo imbecillus exiſtat, ut etiam prius, quam moveantur magni, digitos ad modicum valde ſpa-

δύναιτ᾽ ἄν ποτε φανῆναι τῶν μεγάλων ἐνεργούντων. ἀλλ᾽ ἐπεὶ καὶ αὐτὸ τοῦτο λέληθε τοὺς πολλοὺς, ὡς ἀμυδρὸν καὶ καθ᾽ ἑαυτὴν ἡ τῶν μικρῶν τενόντων ἐστὶ κίνησις, εἰκότως οὐδὲ τοῦτο ἐπ᾽ αὐτῶν συλλογίσασθαι δεδύνηνται, ὡς ἀναγκαῖον ἦν αὐτῇ ἀφανισθῆναι τῇ σφοδροτάτῃ ζευγνυμένῃ. ἡ δ᾽ αἰτία τῆς ἀγνοίας, ὅτι, τῆς ἐκτὸς κινήσεως, τῆς εἰς τὸ πλάγιον (378) ἐπιστρεφούσης τοὺς δακτύλους, ἐπὶ πλεῖστον γιγνομένης, ἅπασαν τὴν ἀπὸ τῶν ὑστάτων ἐκείνης ἐπὶ τἀναντία φορὰν τοῦ ἐντὸς εἶναι νομίζουσιν. ἐχρῆν δ᾽ οὐκ ἀπὸ τῶν ὑστάτων, ἀλλ᾽ ἀπὸ τῆς μέσης καταστάσεως τὸ ποσὸν ἑκατέρας τῶν πλαγίων ἐξετάζειν. ἡ μέση δὲ κατάστασίς ἐστιν, ὅταν οἱ τοὺς δακτύλους ἐκτείνοντες τένοντες ἀκριβῶς εὐθεῖς φαίνωνται. καὶ γὰρ καὶ εἰ διατμηθεῖεν οἱ ἐν τοῖς πλαγίοις, οὐδὲν εἰς τὴν ἔκτασιν ἢ τὴν κάμψιν οἱ δάκτυλοι βεβλάψονται. ἀπ᾽ αὐτῆς τοίνυν τῆς καταστάσεως τῆς εὐθεῖς αὐτοὺς φυλαττούσης ἑκατέρα τῶν πλαγίων, ὁπη-

tium perducat,) non poterit unquam magnis agentibus apparere. Sed quoniam et hoc ipſum multos latuit, quod obſcurus etiam ſeorſum et per ſe ipſum eſt parvorum tendonum motus, merito nec hoc quidem in iis colligere potuerunt, quod neceſſarium erat motum hunc vehementiſſimo junctum obſcurari. Cauſa vero ignorantiae eſt, quod, cum externus motus, qui ad latus vertit digitos, maximus eſſet effectus, totam lationem, quae ab ultimis ipſius motionis ad contraria eſt, tendonis interni eſſe aeſtimatur. Oportebat autem non ab ultimis, ſed a conſtitutione media quantitatem utriusque lateralis motionis expendere: media autem conſtitutio eſt, quando tendones, qui tendunt digitos, exquiſite recti apparent. Nam etiamſi abſcindantur laterales tendones, nulla ex parte offendetur digitorum flexio vel extenſio: quod utrumque illis viciſſim accidet, ſi moventes eos tendones nullam converſionem acceperint. Ab hac igitur conſtitutione, quae tendones ſervat rectos, quam magna ſit

λίκη τίς ἐστιν, ἀκριβῶς διαγινώσκεται· καί σοι κατὰ ταῦτα κρίνοντι κατάφωρος ἡ βραχύτης ἔσται τῆς ἔσω.

Κεφ. κ'. [308] Περὶ μὲν δὴ τῶν εἰς τὰ πλάγια κινήσεων ἱκανῶς ἀποδέδεικται. καὶ γὰρ ἀῤῥωστοτέραν ἔφαμεν δεῖν εἶναι τὴν ἐντὸς, καὶ ἀμφοτέρας ἐνεργεῖν μὲν ἐκτεταμένων τῶν δακτύλων, ἡσυχάζειν δὲ κεκαμμένων, ἐπὶ τῶν τεττάρων δηλονότι δακτύλων τοῦ λόγου τούτου παντὸς εἰρημένου. ὁ γὰρ ἀντιτεταγμένος αὐτοῖς ὁ μέγας, ὥσπερ τὴν θέσιν ἐξαίρετον, οὕτω καὶ τὰς ἐνεργείας τε καὶ τὰς τῶν τενόντων καταφύσεις ὑπὲρ τοὺς ἄλλους ἐκτήσατο. τῶν μέν γε κινήσεων αὐτοῦ ἀῤῥωστοτάτη μὲν ἡ ἐντὸς, ἥπερ ἐν τοῖς ἄλλοις ἰσχυροτάτη, σφοδροτάτη δὲ, ἥπερ ἐν ἐκείνοις ἀσθενὴς, ἡ πλαγία. τῶν δὲ τενόντων ἰσχνότατος μὲν ὁ ἐντὸς, πλατύτατοι δ' οἱ πλάγιοι, τοὔμπαλιν ἢ ἐν τοῖς ἄλλοις. ἀλλὰ καὶ ὥσπερ ἐν ἐκείνοις τὸ κῦρος τῶν ἐνεργειῶν ἐν τῷ κάμπτειν τῶν διττῶν ἐδεήθη τενόντων, οὕτω καὶ τῶν τοῦ μεγάλου κινήσεων τῶν εἰς τὸ πλάγιον ἡ κυριωτέρα ἡ ἐκτὸς ὑπό τε τοῦ ταύτῃ τεταγμένου μυὸς καὶ τοῦ καθάπτοντος εἰς τὴν πρώτην

utraque lateralium conftitutio, exacte dignofcitur. Quinetiam tibi fecundum haec judicanti parvitas internae conftitutionis deprehendetur.

Cap. XX. Sed de motibus quidem, qui ad latera funt, abunde demonftratum eft. Etenim imbecilliorem diximus effe eum oportere, qui interior eft, et utrosque operari extenfis digitis, quiefcere vero flexis, in quatuor videlicet digitis omni hoc fermone tradito. Magnus enim, qui eis oppofitus eft, ficut pofitionem eximiam, ita actiones et tendonum infertiones praeter caeteros fortitus eft. Motuum quidem ejus maxime imbecillus eft internus, cum in aliis fit validiffimus, vehementiffimus autem eft lateralis, qui in illis eft debilis. Et tendonum tenuiffimus quidem eft internus, latiffimi autem funt laterales, contra quam in aliis. Sed etiam ficut in illis princeps actio in inflexione fita duobus indiguit tendonibus, ita et ex magnis motibus lateralibus principalior externus a locato illic mufculo et pertingente ad primam ejus

Ed. Chart. IV. [308.] Ed. Baf. I. (378.)

αὐτοῦ φάλαγγα τένοντος γίνεται. ἀπὸ τίνος δὲ οὗτος ὁ τένων ἄρχεται μυὸς, καὶ πῶς φέρεται μέχρι τῆς ἀρχῆς τοῦ μεγάλου δακτύλου, τηνικαῦτα ἐροῦμεν, ὅταν καὶ περὶ τῶν ἄλλων ἁπάντων τενόντων τῶν εἰς τοὺς δακτύλους καταφυομένων ὁ λόγος ᾗ.

Κεφ. κα'. Νυνὶ δὲ, ἅπερ ἤδη τινὲς τῶν ἀσπαζομένων τοὺς Ἐπικούρου τε τοῦ φιλοσόφου καὶ Ἀσκληπιάδου τοῦ ἰατροῦ λόγους ἀμφισβητοῦντες ὑπὲρ τῶν τοιούτων λέγουσιν, ἄξιον μὴ παρελθεῖν, ἀλλ' αὐτούς τε διελθεῖν ἀκριβῶς τοὺς λόγους, ὅπῃ τε σφάλλονται δεῖξαι. δοκεῖ δὴ τούτοις τοῖς ἀνδράσιν, οὐθ', ὅτι παχεῖς οἱ τένοντες ἐγένοντο, διὰ τοῦτο καὶ τὰς ἐνεργείας εἶναι αὐτῶν σφοδρὰς, οὔθ', ὅτι λεπτοὶ, διὰ τοῦτο ἀσθενεῖς, ἀλλὰ ταύτας μὲν ὑπὸ τῶν κατὰ τὸν βίον χρειῶν ἀναγκάζεσθαι τοίας ἢ τοίας γίγνεσθαι, τοὺς δ' ὄγκους τῶν τενόντων τῷ ποσῷ τῆς κινήσεως ἕπεσθαι, τῶν μὲν γυμναζομένων, ὡς τὸ εἰκὸς, εὐεκτούντων τε καὶ παχυνομένων, τῶν δ' ἀργούντων ἀτροφούντων τε καὶ κατισχνουμένων. οὔκουν, ὅτι βέλτιον ἦν, τῶν μὲν σφοδρῶν

aciem tendone perficitur. A quo autem mufculo hic tendo oriatur, et quomodo feratur usque ad principium magni digiti, tunc dicemus, quando de omnibus aliis tendonibus in digitos infertis fermo erit.

Cap. XXI. Quae autem nonnulli amplexantium fermones Epicuri philofophi et Afclepiadis medici de ejusmodi ambigentes dicunt, aequum eft filentio nunc non praeterire, fed ipfos fermones perfequi non negligenter, et oftendere, ubi fallantur. Videntur utique his viris, non quia tendones funt craffi, propterea et actiones eorum effe validae, neque, quia funt tenues, ob id imbecillae, verum ipfas, ut tales fiant aut tales, cogi a vitae ufibus, molem vero tendonum fequi motionis quantitatem, nempe quod tendones, qui exercentur, ut par eft, fint bene habiti et incraffentur, qui vero otiofi funt, non nutriantur et graciles fiant. Non igitur, quia melius erat vehementium actionum validos et craf-

ἐνεργειῶν ἰσχυροὺς καὶ παχεῖς εἶναι τοὺς τένοντας, τῶν δ᾽ ἀσθενεστέρων ἰσχνοὺς καὶ ἀῤῥώστους, οὕτω διαπλασθῆναί φασι πρὸς τῆς φύσεως, (οὐ γὰρ ἂν καὶ πιθήκοις γενέσθαι τοιούτους δακτύλους,) ἀλλ᾽, ὡς εἴρηται πρόσθεν, ἐξ ἀνάγκης ἀκολουθῆσαι τοῖς μὲν γυμναζομένοις τὴν παχύτητα, διότι τρέφονται καλῶς τοῖς δ᾽ ἀργοῦσι τὴν ἰσχνότητα, χεῖρον καὶ τούτοις τρεφομένοις. ἀλλ᾽, ὦ θαυμάσιοι, φήσομεν, χρῆν ὑμᾶς πρῶτον μὲν, ὡς ὄγκους τῶν τενόντων οὐ μᾶλλον τεχνικῶς ἢ ἀτέχνως ἐδείξατε γεγονέναι, τὸν αὐτὸν τρόπον εἰπεῖν τι καὶ περὶ τοῦ πλήθους αὐτῶν, καὶ τῆς θέσεως, καὶ τῆς καταφύσεως, ἔπειτα δὲ καὶ τῆς περὶ τῆς ἡλικίας διαφορᾶς ἐπισκέψασθαί τι, καὶ πρὸς τούτοις ἔτι μὴ θρασύνεσθαι περὶ πιθήκων ἀποφαινομένους, ἅπερ οὐκ ἴστε. τένοντας μὲν γὰρ οὐ μεγάλους μόνον, ἀλλὰ καὶ διττοὺς ἑκάστῃ τῶν σφοδρῶν ἐνεργειῶν ἡγουμένους εὑρήσετε. κατὰ δ᾽ αὖ τὰς ἡλικίας εὑρήσομεν οὐδεμίαν αὐτῶν ἐν τῷ πλήθει διαφορὰν, ἀλλὰ καὶ τοῖς βρέφεσι, καὶ τοῖς τε[309]λείοις, καὶ τοῖς ἔτι κυουμένοις, καὶ τοῖς μηδεμίαν ἐνεργοῦσι μηδέπω

ſos eſſe tendones, imbecilliorum autem imbecillos et exiles, ita formatos ajunt eos a natura (non enim tales utique ſimiis fieri digitos), ſed, ut dictum eſt prius, craſſities neceſſario ſequitur ea, quae exercentur, propterea quod bene nutriuntur, ea vero, quae otioſa ſunt, gracilitas excipit, eo quod deterius et ipſa nutriuntur. Sed o praeclari admirandique viri, reſpondebimus, vos oportebat primum quidem, ſicut tendonum molem non magis artificioſe quam inartificioſe fieri oſtendiſtis, eodem modo dicere aliquid etiam de eorum multitudine et poſitione et inſertione; deinde vero et de differentia, quae circa aetates eſt, aliquid conſiderare; praeterea non tam confidenter de ſimiis ea, quae neſcitis, pronunciare. Tendones enim non magnos ſolum, ſed etiam geminos unicuique actioni validae praefectos invenietis. Secundum aetates autem nullam eorum offendetis in multitudine differentiam, ſed in infantibus, perfectis, iis qui adhuc utero geſtantur, in his denique, qui nullam ad-

Ed. Chart. IV. [509.] Ed. Baf. I. (378.)

δι᾽ αὐτῶν ἐνέργειαν, ὁμοίως ἤδη καὶ τούτοις διττοὺς μὲν τοὺς διττοὺς, μεγάλους δὲ τοὺς μεγάλους. εἰ μή τι τοῖς οὕτω μὲν γυμναζομένοις διπλάσια τὸν ἀριθμὸν ἡγεῖσθε γίνεσθαι τὰ μόρια, τοῖς δ᾽ ἀργοῦσιν ἀπόλλυσθαι τὰ ἡμίσεα. εἰ γὰρ τοῦτο, τέτταρας μὲν ἴσως ἕξουσιν οἱ διαπονοῦντες πόδας καὶ τέτταρας χεῖρας, οἱ δ᾽ ἐφ᾽ ἡσυχίᾳ βιοῦντες ἓν μὲν τὸ σκέλος, μίαν δὲ καὶ τὴν χεῖρα. ἢ ταῦτα πάντα λῆρος μακρὸς οὐχ εὑρεῖν τἀληθὲς ἐφιεμένων ἀνθρώπων, ἀλλ᾽ εἰ καὶ καλῶς εὕρηταί τι, καὶ τοῦτο ἐγκαλύψαι τε καὶ κατακρύψαι σπευδόντων; τί γὰρ ὅτι, τριάκοντα τῶν κατὰ τοὺς ἐν ἀμφοτέραις ταῖς χερσὶ δακτύλους ἄρθρων ὑπαρχόντων, ἑκάστου δ᾽ αὐτῶν κατ- τοὺς τέτταρας τόπους ἐμφύσεις καὶ παραφύσεις τενόντων ἔχοντος, ὡς καὶ πρόσθεν εἴρηται, μόνῳ πάντων ἄρθρων τῷ τοῦ μεγάλου κατὰ μὲν τὰ πλάγια κἀκ τῶν ἐκτὸς αἱ καταφύσεις εἰσὶ τῶν τενόντων, ἐντὸς δ᾽ οὐδεμία; καίτοι γε, εἰ λογίσαιο τὸν ἀριθμὸν ἅπαντα τῶν εἰς τοὺς δακτύλους ἐμφύσεων, εἴκοσιν αὐτὰς ἐπὶ ταῖς ἑκατὸν εὑρήσεις· οὕτω γὰρ συμβαίνει, τριάκοντα

huc actionem per eos obeunt, ſimiliter jam et in his geminos quidem geminos, magnos vero magnos invenietis. Niſi forte ita exercitatis duplices numero partes ſieri putatis, his vero, qui non exercentur, dimidium perire partium. Quod ſi eſt, qui laborant, pedes quatuor quidem forſitan habebunt et manus quatuor, qui vero in otio vivunt, unum crus et unam manum. An non haec omnia ſunt delirium maximum hominum, qui verum dicere non cupiunt, ſed qui, ſi quid bene inventum eſt, hoc penitus occultare et celare conantur? Quid vero quod, utriusque manus digitis cum ſint articuli triginta, quorum unusquisque in locis quatuor inſertiones tendonum et applicationes habeat, ſicuti et antea dictum eſt, ſolus omnium articulorum primus magni digiti ſecundum quidem latera et extrinſecus inſertiones tendonum habet, intus autem nullam? Atqui ſi collegeris numerum omnem inſertionum in digitos, centum et viginti eas invenies; ita enim contingit, triginta quidem cum ſint

μὲν ἄρθρων ὄντων, τεττάρων δὲ καθ᾽ ἕκαστον ἐμφύσεων· ἀλλὰ τῆς μιᾶς ἀπολλυμένης καθ᾽ ἑκάτερον τῶν μεγάλων δακτύλων, αἱ λοιπαὶ ὀκτωκαίδεκα καὶ ἑκατόν εἰσιν. εἶτ᾽, ὦ πρὸς θεῶν, οὐδὲν ἔχοντες ἐν τοσαύταις καταφύσεσι μέμψασθαι, οὔτ᾽ οὖν τὸν ὄγκον τῶν τενόντων, οὔτε τὸν τόπον, οὔτε τὸν τρόπον τῆς ἐμφύσεως, ἀλλ᾽ ἐν ἁπάσαις αὐταῖς θαυμαστὴν ἀναλογίαν ὁρῶντες, μιᾶς μόνης ἀπολλυμένης κατὰ τὸν αὐτὸν τρόπον ἐν ἀμφοτέροις τοῖς μεγάλοις δακτύλοις, καὶ ταύτης οὐκ ἀλόγως, ἀλλ᾽ ὅτι μηδὲν αὐτῆς ἐχρῄζομεν, εἰκῆ φατε καὶ χωρὶς τέχνης ἅπαντα τὰ τοιαῦτα γεγονέναι; καὶ μὴν εἴπερ ἐκάμπτομεν ὁμοίως τοῖς ἄλλοις καὶ τοῦτο τὸ ἄρθρον, οἶδ᾽ ὅτι πικρῶς ἂν τότε καὶ σφοδρῶς ἐξηλέγχετε τὴν ματαιοπονίαν τῆς φύσεως, ὡς ἂν καὶ κίνησιν ἄχρηστον καὶ τένοντα περιττὸν ἐργασαμένης. ἐπεὶ δ᾽ ὀκτωκαίδεκα μὲν καὶ ἑκατὸν χώρας δεομένας τενόντων ἐμφύσεων ἐκόσμησε παντοίως, μίαν δὲ καθ᾽ ἑκάτερον δάκτυλον οὐδὲν δεομένην παρέλιπεν, οὐκ ἄρα θαυμάσετε; καὶ μὴν πολλῷ γε ἦν ἄμεινον, ἑτοιμοτέρους εἰς ἔπαινον εἶναι

articuli, quatuor autem in unoquoque infertiones; fed cum una defit in utroque magno digito, reliquae centum et octodecim funt. Et vos, per deos immortales, cum nihil habeatis, quod in tot infertionibus reprehendatis, neque tendonum molem, neque locum, neque infertionis modum, fed in his omnibus mirabilem quandam proportionem videatis, una fola in utroque magno digito fimiliter perdita (et hoc non fine ratione, quod ea non egebamus), temere dicitis et absque arte omnia hujusmodi facta fuiffe. Atqui, fi hunc articulum fimiliter aliis flecteremus, acerbe (certo fcio) et vehementer inanem naturae laborem, ut quae feciffet motum inutilem et tendonem fuperfluum, redargueretis. At quia centum et octodecim loca, tendonum infertionibus indigentia, omnino exornavit, unicum autem locum in utroque magno digito praetermifit non indigentem, haud utique mirabimini? Sane multo praeftaret, vos promptiores effe ad lau-

τῶν κατωρθωμένων, ἢ ψόγον τῶν διημαρτημένων, εἰ μή τι χρείαν τινὰ μεγάλην τῆς κατὰ τὸ πρῶτον ἄρθρον ἐπιπολῆς κάμψεως τοῦ μεγάλου δακτύλου λέγειν ἡμῖν ἔχετε. μόνως γὰρ ἂν οὕτως ἐξελέγχοιτε τὴν φύσιν ὡς ἄτεχνον, εἰ χρηστὴν κίνησιν φαίνοιτε παραλελοιπυῖαν· ἀλλ᾽ οὐκ ἔχετε. καμπτομένων γὰρ εἰς ἔσχατον τῶν τεττάρων δακτύλων, ὡς καὶ πρόσθεν ἐῤῥέθη, διττῆς ἐν ταῖς τοιαύταις ἁπάσαις ἐνεργείαις χρήζομεν κινήσεως τοῦ μεγάλου δακτύλου, τῆς μὲν ἑτέρας, ὅταν οἷον ἐπίθημα γίγνηται τῆς κατὰ τὸν λιχανὸν εὐρυχωρίας, τῆς δ᾽ ἑτέρας, ὅταν ἄνωθεν αὐτοῖς ἐπιβῇ σφίγγων τε καὶ πιέζων ἔσω. ἀλλὰ καὶ τῆς μὲν προτέρας ὁ ἕτερος τῶν τὴν λοξὴν κίνησιν αὐτοῦ δημιουργούντων τενόντων ἐπιτροπεύει, τῆς δευτέρας δὲ ὁ κάμπτειν δυνάμενος τὸ δεύτερον ἄρθρον, ὃν ἀπὸ μὲν τῆς κοινῆς κεφαλῆς τῶν καμπτόντων τοὺς δακτύλους (379) τενόντων ἐλέγομεν ἄρχεσθαι, καταφύεσθαι δ᾽ εἰς τὰ ἐντὸς τοῦ δευτέρου τῶν κατὰ τὸν μέγαν δάκτυλον ὀστῶν. ἀλλὰ περὶ μὲν τῆς κατὰ τοῦτον τὸν τένοντα δημιουργίας, ὥσπερ οὖν

dem eorum, quae recte facta ſunt, quam eorum, quae peccata ſunt, vituperationem, niſi aliquam magnam utilitatem magnae flexionis primi in pollice articuli dicere nobis poteſtis. Hoc enim ſolum modo naturam ut inartificioſam reprehenderetis, ſi motum utilem omiſiſſe oſtenderetis; ſed non poteſtis. Flexis enim extreme quatuor digitis (quemadmodum et ſupra dictum eſt) duplici in omnibus hujusmodi actionibus motu magni digiti indigemus, uno quidem, quando velut operculum aliquod fit ejus ſpatioſi interſtitii, quod eſt ad indicem, altero autem, quando aliis incumbit ſtringens et intro comprimens. Sed priori quidem motui alter tendonum, qui lateralem ejus motum efficiunt, praeeſt, ſecundo autem is tendo, qui flectere natus eſt articulum ſecundum, quem quidem a communi capite tendonum digitos flectentium produci, inſeri vero in internam faciem ſecundi in pollice oſſis, monuimus. Sed de hujus tendonis creatione, quemadmodum

καὶ περὶ τῆς κατὰ τοὺς ἄλλους ἅπαντας, τὰ μέν που προείρηται, τὰ δὲ καὶ ὁ ἐφεξῆς διδάξει λόγος.

Κεφ. κβ΄. [310] Τὸ δὲ νυνὶ τῶν ἔργων ἀναμνησθῶμεν τοῦ μεγάλου δακτύλου τῶν πρόσθεν εἰρημένων, ἐν οἷς ἀπεδείκνυτο τοῖς ἀντιτεταγμένοις τέτρασιν ὁμοῦ πᾶσιν ἰσόῤῥοπον τὴν χρείαν παρεχόμενος. ταῦτά μοι δοκοῦσι κατανοήσαντες οἱ ἄνθρωποι καλεῖν ἀντίχειρα τὸν δάκτυλον τοῦτον, ὡς ἀντὶ τῆς ὅλης χειρὸς αὐτοῖς ὄντα. ὁμοίως γὰρ αὐτοῖς ὁρῶσιν ἀπολλυμένας τὰς ἐνεργείας, ἄν θ᾽ οἱ τέτταρες ἀποτμηθῶσιν, ἄν θ᾽ οὗτος μόνος. οὕτω δὲ καὶ τὸ ἥμισυ μέρος εἰ διαφθαρείη τοῦ μεγάλου δακτύλου καθ᾽ ὁντιναοῦν τρόπον, τὴν ἴσην ἐν τοῖς ἔργοις ἀχρηστίαν τε καὶ ἀσχημοσύνην ἡ χεὶρ ἕξει τῇ τῶν ἄλλων ἁπάντων ὁμοίᾳ βλάβῃ. ἆρ᾽ οὖν, ὦ γενναῖοι σοφισταὶ καὶ δεινοὶ κατήγοροι τῆς φύσεως, ἐθεάσασθέ ποτε ἐπὶ πιθήκου τοῦτον τὸν δάκτυλον, ὃν ἀντίχειρα μὲν οἱ πολλοὶ τῶν ἀνθρώπων, Ἱπποκράτης δὲ μέγαν ὀνομάζει, ἢ μὴ τεθεαμένοι τολμᾶτε λέγειν, ὡς πάντα τοῖς ἀνθρώποις ἔοικε; καὶ μὴν, εἴπερ ἐθεάσασθε,

et aliorum omnium, quaedam quidem dicta ſunt, alia vero ſermo futurus docebit.

Cap. XXII. Actiones autem magni digiti prius dictas nunc in memorium revocemus, in quibus demonſtrabatur oppoſitis omnibus ſimul quatuor digitis utilitatem aequivalentem praeſtare. Haec autem homines dum conſiderarent, promanum vocaſſe mihi videntur hunc digitum, tanquam ipſis pro tota manu eſſet. Aeque enim actiones manus ſibi ipſis perire vident, ſive ipſi quatuor abſcindantur, ſive hic ſolus. Sic vero et ipſa dimidia pars magni digiti ſi quovis corrumpatur modo, ipſa manus in actionibus incommoditatem et deformitatem habebit aequalem ſimili noxae omnium aliorum digitorum. Num igitur, o generoſiſſimi ſophiſtae et acuti naturae reprehenſores, vidiſtis unquam in ſimia digitum hunc, quem quidem plerique homines promanum, Hippocrates vero magnum nominat? an eum neque conſpicati neque contemplati audetis affirmare, undequaque ſimilem hominibus

βραχὺς ὑμῖν ἐφάνη καὶ λεπτὸς δήπου καὶ κολοβὸς καὶ πάντη γελοῖος, ὥσπερ καὶ τὸ ὅλον ζῶον ὁ πίθηκος. καλός τοι πίθηκος παρὰ παισὶν αἰεὶ, φησί τις τῶν παλαιῶν, ἀναμιμνήσκων ἡμᾶς, ὡς ἔστιν ἄθυρμα γελοῖον παιζόντων παίδων τοῦτο τὸ ζῶον. ἁπάσας μὲν γὰρ τὰς ἀνθρωπείους πράξεις ἐπιχειρεῖ μιμεῖσθαι, σφάλλεται δ' ἐν αὐταῖς ἐπὶ τὸ γελοῖον. ἢ οὐκ ἐθεάσω πίθηκον αὐλεῖν ἐπιχειροῦντα καὶ ὀρχεῖσθαι, καὶ γράφειν, καὶ τῶν ἄλλων ἕκαστον ὧν ἄνθρωπος ὀρθῶς διαπράττεται; τί ποτ' οὖν ἔδοξέ σοι; πότερον ὡσαύτως ἡμῖν, ἢ γελοίως ἅπαντα μεταχειρίζεσθαι; τάχ' ἂν τοῦτό περ αἰδεσθείης ἑτέρως ἔχειν εἰπεῖν. καὶ μὴν, ὦ σοφώτατε κατήγορε, λέξειεν ἂν ἡ φύσις πρός σε, γελοίῳ τὴν ψυχὴν ζώῳ γελοίαν ἐχρῆν δοθῆναι σώματος κατασκευήν. ὅπως μὲν οὖν αὐτῷ τὸ σύμπαν σῶμα μίμημα γελοῖόν ἐστιν ἀνθρώπου, προϊὼν ὁ λόγος ἐπιδείξει· ὅπως δ' αἱ χεῖρες, ἤδη σκόπει, τοσοῦτόν μοι πρότερον ἐννοήσας, ὡς, εἴ τις γραφικὸς ἢ πλαστικὸς ἀνὴρ ἀνθρώπου

efſe? At ſi hunc vidiſtis, brevis certe et gracilis et mutilus et omnino ridiculus vobis apparuit, quemadmodum et ipſum animal totum ſimia. Pulchra certe ſemper apud pueros eſt ſimia, ut ait veterum quidam, nos admonens, ludum eſſe ridiculum hoc animal puerorum ludentium. Omnes enim humanos actus imitari dum ſatagit, et fruſtratur in ipſis et ridiculum ſe exhibet. An non vidiſti ſimiam fiſtula canere, ſaltare, ſcribere et alia agere univerſa conantem, quae homo recte perficit? Quid igitur tibi viſum eſt? utrum nobis ſimiliter agit, an ridicule omnia conatur? Fortaſſe vereberis dicere, hoc aliter habere. Atqui, o ſapientiſſime accuſator, dicat utique natura tibi, ridiculo anima animali ridiculam corporis conſtructionem dari oportere. Quo igitur modo ipſius univerſum corpus ridicula ſit hominis imitatio, procedens ſermo demonſtrabit; quo pacto vero manus, nunc tantum mihi conſidera, prius perſuaſus, quod, ſiquis pictor vel figulus inſignis, manus hominis imitans, errare movendi

Ed. Chart. IV. [310.] Ed. Bas. I. (379.)

χεῖρας μιμούμενος ἁμαρτάνειν ἔμελλεν ἐπὶ τὸ γελοῖον, οὐκ ἂν ἄλλως ἥμαρτεν, ἢ ὡς τοῖς πιθήκοις ἔχει. μάλιστα γὰρ δὴ καὶ ταῦτα γελῶμεν τῶν μιμημάτων, ὅσα, τὴν ἐν τοῖς πλείστοις μορίοις ὁμοιότητα διαφυλάττοντα, τὴν ἐν τοῖς κυριωτάτοις παμπόλλου σφάλλεται. τί γοῦν τῶν τεττάρων δακτύλων ὄφελός ἐστι καλῶς ἐχόντων, ἐὰν ὁ μέγας οὕτως ἢ κακῶς διακείμενος, ὡς μηδὲ τοὔνομα δύνασθαι δέξασθαι τὸ τοῦ μεγάλου; καὶ μὴν τοιοῦτός ἐστι καὶ τῷ πιθήκῳ πρὸς τῷ καὶ πάντη γελοῖος ὑπάρχειν, καὶ μικρὸν τοῦ λιχανοῦ διεστηκέναι. ὥστε κἀν τούτῳ δικαία ἡ φύσις, ὡς πολλάκις αὐτὴν Ἱπποκράτης εἴωθεν ὀνομάζειν, γελοίᾳ ψυχῇ ζώου γελοῖον σῶμα περιθεῖσα. καὶ καλῶς μὲν Ἀριστοτέλης ἅπαντα τὰ ζῶα κεκοσμῆσθαί φησι τὸν ἐνδεχόμενον κόσμον, καὶ πειρᾶταί γε δεικνύναι τὴν καθ᾽ ἕκαστον τέχνην· οὐ καλῶς δ᾽, ὅσοι μήτε τοῦ τῶν ἄλλων ζώων αἰσθάνονται κόσμου, μήτε τοῦ μάλιστα πάντων κεκοσμημένου, ἀλλ᾽ ἀγωνίζονται μέγαν ἀγῶνα καὶ δεδίασι, μή πως δειχθῶσιν ἢ ψυχὴν ἔχοντες σοφωτέραν τῶν ἀλόγων ζώων, ἢ

risus gratia cuperet, non sane aliter peccaret, quam ut res habet in simiis. Maxime enim et illas ridemus imitationes, quae, in partibus plurimis similitudinem servantes, in maxime principibus ab ea plurimum aberrant. Quae igitur utilitas est quatuor digitorum pulchre se habentium, si magnus ita male fuerit dispositus, ut ne nomen quidem magni recipere possit? Atqui talis est et ipsi simiae: ad hoc et omnino ridiculus est, et parum ab indice distat. Quocirca et in hoc iusta fuit natura, (quemadmodum saepe eam nominare consuevit Hippocrates) quae ridiculae animalis animae ridiculum corpus circumposuit. Recte quidem Aristoteles omnia ait animalia ornatu convenienti insructa fuisse, ostendereque conatur eam quae est in unoquoque artem. Improbe autem faciunt, qui neque aliorum animalium ornatum assequuntur, neque ejus, quod omnium est ornatissimum, sed magno certamine concertant timentque, ne quo modo ostendantur vel animam sapientiorem animalibus brutis, vel structu-

κατασκευὴν σώματος πρέπουσαν ζώῳ σοφῷ. τούτους μὲν ἤδη καταλίπωμεν.

Κεφ. κγ'. [311] Ὃ δ' ἐπίλοιπόν ἐστιν εἰς τὸ πληρωθῆναι τὸν πρῶτον ἡμῖν λόγον εἰπὼν, καὶ δὴ πεπαύσομαι, τῆς χρείας τοῦ τε ἀριθμοῦ τῶν δακτύλων καὶ τῆς ἀνισότητος. χαλεπὸν δ' οὐδὲν εὑρεῖν, ἐξ ὧν νῦν ἀπολαύομεν αὐτῆς τεκμαιρομένους, ὡς οἱ μὲν ἐλάττους ἐνδεέστερον ἂν τὰ πολλὰ τῶν ἔργων διεπράττοντο, πλεόνων δ' εἰς οὐδὲν ἂν ἐδεήθημεν. ὅτι μὲν οὖν, ἐλάττους εἴπερ ἐγένοντο, πολλὰς ἂν τῶν ἐνεργειῶν ἐλυμήναντο, μαθήσῃ ῥᾳδίως ἕκαστον αὐτῶν ἐπιὼν τῷ λόγῳ. τὸν μὲν δὴ μέγαν ἀπολέσαντες ἅπαντας ἂν ἀπολωλέκειμεν δυνάμει, χωρὶς γὰρ ἐκείνου τῶν ἄλλων οὐδεὶς οὐδὲν ἐργάσασθαι καλῶς δύναται. τῶν λοιπῶν δὲ ὁ μὲν λιχανός τε καὶ ὁ μέσος, ὡς τῇ τάξει δεύτεροι μετὰ τὸν μέγαν, οὕτω καὶ τῇ χρείᾳ τυγχάνουσιν ὄντες. ἥ τε γὰρ τῶν μικρῶν ἁπάντων ἀντίληψις καὶ πάντα σχεδὸν τὰ κατὰ τὰς τέχνας ἔργα, κἂν εἴ τι βίαιον δέοι καταπράξασθαι, πάντα τούτων φαίνεται δεόμενα. ὁ δὲ

ram corporis convenientem animali ſapienti habere. Sed hos jam relinquamus.

Cap. XXIII. Ubi autem addidero, quod reliquum eſt ad primum hunc librum complendum, ſcilicet uſum numeri digitorum et inaequalitatis, mox finem faciam. Hoc autem inventu nequaquam difficile eſt, ſi contemplemur, quas ad res nunc digitorum auxilio fruamur. Nam ſi pauciores quidem eſſent, multae actiones imperfectius fierent, pluribus autem nulla in re indiguimus. Quod autem, ſi pauciores eſſent, actiones multae laederentur, facile diſces, ſi eorum ſingulos ratione percurreris. Magno namque perdito omnes utique alii poteſtate perierint, absque illo enim aliorum nullus recte aliquid agere poteſt. Reliquorum vero index ac medius, ut ordine ſunt poſt magnum ſecundi, ita et uſu; parvorum enim corporum omnium apprehenſio, et omnia prope artium opera, et ſi quid violentum agere oportet, his omnia egere videntur. Ille vero, qui medio ſuccedit, ac etiam

μετὰ τὸν μέσον τε καὶ ὁ σμικρὸς ἐλάττονα μὲν ἔχουσι τῶν ἄλλων τὴν ὠφέλειαν, φαίνεται δ' αὐτῶν ἡ χρεία σαφῶς ἐν οἷς κατὰ κύκλον δεόμεθα περιλαμβάνειν τὸ ληπτόν. εἰ μὲν γὰρ ὑγρὸν ἢ μικρὸν εἴη, κεκάμφθαι χρὴ τοὺς δακτύλους, ἀμφ' αὐτὸ σφίγγοντας πανταχόθεν, κἀν τούτῳ χρησιμώτατος μὲν ὁ μέγας, οἷον ἐπίθημά τι τῶν ἄλλων γιγνόμενος, δευτέραν δ' ἔχει δύναμιν ὁ δεύτερος· εἰ δὲ σκληρὸν καὶ μέγα τὸ λαμβανόμενον εἴη, διεστῶτας ἀπ' ἀλλήλων ὅτι πλεῖστον τοὺς δακτύλους οὕτως αὐτὸ χρὴ περιλαμβάνειν· ἐν τούτῳ δ' οἱ πλείους ἄμεινον περιλήψονται, πλέοσιν αὐτῶν ὁμιλοῦντες μορίοις. ἐλέχθη δ', οἶμαι, καὶ πρόσθεν, ὡς ἐν ταῖς τοιαύταις ἐνεργείαις αἱ πλαγίαι τῶν δακτύλων κινήσεις πολὺ δύνανται, τοῦ μεγάλου μὲν εἴσω, τῶν δ' ἄλλων ἁπάντων ἔξω περιαγομένων· οὕτω γὰρ συμβαίνει κατὰ κύκλον ἁπανταχόθεν περιλαμβάνεσθαι τὸν ὄγκον, καὶ εἴπερ κατὰ κύκλον, δῆλον ὡς οἱ πλείους περιττοί· ἀρκοῦσι γὰρ εἰς τοῦτο καὶ οἱ πέντε. περίεργον δ' οὐδὲν ἡ φύσις ἐργάζεται· μέλει γὰρ ἴσον αὐτῇ περὶ τοῦ μήτ' ἐνδεῶς μηδὲν μήτε περιττῶς

parvus minorem quidem aliis habent utilitatem, ſed uſus tamen manifeſto in iis apparet, in quibus comprehenſibile circulo comprehendi oportet. Si enim humidum fuerit aut parvum, digitos circa ipſum flecti undique comprimentes opus eſt; qua in re magnus eſt quidem utiliſſimus, veluti operculum quoddam aliorum factus, ſecundam vero poteſtatem habet ſecundus. Si vero durum et magnum fuerit apprehenſibile, digitis a ſe invicem quamplurimum diſtantibus ita illud comprehendatur oportet: adde, quod id plures melius comprehendent, pluribus partibus ei accidentes atque contigui. Dictum eſt autem, opinor, prius, motus laterales digitorum in hujusmodi actionibus multum pollere, magno quidem intro, omnibus vero aliis extra circumductis: ita enim molem undique comprehendi circulo contingit. Quod ſi circulo comprehendatur, manifeſtum eſt, ſi plures eſſent, ſuperfluos fore: nam in id quinque ſufficiunt. Fruſtra autem natura nihil operatur, quippe ſolicita eſt aeque, ut ne deficiat

δημιουργεῖν. τὸ μὲν γὰρ ἐνδεὲς τῆς κατασκευῆς ἐνδεὲς καὶ τοὔργον ἀποφαίνει, τὸ δὲ περιττὸν ἐμποδὼν ἔσται τοῖς αὐτάρκως ἐνεργοῦσιν, ἄχθος ἀλλότριον προσκείμενον, ὥστε ταύτῃ λυμαίνεται. καὶ ὅτῳ παρὰ φύσιν ἕκτος δάκτυλος ἔφυ, μαρτυρεῖ τῷ λόγῳ.

Κεφ. κδ'. Διὰ τί δὲ ἄνισοι πάντες ἐγένοντο καὶ μακρότατος ὁ μέσος; ἢ ὅτι τὰς κορυφὰς αὐτῶν ἐπὶ ἴσον ἐξικνεῖσθαι βέλτιον ἦν ἐν τῷ περιλαμβάνειν ὄγκους τινὰς μεγάλους ἐν κύκλῳ καὶ τῷ κατέχειν ἐπιχειρεῖν, ὅ ἐστιν οὖν ὑγρὸν ἢ σμικρὸν, ἐν ἑαυτοῖς; ἐν μὲν γὰρ τοῖς μείζοσιν ὄγκοις πρός τε τὸ κατασχεῖν ἰσχυρῶς καὶ τὸ βάλλειν ἰσχυρῶς ἡ πανταχόθεν ἰσόῤῥοπος λαβὴ μεγάλα συντελεῖ. φαίνονται δ' εἰς μίαν ἀνήκοντες κύκλου περιφέρειαν οἱ πέντε δάκτυλοι κατὰ τὰς τοιαύτας ἐνεργείας, μάλισθ' ὅταν ἀκριβῶς σφαιροειδὲς σῶμα περιλαμβάνωσι. ἐν τούτοις [312] γὰρ δὴ καὶ σαφέστατα γνοίη τις ἂν, ὅπερ ἐπὶ τῶν ἄλλων σωμάτων γίγνεται μὲν, οὐ φαίνεται δ' ὁμοίως ἐναργῶς, ὅτι

aliquid, atque ut fuperfluum nihil creet: nam defectus quidem in conftructione opus quoque mancum oftendit, fuperfluum autem iis, quae per fe fatis agunt, eft impedimento, tanquam onus alienum adjacens atque ea ratione noxium. Is demum, cui praeter naturam fextus ortus eft digitus, fermonem noftrum comprobat.

Cap. XXIV. Cur autem inaequales digiti omnes facti funt et medius longiffimus? fane quod ipforum fummitates ad aequalitatem venire melius erat, quum magnas aliquas moles in circuitu comprehendunt, et quum in fe ipfis humidum vel parvum corpus continere conantur. Ad majores enim moles vel fortiter continendas vel fortiter emittendas aequalis undique comprehenfio multum conducit. Apparent vero in unam circuli circumferentiam convenire digiti quinque in actionibus hujusmodi, maxime quando exquifite fphaericum corpus comprehendunt. In his enim etiam manifeftiffime cognofcat aliquis id, quod in aliis quidem corporibus fit, non ta-

πανταχόθεν ἰσοῤῥόπως αἱ κορυφαὶ τῶν δακτύλων ἀντιτεταγμέναι τήν τε λαβὴν αὐτῶν ἀσφαλεστέραν καὶ τὴν βολὴν ἰσχυροτέραν ἀπεργάζονται, καθάπερ, οἶμαι, κἀν ταῖς τριήρεσι τὰ πέρατα τῶν κωπῶν εἰς ἴσον ἐξικνεῖται, καίτοι γ' οὐκ ἴσων ἁπασῶν οὐσῶν· καὶ γὰρ οὖν κἀκεῖ τὰς μέσας μεγίστας ἀπεργάζονται διὰ τὴν αὐτὴν αἰτίαν. ὅτι δὲ κἀν τῷ συγκλείειν ἐπιχειρεῖν τὰς χεῖρας, ἐπειδὰν ἤτοι σμικρὸν σῶμα κατέχειν ἀκριβῶς ἢ ὑγρὸν ἐθελήσωμεν, ἡ τῶν δακτύλων ἀνισότης ἐναργῆ τὴν χρείαν παρέχεται, διά τε τῶν ἔμπροσθεν δεδεῖχθαι (380) νομίζω λόγων, ἡνίκα τὸν μέγαν ἐπιβαίνοντα τῷ λιχανῷ καθάπερ ἐπίθημά τι γίγνεσθαι τῆς ἄνωθεν εὐρυχωρίας ἀπέφαινον, ἐν δὲ τῷ παρόντι βραχὺ προσθεὶς ἔτι τὸ πᾶν ἀποδείξειν ἐλπίζω. ἐπεὶ γὰρ κατὰ τὰς τοιαύτας ἐνεργείας, ἐὰν ἤτοι τὸν κάτωθεν δάκτυλον τὸν μικρὸν ἐπινοήσῃς μακρότερον γεγενημένον, ἤ τινα τῶν μέσων βραχύτερον, ἢ τὸν ἀντιτεταγμένον αὐτοῖς τὸν μέγαν ἑτέραν θέσιν ἢ μέγεθος ἔχοντα, γνώσῃ σαφῶς, εἰς ὅσον ἥ τε

men aeque apparet evidenter, quod digitorum fummitates, undique aequaliter oppofitae, tum fuam ipforum comprehenfionem reddant tutiorem et firmiorem, tum projectionem fortiorem edunt, quemadmodum, opinor, et in triremibus remorum extremitates ad unam aequalitatem perveniunt, quum tamen ipfi omnes non fint aequales; etenim etiam ibi medios eandem ob caufam maximos efficiunt. Ad manus autem claudendas, quando vel parvum corpus vel humidum exacte volumus continere, quod digitorum inaequalitas ufum praeftat manifeftiffimum, id fuperiori fermone monftratum effe arbitror; quo loco magnum digitum indici fupervenientem fieri velut operculum fuperioris capacitatis declarabam. In praefenti vero, dum adhuc pauca quaedam adiecero, me totum demonftraffe reor. Si enim in hujusmodi actionibus inferiorem digitum parvum longiorem factum effe intellexeris, aut aliquem mediorum breviorem, aut oppofitum eis magnum aliam pofituram vel magnitudinem habere, fcies manifefte, quanto eft optima praefens digi-

Ed. Chart. IV. [312.] Ed. Baf. I. (380.)

νῦν ὑπάρχουσα κατασκευὴ βελτίστη, βλάβη τε ἀκολουθήσει μεγίστη ταῖς ἐνεργείαις, εἴ τι καὶ σμικρὸν ὅλως τῶν ὑπαρχόντων αὐτοῖς μετακινηθείη. τά τε γὰρ μεγάλα σώματα καὶ μικρὰ, κἂν εἴ τι κατέχειν ὑγρὸν ἐπιχειρήσωμεν, οὐκ ὀρθῶς μεταχειριοῦμεν, τοῦ μεγέθους ἑνὸς οὑτινοσοῦν τῶν δακτύλων υπαλλαγέντος. ᾧ δῆλον, εἰς ὅσον ἀκριβείας ἡ νῦν αὐτῶν ἥκει κατασκευή.

Κεφ. κε΄. Ὥρα μοι καταπαύειν τὸν πρῶτον λόγον ἐνταῦθα. τὰ γὰρ ὑπόλοιπα τῆς ὅλης χειρὸς μόρια, τὰ κατὰ τὸν καρπόν τε καὶ τὸν πῆχυν καὶ τὸν βραχίονα, καὶ διὰ τοῦ δευτέρου γράμματος ἐξηγήσομαι. κἄπειτα διὰ τοῦ τρίτου τὴν ἐν τοῖς σκέλεσιν ἐπιδείξω τέχνην τῆς φύσεως. ἑξῆς δὲ τούτοις, ἐν μὲν τῷ τετάρτῳ καὶ πέμπτῳ περὶ τῶν τῆς τροφῆς ὀργάνων, ἐν δὲ τοῖς ἐχομένοις δύο περὶ τοῦ πνεύμονος ἐρῶ. κἄπειτα τῶν μὲν κατὰ τὴν κεφαλὴν αὐτὴν ἐν δυοῖν τοῖς ἐφεξῆς ἐρῶ· ὀφθαλμῶν δὲ μόνων ἐν τῷ δεκάτῳ βιβλίῳ τὴν κατασκευὴν ἐξηγήσομαι. τὸ δὲ ἐπὶ τῷδε γράμμα τὰ κατὰ τὸ πρόσωπον ὄργανα περιέξει. τὸ δ᾽ αὖ δυοκαιδέκατον ἀμφὶ τῶν κατὰ τὴν ῥάχιν ἐρεῖ. καὶ μέν γε καὶ τὸ

torum conſtitutio, quantumque nocumentum ſequetur actiones ipſas, ſi quid vel tantillum eorum, quae ipſis inſunt, transmutetur. Magna enim corpora et parva, et ſi quid humidum continere libet, non recte tractabimus, magnitudine alicujus digitorum immutata. Quo etiam manifeſtum eſt, quam exquiſita ſit praeſens digitorum conſtructio.

Cap. XXV. Primo huic libro finem imponere jam tempeſtivum eſt. Reliquas enim totius manus partes, et carpi, cubiti, brachii, libro ſecundo exponam. Deinde tertio naturae artem in cruribus oſtendam. Quarto et quinto nutriendi organa. Duobus vero ſequentibus de pulmone dicam. Octavo et nono de iis, quae ad caput pertinent. Solorum autem oculorum conſtructionem decimo exponam. Qui vero huic ſuccedit liber, organa ad faciem attinentia continebit. Duodecimus de iis, quae ad ſpinam ſpectant, exponet. Tertius decimus, quod

τρισκαιδέκατον, ὅσον ἐπίλοιπον ἦν τῶν κατὰ τὴν ῥάχιν, ἢ τῶν κατ᾽ ὠμοπλάτας ὑπελείπετο, προσθήσει σύμπαν. ἐν δὲ τοῖς ἐφεξῆς δύο τὰ γεννητικὰ μόρια καὶ τὰ κατ᾽ ἰσχίον ἅπαντα δίειμι. τὸ δὲ ἑξκαιδέκατον σύγγραμμα τὸν περὶ τῶν κοινῶν ὀργάνων ὅλου τοῦ ζώου ποιήσεται λόγον, ἀρτηριῶν δηλονότι καὶ φλεβῶν καὶ νεύρων. εἶθ᾽ ὥσπερ ἐπῳδός τις ἐπὶ τούτοις πᾶσι τὸ ιζ′ ἐστι γράμμα, τήν τε διάθεσιν ἁπάντων τῶν μορίων ἅμα τοῖς οἰκείοις μεγέθεσιν ἐξηγούμενον, ἐνδεικνύμενόν τε τῆς ὅλης πραγματείας τὴν ὠφέλειαν.

erat reliquum eorum, quae ad fpinam fpectant, id omne adjiciet. Duobus deinceps fequentibus partes genitales et ea, quae ad ifchium attinent, declarabo. Sextus decimus de communibus animalis totius organis, fcilicet arteriis et venis et nervis, fermonem faciet. Deinde, veluti epodus aliquis poft hos omnes, liber erit feptimus decimus, omnium partium difpofitionem fimul cum propria magnitudine enarrans monftransque totius operis utilitatem.

ΓΑΛΗΝΟΥ ΠΕΡΙ ΧΡΕΙΑΣ ΤΩΝ ΕΝ ΑΝΘΡΩΠΟΥ ΣΩΜΑΤΙ ΜΟΡΙΩΝ

ΛΟΓΟΣ Β.

Ed. Chart. IV. [313.] Ed. Baf. I. (380.)

Κεφ. α'. Περὶ χρείας τῶν ἐν ἀνθρώπου σώματι μορίων ἐγχειρήσας γράφειν, ἐν μὲν τῷ πρὸ τούτου λόγῳ τὴν μέθοδον ἐδήλωσα πρώτην, ἥτις ἂν ἐξευρίσκοι, πρὸς ὅ τι χρήσιμον ἕκαστον αὐτῶν ἐσόμενον ἡ φύσις ἐδημιούργησεν. ἠρξάμην δὲ τῆς ἐξηγήσεως ἀπὸ χειρὸς, ἐπειδὴ τοῦτ' οἰκειότατον ἀνθρώπῳ τὸ μόριόν ἐστιν. ἐφεξῆς δὲ πάντα ἐπέρχεσθαι αὐτῆς τὰ μέρη προθέμενος, ὡς μηδὲν ἀνεξέταστον παραλειφθῆναι, μηδ' εἰ σμικρότατον ὂν τυγχάνοι, περὶ πρώτων τῶν δακτύλων ἐποιησάμην τὸν λόγον, ἐπιδεικνὺς

GALENI DE VSV PARTIVM CORPORIS HVMANI

LIBER II.

Cap. I. De usu partium eorporis humani scribere libro superiore aggressus, methodum primam declaravi, qua quis inveniat, in quam utilitatem unaquaeque pars a natura sit creata. Narrationem vero a manu incepi propterea, quod haec pars homini sit maxime propria. Deinceps autem, quum omnes ejus partes ita persequi statuissem, ut ne minima quidem intentata relinqueretur, principio de digitis sermonem habui; quo monstravi, om-

ἅπαντ᾽ αὐτῶν τὰ μόρια θαυμαστὴν ἐνδεικνύμενα τέχνην· καὶ γὰρ ὁ ἀριθμὸς αὐτῶν, καὶ τὸ σχῆμα, καὶ τὸ μέγεθος, καὶ ἡ πρὸς ἀλλήλους σύνταξις οὕτως ἐδείκνυτο κατεσκευάσθαι χρησίμως εἰς τὴν ἐνέργειαν ὅλης τῆς χειρὸς, ως μηδ᾽ ἐπινοηθῆναι δύνασθαι κατασκευὴν βελτίω ἑτέραν. ἐπεὶ τοίνυν ὁ λόγος ἐτελεύτησεν εἰς τὰς τῶν δακτύλων κινήσεις, ἐπιδείξας πρῶτον μὲν ἑκάστου τὴν χρείαν, ἔπειτα δὲ καὶ τοὺς ἡγουμένους αὐτῶν τένοντας ἐκ μυῶν φυομένους ἐν κύκλῳ τόν τε πῆχυν καὶ τὴν κερκίδα κατειληφότων ἅμα τοῖς ἐν ἄκρᾳ τῇ χειρὶ τοῖς μικροῖς, ευλογον ἂν εἴη καὶ τῶν ἐν τῷδε τῷ γράμματι λεχθησομένων ἀρχὴν ποιήσασθαι τὴν ἐξήγησιν τῶν μυῶν. ἕκαστον γὰρ αυτων οὕτως ἐκόσμησεν ἡ φύσις, ἔν τε τῷ προσήκοντι καταθεῖσα χωρίῳ, καὶ τὰς ἐκφύσεις ἀσφαλεστάτας ἐργασαμένη, καὶ τὰς τελευτὰς οἷ χρὴ προσαγαγοῦσα, καὶ μέγεθος ἀπονείμασα τὸ προσῆκον ἀσφάλειάν τε καὶ ἀριθμὸν, [314] ὡς μηδ᾽ ἐπίνοιαν απολείπεσθαι κατασκευῆς ἀμείνονος. αὐτίκα γὰρ, ἵν᾽ ἀπὸ τοῦ πλήθους ἄρξωμαι, (καὶ γὰρ δίκαιον, οπόσοι τε σύμπαντές

nibus eorum particulis artem quandam mirabilem exprimi: fiquidem digitorum numerus, magnitudo, figura conftructioque mutua ad totius manus actionem tam commode conftituta oftendebatur, ut ne conftructio quidem alia melior excogitari poffit. Quoniam igitur liber primus in digitorum motibus finiit docuitque primum uniuscujusque ufum, deinde autem duces eorum tendones a mufculis cubitum et radium circulo comprehendentibus et a parvis fummae manus ortos, rationi confentaneum fuerit etiam eorum, quae in hoc libro dicenda funt, principium a mufculorum narratione feciffe. Nam unumquemque eorum ita adornavit natura (quippe quem loco conftituit idoneo, cuique originem tutiffimam effecit, et finem quo oportebat produxit, et magnitudinem praeftitit convenientem, et fecuritatem, et numerum), ut ne conftructio melior quidem excogitari queat. Mox enim, ut a multitudine incipiam, (fiquidem, ubi, quot omnino

εἰσι προειπόντα, καὶ καθ᾽ ὅ τι μέρος ἕκαστος αὐτῶν τέτακται, καὶ κίνησιν ἥντινα πεπίστευται, τὰς χρείας ἐφεξῆς διελθεῖν,) ὁ μὲν ἀριθμὸς ἁπάντων τῶν περὶ τὸν πῆχύν τε καὶ ἄκραν τὴν χεῖρα μυῶν εἰς εἴκοσί που καὶ τρεῖς ἐξήκει· ἑπτὰ μὲν ἐν ἄκρᾳ τῇ χειρὶ σμικροὶ, τοσοῦτοί τ᾽ ἄλλοι μεγάλοι, τὴν ἔνδον χώραν τοῦ πήχεως ἅπασαν κατειληφότες, ἐννέα δ᾽ οἱ λοιποὶ τὴν ἔξωθεν ἅπασαν.

Κεφ. β΄. Οἱ μὲν οὖν ἐν ἄκρᾳ τῇ χειρὶ μύες οἱ σμικροὶ τῶν λοξῶν κινήσεων τῆς ἑτέρας ἐξηγοῦνται. τῶν δ᾽ ἔνδον τοῦ πήχεως οἱ δύο μὲν οἱ μέγιστοι κάμπτουσι τοὺς δακτύλους· οἱ δὲ τούτων δεύτεροι κατὰ τὸ μέγεθος, δύο καὶ αὐτοὶ τὸν ἀριθμὸν ὄντες, ὅλον τὸν καρπόν· οἱ λοξοὶ δὲ δύο πρώτην μὲν τὴν κερκίδα, σὺν αὐτῇ δὲ καὶ ὅλην τὴν χεῖρα πρὸς τὸ πρηνὲς σχῆμα περιάγουσι. ὑπόλοιπος δ᾽ ἐξ αὐτῶν ὁ ἕβδομος, ὅσπερ καὶ σμικρότατός ἐστι τῶν κατὰ τὸ μῆκος ἐκτεταμένων, ὡς μὲν οἱ πρὸ ἡμῶν ἀνατομικοὶ νομίζουσι, κάμπτει καὶ αὐτὸς τοὺς πέντε δακτύλους, ὡς δὲ τἀληθὲς ἔχει, κίνησιν μὲν οὐδεμίαν οὐδενὸς τῶν δακτύλων

ſint, praedixerimus, et qua parte ſinguli locati, et quis motus cuique ſit commiſſus, aequum erit uſus deinceps pertractare,) numerus omnium cubiti et manus extremae muſculorum ad viginti tres pervenit; ſeptem namque parvi ſunt in manu extrema; alii totidem magni totam interiorem cubiti regionem, reliqui novem totam exteriorem occupaverunt.

Cap. II. Parvi itaque manus extremae muſculi duces ſunt alterius obliquorum motuum. Eorum vero, qui ſunt intra cubitum, duo quidem maximi digitos flectunt; magnitudine autem ſecundi, duo etiam numero, totum carpum; obliqui vero duo primum quidem radium, cum eo autem et totam manum ad pronam figuram circumagunt. Reliquus vero eorum ſeptimus, qui minimus eſt eorum, qui in longum extenſi ſunt, ut quidem ſuperiores anatomici putaverunt, flectit et ipſe digitos quinque: re vera autem nullus motus alicujus digitorum

πεπίστευται, θαυμαστῆς δέ τινος ἑτέρας ἕνεκα χρείας γέγονεν, ἣν ἐξηγησόμεθα προϊόντος τοῦ λόγου. τῶν δ' ἐκτὸς τοῦ πήχεως ἐννέα μυῶν εἷς μὲν ἐκτείνει τοὺς δακτύλους ἅπαντας πλὴν τοῦ μεγάλου, δύο δ' ἄλλοι τοὺς αὐτοὺς τέτταρας δακτύλους ἐπὶ τὸ πλάγιον ἀπάγουσι, καὶ τέταρτός τις ἄλλος μῦς μόνον τὸν μέγαν δάκτυλον κινεῖ τὴν ἑτέραν κίνησιν τῶν ἐκτὸς δυοῖν τὴν λοξοτέραν, ἄλλος δ' εἷς τὴν ὑπόλοιπον τοῦ μεγάλου δακτύλου, καὶ τὸν καρπὸν ὅλον ἐκτείνει μετρίως. ἰσχυρῶς δὲ τοῦτ' ἐργάζονται περὶ τὸν καρπὸν δύο μύες ἕτεροι. οἱ δ' ὑπόλοιποι δύο μύες, ἀναστρέφοντες ἐπὶ τὸ ὕπτιον σχῆμα τὴν κερκίδα, σὺν αὐτῇ καὶ πᾶσαν τὴν χεῖρα πρὸς αὐτὸ ἀπάγουσι. τὰ μὲν ἐκ τῆς ἀνατομῆς φαινόμενα ταῦτα. διὰ τί δ' ἕκαστον αὐτῶν ἐγένετο, λέγειν ἑπόμενον ἂν εἴη, βραχύ τι πρότερον ἕνεκα σαφηνείας διαστειλαμένους ὑπὲρ τῶν ὀνομάτων, οἷς χρησόμεθα κατὰ τὸν λόγον. τῆς ὅλης χειρὸς εἰς τρία τὰ μεγάλα μέρη τεμνομένης, τὸ μὲν βραχίων, τὸ δὲ πῆχυς, τὸ δ' ἀκρόχει-

ci commiſſus eſt, ſed alterius cujusquam mirabilis uſus gratia factus eſt, quam procedente ſermone enarrabo. Ex iis vero novem muſculis, qui in cubiti externa parte ſunt, unus quidem digitos omnes praeterquam magnum extendit; duo vero alii eosdem quatuor digitos ad transverſum abducunt; quartus autem alius muſculus ſolum magnum digitum movet altero motu externorum duorum. ſcilicet obliquiori, alius vero unus reliquum motum magni digiti, et carpum totum extendit moderate: valide autem hoc efficiunt circa carpum alii duo muſculi: reliqui vero duo muſculi convertentes ad ſupinam figuram radium cum eo et totam manum ad eandem abducunt figuram. Quae ſane ex anatome apparent, haec ſunt. Cur autem ſingula eorum facta ſint, conſequens eſt dicere, ubi pauca quaedam claritatis gratia de nominibus, quibus utemur in hoc ſermone, diſtinxerimus. In tres magnas partes tota manu diviſa, una quidem brachium, alia vero cubitus, tertia ſumma extremave manus nomi-

ρον ονομάζεται. βραχίονος μὲν οὖν οὐδὲν εἰς τὸν παρόντα λόγον δεόμεθα. πῆχυς δὲ καλεῖται μὲν καὶ τὸ σύμπαν μέλος, ὅσον ἐστὶ μεταξὺ τῆς τε κατὰ καρπὸν καὶ τῆς κατ' ἀγκῶνα διαρθρώσεως· ἀγκὼν δ' ἐστὶν, ᾧ ποτε στηριζόμεθα, φησὶν Ἱπποκράτης· ηδη δὲ καὶ τῶν ὀστῶν αὐτοῦ θάτερον τὸ μεῖζον, οὗ μέρος μέν ἐστι τὸ πρὸς Ἱπποκράτους μὲν ἀγκὼν, ὑπὸ δὲ τῶν Ἀττικων ὠλέκρανον ὀνομαζόμενον· ἰδικώτερον γὰρ δήπου τοῦτο τὸ ὀστοῦν πῆχυς καλεῖται. καί σοι τὴν χεῖρα μέσην ὑπτίαν τε καὶ πρανῆ καταστήσαιτι τοῦτο μὲν ὑποκείσεται, θάτερον δ' ὀστοῦν τὸ τῆς κερκίδος ἐπικείσεται. καὶ πρὸς τοῦτο τὸ σχῆμα βλέπων τὸ μὲν (381) εἴσω τῆς χειρὸς κάλει, τὸ δὲ ἔξω, καὶ τὸ μὲν ἄνω, τὸ δὲ κάτω. αἱ κυρταὶ δ' ἀποφύσεις τῶν κατὰ τὴν κερκίδα τε καὶ τὸν πῆχυν ὀστῶν, αἵπερ ἐν τῷ καρπῷ διαρθροῦνται, καλοῦνται μὲν καὶ αὐτὸ τοῦτ' ἀποφύσεις, ὥσπερ καί εἰσι, καλοῦνται δ' ὅτε καὶ κεφαλαὶ καὶ κονδυλοι. ἐπι ταύτῃ τῇ τῶν ὀνομάτων συνθήκῃ μανθάνοις αν ἤδη τὰ προτεθέντα.

natur. Sed de brachio quidem nunc fermo non eft habendus. Cubitus vero vocatur totum membrum, quod eft inter dearticulationem carpi et ancωnos feu gibbi cubiti medium. Ancωn autem eft, cui innitimur, ut ait Hippocrates. Jam autem et offium cubiti alterum quidem majus (cujus pars eft id, quod ab Hippocrate quidem ancωn, ab Atticis vero olecranon vocatur) fpecialius quidem recte hoc os cubitus feu ulna nominatur. Quod fi manum mediam inter pronam et fupinam conftitueris, hoc quidem fubjacebit, alterum vero os radii fupereminebit. Et ad hanc figuram refpiciens hanc quidem internam, illam autem externam partem manus nominato, et hanc quidem fuperiorem, illam vero inferiorem. Gibbi vero proceffus offium radii et cubiti quae carpo dearticulantur, vocantur quidem et hoc ipfo apophyfes, ficut et funt, vocantur autem aliquando et capita et condyli *nodive*. Poft hanc nominum impofitionem jam difcas licet ea, quae propofita funt.

Κεφ. γ'. [315] Τῶν μὲν δὴ κατὰ τὴν ἄκραν χεῖρα μυῶν εὐσύνοπτος ὁ ἀριθμός. ἑκάστου μὲν γὰρ τῶν δακτύλων εἷς ἐστιν ἴδιος μικρὸς, ὥσπερ καὶ πρόσθεν εἴρηται, δύο δ' οἱ τὰ θέναρα καλούμενα γεννῶντες ἐξ ἐπιμέτρου προσέρχονται μέγιστοι τῶν ταύτῃ μυῶν, δι' οὓς τό τε σαρκῶδες τῆς χειρὸς υψηλον καὶ τὸ μέσον κοιλον γίγνεται, καὶ τῶν δακτύλων ἑκάτερος, ὅ τε μέγιστος καὶ ὁ σμικρότατος, ἐπὶ πλεῖστον τῶν ἄλλων ἀπάγονται. συνεχρήσατο γὰρ οὖν καὶ τούτοις εἰς δέον ἡ φύσις, ἕνεκα μὲν τοῦ σαρκώδη τε καὶ υψηλότερα γενέσθαι τοῦ μέσου τὰ θέναρα τῶν χειρῶν ἐργασαμένη τοὺς μῦς τούτους, ἐπεὶ δὲ ἅπαξ ἐγένοντο, μὴ ἀνασχομένη σάρκας αὐτὰς μόνον ἀργὰς καὶ ἀκινήτους υπάρχειν, ἀλλὰ τοῖς παρακειμένοις δακτύλοις κινήσεις τινὰς δι' αυτῶν ἐκπορισαμένη. καὶ μὴν καὶ ὁ μεταξὺ τοῦ μεγάλου καὶ τοῦ λιχανοῦ μῦς ἕνεκα μὲν τοῦ σαρκῶδες ἐργάσασθαι τὸ ταύτῃ μέρος τῆς χειρὸς ἐγένετο· συνεχρήσατο δ' ἡ φύσις καὶ τουτῳ προς τὴν τοῦ μεγάλου δακτύλου κίνησιν, ἣν ἐν τῷ προσάγεσθαι τῷ λιχανῷ ποιεῖται. γνοῦσα μέντοι,

Cap. III. Eorum certe, qui funt in extrema manu, mufculorum vifu facile comprehenfibilis eft numerus: unicuique enim digitorum unus eft proprius parvus, ficut et antea dictum eft; duo autem, qui thenara, id eft volas, generant, velut redundantes accedunt, maximi eorum qui ibi funt mufculorum, per quos tum carnofa pars manus alta, media vero cava fit, tum digitorum uterque, maximus et minimus, plurimum ab aliis abducuntur. Ufa autem fimul fuit et his natura ad convenientis, quippe quae, ut volae manuum carnofae et altiores medio effent, hos mufculos effecerit, et, ubi femel facti funt, non toleraverit eos effe carnes folum otiofas et immobiles, fed adjacentibus digitis motus quosdam per eos praebuerit. Quin etiam, qui inter magnum et indicem eft mufculus, ut manus pars, quae ibi eft, carnea effet, factus eft: ufa autem fuit pariter natura etiam hoc ad magni digiti motum, quem facit, cum adducitur is ad indicem. Sciens tamen, magnum digitum fortioribus ege-

σφοδροτέρων δεῖσθαι τῶν εἰς τὰ πλάγια κινήσεων τὸν μέγαν δάκτυλον, οὐκ ἐπέτρεψεν αὐτὰς μόνοις τοῖς εἰρημένοις μυσὶν, ἀλλ' ἰσχυροτέρους τένοντας ἀπὸ τῶν κατὰ τὸν πῆχυν μυῶν ἀγαγοῦσα καθῆψεν εἰς αὐτόν. οὕτω δὲ καὶ τοῦ μικροῦ δακτύλου τῶν λοξῶν κινήσεων τὴν ἀπάγουσαν αὐτὸν ἀπὸ τῶν ἄλλων οὐκ ἐπέτρεψε τῷ προειρημένῳ μυΐ μόνῳ, τὴν μέντοι προσάγουσαν τῷ μετ' αὐτὸν τεταγμένῳ. καὶ τῶν ἄλλων δὲ τῶν τριῶν τὰς ἀνάλογον αὐτοῖς μόνοις τοῖς κατὰ τὴν χεῖρα μυσὶν ἀνέθηκεν, οὐδέν γε σφοδρὸν ἔχειν δεομένας, ὡς ὁ πρόσθεν ἐδήλωσεν λόγος. ὥστ', ἐπεὶ τέτταρες μὲν οὗτοι, δύο δὲ οἱ περὶ τὸν μέγαν, ἄλλος δ' εἷς ὁ κατὰ τὸν μικρὸν δάκτυλον, εὐλόγως οἱ πάντες ἐν ἄκρᾳ τῇ χειρὶ γεγόνασι μύες ἑπτὰ, εὐλόγως δὲ καθ' ἕκαστον αὐτῶν εἷς τένων. οὔτε γὰρ εἰς πλείους ἠδύναντο μερίζεσθαι μικροὶ παντάπασιν ὄντες, οὔτ', εἰ καὶ μείζους ἦσαν, οὕτως εἶχον ἢ θέσεως ἢ χρείας, ὡς εἰς μίαν ἀνάγεσθαι κορυφὴν πλειόνων κινήσεων ἀρχάς. ἐπὶ μέντοι τῶν ἐκτεινόντων τε καὶ καμπτόντων τοὺς δακτύλους μυῶν, καὶ προσέτι τῶν

re motionibus verſus latera, non commiſit has ſolis praedictis muſculis, ſed fortiores tendones a muſculis cubiti adducens in ipſum pollicem inſeruit. Ita autem et obliquarum motionum parvi digiti eam, quae abducit ipſum ab aliis, non commiſit praedicto muſculo ſoli; quae tamen ipſum adducit, ei, qui poſt ipſum eſt locatus, credidit. Aliorum autem trium digitorum motus ſimiliter ipſis ſolis, qui ſunt in manu, muſculis mandavit, nihil vehemens habere indigentes, ſicut prior ſermo monſtravit. Quare, cum quatuor quidem ſint hi muſculi, duo autem praeterea circa magnum alius vero unus ad parvum, merito omnes ſummae manus muſculi ſeptem ſunt facti. Merito autem et ab unoquoque eorum unicus eſt tendo. Neque enim in plures poterant dividi, parvi omnino quum ſint, neque, ſi eſſent majores, ita ſe haberent ſitu et uſu, ut ad unam reducerentur ſummitatem multorum motuum principia. In his tamen, qui extendunt et flectunt digitos, muſculis, et praeterea in abducentibus

ἀπαγόντων τοῦ μεγάλου δυνατόν τε ἅμα καὶ χρήσιμον εἶναι τὸ τοιοῦτον ἔδειξεν ὁ ἔμπροσθεν λόγος. ἐπεὶ δ᾽, ὡς καὶ τοῦτο δέδεικται, πρὸς μὲν τὴν ἔκτασιν εἷς ἑκάστῳ δακτύλῳ τένων ἐξαρκεῖ, πρὸς δὲ τὴν κάμψιν ἑτέρου μὲν ἐδεήθησαν τοῦ τὸ πρῶτόν τε καὶ τρίτον ἄρθρον κινοῦντος, ἑτέρου δὲ τοῦ τὸ δεύτερον, εἷς μὲν ὁ ἔξωθεν ἐκτείνων ἅπαντας ἐδημιουργήθη μῦς, οὐχ εἷς δὲ ὁ κάμπτων ἅπαντας, ἀλλ᾽, ὥσπερ οἱ τένοντες ἐγένοντο διττοὶ, οὕτω κα οἱ προτεταγμένοι μύες αὐτῶν εἰσι δύο, μέγιστοι μὲν οὗτοι, διότι καὶ οἱ τένοντες μέγιστοι, πολὺ δ᾽ ἥττων ὁ ἐκτὸς, ὅτι καὶ οἱ τούτου τένοντες ἐλάττους πολλῷ. δέδεικται δ᾽ ἐν τῷ πρόσθεν λόγῳ περὶ τῆς κατὰ τοὺς τένοντας χρείας. εὐλόγως ἄρα καὶ αὐτῶν τῶν ἔνδον ὁ μὲν τῶν τὸ πρῶτόν τε καὶ τρίτον ἄρθρον κινούντων τενόντων μῦς μείζων ἐστὶ, ὁ δὲ τῶν τὸ δεύτερον ἐλάττων πολλῷ· καὶ γὰρ κἀνταῦθα τοῖς ὄγκοις τῶν τενόντων ἀνάλογόν ἐστι τὸ μέγεθος τῶν μυῶν. ἀλλὰ καὶ ὑπόκειται μὲν ὁ τοὺς μείζους τε καὶ τὴν διττὴν κίνησιν ἐργαζομένους ἀποφύων τένοντας, [316] ἐπίκειται δ᾽.

a magno fieri poffe fimul et utile hoc oftendit fuperior fermo. Quoniam autem (ficut et hoc oftenfum eft) ad extenfionem quidem unus tendo unicuique digito fufficit, ad flexionem vero alio quidem indiguerunt, qui primum et tertium articulum moveat, alio autem, qui fecundum: unus quidem mufculus, qui extrorfum extendit omnes, eft creatus, non unus autem, qui flectit omnes, fed, ficut tendones facti funt bini, fic ante hos pofiti mufculi funt duo, maximi quidem et ipfi, quia tendones maximi funt, multo autem minor externus, quoniam et hujus tendones funt multo minores. Monftratum vero eft in praecedenti fermone de tendonum ufu. Merito igitu et ex ipfis internis mufculus quidem tendonum, qui primum et tertium articulum movent, major eft, is vero eorum, qui fecundum, minor multo: etenim etiam hic moli tendonum magnitudo mufculorum proportione refpondet. Et fubjacet quidem, qui majores et duplicem motum agentes tendones producit, fuperjacet autem alter, fem-

ὁ ἕτερος, ἀεὶ ταῖς πλείοσιν ἐνεργείαις ἢ χρησιμωτέραις τὰ ὑπηρετήσοντα μόρια φρουρούσης ἀσφαλέστερον τῆς φύσεως. οὗτοι μὲν οὖν οἱ δύο μύες ἀκριβῶς τὴν μέσην κατειλήφασι χώραν, ἐπειδὴ καὶ τὰς κεφαλὰς τῶν καμπτόντων τοὺς δακτύλους τενόντων, ὡς ἐδείκνυμεν ἔμπροσθεν, εἰς τὴν μέσην χώραν ἀνήκειν ἦν ἄμεινον. ἑκατέρωθεν δ' εἷς ἐστι, κάμπτων τὸν καρπόν· ὑπὲρ ὧν τῆς χρείας ἐροῦμεν, ἐπειδὰν ἐξηγώμεθα τὰς κινήσεις τοῦ καρποῦ. λοιπὸς δ' εἷς ὁ πέμπτος ἐστὶ τῶν κατὰ τὸ μῆκος ἐκτεταμένων μυῶν ἔνδον τοῦ πήχεως, ἐπιπολῆς θ' ἅμα καὶ ἰσχνότατος ἁπάντων τῶν προειρημένων μυῶν, ὑπὲρ οὗ πάντες ἥμαρτον οἱ πρὸ ἡμῶν ἀνατομικοὶ, νομίζοντες ὑπ' αὐτοῦ κάμπτεσθαι τοὺς δακτύλους. οὐ μόνον δ' ἐν τούτοις ἡμαρτήκασιν, ἀλλὰ καὶ τοὺς μικροὺς μῦς, ὑφ' ὧν καὶ αὐτῶν ἡ πρώτη διάρθρωσις ἑκάστου δακτύλου κάμπτεται, τελέως ἠγνόησαν, ὥσπερ καὶ ἡμεῖς αὐτοὶ μέχρι πολλοῦ. γεγραμμένοι δ' εἰσὶ σαφῶς ἔν τε τῇ μυῶν ἀνατομῇ καὶ ταῖς ἀνατομικαῖς ἐγχειρήσεσιν. ἐβουλόμην μὲν οὖν μοι τὸν ἐνεστῶτα λόγον ἰδίᾳ περαίνεσθαι χωρὶς τοῦ μεμνῆσθαι

per natura inſervientes pluribus actionibus aut utilioribus partes accuratius cuſtodiente. Hi igitur duo muſculi exacte obtinuerunt mediam regionem, qnoniam et capita tendonum flectentium digitos, ut monſtravimus antea, ad mediam regionem pervenire erat melius. Utrinque vero unus eſt flectens carpum: de quorum uſu dicemus, quando exponemus motus carpi. Reliquus autem unus eſt quintus extenſorum ſecundum longitudinem muſculorum intra cubitum, in ſuperficie ſimul et tenuiſſimus omnium praedictorum muſculorum; in quo omnes erraverunt, qui ante nos fuerunt anatomici, aeſtimantes ab eo flecti digitos. Non ſolum autem in his erraverunt, ſed etiam parvos muſculos, a quibus et ipſis prima dearticulatio uniuscujusque digiti flectitur, omnino ignoraverunt, ſicut et nos ipſi multo tempore. De his ſcripſi fuſius in anatome muſculorum et in anatomicis adminiſtrationibus. Vellem utique praeſentem ſermonem ſeorſum terminare citra mentionem erratorum, ſicut a prir-

τῶν σφαλέντων, καὶ οὕτως ἐξ ἀρχῆς προὐθέμην, ἀλλ' ἐν αὐτῷ τῷ διεξέρχεσθαι ταῦτα παρέστη μοι τῶν ἀναγνωσομένων ὑποψία τις ἐσομένη περὶ ὧν τοῖς ἔμπροσθεν ἀνατομικοῖς διαφέρομεν, ὡς ημῶν ἐσφαλμένων, οὐκ ἐκείνων· εὔλογον γὰρ οἶμαι, τὸν ἕνα νομίζειν ἀγνοῆσαι μᾶλλον, ἢ πάντας τοὺς ἄλλους. ἔτι δὲ μᾶλλον ἀνάγκη συμβῆναι τὴν ὑπόνοιαν ταύτην ἐκείνοις τοῖς ἀνδράσιν, ὅσοι ταῖς ἄλλαις ἡμῶν ἀνατομικαῖς ἐγχειρήσεσιν οὐχ ὡμίλησαν, ἐν αἷς οὐ μόνον ἐπεδείξαμεν, ὅσα κατὰ τὰς ἀνατομὰς ἐσφάλησαν οἱ πρόσθεν, ἀλλὰ καὶ τὰς αἰτίας τῶν σφαλμάτων ἐγράψαμεν, ἃς εἰ μή τις φυλάξαιτο καὶ νῦν ἀνατέμνειν βουληθεὶς, ὁμοίως ἐκείνοις σφαλήσεται. καὶ ὅσοι γε θεωροῦσιν ἀνατεμνόντων ἡμῶν τὰ φαινόμενα, μὴ ὅτι τένοντας ἢ κινήσεις τινὰς ἠγνοημένας αὐτοῖς, ἀλλὰ καὶ μῦς ὅλους παραλελειμμένους, ἐκπλήττονταί τε καὶ τυφλοὺς ἀποκαλοῦσι τοὺς ἐσφαλμένους τὰ τηλικαῦτα. φέρε γὰρ, ἵνα τἄλλα παραλείπω τὰ κατὰ τὴν τῆς χειρὸς ἀνατομὴν αὐτοῖς ἀγνοηθέντα, τίς οὐχ ὁρᾷ τῶν ὀφθαλμοὺς ἐχόντων οὐ μόνον ἐκτεινόμενον καὶ

cipio propolueram: ſed in horum enarratione venit in mentem mihi, lecturis aliquam ſuſpicionem fore, in his, quum ab antiquis anatomicis diſſentio, errare me, non autem ipſos; conſentaneum enim eſſe puto aeſtimare, unum ignorare potius, quam omnes alios. Praeterea autem magis neceſſarium erit accidere hanc ſuſpicionem viris illis, qui in aliis noſtris anatomicis libris non fuerunt verſati, in quibus non ſolum oſtendimus, quae in anatomis errarint priores, ſed etiam cauſas errorum ſcripſimus; quas niſi quis obſervaverit, et nunc diſſecare anatomenque facere voluerit, ſimiliter ut illi decipietur. Et certe quicunque vident ea, quae apparent, nobis diſſecantibus, non ſolum tendones vel motus aliquos ignoratos ab eis, ſed etiam totos muſculos praetermiſſos demirantur, caecosque vocant eos, qui erraverunt circa talia. Age igitur (ut alia omittamus, quae in anatome manus ab illis ſunt ignorata), quis, niſi caecus, non videt,

καμπτόμενον ἕκαστον τῶν δακτύλων, ἀλλὰ καὶ πρὸς τὰ πλάγια παραγιγνόμενον; ἀλλ' ὅμως ἐκεῖνοι τῶν κινούντων αυτοὺς μνημονεύοντες τενόντων τοὺς ὑφ' ὧν ἐκτείνονται καὶ κάμπτονται λέγουσιν, οὐκ εννοήσαντες, ὅτι καὶ τῆς εἰς τα πλάγια παραγωγῆς ἀναγκαῖον εἶναί τινας ἀρχὰς κινήσεως. ἆρ' ἔτι θαυμάζεις ἢ ἀπιστεῖς, ἠγνοῆσθαί τι τῶν ἀδηλοτέρων ἐν ταῖς ἀνατομαῖς, οἷς μηδὲ τὰ πρὸ τῆς ἀνατομῆς φαινόμενα γινώσκεται; οὗτος μὲν δή μοι λόγος κοινὸς ἅπαξ εἰρήσθω νῦν ὑπὲρ ὅλης τῆς πραγματείας, ἵνα μὴ πολλάκις αναγκάζωμαι λέγειν τὰ αὐτά. τὴν γὰρ τῶν ὄντως φαινομένων ἐν ταῖς ἀνατομαῖς ἐξήγησιν ημεῖς ποιούμεθα νῦν, οὐδενὸς τῶν ἔμπροσθεν ἀκριβώσαντος αὐτήν. ὅστις οὖν βούλεται τῶν τῆς φύσεως ἔργων γενέσθαι θεατὴς, οὐ χρὴ τοῦτον ἀνατομικαῖς βίβλοις πιστεύειν, ἀλλὰ τοῖς ἰδίοις ὄμμασιν, ἤτοι πρὸς ημᾶς ἀφικόμενον, ἤ τινι τῶν ἡμῖν ὁμιλησάντων συγγινόμενον, ἢ αὐτὸν ἐφ' ἑαυτοῦ φιλοπόνως γυμναζόμενον ἐν ταῖς ἀνατομικαῖς ἐγχειρήσεσιν·

non ſolum tendi et flecti quemque digitorum, ſed etiam ad latera accedere? Sed tamen illi mentionem facientes moventium digitos tendonum eos, a quibus extenduntur hi et flectuntur, recenſent, non intelligentes, traductionis ad transverſa neceſſe eſſe aliqua quoque principia motus exiſtere. Num igitur adhuc miraris, aut non credis, aliquid eorum, quae ſunt obſcuriora in anatomis, ignoratum fuiſſe ab iis, quibus ne ea quidem, quae ante anatomen apparent, noſcuntur? Haec igitur oratio communis ſemel nunc mihi dicta ſit pro toto hoc opere, ne cogar identidem dicere eadem. Expoſitionem enim facimus nunc eorum, quae vere apparent in anatomis, quam nemo ſuperiorum diligenter pertractavit. Quicunque igitur vult operum naturae eſſe contemplator, non oportet eum anatomicis libris credere, ſed propriis oculis, aut ad nos accedere, aut cum aliquo eorum, qui nobiſcum verſati ſunt, aut ipſum per ſe diligenter exerceri, anatomis

ἔστ' ἂν δ' ἀναγινώσκῃ μόνον, ἅπασι τοῖς ἔμπροσθεν ἀνατομικοῖς ἡμῶν πιστεύσει μᾶλλον, ὅσῳ καὶ πλείους εἰσίν.

Κεφ. δ'. [317] Ἀλλ' ὅθεν γε ὁ λόγος ἀπετράπετο, περὶ τοῦ κατὰ τὸ δέρμα τῆς χειρὸς ἐντὸς ἐπιπολῆς φαινομένου (382) μυὸς ἀναλαβόντες εἴπωμεν, ὃν οὐδεὶς ἔγνω τῶν ἀνατομικῶν, παντὶ τῷ ψιλῷ καὶ ἀτρίχῳ κατὰ τὸ ἔνδον ὑποπεφυκότα χρειῶν οὐ φαύλων ἕνεκεν, ὥς ὀλίγον ὕστερον ἐρῶ, τὸν περὶ τῶν τοὺς δακτύλους κινούντων ἁπάντων μυῶν συμπερανάμενος λόγον. ἔσωθεν μὲν γὰρ, ως εἴρηται, δύο εἰσὶ μόνοι, τέτταρες δ' ἔξωθεν, ὁ μὲν ἐκτείνων τοὺς τέτταρας δακτύλους, απάντων μέσος εὐλόγως γενόμενος, ὡς ἀπεδείξαμεν· ἄλλοι δ' ἑκατέρωθεν αὐτοῦ δύο μύες· ὑποκείμενος μὲν αὐτοῖς κάτωθεν ὁ τῶν δύο τῶν μικροτάτων τῆς εἰς τὸ πλάγιον ἐξηγούμενος κινήσεως, ἁπτόμενοι δὲ τούτου δύο ἕτεροι συμφυεῖς ἀλλήλοις κατά τι καὶ διὰ τοῦτο τοῖς ἀνατομικοῖς εἷς εἶναι νομισθέντες. ἐκφύονται δ' ἐκ μὲν θατέρου δύο τένοντες, ἐπὶ δύο δακτύλους ἰόντες,

manu obeundis. Quamdiu autem legerit folum, omnibus me prioribus anatomicis credet eo magis, quo etiam plures funt.

Cap. IV. Sed eo, unde fermo abiit, redeuntes de mufculo, qui ad cutim manus internae apparet in fuperficie, dicamus; quem nullus anatomicorum cognovit fubnatum in tota nuda et depili interna parte ufuum non contemnendorum gratia, quos paulo poft dicam, poftquam eum, qui de omnibus mufculis moventibus digitos eft, finiero fermonem. Intrinfecus enim, ut dictum eft, duo funt foli, quatuor vero extrinfecus. Is quidem, qui extendit quatuor digitos, omnium medius convenienter factus eft, ficut monftravimus. Alii autem duo mufculi funt ex utraque ipfius parte; fuppofitus quidem ipfi inferne is, qui duobus minimis dux eft motionis ad latera. Contingunt autem hunc alii duo connexi invicem quadantenus, et propterea eos anatomici unum effe putaverunt. Enafcuntur autem ex altero quidem duo tendones ad duos

εἷς ἐφ᾽ ἑκάτερον, ὃ μὲν ἐπὶ τὸν μακρότατόν τε τῷ μήκει καὶ τῇ τάξει μέσον, ὁ δ᾽ ἐπὶ τὸν λιχανόν· ἐκ δὲ θατέρου πρὸς τὸν μέγιστον δάκτυλον, ὃν δὴ καὶ ἀντίχειρα προσαγορεύουσιν, εἷς ἐκφυόμενος ἐμβάλλει τένων. οὗτοι πάντες οἱ μύες εἰς τὸ πλάγιον ἀπάγουσι τοὺς δακτύλους, εὐλογώτατα ταχθέντες ἐπὶ τοῦ πήχεως. ὥσπερ γὰρ ὁ τῆς εὐθείας ἡγούμενος τοῖς τέτταρσιν ἐκτάσεως ἐν τῷ μέσῳ χωρίῳ τέτακται, κατὰ τὸν αὐτὸν λόγον οἱ τὴν λοξὴν κίνησιν κινοῦντες ἐν ἐκείνοις τοῖς μέρεσίν εἰσιν, εἰς ἃ μέλλουσιν ἄξειν αὐτούς· ὅπερ, οἶμαι, καὶ μέγιστόν ἐστι τεκμήριον ἀκριβοῦς τέχνης. οὐ γὰρ ἐκ τῶν πλησίων, ἀργοῦ δίκην δημιουργοῦ, τὴν ἀρχὴν τῆς κινήσεως ἡ φύσις ἐποιήσατο ταῖς εἰς τὸ πλάγιον ἐπιστροφαῖς τῶν δακτύλων, ἀλλ᾽ ἐκ τῶν πορρωτέρω μὲν, ἐπιτηδειοτέρων δ᾽ εἰς τὴν ἐνέργειαν. ἡ γοῦν ἀρχὴ τοῦ μεγάλου δακτύλου πλησίον ἐστὶ τῆς κερκίδος, ὡς ἅπτεσθαι σχεδὸν, ἀλλ᾽ ὅμως ὁ κινῶν αὐτὸν μῦς ἐκ τοῦ πήχεως ἐκπέφυκεν. ὡσαύτως δὲ καὶ ὁ τοὺς ἐφεξῆς αὐτῶν δύο δακτύλους ἐπιστρέφων εἰς τὸ πλάγιον, τοὔμπα-

digitos venientes, ſinguli quidem ad ſingulos, unus quidem ad longiſſimum, longitudine et ordine medium, alter vero ad indicem; ex altero autem ad maximum digitum (quem etiam promanum vocant) unus enaſcens pervenit tendo. Hi muſculi omnes in obliquum ducunt digitos, convenientiſſime locati in cubito: ſicut enim ille, qui eſt rectae extenſionis dux quatuor digitis, in media regione locatus eſt, eadem ratione, qui obliquum motum faciunt, in illis partibus ſunt, ad quas ipſos ducturi ſunt; quod, ut puto, maximum eſt indicium exactiſſimae artis: non enim a propinquis, inſtar deſidis opificis, principium motus fecit natura ad latus converſionibus digitorum, ſed a longinquioribus quidem, magis idoneis autem ad hanc actionem. Principium denique magni digiti prope radium eſt, adeo ut eum fere attingat: ſed tamen movens ipſum muſculus a cubito proceſſit. Similiter et muſculus, a quo digiti duo alii hunc ſequentes convertuntur ad obliquum, contra ac ille, qui totum car-

λιν τῷ τὸν καρπὸν ὅλον ἀναστρέφοντι· τὴν ἀρχὴν γὰρ ἐκεῖνος ἀπὸ τοῦ τῆς κερκίδος ὀστοῦ ποιησάμενος, εἰς τὴν πρὸ τοῦ λιχανοῦ τε καὶ μέσου χώραν ἐμβέβληκε μικρῷ τένοντι. καί σοι πάρεστι θεάσασθαι τῷ Χ γράμματι παραπλησίαν ἀποτελουμένην τὴν θέσιν αὐτῶν. οἵαν γὰρ ἔμελλεν ἐργάζεσθαι κίνησιν ἑκάτερος, τοιαύτην ἐξ ἀρχῆς ἔσχε τὴν θέσιν. ἔτι δ᾽ ἀκριβέστερον ὑπὲρ τοῦ λεγομένου πεισθήσῃ τοὺς τὸν καρπὸν κινοῦντας ἅπαντας θεασάμενος μῦς, ὑπὲρ ὧν ἑξῆς δίειμι, τὸν ὑπόλοιπον ἔτι τένοντα τοῦ μεγάλου δακτύλου προσθεὶς, ὡς μηδὲν ὑπολείπεσθαι τῶν κατ᾽ αὐτούς. ὅτι μὲν οὖν ἄμεινον ἦν τῷ μεγάλῳ, τὴν ἀκριβῶς μέσην ἔκτασιν υφ᾽ ἑνὸς ἀποτελουμένην τένοντος μὴ λαβεῖν, ἀλλ᾽ ἐκ δυοῖν λοξῶν γενομένην, ἔμπροσθεν εἴρηται. λέλεκται δ᾽ ἄρτι καὶ ὁ πρὸς τὸν λιχανὸν ἐπιστρέφων αὐτὸν ὁποῖός ἐστι τένων τε καὶ μῦς. ὁ δ᾽ ὑπόλοιπος, ο ἀπάγων αὐτὸν ἀπὸ τοῦ λιχανοῦ, κοινὴν μὲν ἔχει τὴν κεφαλὴν τῷ τὸν καρπὸν ὅλον ἐπὶ τὸ ὕπτιον ἀναστρέφοντι τένοντι· στρογγύλος δ᾽ ἐπιπέφυκεν, ὥσπερ τις τόνος ἅπαντι τῷ

pum invertit; principium enim ille ab offe radii faciens ad regionem, quae eft ante indicem et medium, immittitur parvo tendone. Et tibi licet videre X Graecae litterae fimilem effectam pofituram eorum: qualem enim motum editurus erat uterque, talem a principio habuit pofituram. Adhuc autem facilius, quod dicitur, credes, fi omnes moventes carpum mufculos videris; de quibus poftea percurram, reliquum adhuc tendonem magni digiti ubi adjecero, ut nihil ad eos quod pertineat relinquatur. Quod certe melius fuit magno mediam omnino extenfionem, quae ab uno tendone perficitur, non fufcipere, fed eam, quae ex duobus obliquis fit, ante dictum eft. Dictum autem nuper etiam fuit, qualis fit et tendo et mufculus, qui indicem verfus magnum ipfum vertit. Reliquus vero, qui abducit eum ab indice, commune quidem habet caput cum tendone, qui carpum totum ad fupinum vertit: teres autem innatus eft, velut firmamen-

Ed. Chart. IV. [317. 318.] Ed. Baf. I. (382.)

δακτύλῳ μέχρι τῆς ἐσχάτης φάλαγγος ἐκτεταμένος. ὁ δὲ τῆς μεν αὐτῆς αὐτῷ κεφαλῆς ἐκπεφυκὼς, εἰς δὲ τὸ πρὸ τοῦ μεγάλου δακτύλου μέρος τοῦ καρποῦ πλατὺς ἐμφυόμενος, ἀναστρέφει πρὸς τὸ ὕπτιον ἄκραν τὴν χεῖρα. [318] τῶν γὰρ τοῦ καρποῦ κινήσεων τεττάρων οὐσῶν, ἐκτάσεώς τε καὶ κάμψεως, τῆς ἐπὶ τὸ πρηνὲς περιαγωγῆς, τῆς ἐπὶ τὸ ὕπτιον, δύο μὲν ἐξηγοῦνται τένοντές τε καὶ μύες τῆς κάμψεω,, δύο δ᾽ ἄλλοι τῆς ἐκτάσεως· οἱ δ᾽ αὐτοὶ οὗτοι καὶ τὰς εἰς τὸ πλάγιον ἐπιστροφὰς ῥυθμίζουσι, συνεπιλαμβάνοντός τι τῷ πρανεῖ σχήματι πέμπτου μυὸς, ἔξωθεν μὲν τοῦ πήχεως τεταγμένου, τελευτῶντος δ᾽ εἰς μέσον μάλιστα τὸ μετακάρπιον διπλῷ τένοντι. τῶν μὲν οὖν καμπτόντων τὸν καρπὸν τενόντων, ἔνδοθεν δηλονότι τοῦ πήχεως τεταγμένων, ὁ μὲν ἕτερος εἰς τὴν ὑπὲρ τὸν μικρὸν δάκτυλον, ὁ δ᾽ ἕτερος εἰς τὴν ὑπὲρ τὸν μέγαν χώραν ἐμβάλλει. καὶ τῶν ἐκτεινόντων δ᾽ ἑκάτερος ὡσαύτως, ἔξωθεν δηλονότι τοῦ πήχεως τεταγμένος, ὁ μὲν ὑπὲρ τὸν μικρὸν, ὁ δὲ ὑπὲρ τὸν μέγαν δάκτυλον ἐμφύεται. εἰ μὲν δὴ ἀμφότεροι ταθεῖεν;

tum quoddam, toti digito usque ad ultimam aciem extenſus. Qui autem ab eodem capite proceſſit et ad partem carpi, quae eſt ante magnum digitum, latior inſeritur, vertit ad ſupinum ſummam manum. Quatuor enim cum ſint motus carpi, ſcilicet extenſio, flexio, ad pronum circumductio et ad ſupinum, duo quidem tendones et muſculi ſunt duces flexionis, duo autem alii extenſionis: hi vero ipſi etiam laterales converſiones concinnant, ad pronam figuram ſimul adjuvante quidpiam quinto muſculo, in externa quidem cubiti regione locato, deſinente autem in medium potiſſimum metacarpium per duplicem tendonem. Flectentium igitur carpum tendonum, in interna videlicet parte cubiti locatorum, alter quidem ad eam, quae ſupra parvum digitum, alter autem ad eam, quae ſupra magnum eſt, regionem pervenit. Ad eundem vero modum et ipſorum extendentium uterque, externa videlicet parte cubiti locatus, hic quidem ſupra parvum, alter autem ſupra magnum digitum inſeritur. Si utri-

κάμπτουσι μὲν οἱ ἐντὸς, ἐκτείνουσι δὲ οἱ ἐκτὸς ἄκραν τὴν χεῖρα. θατέρου δ' αὐτῶν τεινομένου, τοῦ μὲν κατὰ τὸν μέγαν δάκτυλον ἐντὸς, ἢ τοῦ κατὰ τὸν μικρὸν ἐκτὸς, ἐπὶ πρανὲς ἀτρέμα πως ἡ χεὶρ περιάγεται· τοῦ δὲ κατὰ τὸν μικρὸν ἐντὸς, ἢ τοῦ κατὰ τὸν μέγαν ἐκτὸς, ἐπὶ τὸ ὕπτιον. εἰ δ' ἅμα ταθεῖεν, ὅ τε κατὰ τὸν μέγαν ἐντὸς καὶ ὁ κατὰ τὸν μικρὸν ἐκτὸς, οὐκέτ' ἀτρέμα, ἀλλ' ἐπὶ πλεῖστον οὕτως ἐπὶ τὸ πρανὲς ἡ χεὶρ περιάγεται· κατὰ ταὐτὰ δὲ καὶ τοῦ κατὰ τὸν μικρὸν δάκτυλον ἐντὸς ἅμα τῷ κατὰ τὸν μέγαν ἔξωθεν ταθέντος, ἱκανῶς ἡ χεὶρ ὑπτία γίνεται. ἐπεὶ δ' εἰς τὰς κατὰ τὸν βίον ἐνεργείας χρησιμώτατόν ἐστι μακρῷ τὸ πρανὲς σχῆμα μιχθὲν τῇ κατὰ τὸν καρπὸν ἐκτάσει, καὶ διὰ τοῦτο δεῖ πλεονεκτεῖν αὐτὸ τοῦ ὑπτίου, τὸν πέμπτον τένοντα τὸν διπλοῦν, τῆς εἰς τοῦτο περιστροφῆς ἡγησόμενον, ἡ φύσις προσέθηκεν, ἀρχόμενον μὲν ἀπὸ τοῦ κατὰ τὴν κερκίδα μυὸς, ἐμφυόμενον δὲ εἰς τὴν ὑπὲρ τὸν μέσον τε

que quidem tenſi fuerint ſimul, flectunt quidem interni, extendunt autem externi ſummam manum. Tenſo vero alterutro ipſorum, altero quidem, qui ad magnum digitum parte interna, altero autem, qui ad parvum parte externa eſt, ad pronum ſenſim quodammodo manus circumducitur; eo vero, qui ad parvum digitum, tenſo intrinſecus, vel eo, qui ad magnum eſt, extrinſecus, ad ſupinum. Si vero ſimul tenſi fuerint, et qui ad magnum digitum intrinſecus eſt, et qui ad parvum extrinſecus, non amplius ſenſim, ſed quamplurimum ſic ad pronum manus circumagitur: ita autem et eo, qui ad parvum digitum intrinſecus ſimul cum eo, qui ad magnum extrinſecus eſt, tenſo, admodum manus ſupina fit. Quia vero ad vitae noſtrae actiones utiliſſima eſt prona figura mixta extenſioni ad carpum, ob idque oportet ipſi plus eſſe, quam ſupinae, quintum tendonem illum duplicem natura appoſuit, ad eam figuram circumverſionis ducem, orientem quidem a radii muſculo, inſertum autem ad eam metacarpii regionem, quae eſt ſupra medium digi-

καὶ τὸν λιχανὸν δάκτυλον χώραν τοῦ μετακαρπίου. τί δή ποτ' οὖν οὐχ ἑνὶ τένοντί τε καὶ μυῒ τὴν ἔκτασιν ἢ τὴν κάμψιν ἐπέτρεψε τῆς χειρός; ἔτι γὰρ τοῦτ' ἐνδεῖν οἶμαι τῷ παρόντι λόγῳ. ὅτι πρῶτον μὲν οὔτ' ἂν ἀκριβῆ τῆς διαρθρώσεως ὅλης, οὔθ' ἑδραίαν εἷς ὢν ἐποιεῖτο τὴν κάμψιν, ἀλλ' εὐπερίτρεπτόν τε καὶ χαλαράν· ὡς δὲ νῦν ἔχει τῇ χειρὶ, τελέως ἑδραία τε καὶ ἀσφαλής ἐστι. ἔπειτα δὲ οὐδὲ σχολάζουσαν ἂν ἔτι εἶχε τὴν μέσην χώραν, ἐν ᾗ πάντως ἕνα γε αὐτὸν ὄντα τετάχθαι ἐχρῆν· ἔφθανε γὰρ ἔνδοθεν μὲν ὑπὸ τῶν καμπτόντων τοὺς δακτύλους, ἔξωθεν δὲ ὑπὸ τῶν ἐκτεινόντων αὐτὴν κατειλῆφθαι. καὶ τρίτον ἐπὶ τοῖς εἰρημένοις ἑτέρων ἂν ἐδέησεν αὐτῇ τενόντων, τῶν τὰς εἰς τὰ πλάγια περιστροφὰς ἐργασομένων. ἀλλὰ νῦν γε, διττῶν γενομένων τῶν ἐκτεινόντων καὶ καμπτόντων, εὐθὺς μὲν καὶ τὰς ἄλλας κινήσεις δι' αὐτῶν τῆς χειρὸς ἔχομεν, οὐκ ἀποροῦμεν δ' οὐδὲ τῆς θέσεως τῶν ἐργαζομένων αὐτὰς μυῶν, ἐνεργοῦμέν τε πολλῷ μᾶλλον οὕτως, ἰσχυρότερόν θ' ἅμα καὶ ἀσφαλέστερον, ἢ εἰ ἐκείνως ἐγεγόνεισαν· ὧν ἁπάντων

tum et indicem. Cur igitur non uni tendoni et mufculo tenfionem vel flexionem ipfius manus commifit? adhuc enim puto hoc praefenti deeffe fermoni. Quoniam primum quidem, fi unus effet, neque exactam totius dearticulationis neque firmam faceret flexionem, fed facile circumverfatilem et laxam. ut autem nunc fe habet manus, perfecte firma et tuta eft. Deinde autem ne vacuam quidem amplius habebat mediam regionem, in qua omnino, unus fi effet, ipfum locatum oportebat: jam enim introrfum quidem a flectentibus digitos, extrorfum autem ab extendentibus occupata effet. Tertio denique praeter praedicta aliis indigeret tendonibus, ad latera converfiones facientibus. Sed nunc demum, duplicibus factis iis, qui extendunt et flectunt, mox quidem ab eis et alios motus manus habuimus, non caremus autem neque pofitura edentium eos motus mufculorum, agimusque ita multo validius et tutius, quam fi illo modo facti fu-

ἴδει. χρὴ δὲ προσέχειν ἐνταῦθα τὸν νοῦν τῷ λόγῳ καὶ διορίζειν τὰς τοῦ καρποῦ κινήσεις τῶν ὅλου τοῦ πήχεως. εἰσὶ γαρ δὴ κᾀκείνῳ τέσσαρες κινήσεις, ἀνάλογον ἐχουσαι ταῖς κατὰ τὸν καρπὸν, ὑπὲρ ὧν ἐπὶ πλέον μὲν ἑξῆς εἰρήσεται. τὸ δὲ νῦν εἶναι, τοσουτον χρὴ γινώσκειν ὑπὲρ αὐτῶν, ὡς, εἰ καὶ τελέως ἀκίνητον φυλάττοι τις ἄκραν τὴν χεῖρα, σαφῶς ὄψεται τὰς τέσσαρας τοῦ πήχεως κινήσεις ὑπὸ τῶν πρὸς τὸν βραχίονα διαρθρώσεων ἐπιτελουμένας. καὶ γὰρ ἐκτεινόμενον καὶ καμπτό[319]μενον καὶ περιαγόμενον ἐπί τε τὸ πρανὲς καὶ τὸ ὕπτιον ἴδοις ἂν αὐτὸν ὅλον, ἀτρεμούσης ἄκρας τῆς χειρός. ἀλλὰ τὴν μὲν ἔκτασίν τε καὶ κάμψιν ἡ τοῦ πήχεως πρὸς τὰ μέσα τοῦ βραχίονος ἐργάζεται διάρθρωσις, τὴν δ᾽ εἰς τὰ πλάγια περιαγωγὴν ἡ τῆς κερκίδος πρὸς τὴν ἐκτὸς αὐτοῦ κεφαλήν. οἱ δ᾽ ἐπιτεταμένοι ταῖς διαρθρώσεσιν ἑκατέραις μύες οἷοι μὲν καὶ ὅσοι εἰσὶ καὶ πηλίκοι, προϊὼν ὁ λόγος ἐξηγήσεται κατὰ τὸν οἰκεῖον καιρόν. ἐν δὲ τῷ παρόντι τό γε τοσοῦτον χρὴ (383) γινώσκειν, ὡς οἱ μὲν ἐκτείνοντές τε καὶ κάμπτοντες

iſſent; quae omnia erant neceſſaria. Oportet autem huic ſermoni mentem adhibere et diſtinguere carpi motus a motibus totius cubiti: ſunt enim et huic quatuor motus, proportione reſpondentes motibus carpi, de quibus poſtea fuſius dicetur. Nunc autem tantum ſcire oportet de iis, quod, ſi omnino immobilem tenuerit quis ſummam manum, manifeſte videbit quatuor cubiti motus ab iis, quae ad brachium ſunt, dearticulationibus fieri. Etenim extendi et flecti et circumduci ad pronum et ſupinum videbis totum cubitum, quieſcente ſumma manu; ſed extenſionem quidem et flexionem cubiti dearticulatio, quae eſt ad media brachii, efficit, circumductionem vero ad latera dearticulatio radii ad externum ejus caput. Supertenſi vero dearticulationibus utrique muſculi quales ſint et quot et quam magni, procedens ſermo proprio loco exponet. In praeſenti vero tantum oportet cognoſcere, quod, qui extendunt et flectunt cubitum, in

τὸν πῆχυν ἐπὶ τοῦ βραχίονός εἰσιν, οἱ δὲ περιστρέφοντες ἐπ᾽ αὐτοῦ τοῦ πήχεως, λοξοὶ μὲν, ὅτι καὶ ἡ κίνησις, ἣν δημιουργοῦσι, λοξὴ, καθήκοντες δ᾽ εἰς τὸ τῆς κερκίδος ὀστοῦν, ὅτι τῆς τούτου πρὸς τὸν βραχίονα διαρθρώσεως ἡ τοιαύτη κίνησις ἔργον ἐστί. εἰρήσεται μὲν καὶ περὶ τούτων ἑξῆς· ἐμνημονεύσαμεν δὲ αὐτῶν καὶ νῦν, ὅτι μοι προὔκειτο τοὺς κατὰ τὸν πῆχυν ἅπαντας ἐξαριθμήσασθαι μῦς. καὶ δὴ φαίνονται προσηκόντως ἐννέα μὲν ἔξωθεν, ἑπτὰ δ ἔνδοθεν γεγονότες, ἑκατέροις αὐτῶν προσιόντων διττῶν τούτων μυῶν, ὑπὲρ ὧν νῦν δὴ πέπαυμαι λέγων. ὥσθ᾽ οἱ λοιποὶ μύες οἱ κατὰ τὸν πῆχυν, οἱ τῆς ἄκρας χειρὸς ἕνεκα γεγονότες, ἑπτὰ μὲν ἔξωθέν εἰσι, πέντε δ᾽ ἔνδοθεν· οὓς καὶ διὰ βραχέων αὖθις ἐν κεφαλαίῳ ἐπελθεῖν ἄμεινον, ἵν᾽ ευμνημόνευτος ὁ περὶ τῆς χρείας αὐτῶν γένηται λόγος.

Κεφ. ε΄. Ὁ μὲν δὴ μέγιστος ἁπάντων. ὁ τὸ πρῶτον καὶ τὸ τρίτον ἄρθρον ἑκάστου τῶν δακτύλων κάμπτων, εὐθὺς κατὰ τὸ μῆκος τῆς ὅλης χειρὸς ἐκτέταται, τὴν μέσην

brachio funt; qui vero circumvertunt, in ipfo cubito; obliqui quidem, quoniam et motus, quem efficiunt, eft obliquus, pervenientes autem ad radii os, quoniam hic motus eft actio dearticulationis hujus offis, quae ad brachium eft. Dicetur autem et de his poftea. Memini autem et nunc eorum, quoniam mihi propofitum erat omnes mufculos, qui funt in cubito, numerare. Apparent enim convenienter novem quidem externi, feptem autem interni, in utrosque ipforum advenientibus his duplicibus mufculis, de quibus nunc dicere defii. Itaque reliqui mufculi cubiti, extremae manus gratia facti, feptem quidem funt externi, quinque autem interni; quos etiam paucis in fummam collectos rurfus percurrere eft melius, ut facile recordari queas fermonis, qui de eorum ufu traditus eft.

Cap. V. Maximus igitur omnium, qui primum et tertium articulum uniufcujusque quatuor digitorum flectit, mox fecundum longitudinem totius manus extenfus eft,

χώραν τὴν ἐντὸς τοῦ πήχεως ἅπασαν καταλαμβάνων. ὁ δ' ἐπικείμενός τε καὶ συμφυὴς αὐτῷ τοῖς τέτταρσι δακτύλοις ἀποστέλλει τένοντας, οὓς εἰς τὸ δεύτερον ἄρθρον ἐλέγομεν ἐμφύεσθαι. τρίτος ἐπὶ τούτοις κατὰ τὸ μῆκος τῆς ὅλης χειρὸς ὁμοίως τοῖς προειρημένοις πεφυκὼς, ὑπ' αὐτῷ τῷ δέρματι κείμενος, εἰς πᾶν διασπείρεται τὸ τῆς ἄκρας χειρὸς ἔνδοθεν δέρμα. οὗτοι μὲν οὖν οἱ τρεῖς τὴν μέσην χώραν ἐπέχουσιν· οἱ λοιποὶ δὲ δύο τούτων ἑκατέρωθεν, οἱ μικροὶ μύες. οἱ δ' αὐτοὶ κάμπτουσι τὸν καρπὸν, ὁ μὲν κατὰ τὸν μικρὸν, ὁ δὲ κατὰ τὸν μέγαν ἐμφυόμενος δάκτυλον. τῶν δ' ἔξωθεν τοῦ πήχεως ὁ μὲν ἐκτείνων τοὺς τέτταρας δακτύλους ἐπιπολῆς ὑπ' αὐτῷ τῷ δέρματι τέτακται, τὴν δὲ μέσην μάλιστα παντὸς τοῦ κώλου χώραν κατειληφώς· ἕτεροι δ' ἐπ' αὐτῷ τῆς μέσης χώρας ἀποχωροῦντές τε καὶ λοξούμενοι, τοῖς τρισὶ μὲν τοῖς μείζοσι δακτύλοις οἱ δύο, τοῖς δ' ὑπολοίποις δύο τοῖς ἐλάττοσιν ὁ λοιπὸς ἀποφύσεις πέμπει. τῶν δὲ καταλοίπων τριῶν ὁ μὲν ἐπὶ τοῦ πήχεως ἐκτείνειν ἐλέχθη τὸν καρπὸν ἁπλῷ τένοντι· οἱ δ' ἐπὶ τῆς κερκίδος, ὁ μὲν

mediam regionem interiorem cubiti totam occupans. Qui vero fuperjacet et connatus eft ei, quatuor digitis mittit tendones; quos ad fecundum articulum inferi dicebamus. Tertius autem poft hos fecundum longitudinem totius manus fimiliter praedictis productus, fub ipfa cute fitus, per totam diffeminatur internam cutim extremae manus. Hi igitur tres mediam regionem obtinent; reliqui vero duo parvi mufculi ex utraque horum parte (ipfi autem iidem flectunt carpum), hic quidem ad parvum, ille vero ad magnum digitum inferitur. Exteriorum vero cubiti mufculorum, qui quidem extendit quatuor digitos, in fuperficie fub ipfa cute locatus eft, mediamque maxime totius membri regionem obtinet. Alii vero poft eum, a media regione difcedentes ad obliquum, tribus quidem majoribus digitis duo, reliquis vero duobus minoribus reliquus propagines mittit. Reliquorum vero trium unus quidem, qui in cubito eft, extendere carpum fimplici tendone dictus eft; qui autem funt in

τὸν κόνδυλον αὐτῆς ὑπερβαίνων λοξὸς δίκρους γενόμενος ἐκτείνει θ' ἅμα τὸν καρπὸν καὶ τὸν μέγαν δάκτυλον ἀπάγει τῶν ἄλλων· ὁ δ' ἔξωθεν ἐπιβεβλημένος, ὃν εἰς τὸ πρὸ τοῦ λιχανοῦ τε καὶ μέσου δακτύλου καθήκειν ἔφην μετακάρπιον, ἐπὶ τὸ πρανὲς ἄκραν τὴν χεῖρα περιάγει ἐκτείνει τε τὸν καρπόν.

Κεφ. ς'. [320] Κατάλοιπον ουν ἐστι τὸν ὑποπεφυκότα τῷ δέρματι τῆς χειρὸς ἔσωθεν ἐξηγήσασθαι τένοντα, τὴν μὲν ἔκφυσιν ἐκ τοῦ μέσου μυὸς ἔχοντα τοῦ εὐθέος, ὃς ἐλάττων μέν ἐστι τῶν ἄλλων μυῶν των τεττάρων, ὅτι μηδέ τινα κινε διάρθρωσιν, ἐπιπολῆς δ' ὑπὸ τῷ δέρματι τέτακται, την μέσην τοῦ κώλου χώραν κατειληφώς. ἀποφύεται μὲν οὖν ὁ τένων αὐτοῦ, πρὶν ἐπὶ την τοῦ καρπου διάρθρωσιν ἀφικέσθαι, πλατύνεσθαι δ' αρχεται κατ' ἐκείνην πρῶτον, ἐντεῦθέν τε φαίνεται καθάπερ τι δεύτερον δέρμα λευκὸν καὶ ἄναιμον υποτεταμένος ἅπαντι τῷ δέρματι κατὰ τὴν ἄκραν χεῖρα καὶ τοὺς δακτύλους. τὸ μὲν οὖν ἄλλο δέρμα τὸ περὶ τῷ παντὶ σώματι δέρεσθαι δύναται· διόπερ, οἶμαι,

radio, alter quidem condylum ejus tranfcendens obliquus, in duo divifus, extendit fimul carpum et magnum digitum abducit ab aliis; reliquus autem extrinfecus incubans (quem ad id metacarpii, quod ante indicem et medium digitum eft, pertingere dixi) ad pronum fummam manum circumducit extenditque carpum.

Cap. VI. Reliquum igitur eft tendonem fub interna cute manus natum narrare, exortum quidem ex medio mufculo recto habentem, qui minor quidem eft aliis mufculis quatuor, quoniam nullam movet dearticulationem, in fuperficie autem fub cute locatus eft, mediam membri regionem occupans. Enafcitur autem tendo ab eo, antequam ad carpi dearticulationem perveniat; dilatari autem incipit ad illam primum; indeque apparet is, velut quaedam cutis fecunda alba et exanguis, fub tota cute extenfus manus fummae et digitorum. Alia fiquidem cutis, quae ambit totum corpus, excoriari poteft, et pro-

καὶ ὠνομάσθαι φασὶν οὕτως αὐτό· τὸ δ᾽ ἐν ἄκραις ταῖς χερσὶν ἔνδον, ὑπὲρ ὧν νῦν ὁ λόγος, ὡσαύτως δὲ καὶ τὸ κάτω τῶν ποδῶν, ἔτι δὲ καὶ τὸ κατὰ μέτωπόν τε καὶ ὀλίγου δεῖν ἅπαν τὸ πρόσωπον, ἄλλα τέ τινα τῶν κατὰ τὸ ζῶον οὐκ ἔστιν ἀποδεῖραι διὰ τὴν τῶν τενόντων καὶ μυῶν εἰς αὐτὰ κατάφυσιν. ὅπως μὲν οὖν εἰς ἕκαστον αὐτῶν καταφύονται καὶ ἧστινος ἕνεκα χρείας, ἐν τοῖς ἰδίοις ὑπὲρ ἑκάστου μορίου λόγοις εἰρήσεται. ἐν δ᾽ οὖν τῷ καθόλου χρὴ τοῦτο γινώσκειν, ὡς ἤτοι τοῦ μεταδοῦναι χάριν αἰσθήσεως ἀκριβεστέρας ἢ κινήσεως τῆς καθ᾽ ὁρμὴν, ἢ δυσπερίτρεπτον ἢ σκληρὸν ἢ ἄτριχον ἐργάσασθαι τὸ δέρμα καταφύονταί τινες εἰς αὐτὸ τένοντες. ἔπρεπε δὲ, οἶμαι, ταῖς χερσὶν, ἀντιληπτικοῖς ὑπαρχούσαις ὀργάνοις, καὶ δυσπερίτρεπτον ἔχειν αὐτὸ πρός ἄλλα τινὰ, καὶ μάλιστα πρὸς τὴν τῶν μικρῶν σωμάτων ἀκριβῆ θ᾽ ἅμα καὶ ἀσφαλῆ λαβὴν, καὶ μέντοι καὶ αἰσθητικώτερον παντὸς τοῦ ἄλλου δέρματος. οὐ γὰρ ἕτερον μὲν ἐχρῆν εἶναι τὸ ἀντιληπτικὸν, ἕτερον δὲ

pterea (opinor) ajunt eam etiam ſic nominatam; internam autem ſummarum manuum, de qua nunc eſt ſermo, ſimiliter autem et inſernam pedum, praeterea et frontis et totius fere faciei aliarumque quarundam partium animalis non eſt poſſibile excoriare propter tendones et muſculos iis inſertos. Ut vero in unamquamque ipſarum inſeratur et cujus uſus gratia, in propriis de unaquaque parte ſermonibus dicetur. In univerſum autem oportet hoc ſcire, quod, aut ut tradant certiorem exactioremque ſenſum aut motum voluntarium, aut difficulter circumverſatilem aut duram aut depilem efficiant cutim, inſeruntur quidam in ipſam tendones. Decebat igitur, opinor, manus, comprehenſoria organa quum eſſent, habere eam cutim non modo difficulter circumverſatilem, cum ob alia quaedam, tum maxime ob parvorum corporum certam et tutam apprehenſionem, ſed et tota cute reliqua magis ſenſibilem. Non enim aliud quidem oportebat eſſe apprehenſorium, aliud autem ta-

τὸ ἁπτικὸν ὄργανον, οὐδ᾽ ἄλλο μὲν λαμβάνειν ἕκαστον τῶν ἐκτὸς, αἴροντά τε καὶ μεταφέροντα καὶ ὅλως μεταχειριζόμενον, ἄλλο δὲ μετὰ ταῦτα κρίνειν τῶν ληφθέντων θερμότητα καὶ ψυχρότητα καὶ σκληρότητα καὶ ἁπαλότητα καὶ τὰς ἄλλας τὰς ἁπτὰς διαφορὰς, ἀλλ᾽ εὐθέως ἅμα τῷ λαμβάνειν ἕκαστον ἄμεινόν ἐστι συνδιαγιγνώσκειν, ὁποῖόν τι την φύσιν ἐστίν· οὐ μὴν οὐδ᾽ ἑτοιμότερον οὐδ᾽ εὐσχημονέστερον ἑτέρῳ διαγιγνώσκειν ὀργάνῳ τοῦ σώματος, ὅτι μὴ χειρὶ, καὶ χειρὸς αὐτῆς οὐ πᾶσιν, ἀλλὰ τοῖς ἐντὸς μέρεσιν, οἷσπερ καὶ ἀντιληπτικὸν ὄργανον ὑπάρχει. εἴπερ οὖν διὰ τοῦθ᾽ ἁπτικὸν ἐχρῆν ὑπάρχειν αὐτὴν, ὅτι καὶ ἀντιληπτικὸν, εὔλογον, οἷς ἀντιληπτικόν ἐστι μέρεσι, τοῖς αὐτοῖς τούτοις αὐτὴν καὶ ἁπτικὸν ἀπειργάσθαι. συντελεῖ δὲ οὐ σμικρὸν πρὸς ἀκριβῆ διάγνωσιν ἁπάντων τῶν ἁπτῶν ποιοτήτων καὶ τὸ ἄτριχον τοῦ ταύτῃ δέρματος, ἐκ τῆς ὑποφύσεως τοῦ ὑπὸ τοῦ δέρματος πλατυνθέντος τένοντος ἀπεργασθέν. ὥσπερ γὰρ, εἰ δασὺ καὶ λάσιον ἰσχυρῶς ὑπῆρχεν, οὐδ᾽ ὅλως ἂν ἔψαυε τῶν πλησιαζόντων ἑαυτῷ, φθα-

ctorium organum; neque aliud quidem accipere unamquamque rem externam elevando et transferendo et omnino pertractando, aliud autem poſtea judicare de acceptorum calore et frigore et duritie et mollitie et aliis tactilibus differentiis, ſed mox, quum apprehenderit unumquodque, melius fuit ſimul dignoſcere, quale ſit natura. At vero neque decentius neque promptius fuit alio organo corporis dignoſcere, quam manu, et ipſius manus non omnibus, ſed internis partibus, quibus ineſt etiam apprehenſorium organum. Si igitur propterea tactricem oportuit eam eſſe, quoniam et apprehenſoria, conſentaneum fuit, quibus partibus eſt apprehenſoria, eisdem ipſam fuiſſe et tactricem. Confert autem non parum ad certam dignotionem tactilium omnium qualitatum glabrities cutis ejus loci, ita a lato tendone cuti ſubnato facta. Ut enim, ſi piloſa admodum et hirſuta eſſet haec cutis, nullo pacto tangeret ſibi appropinquantia, anticipan-

νουσῶν προσεμπίπτειν ἑαυταῖς τῶν τριχῶν, οὕτω νῦν, ἀκριβῶς ψιλὸν γενόμενον, οὐδὲν ἄψαυστον ἐκφεύγειν ἐᾷ μόριον οὐδενὸς τῶν ὁμιλούντων, ἀλλὰ πᾶσιν αὐτοῖς προσπίπτον ὅλου τοῦ πλησιάζοντος αἰσθάνεται σώματος. ὅτι δὲ καὶ τὴν σκληρότητα τοῦ ταύτῃ δέρματος ἡ τοῦ τένοντος ὑπόφυσις ἐργάζεται, πρόδηλον παντὶ, χρήσιμόν τι καὶ τοῦτο εἰς πολλὰ τῶν ἔργων ἡμῖν γενησόμενον. διὰ ταῦτα μὲν δὴ τένοντες εἰς τὰ τῶν χειρῶν ἔνδον ἐνέφυσαν δέρματα.

Κεφ. ζ'. [321] Καιρὸς δ' ἂν εἴη μεταβαίνειν ἐπὶ τὰ τοῦ πήχεώς τε καὶ τῆς κερκίδος ὑπόλοιπα. τὰ μεν γὰρ πλεῖστα καὶ τούτων εἴρηται· λείπεται δὲ ἄλλα τινὰ παντελῶς ὀλίγα καὶ περὶ τῶν λοξῶν ἐν αὐτοῖς μυῶν τῶν κινούντων τὴν κερκίδα διορίσασθαι. τί δή ποτε δύο μὲν ἐπὶ τὸ πρανὲς αὐτὴν περιάγουσι, δύο δ' ἐπὶ τὸ ὕπτιον ἀναστρέφουσι, καὶ τί δή ποτε χωρὶς τῶν τενόντων; ὡς οὖν ἐπὶ τῶν ἐκτεινόντων καὶ καμπτόντων τὸν καρπὸν ἐδείκνυτο μυῶν, ἄμεινον εἶναι δύο γενομένους αὐτοὺς εἰς τὰ πέρατα τῶν κινηθησομένων ὀστῶν ἐμφύεσθαι, τὸν αὐτὸν ἔχει τρό-

tibus pilis ad ſeipſos incidere et illa propellere, ita nunc exacte nuda nullam appropinquantium ſinit partem intactam effugere, ſed omnibus ipſis accedens totum corpus admotum ſentit. Quod autem et duritiem cutis ejus loci tendo ſubnatus efficit, manifeſtum eſt omnibus, utile et hoc ad multas actiones nobis futurum. Ob eas certe cauſas tendones ad internam manuum cutim prodierunt.

Cap. VII. Tempus autem eſt transeundi ad reliqua cubiti et radii. Plurima quidem et horum dicta ſunt; ſupereſt autem et alia quaedam omnino pauca et de obliquis in ipſis muſculis, qui radium movent, determinare. Cur demum duo quidem ad pronum circumducunt, duo autem ad ſupinum convertunt radium, et cur denique absque tendonibus? Veluti ſane in muſculis, qui extendunt et flectunt carpum, monſtrabatur melius eſſe ipſos duos factos ad fines movendorum oſſium inſeri eo-

Ed. Chart. IV. [321.] Ed. Baf. I. (383. 384.)

που κἀπὶ τῶν τὴν κερκίδα κινούντων μυῶν. οὐδὲ γὰρ οὐδ᾽ ἐνταῦθα βέλτιον ἦν ἕνα μῦν εἰς τὸ μέσον αὐτῆς ἐμβαλόντα πεπιστεῦσθαι τὴν ὅλην κίνησιν, ἢ δύο γενομένων τὸν μὲν ἐν τοῖς ἄνω μέρεσι τοῖς ἐγγὺς τοῦ βραχίονος, τὸν δ᾽ ἐν τοῖς κάτω τοῖς πρὸς τῷ καρπῷ καταφύεσθαι. παρήκουσι δ᾽ ἐπὶ πλέον ἑκάτερος, καὶ οὐκ εἰς αὐτὰ μόνον ἐμβάλλουσι τὰ πέρατα, διὰ τὸ τοῖς σαρκώδεσι μέρεσι καταφύεσθαι, πρὶν εἰς τένοντας τελευτῆσαι. ἀσθενεῖς γὰρ αἱ τούτων ἀντιλήψεις ὑπάρχουσαι πλέονας ἐπιλαμβάνειν δέονται τόπους, ἵν᾽, ὅπερ τοῖς τένουσι διὰ τὴν ἰσχὺν ἐκ μιᾶς ὑπάρχει λαβῆς, τοῦτο τοῖς σαρκώδεσι διὰ τὴν ἀσθένειαν τούτων ἐκ πλεόνων ἀθροίζηται. ὅτι δ᾽ οὔτ᾽ ἄμεινον ἦν, οὔτε δυνατὸν ἐκφῦναι τῶν μυῶν τούτων τένοντας, εἰ μέν τις μέμνηται τῶν ἔμπροσθεν εἰρημένων, (384) οἶδεν ἤδη τὴν αἰτίαν, εἰ δὲ μὴ, ἀλλ᾽ ἐγὼ καὶ ταύτην ἀναμνήσω διὰ βραχέων. οὐ δέχεται κατάφυσιν ὀστοῦν μυὸς, ἢ ὅτι σκληρόν ἐστιν, ἢ ὅτι σμικρὸν, ἢ ὅτι βέλτιον ἦν ἀσάρκῳ φυλάττεσθαι καὶ κούφῳ τῷ μέλει. τούτων δ᾽ οὐδέν ἐστιν εἰπεῖν ἐπὶ

dem modo habet et in moventibus radium mufculis: neque enim et hic erat melius unum mufculum in hujus radii medium inferere, et ei committere totum motum, quam duobus; quorum hic quidem in fuperiores, quae funt juxta brachium, alius vero in inferiores ad carpum inferitur. Fertur vero ultra amplius uterque, nec in ipfa folum inferitur extrema, propterea quod carnofis partibus immittuntur ante, quam in tendones definant; debiles enim eorum apprehenfiones quum fint, plura indigent comprehendere loca, ut id, quod tendonibus propter vim ex una ineft apprehenfione, hoc carnofis propter earum imbecillitatem ex pluribus acervetur. Quod autem neque melius erat neque poffibile exoriri ab his mufculis tendones, fi quis meminerit dictorum ante, novit jam caufam; fin minus tamen, et hanc paucis memorabo. Non recipit os mufculi infertionem, aut quia durum eft, aut quia parvum, aut quia melius erat, ut membrum excarne et leve effet. Horum autem nihil

τοῦ τῆς κερκίδος, οὔτε γὰρ σκληρόν ἐστιν, οὔτε σμικρὸν, ἀλλ' οὐδὲ κοῦφον εἶναι μᾶλλον ἤπερ σαρκῶδες ἐθέλει. πρὸς δὲ καὶ ἀδύνατον τῶν οὕτω πλησίον ἀλλήλοις κειμένων ὀστῶν τὸν ἀρχόμενον ἀπὸ τοῦ πήχεως μῦν ἀπονευρούμενον ἐμφύεσθαι τῇ κερκίδι. κατὰ βραχὺ γὰρ εἰς ταὐτὸν ἀθροιζομένων τῶν εἰς τὰς σάρκας τοῦ μυὸς διεσπαρμένων νεύρων τε καὶ συνδέσμων ἡ γένεσις τοῖς τένουσι. τὸ δὲ κατὰ βραχὺ τοῦτο μακροτέρας ὁδοῦ δεῖται, καὶ μάλισθ' ὅταν ἐκ μεγάλου μυὸς ἀθροίζηται. ὅτι δ' ἀληθές ἐστι τὸ λεγόμενον, ὁ κατὰ τῆς κερκίδος ἄνωθεν ἐπιβεβλημένος ἐνδείκνυται μῦς, ᾧ μόνῳ τῶν τεττάρων τούτων μυῶν, ὑπὲρ ὧν ὁ λόγος οὗτος ἐνέστηκεν, ὑμενώδης κατὰ τὸ πέρας ἐκπέφυκε τένων, ἐκφυόμενος ἐκ τῶν ἔνδον μερῶν τῇ κερκίδι πλησίον τοῦ καρποῦ. καὶ γὰρ καὶ μόνος ἐλαχίσταις τε λαβαῖς ἔμελλεν κινήσειν αὐτὴν, μακρότατός τέ ἐστιν, οὐ μόνον τῶν τὴν κερκίδα κινούντων, ἀλλὰ καὶ τῶν ἄλλων ἁπάντων κατὰ τὸν πῆχυν. διὰ ταῦτα μὲν δὴ τέτταρες γεγόνασιν

licet dieere in oſſe radii, neque enim durum eſt, neque parvum, ſed neque leve eſſe magis quam carneum poſtulat. Praeter haec autem et impoſſibile eſt, ita propinquis ſibi poſitis oſſibus, incipientem a cubito muſculum in aponeuroſin mutatum inſeri radio. Nervis enim iis et ligamentis, quae in carnes muſculi diſſeminata erant, paulatim in idem acervatis generatio fit tendonibus: hoc autem, ſcilicet paulatim, longiori eget via, et maxime quando ex magno muſculo acervatur. Verum autem eſſe hoc, quod dicitur, oſtendit is, qui radio incumbit ſuperne muſculus, a quo ſolo quatuor horum muſculorum, de quibus praeſens eſt ſermo, membranoſus juxta finem exoritur tendo, inſertus radio ex internis partibus prope carpum: nam et ſolus minimis apprehenſionibus moturus erat radium, et longiſſimus eſt non ſolum eorum, qui movent radium, ſed etiam omnium aliorum muſculorum, qui ſunt in cubito. Ob eas quidem cauſas quatuor facti ſunt muſculi hi, et obliqui

οἱ μύες οἴδε, καὶ λοξοὶ τὴν θέσιν ὅλοι τε σαρκοειδεῖς εἰσι, πλὴν ὅσα γε τοῦ νῦν εἰρημένου, τοῦ τετάρτου· βραχύτατος γάρ τις, ὡς εἴπομεν, ἐκπέφυκεν ὑμενώδης τένων. ἔθηκε δ᾽ ἕκαστον αὐτῶν ἡ φύσις ἐν ἐπιτηδειοτάτῃ χώρᾳ, τοὺς μὲν ἐπὶ τὸ πρανὲς σχῆμα περιάγοντας τὸ κῶλον ἐκ τῶν ἔνδοθεν μερῶν ἁπάντων πρώτους κατὰ βάθος ἀσφαλείας ἕνεκα. δέδεικται γὰρ ἐν τῷ πρόσθεν λόγῳ τὰς πλείστας τε καὶ ἀναγκαιοτάτας καὶ σφοδροτάτας ἐνεργείας ἡ χεὶρ ἐν τούτῳ τῷ σχήματι διαπονουμένη. τοὺς δ᾽ ἐπὶ τὸ ὕπτιον ἀπάγοντας ἐκτὸς μὲν δή που πάντως ἐχρῆν καταθεῖναι. [322] τὴν θέσιν δ᾽ ἀμφοτέρων ἀνάλογον τοῖς ἔνδον οὐχ οἷόν τ᾽ ἦν ποιήσασθαι καθ᾽ ἑκάτερα τῆς κερκίδος τὰ πέρατα· τὸ γὰρ πρὸς τῷ καρπῷ, κοῦφόν θ᾽ ἅμα καὶ ὀλιγόσαρκον εἶναι δεόμενον, ἔτι τε ταῖς κεφαλαῖς ἀνακείμενον τῶν τενόντων ἁπάντων, ὅσοι κινοῦσιν ἄκραν τὴν χεῖρα, δύο λοξοὺς μῦς οὐχ οἷόν τ᾽ ἦν ὑποδέξασθαι. ταῦτ᾽ ἄρα τὸν μὲν ἕτερον αὐτῶν, ὅλον σαρκώδη ποιήσασα, κατέκρυψεν ἐν τῇ μεταξὺ χώρᾳ πήχεώς τε καὶ κερκίδος, ἐκ μὲν τοῦ πήχεως ἐκφύσασα,

ſitu, et toti carnoſi, excepto quarto nunc dicto: breviſſimus enim quidam, ut dixi, exoritur membranoſus tendo. Poſuit autem unumquemque ipſorum natura loco maxime idoneo, eos quidem, qui ad pronam figuram membrum circumducunt, ex internis partibus omnium primos in profundo ſecuritatis gratia: (monſtratum enim praecedenti ſermone, plurimas et maxime neceſſarias et vehementiſſimas actiones in hac figura a manu exerceri:) eos vero, qui ad ſupinum abducuut, extrinſecus quidem omnino oportebat poni: ſitum autem amborum analogum interius non erat poſſibile facere in utroque extremo radii: id enim, quod eſt ad carpum (quia leve ſimul et paucae carnis eſſe debebat, et praeterea capitibus omnium tendonum moventium extremam manum dicatum), duos obliquos muſculos non poterat recipere. Propterea igitur alterum quidem ipſorum, totum carnoſum natura quum feciſſet, occultavit in regione inter cubitum et radium media, ex cubito quidem exortum largiens, in-

καταφύσασα δ᾽ εἰς τὴν κερκίδα· τὸν δ᾽ ἕτερον, ἐπειδὴ μήτ᾽ ἐν ταύτῃ τῇ χώρᾳ δυνατὸν ἦν καταθεῖναι, ἀγαπητῶς ὑποδεξαμένῃ κἂν τὸν ἕνα, μήτε ἄλλην τινὰ εἶχε σχολάζουσαν, ἐπέθηκεν ἄνωθεν αὐτῇ τῇ κερκίδι, μακρότερον ἐργασαμένη τῶν περὶ τὸ κῶλον τοῦτο συμπάντων μυῶν. ἀνήκει γοῦν αὐτοῦ τὸ ἄνω πέρας ἐπὶ τὸ τοῦ βραχίονος ἐκτὸς, αἰωρούμενον μὲν ἄχρι τινὸς ἐπὶ τῶν ταύτῃ μυῶν, ἐγκαταβαῖνον δ᾽ αὐτοῖς, ἵνα λεπτότατον ἑαυτοῦ γίγνεται. τουτο μὲν οὖν αὐτοῦ τὸ πέρας οἷον κεφαλή τίς ἐστι. τὸ δ᾽ ἕτερον τὸ κάτω, δι᾽ οὗ κινεῖ τὴν κερκίδα, τελευτῆσαν εἰς ὑμενώδη τένοντα, καταφύεται τοῖς ἔνδον αὐτῆς μέρεσι πλησίον τῆς κατὰ τὸν καρπὸν διαρθρώσεως. ἐσφαλμένοι δέ εἰσι μεγάλως καὶ περὶ τὴν τοῦδε τοῦ μυὸς ἐξήγησιν οἱ πρὸ ἡμῶν ἀνατομικοὶ διὰ πολλὰς αἰτίας, ἃς ἐν ταῖς ἀνατομικαῖς ἐγχειρήσεσι λέγομεν. ἀλλ᾽ ὅ γε νῦν λόγος αὐτάρκως ἐπιδεδειχέναι μοι δοκεῖ καὶ τὴν περὶ τοῦδε τοῦ μυὸς ἀκριβῆ τέχνην τῆς φύσεως, κατακρυψάσης μὲν ἐν βάθει τοὺς ἐν-

ſertionem autem in radium; alterum autem, quia nec in hoc loco collocare erat poſſibile, quum jam ſibi ſatis eſſet etiam unus ſuſceptus, neque alium locum haberet vacuum, impoſuit deſuper ipſi radio, longiſſimum faciendo hunc omnium qui circa membrum hoc ſunt muſculorum. Pervenit itaque ejus ſuperior extremitas ad externam brachii partem, pendens quidem quadantenus ſupra ejus loci muſculos, deſcendens autem intra eos, qua parte tenuiſſima eſt. Haec quidem ejus extremitas velut caput quoddam eſt. Alia vero extremitas inferior, per quam movet radium, deſinens in membranoſum tendonem, applicatur interioribus ipſius partibus prope ipſam cum carpo dearticulationem. Erraverunt autem multum et circa hujus muſculi enarrationem, qui ante nos fuerunt anatomici, propter multas cauſas, quas in anatomicis adminiſtrationibus recenſemus. Sed praeſens ſermo ſatis mihi videtur monſtraſſe circa hunc muſculum diligentem artem naturae occultantis quidem in profundo internos

δον ἀσφαλείας ἕνεκα, τῶν δ᾽ ἐκτὸς τὸν ἕτερον μόνον, ὅτι μήτε δυνατὸν ἦν ἀμφοτέρους, μήτε μέγα τι βλάπτεται πρὸς τὰς ἐνεργείας ἡ χεὶρ, παθόντος τοῦ κατὰ τὴν κερκίδα ἄνωθεν ἐπιβεβλημένου μυός. εἰ δέ γε ὁ ἔνδον τι πάθῃ, τὰς κυριωτάτας ἐνεργείας ὅλης τῆς χειρὸς ἀπολέσθαι συμβήσεται. οὐ μὴν οὐδὲ πάθοι ποτ᾽ ἂν ὑπό γε τῶν ἔξωθεν οὐδὲν, εἰ μὴ πρότερόν τι διακοπῇ τελέως, ἢ συντριβῇ τὰ κατὰ τήνδε τὴν χώραν ὀστᾶ. τοσαύτην ἡ φύσις ἀσφαλείας πρόνοιαν ἀεὶ ποιεῖται τῶν κυριωτέρων μορίων. οὕτω γοῦν καὶ τῶν ὀλίγον ἔμπροσθεν εἰρημένων τενόντων ὅσοι τούς τε δακτύλους κινοῦσι καὶ τὸν καρπὸν, ἐπιπολῆς μὲν οἱ ἀκυρώτεροι, διὰ βάθους δ᾽ εἰσὶν οἱ κυριώτεροι. ἐπεὶ δ᾽, ὡς ἐλέγομεν, ἡ φύσις ἠναγκάσθη κατὰ τῆς κερκίδος ἄνωθεν ἐπιθεῖναι τὸν ἀκυρώτερον μῦν, εὐλόγως αὐτὸν ἐπὶ τὰ τοῦ βραχίονος ἐκτὸς ἀνήγαγε· μόνως γὰρ οὕτως ἐγένετο ἂν λοξὸς, ὅπερ ἀναγκαῖον ἦν αὐτῷ λοξῆς κινήσεως ἡγήσασθαι μέλλοντι. δῆλον οὖν ἤδη τῷ μὴ παντάπασιν ἀργῶς ἀκηκοότι τῶν εἰρημένων, ὡς οὐ μόνον ἡ φύσις ἐποίησε τοὺς

ſecuritatis gratia, externorum vero alterum ſolum, quoniam neque poſſibile erat utrosque, neque magnopere laeditur manus ad actiones, affecto muſculo, qui radio ſuperne incumbit: ſi vero interior aliquid patiatur, principaliſſimas actiones totius manus perire continget: at vero nihil patietur ab externis, niſi prius aliquid vel abſcindatur omnino, vel ejus loci oſſa conterantur: tantam ſemper habet natura providentiam ſecuritatis praecipuarum partium. Ita ſane et paulo ante dictorum tendonum qui digitos movent et carpum, in ſuperficie quidem ſunt minus principales, in profundo autem principaliores. Quia autem (ut dicebamus) natura coacta eſt radio ſuperne imponere minus principalem muſculum, merito ipſum ad exteriora brachii duxit; ſolummodo enim ita fieret obliquus, quod neceſſe erat ipſi, ut qui futurus erat dux motus obliqui. Manifeſtum igitur jam eſt ei, qui non omnino oſcitanter audivit praedicta, quod

μῦς τοσούτους εὐλόγως, ἀλλὰ καὶ τηλικοῦτον ἕκαστον, οἷον νῦν ἐστι, καὶ ὡδί πως κείμενον, καὶ εἰς τοσούτους δὴ μεριζόμενον τοὺς τένοντας. εἰ γάρ τι καὶ παραλέλειπται κατὰ τὸν λόγον ἀνεξήγητον, τὸ μέν τι τοῖς ἤδη λεγομένοις ἀνάλογον ἔχον, τὸ δὲ καὶ τοῖς εἰρησομένοις ὁμοίως διακείμενον, οὐ χαλεπὸν ἀνευρίσκειν, εἰληφότας ἤδη τοσαύτας ἀφορμὰς τῆς εὑρέσεως, ἓν μόνον ἐν ἅπασι διαφυλάττοντας, ὥσπερ τι φῶς λαμπρὸν, ἄγον τε ὑμᾶς ᾗ χρὴ καὶ ποδηγοῦν ἑτοίμως ἐπὶ τὴν τῶν ζητουμένων εὕρεσιν, ὃ καὶ κατ᾽ ἀρχὰς εὐθέως ἐλέχθη τοῦδε τοῦ λόγου. τί δὲ τοῦτ᾽ ἔστι; τὴν ἐνέργειαν ἑκάστου τῶν μορίων, καὶ πρὸ ταύτης δηλονότι τὴν κατασκευὴν ἅπασαν ἀκριβῶς δεῖν ἐπίστασθαι τῶν ἐν ταῖς διαιρέσεσι φαινομένων αὐτόπτην γενόμενον ἐπιμελῶς. ὡς νῦν γε μεστὰ τὰ βιβλία [323] τῶν ἀνατομικοὺς ἑαυτοὺς καλεσάντων μυρίων ἁμαρτημάτων, ὑπὲρ ὧν ἐν ἑτέρᾳ πραγματείᾳ λόγον ποιούμεθα, δεικνύντες οὐχ ἁπλῶς μόνον αὐτὰ τὰ σφάλματα καθ᾽ ἕκαστον, ἀλλὰ καὶ τὰς αἰτίας αὐτῶν

natura fecit ratione optima non folum tot mufculos, verum etiam ita magnum unumquemqne, ficut nunc eft, et ita fitum, et in tot tendones divifum. Quod fi quid praetermiffum eft, quod non explicuerimus hoc fermone, quum partim quidem proportione refpondeat his, quae nunc dicuntur, partim autem fimiliter habeat iis, quae dicentur, non erit utique vobis difficile invenire, habentibus jam tot fubfidia inventionis, fi unum folum in omnibus fervaveritis, tanquam aliquod lumen fplendidum, ducens vos, quo oportet, et deducens prompte ad quaefitorum inventionem; quod et in principio hujus fermonis ftatim dictum eft. Quid hoc tandem eft? actionem uniufcuiusque partis, et ante hanc videlicet conftructionem totam exacte oportere fcire, ea, quae in diffectionibus corporum apparent, infpiciendo ipfis oculis diligenter, quoniam nunc certe libri eorum, qui anatomicos fe ipfos vocaverunt, funt pleni infinitis erroribus, de quibus in alio opere fermonem facimus, oftendentes non fimpliciter folum ipfa in unoquoque errata, fed etiam

ἐξηγούμενοι. καὶ τοίνυν καὶ τὰς χρείας τῶν μορίων οὐ χαλεπῶς ἂν ἐξευρίσκοις, ὑπ᾿ αὐτῆς διδασκόμενος τῆς φύσεως, εἰ μόνον εἰδῇς ἀκριβῶς τὴν κατασκευήν. αὐτίκα τῶν ἐπικειμένων τενόντων τοῖς κατὰ τὸν καρπὸν πέρασι πήχεώς τε καὶ κερκίδος, ἀσάρκοις τε καὶ γυμνοῖς οὖσι καὶ σφαλεροῖς διὰ τὴν κυρτότητα, τίνα τρόπον τῆς ἀσφαλείας ἡ φύσις προὐνοήσατο, θεάσασθαι χρὴ μόνον ἐν ταῖς ἀνατομαῖς· ὡς οὐδείς γε οὕτως ἀναίσθητός ἐστιν, ὃς θεασάμενος ἐγγεγλυμμένον ὀστοῦν χώραν ἴσην τῷ μέλλοντι διεξέρχεσθαι τένοντι ζητεῖ ἔτι καὶ ἀμφιβάλλει καὶ ἀπορεῖ, εἰ τῆς ἀσφαλείας τῶν μορίων ἡ φύσις προνοεῖται· ἀλλ᾿ εἰ καὶ βραδὺς εἴη καὶ τελέως ἀμβλὺς τὴν διάνοιαν, ἐπὶ μὲν ἑνὸς ἢ δυοῖν ἢ τριῶν ἴσως ὀστῶν αὐτὸ θεασάμενος ἔτι ἂν ἀποροίη, πανταχοῦ δ᾿ ὁρῶν, ὅταν ὑπερβῆναι δέῃ κυρτότητα μεγάλην ὀστοῦ νεῦρον ἤ τινα τένοντα, τῶν τριῶν τούτων ἕν τι γιγνόμενον, ἢ κοιλαινόμενον τὸ μόριον, ἢ διατετρημένον, ἢ πάντως γε περὶ τὴν βάσιν αὐτοῦ τὸ νεῦρον ἑλιττόμενον, οὐδαμοῦ δὲ γυμνὸν οὐδ᾿ ἀφρούρητον ἐποχού-

cauſas ipſorum exponentes. Quin etiam uſus partium nullo negotio invenies ab ipſa edoctus natura, ſi ſolum noveris exacte conſtructionem. Ne longius abeamus, qua ratione ſecuritati tendonum incumbentium ipſis cubiti et radii ad carpum finibus, et excarnibus, et nudis, et male tutis ob devexitatem, providerit natura, inſpicere oportet ſolum in anatomis: nam nullus eſt tam ſenſus expers, qui conſpicatus in oſſe inſculptum locum tendoni transgreſſuro aequalem quaerat adhuc et ambigat ſeu dubitet, num tutelae partium natura provideat. Verum, ſi etiam tardus ſit et omnino obtuſa mente, in uno quidem vel duobus aut tribus oſſibus fortaſſis intuitus id adhuc dubitare poſſet: quum autem ubique viderit, quando nervum aut tendonem aliquem transgredi oportet magnam oſſis devexitatem, unum horum trium fieri, aut cavari partem, aut perforari, aut omnino circa baſim ejus nervum involvi, nusquam autem nudum neque non

μενον τῇ κυρτότητι, συνήσει πάντως τότε, πόσην ἡ φύσις ἀσφαλείας ἐν ἑκάστῳ τῶν μορίων ἐνδείκνυται τὴν τέχνην. εἰ δ᾽, ὅτι καὶ τοῖς στηριζομένοις ταῖς κοιλότησι τῶν ὀστῶν ἀγγείοις ἅπασιν, οὐ μόνον νεύροις τε καὶ τένουσιν, ὑμένες ἰσχυροὶ περιβάλλονται ἄνωθεν καὶ κάτωθεν ὑποστρώννυνται, θεάσαιτό τις, ἔτι καὶ μᾶλλον οἶμαι συνήσειν αὐτὸν, ἕνεκα δυσπαθείας ἅπαντα τὰ τοιαῦτα μεμηχανῆσθαι τὴν φύσιν. ἐν ἅπαντι οὖν τῷ (385) σώματι ταῦθ᾽ οὕτως ἔχει, κἀν ταῖς κατὰ τὸν καρπὸν ἐξοχαῖς τῶν ὀστῶν οὐχ ἥκιστα. τῶν γὰρ τριῶν μυῶν τῶν ἔξωθεν τῆς χειρὸς τῶν τὸν καρπὸν κινούντων τοὺς τένοντας αἱ τῆς κερκίδος τε καὶ τοῦ πήχεως ἐπιφύσεις ὑποδέχονται κοιλαινόμεναι. εὐθὺς δὲ καὶ πλατέσι συνδέσμοις, ἰσχυροῖς τε καὶ σκληροῖς, ἐξ αὐτῶν τῶν υποδεχομένων ὀστῶν ἐκφυομένοις, ἀμφιέννυνται πανταχόθεν οἱ τῇδε τένοντες ἅπαντες, ὡς μήτε ὑπὸ τῶν ἔξωθεν προσπιπτόντων ἑτοίμως τι πάσχειν, μήθ᾽ ὑπὸ τῆς σκληρότητος τῶν ὀστῶν πονεῖν. ὥσπερ οὖν, ὅτι τῆς ἀσφαλείας τῶν μορίων ἡ φύσις προενοήσατο, θεάσασθαι χρὴ μόνον ἀκριβῶς τὰ διὰ τῆς ἀνατομῆς φαινόμενα,

munitum vehi per devexitatem, intelliget omnino tunc, quantam artem in fecuritate fingularum partium oftendit natura. Si vero etiam omnibus vafis, quae firmantur in cavitatibus offium, non folum nervis et tendonibus, membranas robuftas circumdari fuperne et inferne fubfterni quis viderit, adhuc magis puto intellecturum eum, dyfpathiae gratia omnia ejusmodi machinatam effe naturam. In toto igitur corpore haec ita fe habent, et in eminentiis offium carpi maxime. Tendones enim ipfos trium externorum manus mufculorum carpum moventium cavatae epiphyfes radii et cubiti fufcipiunt; mox autem et ligamentis latis et validis et duris, quae fufcipientia offa producunt, induuntur undique omnes ejus loci tendones, ut neque ab incidentibus extrorfum prompte quid patiantur, neque a duritie offium laedantur. Veluti igitur, quod fecuritati partium providerit natura, oportet infpicere folum accurate ea, quae in anatome apparent,

Ed. Chart. IV. [323. 324.] Ed. Baſ. I. (385.)

κατὰ τὸν αὐτὸν τρόπον, ὅτι μέγεθος ἑκάστῳ μυῒ καὶ τένοντι ταῖς ἐνεργείαις ἀνάλογον ἔδωκεν, ὡς καὶ ἐν τῷ πρώτῳ δέδεικται γράμματι, τὰς μὲν ἀσθενεστέρας μικροῖς ἐπιτρέψασα τένουσι καὶ μυσὶ, πρὸς δὲ τὰς σφοδροτέρας οὐ μείζους μόνον, ἀλλὰ καὶ διττοὺς ποιήσασα. καὶ μὴν ὅτι καὶ τὸν ἀριθμὸν αὐτῶν ἅπαντα καὶ τὴν θέσιν ἄκρᾳ τῇ τέχνῃ παρεσκεύασεν, ἤδη μοι δέδεικται, καὶ οὐδὲν ἔτι λείπεται τῶν κατ᾽ αὐτούς.

Κεφ. η΄. Ἀλλ᾽ ὥρα μεταβαίνειν ἐπὶ τὸν περὶ τῶν ὀστῶν λόγον, ἀπ᾽ ἄκρας τῆς χειρὸς ἀρξαμένους, ἐπειδὴ καὶ πάμπολλα τὰ κατ᾽ αὐτήν ἐστιν ὀστᾶ. τῶν μὲν οὖν δακτύλων ἐδείχθη πρόσθεν ὡς ἐχρῆν εἶναι καθ᾽ ἕκαστον τρία, τοιαύτην ἔχοντα τὴν ἰδέαν τε καὶ τὴν θέσιν καὶ τὸ μέγεθος, οἷα νῦν ἐστι. διὰ τί δ᾽ ἐξ ὀκτὼ μὲν ὀστῶν τὸν καρπὸν, ἐκ τεττάρων δὲ τὸ μετακάρπιον ἐποίησε πολυειδῶν τοῖς σχήμασι, καὶ διὰ τί μὲν κατὰ δύο στοίχους [324] ὁ καρπὸς σύγκειται, καθ᾽ ἕνα δὲ τὸ μετακάρπιον, ἔτι τε περὶ τοῦ σχήματος αὐτῶν, καὶ τῆς σκληρότητος, καὶ τῆς

eodem modo, quod magnitudinem unicuique muſculo et tendoni proportione actionibus reſpondentem dederit (id quod et primo libro monſtratum eſt), imbecilliores quidem actiones parvis committens muſculis et tendonibus, ad vehementiores vero non magnos ſolum, ſed etiam binos faciens: quin etiam quod numerum ipſorum omnem et ſitum ſumma arte praeparavit, jam mihi demonſtratum eſt, ac nihil, quod ad eos pertineat, ſupereſt.

Cap. VIII. Sed tempus eſt, nos tranſire ad ſermonem de oſſibus, a ſumma manu incipientes, quoniam et permulta ſunt oſſa in ipſa. Monſtratum itaque eſt ante, quod oportebat eſſe tria in unoquoque digito, talem habentia formam et poſituram et magnitudinem, qualis nunc eſt. Cur autem natura ex octo quidem oſſibus carpum, ex quatuor vero metacarpium fecerit, variis figura quidem, et cur duobus ipſorum ordinibus carpus conſtet, uno autem metacarpium, praeterea de figura ipſorum et duritie et poſitura nondum quidem dictum

Ed. Chart. IV. [324.] Ed. Baf. I. (385.)

θέσεως, οὔπω μὲν λέλεκται πρόσθεν· ἀρκτέον δ' ἤδη τῆς ἐξηγήσεως ἀπὸ τοῦ πλήθους αὐτῶν. ἄτοπος γὰρ ἂν εἶναι δόξειεν ἡμῖν ὁ δημιουργὸς, ἐξ ἑνὸς μὲν ὀστοῦ μηρὸν καὶ βραχίονα, τὰ μέγιστα τῶν κώλων, ἐργασάμενος, ἐξ ὀκτὼ δ' οὕτω βραχὺ μόριον τὸν καρπὸν, ἢ ἐκ τεττάρων τὸ μετακάρπιον. ἐπὶ μὲν γὰρ τῶν δακτύλων ἡ ποικιλία τῶν ἐν ταῖς κινήσεσι σχημάτων ἐνδεικτικὴ τῆς χρείας τοῦ πλήθους αὐτῶν ἐστι, κατὰ δὲ τὸν καρπὸν ἢ τὸ μετακάρπιον οὐδὲν τοιοῦτον φαίνεται. καὶ μὴν, ἀντιτιμωρητέον γάρ τοι ἐναντίῳ λόγῳ, φησί που Ἱπποκράτης, οὕτω σύγκειται τεχνικῶς, ὡς μηδεμίαν ἀπολείπειν ἀκριβείας ὑπερβολήν. αὐτίκα γέ τοι τῶν ὀκτὼ τῶν κατὰ τὸν καρπὸν οὐδὲν οὐδενὶ παραπλήσιον ὑπάρχον τὴν ἰδέαν ἢ τὸ μέγεθος ἴσον, ὅμως εἰς τοσαύτην ἁρμονίαν ἥκει συνθέσεως, ὡς δυσφώρατον αὐτῶν εἶναι τὸν ἀριθμόν· εἰ μὴ γὰρ ἀκριβῶς ἀποξέσῃς μὲν τοὺς συνδέσμους, γυμνώσῃς δὲ τοὺς σκέποντας ὑμένας, εἶναί σοι ἓν τὰ πάντα δόξει. τὸ δ' ἐξ οὕτω πολλῶν τε καὶ πολυειδῶν συγκείμενον τὸν καρπὸν ἔσωθεν μὲν κοῖλον, εἰς ὅσον

eſt ante. Incipienda vero eſt jam narratio ab ipſorum multitudine: ineptus enim nobis videri poſſit creator, ex uno quidem oſſe femur et brachium, maxima membrorum, ſi feciſſet, ex octo autem carpum, parvam adeo particulam, vel ex quatuor metacarpium. In digitis namque diverſitas figurarum in motibus monſtrat uſum eorum multitudinis; in carpo vero et metacarpio nihil tale apparet: atqui (obſiſtendum eſt enim contrario ſermone, ait quodam loco Hippocrates) ita componuntur artificioſe, ut nulla omittatur perfectionis excellentia. Principio ſane nullum octo carpi oſſium alii eſt ſimile ſpecie, vel magnitudine aequale; tamen tanta eſt compoſitionis harmonia, ut difficile comprehendi queat eorum numerus; niſi enim prorſus abraſeris ligamenta, et denudaveris membranas cooperientes, unum eſſe tibi omnia videbuntur. Quod autem ex ita multis et variis compoſitus carpus eſt, intus quidem concavus, quantum ma-

τῇ χειρὶ πρέπει, γίνεσθαι, κυρτὸν δ' ἔξωθεν, εἰς ὅσον καὶ τοῦτο συμφέρει, πῶς οὐχ ἅμα μὲν τέχνην θαυμαστὴν, ἅμα δὲ πρόνοιαν ἐνδείκνυται; τὸ δὲ καὶ κυρτότητα σχεῖν ἐν τοῖς ἄνω μέρεσι τοῖς πρὸς τὸν πῆχυν τοιαύτην τε καὶ τηλικαύτην, οἵα καὶ ὅση μάλιστα ἔμελλεν ἐπιτήδειος εἰς διάρθρωσιν ἔσεσθαι τῶν προτεταγμένων ὀστῶν, ἆρ' οὐ καὶ αὐτὸ τῆς τε τοῦ βελτίστου προνοίας ἔχεται καὶ τέχνης ἀκρίβειαν ἐνδείκνυται; μὴ τοίνυν ταύτην μόνον θαυμάσῃς αυτοῦ τὴν κατασκευὴν, ἀλλὰ καὶ τὸ κάτω πέρας ἐπίσκεψαι. τέτταρας γὰρ ἐν ἐκείνῳ τῷ μέρει θεάσῃ κοιλότητας ἑξῆς ἀλλήλων μικρὰς, αἳ συναρθροῦνται τοῖς οστοῖς τοῦ μετακαρπίου. χόνδρος δ' οὐ ταύτας μόνον, ἀλλὰ καὶ τὰς ἐν αὐτῷ τῷ καρπῷ συντάξεις τῶν ὀστῶν ἁπάσας ἐπαλείφει, καὶ σφίγγουσιν ὑμένες ἔξωθεν αὐτὰς ἰσχυροὶ, σύνδεσμοί τε ἅμα τοῖς ἄρθροις καὶ σκέπασμα τοῖς ὅλοις ὀστοῖς περιβεβλημένοι. τὰ δὲ τοῦ μετακαρπίου τέτταρα παράλληλα μὲν ἄχρι τῶν δακτύλων φέρεται, διέστηκε δ' ἀπ' ἀλλήλων, καὶ

nui eſſe convenit, convexus autem foris, quantum et hoc conducit, quomodo non ſimul quidem artem mirabilem, ſimul autem et providentiam indicat? Quod autem convexitatem habeat ſuperioribus ſuis partibus cubito proximis talem et tantam, qualis et quanta futura erat maxime idonea ad dearticulationem praelocatorum oſſium, nonne et id providentiam optimi et artis certitudinem oſtendit? Ne igitur hanc mireris ſolam carpi conſtructionem, ſed etiam inferiorem ejus ſinem conſidera. Quatuor enim in hac parte videbis cavitates parvas, ordine ſibi invicem ſuccedentes, quae coarticulantur metacarpii oſſibus. Cartilago autem non has ſolum, ſed etiam eas, quae in ipſo ſunt carpo, commiſſuras oſſium omnes oblinit: easque foris comprimunt membranae robuſtae, qnae ſunt ligamenta ſimul ipſis articulis et operimentum totis oſſibus circumpoſitae. Quatuor vero metacarpii oſſa parallela usque ad digitos feruntur. Diſtant autem a ſe invicem, neque ſunt omnino conjuncta,

οὐχ, ὥσπερ τὰ τοῦ καρποῦ, πάντη συνῆπται. ταυτὶ μὲν ἐπὶ πλεῖστον ἀλλήλων διεστῶσιν ὀργάνοις τοῖς δακτύλοις ἔμελλε διαρθρώσασθαι, τὰ δ' ἄνω τοῦ καρποῦ τοῖς πήχεώς τε καὶ κερκίδος πέρασι συνημμένοις. ἀλλὰ καὶ τὸ σχῆμα κυρτὰ μὲν ἔξωθεν ἀτρέμας, ἔνδοθεν δὲ σιμότερα γέγονεν· ἔδει γὰρ αὐτὰ, ἐξῆς τῶν τοῦ καρποῦ τεταγμένα, τὴν ἐκείνων ἰδέαν μιμεῖσθαι. καὶ τοίνυν εἰς τοσοῦτον αὐτοῖς ὡμοίωται, ὥστε τὴν ἐξ ἁπάντων σύνταξιν διττὰς ἐπιφανείας ὁμαλὰς ἐργάζεσθαι, σιμὴν μὲν τὴν ἐντὸς, κυρτὴν δε τὴν ἐκτός. ὅταν οὖν ἐκτεῖναι δεηθῶμεν ἀκριβῶς ἄκραν τὴν χεῖρα, τείνουσι μὲν οἱ ἔξωθεν τένοντες ἅπαντας τοὺς δακτύλους, ὥσπερ ἀνακλῶντες, ἐκτείνεται δὲ ὁμοίως καὶ τὸ κατὰ τὸν καρπὸν ἄρθρον. ὑπ' ἀμφοτέρων δ' αὐτῶν ὅ τε καρπὸς καὶ τὸ μετακάρπιον, στενοχωρούμενά τε καὶ οἷον μοχλευόμενα βιαίως, ἐξίστασθαι μὲν τῆς ἀρχαίας ἕδρας ἀναγκάζεται, φέρεσθαι δ' ἔξωθεν μὴ δυνάμενα διὰ τὴν τῶν ἐνταῦθα τενόντων τάσιν λοιπὴν ἔτι τὴν ἔσω μετάστασιν ἕξει, κἂν ἐπὶ πλεῖστον ἐχώρησεν ἔσω πανταχόθεν ὠθούμενα, χαλαροὺς εἴπερ

ſicut oſſa carpi: illa enim plurimum invicem diſtantibus organis, nempe digitis, debebant dearticulari, ſuperiora vero carpi oſſa cubiti et radii extremitatibus conjunctis. Sed et figura gibba quidem foris leniter, intus vero ſima magis facta ſunt: oportebat enim ipſa, poſt oſſa carpi locata, illorum ſpeciem imitari: et quidem adeo eis aſſimilata ſunt, ut omnium inter ſe compoſitio duplices et eas planas ſuperficies effecerit, ſimam quidem internam, gibbam vero externam. Quando igitur perfecte extendere opus eſt ſummam manum, omnes quidem digitos tendones externi ceu reflectentes tendunt: extenditur autem ſimiliter et carpi articulus: ab utrisque vero his quum carpus et metacarpium arctentur ac veluti vecte impellantur violenter, cedere quidem priſtina ſede coguntur, ferri autem foras quum nequeant propter tenſionem tendonum hic ſitorum, reliquam adhuc internam transpoſitionem habebunt, plurimumque intro receſſiſſent undique pulſa, ſi ligamenta laxa et tenuia habuiſſent;

ἐκέκτητο καὶ λεπτοὺς τοὺς συνδέσμους· νυνὶ δ' ἡ τούτων ῥώμη βοηθὸς αὐτοῖς ὑπῆρξεν, ὡς μὴ παντάπασιν ἐξάρθροις γενέσθαι. ὅμως δ' οὖν, ἑκάστου τῶν ἄρθρων βραχύ τι μετακινουμένου, μέγα καὶ ἀξιόλογον ἐξ ἁπάντων ἀθροίζεται. [325] πλείστην δ' εἰς τὴν τοιαύτην μετάστασιν οἱ ἐκτὸς τένοντες εἰσφέρονται δύναμιν· ἐμπίπτοντες γὰρ τοῖς κυρτοῖς τῶν ὀστῶν εἴσω σύμπαντα πιλοῦσι. διττὸν δὲ ἐντεῦθεν τὸ πρὸς τὴν αἴσθησιν ἐπίδηλον γίνεται τῆς ἐκτάσεως, τῆς μὲν τέως κενῆς χώρας τῆς ἐντὸς καταλαμβανομένης ὑπὸ τῶν μεθισταμένων εἰς αὐτὴν ὀστῶν, τῆς δ' ἔμπροσθεν κυρτότητος τῆς ἐκτὸς καταλειπομένης. οὐ μόνον τοίνυν τῷ τὸ κοῖλον ἀναπληροῦσθαι τῆς χειρὸς, ἀλλὰ καὶ τῷ τὸ κυρτὸν εὐθύνεσθαι τοῖς κατὰ τὸν καρπόν τε καὶ τὸ μετακάρπιον ὀργάνοις ἐκτείνεσθαι συμβαίνει. κοίλην δ' ὅταν ἀκριβῶς βουληθῶμεν ἐργάσασθαι τὴν χεῖρα, πάντα τἀναντία δρῶμεν, ἐκλύοντες μὲν τῆς τάσεως τοὺς ἐκτὸς τένοντας, τείνοντες δὲ τοὺς ἐντὸς, κάμπτοντες δὲ τοὺς δακτύλους· ἐξ ὧν ἁπάντων πάλιν ἑτοίμως εἰς τὸν ἐκτὸς τόπον ἐπανέρχεται τῶν ὀστῶν ἕκαστον. ἀλλ' οὐκ ἂν οὐδέτερον τούτων ἐγένετο, μηδαμῆ

nunc autem ligamentorum robur eis auxilio fuit, ne omnino luxarentur. Attamen, unoquoque articulo parum transpofito, magnum aliquid et effatu dignum ex omnibus conflatur. Plurimam autem vim ad hujusmodi transpofitionem tendones externi conferunt; incidentes enim gibbis offium partibus intro omnia comprimunt. Duplex autem hinc fit fenfui manifefta extenfio, vacua quidem ante regione interna a translatis ad eam ipfam offibus occupata, priori autem convexitate externa relicta. Non igitur folum ut repleatur concavum manus, fed etiam ut aequabile reddatur, quod eft gibbum, organis, quae in carpo et metacarpio funt, extendi accidit. Concavam autem exacte manum effecturi omnia facimus contraria, exolventes quidem a tenfione externos tendones, tendentes autem internos flectentesque digitos; ex quibus omnibus prompte rurfus ad externum locum revertitur unumquodque os: fed neutrum horum fieret, fi cedere

δυναμένων εἴκειν αὐτῶν· οὐκ ἂν δ᾽ εἶξαν, εἴπερ ἦν ἓν ἀσύνθετον ἅπαντα. ὥστ᾽ ἐκ τοῦ πολλὰ γενέσθαι τὸ μεθίστασθαι κτησάμενα καὶ κοίλην ἐπὶ πλεῖστον, καὶ πάλιν εὐθεῖαν ἐργάζεται τὴν χεῖρα διὰ τὴν ἀμφοῖν ἡμῖν ἐν μέρει χρείαν· καὶ πάντως ἂν ἡ ἑτέρα κατάστασις ἀπώλετο, μὴ γενομένων αὐτῶν πλειόνων. οὐ μόνον δὲ τὴν ἐνέργειαν τῆς χειρὸς, ἀλλὰ καὶ τὴν ἀσφάλειαν ὠφέλησεν ἡ τοιαύτη κατασκευή. μεταξὺ γὰρ τῶν δακτύλων τε καὶ τοῦ πήχεως εἴπερ ἓν ἁπλοῦν ὀστοῦν ἐτέτακτο, κοῖλον μὲν τἄνδον, κυρτὸν δὲ τἀκτὸς, οὕτ ωγυμνὸν, ὡς τούτοις πρέπει εἶναι γυμνοῖς, (τοῦτο γὰρ ὁ πρόσθεν λόγος ἔδειξεν,) ὑπὸ παντὸς ἂν αὐτὸ πλήξαντος σκληροῦ ῥᾳδίως ἐῤῥήγνυτο, ῥαγὲν δ᾽ εὐθὺς ὅλον ἂν παρὰ φύσιν εἶχεν ἓν ὄν· νυνὶ δ᾽, ἐπειδὴ δυοκαίδεκα γέγονε, τὸ δωδέκατον τῆς ὅλης κατασκευῆς διαφθείρεται, παθόντος ἑνός. ἀλλὰ καὶ πρὸς τὸ μηδ᾽ ὅλως παθεῖν ἄμεινον ἐκ πολλῶν συγκεῖσθαι, καὶ μᾶλλον οὕτω σκληρῶν· εἴκοντα γὰρ τοῖς ἐμπίπτουσι κατὰ τὰς διαρθρώσεις ἐκλύει τὴν βίαν αὐτῶν.

ipſa non poſſent; non autem cederent, ſi eſſent omnia unum ſimplex. Ex quo igitur multa ſunt facta, transpoſitionem adepta, tum concavam plurimum, tum rurſus efficiunt rectam manum propter uſum amborum, quem nobis pars ipſa praebet; atque omnino ſane altera periiſſet conſtitutio, niſi plura eſſent facta. Non ſolum autem manus actionem, ſed etiam ſecuritatem juvit hujusmodi conſtructio. Si enim inter digitos et cubitum unum ſimplex os eſſet locatum, concavum quidem intrinſecus, convexum autem extrinſecus, ita nudum, ſicut haec decet nuda eſſe, (hoc enim prior ſermo monſtravit,) ab omni quidem duro ipſum feriente facile frangeretur, fractum autem mox totum utique praeter naturam haberet, quum unicum ſit. Nunc autem, quia duodecim facta ſunt, duodecima pars conſtructionis totius corrumpitur, uno affecto. Porro, ut omnino nihil patiantur, melius fuit ex multis componi, et potiſſimum ita duris; cedentia enim occurſantibus ad ſuas dearticulationes

οὕτω τοι καὶ βέλος καὶ δόρυ καὶ πᾶν ὁτιοῦν ἄλλο (386) τοιοῦτον ῥᾷον διεξέρχεται τῶν τεταμένων δερμάτων, ἤπερ τῶν χαλαρῶν, τῷ τὰ μὲν ἀνθίστασθαι, τὰ δ᾽ εἴκοντα κατὰ βραχὺ τὴν βίαν ἐκλύειν τῶν ἐμπιπτόντων. ἄμφω τοίνυν ἐκτήσατο τῶν ὀστῶν τούτων σύνθεσις, καὶ τὴν ἐν κοινῷ πάντων δυσπάθειαν, καὶ τὴν ἑκάστου κατὰ μόνας, τὴν μὲν ἐκ τοῦ πλήθους αὐτῶν, τὴν δ᾽ ἐκ τῆς σκληρότητος λαβοῦσα. καὶ μὲν δὴ καὶ τὸ πολυειδὲς τῶν σχημάτων εἰς τὴν τοῦ κοινοῦ δυσπάθειαν ἀμηχάνως συντελεῖ, πολυειδῶς γὰρ εἴκει καὶ τοῖς ἐκ πάντων τόπων προσπίπτουσιν· εἰ δέ γε μονοειδὴς ἡ σύνθεσις αὐτῶν ἐγεγόνει, δυσπαθὴς οὐκ ἂν εἴη, ὅτι μηδ᾽ εἴκειν παντοίως ἠδύνατο. διὰ τοῦτο μὲν δὴ πολλὰ καὶ ὧδέ πως συγκείμενα.

Κεφ. θ΄. Διὰ τί δ᾽ ὀκτὼ μὲν τὰ τοῦ καρποῦ, τέτταρα δὲ τὰ τοῦ μετακαρπίου, καὶ ὡς οὔτε πλείω βέλτιον ἦν οὔτ᾽ ἐλάττω γενέσθαι, τοῦθ᾽ ἑξῆς δίειμι, πρότερόν γε τὸ μὲν ὑπομνήσας τῶν ἐπὶ τῇ τελευτῇ τοῦ πρώτου γράμμα-

exolvunt ipſorum violentiam. Ita namque et ſagitta, et haſta, et quicquid aliud tale eſt, tenſa coria facilius quam laxa penetrat, quod illa quidem reſiſtunt, haec autem cedentia paulatim eorum, quae incidunt, violentiam exolvunt. Utraque igitur ſortita eſt horum oſſium compoſitio, eam, quae eſt communis omnium, et quae uniuscujusque privatim propria eſt, dyſpathiam (*patiendi difficultatem*), illam quidem ex multitudine ipſorum, hanc autem ex duritie aſſecuta. Quin et multiformis figurarum varietas ad communis dyſpathiam incredibiliter conducit: multiformiter enim cedit iis, quae ex omnibus locis incidunt; ſi vero uniformis ipſorum compoſitio fuiſſet, laeſionibus obnoxia foret, quoniam ne cedere quidem omnino poſſet. Propter haec igitur manus oſſa et multa ſunt et ita compoſita.

Cap. IX. Cur autem octo quidem oſſa carpi, quatuor autem metacarpii ſint, et cur neque plura, neque pauciora fuiſſe erat melius, id deinceps percurram, prius quidem partim commemorando eorum, quae in ſine primi

τος εἰρημένων, τὸ δ' ἀποδείξας νῦν. ὅτι μὲν γὰρ οὔτε πλείους τῶν πέντε δακτύλων οὔτ' ἐλάττους ἄμεινον ἦν γεγονέναι, τὸ πρότερον ἐξηγεῖται γράμμα· διὰ τί δ' οὐχ, ὡς τῶν ποδῶν, ἐφ' ἑνὸς στοίχου πάντες, [326] ἀλλ' ο μέγας ἀντιτέτακται τοῖς ἄλλοις, εἴρηται μὲν δὴ καὶ περὶ τούτου, ἀλλ' ὅσον ἐνδεῖ, νῦν προσκείσεται. πούς μεν ὄργανον βαδιστικὸν, χεὶρ δὲ ἀντιληπτικόν· ἔπρεπεν οὖν τῷ μὲν τὸ τῆς ἕδρας ἀσφαλὲς, τῇ δὲ τὸ τῆς ἀντιλήψεως πολυειδές. ἀλλ' η μὲν ἀσφάλεια τῆς ἕδρας ἐφ' ἑνὸς στοίχου τεταγμένων ἁπάντων ἐδεῖτο τῶν δακτύλων, η δ' εἰς τὸ ποικίλον τῶν ἀντιλήψεων ἑτοιμότης τοῦ μεγάλου τοῖς ἄλλοις ἀντιτεταγμένου. ἀλλ' εἰ μὲν κατ' ἀντικρὺ πάντων ἐτάχθη τὸ μέσον τῆς ἔσω χώρας καταλαβὼν τοῦ καρποῦ, πολλοῖς ἂν τῶν ἔργων τῆς χειρὸς ἐλυμήνατο, καὶ μάλισθ' ὅσα τοῖς θέναρσιν ἢ κατὰ μόνας ἑκατέρᾳ δρῶμεν, ἢ ἀμφοτέραις ἅμα. διὰ τοῦτ' οὖν ἐκ πλαγίων μὲν ἐχρῆν αὐτὸν τετάχθαι, πλεῖστον δ' ἀφεστηκέναι τῶν ἄλλων. διττῆς δ' οὔσης τῆς ἐκ τῶν πλαγίων θέσεως, ἢ κατὰ τὸν μικρὸν

libri dicta ſunt, partim nunc demonſtrando. Quod certe neque plures quinque digitos neque pauciores factos eſſe melius erat, primus liber expoſuit. Cur autem non, ſicut digiti pedum, uno ordine ſiti ſint omnes, ſed magnus ſit aliis oppoſitus, dictum quidem eſt aliquid et de hoc prius, at quod reliquum eſt nunc adiicietur. Pes quidem ambulandi organum eſt, manus autem apprehendendi; conveniebat itaque illi quidem ſtabilimenti ſecuritas, huic autem apprehenſionis varietas; ſed ſecuritas quidem ſtabilimenti uno ordine locatis indigebat omnibus digitis, promptitudo vero ad varietatem apprehenſionum magno ſeu pollice aliis oppoſito. Sed ſi ex adverſo omnium eſſet locatus, medium internae regionis carpi occupans, multis utique actionibus manus noceret, et maxime iis, quaſcunque per palmam agimus, vel ſeorſum altera manu, vel ſimul ambabus; ob eam cauſam a latere quidem oportuit ipſum locari, plurimum autem diſtare ab aliis. Duplex vero quum ſit poſitura lateralis, vel

δάκτυλον, ἢ κατὰ τὸν λιχανὸν, εὔλογον ἦν αὐτὸν κατὰ τὸν λιχανὸν τετάχθαι· ἐστράφθαι γὰρ εἰς ἀλλήλας οὕτως ἔμελλον αἱ χεῖρες, ἀπεστράφθαι δ' ἐκείνως· καὶ προσέτι κατὰ τὰς ἐσχάτας καμπὰς τῶν δακτύλων ὁ μὲν μικρὸς οὐδεμίαν ἀπολείπει χώραν κενὴν, ὁ δὲ λιχανὸς οὐ μικρὰν, δεομένην σαφῶς οἷον ἐπιθήματός τινος τοῦ μεγάλου δακτύλου. ἐπεὶ τοίνυν ἐν τούτῳ τῷ χωρίῳ μάλιστ' ἐχρῆν τετάχθαι τὸν μέγαν δάκτυλον, τὴν πρώτην αὐτοῦ φάλαγγα τῷ πλησιάζοντι τοῦ καρποῦ διήρθρωσεν ὀστῷ· εἰ γάρ τινι τῶν τοῦ μετακαρπίου συνετέτακτο, μικρὸν ἂν ἦν αὐτῷ τὸ πρὸς τὸν λιχανὸν διάστημα. τοῦτο δ' εἴπερ ἐγένετο, χεῖρον μὲν ἂν ἐνήργει καὶ μετ' ἐκείνου, χεῖρον δ' οὕτω καὶ μεθ' ἑκάστου τῶν ἄλλων, χεῖρον δ' ἔτι μᾶλλον κἂν τῷ κατὰ κύκλον τι περιλαμβάνειν. ἐν ἅπασι γὰρ τοῖς εἰρημένοις τὸ τῆς χρείας ἱκανῶς περαίνεται τῷ μήκει τῆς διαστάσεως. τὸν μὲν δὴ μέγαν διὰ τοῦτο ἐπὶ πλεῖστον ἀπῆγε τῶν ἄλλων.

Κεφ. ί. Ἐν δὲ τῇ μεταξὺ χώρᾳ τοῦ τε πήχεως

verfus parvum digitum, vel verfus indicem, confentaneum fuit eum verfus indicem locari; converti enim ad fefe ita debebant manus, averti autem illo modo: his accedit, quod per extremas flexiones digitorum parvus nullam relinquit regionem vacuam, index vero non parvam, indigentem manifefte velut operculo quodam, magno digito. Quia igitur hoc loco maxime oportebat locari magnum digitum, primum ipfius articulum offi carpi propinquo dearticulavit. Si enim alicui offium metacarpii committeretur, parva utique effet ei ab indice diftantia: hoc autem fi fuiffet factum, deterius utique ageret et cum ipfo indice, deterius autem fimiliter et cum unoquoque aliorum, deterius adhuc multo in re aliqua circulo comprehendenda; in omnibus enim praedictis ufus admodum perficitur longitudine diftantiae. Magnum igitur ob id plurimum abduxit ab aliis.

Cap. X. In regione vero inter cubitum et quatuor

καὶ τῶν τεττάρων δακτύλων τὸν καρπὸν καὶ τὸ μετακάρπιον ἔταξεν, ἐκ πολλῶν μὲν ὀστῶν συγκείμενα, δι᾽ οὓς ἔμπροσθεν εἴπομεν λογισμούς. ἀλλὰ διὰ τί τὸ μὲν ἐκ τεσσάρων, τὸν δὲ ἐξ ὀκτὼ, νῦν πρόκειται λέγειν. καὶ δὴ φαίνεται τὸ μὲν ἐκ τεσσάρων διὰ τοῦτο, ὅτι, πέντε ὄντων τὸν ἀριθμὸν τῶν δακτύλων, ὁ μέγας μὲν τῷ καρπῷ, τῶν δ᾽ ἄλλων ἕκαστος διαρθροῦται τῷ μετακαρπίῳ. διὰ τί δ᾽ ὁ καρπὸς ἐξ ὀκτὼ, δειχθῆναι δεῖ πρότερον, καὶ ὡς ἐπὶ δύο στοίχους ἐχρῆν αὐτὸν συγκεῖσθαι. τὰ μὲν δὴ κατὰ τὸ μετακάρπιον ὀστᾶ διέστηκεν ἀλλήλων, ὅτι τε διεστηκότων ἀξιολόγως τῶν κατὰ τοὺς δακτύλους προτάττεται, καὶ ὅτι τὸ διάστημα τοῖς μυσὶ παρεσκεύασεν ἡ φύσις, ὑπὲρ ὧν τῆς εὐλογωτάτης γενέσεως ἔμπροσθεν εἴρηται. τὰ δὲ τοῦ καρποῦ πάντα ἀλλήλων ἅπτεται, μᾶλλον μὲν ἐσφιγμένα τὰ πρὸς τὸν πῆχυν, ἧττον δὲ τὰ πρὸς τὸ μετακάρπιον. τὰ μὲν γὰρ οἷον ἓν ἐχρῆν γενέσθαι, μέλλοντά γε ὡς ἓν διαρθρώσεσθαι μὲν πρὸς τὸν πῆχυν, κινήσεσθαι δὲ πολλὰς καὶ βιαίους κινήσεις· ἅπασαι γὰρ σφοδραὶ τῆς χειρὸς ἐνέρ-

digitos media carpum et metacarpium locavit, ex multis quidem oſſibus conſtantia propter rationes, quas ante diximus. Sed cur hoc quidem ex quatuor ſit compoſitum, ille autem ex octo, nunc propoſitum eſt dicere. Videtur itaque ob id metacarpium quidem conſtare ex quatuor, quoniam, quinque quum eſſent digiti numero, magnus quidem in carpo, aliorum vero quisque dearticulatur in metacarpio. Quamobrem autem carpus ex octo, oſtendere prius oportet, et quod in duos ordines oportuit ipſum componi. Oſſa quidem metacarpii a ſeſe diſtant, quod diſtantibus inſigniter oſſibus digitorum praelocata ſunt, quodque hanc diſtantiam praeparavit natura muſculis, de quorum iuſtiſſima generatione dictum eſt ante. Oſſa vero carpi omnia ſe invicem contingunt, magis quidem conſtricta ea, quae ſunt ad cubitum, minus autem ea, quae ſunt ad metacarpium. Illa enim velut unum oportuit fieri, quia tanquam unum debebant dearticulari quidem ad cubitum, moveri autem multis et violentis motibus: omnes enim

γειαι τοῦ κατὰ τὸν καρπὸν ἄρθρου κινήσεις εἰσί. τὰ δ' οὔθ' ὡς ἓν ἀναγκαῖον ἦν τοῖς ὀστοῖς ὁμιλεῖν τοῦ μετακαρπίου διεστηκόσιν ἀπ' ἀλλήλων, καὶ σφοδρὰν ἔμελλε κινήσεσθαι κίνησιν οὐδεμίαν, εἴς τε τὴν δυσπάθειαν αὐτοῖς πολυ χρηστότερον ὑπῆρχεν χαλαρῶς συγκεῖσθαι· μᾶλλον γὰρ ἂν οὕτως ἐκλύοι τὴν βίαν τῶν προσπιπτόντων. [327] καὶ τοίνυν ἐπεὶ πολλὰ μὲν ἦν ἄμεινον ποιῆσαι τὰ κατὰ τὸν καρπὸν ὀστᾶ, συνθεῖναι δ' οὐχ ὁμοίως αὐτῶν τὰ πρὸς τὸν πῆχυν πέρατα τοῖς πρὸς τὸ μετακάρπιον, ἐπὶ δύο στοίχους αὐτὰ συνέταξεν. ὄντων οὖν ἐξ ἀνάγκης τεττάρων τῶν τοῦ μετακαρπίου, παρακειμένου δ' αὐτοῖς ἐφ' ἑνὸς στοίχου τοῦ πρώτου κατὰ τὸν μέγαν δάκτυλον, ὃ δὴ καὶ προσνέμουσιν ἔνιοι δι' αὐτὸ τοῦτο τῷ μετακαρπίῳ, καὶ τούτου παντὸς τοῦ στοίχου διαρθρουμένου τῷ κάτω μέρει τοῦ καρποῦ, δεόντως ἐκ τεττάρων μὲν τοῦτο, θάτερον δὲ τὸ τῷ πήχει διαρθρούμενον ἐκ τριῶν ὀστῶν ἐγένετο. στενωτάτου μὲν γὰρ εἶναι δεομένου τοῦ καρποῦ, καθ' ἃ τῷ πήχει διαρθροῦται, πλατυτάτης δὲ οὔσης τῶν δακτύλων τῆς ἐμφύσεως, τὸ

validae manus actiones ipſius carpi articuli ſunt motus. Haec vero non ut unum erat neceſſe committi oſſibus metacarpii a ſeſe diſtantibus, neque ullo vehementi motu contingebat moveri; praeterea, ut minus eſſent obnoxia laeſionibus, multo utilius erat ea laxiora eſſe; magis enim ita exolvunt violentiam eorum, quae incidunt: quoniam denique in carpo multa fieri oſſa fuit melius, componi vero ſines eorum cum cubito non ſimiliter, ut cum metacarpio, in duos ordines ea locavit. Quum igitur neceſſario ſint quatuor metacarpii oſſa, adjaceat autem eis in uno ordine primum magni digiti os, (quod ſane et attribuunt nonnulli propter hoc ipſum metacarpio,) et hic univerſus ordo dearticuletur inferiori parti carpi, convenienter ex quatuor quidem haec pars, altera autem, quae cubito dearticulatur, ex tribus oſſibus facta eſt. Strictiſſimus namque cum eſſe debeat carpus, qua cubito dearticulatur, ampliſſima vero ſit productio digito-

Ed. Chart. IV. [327.] Ed. Baſ. I. (386.)

μεταξὺ πᾶν, εἰς ὅσον ἀποχωρεῖ τῶν ἄκρων ἑκατέρων, εἰς τοσοῦτον στενότητός τε καὶ πλάτους μετείληφε. τριῶν οὖν ὄντων στοίχων ἐν τῷ μεταξὺ πήχεώς τε καὶ τῆς τῶν δακτύλων σχίσεως, ὁ μὲν πρὸς τῷ πήχει πρῶτος ἐκ τριῶν ὀστῶν, ὁ δ᾽ ἐφεξῆς ἐκ τεσσάρων, ὁ δὲ τούτῳ διαρθρούμενος ἐκ πέντε γέγονε, ὧν εν μέν ἐστι τὸ τοῦ μεγάλου δακτύλου, τὰ δ᾽ ἄλλα τέτταρα τοῦ μετακαρπίου. ἀλλὰ γὰρ καὶ οὕτω μὲν ἂν δόξειεν ὁ καρπὸς ἐξ ἑπτὰ τῶν πάντων ὀστῶν συγκεῖσθαι. εἰ δὲ καὶ περὶ τοῦ κατὰ τὰ ἔνδον αὐτοῦ μέρη, καθ᾽ ἃ καὶ διαρθροῦται πρὸς τὴν λεπτὴν τοῦ πήχεως ἀπόφυσιν, ἐποχουμένου προμήκους ὀστοῦ τὸν οἰκεῖον ἀναμείνας λόγον ἐπακούσειας, ὧν ἕνεκα καὶ τοῦτο τῶν χρειῶν ὑπὸ τῆς φύσεως ἐγένετο, τελέως ἂν οὕτω γε πεισθείης, ὡς οὔτε πλείω τῶν ὀκτὼ κατὰ τὸν καρπὸν, οὔτ᾽ ἐλάττω βέλτιον ἦν ὀστᾶ γεγονέναι. ὑπέρ τε οὖν τούτων ἦν ἱκανὰ ταῦτα, καὶ περὶ τῶν ἀποφύσεών τε καὶ ἐπιφύσεων ἁπασῶν τῶν ἐν ἅπασι τοῖς κώλοις, οὐ μόνον τῶν κατὰ τὸν καρπὸν, ὁ εἰρησόμενος λόγος κοινός.

rum, medium totum inter haec, quantum abſcedit ab extremis utrisque, tantum anguſtiae et amplitudinis particeps fuit. Quum itaque tres ſint ordines in medio cubiti et diviſionis digitorum, qui quidem eſt ad cubitum prior, ex tribus oſſibus, qui vero deinceps eſt, ex quatuor, tertius autem huic dearticulatus ex quinque factus eſt, quorum unum quidem eſt magni digiti, alia vero quatuor metacarpii. Videbitur itaque ſic quidem carpus ſeptem omnino oſſibus conſtare. Si vero et de oſſe praelongo, quod vehitur per internas ejus partes, ubi et dearticulatur ad tenuem cubiti apophyſim, proprium expectando ſermonem audiveris, quorum uſuum gratia et hoc a natura factum ſit, omnino demum credas, nec plura octo, neque pauciora ſatius fuiſſe in carpo oſſa creata. Sed de his quidem et ſufficiebant haec, et de omnibus epiphyſibus et apophyſibus, quae in omnibus membris, non ſolum iis, quae in carpo ſunt, ſermo qui dicetur erit communis.

Ed. Chart. IV. [327.] Ed. Baf. I. (386. 387.)

Κεφ. ια'. Ἀλλὰ καὶ ἔνθα χρὴ διάρθρωσιν ὀστῶν γενέσθαι, καὶ μάλιστα μεγάλων, ἐπειδὴ τὸ μὲν ὑποδέχεσθαι χρὴ, τὸ δ' ἐμβαίνειν, καὶ δεῖται τὸ μὲν ὑποδεχόμενον κοιλότητος, τὸ δ' ἐμβησόμενον κυρτότητος, ἐνταῦθ' ἑκατέροις ἡ φύσις ἢ ἀποφύσεις τινὰς ἢ ἐπιφύσεις ἐργάζεται, τοῖς μὲν ἐμβησομένοις κυρτὰς καὶ περιφερεῖς πανταχόθεν, τοῖς δ' ὑποδεξομένοις κοίλας μὲν ἔνδοθεν, ἔξωθεν δὲ κυρτάς. ὥστ', ἐπεὶ καὶ τὸν καρπὸν ἔδει διαρθροῦσθαι τοῖς πήχεώς τε καὶ κερκίδος πέρασι, δεόντως ἑκάτερον τῶν ὀστῶν ἐπίφυσιν ἔσχε, κυρτὴν μὲν καὶ περιφερῆ τἀκτὸς, κοίλην δ' ἔνδοθεν. ἀλλ' ἡ μὲν τῆς κερκίδος πανταχόθεν ὀφρὺν ἔχει περιθέουσαν, ὑφ' ἧς ἀκριβῶς σφίγγεται τὸ ταύτῃ πέρας τοῦ καρποῦ, ἡ δὲ τοῦ πήχεως οὐκ ἔθ' ὁμοίως· ἀλλὰ τὸ μὲν ἔσωθεν καὶ πρὸς τὴν κερκίδα φέρον αὐτῆς τοιοῦτον, τὸ δ' ἄλλο τὸ κατὰ μῆκός τε καὶ (387) τὴν εὐθυωρίαν ὅλου τοῦ κώλου πέρας εἰς περιφερῆ τελευτᾷ κεφαλὴν, ᾗ περιβέβληται τὸ ταύτῃ τεταγμένον ὀστοῦν τοῦ καρποῦ γληνοειδεῖ

Cap. XI. Sed etiam ubi oportet dearticulationem offium fieri, et maxime magnorum, quia hoc quidem fuscipere oportet, illud autem ingredi, indigetque, quod quidem fuscipit, cavitate, quod vero ingreditur, convexitate, ibi utrisque natura vel apophyfes quasdam vel epiphyfes efficit, his quidem, quae debent ingredi, gibbas et rotundas undique, illis autem, quae fuscipiunt, concavas quidem intrinfecus, extrinfecus autem gibbas et undique eminentes. Quoniam itaque carpum oportebat dearticulari cubiti et radii finibus, convenienter horum os utrumque epiphyfim habuit, gibbam quidem et rotundam extrinfecus, concavam vero intrinfecus. Sed epiphyfis quidem radii undique labium habet circumpofitum, a quo exacte ftringitur is terminus carpi, qui ad cubitum fpectat. Cubiti autem epiphyfis non amplius fimiliter; fed interna quidem ejus pars, quae fpectat ad radium, eft fimilis, alia vero extremitas, quae fecundum longitudinem et rectitudinem totius membri extat, in rotundum caput delinit, quo circumdatur locatum ibi os

κοιλότητι, ὥστε διττὴν εἶναι τὴν διάρθρωσιν κατὰ τὸν καρπὸν, ἑτέραν μὲν τῶν ἐμβαινόντων αὐτου τοῦ καρποῦ περάτων εἰς τὴν μεταξὺ τῶν κερκίδος τε καὶ πήχεως ἐπιφύσεων κοιλότητα, τὴν δ' ἄλλην τὴν μικρὰν του περιλαμβάνοντος ὀστοῦ τὴν μικρὰν ἀπόφυσιν τοῦ πήχεως. αὕτη μὲν οὖν ἕνεκα τῶν ἐπὶ τὸ πρανές τε καὶ ὕπτιον ἐπιστροφῶν τῆς χειρὸς ἐγένετο· διὰ δὲ τῆς μεγάλης ἄλλης ἐκτείνεταί τε καὶ κάμπτεται τὸ κατὰ τὸν καρπὸν ἄρθρον. [328] ἕνεκα μὲν τούτων αἱ κυρτότητες ἐγένοντο τῶν πήχεώς τε καὶ κερκίδος περάτων. χρῆται δ' αὐταῖς καὶ πρὸς ἄλλο τι χρηστὸν ἡ φύσις, ὥσπερ εἴωθεν πολλάκις τῷ δι' ἕτερόν τι γεγονότι χρῆσθαι πρὸς τἄλλα· τὰς γὰρ τῶν κινούντων τοὺς δακτύλους τενόντων κεφαλὰς εἰς τὰς μεταξὺ τῶν ἐξοχῶν τούτων κοιλότητας κατέθετο, φρουρὰν ἀσφαλῆ, καθάπερ τινὸς τείχους ἢ πύργου, ταύτην αὐτοῖς ποιησαμένη.

Κεφ. ιβ'. Ἐπεὶ δ' ἔξωθεν μὲν ἱκανὸν ἦν ὕψος τῷ τοῦ πήχεως πέρατι, τὰ δ' ἔνδον ταπεινὰ διὰ τὴν ἀπόφυσιν αὐτοῦ τὴν μικρὰν, ἔξωθέν τε καὶ κατωθεν τεταγμένην, ἣν

carpi cavitate glenoeide; ut duplex ſit dearticulatio in carpo, altera quidem finium ipſius carpi ingredientium cavitatem inter epiphyſim radii et cubiti mediam, altera autem parva oſſis circumplectentis parvam apophyſim cubiti: haec quidem gratia converſionum manus ad pronum et ſupinum facta eſt, propter aliam vero magnam extenditur et flectitur carpi articulus. Propter haec ſane convexitates factae ſunt extremitatum cubiti et radii. Utitur autem ipſis et ad aliud quoddam commodum natura, ſicut aſſuevit eo, quod propter aliud quiddam factum eſt, uti ſaepe ad alia: capita enim tendonum digitos moventium inter medias harum eminentiarum cavitates demiſit, illa his eminentiis tanquam muro quodam valido aut turri muniens.

Cap. XII. At quia extrinſecus quidem magna erat altitudo ipſi extremitati cubiti, intrinſecus vero partes imae et demiſſae propter apophyſim ejus parvam extrinſocus et inferne locatam, quam, ut diximus, unum e

περιβαίνειν ἐλέγομεν ἓν τῶν κατὰ τὸν καρπὸν ὀστῶν, ἔθηκέ τι κἀνταῦθα, καθάπερ τινὰ χάρακα, πρόμηκες ὀστοῦν, ἔσω νεῦον ὀρθὸν, ὑφ᾽ οὗ τά τ᾽ ἄλλα τὰ τῇδε φρουρεῖται, καὶ μάλιστα τὸ νεῦρον τὸ ἀπὸ τοῦ νωτιαίου μὲν ἰὸν, εἰς δὲ τὰ ἔνδον τῆς χειρὸς διασπειρόμενον. ὄγδοον τοῦτο κατὰ τὸν καρπὸν ὀστοῦν ἐστι, ὑπὲρ οὗ τῆς εὐλόγου γενέσεως ἐν τοῖς ἔμπροσθεν ἀνεβαλόμην ἐρεῖν. οὔσης δ᾽ ἀκριβοῦς τῆς ἁρμονίας ἐν τοῖς κατὰ τὸν καρπὸν ὀστοῖς ἅπασιν, ἀποροῦσα χώρας ἡ φύσις, ἐν ᾗ τὸ προειρημένον ὀστοῦν ἀσφαλῶς ἑδράσειε, πολλὰ καὶ θαυμαστὰ σοφίζεται. πρῶτον μὲν γὰρ τὸ κάτω πέρας αὐτοῦ λεπτὸν ἀκριβῶς εἰργάσατο, μόνως ἂν οὕτως ἐλπίσασα χώραν εὑρήσειν ἐπιτήδειον, ἐν ᾗ καταπήξειεν αὐτό· ἔπειτα δὲ εἰς ὕψος ἱκανὸν ἀναγαγοῦσα, χαῦνον ἐνταῦθα καὶ χονδρῶδες ἀπειργάσατο, παρασκευάζουσα χώραν ἐπιτήδειον εἰς κατάφυσιν τῷ κάμπτοντι κατὰ ταῦτα τὸν καρπὸν τένοντι· μείζων γὰρ ἦν οὗτός γε ἢ ὡς συμφῦναί τινι τῶν κατ᾽ αὐτὸν τὸν καρπὸν ὀστῶν ἀσφαλῶς οὕτως δι᾽ ὀλίγου χόνδρου. τούτῳ τε οὖν συνέφυσεν αὐτὸ, καὶ τὸ

carpi offibus circumplectitur, pofuit et hic velut quoddam vallum praelongum os, intro nutans rectum; a quo alia, quae ibi funt, muniuntur, et maxime nervus, qui a fpinali medulla prodiens ad interiora manus diffeminatur. Hoc eft os carpi octavum, de cujus notabili generatione in fuperioribus differere diftuleram. Quum autem exacta harmonia fit in omnibus carpi offibus, natura carens loco, in quo praedictum os tuto firmaret, multa et miranda excogitavit. Primo namque inferiorem finem ejus fubtilem exacte fecit, quum fperaffet, ea fola ratione locum aliquem fe inventuram idoneum, in quo ipfum defigeret; deinde autem in altitudinem juftam ductum laxum ibi et cartilaginofum molita eft, praeparans locum idoneum ad infertionem tendoni ea parte carpum flectenti; major enim fuit ifte, quam ut tuto fic per paucam cartilaginem adnafceretur alicui offium ipfius carpi. Huic igitur inferuit ipfum natura, et tenuem extremitatem

λεπτὸν πέρας τὸ κάτω φέρουσα ἡ φύσις κατέθετο μεταξὺ τοῦ τε περιλαμβάνοντος τὴν μικρὰν τοῦ πήχεως ἀπόφυσιν ὀστοῦ καὶ αὐτῆς τῆς μεγάλης κεφαλῆς, ἣν δὴ καὶ κόνδυλον ὀνομάζουσιν, ἀφ᾽ ἧς καὶ ὁ μικρὸς αὐχὴν, ἐκ τῶν ἔξωθέν τε καὶ κάτω μερῶν ἀποβλαστάνων, ἔπειτα τελευτῶν εἰς μικρὰν κεφαλὴν, ἑνὶ τῶν κατὰ τὸν καρπὸν ὀστῶν ἐδείχθη διαρθροῦσθαι. καὶ τοίνυν ὡς ἂν ἐπὶ σμικρᾶς πάνυ βεβηκὸς κοιλότητος τὸ χονδρῶδες ὀστοῦν ἐκεῖνο σφαλερὸν ἐξ ἀνάγκης ἐγένετο καὶ ῥαδίως πάντη περιτρεπόμενον. ὑμέσι δέ τισιν ἰσχυροῖς ἡ φύσις αὐτὸ τοῖς περικειμένοις ὀστοῖς συνέδησεν, ὑφ᾽ ὧν ἰσοῤῥόπως ἀνθελκόμενον ἁπάντη μένειν οὕτω μόγις ὀρθὸν δύναται κατὰ τῆς ἴτυος ὀχούμενον τοῦ περιβεβηκότος ὀστοῦ τὴν μικρὰν τοῦ πήχεως ἀπόφυσιν. ἐπεὶ δ᾽ εἰς τὴν κεφαλὴν αὐτῆς καθάπτων ὁ μέγας τένων ὁ τὸν καρπὸν κάμπτων ἐφ᾽ ἑαυτὸν ἔμελλε περιτρέψειν αὐτὸ καὶ καταβαλεῖν ἑτέραν ἀντέταξεν αὐτῷ τάσιν ἰσόῤῥοπον, ἐκ τῶν ἀντικειμένων μερῶν ἐκφύσασα σύνδεσμον εἰς τὸ μετακάρπιον τελευτῶντα. καὶ οὕτως ἤδη δικαίως εἰς πᾶν

inferiorem proferens poſuit inter os, quod comprehendit parvam oſſis cubiti apophyſim, et inter ipſum magnum caput, quod condylum nominant, a quo *capite* et parva cervix externis et inferioribus partibus exoriens, deinde in parvum caput deſinens, uni oſſium carpi oſtenſa nobis eſt dearticulari. Porro ceu in parva valde cavitate locatum cartilaginoſum os illud male tutum neceſſario fuiſſet et facile quoquoverſum verſatile; ſed membranis quibusdam validis natura id circumjacentibus oſſibus alligavit, a quibus aequaliter diſtractum totum manere ita rectum tandem poſſit, in cavitatis ſupercilio vectum oſſis amplexati parvam cubiti apophyſim. Quia vero ad caput ejus apophyſeos pertingens magnus tendo carpum flectens futurum erat ut ad ſeipſum converteret et deiiceret *ipſum os*, aliam tenſionem aequipollentem oppoſuit ipſi, ex oppoſitis partibus inſerens ligamentum ad metacarpium deſinens. Itaque jam juſte et aequaliter in om-

μέρος ἑλκόμενον τὸ χονδρῶδες ὀστοῦν οὐδαμόσε καταπίπτει. τὰ μὲν δὴ κατὰ τὸν μικρὸν δάκτυλον μόρια τοῦ καρποῦ τόνδε τὸν τρόπον κεκόσμηται. τὰ δὲ κατὰ τὸν μέγαν, ἐπειδὴ κἀνταῦθα φυλακήν τινα ἐχρῆν γενέσθαι θατέρῳ τῶν ἄνωθεν ἰόντων νεύρων, τῷ διεκπίπτοντι κατά τι πρὸς τὰ ἐκτὸς τῆς χειρὸς, καὶ καταφῦναι τὸν λοιπὸν τῶν καμπτόντων ἄκραν τὴν χεῖρα τενόντων, καὶ ἦν οὐδεμία χώρα, καθ' ἧς ἂν ἐστήρικτο τοιοῦτον ἕτερον ὀστοῦν, οἷόν ἐστι τὸ κατὰ τὸν μικρὸν δάκτυλον, [329] δια ταῦτα τοῦ πρώτου κατὰ τὸν καρπὸν ὀστοῦ προμήκη τινὰ ἀπόφυσιν εἰς τοὐντὸς τῆς χειρὸς ἐποιήσατο χονδρώδη τε καὶ μανὴν, εἰς ἣν ἐνέφυσε τὸν κάμπτοντα τένοντα τὴν χεῖρα. οὐ μὴν ἐπέτρεψέ γε τῇ συμφύσει ταύτῃ τὸ σύμπαν μόνῃ, ἀλλ' ἕως τοῦ μετακαρπίου προσήγαγεν ἀσφαλείας ἕνεκα δίκρουν ἐργασαμένη τὸν τένοντα, κἀνταῦθα κατέφυσεν εἰς τὴν ἀρχὴν τῶν προτεταγμένων ὀστῶν τοῦ μέσου τε καὶ τοῦ λιχανοῦ δακτύλου. ὅπερ γὰρ ἐπὶ τῶν τὸ πρῶτόν τε καὶ τρίτον ἄρθρον δακτύλων αὐτῶν ἔνδοθεν κινούντων εἰργάσατο, τοῦτο κἀνταῦθα

nem partem tractum cartilaginofum os nusquam decidit. Partes igitur carpi, quae funt verfus parvum digitum, hoc modo ornatae *et inftructa funt.* Quae vero verfus magnum, quoniam et ibi munimentum quoddam oportebat effe alteri defcendentium fuperne nervorum, excidenti quadantenus ad externas partes manus, inferique ibi debebat reliquum tendonum fummam manum flectentium, et nullus erat locus, in quo firmaretur tale alterum os, quale id eft, quod ad parvum digitum; propterea primi in carpo offis praelongam quandam apophyfim ad interiora manus fecit, cartilaginofam et raram, in quam inferuit flectentem manum tendonem: non tamen commifit huic fymphyfi foli totum, fed usque ad metacarpium adduxit fecuritatis gratia bifidum efficiens tendonem, et ibi inferuit ad principium offium medio digito et indici praelocatorum. Quod enim in moventibus primum et tertium articulum ab interna parte ipforum digitorum molita eft, hoc et hic propter eandem

διὰ τὴν αὐτὴν αἰτίαν ἐποίησεν. ἐκείνους τε γὰρ, ὡς ἂν οὐκ αὐτόθι μόνον ἐν τῷ πρώτῳ τελευτήσειν μέλλοντας, ἀλλὰ καὶ μέχρι τοῦ τρίτου προβήσεσθαι, διὰ τῶν συνδέσμων συνῆψε τοῖς ὀστοῖς· τοῦτον δὲ τὸν τένοντα, περὶ οὗ νῦν ὁ λόγος, ὡσαύτως οὐκ εἰς αὐτὴν τὴν ἀπόφυσιν, ἀλλ᾽ εἰς τὸν περικείμενον αὐτῇ σύνδεσμον ἐνέφυσεν, ἵν᾽ ἐξῇ προβαίνειν ἐπὶ πλεῖον αὐτῷ· οἱ γὰρ εἰς ὀστοῦν ἐμφυόμενοι τένοντες ἐξ ἀνάγκης αὐτόθι τελευτῶσι. καὶ γὰρ δὴ καὶ ἄλλην τινὰ ἐπίφυσιν ὀστοῦ μικροῦ χονδρώδους ἡ φύσις ἐδημιούργησε, διὰ συνδέσμων ἰσχυρῶν συνημμένου τούτῳ τε τῷ νῦν εἰρημένῳ κατὰ τὸν καρπὸν ὀστῷ καὶ τῷ μετ᾽ αὐτὸ τῷ διαρθρουμένῳ πρὸς τὴν πρώτην φάλαγγα τοῦ μεγάλου δακτύλου, χάριν τοῦ κἀνταῦθα καθάψαι θατέρῳ μέρει τοῦ τένοντος, ὑφ᾽ οὗ τόν τε μέγαν δάκτυλον ἔφαμεν κινεῖσθαι καὶ τὸν καρπόν. ἔννατόν τις τοῦτο δύναται κατὰ τὸν καρπὸν ἀριθμεῖν ὀστοῦν, ἀλλ᾽ οὐκ ἠρίθμηται πρὸς τῶν ἀνατομικῶν, ὥσπερ οὐδ᾽ ἄλλων τῶν σησαμοειδῶν καλουμένων οὐδὲν, ἃ πολλοῖς τῶν κατὰ τὰς χεῖράς τε καὶ πόδας ἄρθρων ἡ φύσις ἐξ ἐπιμέτρου περιτίθησιν ἀσφαλείας ἕνεκα. οἱ δὲ λοιποὶ

causam fecit. Illos enim, ceu non ibi solum in primo articulo desituros, sed usque ad tertium processuros, per ligamenta copulavit ossibus: hunc autem tendonem, de quo nunc est sermo, similiter non ad ipsam apophysim, sed ad circumjacens ipsi apophysi ligamentum inseruit, ut ipse possit procedere ulterius; qui enim ad os inseruntur tendones, necessario ibi desinunt. Quin etiam aliam quandam epiphysim ossis parvi cartilaginosi natura creavit, per ligamenta robusta copulati partim huic nunc dicto ossi ipsius carpi, partim ei, quod est post ipsum, dearticulato ad primam aciem magni digiti, ut et ibi contingat parte altera tendonem, a quo magnum digitum diximus moveri et carpum. Nonum aliquis poterit hoc carpi os numerare, sed non est numeratum ab anatomicis, sicut nec aliquod eorum, quae sesamoidea vocantur, quae multis manuum et pedum articulis natura ex abundanti circumponit securitatis gratia. Reliqui vero

Ed. Chart. IV. [329.] Ed. Bas. I. (387.)

δύο τῶν τὸν καρπὸν κινούντων τενόντων πλατυνόμενοι καθάπτουσιν, ὁ μὲν εἰς τὸ πρὸ τοῦ λιχανοῦ τε καὶ τοῦ μέσου μετακάρπιον, ὁ δ᾽ εἰς τὸ πρὸ τοῦ μικροῦ. καθότι καὶ πρόσθεν εἴρηται. ἀλλὰ τούτων γε οὐδέτερος οὔτ᾽ ἀποφύσεως, οὔτ᾽ ἐπιφύσεως, οὔτ᾽ ἄλλου τινὸς ἔξωθεν ὀστοῦ γενέσεως ἐδεήθη περιττῆς, ἀλλ᾽ ἤρκεσεν αὐτοῖς διὰ τοῦ χόνδρου μόνου ξυμφῦναι τοῖς ὀστοῖς, ὡς ἂν αὐτοῖς τε μικροτέροις οὖσι καὶ κινήσεις ἀσθενεστέρας πεπιστευμένοις. σχεδὸν εἴρηταί μοι πάντα τὰ ἐπικαιρότατα περὶ τῆς ἄκρας χειρός· εἰ γάρ τι καὶ παραλέλειπται σμικρὸν, ἑτοίμως ἄν τις, ὡς ἔφην, ἐξευρίσκοι τοῦτο θεασάμενος μόνον αὐτοῦ τοῦ μορίου τὴν κατασκευήν. οἷον καὶ ὅτι τῶν τεττάρων τενόντων ἐκτεινόντων τε καὶ καμπτόντων τὸν καρπὸν οἱ μὲν ἔξωθεν σαφῶς ὁρῶνται λοξοὶ, καὶ καθήκουσιν ὁ μὲν εἰς τἀκτὸς μᾶλλον μέρη τῆς πρὸ τοῦ μικροῦ δακτύλου φάλαγγος, ὁ δὲ εἰς τἀντὸς τῆς πρὸ τοῦ μεγάλου· ἤδη δὲ καὶ οἱ ἔνδον αὐτοῦ λοξότεροί πως εἰσιν, ἂν ἀκριβῶς ἐπισκοποῖτό τις, καὶ ὡς

duo tendonum carpum moventium dilatati pertingunt, hic quidem ad id metacarpii, quod eſt ante indicem et medium, ille autem ad id ejusdem, quod eſt ante parvum, ſicut ante dictum eſt. Sed horum quidem neuter neque apophyſi, neque epiphyſi, neque alterius cujusdam externi oſſis generatione indiguit ſuperflua, ſed ſatis fuit eis per cartilaginem ſolam copulari oſſibus, ut qui minores eſſent et ad motus imbecilliores facti. Fere ſunt dicta mihi omnia principaliſſima de ſumma manu. Quod ſi aliquid praetermiſſum eſt exiguum, prompte quis, ut dixi, hoc inveniat conſiderans ſolum ipſius partis conſtructionem. Quale eſt hoc, quod ex quatuor tendonibus extendentibus et flectentibus carpum qui quidem extrorſum ſunt, maniſeſte apparent obliqui, et perveniunt, hic quidem magis ad externas partes aciei, quae eſt ante parvum digitum, ille vero ad internas aciei, quae eſt ante magnum: jam vero et quod interni ipſorum obliquiores quodammodo ſint, ſi quis diligenter inſpiciat, et

τοῦτ᾽ ἐγένετο χρησίμως, ἵνα μὴ μόνον ἐκτείνωσί τε καὶ κάμπτωσιν, ἀλλὰ καὶ περιάγωσιν εἰς τὸ πλάγιον τὴν χεῖρα. περὶ μὲν δὴ τούτων ἱκανὰ καὶ ταῦτα.

Κεφ. ιγ'. Περὶ δὲ θέσεως καὶ διαπλάσεως τῆς κερκίδος ἑξῆς ἂν εἴη ῥητέον· ἐν ταὐτῷ δὲ καὶ περὶ πήχεως εἰρήσεται. ἡ μὲν δὴ θέσις αὐτῆς εὐλόγως (388) λοξὴ γέγονε, καθότι καὶ ἡ τοῦ πήχεως εὐθεῖα. κατὰ γὰρ τὴν φύσιν ἑκατέρας τῶν κινήσεων ἐχρῆν εἶναι [330] καὶ τὴν θέσιν ἑκατέρου τῶν ὀστῶν. ἀλλ᾽ ἡ μὲν κατ᾽ ἔκτασίν τε καὶ κάμψιν κίνησις τοῦ κώλου κατὰ τὸ μῆκος αὐτοῦ γίγνεται, ἡ δ᾽ ἐπὶ τὸ πρανὲς καὶ τὸ ὕπτιον ἐπὶ τὰ πλάγια. ταῦτ᾽ ἄρα λοξὴ μὲν ἡ κερκὶς, εὐθὺς δ᾽ ὁ πῆχύς ἐστι· ὁ μὲν γὰρ ταῖς ἐκτάσεσί τε καὶ κάμψεσιν, ἡ δὲ ταῖς εἰς τὰ πλάγια περιστροφαῖς ὑπηρετεῖ. διὰ τοῦτο δὲ καὶ ἡ πρὸς τὸν βραχίονα διάρθρωσις ἑκατέρων τῶν ὀστῶν ἀνόμοιος ἐγένετο. ἀλλὰ περὶ μὲν ἐκείνης ὀλίγον ὕστερον εἰρήσεται. ἡ δὲ θέσις ἡ τῆς κερκίδος ὅτι μὲν λοξὴ, καὶ δὴ λέλεκται. διότι δὲ, διττῆς οὔσης ἐν ἅπασι τῆς λοξῆς θέσεως, ἤτοι

quod hoc factum fit utiliter, ut non folum extendant et flectant, fed etiam circumducant ad latera ipfam manum. Sed de his quidem fufficiunt haec.

Cap. XIII. De pofitura autem et conformatione ipfius radii deinceps dicamus; in ipfo autem eodem fermone et de cubito dicetur. Pofitura fane radii obliqua merito fuit, quemadmodum cubiti pofitura recta: fecundum naturam enim motus utriusque pofituram utriusque offis effe oportuit. Sed motus quidem membri per extenfionem et flexionem fecundum longitudinem ejus fit; qui vero ad pronum et fupinum, ad latera eft. Propterea igitur et obliquus quidem eft radius, rectus autem cubitus; cubitus fiquidem extenfionibus et flexionibus, radius vero converfionibus ad latera infervit. Ob eam caufam ad brachium utriusque offis dearticulatio diffimilis fuit. Sed de illa quidem paulo poft dicetur; pofitura vero radii quod quidem obliqua fit, jam dictum eft. Quum autem in omnibus duplex fit obliqua pofitura, (vel enim

γὰρ ἔσωθεν ἀρχομένη τελευτᾷ πρὸς τοὐκτὸς, ἢ ἔμπαλιν ἔξωθεν μὲν ἄρχεται, τελευτᾷ δ᾽ ἔσωθεν, τὴν ἑτέραν αὐτῶν τὴν δευτέραν εἰρημένην ἐπὶ τῆς κερκίδος ἡ φύσις προείλετο, νῦν εἰρήσεται. τῶν ὅλης τῆς χειρὸς εἰς τὰ πλαγια κινήσεων εἴρηται καὶ πρόσθεν ὡς αἱ μὲν ἐπὶ τὸ ὕπτιον εἰς ἐλάττους ἐνεργείας, αἱ δ᾽ ἐπὶ τὸ πρανὲς εἰς πολὺ πλείους τε καὶ ἀναγκαιοτέρας εἰσὶ χρησταί. διὰ τοῦτ᾽ ουν καὶ τὴν τῆς κερκίδος θέσιν ἑτοιμοτέραν ὑπακούειν ταῖς ἐπὶ τὸ πρανὲς κινήσεσιν ἡ φύσις ἀπειργάσατο, τὸ μὲν ἄνω πέρας αὐτῆς ἐπὶ τὴν ἔξω κεφαλὴν τοῦ βραχίονος ἄγουσα, τὸ κάτω δ᾽ ἐπὶ τὸν μέγαν ἐκτείνουσα δάκτυλον. ἐναντίως δ᾽ εἴπερ ἔσχε, ῥᾷον ἂν ἐπὶ τὸ ὕπτιον ἢ ἐπὶ τὸ πρανὲς ἐκινεῖτο· τῇ μὲν γὰρ νῦν θέσει τὸ πρανὲς σχῆμα πλησιαίτερον, τῇ δ᾽ ἐναντίᾳ τὸ ὕπτιον· ἐπὶ δὲ τὸ πλησίον ἑτοιμοτέρα τε καὶ ῥάων ἅπασι τοῖς κινουμένοις ἡ φορὰ, ὥσπερ ἡ ἐπὶ τὰ πόῤῥω χαλεπωτέρα. διὰ ταῦτα μὲν δὴ λοξή τε καὶ ὡδί πως λοξή. διὰ τί δ᾽ ἐπίκειται τῷ πήχει; ὅτι μακρότερος αὐτῆς ἐκεῖνος, καὶ τὸ πλεῖστον τῆς πρὸς τὸν βρα-

coepta intus foris desinit, vel contra foris quidem incipit, intus autem finit) cur alteram earum, scilicet secundam dictam, in radio esse natura maluerit, nunc dicetur. Ex totius manus motibus ad latera (sicut etiam dictum est ante) qui quidem sunt ad supinum, ad pauciores actiones, qui vero ad pronum, ad multo plures et magis necessarias sunt utiles. Propterea igitur et radii posituram paratiorem ad obediendum motibus ad pronum natura effecit, superiorem quidem extremitatem ejus ad caput brachii externum ducens, inferiorem vero ad magnum extendens digitum. At si contra se haberet, facilius utique ad supinum quam pronum moveretur; praesenti namque positurae prona figura vicinior est, contrariae vero supina; ad propinquum autem locum promptior et facilior omnibus, quae moventur, est latio, quemadmodum ad longinqua difficilior, ob idque obliqua est, et sic quodammodo obliqua. Cur autem incumbit cubito radius? quia hoc cubitus longior est et plurimum dear-

χίονα διαρθρώσεως αὐτὸς ἐπέχει· εὔλογον δ᾽ ἦν ὀχεῖσθαι τὸ βραχύτατον ὀστοῦν ἐπὶ τοῦ μακροτέρου. διὰ τί δ᾽ ἀμφοτέρων τὰ μὲν ἐν τῷ μέσῳ λεπτότερα, τὰ δὲ κατ᾽ ἀγκῶνά τε καὶ καρπὸν παχύτερα; διότι τὰ μὲν ἐχρῆν τοῖς μυσὶ χώραν παρέχειν, τὰ δ᾽ ὀγκωθῆναι ταῖς ἐπιφύσεσιν· αὗται δὲ ὅτι πρὸς τὰς διαρθρώσεις εἰσὶ χρήσιμοι, πρόσθεν εἴρηται. διὰ τί δ᾽ αὐτῶν τῶν περάτων, πήχεως μὲν τὸ κατ᾽ ἀγκῶνα παχύτερον, κερκίδος δὲ τὸ πρὸς καρπῷ; ἢ ὅτι κοινὴ μὲν ἀμφοῖν ἐστιν ἡ πρὸς τὸν καρπὸν διάρθρωσις, ἐν δὲ τῇ πρὸς τὸν βραχίονα πλεονεκτεῖν ἀναγκαῖον ἦν τὸν πῆχυν εἰς τοσοῦτον τῆς κερκίδος, εἰς ὅσον περ ἡ διάρθρωσις αὐτοῦ χρησιμωτέρα ταῖς ὅλαις τῆς χειρὸς ἐνεργείαις ὑπάρχει;

Κεφ. ιδ'. Ἐπεὶ δὲ καὶ περὶ τῆς θέσεώς τε καὶ διαπλάσεως οὐ μόνον κερκίδος, ἀλλὰ καὶ πήχεως αὐτάρκως εἴρηται, λείποιτ᾽ ἂν ἔτι καὶ περὶ τῆς πρὸς τὸν βραχίονα διαρθρώσεως αὐτῶν εἰπεῖν. εἰσὶ δή τινες ἀποφύσεις ἐν-

ticulationis ad brachium ipſe obtinet; rationi autem conſentaneum fuit os breviſſimum ſuper longiore vehi. Sed cur utriusque partes, quae ſunt in medio quidem, tenuiores, quae vero in gibbo cubiti et carpo, craſſiores? quia illas muſculis locum praebere oportebat, has craſſeſcere et in molem tumere epiphyſibus; hae vero epiphyſes quod dearticulationibus ſint utiles, prius diximus. Porro cur ex ipſis extremitatibus illa quidem cubiti, quae ad cubiti gibbum eſt, craſſior apparet, radii vero ea, quae ad carpum eſt? an quod utriusque communis eſt ad carpum dearticulatio, in ea vero dearticulatione, quae eſt ad brachium, tanto ſuperet cubitus radium neceſſe eſt, quanto cubiti dearticulatio cunctis manus actionibus commodior eſt?

Cap. XIV. Poſtquam vero de poſitura et conformatione non ſolum radii, ſed etiam cubiti ſatis dictum eſt, reliquum adhuc fuerit, ut de ipſorum ad brachium dearticulatione dicam. Sunt ſane hoc loco quaedam

ταῦθα τοῦ πήχεως διτταὶ, κυρταὶ μὲν ἔξωθεν, ἔσωθεν δὲ κοῖλαι· μία μὲν ἐκ τῶν ὄπισθεν καὶ κάτωθεν αὐτοῦ μερῶν, ἥπερ δὴ καὶ μείζων ἐστὶν, ἑτέρα δὲ ἐκ τῶν ἄνωθέν τε καὶ πρόσθεν, ἐλάττων ἐκείνης συχνῷ. ἐστραμμένων δ᾽ εἰς ἀλλήλας τῶν ἐν αὐταῖς κοιλοτήτων, μία μεγάλη γίγνεται κοιλότης ἐξ ἀμφοῖν, ἐοικυῖα τῷ σῖγμα γράμματι. ἀτὰρ καὶ ὀνομάζουσι τὰς ἀποφύσεις ταύτας κοινῇ μὲν ἀμφοτέρας κορώνας τε καὶ κορωνὰ, διότι περιφερεῖς εἰσιν, οὕτω θέμενοι τοὔνομα, ἰδίᾳ δὲ τὴν ὄπισθεν τὴν μείζονα, καθότι καὶ πρόσθεν εἴπομεν, Ἀθηναῖοι [331] μὲν ὀλέκρανον, Ἱπποκράτης δ᾽ ἀγκῶνα. τὸ μὲν δὴ τοῦ πήχεως ταύτῃ πέρας ὧδ᾽ ἔχει διαπλάσεως.

Κεφ. ιε΄. Τὸ δὲ τοῦ βραχίονος ὧδε κατὰ τὰ πλάγια μέρη τῆς κεφαλῆς ἐπίφυσιν ἔχει, τὴν μὲν ἔξω, τὴν δ᾽ ἔνδον· ὧν μεταξὺ κοιλότης τίς ἐστι λεία τε καὶ περιφερὴς, ταῖς κατὰ τὰς τροχιλίας καλουμέναις ἐοικυῖα, περὶ ἣν αἱ τοῦ πήχεως κινοῦνται κορῶναι. οἷ δ᾽ αὐτὴ τελευτᾷ, καθ᾽

apophyſes ipſius cubiti duplices, gibberoſae quidem foris, cavae vero intus; una quidem ex poſterioribus et infernis ipſius partibus, quae certe et major eſt, altera autem ex anterioribus et ſupernis, multo minor priore. Converſis autem ad ſe invicem cavitatibus earum, una ex ambabus conficitur magna cavitas, ſimilis litterae *C*. Verum appellant quoque hujusmodi apophyſes communiter quidem utrasque corωnas (*cornices*), hac ratione, quod rotundae ſint, nomen id imponentes; proprie vero poſteriorem eamque majorem (uti prius diximus) Athenienſes olecranum nominant, Hippocrates ancona. Atque haec cubiti extremitas talem habet figuram et conformationem.

Cap. XV. Brachii vero extremitas hoc modo ſecundum laterales partes capitis epiphyſim habet, hanc quidem foris, illam autem intus; quarum in medio cavitas quaedam eſt laevis et rotunda, ſimilis rotarum vocatis cavitatibus, circa quam cubiti ipſius corωnae moventur. Ubi autem ipſa deſinit, utrinque bathmides ſunt

ἑκάτερα βαθμίδες εἰσὶν, (οὕτω γὰρ Ἱπποκράτης ὀνομάζει τὰς τοῦ βραχίονος κοιλότητας,) εἰς ἃς, ἐκτεινόντων τε καὶ καμπτόντων ὅλας τὰς χεῖρας, ἐγκαταβαίνουσιν αἱ τοῦ πήχεως κορῶναι. καὶ ὅρος γέ εἰσιν αὗται τῆς τελευταίας ἐκτάσεώς τε καὶ κάμψεως. καὶ διὰ τοῦτο πρὸς τῆς φύσεως ἐγένοντο τοιαῦταί τε καὶ τηλικαῦται, καὶ κατὰ τοῦτο μάλιστα τοῦ βραχίονος τὴν θέσιν ἔχουσαι. ὅταν μὲν γὰρ τὸ πρόσθιον κορωνὸν ἐξηγῆται τῆς κινήσεως, ἐπὶ ταῦτα καὶ ὁ πῆχυς ὅλος περιάγεται καὶ κάμπτεται ἡ χείρ· ἡ γὰρ ἐπὶ τὰ ἔσω τοῦ πήχεως κίνησις τὴν κάμψιν αὐτῆς ἐργάζεται· εἰ δὲ ἐπὶ τὰ θάτερα περιάγεται ὁ πῆχυς, (γίγνεται δὲ τοῦτο, ὅταν ἡ ὀπίσθιος κορώνη τῆς τοῦ πήχεως κινήσεως ἐξηγῆται,) ἐκτείνεται τηνικαῦτα ἡ χείρ. εἰς ὅσον μὲν οὖν ἀκωλύτως περὶ τὰ κυρτὰ τοῦ βραχίονος αἱ κορῶναι τοῦ πήχεως περιφέρονται, κάμπτει μὲν ἡ ἐμπρόσθιος ὅλην τὴν διάρθρωσιν, ἐκτείνει δ' ἡ ὄπισθεν. ὅταν δ' ἐπὶ τὰς βαθμίδας ἐξικόμεναι κατ' αὐτῶν ἑδρασθῶσιν, ἴσχονταί τε τοῦ πρόσω καὶ τῆς κινήσεως αὐτῶν ἑκατέρου οὗτός ἐστιν ὅρος. εἰ δέ γε

(fic enim Hippocrates brachii cavitates vocat), quas, extendentibus totam manum et flectentibus, cubiti ipfius corωnae ingrediuntur. Suntque hae extremae extenfionis et flexionis terminus; et ob id natura tales tantasque creavit, ad eamque potiffimum brachii partem fuam pofituram habuerunt. Siquidem, quum anterior corωne motum ducit, ad haec cubitus quoque totus circumducitur et manus flectitur; motus enim cubiti ad internas partes flexionem manus ipfius efficit; at fi ad alteram partem cubitus circumducitur, (fit autem hoc, quum pofterior corωne motus cubiti ductrix efficitur,) tunc manus extenditur. Quatenus igitur citra impedimentum et libere circa curva brachii corωnae ipfius cubiti circumferuntur, anterior quidem totam dearticulationem flectit, extendit autem pofterior: quum autem jam ad bathmidas pervenientes ipfae in eis confederint, prohibentur ultra procedere. Atque utriusque motus earum hic eft terminus. Quod fi bathmides omnino non effent, aut

μηδ᾽ ὅλως ἐγεγόνεισαν αἱ βαθμίδες, ἢ εἰ μείζους ἢ ἐλάσσους τῶν νῦν οὐσῶν, εἰς πολλὰς ἐνεργείας αἱ χεῖρες ἐβλάπτοντο. μηδ᾽ ὅλως μὲν γὰρ γινομένων, ἔκτασίς τ᾽ ἂν ἅπασα καὶ κάμψις ἀπολώλει τελέως, προσπιπτόντων ταῖς κορώναις τοῦ πήχεως τῶν κυρτῶν τοῦ βραχίονος· ἐλαττόνων δ᾽, ἢ νῦν εἰσι, γενομένων, εἰς τοσοῦτον ἐκωλύετ᾽ ἂν ἡ τελεία τῆς χειρὸς ἔκτασίς τε καὶ κάμψις, εἰς ὅσον θᾶσσον τοῦ δέοντος ἔφθανον ἀπαντᾷν ταῖς κορώναις αἱ βαθμίδες. ὅτι δ᾽, εἰ καὶ μείζους, ἢ νῦν εἰσιν, ἐγεγόνεισαν, ἢ καὶ τελέως διετέτρητο τὸ τοῦ βραχίονος ὀστοῦν, ἀνεκλᾶτ᾽ ἂν οὕτως ὁ πῆχυς εἰς τοὐπίσω τῆς τελείας ἐκτάσεως ἐπέκεινα, παντί που δῆλον. ἀλλ᾽ εἰ τοῦτο, τῶν βιαίων τε καὶ σφοδρῶν ἔργων, ἐν οἷς τῆς χειρὸς ἐκτεταμένης ἀκριβῶς χρήζομεν, οὐδὲν ἂν οἷοί τε ἦμεν ἐπιτελεῖν ἰσχυρῶς· ἀστήρικτός τε γὰρ οὕτω καὶ χαλαρὰ παντελῶς ἡ τοῦ πήχεως ὀπίσθιος κορώνη μένουσα ῥᾳδίως ἂν ἀπὸ τῆς τοῦ βραχίονος κυρτότητος ὠλίσθαινεν, ἔβλαπτέ τε ἂν εἰς τοσοῦτον τὴν ῥώμην τῆς ἐνεργείας, εἰς ὅσον καὶ αὐτὴ μετέπιπτεν. ἀλλ᾽ ὡς νῦν ἔχουσιν αἱ βαθμίδες

fi majores certe minoresve iis, quae nunc funt, ad multas functiones manus impedirentur. Etenim fi factae omnino non effent, omnis extenfio ac flexio omnino periret, quum gibba brachii cubiti corωnis inciderent. Sed fi minores contigiffent, quam nunc funt, tantum utique perfecta manus extenfio et flexio impedirentur, quanto citius, quam convenit, bathmides ipfae corωnis occurrere praevenirent. Quod vero fi etiam majores, quam nunc funt, fuiffent creatae, vel fi brachii os omnino etiam perforatum effet, quod reflecteretur fic cubitus in pofteriorem partem ultra perfectam extenfionem, cuivis notum eft. Atqui, fi hoc ita eveniffet, nullam ex violentis ac vehementioribus actionibus, in quibus manus prorfus extenfae indigemus, fortiter perficere poffemus: quippe quum fic infirma et laxa prorfus pofterior cubiti corωne manens facile a brachii curvitate laberetur, tum actionis robur tantum laederet, quantum ipfa excidiffet. Verum qua nunc funt magnitudine bathmides,

μεγέθους, ἀκριβοῦται μὲν ἡ ἔκτασις ὅλης τῆς χειρὸς, ἀκριβοῦται δὲ καὶ η κάμψις, ὡς μηδὲν μήθ᾽ ὑπερβά λειν, μήτ᾽ ἐλλείπειν. ὅτι δὲ τὸ σχῆμα τῶν βαθμίδων ἐξωμοίωται ταῖς ἐμβησομέναις κορώναις τοῦ βελτίονος ἕνεκα, πάρεστι καὶ τοῦτο τῷ βουλομένῳ σκοπεῖν. ἄμεινον γὰρ ἦν δήπου σφίγγεσθαι τὰς ἐξοχὰς ὑπὸ τῶν κοιλοτήτων ἀκριβῶς πανταχόθεν, ὡς μηδεμίαν ἀπολείπεσθαι μεταξὺ χώραν κενήν. τοῦτο δ᾽ οὐχ οἷόν τ᾽ ἦν ἄλλως γενέσθαι κάλλιον, ἢ ὡς νῦν ἔχει, τῶν βαθμίδων ἑκατέρας ἀρχομένης μὲν ἀπὸ τοῦ πλατυτέρου τοῦ ἄνω χείλους, τελευτώσης δ᾽ εἰς βραχὺ κομιδῇ τὸ κάτω πέρας. ἀλλὰ καὶ τὸ κατ᾽ ὀλίγον αὐτὰς στενοχωρεῖσθαι ταῖς ἐμβησομέναις [332] κορώναις ἀνάλογον, ὡς μήτε τι στενοχωρεῖσθαι μόριον αὐτῶν, μήτε χαλαρὸν εἶναι καὶ ἀστήρικτον, οὐδ᾽ αὐτὸ δήπου μικρᾶς ἔχεται προνοίας. ὅτι δὲ καὶ τὸ ταύτῃ ταχθῆναι τὰς κοιλότητας, ᾗ τοῦ πήχεως ἔμελλεν ἀφίξεσθαι τὰ κορωνὰ κατὰ τὰς τελέας τε ἐκτάσεις καὶ κάμψεις, τὸ τεχνικὸν τῆς θέσεως αὐτῶν ἐνδείκνυται, παντί που καὶ τοῦτο πρόδηλον. ὅταν γὰρ μήτ᾽ ἐν ἄλλῳ τινὶ

totius manus extenfio certior quidem efficitur, exactior autem fit flexio, ita ut nihil vel excedat, vel deficiat. Quod vero figura bathmidωn affimilata eft corωnis ipfas ingrefluris majoris commoditatis gratia, licet et hoc cuivis confiderare. Melius fiquidem fuit exacte ftringi eminentias a cavitatibus undique, ut nullus in medio locus vacuus relinqueretur: hoc autem pulchrius fieri aliter non potuit, quam nunc habet, utraque bathmidωn a latiore quidem fuperno labro incipiente, in valde vero brevem infernum terminum definente. Sed et quod paulatim ipfae coarctentur pro modo corωnarum ipfas ingrefFurarum, ita ut nec pars aliqua earum anguftia loci laboret, nec laxa fit ac infirma, non mediocrem utique providentiam etiam hoc obtinet. Quod vero et cavitates ibi conftitutae fint, quo cubiti ipfius corωnae perventurae erant in perfecta extenfione et flexione, pofiturae earum artificium oftendit, quod nemo non aperte novit. Quum enim nec in alia brachii parte aliqua

Ed. Chart. IV. [332.] Ed. Baſ. I. (388. 389.)

μέρει τοῦ πήχεως εὑρεῖν ἢ κοιλότητα μηδεμίαν, ἑκατέρα τε τῶν εὑρισκομένων μὴ μάτην, μήθ᾽ ὡς ἔτυχεν, ἀλλ᾽ ὡς ἐν ἐπικαίρῳ φαίνηται τεταγμένη, πῶς οὐκ ἄν τις ἕνεκα τοῦ βελτίονος αὐτὰς φαίη γεγονέναι; πρὸς (389) γὰρ αὖ τῇ θέσει καὶ τὸ μέγεθος αὐτῶν καὶ τὸ σχῆμα ἡ σύμπασα φύσις οὕτως ἔχει χρηστῶς θ᾽ ἅμα καὶ ἀκριβῶς εἰς τὰς ἐνεργείας τῆς χειρὸς, ὡς, εἰ καὶ βραχύ τις ὑπαλλάξειε, πηρὸν ταύτῃ γενέσθαι τὸ κῶλον. ὅτι δὲ καὶ τὰ κορωνὰ τοῦ πήχεως παγκάλως ἔχει κατασκευῆς, ἐνθένδ᾽ ἂν μάλιστα μάθοις, εἰ λογίσαιο, βραχυτέρων αὐτῶν ἢ καὶ μακροτέρων γενομένων, ἢ λοξοτέρων, ἢ εὐθυτέρων, ἢ κυρτοτέρων, ἢ στρογγυλωτέρων, ἢ στενωτέρων, ἢ πλατυτέρων, ἢ ὅπως ἂν ἄλλως μετακοσμηθέντων, εἰς ὅσον ἀναγκαῖόν ἐστι βλάπτεσθαι τὰς ἐνεργείας τῆς ὅλης χειρός. εἰ γοῦν καθ᾽ ὑπόθεσιν μακρότερα τῶν ὄντων γένοιτο, παντί που δῆλον, ὡς πρωϊαίτερον ἐμπίπτοντα τῷ βραχίονι κωλύσουσί τι τῆς τελέας ἐκτάσεώς τε καὶ κάμψεως. εἰ δ᾽ αὖ μικρότερα, τὸ μὲν

cavitatem ullam invenire liceat, tum utraque earum, quae inveniuntur, non fruſtra nec temere, ſed commodiſſimo loco poſita videatur, quomodo non majoris commoditatis gratia eas factas eſſe dixeris? Nam praeter poſituram magnitudinem earum et figuram adeo commode ſimul et exacte habet ad *omnes* manus actiones univerſa natura, ut, ſi vel paululum quis immutaverit, membro laeſionem ibi afferat. Quod vero et cubiti ipſius corωnae probam plane conſtructionem habeant, inde diſcas maxime licet, ſi conſideraris, quantam laeſionem totius manus actiones neceſſario accepturae fuiſſent, ſi hae breviores, vel etiam longiores, vel magis obliquae, vel rectiores, vel rotundiores, vel gibboſiores, vel arctiores, vel latiores, vel alio quovis tandem modo transformatae fuiſſent corωnae. Si igitur per hypotheſim eas demus longiores, quam ſunt, eſſe, quis dubitat, eas maturius ipſi brachio incidentes impedimentum aliquod ſummae extenſioni et flexioni allaturas? Si minores, partim quidem et cubi-

πού τι καὶ ὁ πῆχυς ἀνακλάσεταί τε καὶ καμφθήσεται πρὸς τοὐπίσω, τὸ δέ τι καὶ τῆς ἀσφαλείας ἀφαιρήσεται τῆς καθ᾽ ὅλην διάρθρωσιν, ὥστε καὶ ῥᾳδίως ἐκπίπτειν τὸν βραχίονα τοῦ πήχεως, ἐν μὲν ταῖς κάμψεσιν ὑπερβαίνοντα τὴν ὀπίσθιον ἀπόφυσιν, ἐν δὲ ταῖς ἐκτάσεσι τὴν πρόσθιον. ἀλλ᾽ εἰ καὶ στρογγυλώτερα τῶν νῦν ὄντων ἢ εὐθύτερα γένοιτο, τὴν μεταξὺ τῶν τοῦ βραχίονος κονδύλων κοιλότητα τὴν περιφερῆ χαλαρὰν ἀναγκαῖον ἀποδειχθῆναι πολλαχόθεν, καὶ μηκέθ᾽ ὁμοίως, ὡς νῦν, ὁμιλεῖν ἐν χρωτὶ παντὶ ταῖς κορώναις. ὥσπερ, εἰ καὶ στενώτερα γένοιτο, κατὰ πλατυτέρας ὀχούμενα τῆς μέσης ἐν τῷ βραχίονι χώρας αὐτὰ πάλιν ἔσται χαλαρὰ, καὶ οἷον ἐννηχόμενα περιφέροιτο ἂν εἰς τὰ πλάγια πολλάκις, ὡς διαστρέφεσθαί τε τοῦ παντὸς πήχεως τὴν κατ᾽ εὐθὺ κίνησιν, ἀνερματίστους τε καὶ ἀστηρίκτους καὶ διὰ τοῦτ᾽ ἀσθενεῖς τὰς τῆς ὅλης χειρὸς ἐνεργείας ἀποτελεῖσθαι. ὥσπερ, εἰ καὶ πλατύτερα τῆς μέσης τοῦ βραχίονος ἐγεγένητο χώρας, οὐκ ἂν ἐμβαίνειν εἰς αὐτὴν οἷά τ᾽ ἦν, ἀλλ᾽ ἐπὶ ταῖς ἴτυσιν ἂν οὕτω τῶν κεφαλῶν ὠχεῖτο μετέωρα· νυνὶ δ᾽, ἴσου

tus refringeretur et in pofteriorem partem flecteretur; partim autem dearticulationis totius fecuritate privaretur, ut etiam brachium ex cubito facile excideret, in flexionibus quidem pofteriorem apophyfim praeteriens, in extenfionibus vero anteriorem. Caeterum, fi etiam effent rotundiores aut rectiores, quam nunc funt, mediam brachii condylorum cavitatem rotundam laxam undique reddi neceffe effet, ut quae nequaquam amplius fimiliter, ut nunc, coiret et conveniret *toto corpore* cum ipfis coronis. Quemadmodum, fi anguftiores etiam fuiffent, per ampliorem brachii locum medium vectae, laxae hae denuo, et velut natantes, ad laterales frequenter partes circumlatae fuiffent adeo, ut et rectus totius cubiti motus perverteretur, et totius manus actiones fulcimento ac ftabilimento deftitutae, ideoque imbecilles redderentur. Quemadmodum et fi latiores media brachii regione factae fuiffent, nequaquam eam ingredi potuiffent, fed fic fuper circumferentia *et fuperciliis* capitum fublimes veheren-

τοῦ πλάτους αὐτῶν ἀκριβῶς ὑπάρχοντος τῇ τροχιλώδει χώρᾳ τοῦ βραχίονος, σφίγγεται μὲν ἑκατέρωθεν ὑπὸ τῶν κονδύλων ἑκάτερον αὐτῶν ἀσφαλῶς, παρεγκλῖναί τε εἰς τὸ πλάγιον οὐδαμόσε δύναται, καὶ διὰ τοῦτ᾽ ἀσφαλῶς ἅμα καὶ χρηστὴ ταῖς ἐνεργείαις ἡ διάρθρωσις ἐγένετο. τῶν δὲ τοῦ βραχίονος κεφαλῶν ἡ μὲν ἔξωθεν ἡ μικροτέρα τῆς πρὸς τὴν κερκίδα διαρθρώσεως ἕνεκα γέγονεν, ἡ δ᾽ ἔσωθεν ἡ μείζων οὐδὲν ὀστοῦν ἔχει συντατ τόμενον ἑαυτῇ. διὸ καὶ προπετής ἐστιν ἐντὸς τῆς χειρὸς, καὶ γυμνὴ καὶ ἄσαρκος φαίνεται βλέπουσί τε ἅμα καὶ ἁπτομένοις. ἀλλὰ περὶ μὲν ταύτης οἰκειότερος ὁ λόγος τῇ τῶν ἀγγείων ἐξηγήσει τῶν καθ᾽ ὅλον τὸ σῶμα πεφυκότων, οὐκ ἀρτηριῶν μόνον ἢ φλεβῶν, ἀλλὰ καὶ νεύρων ἐπ᾽ αὐταῖς. ἔγνωκα γὰρ ἰδίᾳ περὶ πάντων διελθεῖν ἅμα ἐπὶ προήκοντι τῷ λόγῳ, ὥστε καὶ περὶ τῆς ἔνδον κεφαλῆς τοῦ βραχίονος ἐν ἐκείνοις εἰρήσεται. καὶ γὰρ οὖν καὶ γέγονε τῆς ἐκείνων ἀσφαλείας ἕνεκα· χρῆται δ᾽ ἐξ ἐπιμέτρου καὶ ταύτῃ πρὸς ἕτερόν τι χρηστὸν ἡ φύσις, ἀνάπτουσα τῶν κατ᾽ εὐθὺ κειμένων αὐτῇ μυῶν

tur: nunc vero, quum aequa ipſarum latitudo omnino ſit brachii regioni, quae trochleae ſpeciem refert, ſtringitur quidem utraque ipſarum a condylis tuto utrinque, declinare vero in obliquum nusquam poteſt: propterea tuta ſimul et accommodata actionibus dearticulatio facta eſt. Porro brachii capitum alterum quidem externum et minus ob radii ad ipſum dearticulationem factum eſt, alterum vero majus, quod intro ſpectat, nullum os ſibi conjunctum habet: idcirco prominet in manus partem internam, et nudum excarneque apparet videntibus ſimul et tangentibus. Verum de hoc quidem capite ſermo magis pertinet ad vaſorum expoſitionem, quae in toto corpore ſunt, non arteriarum modo aut venarum, ſed etiam deinceps nervorum. Statui namque ſeparatim de omnibus procedente ſermone verba facere. Quare etiam de interno brachii capite in illis dicetur: etenim illorum tutelae gratia ipſum natura creavit: utitur autem et hoc ex abundanti ad aliud quiddam utile, illic annectens huic

[333] τῶν ἐντὸς τοῦ πήχεως ἐνταυθοῖ τὰς κεφαλάς. περὶ δὲ τῆς ἐκτὸς ἐν τῷδε τῷ λόγῳ ῥητέον, ὡς ἡ κερκὶς αὐτῇ περιβέβηκε γληνοειδεῖ κοιλότητι, τὰς ἐπιστροφὰς τῆς ὅλης χειρὸς οἰακίζουσα· καὶ μὲν δὴ καὶ ὡς σύνδεσμοί τινες ὑμενώδεις ἰσχυροὶ, κατὰ τὰς τῶν ἐπιφύσεων χώρας ἀνίσχοντες, συνάπτουσί τε καὶ σφίγγουσι κυκλοτερῶς περικείμενοι τὴν διάρθρωσιν ὅλην, ὡς μήτ᾽ ἐκπίπτειν ῥᾳδίως τὴν κεφαλὴν τοῦ βραχίονος ἐκ τῆς ὑποκειμένης κοιλότητος, καίτοι γε ἐπιπολαίου τε καὶ ἀβαθοῦς ὑπαρχούσης, μήτ᾽ ἐμποδίζεσθαι πρὸς τὰς ἐνεργείας· ἡ γὰρ δὴ τῶν συνδέσμων οὐσία τοῖς ἕλκουσι συνεκτείνεσθαι μέχρι πλείστου πεφυκυῖα πρὸς οὐδεμίαν ἀντιλέγει κίνησιν. ἡ δ᾽ αὐτὴ φύσις τε καὶ χρεία τῶν συνδέσμων ἐστὶ καὶ περὶ τὰς ἄλλας ἁπάσας διαρθρώσεις· οὐδεμία γὰρ αὐτῶν ἄμοιρός ἐστι τὸ πάμπαν συνδέσμων, ἀλλ᾽ ἤτοι πλεόνων τε καὶ ἰσχυροτέρων, ἢ ἐλαττόνων τε καὶ ἀσθενεστέρων ἅπασαι δ᾽ οὖν μετειλήφασιν, οὐδ᾽ αὐτὸ τοῦτο τῆς φύσεως ὡς ἔτυχεν ἐργαζομένης, ἀλλ᾽ εἰς ὅσον χρὴ φρουρεῖσθαί τε βεβαίως ἡ διάρθρωσις κι-

capiti mufculorum internorum cubiti habentium capita fecundum rectitudinem fitorum. De externo autem hoc fermone dicendum eft, quod radius ipfum ambit oculari cavitate, converfionum totius manus gubernator. Quin etiam ligamenta quaedam membranofa valida in epiphyfeωn locis exurgentia conjungunt et conftringunt circumplectentia totam dearticulationem in orbem, ut non facile brachii caput ex fubjecta cavitate excidat, quamquam fuperficiali tantum et fine profunditate, neque ad actiones impediatur, fiquidem ligamentorum fubftantia, ut quae quamplurimum cum iis, quae trahunt, extendi fimul nata fit, nullum remoratur motum. Atque eadem natura, idem ufus et utilitas ligamentorum eft in omnibus aliis dearticulationibus, quarum nulla ligamentorum omnino eft expers, fed aut plura et validiora, aut minora et imbecilliora hae omnes fortitae funt, idque ipfum non temere natura agente, fed tantum robur ipfo-

νεῖσθαί τε ἀκωλύτως, εἰς τοσοῦτον καὶ τὴν ἰσχὺν αὐτῶν καὶ τὸ πλῆθος προαγούσης· οὔτε γὰρ ἐνδεὲς οὐδὲν, οὔτε περιττὸν καὶ μάταιον ἐργάζεσθαι φιλεῖ. ταῦτ᾽ ἄρα καὶ τοῖς ἄλλοις ἅπασιν ἄρθροις καὶ τῷ κατὰ τὴν κερκίδα, περὶ οὗ νῦν ὁ λόγος, οὐχ ἥκιστα τῶν ἄλλων ἱκανοὺς συνδέσμους περιέφυσε, τῇ χρείᾳ μετρήσασα τό τε πάχος αὐτῶν καὶ τὸ πλῆθος. οὕτω δὲ καὶ τῇ τοῦ πήχεως πρὸς τὸν βραχίονα διαρθρώσει συνδέσμους ἰσχυροὺς περιέφυσε, καίτοι γε ἀσφαλῶς ἐχούσῃ τῇ διαρθρώσει, τὴν σφοδρότητα τῶν κατ᾽ αὐτὸν κινήσεων εὐλαβηθεῖσα, καὶ αὐτὴν τὴν κερκίδα τῷ πήχει συνῆψε καθ᾽ ἑκάτερον τῶν περάτων εὐρώστοις συνδέσμοις. ἀλλὰ περὶ μὲν τῆς κατὰ τὸν ἀγκῶνα διαρθρώσεως ἀρκεῖ καὶ ταῦτα. περὶ δὲ τῶν ὑπολοίπων τῆς ὅλης χειρὸς μορίων ἑξῆς ῥητέον.

Κεφ. ιϛ΄. Ὑπόλοιπα δ᾽ ἐστὶ τὰ κατὰ τὸν βραχίονα, τέτταρες μὲν μύες, ὀστοῦ δὲ ἕν· ὑπὲρ γὰρ τῶν νεύρων τῶν τῇδε καὶ τῶν ἀρτηριῶν καὶ τῶν φλεβῶν ὡσαύτως, ὅταν ὑπὲρ πάντων τῶν ἀγγείων τῶν καθ᾽ ὅλον τὸ σῶμα ποιῶμαι

rum et numerum producente, quantum dearticulationi ad tutelam firmam et motum expeditum sufficiat, quippe quae deficiens nihil aut supervacaneum aut vanum agere soleat. Ob eam igitur causam tum aliis omnibus articulis, tum ei, qui in radio est, de quo nunc est sermo, maxime omnium aliorum magna ligamenta circum eum produxit in orbem, usu metiens crassitiem eorum et multitudinem. Sic etiam et ligamenta valida cubiti ad brachium dearticulationi in circuitu produxit, quamvis tuto se haberet dearticulatio, timens motuum ejus vehementiam, et radium cubito conjunxit in utroque fine robustis ligamentis. Sed de ipsa quidem ad cubitum dearticulatione sufficiunt haec; de reliquis autem totius manus partibus dicendum deinceps.

Cap. XVI. Porro quae restant dicenda in brachio, sunt quatuor quidem musculi, os autem unum; de nervis enim, qui ibi sunt, et arteriis et venis, quando de omnibus vasis totius corporis faciam sermonem, tunc suni-

τὸν λόγον, τηνικαῦτα γεγράψεται. τὸ τοίνυν ὀστοῦν τοῦ βραχίονος εὐλόγως ἐν μὲν τοῖς ἔξω μέρεσι κυρτότερόν ἐστιν, ἐν δὲ τῷ ἔσω σιμότερον. ἄμεινον γὰρ ἦν, ὡς καὶ κατ᾽ ἀρχὰς εὐθὺς ἐλέχθη, πρὸς ἀλλήλας ἐστράφθαι τὰς χεῖρας· εἰ δὲ τοῦτο, τὰ μὲν κοῖλα τῶν ὀστῶν εἰς ἄλληλα βλέπειν βέλτιον ἦν, ἀπεστράφθαι δ᾽ αὐτῶν πρὸς τοὐκτὸς τὰς κυρτότητας. εὐθὺς δ᾽ ἡ τοιαύτη κατασκευὴ καὶ περιλαμβάνειν τὰ κυρτὰ σώματα τοὺς βραχίονας ἐπιτηδειοτέρους ἐποίησε, μετὰ τοῦ καὶ χώρας τοῖς εἰς ὅλας τὰς χεῖρας φερομένοις ἀγγείοις παρεσκευᾶσθαι. ὅτι δὲ καὶ τοῖς τὸν πῆχυν κινοῦσι μυσὶν ἄμεινον ἦν ἐσκεπάσθαι τὸ τοῦ βραχίονος ὀστοῦν, δεόμενόν γε προβλήματός τινος καὶ στεγάσματος, οὐ πρὸς κρύος καὶ θάλπος μόνον, ἀλλ᾽ οὐδὲν ἧττον κᾀν ταῖς πρὸς τὰ σκληρὰ τῶν σωμάτων ὁμιλίαις, εὔδηλον οἶμαι καὶ τοῦτο ὑπάρχειν. οὐ γὰρ ἱκανὸν ἦν τὸ δέρμα μόνον ἄνευ τῶν σαρκῶν πρὸς οὐδὲν τούτων ἀντέχειν. ὅτι δ᾽ αἱ σάρκες μόρια τῶν μυῶν εἰσιν, ἅπασι μὲν εἴρηται σχεδὸν τοῖς ἀνατομικοῖς, ὥσπερ οὖν καὶ ἡμῖν ἐν τοῖς περὶ κινήσεως αὐτῶν·

liter fcribetur. Os igitur brachii merito extrinfecus quidem magis gibberofum eft, internis vero partibus magis fimum. Melius enim fuit (ut etiam mox a principio dictum eft) ad fe invicem converfas fuiffe manus: quod fi eft, concavas quidem offium partes fe invicem afpicere praeftitit, avertere vero foras ipforum convexitates. Mox autem hujusmodi conftructio brachia efficit aptiora ad apprehendendum gibba corpora, praeparando fimul locum vafis, quae ad totas manus feruntur. Quod autem et mufculis, qui cubitum movent, fatius fuit coopertum fuiffe os brachii, egens faltem propugnaculo quodam ac tegumento non adverfus frigus folum et aeftum, fed nihilominus ad durorum corporum occurfum, manifeftum et hoc effe arbitror: non enim fufficiebat cutis fola absque carnibus ulli horum obfiftere. Quod vero caro pars mufculi eft, ab omnibus fere dictum eft anatomicis, ficut et a nobis in libris de motu ipforum mufculorum:

οὐ μὴν οὔτε τὸν τρόπον ἀκριβῶς τῆς πρός τὰ νεῦρά τε [334] καὶ τοὺς συνδέσμους αὐτῶν πλοκῆς ἐμνημόνευσαν, οὔτε τὴν χρείαν ἐξηγήσαντο. ἀλλὰ περὶ μὲν τούτων ἐπὶ προήκοντι τῷ λόγῳ σκεψόμεθα, τὸ δ᾽ ὁμολογούμενόν τε ἅμα καὶ φαινόμενον ἐν ταῖς διαιρέσεσιν ἀρκεῖ πρός γε τὰ παρόντα, το τὰς σάρκας ἐν τῇ τῶν μυῶν οὐσίᾳ περιέχεσθαι. δεόμενος οὖν ἐσκεπάσθαι πανταχόθεν ὁ βραχίων ταῖς σαρξὶν, ἀλλὰ καὶ τους τὸν πῆχυν κινήσοντας μῦς ἐφ᾽ ἑαυτοῦ τεταγμένους ἐξ ἀνάγκης ἔχειν, οὐκ ἰδίᾳ μὲν σάρκας ἀργὰς, ἰδίᾳ δὲ τοὺς μῦς, ἀλλ᾽ ἐν τούτοις καὶ τὰς σάρκας ἐκτήσατο. δυοῖν δ᾽ οὐσῶν τῷ πήχει κινήσεων, ἐκτάσεώς τε καὶ κάμψεως, ἀναγκαῖον ἦν, ἔνδοθεν μὲν τὸν τῆς κάμψεως (390) ἡγεμόνα μῦν, ἔξωθεν δὲ τὸν τῆς ἐκτάσεως τετάχθαι. ἀλλ᾽ εἰ τοῦτο, τὰ μεταξὺ μέρη τοῦ βραχίονος ἅπαντα, τὰ ἄνω δηλονότι καὶ τὰ κάτω, γυμνὰ τελέως κατελείπετο, μηδενὸς αὐτοῖς ἐπιβληθέντος μυός. ἢ τοίνυν ἐχρῆν αὐτὰ περιϊδεῖν εὐπαθῆ τελέως ὑπὸ γυμνότητος, ἢ σάρκας ἀργὰς

non tamen modum connexus ipforum cum nervis et ligamentis exacte memoraverunt, neque ufum expofuerunt. Sed de his quidem procedente fermone fcrutabimur; id vero, quod confeffum eft et apparet in corporum diffectionibus, fufficit ad praefentia, nempe carnes in mufculorum fubftantia contineri. Brachium igitur quum oporteret effe opertum undique carnibus, fed et mufculos cubitum moturos in fe ipfo locatos neceffario habere, non feorfum quidem carnes otiofas, feorfum autem mufculos, fed in his etiam carnes adeptum eft. Quum autem cubitus duobus praeditus effet motibus, extenfione et flexione, neceffarium fuit, interna quidem parte flexionis ducem mufculum, externa vero extenfionis locari: quod fi eft, omnes inter mufculos mediae partes brachii, fuperiores videlicet et inferiores, nudae omnino relinquentur, nullo eis fuperpofito mufculo. Aut igitur oportuit eas finere prorfus laefionibus propter nuditatem obnoxias, aut adnafci membris carnes otiofas, quae mufculorum

ἐπιφῦσαι τοῖς κώλοις, οὐδὲν μόριον ἐσομένας τῶν μυῶν. ἀλλ' ἑκάτερον ὀλίγωρόν τε καὶ οὐ δι' ἔθους τῇ φύσει. ταῦτ' ἄρα πρὸς τὸ μήτ' ἀργήν τινα γεννῆσαι σάρκα, μήτ' ἀφρούρητόν τι καὶ γυμνὸν ἀπολείπειν τοῦ κώλου μόριον, ἰσχυροτέρας ἅμα καὶ ἀσφαλεστέρας τὰς κινήσεις ἀπειργάσατο, διπλασιάσασα τὸ πλῆθος τῶν μυῶν. ὅτι μὲν οὖν ἰσχυρότερον οἱ τέτταρες τῶν δύο τείνουσιν, ἄντικρυς δῆλον· ὅτι δὲ καὶ ἀσφαλέστερον, οὐδ' αὐτὸ μακροῦ δεῖται λόγου. δύο γὰρ ἀνθ' ἑνὸς ἑκάτερος αὐτῶν γενόμενος, κἂν ὁ ἕτερός ποτε πάθῃ, κινεῖν ὁ λοιπὸς ἱκανός ἐστι τὸ κῶλον. ἀλλ' εἰ μὲν διττοὺς μόνον εἰργάσατο τοὺς μῦς, ἀλλήλοις δ' ἔθηκεν ἐπικειμένους, ἰσχὺν μὲν ἂν οὕτω καὶ ἀσφάλειαν ἐξεπορίσατο ταῖς κινήσεσιν, οὐ μὴν ἐσκέπασεν ἂν ἔτι τὰς μεταξὺ χώρας τοῦ βραχίονος· ἐπεὶ δ' ἕκαστον αὐτῶν λοξὸν ἐπὶ τοῦ κώλου κατέθετο, τῷ Χ γράμματι παραπλησίως ἀλλήλους τέμνοντας πρὸς ταῖς εἰρημέναις χώραις, ἔτι καὶ τὸ ἐσκεπάσθαι πανταχόθεν ὑπῆρξε τῷ βραχίονι. καὶ μὴν εἴ γε τὰς κατ' εὐθὺ κινήσεις ἔμελλον κινήσειν τὸ κῶλον, ἐκτεί-

nulla pars futurae essent: sed utrumque contemnendum est et naturae insolens. Quocirca ne gigneretur omnino caro aliqua otiosa, neve non munita et nuda relinqueretur membri pars, validiores simul ac tutiores motus edidit duplicata multitudine musculorum. Quod certe validius quatuor quam duo movent, manifestissimum est; quod vero etiam tutius, id etiam pluribus verbis non indiget. Quum enim duo pro uno uterque eorum sit factus, si alter aliquando patiatur, reliquus movendo membro sufficit. Sed si duplices quidem solum fecisset musculos, sibi invicem vero incumbentes posuisset, robur quidem ita securitatemque praebuisset motibus, non tamen texisset amplius media inter musculos brachii spatia: quia vero illos omnes obliquos in membro constituit, figura simili X litterae se mutuo secantes prope dictas regiones, ad hoc et tectum esse undique brachium contingit. Atqui si rectis motibus deberent movere ipsum membrum, extendentes et flectentes gibbi cubiti doarti-

νοντές τε καὶ κάμπτοντες τὴν κατ᾽ ἀγκῶνα διάρθρωσιν, οὐ μόνον οὐδὲν ἦν ἂν ὄφελος ἡ λοξὴ θέσις αὐτοῖς, ἀλλὰ καὶ πᾶν τοὐναντίον ἔπραττεν ἄν. ἢ αὐτὸ δὴ τοῦτο μέγιστον θαῦμα τῆς κατασκευῆς αὐτῶν ἐστιν, ὅτι διτταῖς κινήσεσι λοξαῖς μίαν εὐθεῖαν ἀπεργάζονται, καθάπερ οἱ τὸν καρπὸν κινοῦντες τένοντες; ἀρχομένου γὰρ τοῦ μὲν ἑτέρου τῶν τὸν πῆχυν καμπτόντων μυῶν ἀπὸ τῶν ἔνδον μερῶν τοῦ κατὰ τὸν ὦμον χωρίου, φερομένου δ᾽ ἐντεῦθεν ἐπὶ τὰ πρόσω τοῦ βραχίονος, τοῦ δ᾽ ἑτέρου τοῦ μικροτέρου τὴν μὲν ἔκφυσιν ἐκ τῶν ἔξω μορίων τοῦ βραχίονος ἴσχοντος, εἴσω δ᾽ ἐντεῦθεν ἀτρέμα ἐπιστρεφομένου, πρόδηλος μὲν καὶ ἡ θέσις αὐτῷ, ὡς τῷ Χ γράμματι παραπλησίως καθίσταται, πρόδηλος δὲ καὶ ἡ τῆς κινήσεως λοξότης. τοῦ μὲν γὰρ μείζονος μυὸς ἐνεργήσαντος, ἡ ἄκρα χεὶρ ψαύει τῶν ἔνδον χωρίων τοῦ κατὰ τὸν ὦμον ἄρθρου, τοῦ δ᾽ ἐλάττονος, τῶν ἀντικειμένων τῶν ἔξωθεν. ἔξεστι δέ σοι καὶ ταῦτα πρῶτον μὲν ἐπὶ πιθήκων ἐξετάζειν, γυμνοῦντί τε τὸν βραχίονα καὶ τείνοντι τὰς καταφύσεις, ὡς ἐν ταῖς ἀνατομικαῖς ἐγχειρήσεσιν ἐλέγομεν, ἔπειτα δὲ καὶ ἐφ᾽ ἡμῶν αὐτῶν πρὸ τῆς

culationem, non folum non effet utilis eis obliqua pofitura, fed etiam totum utique contrarium efficeret. An non ob hoc ipfum maxime admiranda eft conftructio eorum, quod binis motibus obliquis unum rectum conficiunt, quemadmodum carpum moventes tendones? Altero enim mufculorum flectentium cubitum ortum habente ab internis quidem partibus loci, qui ad humerum vergit, inde autem perlato ad anteriores brachii partes, altero autem minore exortum quidem ab externis brachii partibus habente, intro autem illinc paulatim converfo, manifefta quidem eft et pofitura eorum, quae X litterae fimilis eft, manifefta autem et motus obliquitas, majore fiquidem mufculo agente manus extrema tangit internas regiones articuli humeri, minore vero externas iis oppofitas. Licet autem tibi hoc primum in fimiis probare nudanti brachium et tendenti cataphyfes, ficut in anatomicis tractationibus diximus, deinde autem et in nobis

ἀνατομῆς. ἀκινήτως γὰρ τὰς ἄλλας ἁπάσας διαρθρώσεις τῆς ὅλης χειρὸς φυλάττων, μόνην δὲ τὴν τοῦ πήχεως πρὸς τὸν βραχίονα κινῶν, οὐκ ἄν ποτ᾽ ἐξωτέρω τῶν εἰρημένων χωρίων ἐνεγκεῖν ἄκραν τὴν χεῖρα. κατὰ δὲ τὸν αὐτὸν τρόπον καὶ τοὺς ὀπίσω τοῦ βραχίονος μῦς εὑρήσεις πεφυκότας, ἀντιτεταγμένον ἑκάτερον ἑκατέρῳ τῶν ἐντός· ἄμφω μὲν γὰρ εἰς τὸν ἀγκῶνα καταφύονται, [335] ἀλλὰ τοῦ μὲν τὸ πλεῖστον μέρος εἰς τἀντὸς χωρία αὐτοῦ, τοῦ δὲ εἰς τἀκτός· καὶ τοῦ μὲν προτέρου τῶν εἰρημένων αἱ ἄνωθεν ἐκφύσεις ἐν τοῖς ἐντὸς μᾶλλον τοῦ βραχίονος, θατέρου δ᾽ ἐν τοῖς ὄπισθεν. ἀλλ᾽, ὅπερ ἐδείχθη κατ᾽ ἀρχὰς εὐθὺς ἁπάσης τῆς πραγματείας, οὐκ ἔστιν ὀρθῶς ἐξευρεῖν χρείαν οὐδενὸς μορίου πρὸ τῆς ἐνεργείας. ἀγνοοῦντες οὖν οἱ πολλοὶ τῶν ἰατρῶν τὰς ἐνεργείας τῶν πλείστων μορίων, ἔνιοι δ᾽ αὐτῶν καὶ τὰς κατασκευὰς αὐτὰς, εὐλόγως οὐδὲ περὶ τῆς χρείας οὐδὲν ὑγιὲς ἐπίστανται. ἀρκεῖν γὰρ δὴ αὐτοῖς δοκεῖ τό γε τοσοῦτον γινώσκειν, ὡς δύο μέν εἰσιν οἱ κάμπτοντες τὸν πῆχυν μύες, δύο δ᾽ οἱ ἐκτείνοντες· ὅθεν δ᾽ ἑκάτερος αὐτῶν

ipfis ante anatomen. Immobiles enim omnes alios articulos totius manus fervans, folam autem cubiti deartieulationem, quae eft ad brachium, movens nunquam extra praedictas regiones duxeris fummam manum. Eodem modo et pofteriores brachii mufculos invenies enatos, oppofitum fcilicet utrumque utrique internorum; ambo namque gibbo cubiti inferuntur; fed hujus quidem maxima pars ad internas gibbi cubiti regiones, illius autem ad externas; et prioris quidem dictorum fuperni exortus in internis brachii magis, alterius autem in pofterioribus. Sed (quod monftratum eft in principio ftatim totius hujus operis) non licet recte invenire ufum alicujus partis ante cognitam ejus actionem. Ignorantes igitur multi medicorum actiones plurimarum partium, quidam etiam ex illis ipfas conftructiones, merito ne de ufu partium quidem certi quicquam fciunt: fufficere enim eis videtur hoc tantulum fcire, quod duo quidem fint flectentes cubitum mufculi, duo autem extendentes; unde vero uterque

ἄρχεται, καὶ ὅποι τελευτᾷ, περίεργον εἶναί φασι πολυπραγμονεῖν. εἶτά πού τις αὐτῶν συνεπισκοπούμενος ἡμῖν νεανίσκον, ἐν τῷ κάμπτειν τὸν πῆχυν τοῖς μὲν ἐντὸς μέρεσι τοῦ κατὰ τὸν ὦμον τόπου τὴν χεῖρα προσάγειν δυνάμενον, ἀδυνατοῦντα δὲ τοῖς ἐκτὸς, οὔθ᾽, ὅτου μυὸς εἴη τὸ πάθημα, διαγινώσκειν οἷός τ᾽ ἦν, οὔθ᾽ ὅλως ἐγίνωσκε τῷ μὲν τῆς κερκίδος ὀστῷ τὸν μείζονα, τῷ δὲ τοῦ πήχεως τὸν ἐλάττονα καταφυόμενον, ἀλλ᾽ εἰς τὸ μέσον αὐτῶν ἀμφοτέρους τοὺς μῦς ᾤετο καθήκειν. πῶς ἂν οὖν ὁ τοιοῦτος ἐξεῦρε τὴν χρείαν τῆς θέσεως αὐτῶν, ὅς γε μηδ᾽ αὐτὴν ἐγίνωσκε τὴν θέσιν; ὅπου δὲ τὴν θέσιν οὐκ ἠπίστατο, δῆλον ὡς οὐδὲ τὴν ἐνέργειαν. ἀλλ᾽ οἵ γε δύο μύες οὗτοι κατ᾽ εὐθὺ μὲν ἀκριβῶς κάμπτουσι τὸν πῆχυν ἀμφότεροι τείνοντες· εἰ δ᾽ ὁ μὲν αὐτῶν ἐνεργήσειεν, ὁ δ᾽ ἀργήσειε, βραχὺ τῆς εὐθύτητος ἐφ᾽ ἑκάτερα παρατρέπουσιν, ὡς εἴρηται. οὐ χρὴ δὲ θαυμάζειν, εἰ θάτερον τῶν ὀστῶν ἑκάτερος αὐτῶν ἐπισπώμενος, ὁ μὲν τὸ τοῦ πήχεως, ὁ δὲ τὸ τῆς κερκίδος,

eorum oriatur, et quo defınat, curare et folicitum effe fupervacuum effe dicunt. Etenim quidam eorum confiderans nobifcum aliquando adolefcentulum, qui flectendo cubitum ad internarum quidem partium locum, qui ad humerum eft, manum adducere poterat, non poterat autem ad externas, nec dignofcere poterat, cujus effet mufculi hic affectus, nec fciebat omnino, radii quidem offi majorem, cubiti vero minorem infertum effe mufculum, fed in medium eorum utrosque mufculos exiftimabat pervenire. Quo igitur modo ifte inveniffet ufum pofiturae eorum, qui neque ipfam cognofcebat pofituram? fi vero pofituram ignorabat, manifeftum eft, quod et actionem. At mufculi duo hi fecundum rectitudinem quidem exacte flectunt cubitum ambo tendentes; fi vero alter eorum agat, alter vero quiefcat, parum a rectitudine verfus alterutram partem deflectunt, ut dictum eft. Non autem oportet mirari, fi fingula offa finguli ipfi attrahentes, hic quidem os cubiti, ille autem os radii, nihilomi-

οὐδὲν ἧττον καὶ τὸ λοιπὸν συνεπισπᾶται, συνημμένων γε δὴ πανταχόθεν αὐτῶν ἰσχυροῖς καὶ πολλοῖς συνδέσμοις. εἰς μὲν γὰρ τὸ πλάγιον ἐπιστρέφειν τὴν κερκίδα μόνην δυνατὸν τοῖς ἐπὶ τοῦ πήχεως τεταγμένοις μυσὶν, ὅτι τε βραχεῖα παντελῶς ἡ κίνησις, καὶ ὅτι κατὰ πολλὰς λαβὰς ἕλκουσι. τῷ δὲ ἐκ τοῦ βραχίονος ὀρθῶς φερομένῳ, καὶ δι᾽ ἑνὸς τένοντος ἐπισπωμένῳ, καὶ μεγάλην οὕτως ἐργαζομένῳ τὴν ὅλην τοῦ μέλους κίνησιν, ὡς τοὺς δακτύλους ἐπὶ ὦμον ἀνιέναι, θαυμαστὸν οὐδὲν οὐδ᾽ ἀδύνατον τῷ κινουμένῳ τῶν ὀστῶν συγκινῆσαι καὶ τὸ λοιπὸν, καὶ μάλισθ᾽ ὅτι τῆς ἀπονευρώσεως αὐτοῦ καταφύεταί τις μοῖρα τοῖς κοινοῖς ἀμφοτέρων τῶν ὀστῶν συνδέσμοις. ταῦτ᾽ οὖν οὕτω τεχνικῶς μεμηχάνηται τῇ φύσει, καὶ τῶν μυῶν ἑκάτερος, ὁ μὲν ἕτερος μείζων, ὁ δ᾽ ἕτερος ἐλάττων εὐλόγως ἐγένετο. πολλάκις γὰρ ἤδη καὶ πρόσθεν εἴρηται, τῶν ἐν ταῖς χερσὶ κινήσεων πλεονεκτεῖν τὰς ἔνδον. ἐπεὶ τοίνυν ἐφ᾽ ἑκάτερα τῆς ἀκριβοῦς εὐθύτητος ἑκάτερος αὐτῶν ἔκαμπτε τὸν πῆχυν, εὔλογον ἦν ἰσχυρότερον γενέσθαι τὸν ἔσω μᾶλλον ἢ τὸν

nus et reliquum ſimul attrahant, cum ſint ipſa undique validis et multis ligamentis connexa. Ad obliquum namque convertere radium ſolum poſſunt hi, qui locati ſunt in cubito muſculi, quoniam et brevis eſt omnino motus, et multis apprehenſionibus *ac anſis* trahunt. Eum vero, qui ex brachio recte defertur, et per unum tendonem trahit, magnumque ita edit totius membri motum adeo, ut digiti ad humerum aſcendant, nihil miri eſt neque impoſſibile, cum eo quod movetur oſſe ſimul movere reliquum, praeſertim quum quaedam portio aponeuroſeως ejusdem muſculi inſeratur ligamentis utrique oſſi communibus. Haec igitur ita artificioſe machinata eſt natura, et muſculus uterque, hic quidem major, alter vero minor, ratione optima facti ſunt; ſaepe enim jam ante quoque dictum eſt, motuum manus internos praepollere. Quoniam igitur in utrasque partes exquiſitae rectitudinis uterque eorum flectebat cubitum, rationi conſentaneum fuit, fortiorem internum quam externum

ἔξω κινοῦντα, εὔλογον δὲ καὶ τῶν ἀντιτεταγμένων αὐτοῖς
ἑκάτερον ἑκατέρῳ γενέσθαι παραπλήσιον, ὡς, εἴ γε τῷ μὲν
μείζονι τῶν ἐντὸς τὸν ἐλάττονα τῶν ἔξωθεν ἀντέταξε, τῷ
δ᾽ ἐλάττονι τὸν μείζονα, δεόντως ἂν ἀτεχνίας ἐνεκαλεῖτο.
ἀλλ᾽ οὔτ᾽ ἐνταῦθα τοιοῦτον οὐδὲν, οὔτ᾽ ἐν ἄλλῳ τινὶ μορίῳ
φαίνεται γεγονός· ἀλλ᾽ εἴ περ τις καὶ ἄλλος ποτὲ δημιουργὸς ἰσότητός τε καὶ ἀναλογίας πολλὴν ἐποιήσατο πρόνοιαν,
καὶ ἡ τὰ σώματα τῶν ζώων διαπλάττουσα φύσις· ὅθεν ὁ
Ἱπποκράτης ὀρθότατα δικαίαν ὀνομάζει. πῶς γὰρ οὐ ταῦτα
δίκαια, καὶ τὸ μείζονας εἶναι τοὺς ἐπὶ τοῦ βραχίονος μῦς
τῶν ἐπὶ τοῦ πήχεως; οἱ μὲν γὰρ τὸν πῆχυν, οἱ δὲ τὸν
καρπὸν καὶ [336] τοὺς δακτύλους κινοῦσιν· ὥσθ᾽, ὅσῳ τὰ
κινηθησόμενα μόρια διαφέρει μεγέθει, τοσούτῳ καὶ οἱ κινοῦντες αὐτὰ μύες. ἀνάλογον δὲ τοῖς μυσὶν ἀναγκαῖον ἔχειν
καὶ τοὺς ὄγκους τῶν ὑποκειμένων αὐτοῖς ὀστῶν, ὥστε καὶ
βραχίων τοῦ πήχεως διὰ ταῦτα μείζων ἐγένετο, διὰ ταὐτὰ
δὲ ταῦτα καὶ ὁ μηρὸς τῆς κνήμης. ἀλλ᾽ εἰ πρὸς τοῖς μεγέθεσιν ἀκοίλιά τε καὶ ἀμύελα καὶ σκληρὰ καὶ πυκνὰ

moventem fuiſſe creatum: conſentaneum autem, etiam
oppoſitorum ipſis utrumque utrique fuiſſe ſimilem; nam
ſi majori quidem internorum minorem externorum oppo-
ſuiſſet, minori autem majorem, merito imperitiae accu-
ſaretur. Sed neque hic tale quiddam neque in alia
quavis parte apparet accidiſſe: ſed ſi quis unquam alius
opifex aequalitatis et proportionis magnam habuit providentiam, certe natura habuit in animalium corporibus
conformandis; unde Hippocrates eam rectiſſime juſtam
nominat. Quo enim modo non ſunt haec juſta, majores
eſſe brachii muſculos iis, qui in cubito ſunt? illi enim
cubitum, hi carpum et digitos movent. Quantum itaque
differunt magnitudine partes movendae, tantum et moventes eas muſculi. Neceſſe vero etiam fuit molem oſſium muſculis ſubjectorum proportione muſculis ipſis
reſpondere: hinc brachium eſt majus cubito, et femur
tibia itidem. Caeterum ſi, praeterquam quod magna ſunt,
ſolida et cavitatis medullaeque expertia, dura et denſa

τελέως ἐγεγόνει, βάρος ἂν ἦν τοῖς κώλοις μέγιστον. ταῦτ᾽ ἄρα χαυνότερά τε καὶ σηραγγωδέστερα καὶ κοιλότερα γέγονεν ἁπάντων τῶν μικροτέρων ὀστῶν τὰ μείζω. (391) καταχρῆται δὲ κἀνταῦθα τῇ κοιλότητι καλῶς ἡ φύσις· ἐναποτίθεται γὰρ αὐτῇ τὴν οἰκείαν ὀστοῦ τροφὴν, ἥνπερ δὴ μυελὸν ὀνομάζομεν. ἀλλὰ περὶ μὲν δὴ τούτου καὶ αὖθις εἰρήσεται.

Κεφ. ιζ. Διὰ τί δὲ ἓν μὲν ὀστοῦν ἐν τῷ βραχίονι, δύο δ᾽ ἐν τῷ πήχει κατεσκευάσατο, λέγειν ἑπόμενον ἂν εἴη. προηγεῖται δὲ τούτου κοινός τις λόγος ὑπὲρ ἁπασῶν διαρθρώσεων. εἴρηται μὲν οὖν καὶ πρόσθεν, ὡς οὐ μόνον, ἧς ἕνεκα γέγονεν ἐνεργείας ἕκαστον τῶν ὀργάνων, ἐπιτηδείως ἐκείνῃ τὰς ἰδέας ἀπεργάζεται τῶν ἐν αὐτοῖς μορίων ἡ φύσις, ἀλλὰ καὶ τῆς δυσπαθείας οὐδὲν ἧττον προνοεῖται· δειχθήσεται δὲ καὶ νῦν ταὐτὸ τοῦτο ἐπὶ τῶν διαρθρώσεων. ἔνθα μὲν γὰρ ἡ κίνησις αὐτῶν ἰσχυραῖς καὶ πολλαῖς ἐνεργείαις ὑπηρετήσειν ἔμελλε, καὶ δέος ἦν ὑπὸ βίας αὐτῶν ἐξάρθρωσίν τινα γενέσθαι, πανταχόθεν ἡ τοιαύτη διάρθρωσις

omnino fuiſſent, membra ipſa onere ſane maximo gravarent: idcirco latuora et cavernoſa magis et magis concava ſunt oſſibus cunctis minoribus majora. Abutitur et hic probe ipſa cavitate natura: reponit enim in eam familiare oſſibus nutrimentum, quod ſane medullam nominamus. Sed de hac quidem poſtea quoque dicetur.

Cap. XVII. Cur autem unum quidem os in brachio, duo vero in cubito conſtituta ſint, dicere conſequens fuerit. At praecedit hoc quidam communis ſermo de omnibus dearticulationibus. Dictum antea itaque eſt, quod non ſolum formas partium organi aptas actioni, cujus gratia organum quodvis factum eſt, natura efficit, ſed etiam dyſpathiae nihilominus providet. Oſtendetur autem et nunc hoc ipſum in dearticulationum tractatione. Siquidem, ubi motus earum validis et multis actionibus famulari debebat, et metus erat, ne ob violentiam ipſarum luxatio quaedam contingeret, dearticulatio hujus-

ἔσφιγκταί τε καὶ συνέχεται, πολλοῖς μὲν ἔξωθεν συνδέσμοις παχέσιν, οὐχ ὑμενώδεσι μόνον, ἀλλὰ καὶ στρογγύλοις, καὶ χονδρώδεσιν ἐστεφανωμένη, τὰς δ᾽ ἐξοχὰς τὰς ἐμβαινούσας ταῖς κοιλότησιν ἅμα μὲν ἴσας αὐταῖς, ὡς μηδαμόθεν χαλαρὸν εἶναι μηδὲν, ἅμα δ᾽ ἔξωθεν ἄμβωσί τισι καὶ οἷον ὀφρύσιν ἀκριβῶς ἔχουσα κρατουμένας. ἔνθα δ᾽ ὀλίγων μὲν καὶ ἀβιάστων ἐνεργειῶν ἕνεκα γέγονεν ἡ διάρθρωσις, ἐνταῦθ᾽ ἡ φύσις, ὡς ἂν μηδὲν ἔτι δεδοικυῖα, λεπτοὺς μὲν καὶ ὑμενώδεις τοὺς συνδέσμους, χαλαρὰν δὲ πάντη τὴν ὅλην τῶν ὀστῶν ἀπεργάζεται σύνταξιν. ὅτι μὲν οὖν ἔχουσι τοιοῦτον τὸν τρόπον ἅπασαι αἱ καθ᾽ ὅλον τὸ σῶμα διαρθρώσεις, ὑπομνήσει προϊὼν ὁ λόγος ἐφ᾽ ἑκάστου τῶν μελῶν· ὅτι δ᾽ αἱ κατὰ τὰς χεῖρας, ὑπὲρ ὧν πρόκειται λέγειν, ἤδη πάρεστι σκοπεῖν. ἰσχυροτάτας μὲν γὰρ καὶ πλείστας ἐνεργείας ἐνεργοῦμεν, τήν τε κατὰ τὸν καρπὸν καὶ τὴν κατὰ τὸν ἀγκῶνα κινοῦντες διάρθρωσιν· ὅθεν ἀσφαλεῖς ἐγένοντο κατά τε τὰς συντάξεις αὐτὰς τῶν ὀστῶν καὶ κατὰ τοὺς

modi conſtringitur et continetur undique multis quidem extrinſecus ligamentis craſſis, non membranoſis ſolum, ſed et rotundis, et cartilaginoſis veluti corona ſtipata: eminentias autem ſimul cavitatibus iis, quas ingrediuntur, aequales, ut nusquam ulla ſit laxitas, ſimul vero quibusdam tumidis labris et velut ſuperciliis adamuſſim retentas obtinet. Ubi vero ad paucas et non violentas actiones dearticulatio eſt facta, ibi natura, ceu metu jam abjecto, tenuia quidem et membranoſa ligamenta, laxam autem omnino totam oſſium conſtructionem fabricata eſt. Quod igitur totius corporis omnes dearticulationes hoc modo ſe habeant, explicabit procedens ſermo in unoquoque membrorum. Quod vero et manuum dearticulationes ſic habeant, de quibus propoſui dicere, jam licet expendere. Validiſſimas ſiquidem et plurimas functiones obimus, tum carpi, tum gibbi cubiti dearticulationem moventes. Quare dearticulationes iſtae ſecurae ſunt tum ipſis oſſium commiſſuris, tum ligamentis ipſas dearticula-

ἔξωθεν αὐτὰς συνάπτοντας συνδέσμους, οὐ παχεῖς μόνον, ἀλλὰ καὶ σκληροὺς πανταχόθεν γενομένους. ἡ δὲ κατὰ τὸν ὦμον διάρθρωσις, ὡς αν ολιγάκις μὲν εἰς ἰσχυρὰς ἐνεργείας ἀγομένη, τὰ πολλὰ δ' ἤτοι τελέως ἀργοῦσα, η αβιάστως κινουμένη, χαλαρὰν μὲν καὶ αὐτῶν τῶν ὀστῶν ἔχει τὴν σύνθεσιν, ἔτι δὲ μᾶλλον τῶν ἀμφ' αὐτὰ ὑμένων· ουτε γὰρ χονδρώδεις αὐτοὺς, οὔτε παχεῖς, οὔθ' ὅλως σκληροὺς, ἀλλ' ἱκανῶς λεπτούς τε καὶ μαλακοὺς καὶ ῥᾳδίως ἐπὶ πλεῖστον ἐκτείνεσθαι δυναμένους ἡ φύσις ἀπειργάσατο. ἐν δὲ ταῖς κατὰ τὸν ἀγκῶνα καὶ τὸν καρπὸν διαρθρώσεσιν οὐ παχεῖς μόνον, ἀλλὰ καὶ σκληροί τινες ἐγένοντο σύνδεσμοι, πανταχόθεν ἀντισπῶντές τε καὶ κωλύοντες ἐπὶ πλεῖστον ἀλλήλων ἀπάγεσθαι καὶ διΐστασθαι τὰ κατὰ τὰς διαρθρώσεις οστᾶ. διὸ, καίτοι πολλάκις ἀναγκαζόμενα [337] βιαίως ἐνεργεῖν, ὅμως ἧττον ἐξαρθρώσεσιν ἁλίσκεται τοῦ κατὰ τὸν ὦμον ἄρθρου. οὔτε γὰρ οἷόν τε παραλλάξαι τι τῶν ὀστῶν ἄνευ τοῦ διαστῆναι μέχρι πλείστου, τὸ διΐστασθαι δ' ἐπὶ πλεῖστον ἔκ τε τῆς τῶν συνδέσμων ἀσθενείας καὶ χαλαρότητος

tiones foris connectentibus, quae non craſſa ſolum, ſed et dura undique ſunt facta. Humeri autem dearticulatio, tanquam raro validas obiens actiones, freq enter autem vel omnino quieſcens, vel leviter et citra violentiam mota, laxam quidem et ipſorum oſſium habet compoſitionem, magisque adhuc membranarum ipſa ambientium: neque enim cartilaginoſas ipſas, neque craſſas, neque omnino duras, ſed admodum tenues et molles, et quae minimo negotio quam longiſſime extendi poſſint, natura creavit. In gibbi autem cubiti et carpi dearticulationibus non craſſa modo, ſed etiam dura quaedam ligamenta undique contranitentia et prohibentia, ne dearticulationum oſſa plurimum a mutu connexu reſiliant ac diſtent, facta ſunt. Quapropter, etſi ſaepe violenter moveri cogantur, minus tamen quam in humeris articulorum accidit luxatio: non enim fieri poteſt, ut os aliquod ſuo articulo aberret ac promineat, niſi plurimum a reliquis diſtet, diſtare autem plurimum ei contingit tum ex ligamen-

γίνεται, καὶ ἐξ αὐτῆς τῶν ὀστῶν τῆς συνθέσεως, ὅταν αἱ τῶν κοτυλῶν ἴτυες ὕπτιαι κατασκευασθῶσι, μηδεμίαν ὀφρὺν λαβοῦσαι μηδαμόθεν. καὶ μὲν δὴ καὶ τῶν ἐχουσῶν ἄμβωνάς τινας κοτυλῶν ἐν βιαίαις κινήσεσι περιθραυσθεῖσαι πολλάκις αἱ τῶν ὀφρύων ἴτυες οὐκ ἐν τῷ παραυτίκα μόνον ἐκπεσεῖν τοῖς ἄρθροις, ἀλλὰ καὶ τοῦ λοιποῦ χρόνου παντος συνεχῶς τοῦτο πάσχειν ἐπιτρέπουσιν. ᾧ δῆλον, ὡς εἰς τὸ μὴ ῥᾳδίως ἐξαρθρεῖν οὐ μικρὰν ἔχει μοῖραν ἡ τῆς διαρθρώσεως ἀκρίβεια. τί ποτ᾽ οὖν οὐ πάσας τὰς διαρθρώσεις ἡ φύσις ἀσφαλεῖς κατεσκεύασεν; ὅτι μάχην εἶχεν ἀναγκαίαν ἡ ποικιλία τῶν κινήσεων τῇ τῆς κατασκευῆς ἀσφαλείᾳ, καὶ οὐχ οἷόν τ᾽ ἦν εἰς ταὐτὸν ἀμφοτέρας ἅμα συνελθεῖν· ἕπεται γὰρ ἡ μὲν τῷ χαλαρῷ τῆς διαρθρώσεως, ἡ δὲ τῷ συντόνῳ τε καὶ πανταχόθεν ἐσφιγμένῳ. ἔνθα μὲν οὖν ἀκίνδυνός ἐστιν ἡ ποικιλία, περιττὸν ἐνταῦθα καὶ μάταιον ἦν ἐπιτεχνάσασθαί τι πρὸς ἀσφάλειαν ἔνθα δ᾽ ἐπικίνδυνός τε καὶ σφαλερὰ, τὴν δυσπάθειαν ταύτης προείλετο. καὶ τοίνυν ἐν τοῖς κατὰ

torum imbecillitate et laxitate, tum ex ipſa oſſium compoſitione, quando cavitatum circumferentiae ſupinae fiunt, nullum prorſus adeptae ſupercilium. Quin etiam et in cotylis labra quaedam tumida ac extremitates habentibus ipſae ſuperciliorum circumferentiae non raro violentis motibus circumfractae articulis, non ſolum ſtatim ut excidant, ſed toto tempore reliquo hoc ipſum aſſidue patiantur, permittunt, quo conſtat, exquiſitam dearticulationem, ne luxetur facile, multum habere momenti. Cur igitur non omnes dearticulationes tutas natura conſtruxit? quoniam pugnam haberet neceſſariam varietas motuum cum ſecuritate conſtructionis, neque poterant in idem ambae convenire; ſequitur enim illa quidem laxitatem dearticulationis, haec autem ſtabilimentum et omni ex parte conſtrictionem. Ubi igitur non eſt periculoſa varietas, ſuperfluum ibi et vanum erat aliquid moliri ad tutelam; ubi autem eſt periculoſa et fallax, ibi majorem dyſpathiae quam varietatis rationem habuit. Igitur et in articulis carpi et gibbi cubiti plus

τὸν ἀγκῶνά τε καὶ τὸν καρπὸν ἄρθροις τῆς δυσπαθείας
πλέον ἢ τῆς ποικιλίας προνοησαμένη, καὶ κινδυνεύσασα
διὰ τὸ μονοειδὲς τῆς κινήσεως κυλλῷ παραπλήσιον ἀπο-
φῆναι τὸ κῶλον, ἑκατέρῳ τῶν ἄρθρων προσπαρέθηκε
διάρθρωσιν ὑπηρετήσουσαν ταῖς εἰς τὰ πλάγια κινήσεσιν.
ἐν μὲν γὰρ τῇ κατὰ τὸν ὦμον οὐ μόνον ἐκτείνειν καὶ
κάμπτειν, ἀλλὰ καὶ πανταχόσε κυκλοτερῶς περιάγειν ἐγχωρεῖ τὸν βραχίονα· καὶ γὰρ καὶ ἡ κεφαλὴ περιφερὴς αὐτοῦ,
καὶ οἱ σύνδεσμοι χαλαροὶ, καὶ ἡ τοῦ τῆς ὠμοπλάτης αὐχένος κοιλότης ὑπτία τε καὶ πανταχόθεν ὁμοία παραπλησίως
τῇ κεφαλῇ· τὰ δὲ κατὰ τὸν ἀγκῶνα καὶ τὸν καρπὸν ἄρθρα,
παντοχόθεν ἐσφιγμένα, ποικίλως κινεῖν καὶ πάντῃ περιφέρειν
ἀδύνατον ἦν. ὅθεν, ἐπειδὴ τοῦτο μὲν ἀδύνατον, οὐκ ἐχρῆν
δὲ οὐδὲ τῆς ποικιλίας τῶν κινήσεων ἀμελῆσαι παντάπασιν,
διττὴν εἰργάσατο κατ᾽ ἀμφότερα τὴν διάρθρωσιν, ἵν᾽, ὅπερ
ἑκατέρᾳ κατὰ μόνας ἐνδεῖ, τοῦθ᾽ ὑπὸ τῆς ἑτέρας προϊούσης
ἀναπληρῶται. τὰς γὰρ εἰς τὰ πλάγια περιφορὰς τῶν μελῶν ἄνω μὲν ἡ τῆς κερκίδος πρὸς τὸν βραχίονα διάρθρωσις ἐργάζεται, κάτω δ᾽ ἡ τοῦ καρποῦ πρὸς τὴν λεπτὴν

dyſpathiae quam varietati quum providiſſet fereque in
eo jam eſſet, ut propter ſingularem motum mutilo ſimile
effecerit membrum, utrique articulorum adhuc appoſuit
dearticulationem, motibus in obliquum commodaturam.
In humerorum enim articulo non ſolum extendere et
flectere, ſed quoquoverſus in orbem circumducere licet brachium; etenim caput ejus rotundum eſt liga-
mentaque laxa, et cavitas cervicis ſcapularum eſt ſupina
et undique ſimilis, quomodo et caput: articulos vero
gibbi cubiti et carpi undique conſtrictos varie movere
et in omnes partes circumferre non licebat. Quare,
quum hoc quidem eſſet impoſſibile, non expediret autem
varietatem motuum prorſus negligere, duplicem molita
eſt in utroque articulationem, ut, quod ſeorſum utraque
requirit, hoc ſecundae acceſſione ſuppleatur: ipſas enim
ad latera delationes membrorum ſurſum quidem radii
ad brachium dearticulatio efficit, deorſum vero carpi ad

Ed. Chart. IV. [337.] Ed. Baf. I. (591.)

ἀπόφυσιν τοῦ πήχεως. ἡ μέντοι καθ᾽ ἕκαστον τῶν ἐν τοῖς δακτύλοις ὀστῶν διάρθρωσις ἔχει μὲν καὶ αὐτὴ τὰς εἰς τὸ πλάγιον κινήσεις, ὥσπερ ἡ κατ᾽ ὦμον, οὐ μὴν ὁμοίως γε ἐπὶ πολὺ περιαγούσας, καίτοι τῶν περικειμένων αὐτοῖς συνδέσμων ὑμενωδῶν τε καὶ λεπτῶν ὑπαρχόντων· ἀλλ᾽ ἡ τῶν ὀστῶν διάπλασις ἑτεροία τῆς κατ᾽ ὦμον. οὔτε γὰρ ὅμοιαι πανταχόθεν αἱ κεφαλαὶ, διότι μηδ᾽ ἀκριβῶς στρογγύλαι, καὶ αἱ τῶν ὑποδεχομένων αὐτὰς κοιλοτήτων ὀφρύες, εἰς λεπτοὺς ἄμβωνας τελευτῶσαι, σφίγγουσιν ἔξωθεν ἀσφαλῶς πανταχόθεν, καὶ τῶν καλουμένων σησαμοειδῶν ὀστῶν ἐπιφύσεις λαμβάνουσαι, ὥστε μέσως πως ἔχειν κατασκευῆς ἑκάστην τῶν κατὰ τοὺς δακτύλους διαρθρώσεων· ὅσον γὰρ ἀπολείπονται τῆς κατὰ τὸν καρπόν τε καὶ τὸν ἀγκῶνα πρὸς ἀσφάλειαν, τοσοῦτον πλεονεκτοῦσι τῆς κατὰ τὸν ὦμον, εὐλόγως τῆς φύσεως τοῦτο ἐργασαμένης. εἰ γὰρ καὶ ὅτι μάλιστα μικρὰ σώματα περιλαμβάνουσι, ὅταν ἐνεργῶσι μόναι, ἀλλά τοι κἂν ταῖς τῶν μειζόνων λαβαῖς ταῖς κατὰ τὸν ἀγκῶνα καὶ τὸν καρπὸν οὐ μικρὰ συνεργάζονται. καὶ

tenuem cubiti apophyfim. Atque in fingulis digitorum offibus dearticulatio habet quidem ipfa quoque motus ad latera, uti ea in humero, non tamen aeque in multas partes circumagentes, quamvis ligamenta tenuia ac membranofa ipfis circumiaceant; ipfa enim offium conformatio diverfa eft ab ea, quae in humero. Neque enim fimilia funt undique capita, quod non ad amuffim rotunda funt, et excipientium capita ipfa cavitatum fupercilia in tenues margines definentia conftringunt extrinfecus tuto undique, affumptis etiam offium fefamoidum epiphyfibus, adeo ut mediam quodammodo habeant conftructionem fingulae digitorum dearticulationes; quantum enim abfunt a carpi et gibbi cubiti conftructionis fecucuritate, tantum fuperant eam, quae in humero eft, natura ratione optima id molita. Etfi enim quam minima corpora comprehendunt, quum agunt folae, attamen in apprehenfionibus majorum gibbi cubiti et carpi dearticulationibus non parum opitulantur; imo multo plu-

μέντοι καὶ πολὺ πλείοσιν ἐνεργείαις] ὑπηρετοῦσαι τῶν ἄλλων διαρθρώσεων, γυμναὶ πανταχόθεν εἰσίν· οὐχ ὥσπερ αἱ κατὰ [338] τὸν ὦμον ἐν κύκλῳ μεγίστους περιβέβληνται μῦς, οὐδὲν μὲν εἰς τὰς κινήσεις ἐμποδίζοντας, ἀσφάλειαν δὲ οὐκ ὀλίγην αὐτῷ παρεχομένους. ὥστε, διττῆς αἰτίας ἀσφάλειαν ἐν ἄρθροις ἐργαζομένης, ἰσχύος συνδέσμων, ἀκριβείας συνθέσεως, ἀμφοτέρας μὲν ἐπ᾽ ἀγκῶνός τε καὶ καρπῶν, τὴν δ᾽ ἑτέραν ἐπὶ τῶν δακτύλων, ἐπ᾽ ὤμου δὲ μηδ᾽ ἑτέραν ἀκριβῶς ὑπάρχειν, καὶ διὰ τοῦτ᾽ εὐλόγως τὴν φύσιν, ἐπειδὴ ταῖς ἀσφαλείαις τε καὶ παν(392)ταχόθεν ἐσφιγμέναις κατασκευαῖς οὐχ οἷόν τέ ἐστι κινεῖσθαι πολυειδῶς, προσθεῖναι τῷ πήχει τὴν κερκίδα διττῆς διαρθρώσεως ἕνεκα.

Κεφ. ιη΄. Δεῖται δ᾽ οὐ μακρῶν ἔτι λόγων οὐδὲ διὰ τί μὲν κατὰ τὸν καρπὸν ἐλάχισται παντελῶς εἰσιν αἱ λοξαὶ κινήσεις, ἄνω δὲ πρὸς τῷ βραχίονι μέγισται. κάτω μὲν γὰρ ἀκριβῶς τά τε κατὰ τὸν καρπὸν ὀστᾶ καὶ μέντοι καὶ τὸ τῆς κερκίδος ἔζευκται τῷ τοῦ πήχεως, ὥστε τοῖς πολλοῖς τῶν ἰατρῶν ἔδοξεν οὐδὲ κινεῖσθαί τινα ἑκάτερον αὐτῶν

ribus actionibus fubfervientes, quam aliae dearticulationes, nudae undique funt, neque, ut quae in humero funt, in circuitu maximis veftiuntur mufculis, nihil quidem motus impedientibus, fecuritatem vero non paucam humero praebentibus. Itaque quum duo fint, quae tutelam articulorum efficiant, robur ligamentorum et exacta compofitio, utraque quidem eft in gibbo cubiti et carpo, altera vero in digitis, in humero autem neutra plane eft. Quamobrem, quoniam fecurae et ftrictae undique conftitutioni non licet moveri varie, juxta cubitum radium duplicis dearticulationis gratia merito pofuit natura.

Cap. XVIII. Verbis autem multis ne id quidem eget, cur in carpo quidem minimi omnino fint obliqui motus, furfum autem ad brachium maximi. Inferne namque carpi et radii offa exacte conjuncta funt offi cubiti; unde multis medicorum vifus eft nullus motus proprius fieri ab utroque ipforum, fed ea, ceu uni dear-

ἰδίαν κίνησιν, ἀλλ', ὡς ἐνὶ διαρθρούμενα, μίαν ἔχειν μόνην τὴν απάντων κοινήν· ἄνω μέντοι πρὸς τῷ βραχίονι διέστηκεν ἡ κερκὶς ἀπὸ τοῦ πήχεως ἱκανὸν, ὥστε ἐνταῦθα μὲν ἐγχωρεῖν μόνην αὐτὴν ἐπὶ πολὺ κινεῖσθαι χωρὶς τοῦ πήχεως, κάτω δὲ οὐκέτι. καὶ μὲν δὴ καὶ ἡ τῆς λεπτῆς τοῦ πήχεως ἀποφύσεως, ἣν στυλοειδῆ καλοῦσι, πρὸς τὸ κατὰ τὸν μικρὸν δάκτυλον ὀστοῦν τοῦ καρποῦ διάρθρωσις αὐτή τε μικρὰ παντελῶς ἐστιν, ὅτι καὶ τὸ κατὰ τὸν καρπὸν ὀστοῦν ἐξ ἀνάγκης μικρὸν ἦν, ἐλαχίστην τε τὴν κίνησιν ἔχει, καὶ διὰ τὴν μικρότητα μὲν, ἀλλὰ καὶ διὰ τὸ συνῆφθαι κατὰ ταῦτα τον μὲν πῆχυν τῇ κερκίδι, τὸ δὲ μικρὸν ὀστοῦν τοῖς ἄλλοις ἅπασι τοῖς τοῦ καρποῦ· μόνον δ' ἂν ἀξιόλογος ἡ κίνησις ἐγένετο, διεστώτων ἱκανῶς ἀπ' ἀλλήλων ἁπάντων τῶν εἰρημένων ὀστῶν.

Κεφ. ιθ'. Εἴρηταί μοι σχεδὸν περὶ πάντων τῶν ἐν ταῖς χερσὶ μορίων. ἀρτηρίαι γὰρ καὶ φλέβες καὶ νεῦρα κοινὰ παντός ἐστι τοῦ σώματος ὄργανα, καὶ διὰ τοῦθ', ὡς καὶ πρόσθεν ἔφαμεν, ὅταν ὁ περὶ τῶν μορίων ἁπάντων συμπληρωθῇ λόγος, ἐπ' ἐκεῖνα μεταβησόμεθα. καὶ μέντοι

ticulata, unum habere folum motum omnium offium communem; furfum tamen ad brachium radius a cubito multum diftat, quare ibi quidem licet radio foli plurimum moveri absque cubito, parte autem inferiori nequaquam. Quin etiam dearticulatio tenuis cubiti apophyfeos (quae ftyloides vocatur) ad carpi os digito minimo praepofitum parva eft omnino, quia et os ipfum carpi neceffario parvum erat, motumque habet minimum, et propter parvitatem, et quia conjungitur ibi cubitus quidem radio, parvum vero os omnibus aliis carpi offibus; folum autem memoratu dignus motus fieret diftantibus admodum inter fe omnibus praedictis offibus.

Cap. XIX. Dictum eft mihi de omnibus fere manus partibus. Arteriae enim, venae et nervi communia totius corporis funt organa; ob idque, ficut et antea diximus, ubi de partibus omnibus fuerit fermo abfolutus, ad ea tranfibo. Quin etiam de magnitudine et

καὶ περὶ τοῦ μεγέθους τε καὶ τῆς θέσεως ὅλων τῶν χειρῶν ἐπὶ τελευτῆς εἰρήσεται μετὰ καὶ τῶν ἄλλων ἁπάντων· ἀλλήλοις γὰρ αὐτὰ χρὴ παραβάλλοντα καὶ τοῖς μεγέθεσι δεικνύναι καὶ ταῖς συντάξεσιν εὖ διακείμενα. καταπαύσαντες οὖν ἐνταῦθα τὸν περὶ τῶν χειρῶν λόγον, ἐπὶ τὰ σκέλη μεταβησόμεθα διὰ τὴν τῆς κατασκευῆς ὁμοιότητα· τὴν γὰρ τῶν κινούντων τὸ κατ᾽ ὦμον ἄρθρον μυῶν ἐξήγησιν ἐν τῷ τρισκαιδεκάτῳ τῶνδε τῶν ὑπομνημάτων ποιησόμεθα σὺν τῷ λοιπῷ περὶ αὐτοῦ τε καὶ τῶν ὠμοπλατῶν λόγῳ παντί.

pofitura totius manus in fine dicetur cum aliis univerfis membris; oportet enim illa inter fe comparando et magnitudine moderata et conftructione bene conftituta oftendere. Finem igitur hic fermoni de manibus imponentes, ad crura tranfibimus propter conftructionis fimilitudinem; expofitionem enim mufculorum moventium humeri articulum in decimotertio horum commentariorum faciemus cum reliquo fermone omni de ipfo humero ac fcapulis.

ΓΑΛΗΝΟΥ ΠΕΡΙ ΧΡΕΙΑΣ ΤΩΝ ΕΝ ΑΝΘΡΩΠΟΥ ΣΩΜΑΤΙ ΜΟΡΙΩΝ

ΛΟΓΟΣ Γ.

Ed. Chart. IV. [339.] Ed. Baf. I. (392.)

Κεφ. α'. Χεῖρας μὲν δὴ μόνος ἁπάντων ζώων ἄνθρωπος ἔσχεν, ὄργανα πρέποντα ζώῳ σοφῷ· δίπουν δ' αὐτὸ μόνον ἐν τοῖς πεζοῖς ἐγένετο καὶ ὀρθὸν, ὅτι χεῖρας ἔσχεν. τοῦ γὰρ ἀναγκαίου πρὸς τὴν ζωὴν σώματος ἐκ τῶν κατὰ τὸν θώρακά τε καὶ τὴν κοιλίαν μορίων συμπληρουμένου καὶ δεομένου κώλων εἰς βάδισιν, ἐπὶ μὲν ἐλάφων τε καὶ κυνῶν καὶ ἵππων καὶ τῶν ἄλλων παραπλησίων τὰ πρόσθια κῶλα

GALENI DE VSV PARTIVM CORPORIS HVMANI

LIBER III.

Cap. I. Manus homo omnium animalium folus habuit, organa animali fapienti convenientia; bipes vero ipfe folus inter pedeftria factus et erectus, quia manus habuit. Quum enim neceffarium ad vitam corpus ex his partibus, quae in thorace funt et ventre, compleatur, egeatque artubus ad greffum, in cervis quidem, canibus, equis et aliis fimilibus anteriores artus pofterioribus

τοῖς ὄπισθεν ὁμοιοσκελῆ γέγονε, καὶ τοῦτ᾽ αὐτοῖς εἰς τάχος συντελεῖ· ἀνθρώπῳ δὲ (οὔτε γὰρ οἰκείου τάχους ἔδει, μέλλοντί γε δαμάσασθαι σοφίᾳ τε καὶ χερσὶν ἵππον, ἄμεινόν τ᾽ ἦν μακρῷ πρὸ τῆς ὠκύτητος ὄργανα σχεῖν εἰς ἁπάσας τέχνας ἀναγκαῖα) τὰ πρόσθια κῶλα χεῖρες ἐγένοντο. τί δὴ οὖν οὐ καὶ τέτταρα σκέλη καὶ χεῖρας ἐπ᾽ αὐτοῖς ἔσχεν, ὥσπερ οἱ Κένταυροι; ὅτι πρῶτον μὲν ἀδύνατος τῇ φύσει τῶν τοσούτῳ διαφερόντων σωμάτων ἡ μίξις. οὐ γὰρ δὴ, ὥσπερ οἱ πλάσται καὶ οἱ γραφεῖς, χρώματά τε καὶ σχήματα μόνον αὐτῶν ἔμελλε συνθήσειν, ἀλλὰ καὶ τὰς οὐσίας ὅλας κεράσειν, ἀμίκτους τε καὶ ἀκράτους ὑπαρχούσας. οὐ γὰρ οὖν, εἰ συνουσία τις ἀφροδίσιος ἀνθρώπῳ πρὸς ἵππον γένοιτο, τελειώσουσιν αἱ μῆτραι τὸ σπέρμα. Πίνδαρος δ᾽ εἰ μὲν ὡς ποιητὴς προσίεται τὸ τῶν Κενταύρων μυθολόγημα, συγχωρητέον αὐτῷ· εἰ δ᾽ ὡς σοφὸς ἀνὴρ καί τι περιττότερον τῶν πολλῶν ἐπίστασθαι προσποιούμενος ἐτόλμα γράφειν,

ſimiles facti ſunt, idque ipſis confert ad velocitatem. Homini vero (neque enim propria indigebat velocitate, ut qui equum ſua ſapientia et manibus erat domiturus, fuitque multo melius pro velocitate organa habere ad omnes artes neceſſaria) anteriores artus manus factae ſunt. Cur autem non habuit quatuor crura, et praeterea etiam manus, ſicut Centauri? quoniam primo quidem impoſſibilis eſt ipſi naturae corporum adeo differentium mixtio; non enim, ſicut plaſtae et pictores ipſi, tum colores, tum figuras ſolum ipſorum natura compoſitura erat, ſed etiam ſubſtantias totas commixtura, quae impermixtae ac purae ſunt; neque enim, ſi coitus quidam venereus homini cum equa fiat, perficient matrices ſperma. Pindaro autem, ſi ut poëta quidem recipit illam quae fertur de Centauris fabulam, condonandum eſt; ſi vero ut ſapiens vir et ſibi plus vulgo poëtarum ſcire quiddam aſſumens audebat ſcribere, quod

[340] — — — — — — — —, ὃς
ἵπποισι Μαγνη-
τίδεσσιν ἐμίγνυτ᾽ ἐν Πα-
λίου σφυροῖς. ἐκ δ᾽ ἐγένοντο στρατὸς
θαυμαστὸς ἀμφοτέροις
ὅμοιοι τοκεῦσι, τὰ ματρόθεν μὲν
κάτω, τὰ δ᾽ ὕπερθε πατρός.

ἐπιτιμητέον αὐτῷ τῇ προσποιήσει τῆς σοφίας. ἵππος μὲν γὰρ ὄνου, καὶ ὄνος ἵππου δύναιτ᾽ ἂν καὶ δέξασθαι τὸ σπέρμα, καὶ διασώσασθαι, καὶ τελεσφορῆσαι πρὸς ζώου μικτοῦ γένεσιν· οὕτω δὲ καὶ λύκος κυνὸς, καὶ κύων οὐ λύκου μόνον, ἀλλὰ καὶ ἀλώπεκος, ὥσπερ οὖν καὶ ἀλώπηξ κυνός. ἵππος δ᾽ ἀνθρώπου τάχα μὲν οὐδ᾽ ἂν ὑποδέξαιτο τοῖς κόλποις τῆς ὑστέρας τὸ σπέρμα, μακροτέρου γὰρ αἰδοίου δεῖ, εἰ δ᾽ οὖν καὶ δέξαιτό ποτε, διαφθείρειεν ἂν ἢ εὐθὺς ἢ οὐκ εἰς μακράν. ἀλλ᾽, ὦ Πίνδαρε, σοὶ μὲν ᾄδειν τε καὶ μυθολογεῖν ἐπιτρέπομεν, εἰδότες τὴν ποιητικὴν μοῦσαν οὐχ ἥκιστα τῶν ἄλλων τῶν οἰκείων κόσμων

— — — — — — — —, *qui*
eum equabus Magne-
ſiis concubuit in Pe-
lii vallibus. Nati ſunt autem gens
mirabilis ex ambobus
ſimiles parentibus, quae a matre erant,
inferne, at quae ſuperne, patris.

accuſandus eſt, quod ſibi ſapientiam arrogaverit. Equa enim aſini et aſina equi poterit certe recipere ſemen, et ſervare, et perficere ad animalis mixti generationem: ita et lupa maſculi canis, canis vero ipſa non lupi ſolum, ſed et vulpis, ſicut et vulpes canis: equa autem hominis ſemen fortaſſis ne receperit quidem in ſinus matricis, longiori enim pudendo opus fuerat, ſi quando autem ſuſceperit, corrumpat utique vel mox vel non multo poſt. Verum, o Pindare, tibi quidem cantare et fabulari concedimus, ſcientes, poëticam muſam inter alia

καὶ τοῦ θαύματος δεομένην· ἐκπλῆξαι γὰρ οἶμαι καὶ κηλῆσαι τοὺς ἀκροατὰς, οὐ διδάξαι βούλεσθαι. ἡμεῖς δ', οἷς ἀληθείας, οὐ μυθολογίας, μέλει, σαφῶς ἴσμεν οὐσίαν ἀνθρώπου τε καὶ ἵππου παντάπασιν ἄμικτον ὑπάρχουσαν. εἰ δὲ καὶ συγχωρήσαιμεν, ἐν γοῦν τῇ κυήσει καὶ μίγνυσθαι καὶ τελειοῦσθαι τὸ ζῶον τοῦτο ἄτοπόν τε καὶ ἀλλόκοτον, ἀλλὰ τίσι τροφαῖς θρέψεται τὸ γεννηθὲν, οὐκ ἂν εὕροιμεν. ἢ πόαις μέν τισι καὶ κριθαῖς ὠμαῖς τὰ κάτω τὰ ἵππεια, τοῖς δ' ἑφθοῖς καὶ τοῖς ἀνθρωπείοις ἐδέσμασι τὰ ἄνω; ἄμεινον μέντ' ἂν ἦν οὕτως αὐτῷ καὶ δύο στόματα γεγονέναι, τὸ μὲν ἀνθρώπειον, τὸ δ' ἵππειον. κινδυνεύσει γὰρ οὖν καὶ δύο καρδίας ἔχειν, εἴ τι δεῖ τοῖς στέρνοις τεκμαίρεσθαι. ἀλλ' εἰ καὶ ταῦτά τις ὑπερβαίνοι πάντα τὰ ἄτοπα, καὶ συγχωρήσειε καὶ γεννᾶσθαι δύνασθαι καὶ διαζῆν τὸν ἱπποσκελῆ τοῦτον ἄνθρωπον, οὐδὲν αὐτῷ πλέον ἐκ τῆς τοιαύτης κατασκευῆς, ὅτι μὴ τὸ τάχος· οὐδὲ τοῦτο αὐτὸ απλῶς οὐδ' ἐν ἅπασι χωρίοις, ἀλλ' ἐν τοῖς ὁμαλοῖς

propria ornamenta maxime ipfo miraculo egere: admiratione enim velut attonitos reddere vultis, opinor, et delectare auditores, non docere. Nobis autem, quibus de veritate, non de fabulis, cura eft, fatis conftat, fubftantiam hominis et equae omnino mifceri non poffe. Si vero conceffierimus, in conceptu faltem et mifceri et perfici hoc animal ita abfurdum et alienum, at quibus nutrimentis nutrietur jam natum, non fane inveniremus. An herbis quidem quibusdam et hordeis inferiora et eadem equina, coctis autem et humanis cibis fuperiora? Melius certe fuiffet itidem et ei ora duo fuiffe, hoc quidem humanum, illud autem equinum. Erat itaque, ni fallor, duo etiam corda habiturus, fi quid ex pectoribus oportet conjectare. Sed fi quis etiam miffa fecerit omnia haec quanquam abfurda, concefferitque, gigni poffe et vivere hunc equinis praeditum cruribus hominem, nihil accedet ex hujusmodi conftructione, praeterquam velocitas; nec haec fimpliciter, neque in omnibus locis, fed

καὶ λείοις πεδίοις μόνοις. εἰ δέ που δέοι πρὸς ὄρθιον δραμεῖν, ἢ κάταντες, ἢ λοξὸν, ἢ ἀνώμαλον, ἡ νῦν οὖσα κατασκευὴ τῶν ἀνθρωπείων σκελῶν ἀμείνων μακρῷ. οὕτω δὲ καὶ ὑπερπηδῆσαι, καὶ πέτρας ὀξείας τε καὶ ὀρθίους ὑπερβῆναι, καὶ ὅλως ἁπάσας τὰς δυσχωρίας διελθεῖν ἀμείνων ὁ ἄνθρωπος τοῦ τερατώδους ἐκείνου Κενταύρου. ἐβουλόμην δ' ἂν ἰδεῖν ἢ οἰκοδομούμενον, ἢ ναυπηγούμενον, ἢ διὰ τῶν ἱστῶν ἐπὶ τὰς κεραίας τῶν πλοίων ἀναῤῥιχώμενον, ἢ ὅλως τῶν ναυτικῶν ἔργων τι μεταχειριζόμενον, ὡς ἄτοπός τε δεινῶς ἐν ἅπασιν ἂν ἦν, καὶ πολλαχῆ τελέως ἀδύνατος. πῶς γὰρ ἐν τοῖς οἰκοδομήμασι διὰ λεπτῶν καὶ μακρῶν κλιμάκων ἐπὶ τοίχους ὑψηλοτάτους ἂν ἀνῄει; πῶς δὲ ἐπὶ τὰς τῶν πλοίων κεραίας; πῶς δ' ἂν ἐρέσσων ἦν, ᾧ γε μηδὲ καθέζεσθαι καλῶς ἐνεχώρει; κἂν εἰ τοῦτό γε αὐτῷ ὑπῆρχεν, τὰ πρόσθια σκέλη τὰς τῶν χειρῶν ἐνεργείας ἐκώλυεν. ἀλλ' ἴσως μὲν ναύτης ἄχρηστος, γεωργὸς δ' ἂν εἴη χρήσιμος. ἀλλ' ἐνταυθοῖ καὶ (393) πλέον ἀχρηστότερος,

in planis et laevibus solum campis. Si vero aliquando opus fuerit per acclive currere, aut per declive, aut per obliquum, aut per inaequale, ea quae nunc est constructio humanorum crurum multo est melior. Ad eundem vero modum et transilire, petrasque acutas et rectas praetergredi, et omnino omnes locorum difficultates superare commodius poterit homo, quam monstrosus ille Centaurus. Vellem autem videre eum vel domos aedificantem, vel naves fabricantem, vel per malum ad antennas navium manibus reptantem ac scandentem, vel prorsus aliquid nauticorum operum pertractantem, ut absurdus et ineptus admodum in omnibus esset, et in multis plane impotens haereret. Quomodo enim aedificando per graciles et longas scalas ad parietes altissimos ascenderet? quomodo autem ad navium antennas? quo vero modo posset remigare, quum ne probe quidem sedere queat? quamquam autem hoc ei adesset, tamen anteriora crura manuum actiones impedirent. At fortassis nauta quidem non probus, agricola vero frugi foret. Sed hic

καὶ μάλιστα εἰ πρᾶξαί τι δέοι τοῖς δένδροις ἐπαναβαίνοντα, καί τινας τῶν καρπῶν δρέπεσθαι. μὴ τοίνυν ταύτην μόνην αὐτοῦ θεώρει τὴν ἀτοπίαν, ἀλλ' ἐπὶ τὰς τέχνας ἁπάσας ἴθι, καὶ σκόπει χαλκεύοντα, καὶ σκυτοτομοῦντα, καὶ ὑφαίνοντα, καὶ γράμματα γράφοντα, πῶς μὲν καθεδεῖται, ποίοις δὲ μηροῖς ἐπιθήσει τὸ βιβλίον, [341] ἢ τῶν ἄλλων ὀργάνων ἕκαστον ὅπως μεταχειριεῖται. πρὸς γὰρ αὖ τοῖς ἄλλοις ἅπασιν οἷς ἄνθρωπος ἐξαιρέτως ἔχει, καὶ τὸ καθέζεσθαι χρησίμως ἐπὶ τῶν ἰσχίων μόνῳ τούτῳ πάντων ζώων ὑπάρχει. λέληθε δὲ καὶ τοῦτο τοὺς πολλοὺς, καὶ νομίζουσιν, ὀρθὸν μόνον ἑστάναι τὸν ἄνθρωπον, οὐκ εἰδότες, ὅτι καὶ τὸ καθέζεσθαι μόνος ἔχει. ὁ γοῦν Κένταυρος ἐκεῖνος ὁ τῶν ποιητῶν, ὃν οὐκ ἄνθρωπον, ἀλλ' ἱππάνθρωπόν τινα μᾶλλον ἐν δίκῃ καλέσειας ἂν, οὔτε στηρίζεσθαι δυνατὸς ἦν ἀσφαλῶς ἐπὶ τῶν ἰσχίων, οὔτ', εἰ καὶ τοῦθ' ὑπῆρχεν αὐτῷ, ταῖς χερσὶν ἐχρῆτ' ἂν δεξιῶς, ἐμποδιζόντων αὐτῷ τῶν προσθίων σκελῶν εἰς ἁπάσας τὰς ἐνεργείας, ὥσπερ εἰ καὶ ἡμῶν ἑκάστῳ δύο τις τῷ στέρνῳ προσδήσειε πρόμηκη ξύλα. καὶ

quoque plus ineſt ineptitudinis, maxime ſi quid agere oporteat, ut aſcendere arbores et aliquos fructus decerpere. Nec utique hanc ſolam conſideraris ejus abſurditatem, ſed ad artes univerſas tranſi, et finge animo eum aut fabrum, aut ſutorem, aut textorem, vel ſcribam: quomodo quidem ſedebit? quibus vero cruribus imponet librum? vel aliorum inſtrumentorum quodque quomodo tractabit? Praeter alia enim omnia, quae homo praecipue habet, etiam ſedere commode in iſchiis huic omnium animantium ſoli ineſt; ſed hoc quoque multos latuit, exiſtimantes, ſolum hominem ſtare rectum, non percipientes, quod etiam ſedere ſolus poſſit. Centaurus igitur ille poëtarum (quem non hominem, ſed equinum hominem quendam rectius voces) neque firmari poteſt tuto in coxendicibus, neque, ſi etiam hoc ei ineſſet, manibus utique uteretur commode, impedientibus eum anterioribus cruribus ad omnes actiones, velut ſi cujusque noſtrum pectori alligarit quis duo oblonga ligna. Etenim

Ed. Chart. IV. [341.] Ed. Baſ. I. (393.)

γὰρ οὖν καὶ εἰ κατακλίνη τις οὕτως ἡμᾶς σκευάσας ἐν σκιμποδίῳ, θαυμαστή τις ἡ συνουσία δηλονότι φανεῖται, καὶ πολὺ μᾶλλον ἔτι δεηθέντων ὕπνου. θαῦμα γὰρ ἂν καὶ τοῦτο τῶν Κενταύρων ἐκείνων, οὐ τῷ σκίμποδι χρῆσθαι δυναμένων ὅλῳ, οὔτ᾽ ἐπὶ τῆς γῆς ἀναπαύεσθαι· δεῖται γὰρ τῶν ἐν αὐτοῖς μορίων ἡ κατασκευὴ τοῦ σώματος ἑκατέρα θατέρου, ἡ μὲν ἀνθρώπειος σκίμποδος, ἡ δὲ ἵππειος γῆς. ἀλλ᾽ ἴσως οὐχ ἱππείοις τέτταρσι σκέλεσιν, ἀλλ᾽ ἀνθρωπείοις ἄμεινον κεχρῆσθαι ἡμᾶς. οὕτω μέν γε πρὸς τῷ μηδὲν ἔχειν πλέον εἰς μηδεμίαν ἐνέργειαν ἔτι καὶ τὸ τάχος ἀνθρώποις ἀπώλετ᾽ ἄν. καὶ μὴν εἰ μήθ᾽ ἱππείοις, μήτ᾽ ἀνθρωπείοις, οὐδ᾽ ἄλλου τινὸς ἂν ζώου· τὰ μὲν γὰρ τοῖς τῶν ἵππων μᾶλλον, τὰ δὲ τοῖς τῶν ἀνθρώπων ἔοικεν. ὁπότ᾽ οὖν τῶν τεττάρων οἱ δύο περισσοὶ, πρόδηλον, ὡς, εἴπερ ἓξ εἴχομεν πόδας ἢ καὶ πλείονας, ἔτι πλέον οὕτως ἂν ἦσαν ἡμῖν μάταιοι. καθόλου γὰρ, εἴ τι μέλλει χερσὶ καλῶς χρήσασθαι ζῶον, οὐδὲν τούτου χρὴ προ-

ſi nos ita comparatos recumbere vellet aliquis in lectulo, mirabilis quaedam rerum facies profecto appareret, et multo magis adhuc dormientibus nobis. Mirandum enim et id in illis Centauris, quod neque toto lecto poſſint uti, neque ſuper terram quieſcere; indiget enim conſtructio partium corporis ipſorum altera altero, humana quidem lecto, equina vero terra. Sed fortaſſis non equinis quatuor cruribus, ſed humanis melius fuiſſet nos uti. Sic quidem praeter id, quod nihil haberet plus commodi ad aliquam actionem, adhuc et velocitas deperiret hominibus. Atqui ſi neque humanis, neque equinis, nec alterius alicujus animalis, ſiquidem quaedam equinis, quaedam humanis ſunt ſimiliora. Quum igitur ex quatuor duo ſint ſuperflui, manifeſtum eſt, quod, ſi haberemus ſex pedes, vel etiam plures, ſic adhuc eſſent plures nobis ſupervacui. In univerſum enim, ſi quod animal manibus recte uſurum eſt, nullum oportet in hujus pe-

κεῖσθαι τοῦ στέρνου ἐμπόδισμα, μὴ ὅτι σύμφυτον, ἀλλ' οὐδὲ ἐπίκτητον.

Κεφ. β. Ἵππῳ μέντοι καὶ βοὶ καὶ κυνὶ καὶ λέοντι καὶ τοῖς ἄλλοις τοῖς παραπλησίοις, ὡς ἂν μηδεμίαν μέλλουσι μεταχειρίζεσθαι τέχνην, ὥσπερ μάταιον ἦν χεῖρας ἔχειν, οὕτω καὶ δίποσιν εἶναι· τί γὰρ ἂν ἦν τὸ πλέον αὐτοῖς, ὀρθοῖς μὲν ἐπὶ δυοῖν ποδοῖν ἑστῶσι, χεῖρας δ' οὐκ ἔχουσιν; ἐμοὶ μὲν οὐχ ὅπως ἂν οὐδὲν πλέον ἔχειν οὕτω κατασκευασθέντα δοκεῖ, ἀλλὰ καὶ τῶν νῦν ὑπαρχόντων αὐτοῖς στερήσεσθαι· πρώτης μὲν τῆς περὶ τὴν ἐδωδὴν ἑτοιμότητος, δευτέρας δὲ τῆς τῶν ἐμπροσθίων μελῶν ἀσφαλείας, καὶ τρίτης τάχους. ἐπεὶ γὰρ οὐκ εἶχε χεῖρας, ἐχρῆν δήπου τὰ μὲν τοῖς προσθίοις σκέλεσι προσφέρειν τὴν τροφὴν τῷ στόματι, τὰ δὲ κύπτοντα λαμβάνειν. ὅσα μὲν οὖν σαρκοφάγα, πολυσχιδεῖς τούτων οἱ πόδες· ὅσα δὲ ποηφάγα, τὰ μὲν ὁπλὰς ἔχει, τὰ δὲ χηλάς. τὰ μὲν οὖν σαρκοφάγα πάντη πάντως ἐστὶν ἄλκιμα, καὶ διὰ τοῦτο οὐ μόνον ἐσχίσθησαν αὐτῶν οἱ πόδες πολυειδῶς, ἀλλὰ καὶ στερεούς τε

ctore prominere impedimentum, non folum innatum, fed ne acquifititium quidem.

Cap. II. Equum fane, bovem, canem, leonem et alia fimilia, ceu nullam tractaturos artem, ut vanum fuiffet habere manus, ita et bipedes effe: quid enim effet plus eis commodi, fi duobus quidem pedibus recti ftarent, manus vero non haberent? Mihi quidem non folum nihil plus habituri, fi ita conftructi fuiffent, viderentur, fed iis etiam, quae ipfis infunt, privatum iri: primo quidem comedendi promptitudine, fecundo autem anteriorum membrorum fecuritate, tertio velocitate. Poftquam enim non habuerunt manus, oportuit alia animalia quidem anterioribus cruribus cibum admovere ori, alia vero inclinata fumere. Carnivororum igitur omnium pedes funt multifidi; herbivororum vero alia quidem folidas ungulas, alia vero fciffas ungulas habent. Carnivora quidem usquequaque funt ferocia: propterea non folum divifi funt eorum pedes multiformiter, fed etiam

καὶ γαμψοὺς ὄνυχας ἔφυσαν· οὕτω γὰρ ἔμελλε καὶ δράσσειν θᾶττον, καὶ καθέξειν ῥᾷον. τῶν δὲ ποηφάγων οὐδὲν μὲν ἦν οὕτως ἄλκιμον, ὡς τὰ σαρκοφάγα. χρῆται οὖν οὐκ ὀλίγως πολλάκις θυμῷ καὶ ἵππος, καὶ ταῦρος, καὶ διὰ τοῦτο τῷ μὲν ὁπλαὶ, τῷ δὲ κέρατα γεγόνασιν. ὅσα δὲ παντελῶς δειλὰ, τούτοις οὔθ᾽ ὁπλή τίς ἐστιν, οὔτε κέρας ἀμυντήριον, ἀλλὰ χηλαὶ μόνον. ταῦτα μὲν οὖν ἐπικύπτοντα νέμονται. τὰ δὲ σαρκοφάγα τοῖς προσθίοις ποσὶν [342] ἀντὶ χειρὸς χρῆται πρός τε τὸ κατασχεῖν τι ζῶον θηράσαντα καὶ τῷ στόματι προσενεγκεῖν τὴν τροφήν. εἰ δ᾽, ὥσπερ ἐστὶ παντὶ τῷ σώματι σύντονα καὶ σφοδρὰ, καὶ οἱ πόδες αὐτῶν στερεαῖς ὁπλαῖς ἐκρατύνθησαν, ἦν μὲν ἂν οὕτω γε πολλῷ μᾶλλον ὠκύτερα σφῶν αὐτῶν, ἢ νῦν ἐστι, τὰς δ᾽ εἰρημένας χρείας τῶν σκελῶν, ἀναγκαιοτέρας οὔσας, οὐκ ἂν ἔσχεν. ὅσα δὲ τῶν ζώων ἄναιμα, ταῦτα δηλονότι ψυχρότερα ταῖς κράσεσιν ὑπάρχει, καὶ διὰ τοῦτο ἀσθενέστερά τε πάντη καὶ πρὸς τὰς κινήσεις ἀργότερα μικροῖς καὶ πολλοῖς κέχρηται

firmos et curvos ungues produxerunt: ita enim debebant rapere citius et retinere facilius. Herbivororum vero nullum quidem eſt ita ferox, ſicut carnivora, utitur autem ira non mediocri plerumque equus et taurus: ob idque illi quidem ungulae ſolidae, huic autem cornua facta fuerunt. Quaecunque autem omnino ſunt timida, his neque ſolida ungula aliqua, neque cornu eſt vice propugnaculi, ſed ungula ſciſſa ſolum: haec quidem inclinata paſcuntur. Carnivora autem anterioribus pedibus pro manibus utuntur et ad retinendum animal, quod venata fuerint, et ad cibum ori afferendum. Si vero, ſicut toto corpore robuſta et vehementia, pedes eorum firmis ſolidisque ungulis fulti ac roborati eſſent, eſſent utique ſic multo velociora, quam nunc ſunt, ſed praedictos uſus crurum magis neceſſarios nequaquam haberent. Quaecunque vero animalium exanguia, ea ſane frigidiora temperamento ſunt; quapropter imbecilliora omnino et ad motus pigriora parvis et multis utuntur

τοῖς σκέλεσι· μικροῖς μὲν, ὅτι μεγάλα βαστάζειν τε καὶ μεταφέρειν ἀδυνατεῖ, πολλοῖς δὲ, διότι μικροῖς. ἐπεὶ γὰρ ἢ ἐκ τοῦ πλήθους ἢ ἐκ τοῦ μεγέθους τῶν σκελῶν τὸ τάχος τῆς βαδίσεως περιγίγνεται, οἷς ἀδύνατον ἦν μεγάλα τὰ κῶλα φῦσαι, τούτοις ὑπόλοιπος ἡ ἐκ τοῦ πλήθους ὠφέλεια. τινὰ δὲ καὶ διὰ τοῦτο προμηκέστερα τοῖς ὅλοις σώμασιν ἐγίνετο, καθάπερ ἴουλος καὶ σκολόπενδρα, χάριν τῷ πλήθει τῆς τῶν σκελῶν ἐκφύσεως προμηθουμένης τῆς φύσεως. ὅσοις δ᾽ αὐτῶν ἐδυνήθη, κᾂν εἰ μὴ μεγάλα, μακρὰ γοῦν καὶ λεπτὰ φῦσαι τὰ κῶλα, καθάπερ ἀκρῖσί τε καὶ πάρνοψι, τούτοις οὐδὲν ἔδει πάμπολυ πλῆθος ἐργάζεσθαι σκελῶν. ἀλλὰ περὶ μὲν τῶν ἀναίμων ζώων τῆς διαφορᾶς ἐπὶ πλεῖστον Ἀριστοτέλει καλῶς εἴρηται. τῶν δ᾽ ἐναίμων τῶν πεζῶν, ἃ δὴ καὶ μάλιστ᾽ ἀνθρώποις ἔοικε, τέτταρες ἑκάστῳ πόδες ἐγένοντο, τάχους μὲν ἕνεκα καὶ ἀσφαλείας ἅπασι, τοῖς δὲ ἀλκίμοις ἐξ ἐπιμέτρου τὰ χειρῶν ἐνίοτε συνεργαζόμενοι. περὶ μὲν οὖν τῆς εἰς τάχος αὐτῶν ὠφελείας καὶ

cruribus; parvis quidem, quoniam magna portare et transferre non possunt, multis autem eo, quod parvis. Quoniam enim ex multitudine vel magnitudine crurum velocitas gressus proficiscitur, quibus impossibile fuit magna producere crura, his reliqua fuit ex multitudine commoditas. Quaedam autem etiam ob id praelonga totis corporibus facta fuerunt, sicut iulus et scolopendra, locum copiosae crurum productioni natura provide suppeditante. Quibus autem eorum potuit, si non magna, saltem longa et gracilia producere crura, sicut locustis et parnopibus, his non fuit opus magnam crurum multitudinem tribuere. Sed de differentia quidem exanguium animalium plurimum ab Aristotele et pulchre scriptum est. Omnibus vero sanguineis pedestribus, quae maxime hominibus assimilantur, quatuor sunt pedes omnibus velocitatis quidem et securitatis gratia, ferocibus vero ex abundanti manuum functiones aliquando ipsi pedes simul obeunt. Sed de ea quae ad velocitatem eorum attinet

τῆς εἰς θήραν τε ἅμα καὶ ἐδωδὴν τοῖς ἀλκίμοις αὐτάρκως εἴρηται. ὅτι δὲ καὶ ἀσφαλέστερον ἦν αὐτοῖς ἐπὶ τεττάρων βαδίζειν σκελῶν, ἢ ὀρθοῖς ἐπὶ δυοῖν ἑστάναι, γνοίης ἂν, εἰ λογίσαιο, πόσῳ τινὶ τὰ κατὰ τὴν γαστέρα τε καὶ τὰ στέρνα μόρια τῶν κατὰ τὴν ῥάχιν εἰσὶν εὐπαθέστερα, καὶ ὡς, οὕτω μὲν βαδιζόντων, ὡς νῦν βαδίζει, τὰ μὲν εὐπαθῆ κατακέκρυπται καὶ φρουρεῖται πρὸς τῶν ὑπερκειμένων, ἔκκειται δὲ καὶ προβέβληται τὰ δυσπαθῆ, ὀρθῶς δ᾽ ἀναστάντων, ἀκάλυπτα καὶ ἀστέγαστα καὶ γυμνὰ καὶ ἀφύλακτα πανταχόθεν ἐγίνετο τὰ κατὰ τὴν γαστέρα μόρια καὶ τελέως εὐπαθῆ· οὐ γὰρ δὴ χερσί τε καὶ λόγῳ χρώμενα, καθάπερ ἄνθρωπος, ἔμελλέ τι προβάλλεσθαι τῆς γαστρὸς ἢ τῶν στέρνων, ἐπίκτητόν τι πρόβλημα, τῆς φυσικῆς τῶν ταύτῃ μελῶν ἀσθενείας ἐπανόρθωμα. διὰ ταῦτα μὲν δὴ τοῖς ἄλλοις ἅπασι ζώοις τοῖς ἐναίμοις τετράποσιν εἶναι βέλτιον ἦν, ὥσπερ τοῖς ἀναίμοις πολύποσι· διὰ δ᾽ αὖ τἀναντία τούτων τοῖς ἀνθρώποις δίποσιν, ὡς ἂν μήτε τῆς

commoditate, et ea quae ad venationem ſimul et cibationem ferocibus facit, ſatis dictum eſt. Quod autem tutius erat ipſis quatuor ambulare cruribus, quam ſtare rectis ſuper duobus, ita demum intellexeris, ſi conſideraveris, quanto magis ventris ac pectoris partes noxis omnibus expoſitae ſint, quam eae, quae ſunt ad ſpinam: ad haec quod ſic quidem ambulantibus, ut nunc ambulant, quae quidem ſunt offenſis magis obnoxiae, occultantur et cuſtodiuntur a ſuperjacentibus, expoſitae autem ſunt et objectae prominent, quae ſunt patibiles minus; erectis vero non obtectae nec opertae, ſed incuſtoditae et nudae undique ſunt ventris partes et laeſionibus prorſus expoſitae: neque enim manibus et ratione utentia, quemadmodum homo, oppoſitura erant ventri aut pectori externum aliquod propugnaculum, quod naturalem membrorum, quae ibi ſunt, imbecillitatem corrigeret. Ob has igitur cauſas caeteris animalibus univerſis ſanguine praeditis praeſtabat eſſe quadrupedibus, ſicut exanguibus multipedibus: e contrario autem horum homini melius fuit

ὠφελείας, ἧς τἄλλα ζῶα, πρὸς τοῦ πλήθους τῶν σκελῶν ἀπολαύειν δεομένοις, εἰς πολλά τε βλαβησομένοις, εἰ μὴ δίποδες εἶεν. ἀλλὰ δίποδες μὲν καὶ ὄρνιθες· ὀρθῶς δὲ μόνος ζώων ἁπάντων ὁ ἄνθρωπος, μόνῳ γὰρ αὐτῷ κατ᾽ εὐθὺ τῶν σκελῶν ἡ ῥάχις ἐστὶν, εἰ δ᾽ αὕτη, δηλονότι καὶ τὸ ἄλλο πᾶν σῶμα τὸ πρὸς τὴν ζωὴν ἀναγκαῖον. οἷον γὰρ τρόπις ἡ ῥάχις τούτου τοῦ σώματος ὑπάρχει, καὶ πρὸς αὐτὴν τὰ σκέλη τοῖς μὲν ὄρνισιν, ὥσπερ τοῖς τετράποσι, γωνίαν ὀρθὴν ἐργάζεται, μόνοις δὲ τοῖς ἀνθρώποις ἐπὶ μιᾶς εὐθείας ἐκτέταται. τοιοῦτον οὖν σχῆμα τὰ σκέλη πρὸς τὴν ῥάχιν ἔχει τοῖς τετράποσί τε καὶ πτηνοῖς ζώοις βαδίζουσιν, οἷον τοῖς ἀνθρώποις καθημένοις· καὶ διὰ τοῦτο ὀλίγῳ πρόσθεν ἐῤῥέθη, μηδὲν αὐτῶν ὀρθὸν ἵστασθαι μηδέποτε.

Κεφ. γ'. [343] Πῶς οὖν μὴ καθέζεσθαι (394) δύναται, καθάπερ ἄνθρωπος, ἐπὶ τῶν ἰσχίων ἑδραζόμενα; τουτο γὰρ ἔτι λείπειν ἔοικε τῷ λόγῳ. ὅτι δεῖ κάμπτεσθαι τὰ τοῖς

eſſe bipedi, ut qui ea commoditate, qua ex crurum multitudine caetera fruuntur animantia, nihil indigeret, et ad multa, niſi bipes fuiſſet, deterior futurus eſſet. At bipedes quidem et aves ſunt: rectus autem ſolus animalium omnium homo eſt; ſoli enim ipſi ſecundum rectitudinem crurum eſt ſpina; quod ſi ea, eſt profecto et reliquum omne corpus ad vitam neceſſarium. Nam quaedam veluti carina eſt ſpina hujus corporis, et ad hanc crura ipſa avibus quidem, ut et quadrupedibus, angulum rectum efficiunt, ſolis autem hominibus una recta linea extenduntur. Talem igitur figuram crura ad ſpinam habent in quadrupedibus et volatilibus animalibus, dum ambulant, qualem hominibus ſedentibus: ob eamque cauſam paulo ante dictum eſt, nullum eorum unquam ſtare rectum.

Cap. III. Qui igitur fit, ut illa ſedere nequeant, ſicut homo, ipſis iſchiis innitentia? (hoc enim adhuc videtur deeſſe ſermoni) quod oporteat crura iſchiis copu-

ἰσχίοις συνημμένα κῶλα κατὰ τὴν τοῦ μηροῦ πρὸς τὴν κνήμην διάρθρωσιν εἰς τοὐπίσω. αὐτὴ μὲν ἡ ῥάχις πρὸς τὸν μηρὸν ἐν τῷ καθέζεσθαι γωνίαν ὀρθὴν ἐργάζεται, ὁ μηρὸς δ᾽ αὖ πάλιν εἰ μὴ πρὸς τὴν κνήμην ἑτέραν τοιαύτην ἐργάσαιτο, οὐκ ἂν ὀρθή ποτε πρὸς τοὔδαφος ἡ κνήμη γένοιτο, καὶ τούτῳ τὸ ἀσφαλὲς τῆς ἕδρας διαφθαρήσεται. εἴπερ ἐν τῷ κάμπτεσθαι κατὰ γόνυ τὰ τοῖς ἰσχίοις συνημμένα κῶλα τὸ καθέζεσθαι γίγνεται, δῆλον ὡς οὐδενὶ δύναται τῶν τετραπόδων ὑπάρξαι· πάντα γὰρ εἰς τὰ πρόσω τὰς καμπὰς ἔχει τῶν ὀπισθίων σκελῶν. τὰ μὲν γὰρ πρόσθια ταῖς ὠμοπλάταις αὐτῶν συνῆπται, καθάπερ τοῖς ἀνθρώποις, τὰ δ᾽ ὀπίσθια τοῖς ἰσχίοις· αἱ καμπαὶ δ᾽ ἀμφοτέρων ἔμπαλιν τοῖς ἀνθρώποις τῶν μὲν προσθίων εἰς τοὐπίσω, τῶν δ᾽ ὀπισθίων εἰς τὰ πρόσω. τετρασκελέσι γὰρ οὖσιν αὐτοῖς ἄμεινον ἦν εἰς ἀλλήλας ἐστράφθαι τὰς καμπάς, ἀνθρώπῳ δὲ τὰ μὲν ταῖς ὠμοπλάταις συνημμένα κῶλα, χεῖρες γενόμενα, χρησίμως εἰς τοὔμπροσθεν κατ᾽ ἀγκῶνος κάμπτονται· δέδεικται γὰρ ἐν τῷ πρόσθεν λόγῳ, βέλτιον εἶναι πρὸς

lata in femoris ad tibiam dearticulatione retrorfum flecti. Spina quidem ipfa cum femore, dum fedemus, angulum rectum efficit, femur vero rurfus nifi ad tibiam alium talem efficiat angulum, nequaquam recta ad terram tibia foret, ob idque fecuritas feffionis corrumperetur. Si igitur, quando flectuntur in genu crura ifchiis conjuncta, tunc federe animal accidit, manifeftum eft, nulli quadrupedum poffe contingere; omnia enim antrorfum pofteriorum crurum habent flexiones. Anteriora enim fcapulis eorum membra, quemadmodum hominibus, pofteriora vero coxarum vertebris committuntur: flexiones vero amborum, contra quam hominibus, fiunt his priorum quidem retrorfum, pofteriorum vero antrorfum. Quadrupedibus enim ipfis praeftitit ad fe invicem converfas fuiffe flexiones, homini autem fcapulis copulata membra, manus quum effent, commode ad anticam ac internam gibbi cubiti partem flectuntur: monftratum enim eft praecedente commentario, melius effe ad fefe

Ed. Chart. IV. [343.] Ed. Baſ. I. (394.)

ἀλλήλας ἐστράφθαι τὰς χεῖρας· εὐλόγως δὲ καὶ τὰ σκέλη τὴν κατὰ τὸ γόνυ καμπὴν εἰς τοὐπίσω κέκτηται, μόνως γὰρ οὕτως οἷόν τ᾽ ἦν καθέζεσθαι καλῶς, ὡς καὶ τοῦτ᾽ ὀλίγον ἔμπροσθεν ἀποδέδεικται. ὥσθ᾽ ὅταν μὲν ἐπὶ μιᾶς εὐθείας ἡ ῥάχις ᾖ τοῖς σκέλεσιν, εἰς τρεῖς διαφορὰς σχημάτων ἄγεσθαι τὸ ζῶον δύναται, εἰ μὲν αὐτὴν τὴν ῥάχιν ἐπὶ τῆς γῆς κατακλίνειε, ὕπτιον ἀκριβῶς γιγνόμενον, εἰ δὲ τὴν γαστέρα, πρανὲς, εἴ τ᾽ αὐτοῖς τοῖς ποσὶ στηριχθείη, τηνικαῦτα ἀκριβῶς ὀρθὸν ἱστάμενον, εἰ δέ τινα γωνίαν ποιήσαιτο πρὸς τὴν ῥάχιν τὰ σκέλη, δῆλον ὅτι οὐδὲν ἔτ᾽ ἐκείνων τῶν σχημάτων ἀκριβῶς ἐστιν ὀρθόν. ὥστ᾽ εὐλόγως εἴπομεν, ἄνθρωπον ὀρθὸν μόνον ἵστασθαι. τὰ γὰρ ἄλλα ζῶα, τὰ μὲν μᾶλλον, τὰ δ᾽ ἧττον, ἅπαντα δ᾽ οὖν ἐστι πρανῆ, τρόπον ὁμοιότατον βαδίζοντα τοῖς ἐπὶ τῶν χειρῶν ἕρπουσι βρέφεσιν. ἀσκαλαβῶται μὲν, καὶ πάνθ᾽ ὅσα βραχυσκελῆ ζῶα, τελέως εἰσὶ πρανῆ, ψαύει γὰρ αὐτῶν ἡ γαστὴρ τῆς γῆς ἀεὶ, καὶ τούτων ἔτ᾽ ἀκριβέστερον οἱ ὄφεις. ἵππος δὲ καὶ κύων, καὶ βοῦς, καὶ λέων, καὶ πάντα τὰ τετράποδα

converti manus: merito autem et crura flexionem in genu retrorſum obtinent, hoc enim ſolo modo ſedere pulchre licebat, ut et hoc paulo ante oſtendimus. Quocirca, quum in una quidem recta linea ſit ſpina cum cruribus, ad tres differentias figurarum agi animal poteſt: quum, ſi ipſam quidem ſpinam humi reclinaverit, ſupinum omnino fiat, ſi ventrem, pronum, ſi firmetur pedibus, tunc exacte ſtet rectum; ſi vero aliquem angulum crura ad ſpinam fecerint, conſtat, nullam earum figurarum exacte eſſe rectam. Quare merito diximus, hominem ſolum ſtare rectum. Alia enim animalia quaedam magis, alia minus, attamen omnia ſunt prona, et modo gradiuntur ſimillimo infantibus, qui ſerpunt manibus. Stelliones quidem et lacerti et animalia, quaecunque ſunt brevium crurum, prorſus ſunt prona, contingit enim ipſorum venter terram ſemper, et iis amplius adhuc ſerpentes. Equus autem et canis, et bos, et leo, et omnia

Ed. Chart. IV. [343.] Ed. Baf. I. (594.)

μεταξὺ τῶν τ᾽ ἀκριβῶς ἐστι πρανῶν καὶ τῶν τελέως ὀρθῶν.
οὕτω δὲ καὶ οἱ ὄρνιθες ἅπαντες, εἰ καὶ δίποδές εἰσιν· οὐ
γὰρ ἐπὶ μιᾶς εὐθείας οὐδ᾽ οὗτοι τῇ ῥάχει τὰ τῆς βαδίσεως
ἔχουσιν ὄργανα. ὥστε μόνων ἁπάντων ζώων ὁ ἄνθρωπος ὀρθὸς ἕστηκεν, ὥσπερ οὖν καὶ καθέζεσθαι μόνος ἁπάντων
ἐδείκνυτο. καὶ γὰρ οὖν καὶ τῶν χειρῶν αἱ κατὰ τὰς τέχνας
ἐνέργειαι πᾶσαι δυοῖν τούτοιν δέονται σχημάτων. τὰ μὲν
γὰρ ὀρθοὶ, τὰ δὲ καθήμενοι χειρουργοῦμεν· οὐδὲν δ᾽ οὐθ᾽
ὕπτιος οὐδεὶς, οὔτε πρανὴς ἐργάζεται. καὶ δεόντως οὐδὲν
τῶν ἄλλων ζώων οὔθ᾽ ἵστασθαι δυνατὸν οὔτε καθέζεσθαι
κατεσκεύασεν ἡ φύσις, ὅτι οὐδὲ χειρουργήσειν ἔμελλέ τι.
τὸ δ᾽ οἴεσθαι, διὰ τοῦτο ὀρθῶς ἑστάναι τὸν ἄνθρωπον,
ἵν᾽ εἰς τὸν οὐρανὸν ἑτοίμως ἀναβλέπῃ, καὶ λέγειν ἔχῃ,
Ἀνταυγέω πρὸς ὄλυμπον ἀταρβήτοισι προσώποις, ἀνθρώπων
μέν ἐστιν οὐχ ἑωρακότων οὐδεπώποτε τὸν καλούμενον οὐ-
ρανοσκόπον ἰχθύν ὡς οὗτός γε, κἂν εἰ μὴ βούλοιτο,
πρὸς τὸν οὐρανὸν ἀεὶ βλέπει, ἄνθρωπος δὲ, εἰ μὴ τὸν
τράχηλον ἀνακλάσεις εἰς τοὐπίσω, τὸν οὐρανὸν οὐκ ἄν ποτε

quadrupedia medium locum obtinent inter prona exacte
et plane recta: ita autem et aves univerſae, quamvis
bipedes ſint, neque enim hae una linea recta cum ſpina
habent greſſus inſtrumenta. Solus igitur omnium animalium homo rectus ſtat, ſicut etiam ſedere omnium ſolus
monſtratus eſt. Etenim omnes manuum in opificiis actiones duabus his egent figuris: alia enim erecti, alia autem ſedentes manibus conficimus, nemo autem aut pro-
nus aut ſupinus molitur quicquam. Meritoque nullum
aliorum animalium, quod erectum ſtare vel ſedere poſſet, fabricata eſt natura, quippe quod nihil manu elabo-
raturum erat. Opinari autem, ob id recte ſtare hominem,
ut ad coelum prompte ſuſpiciat et dicere poſſit, *Reſpi-
cio verſus Olympum fronte intrepida*, hominum eſt, qui
nunquam viderunt piſcem vocatum coeli ſpeculatorem.
Hic namque vel invitus coelum ſemper aſpicit; homo
autem, niſi collum reflexerit retrorſum, coelum nunquam

θεάσαιτο. τουτὶ δὲ τὸ ἀνακλᾷν οὐ μόνῳ δήπουθεν ὑπάρχει τούτῳ τῷ ζώῳ, [344] ἀλλ᾽ οὐδὲν ἧττον καὶ τοῖς ὄνοις, ἵνα παραλείπω τοὺς μακροτραχήλους ὄρνιθας, οἷς οὐ μόνον ἄνω ῥᾳδίως, εἰ βουληθεῖεν, βλέπειν, ἀλλὰ καὶ πανταχόσε περιφέρειν ἑτοίμως ὑπάρχει τοὺς ὀφθαλμούς. τὸ δὲ μηδὲ Πλάτωνος αὐτοὺς ἀκηκοέναι λέγοντος, ὡς οὐ τοῦτ᾽ ἔστι τὸ ἄνω βλέπειν, ὅταν τις ὕπτιον αὐτὸν ἀνακλίνειε χασμώμενος, ἀλλ᾽ ὅταν, οἶμαι, τῷ νῷ τὴν τῶν ὄντων φύσιν ἐπισκοπῆται, δεινῶς ὀλίγωρον. ἀλλ᾽, ὅ περ κατ᾽ ἀρχὰς εἴπομεν, ὀλίγοι τῶν ἔμπροσθεν ὀρθῶς ἐγνώκασι περὶ χρείας μορίων. καὶ αὐτὸ δὴ τοῦτο πολὺ μᾶλλον ἐπιστατέον ἡμᾶς αὐτοὺς καὶ σπουδαστέον ἐπεξελθεῖν ἁπάσῃ τῇ πραγματείᾳ, μηδὲν ὅλως ἑκάστου μορίου παραλείποντας, ὡς καὶ πρόσθεν ἐῤῥέθη, μὴ θέσιν, μὴ μέγεθος, μὴ πλοκὴν, μὴ σχῆμα, μὴ τὴν ἄλλην ἅπασαν διάπλασιν, ἀλλὰ μηδὲ μαλακότητα, μηδὲ σκληρότητα, μηδὲ τἄλλα τὰ ταῖς κράσεσιν ἑπόμενα, μηδ᾽ εἰ πρὸς ἄλληλα κοινωνίας ἔχει τὰ μόρια

viderit. Hic vero reflexus non foli ineft huic animali, fed nihilominus et afinis, ut omittam aves longum collum habentes, quibus non folum facile eft furfum, fi voluerint, afpicere, fed quoquo verfum etiam circumferre prompte oculos. Quod vero ne Platonem quidem intellexerint dicentem, *id non effe furfum afpicere, quum quis fupinum fe ipfum reclinarit ofcitans, fed quando* (*ni fallor*) *mente naturam rerum confiderat*, fummae eft focordiae. Verum (quod a principio diximus) pauci veterum recte noverunt ufum partium; quae caufa fane eft, cur multo magis nobis infiftendum elaborandumque fit, ut totum hoc opus abfolvamus, nihil omnino, quod ad fingulas partes attineat, relinquentes (quemadmodum et antea diximus), non fitum, non magnitudinem, non connexionem, non figuram, non denique aliam univerfam conformationem, fed neque mollitiem, neque duritiem, neque alia, quae temperamenta fequuntur, neque fi communionem quandam inter fe partes habeant, quod vel

Ed. Chart. IV. [344.] Ed. Baſ. I. (394.)
κατὰ σύμφυσιν, ἢ προσάρτησιν, ἢ παράθεσιν, ἢ τὴν εἰς ἀσφάλειαν παρασκευήν.

Κεφ. δ'. Ἀρξώμεθα οὖν αὖθις ἀπὸ τῶν σκελῶν, καὶ δείξωμεν ἕκαστον τῶν ἐν αὐτοῖς μορίων οὕτω τεχνικῶς κατεσκευασμένον, ὡς μηδ' ἐπινοηθῆναι δύνασθαι βελτίονα κατασκευὴν ἑτέραν. ἡ δὲ ὁδὸς κἀνταῦθα τῷ λόγῳ καὶ ἡ καθ' ἕκαστον τῶν προβαλλομένων εὕρεσίς τε καὶ ἀπόδειξις κατὰ τὴν ἐν ἀρχῇ ῥηθεῖσαν ἔσται μέθοδον. ἐπεὶ τοίνυν, ὥσπερ ἡ χεὶρ ἀντιληπτικὸν ὄργανον, οὕτω τὸ σκέλος βαδιστικὸν ἐγένετο, καὶ οὐχ ἁπλῶς γε βαδιστικὸν, ἀλλ' ὡς ἂν μάλιστα πρέποι ζώῳ σοφῷ, (πρὸς τοῦτο γοῦν αὐτὸ βλέποντες ἐν τῷ νῦν τελευτηθέντι λόγῳ περὶ τοῦ τῶν σκελῶν ἀριθμοῦ διελέχθημεν,) ἑπόμενον ἂν εἴη δεικνύειν ἕκαστον τῶν ἐν αὐτοῖς μορίων οὕτω κατεσκευασμένον, ὡς ἂν μάλιστα χρηστὸν ἔσοιτο δίποδι ζώῳ λογικῷ. πότερον οὖν ἦν ἄμεινον αὐτῷ στογγύλους καὶ σκληροὺς γενέσθαι τοὺς πόδας, ὥσπερ τοῖς ἵπποις, ἢ προμήκεις τε καὶ πλατεῖς καὶ μαλακοὺς καὶ πολυσχιδεῖς, οἷοί περ νῦν εἰσι; τῇ μὲν γὰρ προτέρᾳ

coëant, vel appenſae aut appoſitae ſint, aut ad ſecuritatem comparatae.

Cap. IV. Incipiamus igitur rurſus a cruribus, et oſtendamus unamquamque eorum partem artificioſe adeo conſtitutam, ut ne excogitari quidem poſſit alia melior conſtructio. Via autem etiam hic ſermoni et ipſa ſingulorum propoſitorum inventio ac demonſtratio ſecundum dictam a principio methodum erit. Poſteaquam igitur, ut manus apprehenſionis inſtrumentum, ita crus ambulationis fuit, nec id quidem ſimpliciter, ſed ut maxime conveniebat ſapienti animali, (ad hoc ipſum enim reſpicientes in ſermone nunc abſoluto de crurum numero diſſeruimus,) reliquum fuerit oſtendere, ſingulas crurum partes ita eſſe conſtructas, ut maxime commodum erat futurum bipedi animali ratione praedito. Utrum igitur praeſtitiſſet ei rotundos et duros fieri pedes, ſicut equis, an oblongos, latos, molles et multifidos, quales nunc ſunt? Priorem ſiquidem dictam conſtructio-

Ed. Chart. IV. [344.] Ed. Baf. I. (394.)

ῥηθείσῃ κατασκευῇ τάχος τε καὶ δυσπάθεια τάχ᾽ ἂν ἕπεσθαι δόξειε· τῇ δὲ δευτέρᾳ τούτων μὲν οὐδέτερον οἰκεῖον, ἐναργῶς μέντοι φαίνεται πρός τε τὰς δυσχωρίας ἁπάσας ἐπιτήδειος ἡ τοιαύτη κατασκευὴ, κἂν εἴ που δεηθείημεν ὑψηλοῖς ἐπανιέναι τοίχοις, ἢ δένδροις, ἢ πέτραις. εἰ τοίνυν ἀμφότερα μὲν οὐχ οἷόν τ᾽ ἦν ἔχειν τὰ πλεονεκτήματα κατασκευὴν οὐδετέραν, ἔδει δ᾽ ἑλέσθαι πάντως θάτερον, δῆλον, ὡς ἵπποις μὲν τὰ πρότερα, τὰ δεύτερα δ᾽ ἀνθρώποις εἶναι αἱρετώτερα. τοῖς μὲν γὰρ, ὅτι τετράποδές εἰσιν, ἀσφαλῶς ἐπὶ τῶν τεττάρων ὑπάρχει βεβηκέναι στρογγύλων γενομένων· δίποδι δὲ ζώῳ σφαλερὰ παντελῶς ἡ τοιαύτη κατασκευὴ, πλὴν εἰ μὴ μόνον στρογγύλας, ἀλλὰ καὶ πάνυ μεγάλας τε καὶ πλατείας ὑποθείης αὐτοῖς τῷ λόγῳ τὰς ὁπλάς. ἀλλ᾽ οὕτω γ᾽ ἂν ἄχθος τε περιττὸν γένοιτο, καὶ πᾶν τοὐναντίον μᾶλλον ἢ ὠκύτητος ὄργανα. χρὴ τοίνυν, εἰ τάχους ἕνεκα περιφερεῖς κατασκευάζοιντο πόδες, μὴ τοιούτους μόνον, ἀλλὰ καὶ μικροὺς ὑπάρχειν αὐτοὺς, οἷοι τοῖς ἵπποις εἰσίν. οὕτω

nem velocitas et patiendi difficultas forfan fequi videantur: fecundae vero horum neutrum quidem proprium, evidenter tamen apparet opportuna hujusmodi conftructio et ad omnes locorum difficultates, et ficubi oporteat fublimes muros confcendere, aut arbores, aut petras. Si igitur neutra quidem conftructio utrasque illas dotes ac excellentias habere poterat, oportebat autem omnino alteram earum eligere; perfpicuum eft, equis quidem priores, alteras vero hominibus fuiffe optabiliores. Illis enim, quod quadrupedes fint, quatuor pedibus, qui rotundi fuerint, licet tuto ingredi: bipedi vero animali fallax omnino eft hujusmodi conftructio, nifi ipfis pedibus non folum rotundas, fed etiam valde magnas et latas fuppofueris verbis ungulas: fed ita demum et onus fuperfluum effet, et quidvis aliud potius, quam velocitatis inftrumenta. Oportet igitur, fi velocitatis gratia rotundi fint conftructi pedes, non folum tales, fed etiam parvos effe, quales funt equis. Pariter autem et durities

δὲ καὶ ἡ σκληρότης ἵπποις μὲν εἰς δυσπάθειαν ἐπιτήδειος, ἀνθρώποις δὲ οὐ μόνον οὐδὲν πλέον, ὑποδήματα κατασκευάσασθαι δυναμένοις, ἀλλὰ καὶ πρὸς κακοῦ πολλάκις ἂν ἐγένετο. νῦν μέν γε, τοῦ προτέρου παθόντος ὑποδήματος, ἕτερον ἡμῖν καινὸν ἀντ᾽ ἐκείνου περιθέσθαι ῥᾷστον· εἰ δ᾽ εἶχόν τι [345] τοιοῦτον οἱ πόδες ὑπόδημα σύμφυτον, οἷον ἵπποι μὲν ὁπλὰς, βόες δὲ χηλὰς, εὐθὺς ἂν ἅμα τῷ παθεῖν αὐτὸ χωλεύειν ἀναγκαῖον ἦν. ἐκείνοις μὲν οὖν τοῖς ζώοις, ὡς ἂν μήτε τὰς χεῖρας ἔχουσι, μήτε τέχνας, ἄμεινον (395) ἦν τὸ ὁπωσοῦν εἰς δυσπάθειαν παρασκευάσαι τοὺς πόδας· ἀνθρώπῳ δὲ, καθ᾽ ἑκάστην πραγμάτων περίστασιν ἐπιτήδειον ἐξευρίσκειν ὑπόδημα δυναμένῳ, πολλαχόθι δὲ καὶ γυμνοῖς τοῖς ποσὶ χρῆσθαι δεομένῳ, βέλτιον ἦν ἀσκεπάστους εἶναι παντάπασιν αὐτούς.

Κεφ. ε'. Ἀλλ᾽ ὅτι μὲν ἄμεινόν ἐστιν, οὐ προμήκεις μόνον, ἀλλὰ καὶ μαλακοὺς εἶναι τοὺς πόδας, ἱκανῶς ἀποδέδεικται. διὰ τί δ᾽ εἰς τοσοῦτον προμήκεις ἐγένοντο, εἰς

pedum equis quidem, ne facile laedantur, commoda, hominibus autem, calceamenta consuere quum possint, non solum commodi nihil, sed etiam detrimentum saepe afferret. Nunc certe, priori contrito calceamento, aliud nobis novum pro illo circumponere promptissimum est; si vero haberent pedes aliquod tale connatum calceamentum, quale sunt ungulae, equis quidem solidae, bobus autem bisulcae, simul atque ipsum calceamentum esset affectum, claudicare illico esset necesse. Sed illis quidem animalibus, ut quae nec manus nec artes habeant, melius fuit quovis modo ad patiendi difficultatem pedes comparasse. Homini vero, qui pro re nata idoneum calceamentum invenire potuit, saepe etiam nudis pedibus uti necesse habuit, praestitit eos esse prorsus detectos.

Cap. V. Sed quod quidem satius fuit, non oblongos solum, sed etiam molles esse pedes, abunde demonstratum est. Cur autem adeo longi, quantum nunc sunt,

ὅσον νῦν εἰσι, καὶ πλατεῖς εἰς τοσοῦτον, καὶ κοῖλοι μὲν ἠρέμα κάτωθεν, ἄνωθεν δὲ κυρτοὶ, καὶ διὰ τί πολυσχιδεῖς, ἑξῆς ἂν εἴη δεικτέον. ἐπεὶ τοίνυν βαδιστικὸν ὄργανον ἐλέγομεν εἶναι τὸ ἀνθρώπειον σκέλος οὐχ ἁπλῶς, ἀλλ' ὡς ἂν μάλιστα πρέποι ζώῳ σοφῷ, σύνθετον δηλονότι καὶ οὐ παντάπασιν ἁπλῆν φυλάξομεν αὐτοῦ τὴν ἔννοιαν. ὥστε ἡμῖν ῥητέον ἐστὶ, πρότερον μὲν, ὅπως γίνεται ἡ βάδισις, ἔπειτα δὲ, τίνος αὐτῇ προσιόντος ἡ ἀνθρώπῳ πρέπουσα γίνεται βάδισις. γίνεται δ' ἡ βάδισις, τοῦ μὲν ἑτέρου τῶν σκελῶν ἐπὶ τῆς γῆς ἐρηρεισμένου, θατέρου δὲ περιφερομένου. ἀλλὰ τὸ μὲν ἐστηρίχθαι διὰ τοῦ ποδὸς γίνεται, τὸ δὲ περιφέρεσθαι τοῦ παντὸς σκέλους ἐστὶν ἔργον· ὥστε, δι' ἀντερείσεως καὶ κινήσεως ἐπιτελουμένου τοῦ βαδίζειν, τῆς μὲν οἱ πόδες εἰσὶν ὄργανα, τῆς δὲ ὅλα τὰ σκέλη. τοῦτο δὲ κἀπὶ τῶν ἑστώτων ἀκινήτων πρόδηλον γίνεται, τὴν γὰρ ἕδραν, ἧς ἕνεκα γεγόνασιν οἱ πόδες, οὐδὲν ἧττον καὶ τότε παρέχονται. καὶ μέν τοι καὶ βαδιζόντων τε καὶ θεόντων, ὁ μὲν ἕτερος τῶν ποδῶν ἑδραῖός ἐστιν ἐπὶ τῆς γῆς, ὁ δ' ἕτερος

et lati adeo et cavi quidem fenfim inferna, gibbi autem fuperna parte fint, poftremo cur multifidi, fequenti fermone monftrandum. Poftquam igitur ambulatorium inftrumentum diximus effe humanum crus non fimpliciter, fed ut maxime conveniat fapienti animali, compofitam videlicet nec omnino fimplicem confervemus adhuc ejus notionem. Dicendum itaque nobis eft prius quidem, quomodo fiat ambulatio, deinde, qua re ipfi accedente fiat homini conveniens ambulatio. Fit autem ambulatio, altero quidem crure in terra firmato, altero autem circumlato: fed firmari quidem pedis, circumferri autem totius cruris eft actio. Quapropter quum per firmationem et motum perficiatur ambulatio, illius quidem pedes funt inftrumenta, hujus autem tota crura. Hoc autem et in iis, qui ftant immobiles, admodum perfpicuum eft, ftabilitatem enim, cujus gratia facti funt pedes, non minus etiam tunc praeftant. Quin etiam et ambulantibus et currentibus alter quidem pedum in terra firmus eft,

ἅμα τῷ παντὶ σκέλει φέρεται. καὶ τὸ μὲν ἀμείβειν τὰ χωρία διὰ τὸ κινούμενον ἡμῖν ὑπάρχει σκέλος· τοῦτο γάρ ἐστι τὸ τοὺς τόπους ὑπαλλάττον· τὸ δὲ μὴ καταπίπτειν διὰ τὸν ἐπὶ τῆς γῆς ἐστηριγμένον γίνεται πόδα. πῶς δ᾽ ἂν δύναιτο μεταφέρειν οὗτος τὸ ζῶον, ὅς γε μηδ᾽ αὐτὸς κινεῖται; πεῖραν δ᾽ ἱκανὴν τοῦ λεγομένου δύο περιστάσεις πραγμάτων ἔναγχος γεγενημένων παρέσχηνται, ὅ τε λοιμὸς ὁ πολὺς κατασκήψας εἰς ἄκρους τοὺς πόδας, καὶ ἡ τοῦ περὶ τὸ Κορακήσιον τῆς Παμφυλίας ὠμότης λῃστοῦ. ὁ μὲν γὰρ λοιμὸς ἀπέσηπεν, ὁ δὲ λῃστὴς ἀπέτεμεν ἄκρους τοὺς πόδας· ὥστε χωρὶς κοντῶν ἀδυνατεῖν βαδίζειν τοὺς οὕτω δυστυχήσαντας, οὐ δήπου πρὸς τὴν κίνησιν τῶν σκελῶν ὠφελουμένους ὑπὸ τῶν ξύλων, ἀλλὰ δηλονότι τὴν ἕδραν, ἣν τέως εἶχον ἐκ τῶν ποδῶν. ἵστασθαι μὲν οὖν ἠδύναντο δύο πηροῖς ἐπερειδόμενοι ποσὶ, βαδίζειν δὲ οὐκ ἠδύναντο, μέλλοντές γε τὸν ὅλον ὄγκον τοῦ σώματος ἐπιτρέπειν ἑνὶ πεπηρωμένῳ. εἶδον δὲ καὶ ἄλλους τινὰς, ὧν οἱ δάκτυλοι μόνοι νεκρωθέντες ὑπὸ χιόνος ἀπέπεσον. ἀλλ᾽ οὗτοι μὲν, οὔθ᾽

alter vero ſimul cum toto crure transfertur. Et mutare quidem loca beneficio cruris, quod movetur, nobis ineſt; hoc enim eſt, quod loca permutat; quod vero non concidamus, hoc pes in terram ſixus eſſicit: quomodo enim poſſet is transferre animal, quum ne ipſe quidem moveatur? Experimentum autem ejus rei locuples tulerunt nobis duo rerum exempla, quae haud ita pridem caſu quodam obtigerunt, peſtis ſaeva in ſummos pedes graſſata, et crudelitas praedonis circa Coraceſium Pamphyliae. Peſtilentia namque putrefaciebat, praedo autem abſcindebat extremos pedes, ut ſine baculo non poſſent ambulare, qui in hujusmodi incidiſſent inſortunium, non quod ad motum crurum a baculo juvarentur, ſed ad ſirmitatem, quam prius habebant ex pedibus: ſtare namque poterant duobus mutilis innixi pedibus, ambulare vero non poterant, quod totam molem corporis uni mutilato committere cogerentur. Vidi autem et alios quosdam, quorum digiti ſoli mortificati a nive exciderant; ſed hi

ἑστῶτες, οὔτε βαδίζοντες, οὔτε θέοντες, ἐν γοῦν τοῖς ὁμαλοῖς καὶ λείοις ἀπελείποντο τῶν ὑγιεινῶν· εἰ δέ που δέοι
τινὰ διελθεῖν δυσχωρίαν, καὶ μάλιστ᾽ εἰ κρημνῶδες εἴη τὸ
χωρίον, οὐκ ἀπελείποντο μόνον, ἀλλὰ καὶ παντάπασιν ἦσαν
ἄχρηστοί τε καὶ ἀδύνατοι πρὸς αὐτούς. ὧν οὐδ᾽ οἱ δάκτυλοι μόνον, ἀλλὰ καὶ τὸ πρὸ αὐτῶν μέλος τοῦ ποδός, ὃ
καλεῖται [346] πεδίον, ἀπεσάπη, σφαλερὰ τούτοις ἡ βάδισις,
οὐκ ἐν ταῖς δυσχωρίαις μόνον, ἀλλὰ κἂν τοῖς ὁμαλοῖς πεδίοις. εἰ δὲ τὸ πρὸ τούτου διαφθαρῇ μέλος, ὃ δὴ ταρσὸν
ὀνομάζουσιν, οὐ μόνον οὐ δύνανται βαδίζειν ἀσφαλῶς οὗτοί
γε, ἀλλ᾽ οὐδ᾽ ἑστάναι βεβαίως. ἐξ ὧν ἁπάντων δῆλον, ὡς
εἰς ἀσφάλειαν ἕδρας οἱ πλατεῖς καὶ προμήκεις πόδες ἐπιτήδειοι, καὶ διὰ τοῦτ᾽ ἀνθρώποις ἐγένοντο, πλέον ἢ κατὰ τὰ
τετράποδα ζῶα βαδίσεως ἑδραίας δεομένοις. τοῦτο μὲν οὖν
ὡς δίποσιν αὐτοῖς ὑπάρχει μόνον, οὐ μὴν ἤδη γε καὶ ὡς
σοφοῖς. ἃς γὰρ τοιούτοις ἡ ποικιλία τῆς ἕδρας οἰκεία,
βαδίζειν δεομένοις ἐν ἁπάσαις ταῖς δυσχωρίαις· ὅπερ οὐκ

quidem neque ſtando, neque ambulando, neque currendo,
in planis ſaltem et laevibus vincebantur a ſanis: quod
ſicubi oporteret aliquem pervadere difficilem locum, et
maxime ſi praeceps ac praeruptus fuiſſet, non ſolum
ſuperabantur, ſed omnino erant inutiles et prae illis
impotentes. Quibus autem non ſolum digiti, ſed etiam
pars pedis ante digitos, quae vocatur pedium (ſumma
planta) computruit, fallax his eſt greſſus non in locorum
difficultatibus ſolum, ſed in planis quoque campis. Si
vero pars, quae ante hanc ſita eſt, corrupta fuerit, quam
tarſum nominant, non ſolum hi non poſſunt ambulare
tuto, ſed ne ſtare quidem conſtanter. Ex quibus omnibus manifeſtum eſt, ad firmam ac tutam ſtationem amplos et oblongos pedes eſſe appoſitos, ob idque tales
potius hominibus, ceu ambulationem firmam et tutam
baſim requirentibus, quam quadrupedibus fuerunt. Hoc
igitur ut bipedibus ipſis ineſt ſolum, non tamen jam
etiam ut ſapientibus; ut talibus enim varietas firmitatis
eſt propria ambulare indigentibus in omnibus locorum

Ed. Chart. IV. [346.] Ed. Baf. I. (395.)

ἂν ἐγένετο, μὴ πολυειδῶς τῶν ποδῶν διαρθρωθέντων. ὡς γὰρ ἐπὶ χειρῶν ἔμπροσθεν ἀπεδείξαμεν ἐκ τῆς τῶν ἐν αὐταῖς ἄρθρων ποικιλίας καὶ τῆς ἔνδον κοιλότητος, ἐπιτηδείους αὐτὰς γεγονέναι παντὶ σώματος σχήματι περιπτύσσεσθαι, οὕτω καὶ οἱ πόδες, ὡς ἂν μάλιστα δυνατὸν ἦν χεῖρας μιμησάμενοι, καὶ πολυειδεῖς μὲν ταῖς διαρθρώσεσι γενόμενοι, κοῖλοι δὲ κατ᾽ ἐκεῖνα, καθ᾽ ἃ περιβήσεσθαι τοῖς κυρταῖς ἐδάφεσιν ἔμελλον, ἐν παντὶ χωρίῳ καλῶς στηρίζεσθαι δύνανται. τοῦτ᾽ οὖν αὐτὸ τὸ περιττόν ἐστι τῆς τῶν ἀνθρωπείων σκελῶν κατασκευῆς, ὃ πρόσθεν εὑρεῖν ἐποθοῦμεν, ἡνίκα ἐλέγομεν, οὐχ ὡς βαδιστικῷ μόνον, ἀλλ᾽ ὡς καὶ λογικῷ ζώῳ πρέποντας ὑπὸ τῆς φύσεως αὐτῷ δοθῆναι τοὺς πόδας. ἑνὶ δὲ λόγῳ καὶ συντόμῳ μάλιστα ἄν τις αὐτὸ περιλαβὼν εἴποι τὸ πολυσχιδὲς ἅμα τῇ κατὰ τὸ μέσον κοιλότητι. πόσον γὰρ αὐτὴ δύναται πρὸς ἀσφάλειαν ἐν τοῖς κυρτοῖς ἐδάφεσιν, οὐκ ἂν ἄλλως ἐναργέστερον μάθοις, εἰ μὴ θεάσαιό ποτε διὰ μακρῶν καὶ λεπτῶν κλιμάκων τὸν

difficultatibus; quod non accidiffet, nifi variae fuiffent in pedibus dearticulationes. Nam ut in manibus antea demonftravimus ex varietate articulorum, quae in ipfis eft, et cavitate interna, factas fuiffe accommodas, ut circa omnes corporis figuras circumplicarentur, ita et pedes, quantum maxime licuit manus imitati, et dearticulationibus quidem variegati, cavi autem illis partibus, quibus locum aliquem gibberum calcaturi erant, in omni loco recte firmari poffunt. Hoc ipfum igitur eft illud eximium conftructionis humanorum crurum, quod antea invenire defiderabamus, quum dicebamus, non ut greffili folum, fed etiam ut rationali animali, convenientes ipfi a natura datos fuiffe pedes; uno autem verbo ac fummatim maxime quis id complexus dixerit multiplicem illam fiffuram fimul cum ipfa in medio cavitate. Quantum enim ipfa polleat ad fecuritatem in locis gibberofis, alia ratione nequaquam didiceris evidentius, quam fi videris aliquando hominem oblongas et tenues fcalas

ἄνθρωπον ἀνιόντα. περιλαμβάνων γὰρ ἐνταῦθα τῇ κοιλότητι τοῦ ποδὸς τὴν κυρτότητα τὴν τῶν ἐν τῇ κλίμακι ξύλων, εἶθ᾽ ἑκατέρωθεν ἐπιπτύσσων κατὰ τοὺς δακτύλους τε καὶ τὴν πτέρναν, ὡς οἷόν τε μάλιστα, τὴν βάσιν ἀπεργάζεται περιφερῆ, δίκην χειρὸς περιλαμβάνουσαν τὸ ὑποκείμενον σῶμα. καθ᾽ ἕτερον οὖν τρόπον λόγων καὶ νῦν μοι δοκοῦμεν ἐνδεδεῖχθαι ταὐτὰ ταὐτὸν τῷ κατ᾽ ἀρχήν. ὅτι γὰρ ἕδρας ἕνεκα ἀσφαλοῦς οἱ πόδες ἐγένοντο, μικρῷ πρόσθεν ἀπεδέδεικτο, καὶ ὡς ἄριστοι πρὸς τὴν τοιαύτην ἕδραν οἱ προμήκεις τε καὶ μαλακοὶ καὶ πλατεῖς· ὁ δὲ νῦν λόγος, ἐν ἅπασι τοῖς χωρίοις καλῶς στηρίζεσθαι δυνάμενον ἐπιδείξας τὸν ἀνθρώπειον πόδα καὶ τὴν ἐκ τῆς κατασκευῆς ἀνάγκην προσθεὶς, οὐχ ἕτερόν τι κεφάλαιον, ἀλλ᾽ ὅπερ ἐξ ἀρχῆς ἐλέγομεν ἐβεβαιώσατο. τί δὴ οὖν ἔτι λείπει τῷ λόγῳ; τὸ τῆς κατασκευῆς αὐτῶν, ὡς ἂν ἐκ τοῦ νῦν λόγου δόξειεν εἶναι, τὸ διπλοῦν, ἑνὶ περιλαβεῖν κεφαλαίῳ. πολυσχιδῆ γὰρ ἔφαμεν εὐλόγως γεγονέναι τὸν ἀνθρώπειον πόδα, καὶ κοῖλον τὰ μέσα, χάριν τοῦ δια πάντων χωρίων βαδίζειν δύνασθαι,

afcendentem: comprehendens enim tunc cavitate pedis convexitatem lignorum fcalae, deinde utrinque amplectens digitis et calcaneo, quam maxime fieri poteft, bafim efficit rotundam, manus modo comprehendentem corpus fubjectum. Diverfa certe oratione etiam nunc videmur monftraffe idem, quod principio. Nam quod tutae firmitatis gratia pedes facti fint, paulo ante demonftravimus, tum quod optimi ad talem firmitatem fint praelongi et molles et lati: praefens vero fermo, quum oftenderit, in omnibus locis belle firmari poffe humanum pedem, adjeceritque conftructionis neceffitatem, non diverfum caput quoddam, fed id, quod initio dicebamus, confirmavit. Quidnam igitur adhuc deeft fermoni? ut conftructionem ipforum, quod ex fermone praefenti duplex videri poffit, uno capite comprehendamus. Multifidum enim jufta de caufa factum fuiffe humanum pedem diximus, et cavum in medio, ut omnia loca pervadere queat, ca-

Ed. Chart. IV. [346. 347.] Ed. Baſ. I. (395.)

τοῖς μὲν κοίλοις τε καὶ μέσοις, ὥσπερ δὴ νῦν λέλεκται, περιβαίνοντα τῶν ὑποκειμένων ὅσα κυρτὰ, τοῖς δακτύλοις δὲ, (καὶ γὰρ καὶ τοῦτο πρόσθετέον,) ἐν τοῖς ὀρθοῖς τε καὶ λοξοῖς καὶ πρανέσι μάλιστα χρώμενον. τί ποτ᾽ οὖν ἐστι τούτων ἁπάντων αἴτιον ἑνὶ περιληφθῆναι κεφαλαίῳ δεόμενον; οὗ μικρῷ πρόσθεν ὁ λόγος ὑπ᾽ αὐτῆς τοῦ πράγματος τῆς φύσεως ἀναγκασθεὶς ἐμνημόνευσεν, ηνίκα ἐλέγομεν, ὡς οἷόν τ᾽ ἦν μάλιστα τὸν ἀνθρώπειον πόδα μιμήσασθαι χεῖρα. καὶ μὴν, εἴπερ τοῦτ᾽ ἀληθές ἐστιν, ἀντιληπτικὸν δ᾽ ἦν ὄργανον ἡ χεὶρ, εἴη ἂν ὁ ποὺς εἰ καὶ ποσὸς ἄλλως ἁμωσγέπως δηλονότι τοιοῦτος. ἀλλ᾽ οὐχ ὅ γε τῶν ἵππων, ἀλλ᾽ ὅλως ἐστέρηται πάσης ἀντιλήψεως· οὐ γὰρ εἰς ποικιλίαν κινήσεως ὅδ᾽, ὡς τῷ λογικῷ ζώῳ, ἀλλ᾽ εἰς [347] κουφότητα καὶ εὐκολίαν ὠκὺς παρεσκεύασται. λύκων δὲ καὶ λεόντων καὶ κυνῶν πόδες ἐν τῷ μεταξὺ τούτων εἰσὶν, οὔθ᾽ ἁπλοῖ τελέως, ὥσπερ οἱ τῶν ἵππων, οὔτε πολυειδῶς διηρθρωμένοι, καθάπερ οἱ τῶν ἀνθρώπων· εἰς μὲν γὰρ τὴν θήραν αὐτοῖς καὶ τὴν ἐδωδὴν ὥσπερ χερσὶ χρῶνται,

vis quidem et mediis, ut nunc dictum eſt, quaecunque ſubjecta gibba ſunt, amplexantem, digitis autem (etenim et hoc quoque adiiciendum) in rectis et obliquis et declivibus ac praeruptis utentem. Quae tandem eſt horum omnium cauſa, quam in unum caput conferre oporteat? Cujus paulo ante oratio noſtra ab ipſa rei natura coacta meminit, quum diceremus, humanum pedem, quoad maxime potuit, manum fuiſſe imitatum. Atqui hoc ſi eſt verum, apprehenſorium autem organum fuit manus, ſuerit et pes ipſe alio quodam modo hujusmodi. At non equorum certe, ut qui plane privatus eſt omni apprehenſione; non enim ad varietatem motuum hic ut rationali animali, ſed ad levitatem et promptitudinem velox comparatus eſt. Luporum autem et leonum et canum pedes medii inter hos ſunt, neque ſimplices omnino, ut equorum, neque varie dearticulati, ut hominum: ad venationem namque et cibationem utuntur et ipſis tanquam manibus;

πρὸς δὲ τὸ λοιπὸν πλῆθος τῶν ἐνεργειῶν ὧν ἄνθρωπος ἐνεργεῖ (396) τελέως εἰσὶν ἀργοί.

Κεφ. ϛ΄. Πάλιν δὲ κἀνταῦθα ὁ λόγος ὑπ᾽ αὐτῶν τῶν πραγμάτων ἠναγκάσθη χερσὶν ὁμοιῶσαι τοὺς πολυσχιδεῖς πόδας. καὶ ἡμῖν αὖθις ἀρχὴ καὶ οἷον στοιχεῖόν τι τῶν ἑξῆς μελλόντων ῥηθήσεσθαι πάντων τοῦτο γιγνέσθω, τὸ χρῆναι μὲν πάντως τὸν ἀνθρώπειον πόδα μὴ ψιλῆς μόνον ἕδρας, ὥσπερ τὸν ἵππειον, ἀλλὰ καὶ ἀντιλήψεως ἕνεκα γενέσθαι, μὴ δύνασθαι δ᾽ εἰς τὸ αὐτὸ ἐλθεῖν ἑκατέρου τὴν ἄκραν ἀρετήν· γενέσθαι γὰρ ἂν οὕτως αὐτῷ ἢ χεῖρας ἢ ἱππείους πόδας. ἀλλ᾽ εἰ μὲν χεῖρες ἐγένοντο, τὸν μέγαν ἐχρῆν ἀντιταχθῆναι δάκτυλον τοῖς ἄλλοις, ὁ προελθὼν λόγος ἀπέδειξε, καὶ οὕτως ἂν ἀπώλετο τελέως ἡ ἕδρα· εἰ δέ γε μικροὶ καὶ στρογγύλοι καὶ σκληροὶ καὶ κοῦφοι τελέως ἐγεγόνεισαν, ὥσπερ οἱ τῶν ἵππων, διεφθείρετο ἂν οὕτω παντάπασιν ἡ ἀντίληψις. ὡς οὖν μόνον ἐνδεχόμενον, ἑλέσθαι μὲν ἑκατέραν τὴν ὠφέλειαν, φυλάξασθαι δὲ τὴν βλάβην, ὥτως ἡ φύσις ἐδημιούργησεν τοὺς ἀνθρωπείους

ad reliquam vero multitudinem actionum, quas homo obit, omnino ſunt inepti.

Cap. VI. Rurſus autem et hic oratio ab ipſis rebus coacta eſt manibus aſſimilare pedes multifidos. Nobisque in poſterum principium et velut elementum quoddam omnium deinceps dicendorum hoc ſtatuatur, oportere quidem omnino humanum pedem non nudae ſolum ſtabilitatis, ut equinum, ſed apprehenſionis etiam gratia extitiſſe, non poſſe autem ſimul conſtare utriusque ſummam perfectionem; ſic enim futuri erant ipſi aut manus, aut equini pedes. At ſi manus quidem fuiſſent, magnum digitum oportebat oppoſitum aliis eſſe, ut ſermo praecedens probavit, et ſic periiſſet omnino firmitas: quod ſi parvi, rotundi et duri ac leves omnino fuiſſent, ut equorum, vitiata ſic fuiſſet omnino apprehenſio. Perinde igitur ac ſi licitum fuiſſet utramque eligere quidem commoditatem, vitare autem nocumentum, ſic natura creavit

πόδας, ὁμοίως μὲν ταῖς χερσὶ πολυσχιδεῖς τε καὶ πολυάρθρους, οὐ μὴν ἀντιτεταγμένον γε τὸν μέγαν δάκτυλον τοῖς ἄλλοις δακτύλοις ἔχοντας, ἀλλ᾽ ἐφ᾽ ἑνὸς ἐφεξῆς ἔχοντας ἅπαντας στοίχου. ἆρ᾽ οὖν ταύτῃ μόνον ἐχωρίσθησαν τῆς τῶν χειρῶν κατασκευῆς; ἢ καί τι πρόσεστιν αὐτοῖς ἕτερον περιττότερον ὡς βάσεως ὀργάνοις; οὐ σμικρόν γε τοῦτο οὐδὲ τὸ τυχὸν, ἀλλ᾽ ὅπερ μάλιστα κοινόν ἐστιν ἁπάντων ποδῶν· ἐπὶ μέντοι τῶν ἵππων γενόμενον μόνον, ὅτι μηδαμῇ χεῖρας οἱ τούτων ἐμιμήσαντο πόδες, ἐπὶ δὲ τῶν ἄλλων ζώων οὐκ ἴσον μὲν, πάντων δέ τι τῆς χειρὸς κατασκευῆς προσειληφότων. ἐπὶ δέ γε τῶν ἀνθρώπων οὐδὲν ὅλως περιλέλειπται, ἀλλὰ καὶ τὸ τῷ καρπῷ παραπλήσιον ἔσχον, ὃ καλεῖται ταρσὸς, καὶ τὸ τῷ μετακαρπίῳ, τοῦτο δὴ τὸ πρὸς τῶν νεωτέρων ἰατρῶν πεδίον ὀνομασθὲν, καὶ αὐτοὺς δὴ τοὺς δακτύλους, τοῖς δακτύλοις ἐοικότας ἱκανῶς. τὰ μὲν οὖν τρία μέρη ταυτὶ τοῦ ποδὸς οἷά περ τὰ τῆς χειρός ἐστιν, οἱ δάκτυλοι, τὸ πεδίον, καὶ ὁ ταρσὸς, ὧν οὐδὲν τοῖς ἵπποις ὑπάρχει. τὸ δ᾽ ὑποκείμενον τῇ κνήμῃ μέρος

humanos pedes, fimiles quidem manibus, multifidos vero multorumque articulorum, non tamen oppofitum aliis digitum magnum habentes, fed in uno deinceps ordine omnes conftitutos. Num igitur hoc folo differunt a manuum conftructione? an etiam quiddam adeft ipfis aliud eximium et felectum ceu inftrumentis bafis? Non eft parvum hoc quidem, neque fortuitum, fed quod maxime commune eft omnibus pedibus: in equis quidem peculiare accidit, quia nusquam eorum pedes imitati funt manus, in aliis vero animalibus non aequale quidem, omnia tamen aliquid conftructionis manus ipfius affumpferunt; homines vero nihil omnino reliquerunt, fed quod tarfus vocatur, carpo affimile habuerunt, et metacarpio pedium a recentioribus medicis vocatum, digitos autem ipfos digitis admodum fimiles. Hae igitur tres partes pedis funt, quales et manus, digiti, tarfus, pedium, quarum nulla ineft equis. Subjacens vero ipfi tibiae

τοῦ ποδὸς, ᾧ τὸ σκέλος ὅλον ἐπίκειται κατ᾽ εὐθὺ, τὸ κοινὸν ἁπάντων ποδῶν, ἓν μὲν ὄνομα τοιοῦτον, οἷον καὶ ταρσὸς καὶ πεδίον, οὐκ ἔχει. σύγκειται δ᾽ ἐκ τριῶν ὀστῶν ὀνόματα κεκτημένων, ἀστραγάλου μὲν καὶ πτέρνης συνήθως τοῖς πολλοῖς, τρίτου δὲ τοῦ σκαφοειδοῦς, ὑπὸ τῶν ἀνατομικῶν ἰατρῶν οὕτω τεθέντος. τούτοις μὲν μόνοις οὐδὲν ἀνάλογον ἐν χειρὶ μόριον, ἀλλ᾽ ἔστιν ἀκριβῶς βάσεως μόνης ὄργανα. τὰ δ᾽ ἄλλα πάντα βάσεώς θ᾽ ἅμα καὶ ἀντιλήψεως. οὐδὲ γὰρ οὖν οὔθ᾽ ὁ ταρσὸς, οὔτε τὸ πεδίον ἑκάτερον ἕν ἐστιν ἁπλοῦν μόριον, ἀλλ᾽, ὥσπερ καρπός τε καὶ μετακάρπιον, ἐκ πολλῶν ὀστῶν μικρῶν τε καὶ σκληρῶν σύγκειται.

Κεφ. ζ΄. [348] Λέγωμεν ἤδη, καθάπερ ἐπὶ χειρὸς ἐποιήσαμεν, πηλίκον ἕκαστόν ἐστι τῶν ἁπλῶν ἐν τῷ ποδὶ μορίων, καὶ τί τὸ σχῆμα κέκτηται, καὶ τίνα τὴν θέσιν, ὅπως τε τῆς πρὸς ἄλληλα συντάξεως ἔχει τὰ σύμπαντα, καὶ ὅστις ἀριθμός ἐστιν αὐτῶν· ἀλλὰ καὶ μαλακότητος, ἢ σκληρότη-

pars pedis, (cui parti totum crus incumbit ſecundum rectitudinem,) communis omnium pedum, unum quidem nomen, quale eſt tarſus et pedium, non habet, ſed componitur ex tribus oſſibus, nomina habentibus aſtragali quidem et calcanei conſueta multis, tertium vero ſcaphoidis, id eſt naviformis, ab anatomicis medicis ita inditum. Iis quidem ſolis nulla eſt in manu pars quae proportione reſpondeat, ſed ſunt ſimpliciter baſis ſolius inſtrumenta, aliae vero omnes partes baſis ſimul et apprehenſionis. Neque enim tarſus neque pedium utraque ſingillatim una eſt ſimplex particula, ſed, ſicut carpus et metacarpium, ex multis oſſibus tum duris tum parvis compoſita ſunt.

Cap. VII. Dicamus jam, quemadmodum in manu fecimus, quanta ſit unaquaeque ſimplex pedis particula, et quam figuram adepta ſit, et quam poſituram, quamque invicem connexionem univerſae habeant, et quis ſit earum numerus; ſed etiam mollitiem, vel duritiem, vel

τος, ἢ μανότητος, ἢ πυκνότητος, ἢ ὅσα τοῖς σώμασιν ὑπάρχει, διέλθωμεν ὅπως ἔχει, πανταχοῦ τὴν χρείαν ἐξηγούμενοι, καὶ δεικνύντες, ὡς οὐκ ἐνεδέχετο βέλτιον ἑτέρως αὐτὰ κατασκευάσαι. μακρὸς μὲν οὐδὲν ἧττον ὁ λόγος ἐστὶ τοῦ περὶ τῆς χειρὸς, ἀλλ᾽ ἡ τῆς κατασκευῆς ὁμοιότης αὐτὸν ἐπιτέμνεται· ὅσα γὰρ ὡς ἀντιληπτικὸν ὄργανον ὁ ποὺς ὡσαύτως ἔχει τῇ χειρὶ γεγονότα, ταῦτα εἰς τὸν ὑπὲρ ἐκείνης εἰρημένον ἀναπέμπειν χρὴ λόγον, ὅσα δ᾽ ὡς βαδιστικὸν, ἐνταυθοῖ διεξιέναι. τὸ μὲν οὖν ἐκ πολλῶν τε καὶ πολυειδῶν ὀστῶν συντεθεῖναι, διαρθρουμένων μὲν πρὸς ἄλληλα ποικίλαις διαρθρώσεσι, συναπτομένων δὲ συνδέσμοις ὑμενώδεσι, ὡς ἀντιληπτικοῖς ὀργάνοις ὑπάρχει τοῖς ποσί· διὰ τοῦτο δὲ καὶ τὸ πλῆθος τῶν πέντε δακτύλων, καὶ ὁ καθ᾽ ἕκαστον τῶν ἐν αὐτοῖς ἄρθρων ἀριθμὸς, οὐ μὴν τό γε ἐφ᾽ ἑνὸς στοίχου ταχθῆναι πάντας, ἀλλὰ τοῦτ᾽ ἴδιόν ἐστι ποδῶν ὡς ἕδρας ὀργάνων. ὁμοίως δὲ καὶ τὸ μικροτέρους γενέσθαι τῶν ἐν χερσί· τῷ μὲν γὰρ ἀντιληπτικῷ μόνον

raritatem, vel denfitatem, vel quaecunque corporibus infunt, percurramus, quem habeant ubique ufum, exponentes et monftrantes, non licuiffe melius aliter eas conftruxiffe. Longus quidem nihilominus eft hic fermo, quam qui de manu eft habitus, fed fimilitudo conftructionis eum minuit: quaecunque enim pes ut apprehenforium inftrumentum manui fimilia eft fortitus, ea ad dictum de manu fermonem remittenda funt, quaecunque vero ut ambulatorium, hic enarrare oportet. Siquidem, quod ex multis ac variis offibus conftituti fint, invicem quidem multifariam dearticulatis, per membranofa vero ligamenta connexis, id ut apprehenfionis inftrumentis pedibus accidit: ob id ipfum autem et multitudo digitorum quinque et fingulorum in ipfis articulorum numerus, non tamen quod una ferie pofiti fint omnes digiti, fed hoc proprium eft pedibus tanquam firmationis organis: fimiliter autem hoc, quod minores digiti pedibus fuerint, quam manibus; apprehenforio namque folum

ὀργάνῳ τὸ μέγεθος αὐτῶν ἔπρεπε, τῷ δὲ, ἵνα βαδιστικὸν ᾖ πανταχοῦ, διὰ τοῦτο ἀντιληπτικῷ γενομένῳ καὶ τὸ τηλικοῦτον μῆκος, ἡλίκον ἔχουσι νῦν, ἱκανόν ἐστιν. ἀλλὰ καὶ τὰ μὲν ἔνδον αὐτῶν ὑψηλότερα, τὰ δ᾽ ἐκτὸς ταπεινότερα γέγονεν, ἅμα μὲν ὡς ἀντιληπτικῶν μορίων, ἵνα περιλαμβάνοιτό τε καὶ περιπτύσσοιτο τοῖς κυρτοῖς ἐδάφεσιν, ἅμα δὲ καὶ ὡς ἕδρας ὀργάνων. ἐπεὶ γὰρ ἐν τῷ βαδίζειν τὸ μὲν ἕτερον τῶν σκελῶν κινεῖται, τὸ δ᾽ ἕτερον ἐπὶ τῆς γῆς ὅλον ἐστηριγμένον ὀχεῖ τοῦ σώματος ἡμῶν τὸν ὄγκον, ὑψηλοτέραν εὐλόγως αὐτῷ τὴν ἐντὸς ἕδραν ἡ φύσις ἀπειργάσατο. εἰ γὰρ ἐξ ἀμφοτέρων τῶν μερῶν ἴσος ἀκριβῶς ἦν ὁ πούς, ἐπὶ τὸ τοῦ μετεωρουμένου σκέλος ἔῤῥεπεν ἂν αὐτὸς πρῶτός τε καὶ μάλιστα, καὶ σὺν αὐτῷ τὸ σκέλος ὅλον· εἰ δὲ τοῦτο, δῆλον ὡς κατεπίπτομεν ἂν ῥᾳδίως βαδίζοντες· ὥστ᾽ ἀσφαλεστέρας ἕνεκα βαδίσεως ὑψηλότερα τὰ τῶν ποδῶν ἔνδον. οἷς οὖν οὐκ ἔστιν ὑψηλότερα, ῥᾳδίως οὗτοι διαπαλαίοντες καὶ θέοντες ἐνίοτε καὶ βαδίζοντες ἐν τοῖς ἀνωμάλοις χω-

organo magnitudo ipforum fuit conveniens, ei autem, quód, ut effet ubique ambulatorium, propterea apprehenforium eft factum, etiam tanta longitudo, quantam nunc habet, fatis eft. Sed et interna quidem eorum altiora, externa vero humiliora fuerunt, fimul quidem quatenus apprehenforiae funt partes, ut comprehendant et circumplicentur loco cuivis convexo, fimul autem quatenus funt firmitudinis inftrumenta. Quum enim ambulando alterum quidem crus moveatur, alterum autem in terra firmatum totam corporis noftri molem fuftineat, altiorem merito ipfi interiorem fedem natura fabricata eft. Si enim aequalis ex utraque parte exacte effet pes, verfus fublimem cruris partem reperet ac inclinaret ipfe pes primus et maxime, ac cum eo crus totum; quod fi fuiffet, manifeftum fane eft, quod ambulantes facile caderemus. Itaque tutioris ambulationis gratia altiores factae funt internae partes pedum. Quibus autem non funt altiores, hi luctantes et currentes, aliquando etiam ambulantes in locis inaequalibus facile evertuntur et

Ed. Chart. IV. [348. 349.] Ed. Baf. I. (396.)

ρίοις ἀνατρέπονται. τούτου μὲν οὖν τοῦ λόγου ἐναργεστέραν ἂν ἔτι πίστιν ἐπὶ προήκοντι λόβοις τῷ γράμματι· πρὸς δὲ τὸ παρὸν ἀπέχρη καὶ ταῦτα. φαίνεται γὰρ ὁ ποὺς εὐλόγως ἐκ τῶν ἔνδον μερῶν ὑψηλός θ᾽ ἅμα καὶ κοῖλος γεγονέναι διά τε τὴν ἀσφάλειαν τῆς ἕδρας καὶ τὴν τῆς ἀντιλήψεως ἀκρίβειαν. οὔκουν ἔτι ζητήσεις οὐδὲ διὰ τί τοῦ τῆς πτέρνης ὀστοῦ τὸ πρόσω λεπτότερόν τ᾽ ἐστὶ καὶ στενότερον, οὐδὲ διὰ τί πρὸς τὸν μικρὸν δάκτυλον ἀποχωρεῖν φαίνεται μᾶλλον. εἰ γὰρ ἦν πρόσω, ὥσπερ ἦν ὀπίσω, παχύ τε καὶ πλατὺ, καὶ τοιοῦτον μένον εἰς τὸ πρόσω τοῦ ποδὸς ἐξετείνετο, πῶς ἂν ἐγένετο τὸ ἔνδον αὐτοῦ μέρος κοῖλον; εὐλόγως οὖν ἐνταῦθα πολὺ τοῦ τε πάχους αὐτοῦ καὶ τοῦ πλάτους ἡ φύσις ἐκ τῶν ἐντὸς ἀφεῖλε, καὶ διὰ τοῦθ᾽ ὡς ἐπὶ τὸν μικρὸν ἐκτετάσθαι φαίνεται δάκτυλον. διὰ ταῦτα δὲ πάλιν ὁ ἀστράγαλος ἔσω μᾶλλον ἐπιστρέφεσθαι δοκεῖ, καίτοι τὰ ὄπισθεν αὐτοῦ κατὰ μέσης ἐστήρικτο τῆς πτέρνης. ἀλλὰ τῷ στενό-[349]τατον ἀεὶ καὶ μᾶλλον ἐν τῷ πρόσω γίγνεσθαι τὸ

collabuntur. Hujus vero fermonis evidentiorem adhuc fidem procedente libro accipias; in praefens autem haec fufficiunt. Apparet enim pes jure optimo internis partibus altus fimul et cavus fuiffe propter fecuritatem firmationis et certitudinem apprehenfionis. Non igitur adhuc quaeres, cur calcanei offis anterior pars tenuior fit et anguftior, neque cur ad parvum digitum abfcedere magis videatur; fi enim anteriori parte, ut pofteriori, effet craffum et latum calcaneum, et tale manens in anteriorem pedis partem extenderetur, quomodo fuiffet interna ejus pars concava? Merito igitur hic multum de craffitie ejus offis et amplitudine interna parte natura abftulit, ob idque ad parvum digitum extenfum effe apparet: propterea rurfus aftragalus intro magis vergere videtur, licet pofteriores ejus partes ad medium calcaneum fint firmatae. At quod femper magis atque magis

τῆς πτέρνης ὀστοῦν, καὶ τῶν ἔνδον ἀποχωροῦν φαίνεσθαι πρὸς τὰ ἐκτὸς, εὐλόγως ὁ ἀστράγαλος ἔσωθέν τε τῆς πτέρνης ἐνταῦθα καὶ οἷον κρεμάμενος φαίνεται. πῶς δ᾽ ἂν ἄλλως κάλλιον ἡ ἐντὸς τοῦ ποδὸς ἀπειργάσθη κοιλότης, ἢ εἰ τὸ μὲν ὑποκείμενον ὀστοῦν ἔλαττον καὶ στενότερον ἐπὶ τῶν ἔνδον μερῶν ἐγένετο, τὸ δ᾽ ἐπικείμενον, οἷον ἐξ ἀρχῆς ἦν, ἐφυλάττετο; τὴν μὲν γὰρ πτέρναν ὡς ἂν ὑποκειμένην τῷ παντὶ κώλῳ διὰ παντὸς ἑδραίαν ἐχρῆν ἐπὶ τῆς γῆς ἐρηρεῖσθαι, τὸ δ᾽ ἐπικείμενον ὀστοῦν αὐτῇ μετέωρον ᾐωρῆσθαι. διὰ ταῦτ᾽ οὖν καὶ τὰ συνταττόμενα τούτοις ὀστᾶ, τὸ μὲν τῇ πτέρνῃ, τὸ κυβοειδὲς ὀνομαζόμενον, ἐκ τῶν ἔξω μερῶν ἐστι τοῦ ποδὸς, ἑδραῖον ἐπὶ τῆς γῆς τιθέμενον· τὸ δὲ τῷ ἀστραγάλῳ, τὸ σκαφοειδὲς καλούμενον, ὁμοίως αὐτῷ τῷ ἀστραγάλῳ μετέωρόν ἐστι καὶ ὑψηλὸν ἀπὸ τῆς γῆς, ἔν τε τοῖς ἔνδον μέρεσι τέτακται τοῦ (397) ποδός. οὕτω δὲ καὶ τὰ τρία τούτῳ συνταττόμενα, τὰ τοῦ ταρσοῦ, κατὰ τὸν αὐτὸν τρόπον καὶ αὐτὰ μετέωρά τε φαίνεται κἀκ τῶν ἐντὸς κεῖται μερῶν τοῦ ποδός· ἔξωθεν γὰρ αὐτῶν ἑδραῖόν

gracileſcit in anterioribus partibus calcanei os et ab internis abſcedere videtur ad externa, merito aſtragalus ibi et ab interna parte calcanei et veluti ſuſpenſus apparet. Quomodo autem aliter commodius interna pedis cavitas facta fuiſſet, quam ſi ſubjectum os minus et ſtrictius internis partibus factum eſſet, quod vero ſuperjacet, quale fuit a principio, ſervaretur? calcaneum namque, ceu ſubjectum toti membro, ſemper valide oportuit in terra eſſe firmatum, ſuperpoſitum vero ei os ſublime pendere. Quapropter et quae conjunguntur his oſſa, quod quidem calcaneo, cuboides (*cubiforme*) nominatum, ab externis partibus pedis firmum in terra ſtatuitur; quod vero aſtragalo, ſcaphoides (*naviforme*) vocatum, ſimiliter ipſi aſtragalo ſublime eſt, et ſublatum a terra, et internis partibus pedis locatum eſt. Pari autem modo tria tarſi oſſa huic conjuncta et ipſa ſublimia apparent, et internis pedis partibus poſita ſunt; externa enim eorum parte

τε καὶ ταπεινὸν ὀστοῦν παρατέταται, τὸ κυβοειδὲς, ὃ πρὸς αὐτὴν τὴν πτέρναν ἐλέγετο διαρθροῦσθαι. καὶ οὕτως ἤδη τῶν πρώτων ὀστῶν ἑπτὰ τοῦ ποδὸς ἡ χρεία πρόδηλος.

Κεφ. ή. Ἡ μὲν γὰρ πτέρνα μεγίστη τε κατὰ λόγον ἐγένετο καὶ λεία μὲν κάτωθεν, ὄπισθεν δὲ κᾀκ τῶν ἄνω περιφερὴς, καὶ προμήκης ἐπὶ τἀκτὸς τοῦ ποδός· μεγίστη μὲν, ὅτι κατὰ κάθετον ὑπόκειται τῷ κώλῳ παντὶ, λεία δ᾽ ἐκ τῶν κάτωθεν ἕδρας ἀσφαλοῦς ἕνεκεν, περιφερὴς δὲ κατὰ τἆλλα δυσπαθείας χάριν, ἐπὶ δὲ τἀκτὸς μέρη κατὰ τὸν μικρὸν δάκτυλον προμήκης τε καὶ κατ᾽ ὀλίγον λεπτυνομένη διὰ τὴν ἐντὸς τοῦ ποδὸς κοιλότητα. κατὰ δὲ τὸν αὐτὸν λογισμὸν καὶ ὁ ἀστράγαλος οὐκ ἀπολεπτύνεται, μένων δὲ μετέωρος ὑψηλὸς ὑψηλῷ συντάττεται τῷ σκαφοειδεῖ, ψαλίδι παραπλήσιον ἐνταῦθα ἀπεργαζόμενος σχῆμα. τούτοις δ᾽ ἐφεξῆς κεῖται τὰ τοῦ ταρσοῦ, τρία μὲν τὰ τῷ σκαφοειδεῖ συνταττόμενα, τέταρτον δὲ τῷ τῆς πτέρνης· τοῦτο μὲν, ὡς εἴρηται, κατὰ τῆς γῆς τιθέμενον ἑδραῖον ἐκ τῶν ἔξω μερῶν τοῦ ποδός· τὰ δ᾽ ἄλλα κατὰ βραχὺ

firmum ac humile os cubiforme juxta porrectum eſt, quod ad ipſum calcaneum dearticulari dicebatur. Et ita jam ſeptem primorum pedis oſſium uſus conſtat.

Cap. VIII. Calcaneum namque maximum merito factum eſt, et laeve quidem inferna parte, poſteriori autem et ſuperiori rotundum, et praelongum ad exteriora pedis; maximum quidem, quoniam ad perpendiculum ſubjacet toti membro, laeve autem partibus inferioribus ſedis ſtabilis gratia, rotundum autem *in ſuperiori et poſteriori*, ut alia omnia rotunda, dyſpathiae gratia, externis vero partibus ad parvum digitum praelongum et paulatim attenuatum propter internam pedis cavitatem. Eadem vero ratione aſtragalus non attenuatur, ſed manens ſublimis altus alto naviſormi conjungitur, fornici ſimilem illic efficiens ſiguram. His deinceps adjacent tarſi oſſa, tria quidem naviſormi conjuncta, quartum vero calcaneo. Poniturque ipſum, ut dictum eſt, in terra firmum ab externis pedis partibus; alia vero paula-

προσυψούμενα, καὶ πάντων αὐτῶν ὑψηλότατον τοῦτο, ἵν᾽ ἅμα μὲν ἔχοι, δι᾽ ὧν ἰσχυρίζοιτο τὸ μέλος, ὃ δὴ καλεῖται ταρσὸς, ἅμα δ᾽ ὑψηλοτέρα γίγνοιτο τὰ ἐντὸς τοῦ ποδός. ἑξῆς δὲ τούτων ἐστὶ τὰ τοῦ πεδίου ψαύοντα τῆς γῆς μετὰ τὸν ἀστράγαλόν τε καὶ τὸ σκαφοειδὲς, καὶ τὰ τούτοι συνεχῆ τρία τὰ τοῦ ταρσοῦ· διὸ καὶ τοῦτο πρὸς τῶν ἀνατομικῶν ἐπετέθη τοὔνομα τῷδε τῷ μέρει τοῦ ποδός· εἶθ᾽ οἱ δάκτυλοι. καὶ τούτων ἐντός ἐστιν ὁ μέγιστος, οὐκέτι ἐκ τριῶν, ὥσπερ οἱ λοιποὶ, φαλάγγων συγκείμενος, ἀλλὰ ἐκ δυοῖν. ἐπειδὴ γὰρ ὑψηλόν τε καὶ κοῖλον, οἷον ψαλὶς, ἔμελλεν ἔσεσθαι τὸ ἐντὸς τοῦ ποδὸς, εὔλογον ἦν ἕδρας ἀσφαλεῖς ἑκατέρωθεν αὐτῷ περικεῖσθαι μεγίστων ὀστῶν. ὄπισθεν μὲν οὖν ἤδη τὸ τῆς πτέρνης ἦν· ἔμπροσθεν δὲ εἰ μὴ πολὺ μείζων ἅμα τῶν ἄλλων δακτύλων ὁ μέγας ἐγένετο κᾀκ δυοῖν συνετέθη φαλάγγων, οὐκ ἂν ἦν οὐδεμία τοῖς μετεώροις ὀστοῖς ἀσφάλεια. διὸ πρῶτον μὲν οὐ μόνον τοσοῦτον μείζων τῶν ἄλλων ὁ μέγας [350] ἐν τῷ ποδὶ δάκτυλος, ὅσον περ καὶ ὁ ἐν τῇ χειρὶ, γέγονεν, ἀλλὰ καὶ πολὺ πλέον·

tim attolluntur, et omnium ipforum hoc eft altiffimum, ut fimul quidem habeat, per quae firmetur et roboretur haec pars, quae vocatur tarfus, fimul autem ut altiores fiant internae pedis partes. Poft haec funt imae plantae offa terram contingentia poft aftragalum et naviforme, et continua huic tria tarfi offa; ob id et hoc nomen ab anatomicis impofitum eft huic pedis parti. Deinde funt digiti, quorum maximus eft intus, non amplius ex tribus phalangibus et articulis, ut reliqui, conflatus, fed ex duabus; quum enim alta et concava, qualis eft fornix, futura effet interna pedis pars, confentaneum fuit firmitudines tutas utrinque ei adjacere maximorum offium. Pofteriori quidem parte os calcanei erat; priori autem nifi magnus digitus multo fimul major aliis fuiffet et duabus conftitiffet phalangibus, nulla fuiffet fublimibus offibus fecuritas. Quocirca primo quidem non modo tanto major aliis magnus pedis digitus, quanto ille, qui eft in manu, fuit, fed etiam multo amplior;

Ed. Chart. IV. [350.] Ed. Baf. I. (397.)

δεύτερον δὲ οὐκ ἐκ τριῶν ὀστῶν, ὥς ἐκεῖνος καὶ οἱ ἄλλοι πάντες, ἀλλ᾽ ἐκ δυοῖν. ἅτε γὰρ, οἶμαι, καὶ μεγάλων ἡ φύσις δεομένη τῶν ταύτῃ τεθησομένων ὀστῶν, ἐφυλάξατο κατακερματίζειν εἰς πολλὰ καὶ μικρά. καὶ μὲν δὴ καὶ αὐτῷ τῷ τοῦ πεδίου μέρει προτεταγμένῳ τοῦ μεγάλου δακτύλου δύο φαίνεται προσυποκεῖσθαι κάτωθεν οἷον ἕρματά τινα καὶ στηρίγματα χάριν τοῦ τὸ πρῶτον ὀστοῦν τοῦ μεγάλου δακτύλου συνάπτεσθαι τῷ προειρημένῳ μέρει τοῦ πεδίου, τελέως ἤδη κατὰ τῆς γῆς ἐστηριγμένῳ, πανταχόθεν, οἶμαι, τῷδε τῷ μέρει τοῦ ποδὸς ἐκποριζούσης τῆς φύσεως τὴν ἀσφάλειαν, ὡς ἂν ἱκανῶς πονήσειν μέλλοντι διὰ τὴν προτεταγμένην αὐτοῦ κοιλότητά τε καὶ οἷον ψαλίδα τῶν ὀστῶν. εἴ ποτ᾽ οὖν τὸ πεδίον ἀνάλογον ἔχει μετακαρπίῳ, ἢ καὶ εἰ παραλλάττει κατά τι, καιρὸς ἂν εἴη λέγειν. ἐμοὶ μὲν δοκεῖ μὴ πάντῃ ὁμοίως ἔχειν. ἑκάστου γὰρ τῶν δακτύλων τῆς πρώτης φάλαγγος ἐν ἑκατέρῳ τῶν μερῶν ὀστοῦν φαίνεται προτεταγμένον. ἀλλ᾽ ἐν ποδὶ μὲν, ως ἂν ἐφ᾽ ἑνὸς στοίχου πάντων κειμένων, ὅσος ὁ ἐκείνων ἀριθμὸς, τοσοῦ-

ſecundo autem non ex tribus fuit oſſibus, ut ille et alii omnes, ſed ex duobus; tanquam enim (ut puto) magis egens natura magnis oſſibus inibi ponendis, vitavit ea dividere in multa et parva. Quin etiam ei parti imae plantae, quae magno digito praepoſita eſt, duo videntur ſubjecta eſſe inferiori regione veluti fulcimenta quaedam et ſtabilimenta, ut prius os magni digiti praedictae imae plantae parti omnino jam in terram defixae conjungatur, undique (opinor) huic parti pedis natura ſuppeditante ſecuritatem, ceu multum laboraturae propter praepoſitam ſibi cavitatem et velut fornicem oſſium. Num igitur ima planta proportione reſpondeat metacarpio, an quippiam differat, dicere tempeſtivum fuerit. Mihi quidem videtur non omnino ſimiliter habere. In utraque enim parte primae aciei uniuſcujusque digiti os apparet praepoſitum; ſed in pede quidem, ceu uno ordine omnibus jacentibus, quantus eſt illorum numerus, tantus merito eſt et oſſium

Ed. Chart. IV. [350.] Ed. Baf. I. (397.)

τος εὐλόγως καὶ ὁ τῶν ὀστῶν ἐστι τοῦ πεδίου· ἐν χειρὶ δὲ τοῦ μεγάλου δακτύλου θέσιν ἐξαίρετον λαβόντος, καὶ χωρισθέντος μὲν τῶν ἄλλων ἐπὶ πλέον, ἐγγὺς δὲ τῆς κατὰ τὸν καρπὸν διαρθρώσεως ἀπαχθέντος, εὐλόγως ἐκ τεττάρων ὀστῶν τὸ μετακάρπιον ἐγένετο. Εὔδημος μὴν καὶ τὸ πεδίον καὶ τὸ μετακάρπιον ὡσαύτως ἑκάτερον ἐξ ὀστῶν πέντε συγκεῖσθαι λέγων, ὡσαύτως δὲ καὶ τὸν μέγαν δάκτυλον ἐν ποδί τε καὶ χειρὶ δύο φάλαγγας ἔχειν, ἐκ τοῦ φυλάττειν οἴεσθαι χρῆναι τὴν ἀναλογίαν αὐτῶν ἀκριβῆ, τῆς ἀληθείας ὑπερορᾷ. ἐκ τριῶν γὰρ ὁ ἐν τῇ χειρὶ δάκτυλος ὁ μέγας ὀστῶν συνέστηκε σαφῶς, ὡς αἵ τε διαρθρώσεις καὶ αἱ κινήσεις δηλοῦσιν. ἀλλὰ καὶ τούτων οὕτως ἐχόντων, ἡ ἀναλογία τῶν μορίων σαφὴς, οὐδὲν δεομένων ὁμοίως Εὐδήμῳ ψεύδεσθαι. οὐ μὴν οὐδ᾽ ἡ τοῦ καρποῦ πρὸς τὸν ταρσὸν ἀναλογία τῆς κατασκευῆς ἀσαφής. ἐκ τεττάρων μὲν γὰρ ὀστῶν ὁ ταρσὸς, ἐκ διπλασίων δ᾽ ὁ καρπὸς, ὡς ἂν ἐκ δύο στοίχων συγκείμενος, ἐγένετο. τὸ μὲν γὰρ ἐκ πλειόνων τε καὶ μικροτέρων συγκεῖσθαι μορίων ἀντιληπτικῶν ὀργάνων

imae plantae: in manu autem quum magnus digitus posituram selectam sit sortitus, et separatus sit quidem plurimum ab aliis, prope autem articulationem carpi abductus, merito ex quatuor ossibus metacarpium constitit. Eudemus vero imam plantam et metacarpium similiter utrumque ex ossibus quinque constare affirmans, pariter autem et magnum digitum in pede et manu duas acies habere, quod putet exactam eorum proportionem servari oportere, hallucinatur. Ex tribus enim ossibus magnus digitus in manu constat evidenter, ut et dearticulationes eorum et motus declarant: attamen his ita habentibus, proportio harum partium evidens est, nec opus est, ut cum Eudemo mentiamur. At vero ne carpi quidem ad tarsum proportio constructionis est obscura, siquidem ex quatuor ossibus tarsus conflatus est, ex duplicatis autem carpus, ceu ex duobus ordinibus compositus, conflatus est. Nam ex pluribus et minoribus componi partibus apprehensoriorum instrumentorum erat proprium; at ex

ἴδιον ἦν· τὸ δ᾽ ἐκ μειζόνων μὲν, ἐλαττόνων δὲ, βαδιστικῶν.
τὰ μὲν οὖν πρόσθεν τοῦ ποδὸς, ἀκριβῶς ἐοικότα τοῖς ἀντιληπτικοῖς, ἐξ ἴσων τὸν ἀριθμὸν ἐκείνοις ὀστῶν ἐγένετο·
τοῦ γὰρ ἑνὸς, ὅπερ ἀφῄρηται τοῦ μεγάλου δακτύλου, τῷ
πεδίῳ προστεθέντος ὁ αὐτὸς ἀριθμὸς ἐφυλάχθη· τὰ δ᾽
ὄπισθεν, ἀκριβῶς ὄντα βάσεως ὄργανα μόνης, οὐδὲν ἀνάλογον ἔχει ἐν χειρὶ μόριον. λοιπὸν οὖν τὸ μέσον ἀμφοῖν
οὔτ᾽ ἀκριβῶς ἐστιν ὅμοιον, οὔτ᾽ ἤδη παντελῶς ἀνόμοιον,
ἀλλ᾽, ὡς μόνως ἔπρεπε τῷ μέλλοντι μεταξὺ τῶν ἐναντίων
τετάξεσθαι τὴν ἑκατέρου μετρίως μιμήσασθαι φύσιν, οὕτως
ὁ ταρσὸς ἐδημιουργήθη. τὸ μὲν οὖν ἐκ τῶν ἔξω μερῶν
αὐτοῦ τεταγμένον ὀστοῦν, ὃ δὴ καὶ κυβοειδὲς ὀνομάζεται,
διαρθροῦται τῇ τῆς πτέρνης κοιλότητι κατὰ τὸ πέρας ἐπικειμένη τὰ λοιπὰ δὲ τρία τρισὶν ἐπιβαίνει κύβοις τοῦ
σκαφοειδοῦς ὀστοῦ. τοῦτο δ᾽ αὖ πάλιν αὐτὸ περιβέβηκε
τὴν κεφαλὴν τοῦ ἀστραγάλου. ἐκεῖνος δ᾽ αὖ πάλιν ἔγκειται
μὲν ταῖς τῆς κνήμης τε καὶ περόνης ἐπιφύσεσιν ἄνωθέν τε
κἀκ τῶν πλαγίων καὶ προσέτι τῶν ὀπισθίων, ὑπ᾽ αὐτῶν

majoribus quidem, fed paucioribus, ambulatoriorum.
Anteriores igitur partes pedis, ad amuſſim perſimiles com-
prehenſoriis, ex aequalibus illis numero oſſibus factae
funt, unum enim, quod ablatum fuerat magno digito, ipſi
imae plantae pedis appoſitum fecit, ut par numerus fuerit ſervatus; poſteriores vero quum inſtrumenta omnino
ambulationis folius fint, nullam habent in manu proportione reſpondentem partem. Reliqua igitur pars media
utriusque neque prorfus eſt ſimilis, neque jam omnino
diſſimilis, fed, ut folum decebat ipſam inter oppoſita
ponendam utriusque naturam moderate imitari, ſic ipfe
tarfus conſtitutus eſt. Os itaque, quod ab externis ipſius
partibus eſt locatum, quod fane et cubiforme nominatur, dearticulatur cavitati calcanei ad finem adiacenti:
reliqua vero tria tres cubos naviformis oſſis obequitant.
Hoc autem ipſum rurfus circumambit caput aſtragali.
Ille rurfus jacet quidem inter epiphyfes tibiae et fibulae ſuperne et a lateribus et praeterea a tergo, ab ipſis

περιλαμβανόμενος, ἐπίκειται δὲ τῇ πτέρνῃ δύο τινὰς ἐξοχὰς ἐνταῦθα κατὰ δυοῖν ἐκείνης κοιλοτήτων ἐνηδρακώς. καὶ
ἔστι τὸ μὲν ἐκτείνειν καὶ κάμπτειν τὸν πόδα τῆς ἄνω
τοῦ ἀστραγάλου διαρθρώσεως ἔργον, ἢ γὰρ τὰς τῆς κνήμης
τε καὶ περόνης ἐπιφύσεις ἐλέχθη ποιεῖσθαι, τὸ δ᾽ εἰς τὰ
πλάγια περιφέρειν τῆς πρὸς τῷ σκαφοειδεῖ. [351] αἱ γὰρ
δὴ ἄλλαι τῶν ὀστῶν συντάξεις τῶν ἐν τοῖς ποσὶν ὁμοίως
ταῖς πολλαῖς καὶ μικραῖς ταῖς ἐν χερσὶ βραχὺ μέν τι ταῖς
εἰρημέναις ἐπιβοηθοῦσι, αἰσθηταὶ δ᾽ αὗται καθ᾽ αὑτὰς οὐκ
εἰσίν. ἔοικε μὲν ἐκ τούτων ὁ μὲν ἀστράγαλος τὸ κυριώτατον εἶναι τῶν εἰς τὰς κινήσεις τοῦ ποδὸς διαφερόντων ὀστῶν,
ἡ δὲ πτέρνα τῶν εἰς τὴν ἕδραν. ταῦτ᾽ ἄρα τῷ μὲν πανταχόθεν εἰς περιφερείας τινὰς τελευτᾶν ἔπρεπε, τῇ δὲ λείᾳ
μὲν εἶναι κάτωθεν, ἀκινήτῳ δ᾽ ὡς ἔνι μάλιστα καὶ βεβαίως ἑδραίᾳ πρὸς τὰ παρακείμενα τῶν ὀστῶν. καὶ μὲν
δὴ καὶ μεγέθει πάμπολυ πλεονεκτεῖν ἐχρῆν αὐτὴν οὐ τῶν
ἄλλων μόνον, ἀλλὰ καὶ αὐτοῦ τοῦ ἀστραγάλου. καίτοι καὶ

comprehenſus; ſuperjacet autem calcaneo duabus eminentiis ibi in duabus illius cavitatibus firmatus. Atque
extendere quidem et flectere pedem ſupernae aſtragali
dearticulationis eſt opus, quae ad tibiae et fibulae epiphyſes dicta eſt fieri; ad latera vero circumferre opus
eſt dearticulationis, quae eſt ad os naviforme. Alii enim
certe oſſium connexus in pedibus itidem, ac in manibus
multi et parvi, parum quidem auxiliantur praedictis
conſtructionibus, ſenſibiles autem ipſi per ſeipſos non
ſunt. Apparet igitur ex his, aſtragalum quidem principaliſſimum oſſium eſſe, quae ad pedes movendos pertinent, calcaneum autem eorum, quae ad firmitatem: propterea illum quidem undique in circumferentias quasdam
deſinere decebat, hoc vero laeve eſſe inferiori parte,
immobile vero quam fieri poteſt maxime et conſtanter
firmum ad adjacentia oſſa. Quin etiam et magnitudine
plurimum excedere ipſum oportebat non alia ſolum, ſed
etiam ipſum aſtragalum, quanquam et hic magnus ſit, ut

Ed. Chart. IV. [351.] Ed. Baſ. I. (397. 398.)

οὗτος μέγας, ὡς ἂν μεγίστοις μὲν ὀστοῖς τοῖς ἄνω διαρθρούμενος, οὐ μικρὰν δὲ οὐδὲ εἰς τὰ πρόσω ποιούμενος ἀπόφυσιν, ἵνα συντάττεται τῷ σκαφοειδεῖ· ἀλλ᾽ ὅμως καὶ οὕτω πάμπολυ μεῖζόν ἐστι τὸ τῆς πτέρνης ὀστοῦν, ὀπίσω τε γὰρ ὑπερεκπέπτωκεν οὐ τὸν ἀστράγαλον μόνον, ἀλλὰ καὶ τὴν κνήμην αὐτὴν, εἴς τε τὸ πρόσω μέχρι πλείστου παρήκει, καὶ τῷ μήκει τὸ πλάτος ἀνάλογον ἔχει, καὶ τούτοις ἀμφοτέροις τὸ βάθος ἀνάλογον. (398) ὑπόκειται γὰρ τῇ τῆς κνήμης εὐθύτητι, καὶ σχεδὸν ἅπασαν αὐτὴν μόνον βαστάζει, καὶ διὰ ταύτης τὸν μηρὸν, καὶ διὰ τούτου τὸ ὑπερκείμενον σῶμα, καὶ μάλισθ᾽ ὅταν πηδῆσαι βουληθῶμεν, ἢ μέγιστον προβῆναι. μέγεθος οὖν ἀξιόλογον ἐχρῆν εἶναι διὰ ταῦτα τῷ τῆς πτέρνης ὀστῷ, ἢ οὐκ ἂν εὐλόγως ἡ φύσις αὐτῷ ἐπίστευσε βάρη τηλικαῦτα. διὰ τὴν αὐτὴν αἰτίαν ἄμεινον ἑδραίαν εἶναι αὐτῷ τὴν ἔνθεσιν, οὐ σφαλερὰν καὶ πλανώδη γενέσθαι. ἀλλ᾽ εἴπερ τῇ κνήμῃ τε καὶ τῇ περόνῃ διήρθρωτο, καὶ μὴ μέσος ἀστράγαλος ἐτέτακτο, πάντως ἂν ἦν ἀστήρικτος καὶ χαλαρά. ἐντεῦθεν γὰρ ὁ ποὺς ἀρχόμενος

qui maximis quidem oſſibus ſupernis dearticuletur, non parvam vero in anteriora apophyſim producat, ubi committitur naviformi; ſed tamen et ipſo eſt multo majus os calcanei, retrorſum enim praeterlabitur non ſolum aſtragalum, ſed etiam ipſam tibiam, et anteriore parte quam plurimum procedit, et reſpondentem habet longitudini amplitudinem, et his ambabus profunditatem; ſubjacet enim rectitudini tibiae, et fere totam ipſam ſolum ſuſtinet, et per hanc femur, et per hoc ſuperjacens corpus, et maxime quando ſalire voluerimus, aut magnum gradum facere. Magnitudinem igitur inſignem oportuit ob id ineſſe oſſi calcanei, alioqui temere natura commiſiſſet ei tanta onera. Propter eandem cauſam firmam praeſtitit eſſe ei commiſſuram, non fallacem neque errabundam. Sed ſi ſibulae ipſi et tibiae fuiſſet dearticulatum, neque medius aſtragalus locatus, omnino inſirmum et laxum fuiſſet; illinc enim enaſcens pes, ubi prius

ἐπὶ τελευτῶντι τῷ προτέρῳ κώλῳ μεγίστην ἐξ ἀνάγκης ἔμελλε τῶν καθ᾿ ἑαυτὸν ἁπασῶν τήν τε διάρθρωσιν καὶ τὴν κίνησιν ἕξειν. διὰ ταῦτα μὲν δὴ μέσος ἐτάχθη κνήμης τε καὶ πτέρνης ὁ ἀστράγαλος. ἀλλ᾿ ἐπεὶ τούτῳ γε πάντως συνταχθῆναι τὴν πτέρνην ἐχρῆν, εὐλαβουμένη πάλιν ἡ φύσις, μή τινος ἀπολαύουσα διὰ τὴν γειτνίασιν αὐτοῦ σφοδροτέρας κινήσεως εἰς τὴν τῆς ἕδρας ἀσφάλειαν παραβλάπτοιτο, πρῶτον μὲν, ὡς ἤδη προείρηται, δύο τινὰς ἀποφύσεις αὐτοῦ κατέπηξεν εἰς τὰς ἐκείνης κοιλότητας, ἔπειτα δὲ παμπόλλοις συνδέσμοις σκληροῖς καὶ χονδρώδεσι, τοῖς μὲν πλατέσι, τοῖς δὲ στρογγύλοις, συνῆψεν, οὐκ ἀστραγάλῳ μόνον αὐτὴν, ἀλλὰ καὶ τοῖς ἄλλοις τοῖς παρακειμένοις ὀστοῖς ἅπασι τοῖς πανταχόθεν, ὡς οἷόν τ᾿ ἦν, ἐναρμόζουσα, τοῦ φυλάττειν ἕνεκα τὴν πρέπουσαν ἕδραν. πονήσειν δὲ αὐτὴν ἐν ἅπασι τούτοις εἰδυῖα, σκληρὰν μὲν ἐσχάτως καὶ τὴν ἰδίαν οὐσίαν αὐτῆς ἀπειργάσατο, σκληρὸν δὲ καὶ τὸ κάτωθεν ὑπέτεινε δέρμα, προμαλάττειν τε καὶ προεκλύειν ἐπιτηδειότατον ἐσόμενον πάντων τῶν βιαίων τε καὶ σκληρῶν

membrum definit, maximam neceſſario habiturus erat omnium, quae in ipſo ſunt, dearticulationem et motionem. Ob eam ſane cauſam aſtragalus in medio eſt tibiae et calcanei locatus. Sed quoniam omnino huic quidem conjunctum eſſe oportebat calcaneum, timens rurſus natura, ne quopiam propter vicinitatem ejus vehementiore motu fruendo firmum quidem minus ac ſecurum redderetur, primum quidem, ut jam dictum eſt, duas ipſius apophyſes cavitatibus illius inſeruit, deinde vero plurimis ligamentis duris cartilaginoſis, his quidem latis, aliis vero teretibus, copulavit ipſum non aſtragalo ſolum, ſed aliis etiam oſſibus univerſis undique adjacentibus, quoad ejus facere potuit, adaptans, ut ſervaret convenientem firmitudinem. Laboraturum vero id in iis omnibus quum ſciret, duram quidem ſumme propriam ipſius quoque ſubſtantiam fecit, duram autem etiam inferiorem ſubjecit cutem, idoneam maxime futuram ad praemolliendos et prius exolvendos violentorum et durorum corporum oc-

σωμάτων τὰς προσβολάς. ἐπεὶ δ᾽, ὡς εἴρηται, τὰ μὲν ἐκτὸς τοῦ ποδὸς ἐχρῆν εἶναι ταπεινότερα, τὰ δὲ ἐντὸς ὑψηλότερα, καὶ φόβος ἦν, εἰ διὰ πολλῶν καὶ μεγάλων ὀστῶν ὑψωθείη, βαρὺν ἀποδειχθῆναι τὸν πόδα, κοῖλον αὐτοῦ τοὐντεῦθεν μέσον ἀπειργάσατο, προμηθουμένη καὶ ἄλλο τι χρηστὸν ἐκ τῆς τοιαύτης κατασκευῆς ὡς ἀντιληπτικοῖς ὀργάνοις ἔσεσθαι τοῖς ποσὶν, εἰς ἕδρας ἀσφάλειαν ἐν τοῖς κυρτοῖς ἐδάφεσι διαφέρον, ὑπὲρ οὗ φθάνομεν ἤδη διειλέχθαι. τριῶν οὖν ἕνεκεν ἡ κοιλότης αὕτη φαίνεται γεγενημένη, καὶ πρώτου μὲν ὕψους τῶν ἐντὸς μερῶν τοῦ ποδὸς, δευτέρας δ᾽ ἀντιλήψεως, καὶ τρίτης ἐπὶ τούτοις κουφότητος· ὧν τὸ μὲν πρῶτον εἰς ἀσφάλειαν ἕδρας, τὸ δὲ δεύτερον εἰς ποικιλίαν βαδίσεως, [352] τὸ δὲ τρίτον εἰς ὠκύτητα κινήσεως διαφέρει. μνημονεύσωμεν οὖν πάλιν κἀνταῦθα τοῦ πιθηκείου ποδός. οὐ γὰρ, ὥσπερ ἡ χεὶρ αὐτοῦ μόνον τὸν μέγαν δάκτυλον κολοβὸν κτησαμένη μίμημα γελοῖον ἐδείκνυτο τῆς ἀνθρωπείας χειρὸς, οὕτω καὶ ὁ ποὺς ἔκ τινος ἑνὸς μορίου κατασκευῆς πλημμεληθεὶς παραλλάττει τὸν ἀνθρώπειον,

cursus. Postquam vero, ut dictum est, externa quidem pedis oportuit esse humiliora, interna vero altiora, periculumque erat, ne, si multis et magnis ossibus attolleretur pes, gravis redderetur, concavum medium ejus inde effecit, providens etiam aliud quoddam commodum ex hujusmodi constructione pedibus, ut apprehensoriis instrumentis, ad firmitatis securitatem in locis convexis et inaequalibus multum conferens, de quo prius diximus. Propter tria igitur cavitas pedibus haec videtur facta, primum quidem gratia altitudinis interiorum partium pedis, secundum vero apprehensionis, et tertium ad haec levitatis; quorum primum quidem ad securitatem firmationis, secundum vero ad varietatem ambulationis, et tertium ad velocitatem motus multum habent momenti. Mentionem autem faciemus et hic simiae pedis. Non enim, sicut manus ejus solum magnum digitum habens decurtatum imitatio ridicula monstrabatur humanae manus, ita et pes in constructione unius partis cujusdam

ἀλλ' ἐν πάνυ πολλοῖς κεχώρισται. διεστήκασι μὲν γὰρ ἐπὶ πλεῖστον ἀλλήλων οἱ δάκτυλοι, καὶ πολὺ μείζονές εἰσι τῶν τῆς χειρός. ὃν δ' ἐχρῆν ἐν αὐτοῖς μέγιστον τῶν ἄλλων ὑπάρχειν, οὗτος σμικρότατός ἐστιν. οὐχ ὑπόκειται δὲ οὐδὲ τοῖς προτεταγμένοις αὐτοῦ μέρεσι τὰ στηρίζοντα τὸ ταύτης πεδίον· οὐδὲ γὰρ ἀσφαλὴς ὅλως ἡ βάσις αὐτῶν, κοίλη μᾶλλον ὥσπερ χεὶρ γενηθεῖσα. καὶ ἡ τῶν σκελῶν δὲ φύσις οὐκ ἀκριβῶς ὀρθὴ πρὸς τὴν ῥάχιν ἐστὶν ὥσπερ ἀνθρώποις, οὐδ' ἡ κατὰ γόνυ καμπὴ τῇ τῶν ἀνθρώπων ἔοικεν. ἀπολώλασι δὲ τελέως αὐτοῦ καὶ αἱ κατὰ τὰ ἰσχία σάρκες ὄπισθεν αἱ σκέπουσαι καὶ κατακρύπτουσαι τὸν πόρον ταῖς τῶν περιττωμάτων ἐκκρίσεσιν, ἑδραζομένοις δὲ ἐπ' αὐτῶν ἐπιτηδειότατον γενόμεναι πρόβλημα τῶν ὑποκειμένων σωμάτων. ὥστε οὔτε καθέζεσθαι καλῶς, οὔθ' ἵστασθαι πίθηκος, ἀλλ' οὐδὲ θέειν δύναται. τάχιστα δ' ἀναῤῥιχᾶται, καθάπερ οἱ μύες, πρὸς ὄρθιά τε καὶ λεῖα διά τε τὸ κοῖλον κτήσασθαι πόδα καὶ τοὺς δακτύλους ἐπὶ πλεῖστον ἐσχισμένους. ἡ γὰρ τοιαύτη

vitiatus differt ab humano, ſed in plurimis diverſus eſt. Diſtant enim plurimum invicem digiti, et multo ſunt ipſius manus digitis majores; quem autem oportebat maximum eſſe aliorum, minimus eſt. Non ſubjacent vero praepoſitis ipſi partibus ea, quae imam plantam firmant, (neque enim tuta omnino eſt baſis eorum,) ut quae concava magis ut manuum facta ſit. Et crurum etiam natura non eſt omnino recta ad ſpinam, ut hominibus; neque ipſius genu flexio ſimilis eſt humanae. Perierunt autem omnino ipſis et quae ad iſchia ſunt carnes, in poſteriori parte cooperientes quidem et occultantes meatum excretionibus ſuperfluitatum deſtinatum, ſedentibus autem ſuper eas commodiſſimum futurae munimentum adverſus ſubjecta corpora. Quare non modo ſedere belle, neque ſtare, ſed ne currere quidem poteſt ſimia. Velociſſime autem prenſans obvia manibus aſcendit, ſicut et mures, recta et laevia, eo quod concavum ſortita eſt pedem et digitos plurimum fiſſos. Hujusmodi enim con-

Ed. Chart. IV. [352.] Ed. Baſ. I. (398.)
κατασκευὴ, περιπτύσσεσθαι καλῶς ἅπασι τοῖς κυρτοῖς σώμασι δυναμένη καὶ πάντοθεν αὐτὰ περιλαμβάνειν ἀσφαλῶς, ἐπιτήδειός ἐστι τοῖς ἀνέρπειν εἰς ὑψηλὰ πεφυκόσι.

Κεφ. θ'. Περὶ μὲν οὖν τῶν ἐν τοῖς ποσὶν ὀστῶν αὐτάρκως εἴρηται· περὶ δὲ τενόντων καὶ μυῶν ὀλίγον ὕστερον εἰρήσεται. πρότερον μὲν γὰρ δὴ περὶ τῶν ὑπολοίπων ἐν ὅλοις τοῖς σκέλεσιν ὀστῶν διελθεῖν ἔγνωκα, συντελούντων τι καὶ αὐτῶν τοῖς προειρημένοις. ἔστιν οὖν ἓν μὲν τῷ μηρῷ, καθάπερ ἐν τῷ βραχίονι, δύο δ' ἐν τῇ κνήμῃ, παραπλήσια τοῖς ἐν τῷ πήχει. καλεῖται δὲ τὸ μὲν μεῖζον ὁμωνύμως τῷ μέλει παντὶ κνήμη, τὸ δ' ἔλαττον περόνη. μέγιστος οὖν ὁ μηρὸς ἁπάντων τῶν κατὰ τὸ σῶμα γέγονεν ὀστῶν εὐλόγως. πρῶτος γὰρ οὗτος ὑπερήρεισται τῇ κοτύλῃ, καὶ πρῶτος ἅπαντα τὸν ὑπερκείμενον ὄγκον τοῦ σώματος ὀχεῖ. καλλίστην δ' ἕδραν αὐτοῦ παρεσκευακυίας τῇ κεφαλῇ τῆς φύσεως τὴν κατὰ τὸ καλούμενον ἰσχίον κοτύλην, οὐ κατ' εὐθὺ ταύτης ἐκτεταμένος φαίνεται, ἀλλ', ὡς ἂν δόξειεν

ſtructio circumplicari curvis omnibus corporibus probe quum poſſit et undique ipſa tuto comprehendere, idonea eſt iis, quae alta perreptare nata ſunt.

Cap. IX. De oſſibus itaque pedum abunde dictum eſt; de tendonibus vero et muſculis paulo poſt dicetur. Prius ſiquidem de reliquis oſſibus, quae in totis cruribus ſunt, diſſerere propoſui, ut quae conferant aliquid etiam praedictis. Eſt igitur unum quidem in femore *os*, quemadmodum in brachio; duo autem in tibia iis ſimilia, quae in cubito *cernuntur*, quorum alterum quidem majus vocatur tibia eodem cum toto membro nomine, alterum vero minus fibula. Maximum certe omnium corporis oſſium femur merito fuit. Primum enim hoc firmatum eſt cotyle (*cavitate*), et primum omnem ſuperjacentem corporis molem vehit. Quum autem optimam ſedem capiti ejus praeparaſſet natura ipſam nuncupati iſchii cotylen, non ſecundum rectitudinem cotyles apparet extenſum femur, ſed, ut cuipiam negligenter expen-

Ed. Chart. IV. [352. 353.] Ed. Baf. I. (398.)

οὐκ ἀκριβῶς ἐξετάζοντι, πεπλημμέληται τὰ τοῦ σχήματος ἱκανῶς τῷ μηρῷ, κυρτῷ μὲν εἴς τε τὰ πρόσω καὶ τὰ ἔξω, σιμῷ δὲ εἰς τἀναντία τούτων γενηθέντι. ταύτην αὐτοῦ τὴν ἰδέαν καὶ Ἱπποκράτης οἶδε, καὶ συμβουλεύει καταγέντος φυλάττειν, καὶ μὴ διαστρέφειν εὐθύς. καὶ ὅσοις ἂν φύσει μηρὸς εὐθύτερος τοῦ δέοντος γένηται, βλαισοῦνται πάντως κατὰ τὸ γόνυ. τοῦτο δὲ ἡλίκον ἐστὶ κακὸν, οὐκ εἰς δρόμον μόνον, ἀλλὰ καὶ εἰς βάδισίν τε καὶ στάσιν ἀσφαλῆ, λέγει μέν που κἀκεῖνος, ἀλλὰ καὶ τοὺς ἐπιτυχόντας οἴομαι θεωροῦντας ὁσημέραι γινώσκειν αὐτό. καὶ μὴν εἴπερ ὁ αὐχὴν αὐτοῦ μὴ παραχρῆμα τῆς κοτύλης λοξὸς εἰς τἀκτὸς ἀποχωρήσειε, [353] πλησίον ἂν οὕτως εἴη τῷ κατὰ τὸν ἕτερον μηρὸν αὐχένι. τοῦτο δ᾽ εἰ γένοιτο, τίς μὲν ἂν ἔτι χώρα λείποιτο τοῖς ἔνδον τοῦ μηροῦ μυσὶ, μεγίστοις ἐξ ἀνάγκης ὀφείλουσιν εἶναι; τίς δὲ τοῖς ἀπὸ νωτιαίου μυελοῦ νεύροις τοῖς εἰς ὅλα μεριζομένοις τὰ σκέλη; τίς δὲ ταῖς φλεψί; τίς δὲ ταῖς ἀρτηρίαις; τίς δὲ τοῖς ἀδέσι τοῖς τὰς χώρας αὐτῶν ἀναπληροῦσι; οὐ γὰρ ἂν ἔξωθεν τοῦ μηροῦ ταῦτα φαίημεν χρῆναι κατέρχεσθαι,

denti videri queat, figura femoris admodum vitiosa est, quippe quod gibbum quidem priore et externa parte, resimum vero partibus his contrariis factum sit. Hanc ejus formam et Hippocrates novit, consulitque eo fracto servare, neque mox invertere. Porro quibus natura femur fuerit rectius, quam convenit, blaesi fiunt omnino ad genu. Hoc autem quantum malum sit non ad cursum solum, sed etiam ambulationem et stationem tutam, refert quidem et ille quodam loco; imo et quemvis ex plebe, quum cernat quotidie, arbitror id ipsum non latere. Atqui, nisi collum femoris statim ex cotyle obliquum foras abscesserit, propinquum sic fuerit alterius femoris collo; hoc vero si acciderit, quis adhuc locus fuerit reliquus internis femoris musculis, qui maximi necessario esse debent? quis autem nervis a spinali medulla in tota crura distributis? quis venis, quis arteriis, quis denique glandulis spatia ipsarum replentibus? non enim per externas cruris partes dixerimus demitti haec

πᾶσι τοῖς ὁπωσοῦν ἐμπίπτουσιν εἰς ἑτοίμην ἐκκείμενα βλάβην. τάχα δ᾽ ἂν οὐδ᾽ ἡμᾶς τοῦτό γε, μὴ ὅτι τὴν φύσιν ἔλαθεν, ἐπιτηδείοις εἰς βλάβην χωρίοις ἐπιθεῖναι φλέβας οὕτω μεγάλας, ὧν εἴ τις τρωθείη, χαλεπῶς ἂν περιγένοιτο τὸ ζῶον· ἀρτηρίας μὲν γὰρ τρωθείσης ἀξιολόγου τῶν τῇδε τεταγμένων, οὐκ ἂν σωθείη τὸ παράπαν. εἴπερ οὖν καὶ νεύροις, καὶ φλεψὶ, καὶ ἀρτηρίαις, καὶ ἀδέσι, καὶ μυσὶ, πολλοῖς καὶ μεγάλοις οὖσιν, ἔδει παρασκευάσασθαι τὴν ἐνταυθοῖ χώραν, ἐκτὸς ἀποχωρῆσαι τῆς κοτύλης ἀναγκαῖον ἦν τὸν μηρόν. καὶ τοίνυν ἀποχωρεῖ, καὶ φαίνεται τἀκτὸς αὐτοῦ μέρη τὴν εὐθυωρίαν ὅλην ὑπεραίροντα τῶν ἔξω τοῦ σώματος μερῶν. εἰ δέ τινων ἐλάττων εἰς τἀκτὸς ἀπεβλάστησεν αὐχὴν κεφαλῆς τοῦ μηροῦ, στενὰ τούτων τὰ κατὰ τοὺς βουβῶνάς ἐστι, καὶ τεθλιμμένα πρὸς ἄλληλα, καὶ ῥέπειν ἔξω διὰ τοῦτο τόν τε μηρὸν ὅλον ἀναγκάζονται καὶ τὸ γόνυ. τί δὴ (399) οὖν οὐκ ἐξωτέρω τὰς κοτύλας ἡ φύσις ἔθηκεν, ἵνα περ νῦν ἐστι τὰ κυρτὰ τῶν μηρῶν; οὕτω γὰρ ἂν τούς τ᾽ αὐχένας αὐταῖς ὑπέθηκεν εὐθὺ τῶν κεφαλῶν,

oportere, omnium enim foris incidentium noxis admodum expoſita eſſent. Forſan autem ne nos quidem id ſaltem, tantum abeſt, ut naturam lateat, opportunis ad laeſionem locis collocaſſe venas ita magnas, quarum ſi qua vulnerata fuerit, vix ſuperſtes animal eſſe queat: arteria namque inſigni earum, quae illic ſtatutae ſunt, vulnerata nullo pacto ſervetur. Si igitur nervis, venis, arteriis, glandulis et muſculis multis et magnis oportebat praeparaſſe id ſpatium, foras ex cotyle ſecedere neceſſe fuerat femur; et certe ſecedit, apparentque externae ejus partes rectitudinem totam excedere externarum corporis partium. Si quibusdam vero minus foras extuberaverit collum capitis femoris, his inguinum loca ſunt anguſta et mutuo ſeſe collidentia, forasque nutare ob id femore toto et genu coguntur. Cur igitur non extrinſecus poſuit natura cotylas, ubi nunc ſunt tubera femorum? ita enim et colla ipſis cotylis ſubmiſiſſet ſecundum rectitu-

τούς τε μηρούς εὐθεῖς ἐδημιούργησεν. ὅτι τὸ βάρος τοῦ σώματος ἐχρῆν ἐν εὐθείᾳ γραμμῇ κατὰ κάθετον πρός τε τὴν κοτύλην εἶναι καὶ τοῦ μηροῦ τὴν κεφαλὴν, καὶ μάλιστ᾽ ἐπειδὰν βαδίζοντες ἢ τρέχοντες τὸ μὲν ἕτερον τῶν σκελῶν ὑψηλὸν περιφέρωμεν, τὸ δ᾽ ἕτερον ἐπὶ τῆς γῆς ἑδραῖον ἔχωμεν. τοῦτο δ᾽ ἐκ τοῦ κατὰ μέσον ὑπερηρεῖσθαι τὸ βαστάζον αὐτὸ μάλιστ᾽ ἂν γίγνοιτο. εἰ δ᾽ ἡ τοιαύτη θέσις τοῦ σκέλους ἀσφαλεστάτη τοῖς βαδίζουσιν, ἡ ἐναντία δηλονότι σφαλερωτάτη. διὰ ταῦτα μὲν δὴ πρὸς τἀκτὸς μέρη τῶν ἰσχίων τάς τε κοτύλας ἀπαγαγεῖν καὶ σὺν αὐταῖς τὰς κεφαλὰς τῶν μηρῶν οὐκ ἦν ἀσφαλὲς, ἀλλ᾽ ἀρίστη θέσις αὐτῶν ἐστιν ἡ νῦν οὖσα. στενοχωρίας δ᾽ αὖ πάλιν ἐκ τούτου γιγνομένης, ἓν λοιπὸν ἦν ἐπανόρθωμα, μὴ κατ᾽ εὐθὺ ταῖς κεφαλαῖς ἐκτεταμένους ἐργάσασθαι τοὺς μηροὺς, ἀλλ᾽, ὥσπερ νῦν εἰσιν, ἐπὶ τὰ ἔξω ῥέποντας. εἰ δ᾽ αὖ πάλιν ἄχρι τοῦ γόνατος εἰς τἀκτὸς ἀποχωροῦντες ἐφυλάττοντο, καὶ μηδεμίαν ἐπιστροφὴν ἐποιοῦντο πρὸς τἀντὸς, ἕτερος ἂν οὗτος ἦν βλαισώσεως τρόπος αὐτοῖς. ὥστ᾽ εὐλόγως ὁ μὲν

dinem capitum, et femora recta fecisset. Quoniam pondus corporis recta ad perpendiculum linea ad cotylen oportebat esse et ad femoris caput, et maxime quando ambulantes vel currentes alterum quidem crus altum circumferimus, reliquum autem in terra firmum tenemus; hoc autem inde, quod firmatum sit in medio id, quod portat, maxime fiat. Si vero hujusmodi positura cruris tutissima gradientibus est, manifestum, contrariam fore periculosissimam. Propterea certe ad externas partes ischiorum cotylas abduxisse et cum eis capita femorum non erat tutum, sed optima positura eorum est ea, quam nunc habent. Quum vero rursus locorum angustia ex hoc nasceretur, unicum relinquebatur remedium, non secundum rectitudinem capitum extensa efficere femora, sed, ut nunc sunt, foras vergentia. Quod si rursus usque ad genu foras uno tenore abscederent, et nusquam intro reverterentur, alter utique ipsis esset blaesitatis modus. Itaque optimo jure collum et primum et maxime a

αὐχὴν πρῶτός τε καὶ μάλιστα τῆς κεφαλῆς ἀπονεύει πρὸς τὀκτός, ἐπ' αὐτῷ δὲ καὶ τὸ συνεχὲς ἥμισυ τοῦ μηροῦ παντός· μετὰ ταῦτα δ' εἴσω πάλιν ἐπιστρέφεται πρὸς τὸ γόνυ. καὶ διὰ ταῦτα τὸ σύμπαν σχῆμα τοῦ μηροῦ κυρτὸν μὲν ἔξωθεν, ἔσωθεν δὲ γίγνεται σιμόν· ὡσαύτως δὲ καὶ σιμότερον μὲν ὄπισθεν, ἔμπροσθεν δὲ κυρτότερον, εἰς τὰς καθίσεις ἐπιτήδειον καὶ πρὸς πολλὰ τῶν ἔργων, ὅσα δρῶμεν καθήμενοι, καθάπερ καὶ τὸ γράφειν, ἐκτείναντες κατὰ τοῦ μηροῦ τὸ βιβλίον. οὕτω δὲ καὶ πᾶν ὁτιοῦν ἄλλο κατὰ τῆς κυρτότητος αὐτῶν ἐκτείνοιτ' ἂν ῥᾷον, ἢ εἰ ἑτέρως ἔχοντες ἐγεγόνεισαν. καὶ μὲν δὴ κἂν τῷ καθ' ἑνὸς ἑδράζεσθαι σκέλους τὸ σῶμα (πολλάκις δ' ἴσμεν ἡμῖν τούτου χρείαν οὖσαν ἔν τε τῷ βίῳ παντὶ καὶ κατὰ τὰς τέχνας) ἄμεινον τὸ ῥαιβὸν σχῆμα τοῦ εὐθέος. ὥσπερ γάρ, εἰ τὸ πλάτος ἴσον ἦν τοῖς τ' ὀχοῦσι κώλοις καὶ τοῖς ὀχουμένοις μέρεσι τοῦ σώματος, ἀσφαλὴς ἂν οὕτω μάλιστα καὶ δυσπερίτρεπτος ἡ ἐφ' ἑνὸς αὐτῶν ὑπῆρχεν ἕδρα, ἔχοντος ἑκάστου τῶν ὑπερκειμένων ἐν τῷ σώματι μερῶν [354] ὑπερηρεισμένον ἐν ἑαυτῷ τι κατὰ κάθετον, οὕτω καὶ νῦν ἐκ τοῦ ῥαιβὸν γενέσθαι τὸν μηρόν, τῶν

capite foras vergit, poſt id autem et continuo dimidia pars totius femoris, poſtea autem intro rurſus revertitur ad genu. Ob eamque cauſam universa figura femoris curva quidem exteriore parte, reſima autem interiore efficitur. Ad eundem autem modum magis quidem ſima retrorſum, antrorſum vero magis curva ad ſeſſiones idonea eſt, et ad multa opera, quae agimus ſedentes, cujusr odi eſt ſcribere, libro ad femur extenſo: ita autem et quodcunque aliud ſecundum curvitatem eorum extendatur facilius, quam ſi fuiſſent aliter facta. Quinimo, dum firmamus uno crure corpus, (ſaepe enim comperimus hoc nobis eſſe utile cum in vita omni tum artibus,) melior fuit ſigura curva quam recta. Ut enim, ſi latitudo eſſet aequalis vehementibus artubus et vectis corporis partibus, tuta ſic maxime et everſu difficilis firmitudo in altero ipſorum eſſet, habente unaquaque ſuperjacentium in corpore partium ſuffulciens ſibi ipſi aliquid ad perpendiculum: ita et nunc, quod curvum factum ſit femur,

μερῶν αὐτοῦ τῶν μὲν ἔξω, τῶν δ᾽ ἔσω μᾶλλον, τῶν δ᾽ ἐν τῷ μέσῳ ταχθέντων, οὐδὲν ἀπορεῖ τῶν ἄνω τοῦ κατ᾽ εὐθύ. καὶ διὰ ταύτην ἄρα τὴν χρείαν οὐ τοῦτο μόνον, ἀλλὰ καὶ τὴν κνήμην κυρτοτέραν εἰς τἀκτὸς ἡ φύσις ἀπειργάσατο. μεγίστη δὲ πίστις τοῦ λόγου τὸ τοὺς ἐπὶ πλέον ἤδη ῥαιβωθέντας τὰ σκέλη, τοὺς μὲν ἔτι κυουμένους, τοὺς δὲ κατὰ τὴν πρώτην τροφὴν, εἴτ᾽ ἐπὶ τοῖν δυοῖν ποδοῖν, εἴτ᾽ ἐπὶ θατέρου ἑστάναι δέοιντο, βεβαιοτέραν πολὺ καὶ δυσπεριτρεπτοτέραν τῶν ὀρθὰ τὰ κῶλα κεκτημένων ἔχειν τὴν ἕδραν. ἀλλὰ γὰρ οὐκ ἀσφαλοῦς ἕδρας μόνον ἡ φύσις ἐν τῇ τῶν σκελῶν κατασκευῇ στοχαζομένη, προνοουμένη δ᾽ οὐδὲν ἧττον καὶ τοῦ δύνασθαι θέειν ἡμᾶς ὠκέως, εἴ ποτ᾽ ἄρα δεήσειε, τὸ μὲν ἐπὶ πλέον αὐτὰ διαστρέφειν ἐφυλάξατο, ῥαιβὰ δ᾽ εἰς τοσοῦτον ἀπέδειξεν, ὡς καὶ τὴν ἀσφάλειαν ἔχειν τῆς ἕδρας, καὶ τὴν ὠκύτητα τοῦ δρόμου παραβλάπτειν μηδέν. ἐπεὶ δ᾽ εὔλογον ἦν, ὡς νῦν δέδεικται, τῶν τῆς κνήμης μερῶν τὰ μὲν ἄνω τὰ μετὰ γόνυ

partibus ejus partim quidem externis, partim vero internis magis, et aliis in medio locatis, nulla superiorum partium subjecta caret rectitudine. Ob eundem igitur usum non solum hoc femur, sed etiam tibiam magis curvam extrinsecus natura fabricata est. Maxima autem fides hujus sermonis sit, quod, qui plurimum curvis sunt cruribus, (hi quidem, dum adhuc gestarentur in utero, alii vero a prima educatione facti sunt,) sive duobus pedibus, sive altero solo stare velint, firmiorem multo et difficiliorem eversu, quam qui crura habent recta, obtinent firmitudinem. At vero in constructione crurum firmitudinem certam, tanquam scopum, non modo natura sibi proposuit, sed provida etiam nihilominus, ut cito possemus currere, siquando usus incidisset, ne plurimum quidem ea perverterentur, cavit; curva autem eatenus fecit, ut et securitatem firmitatis habeant, et velocitas cursus nihil laedatur. Postquam autem rationi consentaneum fuit, ut nunc ostensum est, partium tibiae superi-

πρὸς τοὐκτὸς ἀποχωρεῖν ἀτρέμα, τὰ δὲ κάτω τὰ πρὸς τοῖς
σφυροῖς τὴν ἐπιστροφὴν εἴσω ποιεῖσθαι, καλῶς εἶχεν καὶ
διὰ τοῦτο τῶν τοῦ ποδὸς μορίων ὑψηλότερα γενέσθαι τὰ
ἔνδον, ἵν' ἀντιστηρίζῃ δηλονότι τὴν ἔσω τῶν ταύτῃ μερῶν
τῆς κνήμης ῥοπήν. καὶ τοῦτ' ἦν ὃ, κατὰ τὸν ἔμπροσθεν
λόγον ἐρεῖν ἀνεβαλόμεθα, τὴν χρείαν τῶν ἐντὸς μερῶν ἐξηγούμενοι τοῦ ποδός. οὔκουν ἔτι παραλείπεται τῶν ἐν τοῖς
σκέλεσιν ὀστῶν οὐδενὸς ἀκόσμητον οὐδὲν, ἀλλὰ καὶ μέγεθος
ἑκάστου, καὶ μικρότης, καὶ θέσις, καὶ σχῆμα, καὶ σύνθεσις, καὶ ἡ κατὰ τὴν σκληρότητα διαφορά, καὶ οἱ πρὸς
ἄλληλα σύνδεσμοι στρογγύλοι καὶ περιφερεῖς εἰς ἄκρον
ἥκουσι προνοίας τε καὶ τέχνης τῇ φύσει. λείποι δ' ἂν ἔτι
περί τε μυῶν καὶ τενόντων εἰπεῖν. ἀρτηριῶν μὲν γάρ τε
καὶ φλεβῶν ἐπὶ προήκοντι παντὶ τῷ λόγῳ τὴν ἐξήγησιν ἔφαμεν ποιήσεσθαι, κοινῶν ὄντων ὀργάνων ἅπαντος τοῦ σώματος, ὅτι καὶ χρείας ἐπιστεύθησαν κοινάς, εἴ γε δὴ καὶ
ἀναψύχεσθαι, καὶ τρέφεσθαι, καὶ ψυχικῆς μεταλαμβάνειν
δυνάμεως ἅπασι τοῖς μέλεσι χρηστὸν ἦν.

ores quidem, quae ſunt poſt genu, foras ſenſim abſcedere, inferiores vero, quae ſunt ad malleolos, intro reverti:
par ſuit ob id quoque partium pedis altiores fuiſſe internas, ut tibiae partes ibi intro inclinantes obfirmet.
Eratque id, quod priori ſermone omiſeramus, quum uſum
internarum partium pedis exponeremus. Nullum igitur
oſſis crurum ornamentum adhuc ſupereſt narrandum, ſed
magnitudo cujusque, et parvitas, et poſitura, et figura,
et compoſitio, et quae ex duritie ſpectatur differentia,
tum ligamenta invicem teretia et orbiculata ſumma tum
providentia tum arte a natura ipſa ſunt comparata. Reliquum autem adhuc eſt de muſculis et tendonibus dicere; arteriarum namque et venarum *et nervorum* enarrationem procedente omni ſermone nos diximus factu-
ros, ut quae communia ſint totius corporis inſtrumenta,
quod et utilitates commiſſae eis communes ſint, ſi demum refrigerari, et nutriri, et animalis participibus eſſe
virtutis, omnibus membris fuerat utile.

Κεφ. ι'. Ἀλλὰ τό γε κινεῖσθαι τοῖς σκέλεσι τοιαύτας τε καὶ τοσαύτας κινήσεις, ὅσας καὶ οἵας φαίνεται κινουμένας, καὶ ὡς οὔτε πλείους, οὔτ' ἐλάττους, οὔτ' ἄλλως διατεταγμένας ἄμεινον ἦν αὐτὰς γεγονέναι, νῦν ἂν εἴη ῥητέον, ἀναμιμνήσκοντας ἅμα καὶ τῶν ἐν χερσὶ κινήσεων, ὅτι τε διττὸς ἦν ὁ σκοπὸς τῇ φύσει τῆς κατασκευῆς τῶν σκελῶν, οὐκ εἰς τάχος μόνον, ὥσπερ τοῖς ἵπποις, ἀλλὰ καὶ εἰς ἀσφάλειαν ἕδρας παρασκευαζούσῃ αὐτὰ, καὶ διὰ τοῦτο καὶ ἀντιληπτικά πως ἐργασαμένῃ, ὥσπερ καὶ τὰς χεῖρας. οὕτω τε θᾶττον ἂν ἡμῖν ὁ σύμπας περαίνοιτο λόγος, εἰ τὸ μὲν κοινὸν αὐτῶν τῆς πρὸς τὰς χεῖρας κατασκευῆς ἐπισημαινόμενοι μόνον ἐν τάχει παρατρέχοιμεν, ἐνδιατρίβοιμεν δὲ τοῖς ἰδίοις. οὕτω δ' ἂν καὶ ἡ τέχνη τῆς φύσεως ἐναργέστερον ὀφθείη, τὴν ἀναλογίαν τῆς κατασκευῆς τῶν κώλων ἅπασαν ἡμῶν ἐπεξεργαζομένων τῷ λόγῳ, καὶ δεικνύντων οὔτε λεῖπον οὐδὲν οὔτε πλεονάζον αὐτῶν οὐδετέρῳ. [355] καίτοι περὶ μὲν χειρὸς ὁ πρόσθεν λόγος ἱκανῶς ἐξηγήσατο· καὶ ὅστις οὐκ ἐθαύμασε τὴν τέχνην τῆς φύσεως, ἢ ἀξύνετός ἐστιν,

Cap. X. Sed tales fane et tot cruribus eſſe motus, quot et qualibus apparent moveri, tum quod nec plures, nec pauciores, nec aliter diſpoſitos praeſtiterit ipſos fuiſſe, nunc erit dicendum, repetendo memoria ſimul et motus manuum. quodque duplicem natura habuit ſcopum conſtructionis crurum, quippe quae non ad celeritatem ſolum, quemadmodum equis, ſed etiam ad firmitatis ſecuritatem ea praepararit, ob idque apprehenſoria quodam modo effecit, ut et manus. Ita enim fiet, ut et oratio noſtra ſit brevior, ſi id quidem ipſorum conſtructionis, quod habent cum manibus commune, indicans ſolum celeriter percurram, propriis autem immorer; et artificium naturae evidentius appareat, omnem proportionem conſtructionis membrorum nobis ſtylo perſequentibus oſtendentibusque, in neutro ipſorum neque deficere quicquam, neque abundare. Atqui de manibus quidem praecedente ſermone abunde diſſeruimus; et quicunque non admiratus eſt artem naturae, aut intellectu caret, aut privatim

ἢ ἰδίᾳ τι αὐτῷ διαφέρει καιρὸς γὰρ ἂν εἴη μοι τῇ τοῦ Θουκυδίδου χρήσασθαι λέξει. ἀξύνετος μὲν οὖν ἐστιν, ὃς ἂν τὰς ἐνεργείας, ὅσας ἄμεινον ἦν ὑπάρχειν ταῖς χερσὶν, ἢ οὐκ ἐνόησεν, ἢ ἐξ ἄλλης κατασκευῆς ἀμείνους ἔσεσθαι προσεδόκησεν· ἰδίᾳ δ᾽ αὐτῷ διαφέρει φθάνοντι μοχθηροῖς ἐντετράφθαι δόγμασιν, οἷς οὐχ ἕπεται τεχνικῶς ἅπαντα τὴν φύσιν ἀπεργάσασθαι. τούτους μὲν ἐλεεῖσθαι χρὴ δυστυχήσαντας ἐξ ἀρχῆς περὶ τὰ μέγιστα, διδάσκεσθαι δὲ τοὺς συνετοὺς ἅμα καὶ ἀληθείας ἐραστὰς, οὓς καὶ νῦν ἀναμνήσαντες, ὡς ἐν τῇ τῶν χειρῶν κατασκευῇ τέτταρας ἐδιδάξαμεν ἑκάστῳ τῶν δακτύλων ὑπάρχειν χρῆναι κινήσεις, ὑπὸ διττῶν μὲν καὶ μεγίστων τενόντων καμπτομένων, ὑφ᾽ ἑτέρων δ᾽ ἁπλῶν ἡττόνων ἢ κατὰ τοὺς μεγάλους ἐκτεινομένων, ὑπ᾽ ἄλλων δὲ ἔτι μικροτέρων ἔξω τε καὶ ὡς ἐπὶ τὸν μικρὸν δάκτυλον ἀπαγομένων, καὶ πρὸς τῶν μικροτάτων, οὓς ἀπὸ τῶν κατὰ τὰς χεῖρας μυῶν ἔφαμεν γεννᾶσθαι, τὴν λοιπὴν κίνησιν τὴν ἐντὸς ὡς ἐπὶ τὸν μέγαν δάκτυλον

ſua quidpiam intereſt: operae pretium enim fuerit mihi Thucydidis dictione uti. Intellectus expers quidem eſt, qui actiones, quas praeſtiterat ineſſe manibus, aut non animadvertit, aut, ſi alia conſtructio eſſet, meliores fore exiſtimarit: privatim autem aliquid ſua intereſt, qui pravis prius inſtructus fuit dogmatibus, quorum occaſione nihil putat affabre naturam feciſſe. Hos quidem, ceu a primordio in maximis hallucinatos, miſerari oportet, docere autem ingenioſos ſimul et veritatis amatores, quos etiam nunc admonentes ejus, quod in manuum conſtructione oſtendimus, in unoquoque digito oportere quatuor ineſſe motus, quum a duplicibus quidem et iis maximis tendonibus flectantur, ab aliis autem ſimplicibus et quam ſunt illi magni minoribus extendantur, ab aliis autem adhuc minoribus foras et ad parvum digitum abducantur, et adhuc ab aliis minimis, quos a muſculis in manu ſitis diximus oriri, (videlicet reliquus motus internus,) ad pollicem adducantur, deinceps oſten-

ἐπιστρεφομένων, ἑξῆς ἐπιδείξομεν, ὡς ἐν τοῖς ποσὶν εὐλόγως μέν εἰσιν αἱ τέτταρες αὗται κινήσεις ἑκάστῳ τῶν δακτύλων, ὑπὸ μεγίστων μὲν τενόντων καμπτομένων, ὑπ᾿ ἐλαχίστων δ᾿ ἐντὸς ἐπιστρεφομένων, μεταξὺ δ᾿ ἀμφοῖν τὸ μέγεθος τοῖς ἐκτείνουσί τε καὶ τοῖς ἔξω περιάγουσιν· οὐ μὴν μεγάλοι εἰσὶν οἱ κάμπτοντες, ὥσπερ ἐν ταῖς χερσὶν, ὅτι (400) μηδ᾿ ὁμοίως ἐκείναις ἀντιληπτικὸν ὄργανον ἐχρῆν ἀποδειχθῆναι τὸν πόδα· καὶ μέν γε καὶ ὡς τὰς χώρας τῆς ἐμφύσεως αὐτοῖς τὰς αὐτὰς φυλάξασα, δι᾿ ἃς ἐπὶ τῶν χειρῶν ἐδηλώσαμεν αἰτίας, ἐκώλυσε τὸ μέγεθος. οὐ γὰρ, ὅσον μείζους οἱ πόδες ὑπάρχουσιν ἄκρων τῶν χειρῶν, τοσοῦτον καὶ οἱ τένοντες αὐτῶν ὑπερέχουσιν, ἀλλ᾿ ἔλαττον πολλῷ· μείζων γὰρ ἡ χρεία καὶ συνεχεστέρας καὶ σφοδροτέρας ἐνεργείας δεομένη ἡ τῶν ἐν ταῖς χερσὶ δακτύλων. εὐλόγως οὖν ἔμπαλιν ἔχουσι μέγεθος οὐχ οἱ δάκτυλοι μόνον, ἀλλὰ καὶ οἱ κατὰ τούτους τένοντες ἐν ποσί τε καὶ χερσίν· ὅσῳ γὰρ ὁ ποὺς ἄκρας χειρὸς μείζων ὅλος ὅλης, τοσούτῳ καὶ οἱ δάκτυλοι τῶν δακτύλων καὶ οἱ τένοντες τῶν τενόντων ἐλάττους εἰσί.

demus, et in unoquoque pedum digito hos quatuor motus merito inesse, quum a maximis quidem tendonibus pedum digiti flectantur, a minimis autem intro convertantur. Porro media inter utrosque est magnitudo extendentibus et foras circumagentibus, non tamen aeque magni sunt in pedibus flectentes, ac in manibus, quia non itidem, ut manus, pedem constituere oportebat instrumentum apprehensorium. Quin etiam ostendemus, quo pacto, loca insertionis eadem ipsis cum servasset propter causas a nobis in manibus expositas, magnitudinem suppresserit; non enim, quanto majores sunt pedes summi manibus, tanto etiam tendones ipsorum excedunt, sed minores multo sunt, major enim usus est digitis manuum, frequentioremque ac vehementiorem actionem postulat. Merito itaque contrariam habent in pedibus et manibus magnitudinem non digiti solum, sed etiam ipsorum tendones; quanto enim pes summa manu est major totus tota, tanto digiti digitis et tendones tendonibus sunt

Ed. Chart. IV. [355.] Ed. Baf. I. (400.)

ταῖς μὲν γὰρ χερσὶ τὸ κῦρος τῆς ἐνεργείας ἐν τοῖς δακτύλοις ἐστὶν, ἀντιληπτικοῖς ὀργάνοις γενομένοις· τοῖς δὲ ποσὶν, οὐκ εἰς ἀντίληψιν τὸ σύμπαν, ἀλλ᾽ εἰς ἕδραν ἀσφαλῆ παρεσκευασμένοις καὶ μέλλουσιν ὅλον ἐφ᾽ ἑαυτῶν ὀχήσειν τὸ ζῶον, αὐτοῖς μὲν πολὺ μείζοσιν ἢ κατὰ τὰς χεῖρας γίγνεσθαι, μικροὺς δ᾽ ἔχειν ἄμεινον ἦν τοὺς δακτύλους. ὥστε καὶ τοὺς τένοντας αὐτῶν μικροτέρους πολλῷ τῶν ἐν ταῖς χερσὶ βέλτιον ἦν γενέσθαι τενόντων, ὅσον ὄργανά τε σμικρότερα καὶ πρὸς ἐλάττους τε καὶ ἀσθενεστέρας ἐνεργείας παρεσκευασμένα κινήσειν ἔμελλον. οὐκ οὖν τέτταρα εὔλογον ἦν γένη τῶν κινούντων τοὺς δακτύλους τενόντων ἀπὸ τῶν ἐν τῇ κνήμῃ γεννῆσαι μυῶν, ὥσπερ ἐπὶ τῆς χειρὸς ἀπὸ τῶν ἐπὶ τοῦ πήχεως, ἀλλὰ δύο μόνα, τό τε τὴν ἔκτασιν ἐργαζόμενον αὐτῶν καὶ τὸ τὴν κάμψιν τοῦ πρώτου τε καὶ τρίτου τῶν ἐν τοῖς τέτρασι δακτύλοις ἄρθρων. καὶ μάλιστά γ᾽ ἐν τούτοις ἐστὶ θαυμάζειν τῆς φύσεως τὴν τέχνην, ἐν οἷς ὁμοιότητος ἅμα καὶ ἀνομοιότητος οὔσης, ἀνάλογον μὲν ἐκόσμησεν ἀλλήλαις τὰς ὁμοιότητας, οὐκ ἀνάλογον δὲ

minores: manibus namque praecipua actio in digitis confiftit, ut qui apprehenforia fint organa; pedibus autem, utpote non ad apprehenfionem omnino, fed ad firmationem quoque tutam conftructis et totum per fe vecturis animal, ut multo quidem majores manibus, parvos vero haberent digitos, magis ex ufu fuit: ad eundem modum et tendones ipforum multo minores manuum tendonibus effe praeftiterat, quanto minora inftrumenta et ad minores atque imbecilliores actiones praeparata moturi erant. Non ergo fuit aequum quatuor genera tendonum moventium digitos a mufculis tibiae produci, quemadmodum in manu a cubiti mufculis, fed duo fola, nempe alterum, quod extenfionem eorum efficeret, alterum, quod flexionem primi et tertii eorum qui funt in quatuor digitis articulorum. Maximeque in his quidem eft admiranda ars naturae: in quibus enim fimilitudo et diffimilitudo fuit, ad proportionem quidem adornavit invicem fimilitudines, diffimilitudines vero non item.

τὰς ἑτερότητας. ὅτι μὲν γὰρ εἰς τέτταρας ἄγεσθαι κινήσεις ἕκαστον τῶν δακτύλων καθ᾽ ἕκαστον τῶν ἄρθρων χρὴ, καὶ ὡς πλεονεκτεῖν ἀεὶ τὰς ἔσω, καὶ διὰ τοῦτό γε καὶ διττὰς ἔχειν τὰς ἀρχὰς, [356] ὁμοιότης ἂν εἴη κατὰ τοῦτο ποσί τε καὶ χερσίν· ὅτι δὲ μικροτέρων ἁπάντων δέονται τῶν τενόντων οἱ ἐν τοῖς ποσὶ δάκτυλοι, καὶ ὅτι τὰ μόρια μείζω τε καὶ πλείω τοῦ ποδὸς, ἀνομοιότης κατὰ τοῦτο ἂν τοῖς μέλεσίν ἐστι. πῶς οὖν αὐτὰ δικαίως ἡ φύσις ἐκόσμησε, λεκτέον ἂν εἴη. τὰς μὲν κινήσεις ἑκάστῳ τῶν ἄρθρων ἐργασαμένη τέτταρας, καὶ τὰς ἀρχὰς αὐτῶν πέντε ποιήσασα, καθάπερ ἐπὶ της χειρὸς, οὐ μὴν ἔκ γε τῶν ἀναλόγων ἁπάσας ὁρμωμένας χωρίων. ἐν μὲν γὰρ ταῖς χερσὶν, ὡς ἐπεδείκνυμεν, ἀπὸ τῶν ἐν αὐταῖς μυῶν τῶν μικρῶν οἱ τῆς λοξῆς ἔσω κινήσεως ἐξηγούμενοι τένοντες ἀπέφυσαν μόνοι, τῶν ἄλλων ἁπάντων ἀπὸ τοῦ πήχεως καταφερομένων. ἐν δ᾽ αὖ τοῖς ποσὶν οὐχ οὕτως, ἀλλ᾽ αἱ τρεῖς μὲν ἐξ αὐτῶν τῶν ποδῶν ἄρχονται, δύο δ᾽ ἐκ τῆς κνήμης καταφέρονται. ἐπὶ μὲν γὰρ τῆς ἄκρας χειρὸς οὐκ ἦν ἑτέρα χώρα σχολάζουσα· τοῦ

Siquidem, quod ad quatuor motus ſingulos digitos agi in unoquoque articulo, et quod excellere ſemper motus internos, ob idque etiam bina certe habere principia oporteat, ſimilitudo fuerit in hoc manibus et pedibus; quod vero minoribus omnibus opus habeant tendonibus pedum digiti, tum quod partes et plures et majores ſint pedis, diſſimilitudo quaedam in hoc membris ipſis fuerit. Quomodo igitur ea juſte natura diſpoſuerit, dicendum jam fuerit. Motus quidem cuique articulo molita eſt quatuor, et principia ipſorum quinque, ut in manu, non tamen omnia ex locis proportione reſpondentibus prodeuntia. Siquidem in manu, ut oſtendimus, a muſculis in ipſa parvis, qui obliquo motui interno praeſunt, tendones enati ſunt ſoli, quum alii omnes a cubito deferantur: in ipſis vero pedibus non item, ſed tria quidem ab ipſis principia motus oriuntur, duo vero ex tibia deferuntur. In ſumma namque manu non alius erat locus vacuus; in

Ed. Chart. IV. [356.] Ed. Baf. I. (400.)

δέ γε ποδὸς, ὡς ἂν ἐπιμήκους ὑπάρχοντος, ἐν μὲν τῷ κατὰ τὸ πεδίον χωρίῳ τοὺς τῆς λοξῆς ἔσω κινήσεως ἐξηγουμένους μῦς κατέθετο, κατὰ δὲ τὸ λοιπὸν αὐτοῦ πᾶν τὸ μέχρι τῆς πτέρνης τοὺς τὸ δεύτερον ἄρθρον ἑκάστου τῶν τεττάρων δακτύλων κάμπτοντας· οὕτω κἀκ τῶν ἄνω μερῶν τοῦ ποδὸς ἄλλους ἐπέθηκε μῦς, τῆς λοξῆς τῆς ἐκτὸς ἡγησομένους κινήσεως. ἐπὶ δὲ τῆς χειρὸς, ὅτι καὶ μείζους ἐχρῆν εἶναι τοὺς ἀνάλογον αὐτῶν μῦς, καὶ αὐτὸ τὸ μέλος τοῦ μέλους μικρότερον ἦν, ἀδύνατον ἐγένετο ταῦτα τὰ δύο γένη περιθεῖναι τῶν μυῶν, ἀλλὰ τὸ πρῶτον εἰρημένον ἐστὶ μόνον. διὰ τοῦτ' οὖν ἑπτὰ μὲν ἄκρᾳ τῇ χειρὶ γεγόνασιν οἱ σύμπαντες μύες, ὡς ἂν τοῖς πέντε τοῖς ἔσω περιάγουσι δυοῖν προστεθέντων, τοῦ τε κατὰ τὸν μικρὸν δάκτυλον ἔξωθεν καὶ τοῦ προσάγοντος τῷ λιχανῷ τὸν μέγαν. ἐπὶ δ' οὖν τοῦ ποδὸς οὐχ οὗτοι μόνον, ἀλλ' οἵ τε περιάγοντες αὐτοὺς ἐκτὸς οἵ τε τὸ δεύτερον ἄρθρον ἑκάστου τῶν δακτύλων τῶν τεττάρων κάμπτοντες. ὁ γὰρ δὴ μέγας ἐν αὐτοῖς μόνος ἁπάντων μειζόνων τενόντων ἀποβλάστημα καταφυόμενον εἴς τε τὸ

pede vero, ut qui oblongus eſt, ad ipſam quidem imam plantam muſculos obliquo motui interno praefuturos conſtituit, in reliqua vero ipſius parte tota usque ad calcaneum eos locavit, qui ſecundum articulum cujusque quatuor digitorum flectunt, pariter et ex ſuperioribus pedis partibus alios poſuit muſculos, motui obliquo externo duces futuros. In manu vero (quoniam et majores oportebat eſſe reſpondentes his muſculos, et ipſum membrum membro erat minus) impoſſibile fuit haec duo muſculorum genera circumponere, ſed ſolum prius jam dictum. Propterea ſane ſeptem ſummae manui fuerunt quidem univerſi muſculi, quippe his quinque intro circumagentibus appoſiti ſunt duo, is qui eſt juxta parvum digitum extrinſecus, et is qui indici magnum adducit; in pede vero non hi ſolum, ſed etiam qui circumagunt ipſos foras, et qui articulum ſecundum cujusque quatuor digitorum flectunt; magnus enim inter ipſos ſolus omnium a majoribus tendonibus germinationem inſertam ſecundo

δεύτερον ἄρθρον ἐπ᾽ αὐτοῦ καὶ τὸ τρίτον ἔχει παραπλησίως τῷ κατὰ τὰς χεῖρας. ταῦτ᾽ οὖν ὁμοίως θ᾽ ἅμα καὶ διαφερόντως ἔχουσιν οἱ ἐν τοῖς ποσὶ τένοντες τοῖς ἐν ταῖς χερσίν· ὁμοίως μὲν, ὅτι πέντε αὐτῶν εἰσι γένη καὶ τέτταρας ἑκάστῳ δακτύλῳ κινήσεις ἐκπορίζοντα, διαφερόντως δὲ κατὰ τὰς ἀρχάς. ἐν μὲν γὰρ ταῖς χερσὶ μόνη τῶν λοξῶν κινήσεων ἡ ἔσω τὴν ἀρχὴν ἐκ τῶν κατ᾽ αὐτὰς ἔχει μυῶν, αἱ δ᾽ ἄλλαι τέτταρες ἀπὸ τῶν ἀνωτέρω τε καὶ κατὰ τὸν πῆχυν· ἐπὶ δ᾽ αὖ τῶν ποδῶν ἄνωθεν μὲν ἐκ τῆς κνήμης αἱ δύο καθήκουσι, κάτωθεν δ᾽ ἐξ αὐτῶν τῶν ποδῶν αἱ τρεῖς ὥρμηνται. καὶ ἡ αἰτία λέλεκται· ὅτι τε γὰρ μικρῶν αὐταῖς ἔδει τενόντων, καὶ διὰ τοῦτο καὶ τῶν μυῶν, καὶ ὅτι κατ᾽ αὐτοὺς τοὺς πόδας ἦν χώρα σχολάζουσα, διὰ τοῦτ᾽ ἐντεῦθα ἐτάχθησαν. ἀλλὰ μὲν δὴ καὶ ταύτῃ γε ἀνομοίως ἔχει τῶν τενόντων ἡ διανομὴ κατά τε τοὺς πόδας καὶ τὰς χεῖρας, ὅτι τοῖς μὲν ἐν ταῖς χερσὶν τὸ πρῶτόν τε καὶ τρίτον ἄρθρον ἑκάστου τῶν δακτύλων κάμπτουσιν οὐδεὶς ἕτερος ἀφ᾽ ἑτέρου μυὸς ἀρχόμενος ἐπιμίγνυται τένων, οἱ δ᾽ ἐν τοῖς

ſuo et tertio articulo habet, ut is, qui eſt in manibus. Proinde igitur ſimiliter et diſſimiliter ſe habent pedum et manuum tendones; ſimiliter quidem, quod quinque ſunt ipſorum genera, quatuor unicuique digito motus ſuppeditantia, diſſimiliter autem in ipſa origine. In manibus namque ſolus motus obliquus intro ſpectans principium habet a muſculis in ipſa manu ſitis, alii vero quatuor a ſuperioribus et ipſius cubiti muſculis; in pedibus rurſus ſuperne quidem ex tibia duo motus deſcendunt, inferiore vero parte ex pedibus tres prodeunt; cujus cauſa dicta eſt: nam quod ipſi parvis indigebant tendonibus, et propterea etiam muſculis, et quia in ipſis pedibus erat locus vacuus, propterea illic locati fuerunt. Sed tamen et hac quidem ratione diſſimilis eſt tendonum diſtributio in pedibus et manibus, quod flectentibus quidem primum et tertium articulum uniuſcujusque digiti in manibus nullus diverſus a muſculo diverſo enatus tendo commiſcetur; qui vero ſunt in pedibus reſpondentes ipſis,

ποσὶν, οἱ ἀνάλογον αὐτοῖς, οὐκ ἐξ ἑνὸς ἄρχονται μυὸς, ἀλλ' ὁμοιότατοι τοῖς εἰς ὅλας τὰς χεῖρας ἀπὸ τοῦ κατὰ τὸν τράχηλον νωτιαίου νεύροις ἐκφυομένοις ἐπιπλέκονταί τε καὶ ἀναμίγνυνται πρὸς ἀλλήλους. οὕτω δέ πως ἔχει καὶ ἡ εἰς τὰ σκέλη τῶν νεύρων ἔκφυσις ἀπὸ τοῦ κατὰ τὴν ὀσφὺν νωτιαίου. καὶ γίγνεται τοῦτο ὑπὸ τῆς φύσεως, ἵν' ἑκάστου τῶν οὕτως κινουμένων ὀργάνων οἷον διπλῆ τις ἀρχὴ κινήσεως ὑπάρχῃ πρὸς τὸ, κἂν ἡ ἑτέρα ποτὲ πάθῃ, τὴν γοῦν λοιπὴν αὐτοῖς ὑπηρετεῖν. [357] καὶ διὰ τοῦτο, ἔνθα ἤτοι μῆκος ἱκανὸν ἀποστάσεως, ἢ τὸ χωρίον ᾖ σφαλερὸν, ἐνταῦθα τὴν τοιαύτην ἐπιτεχνᾶται μίξιν. ἐπὶ μὲν οὖν τῶν χειρῶν τε καὶ σκελῶν ἀξιόλογον τὸ ἐν μέσῳ διάστημα τῆς ἀρχῆς τῶν νεύρων καὶ τῆς τελευτῆς· ἐπὶ δὲ τῶν κάτω τοῦ ποδὸς ἐπικίνδυνον τὸ χωρίον· ἀεὶ γὰρ ἐπὶ τούτου ποδὸς βέβηκε τὸ ζῶον, ὥστε καὶ τέμνεσθαι, καὶ θλᾶσθαι, καὶ παντοίως πονεῖν ἑτοιμότερον τοῖς ταύτῃ τένουσι τῶν ἀνάλογον αὐτοῖς ἐχόντων ἐν χερσί· καὶ διὰ τοῦτο ἡ προειρημένη τῶν ἐνταῦθα τενόντων ἐπιμιξία γέγονεν. οἱ μέντοι πάνυ

non ab uno oriuntur mufculo, fed modo fimillimo nervis a fpinali medulla colli in totas manus productis implicantur commifcenturque inter fe. Sic autem quodammodo habet et in crura productio nervorum a fpinali medulla lumborum: idque a natura ita eft comparatum, ut cujusque ita movendorum inftrumentorum velut duplex quoddam principium motus fit, ut, fi alterum aliquando pati contigerit, reliquum faltem ipfis fubferviat. Ob id ipfum etiam, ubi vel magnitudo intervalli magna fuerit, vel locus periculofus, ibi mixtionem hujusmodi machinatur natura. In manibus fane et cruribus interftitium eft infigne inter principium nervorum et finem; in inferioribus vero partibus pedis periculofus eft fitus: femper enim hac parte pedis *firmatur* et graditur animal; cujus occafione et incidi, et frangi, ac varie affici citius tendonibus illic locatis contingat, quam tendonibus manuum ad portionem ipforum refpondentibus, nifi praedicta illius loci tendonum mixtura facta fuiffet. Mufculi

σμικροὶ μύες, οἱ παροφθέντες τοῖς ἀνατομικοῖς, ὥσπερ κἀμοὶ μέχρι πολλοῦ, τὸ πρῶτον ἄρθρον ἑκάστου δακτύλου κάμπτουσιν ὡσαύτως ἐν χερσί τε καὶ ποσί. τούτου οὖν ἕνεκα θαυμάζειν χρὴ τὴν φύσιν· καὶ τούτων δ᾽ οὐχ ἧττον, ὅτι μηδένα μῦν λοξὸν ἐκ τῆς κνήμης ἐνέφυσεν εἰς τὴν περόνην ἀνάλογον τοῖς ἐν χειρὶ τὸν πῆχυν τῇ κερκίδι συνάπτουσιν. ἐπὶ μὲν γὰρ τῆς χειρὸς ὅτι μὴ μόνον ἐκτείνειν τε καὶ κάμπτειν ὅλον τὸ κῶλον, ἀλλὰ καὶ περιάγειν ἐφ᾽ ἑκάτερα βέλτιον ἦν, ἀποδέδεικται πρόσθεν. ἐπὶ δὲ τοῦ σκέλους, σκοπὸν ἐχούσης τῆς κατασκευῆς οὐ τὸ πολυειδες τῆς ἀντιλήψεως, ἀλλὰ τὸ τῆς βάσεως ἑδραῖον, οὐ μόνον οὐδὲν ἔμελλεν ἐκ τῶν τοιούτων κινήσεων ἔσεσθαι πλέον, αλλὰ καὶ προσαπόλλυσθαί τι τῆς ἀσφαλείας. ἐλατ(401)τόνων τε γὰρ ἄρθρων καὶ ἁπλουστέρων τῶν κινήσεων ἔδει τῷ μηδαμόσε μέλλοντι ἐπιτραπήσασθαι κατὰ μηδεμίαν ἐνέργειαν σφοδράν. οὔκουν οὔτε κατὰ γόνυ διττὴν διάρθρωσιν ἐποιήσατο πρὸς μηρὸν ἑκατέρου τῶν ὀστῶν, ἰδίαν μὲν κνήμης, ἰδίαν δὲ περόνης,

autem valde parvi ab anatomicis non obfervati, quemadmodum nec mihi longo tempore, primum articulum cujusque digiti flectunt pariter in manibus et pedibus. Hujus certe gratia admirari oportet naturam, tum horum nihilominus, quod nullum mufculum obliquum ex tibia inferuit in fibulam proportione refpondentem iis, qui in manu cubitum radio conjungunt; in manu namque, quod non folum extendere et flectere totum membrum, fed etiam circumagere ad utramque partem praeftiterit, antea demonftratum eft. In crure vero, quum conftructionis fcopus effet naturae (*praecipuus*) non varietas apprehenfionis, fed bafis firmitudo, non modo emolumentum nullum ex motibus ejusmodi erat habiturum, fed etiam de fecuritate amplius quiddam amiffurum: paucioribus enim articulis et fimplicioribus motibus indigebat id, quod nusquam pervertendum erat in ulla actione vehementi. Igitur neque in genu duplicem fecit dearticulationem utriusque offis ad femur, partim quidem tibiae, partim

Ed. Chart. IV. [357.] Ed. Baf. I. (401.)

ὡς ἐν χειρὶ πρὸς βραχίονα πήχεως μὲν ἑτέραν, κερκίδος δ᾽ ἑτέραν, οὔτε διέστησεν ἀπ᾽ ἀλλήλων ἄμφω τὰ πέρατα κνήμης καὶ περόνης, ἀλλ᾽ ἑκατέρωθεν συνέφυσε. περιττὸν γὰρ ἦν, ὧν οὐκ ἔχρηζε τὸ κῶλον κινήσεων, ἢ διαρθρώσεις ταύταις, ἢ μῦς παρασκευάζειν, ὥσπερ γε καὶ ῥάθυμον, ὧν ἐδεῖτο παραλείπειν ἡντιναοῦν. ἀλλ᾽ οὔτε παραλέλειπταί τι τῇ φύσει κατ᾽ οὐδέτερον τῶν κώλων, οὔτε εἰς πλῆθος ἀργὸν καὶ μάταιον ἐκτέταται, σύμπαντα δὲ τὰ ἄλλα καὶ ὁ τῶν μυῶν ἀριθμὸς εἰς ἄκραν ἥκει τοῦ ζώου πρόνοιαν. περὶ μὲν οὖν τῶν κατὰ τὸν πῆχυν εἴρηται πρόσθεν, ὡς οὔτ᾽ ἐλάττους, οὔτε πλείους, ὥς τε οὐδὲ μικροτέρους ἢ μείζους, ἢ ἄλλην τινὰ θέσιν ἔχοντας ἐχρῆν αὐτοὺς γενέσθαι. κατὰ δὲ τὴν κνήμην τρισκαίδεκα τενόντων εἰσὶ κεφαλαὶ, ὄπισθεν μὲν ἓξ, ἔμπροσθεν δὲ ἑπτὰ, καὶ κινοῦσι τὸν πόδα τὰς προσηκούσας ἁπάσας κινήσεις. προσήκουσι δὲ ὅλῳ μὲν αὐτῷ χωρὶς τῶν δακτύλων τέτταρες, ὥσπερ καὶ τῷ καρπῷ· καὶ χρὴ τῶν ἐπ᾽ ἐκείνου λελεγμένων ἀναμνησθέντας, ὑπὲρ

autem fibulae propriam, quemadmodum in manu ad brachium cubiti unam, radii alteram; neque enim feparavit a fefe utrumque finem tibiae et fibulae, fed utrinque fimul univit; quandoquidem fuperfluum erat, quibus non egebat membrum motibus, illis vel dearticulationes, vel mufculos praeparare, ficut certe ignavum fuiffet eorum aliquem omittere, quibus egebat. Sed neque praetermiffum quicquam a natura eft in utroque membro, neque usque ad multitudinem otiofam et vanam proceffum eft, fed et alia univerfa et mufculorum numerus fummam oftendunt naturae providentiam in animantibus. De mufculis quidem ipfius cubiti prius dictum eft, quod neo plures, nec pauciores, quodque non minores aut majores fuiffe, aut aliam quampiam pofituram eos habuiffe oportuit. In tibia autem tredecim capita funt tendonum, retrorfum quidem fex, antrorfum autem feptem, moventque pedem fecundum omnes convenientes ci motus; conveniunt autem toti quidem ipfi absque digitis motus quatuor, ut et carpo; oportetque eorum, quae in illo dicta

τοῦ μὴ μακρὸν γενέσθαι τὸν λόγον, ἀκοῦσαι τῆς ἀναλογίας αὐτῶν. ὡς γὰρ ἐπ᾽ ἐκείνου δύο μὲν ἀπονευρώσεις μυῶν ἔσωθεν ἐνεφύοντο, δύο δ᾽ ἔξωθεν, τὰς τέτταρας κινοῦσαι τὸν καρπὸν κινήσεις, οὕτω κἀνταῦθα τοῦ μὲν ἐπιτεταμένου τῇ κνήμῃ μυὸς ἔμπροσθεν ἀποφυόμενός τις τένων εὔρωστος ἱκανῶς δίχα σχισθεὶς ἐμφύεται τοῖς πρὸ τοῦ μεγάλου δακτύλου μέρεσι τοῦ ποδὸς, τοῦ δὲ περιτεταμένου τῇ περόνῃ τοῖς πρὸ τοῦ μικροῦ. καὶ εἰ μὲν ἀμφοτέρως ταθεῖεν, ἀναρτῶσί τε καὶ σιμοῦσιν ἅπαντα τὸν πόδα, καθάπερ οἱ ἐπὶ τῆς χειρὸς ἀνάλογον αὐτοῖς ἔχοντες ἐκτείνειν τὸν καρπὸν ἐλέγοντο· θατέρου δὲ ἐνεργήσαντος, αἱ ἐπὶ τὰ πλάγια κινήσεις ὡσαύτως ταῖς ἐν καρπῷ γίνονται. [358] καὶ μέν τοι κἀκ τῶν ὄπισθεν ἀνάλογον τοῖς ἐν χερσὶν ἀντέταξεν ἡ φύσις ἀποβλαστήματα δύο μυῶν, τὰς ἐναντίας ταῖς εἰρημέναις ἐργασόμενα κινήσεις τοῦ ποδός. ὧν τὸ μὲν ἔλαττον, ἀπὸ τοῦ διὰ βάθους φερομένου μυὸς ἀρχόμενον, εἰς τὴν πρὸ τοῦ μεγάλου δακτύλου χώραν ἐμφύεται κάτωθεν·

ſunt, memores (ne prolixior ſit oratio) jam ipſorum convenientiam inter ſe accipere. Ut enim in illo duae quidem aponeuroſes internorum, duae vero externorum muſculorum inſerebantur, carpum motibus quatuor moventes, ſic et hic quidem a muſculo tibiae ſupertenſo antrorſum enaſcens quidam tendo robuſtus admodum in duas partes diviſus innaſcitur ipſis circa magnum digitum pedis partibus: ab eo vero muſculo, qui fibulae circumtenditur, prodiens tendo iis inditur partibus, quae ante parvum digitum ſunt. Hi quidem utrinque ſi tenſi fuerint, attollunt reſimumque reddunt pedem univerſum, quemadmodum, qui in manu ipſis reſpondent, extendere carpum dicebantur; altero vero actionem obeunte, motus ad obliqua fiunt, quo modo ii, qui fiunt in carpo. Quin etiam ex poſterioribus partibus proportione eorum, qui ſunt in manu, oppoſuit natura duas muſculorum germinationes, quae contrarios dictis motus pedis efficiunt; quarum minor a muſculo orta, qui per profundum fertur, in eum locum, qui eſt ante magnum digitum, inferne

Ed. Chart. IV. [358.] Ed. Baf. I. (401.)

τὸ δ' ἕτερον τὸ μεῖζον ὁ ἐπιφανὴς οὗτός ἐστι τένων, ὁ εἰς τὴν πτέρναν ὄπισθεν ἀναφυόμενος, ἱκανῶς εὔρωστός τε καὶ μέγιστος, ὃς εἰ καὶ μόνος ποτὲ πάθῃ, χωλεύειν ἀνάγκη τῷ ποδί. τὸ γὰρ ὑποτεταγμένον ὅλῳ τῷ σκέλει κατ' εὐθεῖαν ὀστοῦν, ὃ δὴ καλεῖται πτέρνα, μέγιστον καὶ ἰσχυρότατον ὑπάρχον ἁπάντων τῶν ἐν τοῖς ποσὶν ὀστῶν, ὁ τένων οὗτος ἐφ' ἑαυτὸν ἕλκων, ἑδράζει σύμπαν οὕτω τὸ κῶλον, ὥστε καὶ εἰ κατὰ θάτερον τῶν ποδῶν ἵστασθαί ποτε ἐθελήσαις ὑψώσας τὸν ἕτερον, οὐκ ἂν περιτραπείης, οὐδὲ καταπέσοις, οὐδ' εἰ τῶν ἄλλων τις πεπόνθοι τενόντων· οὕτω μεγάλην τε καὶ ἀντίῤῥοπον ἅπασι τοῖς ἄλλοις ἔχει τὴν δύναμιν. πῶς δ' οὐκ ἔμελλεν, εἰς τὸ πρῶτον καὶ κυριώτατον ὄργανον τῆς βαδίσεως ἐμφυόμενος, τὴν πτέρναν, καὶ συνάπτων αὐτὴν τῇ κνήμῃ μόνος; ἄχρι μὲν δὴ τῆς θέσεώς τε καὶ τῆς ἐνεργείας, ἧς πεπίστευται, τῷ πρὸ τοῦ μικροῦ δακτύλου τῆς χειρὸς ἔσωθεν ἐμφυομένῳ τένοντι κατὰ πᾶν ἀνάλογον ἔχει· τὸ δὲ πρὸς ἐξαίρετον εἰς ἀξίωμα χρείας αὐτῷ παρὰ τοῦ τῆς

inferitur; altera vero major eſt conſpicuus ille tendo, qui in calcaneum retrorſum inſeritur ſuperne, plane robuſtus ac maximus, qui etiam ſi ſolus aliquando patiatur, pes neceſſario claudicet. Quod enim parte poſteriori totius cruris ſecundum rectitudinem conſtitutum eſt os, calcaneum nuncupatum, maximum ac fortiſſimum omnium pedis oſſium, tendo hic ad ſeipſum trahens ita demum membrum firmat univerſum, ut, ſi altero pede ſtare aliquando velis, altero levato, non evertaris neque decidas, ne ſi aliorum quidem tendonum quis vitiatus fuerit; adeo magnam et aequipollentem aliis omnibus habet virtutem. Cur autem non debebat talis eſſe, quum in primum et principaliſſimum ambulationis inſtrumentum, calcaneum, inſeratur et id ſolus tibiae conjungat? Quod ſane ad poſituram et actionem, quae ſibi commiſſa eſt, attinet, tendoni ante parvum digitum intra manum inſerto omnino proportione hic tendo reſpondet; eximiam vero uſus praecellentiam a calcanei oſſe ſibi conciliavit,

πτέρνης ὀστοῦ προσεκτήσατο, οὐδὲν οὔτ' ἀνάλογον ἐν τῇ χειρὶ μόριον ἔχοντος, ὡς καὶ πρόσθεν εἴρηται, καὶ μόνου πᾶν ὀχοῦντος τὸ σῶμα. ταῦτ' οὖν ἡ φύσις γιγνώσκουσα τρίτην αὐτοῦ τὴν ἀρχὴν τῆς κινήσεως ἐποιήσατο. διὸ καὶ θαυμάζειν οἶμαί σε μάλιστα τὴν τέχνην αὐτῆς, εἰ προσέχοις τὸν νοῦν τοῖς ἐν ταῖς ἀνατομαῖς φαινομένοις, καὶ θεάσῃ τὸν μὲν ἐκτείνοντα τοὺς δακτύλους μῦν ἕνα πολλοῖς ὑπηρετοῦντα μορίοις, ὡσαύτως δὲ καὶ τῶν ἄλλων ἕκαστον τῶν κατὰ τὸν πόδα καὶ τὴν κνήμην ὅλως εἰς πλείους τελευτῶντα τένοντας, ἢ, εἰ μικρὸς ᾖ, πάντως γε εἰς ἕνα, καθάπερ γε καὶ οἱ ἐν τοῖς ποσὶ, μόνον δὲ τὸν εἰς τὴν πτέρναν καθήκοντα τριῶν εἰς αὐτὸν ἐλθόντων μεγάλων μυῶν ἐκφυόμενον, ἵν', εἰ καί ποτε ἐξ αὐτῶν εἷς τις ἢ καὶ δύο πάθοιεν, οἱ λοιποὶ γοῦν ἢ ὁ λοιπὸς ὑπηρετοῖ. καὶ πολλαχόθεν μὲν οὖν καὶ ἄλλοθεν τοῦ σώματος ἡ φύσις ἀπεδείξατο τὴν τοιαύτην πρόνοιαν, ἔνθα κίνησίς ἐστιν εἰς μέγα διαφέρουσα τῷ ζώῳ, πολλὰς αὐτῇ ἐνεργασαμένη τὰς ἀρχάς· ἀτὰρ οὖν κἀνταῦθα κατὰ τὸν ἐκ τῶν δύο μυῶν τῶν μεγά-

quod os nullam proportione refpondentem fibi in manu partem habet, ut prius dictum eft, ab eoque folo corpus totum vehitur. Horum fane non ignara natura tertium principium motus ipfius addidit: quocirca et admirari te puto artificium ipfius, fi animum attenderis iis, quae in anatomis apparent, et videris, extendentem digitos mufculum unum multis fubfervire partibus pariter, et unumquemque aliorum mufculorum pedis et totius omnino tibiae in plures definere tendones, vel, fi parvus fuerit omnino, in unum, quemadmodum et qui funt in pedibus, folum autem eum, qui ad calcaneum pervenit, ex tribus in ipfum venientibus magnis mufculis ortum, ut, fi aliquando ipforum unus vel duo laefi fuerint, reliqui faltem vel reliquus fubferviat. In multis fane aliis partibus corporis natura oftendit hujusmodi providentiam, ubi motus multum conducit animanti, multa ei principia fabricata. Caeterum hic quoque in tendone eo, qui or-

λων, τῶν ὄπισθεν τῆς κνήμης τεταγμένων, ἐκφυόμενον τένοντα εἰς τὴν πτέρναν καθήκοντα διάδηλός ἐστι τὸ τῆς χρείας ἀξίωμα προϊδομένη τε καὶ ὡς ἔνι μάλιστα τῆς δυςπαθείας αὐτῆς προνοησαμένη. νομίζουσι μὲν οὖν οἱ πρὸ ἐμοῦ πάντες ἀνατομικοὶ, τοὺς τὴν γαστροκνημίαν ἐργαζομένους τρεῖς μῦς εἰς τὴν πτέρναν ἐμβάλλειν· ἔχει δ᾽ οὐχ οὕτω τἀληθές. ἑνὸς γὰρ αὐτῶν οὐ σμικρὰ μοῖρα τοῦ τένοντος ὑπερβαίνουσα τὴν πτέρναν ὑποφύεται παντὶ τῷ κάτω τοῦ ποδὸς, ὃν ἄμεινον ἴσως οὐ μέρος τίθεσθαι τοῦ τρίτου μυὸς, ἀλλ᾽ αὐτὸν καθ᾽ αὑτὸν ἰδίᾳ τέταρτον μῦν. ἀλλ᾽, ὡς εἴρηταί μοι καὶ πρόσθεν, ἁπάντων ὧν ἠγνόησαν ἐν ταῖς ἀνατομικαῖς ἐγχειρήσεσι λέγομεν τὰς αἰτίας. οὔτε γὰρ οὐδ᾽ ὅτι τῶν ὄντως ἐμφυομένων τῇ πτέρνῃ μυῶν ὁ μὲν ἐκ τοῦ τῆς περόνης ὀστοῦ πεφυκὼς ὑψηλοτέρως ἐμβάλλει, σαρκοειδὴς διαμένων, οἱ δ᾽ ἐκ τῶν μηροῦ κεφαλῶν, εἰς εὔρωστον τένοντα τελευτῶντες, ἐφεξῆς τῷ προειρημένῳ καταπεφύκασιν εἰς ἄκραν τὴν πτέρναν, ἔγνωστο τοῖς ἔμπροσθεν. ἀλλὰ περὶ μὲν τῆς τῶν μυῶν ἀκριβοῦς ἀνατομῆς οὐκ ἐν

tus ex duobus magnis musculis, qui in posterioribus tibiae partibus sunt locati, in calcaneum pertingit, perspicuum est, ipsam usus praestantiam praevidisse, et quam potuit maxime ipsi dyspathiae prospexisse. Existimant certe omnes anatomici nobis superiores, suram constituentes tres musculos in calcaneum inseri; sed non ita habet res; unius enim ipsorum tendonis non parva portio praetergressa calcaneum inseritur toti infernae parti pedis, quem fortassis praestiterit non partem ponere tertii musculi, sed ipsum per se privatim quartum musculum. Caeterum (ut diximus antea) omnium, quae ignoraverunt, causas in anatomicis administrationibus recensemus. Neque enim cognitum est a prioribus ne id quidem, quod re vera inserendorum calcaneo musculorum hic quidem, ex osse fibulae productus, altius inseritur carnosus permanens, alii vero, ex femoris capitibus in robustum tendonem desinentes, deinceps sub praedictum inserti sunt in summum calcaneum. Sed de musculorum exacta

ταῖς ἀνατομικαῖς ἐγχειρήσεσι μόνον, [359] ἀλλὰ καὶ καθ' ἓν ἰδίᾳ γράψεται βιβλίον· ἐξ ὧν τῷ βουλομένῳ ῥᾷστον, ὅθεν ἐκφύονται καὶ οὗ καταφύονται, μανθάνοντι γιγνώσκειν, ὡς τὸ ῥηθὲν ἐν τῷ πρὸ τούτου γράμματι παντὸς μᾶλλον ἀληθές ἐστιν, ὅτι λοξοὺς μὲν ἐπὶ τῶν κώλων ἡ φύσις ἔθηκε τοὺς τῶν λοξῶν κινήσεων ἐξηγησομένους, εὐθεῖς δ' ἐξέτεινε κατὰ τὸ μῆκος, οἷς ἀκριβῆ κάμψιν ἢ ἔκτασιν ἐπέτρεψε. καὶ τοίνυν ἤδη τῆς θέσεως ἁπάντων τῶν περὶ τὴν κνήμην μυῶν, καὶ τοῦ μεγέθους αὐτῶν ἑκάστου, καὶ τοῦ πλήθους οὐ χαλεπὸν ἐξευρεῖν τὴν αἰτίαν. εἴπερ γὰρ οἱ μὲν τρεῖς οὗτοι τὴν πτέρναν τε κινοῦσι καὶ τὸ ἄτριχον ἐργάζονται τοῦ ποδὸς, ἐπ' αὐτοῖς δ' ἕτεροι τρεῖς τούς τε δακτύλους κάμπτουσι καὶ τὴν ἀνάλογον ἐργάζονται τῷ ποδὶ κίνησιν, ἣν ἐν τῇ χειρὶ τὸν τένοντα τὸν πρὸ τοῦ μεγάλου δακτύλου καταφυόμενον ἐδείξαμεν ἔχειν, εὐλόγως οἱ πάντες ὄπισθεν τῆς κνήμης ἓξ ὑπάρχουσι, κατ' εὐθὺ κείμενος ἕκαστος οὗ κινήσειν ἔμελλε μορίου. δύνανται δὲ οἱ ϛ' οὗτοι μύες οὐχ

anatome non in anatomicis adminiſtrationibus ſolum, ſed etiam ſeorſum uno libro ſcribetur; ex quibus cuique volenti, poſteaquam, unde enaſcantur et quo inſerantur, didicerit, promptiſſimum erit intelligere, quod dictum praecedenti libro eſt, omnium veriſſimum eſſe, quod obliquos quidem in membris muſculos natura poſuit eos, qui obliquis motibus praeſiciendi eſſent, rectos autem extendit ſecundum longitudinem eos, quibus exactam flexionem aut extenſionem commiſit. Iam vero poſiturae omnium tibiae muſculorum, et magnitudinis cujusque ipſorum, et multitudinis cauſam inveuire non eſt difficile. Quum enim tres hi quidem calcaneum moveant et depilem pedis partem conſtituant, poſt illos autem tres alii et digitos flectant et motum in pede edant convenientem ei, quem in manu tendo ante magnum digitum inſertus habere demonſtratus eſt, jure optimo poſterioris tibiae partis ſex omnino fuerint, unusquisque ſecundum rectitudinem partis, quam moturus erat, locatus. Poſſunt autem hi ſex muſculi non ſex,

ἕξ, ἀλλὰ πέντε νομίζεσθαι, καθάπερ ἔδοξε τοῖς πρὸ ἡμῶν ἀνατομικοῖς, τοὺς υστάτους δύο μῦς ἕνα θεμένοις ἐκ τοῦ συμφυεῖς εἶναι κατὰ τὰ πλεῖστα. καὶ μὲν δὴ καὶ οἱ πρόσθιοι τῆς κνήμης ἔδοξαν αὐτοῖς τρεῖς εἶναι διὰ τὴν αὐτὴν αἰτίαν, καίτοι γε ἓξ ἢ ἑπτὰ κάλλιον ἂν ῥηθέντες. ὁ μὲν οὖν ἐκτείνων τοὺς τέτταρας δακτύλους εἷς αὐτοῖς εἶναι δοκεῖ, καθάπερ (402) καὶ ἔστιν εἷς. ἑκατέρωθεν δὲ αὐτοῦ πάλιν ἕτερος εἷς, εἰς τριττὰς τενόντων κεφαλὰς τελευτῶν, αἷς εἴ τις αὐταῖς τε καὶ ταῖς χρείαις αὐτῶν προσέχοι τὸν νοῦν, ἓξ ἢ ἑπτὰ τοὺς πάντας θήσεται, καθάπερ ἐν ταῖς ἀνατομικαῖς ἐγχειρήσεσι δείκνυται. προΐτω δ᾽ ο λόγος ἐν τῷ παρόντι, τρεῖς ὀνομαζόντων ἡμῶν αὐτούς. δύο μὲν οὖν εἰσιν οἱ προλελεγμένοι σιμοῦν τὸν πόδα, καθήκοντες ὁ μὲν εἰς τὴν ὑπὲρ τὸν μέγαν, ὁ δ᾽ εἰς τὴν υπὲρ τὸν μικρὸν δάκτυλον χώραν αὐτοῦ, ὁ δὲ λοιπὸς καὶ τρίτος, ὁ μέσος ἀμφοῖν κείμενος, ὁ τοὺς δακτύλους ἐκτείνων. ἔστι δὲ δή που καὶ μικρότερος οὗτος, ὡς ἂν καὶ μικρότερα κινῶν

ſed quinque cenſeri, ut viſum eſt prioribus anatomicis ultimos duos muſculos unum ſtatuentibus, quod parte plurima coaleſcant. Quin etiam et anteriores muſculi tibiae viſi fuerunt eis tres eſſe propter eandem cauſam, quum ſex certe vel ſeptem eſſe rectius dicantur: nam qui extendit quatuor digitos, unus eis eſſe videtur, ut et unus eſt; ex utraque vero parte ipſius rurſus eſt unus, qui in triplicia tendonum capita deſinit; quibus tum ipſis tum ipſorum uſibus ſi quis intendat animum, ipſos ſex aut ſeptem univerſos ſtatuet, ut in anatomicis administrationibus oſtenditur. Sed nihil curſum orationis noſtrae moretur, etiamſi tres ipſos duntaxat in praeſentia numeraverimus. Duo igitur ſunt, quos prius diximus pedem ſimum facere, pervenientes hic quidem ad eam pedis regionem, quae eſt ſupra magnum, ille autem ad eam, quae eſt ſupra parvum digitum; reliquus vero et idem tertius medius inter utrumque poſitus, qui digitos extendit: eſt autem nimirum minor hic, ut qui minora

ὄργανα, καὶ διὰ μέσης τῆς κνήμης εὐθὺ τῶν δακτύλων ἔρχεται, τούτους γὰρ κινήσειν ἔμελλεν. ἑκάστου δὲ τῶν μυῶν ἀρίστη ἡ θέσις ἡ κατ᾽ εὐθὺ τῶν κινησομένων ἐστὶ μορίων. οὔκουν ἔτι ζητήσεις οὐδὲ διὰ τί τῷ μὲν τῆς περόνης ὀστῷ παρατεταμένος ὁ τὴν ἔξω τοῦ ποδὸς ὅλου κίνησιν ἐργαζόμενος μῦς καταφέρεται, τῷ δὲ τῆς κνήμης ἕτερος ὁ τὴν λοιπὴν τὴν ἔσω· κατ᾽ εὐθὺ γὰρ ἐχρῆν εἶναι καὶ τούτους ὧν δημιουργοῦσι κινήσεων· οὐδὲ διὰ τί μικρὸς μὲν ὁ ἔξωθεν, πολὺ δὲ αὐτοῦ μείζων ὁ ἔσωθεν ὁ τῇ κνήμῃ παραφυόμενος· ἐμέτρησε γὰρ καὶ τούτων τὸ μέγεθος ἡ πάντῃ δικαία φύσις τῇ χρείᾳ τῆς ἐνεργείας, ἣν ἑκάτερος ἐνεργήσειν ἔμελλε. διὰ τί δὲ τοῦ μὲν παρὰ τὴν περόνην μυὸς ἀποβλάστημά τι τοῖς ἔξωθεν ἐμφύεται μέρεσι τοῦ μικροῦ δακτύλου, τοῦ δὲ παρὰ τὴν κνήμην εἰς τὸν μέγαν ἕτερόν τι τούτου μεῖζον καὶ διπλοῦν; ἡ μὲν γὰρ πρόχειρος φαντασία τάχ᾽ ἂν τινα συναρπάσειεν, ὡς ἴδιόν τι τοῦτ᾽ εἴη τοῖς ποσὶ καὶ παντοίως ἐναντίον τοῖς κατὰ τὰς χεῖρας.

moveat organa, per mediamque tibiam recta ad digitos tendat, nempe quos erat moturus; cujusque vero musculorum optima eft ea pofitura, quae eft fecundum rectitudinem movendarum ab eo partium. Ne igitur amplius inquiras, cur fibulae offi attenfus mufculus, qui externum totius pedis motum edit, deferatur, offi vero tibiae alius, qui reliquum internum motum efficit; hos enim oportebat etiam effe fecundum rectitudinem motuum, quos efficiunt. Neque inquiras, cur parvus quidem externus, multo autem major fit eo internus tibiae adhaerens; dimenfa eft enim et horum magnitudinem undequaque jufta natura ufu actionis, quam uterque obiturus erat. Cur autem mufculi quidem, qui eft ad fibulam, germen quoddam externis inferitur partibus parvi digiti, ejus autem, qui ad tibiam eft, aliud quoddam illo majus et duplex pollici inferitur? Prima quidem imaginatio fortaffis eo aliquem rapuerit, ut id proprium quiddam credat ineffe pedibus, et omnino contrarium eis,

εἰ δ' ἐπιστήσειε καὶ προσέχοι τὸν νοῦν τῷ πράγματι, παντὸς μᾶλλον ἀνάλογον αὐτῷ δόξουσιν ἔχειν καὶ ταύτῃ οἱ πόδες ταῖς χερσί. πλεονεκτεῖν γὰρ ἐν ἐκείναις τῶν ἄλλων δακτύλων ὅ τε μικρὸς ἐλέγετο μιᾷ κινήσει καὶ ὁ μέγας· καὶ τοίνυν κἀν τοῖς ποσὶ ταὐτὸν τοῦθ' ὑπάρχειν αὐτοῖς ἐχρῆν. καὶ μὴν εἰ μὴ πάνυ προστεθεῖεν αἱ εἰρημέναι νῦν, οὐκ ἂν ἔτι πλεονεκτοῖεν, [360] ἀλλ' εἰς τέτταρας ὁμοίας τοῖς ἄλλοις ἄγοιντο κινήσεις, καὶ οὕτως οὔτ' ἂν ἐπὶ πλεῖστον ἀπάγοιντο τῶν ἄλλων, ὃ μόνοις αὐτοῖς ἐξαίρετον ὑπῆρχεν, οὔτ' ἂν ὁ μέγας τὰς ἄνωθεν ἐκέκτητο δύο τὰς λοξὰς ἀντὶ τῆς μιᾶς τῆς τοὺς ἄλλους εκτεινούσης. ὥστε καὶ κατὰ τοῦτο τῶν ἐν τοῖς ποσὶ δακτύλων ἡ ἀναλογία πᾶσα σώζεται πρὸς τοὺς ἐν ταῖς χερσίν. ὅτι δὲ καὶ κατὰ τοὺς ὄνυχας ἀνάλογον ἔχουσιν, ουδὲν δεῖ λόγου, καὶ ὅτι τοῦθ' ὡς ἀντιληπτικοῖς υπάρχει μορίοις αὐτοῖς. ἆρ' οὖν ἐν τούτοις μόνοις οἷς εἰρήκαμεν, ὅσα μὲν ἐχρῆν ἀνάλογον εἶναι τῷ ποδὶ πρὸς τὴν χεῖρα, καὶ ὅσα διαφέροντα, δικαίως ἡ φύσις ἅπαντα διέταξεν, ὠλιγώρησε δὲ τῆς περὶ τὸ δέρμα κατασκευῆς,

quae infunt manibus. Si vero fubftiterit reique mentem adhibuerit, maxime analogiam ipfi videbuntur habere hic quoque pedes cum manibus; in iis enim alios digitos parvus uno motu, et magnus fuperare dicebatur: porro et pedibus ipfis idem hoc adeffe oportebat; atqui nifi rurfus addantur dicti nunc motus, nequaquam amplius excellant, fed in quatuor fimiles aliis agantur motus; itaque accidet, ut neque plurimum abducantur ab aliis, quod folis ipfis praecipuum erat, neque pollex fuperne duos motus habeat obliquos pro uno, qui alios extendit. Quare et in hoc pedum digitorum proportio omnis fervatur ad digitos manuum. Quod autem et in unguibus proportione refpondeant, et quod eis hoc ut apprehenforiis organis ineft, verbis nihil opus eft. Num igitur in his folum, quae diximus, quae quidem oportebat in pede proportione refpondere manui, et quae diverfa effe, jufte natura omnia conftituit, cutem vero

ἢ δυσαίσθητον, ἢ χαλαρὸν, ἢ μαλακὸν ὑποτείνασα τῷ ποδί; καὶ μὴν εἰ καὶ τούτῳ γε προσέχοις τὸν νοῦν, ἐπ᾽ αὐτῆς τῆς ἀνατομῆς οἶμαί σε, κἂν εἴ τις τῶν ἀτεχνίαν τῆς φύσεως εἴης κατεγνωκότων ἀγνοίᾳ τῶν ἔργων αὐτῆς, αἰδεσθήσεσθαί τε καὶ μεταγνώσεσθαι, καὶ πρὸς τὰ βελτίω μεταθήσεσθαι, τό γε δόξαν Ἱπποκράτει πεισθέντα, διὰ παντὸς ὑμνοῦντι τὴν δικαιοσύνην αὐτῆς καὶ τὴν εἰς τὰ ζῶα πρόνοιαν. ἢ μάτην οἴει συμφῦναι τό τε τῆς χειρὸς ἐντὸς δέρμα τοῖς ὑποκειμένοις καὶ τὸ κάτω τοῦ ποδὸς, ἢ τὴν ἀρχὴν οὐδὲ γιγνώσκεις οὕτως ἀκριβῶς ἡνωμένον τοῖς ὑποκειμένοις αὐτῷ τένουσι, ὡς μηδ᾽ ἀποδαρῆναι δύνασθαι, καθάπερ τὸ λοιπὸν πᾶν δέρμα τὸ καθ᾽ ὅλον τὸ ζῶον; ἢ τοῦτο μὲν γινώσκεις, ἄμεινον δὲ εἶναι νομίζεις χαλαρὸν ὑποβεβλῆσθαι τῷ ποδὶ τὸ δέρμα καὶ ῥᾳδίως περιτρέπεσθαι δυνάμενον; εἰ γὰρ δὴ τὸ τοιοῦτον βέλτιον εἶναι φήσειας, οἶμαί σε καὶ τῶν ὑποδημάτων αἱρήσεσθαι πρὸ τοῦ πάντοθεν ἐσφιγμένου τε καὶ ἀκριβῶς περιτεταμένου τὸ χαλαρόν τε καὶ πάντη περιῤῥέον, ἵν᾽ εἰς ἅπαντα τὴν σοφίαν ἐκτείνων ὑπερφθέγ-

negligenter conſtruxit, vix ſenſilem ipſam vel laxam aut mollem pedi ſubiiciens? Atqui ſi hanc quoque accuratius conſideraris in ipſa anatome, ſpero fore (etſi eorum aliquis fueris, qui naturam imperitiae damnarunt ignorantia operum ejus), ut te pudeat ac poeniteat, ad melioremque *aliquando* traducere opinionem, ab Hippocrate ſaltem perſuaſus nusquam non praedicante naturae juſtitiam et providentiam in animalibus. An fruſtra putas internae manus cutim et pedis inferni cohaerere ſubjectis partibus? an neſcis omnino exacte unitam cutim hanc ſubjectis tendonibus, ut ne excoriari quidem poſſit, quomodo reliqua cutis omnis in toto animali? an hoc quidem intelligis, praeſtitiſſe vero exiſtimas, laxam pedi cutim ſubjectam fuiſſe, et quae facile circumagi poſſet? Si enim id ex uſu magis fuiſſe dixeris, arbitror, te calceamentis quoque undique pedi conſtrictis et exacte circumtenſis praepoſiturum laxa et quoquo verſus fluentia; ut ad omnia extendens tuam ſapientiam praeter

γεσθαι μηκέτ᾽ ὀκνῆς μηδὲ τὰ πᾶσιν ἀνθρώποις ἐναργῶς
γινωσκόμενα. ἢ δηλαδὴ τὸ μὲν ἔξωθεν ὑπόδημα περισκευ-
αζόμενον τῷ ποδὶ πανταχόθεν ἐσφίγχθαί χρῆναι συγχωρή-
σεις, εἰ μέλλει τὴν αὑτοῦ χρείαν ἐκπληρώσειν καλῶς, αὐτὸ
δὲ τὸ συμφυὲς οὐ πολὺ μᾶλλον σφίγγεσθαί τε καὶ συνέχεσθαι
βεβαίως, ἡνωμένον ἀκριβῶς οἷς ὑποτέτακται; Κόροιβος ὄντως ἂν εἴη τις ὁ πρὸς τῷ μὴ θαυμάζειν τὰ τοιαῦτα τῆς
φύσεως ἔργα καὶ μέμφεσθαι τολμῶν. ὥρα δὲ καὶ σοὶ, τοῖςδε τοῖς γράμμασιν ὁμιλοῦντι, σκοπήσειν, ποτέρου μεθέξεις
χοροῦ, πότερον τοῦ περὶ Πλάτωνά τε καὶ Ἱπποκράτην καὶ
τοὺς ἄλλους ἄνδρας, οἳ τὰ τῆς φύσεως ἔργα θαυμάζουσιν, ἢ
τοῦ τῶν μεμφομένων, ὅτι μὴ διὰ τῶν ποδῶν ἐποίησεν ἐκρεῖν τὰ περιττώματα. διετέθρυπτο γὰρ ὑπὸ τρυφῆς εἰς τοσοῦτον ὁ ταῦτα πρός με τολμήσας εἰπεῖν, ὥστε δεινὸν
εἶναι νομίζειν ἀνίστασθαι τῆς κλίνης ἀποπατήσοντα· βέλτιον γὰρ ἂν οὕτω κατεσκευάσθαι τὸν ἄνθρωπον, εἰ μόνον
τὸν πόδα προτείνων ἐξέκρινε δι᾽ αὐτοῦ τὰ περιττώματα.

illa, quae vulgo omnibus hominibus funt in confeſſo,
pronunciare quicquam nihil verearis. An videlicet calceamentum, quod extrinſecus quidem pedi adaptatur,
undique conſtrictum eſſe oportere concedas, fi ſuum
ipſius uſum prope praeſtiturum eſt, ipſum autem, quod
connatum eſt, non multo magis concedes conſtringi et
cohaerere fortiter oportere, unitum exacte iis, quibus
ſubjacet? Infanus revera is fuerit, qui, praeterquam quod
ejusmodi non admiratur naturae opera, etiam infimulare
audeat. Tempeſtivum autem tibi jam fuerit, qui in hiſce
libris verſaris, conſiderare, in utram familiam recipi malis, Platonicamne ac Hippocraticam et aliorum virorum,
qui naturae opera mirantur, an eorum, qui ea infectan-
tur, quod non per pedes natura conſtituit effluere excrementa. Diffluebat enim adeo deliciis ac fractus erat,
qui haec mihi auſus eſt dicere, ut grave eſſe exiſlima-
ret e lecto ſurgere reddendorum alvi excrementorum
gratia; fatius enim fuiſſet ita conſtructum fuiſſe ipſum
hominem, fi folum pedem porrigens excrementa per ip-

τί δὴ τὸν τοιοῦτον οἴει πάσχειν, ἢ δρᾷν κατὰ μόνας, ἢ πῶς ἐξυβρίζειν εἰς πάντας τοῦ σώματος τοὺς πόρους, ἢ πῶς λελωβῆσθαί τε καὶ διεφθάρθαι τὰ κάλλιστα τῆς ψυχῆς, ἀνάπηρον μὲν αὐτὴν και τυφλὴν τὴν θείαν ἀπεργασάμενον δύναμιν, ᾗ μόνῃ πέφυκεν ἄνθρωπος ἀλήθειαν θεάσασθαι, μεγάλην δὲ καὶ ἰσχυρὰν καὶ ἄπληστον ἡδονὴν παρὰ νόμον καὶ τυραννοῦσαν ἀδίκως τὴν χειρίστην καὶ θηριωδεστάτην ἔχουσαν δύναμιν; ἀλλὰ γὰρ ἴσως εἰ ἐπὶ πλέον τοιούτων μνημονεύοιμι βοσκημάτων, οἱ σωφρονοῦντες ὀρθῶς ἂν μοι μέμφοιντο καὶ μιαίνειν φαῖεν ἱερὸν λόγον, ὃν ἐγὼ τοῦ δημιουργήσαντος ἡμᾶς [361] ὕμνον ἀληθινὸν συντίθημι, καὶ νομίζω τοῦτ᾽ εἶναι τὴν ὄντως εὐσέβειαν, οὐχὶ εἰ ταύρων ἑκατόμβας αὐτοῦ παμπόλλας καταθύσαιμι, καὶ τὰ ἄλλα μυρία μύρα θυμιάσαιμι καὶ κασίας, ἀλλ᾽ εἰ γνοίην μὲν αὐτὸς πρῶτος, ἔπειτα δὲ καὶ τοῖς ἄλλοις ἐξηγησαίμην, οἷος μέν ἐστι τὴν σοφίαν, οἷος δὲ τὴν δύναμιν, ὁποῖος δὲ τὴν χρηστότητα. τὸ μὲν γὰρ ἐθέλειν κοσμεῖν ἅπαντα τὸν ἐνδεχό-

ſum excerneret. Quomodo tandem ejusmodi hominem exiſtimes affectum eſſe, vel agere privatim, aut quomodo conviciari in omnes corporis meatus, aut quomodo depravatas ac vitiatas habere pulcherrimas animi dotes, quum divinam ipſam facultatem (qua ſola poteſt homo veritatem contemplari) mutilam quidem et caecam effecerit, voluptatem vero, quae praeter leges et inique tyrannidem exercet, facultatemque peſſimam ac immaniſſimam habet, magnam et potentem atque inexplebilem reddiderit? At vero ſi de hujusmodi pecudibus plura verba fecero, melioris mentis homines merito mihi forte ſuccenſeant, dicantque, me polluere ſacrum ſermonem, quem ego conditoris noſtri verum hymnum compono: exiſtimoque in hoc veram eſſe pietatem, non ſi taurorum hecatombas ei plurimas ſacrificaverim, et caſias aliaque ſexcenta odoramenta ac unguenta ſuffumigaverim, ſed ſi noverim ipſe primus, deinde et aliis expoſuerim, quaenam ſit ipſius ſapientia, quae virtus, quae bonitas. Quod enim cultu conveniente exornare omnia, nihilque ſuis

μενον κόσμον, καὶ μηδενὶ φθονεῖν τῶν ἀγαθῶν, τῆς τελεωτάτης χρηστότητος ἐγὼ δεῖγμα τίθεμαι, καὶ ταύτῃ μὲν ὡς ἀγαθὸς ἡμῖν ὑμνείσθω· τὸ δ', ὡς ἂν μάλιστα κοσμηθείη, πᾶν ἐξευρεῖν ἄκρας σοφίας· τὸ δὲ καὶ δρᾶσαι πάνθ', ὅσα προείλετο, δυνάμεως ἀηττήτου. μὴ τοίνυν, ὅτι καλῶς ἥλιός τε καὶ σελήνη καὶ τῶν ἄστρων ὁ χορὸς ἅπας διατέτακται, θαυμάσῃς, μηδ' ἐκπλήξῃ σε τὸ μέγεθος αὐτῶν, ἢ τὸ κάλλος, ἢ τὸ τῆς κινήσεως ἀκατάπαυστον, ἢ τῶν περιόδων αἱ τάξεις, ὥστε τὰ τῇδε παραβάλλοντα μικρὰ δοκεῖν εἶναι καὶ ἀκόσμητα· καὶ γὰρ σοφίαν καὶ δύναμιν καὶ πρόνοιαν ὁμοίαν εὑρήσεις ἐνταῦθα. σκόπει γάρ μοι τὴν ὕλην, ἐξ ἧς ἕκαστον ἐγένετο, καὶ μὴ μάτην ἐλπίσῃς, ἐκ καταμηνίου καὶ σπέρματος ἀθάνατον δύνασθαι συστῆναι ζῶον, ἢ ἀπαθὲς, ἢ ἀεικίνητον, ἢ λαμπρὸν οὕτω καὶ καλὸν, ὡς ἥλιον, ἀλλ', ὡς τὴν Φειδίου κρίνεις τέχνην, οὕτω καὶ τὴν τοῦ τούτων ἁπάντων ἐξέταζε δημιουργοῦ. σὲ μὲν οὖν ἴσως ἐκπλήττει τοῦ

beneficiis privatum esse voluerit, id perfectissimae bonitatis specimen esse statuo, et hac quidem ratione ejus bonitas hymnis nobis est celebranda; hoc autem omne invenisse, quo pacto omnia potissimum adornarentur, summae sapientiae est; effecisse autem omnino, quae voluit, virtutis est invictae *ac insuperabilis*. Ne igitur mireris, solem, lunam et universam aliorum astrorum seriem summo artificio dispositam esse, neve te attonitum magnitudo eorum, vel pulchritudo, vel motus perpetuus, vel circuitionum certa descriptio reddat adeo, ut, si inferiora haec comparaveris, parva tibi videantur esse et omni ornatu carere; etenim sapientiam et virtutem et providentiam hic quoque similem invenies. Considera enim mihi materiam, ex qua quodque factum est, et ne temere tibi persuadeas, ex sanguine menstruo et spermate immortale animal posse conflari, aut impatibile, aut semper mobile, aut splendidum et pulchrum aeque, ac sol est, sed, ut Phidiae artem expendis, ita et artem omnium conditoris perpende. Sed te quidem

κατὰ τὴν Ὀλυμπίαν Διὸς ὁ πέριξ κόσμος, ἐλέφας στιλπνὸς καὶ χρυσὸς πολὺς, ἢ τὸ μέγεθος (403) τοῦ παντὸς ἀγάλματος· εἰ δ᾽ ἐκ πηλοῦ τὸ τοιοῦτο θεάσαιο, καταφρονήσας ἂν ἴσως παρέλθοις. ἀλλ᾽ οὐχ ὅ γε τεχνίτης καὶ γνωρίζειν εἰδὼς ἐν ἔργοις τὴν τέχνην, ἀλλ᾽ ἐπαινεῖ τὸν Φειδίαν ὡσαύτως, κἂν ξύλον εὐτελὲς, κἂν λίθον τὸν ἐπιτυχόντα καὶ κηρὸν ὁμοίως καὶ πηλὸν ἴδῃ κεκοσμημένον· ἐκπλήττει γὰρ ἰδιώτην μὲν τὸ τῆς ὕλης κάλλος, τεχνίτην δὲ τὸ τῆς τέχνης αὐτοῦ. ἄγε δή μοι καὶ σὺ περὶ φύσιν γίνου δεινὸς, ἵνα σε μηκέτι ἰδιώτην, ἀλλὰ φυσικὸν ὀνομάζωμεν. ἀπόστηθι τῆς ἐν ταῖς ὕλαις διαφορᾶς, αὐτὴν δὲ ψιλὴν ὅρα τὴν τέχνην, ὅταν ὀφθαλμοῦ κατασκευὴν ἐπισκοπῇς, ὄργανον ὀπτικὸν ἐν νῷ τιθέμενος, ὅταν δὲ ποδὸς, ὄργανον βαδιστικόν. εἰ δ᾽ ἐκ τῆς ἡλιακῆς οὐσίας ὀφθαλμοὺς ἀξιοῖς ἔχειν, καὶ χρυσὸν ἀκήρατον ἐν τοῖν ποδοῖν, οὐκ ὀστᾶ καὶ δέρμα, τῆς ὕλης, ἐξ ἧς γέγονεν, ἐπιλέλησαι. ἀναμνησθεὶς οὖν ἐπίσκεψαι, πότερον φῶς ἐστιν οὐράνιον ἢ γήϊνος βόρβορος· ἐπιτρέψεις γάρ μοι καλέσαι τὸ τῆς μητρὸς οὕτως

fortaffis attonitum reddet Iovis Olympici ornatus undique mirabilis, ebur lucidum, aurum multum, magnitudo totius ftatuae; porro, fi ex luto ejusmodi videris, defpiciens fortaffe praeterieris. At non item certe, quisquis eft artifex artisque in operibus dignofcendae peritus, fed laudat Phidiam pariter, five lignum vile, five lapidem quemcunque, five ceram, five lutum fimiliter viderit ab illo ornatum. Attonitum enim facit idiotam quidem materiae, artificem autem artificii pulchritudo. Age jam et tu naturae peritus fis, ut te non idiotam, fed phyficum nominemus, relinque materiarum differentiam, et ipfam artem nudam confpice; et quum oculi conftructionem confideras, organum viforium mente complectere, quum vero pedem, inftrumentum ambulatorium. Quod fi ex folari fubftantia oculos habere cenfes, et aurum fincerum in pedibus, non offa et cutim, materiae, ex qua conftant, oblitus es. Memor igitur ejus confidera, utrum lumen coelefte fit, an terrenus limus; permittes enim me

αἷμα τὸ εἰς τὴν ὑστέραν ἰόν. ὡς οὖν οὐκ ἄν ποτε, δοὺς τῷ Φειδίᾳ πηλὸν, ἐλεφάντινον ᾔτησας ἄγαλμα, τὸν αὐτὸν τρόπον, αἷμα δοὺς, οὐκ ἄν ποτε λάβοις ἥλιον ἢ σελήνην, ἢ τὸ λαμπρὸν τοῦτο καὶ καλὸν σῶμα. θεῖα μὲν γὰρ ἐκεῖνα καὶ οὐράνια, γήϊνα δὲ ἡμεῖς ἀγάλματα· τέχνη δ' ἐν ἀμφοῖν ἴση τοῦ δημιουργοῦ. μικρὸν καὶ ἄτιμον ὁ ποὺς μέρος τοῦ ζώου, τίς δ' οὐ φήσει; μέγα δὲ καὶ κάλλιστον ἁπάντων κατὰ τὸν κόσμον ὁ ἥλιος, οὐδὲ τοῦτο ἀγνοοῦμεν. ἀλλ' ἐκεῖνο σκόπει, ποῦ μὲν ἐχρῆν τετάχθαι τὸν ἥλιον ἐν ἅπαντι τῷ κόσμῳ, ποῦ δ' ἐν τῷ ζώῳ τὸν πόδα. μέσον μὲν ἐκεῖνον εἶναι τῶν πλανωμένων ἀστέρων ἐν τῷ κόσμῳ, κατωτάτω δ' ἐν τῷ ζώῳ τὸν πόδα. πόθεν τοῦτο δῆλον; ἄλλην αὐτὸς θέσιν τῷ λόγῳ δοὺς, σκέψαι τὸ συμβαῖνον. εἰ μὲν κατωτέρω θείης τὸν ἥλιον, ἵνα νῦν ἐστιν ἡ σελήνη, καταφλέξεις τὰ τῇδε σύμπαντα· εἰ δ' ἀνωτέρω κατὰ μὲν τοῦ Πυρόεντος ἢ τὴν τοῦ Φαέθοντος χώραν, οὐδὲν ἕξεις [362] οἰκούμενον μέρος τῆς γῆς διὰ ψυχρότητα.

ita vocare matris ſanguinem, qui in uterum influit. Ut igitur, Phidiae ſi dederis lutum, nunquam repetieris eburneam ſtatuam, ad eundem modum, ſanguinem ubi dederis, nunquam receperis vel ſolem, vel lunam, vel ſplendidum ejusmodi et pulchrum corpus. Divina enim ſunt illa et coeleſtia, nos autem terreae ſtatuae; opificis tamen ars in utroque aequalis. Parvam et abjectam eſſe partem animalis pedem, quis neget? magnum vero et pulcherrimum omnium, quae ſunt in mundo, eſſe ſolem, nec hoc quidem ignoramus; ſed hoc conſidera, ubi oportuerit locatum eſſe ſolem in univerſo mundo, et ubi in animali pedem. In mundo medium quidem illum eſſe errantium ſtellarum, infimum autem in animali pedem, neceſſe fuit. Unde hoc intelligi poteſt? alium ipſi ſitum mente tribuens, conſidera, quid eventurum ſit. Si enim inferius poſueris ſolem, ubi nunc eſt luna, ardebunt hic univerſa; ſi vero ſuperius ad Pyroentis vel Phaethontis regionem, nulla terrae pars erit habitabilis propter vim

τὸ μὲν οὖν τηλικούτῳ τε καὶ τοιούτῳ τῷ ἡλίῳ, οἷός πέρ ἐστι καὶ ἡλίκος, οἴκοθεν ὑπάρχει καὶ παρ᾽ ἑαυτοῦ· τὸ δ᾽ ἐν τῷδε τῷ κόσμῳ τετάχθαι τοῦ διακοσμοῦντος ἔργον. τηλικούτῳ γὰρ ὄντι καὶ τοιούτῳ χώραν οὐκ ἂν αὐτοῦ βελτίονα καθ᾽ ὅλον ἐξεύροις τὸν κόσμον. ἀτὰρ οὖν οὐδὲ τῷ ποδὶ χώραν οὐκ ἂν εὕροις ἐν ζώου σώματι τῆς νῦν οὔσης βελτίω. τὴν ἴσην ἐν ἀμφοῖν ὅρα τῆς θέσεως τέχνην· οὐ γὰρ δὴ μάτην παραβάλλω τὸ τιμιώτατον ἄστρον τῷ πάντων ἀτιμοτάτῳ τοῦ ζώου μορίῳ. τί φαυλότερον πτέρνης; οὐδέν· ἀλλ᾽ οὐκ ἂν ἑτέρωθι βέλτιον κέοιτο. τί δὲ ἡλίου τιμιώτερον; οὐδέν· ἀλλ᾽ οὐδ᾽ ἂν οὗτος ἐν τῷ παντὶ κόσμῳ τεθείη βέλτιον. μέγιστον καὶ κάλλιστον τῶν ὄντων ὁ κόσμος· τίς δ᾽ οὔ φησιν; ἀλλὰ καὶ τὸ ζῶον οἷον μικρόν τινα κόσμον εἶναί φασιν ἄνδρες παλαιοὶ περὶ φύσεως ἱκανοί. τὴν αὐτὴν ἀμφοῖν εὑρήσεις σοφίαν τοῦ δημιουργοῦ. δεῖξον οὖν μοι, φησὶν, ἥλιον ἐν ζώου σώματι. τί τοῦτο λέγεις; οὐκ ἐξ αἱματικῆς οὐσίας οὕτως εὐσήπτου τε καὶ βορβορώδους ἥλιον

frigoris. Caeterum quod fol tantus fit ac talis, quantus et cujusmodi nunc eft, id ei domefticum et a fe ipfo ineft: verum quod in hoc mundo fitus fit, digerentis in ordinem ac difpenfantis eft opus. Quum enim tantus ac talis fit, nequaquam ei locum in univerfo mundo aptiorem invenias. Caeterum nec pedi fane invenias locum in corpore animalis commodiorem eo, quem nunc obtinet. Aequalem in ambobus pofitionis artem confidera; non enim fruftra comparo honoratiffimum fidus abjectiffimae omnium animalis parti. Quid vilius calcaneo? nihil, fed nequaquam ftatuatur alibi commodius; quid vero fole honorabilius? nihil, fed ne is quidem in univerfo mundo ponatur melius. Maximum et pulcherrimum rerum omnium effe mundum, quis tandem neget? fed et animal veluti parvum quendam mundum effe ajunt viri veteres naturae periti: eandem namque in ambobus invenies fapientiam creatoris. Oftende igitur (ajunt) mihi in animalis corpore folem. Quid hoc rogas? an ex fanguinea fubftantia adeo putredini obnoxia ac

βούλει γεννηθῆναι; μαίνῃ, ὦ ταλαίπωρε. τοῦτό ἐστιν ὄντως ἀσεβεῖν, οὐ τὸ μὴ θύειν τε καὶ μὴ θυμιᾷν. ἥλιον μὲν οὐκ ἄν σοι δείξαιμι κατὰ τὸ ζώου σῶμα, δείξαιμι δ' ἂν ὀφθαλμὸν, ὄργανον αὐγοειδέστατόν τε καὶ ἡλιοειδέστατον, ὡς ἐν ζώου μορίῳ. διηγήσομαι δὲ καὶ θέσιν αὐτοῦ, καὶ μέγεθος, καὶ σχῆμα, καὶ τἄλλα σύμπαντα, καὶ δείξω πάνθ' οὕτως ἔχοντα καλῶς, ὡς οὐκ ἂν ἐνεδέχετο ἔχειν ἄλλως βέλτιον. ἀλλὰ ταῦτα μὲν ὕστερον.

Κεφ. ια'. Ὁ δὲ ποὺς, ὑπὲρ οὗ νῦν πρόκειται λέγειν, οὔτ' ὀφθαλμοῦ χεῖρον, οὔτ' ἐγκεφάλου κατεσκεύασται. πάντα γὰρ ἄριστα διάκειται τὰ κατ' αὐτὸν μόρια πρὸς τοὔργον, οὗ χάριν ἐγένετο· τὸ δ' ἄμεινόν τε καὶ βέλτιον ἐν τοῖς ἀπολειπομένοις κατά τι τῆς ἀκροτάτης, οὐκ ἐν τοῖς ἀμέμπτοις πάντῃ ζητητέον. αἰσθήσεως ἀρχὴ καὶ νεύρων ἁπάντων ἐν ἐγκεφάλῳ. τί οὖν τοῦτο πρὸς τὸ βέλτιον αὐτὸν κατεσκευάσθαι ποδὸς, εἰ πρὸς τὴν ἐνέργειαν ἑκάτερον, ἧς ἕνεκα πρότερον γέγονεν, ἄριστα διάκειται; οὔτ' ἐγκέφαλος

lutulenta ſolem vis generari? deliras, o miſer: hoc eſt revera impium eſſe, non quod a ſacrificio abſtineas ac ſuffimentis. Solem quidem non oſtendam tibi in corpore animalis, ſed oſtendam oculum, organum lucidiſſimum et ſoli quam ſimillimum, ut in animalis parte. Exponam autem et poſituram ejus, et magnitudinem, et figuram, et alia univerſa, oſtendamque, tam commode omnia habere, ut non potuerint habere aliter melius. Sed de his quidem poſtea.

Cap. XI. Pes vero, (de hoc nunc propoſitum eſt dicere,) neque oculo, neque cerebro deterius conſtructus eſt; omnes enim ejus partes optime ſe habent ad actionem, cujus gratia factae ſunt, commoditas vero major et praeſtantia in iis, quae deficiunt quadamtenus a ſummo, non in omnino inculpatis eſt deſideranda. Senſus principium et nervorum omnium eſt in cerebro. Quid tandem hoc, ut melius pede cerebrum ſit conſtructum, ſi utrumque ad actionem, cujus gratia prius factum eſt, optime ſe habeat? Neque cerebrum ſine pede et ſolum

ἄνευ ποδὸς ἦν ἄν ποτε καλὸς μόνος, οὔτε πούς ἐγκεφάλου
χωρίς. δεῖ γάρ, οἶμαι, τῷ μὲν ὀχήματός τινος, τῷ δ᾽ αἰσθήσεως. ὄχημα μὲν οὖν ἐγκεφάλου τό τ᾽ ἄλλο πᾶν σῶμα
καὶ οἱ πόδες, αἴσθησιν δ᾽ αὐτοῖς ἐγκέφαλος χορηγεῖ. καί
μοι πάλιν ἤδη πρόσεχε τὸν νοῦν ἐπὶ τὸν ἐξ ἀρχῆς προκείμενον λόγον. ἐπεὶ γὰρ ἐχρῆν αἰσθήσεως μετεῖναι τῷ τοῦ
ποδὸς δέρματι, μέλλοντι πολλάκις ἐπιβήσεσθαι σκληροῖς
τισι καὶ ὀξέσιν, ὑφ᾽ ὧν θλώμενον ἂν καὶ τιτρωσκόμενον
διεφθείρετο πολυειδῶς, εἰ μὴ ῥᾳδίως αὐτὸν αἰσθανόμενον
ἀποφεύγειν ὑπεμίμνησκε τὸ ζῶον, διὰ τοῦτο τοῦ μὲν εἰς
τὴν πτέρναν ἐμβάλλοντος τένοντος, ὃν ἐκ τριῶν ἐλέγομεν
γεννᾶσθαι μυῶν, ἡ ἐπιπολῆς μοῖρα πρὸς τὸ κάτω τοῦ ποδὸς ὑπερβαίνουσα τῷ κατὰ τὸ ἴχνος ἔνδοθεν ὑποφύεται
δέρματι· τῷ βάθει δ᾽ αὐτῷ τοῦ ποδὸς τῷ μετὰ τὸ δέρμα,
καθ᾽ ὃ καὶ οἱ μικροὶ δύο μύες εἰσὶν, ἀποβλαστήματα διανέ-
μεται τῶν ἀπὸ νωτιαίου νεύρων σμικρά. τούτων δ᾽ ἔτι
πολὺ μείζω τὰ τῆς ἄκρας χειρὸς εἰσὶ νεῦρα, πλέον ἢ κατὰ
τὸν πόδα χρῃζούσης ἀκριβοῦς αἰσθήσεως, ὡς οὐκ ἀντιλήψεως

eſſet bonum, neque pes ſine cerebro: eget enim, opinor,
illud quidem vehiculo quodam, hic autem ſenſu; vehiculum vero cerebri eſt totum corpus reliquum et pedes,
ſenſum autem ipſis cerebrum praebet. Porro jam remi-
niſcere ejus, quod initio dicere inſtitueram. Quum enim
oporteret ſenſus participem eſſe pedis cutem, dura quaedam ſaepe et acuta conculcaturam, a quibus contuſa et
vulnerata multis modis vitiaretur, niſi prompte ipſa ſen-
tiens moneret animal, ut aufugeret, propterea tendonis
quidem in calcaneum deſcendentis (quem ex tribus muſculis dicebamus generari) ſuperficialis portio ad inferiorem partem pedis praetergreſſa cuti ad veſtigium intrinſecus ſubnaſcitur; profunditati autem pedis, quae eſt
ſub cute, in qua etiam duo parvi muſculi ſunt, diſtribuuntur parva germina eorum nervorum, qui a ſpinali
medulla oriuntur. His autem adhuc multo majores ſunt
manus ſummae nervi, quod ea magis quam pes ſenſu
exacto egeat, ut quae non apprehenſionis ſolius, ſed et

μόνης, [363] ἀλλὰ καὶ ἁφῆς ὀργάνου γεγενημένης. ἀλλ' ὅ γε πούς, (οὐ γὰρ κοινὸν ἔμελλεν ἔσεσθαι παντὸς τοῦ σώματος ὄργανον ἁφῆς, ἀλλὰ βαδίσεως μόνης,) ὅσης εἰς τὸ μηδὲν ἑτοίμως πάσχειν αἰσθήσεως ἔχρηζε, ταύτην ἐκτήσατο. τὴν δ' ἀπὸ τῆς ἀρχῆς ὁδὸν ἅπασαν τῶν νεύρων μέχρι τοῦ ποδὸς εἴ σοι διεξίοιμι καὶ διδάσκοιμι, πόσην τῆς ἀσφαλείας αὐτοῦ πρόνοιαν ἡ φύσις ἐποιήσατο, διὰ τὸ μῆκος τῆς ἀποστάσεως εὐλαβουμένη, μή τι πάθῃ μαλακώτερα ὑπάρχοντα, ἢ ὥστε τοσαύτῃ διαρκεῖν ὁδοιπορίᾳ, σὲ μὲν οἶδ' ὅτι μειζόνως θαυμάζειν ἀναγκάσω τὴν τέχνην τῆς φύσεως, ἐμοὶ δ' ἂν εἰς ἄμετρον μέγεθος ἡ ἐξήγησις ἀφίκοιτο τοῦ ποδός. ἀλλὰ περὶ μὲν τῶν νεύρων αὖθις ἰδίᾳ λελέξεται.

Κεφ. ιβ'. Τὸ δὲ τοῦ ποδὸς δέρμα συμφυὲς μὲν ἀκριβῶς ἐγένετο τοῖς ὑποκειμένοις ἅπασι μορίοις ὑπὲρ τοῦ μηδαμόσε περιτρέπεσθαι ῥᾳδίως, ἀποβλάστημα δ' εἰς ὅλον αὐτὸ διέσπαρται τοῦ κατὰ τὴν πτέρναν τένοντος, αὐτοῦ τε τοῦ μὴ περιτρέπεσθαι ῥᾳδίως χάριν, καὶ ὅπως ἱκανῆς αἰσθήσεως μεταλαμβάνοι. ἔχει δὲ συμμέτρως μαλακότητά τε καὶ σκληρότητα, ἀπο-

tactus facta ſit organum; pes vero (neque enim futurus erat organum tactus commune totius corporis, ſed ſolius ambulationis,) quantum, ne levi occaſione laederetur, requirebat ſenſum, tantumdem ſortitus eſt. Viam vero omnem nervorum ab ipſo principio usque ad pedem ſi tibi narravero, et te docuero, quantam ſecuritatis eorum rationem natura habuerit, propter intervalli longitudinem timens, necubi laederentur, quum molliores ſint, quam ut tantae ſufficiant viae; te quidem (certo ſcio) cogam impenſius admirari artem naturae, mihi autem ad immodicam prolixitatem enarratio pedis progrediatur. At de nervis quidem poſtea ſeorſum tractabimus.

Cap. XII. Pedis vero cutis adhaeret quidem exacte ſubjectis omnibus partibus, ne usquam prompte circumvertatur. Ad totam autem ipſam diſſeminatum eſt germen tendonis illius, qui in calcaneo eſt, ut etiam non circumvertatur facile, tum ut abunde ſenſus particeps fiat. Eſt vero mollis et dura moderate, ab utroque

χωρῆσαν ἑκατέρας ὑπερβολῆς, εἰς ὅσον ἐχρῆν αὐτὸ μήτ᾽ ἄγαν
εὐπαθὲς, μήτ᾽ ἄγαν δυσαίσθητον γενέσθαι. τὸ μὲν γὰρ ἐσχάτως
σκληρὸν ἐγγὺς ἥκειν ἀναισθησίας ἀνάγκη, καθάπερ ὁπλαὶ, καὶ
χηλαὶ, καὶ τὰ τῶν καρκίνων τε καὶ καράβων καὶ φαλαινῶν
καὶ ἐλεφάντων δέρματα· τὸ δ᾽ ἐσχάτως μαλακὸν, εἰς ὅσον
εὐαισθησίας, εἰς τοσοῦτον καὶ τῆς εὐπαθείας μετέχειν ἀναγκαῖον. ἵν᾽ οὖν μήτ᾽ ἄγαν ἀναίσθητον ᾖ, μήθ᾽ ἑτοίμως τι
πάσχῃ, τὰς ὑπερβολὰς ἑκατέρας ἡ φύσις ἐφυλάξατο, καὶ
μέσον ἀκριβῶς ἐδημιούργησεν αὐτὸ μαλακοῦ τε καὶ σκληροῦ. καὶ οὕτως ἤδη σύμπαν ἡμῖν ὁ ποὺς ἀπείργασται
τοιοῦτος, οἷος μάλιστα πρέπει ζώῳ λογικῷ.

Κεφ. ιγ'. Τὰ δὲ τῆς κνήμης, ὅσα μὲν κἀνταῦθα
περί τε θέσεις καὶ σχέσεις καὶ μεγέθη καὶ σμικρότητας
καὶ τὸν ὅλον ἀριθμὸν ἀρτηριῶν καὶ φλεβῶν καὶ νεύρων,
οὐ χρὴ νῦν ἀκούειν ποθεῖν· ὅσα δὲ περὶ μυῶν τῶν κατ᾽
αὐτὴν ἢ πλή(404)θους ἢ θέσεως ἢ τῆς ἐν μεγέθει τε
καὶ σ: ικρότητι διαφορᾶς, ὀλίγον ἔμπροσθεν εἴρηται πάντα.

exceſſu recedens, quatenus oportebat ipſam neque nimis
promptam ad patiendum, neque nimis difficulter ſenſilem
fore: nam ſumme quidem durum propemodum infenſi-
bile ſit oportet, quemadmodum ungulae ſolidae et bi-
ſulcae, tum cancrorum, et ſcarabaeorum, et balaenarum,
et elephantorum cutes; ſumme vero molle, quantum ad
ſentiendi facultatem, tantum quoque ad patiendi promptitudinem opportunum eſſe neceſſe eſt. Ut igitur neque
admodum infenſilis ſit, neque prompte qnid patiatur,
exceſſus utrosque natura vitavit, mediam exacte fabricata
ipſam inter mollem et duram. Itaque jam totus pes
nobis abſolutus eſt talis, cujusmodi maxime convenit
rationali animali.

Cap. XIII. In tibia vero ea quidem, quae ad ſitus,
habitus, magnitudines, parvitates et univerſum numerum arteriarum. venarum et nervorum ſpectant, non
opus eſt, ut nunc audire deſideres; ea vero, quae ad
muſculorum ejus vel multitudinem, vel ſitum, vel ma-
gmtudinis et parvitatis differentiam pertinent, paulo ante

λοιπόν γ᾽ ἂν εἴη καὶ καίριον ἐξηγήσασθαι τῶν ὀστῶν ἑκατέρων τὴν φύσιν ἅπασαν. ὀνομάζεται δὲ τὸ μὲν μεῖζον ὁμωνύμως τῷ κώλῳ παντὶ κνήμη, θάτερον δὲ περόνη. λεπτὸν ἱκανῶς τοῦτο καὶ πολὺ τῆς κνήμης ἀπολειπόμενον ἔξωθεν αὐτῇ παρατέτακται, χρείαν τῷ ζώῳ παρέχον, διττὴν μὲν τὴν πρώτην τε καὶ ἀναγκαίαν, ἐξ ἐπιμέτρου δὲ, ὡς ἂν εἴποι τις, τριττήν. ἡ μὲν δὴ πρώτη χρεία τοιάδε ἐστί· τῆς πρὸς τὸν ἀστράγαλον διαρθρώσεως, ἣν ἐκτείνειν τε καὶ κάμπτειν ἐλέγομεν τὸν πόδα, ἕτερον μέρος ἥμισυ τὸ ἐκτὸς αὕτη σχεδὸν ἅπαν ἐργάζεται, καθάπερ ἡ κνήμη τὸ ἔνδον. ἑτέρα δὲ χρεία περόνης ἥδε· καθ᾽ ἃ μάλιστα ῥᾳδίως ἔμελλεν ὑπὸ τῶν ἔξωθεν προσπιπτόντων ἀδικηθήσεσθαι πάντα τὰ κατὰ τὴν κνήμην ἀγγεῖά τε καὶ οἱ μύες, ἐνταῦθα περιβέβληται. ἡ δὲ δὴ τρίτη χρεία· κατὰ τὴν ἔξω κεφαλὴν, ἣν ἡ κνήμη τοῦ μηροῦ βαστάζει, [364] κατὰ ταῦθ᾽ ὑπερηρεισμένη πρὸς ἀσφάλειάν τε ἅμα καὶ ἕδραν οὐ μικρὰ συντελεῖ. εἰ δέ τις οὐδὲν δεῖσθαι τῆς περόνης τὸ σκέλος νομίζει, δυναμένης γε τῆς κνήμης, ὡς ἄνω κατὰ γόνυ μόνη διαρθροῦται πρὸς

dicta ſunt omnia. Reliquum autem fuerit et tempeſtivum exponere omnem oſſis utriusque naturam. Nominatur itaque majus os tibia eodem cum toto membro nomine: alterum vero fibula, tenue id admodum et multo minus, quam tibiae os; et extrinſecus ipſi adtenſum eſt, uſum geminum animali praeſtans primum et neceſſarium, ex abundanti autem (ut ita dicam) tertium. Primus quidem certe uſus hujusmodi eſt, dearticulationis ad aſtragalum, a qua extendi et flecti pedem dicebamus; alteram autem partem dimidiam exteriorem haec propemodum efficit totam, ut tibia internam. Alter autem uſus fibulae hic eſt, quod, qua potiſſimum parte ab incidentibus foris laedenda erant facile omnia tibiae vaſa et muſculi, hac circumpoſita eſt fibula. Tertius uſus eſt in extremo femoris capite, quod tibia ſuſtinet; nam illic firmata ad ſecuritatem ſimul et firmitatem non parum confert. Quod ſi quis putat, crus nihil indigere fibula, quum poſſit tibia, ſicut ſuperne ad genu ſola ad

μηρὸν, οὕτω καὶ κάτω διαρθροῦσθαι πρὸς ἀστράγαλον, οὐκ αἰσθάνεται μεγάλην εἰς τοσοῦτον ἀξιῶν ὑπάρχειν αὐτὴν, ὡς μηδὲν ὑπολείπεσθαι μηροῦ. τοῦτο δὲ λιθίνῳ μέν τινι καὶ ξυλίνῳ ζώῳ γενέσθαι δυνατόν τέ ἐστι καὶ πρὸς τῷ μηδὲν βλάπτειν ἀσφαλέστερον, οἶμαι, βαστάζειν τὰ ὑπερκείμενα, καθάπερ εἰ καὶ τὸν πόδα τις μὴ τοιοῦτον, οἷος νῦν ἐστιν, ἀλλὰ πολλῷ ποιήσει μείζονα· ζώῳ δὲ ἀληθινῷ, μέλλοντι διὰ τῶν ἄνω κινήσειν τὰ κάτω, παντάπασιν ἄτοπος ἡ τοιαύτη διάθεσις· ἰσχυρότερα γὰρ εἶναι χρὴ καὶ μείζω τὰ κινήσοντα τῶν κινηθησομένων. καλῶς οὖν ἡ φύσις ἔξωθεν τῇ κνήμῃ παρατείνασα τὴν περόνην, ἅμα μὲν πρόβλημά τι τοῦτο τοῖς τε μυσὶ καὶ τοῖς ἀγγείοις ἐδημιούργησεν, ἅμα δ᾽ ἐν τῇ μεταξὺ χώρᾳ πολλοὺς τῶν μυῶν κατέθετο, δι᾽ ὧν ἔμελλεν ὁ ποὺς κινηθήσεσθαι. μέγα δ᾽ ὀστοῦν ἓν εἴπερ ἐποίησεν ἐνταυθοῖ μόνον, ἔξωθεν ἂν αὐτῷ τὰ ἀγγεῖα καὶ τοὺς μῦς ἀφρουρήτους περιέβαλε, καὶ δὴ πᾶν οὕτω παχὺ καὶ δύσφορον ἀπειργάσατο τὸ κῶλον. οὐδὲ γὰρ οἶδε τοῦτ᾽ ἔστιν

femur dearticulatur, fic et inferne dearticulari ad aftragalum, non intelligit, fe defiderare in ea id magnitudinis, ut nihil vincatur a femore. Hoc autem lapideo cuidam et ligneo animali et accidere poteft, et praeterquam quod nihil incommodabit, tutius puto fulturum fuperiora, quemadmodum fi pedem quis, non cujusmodi nunc eft, fed multo majorem fecerit; at animali *vivo* et vero, per fuperiora moturo inferiora, omnino abfurda effet hujusmodi conftitutio; fortiora enim et majora effe oportet motura rebus a fe movendis. Recte igitur natura extrinfecus ad tibiam extendens fibulam, fimul quidem munimentum quoddam hoc mufculis et vafis fabricata eft, fimul autem media inter tibiam et fibulam regione multos mufculos pofuit, per quos movendus pes erat. Magnum autem os unum fi feciffet hic folum, extrinfecusque ei vafa et mufculos fine munimento circumpofuiffet, *male habitum* totum ita craffum et grave feciffet membrum. Neque enim hoc licet dicere, quod fuperne

εἰπεῖν, ὡς ἄνωθεν μὲν αὐτῷ καὶ κάτωθεν ἐπιφύσεις ἐργάζεσθαι βέλτιον ἦν, αἷς διαρθρωθήσεται τοῖς περικειμένοις, αὐτὸ δὲ τὸ καθ᾽ ὅλην τὴν κνήμην ἰσχνὸν ὀστοῦν ποιήσασθαι· ἐσχάτως γὰρ ἂν εὐπαθεῖς ἦσαν αἱ ἀποφύσεις αὐτῆς, καὶ μάλιστα αἱ κατὰ τὸν ἀστράγαλον, ἐπὶ πλεῖστον ὑπερεκπίπτουσαι τοῦ παντὸς ὀστοῦ τῆς εὐθύτητος. ἆρ᾽ οὖν οὐ δίκαιον κἀνταῦθα θαυμάζειν τὴν πρόνοιαν τοῦ δημιουργοῦ, πρὸς ἀμφοτέρας τὰς χρείας, καίτοι γ᾽ ἐναντίας οὔσας, ἀκριβῶς ἁρμόττοντα καὶ ὁμολογοῦντα ἀλλήλοις ἐργασαμένου τὰ τοῦ παντὸς κώλου μόρια; διότι μὲν γὰρ βαστάζεσθαι τὸ ὑπερκείμενον ἐχρῆν ὑπὸ τοῦ κάτωθεν, ἰσχυρότερον τε ἅμα καὶ μεῖζον εὔλογον ἦν εἶναι τὸ ὑποτεταγμένον, ὡς ἐπὶ κιόνων ἔχει καὶ τειχῶν καὶ οἰκιῶν καὶ πύργων καὶ πάντων τῶν ἀψύχων· ὅτι δὲ κινεῖν μὲν ἔδει τὸ ὑπερκείμενον, κινεῖσθαι δ᾽ ὑπ᾽ αὐτοῦ τὸ κατώτερον, μεῖζον αὖ πάλιν καὶ ἰσχυρότερον εὔλογον ἦν εἶναι τὸ ἄνωθεν, ὥς ἐπί τε βραχίονος ἔχει καὶ πήχεως καὶ ἄκρας χειρός. ὥστ᾽, ἐπεὶ καὶ τῇ κνήμῃ πρὸς μὲν τὸ καλῶς ὀχεῖν τὸν μηρὸν ἄμεινον

quidem et inferne ipſi epiphyſes producere praeſtiterat, quibus dearticularetur adjacentibus, ipſum autem os per totam tibiam tenue facere; facillime enim ita eſſent patibiles ejus apophyſes, et maxime quae eſſent ad aſtragalum, plurimum excidentes a totius oſſis rectitudine. An igitur non aequum eſt hic quoque admirari providentiam conditoris, qui ad utrumque uſum, etſi certe contrarium, exacte convenientes et conſentientes invicem fabricatus eſt totius membri partes? Quoniam enim ſuperius ferri oportebat ab inferiori, fortius ſimul et majus rationi conſentaneum fuit eſſe id, quod ſubjectum eſſet, ut videre eſt in columnis, muris, domibus, turribus et omnibus inanimatis: quia vero movere quidem oportebat, quod ſuperjacet, moveri vero ab eo, quod ſubjectum eſt, majus rurſus et fortius ratio fuit eſſe ipſum ſuperius, ut in brachio contingit, cubito et ſumma manu. Itaque, cum tibiam ferendi femoris gratia praeſtaret eſſe

ἣν γεγονέναι μείζονα, πρὸς δὲ τὸ κινεῖσθαι ῥᾳδίως ἐλάττονα, καὶ ἣν ἀναγκαῖον ἑλέσθαι θάτερον, ἀμφοῖν ἅμα συνελθεῖν ἀδυνατούντων, εὔλογον δήπουθεν ἐκλέξασθαι μὲν τὸ χρησιμώτατον, ἀμελῆσαι δὲ μὴ θατέρου παντάπασιν. ἀλλ᾽ ἐν ὀργάνοις ἕνεκα βαδίσεως γεγονόσιν ἡ πρὸς τὴν κίνησιν ἑτοιμοτέρα κατασκευὴ μακρῷ χρηστοτέρα τῆς εἰς ἀσφάλειαν ἕδρας ἐπιτηδείου. ταῦτ᾽ ἄρα μικροτέραν μὲν ἐποίησε τοῦ μηροῦ τὴν κνήμην, οὐ μὴν εἰς τοσοῦτόν γε ἀπολειπομένην, ὡς μηδὲ βαστάζειν ἀσφαλῶς ἔτι δύνασθαι αὐτόν. καί σοι κἀνταῦθα πρῶτον μὲν ἀναμνηστέον τῆς κατ᾽ ἀρχὰς ῥηθείσης μεθόδου, καθ᾽ ἣν ἐλέγομεν ἑκάστου τῶν μορίων τὴν χρείαν εἰς τὴν ἐνέργειαν ἀναφέρεσθαι χρῆναι τοῦ σύμπαντος ὀργάνου· δεύτερον δὲ, ὡς, εἰ πάντα ὑπαλλάττοντες αὐτῶν τῷ λόγῳ μήτε θέσιν εὑρίσκοιμεν ἑτέραν τῆς νῦν οὔσης βελτίω, μήτε σχῆμα, μήτε μέγεθος, μήτε πλοκὴν, μήθ᾽ ὅλως τι τῶν ἄλλων, ἃ τοῖς σώμασιν ἐξ ἀνάγκης ὑπάρχει, τελεωτάτην ἀποφαί-

majorem, ut autem ipſa moveretur facile, minorem, eſſetque neceſſarium alterum eligere, quum ambo ſimul convenire non poſſent, ratio certe fuit eligere quidem, quod utilius, alterum vero non omnino neglexiſſe; ſed in organis propter ambulationem inſtitutis promptior ad motum conſtructio longe utilior fuit ea, quae ad ſecuritatem ſirmationis erat opportuna; propterea igitur minorem fecit femore tibiam, non tamen usque eo minorem, ut non poſſet jam tuto ipſum portare. Ac tibi hic primo quidem memoria eſt repetenda methodus initio dicta, in qua dicebamus cujusque partis uſum ad actionem organi totius oportere referri; ſecundo autem, quod, ſi omnia, quae ipſarum ſunt partium, mente immutaverimus neque invenerimus poſituram aliam meliorem ea, quam nunc ſortitae ſunt, neque figuram, neque magnitudinem, neque connexionem, neque (ut paucis omnia complectar) aliud quicquam eorum, quae cunctis corporibus neceſſario inſunt, perfectiſſimam pronunciare

νεσθαι δεῖ καὶ πάντη κατωρθωμένην τὴν νῦν αὐτῆς οὖσαν κατασκευήν.

Κεφ. ιδ'. [365] Ὅτι μὲν οὖν τά τ' ἔμπροσθεν εἰρημένα κατὰ ταύτην ἡμῖν ἠκρίβωται τὴν μέθοδον, ἔν τε τοῖς ἑξῆς ὁμοίως αὐτὴν διαφυλάξομεν, οὐδεὶς ἂν προσέχων τὸν νοῦν τοῖς προγεγραμμένοις ἀγνοήσειεν. ὅτι δὲ καὶ τὸ τῆς κνήμης μέγεθος εἰς ἀκριβῆ συμμετρίαν ἥκει πρός τε τοῦ μηροῦ καὶ τοῦ ποδὸς, ὡς εἴς τε τὸ τάχος τῆς κινήσεως ἄριστα κατεσκευάσθαι καὶ μηδὲν παραβλάπτειν εἰς τὸ τῆς ἕδρας ἀσφαλὲς, ἔκ τε τῶν διὰ κιρσοὺς ἤ τινα σκιῤῥὸν παχυνθέντων κἀκ τῶν ἐναντίως τούτοις δι' ἕτερόν τι σύμπτωμα καταλεπτυνθέντων ἐναργῶς ἐστι μαθεῖν. οἷς μὲν γὰρ παχυτέρα τοῦ δέοντος ἐγένετο, διὰ τὸ περιττὸν βάρος ἐμποδίζεται καὶ διαφθείρει τὸ τάχος τῆς βαδίσεως· οἷς δ' ἐπὶ πλέον ἐστὶν ἰσχνὴ, ῥᾳδίως οὗτοι περιτρέπονταί τε καὶ καταπίπτουσιν, μάλιστ' εἰ καὶ θᾶττον κινεῖσθαι προέλοιντο. δεόμεθα γὰρ, ὡς καὶ πρόσθεν εἴρηται, πρὸς τὸ βαδίζειν καλῶς ἐπὶ μὲν θατέρου σκέλους ἀσφαλῶς ὀχεῖσθαι

oportet et undique recte conftitutam praefentem ejus conftructionem.

Cap. XIV. Quod certe et quae ante dicta funt fecundum hanc methodum nobis diligenter expreffa fint, et in fequentibus fimiliter eam fervabimus, nemo, fi modo intentus fuit iis, quae prius fcripta funt, ignoraverit; quod autem et tibiae magnitudo ad certam fymmetriam venerit, quod tum ad femur, tum ad pedem pertinet, adeo ut optime fit comparata ad velocitatem motus, nihilque ad firmitatis fecuritatem laedatur, evidenter difces tum ex iis, quae propter varices aut fcirrhum craffiores funt redditae, tum ex earum contrariis, quae propter aliud fymptoma quoddam funt extenuatae. Siquidem quibus craffior, quam par eft, contingit, fuperfluo pondere impedit et vitiat velocitatem ambulationis; quibus vero eft gracilior, facile ii evertuntur et cadunt, maxime fi citius moveri voluerint. Opus enim eft (ficut et antea dictum eft) ad bene ambulandum altero quidem crure

τὸ σύμπαν σῶμα, περιφέρειν δ᾽ ὠκέως θάτερον. ἄμφω δ᾽ ἔχει τὰ τοιαῦτα τὸ κατὰ φύσιν τῆς κνήμης μέγεθος· καὶ γὰρ βαστάζειν ἱκανόν ἐστι τὰ ὑπερκείμενα, καὶ μεταφέρεσθαι πρὸς αὐτῶν ῥᾳδίως. καὶ οὕτως ἤδη δῆλον, ὅτι μείζονα τῆς νῦν οὔσης οὐκ ἐχρῆν γίνεσθαι τὴν κνήμην, ὅτι τε, τηλικαύτης οὔσης αὐτῆς, οὐ σμικρὰν ἀσφάλειαν ἡ περόνη παρέχεται, τῷ τε κατὰ τὸν ἀστράγαλον ἄρθρῳ καὶ τῶν ἔξωθεν οἷον πρόβλημά τι παρατεταμένη, καὶ πρὸς τούτοις ἔτι τῇ τῆς κνήμης ὑπερηρεισμένη κεφαλῇ. δῆλον οὖν ἐκ τῶν εἰρημένων, ὅτι τε πλεῖστον ἀφέστηκεν ἡ τῆς περόνης κατασκευὴ τῆς κερκίδος, ὅτι τε καλῶς ἡ φύσις, ἔνθα μηδὲ πλέον ἔσεσθαι ἔμελλε τοῖς βαδιστικοῖς ὀργάνοις ἐκ τοῦ πλήθους τῶν ἄρθρων, ἐνταῦθα τὰς συνθέσεις τῶν ὀστῶν ἀκινήτους ἀπειργάσατο παντάπασιν. ἡ μὲν γὰρ ἑτοιμότης τε καὶ ποικιλία τῶν κινήσεων τοῖς ἀντιληπτικοῖς ὀργάνοις, ἡ δὲ τῆς ἕδρας ἀσφάλεια τοῖς βαδιστικοῖς ἐστιν ὠφελιμωτέρα. ταῦτ᾽ ἄρα καὶ, τῆς κερκίδος ἄνω τε καὶ κάτω διηρθρωμένης, ἡ περόνη κατ᾽ ἄμφω τὰ μέρη συναρθροῦται

totum corpus tuto vehi, circumferri vero celeriter alterum: ambo autem hujusmodi habet tibiae fecundum naturam magnitudo; etenim deferendis fuperjacentibus fufficit et transferri ab eis facile poteft. Itaque jam manifeftum eft, majorem, quam nunc eft, non oportuiffe effe tibiam; et quum ejus fit magnitudinis, fibulam ipfam haud mediocrem praebere articulo aftragali tutelam, ac velut adverfus externas injurias propugnaculum quoddam tibiae adjacere, cujus etiam capite praeter haec omnia fulta eft. Manifeftum igitur ex dictis eft, quod plurimum differt conftructio fibulae a conftructione radii; quodque fapienter natura, ubi nihil plus acceffurum erat ambulationis organis ex multitudine articulorum, ibi compofitiones offium immobiles omnino fabricata eft; nam promptitudo et diverfitas motuum apprehenforiis organis, firmationis vero fecuritas ambulatoriis eft utilior. Propterea igitur, quum radius fuperne et inferne dearticuletur, etiam fibula in utraque parte

τῇ κνήμῃ. ὡς γὰρ, εἴπερ ἁπλοῦν ὅλον ἦν τὸ σκέλος, οὐδαμόθεν διαλαμβανόμενον ἄρθροις, ἀσφαλέστερον ἂν ὑπ᾽ αὐτοῦ πᾶν ἐβαστάζετο τὸ ζῶον, οὕτω νῦν ἐκ τοῦ τὰς πλείστας τῶν διαρθρώσεων ἀποθέσθαι πλησίον ἥκει τῆς παντελοῦς ἀσφαλείας. ἀδιάρθρωτον μὲν γὰρ εἴπερ ἐγένετο τελέως, οὔτ᾽ ἂν ἐκτείνεσθαι δυνατὸν ἦν, οὔτε κάμπτεσθαι, καὶ οὕτως ἂν ἅπασαν ἀπώλεσε τὴν χρείαν, ἧς ἕνεκα γέγονεν εἰς παμπόλλους διαρθρώσεις διῃρημένον, εὐόλισθόν τε καὶ σφαλερὸν ἦν ἂν εἰς τοσοῦτον, ὡς μηδέποτε (405) ἐγκρατῶς ἐφ᾽ ἑνὸς ἡμᾶς ἵστασθαι σκέλους, ἀλλ᾽ εὐθὺ περιτρέπεσθαί τε καὶ καταπίπτειν. ὥστε κἀνταῦθα θαυμάζειν χρὴ τὴν φύσιν, ἐκ τῶν ἐναντίων τε καὶ διαφθειρόντων ἄλληλα καὶ μαχομένων, ἀναγκαίων δ᾽ ὑπαρχόντων ἀμφοτέρων τῷ σκέλει, τοσοῦτον ἑκατέρων λαβοῦσαν, ὅσον μήτε τὸ τῆς κινήσεως εὐμαρὲς, μήτε τὸ τῆς ἕδρας ἀσφαλὲς διαφθείρειν ἔμελλεν.

Κεφ. ιε΄. [366] Ἀλλὰ γὰρ αὐτά τε ταῦτα θαυμασίως αὐτῇ διατέτακται καὶ τούτων ἔτι μᾶλλον ἡ κατὰ τὸ γόνυ διάρ-

dearticulatur tibiae. Sicut enim, ſi ſimplex eſſet totum crus, nulla parte interceptum articulis, ſecurius ab eo totum animal ſuſtineretur, ita et nunc, quod plurimas dearticulationes non aſſumpſit, ad perfectam ſecuritatem prope pervenit. Si enim absque articulis fuiſſet omnino, neque extendi poſſet neque flecti, et ita amiſiſſet uſum omnem, cujus gratia factum eſt; in multas autem dearticulationes diviſum, lubricum et fallax eſſet adeo, ut nunquam conſtanter uno crure ſtare poſſemus, quin confeſtim circumverteremur atque caderemus. Quare et hic admirari oportet naturam, ut quae ex contrariis et vitiantibus ſe mutuo et pugnantibus, neceſſariis tamen ambobus cruri, tantum ex utroque acceperit, quantum neque motus facilitatem, neque firmitatis ſecuritatem vitiaturum erat.

Cap. XV. Sed enim haec quoque ipſa mire ab ea conſtituta ſunt, et his adhuc magis ipſius genu dear-

θρωσις. αἵ τε γὰρ ἐπιφύσεις τοῦ κατὰ τὸν μηρὸν ὀστοῦ, καλουμένου δὲ ὁμοίως καὶ αὐτοῦ τῷ παντὶ κώλῳ, θαυμαστῶς ὥσπερ ἁρμοττούσας ἔχουσι τὰς ἐν τῇ κνήμῃ κοιλότητας, ὡς μήτε χαλαρὰν εἶναι τὴν ἐπίβασιν αὐτῶν, μήτε δυσκίνητον ὑπὸ στενοχωρίας· οἵ τε περικείμενοι σύνδεσμοι πανταχόθεν ἀσφαλῶς φρουροῦνται καὶ συνέχουσι τὴν διάρθρωσιν, ὡς μήτε καμπτόντων ποτὲ μήτ᾽ ἐκτεινόντων ἐπὶ πλεῖστον ὀλισθαίνειν ἀπὸ τῆς κνήμης τὸν μηρόν· ἥ τε μύλη μὲν πρός τινων, ἐπιγονατὶς δ᾽ ὑφ᾽ ἑτέρων ὀνομαζομένη, χονδρῶδες ὀστοῦν οὖσα, τὰ πρόσω μέρη τῆς διαρθρώσεως ἅπαντα καταλαμβάνει, κωλύουσα μὲν καὶ αὐτὸν τὸν μηρὸν ὀλισθαίνειν εἰς τὰ πρόσω μέρη, κατ᾽ ἐκεῖνα μάλιστα τὰ σχήματα τὰ καλούμενα γνὺξ τε καὶ ὀκλὰξ, ἤδη δὲ καὶ τοῦ μὴ καταπίπτειν, καὶ μάλιστ᾽ ἐν τοῖς κατάντεσι χωρίοις, προπετὲς εἰς τὰ πρόσω τὸ πᾶν ἡμῶν σῶμα γιγνόμενον, οὐ μικρὰν ὠφέλειαν παρεχομένη. τοῦτο δ᾽ ἐναργῶς ἐπειράθημεν ἐπί τινος νεανίσκου τῶν περὶ παλαίστραν ἐχόντων, οὗ διαπαλαίοντος, ἀποσπασθεῖσα

ticulatio. Epiphyfes enim offis ipfius femoris (vocatur autem fimiliter et ipfum femur nomine totius membri) mirum ut convenientes habent in tibia cavitates, ut neque laxus fit ingreffus earum productionum, neque difficilis motu propter loci anguftiam, circumpofita quoque ligamenta undequaque tuto cuftodiant contineantque dearticulationem adeo, ut, flectentibus nobis aliquando aut extendentibus plurimum, femur a tibia minime excidat. Rotula quoque, a nonnullis mola, ab aliis fupergenualis vocata, os cartilaginofum exiftens, anteriores partes dearticulationis omnes continet, prohibens quidem et ipfum femur elabi ad partes anteriores, in illis maxime figuris, quae vocantur genuum flexiones; jam vero etiam ne cadamus, et maxime in declivibus locis, quum in anteriora totum corpus noftrum nutat, non modicam praebet commoditatem. Id autem plane experti fumus in quodam adolefcente eorum, qui in palaeftra verfantur; cui luctanti evulfa a ligamentis

τῶν συνδέσμων ἡ μύλη τοῦ γόνατος μὲν ἀπεχώρησεν, ἀνέδραμε δ᾽ ἐπὶ τὸν μηρὸν, καὶ ἦν ἄμφω τούτῳ σφαλερὰ, τό τ᾽ ὀκλάζειν καὶ τὸ βαδίζειν ἐν τοῖς κατάντεσιν, ὥστε σκίμποδος ἐδεῖτο τὰ τοιαῦτα διερχόμενος χωρία. καὶ τοίνυν εἰ πάσας τὰς κατὰ τὸ γόνυ κοιλότητας ἢ ἐξοχὰς εἴποιμι τῶν ὀστῶν, καὶ δεικνύοιμι μήτ᾽ ἐξοχὴν μηδεμίαν ἀποροῦσαν ἐπιτηδείου κοιλότητος, ἀλλὰ μηδὲ κοιλότητά τινα τῆς καταληψομένης αὐτὴν ἐξοχῆς, ἁπάσας δ᾽ ἀκριβῶς ἁρμοττούσας μὲν ἀλλήλαις, ἔξωθεν δὲ συνεχομένας ὀφρύσι τέ τισιν αὐτῶν τῶν ὀστῶν καὶ συνδέσμοις τοῖς μὲν πλατέσι, τοῖς δὲ στρογγύλοις, μακρότερος μὲν ἂν οὕτω μοι παρ᾽ ὃ προὐθέμην ὁ λόγος γίγνοιτο, σαφέστερος δ᾽ οὐδὲν μᾶλλον. αὐτάρκης γάρ ἐστι καὶ διὰ τῶν ἔμπροσθεν εἰρημένων ὁ κοινῇ τε καὶ καθόλου περὶ πάντων ἄρθρων τῆς κατασκευῆς. εἰ μὲν γὰρ ὡς μῦθόν τις γραὸς ἀναγινώσκοι τὸν λόγον, οὐδὲν ἂν εἴη πλέον οὐδὲ τῶν εἰρημένων αὐτῶν· εἰ δ᾽ ἀκριβῶς ἐξετάζειν ἕκαστα καὶ βασανίζειν ἐπ᾽ αὐτῶν τῶν ἐν ταῖς ἀνατομαῖς φαινομένων ἐθελήσειε, θαυμάσειν οἴομαι τὴν φύσιν αὐτῶν,

mola a genu quidem fecessit, abiit autem fursum ad femur; inerantque huic ambo periculosa, curvatio in genu et ambulatio in declivibus, ob idque fuftentaculo ac fcipione opus erat hujusmodi loca permeanti. Porro, fi omnes in genu cavitates aut eminentias offium dixero, et oftendero, neque eminentiam ullam carere idonea cavitate, neque ullam cavitatem occupante ipfam eminentia, fed omnes ad unguem convenientes quidem inter fefe, extrinfecus autem contineri fuperciliis quibusdam ipforum offium et ligamentis, aliis quidem latis, aliis vero teretibus, longior quidem fic, quam propofueram, oratio fuerit, nihilo autem apertior; fufficit enim per ea, quae prius dicta funt communiter ac in univerfum de conftructione omnium articulorum. Si quis vero ut fabulam anilem eam legerit orationem, nihil amplius juvabitur ne ab iis quidem, quae jam dicta funt; quod fi examinare ad unguem fingula et perpendere ea, quae in anatomis apparent, voluerit, admiraturum puto eum, na-

οὐκ ἐπὶ γόνατος μόνον, ἀλλὰ καὶ καθ᾽ ἕκαστον τῶν ἄλλων ἄρθρων, ἀκριβῶς ἅπαντα τὰ μεγέθη καὶ τὰ σχήματα ἀλλήλοις ὁμολογοῦντα, τά τε τῶν ἐξοχῶν καὶ τὰ τῶν ὑποδεχομένων αὐτὰς κοιλοτήτων, ἐργασαμένην· θαυμάσειε δ᾽ οὐδὲν ἧττον καὶ τὴν ἔξωθεν ἅπασαν ἀσφάλειαν, ἀνάλογον δὲ ταῖς τῇ ῥώμῃ τῆς ἐνεργείας ἐπαυξομένην, ὡς ἐπὶ τῶν κατὰ τὸν πόδα διαρθρώσεων ἔμπροσθεν ἐδείκνυτο, ἐν χερσὶ παραβαλλομένων, καὶ νῦν κατὰ γόνυ παραλλαττόντων τὴν κατὰ τὸ ὀλέκρανον κατασκευήν. εἰς δὲ τὰ ἄλλα πρόσθεν εἰρημένα, καὶ τὴν ῥώμην τῶν συνδέσμων, καὶ τῆς μύλης ἐπίβασιν τὰ ἀνάλογον ἔχειν ἐναργῶς φαίνεται, πρὸς μὲν τοῖς ἄλλοις συνδέσμοις τοῖς διὰ βάθους καὶ τοῖς ἐν κύκλῳ περιειληφόσιν ὅλην τὴν διάρθρωσιν ἑτέρους τινὰς οὐ πάνυ μὲν στρογγύλους, εὐρώστους δ᾽ ἱκανῶς, τὸν μὲν τἀκτὸς μέρη τῶν ὀστῶν συνδοῦντα, τὸν δὲ τἀντὸς ἀπεργασαμένης τῆς φύσεως, ἐπιθέσεις δ᾽ ἐν τοῖς πρόσθεν μέρεσιν, ὥστε πανταχόθεν ἀκριβῶς ἐσφίγχθαι καὶ τὸ ἄρθρον. τεττάρων γὰρ

turam non in genu folum, fed etiam in fingulis aliis articulis ad amuffim omnes tum eminentiarum tum cavitatum eas fufcipientium magnitudines et figuras fibi invicem convenientes effeciffe. Admirabitur autem nihilominus externam tutelam pro roboris actionis portione adauctam; ut tum in pedis dearticulationibus antea monftrabatur, quando ipfas illis, quae funt in manibus, comparabamus, tum in illa, quae eft ad genu, quum ab olecrani conftructione differre afferebamus. In aliis vero, quae praedicta funt, et robur ligamentorum et molae ingreffus perfpicue apparet proportione refpondere; quum praeter alia quidem ligamenta, quae funt in profundo, et quae in circuitu comprehendunt totam dearticulationem, alia quaedam non valde quidem teretia, robufta vero admodum, hoc quidem externas partes offium colligans, illud autem internas, operata fit natura, fuperpofuerit vero operimentum anterioribus partibus molam, ut undique aftrictus fit exacte articulus. Quatuor

[367] οὐσῶν χωρῶν ἀμφ᾽ αὐτὸ, τῆς πρόσω, τῆς ὀπίσω, τῆς ἐν δεξιᾷ, τῆς ἐν ἀριστερᾷ, καὶ μάλιστα μὲν τῆς ἔμπροσθεν οὐ σφαλερᾶς οὔσης μόνον, ἀλλὰ καὶ πονεῖν ὑπὲρ τὰς ἄλλας μελλούσης, δεύτερον δὲ τῆς ἔξωθεν, ὡς ἂν τῶν περιπιπτόντων τῷ κώλῳ καὶ θλᾷν καὶ τιτρώσκειν δυναμένων ταύτην μᾶλλον ἢ τὴν ἔνδον ἐνοχλούντων, πλεῖστον δὲ τῆς ὀπίσω πονήσειν ἢ πείσεσθαί τι μελλούσης, τῇ μὲν πρώτῃ ῥηθείσῃ τὴν μύλην ἐπέβαλε, τῇ δὲ δευτέρᾳ τὸ ἰσχυρὸν τῶν στρογγύλων συνδέσμων ἅμα τῷ πέρατι τοῦ πλατέος μυὸς, τῇ δὲ τρίτῃ τὸν ἕτερον σύνδεσμον, τῇ τετάρτῃ δ᾽ οὔτ᾽ ὀστοῦν οὔτε σύνδεσμον ἐξαίρετον οὐδένα περιέβαλε πλὴν τῶν πλατέων τε καὶ λεπτῶν ἐκείνων, οἷς ἅπαν ἄρθρον συνῆπται. καὶ μὴν εἰ μὴ πάντη προνοίας τε ἅμα καὶ τέχνης ἄκρας ἡ φύσις ἐπίδειξιν ἐποιεῖτο, τί τὸ κωλῦον ἦν αὐτὴν, ὀπίσω μὲν θεῖσαν τὴν μύλην, ἀφρούρητον δὲ τὸ πρόσω καταλιποῦσαν, ἅμα μὲν διαφθεῖραι τὴν καμπὴν τοῦ γόνατος, ἅμα δ᾽ ἕτοιμον ἐκπίπτειν ἀπεργάσασθαι τὸ κῶλον; τί δ᾽ ἐκώλυε τῶν στρογγύλων συνδέσμων ἀπηλλάχθαι τὴν θέσιν;

enim quum ſint regiones circa genu ipſius articulum, anterior, poſterior, dextra, ſiniſtra, et anterior quidem ſit non ſolum maxime fallax et periculoſa, ſed etiam praeter caeteras laboratura, ſecundo vero loco externa ſit, ceu iis, quae incidunt membro et collidere ac vulnerare poſſunt, obnoxia magis, quam interna, plus autem poſterior laboratura, quam paſſura: primae quidem dictae molam impoſuit, ſecundae vero rotundum et robuſtum ligamentum ſimul cum fine lati muſculi, tertiae autem aliud ligamentum, quartae vero neque os neque ligamentum inſigne appoſuit praeter illa lata et tenuia, quibus omnis articulus copulatur. Atqui niſi undequaque providentiam et artem ſummam oſtendiſſet natura, quid eam prohibuiſſet, retrorſum quidem poſita mola, ſine ullo autem munimento parte genu anteriore relicta, ſimul quidem corrumpere genu ipſius flexionem, ſimul vero membrum facere promptum ad cadendum? quid autem vetuiſſet rotundorum ligamentorum permutari poſituram?

ἀλλὰ γὰρ, ὡς ἔφαμεν, οὐκ ἐπὶ γόνατος μόνον ἅπαντα τὰ τοιαῦτα ἐξετάζων τις, ἀλλὰ καθ᾽ ἕκαστον τῶν ἄρθρων, εἰς ἄκρον ἅπαντα σοφίας θ᾽ ἅμα καὶ προνοίας ἥκοντα θεωρήσει. περὶ μὲν δὴ τούτων οὐ χρὴ μηκύνειν ἔτι.

Κεφ. ιϛ΄. Διὰ τί δὲ οἱ σύμπαντες μύες ἐγένοντο κατὰ τὸν μηρὸν ἐννέα τὸν ἀριθμὸν, ἐφεξῆς ἂν εἴη ῥητέον. διδάσκει δὲ κἀνταῦθα τὴν αἰτίαν τῆς γενέσεως αὐτῶν ἡ ἐνέργεια. τρεῖς μὲν γὰρ οἱ κατὰ τὰ πρόσω τοῦ μηροῦ μέγιστοι τῶν ταύτῃ μυῶν εὐθὺ τοῦ γόνατος φέρονται, καὶ τούτων εἷς μὲν ἐμφύεται τῇ μύλῃ σαρκώδεσι λαβαῖς, δύο δ᾽ οἱ λοιποὶ μέγιστον ἕνα γεννῶσι τένοντα. πλατυνόμενος δ᾽ οὗτος ἐπιφύεται πάσῃ τῇ μύλῃ, σφίγγων αὐτὴν ἀκριβῶς καὶ συνέχων τοῖς ὑποκειμένοις· εἶθ᾽ ὑπερβαίνων τὸ ἄρθρον ἐμφύεται τοῖς πρόσω μέρεσι τῆς κνήμης, ἀνατείνων τε ταύτην, εἰ ταθείη, καὶ πᾶσαν ἐκτείνων τὴν κατὰ γόνυ διάρθρωσιν. ἕτεροι δὲ δύο μύες ἑκατέρωθεν τῶν εἰρημένων τριῶν, ὁ μὲν ἔξωθεν, ὁ δὲ ἔσωθεν εἰς τὰ πλάγια μέρη

Sed, ut diximus, ſi quis non in genu ſolum omnia ejusmodi examinarit, ſed etiam in quoque articulo, ad ſummam omnia ſapientiam ſimul et providentiam perveniſſe inveniet. Sed in his quidem non oportet me prolixiorem eſſe.

Cap. XVI. Cur autem omnes muſculi in femore extiterint numero novem, deinceps dicendum fuerit. Docet autem et hic cauſam generationis eorum ipſa actio. Siquidem tres, qui in anteriori ſunt femoris parte, maximi ejus loci muſculorum recta ad genu feruntur, quorum unus quidem inſeritur molae carnoſis apprehenſionibus, duo autem reliqui unum maximum generant tendonem, qui dilatatus jam inſeritur toti molae, conſtringens ipſam prorſus et conjungens ſubjectis, poſtea vero praetergreſſus articulum inſeritur anterioribus partibus tibiae, ipſam, ſi tenſus fuerit, attollens ſurſum et totam extendens ipſius genu dearticulationem. Alii vero duo muſculi, utraque praedictorum trium parte unus, hic quidem externus, ille autem internus, ad laterales tibiae

τῆς κνήμης ἐμφύονται, λοξῆς ἑκάτερος ἐξηγούμενος κινήσεως· ὁ μὲν γὰρ ἔξωθεν ἔσω προσάγει τὸ σκέλος, ὁ δ' ἕτερος ἐκτὸς ἀπάγει. τὴν δ' ἔκφυσιν ὁ μὲν ἐκ τῆς συμβολῆς ἔχει τῶν τῆς ἥβης ὀστῶν, ὁ δὲ τῶν ἐξωτάτω μερῶν τοῦ ἰσχίου· κάλλιστα γὰρ οὕτως ἔμελλεν εἰς λοξὰς κινήσεις ἀπάξειν τὸ σκέλος. ἐν τῷ μεταξὺ δ' αὐτῶν ἄλλαι τρεῖς εἰσι μυῶν ἐκφύσεις κατὰ στίχον κείμεναι, μικρὰς κινήσεις κινούντων τὸ γόνυ. κάμπτει μὲν γὰρ τὸ γόνυ καὶ πρὸς τἀντὸς ἀπάγει τὴν κνήμην ὁ συνεχὴς τῷ ἔνδον· ἀπάγει δ' ἐκτὸς ἅμα τῷ κάμπτειν ὥσπερ ἐξελίττων αὐτὴν ὁ ψαύων τοῦ ἔξωθεν. ὁ δ' ὑπόλοιπος, ὅσπερ καὶ μέσος ἁπάντων ἐστὶν, εἰς τὴν ἔνδον ἐμφυόμενος τοῦ μηροῦ κεφαλὴν, κάμπτει μὲν καὶ ὅλον τὸν μηρὸν, συνεπισπᾶται δὲ καὶ τὴν κνήμην, ἐπιβάλλων αὐτοῖς τοῖς περὶ τὴν διάρθρωσιν ἄχρι θατέρου τῶν κατὰ τὴν κνήμην μεγίστων μυῶν, ᾧ συνεπισπᾶται καὶ αὐτὴν ὅλην τὴν τοῦ σκέλους κνήμην. ὁ δ' ὑπόλοιπος τῶν κινούντων τὴν κατὰ γόνυ διάρθρωσιν ἔννατος μυῶν, ὁ στενὸς καὶ μακρὸς, ἐκ τοῦ τῆς λαγόνος ὀστοῦ φυόμενος, ἀνατείνει μὲν

partes inſeruntur, obliquae motioni uterque praefectus; qui namque externus eſt, crus intro adducit, alter vero foras abducit; enaſcitur autem ille quidem ex commiſſura oſſium pubis, hic vero ab extimis partibus iſchii; optime enim ſic crus ad motus obliquos abducturus erat. In horum autem medio aliae tres ſunt muſculorum propagines ordine poſitae, parvis motibus ipſum genu moventes. Flectit enim genu et ad interiora adducit tibiam is, qui eſt continuus interiori; abducit autem foras ſimul flectendo, velut exolvens eam, is qui tangit externum; reliquus vero, qui et medius omnium eſt, in femoris caput internum inſertus, flectit quidem totum quoque femur, cum eo autem ſimul et tibiam ipſam attrahit, incumbens partibus, quae ſunt ad dearticulationem, usque ad alterum maximorum tibiae muſculorum, cum quo et totam ipſam tibiam contrahit. Reliquus vero novem muſculorum dearticulationem ipſius genu moventium, ſtrictus et longus, ex oſſe ilium ortus, tollit ſurſum tibiam, in

κνήμην ἄνω, εἰς ἐκεῖνο μάλιστα τὸ σχῆμα καθιστὰς σκέλος ὅλον, ἐν ᾧ μαλάττοντες ἄνω φέρομεν τὸν πόδα πρὸς τὸν βουβῶνα θατέρου σκέ[368]λους. ἐπὶ τούτοις δ᾽ ἅπασιν ὁ κατὰ τὴν ἰγνύην ἐστὶ μικρὸς μῦς ὁ κάμπτων τὸ γόνυ, θαυμαστῶς κἀνταῦθα προνοησαμένης τῆς φύσεως τοῦ τε πλήθους (406) αὐτῶν καὶ τοῦ μεγέθους καὶ τῆς θέσεως καὶ τῆς ἐμφύσεως, ὡς μηδὲν ἐνδεῖν ἔτι πρὸς τὴν κίνησιν τῷ γόνατι, τούτων οὕτω διατεταγμένων, εἰ δ᾽ ὑπαλλαγείη τι τῶν εἰρημένων κἂν ἓν, ἢ βλάπτεσθαί τινα κίνησιν, ἢ τελέως διαφθείρεσθαι. τὸ μὲν δὴ τρεῖς γενέσθαι τοὺς μεγάλους τοὺς ἐκτείνοντάς τε τὸ σκέλος καὶ κατὰ γόνυ πιλοῦντάς τε καὶ ἀνατείνοντας τὴν μύλην, ἐναργῶς οἶμαι φαίνεσθαι τοῖς τῶν εἰρημένων μεμνημένοις, εἰς ὅσον ἥκει προνοίας· ἁπάσης γὰρ σχεδὸν τῆς κατὰ γόνυ κινήσεως ἐν τούτοις τοῖς μυσὶ τὸ κράτος ἔμελλε γενήσεσθαι. τηνικαῦτα γὰρ ἰσχυροτάτου τε καὶ ἀκριβῶς τεταμένου δεόμεθα τοῦ σκέλους παντὸς, ὅταν ἐν τῷ βαδίζειν ὑψηλὸν μὲν περιφέρηται θάτερον, ὅλον δ᾽ ὀχῆται τὸ τοῦ σώματος βάρος

illa maxime figura crus totum ftatuens, in qua mollientes ac fubigentes pedem furfum ferimus ad inguen alterius cruris. Praeter autem hos omnes eft parvus mufculus poplitis, qui flectit genu. Mirum, quantum hic quoque natura fuerit provida multitudinis ipforum, magnitudinis, fitus et infertionis, ut nihil defit ad motum ipfi genu, his ita difpofitis; fi vero permutatum fuerit vel unum quodpiam praedictorum, laedetur aliquis motus, aut omnino corrumpetur. Sane ad quantam perveniat providentiam, quod tres fint magni mufculi, qui crus extendunt et in genu molam tum ftringunt, tum attollunt, evidenter apparere iis arbitror, qui praedictorum meminerunt; totius enim fere motus, qui fit in genu, robur in his mufculis futurum erat. Tunc enim fortiffimo fimul et exacte tenfo indigemus toto crure, quando inter ambulandum fublime quidem circumfertur alterum, tota vero corporis moles vehitur fuper id, quod manet

Ed. Chart. IV. [368.] Ed. Baf. I. (406.)

ἐπὶ τοῦ μένοντός τε καὶ κατὰ γῆς ἐστηριγμένου. ἀλλ' ἐν τούτῳ τῶν ἐκτεινόντων κατὰ γόνυ μυῶν, οἵ πέρ εἰσιν οἱ προειρημένοι τρεῖς, ἐνεργούντων τε καὶ τεταμένων ἀκριβῶς δεόμεθα· τὸ μὲν γὰρ κάμπτεσθαι τῇ κατὰ γόνυ διαρθρώσει διὰ τῶν ὄπισθεν ὑπάρχει μυῶν, τὸ δ' ἐκτείνεσθαι διὰ τῶν ἔμπροσθεν. εἴπερ οὖν, ὁπότε μάλιστα τεταμένου τοῦ σκέλους δεόμεθα, τηνικαῦτα τοῖς τρισὶ τούτοις μυσὶ μόνοις ἐπιτρέπομεν τὸ γόνυ φυλάττειν τ' ἀκριβῶς ἀκλινὲς, ὀπίσω τ' εἱλεῖν καὶ προσάγειν, καὶ σφίγγειν τὴν μύλην, ὡς καὶ διὰ ταύτης ἡ ὀρθότης αὐτῶν φυλάττοιτο, δῆλον ὡς τὸ πᾶν κῦρος τῆς ἐνεργείας τῶν σκελῶν ἐν τούτοις ἐστίν. ἡ γὰρ εἰς τὰ πλάγια κίνησις αὐτῶν ἐκ περιουσίας ἐστὶ, πανταχοῦ τῆς φύσεως ἅπαντα τὰ μελῶν κοσμούσης πλέον, ἢ κατὰ τὴν ἀναγκαίαν ἐνέργειαν. αὐτὸ δὲ τὸ πρῶτον ἔργον τῶν σκελῶν, οὗ χάριν ἐγένετο, βάδισίς ἐστιν, εἰς ἣν ἔτι τῶν ἐκτεινόντων τὸ γόνυ μυῶν μάλιστα δεόμεθα πρὸς τὴν κατὰ τοῦτο τὸ ἄρθρον ἐνέργειαν. ὥσπερ οὖν ἐπὶ ποδὸς εἰς τὴν πτέρναν εὐλόγως ἐδείκνυντο δύο μύες ὄπισθεν

ac terrae obſirmatum eſt; at in hoc extendentibus in genu muſculis, qui ſunt praedicti tres, agentibus et exacte tenſis indigemus, flectitur enim ipſa genuum dearticulatio a poſterioribus muſculis, extenditur autem ab interioribus. Si igitur, quando maxime tenſo crure nobis opus eſt, tunc his tribus muſculis ſolis committimus genu cuſtodiendum exacte rectum, retrorſumque vertendam et adducendam et comprimendam molam, ut per hanc rectitudo ipſorum ſervetur, manifeſtum eſt, quod robur omne actionis crurum in his conſiſtit. Motus enim eorum ad latera ex abundantia eſt, ubique natura cumulatius omnia membra exornante, quam pro neceſſaria actione; ipſa autem prima actio crurum, cujus gratia facta ſunt, ambulatio eſt, ad quam quod muſculis ipſum genu extendentibus maxime nobis eſt opus ad hujus articuli actionem, nullus ignorat. Quemadmodum igitur in pede ad calcaneum monſtrabantur ſumma ratione duo

Ed. Chart. IV. [368.] Ed. Baſ. I. (406.)

ἐμφυόμενοι διὰ μεγίστου τένοντος, οὕτως ἐπὶ τοῦ γόνατος εἰς τὴν κεφαλὴν τῆς κνήμης ἔμπροσθεν ἦν αὐτοὺς ἐμφῦναι κάλλιον. τῷ μὲν γὰρ ποδὶ τὴν ἀσφάλειαν τῆς ἕδρας ἅπαντες οἱ μύες ἐκεῖνοι, τῷ δ' ὅλῳ σκέλει τὸ τῆς ἐκτάσεως ἀκλινὲς οὗτοι παρέχονται. τρισὶ δ' οὖσιν αὐτοῖς τρεῖς ἀντέταξεν ὄπισθεν, οὐχ ὁμοίως εὐρώστους, οὐθ' ἕνα γεννῶντας τένοντα, διὰ τὸ χρῆναι μὲν πάντως, ὡς ἐν τοῖς περὶ μυῶν κινήσεως ἀποδέδεικται λόγοις, ἀντιτετάχθαι παντὶ μυῒ μῦν ἕτερον, ἐναντίας κινήσεως δημιουργὸν, εἶναι δ' οὐκ ἴσην ἀξίαν τῆς ἐκτεινούσης τὸ γόνυ κινήσεως καὶ τῆς καμπτούσης. ὥστ' ἀντιταχθησομένους τε μόνον αὐτοὺς καὶ τῆς ἐναντίας ἐξηγησομένους κινήσεως τοὺς τρεῖς μὲν ἐποίησεν ὡσαύτως, οὐ μὴν οὔτ' αὐτοὺς ὁμοίως ἰσχυροὺς, οὔτ' εἰς τένοντας ὁμοίως ἐκείνοις εὐρώστους τελευτῶντας. ἔδωκε δὲ τοῖς ἑκατέρωθεν τοῦ μέσου καὶ λοξήν τινα κίνησιν, οὐ βραχεῖαν. ὅπως δὲ πανταχόσε περιφέρηται τὸ ἄρθρον, ἑκατέρωθεν ἕνα μῦν αὐτῷ παρέτεινε, τὸν μὲν τοῖς ἐμ-

muſculi retrorſum inſeri maximo tendone, ita in genu in caput tibiae antrorſum ipſos inſeri praeſtiterat; pedi namque ſtabilitatem ſecuram muſculi illi omnes, toti vero cruri extenſionem rectam hi ſuppeditant. Tribus autem his tres oppoſuit retrorſum, non aeque robuſtos, neque omnes unum generantes tendonem; quae omnia ſic quidem comparata fuerunt (ut in libro de motu muſculorum monſtratum eſt), quod omnino neceſſe eſſet oppoſitum eſſe omni muſculo alium muſculum contrarii motus auctorem, non tamen aequalem eſſe dignitatem extendentis genu motus et flectentis. Igitur quos ſolum oppoſitura erat natura, contrariique motus duces erant futuri, tres pariter effecit, non tamen ipſos aeque fortes, neque in tendones, ut illi, robuſtos deſinentes; ſed dedit eis, qui utrinque medio adjacent, obliquum etiam quendam motum non parvum. Ut autem quoquoverſum circumferatur articulus, utrinque unum ei muſculum obtendit,

πρόσθεν μυσὶ, τὸν δὲ τοῖς ὄπισθεν παραβεβλημένον. καὶ μὴν ὅτι τὰ μὲν μείζω τῶν ἄρθρων διὰ μεγάλων μυῶν, ἢ διὰ πολλῶν, ἢ διὰ εὐρώστων τενόντων κινεῖται, τὰ δ᾽ ἐλάττω δι᾽ ἐλαττόνων, ἢ μικροτέρων, ἢ ἀῤῥωστοτέρων, οὐκ οἶδ᾽ ὅπως οὐχὶ κἀνταῦθα χρὴ θαυμάζειν αὐτῆς τὴν τέχνην, εἰ μὴ ἄρα δικαιότερον εἶναι φήσειέ τις, ὀλίγους μὲν καὶ μικροὺς καὶ ἀῤῥώστους μῦς τοῖς μεγάλοις τε καὶ κυρίοις ἄρθροις ἐπιτετάχθαι, ἰσχυροὺς δὲ καὶ μεγάλους καὶ πολλοὺς τοῖς μικροῖς. οὕτω γὰρ ἂν ὁ τοιοῦτος καὶ λοξοὺς μὲν ταῖς κατ᾽ εὐθὺ κινήσεσιν, ὀρθοὺς δὲ ταῖς λοξαῖς ἐφεστάναι βουληθείη. μέγεθος μὲν δὴ [369] τῶν κατὰ τὸν μηρὸν μυῶν, καὶ πλῆθος, καὶ θέσις εἰς τοσόνδε προνοίας ἥκει τῇ φύσει. καταφύονται δὲ πάντες εἰς τὴν κεφαλὴν τῆς κνήμης ὑπερβαίνοντες τὴν διάρθρωσιν, οὐ σμικρὰν οὐδ᾽ ἐνταῦθα τέχνην ἐπιδεικνυμένης αὐτῆς. ὡς γὰρ καὶ ὅσοι διά τινων μηρίνθων τὰ ξύλινα τῶν εἰδώλων κινοῦσιν, ἐπέκεινα τῶν ἄρθρων εἰς τὴν κεφαλὴν τοῦ μέλλοντος κώλου κινηθή-

hunc quidem anterioribus mufculis, illum autem pofterioribus oppofitum. At vero quod majores articuli vel per magnos mufculos, vel multos, vel robuftos tendones moveantur, minores vero per minores, aut pauciores, aut imbecilliores, non novi caufam, cur non oporteat hic quoque mirari artificium naturae, nifi fortaffis aequius fore dixerit quis, paucos quidem et parvos et imbecillos mufculos magnis et principalibus membris et articulis praefici debuiffe, fortes autem et magnos et multos parvis. Fortaffe enim hujusmodi vir et obliquos quidem motibus rectis, non autem rectos obliquis praeeffe poftularit. Magnitudo itaque mufculorum femoris, et multitudo, et pofitura tanta naturae providentia fuerunt conftituta. Defcendunt autem omnes ad caput tibiae praetereuntes dearticulationem, hic quoque artem non parvam oftendente natura. Quemadmodum enim et qui per quosdam funiculos lignea idola movent, ultra articulos ad caput membri movendi eos applicant,

σεσθαι καθάπτουσιν αὐτὰς, οὕτως ἡ φύσις πολὺ προτέρα καθέκαστον τῶν ἄρθρων ἐτεχνήσατο· ὡς, εἰ τὰ μὲν ἄλλα σύμπαντα τοσαῦτά τε καὶ τοιαῦτα περὶ τὴν τῆς κνήμης κίνησιν ἀπειργάσατο, μόνης δὲ τῆς ἐπικαίρου τῶν τενόντων ἐκφύσεως ἠμέλησεν, οὐδὲν ἂν οὐδ᾽ ἐκείνων ὄφελος ἦν. ὅτι μὲν οὖν, εἰ, πρὶν διαβῆναι τὸ ἄρθρον, οἱ τένοντες ἐφύοντο κατὰ τὴν ἀρχὴν, οὐδ᾽ ἂν ἐκίνουν τὴν κνήμην, ἐναργῶς φαίνεται· ὅτι δ᾽, εἰ καὶ μετὰ τὸ διαβῆναι, καθ᾽ ὃ νῦν εἰσβάλλουσιν, ἀλλ᾽ ἤτοι κατ᾽ αὐτὴν εὐθέως τὴν ἀρχὴν τῆς κνήμης, ἢ μέχρι πλείστου προϊόντες, οὐδ᾽ αὐτὸ παντάπασιν ἄδηλον. ἡ μὲν γὰρ εἰς τὴν ἀρχὴν αὐτῶν μόνη κατάφυσις οὐκ ἂν ἦν ὁμοίως ἀσφαλὴς οὐδ᾽ εὔρωστος, ὀλίγαις λαβαῖς ἐξ ἄκρου τοῦ κώλου τὸ πᾶν ὀστοῦν ἐπιχειρούντων κινεῖν· ἡ δ᾽ εἰς τὰ ποῤῥωτέρω τε καὶ περὶ μέσην τὴν κνήμην, ὡς ἐπὶ τῶν πιθήκων ἔχει, τελέως ἐκτείνεσθαι τοῖς κώλοις οὐκ ἂν ἐπέτρεπε, μέσην ἄλλην ἀνύων συνδεδεμένων καὶ ἀπηρτημένων πρὸς τοὐπίσω, καθάπερ καὶ νῦν τοῖς πιθήκοις

ita et natura multo prior in unoquoque articulo fabricata eſt. Atque ſi ut alia univerſa tot et talia ad tibiam movendam eſſet molita, ſolam autem opportunam tendonum inſertionem omiſiſſet, nullus illorum eſſet uſus. Quod igitur ſi ante, quam tranſcenderent articulum, tendones ad principium inſererentur, omnino ne moverent quidem tibiam, notiſſimum eſt; quod vero etiam poſt, quam articulum tranſiſſent, tibiam non moviſſent, ſi non in eum locum, in quem nunc inſeruntur, ſed vel in ipſum mox principium tibiae, vel quam plurimum procedentes inſerti fuiſſent, nec hoc ſane penitus obſcurum eſt. Siquidem inſertio eorum ſola ad principium non utique fuiſſet neque pariter tuta, neque robuſta, quod paucis apprehenſionibus et iis ex ſummo membro totum os movere *ipſi tendones* conarentur; ſi vero ad ulteriora et circa mediam tibiam facta fuiſſet inſertio, ut habet in ſimiis, perfecte extendi membra non permiſiſſet, ſed eſſent membra velut colligata et ſuſpenſa a partibus femoris poſterioribus, velut nunc eſt in ſimiis.

ἐστίν. οἱ γὰρ ἐκ τῶν ὀπίσω μερῶν ἥκοντες μύες, εἰς μέσην
σχεδόν τι τὴν κνήμην, βραχὺ πρὸ αὐτῆς ἐν τούτοις τοῖς ζώοις
ἐμφυόμενοι, τοῖς ἔμπροσθεν μυσὶ τοῖς ἐκτείνουσι τὸ κῶλον
ἀντιπράττοντές τε καὶ ἀντισπῶντες ὀπίσω τὸ σκέλος, οὐκ
ἐπιτρέπουσιν ἐκτείνειν ἀκριβῶς τὸ γόνυ. καί σοι κἀνταῦθα
βασανίζειν ἔξεστι τὸ κατὰ τὴν ἀρχὴν τοῦ λόγου παντὸς
εἰρημένον, ὡς ἡ φύσις ἐπιτήδεια τοῖς τῆς ψυχῆς ἤθεσί τε
καὶ δυνάμεσι τὰ τοῦ σώματος ἅπασι τοῖς ζώοις κατασκευά-
ζει μόρια. καὶ γάρ τοι καὶ τῷ πιθήκῳ, καθότι καὶ πρόσθεν εἴρηται, γελοίῳ τὴν ψυχὴν ὑπάρχοντι ζώῳ μιμηλῷ,
πρὸς τὸ χεῖρον οὕτως ἔχον καὶ τὸ σῶμα περιέθηκεν. ἅπασαν γὰρ τὴν ἐν τοῖς σκέλεσι τῶν ὀστῶν σύνταξιν τοιαύτην
ἔχων, οἵαν ἵστασθαι καλῶς ὀρθῶς, οὐ συγχωρεῖν αὐτῷ γε-
λοιοτάτους ὄπισθεν μῦς ἐναντιουμένους τῇ κατασκευῇ κέκτηται,
καὶ ἐν τῇ παιδικῇ τὸ μυουροῦν, οὔτ᾽ ἀκριβῶς, οὔτ᾽ ἀσφαλῶς
ὀρθὸς ἵστασθαι πέφυκεν, ἀλλ᾽ ὡς ἄν τις καὶ ἄνθρωπος γελω-
τοποιῶν τε καὶ σκώπτων ἕτερον ἄνθρωπον χωλὸν ἵσταταί τε
καὶ βαδίζει καὶ διατρέχει χωλεύων, οὕτω καὶ πίθηκος χρῆται

Qui enim ex poſterioribus partibus proveniunt muſculi,
ad medium fere tibiae aut paulo ſupra id in iis animalibus inſerti, muſculis anterioribus membrum extendentibus renitentes et crus retrorſum contra trahentes,
genu exacte ab anterioribus extendi non permittunt.
Tibique hic licet examinare id, quod principio totius
ſermonis dictum eſt, naturam convenientes animi moribus et potentiis univerſas corporis partes cunctis animalibus conſtruxiſſe. Etenim et ſimiae (ut antea dictum
eſt), ridiculo anima animali et imperito imitatori, corpus
ſic ſe habens circumpoſuit; omnem enim oſſium crurum
ſtructuram ejusmodi quum habeat, quae eam pulchre
et recte ſtare non permittat, maxime ridiculos retrorſum
muſculos conſtructioni adverſantes ſortita eſt; propter
hoc igitur (in puerorum ludicro velut claudo ſubſultans)
neque exacte, neque tuto ſtare recta poteſt, ſed ut homo
deridens et ſubſannans alium hominem claudum ſtat et
ambulat et currit claudicans, ita et ſimia vtitur cruribus.

τοῖς σκέλεσιν. εἴρηταί μοι σχεδὸν ἅπαντα τὰ περὶ τῆς τῶν σκελῶν κατασκευῆς· ὑπὲρ γὰρ τῶν κινούντων τὸ κατ᾽ ἰσχίον ἄρθρον μυῶν, ἐπειδὰν τῶν κατ᾽ ἐκεῖνα τὰ χωρία μορίων ἡ ἐξήγησις γίνηται, τηνικαῦτα διαλέξομαι.

Dicta funt mihi fere omnia de crurum conftructione; de mufculis enim moventibus articnlum ifchii, cum partes illorum locorum exponam, tunc differam.

ΓΑΛΗΝΟΥ ΠΕΡΙ ΧΡΕΙΑΣ ΤΩΝ ΕΝ ΑΝΘΡΩΠΟΥ ΣΩΜΑΤΙ ΜΟΡΙΩΝ

ΛΟΓΟΣ Δ.

Ed. Chart. IV. [370.] Ed. Bas. I. (407.)

Κεφ. α'. Ἐπεὶ δὲ τρέφεσθαι μὲν ἀναγκαῖόν ἐστι τοῖς τοῦ ζώου μορίοις, εἴσοδος δ' εἰς τὸ σῶμα μία τοῖς σιτίοις ἡ διὰ τοῦ στόματός ἐστιν, εὐλόγως ἡ φύσις ὁδοὺς παμπόλλας ἐντεῦθεν ἐτέμετο, τὰς μὲν οἷον λεωφόρους τε καὶ κοινὰς ἁπάντων τῶν θρεψομένων, τὰς δὲ οἷον στενωπούς τινας, ἐφ' ἕκαστον μέρος διακομιζούσας τὴν τροφήν. ἡ μὲν οὖν κοινὴ καὶ μεγίστη καὶ πρώτη πασῶν ὁδὸς ἀπὸ τοῦ στόματος εἰς τὴν γαστέρα φέρει, καθάπερ εἴς τι ταμιεῖον

GALENI DE VSV PARTIVM CORPORIS HVMANI

LIBER IV.

Cap. I. Quum autem nutriri quidem animalis partes necesse sit, ingressus vero cibis in corpus unus existat per os, optimo jure natura vias quamplurimas inde divisit, has quidem velut publicas et communes omnium nutriendorum, alias vero tanquam angiportus quosdam, ad singulas partes nutrimentum perferentes. Communis sane et maxima primaque omnium via ab ore fert ad ventriculum, quasi ad promptuarium quoddam

κοινὸν ἁπάντων μορίων, ἐν μέσῳ τῷ ζώῳ καθιδρυμένον. ὄνομα δὲ τῆς εἰσόδου ταύτης τὸ μὲν ἴδιον οἰσοφάγος, τὸ δὲ κοινὸν στόμαχος· ἁπάσης γὰρ κοιλίας ὁ προτεταγμένος αὐχὴν στενὸς, οἷον ἰσθμός τις, οὕτως ὀνομάζεται. τὸ δὲ ταμιεῖον τοῦτο τὴν τροφὴν ἅπασαν ἐκδεχόμενον, ἅτε θεῖόν τε καὶ οὐκ ἀνθρώπειον ὑπάρχον δημιούργημα, πονεῖ περὶ τὰ σιτία τὸν πρῶτον πόνον, οὗ χωρὶς ἄχρηστά τε καὶ οὐδὲν ὄφελός ἐστι τῷ ζώῳ. καθαίρει μὲν γὰρ ἐξ αὐτῶν, ὥσπερ οἱ περὶ τὴν τοῦ σίτου κατεργασίαν ἐπιστήμονες, εἴ τι γῆς ἢ λίθων ἢ ἀγρίων ἐμφέροιτο σπερμάτων, λυμαίνεσθαι τοῖς σώμασι πεφυκότων, οὕτω καὶ ἡ τῆς γαστρὸς δύναμις, εἰ μέν τι τοιοῦτον, ὠθεῖ κάτω, τὸ λοιπὸν δὲ πᾶν, ὅσον ἂν ᾖ φύσει χρηστὸν, ἔτι χρηστότερον ἐργασαμένη ταῖς εἰς αὐτήν τε καὶ τὰ ἔντερα καθηκούσαις διανέμει φλεψίν.

Κεφ. β'. [371] Αἱ δὲ, ὥσπερ οἱ ἐν ταῖς πόλεσιν ἀχθοφόροι τὸν κεκαθαρμένον ἐν τῷ ταμιείῳ σῖτον εἴς τι κοινὸν τῆς πόλεως φέρουσιν ἐργαστήριον, ἵνα πεφθησόμενόν

omnium partium commune, in medio animali collocatum. Nomen autem ingreſſus hujus proprium quidem oeſophagus, commune autem eſt ſtomachus; omni enim ventri anguſtum collum praepoſitum, inſtar iſthmi cujusdam, ſic nominatur. Promptuarium autem id, alimentum univerſum excipiens, ceu divinum, non humanum ſit opificium, ſubit primum in cibariis laborem, ſine quo haec ſunt inutilia in nullamque rem animali commoda. Purgat enim ex ipſis, ut praeparandi tritici periti, ſi quid terrae aut lapidum aut ſylveſtrium ſeminum admixtum ſit, quae perniciosa corporibus eſſe ſolent, ita et ventriculi facultas, ſi quid fuerit ejusmodi, pellit deorſum, reliquum vero omne, quod fuerit natura utile, utilius adhuc quum reddiderit, venis, quae tum ad ipſum ventriculum tum ad inteſtina perveniunt, diſtribuit.

Cap. II. Hae autem, quemadmodum baiuli in civitatibus repurgatum in promptuario frumentum in aliquam communem civitatis deferunt officinam, concoquendum

τε καὶ χρήσιμον εἰς τὸ τρέφειν ἤδη γενησόμενον, οὕτω καὶ αὗται τὴν ἐν τῇ γαστρὶ κατειργασμένην τροφὴν ἀναφέρουσιν εἴς τι κοινὸν ὅλου τοῦ ζώου πέψεως χωρίον, ὃ καλοῦμεν ἧπαρ. εἴσοδος δ' εἰς τὸ χωρίον τοῦτο, πολλοῖς στενωποῖς κατατετμημένη, ὑπάρχει μία. καί τις αὐτὴν ἀνὴρ παλαιὸς, δεινὸς, οἶμαι, περὶ φύσιν, ὠνόμασε πύλας, ἀπ' ἐκείνου τε μένει τοὔνομα δεῦρο αἰεί. καὶ Ἱπποκράτης τε οὕτω καὶ πᾶς ὁ σὺν αὐτῷ χορὸς τῶν Ἀσκληπιαδῶν ὀνομάζουσιν, ἐπαινέσαντες τὴν σοφίαν τοῦ πρώτου, πολιτικῇ διοικήσει τὴν κατὰ τὸ ζῶον εἰκάσαντος. ἀλλ' ὥσπερ Ὅμηρος ἐποίησεν αὐτοκίνητα τὰ τοῦ Ἡφαίστου δημιουργήματα, καὶ τὰς μὲν φύσας εὐθὺς ἅμα τῷ κελεῦσαι τὸν δεσπότην παντοίην εὔπρηκτον ἀϋτμὴν ἐξανιείσας, τὰς δὲ θεραπαίνας ἐκείνας τὰς χρυσᾶς ὁμοίως αὐτῷ τῷ δημιουργῷ κινουμένας ἐξ αὐτῶν, οὕτω μοι καὶ σὺ νόει κατὰ τὸ τοῦ ζώου σῶμα μηδὲν ἀργὸν μήτ' ἀκίνητον, ἀλλὰ πάντα μετὰ τῆς πρεπούσης κατασκευῆς, θείας τινὰς αὐτοῖς δυνάμεις τοῦ δημιουργοῦ χαρισαμένου·

et utile ad nutriendum mox futurum, fimili modo prius elaboratum in ventriculo alimentum venae ipfae deferunt ad aliquem concoctionis locum communem totius animalis, quem hepar nominamus. Ingreffus autem in locum hunc, multis anguftis viis divifus, unus eft, et eum vir quidam antiquus naturae, opinor, peritus nominavit portas; a quo femper id nomen in hunc diem manfit. Quin et Hippocrates ipfe ac cum eo univerfa Afclepiadarum familia ita nominant, laudantes fapientiam primi illius, qui difpenfationem eam, quae animali ineft, civili affimilarit. Porro quemadmodum Homerus finxit, fua fponte moveri Vulcani inftrumenta, et folles quidem, fimul atque jufferit dominus, varium et expeditum flatum emittere, ancillas vero illas aureas, ut ipfummet opificem, moveri per fe ipfas: ad eundem modum et tu intellige mihi in animalis corpore nihil effe otiofum neque immobile, fed omnia varium expeditumque opus efficere cum convenienti conftructione, divinis quibusdam virtutibus a con-

καὶ τὰς μὲν φλέβας οὐ παραγούσας μόνον τὴν τροφὴν ἐκ τῆς γαστρὸς, ἀλλ᾽ ἑλκούσας ἅμα καὶ προπαρασκευαζούσας τῷ ἥπατι τὸν ὁμοιότατον ἐκείνῳ τρόπον, ὡς ἂν καὶ παραπλησίας αὐτῷ φύσεως ὑπαρχούσας καὶ τὴν πρώτην βλάστησιν ἐξ ἐκείνου πεποιημένας.

Κεφ. γ'. Αὐτὸ δὲ τὸ ἧπαρ, ἐπειδὰν αὐτὴν παραλάβῃ, πρὸς τῶν ὑπηρετῶν ἤδη παρεσκευασμένην, καὶ οἷον ὑπογραφήν τινα καὶ ἀμυδρὸν εἶδος αἵματος ἔχουσαν, ἐπάγει τέλεον αὐτῇ τὸν κόσμον εἰς αἵματος ἀκριβοῦς γένεσιν. ἀλλ᾽ ἐπεὶ τῶν κατὰ τὴν γαστέρα τὰ μὲν οὕτω μοχθηρὰ, καθάπερ ἐν τῷ σίτῳ γῆ καὶ λίθοι καὶ τὰ τῶν ἀγρίων σπέρματα ὀσπρίων, διεκέκριτο, τὸ δ᾽, οἷον ἄχνη καὶ πίτυρον, ἑτέρας καθάρσεως ἐδεῖτο, καὶ ταύτην αὖθις ἐπάγει τῇ τροφῇ τὴν κάθαρσιν τὸ ἧπαρ. ἄμεινον δ᾽ ἂν εἴη εἰς εἰκόνος ἐνέργειαν, μὴ ξηροῖς σιτίοις, ἀλλ᾽ ὑγρῷ χυμῷ προπεπεμμένῳ μὲν ἤδη καὶ προκατειργασμένῳ, δεομένῳ δὲ τελεωτέρας πέψεως, ὁμοιῶσαι τὸν ἐκ τῆς κοιλίας διὰ τῶν φλεβῶν εἰς τὸ

ditore ipfis inditis; et venas quidem non deducere folum nutrimentum ex ventriculo, fed attrahere fimul et hepati praeparare modo quo ipfum fimillimo, quippe quae et natura ipfi fint adfimiles, et primum germen ex illo duxerint.

Cap. III. Ipfum autem hepar, poftquam id nutrimentum acceperit a famulis jam praeparatum, et veluti rudem quandam delineationem obfcuramque fpeciem fanguinis referens, inducit ei poftremum ornatum ad fanguinis abfoluti generationem. Sed quoniam eorum, quae ventriculo continebantur, quae quidem erant ita prava, ut in tritico lapides et terra fylveftriumque leguminum femina, fegregata fuerant, quod autem erat velut gluma et furfur, alteram purgationem poftulabat, hanc quoque iterum hepar infert alimento purgationem. Praeftiterit autem, quo dilucida magis fit comparatio, non ficcis cibariis, fed humido fucco, praecocto quidem jam et prius elaborato, indigenti autem adhuc perfectiori concoctione, affimilaffe chylum, qui ex ventriculo per

ἧπαρ ἀναφερόμενον χυλόν. ἔστω δή τις οἶνος, ἄρτι μὲν τῶν βοτρύων ἐκτεθλιμμένος, ἐγκεχυμένος δ᾽ ἐν πιθάκναις, ὑπὸ δὲ τῆς ἐμφύτου θερμότητος ἔτι κατεργαζόμενός τε καὶ διακρινόμενος καὶ πεττόμενος καὶ ζέων, καὶ αὐτῶν τῶν περιττωμάτων τὸ μὲν βαρὺ καὶ γεῶδες, ὅπερ, οἶμαι, τρύγα καλοῦσιν, ἐν τοῖς πυθμέσι τῶν ἀγγείων ὑφιστάσθω, τὸ δ᾽ ἕτερον, τὸ κοῦφόν τε καὶ ἀερῶδες, ἐποχείσθω· καλεῖται δ᾽ ἄνθος τοῦτο, καὶ πλεῖστον ἐφίσταται τοῖς λεπτοῖς οἴνοις, ὥσπερ τοῖς παχυτέροις θάτερον ὑφίσταται πάμπολυ. κατὰ δὲ τὴν τοῦ παραδείγματος εἰκόνα νόει μοι τὸν ἐκ τῆς κοιλίας εἰς τὸ ἧπαρ ἀναδοθέντα χυλὸν ὑπὸ τῆς ἐν τῷ σπλάγχνῳ θερμασίας, ὥσπερ τὸν οἶνον τὸν γλεύκινον, [372] ζέοντά τε καὶ πεττόμενον καὶ ἀλλοιούμενον εἰς αἵματος χρηστοῦ γένεσιν· ἐν δὲ τῇ ζέσει ταύτῃ τὸ μὲν ὑφιστάμενον αὐτῷ τῶν περιττωμάτων, ὅσον ἰλυῶδές τε καὶ παχὺ, τὸ δ᾽ ἐπιπολάζον, ὃ δὴ λεπτόν τε καὶ κοῦφον, οἷον ἀφρός τις, ἐποχεῖται τῷ αἵματι.

Κεφ. δ΄. Τούτοις οὖν εὐλόγως ὄργανα παρεσκεύασται,

venas ſurſum ad hepar fertur. Sit itaque vinum aliquod nuper quidem ex uvis expreſſum, ſed infuſum in dolia, ab innatoque calore adhuc elaboretur ac ſecernatur concoquaturque ac ferveat: ex ejusque excrementis, quod quidem eſt grave ac terreum (quod, opinor, faecem vocant), in fundo vaſorum ſubſideat, alterum vero, quod leve eſt et *aëreum*, ſupernatet (vocatur autem id flos); plurimumque extat ſubtilibus vinis, ut craſſioribus alterum ſubſidet plurimum. Porro juxta exempli ſimilitudinem intellige mihi diſtributum a ventriculo ad hepar chylum a viſceris calore, velut vinum ipſum muſteum, fervere, concoqui, alterari in ſanguinis boni generationem; in ebullitione autem hac ex ipſius excrementis, quod faeculentum quidem eſt ac craſſum, ſubſidere, innatare vero, quod tenue eſt ac leve, et veluti ſpumam quandam in ſanguinis ſuperficie fluitare.

Cap. IV. His igitur conſentaneum fuit inſtrumenta

κοῖλα μὲν, ὥστε ὑποδέχεσθαι ῥᾳδίως, προμήκεις δ᾽ αὐχένας, οἷον στομάχους τινὰς, ἑκατέρωθεν τῆς κοιλότητος ἔχοντα, ἕλκειν μὲν τὸν ἕτερον αὐτῶν τὸ περίττωμα, τὸν ἕτερον
δ᾽ ἐκπέμπειν ἐπιτήδειον. ἀλλὰ καὶ τὴν θέσιν οἰκείαν ἐχρῆι
εἶναι τῇ ῥοπῇ τοῦ περιττώματος, καὶ τῶν στομάχων τὰς εἰς
ἧπαρ ἐμφύσεις ἀνάλογον ταῖς θέσεσι. ἀτὰρ οὖν καὶ φαίνεται ταῦθ᾽ ὧδε διακεκοσμημένα. τὴν μὲν γὰρ τὸ κοῦφόν τε
καὶ ξανθὸν περίττωμα δεξαμένην κύστιν ἡ φύσις ἐπέθηκα
τῷ ἥπατι· τὸν δὲ τὸ παχὺ καὶ ἰλυῶδες ἕλκοντα σπλῆνα
μάλιστα μὲν ἐβούλετο κατὰ ταύτας ὑποθεῖναι τὰς πύλας,
αἳ δὴ καὶ ῥέπειν ἔμελλεν ἐξ αὐτοῦ τῷ βάρει καταφερόμενον
τὸ μελαγχολικὸν ἐκεῖνο περίττωμα. ἀλλὰ γὰρ οὐκ ἐνῆν ἐνταῦθα χώρα σχολάζουσα, τῆς γαστρὸς φθανούσης ἅπασαν
αὐτὴν κατειληφέναι. μεγάλης οὖν εὐρυχωρίας ἐν τοῖς ἀριστεροῖς μέρεσιν ὑπολειπομένης, ἐν ταύτῃ τὸν σπλῆνα κατέθετο, καί τινα οἷον στόμαχον ἐκ τῶν σιμῶν αὐτοῦ μερῶν
ἀποφύσασα, φλεβῶδες ἀγγεῖον ἐπὶ τὰς πύλας ἐξέτεινεν,
ὥστε μηδὲν μεῖον εἶναι πρός γε τὴν τοῦ ἥπατος κάθαρσιν,

praeparari, cava quidem, ut recipiant facile, praelonga
vero colla, velut ſtomachos quosdam, utraque parte cavitatis habentia, alterum quidem eorum attrahendo excremento, reliquum autem emittendo idoneum. Sed et
ſitum convenientem eſſe oportuit delationi excrementi,
et ipſas ſtomachorum ad hepar inſertiones poſitionibus
reſpondere. Caeterum apparent quoque haec ſic diſpo-
ſita: ſiquidem veſicam, quae leve et flavum ſuperfluum
receptura erat, natura impoſuit hepati; ſplenem vero,
qui craſſum et limoſum attracturus erat, maxime quidem voluiſſet ipſis portis ſubiicere, quo certe vel ſua
ſponte inclinaturum erat pondere delatum melancholicum
illud excrementum; at enim nullus illic erat locus vacuus, quod ventriculus ipſum omnem prior occupaverat.
Magnum igitur et amplum ſpatium cum in ſiniſtris partibus relinqueretur, illic ſplenem poſuit: et quendam velut
ſtomachum ex ſimis partibus ipſius ſplenis productum,
venoſum vas ad portas extendit; ut nihilo minus hepar

ἢ εἰ καὶ πλησίον αὐτοῦ τεταγμένος ὁ σπλὴν ἦν, καὶ μὴ μακρῷ, καθάπερ νῦν, ἀλλὰ βραχεῖ τινι στομάχῳ τὴν ὁλκὴν ἐποιεῖτο τοῦ περιττώματος. ἀποθέμενος οὖν ὁ παρασκευαζόμενος ἐν ἥπατι χυμὸς εἰς τροφὴν τῷ ζώῳ τὰ προειρημένα δύο περιττώματα, καὶ τὴν ἐκ τῆς ἐμφύτου θερμασίας πέψιν ἀκριβῆ κτησάμενος, ἐρυθρὸς ἤδη καὶ καθαρὸς, ἐπὶ τὰ κυρτὰ μόρια τοῦ ἥπατος ἀνέρχεται, τῆς τοῦ θείου πυρὸς ἐν ὑγρῷ νομῆς τε καὶ ἐξομοιώσεως ἐνδεικνύμενος τὴν χρόαν, ὥσπερ καὶ Πλάτων ἔλεγεν.

Κεφ. ε΄. Ἐκδέχεται δ᾽ αὐτῶν ἐνταῦθα μία φλὲψ μεγίστη, ἐκ τῶν κυρτῶν τοῦ ἥπατος διαπεφυκυῖα, πρὸς ἄμφω τοῦ ζώου τὰ μέρη φερομένη, τό τε ἄνω καὶ τὸ κάτω. φαίης ἂν οἷον ἀγωγόν τινα μεστὸν αἵματος ὑπάρχουσαν αὐτὴν, καὶ ὀχετοὺς παμπόλλους ἀποῤῥέοντας ἴσχειν, ἐλάττους τε καὶ μείζους, εἰς πᾶν μόριον τοῦ ζώου νενεμημένους. ἀλλὰ γὰρ καὶ κατὰ ταύτην ἔτι τὴν φλέβα πολλῆς ὑγρότητος λεπτῆς καὶ ὑδατώδους μεστόν ἐστι τὸ αἷμα. καλεῖ δ᾽ αὐτὴν Ἱπποκράτης ὄχημα τροφῆς, ἐνδεικνύμενος εὐθὺς ἅμα τῇ

certe purgetur, quam fi prope ipfum effet fplen locatus, neque longo, ut nunc, fed brevi aliquo ftomacho excrementum traheret. Poftquam igitur, qui apparatur in hepate chymus feu humor ad nutrimentum animalis, praedicta duo excrementa depofuit, et ab innato calore coctionem exactam eft adeptus, ruber jam et purus furfum ad gibbas partes hepatis afcendit, portionis affimilationisque ignis in humido divini colorem indicans, ut Plato dicebat.

Cap. V. Excipit autem ipfum illic una vena maxima ex gibbis hepatis enata, quae ad utramque animalis partem fertur, fuperiorem fimul et inferiorem; diceres fane, ceu aquaeductum quendam plenum fanguine ipfam effe, rivosque quam plurimos a fefe manantes habere parvos et magnos, in omnes partes animalis diftributos. At enim in hac quoque vena multa adhuc humiditate tenui et aquofa plenus eft fanguis. Vocat autem ipfam Hippocrates vehiculum nutrimenti, fimul cum appellatione

προσηγορίᾳ καὶ τὴν χρείαν. οὔτε γὰρ ἐκ τῆς γαστρὸς εἰς τὰς φλέβας ἀναληφθῆναι καλῶς οἷόν τε ἦν τὸν ἐκ τῶν σιτίων χυμὸν, οὔτε ῥᾳδίως διεξέρχεσθαι τὰς ἐν ἥπατι (408) φλέβας, πολλὰς καὶ στενὰς ὑπαρχούσας, εἰ μή τις αὐτῷ λεπτοτέρα καὶ ὑδατώδης ὑγρότης ἀνεμέμικτο καθάπερ ὄχημα. καὶ πρὸς αὐτὴν ἄρα τὴν χρείαν ὑπηρετεῖ τοῖς ζώοις τὸ ὕδωρ. τρέφεσθαι μὲν οὐδὲν ἐξ αὐτοῦ δύναται μόριον, ἀναδοθῆναι δ᾽ ἐκ τῆς κοιλίας τὸ θρέψον οὐκ ἐνεδέχετο, μὴ παραπεμπόμενον ὑπό τινος οὕτως ὑγροῦ.

Κεφ. ς'. [373] Ταύτας οὖν τὰς λεπτὰς ὑγρότητας, ὅταν τὸ σφέτερον ἔργον πληρώσωσιν, οὐκέτ᾽ ἐν τῷ σώματι χρὴ μένειν, ἄχθος ἀλλότριον ἐσομένας ταῖς φλεψί. καὶ ταύτης ἕνεκα τῆς χρείας οἱ νεφροὶ γεγόνασιν, ὄργανα κοῖλα στομάχοις τοῖς μὲν ἕλκοντα, τοῖς δ᾽ ἐκπέμποντα τὸ λεπτὸν τοῦτο καὶ ὑδατῶδες περίττωμα. παράκεινται δ᾽ ἑκατέρωθεν τῇ κοίλῃ φλεβὶ, τῇ μικρῷ πρόσθεν ῥηθείσῃ τῇ μεγίστῃ, μικρὸν ὑποκάτω τοῦ ἥπατος, ὥστε πᾶν, ὅσον ἂν

ufum quoque ejus oftendens: neque enim ex ventriculo in venas commode tranfumi poterat chymus jam ex cibis factus, neque facile pertranfire venas, quae funt in hepate et multae et anguftae, nifi tenuis quaedam et aquofa humiditas tanquam vehiculum fuiffet ei admixta. Hunc itaque ufum praeftat animalibus aqua, fiquidem ex ea nutriri nulla pars poteft; diftribui vero ex ventre, quod nutriturum erat, non poterat, nifi deductum fuiffet a quopiam ita liquido.

Cap. VI. Hos igitur tenues humores, poftquam fuo officio perfuncti fuerint, non oportet amplius manere in corpore, onus alienum venis futuros. Hujus fane ufus gratia renes extiterunt, inftrumenta concava ftomachis, aliis quidem attrahentia, aliis autem emittentia tenue hoc et aquofum excrementum. Adjacent autem utrinque ipfi venae cavae (quam paulo ante maximam diximus) paulo fub hepate, ut, quicquid in ipfam fangui-

εἰς αὐτὴν αἷμα παραλαμβάνηται, παραχρῆμα καθαίρεσθαι, καὶ μόνον ἔτι τὸ καθαρὸν ἰέναι πάντη τοῦ σώματος,' βραχείας παντάπασιν ἀναμεμιγμένης αὐτῷ τινος ὑδατώδους ὑγρότητος. οὐ γὰρ ἔτι γε δὴ δεῖται πολλοῦ τούτου τοῦ ὀχήματος, ὡς αν εὐρείαις μὲν ὁδοῖς τοὐντεῦθεν ἐνεχθησόμενον, ευρουν δ' ἤδη τῇ χύσει γεγενημένον, ἣν ἐκ τῆς θερμότητος, πρώτης μὲν τῆς κατὰ τὸ ἧπαρ ἐκτήσατο, δευτέρας δὲ καὶ πολὺ σφοδροτέρας ἐπικτᾶται τῆς ἀπὸ καρδίας, ἐπὶ μὲν ἡμῶν καὶ τῶν τετραπόδων ζώων ἁπάντων εἰς τὴν δεξιὰν κοιλίαν αὐτῆς καταφυομένης τῆς κοίλης φλεβὸς, ἐπὶ δὲ τῶν οὐκ ἐχόντων ταύτην τὴν κοιλίαν ἐκ τῆς πρὸς τὰς ἀρτηρίας ἀναστομώσεως μεταλαμβανουσῶν τῶν καθ' ὅλον τὸ ζῶον φλεβῶν τῆς ἐν καρδίᾳ θερμασίας. εἴρηται δὲ περὶ πάντων τούτων ἐν ἑτέροις. καὶ νῦν (ὅπερ ἐῤῥέθη κατ' ἀρχὰς εὐθὺς τῆς ὅλης πραγματείας) ἀπόδειξιν μὲν οὐδεμιᾶς ἐνεργείας πρόκειται λέγειν· ἐπεὶ δ' οὐκ ἐνδέχεται τῶν μορίων ἐξευρίσκειν τὰς χρείας, ἀγνοουμένων ἔτι τῶν ἐνεργειῶν, διὸ ἀεὶ περὶ ἐνεργειῶν μνημονεύοντες ἐπὶ τὰς χρείας

nis aſſumatur, confeſtim purgetur, ſolusque poſtea is purus eat per totum corpus, pauco omnino ipſi admixto aquoſo humore, non enim eget amplius ſane multo hoc vehiculo, ut qui tum per amplas vias illinc feratur, tum fluxilis magis jam fuſione redditus ſit; quod ei accidit ex calore primum quidem ipſius hepatis, deinde vero ipſius cordis, qui etiam multo vehementior eſt, in nobis quidem et quadrupedibus animalibus omnibus ad dextrum cordis ventriculum inſerta vena cava, in iis vero, quae hujusmodi ventriculum non habent, ex anaſtomoſi (*oriſiciorum apertione*) ad arterias venis, quae per totum animal ſunt ſparſae, de calore, qui in corde eſt, tranſumentibus. Dictum autem eſt de omnibus his in aliis. Porro nunc (quod dictum eſt in principio ſtatim operis totius) nullius quidem actionis demonſtrationem propoſitum eſt dicere; at quoniam non licet partium invenire uſus, ignoratis adhuc actionibus, propterea ſemper, de actione

εὐθέως μεταβησόμεθα, τὴν ἀρχὴν ἀπὸ τῆς γαστρὸς ποιησάμενοι.

Κεφ. ζ'. Ταύτης οὖν ἔστι μέν τις ἑλκτικὴ δύναμις τῆς οἰκείας ποιότητος, ὡς ἐν τοῖς περὶ τῶν φυσικῶν δυνάμεων ὑπομνήμασιν ἀποδέδεικται· ἔστι δέ τις καὶ καθεκτικὴ τῶν ληφθέντων, καὶ αὖθις ἀποκριτικὴ τῶν περιττωμάτων, καὶ πρό γε τούτων ἁπασῶν ἡ ἀλλοιωτικὴ, δι' ἣν ἐδέησεν αὐτῇ κἀκείνων. ἀλλὰ τοῖς μὲν ἄλλοις ἅπασι τοῦ ζώου μορίοις, καίτοι τὰς αὐτὰς ἔχουσι δυνάμεις, οὐ συνῆψεν ἡ φύσις αἴσθησιν τῶν ἐλλειπόντων, ἀλλ' οἷον φυτὰ τρέφεται ταῦτα, διὰ παντὸς ἐκ τῶν φλεβῶν ἀρυόμενα τὴν τροφήν. μόνῃ δὲ τῇ γαστρὶ, καὶ ταύτης μάλιστα τοῖς κατὰ τὸ στόμα μέρεσιν ἐνδείας αἴσθησιν ἐπέστησεν, ἐπεγείρουσάν τε καὶ κεντρίζουσαν τὸ ζῶον προσάρασθαι σῖτον. καὶ τοῦτ' εὐλόγως εἰργάσατο. τῶν μὲν γὰρ καθ' ὅλον τὸ σῶμα μορίων ἐκ τῶν ἀπὸ τῆς κοίλης πεφυκυιῶν φλεβῶν ἑλκόντων τὴν τροφὴν, αὐτῆς δ' αὖ πάλιν τῆς κοίλης ἐκ τῶν κατὰ τὸ

ubi admonuerimus, ad ufus mox tranfibimus, initio a ventriculo facto.

Cap. VII. Hujus igitur eft facultas quaedam propriae qualitatis attractrix, ut in commentariis De facultatibus naturalibus eft demonftratum. Eft autem et quaedam retentrix receptorum: et rurfus excretrix fuperfluorum; et ante has fane omnes alteratrix, propter quam illis quoque ventriculus eguit. Sed aliis quidem omnibus animalis partibus, quanquam easdem facultates habeant, non indidit natura fenfum eorum, quae defunt, fed hae plantarum modo nutriuntur, affidue ex venis alimentum haurientes; foli vero ventriculo, et maxime ejus partibus iis, quae ad orificium pertinent, fenfum indigentiae contulit, ad cibum fumendum animal ipfum excitantem et ftimulantem, idque a natura recte fuit comparatum. Quum enim totius corporis partes nutrimentum ex venis a cava prognatis trahant, ipfa autem rurfus cava ex

ἧπαρ, τούτων δ᾽ αὖθις ἐκ τῶν ἐπὶ τὰς πύλας ἀναφερομένων, ἐκείνων δ᾽ αὖ πάλιν ἐκ τῆς γαστρός, τε καὶ τῶν ἐντέρων, ὄντος δ᾽ οὐδενὸς ἔτι μορίου, παρ᾽ οὗ χρὴ λαβεῖν τὴν
κοιλίαν, ἔξωθεν αὐτὴν πληροῦν ἦν ἀναγκαῖον τοῖς ζώοις,
κἂν τούτῳ διαφέρει ἤδη τῶν φυτῶν. τοῖς μὲν γὰρ, εἰ καὶ
ὅτι μάλιστα τὰς ἄλλας τέτταρας δυνάμεις τὰς ὀλίγον πρόσθεν εἰρημένας ὁμοίως τοῖς ζώοις ἔχειν ὑπάρχει, ἀλλ᾽ ἥ γε
τῶν ἐλλειπόντων αἴσθησις ἄπεστιν. οὐ γὰρ ἔμελλεν διὰ
στόματος θρέψεσθαι, [374] ταμιεῖον ἀφθόνου τροφῆς ὑποβεβλημένην ἔχοντα τὴν γῆν, ᾗ ξυμπεφυκότα τε καὶ συνημμένα διὰ παντὸς εὐπορεῖ τοῦ θρέψοντος. τῇ δὲ τῶν ζώων
οὐσίᾳ, πρὸς τῷ πόῤῥω γῆς εἶναι κατὰ τὰς συμφύτους τῶν μορίων ποιότητας, ἔτι καὶ τὸ κινεῖσθαι κατὰ προαίρεσιν ὑπάρχει,
καὶ χώραν ἐκ χώρας ἀμείβειν καὶ μεταλλάττειν τοὺς τόπους·
ὥστε δι᾽ ἄμφω ταῦτα ἀδύνατον ἦν αὐτοῖς, ὥσπερ φυτοῖς,
τὸν ἐκ τῆς γῆς εἰσβάλλειν χυμόν. ἐδεήθη τοιγαροῦν κατὰ
τὴν οἰκείαν ἕκαστον φύσιν ἢ βοτάναις, ἢ σπέρμασιν, ἢ
ἀκροδρύοις, ἢ ζώων ἑτέρων τρέφεσθαι σαρξὶ, καὶ ταῦτα

venis hepatis, hae rurſum ex iis, quae ſurſum ad portas
feruntur, illae rurſum ex ventriculo et inteſtinis, quumque nulla jam ſuperſit amplius pars, a qua ventriculum capere oporteat, animalibus ipſum extrinſecus replere fuit neceſſe, in eoque differunt jam a plantis. Siquidem his, etſi quam maxime alias quatuor facultates
paulo ante memoratas, ut animalia ipſa, habere contigerit,
eis tamen ſenſus certe eorum, quae ſibi deſunt, abeſt;
non enim per os nutriendae erant, promptuarium copioſi
alimenti ſubjectam habentes ipſam terram, cui haerentes
atque unitae ſemper affluunt alimento. Ipſi vero ſubſtantiae animalium, praeterquam quod multum a terra differt
ſecundum innatas partium qualitates, inſuper etiam motus ineſt voluntarius, et loci ex loco permutatio: itaque
propter haec duo impoſſibile fuit ipſis plantarum ritu
fugere ex terra humorem. Opus igitur fuit unumquodque pro ſua natura aut herba, aut ſemine, aut fructu
arborum, aut aliorum animalium carnibus nutriri, eaque

κατ᾽ ἐκεῖνον προσφέρεσθαι τὸν καιρὸν, καθ᾽ ὃν ἂν ἡ γαστὴρ αἴσθηται τῆς ἐνδείας. ἀλλ᾽ οὐδὲν τῶν τοῦ ζώου μορίων ἐξ ἑαυτοῦ κέκτηται σύμφυτον αἴσθησιν, ὡς καὶ τοῦτ᾽ ἐν ἄλλοις ἀποδέδεικται. ἐπιῤῥεῖν οὖν τῇ γαστρὶ τὴν τοιαύτην δύναμιν ἑτέρωθεν ἐχρῆν, οἷον δι᾽ ὀχετῶν τινων ἀπὸ τῆς αἰσθητικῆς ἀρχῆς. καὶ τούτου χάριν εἰς αὐτὴν ζεῦγος οὐ σμικρῶν νεύρων ἄνωθεν καταφέρεται, καὶ διασπείρεταί τε καὶ διαπλέκει μάλιστα μὲν τὸ στόμα καὶ τὰ τούτῳ συνεχῆ, καὶ τοῖς ἄλλοις δὲ ἤδη τοῖς μέχρι τοῦ πυθμένος αὐτῆς ἐπεκτείνεται μέρεσιν. ἐτέθη δὲ ἡ γαστὴρ οὐκ ἐφεξῆς τῷ στόματι, καίτοι τούτου δεομένη πρός γε τὴν τῆς τροφῆς χορηγίαν, ἀλλὰ τὸν καλούμενον θώρακα καὶ τὰ κατ᾽ αὐτὸν σπλάγχνα προὔταξεν ἡ φύσις, ἵν᾽ ἡ μὲν ἐν τοῖς κάτω μέρεσι τὰς ἐκροὰς ἔχῃ τῶν περιττωμάτων, ὁ δὲ διὰ τοῦ στόματος ἕλκων τε καὶ αὖθις ἐκπέμπων τὸν ἀέρα φωνῆς καὶ ἀναπνοῆς γίνηται δημιουργός. ἀλλὰ περὶ μὲν θώρακός τε καὶ τῶν κατ᾽ αὐτὸν σπλάγχνων ἐπιπλέον ἐν τοῖς μετὰ ταῦτα λεχθήσεται, περὶ δὲ τῆς γαστρὸς αὖθις ἐπάνειμι.

id temporis edere, quo ventriculus fenferit indigentiam; fed nulla animalis pars ex fe ipfa fenfum habet innatum, ut et hoc in aliis demonftratum eft. Affluere igitur ventriculo ejusmodi facultatem aliunde oportebat velut per canales quosdam a fenfifico principio; cujus rei gratia ad eum par nervorum haud mediocre fuperne defertur et diffeminatur, contexitque maxime quidem os ejus et partes ipfi continuas, et in alias jam partes usque ad fundum ipfius ventriculi protenditur. Pofitus autem eft ventriculus non ftatim poft os, tametfi id poftulabat alimenti certe fufceptio; fed quem vocamus thoracem, et quae in ipfo funt vifcera, praepofuit natura; ut ille quidem in inferioribus partibus effluvia habeat fuperfluorum, hic vero per os attrahens et rurfus emittens aërem vocis et refpirationis fiat opifex. Sed de thorace quidem et vifceribus, quae in ipfo funt, fufius in fequentibus dicetur: ad ventriculum autem rurfus revertimur;

οὐ γὰρ, ὅτι κατωτέρω τοῦ θώρακος ἡ φύσις αὐτὴν κατέθετο, διὰ τοῦτο χρὴ μόνον ἐπαινεῖν, ἀλλ᾽ ἔτι τούτου μᾶλλον, ὅτι μὴ μέσην ἀκριβῶς τῶν ἀριστερῶν καὶ τῶν δεξιῶν τοῦ ζώου μερῶν, ἀλλ᾽ ἐν τοῖς ἀριστεροῖς μᾶλλον. ἐπειδὴ γὰρ αὐτῇ περιθήσειν ἔμελλε δύο σπλάγχνα, μήτε τοῖς μεγέθεσιν ἴσα, μήτε τοῖς ἀξιώμασιν ὁμότιμα, διὰ τοῦτο τῷ μείζονι καὶ κυριωτέρῳ μείζονά τε ἅμα καὶ ἐντιμοτέραν ἀπενείματο χώραν, καὶ τοῦτο μὲν εἰς τὰ δεξιὰ φέρουσα κατέθετο, θάτερον δὲ, τὸ οἷον ἐκμαγεῖον αὐτοῦ, τοῖς ἀριστεροῖς τῆς γαστρὸς παρέτεινε μέρεσιν. ἐπεὶ δὲ τὸ μὲν ἧπαρ ἀνωτέρω τὴν θέσιν εἶχεν, ὡς ψαύειν τῶν φρενῶν, ὁ δὲ σπλὴν κατωτέρω δι᾽ ἣν ὀλίγῳ πρόσθεν ἐλέγομεν αἰτίαν, εὐλόγως εἰς τὰ δεξιὰ τὸν πυθμένα τῆς κοιλίας ἐξέτεινεν, ἀργὸς γὰρ ἂν ὁ τόπος οὗτος ἦν καὶ τελέως κενὸς, ὡς ἂν μηκέτ᾽ εἰς αὐτὸν ἐξικνουμένου τοῦ ἥπατος. αὕτη μὲν ἡ πρόνοια τῆς θέσεως τῶν τριῶν ὀργάνων, ἥπατός τε καὶ σπληνὸς καὶ γαστρός· ἡ δὲ τοῦ σχήματος καὶ τῆς διαπλάσεως ἁπάσης, καὶ προσέτι τῆς πλοκῆς

non enim, quia inferiorem thorace eum natura posuit, ob id oportet solum laudare, sed eo amplius, quod non medius exacte inter sinistram et dextram animalis partem positus est, sed in sinistris magis. Quum enim natura circumpositura ei esset duo viscera, neque magnitudine aequalia neque pari praestantia, propterea majori et principaliori majorem simul et nobiliorem locum tribuit, et hoc quidem dextra parte locavit, alterum vero, quod est velut expressum quoddam simulacrum ipsius, sinistris ventriculi partibus protendit. Sed quoniam hepar quidem sublimem habuit situm, adeo ut contingat septum transversum, splen autem inferiorem propter eam quam paulo ante dicebamus causam, ratio fuit ad dextram fundum ventriculi extendisse, otiosus enim fuisset locus iste et omnino vacuus, utpote ad quem hepar non etiam perveniebat. Haec quidem est providentia positurae trium instrumentorum, hepatis, splenis et ventris; providentia vero figurae et conformationis univer-

καὶ τῆς πρὸς τὰ παρακείμενα συμφύσεως ὧδ' ἔχει. ἡ μὲν γὰρ γαστὴρ, ὡς ἂν ὑποδοχῆς σιτίων ἕνεκα γεγενημένη καὶ μέλλουσα τὸν μεταξὺ τόπον ἅπαντα καθέξειν ἥπατος καὶ σπληνὸς, εὐλόγως ἅμα μὲν περιφερὴς, ἅμα δὲ προμήκης ἐγένετο· περιφερὴς μὲν, ὅτι δυσπαθέστατον τοῦτο τῶν σχημάτων καὶ μέγιστον, ἁπάντων γὰρ τῶν ἴσην ἐχόντων τὴν περίμετρον σχημάτων, τῶν μὲν ἐπιπέδων ὁ κύκλος, τῶν δὲ στερεῶν ἡ σφαῖρα μέγιστα τετύχηκεν ὄντα· προμήκης δὲ, διότι κάτω μὲν ἡ εἰς τὰ ἔντερα ἔκφυσις, ἄνω δὲ ἡ ἐπὶ τὸν οἰσοφάγον αὐτὴ προέρχεται, καθ' ἃ δὲ περιβέβηκε τοῖς σπονδύλοις, ἐντετύπωταί τε καὶ διέφθαρται, καὶ κατὰ τοῦτ' αὐτῆς ἡ κυρτότης. ἔστι δὲ ἐπὶ μὲν ἀνθρώπων εὐρύτερος ὁ πυθμὴν τῶν κατὰ τὸ στόμα διὰ τὸ καταῤῥέπειν, ὀρθοῦ μόνου τούτου τοῦ ζώου γεγονότος· [375] ἐπὶ δὲ τῶν ἄλλων εἰς τὰ πρόσω κατὰ τὸ ὑποχόνδριον ἡ ῥοπὴ τῆς γαστρὸς, ἐκείνοις γὰρ τοῦτο κάτω. καί σοι δῆλον ἤδη τὸ σύμπαν αὐτῆς σχῆμα. σφαῖραν γὰρ ἀκριβῆ νοήσας, αὖθις αὐτὴν

fae, praeterea connexionis et cohaerentiae cum adjacentibus fic habet. Ventriculus quidem, ut qui recipiendorum ciborum gratia extiterit, et locum omnem inter hepar et fplenem medium effet occupaturus, merito rotundus fimul et oblongus fuit: rotundus quidem, quod haec figura minimum omnium laefioni obnoxia atque capaciffima fit, omnium enim figurarum aequalem habentium circuitum, planarum quidem circulus, folidarum autem fphaera maximae funt; oblongus autem, quoniam inferne quidem ecphyfis ad inteftinum eft, fuperne autem ad oefophagum ipfe idem progreditur, qua vero incumbit vertebris, comprimitur et ob id ipfum vitiata eft ipfius convexitas. Eft autem in hominibus quidem fundum latius ipfo orificio, quod inferne fundum vergat in hoc animali, quod folum rectum extitit; in aliis vero animalibus verfus anteriora ad hypochondrium tendit ventriculus, propterea quod id illis eft deorfum. Porro tibi manifefta jam erit univerfa ipfius figura. Sphaeram enim perfectam mente complexus, poftea ipfam ampliorem

εὐρυτέραν (409) ἐπινόησον κάτωθεν, εἶτ' ἔργασαι διττὰς ἀποφύσεις, εὐρυτέραν μὲν τὴν κατὰ τὸν οἰσοφάγον, στενοτέραν δὲ τὴν κάτω. εἶτ' ἐπὶ τούτοις ἔτι θλίψας αὐτὴν, καὶ σιμώσας τὴν ὄπισθεν κυρτότητα, τὸ σύμπαν σχῆμα μεμαθηκὼς ἔση τῆς γαστρός. ἀλλὰ τὰ μὲν ἄλλα δῆλα. διὰ τίνα δὲ αἰτίαν ὑπεναντίως ἔχει τὰ μέρη ταῖς ἀποφύσεσιν, ἄνωθεν μὲν, ἐν οἷς ἐστιν αὐτὴ ἡ στενότης, τοῦ στομάχου γενηθέντος εὐρυτέρου, κάτωθεν δὲ, ἐν οἷς ἐστιν ἡ εὐρύτης, τῆς εἰς τὸ ἔντερον ἐκφύσεως στενοτέρας ἀποτελεσθείσης; ἢ ὅτι πρῶτον μὲν ἀτρίπτους καὶ σκληροὺς ὄγκους καὶ μεγάλους ἐνίοτε καταπίνει τὰ ζῶα, καὶ χρὴ πρὸς τὴν τούτων δίοδον εὐρεῖαν ὁδὸν τετμῆσθαι τὴν διὰ τοῦ στομάχου, κάτωθεν δ' ἔμπαλιν οὐδὲν χρὴ παριέναι μέγα καὶ σκληρὸν καὶ ἀχύλωτον καὶ ἄπεπτον, ἀλλ' οἷον πυλωρός τις δίκαιος ἡ στενότης ἐστὶ τούτου τοῦ πόρου, μηδενὶ, πρὶν χυλωθῆναί τε καὶ πεφθῆναι, συγχωροῦσα παρέρχεσθαι ῥᾳδίως κάτω; καὶ πολλοῖς γε τῶν ζώων οἷον ἀδενώδης τις φύσις ἐνταῦθα

finge animo parte inferiori; deinde duplicem facias productionem, latiorem quidem, quae eſt ad oeſophagum, ſtrictiorem autem, quae inferne, poſtremo ipſam comprimendo et ſimam faciendo gibboſitatem poſteriorem omnem figuram ventriculi didiceris. Caeterum alia quidem perſpicua ſunt. Propter quam vero cauſam contrario ſe modo habent ipſae partes, ac productiones? ſuperne enim, ubi ipſe ventriculus eſt ſtrictior, ſtomachus factus eſt amplus; inferne autem, ubi eſt latior, productio ad inteſtinum ſtrictior facta eſt. An quod moles non tritas, duras ac magnas aliquando transglutit animal, quae ut tranſirent, amplam viam factam fuiſſe eam, quae per ſtomachum defert, oportet? inferne autem contra nihil oportet tranſire magnum, durum, non verſum in chylum atque incoctum, ſed velut janitor quispiam juſtus eſt hujus meatus anguſtia, nulli ante, quam in chylum redactum ſit et concoctum, facile concedens ad inferna tranſitum. Atque in multis certe animalibus velut glan-

πρόσκειται συνεπαύξουσα τὴν στενοχωρίαν, καὶ μάλισθ᾽ ὅταν ἡ γαστὴρ τῇ καθεκτικῇ δυνάμει χρωμένη, συναγαγοῦσα πανταχόθεν ἑαυτὴν καὶ συσπειράσασα καὶ περισταλεῖσα τοῖς ἐνυπάρχουσι, περὶ τὴν πέψιν αὐτῶν εαγίνηται. τηνικαῦτα γὰρ ἑκάτερον τῶν στομάχων εἰς ἐλάχιστον συνῆκται καὶ μέμυκεν, ὥσπερ αὖ πάλιν, ὅταν τῇ προωστικῇ καλουμένῃ δυνάμει χρωμένη τὰ μὲν ἄλλα πάντα στενώσῃ καὶ συναγάγῃ καὶ σφίγξῃ, τὸν πόρον δ᾽ ἀναπετάσῃ, δι᾽ οὗ χρὴ κενωθῆναι τὰ προωθούμενα. ταῦτά τε οὖν αὐτῆς τὰ ἔργα, δι᾽ ἑτέρων ἡμῖν ἀποδεδειγμένα γραμμάτων, τῇ κατασκευῇ θαυμαστῶς ὁμολογεῖν φαίνεται, καὶ πρὸς τούτοις ἔτι τὸ κατὰ βραχὺ μὲν ἀπὸ τῆς τοῦ στομάχου καταφύσεως ἀνευρύνεσθαι, σαφῶς αὐτοῦ τοῦ φαινομένου διδάσκοντος, μέρος τι πρόμηκες ἀποτεταμένον αὐτῆς ὑπάρχειν τὸν οἰσοφάγον, οὐ κατὰ βραχὺ δὲ, ἀλλ᾽ ἀθρόως ἐκ τοῦ πυθμένος ἐκφύεσθαι τὸ ἔντερον, ὡς ἂν οὐκ αὐτοῦ τοῦ σώματος τῆς κοιλίας μόριον ὑπάρχον, ἀλλ᾽ ἕτερόν τι συμφυὲς αὐτῇ.

dulofa quaedam fubftantia ibi adjacet adaugens anguftiam, et maxime quando ventriculus retentrice facultate utens et colligens undique feipfum ac contrahens in fpiras, et quae in fe ipfo continentur circumplexus, in coctionem eorum incumbit; tunc enim utrumque orificium arctiffime coactum clauditur; quemadmodum rurfus, quando expultrice vocata facultate utitur, caetera omnia coarctat, cogit ac conftringit, meatum autem aperit, per quem evacuari oportet, quae propelluntur. Hae fane ventriculi actiones, in aliis libris demonftratae a nobis, mirabiliter confentire conftructioni ipfi videntur: et cum iis adhuc id, quod ftatim quidem ab orificii fuperioris ventriculi productione dilatari, manifefte jam apparente eo, quod docet, partem ventriculi quandam praelongam ab ipfo extenfam oefophagum effe, non paulatim autem, fed repente et femel ex fundo ventris exortum inteftinum ipfius ventriculi minime partem effe. fed aliud quippiam ei connatum.

Κεφ. η'. Καὶ μέν γε καὶ ἡ τῶν χιτώνων φύσις τῇ μὲν γαστρὶ καὶ τῷ στομάχῳ παραπλήσιος, ἀνόμοιος δὲ τοῖς ἐντέροις. ὁ μὲν γὰρ ἔνδοθεν χιτὼν ὑμενωδέστερος ὢν ἔν τε τῇ γαστρὶ καὶ τῷ στομάχῳ τὰς ἶνας εὐθείας ανωθεν κάτω φερομένας ἔχει, ο δ' ἔξωθεν ὁ σαρκωδέστερος ἐγκαρσίας, οἵας περ οἱ δύο χιτῶνες ἔχουσιν οἱ τῶν ἐντέρων· εὐλόγως. ἕλκειν μὲν γὰρ εἰς ἑαυτὴν ἐχρῆν τὴν γαστέρα διὰ τοῦ στομάχου τά τε σιτία καὶ τὰ ποτὰ, καθάπερ χερσὶ ταῖς εὐθείαις ἰσὶ ταύταις ἐπισπωμένην, προωθεῖν τε ταῖς ἐγκαρσίαις· τοῖς δ' ἐντέροις (ἑλκτικῆς γὰρ οὐδὲν ἔδει δυνάμεως) αἱ προωθεῖν ἐπιτήδειαι γεγόνασι μόναι. ἀλλὰ καὶ συνεχής ἐστιν ὁ ἐντὸς τῆς γαστρός τε καὶ τοῦ στομάχου καὶ τῶν ἐν τῷ στόματι πάντων χιτών. καὶ γὰρ καὶ τοῦτ' ἄμεινον ἦν εἴς τε τὴν τῶν περιεχομένων ἐν τῷ στόματι σιτίων ὁλκὴν, καὶ ὅπως ἡ γλῶττα κατασπῷτο σὺν τοῖς κατὰ τὰ παρίσθμια μυσὶν, [376] ὑφ' ὧν τῆς τάσεως ἁπάντων ἀνατεινομένου του λάρυγγος καὶ προσανατρέχοντος τῇ ἐπιγλωττίδι καὶ πωμαζομένου πρὸς αὐτῆς, ἀθρόον ὑγρὸν

Cap. VIII. Atque adeo tunicarum natura ventriculo quidem et ſtomacho aſſimilis eſt, diſſimilis autem inteſtinis. Interna namque tunica in ventriculo ſimul ac ſtomacho membranoſior exiſtens villos rectos ſuperne deorſum tendentes habet; externa vero carnoſior transverſos, quales habent duae inteſtinorum tunicae, idque merito; ſiquidem ventriculus trahat oportet ad ſe ipſum per ſtomachum cibum et potum tanquam manibus rectis his villis, propellat vero transverſis; inteſtinis vero (attractrice enim non indigebant facultate) ſoli ad propellendum idonei facti ſunt villi. Quinetiam continua eſt interna ventriculi et ſtomachi et omnium, quae ſunt in ore, tunica; ſiquidem id magis conferebat tum ad attractionem contentorum in ore cibariorum, tum etiam, ut lingua deorſum trahatur cum muſculis, qui ſunt ad tonſillas, a quorum omnium tenſione ſublato larynge et ſurſum ad epiglottida currente obturatoque ab ea, ne

ἐμπίπτειν κωλύεται τῷ πνεύμονι. διὰ τί δὲ σκληρότερα καὶ πυκνότερα τούτων τὰ ἐντὸς, ἢ τὰ τῶν ἐντέρων; ὅτι τὰ μὲν ἔντερα πρὸς τὴν ἀνάδοσιν, ἡ γαστὴρ δὲ καὶ ὁ στόμαχος καὶ τὸ στόμα πρὸς δυσπάθειαν παρεσκεύασται. σκληροὺς γὰρ πολλάκις καὶ μεγάλους καὶ τραχεῖς ὄγκους καταπίνομεν, ὑφ᾽ ὧν ἐθλᾶτ᾽ ἂν καὶ κατεξύετο τὰ μέρη, μὴ σκληρὰ καὶ πυκνὰ γενόμενα. διὰ δὲ ταὐτὸ τοῦτο καὶ κατὰ βραχύ πως ὁ χιτὼν οὗτος ὁ κοινὸς τοῦ στόματος καὶ τοῦ στομάχου καὶ τῆς γαστρὸς μανότερός τε καὶ μαλακώτερος γίγνεται μέχρι τοῦ πυθμένος τῆς κοιλίας, ὥστ᾽, εἰ τὸ ταύτῃ μέρος αὐτοῦ παραβάλλοις τῷ κατὰ τὸ στόμα, πολὺ μαλακώτερόν σοι φανεῖται. τὸ γὰρ πρῶτον ἐντυγχάνον ὄργανον τοῖς ἐδέσμασι, πρὶν ἡντιναοῦν δέξασθαι κατεργασίαν, ἁπάντων εὔλογον ἦν γενέσθαι δυσπαθέστατον. διὰ δὲ τὸ αὐτὸ τοῦτο καὶ φλέβες πάμπολλαι μὲν εἰς ἕκαστον τῶν ἐντέρων ἐμβάλλουσιν, ὀλίγαι δ᾽ εἰς τὰ κάτω τῆς γαστρὸς, ὀλίγαι δ᾽ εἰς τὰ κατὰ τὸ στόμα, καὶ παντάπασιν ἀμυδραί τινες εἰς τὸν

confertim humor incidat in pulmonem, prohibetur. At cur duriora et denfiora fint interna horum, quam intestinorum? quia inteftina quidem ad diftributionem conferunt, ventriculus vero et ftomachus et os ad patiendi difficultatem comparata funt; duras enim et magnas atque afperas moles faepe transglutimus, a quibus comprimerentur et abraderentur partes, nifi durae et denfae extitiffent. Ob id ipfum autem etiam tunica haec communis ori, ftomacho ac ventriculo rarior et mollior fit paulatim usque ad fundum ventriculi; ut, fi partem hanc ventriculi comparaveris illi, quae in ore eft, multo mollior tibi appareat; inftrumentum enim, quod primum omnium occurrit cibariis, antequam ullam receperint elaborationem, confentiens fuit omnium ad patiendum fuiffe contumaciffimum. Quae etiam caufa fuit, cur venae quam plurimae quidem ad fingula inteftina immittantur, paucae autem ad inferiora ventriculi, paucae etiam ad ejus oris partes, et omnino obfcurae quae-

οἰσοφάγον. ὁ μὲν γὰρ ὁδὸς ἦν μόνον σιτίων, ἡ δὲ γαστὴρ ὄργανον πέψεως, τὸ δ' ἔντερον ἀναδόσεως. ἔνθα μὲν οὖν ἐχρῆν μόνον πέπτεσθαι τὰ σιτία, παντελῶς ὀλίγων ἔδει φλεβῶν ἀναλαμβανουσῶν, ὅσον ἂν ἤδη χρηστὸν ᾖ· τὸ δ' ἤδη πεπεμμένον ἀναδίδοσθαι ὅτι τάχιστα προσήκει· τῇ δ' ὁδῷ τῆς τροφῆς εἰς ἑαυτὴν μόνον ἔδει φλεβῶν. εὐλόγως οὖν αὕτη μὲν ἥκιστα φλεβῶν μετέσχηκε, μετρίως δὲ ἡ κοιλία, δαψιλῶς δὲ τὰ ἔντερα. διὰ τί δὲ περιβέβηκε τὴν γαστέρα τὸ ἧπαρ; ἢ ὅπως αὕτη μὲν ὑπ' ἐκείνου, τὰ σιτία δ' ὑπὸ ταύτης θερμαίνοιτο; δι' αὐτὸ γὰρ τοῦτο καὶ ἀκριβῶς αὐτὴν περιλαμβάνει καθάπερ δακτύλοις τισὶ τοῖς λοβοῖς· οὐδ' ἐστὶν εἷς ἀριθμὸς αὐτῶν καθ' ἕκαστον ζῶον, ὅτι μηδὲ τὸ σχῆμα μηδὲ τὸ μέγεθος ἀκριβῶς τῆς γαστρὸς ἅπασι ταὐτόν. ὡς καὶ τῶν ἀριστερῶν μακρὸν ἔχουσα παρατεταμένον τὸν σπλῆνα, καὶ ταῦτα τὰ μέρη πρὸς ἐκείνου θερμαίνεται· ὄπισθεν δὲ ἡ ῥάχις τε καὶ οἱ ῥαχῖται μύες καλούμενοι, ἡ μὲν οἷον πρόβλημά τι στεγανὸν,

dam ad oefophagum: fiquidem hic via erat folum ciborum, ventriculus vero coctionis inftrumentum, ut diftributionis inteftinum. Ubi ergo oportuit folum coqui cibaria, omnino paucis opus fuit venis tranfumentibus, quicquid jam utile fuerit; quod vero jam coctum eft, quam citiffime diftribui convenit; ipfi autem viae cibi pro fe ipfa folum erat opus venis. Merito igitur ipfa quidem pauciffimas habuit venas, mediocres autem ventriculus, copiofas inteftina. Cur autem circumambit ventriculum hepar? an ut ille quidem ab hoc, cibaria vero ab ipfo ventriculo calefiant? ob id enim ipfum hepar quibusdam lobis, tanquam digitis, ventriculum ad unguem complectitur; neque eft unus ipforum numerus in fingulis animalibus, propterea quod neque magnitudo ventriculi omnibus exacte eft eadem. Sed et idem ventriculus ex finiftris longum habet protenfum fplenem, a quo finiftrae illius partes calefiunt; retrorfum autem funt fpina et fpinales vocati mufculi, illa quidem velut propugnaculum

οἱ δὲ ὑποστόρεσμά τι μαλθακὸν, ἅμα τῇ κατ᾽ αὐτοὺς πιμελῇ θερμαίνουσι τὴν γαστέρα. ταῦτα μὲν οὖν σύμπαντα τὰ εἰρημένα μόρια χρείας ἰδίας ἕνεκα ἕκαστον γέγονεν· εὐμήχανος δ᾽ ἡ φύσις ὑπάρχουσα πλησίον καταθεῖσα τῆς γαστρὸς, οἷον θερμάσματα αὐτὰ παρεσκεύασε.

Κεφ. θ'. Λοιπὸν δὲ τὸ πρόσω μέρος αὐτῆς οὐδὲν εἶχεν ἰδίας ἕνεκα χρείας γεγονὸς ἐνταυθοῖ τεταγμένον, ᾧ πρὸς τοῦτο καταχρήσεται. ὅθεν οὐκ ὤκνησεν ἐπ᾽ αὐτῷ τούτῳ τῷ θερμαίνεσθαι τὴν γαστέρα καὶ κατὰ τὸ πρόσω γεννῆσαί. τέ τι σῶμα καὶ καταπετάσαι καθ᾽ ὅλης αὐτῆς, πυκνὸν ἅμα καὶ κοῦφον καὶ θερμόν· πυκνὸν μὲν, ἵν᾽ ἔνδον ἀποστέγῃ τὴν σύμφυτον θερμασίαν, κοῦφον δ᾽, ἵν᾽ ἀλύπως καὶ ἀθλίπτως θερμαίνῃ, θερμὸν δὲ, (τοῦτο μὲν οὐδὲ λόγου δεῖται,) διότι τοιοῦτον ἐχρῆν εἶναι τὸ τοῦ θερμαίνειν ἕνεκα γεγεννημένον. ἀλλ᾽ εἰ μὲν κοῦφόν τε ἅμα καὶ πυκνὸν, ὑμενῶδες ἐχρῆν ὑπάρχειν αὐτό· (τί γὰρ ἂν τοῦ τοιούτου σώματος ἐν ζώῳ κουφότερον ἄλλο καὶ πυκνότερον

quoddam denfum, ii vero, velut culcitra quaedam mollis, fimul cum pinguedine ipfis adnata calefaciunt ventriculum. Hae quidem omnes memoratae partes ufus proprii gratia fingulae extiterunt; at ingeniofa natura prope ventriculum pofitas eas velut caloris fomites quosdam conftituit.

Cap. IX. In reliqua vero anteriore ipfius parte nihil habebat proprii ufus gratia illic locatum, quo ad hoc abuteretur; unde eam non piguit ob eam ipfam ventriculi calfactionem etiam parte anteriori generare et extendere per totum ipfum ventrem corpus aliquod denfum fimul et leve et calidum: denfum quidem, ut intus concludat innatum calorem; leve autem, ut fine dolore ac compreffione calefaciat; calidum, (hoc certe ne verbis quidem indiget,) quia tale oportuit effe, quod gratia calefaciendi factum fuerat. Sed fi leve quidem fimul et denfum erat futurum, id membranofum effe oportebat; quae enim pars in animalis ejusmodi corpore inveniatur

εὑρεθείη μόριον;) [377] εἰ δὲ θερμὸν, ἀγγεῖά τ᾽ ἔχειν πάμπολλα, φλέβας καὶ ἀρτηρίας, καί τινα πιμελὴν δαψιλῆ περικεχυμένην, ἥ γ᾽ ὅτι θερμὸν χρῆμά ἐστι, γνωρίζει μὲν καὶ ἡ αἴσθησις τῶν χρωμένων αὐτῇ καθάπερ ἐλαίῳ, τεκμηριοῖ δ᾽ οὐχ ἥκιστα καὶ τὸ ῥᾳδίως εἰς φλόγα μεταβάλλειν, ὡς ἂν ἐγγυτάτω τῆς φύσεως υπάρχουσαν αὐτήν. ψυχρὸν μὲν οὐδὲν ἑτοίμως καίεται. καί σοι γέγονε φανερὸν ἤδη τῷ λόγῳ τὸ καλούμενον ἐπίπλοον, ἐκ δυοῖν μὲν χιτώνων πυκνῶν καὶ λεπτῶν ἀλλήλοις ἐπικειμένων, παμπόλλων δ᾽ ἀρτηριῶν καὶ φλεβῶν καὶ πιμελῆς οὐκ ὀλίγης συνεστηκός. ὅτι δὲ τοῦ θερμαίνειν ἕνεκα γέγονεν, ἐναργῶς ἐστι μαθεῖν, ἐφ᾽ ὧν τρωθέντων κατ᾽ ἐπιγάστριον ἐκπεσὸν διὰ τοῦ τραύματος, ἔπειτα πελιδνὸν γενόμενον, εἰς ἀνάγκην ἀφαιρέσεως τοῦ βεβλαμμένου μέρους κατέστησε τοὺς ἰατρούς. ἅπαντες γὰρ οὗτοι ψυχροτέρας αἰσθάνονται τῆς γαστρὸς, καὶ ἧττον πέπτουσι, καὶ πλεόνων τῶν ἔξωθεν ἐπιβλημάτων δέονται, καὶ μάλισθ᾽ ὅταν ἀξιόλογον ᾖ τῷ μεγέθει τὸ

denfior ac levior? fi vero calidum, et vafa habere quamplurima, venas et arterias, atque pinguedinem quandam copiofam circumfufam; quae certe quod calida res fit, dignofcitur et fenfu ipfo, utentibus ea nobis vice olei, indicat autem id non minimum, quod facile in flammam transmutetur, tanquam ad flammae naturam proxime accedat, nihil enim frigidum prompte comburitur. Atque jam planum tibi factum eft his verbis vocatum omentum, ex duabus quidem tunicis denfis et tenuibus fibi ipfis incumbentibus, quamplurimis vero arteriis et venis, et pinguedine non pauca conflatum. Quod autem calefaciendi gratia factum fit, evidenter difcas licet in illis, qui vulnus in abdomine acceperunt, in quibus per vulnus excidit omentum, deinde lividum factum cogit medicos partem laefam adimere. Omnes enim hi frigidiorem fentiunt ventriculum, minusque concoquunt, ac pluribus operimentis extrinfecus egent, et maxime quando infigni fuerit magnitudine, quod abfciffum eft;

ἀποτμηθὲν, ὥσπερ δὴ καὶ ἡμεῖς (410) ὀλίγου δεῖν ὅλον ἀπεκόψαμεν αὐτὸ, μονομάχου τινὸς οὕτω τρωθέντος. ὁ δ' ἄνθρωπος ὑγιὴς μὲν ἐγένετο διὰ ταχέως, ἀλλ εἰς τοσοῦτον ἦν εὐπαθὴς καὶ ῥᾳδίως ὑπὸ τῆς ἔξωθεν ἐβλάπτετο ψύξεως, ὥστ' οὐχ ὑπέμεινεν ἀσκέπαστον ἔχειν τὴν κοιλίαν, ἀλλ' ἐρίοις διὰ παντὸς καθείλικτο, λεπτότερος δ' ἦν ἐξ ἀρχῆς τά τε ἄλλα καὶ τὰ κατὰ τὴν γαστέρα, καί μοι δοκεῖ διὰ τοῦτο ταχέως κατεψύχετο. διὰ τί δ' ἀνθρώπῳ τοῦτο τὸ μόριον ἕως πλείστου παρήκει, κατὰ πάντων ἐκτεταμένον τῶν ἐντέρων; ἢ ὅτι καὶ αἱ πέψεις ἀσθενέσταται τούτων, καὶ τὸ δέρμα μαλακώτατον, καὶ ψιλὸν τριχῶν, καὶ παντοίως εὐπαθές; οὐ μὴν οὐδὲ τοῖς ἄλλοις ζώοις κατὰ τῆς γαστρὸς ἐπίκειται μόνης, ἀλλὰ τοῖς μὲν μᾶλλον, τοῖς δ' ἧττον ἐκτέταται κατὰ τῶν ἐντέρων, ὡς ἂν καὶ φύσεως ἕκαστον αὐτῶν ἔχῃ. εἴρηται σχεδὸν ἅπαντα τὰ περὶ τῆς γαστρὸς ἤδη μοι, εἰ δύο ταῦτ' ἔτι προστεθείη, τίνες οἱ δεσμοὶ πρὸς τὴν ῥάχιν αὐτῇ, καὶ πόθεν ἡ γένεσις τῷ ἐπιπλόῳ. καὶ γὰρ δὴ καὶ ταύτην ἐχρῆν ἐστηρίχθαι, κἀκεῖνο μὴ ὅθεν

quemadmodum certe et nos aliquando fere totum ipſum abſcidimus cuidam gladiatori ita vulnerato; homo autem ſanatus quidem confeſtim eſt, ſed tamen adeo facile et patiebatur et laedebatur a frigido externo, ut non ſuſtineret nudum habere ventrem, ſed lanis aſſidue eſſet obvolutus; gracilior autem fuerat a principio hic gladiator cum aliis partibus, tum ventre, ob idque celeriter, opinor, refrigerabatur. Cur autem in homine haec pars longiſſime protenditur, extenſa in omnia inteſtina? an quia coctiones inteſtinorum ſunt imbecillimae, et cutis molliſſima atque depilis, noxisque multipliciter admodum expoſita? Nec vero in aliis quidem animalibus ſoli ventriculo incumbit, ſed in his quidem magis, in his autem minus extenſum eſt in inteſtina pro cujusque ipſorum natura. Dicta jam ſunt mihi fere omnia, quae ad ventriculum pertinent, ſi duo haec addita adhuc fuerint, quibus ventriculus ligamentis ſpinae ſit adnexus, et unde ſit origo epiploo; etenim et illum ſtabilitum eſſe, et

ἔτυχε ποιήσασθαι τὴν ἀρχὴν τῆς γενέσεως. εἰς ἄμφω δὴ
ταῦτα τῷ περιτοναίῳ θαυμαστῶς ἡ φύσις φαίνεται χρωμένη.
πρότερον δ᾽ εἰπεῖν ἀναγκαῖον, ὁποίῳ τινὶ τὴν οὐσίαν ὄντι
τῷ περιτοναίῳ τούτῳ καὶ τίνα τὴν χρείαν τοῖς ζώοις παρέ-
χοντι δεόντως ἡ φύσις εἰς τὰ προειρημένα συνεχρήσατο.
τὴν μὲν δὴ τοῦ σώματος οὐσίαν ὑμήν ἐστι τὸ περιτύναιον,
χρεῖαι δ᾽ αὐτοῦ πλείους τοῖς ζώοις· μία μὲν ὡς σκεπάσματος
ἁπάντων τῶν ὑποκειμένων μορίων κατά τε τὴν γαστέρα καὶ τὰ
ἔντερα καὶ τὰ κάτω τῶν φρενῶν σπλάγχνα· δευτέρα δὲ ὡς
διαφράγματος αὐτῶν τούτων πρὸς τοὺς ἔξωθεν ἐπικειμένους μῦς· τρίτη δ᾽ ὡς πρὸς τὸ θᾶττον ὑπιέναι τὰ περιττώματα τῆς ξηρᾶς τροφῆς· καὶ τετάρτη πρὸς τὸ μὴ ῥᾳδίως
πνευματοῦσθαι τά τ᾽ ἔντερα καὶ τὴν γαστέρα· καὶ πέμπτη
πρὸς τὸ πάντα τὰ κάτω φρενῶν συνδεῖσθαί τε ὑπ᾽ αὐτοῦ
καὶ ὡς ὑπὸ δέρματός τινος ἕκαστον ἰδίᾳ ἐσκεπάσθαι. ἡ μὲν
δὴ πρώτη χρεία μικρά, δυναμένων γε δὴ φρουρεῖσθαι καλῶς τῶν ἐντὸς τοῦ περιτοναίου καὶ πρὸς τῶν ἔξωθεν

hoc non undecunque ducere initium generationis oportuit; ad hoc fane utrumque peritonaeo uti mirabiliter
natura videtur. Prius autem neceffarium eſt exponere,
quaenam ſit hujus peritonaci ſubſtantia, quemque uſum
animalibus praebeat, quo convenienter natura ad praedicta ſimul uſa eſt. Subſtantia certe corporis membrana
eſt peritonaeum. Uſus autem ipſius plures ſunt animalibus: primus quidem, ut operimenti omnium ſubjectarum partium, tum ventriculi, tum inteſtinorum et viſcerum, quae ſub phrenibus ſunt; ſecundus autem, ut transverſi ſepti inter haec ipſa et muſculos extrinſecus incumbentes; tertius, ut ſicci nutrimenti excrementa citius
ſubeant; quartus, ut ne flatibus diſtendantur facile inteſtina et ventriculus; quintus, ut omnia, quae ſunt ſub
phrenibus, colligentur ab eo et velut cute quadam
unumquodque privatim tegatur. Primus ſane uſus exi-
guus eſt, quum poſſint, quae ſunt intra peritonaeum, a
corporibus, quae extrinſecus ſibi incumbunt, ſatis muniri;

ἐπικειμένων αὐτοῖς σωμάτων· οἵ τε γὰρ μύες οἱ ταύτῃ μεγάλοι, καὶ ἡ κατ᾽ αὐτοὺς πιμελὴ δαψιλὴς, καὶ τὸ δέρμα παχύ. αἱ δὲ λοιπαὶ χρεῖαι πᾶσαι μὲν ἀξιόλογοι, τινὲς δ᾽ ἐξ αὐτῶν καὶ πάνυ μεγάλαι, καὶ εἰς μέγα διαφέρουσαι τοῖς ζώοις. ἡ μὲν οὖν ὡς διαφράγματος αὐτοῦ χρεία τοιάδε. πολλῶν καὶ μεγάλων μυῶν κατὰ τὸ ἐπιγάστριον τεταγμένων [378] ἕνεκεν ἐκφυσήσεως καὶ φωνῆς καὶ ἀποπατήσεως καὶ οὐρήσεως, ὡς ἑτέρωθι δέδεικται καὶ ἐν τοῖς ἐφεξῆς εἰρήσεται, παρενέπιπτεν ἂν εἰς τὰς μεταξὺ χώρας αὐτῶν ἐνίοτε τῶν λεπτῶν ἐντέρων ἔνια καὶ θλίβοντά τε καὶ θλιβόμενα, καὶ στενοχωροῦντα καὶ στενοχωρούμενα, καὶ ὀδυνῶντα καὶ ὀδυνώμενα ταῖς τε κινήσεσιν ἐμποδὼν ἵστατο καὶ αὐτὰ δυσχερέστατον ἂν προὔπεμψε κάτω τὰ περιττώματα. μαθεῖν δ᾽ ἔστιν ἐκ τῶν τρωθέντων μὲν τὸ περιτόναιον, οὐ καλῶς δὲ θεραπευθέντων, ὡς ἅπαντες ἐνέχονται τοῖς εἰρημένοις παθήμασιν. ἀλλὰ νῦν γε περικειμένου τοῦ περιτοναίου, τά τε τῶν κινήσεων ἀπαρεμπόδιστα, καὶ τὰ τῆς θέσεως ἑκατέροις ἄθλιπτα τοῖς ἐκτὸς ἐπικειμένοις μυσὶ καὶ τοῖς ἐντὸς ἅπασιν,

musculi enim illic funt magni, fuper quos tum adeps multus, tum cutis craffa eft; reliqui vero ufus omnes quidem funt memoratu digni, nonnulli vero ex iis etiam admodum funt magni magnumque momentum animalibus afferunt. Qui igitur diaphragmatis ufus ipfius eft, ita habet. Quum multi et magni mufculi in abdomine fint gratia efflationis, vocis, egeftionis et mictus, ficut alibi demonftratum eft diceturque in fequentibus, interciderent in fpatia inter ipfos media aliquando tenuium inteftinorum nonnulla, quae prementia et preffa, coarctantia et coarctata, dolorem facientia et dolentia, tum motus eorum impedirent, tum et ipfa difficillime propellerent deorfum fuperflua. Difcere autem id licet ex vulneratum quidem habentibus peritonaeum, non bene autem curatis, ut omnes obnoxii fint praedictis affectibus. Ac nunc certe circumpofito peritonaeo, et motus omnes funt liberi a nulloque impediti, et pofitura neutras partes premit, neque incumbentes extrinfecus mufculos, ne-

Ed. Chart. IV. [378.] Ed. Baſ. I. (410.)

οὐκ ἐντέροις μόνον, ἀλλὰ καὶ τοῖς σπλάγχνοις. ἄλλη δὲ χρεία τοῦ περιτοναίου τούτου σκεπάσματος. ἀκριβῶς γὰρ ἅπασι τοῖς ἐντὸς περιτεταμένον, ὅθεν περ καὶ τοὔνομα αὐτῷ, καὶ τοῖς ἄνω πέρασι τοῖς κατὰ τὸ στέρνον, καὶ ταῖς νόθαις πλευραῖς εἰς ταὐτὸν ἧκον ταῖς φρεσὶ λοξαῖς ὑποτεταμέναις, ἐπιβοηθεῖ τι τῇ περισταλτικῇ κινήσει τῆς γαστρὸς καὶ τῶν ἐντέρων, καθ᾽ ἣν ὑπιέναι τὰ περιττώματα τῆς τροφῆς ἐλέγομεν. οἷον γὰρ ὑπὸ δυοῖν τινων χειρῶν, τοῦ τε περιτοναίου καὶ τῶν φρενῶν, ἄνω μὲν ἡνωμένων, κάτω δὲ διεστηκότων,, σφιγγόμενα τὰ μεταξὺ θλίβει τε καὶ ὠθεῖ τὰ τῆς τροφῆς περιττώματα κάτω· ὡς, εἴπερ ἐκ μὲν τῶν κάτω μερῶν τὸ περιτόναιον ἥνωτο πρός τι παραπλήσιον ἕτερον ταῖς φρεσὶ, διίστατο δ᾽ ἄνω, τὴν περισταλτικὴν ἂν οὕτω κίνησιν, ὑπὸ τῶν ἐγκαρσίων ἐκείνων ἰνῶν ὧν ἔμπροσθεν εἶπον ἐπιτελουμένην, οὐδὲν μᾶλλον ἂν εἰς τὰ κάτω τὴν τροφὴν ὠθεῖν ἢ εἰς τὰ ἄνω συνέβαινεν. οὐ σμικρὸν οὖν οὐδὲ τοῦτ᾽ ἔργον τοῦ περιτοναίου χιτῶνος, ἢ ὑμένος, ἢ σκεπά-

que internorum quicquam non modo inteſtinorum, ſed et viſcerum. Alius uſus eſt peritonaei hujus operimenti. Nam omnibus internis partibus circumtenſum, unde et ipſi nomen eſt, et ſuperioribus extremitatibus ad ſternum, et nothis coſtis, in idem conveniens cum ſubtenſis phrenibus obliquis, non nihil auxiliatur periſtaltico motui ventriculi et inteſtinorum; quo motu ſubire alimenti excrementa dicebamus. Velut enim duabus quibusdam manibus, et peritonaeo, et ſepto transverſo, ſuperne quidem unitis, inferne autem diſtantibus, conſtricta ea, quae in medio ſunt, exprimunt pelluntque deorſum alimenti excrementa. Nam ſi peritonaeum inferna parte cum alio quodam phrenibus aſſimili conjunctum eſſet, ſuperna vero diſtaret, periſtalticum ita motum (qui ſit a transverſis illis villis, quorum antea memini) non magis ad inferiora, quam ad ſuperiora, pellere alimentum contingeret. Non igitur eſt parvum opus hoc peritonaei, ſive tunicae, ſive membranae, ſive operimenti, ſive alio

σματος, ἢ ὅ τι καὶ βούλεταί τις ὀνομάζειν αὐτὸ τῶν κατατριβόντων τὸν βίον ὅλον εἰς τὴν περὶ τῶν ὀνομάτων ἔριν. οἱ μὲν γὰρ τὰ σύνθετα μόνα καλύμματα χιτῶνας ὀνομάζειν ἀξιοῦσιν, οἱ δὲ τὰ παχέα· τινὲς δ', εἰ μὴ σύνθετά τε ἅμα καὶ παχέα τὴν φύσιν ὑπάρχει, τῆς προσηγορίας οὐδέπω μεταδιδόασιν. ὡσαύτως δὲ καὶ περὶ τῶν ὑμένων ἐρίζουσι. τοῖς μὲν γὰρ ἡ ἁπλότης ἀρκεῖ, τοῖς δ' ἡ λεπτότης, τοῖς δ' ἀμφοῖν δεῖσθαι δοκοῦσιν, ἵν' οὕτως ὀνομάζωνται, καὶ εἰ μὴ λεπτόν τε ἅμα καὶ ἁπλοῦν εἴη τὸ σκέπασμα, τοῦτ' οὐδέπω καλεῖν ἀξιοῦσιν ὑμένα. ἀλλ' οἵ γε παλαιοὶ καὶ χιτῶνας καὶ ὑμένας καὶ μήνιγγάς γε πρὸς τούτοις ἅπαντα τὰ τοιαῦτα καλοῦσιν, οἷς καὶ ἡμεῖς ἑπόμενοι, τῆς μὲν ἐν τοῖς ὀνόμασι τερθρείας ἀποστησόμεθα, τοῦ προκειμένου δ' ἑξόμεθα. τετάρτη δὲ χρεία τοῦ περιτοναίου τούτου σκεπάσματος, ἀκριβῶς περιτεταμένου καὶ σφίγγοντος ἅπαντα, πρὸς τὸ μηδ' ἐμπνευματώσεσιν ἁλίσκεσθαι ῥᾳδίως τὰ κατὰ τὴν γάστερα. χρήσιμος μὲν γὰρ εἰς τοῦτο αὐτοῖς καὶ ἡ οἰκεία δύναμις, ᾗ χρώμενα, καθάπερ δέδεικται δι' ἑτέρων, ἀεὶ

quodam modo voluerit id nominare aliquis eorum, qui confumunt totam vitam in nominum contentione: quidam enim fola compofita operimenta tunicarum nomine dignantur, alii autem craffa; alii, nifi compofita fimul et craffa natura extiterint, eis appellationem hanc non tribuunt. Ad eundem autem modum et de membranis litigant; quibusdam enim fimplicitas fufficit, aliis autem tenuitas; alii ambobus opus effe arbitrantur, ut ita nominentur, et nifi tenue fuerit fimul et fimplex operimentum, id nolunt vocare membranam. At antiqui certe tunicas et membranas et meningas praeter haec omnia ejusmodi vocant; quos nos quoque fequentes a vana quidem in nominibus garrulitate difcedemus, et propofito adhaerebimus. Quartus vero ufus peritonaei hujus operimenti exacte circumtenfi et conftringentis omnia eft, ne ventriculus et partes ventriculo propinquae prompte flatibus prehendantur. Utilis autem eft ipfis ad hoc et propria facultas, qua utentes (ut alibi demonftratum eft)

τοῖς ἐντὸς ἑαυτῶν περιστέλλεται καὶ σφίγγει πανταχόθεν αὐτά. οὐ σμικρὰ δ᾽ οὐδ᾽ ἡ τοῦ περιτοναίου βοήθεια, καὶ ἡνίκα ἄν γε ἀῤῥωστότερα ταῦτα καὶ ἀδυνατώτερα γένηται περιστέλλεσθαι ῥαδίως ἐπὶ τοῖς τυχοῦσιν ἐδέσμασιν, ἀτμώδους τε καὶ φυσώδους πνεύματος ὑποπίμπλαται τὰ κατὰ τὴν γαστέρα, καὶ δῆλον ὡς ἀπεπτεῖσθαί τε τὴν τροφὴν ἀναγκαῖον ἐν τούτῳ, καὶ βραδύνειν τὴν ἀνάδοσιν. ἐῤῥωμένων δὲ συμπάντων, καὶ περιστελλομένων τῆς τε γαστρὸς καὶ τῶν ἐντέρων καὶ τοῦ περιτοναίου, καὶ εἰ πάνυ πνευματώδη τὰ ἐδηδεσμένα τύχη, καὶ πέπτεται, καὶ ἀναδίδοται ῥαδίως. τὸ μὲν γάρ τι τῆς φύσης αἱ ἐρυγαὶ κενοῦσι, [379] τὸ δέ τι κάτω διεξέρχεται, ὅσον δ᾽ ἀτμῶδες ἅμα καὶ χρηστὸν, εἰς τὰς φλέβας ἀναλαμβάνεται. καὶ πρὸς ταῦτ᾽ οὖν ἅπαντα χρήσιμόν ἐστι τὸ περιτόναιον.

Κεφ. ι'. Ὅπως δὲ συνδεῖ θ᾽ ἅμα καὶ ἀμφιέννυσιν ἕκαστον ἰδίᾳ τῶν κάτω τοῦ θώρακος ὀργάνων, ἑξῆς ἂν εἴη ῥητέον ἐνθένδε ποθὲν ἀρξαμένους. ἐν μὲν τοῖς πρόσω μέρεσιν ἁπάντων αὐτῶν προτέτακται κοινῇ· προέρχεται δ᾽ ἐν-

ſemper circumplectuntur ea, quae in ſe continent, eaque undique conſtringunt. Haud vero contemnendum eſt neque hoc quidem peritonaei auxilium, quando (ſiquidem imbecilliora haec et infirmiora fuerint, quam ut amplectantur undique cibaria) vaporoſo et flatuoſo ſpiritu a quibusvis impletur ventriculus et quae circum ipſum ſunt partes, quamobrem evidenter ac neceſſario conſequitur alimentum non concoqui, et tardam fieri diſtributionem; robuſta vero ſi fuerint univerſa, et amplectatur undique ventriculus, inteſtina et peritonaeum, etſi valde flatuoſa, quae comeſta ſunt, fuerint, coquuntur tamen ac diſtribuuntur facile. Partem namque flatus ipſi ructus vacuant; alia autem deorſum penetrat; quod autem vaporoſum ſimul et utile fuerit, in venas aſſumitur. Ad ea igitur omnia utile eſt peritonaeum.

Cap. X. Quo pacto autem colliget ſimul et veſtiat privatim ſingula quae ſunt ſub thorace inſtrumenta, deinceps nobis erit dicendum, ſumpto hinc alicunde initio. Anterioribus quidem partibus ipſorum omnium praetenſum eſt communiter peritonaeum; procedit autem

τεῦθεν ἐπὶ μὲν τὰ δεξιά τε καὶ τὰ ἀριστερὰ κατὰ τὰς λαγόνας ἄχρι τῶν τῆς ὀσφύος σπονδύλων, ὅθεν ἑκάστῳ τῶν ἐντέρων τε καὶ σπλάγχνων, καὶ ταῖς ἀρτηρίαις ἁπάσαις, καὶ ταῖς φλεψὶ, καὶ τοῖς νεύροις περιτείνεται. τὸ δ' ἄνω καὶ κάτω πέρας αὐτοῦ, τὸ μὲν ἄνω ταῖς φρεσὶν ὑποφύεται, τὸ δὲ κάτω τοῖς καλουμένοις ἥβης ὀστοῖς, καὶ προσέτι τοῖς τῶν λαγόνων. καὶ τοίνυν ἀμφιέννυται τῶν κατὰ ταῦτα τεταγμένων ὀργάνων τὸ μὲν ἄνω μέρος τῆς γαστρὸς καὶ τοῦ ἥπατος ὑπὸ τοῦ ταῖς φρεσὶν ὑποφύντος, τὸ δὲ κάτω τῆς τε κύστεως καὶ τῶν ἐντέρων ὑπὸ τοῦ τῆς ἥβης ὀστοῦ. ἀλλὰ περὶ μὲν τῶν ἄλλων ἑξῆς εἰρήσεται· τὸ δ' ἀπὸ τῶν φρενῶν τῷ στόματι τῆς γαστρὸς ἔξωθεν (411) ἐπιφυόμενον ἑνοῦται τοῖς ἑκατέρωθεν ἀπὸ τῆς ῥάχεως ἀνιοῦσι· καὶ αὕτη γενέσεως ἀρχὴ τῷ τρίτῳ τῆς γαστρὸς χιτῶνι τῷ πάντοθεν ἔξωθεν, ὃν δὴ σκέπασμα μέν τι καὶ πρόβλημα δευτέρῳ τῷ σαρκώδει περιέβαλεν ἡ φύσις, σύνδεσμον δ' ἐποιήσατο τῆς γαστρός ὅλης πρὸς τὰ κατὰ τὴν ῥάχιν σώματα. καί σοι

illinc ad dextram et finiftram per ilia usque ad lumbi vertebras; quo fit, ut fingulis inteftinis c vifceribus, tum arteriis omnibus et venis ac nervis circumtendatur. Quod vero ad extremitatem jus fuperiorem atque inferiorem attinet, fuperior quidem inferne phrenibus adhaerefcit, inferior vero offibus pubis et praeterea ilium. Porro inftrumentorum in illis di bus partibus fitorum, quae fuperiori quidem parte funt, cujusmodi eft ventriculus et hepar, a peritonaei portione phrenibus inferne adnata, quae vero inferiori, ut vefica atque inteftina, ab ea portione, quae offibus pubis committitur, veftiuntur. At de aliis quidem deinceps dicetur. Quod vero a phrenibus ori ventriculi extrinfecus adnafcitur, unitur iis, quae utrinque a fpina afcendunt; eftque id principium generationis tertiae tunicae ventriculi, quae omnium extima eft, quam fane operimentum quoddam ac propugnaculum fecundae tunicae carnofae circumpofuit natura, eaque pro ligamento utitur ad ventriculum totum cum corporibus, quae ad fpinam funt, colligandum. Ti-

δόξει παχὺς ὁ χιτὼν ὑπάρχειν οὗτος, καίτοι τῶν ἄλλων ἀποφύσεων τοῦ περιτοναίου, τῶν εἰς τὰ τῆς τροφῆς ὄργανα φερομένων, λεπτῶν ἁπασῶν γεγενημένων· ἀλλ᾽ ἐπεὶ μέγα τέ τι μόριον ἡ γαστὴρ καὶ μεγίστας ἔχει διαστάσεις τὰς ἐπὶ τοῖς ἐδέσμασί τε καὶ πόμασιν, εὐλόγως ἰσχυρῶν δεσμῶν καὶ σκεπασμάτων ἐδεήθη.

Κεφ. ιά. Καὶ μέν γε καὶ πρὸς τὴν τοῦ ἐπιπλόου γένεσιν, ὅθεν περ ὁ λόγος ὡρμήθη, τοῦτον τὸν χιτῶνα παρεσκεύασεν ἡ φύσις, ὡς ἂν μάλιστα χρηστότατόν τε καὶ δυσπαθέστατον ἔσοιτο. συντυχόντων γὰρ ἀλλήλοις τῶν ἀπὸ τῆς ῥάχεως ἑκατέρωθεν ἀνιόντων μερῶν τοῦ περιτοναίου κατὰ τὸ κυρτότατόν τε καὶ ὑψηλότατον τῆς γαστρὸς, κἀνταῦθα μεγάλην ἀρτηρίαν τε καὶ φλέβα κατὰ τὸ μῆκος αὐτῆς ἐκτεταμένην εὑρόντων, ὁ τόπος οὗτος ἅπας ἀρχὴ τῆς τοῦ ἐπιπλόου γενέσεώς ἐστιν, ὡς ἂν ἤδη πάντ᾽ ἔχων, ὧν ἐδεῖτο. καὶ γὰρ ἀρτηρία καὶ φλὲψ αὐτόθι μεγάλαι, καὶ δύο μοῖραι τοῦ περιτοναίου, καὶ τὸ μέρος τῆς γαστρὸς τὸ θάλπεσθαι δεόμενον. ἀποφύσασα δὲ φλέβας τε καὶ

bique apparebit craſſa haec tunica, quamvis aliae productiones peritonaei, quae ad inſtrumenta nutritionis feruntur, omnes ſint tenues: ſed quoniam magna pars eſt ventriculus, maximasque ſuſtinet diſtenſiones, quae ipſi accidunt a cibis et potibus, merito fortibus vinculis atque operimentis eguit.

Cap. XI. Atque ad epiploi generationem, unde digreſſa eſt oratio, jam redeo. Hanc tunicam praeparavit natura, ut tum longe utiliſſima, tum minime noxis ſit expoſita. Partibus enim peritonaei, quae a ſpina utrinque aſcendunt, ſibi invicem occurrentibus ad maxime gibbam et altiſſimam partem ventriculi, ibique magnam arteriam et venam ſecundum longitudinem ejus extenſam invenientibus, locus iſte omnis principium eſt generationis epiploi, ceu jam omnia habens, quibus egebat; etenim arteria et vena illic magnae et duae partes peritonaei ſunt, et pars ventriculi, quae calefieri poſtulat. Quum autem produxiſſet natura illinc venas et

ἀρτηρίας ἐντεῦθεν ἡ φύσις παμπόλλας ἀφ᾽ ἑκατέρου τῶν μεγάλων ἀγγείων, συναπέφυσεν αὐταῖς ἑκάτερον τῶν τοῦ περιτοναίου μορίων, τὸ καθ᾽ ἑαυτὸ μέρος ἀμφιεννύν τε καὶ ξυνδοῦν τῶν ἀγγείων ἑκάστου. τὴν δὲ μεταξὺ χώραν αὐτῶν συνυφαίνουσιν ἀλλήλαις ἐπιβαίνουσαι, καθάπερ τινὲς πτύχες, αἱ τοῦ περιτοναίου μοῖραι, καὶ τὸ πλεῖστον τῆς πιμελῆς ἐνταῦθα συνιστῶσαι, θάλπον θ᾽ ἅμα τὴν γαστέρα, καὶ λιπαῖνον τοὺς ὑμένας, [380] καὶ τροφὴ τῆς ἐμφύτου θερμασίας ἐν ταῖς ἀσιτίαις γιγνόμενον. ἐπικεῖσθαι μὲν οὖν τῇ γαστρὶ καὶ οἷον ἐποχεῖσθαι τοὐπίπλοον (ὅθεν περ καὶ τοὔνομα κέκτηται) καλῶς εἶχε διὰ τὰς εἰρημένας αἰτίας, οὐ μὴν παντάπασί γε τῶν ἄλλων μορίων ἀπολελυμένον αἰωρεῖσθαι· ῥᾳδίως γὰρ ἂν ὑπεδιπλοῦτο, καὶ περὶ ἑαυτὸ πολλάκις εἱλίττετο, καὶ συνεστρέφετο, καὶ πολλα τῶν σκέπεσθαι δεομένων ἀπελίμπανεν. ὅθεν, οἶμαι, πρός τε τὸν σπλῆνα συνέφυσεν αυτὸ καὶ πάγκρεας ὀνομαζόμενον· ὡσαύτως δὲ καὶ πρὸς τὴν εἰς τὸ λεπτὸν ἔντερον ἔκφυσιν, καὶ τὸ μεσεντέριόν γε, καὶ τὸ κῶλον, καὶ τῆς γαστρὸς αὐτῆς πρὸς

arterias quamplurimas ab utroque magno vaſe, ſimul produxit cum eis utrinque peritonaei partes, uniuscujusque praedictorum vaſorum partem ad ſeſe attinentem circumveſtientes ac colligantes. Mediam autem inter vaſa regionem contexunt peritonaei portiones, velut filamenta ſeu plicae quaedam ſibi invicem implexae et incumbentes; ibique plurimum pinguedinis congerunt, quod fovet ſimul ventrem, inungitque membranas; ac per inediam calori nativo ſuggerit alimentum. Incumbere igitur ventriculo et veluti ſupernatare epiploum (unde et nomen habuit) par fuit propter praedictas cauſas, non tamen omnino ab aliis partibus ſolutum et ſublime pendere; facile enim duplicaretur, et in ſeipſum frequenter involveretur ac colligeretur, multaque, quibus tegmine opus eſt, relinqueret. Unde arbitror factum, ut ſpleni id inſereret nominatoque pancreati: pari modo productioni ventriculi in tenue inteſtinum, et meſenterio, et

τὰ σιμά. ἀλλ᾽ εἰ μὲν συνδεῖσθαι μόνον ἑκάστῳ τῶν εἰρημένων ἡ φύσις ἠβουλήθη τὸ ἐπίπλοον, ἐξήρκει τὸ ὑμενῶδες
αὐτοῦ καταφῦσαι χωρὶς τῶν ἀγγείων· ἐπεὶ δ᾽ ἕτερόν τι μεῖζον προὐνοεῖτο, τὴν διὰ τῶν ἀγγείων κοινωνίαν τοῖς εἰρημένοις ὀργάνοις προπαρεσκεύασεν, ἧς τὴν χρείαν ἐξηγήσεται
προϊὼν ὁ λόγος ἐν τῷ προσήκοντι καιρῷ.

Κεφ. ιβ'. Νυνὶ δ᾽ ἤδη καλῶς ἂν ἔχοι μεταβαίνειν
ἐπὶ τὸ ἧπαρ, εὐθύς τε κατ᾽ ἀρχὰς τοῦ λόγου τῶν ἐν τοῖς
ἑτέροις ἀποδεδειγμένων ὑπομνῆσαι· χρήσιμα γάρ ἐστιν, οὐκ
εἰς τὰ παρόντα μόνον, ἀλλὰ καὶ πάσῃ τῇ μελλούσῃ περαν-
θήσεσθαι διεξόδῳ. χρῆναι γὰρ δή φαμεν ἐν τοῖς συνθέ-
τοις τοῦ σώματος μορίοις, τοῖς ἐνέργειάν τινα πεπιστευμένοις, ἃ δὴ καὶ ὄργανα καλοῦμεν, ἐπισκοπεῖσθαί τι διὰ τῶν
ἀνατομῶν τοιοῦτο μόριον, οἷον μηδαμόθι τοῦ σώματός ἐστιν
ἑτέρωθι· καὶ τοῦτο μὲν τῆς ἰδίας κατὰ τὸ πᾶν ὄργανον
ἐνεργείας αἴτιον εἶναι νομίζειν· τὰ δ᾽ ἄλλα τῶν κοινῶν,
οἷον καὶ νῦν ἐπὶ τοῦ ἥπατος ὑποκείμεθα φλεβῶν ἀρχὴν

colo, ipsius denique ventriculi simis. Sed si alligari solum epiploon unicuique praedictorum natura voluisset,
satis habuisset membranosam ejus partem inseruisse absque vasis: at quum aliud quippiam majus provideret,
convenienter per vasa communionem praedictis instrumentis praeparavit: cujus usum procedens sermo, quum
tempestivum erit, explicabit.

Cap. XII. Nunc autem transire ad hepar operae
pretium est, ac statim sermonis initio memoriae gratia
ea repetere, quae in aliis sunt demonstrata; utilia enim
sunt non solum propositis, sed omni etiam, quae a nobis ad finem producetur, narrationi. Oportere enim
diximus in compositis corporis partibus, quibus aliqua
actio commissa esset (quas sane et instrumenta vocamus),
scrutari per anatomas ejusmodi partem, cui nusquam in
corpore alia sit similis, eamque propriae totius instrumenti
actionis auctorem putare, alias vero partes esse communes; ut et nunc in hepate, quod supponitur venarum

εἶναι, καὶ τὸ πρῶτον τῆς αἱματώσεως ὄργανον· ταῦτα γὰρ ἡμῖν ἐν ἑτέροις ἀποδέδεικται· καὶ ζητητέον, ὅ τί ποτέ ἐστιν αὐτὸ τοῦτο τὸ μόριον, ὃ τῶν φλεβῶν ἐστιν ἀρχὴ, καὶ τῆς τοῦ αἵματος γενέσεως αἴτιον. οὔτε γὰρ τὰς ἀρτηρίας, οὔτε τὰς φλέβας, οὔτε τὰ νεῦρα δυνατὸν αἰτιάσασθαι, (κοινὰ γὰρ ταῦτα τοῦ παντὸς σώματος) ἀλλ᾽ οὐδὲ τὸν ὑμένα τὸν ἔξωθεν τῷ σπλάγχνῳ περικείμενον, ὃν ἀπὸ τοῦ περιτοναίου μικρῷ πρόσθεν ἔλεγον πεφυκέναι. καὶ μὴν εἰ μὴ ταῦτα, λοιπὸν ἂν ἔτι τὰ τὴν χολὴν ὑποδεχόμενα μόρια, καὶ τὴν οἷον σάρκα τοῦ ἥπατος ἐπισκεπτέον. ἢ γὰρ τὸ ἕτερον αὐτῶν, ἢ ἀμφότερα τῆς ἐξαιρέτου κατὰ τὸ πᾶν ὄργανον ἐνεργείας ἐστὶν αἴτια. τοὺς μὲν δὴ τὴν χολὴν περιέχοντας πόρους, μὴ καὶ γελοῖον ᾖ, τὸ τῆς αἱματώσεως ὄργανον ὑπολαμβάνειν, ἢ φλεβῶν ἀρχὴν εἶναι νομίζειν. ἀπό τε γὰρ τῆς ἐπὶ τῷ ἥπατι κύστεως, τῆς χοληδόχου καλουμένης, οὗτοι πεφύκασι, καὶ τὴν αὐτὴν ἐκείνῃ τοῦ σώματος ἐνδείκνυνται φύσιν, καὶ χολὴν, οὐχ αἷμα, περιέχουσιν, καὶ οὐδὲ κατὰ τὸ ἧπάρ εἰσι μόνον, ἀλλὰ καὶ ἔξω τοῦ ἥπατος, ὥσπερ ὅ τε

principium esse, et primum sanguificationis instrumentum, haec enim a nobis in aliis demonstrata sunt; quaerendumque, quaenam tandem sit haec pars, quae venarum est principium et generationis sanguinis causa; nam neque venis, neque arteriis, neque nervis causam hanc tribuere licet, (communia enim sunt haec totius corporis,) sed neque membranae extrinsecus visceri ipsi circumfusae, quam a peritonaeo dicebamus ortam esse. Atqui nisi haec sint, reliquum adhuc fuerit et recipientes bilem partes, et id, quod est velut caro hepatis, considerare; aut enim alterum eorum, aut utrumque actionis praecipuae totius instrumenti est causa. At eos qui bilem continent meatus, nonne ridiculum fuerit, vel sanguificationis instrumentum, vel venarum principium existimari? a vesica enim, quae est ad hepar, (quam choledochon (*bilis susceptricem*) vocant) hi *pori* orti sunt, et eandem cum illo corpore ostendunt naturam, bilemque, non sanguinem, continent: neque solum sunt in hepate hi,

καθήκων εἰς τὸ ἔντερον, καὶ οἱ εἰς αὐτὴν τὴν κύστιν ἐμβάλλοντες, οὖσαν οὐδ᾽ αὐτὴν δήπου μέρος τοῦ ἥπατος. ἐπὶ δέ τινων ζώων οὐδ᾽ ὅλως ἐστὶ κύστις, ἀλλ᾽ οἱ πόροι μόνοι οἷον τὴν χολὴν ἐξοχετεύουσι, καὶ ἐκ τοῦ ἥπατος, εἰς τὸ λεπτὸν ἔντερον. ἀπολείπεται τοίνυν ἡ οἷον σάρξ τοῦ ἥπατος, ἥπερ δὴ καὶ ἴδιός ἐστιν οὐσία τοῦ σπλάγχνου, τό τε πρῶτον εἶναι τῆς αἱματώσεως ὄργανον καὶ ἀρχὴν τῶν φλεβῶν. καὶ μέντοι καὶ σαφῶς εἴ τις αὐτῆς κατασκέψαιτο τὴν φύσιν, ἐγγυτάτω φανεῖται τοῦ αἵματος. εἰ γὰρ ἐννοήσεις ὑπὸ θερμότητος ἐξατμιζόμενον αἷμα καὶ παχυνόμενον, [381] οὐδὲν ἄλλο ευρήσεις γιγνόμενον, ἢ τὴν τοῦ ἥπατος σάρκα. καὶ μὲν δὴ καὶ μαρτυρεῖται πρὸς τοῦ φαινομένου τὸ πολλάκις ἡμῖν ἐν ἑτέροις ἀποδεδειγμένον, ὡς ἕκαστον τῶν ἀλλοιούντων μορίων τὴν τροφὴν οἷον σκοπόν τινα ἔχει καὶ τέλος, ἑαυτῷ συνεξομοιῶσαι τὸ ἀλλοιούμενον. εἰ δ᾽ ἐννοήσεις τὸν ἐκ τῆς κοιλίας ἀναλαμβανόμενον χυλὸν, ἀλλοιούμενον ὑπὸ τῆς σαρκὸς τοῦ ἥπατος, καὶ κατὰ βραχὺ μεθιστά-

ſed etiam extra hepar, quemadmodum tum is, qui pervenit ad inteſtinum, tum ii, qui in ipſam veſicam perrumpunt, quae ne ipſa quidem pars eſt hepatis; in quibusdam vero animalibus non eſt omnino veſicula, ſed ſoli pori bilem ab hepate ad tenue inteſtinum velut deducunt. Reſtat ergo id, quod eſt velut caro hepatis, quod ſane eſt propria ſubſtantia viſceris, eſſe primum ſanguificationis organum et venarum principium. Quin etiam ſi quis ipſius conſideravit naturam, proxima ſanguini manifeſto apparebit; ſi enim animo cogitaris portione tenuiora exhauſta a calore, ipſum ſanguinem craſſiorem factum, nihil aliud invenies eſſe, quam hepatis carnem. Quin etiam comprobat ipſam rei evidentiam et id, quod saepe a nobis in aliis demonſtratum eſt, partium quamlibet alimentum alterantium eum velut ſcopum quendam et finem habere ſibi propoſitum, ut ſibi ipſi aſſimilet id, quod alteratur. Si vero mente concipias, aſſumptum ex ventriculo chylum alterari a carne hepatis, et paulatim transmutari in illius naturam, craſ-

μενον εἰς τὴν ἐκείνου φύσιν, παχύτερος ἑαυτοῦ καὶ ἐρυθρότερος ἐξ ἀνάγκης ἔσται, πρὶν ὁμοιωθῆναι τελέως ἐκείνῃ. δέδεικται γὰρ καὶ τοῦθ᾽, ὡς οὐκ ἐνδέχεται τὰς ἐναντίας, ἢ ὅλως τὰς πολὺ διαφερούσας ποιότητας δέξασθαί τι, μὴ διὰ τῶν ἐν τῷ μεταξὺ πρότερον ὁδοιπορῆσαν. ὥστ᾽, εἴπερ τελος μέν ἐστι τῇ σαρκὶ τοῦ ἥπατος ὁμοιῶσαι τὴν τροφὴν ἑαυτῇ, τοῦτο δ᾽ ἀθρόως οὐκ ἐνδέχεται γενέσθαι, τὸ μέσον ἀμφοῖν ἔσται τὸ αἷμα, τοσούτῳ τῆς σαρκὸς τοῦ ἥπατος ἀπολειπόμενον, ὅσῳ πλεονεκτεῖ τοῦ κατὰ τὴν γαστέρα πεπεμμένου χυμοῦ. περὶ μὲν δὴ τούτων ἐπὶ πλέον ἐν ἑτέροις ἀποδέδεικται. νυνὶ δ᾽ ἀρκεῖ καὶ τὰ τοσαῦτα πρός γε τὴν περὶ τῆς χρείας τῶν μορίων διδασκαλίαν. ἡ μὲν γὰρ σὰρξ τοῦ ἥπατος, αὐτὸ δὴ τὸ ἴδιον αὐτοῦ σῶμα, τὸ πρῶτον τῆς αἱματώσεως ὄργανόν ἐστι καὶ ἀρχὴ τῶν φλεβῶν. διὸ καὶ ταῖς εἰς τὴν γαστέρα καὶ σύμπαντα τὰ ἔντερα καθηκούσαις φλεψὶν ὑπάρχει δύναμίς τις αἵματος ποιητικὴ, καθ᾽ ἣν καὶ πρὶν εἰς ἧπαρ ἀφικέσθαι τὸν ἐκ τῶν σιτίων ἀναδιδόμενον χυμὸν αἱματοῦν αὐτὸν αἱ φλέβες πεφύκασιν. οἱ δὲ ἀπὸ τῆς χολη-

fiffimus fimul et maxime rubicundus ex neceffitate erit antequam illi perfecte affimilatus fit: demonftratum enim fuit et hoc, nullam rem contrarias vel omnino multum differentes qualitates recipere poffe, nifi per media prius iter fecerit. Quocirca fi hoc quidem agit caro hepatis, ut fibi ipfi nutrimentum affimilet, hoc autem repente ac fimul fieri non licet, medium utriusque erit fanguis tanto a carne hepatis relictus, quanto fuperat coctum in ventriculo chylum. Sed de his quidem amplius in aliis demonftratum eft; nunc autem huic docendo partium ufui fufficiant. Caro namque hepatis, quae eft proprium ipfius corpus, primum fanguificationis eft organum et venarum principium. Quapropter et venis, quae ad ventriculum et univerfa inteftina pertinent, ineft facultas quaedam fanguinis effectrix, qua fuccum, qui ex cibis diftribuitur, venis in fanguinem mutare naturale eft prius, quam is ad hepar perveniat. Poros vero, qui funt in vefica bilem recipiente, perfpi-

Ed. Chart. IV. [381.] Ed. Baſ. I. (411. 412.)

δόχου κύστεως πόροι, δῆλον ὡς τοῦ διακρίνεσθαι τὴν χολὴν ἕνεκα γεγόνασιν. ὁ δὲ ἔξωθεν ὑμὴν οἷον δέρμα τι τοῦ ἥπατός ἐστι. τὸ δ᾽ εἰς αὐτὸ ἐμφυόμενον νεῦρον, ἵνα μὴ παντάπασιν ἀναίσθητον ᾖ τὸ σπλάγχνον, ὥσπερ γε καὶ ἀρτηρία τοῦ φυλάττεσθαι τὴν συμμετρίαν αὐτῷ τῆς ἐμφύτου θερμότητος, ὡς ἐν τῷ περὶ χρείας σφυγμῶν ἀποδέδεικται γράμματι. ἆρ᾽ οὖν ἤδη πάντα τα μόρια τοῦ ἥπατος διεληλύθαμεν, ἢ λείπεταί τι δεόμενον (412) ἐξηγήσεως; μόριον μὲν οὐδὲν ἔτι λείπεται. τὰ γὰρ σύμπαντα ταῦτά ἐστιν, ὅσα περ εἴρηται, φλέβες καὶ ἀρτηρίαι, καὶ νεῦρα, καὶ ἡ ἴδιος οὐσία τοῦ ἥπατος, καὶ τὰ τῆς χολῆς ἀγγεῖα, καὶ ὁ ἐπὶ τούτοις ἅπασι χιτών.

Κεφ. ιγ'. Ἀπολείπεται δὲ περί τε θέσεως αὐτῶν εἰπεῖν, καὶ ἀριθμοῦ, καὶ μεγέθους, καὶ πλοκῆς, καὶ διαπλάσεως, καὶ συμφύσεως, καὶ τῆς πρὸς ἄλληλα κοινωνίας ξυμπάσης. οὕτω γὰρ ἂν ἐναργῶς ἡ τέχνη δειχθείη τῆς φύσεως, εἰ μὴ τὰς οὐσίας μόνον τῶν μορίων ἕνεκά του φαίνοιτο κατασκευάζειν, ἀλλὰ καὶ τὰ συμβεβηκότα δρᾷν ταύταις ὁμοίως.

cuum eſt gratia ſeparandae bilis factos eſſe; membrana autem exterior velut cutis quaedam hepatis eſt; nervus vero in ipſum inſeritur, ne omnino viſcus ſit ſenſus expers; quemadmodum certe et arteria, ut caloris nativi ſymmetriam (*commoderationem*) ipſi conſervet, ut in libro de uſu pulſuum demonſtratum eſt. Num igitur omnes partes hepatis percurrimus, an ſupereſt aliquid, quod expoſitione egeat? Pars quidem nulla etiam ſupereſt, nam omnes a nobis dictae ſunt, venae, arteriae, nervi, propria hepatis ſubſtantia, bilis receptacula, poſtremo omnium tunica.

Cap. XIII. Reſtat dicendum de ipſorum ſitu, numero, magnitudine, complexione, conformatione, connexione et omni inter ſe communione. Sic enim manifeſto artificium oſtendatur naturae, ſi non ſubſtantias ſolum ſingularum partium gratia alicujus videatur conſtituere, ſed etiam facere accidentia ſimili ipſis ſubſtantiis

εὐθὺς γὰρ, εἰ μὴ μάθοις, τί δή ποτε μίαν οὐκ εἰργάσατο μεγάλην κοιλίαν ἐν τῷ ἥπατι τοιαύτην, οἵας περ ἐν τῇ καρδίᾳ τὰς δύο, θαυμαστήν τινα πρόνοιαν ἀγνοήσεις αὐτῆς. οὕτω δὲ καὶ διὰ τί μὲν εἰς τὸν χιτῶνα τοῦ ἥπατος ἐνέφυ τὸ νεῦρον, εἴσω δὲ οὐκέτι προῆλθεν ἐναργῶς, ἡ δ' ἀρτηρία συγκατασχίζεται σαφῶς ταῖς φλεψὶν ἄχρι παντός. καὶ διὰ τί κατὰ μὲν τὰ σιμὰ μέρη τοῦ ἥπατος πρὸς τὰς πύλας αὐτοῦ φλέβες ἅμα ταῖς ἀρτηρίαις ἐτάχθησαν ἁπασῶν πρῶται, δεύτεροι δ' ἐπ' αὐταῖς οἱ χοληδόχοι πόροι, καὶ πασῶν ὕσταται αἱ κατὰ τὰ κυρτὰ τοῦ ἥπατος αἱ τῇ κοίλῃ συνεχεῖς φλέβες. καὶ διὰ τί μὲν παντάπασι μικρὰ ἡ ἀρτηρία, μικρότερον δ' αὐτῆς ἐστι τὸ νεῦρον, [382] μείζους δ' ἀμφοῖν οἱ χοληδόχοι πόροι, καὶ μέγισται πασῶν αἱ φλέβες. ἀλλὰ καὶ διὰ τί ταῖς ἐν τοῖς σιμοῖς φλεψὶν αἱ ἐν τοῖς κυρτοῖς οὐ συνάπτονται. καὶ διὰ τί λεπτόταται τοῖς χιτῶσιν αἱ κατὰ τὸ ἧπαρ ἅπασαι φλέβες εἰσί· καὶ διὰ τί ταῖς φρεσὶ συνέφυ τὸ ἧπαρ· καὶ διὰ τί κατὰ τὴν κοίλην φλέβα· καὶ περὶ τῆς

modo. Nam nifi protinus didiceris, cur demum unum magnum finum in hepate non fecerit ejusmodi, quales in corde duos, mirabilem quandam ipfius providentiam ignorabis. Pari modo et cur tunicae quidem hepatis nervus infertus fit, intro vero non etiam perveniat evidenter; arteria praeterea fimul cum venis manifefte femper dividatur. Et cur in fimis quidem hepatis ad ipfius portas venae *frequentes* una cum arteriis collocatae fint omnium primae; fecundi vero poft has fint meatus bilem excipientes, omniumque ultimae venae, quae in gibbis hepatis ipfis cavae funt contiguae. Et cur parva quidem plane arteria, minor autem ipfa fit nervus, majores ambobus meatus bilem continentes, omnium vero maxime venae. Quin etiam cur venae, quae funt in gibbis, non conjungantur cum iis, quae ad fima funt. Et cur fubtiliffimas habeant tunicas venae omnes, quae funt in hepate; et cur phrenibus conjungatur hepar, et cur per venam cavam; et de ipfius denique communione cum

302 ΓΑΛΗΝΟΤ ΠΕΡΙ ΧΡΕΙΑΣ

Ed. Chart. IV. [382.] Ed. Baf. I. (412.)

πρὸς τὰ παρακείμενα πάντα κοινωνίας αὐτοῦ. ταῦτ᾽ εἰ μὴ
μάθοις σύμπαντα, ἐγὼ μὲν οἶδ᾽ ἄν σέ τι γιγνώσκειν χρηστὸν εἴποιμι περὶ χρείας μορίων, ἀλλ᾽ ἄμεινον εἶναί σοι,
μηδ᾽ ἧφθαι τὴν ἀρχὴν, ἢ ἐλλιπῶς μεταχειρίσασθαι τὸν
λόγον, ὁμοίως τοῖς πολλοῖς, ὧν τοῖς μὲν ἀπέχρησεν ὑπὲρ
ἑκάστου μορίου τῆς γενέσεως εἰπεῖν μόνης, οὐκέτι δὲ καὶ
θέσιν αὐτοῦ, καὶ μέγεθος, καὶ πλοκὴν, καὶ διάπλασιν,
καὶ τἄλλα, ὅσα τοιαῦτα, διασκέψασθαι. τοῖς δὲ οὐ περὶ
τούτων ἁπάντων εἰπεῖν ἐπῆλθε, καὶ ἔνιοι αὐτῶν τὰ μείζω
τε καὶ πλείω παρέλιπον. καίτοι θαυμάζειν ἀμφοτέρων δίκαιον. εἰ μὲν γὰρ ἄμεινον ἐπίστασθαι τὰς χρείας τῶν μορίων, οὐκ οἶδ᾽ ὅπως οὐχ ἁπάντων ἄμεινον. εἰ δὲ περίεργ-
γόν τε καὶ μάταιον, οὐκ οἶδα δ᾽ αὖ πάλιν, ὅπως οὐχὶ καὶ
τὸ ὀλίγον τις ἐκ περιττοῦ μνημονεύσειεν. ῥᾷστον γὰρ εἰπεῖν, ὡς καὶ νῦν δὴ λέλεκται, τὰς μὲν ἐν τοῖς σιμοῖς τοῦ
ἥπατος φλέβας ἀναφέρειν ἐκ τῶν κατὰ τὴν γαστέρα μορίων
τὴν τροφὴν, τὰς δ᾽ ἐν τοῖς κυρτοῖς μεταλαμβάνειν, τοὺς

omnibus adjacentibus. Haec niſi didiceris univerſa,
equidem nequaquam ſcire te quicquam utile ego dixerim
de uſu partium; quin e re tua magis ſuerat ne attigiſſe
quidem omnino, quam cum defectu tractaſſe hunc ſermonem, ut plerisque mos eſt: quorum alii quidem ſatis
habuerunt de uniuscujusque partis generatione ſola diſſerere, non etiam vero arbitrati ſunt conſiderandam ipſius poſituram, magnitudinem, complexionem, *figuram*, et
conformationem, et id genus alia; aliis autem de his
omnibus dicere non venit in mentem, et eorum quidam
majora ſimul et plura omiſerunt. Quos nimirum utrosque admirari aequum eſt: ſi enim uſus partium noſſe
praeſtiterat, neſcio, quo pacto non omnium ſcire praeſtiterit; ſin vero vanum id et ſupervacaneum eſt, non vi-
deo rurſus, cur non etiam paucarum meminiſſe ſit ſuperfluum. Promptiſſimum enim eſt dicere, id quod et
nunc diximus, venas quidem, quae ſunt in ſimis hepatis,
ferre ex partibus, quae ad ventriculum attinent, ſurſum
alimentum, eas vero, quae ſunt in gibbis, poſtea tran-

δ᾽ ἀπὸ τῆς κύστεως πόρους ἐκκαθαίρειν τὸ περίττωμα, τὸ δὲ νεῦρον αἰσθήσεως χορηγὸν, τὰς δ᾽ ἀρτηρίας τὴν συμμετρίαν τῷ παντὶ σπλάγχνῳ φυλάττειν τῆς ἐμφύτου θερμασίας, τὸν δὲ χιτῶνα σκέπασμα καὶ ἀμφίεσμα περιβεβλῆσθαι, καὶ αὐτὸ δὴ τοῦτο χιτῶνα, τὴν δὲ σάρκα τοῦ ἥπατος τὴν ἀρχὴν εἶναι τῶν φλεβῶν καὶ τὸ πρῶτον τῆς αἱματώσεως ὄργανον. ἀλλ᾽ εἰ μὴ προστεθείη τῶν ἄλλων ἕκαστον, ἃ δὴ νῦν προὔτεινα, πλέον ἂν ἀγνοοῖτο τῆς χρείας τῶν ἐν ἥπατι μορίων ἢ γινώσκοιτο. τί δήποτε γὰρ, ἵν᾽ ἀπὸ τοῦ πρώτου τῶν προβληθέντων ἀρξώμεθα, τὰς πολλὰς φλέβας ἐκείνας, τὰς ἐκ τῆς κοιλίας τε καὶ τῶν ἐντέρων ἁπάντων ἀναφερούσας τὴν τροφὴν, εἰς τὸ ἧπαρ ἑνώσασα κατὰ τὰς πύλας ἡ φύσις, αὖθις εἰς παμπόλλας κατέτεμεν; ἥνωσε μὲν γὰρ αὐτὰς, ὡς μιᾶς δεομένη, ἔσχισε δ᾽ εὐθὺς, ὡς μάτην ἑνώσασα, ἐνόν γε αὐτῇ, μίαν ἐργασαμένῃ μεγάλην ἐν τῷ σπλάγχνῳ κοιλίαν αἱματικὴν, ἐμφῦσαι ταύτῃ, κάτωθεν μὲν τὴν ἀναφέρουσαν τὸ αἷμα φλέβα τὴν ἐκ τῶν πυλῶν, ἄνωθεν δὲ τὴν διαδεξομένην τε καὶ παντὶ τῷ

ſumere, meatus a cyſti profectos purgare excrementum, nervum ſenſum praebere, arterias autem commoderationem innati caloris toti viſceri conſervare, tunicam autem operimentum et indumentum circumjectam, ob idque ipſum certe eſſe tunicam, carnem vero hepatis principium eſſe venarum, et primum ſanguinis efficiendi inſtrumentum. At niſi addantur alia omnia, quae nunc protuli, plures hepatis partium uſus ignorentur, quam cognoſcantur. Cur tandem (ut a primo problematum incipiamus) multas venas illas, quae a ventriculo et inteſtinis omnibus ferunt cibum ſurſum ad hepar, quum univiſſet natura ad portas, rurſus in quamplurimas diviſit? ſiquidem univit eas, ac ſi una indigeret; diviſit vero illico, ac ſi fruſtra univiſſet; quum poſſet unum facere magnum in hoc viſcere ſinum ſanguineum, cui inſereret venas, inſerne quidem eam, quae ſurſum ſanguinem fert, ortam a portis, ſuperne vero eam, quae ex-

σώματι διακομίσουσαν. τὰ μὲν οὖν ὑπὸ Ἐρασιστράτου λεγόμενα διακρίσεως ἕνεκα τῆς ξανθῆς χολῆς ἐνδείκνυται τὴν σχίσιν τῶν ἐν ἥπατι φλεβῶν γεγονέναι. φανείη δ᾽ ἄν, εἴ τις ἀκριβέστερον αὐτὰ διασκέπτοιτο, κακῶς εἰρημένα, δυναμένης γε τῆς φύσεως, καὶ χωρὶς τοσαύτης τε καὶ τοιαύτης πλοκῆς, διακρίνειν τὰ περιττώματα, καθότι σαφῶς ἐπὶ τῶν νεφρῶν ἐνεδείξατο. πάμπολλοι γοῦν τῶν κωθωνιζομένων ἀμφορέας ὅλους ἐκπίνοντες, ἀνάλογόν τε τῷ πλήθει τοῦ πόματος οὐροῦντες, οὐκ ἐμποδίζονται περὶ τὴν διάκρισιν, ἀλλ᾽ ἑτοιμότατα καὶ ῥᾷστα τὸ παραγενόμενον εἰς τὴν κοίλην αἷμα καθαίρεται πρὸς τῶν νεφρῶν ἅπαν, οὐδὲ ψαυόντων τῆς φλεβός. καὶ θαυμάζειν ἄξιον Ἐρασιστράτου, πῶς μὲν ἡ ξανθὴ χολὴ διακρίνεται τοῦ αἵματος, ἐπὶ πλεῖστον ἡμῖν διαλεχθέντος, πῶς δὲ τὸ οὖρον, οὐδ᾽ ὅλως ἐπισκεψαμένου, ἐχρῆν γὰρ ἢ περὶ μηδετέρου μηδὲν εἰπεῖν, ἢ ἀμφοτέρων ὁμοίως μνημονεῦσαι. ἀλλὰ καὶ περὶ τούτων καὶ τῶν ἄλλων ἁπασῶν δυνάμεων τῶν φυσικῶν ἰδίᾳ γέγραπται,

ceptura atque totum in corpus perlatura eſſet. Porro quae ab Eraſiſtrato memorantur, indicant diviſionem venarum in hepate ſecernendae flavae bilis gratia extitiſſe. Apparebunt vero, ſiquis ea diligentius conſideret, perperam dicta, quum natura poſſit etiam ſine tanto et tali plexu excrementa ſeparare, ut aperte in renibus ipſa oſtendit. Permulti namque eorum, qui potu liberalius utuntur, amphoras integras ebibentes, et ad proportionem copioſi potus meientes, non impediuntur in ſecretione; ſed promptiſſime et facillime ſanguis univerſus, qui ad venam cavam pervenit, totus expurgatur a renibus, ne tangentibus quidem venam. Eoque magis admirandus Eraſiſtratus, qui, quemadmodum flava quidem bilis a ſanguine ſecernitur, copioſe nobis diſſeruit; quo pacto autem urina, haud prorſus conſideravit; conveniebat enim, aut de neutro quicquam dicere, aut utriusque itidem meminiſſe. Sed de his et aliis facultatibus naturalibus omnibus ſeorſum ſcriptum eſt; demonſtra-

καὶ δέδεικται τῶν μορίων ἑκάστῳ τοῦ σώματος [383] ἑλκτικὴ
ποιότητος οἰκείας ὑπάρχειν δύναμις· καὶ οὕτω μὲν οἱ χοληδόχοι πόροι τὴν χολήν, οὕτω δὲ καὶ οἱ νεφροὶ τὸ οὖρον
ἐπισπῶνται. οὔκουν διακρίσεως ἕνεκεν ἡ φύσις ἐποίησε τὴν
τοσαύτην πλοκὴν τῶν κατὰ τὸ ἧπαρ ἀγγείων, ἀλλ᾽ ὑπὲρ
τοῦ χρονίζουσαν ἐν τῷ σπλάγχνῳ τὴν τροφὴν αἱματοῦσθαι
τελέως. εἰ γάρ, ὡς ἐπὶ τῆς καρδίας, μίαν εἰργάσατο μεγάλην κοιλίαν, οἷον δεξαμενήν τινα, κἄπειτ᾽ εἰς αὐτὴν διὰ
μιᾶς μὲν φλεβὸς εἰσῆγε τὸ αἷμα, δι᾽ ἑτέρας δ᾽ ἐξῆγεν,
οὐκ ἂν ἀκαρῆ χρόνον κατὰ τὸ ἧπαρ ἔμενεν ὁ ἐκ τῆς γαστρὸς ἀναφερόμενος χυμός, ἀλλὰ διεξήρχετ᾽ ἂν ἑτοίμως δι᾽
ὅλου τοῦ σπλάγχνου τῇ τῆς ἀναδόσεως ῥύμῃ φερόμενος.
ἕνεκα δὲ τοῦ μένειν ἐπὶ πλέον καὶ ἀλλοιοῦσθαι τὴν τροφὴν τελέως αἱ τῶν διεξόδων στενότητες ἐγένοντο, ὥσπερ ἐπὶ
μὲν τῆς γαστρὸς ὁ πυλωρός, ἐπὶ δὲ τῶν ἐντέρων αἱ ἕλικες.
οὕτω δὲ καὶ οἱ πρὸ τῶν ὄρχεων ἑλιττόμεναι πολυειδῶς ἀρτηρίαι καὶ φλέβες ἐγένοντο, καὶ τὸ κατὰ τὴν κεφαλὴν ὑπὸ
τῇ σκληρᾷ μήνιγγι πλέγμα τῶν ἀρτηριῶν, τὸ δικτυοειδὲς

tumque eſt, unicuique corporis parti attractricem propriae
qualitatis ineſſe facultatem: quamobrem meatus quidem
bilem excipientes bilem, renes vero urinam attrahunt.
Non igitur fecretionis cauſa natura tantum piexum vaſorum in hepate effecit, ſed ut morans in viſcere alimentum in ſanguinem perfecte transmutetur. Si enim,
ut in corde, feciſſet unum magnum ſinum, veluti ciſternam quandam, deinde in ipſum ſinum per unam quidem venam induxiſſet ſanguinem, per aliam vero eduxiſ-
ſet, ne breviſſimo quidem tempore in Lepate manſiſſet
is ſuccus, qui ſurſum ex ventriculo fertur, ſed ipſo
diſtributionis impetu raptus pervaderet celeriter totum
viſcus. Ut igitur maneret diutius ſimul et perfecte
alimentum alteraretur, tranſituum anguſtiae extiterunt,
quemadmodum in ventriculo quidem pylorus, in inteſtinis vero anfractus; pari autem modo et ante teſticulos
arteriae et venae involvuntur multiplici ſpecie, atque
in capite ſub dura meninge plexus arteriarum, plexus

Ed. Chart. IV. [383.] Ed. Baſ. I. (412.)

ὀνομαζόμενον. ἔνθα γὰρ ἂν ἐπὶ πλέον ἐθέλῃ μένειν ἡ φύσις τὰς ὕλας, ἐνταῦθα δύσπορον αὐταῖς ἀπεργάζεται τὸ πρόσω. γενομένης δὲ μιᾶς μεγάλης κοιλίας, οὔτ᾽ ἐπὶ πλέον ἂν ἔμενε τῷ ἥπατι τὸ αἷμα, καὶ μέρος ἐλάχιστον αὐτοῦ τῆς σαρκὸς ἔψαυσεν ἂν τοῦ σπλάγχνου, ὥστε καὶ κατὰ τοῦτο χείρονα γίνεσθαι τὴν αἱμάτωσιν· εἰ γὰρ δὴ τὸ ἴδιον σῶμα τοῦ ἥπατος τὸ πρῶτόν ἐστι τῆς αἱματώσεως ὄργανον, ᾗ μᾶλλον ὁμιλήσασα τούτῳ τροφὴ θᾶττόν τε καὶ βέλτιον ἔμελλε δέξασθαι τὸ εἶδος τοῦ αἵματος. ταῦτ᾽ ἄρα καὶ αὐτὰς τὰς φλέβας τὰς κατὰ τὸ ἧπαρ ἁπασῶν ἰσχνοτάτας τῶν καθ᾽ ὅλον τὸ σῶμα φλεβῶν ἐδημιούργησεν. ἐκείνας μὲν γὰρ, ὡς ἂν μήτε γειτνιώσας τῇ τῆς αἱματώσεως ἀρχῇ καὶ δυσπαθείας δεομένας, εὐλόγως ἰσχυρὰς ἀπειργάσατο· καὶ τούτου τεκμήριον οὐ σμικρότατόν ἐστι τὸ τὰς μὲν μᾶλλον, τὰς δ᾽ ἧττον γενέσθαι παχείας, ἀνάλογον τῇ χρείᾳ τῆς δυσπαθείας, ὡς προϊόντος τοῦ λόγου δειχθήσεται· τὰς δὲ κατὰ τὸ ἧπαρ ἰσχνοτάτας, ὡς ἂν μήτε παθεῖν τι κινδυνευσούσας,

retiformis nominatus; ubi enim diutius natura voluit morari materias, ibi tranſitum ipſis difficilem molita eſt. Porro ſi unus extitiſſet magnus ſinus, non manſiſſet diutius in hepate ſanguis, partemque minimam carnis ejus viſceris attigiſſet, eoque deterior utique fieret ſanguiſicatio: etenim ſi proprium corpus hepatis primum eſt ſanguinis creandi inſtrumentum, quod alimentum magis undique ipſum contigit citius, et melius ſpeciem ſanguinis erat ſuſcepturum. Quocirca ipſas venas, quae ſunt in hepate, omnium venarum, quae ſparguntur in totum corpus, tenuiſſimas fabricata eſt; illas namque, ceu minime principio ſanguificationis vicinas et reſiſtentem injuriis conſtitutionem flagitantes, merito fecit robuſtas; cujus rei argumentum eſt non minimum, quod aliae quidem magis, aliae vero minus extiterunt craſſae, prout eas oportebat magis aut minus ad patiendum comparatas eſſe, ut procedente ſermone oſtendetur; quae vero ſunt in hepate, tenuiſſimae fuerunt, ceu nulli patiendi

(ἡδρασμέναι γὰρ ἀκριβῶς εἰσιν ἐν τῷ σπλάγχνῳ) καὶ κάλλιον ἂν οὕτω τὴν αἱμάτωσιν ἐργασομένας. ὅτι δὲ βέλτιον ἦν ἐπὶ ταῖς ἀναφερούσαις τὴν ἐκ τῆς κοιλίας τροφὴν φλεψὶ, προτέρους τῶν διαδεξαμένων φλεβῶν τοὺς ἕλκοντας τὴν ξανθὴν (413) χολὴν τετάχθαι πόρους, ἐμοὶ μὲν καὶ τοῦτο πρόδηλον δοκεῖ εἶναι· κεκαθαρμένον γὰρ ἤδη καλῶς τὸ αἷμα τῇ τῶν ἀγγείων τούτων ἐπικαίρῳ θέσει διαδέχοιτ' ἂν ἡ κοίλη φλέψ. διὰ δὲ ταῦτα καὶ τὴν τῶν ἀρτηριῶν θέσιν ἐπαινεῖν χρή· οὐ γὰρ μέσας αὐτὰς ἔταξε τῶν ἄνωθεν καὶ τῶν κάτωθεν φλεβῶν, ἵνα μὴ ἀμφοτέρας ὁμοίως διαψύχωσιν, ἀλλὰ ταῖς ἐν τοῖς σιμοῖς ὑπέτεινε μόναις, ἐπισταμένη τοῖς κυρτοῖς τοῦ ἥπατος ἐνδελεχῆ κίνησιν ὑπάρχουσαν ἐκ τῆς τῶν φρενῶν γειτνιάσεως. εὐλόγως δὲ καὶ μικραὶ πάνυ γεγόνασιν, ὡς ἂν εἰς ἔμψυξιν μόνον ὑπηρετοῦσαι τῷ σιμῷ τοῦ σπλάγχνου, μήτε δ' αἵματος δεόμεναι μεταλαμβάνειν, (οὐδέπω γὰρ ἀποτέθειται τὰ περιττώματα,) μήτε τὸ ζωτικὸν πνεῦμα πολὺ παρέχειν τῷ ἥπατι, καθάπερ ἄλλοις τισὶν ὀργάνοις, ἀλλ' οὐδὲ τρέφειν αὐτοῦ τὴν σάρκα λεπτῇ καὶ

periculo expofitae (fedem enim habent tutiffimam in vifcere) et melius ita fanguificationem elaboraturae. Quod autem fatius fuit post venas alimentum ex ventriculo furfum ferentes excepturis id venis poros attrahentes flavam bilem priores fuiffe locatos, mihi quidem et hoc manifeftiffimum effe videtur; purgatum enim belle jam fanguinem horum vaforum opportuno fitu fufcipiat utique vena cava. Ob hanc ipfam caufam et arteriarum fitum laudare oportet; non enim conftituit eas in medio fuperiorum et inferiorum venarum, ut ambas pariter ventilando refrigerent, fed iis folis, quae in fimis funt, eas fubjecit, haud ignara, hepatis gibbis continuum effe motum ex phrenum vicinia. Jure autem et parvae admodum fuerunt, ut quae refrigerationem folum fimis vifceris fuppeditarent, non neceffe habentes neque fanguinem affumere (nondum enim depofuit fuperflua) neque vitalem fpiritum multum praebere hepati, ut quibusdam aliis organis, imo neque nutrire carnem ejus fubtili

ἀτμώδει τροφῇ. λεχθήσεται δὲ περὶ τούτου σαφέστερον ἐφεξῆς. ἐλαχίστου δὲ νεύρου μετέδωκεν ἡ φύσις τῷ ἥπατι, ὡς ἂν μήτ' εἰς κίνησίν τινα τῷ ζώῳ, μήτ' εἰς αἴσθησιν προπαρασκευάζουσα· τοιαύτης γάρ ἐστιν ἀρχὴ δυνάμεως, καὶ τοιαύτας [384] ἐνεργείας αὐτό τε καὶ αἱ ἀπ' αὐτοῦ φλέβες ἐπιστεύθησαν, οἷαι κἀν τοῖς φυτοῖς εἰσι. δέδεικται δὲ καὶ περὶ τούτων ἐπιπλέον ἑτέρωθι, καὶ χρὴ μεμνῆσθαι τῶν κατ' ἀρχὰς εὐθὺς εἰρημένων τε καὶ ἀποδεδειγμένων, ὡς οὔτ' ἐνδέχεται καλῶς εὑρεῖν χρείαν οὐδεμίαν οὐδενὸς μορίου, πρὶν τοῦ παντὸς ὀργάνου γνῶναι τὴν ἐνέργειαν, οὔτ' ἐροῦμέν τι νῦν εἰς ἀπόδειξιν ἐνεργείας οὐδεμιας, ἀλλὰ τῶν ἀποδεδειγμένων μόνον ἀναμνήσαντες, οὕτως ἑκάστοτε τὸν περὶ τῶν χρειῶν λόγον αὐτοῖς ὑποτάξομεν. οὔκουν ἔτ' ἀπορήσεις περὶ τῆς τοῦ νεύρου μικρότητος, εἰ μνημονεύεις τῶν ἀποδεδειγμένων, ἀλλὰ μᾶλλον ἴσως ζητήσεις, ἕνεκα τίνος ὅλως μετέδωκεν ἡ φύσις τῷ ἥπατι τοῦ σμικροῦ τούτου νεύρου. ὅσον γὰρ ἐπὶ τῷ τῆς θρεπτικῆς φύσεως ἀρχὴν εἶναι τὸ

et vaporoſo alimento. Dicetur autem de hoc fuſius deinceps. Minimum autem nervum hepati dedit natura, quippe quae neque ad motum aliquem, neque ad ſenſum animali ipſum praeparabat; ejusmodi enim facultatis eſt principium *hepar;* eaeque actiones tum ipſi, tum venis ab eo ortis ſunt concreditae, cujusmodi et plantis inſunt. Demonſtrata autem alibi etiam haec fuerunt accuratius, meminiſſeque oportet eorum, quae ſtatim a principio diximus ac demonſtravimus, quod neque licet recte invenire uſum ullum cujusvis partis, antequam actio totius organi ſit cognita, neque quicquam dicemus nunc ad demonſtrationem cujusvis actionis, ſed quae demonſtrata ſunt in memoriam revocantes, ipſis demum ſermonem de uſibus ſemper ſubiiciemus. Non igitur amplius ambiges de nervi parvitate, ſi memineris demonſtratorum, ſed potius fortaſſis *ſciſcitabere*, cujus rei gratia omnino natura hepati parvum hunc nervum dederit; quatenus enim nutritiae naturae principium eſt hoc viſcus, cujus-

Ed. Chart. IV. [384.] Ed. Baf. I. (413.)

σπλάγχνον, οἷα κἂν τοῖς φυτοῖς ἐστιν, οὐδ᾽ ὅλως φαίνεται
νεύρου δεόμενον. εἴτε δὲ φύσιν, εἴτε θρεπτικὴν ψυχὴν ὀνομάζειν χρή, παρίημι ζητεῖν τοῖς ἐν ὀνόμασιν μόνον δεινοῖς,
καὶ κατατρίβουσιν ὅλον εἰς τοῦτο τὸν ἑαυτῶν βίον, ὥσπερ
οὗ χρησιμώτερα πάμπολλα ζητεῖν ἔχοντες, οὐχ ἱκανῶς τοῦ
πράγματος δι᾽ ἑκατέρας δηλουμένου τῆς λέξεως. ἀλλὰ τοῦτο
μὲν ἐν ὅλῳ χρὴ φυλάττειν τῷ λόγῳ, τῆς Πλατωνικῆς πα-
ραινέσεως ἀεὶ μεμνημένους, ὡς, ἂν παραμελῶμεν ὀνομάτων,
πλουσιώτεροι φρονήσεως εἰς τὸ γῆρας ἀφιξόμεθα. τὸ δὲ
ἧπαρ ὅτι μὲν ἀρχὴ τῆς τοιαύτης ἐστὶ δυνάμεως, οἷα καὶ
τὰ φυτὰ διοικεῖ, δέδεικται δι᾽ ἑτέρων· ἀλλὰ καὶ ὡς συνῆφθαι ἐχρῆν αὐτὸ ταῖς ἄλλαις δύο, καὶ μὴ παντάπασιν ἀπε-
σχίσθαι, καθάπερ οὐδ᾽ ἀλλήλων ἐκεῖναι. τὸ μὲν γὰρ οἷόν
τι θρέμμα ἄγριόν ἐστιν, ᾗ φησιν ὁ Πλάτων, τρέφειν δὲ
ξυνημμένον ἀναγκαῖον, εἴπερ τι μέλλει ποτὲ θνητὸν ἔσεσθαι
γένος· τὸ δὲ λογιζόμενον, ὅ ἐστιν ἄνθρωπος, ἐν ἐγκεφάλῳ
καθιδρυμένον, ὑπηρέτην τέ τινα καὶ βοηθὸν ἔχον τὸν θυ-

modi et in plantis ineſt, nullo pacto videtur nervo indigere. Utrum autem naturam, an nutritiam animam
nominare oporteat, iis inveſtigandum relinquo, qui in
nominibus tantummodo ſunt ingenioſi, in hisque omne
vitae ſuae tempus conterunt, perinde ac ſi non poſſent
aptiora quamplura requirere, ſi neutra dictione res haec
ſatis indicetur. Sed hoc quidem in omni re ſervare
oportet, Platonici praecepti ſemper memores, *nos ditio-
res ſapientia ad ſenectutem perventuros, ſi nomina ne-
glexerimus.* Porro quod hepar quidem ejusmodi facultatis ſit principium, qualis et ea, quae plantas dispenſat,
monſtratum alibi eſt; ſed et quod ipſum copulatum eſſe
oportuit aliis duobus principiis, neque omnino ſejunctum,
ut nec illa a ſeſe mutuo. Siquidem hepar veluti pecus
quoddam (inquit Plato) agreſte eſt, ipſumque nutrire inditum eſt neceſſe, ſi modo mortale genus aliquod ſtatuendum ſit. Ratiocinans autem, quod homo eſt, ſedem
in cerebro habens, velut famulam quandam atque adjutricem iracundiam accerſit, quae ſibi adverſus hoc pecus

μὸν, ἐπίκουρον ἑαυτοῦ κατὰ τοῦδε τοῦ θρέμματος· ὅθεν αὐτὰ διὰ τῶν ἀποφύσεων ὁ δημιουργὸς ἡμῶν συνάψας ἐπαΐειν ἀλλήλων ἐτεχνήσατο. ἀλλ᾽ οὗτοι μὲν μείζονές τε καὶ θειότεροι λόγοι, κἀν τοῖς περὶ τῶν Ἱπποκράτους καὶ Πλάτωνος δογμάτων ἐπιπλέον αὐτοὺς διέξιμεν. εἰς δὲ τὰ παρόντα, κἂν εἰ οὕτως λέγοις, ὡς ὀλίγῳ πρόσθεν εἶπον, ἵνα μὲν ἡ συμμετρία τῆς θερμασίας φυλάττοιτο τῷ σπλάγχνῳ, τὰς ἀρτηρίας ἀπὸ καρδίας εἰς αὐτὸ παραγενέσθαι, τοῦ δὲ μὴ παντάπασιν ἀναίσθητον μεῖναι, τὸ νεῦρον ἐμφῦναι τῷ περιέχοντι χιτῶνι, πιθανώτερός τ᾽ ἂν εἴης καὶ σαφέστερος τοῖς πολλοῖς. εἰ γὰρ μήτε φλεγμονῆς ἐμέλλησεν αὐτὸ, μήτ᾽ ἐμπυήματος, μήτε ἄλλου τινὸς πάθους ἕξειν αἴσθησιν, οὐδὲν αν οὕτω γε διήνεγκε φυτοῦ· καὶ διὰ τοῦτό γε ἀμυδρῶς αἰσθάνεται πάντων τῶν τοιούτων παθημάτων, οὐχ ὥσπερ ἕτερα μόρια τοῦ σώματος ἐναργῶς, ὅτι τὸ νεῦρον σμικρὸν ὂν, εἰς τὸν περιέχοντα χιτῶνα διανεμηθὲν, ἢ οὐδ᾽ ὅλως εἰς τὸ σπλάγχνον ἐνέφυ, ἢ οὐκ εἰς ὅλον γε διέφυ. δέδεικται δὲ καὶ τοῦθ᾽ ἡμῖν, ὡς εἰς τὰ συνεχῆ μόρια μέχρι

auxilio fit, quo fit, ut ea per processus (*ut puta nervos, venas, arterias*) conjuncta conditor noster machinatus sit, ut se invicem audirent sibique vicissim obsequerentur. Sed hi quidem sermones majores et diviniores sunt, eosque in libro de dogmatibus Hippocratis et Platonis fusius pertractavimus. In praesentia vero, si ita dixeris, ut paulo ante dixi, ut commoderatio caloris servetur visceri, arterias a corde ad ipsum pervenire, ut vero non prorsus insensile sit, nervum inseri tunicae ambienti, probabilior quidem tua fuerit oratio et vulgo clarior. Nam si neque phlegmones, neque suppurationis, neque alterius cujusdam morbi sensum habere hepatis interfuit, nihilo utique eo casu a planta differat, eoque obtuse sentit omnes hujusmodi morbos, non luculenter, ut aliae corporis partes, quod nervus, quum sit parvus, qui in tunicam ambientem distribuitur, aut non omnino in viscus, aut non in totum certe sese insinuat. Demonstratum vero etiam hoc a nobis est, quod scilicet in

τινὸς αἱ δυνάμεις διαδίδονται. καὶ διὰ τοῦτο περιττὸν ἦν εἰς ὅλον διανέμεσθαι τὸ σπλάγχνον τὸ νεῦρον· τὴν μὲν γὰρ ἀμυδρὰν αἴσθησιν αὐτῷ καὶ κατὰ διάδοσιν ἔμελλε παρέξειν.

Κεφ. ιδ'. Ἅπαντα μὲν οὖν ἤδη καλῶς ἔχει τῷ ἥπατι· μόνης δ' ἔτι δεῖται τῷ λόγῳ τῆς ἀσφαλοῦς θέσεως, ἣν ἐν ἔργῳ πάλαι ποτὲ ἡ φύσις αὐτῷ προὐνοήσατο. τῇ μὲν δὴ γαστρὶ καὶ [385] τοῖς ἐντέροις ἅπασι διά τε τῶν φλεβῶν καὶ τοῦ συνδοῦντος αὐτὰ χιτῶνος συνῆπτο, δυσαπόσπαστον δ' ἦν αὐτῆς διά τε τὸ σχῆμα καὶ τοὺς λοβούς. ἀλλ' οὐκ ἤρκει ταῦτα. πανταχόθεν οὖν δεσμοῖς αὐτό τισιν ἡ φύσις ἑρματίζουσα ταῖς παρακειμένοις σώμασιν ἐνέφυσεν, ἑνὶ μὲν καὶ μεγίστῳ τῷ σκέπειν αὐτὰ μέλλοντι χιτῶνι, τὴν γένεσιν ἐκ τοῦ περιτοναίου λαβόντι, ὥστε διὰ τούτου πᾶσιν ἔμελλε τοῖς ἐντὸς συναφθήσεσθαι· πᾶσι γὰρ ὁ χιτὼν οὗτος ἐπεκτείνεται. μεγάλῳ δ' ἄλλῳ δεσμῷ συνῆπται ταῖς φρεσὶ, καὶ τισιν ἄλλοις ὑμενώδεσί τε καὶ σμικροῖς ταῖς νόθαις πλευραῖς. ὁ δὲ δὴ πρὸς τὰς φρένας αὐτὸ συνάπτειν εἰρημένος

proximas fibi partes quadamtenus vires diftribuuntur; eoque fuperfluum erat nervum fpargi in totum vifcus: obfcurum enim ipfi fenfum vel per diftributionem erat fuppeditaturus.

Cap. XIV. Omnia igitur bene habent, quae ad hepar pertinent: fupereft tantum de tuto ipfius fitu verba facere, quam folicite natura jam olim ipfi providit. Nam ventriculo inteftinisque omnibus per venas et colligantem ipfa tunicam conjunctum erat, ab eisque feparare ipfum haudquaquam erat facile propter figuram et lobos. At non fufficiebant haec. Proinde ipfum vinculis quibusdam ftabilitum natura proximis corporibus inferuit, uno quidem ac maximo tunica a peritonaeo oriunda, quae ipfi pro tegmine futura erat, cujus occafione futurum erat, ut omnibus etiam internis conjungeretur, omnia enim tunica hac obvolvuntur. Magno praeterea alio vinculo phrenibus, atque aliis quibusdam et membranofis et parvis coftis nothis connexum eft. Verum id vincu-

δεσμός ἐστι μὲν καὶ αὐτός, οἷόν περ καὶ τὸ περιτόναιον κατὰ τὴν οὐσίαν τοῦ σώματος. καὶ γὰρ δὴ καὶ τὴν γένεσιν ἔκ τε τοῦ περιέχοντος ἔχει τὸ ἧπαρ χιτῶνος καὶ τοῦ τὰς φρένας υποζωννύντος κάτωθεν, οὓς ἀμφοτέρους ἀποβλαστάνειν ἔφαμεν τοῦ περιτοναίου. τὸ δὲ πάχος αὐτοῦ, ῥώμη τε καὶ δυσπάθεια πάμπολυ παραλλάττει τοῦ περιτοναίου· δεόντως. εἰ γὰρ ὀρθοὶ σταίημεν, ἐκ τῶν φρενῶν ἀνάγκη κρεμασθῆναι τῷ ἥπατι. κίνδυνος οὖν ἦν οὐ σμικρὸς, ἀποῤῥαγῆναι ῥᾳδίως αὐτὸ κατὰ τὰς σφοδροτέρας κινήσεις, καὶ τεθνάναι τὸ ζῶον αὐτίκα δὴ μάλα· συνάπτεται γὰρ οὐ ταῖς φρεσὶ μόναις ἐνταυθοῖ τὸ ἧπαρ, ἀλλὰ καὶ τῇ καρδίᾳ διὰ τῶν φρενῶν. ἡ γὰρ κοίλη φλὲψ ἐκείνη, περὶ ἧς ἤδη διειλέχθην, παντὶ τῷ σώματι διανέμουσα τὸ αἷμα, πάντως μὲν ἐδεῖτο καὶ πρὸς τὴν καρδίαν ἀνιέναι, δι᾽ ἑτέρου δὲ οὐκ ἦν ἄμεινον ἀγαγεῖν αὐτὴν χωρίου, μέλλουσαν τὰς φρένας ἐξ ἀνάγκης διέρχεσθαι, μέσας κειμένας τῶν σπλάγχνων ἀμφοτέρων. οὔκουν ἑτέρους μὲν δεσμοὺς τῇ φλεβὶ παρασκευά-

lum, quo phrenibus vifcus ipfum adnecti jam diximus, eft quidem et ipfum corporis fubftantia ipfi peritonaeo affimile, quippe quod ortum habet ex tunica ambiente ipfum hepar, et ea, quae feptum transverfum inferne fuccingit, quas ambas diximus a peritonaeo produci: craffities autem ejus, *ob hancque ipfam* robur ac patiendi difficultas permultum a peritonaeo diftat; neque id immerito. Nam fi recti fteterimus, a fepto transverfo neceffe eft hepar pendere; quo fit, ut periculum non parvum fuerit, ne vehementioribus motibus prompte abrumperetur, repenteque admodum animal interiret; copulatur enim hepar non folis phrenibus ibi, fed etiam cordi per phrenas. Nam venam illam cavam, de qua jam fum locutus, toti corpori quum fanguinem diftribueret, omnino quidem erat neceffe ad cor pariter afcendere: alium autem tranfitum commodiorem quum non haberet, neceffario feptum transverfum penetravit, ut quod medium inter utrumque vifcus fitum fit. Non igitur conveniebat alia quidem vincula venae ipfi, alia

ζειν, ἑτέρους δὲ τῷ σπλάγχνῳ καλῶς εἶχεν. ἀλλὰ σκληρὸν ἕνα καὶ παχὺν, ἀμφίεσμά τε ἅμα τῆς κοίλης φλεβὸς καὶ κοινὸν σύνδεσμον πρὸς τὸ διάφραγμα, τῇ τε φλεβὶ καὶ παντὶ τῷ σπλάγχνῳ ποιήσασθαι βέλτιον ἦν. ἐπίκαιρον οὖν ἱκανῶς ἔμελλεν ἔσεσθαι τουτὶ τὸ χωρίον, καὶ ἡ βλάβη τῆς ἐνθάδε φλεβὸς απάσαις διαφέρειν ταῖς κατὰ τὸ ζῶον φλεψὶν, ὡς εἰ καὶ πρέμνον ποτὲ δένδρου πάθοι. τρωθείσης γὰρ τῆσδε τῆς φλεβὸς, ἢ ἀποσπασθείσης, οὕτως ὀξὺς ἕπεται θάνατος, ὥστε, καίτοι πολλαπλασίῳ τὸ μέγεθος ὄντι τῷ Κύκλωπι, τὸν σοφώτατον Ὀδυσσέα γράφων ὁ ποιητὴς, ἐπιχειροῦντά τε καὶ σφάττειν διανοούμενον, οὐκ εἰς ἄλλο τι μέρος τοῦ σώματος ὠθεῖν μέλλοντα τὸ ξίφος ἐποίησεν, ἀλλ' ἵνα τε φρένες ἧπαρ ἔχουσι· κἂν ἔπραξε, φησὶν, οὕτως, εἴπερ ἤλπισεν, ἀποθανόντος αὐτοῦ, καὶ χερσὶν ἀπώσασθαι λίθον ὄμβριμον, ὃν προσέθηκεν. οὕτως αρα πάνυ σφόδρα τῷ χωρίῳ τούτῳ κατεπίστευσεν, ὡς οὐδ' ἐπ' ὀλίγον χρόνον, εἰ τρωθείη, ζῆν ἐπιτρέψοντι. τοῦ δὲ δὴ δεσμοῦ τοῦ μεγάλου καὶ σκληροῦ, τοῦ τὴν (414) κοίλην φλέβα περιέχοντος,

autem vifceri comparare; fed unum durum et craffum indumentum fimul cavae venae, fimulque commune ligamentum ad diaphragma tum venae ipfi tum toti vifceri feciffe praeftiterat. Opportunus igitur in primis hic locus futurus erat, noxaque venae ejus loci omnibus, quae in toto funt animali, venis communis erat futura, non aliter quam fi quando truncus arboris affectus fit; vulneratam enim hanc venam aut divulfam adeo acuta fequitur mors, ut, cum Cyclopi, quanquam longe omnium maximo, fapientiffimum Ulyffem poëta fcriberet infidiari mortemque machinari, non in aliam corporis partem enfem impulfurum fuiffe finxerit, quam qua hepar feptum transverfum continet, feciffetque ita, inquit, fi, trucidato eo, ut fperaverat, manibus lapidem grandem, quem altis januis ille oppofuerat, potuiffet amoliri: adeo certe confidebat, fi in eo loco vulneraretur, ne temporis quidem momentum vivere poffe. Porro magni ac duri vinculi, quod cavam ambit venam, partem pofterioribus quidem

ἐν μὲν τοῖς ὀπίσω μέρεσι τὸ λεπτότατον, ἐν δὲ τοῖς πρόσω
τὸ παχύτατον ἡ φύσις ἐπέθηκεν, ὑπὲρ τοῦ μὴ μόνον ἀπείρ-
γειν τὴν ἐξ αὐτῶν τοῖς ζώοις ἐσομένην εὐπάθειαν, ἀλλὰ
καὶ τὴν ἀπὸ τῶν ἔξωθεν. ὅσα μὲν γὰρ ἢ τρεχόντων ἢ
πηδώντων αὐτῶν σφοδρῶς ἡ φλὲψ ἔμελλε πείσεσθαι μὴ
καλῶς συνδεθεῖσά, ταῦτα μὲν ἐξ αὐτῶν τοῖς ζωοις ὁρμᾶται
τὰ παθήματα, τὰ δ᾽ ἄλλα ἀπὸ τῶν προσπιπτόντων, ὅσα
θλᾷν ἢ τιτρώσκειν πέφικεν, ἔξωθεν ἐπέρχεται. καὶ τοίνυν,
τῇ τούτων ἐφόδῳ πλεονεκτούντων εἰς εὐπάθειαν τῶν πρόσω
τῆς κοιλίας, οὐκ ἴσον ἐχρῆν εἶναι τοῦ σκεπάσματος αὐτῆς
τὸ πάχος, ἀλλ᾽ ἐν τοῖς ἑτοιμοτέροις πάθεσιν εὐρωστότερον
γενέσθαι δίκαιον ἦν. [386] ἐπεὶ δ᾽ αἱ φρένες οὐ τοῦτο
μόνον ἦσαν, ὡς Πλάτων αὐτάς φησι, διάφραγμα τῶν ἄνω
σπλάγχνων πρὸς τὰ κάτω, ἀλλ᾽, ὡς ἐν ἑτέροις ἐδείξαμεν, οὐ
τὸ φαυλότατον ὄργανον ὑπάρχουσι τῆς ἀναπνοῆς, οὐκ ἐχρῆν
αὐτὰς στενοχωρεῖσθαι καὶ θλίβεσθαι, καί ποτε καὶ τῆς
ἐπιπλέον κωλύεσθαι κινήσεως οὐδὲ πρὸς ἑνὸς τῶν κάτω
μορίων. ταῦτα δὴ προορώμενος ὁ δημιουργός, εἰς ὅσον

partibus tenuiſſimam, anterioribus vero craſſiſſimam natura
conſtituit, ut non ſolum futuram animalibus ex ſe ipſis
patiendi promptitudinem, ſed etiam ab externis: nam
qui affectus, ipſis currentibus aut ſalientibus vehementer,
venturi erant venae non belle colligatae, hi a ſe ipſis
quidem animalibus accidunt; reliqui vero, qui ab occurrentibus (verbi gratia, quaecunque frangunt aut vulnerant,) extrinſecus adveniunt. Quum igitur in horum
occurſu partes anteriores venae cavae facilius laedantur,
non oportuit aequalem eſſe craſſitiem operimenti ipſius,
ſed qua facilius noxae incidunt, ea merito robuſtius id
extitit. Verum quum ſeptum transverſum non ſolum (ut
illud Plato dicit) diſcrimen eſſet ſuperiorum viſcerum ab
inferioribus, ſed, ut in aliis monſtravimus, non minimum
organum reſpirationis ſit, non oportuit illud arctari ac
comprimi, atque adeo liberiore motu unquam prohiberi
ab ulla ſubjectarum partium. Haec ſane praevidens crea-

οἷόν τ' ἦν, ἑκάτερον τῶν γειτνιώντων ὀργάνων ἐπὶ πλεῖστον ἀπήγαγεν, οὔτε τῆς γαστρὸς τὸ κύτος εὐθὺς συνάψας τῷ στομάχῳ κατὰ τὸ ἐξελθεῖν τὰς φρένας, ἀλλ' οἷον ἐξ ἰσθμοῦ τινος ἐπιμήκους καὶ στενοῦ τὸν διαδεχόμενον αὐλῶνα, κατὰ σμικρὸν ἀνευρυνόμενον ἐργασάμενος τὸ καλούμενον στόμα τῆς γαστρὸς, οὔτε τοῦ ἥπατος ἅπαν τὸ κυρτὸν ἐνθεὶς ταῖς φρεσὶν, ἀλλ' ἐπὶ πλεῖστον ὑψώσας τε καὶ κυρτώσας, καὶ ἀνατείνας τὸ κατὰ τὴν κοίλην φλέβα, καὶ τούτῳ μόνῳ ψαύειν ἀλλήλων ἐργασάμενος τὰ μόρια. περὶ μὲν οὖν τῶν ἐν ἥπατι τοσαύτη τε καὶ τοιαύτη τέχνη.

Κεφ. ιε'. Λοιπὸς δ' ἂν εἴη τῶν ἐξ ἀρχῆς προτεθέντων ὁ σπλὴν, Ἐρασιστράτῳ μὲν ἀπὸ περιττῆς δή τινος σοφίας οὐδενὸς ἕνεκα γεγονώς. εἶτ' οὐκ αἰδεῖται τηλικοῦτον σπλάγχνον ὑπὸ τῆς μηδὲν ἀλόγως ἐργαζομένης φύσεως, (αὐτὸς γὰρ λέγει ταῦτα,) μάτην φάσκων γεγονέναι. φοβηθεῖσα γὰρ δηλαδὴ, μή πως ἐπιλάθηται τῆς τέχνης, ἡνίκα, ἔτι κυουμένου τοῦ ζώου, τὸ ἧπαρ ἐν τοῖς δεξιοῖς ἀνέπλαττεν,

tor, quantum fieri potuit, utrumque vicinorum organorum plurimum abduxit: neque enim ventriculi fimum mox ftomacho conjunxit in ipfo per phrenes tranfitu, fed velut ex ifthmo aliquo praelongo et angufto enafcentem anguftiam, paulatim amplificatam, os ventriculi (quod vocant) effecit, neque hepatis totum gibbum immifit fepto transverfo, fed plurimum attollens ac in gibbum faftigians furfumque extendens eam ipfius partem, unde vena cava emergit, ut hoc folo contingerent fe invicem hae partes, effecit. Hepar igitur ea arte, quantam et cujusmodi expofuimus, conftat.

Cap. XV. Eorum vero, quae a principio propofuimus, reliquus fuerit fplen, ut cenfet quidem Erafiftratus, ab eximia quadam fapientia fruftra inftitutus; quem non pudet afferere, tantum vifcus a natura nihil temere agente (ipfe enim haec adftruit) fruftra factum fuiffe. Metuens illa fcilicet, necubi artis fuae oblivifceretur, quum foetui adhuc utero geftato hepar in dextris conformaret,

ἀντέθηκεν ἐκ τῶν ἀριστερῶν αὐτῷ τὸν σπλῆνα, βουλομένη
τι καὶ κατὰ τοῦτο τὸ μέρος ἐνεργεῖν, ὥς γε οὐκ ἐνὸν ἐπὶ
βραχὺ προαγαγοῦσαν ἐπὶ ταῦτα τὴν γαστέρα μηδὲν δεῖσθαι
ματαίας δημιουργίας δυνάμεως. εἶτα πρὸς μὲν τὰς εὐηθεστάτας
δόξας ἀντιλέγει διὰ μακρῶν, ὡς ἐν τοῖς περὶ καταπόσεως
καὶ ἀναδόσεως καὶ πέψεως αὐτῷ γεγραμμένοις ἐστὶν εὑρεῖν,
πρὸς τὰς ἰσχυροτάτας καὶ διασημοτάτας οὐδὲ τὸ σμικρότατον ἀντειπών, ἀλλ᾽ ἐνίοτε μὲν ἐπιμνησθεὶς μόνον, ἔστι δ᾽
ὅτε οὐδὲ τοῦτο ποιήσας, ὑπερβαίνει τε καὶ παρατρέχει καθάπερ οὐδενὸς ἀξίας. καίτοι γε εἰ καὶ δι᾽ ἄλλο μηδὲν,
διὰ γοῦν τοὺς ἀποφηναμένους οὐκ ἐχρῆν, ἐπιφανεῖς παρ᾽
Ἕλλησι γενομένους, οὕτω καταφρονεῖν, ἀλλ᾽ ἀντειπεῖν καὶ
καταβαλεῖν ἰσχυραῖς ἀποδείξεσιν ἐξελέγξαντα. δέδεικται δὲ
καὶ περὶ τούτου πρὸς ἡμῶν ἐν τοῖς περὶ τῶν φυσικῶν δυνάμεων, ὡς ἔστιν ὁ σπλὴν ὄργανόν τι καθαρτικὸν τῶν ἐν
ἥπατι γεννωμένων ἰλυωδῶν καὶ παχέων καὶ μελαγχολικῶν
χυμῶν. ἕλκει μὲν οὖν τούτους, ὡς καὶ πρόσθεν ἐῤῥέθη,

ipſi ex ſiniſtris partibus ſplenem oppoſuit, volens aliquid
etiam hac parte moliri, perinde ac ſi ipſa ventre paululum ad partes illas producto opus ſuperfluum vitare non
poſſet. Et adverſus ſtultiſſimas quidem opiniones pugnat
multis verbis, ut ex libris ejus de deglutitione, diſtributione atque concoctione colligere eſt; fortiſſimis vero
et maxime inſignibus ne tantillum quidem contradixit,
ſed alias quidem illarum duntaxat admonet, alias autem
ne id quidem facit, verum praeterit eas et praetermittit,
tanquam nullius pretii ſint. Verum, ſi propter aliud
nihil, ſaltem propter illarum auctores a Graecis cele-
bratos non oportuit usque adeo aſpernari, ſed contradi-
cere et validis demonſtrationibus eos confutare ac co-
arguere. Demonſtratum autem eſt etiam hoc a nobis in
libris, quos De facultatibus naturalibus conſcripſimus,
ſplenem inſtrumentum quoddam eſſe, quod purgat limo-
ſos et craſſos ac melancholicos ſuccos in hepate geni-
tos; attrahit enim hos (ut antea quoque dictum eſt) per

δι' ἀγγείου φλεβώδους, οἷον στομάχου τινός· ἑλκύσας δ' οὐκ εὐθὺς εἰς τὴν κοιλίαν ἀποκρίνει, ἀλλ' αὐτὸς πρότερον κατεργάζεται καὶ μεταβάλλει κατὰ πολλὴν σχολὴν, χρώμενος εἰς τὴν ἐνέργειαν ταύτην μάλιστα ταῖς ἀρτηρίαις, αἳ δὴ πολλαὶ καὶ μεγάλαι καθ' ὅλον εἰσὶ τὸ σπλάγχνον, οὐκ ἀργῶς οὐδ' ὡς ἔτυχεν ὑπὸ τῆς φύσεως αὐτῷ δοθεῖσαι, ἀλλ' ὅτι γε τῷ διηνεκεῖ τῆς κινήσεως καὶ τῇ τῆς ἐμφύτου θερμασίας ἰσχύϊ τῆς παρὰ τῆς καρδίας αὐταῖς ἐπιῤῥεούσης κατεργάζεσθαι καὶ καταθραύειν καὶ μεταβάλλειν καὶ ἀλλοιοῦν δύναται τὸ πάχος τῶν ἐξ ἥπατος εἰς σπλῆνα μεταβαλλομένων χυμῶν. ὅσον μὲν ἂν οὖν εἰς τὸν οἰκειότατον τῷ σπλάγχνῳ χυμὸν μετακομισθῇ, τροφὴ τῷ σπληνὶ γίνεται· ὁπόσον δ' ἄν τι καὶ τὴν ἐν τούτῳ διαφύγῃ κατεργασίαν [387] καὶ μὴ δυνηθῇ εἰς αἵματος ἰδέαν λεπτοῦ καὶ χρηστοῦ κατεργασθῆναι, καὶ παντάπασιν ἄχρηστον ᾖ πρὸς θρέψιν, εἰς τὴν γαστέρα τοῦτο διά τινος ἑτέρου φλεβώδους ὁ σπλὴν ἐξερεύγεται στομάχου, χρείαν τινὰ καὶ αὐτὸ παρέξον οὐ σμικρὰν, ἣν ἐν τῇ τῶν περιττωμάτων ἐξηγήσει

vas venofum, tanquam per ftomachum quendam; attractos autem non protinus in ventriculum excernit, fed ipfe prius per multum otium conficit atque immutat, utens ad hanc actionem potiffimum arteriis, quae certe multae et magnae funt per totum vifcus, non abs re neque fortuito a natura ipfi tributae, fed ut motus affiduitate et innati caloris, qui ipfis a corde affluit, robore confici, frangi, mutari atque alterari poffit craffities tranfumptorum ab hepate ad fplenem fuccorum. Quicquid igitur eorum in fuccum huic vifceri maxime convenientem translatum fuerit, alimentum id fpleni efficitur; quod autem ab ea, quae in fplene fit, elaboratione exciderit, neque in fanguinis tenuis ac utilis fpeciem transmutari potuerit, omninoque inutile fuerit ad nutriendum, hoc ad ventriculum per alium quendam venofum ftomachum fplen eructat, utilitatem et ipfum quandam haud contemnendam praeftiturum; quam, quum de

δηλώσω. ἀλλὰ νῦν γε τὰ ὑπόλοιπα τῆς κατασκευῆς τοῦ σπληνὸς ἐπισκεψώμεθα, καὶ πρῶτον τὸ ἴδιον αὐτοῦ σῶμα τὸ καλούμενον ὑπό τινων παρέγχυμα. τοῦτ᾽ οὖν ἐστιν αὐτὸ, καθ᾽ ὃ τοὺς μελαγχολικοὺς ἕλκειν εἰς ἑαυτὸν ὁ σπλὴν δύναμιν ἔχει χυμοὺς, ἀραιὸν ἱκανῶς καὶ χαῦνον ὑπάρχον, ὥσπερ τις σπογγία, πρὸς τὸ ῥᾳδίως ἕλκειν τε καὶ παραδέχεσθαι τὸ πάχος αὐτῶν. ἵνα δὲ καὶ τοιαύτη διὰ παντὸς ἡ σὰρξ φυλάττηται τοῦ σπληνὸς, αἱ πάντη διεσπαρμέναι καθ᾽ ὅλον τὸ σπλάγχνον ἀρτηρίαι χρήσιμοι, γεγενημέναι μὲν καὶ δι᾽ ἕτερόν τι τὸ μικρῷ πρόσθεν εἰρημένον οὐ σμικρὸν ἀγαθόν. εἰς γὰρ τὴν κατεργασίαν τῶν ἐξ ἥπατος εἰς σπλῆνα φερομένων χυμῶν ἐλέχθησαν διαφέρειν. ἀλλὰ καὶ τὴν σάρκα τοῦ σπλάγχνου μανὴν αὗται ἀεὶ φυλάττουσι, ὥσπερ καὶ τὴν τοῦ πνεύμονος. εἰ γὰρ δὴ ὀρθῶς ἀποδέδεικται διὰ τοῦ περὶ τῶν φυσικῶν δυνάμεων λόγου, τῶν τρεφομένων ἕκαστον ἕλκειν εἰς αὐτὸ τὴν τροφὴν ἐκ τῶν παρακειμένων ἀγγείων, ἐκ μὲν τῶν ἀρτηριῶν εὔλογον ἕλκεσθαι λεπτοτέραν, ἐκ δὲ τῶν φλεβῶν παχυτέραν. ὅ τε γὰρ

excrementis agemus, declarabimus. In praefentia autem reliquam fplenis conftructionem expendemus, in primisque proprium ipfius corpus, quod nonnulli parenchyma, id eft *affufionem*, vocant. Ipfum namque eft, quo facultatem habet fplen ad fe ipfum trahendi fuccos melancholicos, rarum admodum ac laxum inftar fpongiae cujusdam, ut fuccos craffos facile et attrahat et excipiat. Ut autem talis perpetuo fervetur fplenis caro, faciunt arteriae in totum vifcus differninatae; quae tamen et alium praeftant ufum non mediocrem, cujus paulo ante meminimus; nam ad fuccos, qui ex hepate ad fplenem feruntur, conficiendos conferre ipfas diximus. Quin et carnem vifceris hae femper raram confervant, quemadmodum et pulmonis: fi enim recte demonftratum eft in iis, quae de facultatibus naturalibus praecepimus, omnia, quae nutriuntur, ad fe ipfa trahere ex proximis vafis alimentum, ex arteriis quidem confentiens eft tenuius attrahi, ex venis autem craffius: nam et tunica *arteria-*

χιτὼν τοῦ χιτῶνος στεγανώτερος, αὐτό τε τὸ περιεχόμενον ἐν ταῖς ἀρτηρίαις αἷμα λεπτότερον καὶ ἀτμωδέστερον. ἐκ δὲ τοιούτου βέλτιόν ἐστι τρέφεσθαι χαύνῃ σαρκὶ, καθάπερ ἐκ παχυτέρου τῇ πυκνῇ. τὸ δὲ οὕτω λεπτὸν ἐν ταῖς κατὰ τοῦτο τὸ σπλάγχνον ἀρτηρίαις αἷμα τὴν γένεσιν ἐκ τοῦ παχέος ἐκείνου καὶ μαλαγχολικοῦ περιττώματος ἔχει. διὰ τοῦτο καὶ ἡ σὰρξ τοῦ σπληνὸς, εἰ καὶ χαύνη τίς ἐστιν, ἀλλὰ τῆς γε τοῦ πνεύμονος ἀπολείπεται πάμπολυ. χαυνοτάτη τε γὰρ ἐκείνη καὶ κουφοτάτη καὶ μικροῦ δεῖν λευκὴ, καθάπερ ἐξ ἀφροῦ πεπηγυῖα. τρέφεται γὰρ ἐξ αἵματος ἀκριβῶς καθαροῦ καὶ ξανθοῦ καὶ λεπτοῦ καὶ πνευμαώδους· ἅπαντα γὰρ ἔχει ταῦτα τὰ πλεονεκτήματα τὸ παρὰ τῆς καρδίας ἐπιπεμπόμενον αὐτῷ. ἀλλὰ περὶ μὲν τῆς ἐκείνου τοῦ σπλάγχνου φύσεως ἰδίᾳ λελέξεται. τὸ δὲ τοῦ σπληνὸς σῶμα, τοσούτῳ μανώτερον ἥπατος ὑπάρχον, ὅσῳ παχυμερέστερόν ἐστι πνεύμονος, εὐλόγως ἐκ λεπτομεροῦς τὴν τροφὴν αἵματος ἔχει. τὸ μὲν γὰρ ἑλκόμενον εἰς τὸν σπλῆνα παχύτερόν ἐστι τοῦ κατὰ τὸ ἧπαρ. ἀλλ᾽ ἐπεὶ κατεργασθὲν

rum, quam *venarum* tunica, eſt denſior, et ſanguis, qui in ipſis continetur, eſt ſubtilior et vaporoſior; ex hujusmodi autem praeſtitit ſungoſam ac laxam carnem nutriri, quemadmodum ex craſſiori denſam. At qui ſanguis adeo tenuis in arteriis hujus viſceris eſt, generationem habet ex craſſo illo et melancholico excremento; quo fit, ut et caro ſplenis, quamvis laxa ſit, a pulmonis tamen carne magno intervallo relinquatur; laxiſſima enim eſt ea atque leviſſima et paulo minus alba, utpote ex ſpuma quadam velut coagulata; nutritur enim ex ſanguine puriſſimo, flavo, ſubtili et ſpirituoſo. Has omnes praerogativas habet is ſanguis, qui a corde mittitur ad pulmonem. Sed de illius quidem viſceris natura ſeorſum tractabimus. Splenis vero corpus, quum tanto rarius hepate ſit, quanto eſt craſſius pulmone, merito ex tenuiore ſanguine nutritur; qui namque attrahitur ad ſplenem, craſſior eſt eo, qui eſt in hepate; at quia cla-

ὑπὸ τῶν ἀρτηριῶν τῶν ἐνταῦθα σὺν ἅμα καὶ ταῖς φλεψὶ, πολλῷ στεγανώτερον ἐχούσαις τὸν χιτῶνα τῶν ἐν τῷ ἥπατι φλεβῶν, οὐχ ὁλοσχερὲς καὶ παχὺ τῇ σαρκὶ τοῦ σπληνὸς, ἀλλὰ λεπτόν τε καὶ κατὰ βραχὺ διαπέμπεται, διὰ τοῦτο καὶ ἡ σὰρξ τοῦδε τοῦ σπλάγχνου μανωτέρα μέν ἐστι καὶ κουφοτέρα τῆς κατὰ τὸ ἧπαρ, οὐ μὴν ἐρυθροτέρα γε ἢ ξανθοτέρα. μελαγχολικὸς γὰρ ἦν, ὃν ἐκάθηρεν, ὁ χυμὸς, ἐξ οὗ κατεργασθέντος ἐτράφη. τὸ δὲ ἧπαρ ὑπὸ χρηστοῦ τε ἅμα τοῦ αἵματος καὶ παχέος τρέφεται διά τε τὴν λεπτότητα τοῦ χιτῶνος τῶν ἐν αὐτῷ φλεβῶν καὶ τὸ μέγεθος τῶν κατατρήσεων. ἐνὶ δὲ λόγῳ τὸ περὶ τῶν τριῶν σπλάγχνων τῆς τροφῆς ὧδ᾽ ἔχει. τὸ μὲν ἧπαρ ἐξ ἐρυθροῦ καὶ παχέος (415) αἵματος, ὁ δὲ σπλὴν ἐκ λεπτοῦ μὲν, ἀλλὰ μέλανος, ὁ δὲ πνεύμων ἐξ ἀκριβῶς κατειργασμένου καὶ ξανθοῦ καὶ λεπτοῦ καὶ πνευματώδους καὶ καθαροῦ τὴν θρέψιν λαμβάνει. καὶ τοίνυν καὶ αἱ τῆς σαρκὸς αὐτῶν ἰδέαι κατὰ τὸ τοῦ τρέφοντός εἰσιν εἶδος χυμοῦ· μᾶλλον δ᾽, ὅτι τοιαύτας ἐχρῆν αὐτὰς ὑπάρχειν, οἰκείαν αὐτοῖς ἡ φύσις

boratus ab arteriis, quae illic ſunt, atque adeo venis multo denſiorem tunicam habentibus, quam ſunt in hepate, non affatim neque craſſus carni ſplenis, ſed ſubtilis et paulatim mittitur, ob id caro quidem hujus viſceris rarior eſt et levior, quam hepatis, non tamen rubicundior aut flavior; melancholicus enim erat humor, quem purgavit, eoque elaborato nutritus eſt; hepar vero benigno ſimul et craſſo nutritur tum propter ſubtilitatem tunicae venarum, quae ſunt in hepate, tum propter magnitudinem foraminum. Ut autem ſummatim perſtringam, nutritio horum trium viſcerum ſic habet. Hepar quidem ex rubicundo et craſſo ſanguine, ſplen autem ex ſubtili, ſed nigro, pulmo ex elaborato ad unguem, flavo, ſubtili, ſpirituoſo ac puro ſumit alimentum. Jam vero carnis eorum ſpecies ad portionem nutrientis ſucci ſe habent; quin potius, quod ejusmodi eas eſſe oportuit, ſamiliare ipſis natura etiam alimentum

καὶ τροφὴν παρεσκεύασεν. αὗται μὲν οὖν αἱ προειρημέναι δύο χρεῖαι τοῦ πλήθους τῶν κατὰ τὸν σπλῆνα πεφυκυιῶν ἀρτηριῶν. καί τις ἐπ᾽ αὐταῖς ἄλλη τρίτη κατὰ τὴν ἰδίαν αὐτῶν ἐνέργειάν τε καὶ χρείαν. δέδεικται [388] γὰρ, ὡς ἡ κίνησις αὐτῶν ἕνεκα φυλακῆς μάλιστα τῆς ἐν ἑκάστῳ μέρει ἐμφύτου θερμασίας γέγονεν, ἐμψύχουσα μὲν ταῖς διαστολαῖς τῷ ψυχρὰν ἐπισπᾶσθαι ποιότητα, καθαίρουσα δ᾽ ἐξ αὐτῶν ταῖς συστολαῖς τὸ λιγνυῶδες περίττωμα. καὶ τοίνυν καὶ τῷ σπληνὶ πλείστας τοῦ τοιούτου μέλλοντος ἔσεσθαι, διὰ τὴν μοχθηρίαν τε καὶ τὸ πάχος τῶν ἐν αὐτῷ κατεργαζομένων χυμῶν, εὔλογον ἦν ἀρτηρίας καὶ πολλὰς καὶ μεγάλας γενέσθαι. δεῖται γὰρ, ὥσπερ ὁ πνεύμων ἐμψύξεως ἰσχυρᾶς, οὕτως ὁ σπλὴν καθάρσεως ἱκανῆς. τὸ δ᾽ ἧπαρ, οὔτε τῆς τοιαύτης χρῇζον καθάρσεως, ἔχει γὰρ αλλας τρεῖς μεγίστας, οὔτ᾽ ἐμψύξεως ἰσχυρᾶς, ὥσπερ ἡ καρδία καὶ διὰ ταύτην ὁ πνεύμων, εὐλόγως μικρῶν ἐδεήθη τῶν ἀρτηριῶν. διὰ ταῦτα μὲν δὴ μανὸν καὶ κοῦφόν ἐστι καὶ ἀρτηριῶδες τὸ τοῦ σπληνὸς σῶμα.

paravit. Hi igitur funt duo ufus, quos diximus, multitudinis arteriarum in liene productarum. Eft et alius quidam praeter hos tertius fecundum propriam ipfarum actionem et ufum. Monftratum enim eft, quod motus ipfarum fervandi potiffimum cujusque partis caloris infiti gratia extitit, refrigerans quidem diaftole, attrahendo fcilicet frigidam qualitatem, purgans autem ex ipfis fyftole exerementa fuliginofa. Hujusmodi igitur quum in fplene plurimum futurum effet propter pravitatem et craffitiem fuccorum, qui in ipfo elaborantur, ratio fuit arterias multas et magnas ipfi tribuere; ut enim pulmo refrigeratione vehementi, ita fplen purgatione infigni indiget, hepar vero neque tali egens purgatione (habet enim alias tres maximas) neque refrigerio magno, ut cor (propter quod ipfe pulmo factus eft), jure optimo parvis indiguit arteriis. Ob eas certe caufas rarum et leve et arteriofum eft lienis corpus.

Ed. Chart. IV. [388.] Ed. Baf. I. (415.)

Κεφ. ις'. Ἔστραπται δ' αὐτοῦ τὰ μὲν σιμὰ πρός
τὸ ἧπάρ τε καὶ τὴν γαστέρα, τὰ δ' αὖ κυρτὰ δῆλον ὡς ἀν-
τίκειται τοῖς σιμοῖς. καὶ τὰ μὲν σιμὰ τάς τε τῶν φλεβῶν
καὶ τὰς τῶν ἀρτηριῶν ἐμφύσεις ἔχει καὶ τὴν πρὸς τὸ ἐπίπλοον διάφυσιν. τοῖς κυρτοῖς δὲ, πρός τε τὰς νόθας
πλευρὰς καὶ τὰς λαγόνας ἀποχωροῦσιν, οὐδὲν ἀγγεῖον ἐμ-
πέφυκεν, ἀλλά τινες ἰνώδεις διαφύσεις ἐνταῦθα συνδοῦσιν
αὐτὸ τοῖς περικειμένοις, οὔτε τὸ μέγεθος οὔτε τὸ πλῆθος
ἴσον ἐν ἅπασιν ἔχουσι τοῖς ζώοις, ἀλλὰ καὶ κατ' εἶδος ἐν
αὐτοῖς ἐστί τις διαφορά, καὶ καθ' ἕκαστον ζῶον ὡσαύτως,
οὐδὲ γὰρ ἄλλου τινὸς ἕνεκα γεγόνασιν, ἤ, ὥσπερ εἴρηται,
τοῦ συνδεῖν. ὅθεν καὶ πλείους, καὶ ἐλάττους, καὶ ἰσχυρό-
τεροι, καὶ ἀσθενέστεροι, καὶ κατάλληλον τόπον γεγόνασιν,
οὐχ οἱ τοῦ σπληνὸς μόνον, ἀλλὰ καὶ οἱ τοῦ ἥπατος δεσμοί,
ὁ μέντοι χιτὼν ὁ περιέχων αὐτὸν οὐ σύνδεσμος μόνον ἐστί,
ἀλλὰ καὶ χιτὼν, ὥσπερ ὀνομάζεται, σκέπων καὶ ἀμφιεννὺς ἐκ
παντὸς μέρους τὸ σπλάγχνον. ἡ δ' ἀρχὴ καὶ τούτου τῆς

Cap. XVI. Converſa autem ſunt ejus ſima ad hepar et ventriculum; gibba videlicet ſimis opponuntur.
Et ſima quidem arteriarum et venarum inſertiones continent, et eam quae ad omentum pertingit intercurren-
tem propagationem; gibbis autem, quod ad nothas coſtas
et ilia ſecedant, nullum vas inſeritur, ſed quaedam fi-
broſae propagines ibi colligant ipſum adjacentibus, quae
neque magnitudinem, neque multitudinem aequalem habent in omnibus animalibus; ſed et ſecundum ſpeciem
in ipſis eſt quaedam differentia, quae in quoque animali
pariter invenitur, neque enim alterius cujusdam gratia
extiterunt, quam, ut dictum eſt, colligandi. Unde plura,
vel pauciora, fortiora, imbecilliora, in aliis et aliis
locis extiterunt, non ſplenis ſolum, ſed hepatis quoque
vincula. Tunica vero, quae ipſum ambit, non modo eſt
vinculum, ſed etiam tunica (ut et nominatur), tegens et
veſtiens omni ex parte ipſum viſcus. Principium autem

γενέσεως ἐκ τοῦ περιτοναίου, καθάπερ καὶ πρόσθεν εἴρηται. καὶ μέν γε καὶ ὡς παχύτατον ἐχρῆν εἶναι τὸ τῆς γαστρὸς σκέπασμα τῶν ἄλλων ἁπάντων, ἔμπροσθεν εἴρηται. τὰ μὲν δὴ κατὰ τὴν γαστέρα καὶ τὸ ἧπαρ καὶ τὸ ἐπίπλοόν τε καὶ σπλῆνα μόρια τὸν εἰρημένον κεκόσμηται τρόπον.

Κεφ. ιζ'. Ἑξῆς δὲ περὶ τῶν ἐντέρων λεκτέον. πέπτεται μὲν οὖν ἔτι καὶ κατὰ τὴν τούτων δίοδον ἡ τροφὴ, καθάπερ καὶ ἐν ταῖς φλεψὶν ἁπάσαις τὸ αἷμα, γέγονε δ' οὔτε τῶν ἐντέρων οὐδὲν ἕνεκα πέψεως, οὔτε φλέβες αἱματώσεως, ἀλλ', ὡς καὶ πρόσθεν εἴρηται, τὸ μέν πού τι συγχρῆται πρὸς τὸ βέλτιον ἑκάστῳ τῶν οργάνων ἡ φύσις, τὸ δέ τι κἀξ ἀνάγκης ἕπεται πᾶσι τοῖς ἕνεκά του γεγονόσιν. ὥσπερ οὖν, τὰς φλέβας ἀναδόσεως ὄργανα ποιήσασα, δύναμιν ἐνέθηκεν αὐταῖς αἵματος γεννητικὴν, ὅπως μὴ μάτην ὁ χρόνος ἀπόλοιτο τῆς δι' αὐτῶν φορᾶς τῇ τροφῇ, κατὰ τὸν αὐτὸν λόγον καὶ τοῖς ἐντέροις, ἀναδόσεως ἕνεκα τῆς εἰς τὰς φλέβας γεγενημένοις, δύναμίς τις ὑπάρχει πεπτικὴ σι-

generationis huic etiam eſt a peritonaeo, ut prius dictum eſt. Dictum quoque nihilominus eſt, ventriculi tegumentum omnium aliorum craſſiſſimum eſſe oportere. Quae igitur partes ad ventriculum, hepar, epiploon et ſplenem pertinent, ad eum quem jam diximus modum exornatae fuerunt.

Cap. XVII. Deinceps vero erit de inteſtinis dicendum. Coquitur quidem adhuc alimentum et in ipſo per inteſtina tranſitu, ut in venis etiam omnibus ſanguis, quum tamen neque inteſtinorum ullum concoctionis, neque venae ſanguificationis gratia extiterint; ſed, ut antea dictum eſt, natura alias quidem organorum unoquoque in melius ſimul utitur, alias autem id neceſſario ſequitur omnia, quae alicujus gratia extiterunt. Quemadmodum igitur venis, quum eas diſtributionis inſtrumenta feciſſet, facultatem ſanguinis generatricem indidit, ne, dum per eas fertur, tempus ipſi alimento fruſtra periret, eadem ratione et inteſtinis diſtributionis in venas gratia inſtitutis

τίων. ἀλλ' οὐδὲ δυνατὸν ὅλως ἦν, ὡς ἐν τοῖς περὶ φυσικῶν δυνάμεων ἀποδέδεικται ὑπομνήμασι, μὴ οὐχὶ καθ' ἕκαστον τῶν τοῦ ζώου μορίων ὑπάρχειν τινὰ δύναμιν ἀλλοιωτικήν. οὐ μὴν οὐδὲ πόῤῥω που τῆς γαστρὸς ἡ [389] τῶν ἐντέρων οὐσία· ὥστ', εἰ καὶ δύναμιν ἀλλοιωτικὴν ἀναγκαῖον ἦν ἔχειν αὐτὰ καὶ τῇ γαστρὶ παραπλησίαν, ἐξ ἀνάγκης ἕπεται τὸ κἂν τούτοις πέπτεσθαι τὴν τροφήν. ἀλλ', ὥσπερ ἐν ἥπατι τὸ οἷον ἐργαστήριόν ἐστι τῆς αἱματώσεως, οὕτως ἐν τῇ γαστρὶ τὸ τῆς πέψεως. ὅτι δὲ οὔτε τῆς τῶν περιττωμάτων εἰς τὸ πρόσω φορᾶς ἕνεκεν, οὔτε πέψεως, ἀλλὰ τοῦ πᾶν εἰς τὰς φλέβας ἀναλαμβάνεσθαι τὸ κεχυλωμένον ἐν τῇ κοιλίᾳ παρεσκεύασται τὰ ἔντερα, μαθεῖν ἔνεστι· πρώτῳ μὲν τῷ μηδενὶ τῶν ζώων ἁπτομένην αὐτὴν τῶν ὀργάνων οἷς ἀποπατεῖ, κατασκευασθῆναι, καίτοι γ' οὐκ ἦν ἀδύνατον εὐθὺς εἰς τὴν ἕδραν καλουμένην τὸ κάτω πέρας αὐτῆς ἐκτετάσθαι· δευτέρῳ δὲ τῷ παμπόλλας τῶν ἐντέρων τὰς ἕλικας ἐν τοῖς

facultas quaedam concoctrix ciborum inest, quod fieri omnino non poterat (ut in commentariis, quos de facultatibus naturalibus conscripsimus, demonstratum est), quin singulae animalis partes facultatem quandam haberent alteratricem. Jam vero intestinorum substantia haud multum a ventriculo est diversa; quo fit, ut, si facultatem alteratricem ipsis quoque inditam fuisse oportuit ipsi ventriculo assimilem, in his quoque cibum concoqui necessario consequatur; nam, ut in hepate est velut officina sanguificationis, ita in ventriculo concoctionis. Quod autem neque excrementorum prorsum delationis, neque concoctionis gratia, sed ut id omne, quod in ventriculo in chylum est mutatum, assumatur in venas, constructa fuerunt intestina, hinc discas licet. Primo quidem, quod in nullo animali ventriculus sua structura iis instrumentis sit contiguus, quibus alvi excrementa dejiciuntur, quamvis non esset impossibile mox ad vocatam sedem extremitatem ventriculi inferiorem protendi. Secundo autem, quod quamplures intestinorum anfractus in pluri-

πλείστοις ζώοις γενέσθαι· καὶ τρίτῳ τῷ μηδ᾽ ἂν ἐκπεμφθῆναι τῆς γαστρὸς τὴν τροφὴν, εἰ μὴ τελέως πεφθῇ· δέδεικται γὰρ καὶ τοῦτο. τὸ μὲν δὴ μὴ συναφθῆναι ταῖς ἕδραις τῶν ζώων τὰς γαστέρας ἐνδείκνυται σαφῶς, ἕτερον μὲν εἶναι δεῖν ὄργανον πέψεως σιτίων, ἕτερον δ᾽ ἀναδόσεως. εἴπερ γὰρ ταὐτὸν ἦν, ἐκινδύνευον ἂν πολλάκις ὠμὴν καὶ ἄπεπτον ἀναλαμβάνειν αἱ φλέβες τροφήν· οὐ μὴν ἔδει γίνεσθαι τοῦτο. δῆλον γὰρ ἦν, ὡς ἕτερον μὲν πέψεως, ἕτερον δ᾽ ἀναδόσεως ἐχρῆν εἶναι μόριον. τὸ δὲ μηδ᾽ ἁπλοῦν ἐκτετάσθαι μέχρι τῆς ἕδρας αὐτὸ, παμπόλλαις δ᾽ ἐπανόδοις κυκλοτερέσιν ἐν τῷ μεταξὺ διειλῆφθαι, τοῦ μὴ ῥᾳδίως ἐκπίπτειν τοῦ ζώου τὴν τροφὴν ἐνδεικτικὸν ὑπάρχον ὁμολογεῖ τοῖς προειρημένοις. εἰ γὰρ ἑτέρα τις κοιλία διεδέχετο τὴν προτέραν, καὶ ἦν, ὥσπερ ἐκείνη πέψεως ὄργανον, οὕτως ἡ δευτέρα ταμιεῖον ἀναδόσεως, οὐκ ἂν ἐν ὀλίγῳ χρόνῳ παμπόλλη τε καὶ διὰ πολλῶν φλεβῶν εἰς ἧπαρ ἀνελαμβάνετο ἡ

mis animalibus fuerunt. Tertio, quod non ante emittatur e ventriculo cibus, quam perfecte ſit concoctus; hoc enim demonſtratum etiam eſt. Quod ergo animalium ventriculi ſedi minime cohaeſerint, ſatis magno indicio eſt, aliud eſſe oportere concoctionis inſtrumentum, aliud diſtributionis; nam ſi idem eſſet, periculum utique eſſet, ne identidem venae crudum atque incoctum aſſumerent alimentum, quod tamen nequaquam accidere oportebat. Satis igitur conſtat, aliam quidem concoctionis, aliam autem diſtributionis oportuiſſe eſſe partem. Quod vero ipſum non extendatur ſimplex usque ad anum, ſed quam plurimis gyris ſpirisve orbiculatis in medio intercipiatur (cum conſtet, id, ne alimentum ex animali ocyus elabatur, factum fuiſſe) iis, quae haud ita pridem diximus, conſonat; quandoquidem, ſi ſecundus quispiam ventriculus priorem exciperet eſſetque, ſicut ille coctionis inſtrumentum, ita hic ſecundus promptuarium diſtributionis, nequaquam brevi tempore quam plurimum et per plurimas venas alimentum hepar aſſumeret.

τροφή. νῦν μὲν γὰρ αἱ τῶν ἐντέρων ἕλικες, ἀναρίθμητόν τι πλῆθος φλεβῶν ἐξ ἥπατος εἰς αὐτὰς ἐμφυόμενον ἔχουσαι, σύμπαντα τὸν ἐν τῇ γαστρὶ πεπεμμένον χυμὸν ἀναπέμπουσι· τότε δ᾽ ἂν ὀλίγοις στόμασι φλεβῶν, ὀλίγον ἑκάστοτε τῆς κεχυλωμένης ἐναρμόττων τροφῆς, βραδεῖάν τε καὶ πολυχρόνιον ἐποιεῖτο τὴν ἀνάδοσιν. ἅπτεσθαι μὲν γὰρ δεῖ τὰ στόματα τῶν ἀγγείων τοῦ κατειργασμένου καὶ πεπεμμένου χυμοῦ. μεγάλῃ δ᾽ ὑποτεθείσης τῇ προτέρᾳ κοιλίᾳ δευτέρας, βραχέος ἂν ἥπτετο μέρους ἡ τροφὴ τῆς γαστρὸς, ὅσον περ ἔψαυσεν αὐτῆς μόνον, τὸ πλεῖστον δ᾽, ὅσον ἦν ἐν τῷ βάθει, διέφυγεν ἂν τὰς λαβὰς τῶν φλεβῶν. ἀλλὰ νῦν γε τὸ τῆς διεξόδου στενὸν, εἰς βραχέα μόρια κατακερματίζον τὴν τροφὴν ἅπασαν, ὀλίγου δεῖν ἀναγκάζει τῶν ἐντέρων ἅπτεσθαι τοῦ χιτῶνος, εἰς ὃν αἱ φλέβες ἀναστομοῦνται, καὶ διὰ τοῦτο καὶ τῶν ἐπὶ τοῖς ἀγγείοις στομάτων. εἰ δὲ δὴ καὶ διαφύγοι τις ἐν τῇ κατὰ τὴν πρώτην ἕλικα διεξόδῳ, κατὰ τὴν δευτέραν ἅψεται, κἂν εἰ ταύτην διαφύγοι, κατὰ τὴν τρίτην, ἢ τετάρτην, ἢ πέμπτην, ἤ τινα τῶν ἐφεξῆς.

Nunc enim inteſtinorum gyri, cum innumerabilem quandam venarum multitudinem ex hepate ſibi ipſis habeant inſertam, omnem in ventriculo coctum ſuccum ſurſum mittunt; tunc autem paucis orificiis venarum, paucum cibi in chylum verſi aſſidue adaptans, tardam et diuturnam faceret diſtributionem. Etenim oportet ora vaſorum contingere elaboratum ac coctum ſuccum; ſi vero magno priori ventriculo ſecundus ſuppoſitus eſſet, parvam utique partem ejus ventriculi tangeret cibus, eam dumtaxat, quam ipſe contingeret; plurima vero alimenti pars, quae utique in profundo eſſet, apprehenſiones venarum effugeret. Nunc autem anguſtia tranſitus in parvas particulas alimentum comminuens cogit, ut id propemodum totum contingat tunicam inteſtinorum, ad quam venae oſcillis hiant, ob idque ipſum etiam ora vaſorum: ſi quid vero alimenti effugerit in tranſitu per primum gyrum, per ſecundum quidem continget; quod ſi hic quoque effugerit, per tertium, vel quartum, vel quintum, vel quemlibet

πάμπολλαι γάρ εἰσι. κατά γε τὴν οὕτως στενὴν καὶ μακρὰν καὶ παμπόλλας ἕλικας ἔχουσαν ὅλον ἀναγκάζεται τῆς τροφῆς τὸ μέρος ὁμιλῆσαί ποτε τῷ τοῦ ἀγγείου στόματι. καταπεπύκνωται γὰρ ἐν κύκλῳ πᾶν ἔντερον ἀναρίθμῳ τινὶ πλήθει στομάτων εἴσω καθηκόντων, ὑφ᾽ ὧν ἀναρπάζεται τὸ χρηστὸν τῆς διεξερχομένης τροφῆς. ὥστ᾽ οὐκ ἄν τις διαλάθοι καὶ ἐκπέσοι τοῦ ζώου χυμὸς εἰς θρέψιν χρήσιμος, [390] ὅταν γε νόμῳ φύσεως διοικῆται τὰ κατὰ τὸ σῶμα. τούτων γὰρ ἡ νῦν ἐξήγησις, οὐ τῶν ἀῤῥωστημάτων, ἡνίκα συγκέχυται μὲν ἡ τάξις, ἐμποδίζεται (416) δὲ ἡ τέχνη τῆς φύσεως, ἐπικούρου δέ τινος ὀρέγοντος χεῖρα καὶ τὸ λυποῦν ἐξάγοντος προσδεῖται. τοῦτο μὲν οὖν καὶ εἰ μὴ λέγοιτο καθ᾽ ἑκάστην ὧν προχειριζόμεθα χρειῶν, οὐχ ὁ μὴ λέγων ἀμελητὴς, ἀλλ᾽ ὁ μὴ προσυπακούων ἀβέλτερος. αἱ δὲ δὴ τῶν ἐντέρων ἕλικες ἐδείχθησαν ἕνεκα τοῦ πᾶσαν ἀκριβῶς ἀναδοθῆναι τὴν πεπεμμένην τροφὴν γεγονυῖαι· καὶ τοῦτο ἄρα ἦν τὸ πρὸς τοῦ Πλάτωνος εἰρημένον, ὅπως μὴ ταχὺ διαπε-

fequentium; funt enim plurimi. In tranfitu igitur adeo angufto et longo et quamplurimos anfractus habente omnes partes alimenti coguntur tandem verfari cum vafis orificio; condenfatum enim eft in orbem omne inteftinum innumerabili quadam multitudine orificiorum intro pervenientium, a quibus rapitur furfum, quod ex praetereunte alimento utile eft. Unde fieri nequit, ut fuccus ullus nutriendo animali idoneus effugiat, fallat atque ex animali elabatur, quando faltem lege naturae corpora gubernantur: eorum enim haec a nobis inftituitur expofitio, non morborum, in quibus ordo quidem confunditur, naturae autem ars impeditur, adjutoreque quopiam opus eft, qui manum porrigat et, quod angit, educat. Hoc quidem certe, etfi non dicatur in unoquoque ufuum, quos recenfemus, non qui praetermittit negligentiae, fed qui non fubintelligit tarditatis eft accufandus. Porro inteftinorum anfractus extitiffe probavimus, ut, quicquid alimenti concoctum effet, ad unguem diftribueretur; eoque fpectabat, quod a Platone dictum eft: *ne alimentum cele-*

ρῶσα ἡ τροφὴ ταχὺ πάλιν ἑτέρας δεῖσθαι τὸ σῶμα ἀναγκάζῃ, καὶ παρέχουσα ἀπληστίαν διὰ γαστριμαργίας ἀφιλόσοφον καὶ ἄμουσον ἀποτελῇ πᾶν τὸ θνητὸν γένος. ὅσοις γοῦν τῶν ζώων οὐκ εἰσὶν ἕλικες, ἀλλ' ἁπλοῦν ἔχει μέχρις τῆς ἕδρας ἀπὸ τῆς γαστρὸς ἐκτεταμένον ἔντερον, ἄπληστα πάντα καὶ γαστρίμαργα, καὶ διὰ παντὸς προσκείμενα τῇ τροφῇ, καθάπερ φυτά. ἀλλὰ γὰρ καὶ περὶ τούτων Ἀριστοτέλει καλῶς εἴρηται τά τ' ἄλλα καὶ ὅτι κατὰ βραχὺ τῶν φυτῶν ἡ φύσις ἀποχωροῦσα ἕτερον ἑτέρου ζῶον ἐργάζεται τελεώτερον, ἕως πρὸς τὸ πάντων ἀφίκηται τελεώτατον, ὑπὲρ οὗ νῦν ἡμῖν πρόκειται λέγειν. οὐκ οὖν περὶ τοῦ πλήθους τῶν ἐν τοῖς μηρυκάζουσι ζώοις κοιλιῶν ἐμὸν ἂν εἴη λέγειν, οὐδὲ περὶ τῆς καθ' ἕκαστον εἶδος ζώου γαστρὸς, ὥσπερ οὐδὲ περὶ τῶν ἄλλων ὀργάνων τῆς τροφῆς· εἴρηται γὰρ Ἀριστοτέλει καλῶς ὑπὲρ ἁπάντων. εἰ δὲ μὴ βραχὺς ἦν ὁ βίος εἰς τὸν τῶν καλλίστων ἔρανον, ἴσως ἄν ποτε καὶ τὸ κατ' ἐκείνην τὴν θεωρίαν ἐλλεῖπον ἐξειργασάμεθα.

riter permeans corpus celeriter in necessitatem adigeret sumendi rursum aliud alimentum, suggerensque insatiabilem ingluviem a philosophia ac Musis alienum universum mortale genus efficeret. Quibus certe animalium non insunt ejusmodi anfractus, sed intestinum a ventriculo simplex usque ad anum protensum habent, insatiabilia omnia ac gulosa, plantarumque modo cibo assidue adhaerent. Verum de his Aristoteles recte conscripsit cum alia, tum etiam quod paulatim a plantis natura digrediens aliud alio animal perfectius condidit, quousque ad hominem perveniat, omnium perfectissimum, de quo nunc nobis propositum est dicere. Non igitur de ventriculorum multitudine, qui in ruminantibus animalibus cernuntur, meum fuerit exequi, neque de ventriculo singularum specierum animalis, quemadmodum neque de aliis nutritionis instrumentis; scripsit enim de his omnibus recte Aristoteles. Quod si vitae brevitas pulcherrimorum investigationem non moraretur, fortassis aliquando, quod in ea speculatione desideratur, exequeremur.

Ed. Chart. IV. [390.] Ed. Baf. I. (416.)

νυνὶ δ' ἀγαπῶμεν, εἰ μόνου δυνηθείημεν ἀνθρώπου τὴν κατασκευὴν ἀκριβῶς ἐξηγήσασθαι. πάλιν οὖν τὸν λόγον ἐπὶ τὰ συνεχῆ τοῖς εἰρημένοις ἐπαναγάγωμεν, ἀναμνήσαντες κἀνταῦθα τοὺς ἀναγνωσομένους τόδε τὸ γράμμα, μηδεμίαν ἐπιζητεῖν ἀκούσειν ἀπόδειξιν ἐνεργείας μηδεμιᾶς, εἰρῆσθαι γὰρ ἅπασαν ἐν τοῖς περὶ φυσικῶν δυνάμεων ὑπομνήμασιν, ὥσπερ καὶ ὅτι τὰ καθήκοντα ἀρτηριῶν εἰς ἔντερα στόματα βραχύ τι τῆς τροφῆς ἀναλαμβάνει, τὸ δὲ πλεῖστον αἱ φλέβες. αὐτὸ μέντοι τοῦτο, ὅτι κατὰ φύσιν ἐν ἀρτηρίαις αἷμα περιέχεται, καθ' ἕτερον λόγον ἰδίᾳ λέλεκται. νῦν οὖν, ὅσον ἐλλεῖπόν ἐστι τῆς τῶν ἐντέρων κατασκευῆς, λεχθήσεται. πάσας τὰς ἐκκριτικάς τε καὶ προωστικὰς ὀνομαζομένας ἐνεργείας τε καὶ δυνάμεις αἱ τῶν ἐγκαρσίων ἰνῶν ἐδείχθησαν ἐργαζόμεναι κινήσεις, ὡς τὰς ἐπισπαστικὰς αἱ τῶν εὐθειῶν. ὥσπερ οὖν ἡ γαστὴρ ἀμφοτέρας ἔχουσα δυοῖν ἐδεήθη χιτώνων ἐναντίως ἐχόντων ἀλλήλοις, οὕτω τῶν ἐντέρων ἕκαστον, ἓν εἶδος ἔχον κινήσεως τὸ προωστικὸν, ἓν καὶ χιτῶνος

Nunc vero fatis habemus, fi folius hominis poffumus conftructionem ad unguem exponere. Rurfus igitur orationem, unde digreffi fumus, revocemus, denuo lecturos hoc opus commonefacientes, nullam hic poftulent audire cujusquam actionis demonftrationem, quum eam omnem in libris de facultatibus naturalibus fimus complexi; veluti et quod orificia arteriarum ad inteftina pertingentia modicum quiddam cibi affumunt, plurimum autem venae. Id ipfum fane, quod naturaliter in arteriis fanguis contineatur, alio libro feorfum confcripfimus. Nunc igitur, quod reliquum eft de inteftinorum conftructione, exequemur. Omnes tum actiones, tum facultates, quas excretrices ac propultrices nominant, transverforum villorum motu, ut attractrices rectorum, conftare probavimus. Quemadmodum igitur ventriculo utrosque villos fortito duabus opus fuit tunicis contrario inter fe modo habentibus, ita et inteftinum quodque, unam fpeciem motus cum habeat propultricem, unam pariter tunicao

εἶδος εἰς ἐγκαρσίας τε καὶ κυκλοτερεῖς ἶνας ἀναλυόμενον ἐκτήσατο. τί δὴ οὖν οἱ χιτῶνες αὐτῶν δύο γεγόνασιν, εἴπερ ὁμοίως ἔχουσιν ἀμφότεροι; περιττὸς γὰρ ἂν εἶναι δόξειεν ὁ ἕτερος. ἀλλ' οὐχ ὧδε ἔχει· σφοδρότητός τε γὰρ ἕνεκα τῆς ἀποκριτικῆς δυνάμεως καὶ δυσπαθείας αὐτῶν τῶν ὀργάνων ὁ τῶν ἐντέρων χιτὼν διττὸς ἐγένετο. ὥσπερ γὰρ ἐν τῇ γαστρὶ μένειν ἐπὶ πλέον, ἵν' ἀκριβῶς πεφθῇ, βέλτιον ἦν τὰ σιτία, οὕτως ἐνταυθοῖ μὴ μένειν. ἐν γὰρ τῷ φέρεσθαι διὰ μακρᾶς ὁδοῦ καὶ στενῆς ἀκριβῶς θ' ἅμα καὶ ταχέως ἡ ἐξ αὐτῶν εἰς ἧπαρ ἀνάδοσις ἐγίνετο. ὅτι δὲ καὶ τὴν εἰς ἀσφαλείας καὶ δυσπαθείας ἀκρίβειαν οὐ μικρὰν ἐν τοῖς ἐντέροις ὠφέλειαν οἱ δύο χιτῶνες παρέχονται, [391] δηλοῖ μάλιστα τὰ δυσεντερικὰ παθήματα. πολλοῖς γοῦν καὶ πολλάκις ἐθεασάμεθα, κακῶς θ' ἅμα καὶ χρονίως νοσήσασι, πλεῖστον τῶν ἐντέρων ἀποσαπὲν, ὡς πολλαχόθεν τὸν ὅλον ἔνδον ἀπολέσθαι χιτῶνα, καὶ ὅμως ἐβίων τε οὗτοι καὶ διεγένοντο, μὴ ἂν διασωθέντες, εἰ μὴ καὶ δεύτερός τις ἦν

ſpeciem in transverſos et rotundos villos diſſolutam obtinuit. Quid tandem tunicae binae extiterunt, ſiquidem ambae itidem ſe habent? ſuperflua enim videtur eſſe altera. At non eſt ita; nam inteſtinorum tunica duplex fuit, partim ut facultas ipſorum expultrix eſſet valentior, partim ut ipſa inſtrumenta ab injuriis omnibus eſſent tutiora. Ut enim in ventriculo manere diutius cibaria, ut exacte coquerentur, ita hic non manere e re magis fuit; nam dum per viam longam ac ſtrictam feruntur, perfecta ſimul ac celeris fit ad jecur diſtributio. Quod autem et ad ſecuritatem ſummam et patiendi difficultatem non parvum inteſtinis momentum duae tunicae conferant, indicant vel maxime morbi dyſenterici. Multos ſane ac ſaepe vidimus, quibus, cum morbis gravibus atque diuturnis eſſent conflictati, maxima inteſtinorum pars erat putrefacta adeo, ut compluribus locis tunica omnis interior eſſet exeſa; attamen vixerunt ii et ſuperſtites fuerunt; quod non feciſſent, niſi ſecunda

ἐπὶ τῷ διεφθαρμένῳ χιτῶνι ἕτερος ἔξωθεν. ἐνίοις δὲ τῶν ἐντέρων ἐπιτείνονταί τινες ἔξωθεν ἶνες εὐθεῖαι κατὰ μῆκος ἕνεκα τῆς τῶν ἐγκαρσίων δυσπαθείας· διὸ καὶ τοῖς λεπτοὺς ἔχουσι ζώοις τοὺς τῶν ἐντέρων χιτῶνας ἢ τὰς ἐνεργείας σφοδροτέρας τοῦθ' ὑπάρχει μάλιστα. κίνδυνος γὰρ ἦν ἀποσπασθῆναι τὰς ἐγκαρσίας ἀλλήλων μὴ συνεχομένας ἔξωθεν οἷον δεσμῷ τινι ταῖς εὐθείαις. διὰ τοῦτο δὲ καὶ κατὰ τὸ ἀπευθυσμένον αἱ τοιαῦται πλείους εἰσὶν, ὅτι πολλοῖς καὶ σκληροῖς περιττώμασι τῆς ξηρᾶς τροφῆς ἀθροιζομένοις ἐνταῦθα βιαίως περιστέλλεσθαι τοὺς ταύτῃ χιτῶνας ἀναγκαῖον ἦν. ἔξωθεν οὖν αὐταῖς ἐπιβέβληται δεσμὸς, εὐθεῖαί τινες ἶνες. ἐπὶ δὲ τῶν πλείστων ζώων ὅλον τὸ κῶλον ἰσχυροῖς δεσμοῖς ἔσφιγκται κατὰ μῆκος, ἄνωθεν κάτω παρατεταμένοις ἑνὶ καθ' ἑκάτερον μέρει. ὅτι δὲ καὶ τὸ περιτόναιον αὐτὸ πάλιν τοῦτον τὸν δεύτερον χιτῶνα ἀμφιέννυσι καὶ συνδεῖ τὰ ἔντερα πάντα πρός τε τὰ κατὰ τὴν ῥάχιν σώματα καὶ πρὸς ἄλλα, πρόσθεν εἴρηται. καθόλου

quaedam alia tunica extrinſecus corruptae tunicae acceſſiſſet. Nonnullis vero inteſtinorum quidam villi recti ſecundum longitudinem obtenduntur ad transverſorum tutelam; ideoque animalibus tenues habentibus inteſtinorum tunicas aut actiones vehementiores potiſſimum hoc ineſt: periculum enim erat, ne transverſi villi a ſeſe mutuo avellerentur, niſi extrinſecus a rectis velut vinculo quodam fuiſſent devincti. Quo ſit, ut in recto inteſtino complures ejusmodi fuerint, quod multis et duris alimenti ſicci illic congeſti excrementis ejus inteſtini tunicas circumtendi valide oportuit. Extrinſecus igitur transverſis, ceu ligamentum, villi quidam recti injecti ſunt. In pluribus vero animalibus totum colon validis vinculis ſecundum longitudinem ſuperne deorſum utrinque porrectis conſtrictum eſt. Porro quod et peritonaeum ipſum rurſus hanc ſecundam veſtit tunicam, colligatque inteſtina omnia tum quae ad ſpinam ſunt corporibus, tum aliis, ſupra comprehenſum eſt. Nam ut ſemel

γὰρ οὐδέν ἐστι τῶν κάτω φρενῶν ὄργανον, ὃ μὴ καλύπτεταί τινι χιτῶνι, τὴν ἀρχὴν τῆς γενέσεως ἐκ τοῦ περιτοναίου λαμβάνοντι. ἀλλὰ περὶ μὲν τῶν ἐντέρων τῶν λεπτῶν ἱκανὰ ταυτα.

Κεφ. ιη'. Περὶ δὲ τῶν παχέων ὧδ' ἔχει. καθάπερ τὸ λεπτὸν ἀναδόσει παρεσκεύασται, καὶ ταύτης ἕνεκεν ἐγεγόνει, καίτοι καὶ πέπτον τὴν τροφὴν, καὶ προωθοῦν, οὕτω καὶ τὸ παχὺ πᾶν ἔντερον οὐκ ἀθρόας χάριν ἐκκρίσεως ἐγένετο. καίτοι πολλοῖς γε τῶν πολυβόρων ζώων, οἷς ἐστιν εὐθὺ τὸ ἔντερον, οὐδὲ εἰς εὐρύτητα παραλλάττον αὐτοῦ τὸ κάτω πέρας ἰδεῖν ἐστιν· ἀλλὰ ταῦθ', ὥσπερ ἀεὶ νέμεται, καὶ ἀποπατεῖ συνεχῶς, ἄμουσόν τινα καὶ ἀφιλόσοφον ὄντως, ὥσπερ καὶ Πλάτων ἔλεγε, διαζῶντα ζωήν. ὅσα δὲ τελεώτατά τε καὶ βελτίω τῶν ζώων, οὔτ' ἐσθίει διὰ παντὸς, οὔτ' ἀποπατεῖ. τοῦ μὲν δὴ μὴ δεῖσθαι συνεχοῦς τῆς ἔξωθεν τροφῆς αἱ τῶν ἐντέρων ἕλικες ἐδείχθησαν αἰτίαι. τοῦ δὲ μηδ' ἀποπατεῖν ἑτοίμως, ἀλλ' ἐκ μακροτέρων δια-

dicam, nullum eſt ſub ſepto transverſo inſtrumentum, quod non operiatur aliqua tunica initium generationis a peritonaeo ſumente. Verum de inteſtinis quidem tenuibus haec ſufficiant.

Cap. XVIII. De craſſis autem ſic habet. Quemadmodum inteſtinum tenue diſtributioni deſtinatum eſt, ejusque gratia extitit (quamvis etiam concoquat alimentum ac propellat), ita et craſſum inteſtinum non repentinae excretionis cauſa comparatum eſt: quanquam in multis animalibus voracibus, quibus rectum hoc inteſtinum ineſt, videre licet inferiore ipſius parte nihil latitudine a ſeſe diſcrepare: verumtamen haec, aſſidue ut paſcuntur, ſic egerunt aſſidue, vitam quandam a Muſis et philoſophia alienam re vera (ut Plato dicebat) ducentia: quae vero perfectiſſima ſunt animalia ac praeſtantiora, ut non comedunt ſemper, ita nec egerunt. Jam vero demonſtratum a nobis eſt, ipſos inteſtinorum anfractus in cauſa eſſe, cur externo alimento aſſidue nobis minime opus ſit; quod autem ſubinde non egeramus, ſed

στημάτων, ἡ τοῦ παχέος εὐρύτης ἐντέρου τὴν αἰτίαν ἔχει, δευτέρα δὲ τρόπον τινὰ γαστὴρ αὐτοῖς ὑποβεβλημένη, καθάπερ ἡ κύστις τοῖς οὔροις. ἵνα γὰρ μήτ' ἀποπατῇ συνεχῶς μήτ' οὐρῇ τὰ ζῶα, τοῖς μὲν ὑγροῖς περιττώμασιν ἡ κύστις ὑπόκειται, τοῖς δὲ ξηροῖς τὸ παχὺ καλούμενον ἔντερον, ὃ καὶ τὴν κάτω γαστέρα ἔνιοι καλοῦσιν. ἡ ἀρχὴ δ' αὐτῆς τὸ τυφλὸν ἔντερον· οὗ γὰρ δὴ τελευτᾷ τὸ λεπτὸν, ἐντεῦθεν εἰς μὲν τὰ δεξιὰ τὸ τυφλὸν, εἰς ἀριστερὰ δὲ τὸ κῶλον ἀποφύεται, διὰ τῆς δεξιᾶς πρότερον ἀνενεχθὲν λαγόνος. τὸ μὲν δὴ τυφλὸν ἄντικρυς οἷον γαστήρ τίς ἐστι παχεῖα, εἰς ὑποδοχὴν περιττωμάτων ἐπιτήδειος, ἀνάλογον δ' αὐτῷ καὶ τὸ κῶλον. καὶ τοῖς γε πλείστοις τῶν ὀρνίθων διὰ τὸ σφοδρὸν τῆς ἐνεργείας τὸ τυφλὸν ἔντερον διττόν ἐστι· καὶ γὰρ οὖν, καὶ εἴ τι διέλαθεν τὴν ἀνάδοσιν ἐν τῇ κατὰ τὸ λεπτὸν ἔντερον διόδῳ, [392] τοῦτ' ἐν τῇ κατὰ τὸ τυφλὸν ἐπιπλέον μονῇ πᾶν ἀκριβῶς ἐξικμάζεται. καὶ τοῖς ὄρνισι σχεδὸν ἅπασιν, ἰσχυρὰς τῶν κατὰ τὴν γαστέρα καὶ τὰ ἔντερα μορίων τὰς ἐνεργείας ἐχουσιν, ἀποθέσεις τῶν

longo intervallo, in caufa fuit craffi inteftini latitudo, ceu fecundus quidam venter, ipfis fubjecti, quomodo vefica urinis. Nam ne egererent affidue neve meierent animalia, humidis quidem excrementis vefica fubjacet, ficcis autem inteftinum, quod craffum appellamus, quod utique et inferiorem ventrem quidam nominant. Principium autem ejus eft caecum inteftinum; ubi enim tenue inteftinum definit, illinc ad dextram quidem caecum, ad finiftram autem colon emergit, dextra prius ilia praetervectum. Porro caecum prorfus velut venter quidam eft craffus excrementis recipiendis appofitus, cui ad proportionem colon refpondet. Atque plurimis fane avibus propter actionis robur caecum inteftinum eft duplex: nam fi quid in tranfitu per tenue inteftinum diftributionem fefellerit, id omne diuturna in caeco mora plane exugitur. Porro avibus fere omnibus actiones ventriculi atque inteftinorum robuftas habentibus excrementorum

περιττωμάτων ἐγένοντο διτταὶ πρὸς τὸ μήτε ταχέως διεξιούσης τῆς τροφῆς ἀνίκμαστόν τι καταλείπεσθαι καὶ τὴν ἀποπάτησιν ἀθρόαν εἰσάπαξ, οὐ συνεχῶς καὶ κατὰ βραχὺ γίγνεσθαι. ἀλλ᾽ ἀνθρώπῳ τε καὶ τοῖς πεζοῖς ζώοις ἅπασιν ἓν τὸ τυφλὸν ἔντερον ἡ φύσις ἐργασαμένη κατὰ τὴν δεξιὰν λαγόνα κατέθετο· διότι χώραν ἐνταῦθ᾽ ἐπιτηδείαν εἶχε σχολάζουσαν, ὑψηλοτέρου τοῦ δεξιοῦ νεφροῦ (417) κειμένου διὰ τὴν ἐν τοῖς ἐφεξῆς εἰρησομένην αἰτίαν.

Κεφ. ιθ'. Ταῦτά τε οὖν ἅπαντα θαυμαστῶς τῇ φύσει παρεσκεύασται, καὶ πρὸς τούτοις ἔτι μύες ἑκατέραις ἐπίκεινται τῶν περιττωμάτων ταῖς ἐκροαῖς, οἷον κλεῖθρόν τι, τοῦ μήτε συνεχῶς ἐκκρίνεσθαι μήτε ἀκαίρως ἕνεκα. τῆς μὲν γὰρ κύστεως ὁ καλούμενος αὐχὴν μυώδης ἐστὶ, τοῦ δ᾽ ἀπευθυσμένου τὸ κάτω πέρας ὑπὸ μυῶν ἐν κύκλῳ περικειμένων σφίγγεται· καὶ δὴ τοὔνομα αὐτῷ σφιγκτῆρα διὰ τοῦτ᾽ οἶμαι τεθεικέναι τινάς. οἱ γὰρ δὴ μύες ἅπαντες, ὄργανα τῆς κατὰ προαίρεσιν ὑπάρχοντες κινήσεως, οὐκ ἐπιτρέπουσι τοῖς περιττώμασιν ἔξω φέρεσθαι, πρὶν κελεῦσαι

receptacula bina extiterunt, nequid, quum alimentum celeriter feratur, non exhaustum praetermittatur, et ut egestio repente ac semel, non continue et paulatim fiat. Verum in hominibus ac pedestribus animalibus omnibus unicum caecum intestinum natura molita, in dextris ilibus ipsum constituit, quod locum ibi idoneum haberet vacuum, rene dextro altius appenso; cujus causam in sequentibus explicabimus.

Cap. XIX. Haec igitur omnia miro artificio natura comparavit. Quibus adhuc accedit, quod musculi utrisque excrementorum effluviis incumbunt, instar claustri cujusdam, ne continenter excernantur, neve intempestive. Siquidem vesicae collum, quod vocamus, musculosum est; recti vero intestini extremum inferius a musculis in orbem circumpositis constringitur; quapropter nomen ei sphincterem (*constrictorem*) puto quosdam imposuisse. Nam musculi omnes, quum sint motus voluntarii instrumenta, non sinunt excrementa foras ferri ante, quam ra-

τὸν λογισμὸν, καὶ τοῦθ᾽ ἓν μόνον ὄργανον ψυχικὸν ἐπὶ
τοσαύτῃ τε καὶ τοιαύτῃ διεξόδῳ φυσικῶν ὀργάνων ἐπίκειται
καθ᾽ ἑκατέραν τῶν περιττωμάτων τὴν ἐκροήν. καὶ οἷς ἂν
ἢ παραλυθῶσιν οἵδε οἱ μύες, ἢ ὁπωσοῦν ἑτέρως φθαρῶσιν,
ἀκουσίως ἐκρέοντα τὰ περιττωμάτα τούτοις δεικνῦσιν ἐναργῶς, εἰς ὅσον αἰσχρὸς ἦν καὶ ἄμουσος ἂν ἡμῶν ὁ βίος,
εἰ μηδὲν ἐξ ἀρχῆς ἡ φύσις προὐνοήσατο βέλτιον. ἀλλὰ
ταῦτά τε θαυμαστῶς αὐτῇ παρεσκεύασται, καὶ ὅπως ἂν
ἅπαντα τὰ κατὰ τὴν γαστέρα καὶ τὰ ἔντερα μὴ μόνον
τοῖς ἄλλοις μέρεσι τοῦ σώματος ὑπηρετῇ πρὸς θρέψιν,
ἀλλὰ καὶ αὐτὰ τρέφηται καλῶς, οὐκ ἀργῶς οὐδὲ ῥαθύμως
προῆλθε. πρῶτον μὲν γὰρ παντὶ τῷ μεσεντερίῳ φλέβας
ἐποίησεν ἰδίας, ἀνακειμένας αὐτῶν τῇ θρέψει τῶν ἐντέρων,
μὴ περαιουμένας εἰς τὸ ἧπαρ· ὡς γὰρ καὶ Ἡρόφιλος ἔλεγεν, εἰς ἀδενώδη τινὰ σώματα τελευτῶσιν αὗται αἱ φλέβες,
τῶν ἄλλων ἁπασῶν ἐπὶ τὰς πύλας ἀναφερομένων· ἔπειτα

tio juſſerit, idque unicum duntaxat animalis facultatis
inſtrumentum tanto ac ejusmodi naturalium inſtrumentorum exitui incubat in utroque excrementorum effluvio.
Porro quibus aut reſoluti hi muſculi fuerint, aut quoquo
modo alioqui vitiati, invitis iis et intempeſtive effluen-
tia excrementa ſatis indicant, quam turpis atque a Muſis aliena nobis vita fuiſſet, niſi principio natura melius quidpiam proſpexiſſet. Verum haec certe mirifice ab
ea comparata fuerunt: praeterea ſumma ratione ac ſolertia modum inſtituit, quomodo omnia, quae ad ventriculum atque inteſtina pertinent, non ſolum aliis partibus corporis nutriendis ſubſervirent, ſed et ipſa probe
nutrirentur, neque temere neque ſegniter egrederentur.
Primum namque toti meſenterio venas effecit proprias
inteſtinis nutriendis, ipſi dicatas, haudquaquam ad hepar
trajicientes: ut enim et Herophilus dicebat, in glanduloſa
quaedam corpora deſinunt hae venae, quum caeterae
omnes ſurſum ad portas referantur: deinde ejusdem uſus

Ed. Chart. IV. [392.] Ed. Baf. I. (417.)

καὶ κατὰ τὸ ἐπίπλοον ἀγγεῖα πάμπολλα τὸν ἀριθμὸν ὄντα παρεσκεύασεν οὐχ ἥκιστα καὶ πρὸς τήνδε τὴν χρείαν, ὡς ἅπαντα θρέψοντα τὰ συνεχῆ. καὶ ταῦτ᾽ ἐπήρκεσεν ἄμφω τὰ σοφίσματα τῇ φύσει πρὸς τὴν τελείαν θρέψιν ἐντέρων τε καὶ γαστρός. ἦσαν γὰρ δὴ καὶ ἄλλαι δύο τῆς θρέψεως ἐπικουρίαι, μία μὲν ἡ ἐν αὐτῷ τῷ πέπτειν τὴν τροφὴν, (ἐδείχθη γὰρ οὖν καὶ τοῦτο,) καί τις ἑτέρα κατὰ τὰς μακροτέρας ἀσιτίας ἑλκόντων τι τῶν κάτω μορίων καὶ ἐξ αὐτοῦ τοῦ ἥπατος, ἤδη μὲν τῆς ἀναδόσεως τῆς εἰς αὐτὸ καὶ τῆς τῶν ἀναδοθέντων ἀκριβοῦς κατεργασίας τε καὶ διακρίσεως ἐπιτετελεσμένων, τῶν κάτω δὲ ὀργάνων τηνικαῦτα δεομένων τε καὶ ἕλκειν δυναμένων χρηστὸν αἷμα. θαυμάζουσι δέ τινες, εἰ, δι᾽ ὧν ἔμπροσθεν φλεβῶν ἀνάδοσις εἰς ἧπαρ ἐγίνετο, δι᾽ αὐτῶν αὖθίς ποτε παλινδρομήσει χρηστὸν αἷμα, μήτ᾽ ἄλλο τι τῆς φύσεως ἔργον εἰδότες, μήθ᾽ ὅσην ἔχει δύναμιν ἡ τῶν δεομένων θρέψεως ὀργάνων ὁλκὴ, περὶ ἧς ἐν ἑτέροις ἀποδέδεικται.

potiſſimum gratia in epiploo quoque quamplurima numero vaſa conſtruxit, quo omnia propinqua nutrirentur. Porro utrinque hoc commentum naturae ipſi ſubſidio eſt ad perfectam inteſtinorum et ventriculi nutritionem. Erant ſane et alia duo nutritionis eorum auxilia, unum quidem in ipſa cibi concoctione, de quo antea ſumus locuti; alterum, quum per longiores inedias infernae partes attrahunt quiddam etiam ex ipſo hepate, jam diſtributione ad hepar et diſtributorum ipſorum exacta elaboratione ac ſeparatione abſolutis, inferioribus autem inſtrumentis tunc indigentibus et ſanguinem benignum trahere valentibus. Admirantur tamen nonnulli, ſi, per quas venas prius anadoſis ad hepar facta eſt, per easdem rurſus aliquando ſanguis benignus recurrat, quum aliorum naturae operum ignari, tum vero roboris in attrahendo inſtrumentorum nutritione egentium, de quo in aliis demonſtratum eſt.

Κεφ. κ'. [393] Τὸ δὲ δὴ λοιπὸν ἔτι τῆς περὶ τὰ νῦν προκείμενα μόρια διηγήσεως ἔργον τε καὶ τέχνημα τῆς φύσεως ἤδη λεγέσθω. πάμπολλα μὲν εἰς ἕκαστον τῶν ἐντέρων ἐπεραιοῦτο στόματα φλεβῶν, οἷον δένδρου τινος ἔσχατά τε καὶ λεπτὰ ῥιζῶν πέρατα. συνάγουσα δὲ η φύσις, ὥσπερ ἐν τοῖς δένδροις τὰς λεπτὰς ἐκείνας ῥίζας εἰς παχυτέρας, οὕτως ἐν τοῖς ζώοις εἰς ἀγγεῖα μείζω τα σμικρότερα, κἀκεῖνα πάλιν εἰς ἕτερα μείζω, καὶ τοῦτ' ἀεὶ ποιοῦσα, μέχρι τοῦ ἥπατος εἰς μίαν ἤγαγεν ἅπαντα φλέβα τὴν ἐπὶ πύλαις, ἀφ' ἧς καὶ η εἰς τὴν γαστέρα καὶ η εἰς τὸν σπλῆνα φερομένη φλὲψ ἀποφύεται. καὶ μήν γε καὶ τὰς ἀρτηρίας εἰς μίαν ὡσαύτως ἁπάσας μεγάλην ἀρτηρίαν ἀνήγαγε τὴν ἐπὶ ῥάχει. μακροῦ δ' ὄντος τοῦ μεταξὺ χωρίου τῆς ἀρχῆς τῶν ἀγγείων ἁπάντων καὶ τῆς τελευτῆς, οὐκ ἦν ἀσφαλὲς ἀφρούρητα παράγειν ἀγγεῖα λεπτὰ, καὶ γὰρ αὖ καὶ ὥσπερ ἐκρέμαστο τὰ πρὸς τὰς πύλας ἀναφερόμενα τοῦ ἥπατος, ἐπ' οὐδενὸς ἑδραίου βεβαίως κείμενα, καὶ οὐδὲ βοήθεια μέντοι τις ἦν αὐτοῖς ἑτέρα κατὰ τὴν ὁδὸν, ὑφ' ἧς ἑδράζοιτό τε καὶ

Cap. XX. Quod vero reliquum adhuc eſt propoſitarum nunc partium expoſitionis, opus atque artificium naturae jam perſequamur. Nam quamplurima venarum oſcilla ad quodque inteſtinum penetrare oſtendimus, velut arboris cujusdam radicum extremas ac tenues extremitates. Colligens vero natura, ut in arboribus exiguas illas radices in craſſiores, ita in animalibus vaſa minora in majora, et ea rurſus in alia majora, idque ſemper agens usque ad hepar, in unam omnia venam coëgit, quae ad portas ſita eſt, a qua etiam vena, quae tum ad ventriculum tum ad ſplenem fertur, enaſcitur: atque etiam arterias omnes in unam magnam ſpinae incumbentem pari modo contraxit. Nam quum longum eſſet inter principium et finem omnium vaſorum interſtitium, non erat tutum ſine praeſidio vaſa tenuia deducere, quae enim ſurſum ad portas hepatis feruntur, velut penderent, niſi fulcimento quodam ſtabilirentur, nec praeſidium ipſis aliud erat in ipſo itinere, in quo velut ſede firmarentur et interſepirentur ac

διαλαμβάνοιτο καὶ στηρίζοιτο. πῶς οὖν καὶ τούτων προὐνοήσατο τῆς ἀσφαλείας, ὡς μήτε πηδῶντος, μήτ᾽ ἐμπίπτοντος, μήτε πληττομένου σφοδρῶς ἔξωθεν τοῦ ζώου, θλασθῆναί πη καὶ διαῤῥαγῆναι καὶ παθεῖν αὐτά; ἀπὸ τοῦ συνδοῦντός τε καὶ ἀμφιεννύντος τὰ ἔντερα χιτῶνος, ὃν ἀπὸ τοῦ περιτοναίου τὴν γένεσιν ἔχειν ἐλέγομεν, ἀποφύσασα χιτῶνα παραπλήσιον αὐτῷ τῷ περιτοναίῳ, τούτῳ τῶν ἀγγείων ἕκαστον ἠμφίασεν. ἐν δὲ ταῖς μεταξὺ χώραις τῶν ἀγγείων ταῖς κεναῖς αὐτὸν ἑαυτῷ τοῦτον ἐπιβάλλουσα τὸν χιτῶνα, καὶ διπλοῦν ἐργαζομένη, δυσπαθῆ μὲν οὕτω καὶ αὐτὸν τὸν χιτῶνα δεσμόν τε καὶ φρουρὰν ἀσφαλῆ τοῖς ἀγγείοις κατεσκευάσατο. τοῖς πλείστοις δ᾽ αὐτῶν, ὅσα πάνυ μετέωρα καὶ ὄρθια πρὸς τὸ ἧπαρ ἀνετέτατο, καθ᾽ ὃ συνάπτει πρὸς ἄλληλα, ταύτῃ αὐτῶν εὐπαθέστερα ἔσεσθαι γνοῦσα σαρκοειδῆ τινα φύσιν ἐνέθηκε, τοὺς καλουμένους ἀδένας, οἳ δὴ, ὥσπερ σφῆνές τινες ἐγκείμενοι ταῖς σχίσεσι τῶν ἀγγείων, ἕδραν ἀσφαλῆ παρέχουσιν αὐτοῖς, ὡς μηδὲν πάσχειν ὑπὸ βιαίου συμπτώματος μηδενός. ἤδη μὲν ἡμῖν καὶ τὸ

fulcirentur. Quo pacto igitur fecuritati horum profpexit natura, ut ne falienti aut impingenti aut pulfato vehementer extrorfum animali vafa ipfa comprimantur alicubi, vel perrumpantur, aut omnino afficiantur? A tunica colligente ac veftiente inteftina, quam a peritonaeo oriri diximus, tunicam ipfi peritonaeo fimilem quum produxiffet, ea vafa fingula induit; in fpatiis vero inter vafa inanibus eandem hanc tunicam fibi ipfi applicans ac duplicem efficiens, minus quidem hoc pacto patibilem, vafis ipfis inftar vinculi ac munimenti validi conftituit. Plurimis vero eorum, quae admodum fublimia, atque erecta ad hepar porrigebantur, qua mutuo coëunt, hanc ipforum partem injuriis magis obnoxiam cum exploratum haberet, corpus quoddam carniforme inferuit, quas glandulas appellamus; quae utique velut cunei quidam vaforum divifionibus incubantes, fulcimentum ipfis tutum fuggerunt, ut a nullo violento cafu afficiantur. Jam vero oratione mefaraeum abfolvimus. Confiderare

μεσάραιον ἀπείργασται τῷ λόγῳ. σκοπεῖν δὲ χρὴ τοὐντεῦθεν, εἰς τίνα ποτὲ χώραν ἄμεινον ἦν τῇ φύσει κατάγειν τὴν ἐξ ἥπατος ἐκείνην φλέβα τὴν μεγάλην, τὴν τὰς ἐκ τοῦ μεσαραίου φλέβας ἁπάσας ἐκδεχομένην. ἀλλ᾽ ἐπεὶ μέγεθος αὔταρκές ἐστι τῷ βιβλίῳ, διὰ τοῦ μετ᾽ αὐτὸ καὶ τοῦτο καὶ τἄλλα τὰ περὶ τῶν ὀργάνων τῆς τροφῆς υπόλοιπα διέξιμεν.

autem deinceps oportet, in quem demum locum praestiterat naturam ducere venam hepatis illam magnam, quae omnes mesaraei venas excipit; sed quia hic liber magnitudinem justam jam est adeptus, tum hoc, tum alia, quae ad nutritia instrumenta pertinent, libro sequente pertractabo.

ΓΑΛΗΝΟΥ ΠΕΡΙ ΧΡΕΙΑΣ ΤΩΝ ΕΝ ΑΝΘΡΩΠΟΥ ΣΩΜΑΤΙ ΜΟΡΙΩΝ

ΛΟΓΟΣ Ε.

Ed. Chart. IV. [394.] Ed. Baf. I. (417.)

Κεφ. α'. Σκοπεῖν δὲ χρὴ τοὐντεῦθεν, εἰς τίνα ποτὲ χώραν ἄμεινον ἦν τῇ φύσει καταγαγεῖν τὴν ἐξ ἥπατος φλέβα τὴν μεγάλην, τὴν τὰς ἐκ τοῦ μεσαραίου πάσας ἐκδεχομένην· ἐχρῆν γὰρ δήπου τὴν αὐτὴν ταύτην φλέβα καὶ τὰς ἐκ τῆς γαστρός τε καὶ τοῦ σπληνὸς ὑποδέξασθαι. τὰ δ' αὐτὰ καὶ περὶ τῆς ἀρτηρίας, ἣν ἀπὸ τῆς ἐπὶ τῇ ῥάχει μεγάλης ἀποβλαστάνειν ἔφαμεν, εἰρῆσθαι νόμιζε. καὶ μέν γε καὶ τῆς κύστεως τῆς ἐπὶ τῷ ἥπατι τοὺς ἀποφυομένους πόρους,

GALENI DE VSV PARTIVM CORPORIS HVMANI

LIBER V.

Cap. I. Confiderandum autem deinceps eft, in quem locum naturae magis interfuerit venam magnam, quae ab hepate oritur venasque ex mefaraeo omnes excipit, deducere; oportebat enim profecto eandem hanc venam etiam eas, quae ex ventriculo ac fplene proficiscebantur, excipere. Eadem autem et de arteria, quam a magna ad fpinam fita oriri diximus, dixiffe puta. Pari modo et meatus illos, qui a vefica ea, quae juxta

οἷς ἔμελλεν ἐκκενώσεσθαι τὴν χολὴν, ἐχρῆν, οἶμαι, καὶ αὐτοὺς ἐλθεῖν, οὐκ εἰς ὃν ἔτυχε τόπον τῆς γαστρὸς ἢ τῶν ἐντέρων, ἀλλ᾽ εἰς ὃν αὐτοῖς γε ἦν ἀσφαλὲς εἶναι, κἀκείνοις ἄλυπον ὑποδέχεσθαι τοιοῦτον περίττωμα. σκοπεῖσθαι δὴ πάρεστιν, εἴ τινα βελτίω τόπον ἕτερον ἔχομεν εἰπεῖν, ὃν ἡ φύσις παριδοῦσα πρὸς τὸ χεῖρόν τε καὶ σφαλερώτερον ἕκαστον τῶν εἰρημένων ἤγαγεν.

Κεφ. β΄. Ἀρκτέον δὲ τῆς σκέψεως ἐνθένδε· πότερον ἄμεινον ἦν πολλὰς ἐκφύσασαν αὐτὴν φλέβας ἐκ πολλῶν μερῶν τοῦ ἥπατος εἰς ἕκαστον τῶν ὑποκειμένων μορίων μίαν ἀπάγειν, ἢ χωρίον ἕν ἐπιτήδειον ἐκλεξαμέ(418)νην τοῦ σπλάγχνου, μεγάλην μὲν ἐκ τούτου μίαν, ἐκ ταύτης δὲ τὰς ἄλλας, [395] οἷον ἐκ πρέμνου κλάδων ἀποφύσεις. ἐμοὶ μὲν δοκεῖ τοῦτ᾽ εἶναι βέλτιον· οὐ μόνον γὰρ αὐταῖς ταῖς διὰ μακροῦ παραχθησομέναις φλεψὶν οὐκ ἦν ἀσφαλὲς εὐθὺς ἐξ ἀρχῆς εἶναι λεπταῖς, ἀλλὰ καὶ τῷ ἥπατι πολλὰς ἐκφύσεις τε καὶ κατατρήσεις ἔχειν οὐκ ἦν ἄμεινον, ἀλλὰ δηλονότι

hepar eſt poſita, oriuntur, quibus bilem erat vacuatura, oportebat (ni fallor) etiam ipſos tendere in ventriculi aut inteſtinorum locum non quemvis, ſed qui illis certe tutus eſſet, et his excrementum id recepturis minime dolorificus. Conſiderandum, inquam, eſt, num commodiorem locum alium proferre poſſimus, quo praetermiſſo, natura ad deteriorem ſimul ac periculoſiorem praedictorum quodque duxerit.

Cap. II. Incipienda autem eſt hinc conſideratio: utrum ex uſu magis fuerit naturam ipſam, multis venis ex multis hepatis partibus productis, in ſingulas ſubjectarum partium ſingulas abducere, an, delecto in ipſo viſcere loco quodam opportuno, magnam quidem ex eo venam, ex ea autem alias, velut ex trunco ramos, produxiſſe. Mihi quidem videtur id fuiſſe commodius non ſolum enim venis ipſis longum iter emenſuris periculoſum erat ſtatim initio eſſe ſubtilibus, ſed etiam hepatis non multa habere germina atque foramina interſuit

Ed. Chart. IV. [395.] Ed. Baf. I. (418.)

πανταχόθεν μὲν ἐσκεπάσθαι χιτῶνι στεγανῷ βέλτιον ἦν αὐτῷ, δύο δ᾽ ἐκφύσεις εἶναι τὰς πάσας φλεβῶν ἰσχυρῶν, ἄνω μὲν τῆς κοιλίας, κάτω δὲ τῆς ἐπὶ πύλαις. εἴπερ οὖν βέλτιον ἦν μίαν εἶναι τὴν ἐνταῦθα φλέβα, ζητῶμεν ἤδη, ποῖ προάγειν αὐτὴν καὶ πῶς κατασχίζειν ἄμεινον ἦν. ἐμοὶ μὲν δοκεῖ κἀνταῦθα μεταξὺ τῆς γαστρὸς καὶ τῶν ἐντέρων ἀφικομένην οὕτω χρῆναι πρὸς ἑκάτερα διανέμεσθαι. κατωτέρω μὲν γὰρ εἴπερ ἀφίκετο, πολὺ τῆς κοιλίας ἀπεχώρησεν ἄν, ἀνωτέρω δ᾽ αὖ πρὸς τῷ πολὺ πάλιν ἀφίστασθαι τῶν ἐντέρων ἔτι καὶ σφαλερὰν τὴν ἐπίβασιν εἶχε κατὰ τῆς γαστρὸς, ὀργάνου συνεχῶς μεταβάλλοντος εἰς μεγίστην μὲν διάτασιν ἐν ταῖς τῶν σιτίων πληρώσεσι, συνίζησιν δὲ ἐν ταῖς κενώσεσιν. ἵν᾽ οὖν ἐξ ἴσου μὲν ἡ διανομὴ τῶν φλεβῶν ἅπασα γίνηται τοῖς ὀργάνοις τῆς τροφῆς, βεβαίαν δ᾽ ἕδραν αὐτὸ τὸ κατιὸν ἐξ ἥπατος ἀγγεῖον ἔχῃ, μεταξὺ τῆς γαστρὸς ἐχρῆν αὐτὸ καὶ τῶν ἐντέρων ἀχθὲν ἐπιβῆναι κατὰ τοῦτο τοῖς ὑποκειμένοις σπονδύλοις. ἀλλ᾽ οὐκ εἰς ἄλλο μέν τι χωρίον

fed undique quidem tecto effe denfa tunica, duos autem omnino habere validiorum venarum exortus, fuperne quidem cavae, inferne vero ejus, quae ad portas fitum habet, fuit utilius. Ergo, fi fatius fuit unam eo in loco effe venam, quaeramus jam, quo perducere et quî dividere ipfam praeftiterit. Mihi quidem etiam hîc videtur, quum ea ad medium inter ventriculum atque inteftina fpatium pervenerit, ita demum in utraque oportere ipfam diftribui: quandoquidem, fi deorfum magis defcenderet, multum a ventriculo fecederet; fin vero fuperne magis afcenderet, praeterquam quod multum ab inteftinis diftaret, ingreffionem praeterea in ventriculo haberet lubricam, qui, dum cibis eft refertus, in maximam quidem fubinde mutatur diftentionem, confidit autem, dum iisdem eft vacuus. Ut vero aequa quidem venarum distributio effet omnibus nutritiis inftrumentis, vas autem ipfum ab hepate defcendens fedem haberet ftabilem inter ventriculum atque inteftina ductum, incumbere ea parte fubjacentibus vertebris oportuit. Caeterum non in hunc

λέναι τῇδε τῇ φλεβὶ βέλτιον ἦν, εἰς ἕτερον δὲ τῇ μετὰ ταύτην μελλούσῃ σχίζεσθαι καθ᾽ ὅλον τὸ μεσάραιον ἀρτηρίᾳ. πανταχοῦ γὰρ, ὅπου μηδὲν ἄλλο μεῖζον κωλύει, συγκατασχίζει ταῖς φλεψὶ τὰς ἀρτηρίας ἡ φύσις, ἅμα μὲν, ἵνα τοὺς ὑμένας, οἷς σκέπει τε ἅμα καὶ συνδεῖ πρὸς τὰ παρακείμενα τὰς φλέβας, εὐθὺς καὶ ταῖς ἀρτηρίαις ἔχῃ χρησίμους, ἅμα δὲ, ἵνα σύμπνοιά τε καὶ μετάδοσις τῶν ὑλῶν τοῖς ἀγγείοις ὑπάρχῃ· καὶ γὰρ καὶ τοῦτ᾽ ἀποδέδεικται δι᾽ ἑτέρων. ἀλλὰ καὶ τὴν εἰς ἧπαρ ἀπόφυσιν ἀπὸ τῆς αὐτῆς ταύτης ἀρτηρίας ἔδει ποιήσασθαι, καὶ τὸ νεῦρον, ὃ καὶ αὐτὸ συγκατασχίζεται τῇ ἀρτηρίᾳ καὶ τῇ φλεβὶ καθ᾽ ὅλον τὸ μεσάραιον, εὐθέως αὐταῖς συνάρξασθαι· καὶ μέν γε καὶ ἣν εἰς ἧπαρ ἀπόφυσιν ἔπεμπε τοῦτο τὸ νεῦρον, οὐδ᾽ ἐξ ἑνὸς ἦν ἀσφαλέστερον ἑτέρου ποιήσασθαι χωρίου. δειχθήσεται δὲ ὀλίγον ὕστερον, ὡς καὶ τοὺς τὸ χολῶδες περίττωμα τῆς ἐφ᾽ ἥπατι κύστεως ἐκκενώσοντας πόρους εἰς τοῦτον ἐχρῆν εἶναι τὸν τόπον. ὥστ᾽, ἐπεὶ καὶ φλέβα καὶ ἀρτηρίαν καὶ νεῦρον καὶ τέταρτον σὺν αὐτοῖς τὸ χοληδόχον ἀγγεῖον εἰς ἓν τοῦτ᾽

quidem locum venam hanc tendere oportuit, in alium vero arteriam fub ipfam in totum mefaraeum dividendam; ubique enim natura, nifi majus quid obftat, cum venis arterias fimul dividit, partim quidem, ut membranae, quibus venas protegit ac partibus vicinis colligat, protinus arteriis quoque fint ufui, partim autem, ut vafis ipfis fit confpiratio quaedam ac materiarum communio; etenim hoc etiam alibi demonftratum eft. Quin et ad jecur ramum ab hac ipfa arteria produxiffe oportuit, atque adeo nervum (qui et ipfe una cum arteria et vena per totum mefaraeum diffunditur) mox cum ipfis fimul incipere, quod nullum haberet locum, unde germen id, quod mittit ad hepar, tutius emitteret. Monftrabitur autem paulo poft, meatus excrementum biliofum ex vefica ea, quae hepati inhaeret, vacuaturos eo loco fuiffe collocandos. Quum igitur oporteret venam, arteriam, nervum et quartum cum eis vas bilem con-

ἐχρῆν αφικέσθαι χωρίον, εὔδηλον, ὡς καὶ τὰς ἀρχὰς αὐτῶν της σχίσεως ἀναγκαῖον ἦν ἐνταυθοῖ γενέσθαι. ἀλλ᾽ ἔστιν ἕκαστον ἀγγεῖον εὐπαθέστατον, οὗ κατασχίζεται, καὶ εἰ μέλλοι τι διὰ βίαιον κίνησιν ὁτιοῦν αυτῶν πείσεσθαι κακὸν, ἑτοιμότατον αὐτὸ παθεῖν, ὅπου σχίζεται. μεγάλης οὖν βοηθείας ἐδεῖτο τὸ χωρίον τοῦτο εἰς ἀσφάλειαν τῶν κατ᾽ αὐτὸ διανεμηθησομένων τε καὶ κατασχισθησομένων ἀγγείων, ἣν ἡ φύσις ἐπισταμένη ἀδενῶδές τι σῶμα δημιουργήσασα, τὸ καλούμενον πάγκρεας, ὑπεστόρεσέ τε ἅμα καὶ περιέβαλεν ἐν κύκλῳ πᾶσι, καὶ τὰς σχίσεις ἀνεπλήρωσεν, ὡς μηδὲν αὐτῶν ευσχιστον εἶναι μηδὲ ἀστήρικτον, ἀλλ᾽ ἐπὶ μαλακοῦ καὶ μετρίως εἴκοντος ἀναπαυόμενα πάντα, καὶ ἢν κινηθῇ πολὺ σφοδρότερον, οὐ σκληροῖς καὶ ἀντιτόνοις ἐμπίπτοντα σώμασιν, ἀλλὰ πράως μὲν ἐκδεχομένοις αὐτὰ, κατὰ βραχὺ δὲ τὸ βίαιον τῆς κινήσεως ἐκλύουσιν, ἄπληκτά τε καὶ ἄθλαστα καὶ ἄῤῥηκτα διὰ παντὸς φυλάττεσθαι. καὶ μέν γε καὶ ὑμένας ἰσχυροὺς ἰδίᾳ τε καθ᾽ ἕκαστον ἀγγεῖον καὶ κοινῇ

tinens eo loci pervenire, manifeſtum eſt, quod et principia diviſionis earum ibidem conſiſtere erat neceſſe. Verumtamen vaſa omnia, qua dividuntur, facile laeduntur, ut, ſi eorum quodvis mali quidpiam propter violentum motum eſſet incurſurum, id, ubi ſcinditur, potiſſimum incurreret. Magno igitur indigebat locus hic praeſidio, quo vaſa in ipſo diſtribuenda ac diſcindenda munirentur. Cujus haud ignara natura glandulоſum quoddam corpus fabricata, quod pancreas appellamus, ſubſtravitque ſimul ac in orbem omnibus circumdedit, diviſionesque replevit, ut nullum ipſorum facile jam findatur, aut ſine fulcimento ſit; ſed quum in molli et mediocriter cedente corpore conquiescant, ſi motu cieantur paulo vehementiore, quod tamen corporibus non duris neque non cedentibus incidunt, ſed leniter quidem ea excipientibus, paulatim vero violentiam motus exolventibus, illaeſa, inconcuſſa infractaque perpetuo conſervantur. Quin etiam membranas fortes tum privatim

πᾶσιν αὐτοῖς περιέβαλεν, ἀμφιέσαντάς τε καὶ συνάψαντας [396] οὐ πρὸς τὸν ἀδένα μόνον, ἀλλὰ καὶ σὺν ἐκείνῳ τοῖς μὲν ὑποκειμένοις τοῖς κατὰ τὴν ῥάχιν πρώτοις καὶ μάλιστα, μετὰ ταῦτα δὲ καὶ τοῖς ἄλλοις ἅπασι τοῖς περικειμένοις ὀργάνοις. ἀλλ' οὐδὲν τούτων ἐπέπρακτο ἂν αὐτῇ καλῶς ἐν τῷδε τῷ χωρίῳ, μὴ προπαρασκευασαμένῃ τινὰ εὐρυχωρίαν αὐτοῖς. εἰ δέ γε συνῆπτο τῷ πυθμένι τῆς κοιλίας ἡ νῆστις, αἱ κατ' ἐκείνην ἂν ἕλικες οὐ σμικρὰν στενοχωρίαν εἰργάζοντο.

Κεφ. γ'. Ταῦτα δὴ προορωμένη τὸ πρῶτον ἁπάντων ἔντερον τὸ τῇ γαστρὶ συνημμένον οὐκ εἰς ἕλικας εὐθέως ἐπέκαμψεν, ἀλλ' εἰς τοσοῦτον προήγαγε κατὰ τῆς ῥάχεως ἐκτεταμένον, εἰς ὅσον ἔμελλεν ἱκανὴν εὐρυχωρίαν παρέξειν τοῖς προειρημένοις σώμασιν. ἐφεξῆς δ' ἐκείνων ἑλίττεται καὶ κάμπτεται, καὶ καλεῖται τὸ μέρος τοῦτο τῶν ἐντέρων νῆστις, ὅτι διὰ παντὸς εὑρίσκεται κενὸν, οὐδὲ τοὐλάχιστον ἐν ἑαυτῷ τροφῆς περιέχον. ὅσον δὲ μεταξὺ ταύτης τε καὶ τοῦ πυθμένος τῆς κοιλίας ἀνέλικτον ἔμεινε δι' ἣν εἴπομεν

fingulis vafis, tum communiter ipfis omnibus circumdedit, veftientes ac jungentes ea non modo cum glandula, fed praeter eam inprimis ac maxime cum fubjectis corporibus, quae ad fpinam fitum habent, poft illa autem et cum aliis omnibus circumfufis inftrumentis. Verum nihil horum natura eo in loco probe effeciffet, nifi amplum aliquod fpatium eis praeparaffet: quandoquidem, fi cum fundo ventriculi junctum fuiffet jejunum, qui in ipfo funt anfractus, non parvas ibi effeciffent anguftias.

Cap. III. Quod praevidens natura primum omnium inteftinum, quod ventriculo conjunctum eft, non protinus in anfractus reflexit, fed eousque ad fpinam protenfum produxit, quoad praedictis corporibus amplum fatis fpatium fuppeditaret. Quod autem hoc confequitur, circumvolvitur ac flectitur, vocaturque haec pars inteftinorum jejunum, quod femper inveniatur inanis, nec tantillum quidem in fe ipfa alimenti contineat. Quod autem inter hoc et fundum ventriculi fine circumvolu-

αἰτίαν, ἔθος τοῦτο τοῖς ἀνατομικοῖς ἀνδράσι τὴν εἰς τὸ ἔντερον ἔκφυσιν ὀνομάζειν. ὥστ᾽ εἶναι τὸν μετὰ τὴν γαστέρα κατάλογον τῶν διαδεχομένων τὴν τροφὴν ὀργάνων τοιόνδε· πρῶτον μὲν τὴν ἔκφυσιν, δεύτερον δὲ τὴν νῆστιν, τρίτον δὲ τὸ λεπτὸν ἔντερον, καὶ τέταρτον τὸ τυφλὸν, καὶ πέμπτον τὸ κῶλον, καὶ ἕκτον τὸ ἀπευθυσμένον, ἐφ᾽ ᾧ κατὰ πέρας οἱ σφίγγοντες καὶ κατέχοντες τὰ περιττώματα μύες εἰσί. καὶ ἤδη δῆλον, ὡς ἁπάντων αὐτῶν εἴρηται τῆς κατασκευῆς ἡ χρεία, κατὰ μὲν τὸν παρόντα λόγον τῆς ἐκφύσεως, ἐν δὲ τῷ προηγουμένῳ τῆς τε τοῦ λεπτοῦ καὶ παχέος ἐντέρου συμπάσης διαφορᾶς. εἰ δέ τι καὶ παραλελεῖφθαι δόξειεν, ἢ κοινὸν ἔχειν εὑρεθήσεται τοῖς εἰρημένοις τὸν λογισμὸν, ὡς ἄν τινα καὶ χωρὶς τοῦ παρ᾽ ἡμῶν ἀκοῦσαι ῥᾳδίως ἐξευρεῖν αὐτὸ τοῖς ἔμπροσθεν ἑπόμενον, ἢ χρείαν οὐδεμίαν αὐτῷ τῷ ζώῳ παρεχόμενον ἐξ ἀνάγκης ἕπεσθαι τοῖς ἕνεκά του γεγονόσιν, ὥσπερ καὶ ἡ νῆστις. ἀλλ᾽ ὅτι μὲν δι᾽ οὐδεμίαν αὕτη χρείαν ἐγένετο τοιαύτη, τοῖς δὲ ἕνεκά του

tione manfit propter caufam a nobis dictam, anatomici ecphyfin (*exortum*) in inteftinum nominare confueverunt: ut hic fit inftrumentorum poft ventriculum alimentum viciffim recipientium catalogus. Primum quidem eft ecphyfis, fecundum autem jejunum, tertium inteftinum tenue, quartum caecum, quintum colon, et fextum rectum, in cujus fine funt mufculi, qui conftringunt ac continent excrementa. Porro eorum conftructionis omnium ufum jam confcripfimus, praefenti quidem libro ecphyfeos, fuperiore vero omnium differentiarum tenuis et craffi inteftini. Quod fi quid praetermiffum effe videbitur, aut id communem cum praedictis habere rationem invenietur, ut quivis, etiamfi a nobis non didicerit, facile id ipfum praecedentibus confequens deprehendat, aut nullum ipfi animali ufum fuggerens ex neceffitate confequitur ea, quae gratia alicujus extiterunt, quemadmodum jejunum, *quod ubique eft vacuum.* Caeterum quod propter nullum fui ufum ejusmodi fuerit, fed ea,

κατεσκευασμένοις ἠκολούθησεν, ὀλίγον ὕστερον ἐπιδείξομεν. ὅτι δ᾽, εἰ μὴ τὰ συνεπινοεῖσθαι δυνάμενα τοῖς λεγομένοις αὐτός τις ἕκαστος λογίζοιτο, πάντα δ᾽ ἀξιοῖ παρ᾽ ἡμῶν ἀκούειν, εἰς μακρὸν μῆκος ἐκπεσεῖται λόγων ἡ παροῦσα διέξοδος, ἐλαχίστῳ μάλιστα τῷδ᾽ ἄν τις τεκμηριώματι μάθοι. εἰρημένον γὰρ ἐν τῷ νῦν δὴ λόγῳ περὶ τῆς εἰς τὸ λεπτὸν ἔντερον ἐκφύσεως, ὅτι χρὴ ἐπὶ τῆς ῥάχεως αὐτὴν ἐκταθεῖσαν οὐκ εὐθέως ἑλίττεσθαι, πρὶν χώραν παρασχεῖν τοῖς ἐν τῷ μέσῳ γαστρός τε καὶ νήστεως ὀφείλουσι τετάχθαι, τάχ᾽ ἄν τις ὥσπερ παραλελειμμένον ἐπανέροιτο τὸ παρὰ Ἐρασιστράτῳ γεγραμμένον. ἡ δ᾽ εἰς τὸ ἔντερον ἔκφυσις ἐν δεξιᾷ κεῖται, κατεστραμμένη πρὸς τὴν ῥάχιν. τίνος δ᾽ ἕνεκα, καὶ διὰ τί κατεστραμμένη πρὸς ῥάχιν; ὧν τὸ μὲν ἐν τῷ πρὸ τούτου λόγῳ δέδεικται, τὸ δ᾽ οὐδὲ δεῖταί τινος ἀναγκαίας ἐξαιρέτου διδασκαλίας, εἰρημένου γε δὴ μυριάκις ἤδη τοῦ μηδὲν ἀπολιπεῖν τὴν φύσιν ἀστήρικτον. εἰ γὰρ τοῦτο, πρόδηλον, ὡς καὶ τὴν ἔκφυσιν ἐκ τοῦ πυθμένος τῆς κοιλίας

quae gratia alicuius conſtituta ſunt, ſecutum ſit, paulo poſt oſtendemus. Porro niſi quis ea, quae ex iis, quae praecipimus, intelligi poſſunt, ingenio aſſequi ſtudeat, ſed omnia a nobis audire poſtulet, prolixa admodum fuerit haec noſtra narratio; quod breviſſimo hoc argu mento cuivis perſpicuum fuerit. Quum enim praeſenti diſputatione de ecphyſi (*exortu*) in tenue inteſtinum diſſeruerimus, quod ipſum in ſpinam extenſum non protinus circumvolvi oporteat, antequam iis locum praebuerit, quae in medio inter ventriculum et jejunum ſpatio locari neceſſe erat, quidam hic forte, ceu a me praetermiſſum, requirat, quod apud Eraſiſtratum ſcriptum eſt. Ecphyſis vero (ſeu exortus in inteſtinum) in dextris ſita eſt, et ad ſpinam converſa. Cujus rei gratia in dextris, et cur converſa eſt ad ſpinam? quorum illud quidem ſermone praecedenti eſt demonſtratum; hoc vero nullam peculiarem ac neceſſariam doctrinam efflagitat, nimirum quum jam millies admonuerimus, naturam nihil ſine ſtabilimento reliquiſſe. Quod ſi ita eſt, ſatis jam con-

γενομένην οὐκ ἂν εἴασε μετέωρον, [397] ἀλλ' ἐπὶ τὴν ῥάχιν ἀγαγοῦσα, πρῶτον μὲν ἑδραίαν ἐνταῦθα κατέθετο, μετὰ τοῦτο δὲ καὶ δεσμοῖς τισιν ὑμενώδεσι τοῖς ταύτῃ μέρεσι τοῦ ζώου ξυνῆψεν. (419) ὅτι δὲ εἰς οὐδεμίαν χρείαν ἔνια γέγονεν, ἀλλ' ἑτέροις ἐξ ἀνάγκης ἕπεται, καὶ ὡς οὐδὲ μόρια ταῦτ' ἐστὶν, ἀλλά τινα συμπτώματα, μάθοις ἂν ἐπὶ τῆς νήστεως, ἧς ὡς ἐντέρου μὲν λεπτοῦ ἡ γένεσις εἰς ὅσον ἐστὶ χρήσιμος, ὁ πρὸ τούτου λόγος ἀπέδειξεν, ὡς μέντοι κενοῦ τροφῆς οὐδεμία χρεία τοῖς ζώοις. ἀλλ' ἐξ ἀνάγκης τοῦτ' ἠκολούθησε προηγουμένοις τισὶν ἑτέροις ἕνεκά του γεγονόσιν, ἔστι δ' οἷς ἀκολουθεῖ ταῦτα. πρώτη πάντων ἐντέρων ἡ νῆστις ὑποδέχεται τὴν ἐν τῇ γαστρὶ χυλωθεῖσάν τε καὶ πεφθεῖσαν τροφήν. ἡ θέσις δ' αὐτῆς πλησίον τοῦ ἥπατος, ἀγγείων τε παμπόλλων ἐστὶν ἐν αὐτῇ στόματα, τό τε χολῶδες περίττωμα μικρὸν ἀνωτέρω κατὰ τὴν ἐκ τῆς κοιλίας ἔκφυσιν οἱ χολαγωγοὶ πόροι καταφέρουσι. τὸ δ' ἧπαρ ἐκ ταύτης πρώτης τὴν τροφὴν ἔτι κενὸν ὑπάρχον ἀναρπάζει.

ſtat, ipſam ecphyſin, ex fundo ventriculi prognatam, haudquaquam ſublimem ſuiſſe relicturam, verum ad ſpinam deductam primo quidem illic ſtabiliiſſe, deinde vero vinculis quibusdam membranoſis vicinis ipſius animalis partibus coaptaſſe. At quod ad nullum uſum nonnulla facta ſint, ſed alia neceſſario ſequantur, quodque ne partes quidem, ſed potius conſequentia quaedam dicenda haec ſint, ex jejuno diſcas licet; cujus ut tenuis inteſtini generatio quanto uſui eſſet, antea demonſtravimus; quatenus vero alimento vacat, nullus ipſius animalibus eſt uſus, verum neceſſario praecedentia quaedam alia conſecutum eſt, quae alicujus gratia extiterunt, ſunt autem, quae haec ſequuntur. Primum omnium inteſtinorum jejunum alimentum in ventriculo in chylum mutatum atque concoctum accipit; ſitus autem ipſius eſt ad hepar, vaſorumque multorum in ſeſe orificia continet; ad haec excrementum bilioſum paulo ſupra ad ipſam ex ventriculo ecphyſin meatus bilem ducentes deferunt; porro hepar ipſum adhuc vacuum ex hoc primo ſurſum ali-

τούτων δὲ τὰ μὲν εἰς τὸ θᾶττον ἀναδίδοσθαι τὴν τροφὴν, τὰ δ᾽ εἰς τὴν τῆς προωστικῆς ἐνεργείας διαφέρει σφοδρότητι. διὰ μὲν γὰρ τὸ πλῆθος τῶν ἀγγείων καὶ τὴν ἐγγὺς τοῦ ἥπατος θέσιν καὶ τὸ πρῶτον δέχεσθαι τὰ πεφθέντα καὶ κενῷ τῷ ἥπατι παρέχειν πλείστη τε καὶ διὰ ταχέων ἡ ἐξ αὐτῆς ἀνάδοσις γίνεται· διὰ δὲ τὸ πλησίον εἶναι τῆς πρώτης τοῦ χολώδους περιττώματος εἰς τὸ ἔντερον ἐμπτώσεως ἡ τῆς ἐνεργείας αὐτῆς σφοδρότης αὔξεται. θᾶττον μὲν γὰρ ἀναλαμβάνουσιν αἱ πολλαὶ φλέβες τῶν ὀλίγων, καὶ αἱ δι᾽ ἐλάττονος εἰς ἧπαρ ἀνιοῦσαι τῶν διὰ μακροτέρας, καὶ αἱ τὴν ὁλκὴν ἐκ χρηστοῦ πολλοῦ ποιούμεναι τῶν ἐκ μὴ τοιούτου, καὶ αἱ κενῷ τῷ ἥπατι παραφέρουσαι τὴν τροφὴν τῶν ἤδη πεπληρωμένῳ. σφοδρότης δ᾽ ἐνεργείας προσγίνεται, μήπω τῆς χολῆς μεμιγμένης τοῖς περιττώμασι, ἀλλ᾽ ἔτι περιῤῥεούσης ἀκράτου κατ᾽ αὐτοὺς τοὺς χιτῶνας τῶν ἐντέρων καὶ δακνούσης αὐτὰ καὶ πρὸς τὴν ἔκκρισιν ἐρεθιζούσης. ὅταν οὖν τὸ μὲν παραπέμπον ἔντερον ἐνεργῇ σφο-

mentum rapit. Horum itaque omnium alia quidem ad celeriorem alimenti diſtributionem, alia vero ad propultricis actionis robur conferunt; quandoquidem propter vaſorum quidem multitudinem proximumque hepati ſitum, tum quod primum ea, quae cocta ſunt, recipit, hepatique vacuo ea ſuggerit, plurima ac citiſſima ex ipſo *jejuno* fit diſtributio; robur autem actionis ipſius augetur, quod ab ea parte non procul abſit, qua primum excrementum bilioſum in inteſtinum erumpit. Nam celerius quidem venae multae quam paucae aſſumunt, et quae per viam breviorem ad jecur aſcendunt, quam quae longiore, et quae ex utili confecto attrahunt, quam quae ex non ejusmodi, et quae vacuo hepati alimentum afferunt, quam quae jam oppleto; robur autem actioni accedit, quod excrementis nondum ſit bilis admixta, ſed pura adhuc in tunicis ipſorum inteſtinorum circumfluitet, mordens ipſa et ad excretionem excitans. Quando igitur inteſtinum quidem transmittens valenter agit, viſcus vero

δρῶς, τὸ δ᾽ ὑποδεχόμενον σπλάγχνον ἑτοίμως ἀναλαμβάνηται, ταχέως ἀνάγκη διέρχεσθαι τὴν τροφὴν, ὡς μηδὲν ὑπομένειν μηδὲ χρονίζειν κατ᾽ αὐτὸ τότε, ἀλλὰ δίοδον εἶναι μόνην, καὶ ταύτην ὠκεῖαν. ἐπεὶ δὲ οὐχ ὁμοίως ἀεὶ κεχυλωμένην δέχεται τὴν τροφὴν, οὔθ᾽ ὁμοίως ἕλκει τὸ ἧπαρ, οὔθ᾽ ἡ συῤῥέουσα χολὴ ποσότητά τε καὶ ποιότητα τὴν αὐτὴν ἀεὶ διαφυλάττει, κατὰ λόγον οὐκ ἴσαι διὰ παντὸς αἱ κεναὶ τῶν ἐντέρων ἕλικες, ἀλλὰ τοῖς μὲν πλείους, τοῖς δ᾽ ἐλάττους εὑρίσκονται. δῆλον οὖν, ὡς αὐτὴ μὲν ἡ τῶν πρώτων ἑλίκων κενότης οὐδενὸς ἕνεκα γέγονεν, ἕπεται δ᾽ ἐξ ἀνάγκης τοῖς ἕνεκά του κατεσκευασμένοις. οὔκουν ἅπαντα χρὴ ποθεῖν ἀκούειν παρ᾽ ἡμῶν, ἀλλὰ τὰ μὲν αὐτῶν ἐκ τῶν εἰρημένων ὁρμώμενον ἐξευρίσκειν, ὡς περὶ τοῦ πρὸς τὴν ῥάχιν κατεστράφθαι τὴν ἐκ τῆς κοιλίας ἔκφυσιν ὀλίγον ἔμπροσθεν ἐλέγετο, τὰ δ᾽ οὐδὲ τῆς προκειμένης εἶναι διδασκαλίας νομίζειν. οὐ γὰρ τῶν ἐξ ἀνάγκης ἑπομένων τοῖς ἕνεκά του γεγονόσιν, ἀλλὰ τῶν κατὰ πρῶτον λό-

recipiens prompte aſſumit, celeriter alimentum permeet eſt neceſſe, ut nihil ea ratione in eo ſubſideat, neque moretur, ſed tranſitus ſit ſolum isque celer. Porro quum non itidem ſemper elaboratum in ventriculo alimentum excipiat, neque pari modo jecur attrahat, neque bilis qualitate ac quantitate eadem ſemper confluat, ad portionem non aequaliter aſſidue inteſtinorum anfractus ſunt vacui, ſed aliis quidem plures, aliis vero pauciores inveniuntur. Ex quo intelligitur, hanc quidem primorum anfractuum inanitionem nullius uſus cauſa extitiſſe, ſed neceſſario ea conſequi, quae alicujus cauſa conſtructa fuerunt. Nemo igitur a nobis audire omnia poſtulet, ſed partim quidem fretus iis, quae jam praecepimus, inveniat, cujusmodi eſt, quod de ecphyſeos converſione a ventriculo ad ſpinam paulo ante memorabamus, partim vero ne hujus quidem inſtituti eſſe exiſtimet; non enim eorum explicationem his commentariis molimur, quae

γον ὑπὸ τῆς φύσεως δεδημιουργημένων ἐξήγησιν ἐν τοῖσδε τοῖς ὑπομνήμασι ποιούμεθα.

Κεφ. δ'. [398] Μεμνημένος δή μοι διὰ παντὸς ἄκουε τῶν ἐφεξῆς. ἔρχομαι γὰρ δείξων, ὃ μικρῷ πρόσθεν ἀνεβαλόμην εἰπεῖν, ὑπὲρ τοῦ χολώδους περιττώματος, ὡς εἰς τὴν ἐκ τῆς γαστρὸς ἔκφυσιν ἄμεινον ἦν αὐτὸ συῤῥεῖν. ὅτι μὲν οὖν αὐτῷ τῷ κατάγοντι τὸ περίττωμα πόῤῥω βέλτιον ἦν τὴν βραχυτέραν ὁδὸν ὑπάρχειν, εὐθὺς καὶ τῶν ἄλλων μέλλοντι κοινωνήσειν, ὧν εἰς ἀσφάλειαν τοῖς ἐνταῦθα παραγινομένοις ἀγγείοις ἡ φύσις παρεσκευάσατο, πρόδηλον εἶναι νομίζω τοῖς γε μὴ ῥᾳθύμως τῶν ἔμπροσθεν ἀκηκοόσιν. ὅτι δὲ καὶ τοῖς ὑποδεξομένοις ὀργάνοις ἦν ἄμεινον, ὧδ' ἂν μάλιστα μάθοις, εἰ γνοίης τὸ πλῆθος τῶν ἐξ ἀνάγκης ἐν αὐτοῖς γινομένων φλεγματωδῶν περιττωμάτων, ὑπὲρ ὧν τῆς γενέσεως ὁ μὲν ἀκριβὴς λόγος ἐν τοῖς περὶ τῶν φυσικῶν δυνάμεων ὑπομνήμασιν ἅμα ταῖς οἰκείαις ἀποδείξεσιν αὐτάρκως εἴρηται. τὸ δ', ὅτι γίνεται πολλὰ τοιαῦτα, τοῦτο

necessario ea sequuntur, quae gratia alicujus parata fuerunt, sed ea, quae prima ratione natura constituit.

Cap. IV. Memor igitur eorum perpetuo quae sequuntur accipe. Jam enim demonstraturus sum, cujus expositionem paulo ante rejeceram, de bilioso excremento, scilicet quod in ecphysin e ventriculo praestiterat confluere. Igitur quod quidem meatui ipsi, qui excrementum id deducit, brevior via erat commodior, ut qui jamjam futurus esset eorum particeps, quae natura ad tutelam vasorum eo pertinentium praeparaverat, perspicuum iis esse arbitror, qui prius dicta attente audierint: quod vero excepturis instrumentis e re etiam fuerat, ita demum vel maxime intelligas, si exploratum habueris, quanta copia in ipsis necessario congeratur excrementorum pituitosorum; de quorum generatione in commentariis De facultatibus naturalibus abunde et exquisite conscripsimus, singula convenienti demonstratione comprobantes. Porro quod multa hujusmodi excrementa gignan-

χρὴ μόνον ὑπομνήσαντας νῦν ἐξ αὐτῶν τινα πίστιν λαβεῖν εἰς τὴν τῶν προκειμένων ἀπόδειξιν. εἴ γέ τινι περιτετύχηκάς ποτε τὰς μὲν τῶν τροφίμων σιτίων προσφορὰς ἀποστρεφομένῳ, καὶ δεινῶς ἀποσίτῳ, καὶ, εἰ βιάζοιτο προσφέρεσθαι, ναυτιώδει γινομένῳ, μόνα δ' ἄρα τὰ δριμύτερα προσιεμένῳ, χαίροντι δ' οὐδ' ἐπὶ τούτοις, ἀλλ' ἐμφυσωμένῳ τε καὶ διατεινομένῳ τὴν γαστέρα καὶ, ναυτιῶντι, καὶ βραχὺ ταῖς ἐρυγαῖς μόναις ἐπικουφιζομένῳ, διαφθείροντι δ' ἔστιν ὅτε καὶ αὐτὰ τὰ λαμβανόμενα σιτία, καὶ μάλιστα τὴν εἰς ὀξύτητα διαφθορὰν εἴ τινι τοιούτῳ περιέτυχες, εἶθ', ὅπως ἐθεραπεύθη, μέμνησαι, ῥᾳδίως οἶμαί σε πεισθήσεσθαι τοῖς λεχθησομένοις· εἰ δὲ μὴ, ἀλλ' ἐγὼ μὲν ἐρῶ τὸν τρόπον τῆς τῶν ὧδε καμνόντων ἰάσεως. σὺ δ', εἰ ἀληθείας ἐρᾷς, ἐπί γε τὴν σαυτοῦ πεῖραν ἄγαγε τοῦ λόγου τὴν βάσανον, ἀνάγνωθί τε τὰ τοῖς ἰατροῖς εὑρημένα τε καὶ γεγραμμένα βοηθήματα, κεφάλαιον ἔχοντα τῆς ἰάσεως, ἀποῤῥύψαι τῆς γαστρὸς τὸ φλέγμα, γλίσχρον μὲν ὂν φύσει, καὶ πολὺ δ'

tur, id obiter nunc admonentes, ex ipsis ad propositorum explicationem probationem duntaxat aliquam sumere oportet. Nam si unquam in ejusmodi *hominem* incidisti, qui ciborum quidem boni succi esum aversaretur, abstinentiaque se ipse conficeret, ac, siquando mandere cogeretur, nauseabundus efficeretur, sola autem acriora admitteret, a quorum esu ne bene quidem haberet, sed illi ventriculus flatibus intumesceret ac distenderetur, et nausearet, plusculum tamen ructibus solis levaretur, est autem quando ipsa quoque assumpta cibaria corrumperet, ea potissimum corruptione, quae acorem refert, si, inquam, in ejusmodi incidisti, deinde, qua ratione curatus fuit, meministi, facile puto te iis, quae mox dicam, assensurum; sin minus, certe eis, qui ejusmodi morbo conflictantur, curandi rationem praescribam. Tu vero, si veri discendi es cupidus, ad tuam ipsius normam rationem nostram excute, atque ea evolve remedia, quae a medicis fuerunt tum inventa, tum litteris prodita, quae caput curationis in hoc positum habent, ut pituita a ven-

ἔτι γλισχρότερον ἐν ταῖς τοιαύταις διαθέσεσιν ἐκ τῆς πολυχρονίου μονῆς ἐν οὕτω θερμῷ χωρίῳ γινόμενον. ἐγὼ γοῦν
οἶδά ποτέ τινα τὸν οὕτω διακειμένων ἐπὶ ταῖς δι᾽ ὀξυμέ-
λιτος ῥαφανίσι πλῆθος μὲν ἄπιστόν τι παχυτάτου φλέγματος ἐμέσαντα, παραχρῆμα δ᾽ ὑγιᾶ τελέως ἀποδειχθέντα,
καίτοι τριῶν γε μηνῶν τῶν ἔμπροσθεν οὔτ᾽ ἄλλο τι καλῶς
εἶχεν αὐτῷ τῶν κατὰ τὴν κοιλίαν, οὔθ᾽ αἱ πέψεις. ὅτι
μὲν οὖν ἀναγκαῖόν ἐστιν ἔν τε τῇ κοιλίᾳ καὶ τοῖς ἐντέροις γεννᾶσθαί τι τοιοῦτον περίττωμα, δι᾽ ἄλλων, ὡς ἔφην,
ἀποδέδεικται· τὸ δ᾽, ὅτι γεννᾶται, διά τε τῆς ἀνατομῆς
φαίνεται καὶ τῶν ὁσημέραι καταλαμβανόντων τοὺς ἀνθρώπους παθημάτων ἐπὶ ταῖς τῶν τοιούτων περιττωμάτων
πλεονεξίαις. ἐν δ᾽ αὐτῶν ἐστιν ἅμα μόνον ἡ τῶν παχέα
καὶ γλίσχρα διαιρεῖν τε καὶ τεμνειν καὶ ἀπορρύπτειν δυναμένων προσφορά. ταῦτ᾽ οὖν τῆς βοηθείας εὐθέως ἐξ ἀρχῆς
ἡ φύσις αὐτοῖς προὐνοήσατο τὸν δριμὶν καὶ ῥυπτικὸν τοῦτον
χυμον, ὃν ἐχρῆν πάντως ἐκκενοῦσθαι τοῦ σώματος, οὐκ

triculo abſtergatur; quae quum natura fit viſcoſa, multo
adhuc viſcoſior in hujusmodi affectibus a mora in loco
adeo calente efficitur. Ego quidem novi aliquando quendam eorum, qui ita laborarunt; qui, fumptis ex oxyme-
lite radiculis, quum incredibilem quandam craſſiſſimae
pituitae copiam vomuiſſet, confeſtim fanitatem plane re-
cuperavit, quamvis tribus ante menſibus neque ventriculus, neque coctiones ipſae belle habuerint. Quod igitur neceſſe fit tum in ventriculo tum in inteſtinis
ejusmodi excrementum provenire, alibi, ut dixi, demonſtravimus: caeterum, quod generetur, declarat tum anatome, tum etiam morbi, quibus quotidie homines prehen-
duntur ab hujusmodi excrementorum abundantia; quorum curatio eſt ſimplex, eorum ſcilicet, quae craſſa ac
viſcoſa dividere, incidere atque abſtergere poſſunt, ex-
hibitio. Ob eam igitur cauſam mox a principio natura
praeſidium ipſis comparavit acrem atque abſterſorium
hunc ſuccum, quem omnino oportebat e corpore vacuari,

ἐπὶ τὸ πλησίον τῆς ἕδρας ἔντερον, ἀλλ᾽ εἰς τὴν πρώτην ἔκφυσιν ἄγουσα πρὸς τὸ μηδὲν τῶν ἐφεξῆς ἐντέρων δεηθῆναί ποτε τῆς ἔξωθεν ἐπικουρίας. καὶ ἔστ᾽ ἂν γε καλῶς διοικῆται τὰ κατὰ τὸ ζῶον, ἀποῤῥύπτεται πᾶν αὐτῶν ὁσημέραι τὸ φλεγματῶδες περίττωμα. [399] πλέονος δ᾽ ἀθροισθέντος ἔκ τινος κακοπραγίας τοῦ σώματος, οὐκ ἀπογινώσκουσιν οἱ ἄριστοι τῶν ἰατρῶν εἰλεούς τε καὶ λειεντερίας καὶ τεινεσμοὺς ἕπεσθαι, τὰ χαλεπώτατα τῶν κατὰ τὴν γαστέρα καὶ τὰ ἔντερα παθημάτων. οὔκουν σμικρὸν οὐδὲ τὸ τυχὸν ἡ φύσις εἰς ὑγείαν τοῖς ζώοις ἐκ τῆς ἐπικαίρου καταφύσεως τοῦ χοληδόχου πόρου προὐνοήσατο. τί δὴ οὖν οὐκ εἰς τὴν κοιλίαν αὐτοῦ τινα μοῖραν ἐνέφυσεν, οὐκ ὀλίγα γε καὶ αὐτὴν ἀποτίκτουσαν τὰ τοιαῦτα περιττώματα; ταύτῃ καὶ μᾶλλον οἶμαί σε θαυμάσειν αὐτῆς τὴν πρόνοιαν. ἡμεῖς μὲν γὰρ ἀπερισκεπτότερον αἱρούμεθα τὸ λυσιτελοῦν, εἰ καὶ τύχοι ποτὲ μει(420)ζόνως εἰς ἕτερα βλάπτειν πεφυκὸς, ἢ ὠφελεῖν εἰς ἃ χρήζομεν. ἡ φύσις δ᾽ οὐ καθ᾽ ἓν τῶν αὐτῆς ἔργων

non in inteſtinum aliquod ano propinquum, ſed in primam ecphyſin ducens, ne quod inferiorum inteſtinorum externo aliquando indigeret auxilio. Porro quamdiu recte animalis corpus gubernatur, pituitoſum excrementum quotidie ipſi detergetur. At quum ex pravo quopiam corporis affectu copioſius eſt collectum, nihil addubitant medicorum praeſtantiſſimi, quin ilei, dyſenteriae, leienteriae ac tenesmi, omnium, qui ventriculo et inteſtinis eboriuntur, morborum graviſſimi, ſint ſecuturi. Non parum itaque neque fortuito natura ad ſanitatem animalibus ex opportuna meatus choledochi inſertione proſpexit. Cur igitur in ventriculum ipſius portionem aliquam non inſeruit, quum non pauca ſane et ipſe generet hujusmodi excrementa? Hic impenſius ipſius providentiam, ni fallor, admiraberis. Nos etenim, quod utile eſt, id imprudentius eligimus, quum interdum, quod in aliis magis obeſſe ſolet, quam in aliis prodeſſe, deſideramus. At natura contra nunquam ne in uno quidem ſuorum operum

ἀπερισκέπτως οὐδ᾽ ὑπὸ ῥαθυμίας ἐνίοτε μεγάλα κακὰ αἱρουμένη δι᾽ ἔλαττον ἀγαθὸν, ἀλλ᾽ ἀκριβεῖ μέτρῳ τὸ ποσὸν ἐν ἑκάστῳ κρίνουσα, πολλαπλάσιον ἀεὶ τὸ χρηστὸν αποτελεῖ τοῦ μοχθηροῦ. μάλιστα μὲν γὰρ, εἴπερ οἷόν τ᾽ ἦν, ἄνευ παντὸς κακοῦ κατεσκεύαστ᾽ ἂν ἅπαντα ταῦτα· νυνὶ δὲ, οὐ γὰρ ἐνδέχεται τῆς ὕλης φυγεῖν τὴν μοχθηρίαν οὐδεμίαν τῶν τεχνῶν, οὐδ᾽ ἀδαμάντινόν τε καὶ πάμπαν ἀπαθὲς ἐργάσασθαι τὸ δημιούργημα, καταλείπεται κοσμεῖν αὐτὸ τὸν ἐνδεχόμενον κόσμον, ἐνδέχεται δὲ ἄλλον ἄλλη τῶν ὑλῶν· οὐ γὰρ ἐκ της αὐτῆς δήπουθεν οὐσίας τά τε ἄστρα γέγονε καὶ ἡμεῖς. ουκουν οὐδὲ τὴν ἀπάθειαν τὴν αὐτὴν ἐπιζητεῖν χρὴ, καὶ μέμφεσθαι τῇ φύσει, σμικρὸν εἴπου τι βλαβερὸν ἴδοιμεν ἐπὶ μυρίοις χρηστοῖς, ἀλλ᾽ ἐκεῖνο δείξαντας, ως οἷόν τ᾽ ἦν φυγεῖν τουτὶ τὸ σμικρὸν ἄνευ τοῦ πολλὰ τῶν καλῶς γεγενημένων ταράξαι τε καὶ συγχέαι, τότ᾽ ἐγκαλεῖν αὐτῇ καὶ μέμφεσθαι τῆς ὀλιγωρίας. εἰ μὲν γὰρ οὐδὲν ἔμελλε μέγα λυπήσειν εἰς τὴν κοιλίαν ἡ ξανθὴ χολὴ καταῤῥέουσα, κα-

inconſiderate aut ſocorditer magna incommoda minori bono antepoſuit, ſed cujusque modum exquiſita menſura judicans infinitis partibus ipſum utile eo, quod noxium eſt, amplius ſemper efficit. Maxime etenim (ſi fieri potuiſſet) absque omni incommodo haec omnia conſtituta fuiſſent. Nunc vero, quum nulla ars materiae pravitatem poſſit declinare, neque adamantinum atque omnino impatibile opus edere, reliquum eſt, ut id, quibus poteſt ornamentis, exornet. Verumtamen alii materiae aliud ornamentum competit; non enim eadem ſane ſubſtantia ſidera et nos conſtamus. Ergo neque affectuum vacuitatem eandem nos flagitare convenit, neque naturam accuſare, ſicubi exiguum quoddam incommodum infinitis commodis admiſcuerit; ſed illud prius ubi oſtenderimus, licuiſſe ipſi naturae exiguum hoc incommodum effugere, commodis omnibus conſtantibus atque integris, tum demum id vitio dare ipſamque negligentiae inſimulare. Nam ſi bilis flava in ventriculum confluens nullum inſignem afferret dolorem, inique uſum eum natura prae-

Ed. Chart. IV. [399.] Ed. Baf. I. (420.)

κῶς ὑπερεῖδε τῆς ὠφελείας ἡ φύσις, ἣν ἐκ τοῦ ῥύπτειν ἐφ᾽
ἡμέρᾳ τὸ γλίσχρον περίττωμα παρέσχεν ἂν ἡμῖν ὁ χυμὸς
οὗτος. εἰ δὲ τοῦτο μὲν οὕτω μικρὸν, ὡς διὰ τῆς ἔξωθεν
ἐπικουρίας ἱκανῶς ἐπανορθοῦσθαι δύνασθαι, τὰ δ᾽ ἑπόμενα τούτῳ κακὰ τηλικαῦτα τὸ μέγεθος ἦν, ὡς ἄρδην ἀνατρέπεσθαι τὸ τῆς γαστρὸς ἔργον, οὐκ οἶδα, πῶς ἀχαριστό-
τερος οὐκ ἂν εἴη τις εἰς τὴν οὕτω προνοησαμένην ἑαυτοῦ
φύσιν, ἢ τῶν δικαίων ἐπαίνων φθονερώτερος, εἰ, δέον
ὑμνεῖν αὐτὴν, ὁ δὲ καὶ προσεγκαλοίη. τίς γοῦν ἀγνοεῖ τῆς
ξανθῆς χολῆς τὴν δύναμιν ἱκανῶς δριμεῖαν ὑπάρχουσαν δά-
κνουσάν τε καὶ ῥύπτουσαν ἅπαντα; τίς δ᾽ ἀποκρίνας ποτὲ
κάτω πλέονα τὸν χυμὸν τοῦτον οὐκ ᾔσθετο προηγησαμένης
ἐν τοῖς ἐντέροις δήξεως; τίς δ᾽ οὐκ οἶδεν, ὡς ἐμέτου χολώδους ἄλλα τέ τινα παθήματα καὶ καρδιαλγία, δῆξις οὖσα
τοῦ στόματος τῆς γαστρὸς, ἐξ ἀνάγκης προηγεῖται; βούλει
τῶν Ἱπποκράτους συγγραμμάτων μνημονεύσωμεν ἐνταῦθα
καὶ τηλικοῦτον ἐπικαλεσώμεθα μάρτυρα περὶ πράγματος
ἅπασι γινωσκομένου; περιττὸν ἂν εἴη πάντως καὶ μάταιον.

teriifſet, quem abſtergendo quotidie excrementum viſcoſum nobis humor iſte ſuppeditaſſet; ſin vero malum quidem hoc adeo eſt exile, ut praeſidio externo abunde
corrigi queat, mala vero, quae bilis in ventriculum in-
fluxum conſequuntur, magnitudine ſint tanta, ut ventriculi munus funditus evertunt, non novi, quin is ſit erga
naturam, quae ſibi ipſi ita proſpexit, ingratiſſimus, aut
meritas laudes ipſi invideat, ſi, quum laudare ipſam de-
cuerit, ipſe etiam incuſat. Quis, quaeſo, ignorat, bilis
flavae facultatem acrem admodum eſſe ac mordentem
et omnia abradentem? et quis unquam ſuccum hunc copioſiorem dejecit, qui prius mordicationem in inteſtinis
non ſenſerit? ad haec cui non liquet, quod vomitum
biliofum neceſſario praecedunt quum alii quidam affectus, tum vero cardialgia, quae oris ventriculi mordica-
tio eſt? Visne, quae Hippocrates hac de re conſcri-
pſit, hoc loco proferamus, tantumque in re omnibus
cognita teſtem advocemus? Superfluum fuerit omnino

καὶ μὴν εἰ γινώσκεται πᾶσιν ἡ τῆς ξανθῆς χολῆς δύναμις, οὐ χαλεπὸν ἐξευρεῖν, ὅτι πᾶν ἀνατρέψει τὸ τῆς γαστρὸς ἔργον, εἴπερ εἰς αὐτὴν συῤῥέοι. καθ᾽ ὃν γὰρ λόγον ἄκρατος ἐμπίπτουσα τοῖς πρώτοις ἐντέροις ἐρεθίζει δάκνουσα καὶ κωλύει μένειν ἐν αὐτοῖς τὴν τροφὴν, οὕτω καὶ τὴν κοιλίαν, εὐαισθητοτέραν ὑπάρχουσαν τῆς νήστεως, ἠνάγκασεν ἂν ἀπωθεῖσθαι τὴν τροφὴν κάτω, πρὶν πεφθῆναι καλῶς. καὶ μέν γε καὶ φαίνεται τοῦτ᾽ ἐναργῶς γιγνόμενον, ὡς μηδὲν δεῖσθαι μακροτέρας ἀποδείξεως· ἄπεπτα γὰρ ἐκκρίνουσιν αἱ σφοδραὶ δήξεις τὰ σιτία. [400] πρόδηλον οὖν, ὅτι, χολῆς πλέονος εἰς τὴν γαστέρα συῤῥεούσης καθ᾽ ἡντιναοῦν διάθεσιν, οὐκ ἐνδέχεται μένειν ἐν αὐτῇ τὰ σιτία. δακνομένη γὰρ ὑπὸ τοῦ χυμοῦ τῆς δριμύτητος ἀγανακτεῖ τε καὶ κεντρίζεται πρὸς αὐτοῦ ταχεῖαν ποιεῖσθαι τῶν περιεχομένων ἐν αὐτῇ τὴν ἔκκρισιν. εἰ μὲν οὖν ἐπιπολάσειεν ὁ χυμὸς οὗτος ἐπὶ τὸ στόμα τῆς γαστρὸς, ὡς ἂν αἰσθητικώτατον ὑπάρχον, ἀλγοῦσί τε σφοδρῶς δακνόμενοι πρὸς αὐτοῦ καὶ ναυτιῶσι καὶ ἐμοῦσιν. εἰ δ᾽ ὡς ἐπὶ τὸν πυθμένα ῥέψειεν,

ac vanum; quandoquidem, fi flavae bilis facultas omnibus eft perfpicua, in promptu eft, ipfam omne ventriculi opus, fi ad eum confluxerit, everfuram. Qua enim ratione pura primis inteftinis incidens ea morfu commovet prohibetque alimentum in ipfis morari, ad eundem etiam modum ventriculum, fenfu, quam jejunum, exactiori praeditum, cogeret alimentum prius propellere deorfum, quam plane concoctum effet; quod quidem certe ita in promptu eft, ut res longiore demonftratione non egeat, fiquidem morfus vehementes crudos cibos excernunt. Satis igitur conftat, in quavis affectione, fi bilis copiofior in ventriculum confluat, alimenta in eo confiftere non poffe; demorfus enim ventriculus a fucci acrimonia commovetur ab ipfo ac pungitur ad ea, quae in fe ipfo continet, celerius excernenda. Si igitur humor ifte ad os ventriculi irrepferit, ut quod maxime eft fenfile, morfi ab ipfo anguntur vehementer, naufeant ac vomunt; fin vero ad fundum pertinuerit, celeriter deorfum fubit ac

ὑπέρχεται κάτω διὰ ταχέων, ἀεὶ δὲ αὐτοῦ συνεκκρίνει καὶ τὰ σιτία. περιστελλομένης μὲν γὰρ σφοδρῶς τῆς κοιλίας, ἀνεῳγοτος δὲ τοῦ στόματος, εἴτε τοῦ κατὰ τὸν στόμαχον, εἴτε τοῦ κατὰ τὸν πυθμένα, πάνθ᾿ ὁμοίως ἐκκρίνεται τὰ κατ αὐτὴν περιεχόμενα. κᾀν τῷδε δῆλον, ὡς, εἰ πλείων ὁ χυμὸς οὗτος εἰς τὴν γαστέρα συνέῤῥει, διέφθειρεν ἂν αὐτῆς καὶ συνέχεε τὴν οἰκείαν ἐνέργειαν, εἴ γε δὴ γαστρὸς μὲν ἰδία ἐνέργεια πέψις, δεῖται δὲ τὰ πεπτόμενα πλέονος χρόνου, ὁ δ᾿ οὐκ ἐπιτρέπει χρονίζειν ἐν αὐτῇ τὰ σιτία. καλῶς οὖν οἱ παλαιοὶ τῶν ἰατρῶν ἅμα ταῖς ἄλλαις ὑποθήκαις ταῖς ὑγιειναῖς καὶ τοὺς ἀπὸ τῶν σιτίων ἐφ᾿ ἑκάστῳ μηνὶ ἐμέτους ποιεῖσθαι συνεβούλευον, οἱ μὲν ἅπαξ ἀρκεῖν νομίζοντες, οἱ δὲ καὶ δὶς ἀξιοῦντες γίνεσθαι, ἅπαντες δ᾿ οὖν τὰς ποιότητας τῶν ἐσθιομένων τηνικαῦτα δριμείας τε καὶ ῥυπτικὰς ἐκλέγεσθαι συμβουλεύοντες ὑπὲρ τοῦ καὶ πᾶν ἐκκαθῆραι τῆς γαστρὸς τὸ φλέγμα καὶ μηδὲν εἰς κακοχυμίαν βλάψαι τὸ σῶμα. ταυτὶ γὰρ τὰ δάκνοντα καὶ ῥύπτοντα βρώματα χολώδη τοὐπίπαν ἐστὶ καὶ κακόχυμα. καλῶς οὖν

ſecum aſſidue ſimul cibos excernit. Quum enim ventriculus undique valide comprimitur, os autem ſive ſupernum ſive infernum patefactum eſt, omnia pariter, quae in ipſo ſunt incluſa, excernuntur. Ex quo concluditur, quod, ſi plurimus humor iſte ad ventriculum confluxerit, corruperit utique ac perturbarit propriam ipſius actionem; quandoquidem ventriculi quidem propria actio eſt concoctio, poſtulaut autem, quae concoquuntur, temporis diuturnitatem, hic autem humor non ſinit in ipſo cibos morari. Recte igitur veteres medici (ut alia omittam praecepta ſalutaria) vomitus a cibis in ſingulos menſes repeti praecipiebant, alii quidem ſemel, alii vero bis: omnes tamen hi qualitates ipſas eo caſu comedendorum acres atque abſterſorias deligere conſulebant, ut pituita omnis e ventriculo purgaretur, neque pravo ſucco corpus afficeretur; nam quae mordent et abſtergunt cibaria, bilioſa utplurimum ſunt et cacochyma. Bene igi-

Ed. Chart. IV. [400.] Ed. Baf. I. (420.)

ἐκείνοις διώριστο καθαίρειν τὴν γαστέρα χωρὶς τῆς τοῦ ἥπατος βλάβης. καὶ τῇ φύσει διέγνωσται ῥάστη μὲν ἡ ταύτης
ἔσεσθαι κάθαρσις, ἡ δὲ τῶν ἐντέρων αὐτή τε χαλεπὴ καί
τι καὶ προσαδικοῦσα τὸ ζῶον εἰς κακοχυμίαν. διὰ τί δὲ εἰς
τὰς φλέβας τε καὶ τὰς ἀρτηρίας οὐκ ἐκ τῶν ἐντέρων ἀναδίδοται τὸ χολῶδες περίττωμα, δέδεικται δι᾽ ἐκείνων τῶν
ὑπομνημάτων, ἐν οἷς καὶ τἆλλα πάντα ἐξηγησάμεθα τῆς
φύσεως ἔργα· καὶ χρὴ τὸν βουλόμενον ἀκριβῆ πεῖραν ἔχειν
τῆς χρείας τῶν ἀνακειμένων ὀργάνων τῇ τροφῇ πρότερον ἐν
ἐκείνοις γεγυμνάσθαι. πολλάκις γὰρ ἤδη καὶ πρόσθεν ἡμῖν
εἴρηται, καὶ κατ᾽ ἀρχὰς εὐθὺς ἀποδέδεικται τοῦ λόγου παντός, ὡς οὔθ᾽ εὑρεῖν οἷόν τε χρείαν οὐδεμίαν οὐδενὸς μορίου
πρὸ τοῦ γνῶναι καλῶς παντὸς ὀργάνου τὴν ἐνέργειαν, οὔτ᾽
ἐνταῦθα προσήκει τὸν περὶ τῶν χρειῶν λόγον ἀφέντας ἀποδείξεις ἐνεργειῶν γράφειν, ἀλλὰ τὰ δι᾽ ἑτέρων ἀποδεδειγμένα
τοῖς ἐν τῇδε τῇ διεξόδῳ λεχθησομένοις ὑποθέσεις ποιησαμένους οὕτω περαίνειν τὸν λόγον. ἀλλ᾽ ὥσπερ τῶν κατὰ

tur et ab illis fine hepatis noxa ventriculi purgatio eſt
praeſcripta, et a natura ipſa percognita fuit ventriculi
quidem purgatio facillima, inteſtinorum autem tum difficilis, tum etiam noxia nonnihil occaſione cacochy-
miae ipſi animali futura. Caeterum, cur excrementum
id bilioſum in venas et arterias ex inteſtinis non diſtri-
buatur, in illis commentariis demonſtravimus, in quibus
reliqua omnia naturae opera expoſuimus; in quibus oportet eum, qui certam peritiam uſus inſtrumentorum alimento deſtinatorum habere velit, prius eſſe exercitatum;
nam et iam idem ſaepe repetiimus, et ab ipſo ſtatim totius operis initio demonſtravimus, fieri non poſſe, ut
quis partis cujusquam uſum inveniat, niſi prius perſpe-
etiſſimam habeat totius inſtrumenti actionem. Neque hic
convenit, omiſſa de uſibus diſputatione, ad demonſtrationes actionum ſtylum convertere; ſed quae alibi demonſtrata ſunt, pro hypotheſi iis, quae in hac enarratione
dicentur, praeſumentes ita demum diſputationem terminare. Porro, quemadmodum pituitoſi excrementi neceſſa-

τὴν γαστέρα περιττωμάτων φλεγματωδῶν ὅτι μὲν ἡ γένεσις ἀναγκαία, δι᾽ ἑτέρων ἀπεδείξαμεν· ὅτι δὲ φαίνεται γιγνόμενον, νῦν ὑπεμνήσαμεν, οὕτω καὶ περὶ τοῦ μηκέτ᾽ ἀναλαμβάνεσθαι τὴν χολὴν εἰς τὸ σῶμα ποιήσομεν. ὅτι γὰρ οὐκ ἀναδίδοται, μεγίστη πίστις ἡ τῶν ἀποπατημάτων ἔσται διαφορά. τοῖς μὲν γὰρ ἰκτεριῶσι τὴν τῶν ἐδηδεσμένων διαφυλάττει χροιὰν, ὡς ἂν οὐκέτ᾽ ἐκκαθαιρομένης κάτω τῆς χολῆς, ἀλλ᾽ εἰς ὅλον ἀναφερομένης τὸ σῶμα· τοῖς δ᾽ ὑγιαίνουσι κέχρωται ξανθῷ χρώματι, ὅτι καὶ ὁ τῆς ξανθῆς χολῆς χυμὸς εἰς ἔντερα τούτοις συνέῤῥει. καίτοι γε, εἴπερ ἐντεῦθεν πάλιν εἰς ἧπαρ ἐπαλινδρόμει, δῆλον, ὡς οὐ τὰ διαχωρούμενα μόνον, ἀλλὰ καὶ η τοῦ παντὸς σώματος χρόα τῆς τῶν ἰκτεριώντων οὐδὲν ἂν διέφερε. μὴ τοίνυν ἔτι θαυμάζωμεν, εἰ καὶ τὸ μελαγχολικὸν περίττωμα, τὸ τὴν ἐν τῷ σπληνὶ μὴ δυνηθὲν ἐργασίαν τε καὶ μεταβολὴν εἰσδέξασθαι, τὴν ἔκκρισιν οὐκ εἰς τὰ πλησίον τῆς ἕδρας, ἀλλ᾽ εἰς αὐτὴν ἔσχε τὴν κοιλίαν. [401] ἂν γὰρ, ὅτι μὲν ἄλυπον ἐνταυθα ἔμελλεν ἔσεσθαι, δείξωμεν, εἰ δ᾽ ἐπὶ τὰ πλησίον τῆς ἕδρας

riam quidem esse in ventriculo generationem alibi comprobavimus, (quod vero ita manifesto accidat, nunc admonuimus,) ad eundem modum et, quod bilis non amplius in corpus assumatur, comprobabimus. Nam quod non distribuatur, ma imo argumento erit excrementorum varietas; siquidem in ictericis comestorum colorem referunt, bile videlicet deorsum haudquaquam subeunte, sed sursum in totum corpus perlata; in sanis vero, quod his humor biliosus in intestina confluat, ea flavo colore sunt tincta. Quanquam, si illinc rursus ad hepar retrocederet, palam est, quod non excreta modo, sed etiam totius corporis color ab ictericio nihil differret. Nihil igitur amplius miri sit, si etiam excrementum melancholicum, quod in liene elaborari ac mutari non potuit, non in propinqua ano intestina, sed in ipsum ventriculum excretum est. Etenim, si nihil molestum illic quidem futurum ostenderimus, oportuissetque, si in proxima ano in-

ἔντερα τὸν ὑποδεχόμενον αὐτὸ πόρον ἡ φύσις ἐξέτεινε, στενὸν μὲν εἶναι δεόμενον ἀνάλογον τῇ τοῦ περιττώματος ὀλι-
γότητι, μακρὸν δ᾽ ἐξ ἀνάγκης ἐσόμενον ἐπι τῷ μήκει τοῦ
διαστήματος, καὶ διὰ τοῦτ᾽ εὐπαθῆ γενησόμενον, εὔλογον
εἶναί σοι φανεῖται διὰ βραχέος ἀγγείου συῤῥεῖν αὐτὸν εἰς
τὴν γαστέρα πλησίον κειμένην. ὅτι δὲ οὐδὲ ἐμελλε λυπήσειν, (421) ὡς ἐπὶ τῆς ξανθῆς χολῆς εἴπομεν, ἀναμνησθείς,
οὐκέτ᾽ ἄν μοι δοκοίης δεηθῆναι λόγου μακροτέρου. εἰ γὰρ
μήτ᾽ αὖθις εἰς ὅλον τὸ ζῶον ἀναληφθείη, μήτ᾽ αὐτήν τι
βλάψειε τὴν γαστέρα, τί ἂν ἔτι καὶ λυπήσειεν; ἀλλ᾽ ὅτι
μὲν οὐκ ἀναληφθήσεται, δῆλον ἐκ τοῦ μηδὲ τὴν ξανθὴν
χολὴν, πολὺ λεπτοτέραν ὑπάρχουσαν· ὅτι δὲ οὐκ ἀδικήσει τι
τὴν κοιλίαν, ἡ ποιότης ἐνδείκνυται. στρυφνὴ γάρ ἐστιν ἡ
μέλαινα καὶ ὀξεῖα, καὶ συνάγειν καὶ σφίγγειν, οὐκ ἀνα-
τρέπειν αὐτὴν, ὥσπερ ἡ ξανθὴ, πεφυκυῖα. δῆλον οὖν, ὥσπερ
ἐκείνη τῷ κωλύειν ἐπιπλέον ἐν τῇ γαστρὶ τὰ σιτία μένοντα
πέπτεσθαι βλάπτειν ἐλέγετο, τὴν μέλαιναν οὐχ ὅπως οὐδὲν

teſtina meatum id excepturum natura extendiſſet, ad proportionem paucitatis ipſius excrementi non modo eſſe
anguſtum, fed etiam longum omnino propter ipſius intervalli longitudinem, eoque injuriis opportunum, non
ab re tibi factum videbitur, ut in propinquum ſibi ventriculum per breve aliquod vas conſluat. Porro, quod nihil
doloris erat allaturum, ſi memoria tenes, quae de bile
ſlava prodidimus, ſupervacaneum eſſe arbitror pluribus
id verbis te edocere; quandoquidem, ſi neque in totum
animal poſtmodum aſſumatur, neque ipſum ventriculum
ullo pacto offenſurum erat, quid jam reſtat, quod laedere queat? Caeterum, quod non aſſumatur, ex eo intelligitur, quod ne flava bilis quidem, quae multo eſt tenuior, aſſumitur: quod vero nullam ventriculo afferat noxam, indicat ipſa qualitas: acerba enim eſt atque acida
bilis atra, et contrahere ipſum ac conſtringere, non, ut
ſlava, ſubvertere nata eſt. Conſtat ergo, quod, quemadmodum haec noxia eſſe memorabatur, propterea quod veta-
ret cibos diutius in ventriculo concoqui, pari modo atram

βλάπτουσαν εὕροιμεν ἂν, ἀλλὰ καὶ προσωφελοῦσαν ἔτι τὴν γαστρὸς ἐνέργειαν. ἐπιτείνει γὰρ αὐτὴν καὶ συνάγει πρὸς ἑαυτὴν, καὶ περιλαμβάνειν ἀκριβῶς ἀναγκάζει τὰ σιτία καὶ κατέχειν, ἄχρις ἂν ἱκανῶς ἐκπεφθῇ. οὕτω μὲν τῆς τῶν χολωδῶν περιττωμάτων ἐκροῆς ἡ φύσις προὐνοήσατο.

Κεφ. ε'. Λοιποῦ δὲ ὄντος ἔτι τοῦ λεπτοῦ καὶ ὑδατώδους περιττώματος, ὃ προσαγορεύομεν οὖρον, ὅπως μὲν οὖν διακρίνοιτο τοῦτο, τοὺς νεφροὺς ἐργασαμένη πλησίον ἔθηκε τοῦ ἥπατος· ὅπως δ' ἐκκρίνοιτο καλῶς, ὑποδοχὴν μὲν πρῶτον, οἷον δεξαμενήν τινα, τὴν κύστιν, ἐπὶ τέλει δ' αὐτῆς μῦν ἐδημιούργησε, φύλακα τῆς ἀκαίρου τῶν περιττωμάτων ἐκροῆς. ἐπεὶ δὲ τὴν μὲν κύστιν κατωτάτω βέλτιον ἦν θεῖναι, ἵνα περ καὶ τὰ τῆς τροφῆς ἐκκενοῦται περιττώματα, τοὺς νεφροὺς δὲ, ὡς πρόσθεν ἐῤῥέθη, πλησίον τοῦ ἥπατος, ἀναγκαῖον ἦν εἰς τὴν κύστιν ἐξ αὐτῶν ἐργάσασθαί τινας ὁδούς. καὶ δὴ γεγόνασιν οἱ οὐρητῆρες ὀνομαζόμενοι, πόροι τινὲς ἐπιμήκεις, ἰσχυροὶ, τοὺς νεφροὺς τῇ κύστει

bilem non modo non laedere comperiemus, ſed et actionem inſuper ipſius adjuvare; nam ventriculum intendit ac contrahit in ſe ipſum, cogitque cibos ad unguem circumplecti atque retinere, quousque fuerint percocti. Ea igitur naturae providentia in bilioſi excrementi effluxu fuit.

Cap. V. Porro, quum excrementum tenue atque aquoſum, quod urinam nuncupamus, adhuc ſupereſſet, conſtructos ſane, quo quidem id ſecerneretur, renes prope hepar conſtituit. Vt vero commode excerneretur, primum quidem receptaculum, velut ciſternam quandam, ipſam veſicam, deinde ad ipſius finem muſculum fabricata eſt, qui prohiberet, ne excrementa intempeſtive effluerent. Caeterum, quum veſicam quidem in imo praeſtaret collocare, unde etiam alimenti excrementa evacuantur, renes autem (ut et paulo ante diximus) iuxta hepar, neceſſe fuit ex ipſis ad veſicam vias quasdam ſtruere. Atque meatus quidam praelongi fortesque extiterunt, quos ureteras, id eſt *urinarios*, nominamus, qui renes veſicae com-

συνάπτοντες. οὕτω μὲν καὶ τὰ οὖρα διακρίνεταί τε τοῦ αἵματος ὑπὸ τῶν νεφρῶν, κἀντεῦθεν εἰς τὴν κύστιν διὰ τῶν οὐρητήρων πέμπεται, κἀκεῖθεν ἐκπέμπεται, καθ' ὃν ἂν ὁ λογισμὸς κελεύσῃ καιρόν. ἀλλ' οὐκ ἀρκεῖ ταῦτα γινώσκειν εἰς τὸ θαυμάσαι τὴν τέχνην τῆς φύσεως, ἀλλὰ τῆς θέσεως μὲν τῶν νεφρῶν ἄξιον ἀκοῦσαι τὴν χρείαν, ἧς ἕνεκεν ὁ μὲν δεξιὸς ἀνωτέρω τε καὶ πολλάκις ἁπτόμενος αὐτοῦ τοῦ ἥπατος, ὁ δὲ ἀριστερὸς ἐφεξῆς τούτῳ. περὶ δὲ του σχήματος αὐτῶν, διὰ τί σιμοὶ μὲν, ἵνα περ ἡ ἀρτηρία καὶ ἡ φλὲψ εἰς αὐτοὺς καταφύονται, γεγόνασι, τὰ δὲ ἀντικείμενα τούτων ἀκριβῶς περιφερῆ· αλλὰ καὶ περὶ τῆς οὐσίας αὐτῶν, ὁποία τίς ἐστι, καὶ τῆς πλοκῆς, καὶ τῶν κοιλιῶν, καὶ τοῦ χιτῶνος, καὶ διὰ τί μεγίστη μὲν ἀρτηρία καὶ φλὲψ εἰς αὐτοὺς ἐμφύονται, παντάπασι δὲ ἀμυδρὸν καὶ δυσθεώρητον νεῦρον· οὕτω δὲ καὶ περὶ τῶν οὐρητήρων καὶ τῆς κύστεως, οὐ τῆς τὸ οὖρον υποδεχομένης μονον, ἀλλὰ καὶ τῆς τὴν χολὴν, ἄμεινον οἶμαι γινώσκειν τὴν οὐσίαν, καὶ πλοκὴν, καὶ μέγεθος, καὶ σχῆμα, καὶ τἄλλα δὴ, ὅσα καθ' ἕκαστον ὄργανον ἐξηγούμεθα.

mittunt. Sic igitur et urinae vi renum fecernuntur a fanguine, et illinc per ureteras ad veficam mittuntur, indeque emittuntur, quo fcilicet tempore ratio ipfa juffe-rit. Verum cognitio horum non fatis eft ad fabricam naturae admirandam, fed fitus renum ufum audire operae pretium eft, propter quam dexter quidem ren eft fuperior, adeo ut plerumque hepar ipfum contingat, finifter autem hoc inferior; de figura quoque ipforum, cur fimi quidem, qua parte arteria et vena in ipfos inferuntur, extiterint, oppofita vero huic pars rotunda plane fuerit; fed et de ipforum fubftantia, qualisnam fit, de connexione, de ventriculis, de tunica; et cur maxima quidem arteria et vena in eos inferantur, obfcurus vero plane nervus ac vifu difficilis. Pari modo et de ureteribus ac vefica, non ea folum, quae urinam, fed quae bilem etiam recipit, ad rem pertinere arbitror, fubftantiam, connexionem, magnitudinem, figuram et reliqua, quae in fingulis inftrumentis exponimus, cognofcere.

[402] τήν τε γὰρ τέχνην τῆς φύσεως μᾶλλον ἄν τις θαυμάσειεν, εἰ μηδὲν τούτων ἄσκεπτον παρέλθοι, καὶ τὴν τῆς καθ' ἕκαστον αὐτῶν ἐνεργείας ἐπιστήμην βεβαιώσαιτο, διὰ τῶν κατὰ μέρος ἁπάντων μαρτυρουμένην. αὐτίκα γοῦν, ἵν' ἐντεῦθεν ἀρξώμεθα τοῦ λόγου, δεικνύντες, ὡς ἐξελέγχουσι περὶ τῶν ἐνεργειῶν τὰς μοχθηρὰς υπολήψεις αἱ τῆς χρείας τῶν μορίων ζητήσεις, οὐκ ἂν ἔχοι λέγειν οὔτ' Ἐρασίστρατος, οὔτ' ἄλλος τις, ὃς ἂν ἡγῆται πνεῦμα μόνον ἐν ἀρτηρίαις περιέχεσθαι, τὴν χρείαν τοῦ μεγέθους τῶν εἰς τοὺς νεφροὺς ἐμφυομένων ἀρτηριῶν. εἰ γὰρ δὴ τὰς φλέβας μόνον ἐκκαθαίρουσιν οἱ νεφροὶ, καὶ διὰ τοῦτο εἰς αὐτοὺς, καίτοι σμικροὺς ὄντας, μέγισται καταφύονται, τὰς ἀρτηρίας οὐκ ἐχρῆν ὁμοίως εἶναι ταῖς φλεψὶ μεγάλας, ἀλλὰ τάχα μὲν οὐδ' ὅλως ἐμφύεσθαι τοῖς νεφροῖς, εἰ δὲ μὴ, ἀλλὰ μικροτάτας τε καὶ δυσθεωρήτους παντάπασιν, ὥσπερ καὶ τὰ νεῦρα. τοῖς μὲν οὖν περὶ τὸν Ἀσκληπιάδην ἑτοίμως, ἐν οἷς ἀποροῦσι, ματαιόπονον ἀποκαλεῖν τὴν φύσιν· οἱ δὲ περὶ τὸν Ερασίστρατον ἐπαινοῦσι μὲν αὐτὴν ἑκάστοτε, ὡς οὐδὲν

Nam naturae artificium quivis magis admiratus fuerit, ſi nihil horum indiscuſſum praeterierit, et cujusque ipſorum actionis cognitionem in omnibus ſingulatim comprobatam confirmaverit. Principio igitur (ut hinc diſputationis hujus ducamus initium, oſtendentes, quemadmodum uſus partium inveſtigatio pravas de actionibus opiniones convincit) haudquaquam neque Eraſiſtratus, neque alius quivis, qui ſolum ſpiritum in arteriis contineri decreverit, non, inquam, poterit dicere, cui uſui tantae magnitudinis arteriae in renes inſerantur. Quandoquidem, ſi renes ſolas purgent venas, eoque ad eos quanquam exiguos maximae inſerantur, arterias non conveniebat magnitudine venis eſſe aequales, quin potius nec omnino quidem renibus inſeri, ſin vero ſecus, at minimas ſaltem ac plane obſcuras, quomodo et nervos, eſſe oportebat. Caeterum Aſclepiadi quidem, in quibus haeſitat, promptum eſt vanos labores naturae objicere; Eraſiſtrati ſectatores vero laudant quidem perpetuo ipſam, ceu nil ſine ratio-

μάτην ἐργασαμένην, ἔργῳ δ' οὐκ ἐπεξίασιν οὐδ' ἀποδεικνύουσι καθ' ἕκαστον ὄργανον ἀληθῆ τὸν ἔπαινον, ἀλλ' ἑκόντες σιωπῶσι πολλὰ καὶ κατακρύπτουσι, καὶ παρέρχονται τῆς ἐν τοῖς μορίοις κατασκευῆς. ὑπὲρ ὧν ἀρκείτω μὲν τὰ ἐν τοῖς περὶ τῶν φυσικῶν δυνάμεων ὑπομνήμασιν εἰρημένα. τὸ δὲ νῦν εἶναι, τοσοῦτον μόνον ἕκαστον τῶν ἀναλεγομένων ταυτὶ τὰ γράμματα μεμνῆσθαι βούλομαι, τὸ μηδὲν ἐναργῶς παρέρχεσθαι τῶν μορίων, ἀλλ', ὥσπερ ἡμεῖς ποιοῦμεν, οὕτω καὶ αὐτῶν ἐπιχειρεῖν ἐξετάζειν ἁπάντων τό τε τῆς οὐσίας εἶδος, καὶ τὸ τῆς διαπλάσεως, καὶ τὸ τῆς πλοκῆς, ἐπισκοπεῖσθαι δὲ καὶ τὰς ἀποφύσεις, καὶ τὰς ἐμφύσεις, καὶ τὸ καθ' ἕκαστον αὐτῶν μέγεθος, ἢ τὴν σμικρότητα, καὶ τὸ πλῆθος ἁπάντων, καὶ τὴν κοινωνίαν, καὶ τὴν θέσιν, εἶτ', εἰ μὲν ἐν ἅπασι τοῖς κατὰ μέρος ὁ περὶ τῆς ἐνεργείας λογισμὸς ὁμολογῶν ἑαυτῷ φαίνοιτο, πιστεύειν, εἰ δ' ἀπυροῖτό πη κἂν καθ' ἓν οτιοῦν τὸ σμικρότατον, ὑποπτεύειν ἐν τούτῳ καὶ μὴ πάνυ τι προσέχειν αὐτῷ τὸν νοῦν. οὕτω γὰρ καὶ ἡμεῖς, ὑπὲρ ἁπάντων ἐπισκεψάμενοι

ne molitam; verum id reipfa non exequuntur, neque in fingulis ipfius operibus laudem hanc veram effe comprobant, fed in partium conftructione multa de induftria fubticent, tegunt ac praetereunt; de quibus abunde in libris de facultatibus naturalibus difputavimus. Quod autem ad praefentium fpeculationem attinet, omnes, qui hosce libros evolvent, id folum retinere velim, nullam ut plane praetereant partem, fed, quod ipfi facimus, ita et ipfi conentur harum omnium fubftantiae fpeciem, conformationis ac connexionis excutere: tum autem et ipfos exortus atque *infertiones* obfervare, ac horum omnium figillatim magnitudinem vel parvitatem, multitudinem, communionem et fitum; poftmodum, fi in omnibus quidem particularibus ea, quae de actione funt prodita, confentire fibi ipfi videantur, credere. ficubi vero diffideant, etiamfi minimum id fuerit, in eo tum fufpecta habere, neque illis magnopere attendere. Id enim ipfi

χρόνῳ πολλῷ, καὶ κρίναντες τὰ πᾶσιν εἰρημένα περὶ ἑκάστου τῶν ὀργάνων, ὅσα τοῖς ἐναργέσιν εὕρομεν ὁμολογοῦντα, πάντη πιστότερα τῶν διαφερομένων ἐνομίσαμεν. ἀλλὰ τοῦτο μὲν ἐν πάσῃ τῇ διεξόδῳ παρακελεύομαι ποιεῖν, οὐκ ἐν τῷ παρόντι μόνον. ἐπὶ δὲ τὸ προκείμενον ἤδη τρέψομαι. τὰς μὲν ἀρτηρίας, ὅτι καλῶς ἀπεδείκνυντο καὶ αὗται περιέχειν αἷμα, διὰ τῶν ἐμφυομένων τοῖς νεφροῖς μαρτυρεῖται. εἴπερ γὰρ οὐ τοῦ καθαίρεσθαι τὸ κατ᾽ αὐτὰς αἷμα, τίνος ἕνεκεν ἑτέρου, φρασάτω μοί τις, οὕτω μὲν μεγάλας αὐτὰς ἐδημιούργησεν η φύσις, ἄχρι δὲ τῆς κοιλίας τῶν νεφρῶν κατασχίζουσα προήγαγεν ὁμοίως ταῖς φλεψί; καὶ αὐτοὺς δὲ τοὺς νεφροὺς, ὅτι καλῶς ἐλέγοντο καθαίρειν ἅπαντα τὸν τοῦ αἵματος ὀῤῥὸν, ἐκ τοῦ μεγέθους ἑκατέρου τῶν ἀγγείων μαρτυρεῖται. εἰ γὰρ δὴ περίττωμα τῆς τῶν νεφρῶν θρέψεώς ἐστι τὸ οὖρον, (εἰς τοσοῦτον γὰρ ἀγνοίας ἧκεν ὁ Μακεδὼν Λύκος, ὡς καὶ τοῦτο προσίεσθαι,) τί δή ποθ᾽ οὕτω μεγάλας ἀρτηρίας καὶ φλέβας εἰς μικρὰ σώματα τῶν νεφρῶν

quoque fervavimus in his omnibus diu multumque penfitandis ac, quae alii de fingulis inftrumentis reliquerunt, dijudicandis; in quibus quae ipfis evidentibus comperimus effe confentanea, ea omnino iis, quae fecus haberent, credibiliora putavimus; quod non in praefenti modo, fed in omni etiam narratione cenfeo faciendum. Sed ad propofitum jam revertamur, quo arteriae, quae renibus inferuntur, teftimonio fint, nos recte demonftraviffe, in ipfis quoque fanguinem contineri. Nam fi non fanguinis in ipfis contenti purgandi gratia, dicat aliquis mihi velim, quaenam alia fuerit caufa, cur ea magnitudine natura ipfas effecerit, ad cavitatemque renum divifas ipfas haud fecus ac venas produxerit? Caeterum quod et renes ipfi ferum fanguinis omne purgare vere dicti fint, declarat utriusque vafis magnitudo. Iam vero fi excrementum nutritionis renum eft urina, (eo enim amentiae Lycus Macedo progreffus eft, ut id etiam aftrueret,) cur demum in exigua renum corpora is, qui nihil agit temere, conditor arterias adeo magnas ac venas

ὁ μηδὲν ἐργαζόμενος εἰκῆ δημιουργὸς ἐνέφυσεν, ουκ ἔστιν εἰπεῖν. ἀλλ' ἤτοι καταγινώσκειν χρὴ τῆς φύσεως ατεχνίαν, ὅπερ οὐ βούλεται, ἢ φανερῶς ἐξελέγχεσθαι μηδὲν υγιές υπὲρ ἐνεργειῶν γινώσκοντα.

Κεφ. ϛ'. [403] Τί δή ποτ' οὖν ὁ μὲν ἀνωτέρω τὴν θέσιν ἔχει τῶν νεφρῶν, ὁ δὲ κατωτέρω; καὶ τοῦθ' ὁμολογεῖ τοῖς ὑπὲρ αὐτῶν ἀποδεδειγμένοις. εἰ γὰρ δὴ ἕλκοντες τὸν ὀῤῥὸν οὕτω καθαίρουσι τὸ αἷμα, δῆλον ὡς, εἴπερ ἐτέθησαν ἅμα, διεκώλυεν ἂν ὁ ἕτερος τὸν ἕτερον ἕλκειν ἀντισπῶν ἐπὶ τἀναντία. νυνὶ δ' ἑκάτερος ἀκωλύτως ἐνεργεῖ μονος ἐπισπώμενος, οὐδενὸς ἐκ τῶν κατ' ἀντικρὺ μερῶν ἀντιτεταγμένου. διὰ τί δ' ὁ μὲν δεξιὸς ἄνωθέν τε καὶ πρῶτός ἐστιν, ὁ δ' ἀριστερὸς κάτωθέν τε καὶ δεύτερος; ὅτι τὸ καθαιρόμενον σπλάγχνον ἐν τοῖς δεξιοῖς ἐτέτακτο, καὶ τῆς κοίλης αὐτῆς εἰς τὸ (422) δεξιὸν ἀνεστόμωντο μερος αἱ πλεῖσται τῶν ἀποφύσεων, ἐκ τῶν κυρτῶν τοῦ ἥπατος εἰς αὐτὴν ἄγουσαι τὸ αἷμα, ἑτοιμότερον δ' ἕλκειν ἐκ τῶν κατ' εὐθὺ

inferuerit, caufam nullam dicere poterimus; fed omnino (quod ipfe minime vult) damnanda imperitiae erit natura, aut is Lycus nihil fani de actionibus fcire palam eft convincendus.

Cap. VI. Cur vero alter quidem renum fuperiorem habuit fitum, alter vero inferiorem? an et hoc confentaneum eft iis, quae de ipfis demonftravimus? quandoquidem, fi ferum trahendo ita demum purgant fanguinem, perfpicuum eft, quod, fi adverfum fitum haberent, alter tractu fuo in contrarium alterius tractui moram afferret. Nunc autem uterque agit libere, folusque attrahit, quum nihil fibi e regione habeat oppofitum. At cur dexter quidem eft fuperior ac primus, finifter vero inferior ac fecundus? quia vifcus ipfum, quod purgatur, in dextris locatum erat, et plurima cavae venae germina in dextram partem orificiis defiuunt, fanguinem ex gibbis jecoris in ipfam venam ducentia; caeterum corpus omne virtute attractrice praeditum expeditius ex directe oppo-

παντὶ τῷ δύναμιν ἑλκτικὴν ἔχοντι σώματι. καὶ μέν γε, καὶ ὡς τὸν σπλῆνα μὲν τοῖς κάτω μέρεσι προσχωρεῖν τῆς γαστρὸς ἄμεινον ἦν, τὸ δὲ ἧπαρ τοῖς ἄνω, δέδεικται πρόσθεν. οὔκουν οὐδὲ χώραν ὁμοίως σχολάζουσαν ἐν τοῖς ἀριστεροῖς εἶχεν, ὥσπερ ἐν τοῖς δεξιοῖς, ὥσθ᾽, ὅσον ἀνωτέρω τὸ ἧπαρ κεῖται τοῦ σπληνὸς, οὐκ ἦν ἄλογον, καὶ τὸν δεξιὸν νεφρὸν ἐπὶ τοσοῦτον υψηλότερον γενέσθαι θατέρου. τί δή ποτε δ᾽ ὅλως ἡ φύσις δυοῖν ὀργάνων ἐδεήθη καθαρτικῶν τῆς ὀῤῥώδους ὑγρότητος; εἰ μὲν γὰρ ἄμεινον τὸ διττὸν, ἐλλιπῶς ἂν δόξειεν ἕνα μὲν τὸν σπλῆνα, μίαν δὲ τὴν χοληδόχον ἐργάσασθαι κύστιν· εἰ δὲ ἀρκεῖ καὶ τὸ ἓν, ἐκ περιττοῦ πάλιν αὖ τὸν ἀριστερὸν ἐπὶ τῷ δεξιῷ δημιουργῆσαι δόξειεν ἂν τῶν νεφρῶν. ἢ κἀνταῦθα θαυμάζειν ἄξιον αὐτῆς τὴν τέχνην; ὀλίγιστον μὲν γὰρ τὸ μελαγχολικὸν περίττωμα, πλέον δ᾽ αὐτοῦ τὸ χολῶδες, πολλαπλάσιον δ᾽ ἀμφοῖν τὸ ὑδατῶδες. ἀλλὰ καὶ παχύτατον μὲν τὸ μελαγχολικὸν περίττωμα, τὸ δ᾽ ὀῤῥῶδες λεπτότατον, μέσον δ᾽ ἀμφοῖν τὸ χολῶδες. τῷ μὲν

ſitis attrahit. Porro quod et ſplenem quidem ad inferiores ventriculi partes, hepar autem ad ſuperiores conſtitui praeſtiterit, prius monſtratum eſt. Ergo neque locum pariter vacuum in ſiniſtris, ut in dextris, habebat, ut, quanto hepar ſuperiorem ſplene ſitum erat adeptum, tanto non eſſet alienum dextrum renem altero eſſe editiorem. At cur ad ſeroſum humorem purgandum naturae duobus opus fuit inſtrumentis? Quod ſi praeſtantius eſt, quod duplex eſt, in liene ac veſica bilem continente natura videri poſſit parca, quod utrumque unicum effecerit; ſin vero unum ac ſimplex abunde erat, ſuperfluum rurſus ipſum ſiniſtrum renem dextro cumulaſſe cenſebitur. An hic quoque admirari par eſt ipſius artificium? Nam pauciſſimum quidem eſt melancholicum excrementum, copioſius autem ipſo bilioſum, porro utroque aquoſum multo cumulatius; ſed et craſſiſſimum quidem melancholicum, tenuiſſimum vero ſeroſum, atque amborum medium ipſum bilioſum; pauco igitur ac

οὖν ὀλίγῳ καὶ παχεῖ καὶ δυσκινήτῳ περιττώματι καὶ διὰ μακροῦ μέλλοντι παράγεσθαι τὸ μέγιστόν τε κα. μανότατον ὄργανον ὑπέθηκε, καὶ τοῦτο κατέθηκεν ἐν τοῖς ἀριστεροῖς τῆς γαστρὸς, ἵν', ὡς ἔμπροσθεν ἐδείκνυτο, κατεργασθεὶς ὁ παχὺς ἐκεῖνος ἐν αὐτῷ χυμὸς ὑπάρξῃ τροφὴ τῷ σπληνί. τὴν δ' ὑποκειμένην τῷ ἥπατι κύστιν, καίτοι μέσον τῇ λεπτότητι καὶ τῷ πλήθει χυμὸν ἕλκουσαν, ὅμως μικρὰν ἀπειργάσατο, διότι τῇ θέσει τῶν ἄλλων οργάνων, ὅσα καθαίρει τὸ ἧπαρ, ἐπλεονέκτει καὶ τῷ τῶν ἑλκόντων στομάτων ἀριθμῷ. ουκουν οὐδε ἐν ταύτῃ τι παρὰ τὸ κατ' ἀξίαν ἡ φύσις ἐποίησεν. ὑπόλοιπος δ' ὁ δεξιὸς νεφρὸς, ὃν δὴ μόνον ἀρκεῖν ὁ πρόσθεν λόγος ἐπηρεάζων ἔλεγεν. ὅτι μὲν οὐκ ἤρκει μόνος εἰς τοσούτου κάθαρσιν περιττώματος, εἰ μὴ διπλασίων ἐγεγόνει τοῦ νῦν ὄντος, ἄντικρυς δῆλον. ὅτι δ, εἴπερ οὗτος μὲν ἐγένετο διπλάσιος, ο δ' ἕτερος ἀπώλετο τελέως, ουκ ἂν ἐπηρεάζων τις ἀλλ' ἀληθεύων ἐνεκάλει τῇ φύσει, τὸ ζῶον ἄνισον ἀπειργάσθαι, καὶ τοῦτ' οἶμαι πρόδη-

crasso atque aegre mobili excremento longoque intervallo ducendo maximum et idem rarissimum instrumentum suppofuit, constituitque in finistris ventriculi partibus, ut, quemadmodum prius ostensum nobis est, qui crassus in ipso est succus, conficiatur fiatque spleni alimentum; eam autem, quae hepati subjacet, vesicam, etsi tenuitate ac copia medium succum tracturam, attamen parvam fecit, quod situm aliis omnibus hepar purgantibus instrumentis commodiorem numerumque orificiorum trahentium haberet majorem; ergo ne hic quidem secus, ac dignum erat, quicquam a natura admissum est. Reliquus vero nobis ren dexter, quem solum sufficere reprehensorum oratio ante contendebat. Qnod quidem solus purgando tanto excremento non sufficiebat, nisi major, quam nunc est, duplo fuisset, plane liquet. Quod vero, si hic quidem duplicatus fuisset, alter autem omnino periisset, jam non criminaretur quis, sed naturae, quod inaequale animal ipsum effecisset, vere objiceret, id quoque arbi-

λον. πρὶν γὰρ τῶν νεφρῶν ἡμᾶς μνημονεῦσαι, κατὰ τὸν πρὸ τούτου λόγον ἰσόῤῥοπον ἐδείκνυτο ζῶον ἐπὶ τῇ τοῦ σπληνὸς καὶ τῆς γαστρὸς καὶ τοῦ ἥπατος ἐπικαίρῳ θέσει. νῦν δ', εἴπερ αὐτῷ καλῶς καὶ δικαίως ἔχοντι κατὰ θάτερον μέρος ἕνα μέγαν ἐργασό[404]μεθα τῷ λόγῳ νεφρὸν, ἑτερόῤῥοπον αὐτὸ ποιήσομεν. ἀλλ' οὐχ ἥ γε φύσις, ἀλλ' ἀνθ' ἑνὸς μεγάλου νεφροῦ, κατὰ θάτερον μέρος κειμένου, δύο μικροὺς ἑκατέρωθεν καταθεῖναι δικαιότερον ἔγνω. καὶ ὅτι γε τηλικοῦτος ἑκάτερός ἐστιν, ὡς ὑπ' ἀμφοῖν αὐτάρκως καθαίρεσθαι τὸ αἷμα, τὸ γιγνόμενον αὐτὸ μαρτυρεῖ. μυρίων γοῦν ὁσημέραι τέμνοντες τὰς φλέβας ὀλίγιστον εὑρίσκομεν ὕδωρ ἐποχούμενον, παγέντος τοῦ αἵματος. καίτοι πάντες οἱ φλεβοτομίας δεόμενοι κακὸν δήπουθεν ἔχουσί τι περὶ τὸ σῶμα, καὶ βέβλαπται παντάπασιν αὐτοῖς ἡ φυσικὴ διοίκησις. ἀλλ' ὅμως καὶ τούτοις παγέντος τοῦ αἵματος, οὐδὲν ὑδατῶδες ἐποχεῖται, πλὴν, ὡς ἐῤῥέθη, παντάπασιν ὀλίγον. ὅτι μὲν οὖν, εὐπραγοῦντος τοῦ ζώου, τελέως οἱ νεφροὶ καθαίρουσι τὸν ὀῤῥὸν τοῦ αἵματος, ἔκ τε τῶν εἰρημένων καὶ

tror eſſe perſpicuum. Prius enim quam renum mentionem feciſſemus, libro ſuperiore probabamus, propter ſitum lienis, ventriculi ac hepatis opportunum ipſum animal in aequilibrio ſtare; nunc vero, ſi ipſi belle ac juſte habenti in altera parte magnum unum renem verbis fingeremus, animal ipſum in partem alteram propenſum faceremus. At ſecus natura; verum pro uno magno rene in alterutra parte locando duos parvos, utrinque unum, ponere aequius eſſe putavit. Porro quod usque eo magnus uterque ſit, ut ſatis ab ipſis purgetur ſanguis, quotidiana experientia comprobatur; ſexcentis enim venam quotidie ſecantes pauciſſimam comperimus aquam ſupernatare, coagulato ſanguine; quamquam omnibus, quibus vena eſt ſecanda, corpus male affectum eſt et laeſa omnino ipſis naturalis adminiſtratio; attamen ne his quidem, ſanguine concreto, aqua ſupernatat, niſi (ut diximus) plane pauca. Caeterum quod, naturaliter habente animali, renes perfecte ſerum ſanguinis purgent, tum ex prae-

ἄλλων πλειόνων ἐστὶν ἀποδεῖξαι. χρονίζειν δὲ ἐπὶ πλέον ἐν τῷ λόγῳ περιττὸν εἶναί μοι δοκεῖ, συγχωρησόντων γε πάντων ἑτοίμως τῷ λεγομένῳ καὶ πιστευσόντων, ὡς αυταρκεις εἰς τὴν χρείαν, ἧς ἕνεκεν ἐγεγόνεισαν, οἱ νεφροὶ κατεσκευάσθησαν. καὶ μὴν εἴπερ αὐτάρκως μὲν οἱ ἀμφότεροι καθαίρουσι τὸν ὀῤῥὸν τοῦ αἵματος, ἔστι δὲ πολλαπλάσιον τὸ περίττωμα τοῦτο τῶν ἄλλων περιττωμάτων, οὐδεν οὕτως αἰτιατέον τοῦ τάχους τῆς καθάρσεως, ως τὴν λεπτοτητα τοῦ διακρινομένου. καὶ γὰρ αὖ καὶ τουτο προδηλον, ως τὸ λεπτὸν ἅπαν ἑτοιμότερον ἕλκεται τοῦ παχυτέρου. καὶ τοίνυν ηρη φαίνεται καὶ ἡ τῆς πυκνότητος αὐτων αἰτία, μᾶλλον δ' αἰτίαι· δύο γάρ εἰσιν αὗται, τό τε ῥᾳδίως ἕλκεσθαι τὸ τοιοῦτον υγρὸν, και μάλισθ' ὅταν οὕτω πλησίον ᾗ τὸ ἕλκον, καὶ τὸ τρέφεσθαι δεῖν ἐξ αὐτοῦ τοὺς νεφρούς. ἐδείχθη γὰρ οὖν καὶ τοῦτ' ἐν τοῖς περὶ τῶν φυσικῶν δυνάμεων ὑπομνήμασιν, ὡς διὰ μὲν εὐρέων στομάτων ἕκαστον τῶν ἑλκόντων μορίων τὸν οἰκεῖον χυμὸν ου μόνον οὐδε ακεραιον

dictis, tum aliis compluribus poſſumus demonſtrare. Verum morari diutius in hoc ſermone ſuperfluum eſſe mihi videtur, quum omnes facile dictis meis aſſenſuri ſint crediturique, renes ei uſui, propter quem extiterunt, ſufficere. Atqui ſi uterque abunde quidem ſerum ſanguinis purgat, eſt autem hoc excrementum multo aliis copioſius, ſecernendae rei tenuitas potius, quam aliud quidvis, celeritatem eam in purgando efficit; quandoquidem id quoque obſcurum non eſt, tenuia omnia craſſis promptius attrahi. Jam vero apparet etiam ſpiſſitudinis renum cauſa, aut potius cauſae; duae enim illae ſunt, facilis ſcilicet ejusmodi humoris attractio, idque potiſſimum, quando, quod attrahit, propinquum adeo fuerit, atque ex ipſo neceſſaria renum nutritio. Demonſtratum namque id eſt in iis commentariis, quos de facultatibus naturalibus edidimus, quod, quae partes per ampla quidem orificia ſuccum ſibi accommodatum trahunt, non poſſunt ſolum ipſum neque purum neque ſincerum trahere,

οὐδὲ εἰλικρινῆ δυνατὸν ἕλκειν, ἀλλ᾽ ἔκ τινος ἐπιμιξίας οὐχ ὁμογενοῦς ἑτέρου νενοθευμένον· εἰ δ᾽ εἰς λεπτὰ πάνυ καὶ λόγῳ θεωρητὰ στόματα τῶν ἑλκόντων ὀργάνων τὰ πέρατα τελευτήσειεν, ἄμικτον οὕτω καὶ καθαρὸν ἀκριβῶς ἐπισπάσεται τὸν οἰκεῖον χυμόν. εὐλόγως οὖν ἡ μὲν ἐπὶ τῷ ἥπατι κύστις ἀοράτοις τε καὶ στενοῖς ἀκριβῶς πέρασι τῶν καταφυομένων ἀπ᾽ αὐτῆς εἰς τὸ σπλάγχνον ἀγγείων ἕνα μόνον ἕλκει χυμὸν ἀνόθευτον ἑτέρας ποιότητος, ὃν ἡ φύσις αὐτὴν ἕλκειν παρεσκεύασεν. οὔτε δὲ ὁ σπλὴν, οὔθ᾽ οἱ νεφροὶ τὸν οἰκειον μόνον ἐπάγονται χυμὸν, ἀλλ᾽ ὁ μὲν σπλὴν καὶ αὐτοῦ τι συνεφέλκεται τοῦ αἵματος, ὃ, πρὶν ἐμπεσεῖν αὐτῷ, φθάνουσιν αἱ κατὰ τὸν ἐπίπλουν φλέβες ὡς ἑαυτὰς ἐπισπώμεναι· τῶν νεφρῶν δ᾽ ἑκάτερος πολὺ μὲν τῆς ξανθῆς χολῆς καὶ σχεδὸν ἅπαν, ὅσον ἂν αἱ κατ᾽ αὐτοὺς ἀρτηρίαι καὶ φλέβες ἔχουσαι τύχωσι, πολὺ δὲ καὶ τοῦ αἵματος, ὅσον ὑγρότερόν ἐστι καὶ λεπτότερον. ἀλλὰ τὸ μὲν χολῶδες, ὅσον μὴ παχὺ πάνυ, τοῖς οὔροις συνδιεξέρχεται· τὸ δ᾽ αἷμα

ſed alterius cujusdam diverſi generis admixtione adulteratum; ſi vero in tenuia admodum ac mente contemplanda orificia trahentium inſtrumentorum fines deſierint, impermixtum demum exacteque ſincerum ſuccum familiarem attrahent. Ex quo ſit, ut, quae ad jecur eſt cyſtis, inviſibilibus atque anguſtis prorſus finibus vaſorum a ſe ipſa in viſcus immiſſorum, quem ſuccum natura ſibi praeſcripſerat trahendum, eum ſolum omnis alienae qualitatis expertem jure attrahat, quum neque lien, neque renes accommodatum ſibi duntaxat eliciant ſuccum; verum ſplen quidem cum illo trahit etiam aliquid ſanguinis, quem ante, quam ad ipſum perveniat, venae, quae ſunt in epiploo, trahere ad ſe ipſas occupant; renum vero uterque multum quidem bilis flavae attrahit, ac propemodum omne id, quod venae et arteriae, quae in ipſis ſunt, continuerint, multum vero et ſanguinis, quod ſcilicet in eo eſt humidius ac tenuius. At bilioſi quidem excrementi quicquid non admodum craſſum ſue-

τῇ σαρκὶ τῶν νεφρῶν αὐτῇ προσκλύζεται, καθάπερ ἰλύς τις, κἀντεῦθεν ἤδη κατὰ μικρὸν ἀτμοειδῶς εἰς ὅλην αὐτὴν διασπείρεταί τε καὶ προσφύεται, καὶ τροφὴ γίνεται τοῖς νεφροῖς.

Κεφ. ζ. Ἵν' οὖν μὴ συνεκπίπτῃ κατὰ μηδένα τῶν ἐν αὐτοῖς πόρων τοῖς οὔροις, ὥσπερ τὸ λεπτὸν χολῶδες, οὕτω καὶ τὸ αἷμα, πυκνὸν ἄμεινον ἦν αὐτῶν ἐργάσασθαι τὸ σῶμα· τοῦ δέ γε σπληνὸς τοὐ[405]ναντίον (ὡς ἔμπροσθεν ἐδείκνυτο) χαῦνον ἱκανῶς καὶ μανὸν, εἰς γὰρ τὸ διὰ μακροῦ παχὺν ἕλκειν χυμὸν ἐπιτηδειότερον τοῦτο, καὶ φόβος οὐδεὶς ἦν ἀκολουθῆσαί τι καὶ τοῦ αἵματος. οὐδὲ γὰρ αὐτὸ τὸ μελαγχολικὸν περίττωμα παραχρῆμα, πρὶν κατεργάσασθαι καὶ πέψαι καὶ μεταβαλεῖν, ἀποκρίνειν ἔμελλεν, ὥσπερ οἱ νεφροὶ τὸ οὖρον, ἀλλ' ἐπὶ πλεῖστον καθέξειν τε καὶ ἀλλοιώσειν καὶ τροφὴν ἑαυτῷ ποιήσεσθαι. καλῶς οὖν κἀκεῖνος χαῦνος ἐγένετο, καὶ οἱ νεφροὶ πυκνοί. καὶ τρίτου πρὸς τὴν σφῶν αὐτῶν θρέψιν οὐδενὸς ἐδεήθησαν ἀγγείου παρὰ τὰ

rit, cum urinis permeat, ſanguis vero carni ipſi renum aſpergitur inſtar faecis cujusdam; inde jam paulatim vaporis modo in totam ipſam diſpergitur, adhaereſcit atque demum alimentum ſit renibus.

Cap. VII. Ne igitur cum urinis per aliquot foramina, quae in renibus habentur, quemadmodum tenue bilioſum, ita et ſanguis elaberetur, denſum corpus eorum fuiſſe praeſtiterat; ſplenem vero (ut ante probavimus) contra laxum admodum ad rarum, ad attrahendum enim a longinquo ſuccum craſſum aptius hoc fuit; neque periculum erat, ne quid ſanguinis ſequeretur, quandoquidem non prius, quam confectum, coctum atque mutatum eſſet, ut renes lotium, ita ipſum melancholicum excrementum erat excreturus, ſed diutiſſime retenturus, mutaturus ac tandem alimentum ſibi ipſi facturus. Non ab re igitur is quoque laxus extitit, et renes denſi; quibus tertio quopiam ad ſui ipſorum nutritionem vaſe non opus fuit praeter duo magna, quorum alterum oritur ab

F.d. Chart. IV. [4ᴏ5.] Ed. Baf. I. (422. 425.)

δύο τὰ μεγάλα, τοῦ τ᾽ ἀπὸ τῆς ἀρτηρίας τῆς ἐπὶ ῥάχει καὶ
τῆς κοίλης φλεβός. ἡ δὲ τὴν ξανθὴν χολὴν ὑποδεχομένη
κύστις, ὥσπερ καὶ ἡ τὸ οὖρον, ἀκέραιον ἑκάτεραι καὶ
ἄμικτον ἕλκουσαι τὸ ἴδιον περίττωμα, κατὰ λόγον ἀγγείων
ἑτέρων τὴν τροφὴν αὐταῖς χορηγησόντων ἐδεήθησαν. ἐπεὶ
δὲ πολὺ πλεῖόν ἐστι τῆς ξανθῆς χολῆς ἡ ὀῤῥώδης ὑγρότης,
μείζονα δίκαιον ἦν αὐτῆς γενέσθαι τὴν ὑποδοχήν. ἐπεὶ δὲ
μείζων ἐγένετο, (423) καὶ φλεβῶν καὶ ἀρτηριῶν καὶ νεύρων εὐλόγως ἐδεήθη μειζόνων. καὶ τοίνυν τηλικοῦτον ἕκαστον ἰδεῖν ἐστιν ἐν ἑκατέρᾳ τῶν κύστεων, ἡλίκον ἔπρεπε μάλιστα κατ᾽ ἀναλογίαν τῆς τε χρείας αὐταῖς ὑπάρχειν καὶ
τοῦ μεγέθους.

Κεφ. η΄. Καὶ μέντοι γε καὶ οὐχ ὅθεν ἔτυχεν ἐφ᾽ ἑκατέραν αὐτῶν ἤγαγεν οὔτε τὸ νεῦρον, οὔτε τὴν ἀρτηρίαν,
οὔτε τὴν φλέβα, τὸ βέλτιον δὲ κἂν τούτοις ἑλομένη φαίνεται. βέλτιον δ᾽ ἦν τὸ μὴ διὰ μακροῦ, μηδ᾽ ἀφρούρητον. τῇ μὲν οὖν τὸ οὖρον ὑποδεχομένῃ κύστει νεῦρα μὲν
ἀπὸ τοῦ κατὰ τὸ πλατύ τε καὶ ἱερὸν ὀστοῦν ὀνομαζόμενον

arteria, quae ſpinae incubat, alterum a vena cava.
Porro veſica, non ea ſolum, quae bilem, ſed et quae
urinam recipit, purum utraque atque ab aliis ſecretum
quum attrahant proprium excrementûm, iure optimo vaſa alia alimentum ſibi ipſis ſuppeditatura ſlagitarunt; verum quum copioſius multo ſeroſum excrementum quam
bilioſum eſſet, majus eſſe ipſius receptaculum par fuit;
quare factum eſt, ut venis atque arteriis et nervis merito ipſi majoribus opus fuerit. Porro quodque horum
videre eſt in utraque veſica ea magnitudine, qua potiſſimum pro rſus ac magnitudinis proportione ſibi conveniebat.

Cap. VIII. Caeterum non undecunque ad utramque ipſarum nervum, arteriam ac venam produxit,
ſed in his quoque videtur, quod commodius erat, ſecuta
fuiſſe; commodius enim erat, ne per longam viam, neve
ſine munimento ducerentur. Quocirca veſicae ei, quae
urinam excipit, nervos a ſpinali medulla, qua parte os,

ἐνέφυσε νωτιαίου, πλησιέστατα γὰρ αὐτῆς οὗτος ἐτέτακτο, φλέβας τε καὶ ἀρτηρίας ἀπὸ τῶν ἔγγιστα κατ᾽ αὐτὰς ἀγγείων, ἵνα πρῶτον αἱ ἐπὶ τὰ σκέλη τῶν κατὰ ῥάχεως μεγάλων ἐκφύσεις γίγνωνται· τῇ δ᾽ ἑτέρᾳ κύστει τῇ κατὰ τὸ ἧπαρ ἀρτηρίαν μὲν καὶ νεῦρον ἀπὸ τῶν εἰς αὐτὸ τὸ σπλάγχνον ἐμφυομένων ἀποσχίζουσα, μικρὸν ἑκάτερον ἱκανῶς καὶ δυσθεώρητον, αἰσθητὴν δὲ καὶ σαφῆ φλέβα τῆς ἐπὶ πύλαις ἀποφύσασα, πάντα ταῦτα τὰ τρία καθ᾽ ἕνα τόπον εἰς τὸ τῆς κύστεως ἐνέφυσε σῶμα κατὰ τὸν καλούμενον αὐχένα. καὶ γὰρ ἰσχυρότατος ἦν οὗτος, ὡς ἀσφαλῶς ἐπίβασιν λεπτῶν ἀγγείων ὑποδέξασθαι, καὶ πλησίον ἐτέτακτο τῶν πυλῶν. οὕτω δὲ καὶ εἰς τὴν ἑτέραν κύστιν τὴν μεγάλην κατ᾽ αὐτὸν ἐνέφυσε τὸν αὐχένα τὰ ἓξ ἀγγεῖα, τρία καθ᾽ ἑκάτερον αὐτῆς μέρος. αὐτοῖς τε γὰρ τοῖς ἀγγείοις ἡ φορὰ δι᾽ ἐλαχίστου διαστήματος οὕτως ἔμελλεν ἔσεσθαι μάλιστα, τῇ τε κύστει βέλτιον ἦν τοῖς σαρκώδεσιν ἑαυτῆς μορίοις αὐτὰ καταδέξασθαι. σὺ μὲν ἴσως ἀρκεῖν τὴν εἰρημένην ἀσφάλειαν αὐτοῖς ὑπολαμβάνεις· ἧττον γὰρ εἶ τεχνικός τε

quod latum seu sacrum nominant, situm est, inseruit (proxime enim ipsam ea medulla locata erat) venasque et arterias a propinquis ipsi vasis, qua scilicet primum arteriae et venae a magnis spinae incumbentibus crura subeunt; alteri vero vesicae ad jecur sitae arteriam quidem et nervum ab iis, quae in viscus ipsum inseruntur, deducens, parvum utrumque admodum ac vix conspicuum, at sensilem atque perspicuam venam ab ea, quae est ad portas, producens, cuncta haec tria corpori vesicae eodem loci ad nuncupatam scilicet cervicem inseruit; etenim fortissimum hoc erat, ut tenuium vasorum supergressum tuto sustineret, ac prope portas locatum erat. Sic autem et in vesicam alteram magnam ad collum ipsum vasa sex inseruit, utrinque *videlicet* tria; nam et vasis ipsis trajectus ita potissimum futurus erat brevissimus, ut vesicae ipsi melius erat carnosis suis partibus ea excipere. Ac tu quidem forte memoratam jam securitatem ipsis satis esse existimas; minus certe artificir

καὶ προορατικὸς τῆς φύσεως. ἡ δὲ, καίτοι δι᾽ ὀλίγου μὲν ἀγαγοῦσα διαστήματος, ἀσφαλῶς δ᾽ ἐμφύσασα, τρίτον οὐκ ὤκνησεν αὐτοῖς ἐξευρεῖν σόφισμα δυσπαθείας ἕνεκα, λεπτούς τινας ὑμένας ἀνάλογον τῶν ἀγγείων τῇ σμικρότητι περὶ ἕκαστον αὐτῶν ἑλίττουσα καὶ κοινῇ διὰ τῶν αὐτῶν ἅπαντα ξυνδοῦσα. τὰ μὲν οὖν εἰς τὴν μικρὰν κύστιν ἐμφύντα, δι᾽ ὅλης αὐτῆς κατασχιζόμενα, μέχρι τοῦ πυθμένος ἀφίκετο. τῶν δὲ εἰς τὸν αὐχένα τῆς μεγάλης κύστεως εἰςβαλόντων ἀγγείων, εὐθέως κατὰ τὴν πρώτην ἐπίβασιν δίχα νεμηθέντων, [406] ἡ μὲν ἑτέρα μοῖρα τὸν αὐτὸν τρόπον τοῖς ἐπὶ τῆς μικρᾶς εἰς ὅλην τὴν κύστιν διεσπάρη, τὸ δὲ λοιπὸν ἀπετρέπετο κάτω κατ᾽ αὐτὸν τὸν αὐχένα φέρεσθαι, μικρὸν μὲν ἐπὶ θηλειῶν, ὡς ἂν αὐτόθι μέλλον κατασχισθήσεσθαι σύμπαν, μέγα δ᾽ ἐπὶ τῶν ἀῤῥένων, ὅτι πλεονεκτοῦσιν οὗτοι περιττοτέρῳ τινὶ μορίῳ, τῷ καλουμένῳ καυλῷ, κατὰ τὸ πέρας ἐπικειμένῳ τοῦ τῆς κύστεως αὐχένος. τὴν μὲν δὴ περὶ τὰ γεννητικὰ μόρια τέχνην τῆς φύσεως αὐτὴν καθ᾽ ἑαυτὴν ἐξηγησόμεθα προϊόντος τοῦ λόγου. τὰ δὲ τῶν

atque operum naturae es peritus. Ipfam enim etfi brevi *primum* intervallo ea duxerit, tutoque *poftea* inferuerit, tertium tamen quoddam non piguit ipfis ob dyfpathiam artificium invenire, membranis quibusdam tenuibus pro vaforum magnitudine ipforum quodque obvolventem, iisdemque ipfis omnia communiter colligantem. Porro quae vafa in veficam minorem inferuntur, in ipfam totam difperfa, ad fundum usque perveniunt. Eorum vero vaforum, quae in collum majoris veficae prorumpunt, ftatim in primo ingreffu bifariam diviforum, altera quidem portio (ut in minori accidit) in totam veficam diffeminata eft, reliqua vero averfa deorfum fecundum ipfum collum fertur, exigua quidem in foeminis, ut quae tota dividenda ibi fuerat, magna vero in mafculis, quod hi parte quadam infigni ad extremum collum veficae fita exuperabant, quam colem appellant. Caeterum ipfius quidem naturae in partibus genitalibus artificium procedente fermone ipfum per fe exponemus. Quod vero ad

περιττωμάτων ὄργανα, περὶ ὧν ἡμῖν ὁ λόγος ἐνέστηκε, διότι τὰ μὲν αὐτοῖς τοῖς διακριτικοῖς τῶν περιττωμάτων ἀγγείοις τρέφεται, καθάπερ ὅ τε σπλὴν καὶ οἱ νεφροὶ, τὰ δ᾽ ἑτέρων ἐδεήθη θρεψόντων, ὥσπερ καὶ ἡ κύστις, (καὶ γὰρ ἡ σμικρότης ἑκάστου τῶν ἀγγείων, καὶ τὸ μέγεθος, καὶ ὁ τρόπος τῆς ἐμφύσεως, καὶ τὸ χωρίον, ὅθεν ἀφώρμηται, καὶ ἡ ἀσφάλεια τῆς ὁδοῦ, καὶ πάνθ᾽ ἁπλῶς τὰ κατ᾽ αυτὰ φαινόμενα θαυμαστήν τινα ἐνδείκνυται τῆς φύσεως τὴν τέχνην,) ἤδη μοι δοκῶ πεπεράνθαι τῷ λόγῳ.

Κεφ. θ'. Πάλιν οὖν ὅσον ἐνδεῖ καθ᾽ ἕκαστον αὐτῶν ἐπάνιμεν. ἐνδεῖ δὲ πρῶτον μὲν ὑπὲρ τῶν νεύρων εἰπεῖν τι τῶν εἰς τοὺς νεφροὺς ἐμβαλλόντων· ἔπειτα δὲ περὶ τῶν οὐρητικῶν πόρων· καὶ τρίτον ἐπὶ τούτοις αὐτὴν τὴν οὐσίαν ἐξηγήσασθαι τοῦ σώματος τῶν κύστεων, ὥσπερ τοῦ τε τῶν νεφρῶν καὶ τοῦ σπληνὸς καὶ τῶν ἄλλων ἁπάντων, ὑπὲρ ὧν ἤδη τῆς ὅλης κατασκευῆς λόγον ἐποιησάμεθα. μέτεστι δὲ τοῖς νεφροῖς νεύρων, εἰς ὅσον καὶ σπληνὶ, καὶ ἥπατι, καὶ κύστει τῇ καλουμένῃ χοληδόχῳ.

inftrumenta excrementis deftinata pertinet, de quibus verba facere inftitueram, quod alia quidem per ea vafa, quae excrementa fecernunt, nutriantur, velut lien et renes ipfi, alia vero aliis, quae alerent, eguerunt, ut vefica, (nam parvitas cujusque vaforum ac magnitudo, infertionisque ratio, et locus unde proficifcitur, viaeque fecuritas, atque uno verbo, quae in his vifuntur omnia, mirabilem quandam naturae artem oftentant,) jam mihi videor oratione perfecutus.

Cap. IX. Rurfus igitur ad ea, quae cuique ipforum privatim defunt, orationem revocemus. Deeft autem primum quidem, ut pauca de nervis in ipfos renes prorumpentibus verba faciamus; deinde vero de meatibus urinariis; tertio ab his, ut, quaenam fit corporis veficarum fubftantia, exponamus; ut renum quoque ac lienis aliorumque omnium, de quorum conftructione omni fermonem jam fecimus. Habent autem et renes ipfi nervum, quantum hepar, lien et bilem excipiens vefica;

πάντα γὰρ ταῦτα μικρὰ παντελῶς δέχεται νεῦρα, τοῖς ἔξωθεν αὐτῶν ἐμφανιζόμενα χιτῶσι, τοσοῦτον αἰσθήσεως ἑκάστῳ μεταδούσης τῆς φύσεως, ὅσον ἔπρεπεν ἕνεκα τοῦ φυτῶν ἀποχωρισθῆναι καὶ ζώου γενέσθαι μορίοις. τρεῖς γὰρ δὴ σκοποὶ τῇ φύσει τῆς τῶν νεύρων εἰσὶ διανομῆς, ὁ μὲν αἰσθήσεως ἕνεκα τοῖς αἰσθητικοῖς ὀργάνοις, ὁ δὲ κινήσεως τοῖς κινητικοῖς, ὁ δ᾽ εἰς τὴν τῶν λυπησόντων διάγνωσιν ἅπασι τοῖς ἄλλοις. αἰσθήσεως μὲν οὖν ἕνεκα γλώττῃ καὶ ὀφθαλμοῖς καὶ ὠσὶ μέγιστα δέδοται νεῦρα, καὶ πρὸς τούτοις ἔτι τῶν χειρῶν τοῖς ἐντὸς καὶ τῷ στόματι τῆς κοιλίας, ἔστι γάρ πως καὶ ταῦτ᾽ αἰσθητήρια. διὰ μὲν γὰρ τῶν χειρῶν, ὡς οὐδὲ δι᾽ ἑνὸς ἄλλου, καίτοι μυρίων μορίων αἰσθανομένων, ἡ τῆς ἁφῆς ἀκριβοῦται διάγνωσις· ἐν δὲ τῷ στόματι τῆς κοιλίας αἴσθησις ἐνδείας ἐστὶ τῶν θρεψόντων τὸ ζῶον, ἣν πεῖναν ὀνομάζομεν. ἐν μὲν δὴ τούτοις ἅπασιν, ὡς ἂν αἰσθητικοῖς μορίοις, ἔστιν εὑρεῖν μέγιστα νεῦρα, δεύτερον δ᾽ ἐν τοῖς τῆς κατὰ προαίρεσιν κινήσεως ὀργάνοις, τοῖς μυσίν, οἳ, διότι μὲν ὑπὲρ

omnia enim haec exiles omnino recipiunt nervos, in ſuis ipſorum tunicis extrinſecus conſpicuos, natura ſenſus cuique tantum elargita, quantum conveniebat, ut a plantis ſcilicet ſejungerentur eſſentque animalis partes. Tres namque ſcopi ipſi naturae in nervorum diſtributione fuerunt; primus quidem fuit, ut ſenſilibus inſtrumentis ſenſum impertiret; alter vero, ut motoriis motum; tertius omnibus aliis, ut, quae ſibi moleſtiam afferrent, dignoſcerent. Itaque ſenſus cauſa linguae, oculis, auribus maximi ſunt nervi tributi, et praeter haec partibus manuum internis, atque adeo ipſius ventriculi orificio; ſunt enim quodammodo etiam haec ſenſoria; ſiquidem per manus, ſi per aliud quicquam, (quanquam ſexcentae ſint ſenſu praeditae partes,) ex tactu dignotio eſt certiſſima; orificium autem ventriculi ſenſum habet alimenti ipſi animanti deficientis, quae fames nuncupatur. In omnibus his, utpote ſenſilibus partibus, reperire eſt nervos maximos; ſecundo autem loco in motus voluntarii inſtrumentis, quae muſculos nominamus; qui, quatenus qui-

τοῦ κινεῖν τὰ μέλη τοῦ σώματος ἐγένοντο, μέγιστα δέχονται νεῦρα, διότι δ' ἐξ ἀνάγκης αἴσθησις ὑπάρχει παντὶ νεύρῳ, διὰ τοῦτ' αὐτοῖς ἠκολούθησε πλείων ἧς ἐδέοντο δυνάμεως εἰς τὴν τῶν ἁπτῶν διάγνωσιν. τό δὲ τρίτος σκοπὸς τῇ φύσει τῆς τῶν νεύρων διανομῆς ἡ τῶν λυπησόντων ἐστὶν αἴσθησις, εἰς ἣν εἴ τις ἐπιβλέψειεν ἐν ταῖς ἀνατομαῖς καὶ σκέψαιτο, πότερον πλημμελῶς ἢ δικαίως οὐκ ἴσα τοῖς μέρεσιν ἅπασι διένειμεν, ἀλλὰ τοῖς μὲν μείζω, τοῖς δ' ἐλάττω, τὰς αὐτὰς Ἱπποκράτει, κἂν εἰ μὴ βούλοιτο, πάντως φθέγξαιτο φωνὰς, [407] ὡς εὐπαίδευτός τε καὶ δικαία καὶ τεχνικὴ καὶ προνοητικὴ τῶν ζώων ἡ φύσις ἐστίν. εἰ γὰρ δὴ τὸ κατὰ τὴν ἀξίαν ἑκάστῳ σκοπεῖσθαί τε καὶ διανέμειν ἔργον δικαιοσύνης ἐστὶν, πῶς οὐ δικαιοτάτη πάντων ἡ φύσις; ὅσα μὲν γὰρ τῶν ὀργάνων ὁμογενῆ, καθάπερ τά τ' αἰσθητήρια τοῖς αἰσθητηρίοις καὶ οἱ μύες τοῖς μυσὶ, τούτοις μὲν, εἴς τε τοὺς ὄγκους τῶν σωμάτων ἀποβλέπουσα, καὶ τὰ τῶν ἐνεργειῶν ἀξιώματα, καὶ τὰς ἀμυδρότητας καὶ τὰς σφοδρό-

dem ad membra corporis movenda extiterunt, maximos nervos recipiunt, quatenus vero in nervis omnibus ſenſus neceſſario ineſt, plus quam poſtulabant ſacultatis diſcernendorum tangibilium cauſa adepti ſunt. Tertius vero ipſius naturae ſcopus in nervorum diſtributione fuit, ut, quae moleſtiam aſſerrent, ſentirentur; quam rem ſi quis in diſſectionibus ſpectarit, conſideraritque, juſtene an ſecus natura nervos non eadem menſura omnibus partibus diſtribuerit, ſed aliis quidem liberalius, aliis vero parcius, eadem cum Hippocrate velit nolit de natura omnino pronunciabit, quod *ea* ſcilicet *ſagax, juſta, artificioſa, animaliumque provida ac conſultrix eſt*. Nam ſi pro merito cuique proſpicere ac diſtribuere juſtitiae eſt officium, quid oberit, quominus omnium juſtiſſima ſit natura? Siquidem, quae inſtrumenta ejusdem inter ſe ſunt generis, ut ſenſoria cum ſenſoriis et musculi cum muſculis, horum pro corporum mole, actionum dignitate, motuum intenſione ac remiſſione, tum autem

Ed. Chart. IV. [407.] Ed. Bas. I. (423. 424.)

τητας τῶν κινήσεων, ἔτι δὲ τὸ συνεχὲς τῆς χρείας ἢ διαλεῖπον, εἰς ὅσον ἑκάτερον ἤρκει, τὸ κατὰ τὴν ἀξίαν ἀκριβῶς ἐν ἑκάστῳ μετρήσασα, τῷ μὲν μεῖζον ἀπένειμε, τῷ δὲ ἔλαττον τῶν νεύρων, ἑκάστῳ δὲ τηλικοῦτον, ἡλίκον ἦν δοθῆναι δικαιότατον. ἀλλὰ ταῦτα μὲν ἄν σε καὶ προϊὼν ὁ λόγος ἐκδιδάξειε.

Κεφ. ι΄. Περὶ δὲ τῶν τῆς τροφῆς ὀργάνων χρὴ διελθεῖν ἐν τῷδε, καὶ δεῖξαι τὴν ἐν αυτοῖς δικαιοσύνην τῆς φυσεως. ἐπεὶ γὰρ οὔτ᾽ αἰσθητήριον τούτων οὐδέν ἐστιν, ουτε κινήσεως ὄργανον, ἐχρῆν δήπου σμικρὰ πᾶσιν αὐτοῖς δοθῆναι τὰ νεῦρα κατὰ μόνην ἔτι τὴν τρίτην χρείαν, ἵν᾽ ἦν διαγνωστικὰ τῶν λυπησόντων. εἰ γὰρ μηδὲ τοῦθ᾽ ὑπῆρχεν αὐτοῖς, ἀλλ᾽ ἦν ἀναίσθητα τῶν ἐν αὐτοῖς παθημάτων, οὐδὲν ἂν ἐκώλυεν ἐλαχίστῳ χρόνῳ διαφθείρεσθαι τὰ ζῶα. νῦν μὲν γὰρ δήξεώς τινος ἐν τοῖς ἐντέροις αἰσθανόμενοι παραχρῆμα τὸ λυποῦν ἀποτρίψασθαι σπεύδομεν. εἰ δ᾽ ἦν ἀναίσθητα τελέως, ἡλκώθη τε ἄν, οἶμαι, ῥᾳδίως καὶ διεβρώθη πάντα καὶ διεσάπη πρὸς τῶν ὁσημέραι συῤ(424)ῥεόντων εἰς αὐτὰ

usus assiduitate ac intermissione, aestimata ad unguem cujusque dignitate, alii quidem majorem, alii vero minorem nervum impertivit, unicuique vero tantum dedit, quantum tribui erat aequissimum. Verum haec quidem postea docebimus.

Cap. X. De nutritiis vero instrumentis hoc libro percurrere est propositum naturaeque in ipsis aequitatem ostendere. Quum enim horum nullum neque sensorium esset, neque motus instrumentum, parvos utique eis omnibus nervos explendi usus tertii gratia dari oportuit, ut scilicet, quae molestiam sibi exhiberent, sensu dignoscerent; quod si ne id quidem eis inesset, sed injurias, quibus afficiuntur, non sentirent, qui fieri posset, ut non brevissimo tempore animalia interirent? Jam vero mordicationem quamvis in intestinis sentientes protinus, quod molestat, depellere festinamus; quod si sensu omni carerent, facile, ni fallor, omnia ab excrementis, quae in ipsa quotidie confluunt, ulcerarentur, eroderentur ac pu-

περιττωμάτων, ὅπου καὶ νῦν, οὕτως αἰσθητικὰ γενόμενα καὶ μηδὲ τὸν ἐλάχιστον χρόνον ἐπιτρέποντα τοῖς δριμέσι καὶ δακνώδεσι περιττώμασιν ἔνδον ὑπομένειν, ὅμως ἑλκοῦται καὶ ξύεται καὶ διαβιβρώσκεται καὶ διασήπεται κατὰ τὴν πάροδον αὐτὴν μόνον ἀκράτου χολῆς, ἢ ξανθῆς ἢ μελαίνης. ὅθεν καί πού φησιν Ἱπποκράτης, ὅτι δυσεντερίη, ἢν ἀπὸ μελαίνης χολῆς ἄρξηται, θανάσιμον. εἰ δ᾽ ἄρχεταί τις ἀπὸ μελαίνης χολῆς δυσεντερία, τοσαύτην αἴσθησιν ἐχόντων τῶν ἐντέρων, ὡς παραχρῆμα τὸ λυποῦν ἀπωθεῖσθαι, τάχ᾽ ἂν ἴσως τις ἡμᾶς ἔροιτο· πρὸς ὃν ἀποκρίνασθαι δίκαιον. ὅτι μὲν οὖν ἄρχεται, σαφῶς φαίνεται· τὴν δ᾽ αἰτίαν εἰ βούλει τοῦ γινομένου μαθεῖν, ἀναμνήσθητί μοι τῶν ἑλίκων, ἃς ὑπὲρ τοῦ μὴ ταχὺ ἐξέρχεσθαι τῶν ἐντέρων τὴν τροφὴν ἐδείξαμεν γεγονέναι. κατὰ γὰρ τὰς τούτων ἐπιστροφάς τε καὶ καμπὰς ἰσχόμενον ἐνίοτε τὸ δριμὺ περίττωμα πρῶτον μὲν ξύει τὸ ἔντερον, ἔπειτα δὲ καὶ διαβιβρώσκει. ὁπότε καὶ νῦν οὐχ ἱκανὴ γέγονεν αὐτοῖς εὐαισθησία πρὸς τὸ μηδὲν πάσχειν, ἀλλ᾽ ἑλκοῦται πολλάκις ἐπὶ δριμύτητι διαβρω-

trefcerent; quando etiam nunc, ut funt fenfilia, neque temporis momentum intus fubfidere acribus excrementis ac mordacibus permittentia, attamen a folo finoerae bilis, five flavae five atrae, per ipfa tranfitu exulcerantur, abraduntur, eroduntur ac denique computrefcunt. Unde quodam loco inquit Hippocrates: *Dyfenteria, fi ab atra bile coeperit, letale.* Quod fi quis forte requirat, quomodo aliqua dyfenteria ab atra bile incipiat, quum inteftina ipfa fenfu acri adeo fint praedita, ut protinus, quod moleftat, refpuant, huic refpondere eft aequum. Quod fane incipiat, cuivis eft perfpicuum; caufam vero hujus rei fi requiris, in memoriam revoca anfractus, quos, ne cibus inteftina expedite permearet, factos fuiffe oftendimus; in ipforum enim gyris ac flexibus excrementum acre nonnunquam detentum primum quidem inteftinum abradit, poft vero etiam erodit. Quum igitur etiam nunc non fufficiat ipfis ad hoc, ut non laedantur, fenfus exquifitus, fed faepenumero ulcerentur, vel excrementorum

θέντα περιττωμάτων, ἢ πλήθεσιν ἀμέτροις οἷον κατακλυ-
σμῷ τινι βιασθέντα, τί ἂν οἰόμεθα παθεῖν αὐτὰ δυσαί-
σθητα γενόμενα; διὰ ταύτην μὲν δὴ τὴν αἰτίαν ἐν εἰς
ἑκάστην τῶν ἑλίκων διασπείρεται νεῦρον, ὥσπερ ἀρτηρία
καὶ φλέψ. εἰς μέντοι τὸ ἧπαρ, οὕτω μέγα τε καὶ κύριον
σπλάγχνον, ἐλάχιστον ἐνέφυ νεῦρον, ὡς ἂν μήτε κινούμενον,
ὥσπερ οἱ μύες, μήτ᾽ αἰσθήσεως περιττοτέρας δεόμενον,
ὥσπερ τὰ ἔντερα. ταῦτα μὲν γὰρ ἡ τῶν περιττωμάτων
δίοδος ἐνοχλεῖ· τὸ δὲ ἧπαρ ὑπὸ τῶν τεττάρων ὀργάνων ἐκ-
καθαίρεται, δυοῖν μὲν νεφροῖν, τρίτου δὲ σπληνός, τετάρτου δὲ τῆς ἐπικειμένης αὐτῷ κύστεως. ὥστ᾽, ἐπειδὴ μηδὲν
ἔμελλε μένειν ἐν αὐτῷ ὑγρὸν κακόηθές τε [408] καὶ δριμύ,
περιττοτέρας αἰσθήσεως οὐκ ἐδεῖτο. καὶ ταῦτα δ᾽ αὐτὰ τὰ
τέτταρα μόρια τὰ καθαίροντα τὸ ἧπαρ, ὅτι μηδὲν ἔμελλεν
ὑπὸ τῶν οἰκείων βεβλάψεσθαι περιττωμάτων, οὐκ ἐδεήθη
πλείονος αἰσθήσεως· οὐδὲ γὰρ ἂν ἕλκειν ἠδύνατο τὰ τοιαῦτα περιττώματα χωρὶς τοῦ κοινωνίας τινὰς αὐτοῖς εἶναι
κατὰ τὴν ποιότητα. καὶ γὰρ δὴ καὶ τοσούτοις ἔτεσιν

acrimoniâ erofa, vel eorundem copiâ immodicâ velut
colluvione quadam oppreſſa, quid illa paſſura putamus,
ſi ſenſum habuiſſent hebetiorem? Propter hanc igitur
cauſam in ſingulos gyros ſinguli diſſeminantur nervi,
quemadmodum vena atque arteria. In hepar tamen, ita
magnum ac princeps viſcus, nervus inſertus eſt minimus,
ut quod muſculorum ritu haudquaquam moveatur, neque, ut inteſtina, ſenſu exquiſitiore egeat. His etenim
excrementorum tranſitus moleſtus eſt, hepar vero a quatuor inſtrumentis purgatur, duobus quidem renibus, tertio autem ſplene, tum quarto veſica ipſi inhaerente.
Quare quum nullus in eo ſuccus malignus et acris man-
ſurus eſſet, ſenſu majore haudquaquam indigebat. Porro
hae quatuor partes, quae jecur ipſum perpurgant, quod
a propriis excrementis nihil incommodi eſſent accepturae, ſenſum majorem non poſtularunt; neque enim trahere hujusmodi excrementa potuiſſent, niſi qualitatis
communitates quaedam cum excrementis ipſis interceſſiſ-

ἑκάστου τῶν ζώων διαρκοῦντος, ἔστιν ἰδεῖν ἐν τῇ κύστει τῇ κατὰ τὸ ἧπαρ περιεχόμενόν τι τῆς ξανθῆς χολῆς, ποτὲ μὲν πλέον, ποτὲ δὲ ἔλαττον. ἀλλὰ καὶ ἀποθανόντων αὐτῶν, ἀφαιροῦντες τοῦ ἥπατος τὰς κύστεις ἅμα ταῖς χολαῖς ἐπὶ πλεῖστον φυλάττομεν, οὐδ᾽ ἐν τῷ χρόνῳ πάσχοντος αὐτῶν τοῦ σώματος. οὕτως ἑκάστῳ τὸ σύμφυτόν τε καὶ οἰκεῖον ἄλυπόν ἐστι τελέως. τούτοις μὲν οὖν τοῖς ὀργάνοις εὐλόγως οὐκ ἔδωκεν ἡ φύσις αἴσθησιν πλείονα, μὴ μέλλουσί ποτε βεβλάψεσθαι πρὸς τῶν ἐν αὐτοῖς περιεχομένων περιττωμάτων. τῇ δέ γε μεγάλῃ κύστει, τῇ τὸ οὖρον ἐκδεχομένῃ, καὶ βλαβερὸν ἂν ἐγένετο πολλάκις, εἰ μὴ ταχέως ἐξεκρίνετο τὸ δριμύτερόν τε καὶ χολωδέστερον οὖρον. οὐ γὰρ τῇ τῆς χολῆς ποιότητι συγγενὴς ὑπῆρχεν ἡ τοῦ σώματος αὐτῆς οὐσία, καθάπερ τῆς χοληδόχου κύστεως, ἀλλὰ τῇ τῶν οὔρων μόνον, ὧν ἕνεκα πρὸς τῆς φύσεως ἐγεγένητο. καὶ διὰ τοῦτο, καλῶς μὲν ἁπάντων ἐχόντων κατὰ τὸ ζῶον, οὔτ᾽ ἄλλο τι πλημμελεῖται καθ᾽ ἕκαστον τῶν μορίων, οὔθ᾽ ἡ τῶν ὀῤῥωδῶν περιττωμάτων οὐσία δριμεῖα καὶ ὀδυνηρὰ τῇ κύστει καθίσταται·

ſent. Siquidem, quum tot annos quodque animal ſuperſtes ſit, in ea tamen cyſti, quae ſedem ad jecur habet, videre eſt bilis flavae contineri alias plus, alias minus; quin et mortuis ipſis ablatas ab hepate veſicas ſimul cum bile diutiſſime aſſervamus, nihil tractu temporis corpore ipſarum patiente: ita unicuique quod cognatum ac familiare eſt, ſine dolore omnino atque innoxium eſt. Ergo his inſtrumentis natura ſenſum uberiorem non adhibuit, ut quae nullam laeſionem unquam a contentis in ſe ipſis excrementis erant acceptura. At majori veſicae, quae lotii receptaculum eſt, niſi lotium id, quod bilioſius acriusque eſt, repente excernatur, magnas ſaepe noxas affert: non enim, quemadmodum veſica, quae bilem recipit, ita et hujus ſubſtantia corporis bilis qualitati eſt affinis, ſed urinarum duntaxat, quarum gratia a natura conſtituta fuerat. Quo fit, ut, quum undequaque animal ſanum eſt, neque pars ulla male afficiatur, neque ſeroſi excrementi ſubſtantia acris ſit aut veſicae dolorifica:

σφάλματος δέ τινος ἐν τοῖς πεπτικοῖς ὀργάνοις προϋπάρξαντος, ὡς μηκέτι χρηστὸν γενέσθαι τὸ αἷμα, τά τ᾽ ἄλλα περιττώματα καὶ τὸ οὖρον οὕτω δριμύ τε γίνεται καὶ μοχθηρὸν, ὡς ξύειν τε καὶ διαβιβρώσκειν τὴν κύστιν. οὔκουν ἀναμένει τὸ ζῶον τηνικαῦτα τὴν κατὰ φύσιν ἔτι προθεσμίαν τῆς οὐρήσεως, ἀλλ᾽ εὐθὺς ἐκκρίνειν αὐτὸ καὶ πρὸ τοῦ πληρωθῆναι τὴν κύστιν ἐπείγεται. καὶ ταῦτα ἡ φύσις προορωμένη μειζόνων καὶ πλειόνων αὐτῇ νεύρων μετέδωκεν εἰς αἴσθησιν ἀκριβεστέραν.

Κεφ. ια΄. Εὐλόγως δὲ καὶ τὸ πάχος τῶν σκεπόντων ἔξωθεν ἅπαντα τὰ προειρημένα χιτώνων, οὓς ἀπὸ τοῦ περιτοναίου τὴν γένεσιν ἔχειν ἐλέγομεν, οὐ τοῖς ἀξιώμασι τῶν ὀργάνων, οὐδὲ τοῖς μεγέθεσιν, ἀλλὰ ταῖς χρείαις ἀνάλογον ἡ φύσις ἔνειμεν. οὐ γὰρ ὅτι κυριώτερον ἁπάντων τούτων τὸ ἧπαρ, οὐδ᾽ ὅτι μέγα, διὰ τοῦτ᾽ ἦν αὐτῷ δοτέον ἰσχυρότερον χιτῶνα τῆς κύστεως, ἀλλ᾽ ἐκείνῃ μᾶλλον, ὡς ἂν πολλάκις ἐφ᾽ ἑκάστῃ νυκτὶ καὶ ἡμέρᾳ πληροῦσθαί τε μελλούσῃ καὶ διατείνεσθαι, καὶ αὖθις ἐκκενοῦσθαί τε καὶ συστέλλεσθαι,

quum autem in coctionis instrumentis peccatum ante fuerit, ut sanguis bonus inde non gignatur, cum excrementa alia, tum vero lotium acre existit ac malignum adeo, ut ab iis vesica radatur atque erodatur; quod quum animali accidit, tempus reddendi lotium a natura praescriptum non vero amplius expectat, sed statim ipsum excernere, vel prius quam referta sit, properat. Quae quum ante natura prospiceret, ut sensu praedita esset majore, plures et eos quidem majores nervos ipsi tribuit.

Cap. XI. Porro crassitiem quoque tunicarum extrinsecus antedicta omnia operientium (quas a peritonaeo oriri dicebamus) natura non pro instrumentorum dignitatibus neque magnitudinibus, sed pro cujusque usibus jure distribuit. Non enim quod jecur omnibus his princeps magis aut majus erat, propterea validiorem ipsum vesica tunicam habere oportuit; quin potius vesicae ipsi operimentum robustius dari praestitit, quod ea subinde dies ac noctes resarcienda erat atque distendenda, post

βέλτιον ἦν δοθῆναι ῥωμαλεώτερον σκέπασμα. τὸ γὰρ εἰς ἐσχάτην καλῶς ἀφιξόμενον ἐν ὀλίγῳ χρόνῳ διάτασίν τε καὶ σύμπτωσιν ἰσχυρὸν ἐχρῆν εἶναι, καὶ φέρειν ἱκανὸν ἑκατέρας ἐν μέρει τὰς διαθέσεις, ἐναντίας ἀλλήλαις υπαρχούσας. ταῦτ᾽ οὖν δικαίως τῇ φύσει νενέμηται, καὶ πολὺ μᾶλλον ἔτι τὸ τῆς οὐσίας εἶδος αὐτῆς ἑκάστου των χιτωνων. οἱ μὲν γὰρ ἔξωθέν ἅπασι τοῖς εἰρημένοις ὀργάνοις περιβεβλημένοι παραπλήσιοι τοῖς ἀραχνίοις εἰσὶν, ἔνιοι μὲν καὶ αὐτὴν τὴν λεπτότητα, σύμπαντες δε τὴν ἰδέαν. οὐδεὶς γὰρ αὐτῶν εἰς ἶνας ἀναλύεται, καθάπερ οἱ ἔνδοθεν αὐτῶν τῶν ὀργάνων ἴδιοι, καθ᾽ οὓς ἐνεργοῦσιν, ἀλλ᾽ εἰσὶν ἁπλοῖ παντάπασι, καὶ ὅμοιοι πάντη, καὶ ἀκριβῶς υμενώδεις. [409] οἱ δ᾽ ἐντὸς, οἱ τὰ σώματα συνιστῶντες αὐτὰ τῶν μορίων, ἐν μὲν τῇ κοιλίᾳ καὶ τῷ στομάχῳ, καθότι καὶ πρόσθεν εἴρηται, δύο περιφερεῖς μὲν τὰς ἶνας ἔξωθεν, εὐθείας δ᾽ ἔνδοθεν ἔσχον· οἱ δὲ τῶν ἐντέρων ἐγκαρσίας ἀμφοτέρας, εἰς κύκλον ακριβῆ περιηγμένας· οἱ δὲ τῶν κύστεων

autem vacuanda ac comprimenda; quod enim commode brevi intervallo modo diſtendendum ſumme, tum autem comprimendum fuerit, id validum eſſe, et viciſſim tolerare poſſe utrasque has conſtitutiones inter ſeſe pugnantes oportuit. Ergo a natura iuſte comparata haec fuerunt, et his multo etiam magis ſubſtantiae tunicarum omnium. Nam quae extrinſecus praedictis omnibus inſtrumentis ſunt circumjectae, nonnullae quidem tenuitate ipſa, omnes tamen ſimul figura araneis ſunt aſſimiles; quandoquidem earum nulla in fibras diſſolvitur inſtar internarum, quae ipſorum inſtrumentorum ſunt propriae, per quas agunt, ſed ſunt prorſus ſimplices, et undequaque ſimiles, ac omnino membranoſae. At internae, quae corpora ipſa partium conſtituunt, in ventriculo quidem ac ſtomacho (ut antea diximus) duae fibras quidem orbiculatas externa, rectas vero interna habuerunt. Porro inteſtinorum tunicae transverſos utrosque in circulum plane circumactos: at veſicarum tunicae rectos ac rotun-

Ed. Chart. IV. [409.] Ed. Baf. I. (424.)

εὐθείας τε καὶ περιφερεῖς καὶ λοξὰς ἔχουσι τὰς ἶνας. εἷς γὰρ ὢν χιτὼν ἑκατέρας εἰς ἅπαν κινήσεως εἶδος ἐπιτήδειον ἐκτήσατο τὴν κατασκευήν. τὴν μὲν γὰρ διὰ τῶν εὐθειῶν ἰνῶν κίνησιν, ἵνα ἐπισπάσηταί τι, τὴν δὲ διὰ τῶν ἐγκαρσίων, ἵν᾽ ἐκκρίνῃ, τὴν δὲ διὰ τῶν λοξῶν, ἵνα κατάσχῃ περισταλέντα πανταχόθεν, εὔλογον ἦν ἔχειν αὐτά. μόνων μὲν γὰρ τῶν ἐγκαρσίων ταθεισῶν, τὸ εὖρος συστέλλεται· μόνων δ᾽ αὖ τῶν εὐθειῶν, τὸ μῆκος βραχύνεται· ἁπασῶν δ᾽ ἅμα, καὶ τῶν εὐθειῶν καὶ τῶν ἐγκαρσίων καὶ τῶν λοξῶν, εἰς ἑαυτὰς συναγομένων, ὅλον συστέλλεται τὸ μόριον, ὥσπερ γε καὶ, μακροτέρων ἁπασῶν γεννηθεισῶν, ἅπαν ἐκτείνεται. ταῖς μὲν οὖν κύστεσιν ἑκατέραις ἕνα μελλούσαις ἕξειν χιτῶνα, δι᾽ ἣν ὀλίγον ὕστερον αἰτίαν ἐρῶ, πᾶν εἶδος ἰνῶν ἐν αὐταῖς ἔχειν ἦν ἄμεινον, ἵνα καὶ πᾶν εἶδος κινήσεως ἕποιτο. τοῖς δ᾽ ἐντέροις (ἐπεὶ μήθ᾽ ἕλκειν, μήτε κατέχειν ἦν ἔργον, ἀλλ᾽ ὠθεῖν πρόσω περιστελλομένοις) ἁπλῆς μὲν ἐδεῖτο τῆς κινήσεως, ἁπλῆς δὲ καὶ τῆς τῶν ἰνῶν φύσεως, οὐ μὴν τῇ

dos et obliquos habent villos; una enim utriusque vesicae tunica quum sit, ad omnem motus speciem constructionem adepta est accommodam, siquidem et eum motum, quem attrahendi causa villi recti, et eum, quem excernendi gratia transversi, ad extremum etiam eum, quem, ut ea retineant, quae undique complectuntur, obliqui conficiunt, instrumenta ipsa habere aequum fuerat. Nam tensis solis transversis latitudo ipsa contrahitur; at rectis solis, longitudo minuitur; omnibus porro simul, tum rectis, tum transversis, tum obliquis, in seipsos contractis, tota contrahitur pars; quemadmodum certe, longioribus his omnibus redditis, tota etiam extenditur. Ergo quum utraque vesica tunicam simplicem esset habitura ob causam, quam paulo post dicam, satius fuit omne fibrarum genus ipsis inesse, ut omnem etiam motus speciem ederent; at intestina (ut quibus neque attrahere, neque retinere erat necesse, sed contractis undique prorsum pellere) quum simplici egerent motu, simplices quoque fibras habuerunt; ventriculus vero non item;

γαστρί· καὶ γὰρ ἕλκειν αὐτὴν καταπινόντων, καὶ κατέχειν πεπτόντων, καὶ πεψάντων ἐκκρίνειν ἐχρῆν. εὐλόγως οὖν ἁπάσας ἔσχε τὰς ἶνας.

Κεφ. ιβ'. Ἀλλὰ διὰ τί τοῦ μὲν ἐκτὸς χιτῶνος ἐγκάρσιαι μόνον εἰσὶ, τοῦ δ' ἐντὸς εὐθεῖαι μὲν αἱ πλεῖσται, παντελῶς δ' ὀλίγαι καὶ λοξαὶ, καὶ διὰ τί δύο χιτῶνες ἐγένοντο, δυναμένης γε τῆς φύσεως καὶ δι' ἑνὸς χιτῶνος τὰς τρεῖς ἐνεργείας τοῖς ὀργάνοις ἐκπορίζειν, ὡς ἐπί τε τῶν κύστεων ἐνεδείξατο καὶ τῶν ὑστερῶν, ἄμεινον ἂν εἴη, προσθέντας ἔτι τῷ παρόντι λόγῳ καταπαύειν αὐτὸν ἐν τούτῳ. λέλεκται μὲν οὖν καὶ πρό(425)σθεν ἐπὶ τῶν ἐντέρων, ὡς δυσπαθείας ἕνεκα διττὸς αὐτοῖς ὁ χιτὼν ἐγένετο, καὶ ὡς πολλάκις ὁ μὲν ἕτερος ἐξεσάπη τελέως ἔν τισι δυσεντερίαις οὐκ εὐήθεσιν, ὁ δ' ἕτερος ἐξήρκεσε τῷ ζώῳ μόνος. νυνὶ δ' ἔτι καὶ μᾶλλον οἶμαι πιστὸν εἶναι τὸν λόγον, ἐπιδειξάντων ἡμῶν, ὡς τοῖς μὲν ἐντέροις ἐναντιώταται τὴν φύσιν εἰσὶν αἱ διαῤῥέουσαι χολαὶ, τῶν κύστεων δὲ τῇ μὲν

ſiquidem nobis deglutientibus trahere ipſum, et coquentibus retinere, atque ubi coxerimus, depellere oportebat. Ex quo intelligitur, ipſum genus omne fibrarum jure eſſe conſecutum.

Cap. XII. At quid cauſae fuerit, cur tunicae quidem externae transverſi ſolum inſint villi, internae vero recti quidem plurimi, ſed pauci omnino obliqui? cur etiam tunicae duae extiterint, quum poſſet natura vel una tunica inſtrumentis tres ipſas actiones ſuppeditare, ut in veſicis declaravit ac uteris? ſatius autem ſane fuerit hoc etiam noſtrae huic diſputationi prius, quam eam finiamus, adjungere. Antea quidem admonuimus, quum de inteſtinis ageremus, duplicem ipſis ineſſe tunicam, quo eſſent adverſus injurias tutiora, quod horum altera quidem in exitialibus quibusdam dyſenteriis ſaepenumero putreſceret, altera vero ſola animali ſufficeret; nunc autem magis adhuc ſpero id fore perſpicuum, ubi demonſtraverimus, bilem utramque confluentem natura inteſtinis quidem eſſe adverſiſſimam, veſicarum autem ei

ἐπὶ τῷ ἥπατι τελέως οἰκεία καὶ ἄλυπος ἡ ξανθὴ, τῇ δ᾽ ἑτέρᾳ τῇ τὸ οὖρον ὑποδεχομένῃ σπάνιον ποτὲ γίνεται λυπηρά, πολλὴ καὶ κακοήθης ἀθροισθεῖσα, τοὐπίπαν δ᾽ αὐτῇ, μετρίως τε καὶ ἀλύπως ὁμιλεῖ. προσκείσεται δ᾽ ἔτι τῷ λόγῳ καὶ τόδε. ἐπειδὴ μεταβάλλεσθαι μὲν ἐχρῆν τὴν τροφὴν ἐν τοῖς κατὰ τὴν γαστέρα καὶ τὰ ἔντερα χωρίοις, εἰς τὴν οἰκείαν τῷ ζώῳ ποιότητα τρεπομένην, εὔλογον ἦν αὐτοῖς παχὺν ἱκανῶς γενέσθαι τὸν χιτῶνα. μᾶλλον γὰρ ὁ τοιοῦτος ἀλλοιοῖ, καὶ θερμαίνει, καὶ μεταβάλλει τοῦ λεπτοῦ καὶ τοῦ ψυχροῦ. οὕτω γοῦν καὶ οἷς ἰσχνὰ φύσει τὰ καθ᾽ ὅλην τὴν γαστέρα, χείρους πέπτειν εἰσὶ τῶν εὐσάρκων. ἐν δὲ τοῖς τῶν περιττωμάτων ὀργάνων οὐδὲν ἔμελλε πέπτεσθαι, καὶ διὰ τοῦτ᾽ εὐλόγως ἰσχνὰ γέγονεν. οὔκουν οὐδὲ δύο χιτῶνας ῥίον τ᾽ ἦν ποιεῖν ἐν λεπτοῖς σώμασι. [410] κατὰ δὲ τὴν γαστέρα τριῶν ἕνεκα χρειῶν οἱ δύο χιτῶνες γεγόνασι, τῆς τε τῶν ἐνεργειῶν διαφορᾶς καὶ τῆς δυσπαθείας καὶ τοῦ πάχους. οὕτω δὲ καὶ ἡ τῆς οὐσίας αὐτῆς ἰδέα διάφορός ἐστι ταῖς τε

quidem, quae ad hepar eſt, flavam prorſus familiarem atque innoxiam, ei vero, quae lotium recipit, raro negotium exhibere, quum ſcilicet multa ac maligna eſt acervata, utplurimum autem ipſis bilis commercium blandum eſſe ac ſine dolore. Addetur autem id etiamnum huic rationi, quod, quum in ventriculi atque inteſtinorum regionibus alimentum oporteret in propriam ipſi animali qualitatem immutari, conſentaneum fuit, craſſam admodum ipſis effici tunicam, magis enim ejusmodi, quam frigida ac tenuis, alterat, calefacit et immutat; quae cauſa ſane eſt, cur, quibus corpus ventriculi eſt gracile, ii deterius concoquant, quam quibus carnoſum; at in excrementorum inſtrumentis nulla futura eſt coctio, eoque gracilia ea jure fuerunt. Ergo in corporibus tenuibus duas efficere tunicas non erat poſſibile; in ventriculo vero triplicis uſus gratia tunicae duae extiterunt, variarum ſcilicet actionum, patiendi difficultatis ac craſſitiei. Ita autem et ipſius ſubſtantiae idea veſicis et

κύστεσι καὶ τοῖς πεπτικοῖς ὀργάνοις· αἱ μὲν γὰρ ὑμενώδεις καὶ σκληραὶ καὶ ὀλίγου δεῖν ἄναιμοι καὶ ψυχραὶ, τὰ δὲ σαρκοειδῆ τε καὶ θερμὰ γέγονεν. τὰς μὲν γὰρ εἰς τὸ διαστέλλεσθαί τε καὶ συστέλλεσθαι μέχρι πλείστου συμπαθῶς ἐχρῆν παρεσκευάσθαι, τὰ δὲ εἰς τὴν πέψιν ἄρα τῶν σιτίων ἐδεῖτο πλέονος θερμότητος. ὥστ᾽ ἐκείναις μὲν ἡ σκληρότης εἰς δυσπάθειαν ἐδόθη τῆς λεπτότητος ἐπίκουρος, τοῖς πεπτικοῖς δ᾽ ὀργάνοις ἡ παχύτης ἴαμα τῆς μαλακότητος ἐγένετο.

Κεφ. ιγ΄. Οὕτω μὲν δὴ καὶ περὶ ταῦτα δικαία τελέως ἡ φύσις. ὅτι δὲ κἂν τῷ τοὺς μὲν οὐρητῆρας ὁμοίους τὴν οὐσίαν τοῦ σώματος ἐργάσασθαι τῇ μεγάλῃ κύστει τῇ τὸ οὖρον ὑποδεχομένῃ, τοὺς δὲ χοληδόχους πόρους τῇ μικρᾷ τῇ ἐπὶ τῷ ἥπατι, τὴν αὐτὴν δικαιοσύνην ἡ φύσις ἐνεδείξατο, παντὶ καὶ τοῦτο πρόδηλον. οὐ γὰρ ἐξ ἄλλης μὲν οὐσίας ἐχρῆν εἶναι τὰς ὑποδοχὰς τῶν περιττωμάτων, ἐξ ἄλλης δὲ τοὺς παράγοντας πόρους, ἀλλ᾽ ἐκ τῆς αὐτῆς τε καὶ

coctionis inftrumentis eft diverfa, quod illae quidem membranofae et durae et propemodum exangues fint ac frigidae, haec vero carniformia quodammodo ac calida extiterint; illas namque ad diftentionem ac contractionem fummam fuftinendam officiofe comparatas effe oportebat, his vero ad cibos coquendos calore vehementiore opus erat. Quocirca illis quidem durities adverfus injurias data eft, quae tunicarum penfaret tenuitatem; coquendi vero inftrumentis craffities, quae mollitiem emendaret, obtigit.

Cap. XIII. Enimvero tum in his jufta abfolute fuit natura, tum vero quod ureteras quidem fubftantia corporis majori veficae, quae urinam recipit, meatus vero bilem recipientes minori, quae ad hepar eft, fimiles effecerit, fatis conftat inter omnes, naturam eandem hic aequitatem retinuiffe: non enim ex alia quidem fubftantia effe oportebat excrementorum receptacula, ex alia vero meatus ipfa deducentes, fed ex eadem, ac quae pari

ὡσαύτως ἀνεξομένης τοῦ περιττώματος. ὅ γε μὴν τρόπος ὁ τῆς ἐμφύσεως, εἰς μὲν τὴν κύστιν τῶν οὐρητήρων, εἰς δὲ τὸ ἔντερον τοῦ χοληδόχου πόρου, πάντων θαυμάτων ἐπέκεινα. λοξοὶ γὰρ εἰς αὐτὰ καταφυόμενοι, καὶ μέχρι τῆς ἐντὸς εὐρυχωρίας λοξοὶ καὶ προμήκεις διήκοντες, οἷον ὑμένα τινὰ τῶν ὀργάνων ἐντὸς ὑποτέμνονται, πρὸς μὲν τῆς ἔσω φορᾶς τῶν περιττωμάτων ἀνατρεπόμενόν τε καὶ ἀνοιγνύμενον, ἐν δὲ τῷ λοιπῷ χρόνῳ παντὶ προσπεπτωκότα τε καὶ προσεσταλμένον, καὶ οὕτως ἀκριβὲς πῶμα τῷ πόρῳ γιγνόμενον, ὥστε μὴ μόνον τοῖς ὑγροῖς ἀδύνατον εἶναι τὴν εἰς τοὐπίσω φορὰν, ἀλλὰ καὶ τῷ πνεύματι. δηλοῦται δὲ τοῦτο ἐπὶ τῶν κύστεων μάλιστα τῶν ἐμφυσωμένων τε καὶ πληρουμένων ἀέρος, ἔπειτα δεσμουμένων ἀκριβῶς κατὰ τὸν αὐχένα. φαίνεται γὰρ ἅπας ἐντὸς αὐτῶν ὁ ἀὴρ ἀποστεγόμενός τε καὶ κατεχόμενος, εἰ καὶ πάνυ τις ἰσχυρῶς ἔξωθεν ἀποθλίβοι τὴν κύστιν. ὥσπερ γὰρ καὶ ἀπὸ τῆς τῶν εἰσρεόντων ῥύμης ἀνατρέπεται πρὸς τὸ ἐντὸς, οὕτως ὑπὸ τῶν ἔσω αὐτῷ προσπιπτόντων πιλεῖται καὶ προςστέλλεται τῷ πόρῳ. καί σοι

modo excrementum contineret. Porro modus infertionis ureterum quidem in veficam, in inteftinum vero meatus bilem ducentis, omnem fuperat admirationem. Nam oblique in ipfa inditi, et intro usque ad laxiorem finum obliqui ac praelongi pertinentes, velut membranam quandam inftrumentorum intus fuccidunt, quae ab excrementorum quidem intro irrumpentium impetu evertitur ac patefit, reliquo vero tempore omni concidit ac contrahitur atque ita meatui firmum efficitur operculum, ut non folum humoribus, fed et flatibus reditus omnis fit interclufus. Manifeftatur autem hoc maxime in veficis, quae inflantur atque implentur aëre, tum autem ad collum arctiffime colligantur; apparet etenim totus aër in ipfis concludi ac contineri, etiamfi valenter admodum quis extrinfecus veficam ipfam comprimat: nam ut ab influentium impetu intro evertitur, ita ab iis, quae ipfi intrinfecus accidunt, conftringitur ac circum ipfum porum contrahitur. Quod tibi argumentum etiam effe de-

καὶ τοῦτο προνοίας θ' ἅμα τῆς εἰς τὰ ζῶα καί τινος περιττῆς σοφίας τοῦ δημιουργοῦ γινέσθω τεκμήριον. οὕτω μὲν δὴ θαυμαστῶς ἅπαντα κεκόσμηται τὰ τῆς τροφῆς ὄργανα. καὶ γὰρ τὰς τῶν περιττωμάτων ὑποδοχὰς ἔθος ἐστὶ τοῖς ἰατροῖς ἅμα τοῖς ἄλλοις ὀργάνοις καταριθμεῖσθαι τοῖς τῆς τροφῆς, καὶ διὰ τοῦτο καὶ τὰς κύστεις ἀμφοτέρας καὶ τὰ παχέα τῶν ἐντέρων ὄργανα τροφῆς ὀνομάζουσι.

Κεφ. ιδ'. Περὶ δὲ δὴ τῶν μυῶν, ὅσοι τῶν περιττωμάτων ἕνεκεν ἐγένοντο, δίκαιον ἂν εἴη λέγειν ἑξῆς. εἰσὶ γάρ που καὶ οὗτοι τροφῆς ὄργανα. κυριώτατα μὲν γὰρ καὶ πρῶτα τροφῆς ὄργανα τὰ πέπτοντα καὶ τὰ παραπέμποντα τὴν χρηστήν· δεύτερα δὲ τὰ καθαίροντα καὶ παραπέμποντα καὶ τὰ ὑποδεχόμενα τὸ περίττωμα· τρίτα δ' ἂν εἴη τροφῆς ὄργανα [411] τὰ ταῖς ἐκροαῖς αὐτῶν ἀνακείμενα. διττὴ δὲ καὶ τούτων ἡ διαφορά. τὰ μὲν γὰρ ἀκαίρως ἐκρεῖν κωλύει, τὰ δ' ἐν καιρῷ προτρέπει. ἀκαίρως μὲν

bet excellentis cujusdam conditoris noſtri ſapientiae ſimul et in ipſis animalibus providentiae. Ad eum modum omnia alimenti inſtrumenta mirabili artificio ornata fuerunt: nam et excrementorum receptacula mos medicis eſt aliis cibi inſtrumentis annumerare; ex quo efficitur, ut et veſicas utrasque et craſſa inteſtina nutrimenti organa nominent.

Cap. XIV. Caeterum de muſculis certe, qui excrementorum gratia extiterunt, deinceps fuerit aequum diſſerere; ſunt enim quodammodo et hi alimenti inſtrumenta. Prima namque et principaliſſima nutrimenti inſtrumenta ſunt ea, quae concoquunt utileque alimentum aliis transmittunt; ſecunda vero, quae purgant, quae deducunt, et quae excrementum excipiunt; tertia numerare poſſumus alimenti inſtrumenta, quae excernendis excrementis ſunt deſtinata, quae genere ſunt duplicia; alia enim effluvium intempeſtivum ipſorum cohibent, alia vero tempeſtivum incitant. Intempeſtive quidem effluere

οὖν ἐκρεῖν οἱ τὴν ἕδραν ἐργαζόμενοι μύες οὐκ ἐπιτρέπουσιν, ἐν καιρῷ δὲ προτρέπουσιν οἱ κατὰ τὸ ἐπιγάστριον ὅπαντες. τῶν μὲν δὴ κατὰ την ἕδραν ὁ μὲν εἷς ἄζυγός ἐστιν, ἐγκάρσιος αὐτῇ περιβεβλημένος, ὑπὲρ τοῦ κλείειν ἀκριβῶς καὶ ἰσχυρῶς τὸ ἀπευθυσμένον ἔντερον. ἐπίκειται δ αὐτῷ κατὰ τὸ ἔξω πέρας ἐγκάρσιον σῶμα, μεταξὺ μυὸς καὶ δέρματος ὑπάρχον τὴν οὐσίαν, ὡς ἂν ἐξ ἀμφοῖν κεκραμένον, οἷόν τι καὶ τὸ τῶν χειλῶν ἐστι πέρας. ἡ χρεία δὲ καὶ τούτῳ παραπλησία τῷ μυῒ, πλὴν ὅσον ἰσχύϊ καὶ ῥώμῃ τῆς ἐνεργείας ἀπολιμπάνεται. δύο δ᾽ οἱ λοιποὶ μύες οἱ λοξοὶ τὴν ἕδραν ἀνατείνουσιν, εἷς ἑκατέρωθεν ἀνωτέρω τοῦ στρογγύλου μυὸς ἔχοντες τὴν θέσιν. ἡ χρεία δὲ καὶ τούτων, ὅταν ἐπιπλεῖστον ἐκστραφῆναι συμβῇ τὴν ἕδραν ἐν ἰσχυραῖς προθυμίαις, ἀνασπᾷν αὐτὴν αὖθις ἄνω. καὶ ὅταν γε παραλυθῶσιν ἢ ἀτονήσωσιν οἱ μύες οὗτοι, χαλεπῶς καὶ μόγις ἀνασπᾶσθαι συμβαίνει τὴν ἕδραν, ἢ καὶ παντάπασιν ἐκτετραμμένην διαμένειν, ὡς τῶν χειρῶν δεῖσθαι βοηθῶν. οἱ μὲν δὴ κατὰ τὴν ἕδραν μύες ἕνεκα τῶν εἰρημένων χρειῶν

mufculi fedem conftituentes non finunt; excitant autem in tempore mufculi omnes abdominis. Eorum igitur, qui funt ad anum, unus quidem eft fine pari, transverfus ipfi circumfufus, ut rectum inteftinum ad amuffim ac fortiter claudat. Corpus porro ipfi extrinfecus ad ultimam oram incumbit transverfe, cujus fubftantia eft inter cutem ac mufculum media, velut ex utriusque mixtura conflata, cujusmodi eft labiorum pars ultima; illius quoque ufus idem fere ac mufculi eft, praeterquam quod viribus actionis ac robore a mufculo relinquitur. Porro reliqui duo mufculi obliqui utrinque unus fupra rotundum mufculum fiti fedem furfum retrahunt; horum autem ufus eft, quum in magnis contentionibus fedem everti contigerit, furfum ipfam denuo retrahere; quo fit, ut, quum hi mufculi aut refoluti, aut alioqui imbecilli fuerint, vix tandem fedem ipfam furfum retrahi contingat, quin etiam omnino everfa maneat, ut manuum fubfidio fit opus. Ani igitur mufculi ad memoratos jam ufus tot

τοσοῦτοί τε καὶ τοιοῦτοι γεγόνασι. τῶν δ' ὀκτὼ κατὰ τὸ ἐπιγάστριον εὐθεῖς μὲν κατὰ τὸ μῆκος τοῦ ζώου δύο πεφύκασιν, ἀπὸ τῶν στέρνων ἄχρι τῶν τῆς ἥβης ὀστῶν ἐκτεταμένοι, κατ' αὐτὸ μάλιστα τὸ μέσον τῆς ὅλης κοιλίας· ἐγκάρσιοι δ' ἕτεροι δύο κατὰ τὸ πλάτος, ὀρθὴν πρὸς τοῖς εἰρημένοις ἐργαζόμενοι γωνίαν, ἅπαν ἐν κύκλῳ καλύπτουσι τὸ περιτόναιον· ἄλλοι δὲ τέτταρες λοξοὶ, δύο μὲν ἀπὸ τῶν ὑποχονδρίων ως ἐπὶ τὰ τῶν λαγόνων ὀστᾶ τὰς ἶνας ἐκτεταμένας ἔχοντες, οἱ δὲ λοιποὶ δύο, τούτους τέμνοντες ἐν σχήματι τοῦ Χ γράμματος, ἀπὸ τῶν πλευρῶν ὡς ἐπὶ τὰ καθ' ὑπογάστριον ἐκτείνονται μέρη. ἔργον μὲν οὖν ἁπάντων μυῶν κοινὸν, ἐπειδὰν τείνωσι τὰς ἶνας, εἰς ἑαυτοὺς συνιζάνειν. ἕπεται δὲ τούτῳ, κατὰ μὲν τὴν ἕδραν, κλείεσθαι εἰς τοὔσχατον στόμα τὸ κάτω τοῦ παχέος ἐντέρου, κατὰ δὲ τὸ ἐπιγάστριον, εἴσω προςστέλλεσθαι θλιβόμενα τὰ ὑποκείμενα σύμπαντα. ἀλλὰ τῷ μὲν ἀποκλείεσθαι τὰ κατὰ τὴν ἕδραν ἐξ ἀνάγκης ἕπεται μηδεν ἐκπίπτειν ακαίρως περίττωμα πρὸς τῆς τῶν ἐντέρων ἐνεργείας ὠθουμενον, τῷ δὲ θλίβεσθαι τὸ

ac tales extiterunt. Caeterum octo musculorum abdominis recti quidem duo secundum animalis longitudinem extantes per ipsum praesertim medium totius ventriculi ab ossibus pectoris adusque pubis ossa protenduntur. Alii vero duo transversi, rectum cum antedictis efficientes angulum, universum peritonaeum circumtegunt. Reliqui quatuor sunt obliqui, quorum duo quidem fibras ab hypochondriis ad ilium ossa extensas habent, alii autem duo, hos in figura litterae X secantes, a costis ad abdominis partes extenduntur. Caeterum omnium musculorum opus est commune, ut tensis fibris in se ipsos considant. Ad id autem sequitur, in sede quidem occludi postremum orificium inferius crassi intestini, in abdomine vero intro partes omnes subjectas comprimentes comprimi. Eam porro partium ad anum attinentium occlusionem sequatur necesse est, ut, quanquam vi intestinorum excrementum pellatur, nihil tamen intempestive elabatur; at ventris compressionem eadem necessitate conse-

κατὰ τὴν γαστέρα, κεχαλασμένων δηλονότι τῶν κατὰ τὴν ἕδραν, ἐκκρίνεσθαι τὸ περιεχόμενον ἐν τοῖς μεγάλοις ἐντέροις. θαυμάσαι δὲ χρὴ κἀνταῦθα τὴν τέχνην τῆς φύσεως ἐφ᾽ ἑκατέρου τοῦ γένους τῶν μυῶν. ἔνθα μὲν γὰρ ἐχρῆν κλείεσθαι τὸν ἐπὶ τῷ πέρατι τοῦ παχέος ἐντέρου πόρον, ἐγκαρσίας ἐνταῦθα τὰς τοῦ μυὸς ἶνας ἐποίησεν· ἐλέγετο δὲ καὶ πρόσθεν ἐπί τε τῆς γαστρὸς καὶ τῶν ἐντέρων καὶ τῶν ὑστερῶν καὶ τῶν κύστεων, ὡς αἱ τοιαῦται ἶνες κλείειν ἐπιτηδειόταται τὰ στόματα τῶν ὀργάνων· ἔνθα δ᾽ ἰσχυρῶς ἀπῶσθαι τὰ ὑποκείμενα, καθάπερ ὑπὸ χειρῶν τινων θλιβόμενα τῶν ἐπικειμένων μυῶν, ἐνταῦθα τοὺς μὲν εὐθεῖς μῦς τοῖς ἐγκαρ(426)σίοις, τοὺς λαξοὺς δ᾽ ἀλλήλοις ἐπέβαλε κατ᾽ ὀρθὴν γωνίαν, ὥσπερ καὶ ἡμεῖς αὐτοὶ τὰς χεῖρας ἀλλήλαις ἐπιβάλλομεν ἀντιστρόφως, ὅταν ἰσχυρῶς ἀπῶσαί τι καὶ θλίψαι βουληθῶμεν. οὕτω δὲ καὶ ὁ ἀριθμὸς ἑκάστου τῶν μυῶν αὐτῇ προμηθῶς ἐξεύρηται· τῶν μὲν γὰρ κατὰ τὴν ἕδραν, ὡς ἤδη δέδεικται, τῶν δὲ κατὰ τὸ ἐπιγάστριον, ὡς

quitur, ut, laxatis videlicet iis, quae ad ſedem pertinent, excernatur id, quod in magnis habetur inteſtinis. Libet autem hoc loco etiam artem naturae in utroque muſculorum genere admirari. Quo enim loco tranſitum, qui eſt ad craſſi inteſtini oram extremam, claudi oportebat, ibi transverſas muſculi fibras effecit; docuimus autem ante, quum de ventriculo, inteſtinis, uteris ac veſicis ageremus, fibras ejusmodi ad claudenda inſtrumentorum ora eſſe opportuniſſimas; ubi vero, quae ſubjiciuntur, ab incumbentibus muſculis ceu manibus quibusdam compreſſa propelli valenter erat neceſſe, ibi rectos quidem muſculos transverſis, obliquos vero ſibi ipſos ſecundum angulum rectum injecit; quomodo et nos ipſi, quum premere aliquid fortiter volumus atque repellere, alteram manum ſitu contrario alteri injicimus. Sic igitur et muſculorum cujusque numerus provide a natura fuit inventus; eorum quidem, qui ſunt ad anum, uti jam monſtravimus; eorum vero, qui ſunt in abdomine, ut jam-

νῦν ἐροῦμεν. εἰ γὰρ δὴ κατὰ μὲν τὰς τῶν ἰνῶν θέσεις αἱ τῶν ὀργάνων ἐνέργειαι γίνονται, τέτταρες δ' εἰσὶν αἱ πασῶν θέσεις αὐτῶν, [412] εὐθεῖά τε καὶ ἐγκάρσιος καὶ λοξαὶ διτταὶ, δῆλον ὡς ὁ πρῶτος ἀριθμὸς τῶν τεττάρων ἅπασαν ἰνῶν θέσιν ἐν αὐτῷ περιλαμβάνει. καὶ τοίνυν, ἐπειδὴ δίδυμόν ἐστιν ἀριστεροῖς καὶ δεξιοῖς τὸ σῶμα καὶ ἴσον ἀκριβῶς, ἑκατέρωθεν μὲν τέτταρες, οἱ σύμπαντες δ' ὀκτὼ γεγόνασιν, ἴσοι μὲν τὸ μέγεθος, ἴσοι δὲ τὸ πλῆθος, ὅμοιοι δὲ τῶν ἰνῶν ταῖς θέσεσιν, ὡς μηδὲν μήτ' ἀποδεῖν, μήτε πλεονεκτεῖν ἑτέρου τὸν ἕτερον. οἱ μὲν γὰρ ὀρθοὶ καὶ κατὰ τὸ μῆκος ἐκτεταμένοι, παρ' ἑκάτερα τὰ μέρη τοῦ ξιφοειδοῦς χόνδρου τὴν ἄνωθεν ἔκφυσιν ἔχοντες, ἐπὶ τὰ τῆς ἥβης ὀστᾶ καταφέρονται, ψαύοντες ἀλλήλων, εὐθείας μὲν τὰς ἶνας ἄνωθεν κάτω φερομένας ὡσαύτως ἔχοντες, ἴσοι δ' ἀκριβῶς οὐ τὸ μῆκος μόνον, ἀλλὰ καὶ τὸ πλάτος καὶ τὸ βάθος ἀλλήλοις ὑπάρχοντες. οἱ δ' ὑπ' αὐτοῖς ἐγκάρσιοι, κατειληφότες ὁ μὲν τὸ δεξιὸν ἅπαν τοῦ περιτοναίου μέρος, ὁ δὲ τὸ ἀριστερὸν, ἴσοι καὶ αὐτοὶ καὶ ὅμοιοι κατὰ πάνθ'

jam dicturi fumus. Nam fi pro fibrarum pofitione inftrumenta ipfa edant actiones, quatuor vero ipfarum omnino fint pofitiones, recta, transverfa et duae obliquae, conftat, priores quatuor omnem fibrarum in fe ipfis pofitionem continere. Porro quum corpus tum in dextris tum in finiftris ad amuffim fit geminum atque aequabile, utrinque quidem quatuor, omnes autem fimul octo extiterunt, magnitudine quidem ac multitudine aequales, fibrarum vero pofitione fimiles, ut nihil alter altero fit neque inferior, neque fuperior. Nam recti fecundum longitudinem extenfi, fuperne ab utraque parte cartilaginis enfiformis exorti, ad pubis offa fefe mutuo contingentes deferuntur, rectas quidem fibras, quae fuperne deorfum feruntur, itidem habentes, aequales vero ad unguem inter fe non modo longitudine, fed etiam latitudine ac profunditate. Qui vero fub iis funt transverfi, occupantes alter quidem totum dextrum peritonaeum, alter autem finiftrum, aequabiles et ipfi omni-

ὑπάρχοντες, ὑποβεβλήκασι τοῖς μὲν εἰρημένοις δύο μυσὶ τὸ νευρῶδες σφῶν αὐτῶν, τοῖς δ᾽ ἄλλοις τὸ σαρκῶδες. ἐκεῖνοι δ᾽ αὖ πάλιν τούτοις ἐπιβαίνοντες ἐκτείνονται καὶ αὐτοὶ ταῖς καλουμέναις ἀπονευρώσεσιν ἐπὶ τοὺς εὐθεῖς τε καὶ μέσους μῦς, οὐδαμῆ παραλλάττοντες οὐδὲν οἱ δεξιοὶ τῶν ἀριστερῶν, ἀλλ᾽ ἴσοι τε καὶ ὅμοιοι πάντη τὰς ἶνας, οἱ μὲν ἀπὸ τῶν λαγόνων ἐπὶ τὸ ὑποχόνδριον ἑκάτερος τὸ καθ᾽ ἑαυτὸν ἀναφερόμενοι, οἱ δ᾽ ἀπὸ τῶν πλευρῶν εἰς τὰ πρόσω καταφερομένας ἔχοντες. ὥστ᾽, ἐπειδὴ τέτταρες αἱ πᾶσαι θέσεις εἰσὶν ἰνῶν, εὐλόγως καὶ οἱ μύες ἑκατέρωθεν τοσοῦτοι γεγόνασιν. οὔκουν οὐδ᾽ ἄχρι λόγου δυνατόν ἐστιν αὐτοῖς ἐπινοῆσαι προστιθέμενον ἕτερον μῦν· ἤτοι γὰρ εὐθὺς, ἢ ἐγκάρσιος, ἢ λοξὸς κείσεται, ὥστε καὶ ἐκ περιττοῦ προσκείσεται· οὐ μὴν οὐδὲ ἀφαιρούμενον ἄνευ μεγάλης ζημίας. εἰ μὲν γάρ τινα τῶν ἐγκαρσίων ἀφέλοις, ἡ τῶν εὐθέων μυῶν τάσις, οὐκ ἔχουσα τὴν ἀντιτεταγμένην, ἄνισόν τε καὶ ἄδικον ἐργάσεται τῶν ὑποκειμένων τὴν θλίψιν, ὡς ἐπὶ τὰς νόθους πλευρὰς καὶ τὰς λαγόνας ἐξωθεῖσθαι πάντα· εἰ δ᾽ αὖ

bus rebus ac ſimiles ſubmiſerunt praedictis quidem duobus muſculis ſuam ipſorum partem nervoſam, aliis vero carnoſam. Illi vero rurſus his invecti protenduntur ipſique aponeuroſibus nominatis ad rectos ac medios muſculos, nusquam dextri ſiniſtros ſuperantes, ſed aequales prorſus ac ſimiles fibras alii quidem ab ilibus ad hypochondrium, uterque ſuas ipſius ſurſum ferentes, alii vero a coſtis antrorſum deferentes. Ergo quum fibrarum poſitiones omnino ſint quatuor, muſculi quoque totidem utrinque merito extiterunt. Nam ne cogitatione quidem intelligere poſſumus, alium ipſis apponi poſſe muſculum; aut enim rectus iſte ſitus erit, aut transverſus, aut obliquus; itaque fiet, ut ſupervacaneus addatur: nec vero etiam ſine magno detrimento poſſe adimi; quandoquidem, ſi transverſorum quempiam exemeris, rectorum muſculorum tenſio, quum oppoſitam aliam non habeat, partes ſubjectas inaequaliter ac ſine modo comprimet, ita ut ad nothas coſtas et ilia expellantur omnia: ſin vero

τῶν εὐθέων ἀπολωλότα νοήσαις τινὰ, τῶν ἐγκαρσίων μενόντων· ἐπὶ τὰ μέσα τῆς γαστρὸς τὰκ τῶν λαγόνων ἅπαντα καὶ τὰ κατὰ τὰς νόθους πλευρὰς ἀπωσθήσεται, ὥσπερ γε καὶ τῶν λοξῶν ὁποτέρους ἂν ἐξέλῃς, ἐπὶ τὴν τῶν ἀποδεομένων χώραν οἱ μένοντες ἐκθλίβουσι τὰ ὑποκείμενα. χρὴ δ' οὐχ οὕτως, ἀλλὰ πάντοθεν ἰσοῤῥόπως αὐτὰ θλίβεσθαι. κᾀν τῷδε δῆλον, ὡς οὐκ ἦν ἄμεινον ἐλάττους τὸ πλῆθος τῶν ὀκτὼ γενέσθαι. ἐδείχθη δ', ὅτι μηδὲ πλείους. ὥστ' οὔθ' ὑπερβάλλων, οὔτ' ἐλλείπων τῆς χρείας ὁ ἀριθμὸς, ἀλλ' ἀκριβῶς δίκαιος αὐτῶν τε τούτων τῶν κατὰ τὸ ἐπιγάστριον μυῶν ὀκτὼ γενομένων καὶ πρὸς τούτοις ἔτι τῶν κατὰ τὴν ἕδραν.

Κεφ. ιε'. Ἐμοὶ μὲν οὖν ἱκανὰ καὶ ταῦτα τὴν τέχνην τῆς φύσεως ἐνδείξασθαι· σοὶ δ' εἴπερ οὐκ ἀρκεῖ, τάχα ἂν σε πείσαιμι διὰ τῶνδε. τὸ δεδειγμένον τῆς ἐνεργείας τῶν μυῶν ἐν ἅπασι τοῖς μέρεσι τῆς γαστρὸς ἰσόῤῥοπον ἐκ τοῦ θλίβειν αὐτὰ πανταχόθεν ὁμοίως ἀναγκάζει τε καὶ βιάζε-

contra rectorum aliquem periiſſe, transverſis manentibus, animo comprehenderis, omnia ab ilibus, et quae coſtis nothis continentur, ad medium ventrem compellentur. Pari modo et in obliquis: utros enim detraxeris, qui relinquuntur, in eorum qui deſunt locum ſubjecta protrudunt *excrementa;* quod minime opus erat, ſed undique ipſa pari momento comprimi. Ex quo perſpicuum eſt, non fuiſſe conſultius pauciores numero octo conſiſtere; probavimus autem, quod nec plures; quare neque major, neque minor, quam uſus poſtulabat, ſed aequus prorſus eſt numerus tum horum ipſorum octo abdominis muſculorum, tum etiam et eorum, qui in ano ſunt.

Cap. XV. Mihi quidem ſatis haec ſunt ad artem naturae oſtendendam: tibi autem ſi non ſatisfaciunt, his me demum ſpero tibi comprobaturum. Actio ipſa muſculorum in omnibus ventris partibus (quam aequabilem eſſe ex eo demonſtravimus, quod ipſas pariter undique comprimat,) cogit et violenter, quae in ipſis ſunt compre-

ται πρὸς τοὺς εἴκοντας ὑποχωρεῖν τόπους τὰ περιεχόμενα. δυοῖν δ᾽ ὄντοιν πόροιν, ἄνω μὲν τοῦ κατὰ τὸν στόμαχον, ἐν δὲ τοῖς κάτω τοῦ κατὰ τὸ ἀπευθυσμένον ἔντερον, ᾧ κατὰ τὸ πέρας ἐπικεῖσθαι τὴν ἕδραν ἐλέγομεν, ἄμεινον ἦν δήπου, διὰ τοῦ κάτω πόρου τὸ περίττωμα πᾶν ἐκκενοῦσθαι. τοῦτο δ᾽ οὐδέπω τῶν ὀκτὼ μυῶν ἡ κατασκευὴ παρέχειν [413] ἐστὶν ἱκανὴ, μηδὲν μᾶλλον εἰς τὴν ἕδραν ἢ τὸν στόμαχον ἐκθλίβειν δυναμένη. τὸ γὰρ ἐξ ἅπαντος μέρους ἰσόῤῥοπον τῆς θλίψεως εἰς ἑκατέρους πόρους ὁμοίως ἔμελλε προωθεῖν ἅπαντα τὰ τοῖς θλιβομένοις ὀργάνοις περιεχόμενα, μηδενὸς ἔξωθεν ἐπιτεχνηθέντος τῇ φύσει σοφίσματος, ὃ προτρέψει μὲν ἐπὶ τὴν κάτω φορὰν, ἀποτρέψει δὲ τῆς ἄνω. τί δὴ τοῦτ᾽ ἔστι τὸ σόφισμα, καὶ διὰ τίνος ὀργάνου γίγνεται, προσέχοντος ἀκροατοῦ δεῖται τὸν νοῦν. ἔστι τις μῦς μέγας στρογγύλος, ὃν ὀνομάζουσιν μὲν ἐν δίκῃ διάφραγμα, διαφράττοντα τῶν τῆς τροφῆς ἀγγείων τὰ τοῦ πνεύματος ὄργανα· τῶν μὲν γὰρ υπέρκειται πάντων, τοῖς

henfa, ad loca cedentia fecedere compellit. At quum duo fint meatus, fuperior quidem ad ftomachum, inferior vero ad rectum inteftinum, cujus orae ultimae anum incumbere diximus: e re fane magis fuit per meatum inferiorem excrementum omne vacuari. Praeftare autem id ipfa octo mufculorum conftructio nullo pacto poteft, ut quae non magis ad anum, quam ad ftomachum preffu fuo pellere queat: quandoquidem, quae omni ex parte aequabilis fit compreffio, ad utrosque meatus pariter omnia, quae comprimendis infunt inftrumentis, erat propulfura, nifi aliquod artificium extrinfecus natura machinata fuiffet, quo impetum quidem ad partes infimas incitaret, averteret autem a fuperis. Porro quodnam tandem id artificium fit, et per quod organum fiat, attendat animum oportet, qui volet intelligere. Mufculus eft quidam magnus ac rotundus, quem jure diaphragma nominant, ut qui fpiritus inftrumenta feparat ab alimenti inftrumentis: fiquidem his fuperior eft omnibus, illis autem

δ᾽ ὑποβέβληται. χρεία δ᾽ αὐτοῦ τῇ φύσει πρὸ τοῦ διαφράττειν, ἑτέρα μὲν μείζων, ὡς ἀναπνοῆς ὀργάνου, δευτέρα δ᾽ ἡ νῦν εἰρησομένη. ἀπὸ τῶν κατὰ τὰ στέρνα περάτων τῶν κάτω τὴν ἀρχὴν τῆς ἄνωθεν ἐκφύσεως ἔχον, ἵνα περ καὶ αἱ τῶν εὐθέων μυῶν τῶν κατὰ τὸ ἐπιγάστριον ἀνήρτηνται κεφαλαὶ, κἄπειτ᾽ ἐντεῦθεν ἐφ᾽ ἑκάτερα παρὰ τὰ τῶν νόθων πλευρῶν πέρατα κατερχόμενον, ὀπίσω τε ἅμα καὶ κάτω λοξὸν ἱκανῶς γίνεται. καὶ τοῦτό ἐστι τὸ σόφισμα τῶν ἱκανῶς θλιβόντων ἐκ παντὸς μέρους ὁμοίως μυῶν, οὐκ εἰς τὸν στόμαχον, ἀλλ᾽ εἰς τὴν ἕδραν ἐξωθεῖσθαι πάντα. νόησον γάρ μοι δύο χεῖρας ἐπιβεβλημένας ἀλλήλαις κατὰ τοὺς καρποὺς, διϊσταμένας δ᾽ ἀεὶ, καὶ μᾶλλον ἄχρι τῶν κατὰ τοὺς δακτύλους περάτων. ἔστω δ᾽ αὐτῶν ἐπὶ τῆς ὑποκειμένης ἤτοι σπόγγος, ἢ σταῖς τι, ἤ τι τοιοῦτον ἕτερον ἐπικείμενον, οἷον τῆς ὑπερκειμένης προσιούσης τε καὶ περιστελλομένης ἐκθλίβεσθαι ῥᾳδίως. κἀμοὶ ταύταις ταῖς χερσὶν ἀνάλογον ἔχειν, τῇ μὲν ὑποκειμένῃ τὸ διάφραγμα, τῇ δ᾽ ὑπερκειμένῃ τοὺς κατὰ τὸ ἐπιγάστριον ἅπαντας ἐπι-

fubjicitur. Ufus autem ejus naturae eft, ipfa feparatione alius prior ac major, ut refpirationis videlicet inftrumenti; fecundus autem eft, de quo nunc dicam. Ab ipfius pectoralis offis extremis inferioribus fuperioris exortus ducit initium, unde etiam capita mufculorum rectorum abdominis pendent; tum autem hinc ad fines coftarum notharum utrinque defcendens pofteriori parte fimul ac inferiori obliquum admodum fit; atque hoc naturae eft artificium, quo efficitur, ut, prementibus valide omni ex parte aequabiliter mufculis, non ad ftomachum, fed ad anum depellantur univerfa. Nam pone mihi duas manus fibi inter fe ad carpos injectas, diftare autem femper magis ac magis usque ad digitorum fummitates; efto autem in fubjecta ipfarum vel fpongia, vel maffa tritici, vel id genus aliquid, quod a fuperiore accedente et undique premente facile queat exprimi; atque manibus mihi ad proportionem effe, fubjectae quidem diaphragma, fuperiori vero omnes abdominis mu-

νόησον μῦς, τῷ μὲν ὑψηλῷ καὶ μέσῳ δακτύλῳ τοὺς εὐθεῖς, τοῖς δ᾽ ἐφ᾽ ἑκάτερα τοὺς ἄλλους. ἔπειθ᾽, ὡς ἐκεῖνοι περιλαμβάνοντες ἐκθλίβουσι τὸ σταῖς, οὕτω τοὺς μῦς νόει θλίβοντας τὴν γαστέρα. τί δὴ οὖν ἐντεῦθεν εἰκὸς συμβαίνειν; ἆρ᾽ οὐκ ὠθεῖσθαι τἀντὸς κάτω, οἷον ὑπὸ δυοῖν πιεζόμενα χειρῶν, ἁπτομένων μὲν ἀλλήλων κατὰ τοὺς καρποὺς, διεστηκυιῶν δ᾽ ἐπὶ πλεῖστον κάτω; εἴπερ οὖν κἀν ταῖς χερσὶ συνιούσαις τε καὶ θλιβούσαις τὰ μεταξὺ πρὸς τὰ διεστῶτα αὐτῶν μέρη πάντ᾽ ἐκθλίβεται, δῆλον ὡς κἀνταῦθα πάντ᾽ ὠθήσεται κάτω. ταύτῃ γὰρ ἐπὶ πλεῖστον διεστήκασιν οἱ κατὰ τὸ ἐπιγάστριον μύες τῶν φρενῶν, (ἔστι γὰρ τοῦτ᾽ ὄνομα τοῦ διαφράγματος,) ἄνω δ᾽ ἐπιβεβήκασί τε καὶ ψαύουσιν, ἐν μὲν τοῖς κατὰ τὰ στέρνα μέρεσιν οἱ μακροὶ, τούτων δ᾽ ἑκατέρωθεν οἱ λοιποὶ πάντες. ἆρ᾽ οὖν ταῦτα μόνα θαυμαστῶς τῇ φύσει παρεσκεύασται πρὸς τὴν τῶν περιττωμάτων ἔκκρισιν, ἠμέληται δέ που καὶ παρῶπταί τι κἂν εἰ σμικρόν; ἀλλὰ τοῦτό γε καὶ πάνυ θαυμάζειν αὐτὴν δίκαιον,

ſculos intellige, excelſo quidem ac medio digito rectos, aliis vero, qui utrinque ſunt, alios muſculos: poſt autem, ut illi comprehendentes undique premunt maſſam, ita et muſculos intellige premere ventrem. Quid tandem hinc evenire par eſt? nonne, quae intus ſunt velut duabus compreſſa manibus, applicatis quidem ſibi ipſis ad carpum, diſtantibus vero inſerne plurimum, trudi deorſum? Nam ſi in manibus etiam coëuntibus ac prementibus, quae inter ipſas ſunt, ad partes ipſarum diſtantes omnia exprimantur, palam eſt, quod et hic omnia deorſum pellentur; hac enim muſculi abdominis a phrenibus (eſt enim et hoc diaphragmati nomen) diſtant plurimum, incumbunt autem ipſi ſuperna parte, ac contingunt in pectorali oſſe quidem longi, utrinque vero horum omnes reliqui. Num igitur haec ſola mirabiliter a natura ad excrementorum excretionem ſunt comparata, ſi quid vero exiguum fuit, id ab ipſa neglectum eſt ac praetermiſſum? At certe hoc etiam nomine ea in primis eſt ad-

ὅτι πρὸς τὸ κατορθοῦν οὕτω μεγάλα καὶ τῶν ἐξ ἀνάγκης ἀκολουθησόντων βλαβερῶν οὐκ ἀμελεῖ τῆς ἐπανορθώσεως. ὥσπερ γὰρ οὐκ ἤρκεσεν αὐτῇ τοὺς κατὰ τὸ ἐπιγάστριον ὀκτὼ μῦς ἀκριβῶς ἅπαντα τὰ ὑποκείμενα θλίβειν τε καὶ πιλεῖν ἔσω δυναμένους (427) ἀπεργάσασθαι μόνον, ἀλλὰ καὶ τὰς φρένας αὐτοῖς ὑπέτεινε λοξὰς ὑπὲρ τοῦ μηδὲν ἐπανέρχεσθαί ποτε εἰς τὸν στόμαχον, οὕτω καὶ αὐταῖς ταῖς φρεσὶ βοηθοὺς κατεσκεύασε τοὺς κατὰ τὰ μεσοπλεύρια καλουμένους μῦς. εἷς γὰρ δὴ διάφραγμα τοῦτο μῦς ὂν ὑπὸ τῶν ὀκτὼ τῶν κατὰ τὸ ἐπιγάστριον, μεγάλων τε καὶ πολλῶν ὑπαρχόντων, ἔμελλε δή που κινηθήσεσθαί ποτε πάνυ ῥᾳδίως, εἴς τε δὴ τὴν τοῦ θώρακος εὐρυχωρίαν ἀνατραπήσεσθαι κἂν τούτῳ τῆς θλίψεως ἐκλύσειν τὴν ἰσχύν. ἵν᾽ οὖν μὴ γίγνοιτο τοῦτο, τοὺς κατὰ τὰς πλευρὰς τοῦ θώρακος [414] ἅπαντας μῦς οἵους τείνεσθαί τε καὶ προστέλλειν ἔσω τὸν θώρακα παρεσκεύασεν, ὥστε, τῆς ἄνω πάσης κοιλότητος ἐκ παντὸς μέρους ἐσφιγμένης, ἀποροῦν τὸ διάφραγμα τῆς ὑποδεξομένης αὐτὸ χώρας ἑδραῖον φυλάτ-

mirabilis, quod, praeterquam quod, magna rectiffime conftituat, non negligit etiam noxarum emendationem neceffario fequentium. Quemadmodum enim non fatis habuit folum mufculos octo abdominis, qui fubjecta omnia premere ad unguem et cogere intro poffent, effeciffe, fed etiam feptum transverfum ipfis fubjecit obliquum, ne quid unquam furfum ad ftomachum remearet, ita et in ipfius fepti transverfi fubfidium mufculos, quos intercoftales nuncupamus, conftruxit: nam quum unicus effet hic mufculus, ab octo abdominis, multis ac magnis, futurum erat, ut parvo negotio fua fede dimoveretur, in thoracisque finum amplum everteretur; quo cafu vim omnem compreffionis exolveret. Ne igitur id accideret, omnes qui in coftis funt mufculos, qui thoracem ipfum contendere atque intro contrahere poffent, comparavit: ut, fuperiore finu omni undique coarctato, ipfum feptum transverfum nullum habens locum, in quo recipia-

τεσθαι. καὶ μὴν αὖ πάλιν, εἰ πάντας ἐντείνοιτο τὸ ζῶον μῦς, τούς τε κατὰ τὸν θώρακα καὶ τὸ ἐπιγάστριον, ἀνεῳγμένον δὲ φυλάττοι τὸν λάρυγγα, δῆλον ὡς ἐκφύσησις γίνοιτο ἂν ἐν τῷδε, καὶ οὕτως πάλιν ἀπολείποιτο τὸ τῆς ἀποπατήσεως ἔργον. ἵνα οὖν ἀπνευστὶ τηνικαῦτ᾽ ἔχοι τὸ ζῶον, οὐκ ὀλίγους μῦς περιέστησε τῷ λάρυγγι, τοὺς μὲν κλείειν αὐτὸν, τοὺς δ᾽ ἀνοιγνύναι πεφυκότας. ἀλλὰ τούτους μὲν ἐν τῇ τῶν κατὰ τὸν τράχηλον ἐξηγήσει μορίων ἐροῦμεν, οἷοί τ᾽ εἰσὶ καὶ ὅπως ἑκάτερον ὧν εἴπομεν ἐνεργοῦσιν· ὡσαύτως δὲ καὶ περὶ τῶν κατὰ τὰς πλευρὰς ἐν τῇ τοῦ θώρακος ἐξηγήσει λελέξεται. πρὸς δὲ τὰ παρόντα καὶ τοῦτ᾽ ἀπόχρη γινώσκεσθαι μόνον, ὡς οὐδὲν οὐδαμοῦ τῇ φύσει κατ᾽ οὐδένα τρόπον ἠμέληται, προγινωσκούσῃ καὶ προορωμένῃ τὰ κατ᾽ ἀνάγκην ἀκολουθήσοντα τοῖς ἕνεκά του γινομένοις, καὶ φθανούσῃ πάντων ἐπανορθώματα παρασκευάζεσθαι. καὶ μέν γε καὶ ταύτης τῆς παρασκευῆς ἡ εὐπορία θαυμαστῆς ἐστιν ἐπίδειγμα σοφίας. ὥσπερ γὰρ

tur, ſtabile maneat. At vero rurſus, ſi animal ipſum omnes thoracis ac abdominis muſculos intenderit, apertum vero tenuerit larynga, perſpicuum eſt eo caſu efflationes ſecuturas, quarum occaſione excretio per anum minus belle habebit. Ut igitur minime tunc reſpiraret animans, muſculos non paucos laryngi circumpoſuit, quorum alii quidem claudere ipſum, alii vero aperire nati ſint. Sed de his quidem, cum de colli partibus agemus, diſſeremus, quales ſint, tum quo pacto eorum, quae diximus, utrumque praeſtent; ad eundem modum et de muſculis intercoſtalibus, dum de thorace diſputabimus, verba faciemus. Quod ad praeſens inſtitutum attinet, id ſolum intelligere ſufficiat, nihil usquam a natura ullo pacto per incuriam fuiſſe praeteritum; quae quum omnia praeſentiret ac provideret, quae conſecutura ſunt, neceſſario illa, quae cauſa alicujus extiterunt, omnibus inſtaurationes parare occupavit; cujus apparatus abundantia admirabilem ſapientiam teſtatur. Quemadmodum enim ſe-

τὰς φρένας ἑτέρου τινὸς ἕνεκα γεγενημένας ἐκ τῆς κατὰ τὴν θέσιν λοξότητος εἰς τὴν τῶν περιττωμάτων ἔκκρισιν ὠφελίμως ἀπειργάσατο, κατὰ τὸν αὐτὸν λόγον ἑτέρων χάριν ἔργων μεγάλων τούς τε κατὰ τὸν λάρυγγα καὶ τὸν θώρακα μῦς ἐργασαμένη συνεχρήσατο αὐτοῖς καὶ πρὸς τοῦτο. καὶ γὰρ οὖν καὶ αὐτοὺς τοὺς κατὰ τὸ ἐπιγάστριον ἅμα μὲν πρόβλημά τι καὶ σκέπασμα τῶν ὑποβεβλημένων, ἅμα δ᾽ ἐκκρίσεως περιττωμάτων ὄργανα δημιουργήσασα, συγχρῆται καὶ τούτοις πρός τε τὴν τῆς μεγάλης ἐκφυσήσεως καὶ φωνῆς γένεσιν, ἤδη δὲ καὶ πρὸς τὴν τῶν ἐμβρύων ἀποκύησιν, καὶ πρὸς τὴν ὑπὸ Πραξαγόρου συνήθως ὀνομαζομένην κατάληψιν πνεύματος. ἀλλὰ ταῦτα μὲν ὅπως γίνεται, κατὰ τὸν οἰκεῖον ἕκαστα μηνυθήσεται καιρόν.

Κεφ. ιϛ΄. Ἡ δὲ τῶν περιττωμάτων ἔκκρισις (ἐν γὰρ τῷ παρόντι περὶ ταύτης προὐθέμεθα λέγειν) η μὲν τῶν τῆς τροφῆς ὅπως γίνεται, καὶ δὴ λέλεκται· ἡ δε τῶν τοῦ πόματος, ἣν ὀνομάζουσιν οὖρον, ἑξῆς ἂν εἴη ῥητέον. δέ-

ptum transverſum ob aliud quidpiam inſtitutum ſuo ſitu obliquo conferre excrementis excernendis inſtituit, ſimili ratione, quum aliarum gratia actionum ac magnarum laryngis ac thoracis muſculos effeciſſet, uſum tamen eorum in id etiam tranſtulit. At vero et ipſos abdominis muſculos ſimul quidem, ut propugnaculum aliquod eſſent et munimentum partium ſubjectarum, ſimul autem excretionis inſtrumenta quum conſtruxiſſet, abutitur et iis ad magnae efflationis ac vocis generationem; tum autem et ad partum edendum, et quam Praxagoras vocare conſuevit ſpiritus cohibitionem. Verum quo haec modo eveniant ſingula, convenienti tempore docebimus.

Cap. XVI. Excretio vero excrementorum (in praeſenti enim de hac diſſerere propoſuimus) prima quidem eorum, quae cibi ſunt, quonam pacto fiat, ſane jam enarrata eſt; altera vero eorum, quae potus, quod lotium nominant, deinceps explicanda fuerit. Demonſtratum nam-

δεικται μὲν οὖν ἐν ἑτέροις, ὅτι μὴ τὸν αὐτὸν ἅπαντα λόγον ὁ κατὰ τὴν ἕδραν ἐγκάρσιος ἔχει μῦς τῷ κατὰ τὸν τράχηλον τῆς κύστεως. ὁ μὲν γὰρ τοῦ κλείειν τὸν πόρον ἕνεκα μόνου γέγονεν, ὁ δὲ προτέρου μὲν τοῦ προωθεῖν, περιστελλόμενος ὅ τι ἂν ἐν αὐτῷ περιέχηται, δευτέρου δὲ τοῦ κλείειν. νυνὶ δ᾽, ὅτι βέλτιον οὕτως ἔχειν αὐτὸν κατασκευῆς, ἐξηγήσομαι. τῇ κύστει πρὸς τῷ στενὸν ἔχειν τὸν πόρον ἔτι καὶ πᾶν εἶδος ἰνῶν ὑπῆρχεν, ὥσπερ καὶ τῇ γαστρὶ καὶ ταῖς μήτραις. ὡς οὖν ἐκείνων κλείεται τὰ στόματα περιστελλομένων τοῖς ἐνυπάρχουσιν, οὕτω καὶ τῆς κύστεως. οὐ μὴν ἐπί γε τῶν ἐντέρων ὧδ᾽ ἔχει, τῶν μὲν ἰνῶν αὐτοῖς ἐγκαρσίων γενομένων, τοῦ πόρου δ᾽ ἱκανῶς εὐρέος ὑπάρχοντος. εὐλόγως οὖν ἐκεῖνα μὲν ἐδεήθη τοῦ κλείσοντος αὐτὰ μυός. ἡ δὲ κύστις εἰς μὲν τοῦτο βοηθείας οὐ πάνυ τι μεγάλης δεῖται, κλείεσθαί γε δυναμένη καὶ χωρὶς μυός. ἵνα δ᾽, ὅ τι ἂν ἐξ αὐτῆς ἐνθλιβούσης εἰς

que in aliis eſt, muſculum ani transverſum haudquaquam ſimilem uudequaque habere rationem cum eo, qui ſedem in collo veſicae habet; ſiquidem ille ſolum claudendi meatus gratia extitit, hic autem priori quidem ratione, ut contractus undique depellat, quicquid in ipſo continetur, poſteriori autem, ut ipſum claudat. Jam vero exponam breviter, ejusmodi conſtructionem caeteris fuiſſe anteponendam. Siquidem veſicae ipſi, praeterquam quod meatum habet anguſtum, omnis etiam fibrarum ſpecies ineſt, quomodo et ventriculo ac matrici: quemadmodum igitur orificia horum clauduntur, quando circum ea, quae in ſe ipſis continent, contrahuntur, pari modo et veſicae. Secus vero in inteſtinis habet, quae quum fibras quidem haberent transverſas, meatum autem admodum amplum, conſentaneum ſane fuit, indigere haec muſculo, qui illa claudat; at veſica in hoc nullo admodum magno eget ſubſidio, quum claudi etiam ſine muſculo queat. Ne vero id omne, quod ex ipſa comprimente in meatum uri-

τὸν οὐρητικὸν ἐμπίπτῃ πόρον, ἱκανῶς λοξὸν ὑπάρχοντα, μὴ μένῃ τοῦτ' ἐπὶ πλέον αὐτόθι, τὸν μῦν τοῦτον ἔξωθεν αὐτῷ περιέβαλε τὸν ἐκ τῶν ἐγκαρσίων ἰνῶν. εὐθὺς δ' οὗτος ἔμελλεν ἄρα καὶ τῇ κλείσει τοῦ [415] τῆς κύστεως στόματος ἐπίκουρος ἔσεσθαι. καὶ φαίνεται καὶ πάντα ταῦτα θαυμαστῶς τῇ φύσει παρεσκευασμένα. τοῦ μὲν γὰρ μηδὲν ἐκ τῆς κύστεως εἰς τοὺς νεφροὺς ἐπανέρχεσθαι ἡ τῶν οὐρητήρων λοξὴ κατάφυσις ἡ εἰς αὐτὴν αἰτία· τοῦ δὲ μὴ συνεχῶς ἐκκρίνεσθαι τὸ πολυειδὲς τῶν κατὰ τὴν κύστιν ἰνῶν καὶ μάλιστα τῶν λοξῶν αἴτιον. ἐπειδὰν γὰρ πάσας τείνῃ, περιστέλλεται τοῖς ἐνυπάρχουσιν, ἄχρις ἂν ἱκανῶς πληρωθεῖσα πονήσῃ, βοηθοῦντός τε καὶ συνεπιλαμβάνοντος εἰς τοῦτο τοῦ προειρημένου μυός. ἐπειδὰν δ' ἐκκρίνειν ὁρμήσῃ, τὰς μὲν ἄλλας ἶνας χαλᾷ, μόνας δ' ἐντείνει τὰς ἐγκαρσίας. ἐν τούτῳ δέ τι καὶ οἱ μύες αὐτῇ συνεργοῦσιν οὐ σμικρὸν, χαλαρὰν μὲν ὁ περὶ τὸν οὐρητικὸν πόρον ἐργαζόμενος τὴν ἀρχὴν ἑαυτοῦ, καθ' ἣν τῇ κύστει συνῆπται, τεινόμενοι δ' ἰσχυρῶς οἱ κατὰ τὸ ἐπιγάστριον πάν-

narium obliquum admodum inciderit, diutius ibi insideat, musculum hunc, qui ex fibris transversis conflatus est, extrinsecus ipsi circumjecit, qui protinus et oris ipsius vesicae occlusioni subsidio futurus esset. Atque haec omnia plena sunt excellentis naturae artificii. Nam ne quid denuo a vesica sursum ad renes remeet, facit ipsorum ureterum obliqua in vesicam insertio; ne vero continua fiat excretio, praestat fibrarum ipsius vesicae varietas et maxime obliquarum. Quum enim omnes intendit, undique ea, quae continet, complectitur, donec supra modum referta pondere gravetur, opitulante tunc antedicto musculo ac suppetias ferente. Quum vero excretioni accingitur, caeteras quidem fibras laxat, solas autem intendit transversas; quo tempore musculi quoque non mediocre ipsi ferunt auxilium, is quidem, qui ad meatum est urinarium, suum ipsius principium, quo vesicae adnectitur, laxans, tensi vero omnes vehementer abdominis mu-

τες, ὥστ᾽ εἴσω προστέλλειν καὶ θλίβειν τὴν κύστιν, περιστελλόμενος δὲ ὁ περὶ τὸν αὐχένα, καὶ θλίβων τε καὶ προωθῶν ἔξω τὸ παραγινόμενον οὖρον εἰς τὸν πόρον. οὐ γὰρ οὔτε ταχέως οὕτως, ὡς νῦν, οὔτ᾽ ἀκριβῶς ἂν διήρχετο τὸν οὐρητικὸν πόρον ἅπαν τὸ οὖρον, ὑπὸ τῆς κατὰ τὴν κύστιν καὶ τοὺς ἄνωθεν μῦς ὠθουμένον θλίψεως, εἰ μὴ καὶ τὸν μῦν τοῦτον ἔξωθεν ἅπαντι τῷ πόρῳ περιέβαλεν ἡ φύσις, ἱκανῶς λοξῷ γενομένῳ. καὶ ἥ γε μετὰ τὴν οὔρησιν ἔκθλιψις τοῦ λοιποῦ κατὰ στράγγα, καὶ μάλισθ᾽ ὅταν ὑπάρχῃ δακνῶδες, οὐδενός ἐστιν ὀργάνου τῶν ἄνωθεν, ἀλλὰ μόνου τούτου τοῦ μυός. ὥστε πρώτην αὐτοῦ χρείαν ταύτην εἶναι νομιστέον, ὑπὲρ τοῦ μηδὲν ὑπολείπεσθαι κατὰ τὸν οὐρητικὸν πόρον, δευτέραν δὲ τὸ βοηθεῖν καὶ κλειομένῳ τῷ τῆς κύστεως στόματι, καὶ τρίτην τὸ εἰς τάχος τῆς ἐκκρίσεως συντελεῖν. ὥσπερ γὰρ καὶ ἄλλα πολλὰ τοῖς ἕνεκά του γεγονόσιν ἐξ ἀνάγκης ἠκολούθησεν, οὕτω καὶ ἡ τοῦ τραχήλου τῆς κύστεως καὶ ξύμπαντος τοῦ πόρου λοξότης. ἐπεὶ γὰρ

ſculi, ut intro propellant veſicam ac comprimant, contractus poſtremo undique, qui circum collum eſt, et premens ac foras protrudens id lotii, quod in meatum ſubierit. Neque enim repente, quomodo nunc, neque abſolute meatum urinarium tota urina pervaderet, pulſa a compreſſione tum veſicae, tum muſculorum abdominis ſuperiorum, niſi muſculum hunc quoque extrinſecus natura toti meatui, qui obliquus admodum eſt, circumdediſſet. Porro quae ipſam mictionem excipit ejus, quod reliquum eſt, guttatim expreſſio, ac potiſſimum quando urina mordax admodum fuerit, a nullo ſuperiorum inſtrumentorum, ſed ab hoc ſolo perficitur muſculo. Ex quo intelligi debet, hunc primum ejus eſſe uſum, ut nihil in meatu urinario relinquatur; ſecundum autem, ut ori veſicae claudendo opituletur; tertium, ut excernendorum celeritatem acceleret. Ut enim pleraque alia ea, quae alicujus cauſa extiterunt, neceſſario ſunt conſecuta, ita et colli ipſius veſicae et totius meatus obliquitas. Subeſt enim ipſius

ὑποπεφύκει τοῖς τῆς ἥβης ὀστοῖς, ὑποκειμένων αὐτῷ κάτωθεν τῶν κατὰ τὸ ἀπευθυσμένον ἔντερον καὶ τὸ ἱερὸν ὀνομαζόμενον ὀστοῦν, ἐπὶ δὲ τῶν θηλειῶν καὶ τοῦ τῆς μήτρας αὐχένος, κἀν τούτῳ παντὶ τῷ χωρίῳ κατὰ τὸ μῆκος τοῦ ζώου κάτω φέρεται, μέχρις ἂν ἔξω γένηται τῶν ὀστῶν. ἐντεῦθεν δὲ κατὰ τὸν περίναιον ἄνω φέρεται, καὶ μέχρι τῆς κατὰ τὸν καυλὸν ἐκφύσεως, εἶτ᾽ ἐντεῦθεν αὖθις κάτω δι᾽ αὐτοῦ τοῦ καυλοῦ. δῆλον δ᾽ ὡς ἱκανῶς λοξὸς γίνεται, τῷ Ῥωμαϊκῷ σίγμα S παραπλήσιος μάλιστα. τὴν τοσαύτην οὖν ἕλικα τοῦ πόρου ταχέως διεξέρχεσθαι τῷ οὔρῳ παντάπασιν ἦν ἀδύνατον, ὑπὸ μόνης τῆς ἄνωθεν ὠθουμένῳ θλίψεως, εἰ μή τις αὐτῷ βοήθεια κατεσκευάσθη κἀνταῦθα. ταῖς μὲν οὖν γυναιξὶ μίαν καμπὴν ἔχει ὁ πόρος οὗτος, ἣν ἐν αὐτῷ τῷ τραχήλῳ τῆς κύστεως ἐκτήσατο· τοῖς δ᾽ ἀνδράσιν, ὡς ἂν καὶ τὸ αἰδοῖον ἔξω ἐπὶ τῷ τραχήλῳ τῆς κύστεως ἐπιπεφυκὸς ἔχουσιν, ἐκ περιττοῦ προσῆλθεν ἑτέρα. καὶ δῆλον ὡς ἐξ ἀνάγκης ἠκολούθησε, τοῖς μὲν ἀνδράσι ἐπιπλέον, ἔλαττον δὲ ταῖς θηλείαις λοξὸν κτήσασθαι τὸν οὐρη-

pubis ossibus, subjacetque ei inferne rectum intestinum, et id os quod sacrum nominatur, atque in foeminis collum etiam uteri, quo loco omni secundum animalis longitudinem fertur deorsum, quousque extra ossa emicuerit; inde autem secundum perinaeum fertur sursum usque ad ipsum virgae virilis exortum; post hinc rursus deorsum per ipsam virgam. Ex quo intelligi potest, ipsum admodum esse obliquum, instar S Romanae litterae potissimum. Hunc igitur tantum meatus gyrum ocyus permeare urina omnino non poterat, a sola superna compressione impulsa, nisi praesidium quoddam ei fuisset hic quoque comparatum. Porro in mulieribus unicam habet meatus hic in collo vesicae flexionem; at viris, ut quibus pudendum extrorsum ad collum vesicae promineat, secunda velut redundans accessit. Quo perspicuum fit, maribus quidem necessario contigisse, ut magis, foeminis vero, ut minus flexuosum haberent meatum urinarium.

τικὸν πόρον. ὅπως οὖν μηδὲν ἴσχοιτο κατ᾽ αὐτὸν, ὁ μῦς οὗτος ἔξωθεν ὁ τὰς ἐγκαρσίας ἔχων ἶνας αὐτῷ περιβέβληται, συμπαράγων ἀπὸ τῆς κύστεως ἄχρι τοῦ αἰδοίου τὸ οὖρον.

Ne quid igitur in ipſo ſubſiſteret, muſculus iſte multis transverſis praeditus fibris ei circumfuſus eſt, qui ſimul urinam a veſica ad pudendum usque deducat.

ΓΑΛΗΝΟΥ ΠΕΡΙ ΧΡΕΙΑΣ ΤΩΝ ΕΝ ΑΝΘΡΩΠΟΥ ΣΩΜΑΤΙ ΜΟΡΙΩΝ

ΛΟΓΟΣ Ζ.

Ed. Chart. IV. [416.] Ed. Baſ. I. (428.)

Κεφ. α'. Τῶν περὶ τὴν οἰκονομίαν τῆς τροφῆς ὀργάνων τῇ φύσει παρεσκευασμένων ἐξηγούμενοι τὴν κατασκευὴν ἐν δυοῖν τοῖς πρὸ τούτου γράμμασιν, ἄχρι μὲν τοῦ διαφράγματος ἠγάγομεν τῷ λόγῳ τὴν κοίλην φλέβα· τὸ δὲ ἀπὸ τοῦδε τῇ τῶν ἐν θώρακι μορίων ἐξηγήσει συναναγράφειν ἄμεινον εἶναι νομίζοντες, εἰς τόνδε τὸν λόγον ἀνεβαλόμεθα. καὶ, ἔν γε καὶ περὶ τοῦ στομάχου τῆς κοιλίας, ὃν οἰσοφάγον ὀνομάζουσι, τὰ μὲν ἄλλα διεξῆλθεν ὁ

GALENI DE VSV PARTIVM CORPORIS HVMANI

LIBER VI.

Cap. I. Eorum inſtrumentorum, quae natura cibi oeconomiae *ſeu procurationi* praefecit, conſtructionem duobus libris hunc antecedentibus exponentes, venam cavam ad diaphragma quidem oratione perduximus; quod vero huic eſt proximum, ſatius eſſe arbitrantes, ſi id una cum partibus in thorace contentis conſcriberetur, in hunc librum diſtulimus. Atque etiam et de ſtomacho ventriculi, quem oeſophagum nominant, caetera quidem ſupe-

πρόσθεν λόγος· οἵα δέ τις ἡ διὰ τοῦ θώρακος ὁδὸς αὐτῷ, καὶ ὡς οὐδ᾽ ἐνταῦθά τι παραλέλειπται τῇ φύσει, μὴ ὅτι περιττῶς ἢ ἐλλιπῶς ἢ ἀργῶς ἐργασαμένῃ περὶ αὐτὸν, ἀλλὰ μηδ᾽ ἐπίνοιαν ἀπολιπούσῃ κατασκευῆς ἑτέρας ἀμείνονος, εἰς ταύτην ἡμῖν καὶ αὐτὰ τὴν διέξοδον ἐδόκει χρῆναι φυλάττειν. οὐδὲ γὰρ οὐδὲ σαφὴς αὐτῶν ἡ ἐξήγησις ἔμελλεν ἔσεσθαι τοῖς ἀγνοοῦσιν ἅπαντα τοῦ θώρακος τὰ μόρια. διὰ τοῦτ᾽ οὖν οὐδ᾽ ἐν ἀρχῇ περὶ αὐτῶν λεκτέον, ἀλλὰ περὶ τῆς κατασκευῆς ἐκείνου τοσοῦτον ἐξηγητέον ἐστὶ πρότερον, ὅσον ἀγνοούμενον μὲν ἀσαφεστέραν, εἰς γνῶσιν δ᾽ ἀφικόμενον εὐπετεστέραν ἐργάσεται τὴν διδασκαλίαν.

Κεφ. β΄. [417] Τὸ τοίνυν ὑπὸ τῶν πλευρῶν ἀφοριζόμενον ἐφ᾽ ἑκάτερον, πρόσω μὲν ἐπὶ τὰ στέρνα τε καὶ τὰς φρένας ἐξικνούμενον, ὀπίσω δ᾽ ἐπὶ τὴν ῥάχιν καταλαμπτόμενον, ἅπαν τοῦτο τὸ κύτος ἔθος τοῖς ἰατροῖς ἐστιν ὀνομάζειν θώρακα. καί σοι τὸ μέγεθος αὐτοῦ τῆς ἔνδον κοιλότητος ἡ ἔξωθεν ὁρωμένη σαφῶς ἐπιδείκνυται περίοδος.

riore fermone fumus perfecuti; cujusmodi vero ipfius per thoracem iter fit, et quod ne hic quidem a natura quicquam eft praetermiffum (ut quae non folum fupervacaneum nihil in ipfo, aut mancum, aut otiofum effecerit, fed ne locum quidem meliori fabricationi excogitandae reliqueri) vifum eft nobis haec quoque praefenti enarrationi effe refervanda, quod fieri nequit, ut eorum expofitio percipi ab iis poffit, quibus partes omnes thoracis ignotae fuerint; quae etiam caufa nunc eft, cur principio de ipfis differendum non cenfeam, fed de conftructiore ipfius tantum praemittendum, quantum ignotum quidem obfcuriorem, ut vero ad notionem venerit, dilucidam magis ac expeditiorem efficiet doctrinam.

Cap. II. Quod igitur a coftis utrinque circumfcribitur, pertingitque anteriore quidem parte ad fternum ac feptum transverfum, declinat vero pofteriore ad fpinam ac reflectitur, hoc totum fpatium medici confueverunt appellare thoracem. Cujus interni finus quanta fit magnitudo, intelligi plane poteft ex eo ambitu, qui ex-

ὀλίγου γὰρ δεῖν ἴση τῷ φαινομένῳ μεγέθει τοῦ θώρακος ἔξωθεν ἡ ἔνδον εὐρύτης ἐστὶ, μικράν τινα διάστασιν ἀποτεμνομένου τοῦ σώματος αὐτοῦ τῶν πλευρῶν, λεπτοῦ παντάπασιν ὑπάρχοντος. ἐν δὲ δὴ ταύτῃ τῇ κοιλότητι τοῖς μὲν ἰχθύσιν ἡ καρδία μόνη περιέχεται, καὶ διὰ τοῦτ' ἄφωνόν ἐστιν αὐτῶν ἅπαν τὸ γένος, ἑνὸς τῶν ἀναγκαίων εἰς φωνῆς γένεσιν ὀργάνων ἀποροῦν τοῦ πνεύμονος· ὅσα δ' αὖ ἐξ ἀέρος εἰσπνεῖ ζῶα, καὶ αὖθις εἰς τοῦτον ἐκπνεῖ διὰ στόματος, ἅπασι τούτοις ὁ πνεύμων ἐκπεπλήρωκε τοῦ θώρακος τὴν εὐρύτητα, φωνητικὸν ἅμα καὶ ἀναπνευστικὸν ὄργανον γενόμενος. ἡ δ' ἀρχὴ τῆς κινήσεως αὐτῷ παρὰ τοῦ θώρακός ἐστιν, ὡς ἐν τοῖς περὶ τῆς ἀναπνοῆς λογισμοῖς ἀποδέδεικται· καὶ μέν γε καὶ ὅσον εἰς φωνῆς γένεσιν συντελεῖ, καὶ τοῦτο ἐν τοῖς περὶ φωνῆς εἴρηται. νυνὶ δ' οὐκ ἐνεργείας ἀποδεικνύειν, ἀλλὰ τὴν κατασκευὴν τῶν ὀργάνων ἐξηγεῖσθαι πρόκειταί μοι. μὴ τοίνυν μηδ' ὅτου χάριν ἀναπνέομεν οἴου δεῖν ἡμᾶς ἀποδεικνύναι νῦν. ἀλλὰ καὶ τοῦτο

trinſecus conſpicitur; paulo minus enim interna amplitudo ei, quae foris apparet, thoracis magnitudini eſt aequabilis, ipſo videlicet coſtarum corpore, quod tenue omnino eſt, de ipſa amplitudine exiguum quiddam abſcindente. Hoc autem ſinu piſcibus quidem cor ſolum continetur; ob eamque cauſam genus ipſorum univerſum ſine voce eſt, quod uno inſtrumentorum, quae ad vocis generationem ſunt neceſſaria, pulmone videlicet careat: nam omnibus, quae ex aere inſpirant, animantibus, ac rurſus in ipſum expirant, pulmo per os implevit thoracis capacitatem, ut qui vocis ſimul ac reſpirationis inſtrumentum extitit. Ipſi autem motus initium a thorace eſt, quemadmodum in iis rationibus eſt demonſtratum, quas de reſpiratione prodidimus: atque etiam, quantum ad vocis generationem conferat, id quoque in iis, quae de voce conſcripſimus, oſtendimus. Nunc autem non actiones demonſtrare, ſed inſtrumentorum conſtructionem explicare mihi eſt propoſitum. Ne igitur exiſtimes, oportere nos, cujus rei gratia reſpiramus, nunc demonſtrare;

Ed. Chart. IV. [417.] Ed. Baſ. I. (428.)

τὸ κεφάλαιον ἐν ἑτέροις ἀποδεδειγμένον ὑπόθεσιν τῷδε τῷ λόγῳ ποιησάμενος ὑπὲρ τῶν κατὰ τὴν καρδίαν καὶ τὸν πνεύμονα καὶ ὅλον τὸν θώρακα μορίων τῆς χρείας δίειμι σὺν αὐτοῖς δ', ὡς εἴρηται, καὶ τὴν θέσιν ἐξηγήσομαι τοῦ τε τῆς γαστρὸς στομάχου καὶ τῆς κοίλης φλεβὸς, ἔνθένδε ποθὲν ἀρξάμενος. ἡ χρεία τῆς αναπνοῆς τοῖς ζώοις ἐδείχθη διὰ τὴν καρδίαν γίγνεσθαι, τὸ μέν πού τι δεομένην καὶ αὐτην τοῦ ἀέρος τῆς οὐσίας, τὸ δέ τι πλεῖστον ὑπὸ θερμότητος ζεούσης ἀναψύχεσθαι ποθοῦσαν. ἀναψύχει δ' αὐτὴν ἡ μὲν εἰσπνοὴ χορηγίᾳ ποιότητος ψυχρᾶς, ἡ δ' ἐκπνοὴ τοῦ ζέοντος ἐν αὐτῇ καὶ οἷον συγκεκαυμένου καὶ λιγνυώδους ἀποχύσει. διὰ τοῦτ' οὖν καὶ διπλῆν ἔχει τὴν κίνησιν, ἐξ ἐναντίων μορίων συγκειμένην, ἕλκουσα μὲν, ἐπειδὰν διαστέλληται, κενουμένη δ' ἐν τῷ συστέλλεσθαι. σκόπει δή μοι πρῶτον ἐνταῦθα τὴν πρόνοιαν τῆς φύσεως. ἐπειδὴ γὰρ ἄμεινον ἦν ἡμῖν ἔχειν φωνὴν, ἐδεῖτο δ' αὐτῆς ἡ γένεσις ἐξ ἀνάγκης ἀέρος, ὅσον ἔμελλεν ἄλλως ἀργὸν

quin potius hujus quoque rei ſummam a nobis alibi demonſtratam pro hypotheſi hoc loco ſumentes, partium, quae ad cor, pulmonem et totum denique thoracem pertinent, uſum percurremus una cum ſitus explicatione, ut dictum eſt, tum ventriculi ſtomachi, tum venae cavae, ducto hinc alicunde principio. Uſum reſpirationis in animalibus cordis cauſa ineſſe docuimus, ſimul quod et ipſum aëris ſubſtantiam requirit, ſimul etiam potiſſimum, quod fervido calore efferveſcens refrigerari deſiderat. Refrigerat ipſum inſpiratio quidem frigidam qualitatem ei affundens, expiratio vero, quod in ipſo fervet et quaſi combuſtum ac ſuliginoſum eſt, ex ipſo profundens. Ex quo efficitur, ut et duplicem habeat motum contrariis partibus conſtantem; nam attrahit quidem, dum dilatatur, inanitur vero, dum contrahitur. Animadverte autem mecum primum hic naturae providentiam. Nam quum in nobis vocem ineſſe ſatius eſſet, fieri autem omnino ipſa ſine aëre non poſſet, quicquid otioſum alioqui

καὶ ἄχρηστον ἐκπνεῖσθαι, τοῦτο ὕλην φωνῆς ἐποιήσατο. τίνα μὲν οὖν ἐστι τὰ ταύτης ὄργανα, καὶ ὅστις αὐτοῖς ὁ τρόπος τῆς κινήσεως, ἐν μὲν τοῖς περὶ φωνῆς ὑπομνήμασιν εἴρηται τελέως. ἐνταυθοῖ δ᾽, ὅσον ἀναγκαῖον εἰς τὰ παρόντα, λεχθήσεται προελθόντος τοῦ λόγου. τὸ δέ γε νῦν εἶναι τοῦτο πρῶτον ἄξιον ἐπαινεῖν τῆς φύσεως, ὅτι τὴν καρδίαν οὐ διὰ τῆς φάρυγγος εὐθὺς ἔξωθεν ἕλκειν ἐποίησε τὸν ἀέρα, μέσον δ᾽ ἀμφοῖν ἔθηκε τὸν πνεύμονα, καθάπερ τι ταμιεῖον πνεύματος, ἀμφοτέραις ταῖς ἐνεργείαις υπηρετεῖν ἅμα δυνάμενον. εἰ μὲν γὰρ ἐκ τῆς φάρυγγος ἡ καρδία τὴν ὁλκὴν ἐποιεῖτο διαστελλομένη, καὶ αὖθις εἰς ἐκείνην ἐξέπεμπε τὸν ἀέρα συστελλομένη, τὸν αὐτὸν ἀναγκαῖον ἦν γίγνεσθαι ῥυθμὸν τῆς ἀναπνοῆς [418] τῷ σφυγμῷ τῆς καρδίας, κᾀν τούτῳ πολλὰ καὶ μεγάλα βλάπτεσθαι τὸ ζῶον ἔμελλεν, οὐκ εἰς τὸ καλῶς ζῆν μόνον, ἀλλὰ καὶ εἰς αὐτὸ τὸ ζῆν διαφέροντα. τὸ μὲν γὰρ μὴ δύνασθαι φωνεῖν ἐπὶ πλέον, εἴπερ ταῦθ᾽ οὕτως εἶχεν, οὐ σμικρὸν τοῦ καλῶς ζῆν

atque inutile erat expirandum, id in vocis materiam convertit. Quibus vero inftrumentis perficiatur, quaeque motus ipforum fit ratio, in iis commentariis, quos de voce edidimus, accurate et diligenter confcripfimus: hoc autem volumine, quantum praefens difputatio poftulabit, progreffu orationis attingemus. In praefentia vero hoc primum naturae videtur effe laudandum, quod cor ipfum aërem externum trahere inftituit non protinus per fauces, fed utrorumque medium pulmonem, quafi fpiritus promptuarium quoddam, ftatuit, qui ambabus fimul actionibus fervire poffet. Nam fi cor, dum dilatatur, ex faucibus traheret, rurfusque in illas, dum contrahitur, aërem emitteret, eundem effe rhythmum refpirationis cum pulfu cordis effet neceffe; et in hoc multis magnisque, non ad bene vivendum folummodo, fed ad ipfam etiam vitam pertinentibus, laederetur animal. Nam quod non poffemus diu verba continuare, fi haec ita fe haberent, non parvum bene vivendi effet incommodum: fimili ra-

ἐμπόδιον. οὕτω δὲ καὶ τὸ καθ᾽ ὕδατος ἀδυνατεῖν διαδύεσθαι φόβῳ πνίξεως. τὸ δὲ μὴ διαδραμεῖν ποτε χωρὶς εἰσπνοῆς οἷόν τ᾽ εἶναι διὰ καπνὸν, ἢ κονιορτὸν, ἤ τινα μοχθηρὰν ἀέρος καὶ φαρμακώδη ποιότητα, σήψεσί τισι ζώων ἢ ἄλλαις προφάσεσι μιανθέντος, τὴν ζωὴν ἂν αὐτὴν ἔβλαπτεν ἐν τάχει, καὶ τελέως τὸ ζῶον διέφθειρεν. ἐπεὶ δ᾽ οὔτ᾽ ἐκ τῆς φάρυγγος, οὔτ᾽ ἔξωθεν εὐθὺς, ἀλλ᾽ ἐκ τοῦ πνεύμονός τε καὶ εἰς τὸν πνεύμονα τήν θ᾽ ὁλκὴν τοῦ πνεύματος ἡ καρδία καὶ αὖθις τὴν ἔκπεμψιν ποιεῖται, δυνατὸν ἡμῖν ἐγένετο, πολλάκις μὲν ἄχρι πλείστου χρῆσθαι τῇ φωνῇ, πολλάκις δ᾽ ἀπνευστὶ παντάπασιν ἔχειν, εἰς μηδὲν τῆς καρδίας ἐμποδιζομένης. εἰ δὲ διὰ τῆς φάρυγγος εὐθὺς ἔξωθεν εἷλκεν αὐτὴ καὶ αὖθις εἰς τοὐκτὸς ἀπέχει τὸ πνεῦμα, δυοῖν θάτερον ἀναγκαῖον ἂν ἡμῖν ἐγίγνετο πάσχειν, ἢ ἀκαίρως εἰσπνεῖν ἀέρα μοχθηρὸν, ἢ μηδὲν ὅλως εἰσπνέουσι πνίγεσθαι παραχρῆμα. διὰ ταῦτα μεν οὖν ἡ φύσις οὐκ αὐτὴν μόνην τὴν καρδίαν ἀναπνευστικὸν ἐποίησεν ὄργανον, ἀλλ᾽ ἔξωθεν αὐτῇ περιέθηκε πνεύμονα καὶ

tione et quod metu ſuffocationis mergi in aquam non poſſemus. Quod autem ſine inſpiratione nunquam poſſemus fumum, vel pulverem, vel pravam aliquam aëris ac venenoſam qualitatem percurrere, putredinibus quibusdam animalium aliisve cauſis infecti, vitae ipſi id promptiſſime officeret, ipſumque animal funditus labefactaret. Quoniam vero non ex faucibus, neque protinus extrinſecus, ſed ex pulmone cor ſpiritum ducit, eumque rurſus in pulmonem reddit, licitum fuit nobis alias voce uti, et quidem diutiſſime, alias etiam nihil omnino inſpirare, corde nihil impedito neque offenſo. Nam ſi cor ſtatim per fauces ſpiritum extrinſecus hauriret, et rurſus foras profunderet, duorum ſane alterum nobis neceſſario accideret, vel aërem pravum intempeſtive inſpiraremus, vel omnino nihil inſpirantes protinus ſuffocaremur. Quocirca natura cor ipſum non tantummodo reſpirandi inſtrumentum fecit, ſed ipſi extrinſecus pulmonem ac thora-

θώρακα, πνεῦμά τε ἅμα παρασκευάσοντας ἐκείνῃ καὶ φωνὴν τῷ ζώῳ δημιουργήσοντας, ἤδη δ᾽ ἐξ ἐπιμέτρου τὸν μὲν οἷον ἅλμα μαλακὸν αὐτῇ γενησόμενον, ἧπερ καὶ ὁ Πλάτων ἔλεγε, τὸν δ᾽ οἷον εὐερκῆ τινα περίβολον ἀσφαλείας ἕνεκα, οὐ τῇ καρδίᾳ μόνον, ἀλλὰ καὶ τῷ πνεύμονι. μέσην δ᾽ ἐν ἅπαντι τῷ κύτει τοῦ θώρακος αὐτὴν κατέθετο, χώραν αὐτῇ ἐπιτηδειοτάτην εἰς ἀσφάλειάν θ᾽ ἅμα καὶ τὴν ἐκ παντὸς τοῦ πνεύμονος ἰσόῤῥοπον ἀνάψυξιν ἐξευροῦσα. νομίζουσι δ᾽ οἱ πολλοὶ, μὴ μέσην ἀκριβῶς, ἀλλ᾽ ἐν τοῖς ἀριστεροῖς μᾶλλόν πως τετάχθαι τὴν καρδίαν, ἀπατώμενοι τῷ διασημαίνοντι κατὰ τὸν ἀριστερὸν τιτθὸν σφυγμῷ, τῆς ἐνταῦθα τεταγμένης κοιλίας οὔσης τῆς ἁπασῶν τῶν ἀρτηριῶν ἀρχῆς. ἀλλ᾽ ἔστιν ἑτέρα κοιλία, πρός τε τὴν κοίλην ἐστραμμένη φλέβα καὶ τὸ ἧπαρ ἐν τοῖς δεξιοῖς μέρεσιν αὐτοῦ, δι᾽ ἣν οὐκ ἐν τοῖς ἀριστεροῖς τὸ σύμπαν ἡ καρδία τετάχθαι λέγεται, μέση δ᾽ ἀκριβῶς ὑπάρχει, οὐ ταύτης μόνης τῆς διαστάσεως τῆς κατὰ τὸ πλάτος, ἀλλὰ καὶ τῶν ἑτέρων δυοῖν τῶν εἰς τὸ βάθος τε καὶ μῆκος τοῦ

cem circumdedit, qui ſpiritum illi ſimul appararent, et vocem animanti efficerent. Jam autem ex ſuperabundanti illum quidem veluti ſaltatorium molle (uti Plato dicebat) cordi futurum, hunc autem velut ſeptum aliquod praevalidum tutelae cauſa circumdedit non cordi modo, ſed etiam pulmonibus. Nam ipſum in medio omnino thoracis ſpatio collocavit, loco tum ad firmitatem aptiſſimo, tum autem ad aequabilem ex toto pulmone refrigerationem opportuniſſimo. Arbitrantur autem multi, non in medio ad amuſſim, ſed magis ad laevam quodam pacto cor eſſe locatum, decepti eo, qui ad ſiniſtram mammam ſentitur, ſiniſtri ventriculi pulſu, qui illic ſitus eſt, omniumque arteriarum eſt origo. Verum ad hujus dextram alter ventriculus exiſtit, ad venam cavam et hepar converſus: qui argumentum eſſe debet, non in ſiniſtris utique cor omnino poſitum eſſe, ſed medium plane non ſolum hujus modo dimenſionis, quae ex latitudine ſpectatur, ſed aliarum etiam duarum, quae ad profundi-

θώρακος διηκουσῶν. ὅσον γὰρ οἱ σπόνδυλοι τῆς καρδίας ἀφεστήκα(429)σιν ὀπίσω, τοσοῦτον ἔμπροσθεν τὰ στέρνα· καὶ μέν γε καὶ ὅσον αἱ κλεῖς ἄνω, τοσοῦτον κάτω τὸ διάφραγμα· καὶ διὰ ταῦτα μέση κατὰ πάσας τὰς διαστάσεις τοῦ θώρακος κειμένη, δικαίαν μὲν ἐξ ἁπάντων τοῦ πνεύμονος τῶν μερῶν ποιεῖται τὴν ὁλκὴν, ἀσφαλέστατα δ᾽ αὐτὴ τέτακται, πάντων τῶν διὰ τοῦ θώρακος αὐτῇ προσπεσουμένων ἔξωθεν ἀπαχθεῖσα ποῤῥωτάτω.

Κεφ. γ΄. Μέσος δ᾽ ὁ θώραξ ὅλος ὑμέσιν εὐρώστοις διείργεταί τε καὶ διαφράττεται, κατὰ τὸ μῆκος αὐτοῦ φερομένοις ἄνωθεν κάτω. καταφύονται δὲ ἀσφαλῶς ὀπίσω μὲν εἰς τοὺς τῆς ῥάχεως σπονδύλους, ἔμπροσθεν δὲ εἰς τὸ κατὰ στέρνον μέσον ὀστοῦν, οὗπέρ ἐστι τέλος κάτω μὲν ὁ ξι[419]φοειδὴς ὀνομαζόμενος χόνδρος, ὁ κατὰ τὸ στόμα τῆς γαστρὸς, ἄνω δὲ τῶν κλειδῶν ἡ σύνταξις. ἡ δὲ χρεία τῶν ὑμένων, ἡ πρώτη μὲν καὶ μεγίστη, δύο κοιλίας ἐργάσασθαι τοῦ θώρακος, ἵν᾽, εἴποτε, μεγάλου τραύματος

latem thoracis ac longitudinem pertinent. Quantus enim eſt parte poſteriore vertebrarum a corde receſſus, tantus anteriore eſt pectoris: atque etiam quantum claves ſurſum, tantum ab eodem deorſum ſeptum transverſum digreditur. Ex quo intelligi poteſt, ipſum, quum in medio omnium dimenſionum ſit poſitum, aequabiliter ex omnibus pulmonis partibus ſpiritum ducere; et quum ab omnibus, quae ſibi extrinſecus per thoracem occurſura ſunt, ſit remotiſſimum, ſedem habere tutiſſimam.

Cap. III. Medius autem thorax totus valentibus membranis ſecundum ipſius longitudinem ſuperne deorſum tendentibus dirimitur ac interſepitur. Valide autem inſiguntur parte quidem poſteriore ſpinae vertebris, anteriore vero oſſi medio pectoris; cujus ora quidem inferior eſt cartilago enſiformis nominata, quae eſt prope os ventriculi, ſuperna vero clavium compago. Porro membranarum uſus primus quidem et maximus eſt, ut ventres duos thoracis efficiant; ut, ſi forte, magno vulnere

ἐν θατέρῳ μέρει γενηθέντος, (ὡς ἐν τοῖς περὶ θώρακος καὶ πνεύμονος κινήσεως ἐλέγομεν,) ἀπόληται τὸ κατ᾽ ἐκεῖνο τὸ μέρος ἔργον τῆς ἀναπνοῆς, ἡ λοιπὴ κοιλία σωζομένη τὸ γοῦν ἥμισυ τῆς ἐνεργείας διαφυλάττη. διὰ τοῦτο οὖν ἡμίφωνον μὲν καὶ ἡμίπνουν ἐπὶ τοῖς εἴσω διασχοῦσι τραύμασι μεγάλοις ἐν θατέρῳ μέρει τοῦ θώρακος εὐθὺς γίγνεται τὸ ζῶον· ἄφωνον δὲ τελέως ἢ ἄπνουν, εἰ ἀμφότεραι συντρηθεῖεν αἱ κοιλίαι. ταύτην τοίνυν οὕτω μεγάλην χρείαν παρεχομένων τῷ ζώῳ τῶν διαφραττόντων ὑμένων τὸν θώρακα, καὶ διὰ τοῦτο μάλιστα γεγονότων, εὐμήχανος ἡ φύσις ὑπάρχουσα, τὸ δι᾽ ἕτερόν τι δημιουργηθὲν καὶ πρὸς ἄλλο καταχρήσασθαι, τὴν ὡς ἀμφιεσμάτων τε ἅμα καὶ συνδέσμων ἐξ αὐτῶν ὠφέλειαν τοῖς ἐντὸς τοῦ θώρακος ὀργάνοις ἅπασιν ἐτεχνήσατο. καὶ γὰρ τὰς ἀρτηρίας τὰς ἐνταῦθα, καὶ τὰς φλέβας, καὶ τὰ νεῦρα, καὶ τὸν οἰσοφάγον, ἤδη δὲ καὶ αὐτὸν ὅλον τὸν πνεύμονα συνδοῦσί τε τῷ παντὶ θώρακι καὶ σκέπουσιν οἱ ὑμένες οἵδε περιτεινόμενοι. τὴν μὲν οὖν

in alterutram ejus partem accepto, (ut in libris de motu thoracis ac pulmonis oftendimus,) refpirationis munus ejus partis perierit, reliquus venter incolumis dimidium faltem actionis retineat. Quocirca a magnis vulneribus intro in alterutram thoracis partem penetrantibus repente animans parte dimidia tum vocis tum refpirationis privatur: voce autem atque refpiratione plane deftituitur, fi venter uterque fuerit confoffus. Quum hanc igitur magnam adeo afferant animantibus utilitatem membranae thoracem interfepientes, ejusque rei potiffimum gratia extiterint, quae tamen naturae eft folertia, ut eo, quod propter aliud quiddam inftitutum fuerit, ad aliud etiam abutatur, ufum ex ipfis, ceu operimentis fimul ac ligamentis, omnibus, quae thorace continentur, inftrumentis adhibuit: nam arteriae, quae in eo funt, et venae, et nervi, et oefophagus, poftremo autem et totus ipfe pulmo colligantur toti thoraci, teguntur que omnia hifce membranis undique obducta. Ligamentorum igitur ufum

ὡς δεσμῶν χρείαν ἅπασι τοῖς εἰρημένοις παρέχονται ὁμότιμον· τὸ γὰρ ἀπλανὲς τῆς ἕδρας ὁμοίως ἅπασι τοῖς ὀργάνοις χρηστόν ἐστι· τὴν δ᾽ ὡς χιτώνων τε καὶ περιβλημάτων ἀνόμοιόν τε καὶ πολὺ διαλλάττουσαν. ἔνια μὲν γὰρ αὐτῶν οὐδ᾽ ὅλως δεῖται σκεπασμάτων, ὅσα φύσει παχέα καὶ ἰσχυρὰ, καθάπερ αἱ ἀρτηρίαι καὶ ἡ καρδία καὶ ὁ στόμαχος· ἔνια δὲ χρήζει μὲν, ἀλλὰ μετρίως, ὥσπερ ὁ πνεύμων. αἱ μέντοι φλέβες καθ᾽ ὅλον τὸν θώρακα μεγίστης ὠφελείας ἀπολαύουσιν ἐκ τῆς τῶν ὑμένων ἐκφύσεώς τε καὶ περιφύσεως, καὶ μάλιστ᾽ αὐτῶν ἡ κοίλη, περὶ ἧς εὐθὺς λέγειν ἐν ἀρχῇ προθέμενοι τοσοῦτον ἐδεήθημεν ἐξηγήσεως τῶν κατὰ τὸν θώρακα μορίων, ὡς γνῶναι τήν τε καρδίαν αὐτὴν, τίνα θέσιν ἔχει, καὶ προσέτι τοὺς διαφράττοντας αὐτὴν ὑμένας, ὡς ἀπὸ μέσων τῶν στέρνων ἐπὶ τὴν ῥάχιν διήκουσιν δίχα τέμνοντες ὅλον τὸν θώρακα.

Κεφ. δ΄. Καὶ τοίνυν καὶ τὴν κοίλην φλέβα, μεγίστην τῷ ζώῳ παρεχομένην χρείαν, ὡς ἐν τοῖς ἔμπροσθεν ἐδείκνυτο

antedictis omnibus praeftant aequabilem, nam fedis firmitudo omnibus pariter inftrumentis confert; tunicarum vero et tegmentorum diffimilem ac multum difcrepantem. Sunt enim ipforum nonnulla, quae nullum prorfus operimentum poftulent, quae natura fcilicet funt craffa ac valida, quales funt arteriae et cor et ftomachus; alia vero requirunt quidem, fed mediocria, ut pulmo. At vero venae, quae thorace toto continentur, utilitatem capiunt non minimam ex membranarum propagatione atque obductione, earumque potiffimum cava; de qua quum differere mox initio propofuiffemus, tantum de thoracis partibus exponere fuit neceffe, ut exploratum haberemus, quo loco cor fitum effet; tum autem, quae thoracem interfepiunt membranae, quo pacto a medio pectore ad fpinam pertineant, in duas partes totum thoracem diffecantes.

Cap. IV. Jam vero venam illam cavam, quae (ut antea docuimus) ufum fummum animali exhibet, neceffe

λόγοις, αναγκαιον μεν ἦν διὰ μέσων τῶν φρενῶν ἐπὶ τὴν καρδίαν ἀναφέρεσθαι, καὶ αὖθις ἐντεῦθεν ἐπὶ τὴν τῆς σφαγῆς καλουμένης ἀνιέναι χώραν, ὥστε καὶ τοῦτο δεδείξεται. κινουμένης δὲ δια παντὸς τῆς τε καρδίας αὐτῆς, καὶ τοῦ πνευμονος, καὶ τῶν φρενῶν, καὶ ὅλου τοῦ θώρακος, ουκ ἦν ἀσφαλὴς η διὰ μέσης αὐτοῦ τὴς εὐρυχωρίας ὁδὸς, εἰ μὴ τινας εξωθεν ἡ φύσις ἐπικουρίους ἐτεχνήσατο, δι᾽ ἃς καίτοι σειομένη διὰ παντὸς ἡ κοίλη φλὲψ καὶ οἷον κρεμαμένη πρός τε ταῦτ᾽ ἀντέχει, καὶ εἰ καταπίπτοι ποτὲ ἐπὶ τὴν ῥάχιν η τὰ στέρνα σφοδρως τὸ ζῶον, ἢ πρὸς τινος τῶν ἔξωθεν πληττομένη, σώα τε καὶ υγιὴς, οὐδεν ἐκ τοῦ λεπτὸν ἕνα σχεῖν χιτῶνα τῆς πολλαπλασίου τὸ πάχος ἀρτηρίας, εἰς ασφάλειαν ἀπολειπομένη. τίνες οὖν αἱ μηχαναὶ τὴς δυσπαθείας αὐτῇ πρὸς τὴς φύσεως ἐξεύρηνται, ηδη λεκτέον. αἱ μὲν κοιναὶ πάντων αὐτῆς οὐ μόνον τῶν μερῶν, ἀλλὰ καὶ τῶν ἐκφύσεων, οἱ προειρημένοι χιτῶνες ὑπάρχουσι, συναποφυόμενοι μεν ἁπάσαις αὐταῖς [420] ἕνεκα τοῦ συνδεῖν τε ἅμα τοῖς τε παρακειμένοις ἑκάστοτε μορίοις καὶ τὸν

quidem fuit per medias phrenas furfum ad cor perlabi, atque inde rurfus ad nuncupatum jugulum afcendere, quod poftea etiam docebimus. Quum autem cor ipfum, pulmo, phrenes et totus denique thorax motu perpetuo agantur, per fpatiofam ejus laxitatem non erat tutus tranfitus, nifi praefidia quaedam externa natura machinata fuiffet, ob quae vena, quanquam exagitetur affidue ac velut fublimis pendeat, his tamen obfiftit, et fi violenter ipfum animal prolabi aliquo tempore in fpinam vel pectus contigerit, vel ab aliquo externo ipfam affici, falva evadit atque incolumis, nihilo (quod fimplici tunica et ea tenui conftat) minus tuta, quam arteria, quae multis partibus habet craffiorem. Quae igitur machinae dysfpathiae ipfi venae a natura excogitatae fint, jam dicendum. Communes quidem ipfius non folum partium omnium, fed etiam propaginum, funt praedictae tunicae, fimul quidem cum ipfis omnibus emergentes, ut ea affidue colligent adiacentibus particulis et totam tunicae

ὅλον ὄγκον τοῦ χιτῶνος ἐργάζεσθαι ῥωμαλεώτερον, αὐτὴν δὲ τὴν κοίλην ἀναφέροντες ἀπὸ τῶν φρενῶν ἄχρι καὶ τῆς σφαγῆς. ἡ δὲ καθ᾽ ἕκαστον αὐτῆς μέρος ἐπικουρία τριχῆ νενέμηται, κατὰ μὲν τὰ μέσα τοῦ θώρακος οἷον χεῖρά τινα τῆς καρδίας ὀρεγούσης αὐτῇ νευρώδη τε καὶ ἰσχυρὰν ἀπόφυσιν, ἐν δὲ τοῖς κατωτέρω μέρεσι τὸν πέμπτον λοβὸν τοῦ πνεύμονος ὑποτεταμένον ἐχούσης, ἐν δὲ τοῖς ἄνω μέγιστόν τε καὶ μαλακώτατον ἀδένα τὸν καλούμενον θύμον. ἀλλ᾽ ἡ μὲν τῆς καρδίας ἀπόφυσις οὐκ εἰς τοῦτο μόνον, ἀλλὰ καὶ πρὸς ἄλλο τι μεγάλως χρήσιμον αὐτῇ τῇ καρδίᾳ γέγονεν, ὃ προϊόντος ἐξηγήσομαι τοῦ λόγου. τὸν δὲ πέμπτον λοβὸν, ὥσπερ οὖν καὶ τὸν θύμον, ἕνεκα τῆς μεγάλης φλεβὸς ἡ φύσις ἐδημιούργησε. καί σε θαυμάσειν οἶμαι μᾶλλον, οὐκ εἰ τῷ λόγῳ τὸ πᾶν ἐπιτρέποις, ἀλλ᾽ εἰ βουληθείης διελὼν ζῶον ὁτιοῦν αὐτόπτης γενέσθαι τοῦ θαύματος. οὐ μόνον γὰρ ὑποβεβλημένον ὄψει τῇ φλεβὶ τὸν λοβὸν, ἀλλὰ καὶ κοῖλον ἀτρέμα γιγνόμενον, ὡς μὴ σφαλερὰν εἶναι τὴν ἐπίβασιν αὐτῆς. οὐ μὴν οὐδ᾽ ἀγγείοις διαπέπλεκται μεγάλοις

molem efficiant robuſtiorem, ipſam autem venam cavam a phrenibus ſurſum ad jugulum usque perferentes. Praeſidium autem ejus venae partibus ſingillatim paratum triplex eſt, quum in medio quidem thoracis cor quaſi manum quandam ipſi porrigat nervoſam ac fortem apophyſin *ſeu productionem*, parte vero inferiore quintum pulmonis lobum ſubſtratum ipſa habeat, ſuprema vero maximum et molliſſimum adena, quem thymon nominant. Porro cordis quidem productio non ejus tantummodo rei cauſa, ſed cujusdam alterius, quae magnam ipſi cordi afferat utilitatem, parata eſt; quod ego procedente oratione explicabo. At vero quintum lobum, quomodo certe et thymum, propter magnam duntaxat venam natura effecit. Quo magis admiraturum te puto, non ſi omnia orationi dederis, ſed ſi diſſecto quovis animante tuis ipſius oculis ipſum miraculum aſpexeris; videbis enim lobum ipſum non modo venae ſubjici, ſed ſenſim etiam excavari, ut venae iter ſit ſecurum. At vero neque

ἢ πολλοῖς ὁ λοβὸς οὗτος, ἀλλ' ἔστιν αὐτοῦ τὸ πλεῖστον μέρος τῆς οὐσίας ἡ τοῦ πνεύμονος σὰρξ, ἣν ἔνιοι καλοῦσι παρέγχυμα, σαφῶς κἀν τούτῳ τῆς φύσεως ἐνδεικνυμένης, ὡς οὐκ ἀναπνευστικὸν ὄργανον, ἀλλ' ὡς ὑποστόρεσμά τι μαλθακὸν τῇ κοίλῃ φλεβὶ τὸν λοβὸν τοῦτον ἐδημιούργησε· πρέπειν γὰρ οἶμαι τῷ μὲν ἀναπνευστικῷ, πολλὰς καὶ μεγάλας ὑποδοχὰς ἔχειν πνεύματος, τῷ δ' ὀχήσειν ἀλύπως τε καὶ ἀσφαλῶς μέλλοντι τὸ ἐπικείμενον ὄργανον, ἥκιστα μετέχειν τοῦ διαστέλλεσθαί τε καὶ ὅλως τοῦ κινεῖσθαι σφοδρῶς. ἡ μὲν γὰρ τῶν ἀναπνευστικῶν ὀργάνων χρεία διὰ κινήσεως, ἡ δὲ τῶν ὑποστορεσμάτων δι' ἡσυχίας ὀρθῶς ἂν γίγνοιτο. καὶ τοίνυν κἀκ τοῦ δύο μὲν ἐν τοῖς ἀριστεροῖς μέρεσι τοῦ θώρακος ποιήσασθαι τοὺς λοβοὺς, τρεῖς δ' ἐν τοῖς δεξιοῖς, ἱκανῶς ἡ φύσις ἐνδείκνυται τὴν χρείαν αὐτοῦ. τῆς γὰρ κοίλης φλεβὸς ἐκ μὲν τῶν δεξιῶν μερῶν τοῦ ζώου τῶν κατὰ τὸ ἧπαρ ὁρμωμένης, πρὸς δὲ τὴν δεξιὰν κοιλίαν τῆς καρδίας ἀναφερομένης, καὶ διὰ τοῦτ' ἐν τοῖς δεξιοῖς τὴν θέσιν ἐχούσης, ἀναγκαῖον ἦν τὸν ἕνεκα ταύτης δημιουρ-

crebris neque magnis lobus hic vafis intexitur, fed maxima ejus fubftantiae pars pulmonis ipfius eft caro, quam nonnulli parenchyma appellant. Ex quo perfpicue intelligi debet, naturam hunc lobum feciffe, non ut refpirandi inftrumentum, fed ut venae cavae molle quoddam effet fubfterniculum. Convenit enim, opinor, refpirandi quidem inftrumento, ut multa habeat ac magna fpiritus receptacula, aliud vero incubans inftrumentum citra dolorem tutoque vecturo, ut dilatatione et contractione atque omnino motu vehementiore vacet, fiquidem inftrumentorum refpirationis ufus per motum, fubfterniculorum autem per quietem rite percipitur. Atque etiam, et quod in laeva quidem thoracis duos, in dextra vero tres lobos effecerit, natura aperte fatis hujus lobi utilitatem teftatur. Nam quum vena cava ex dextris animalis partibus, qua parte eft jecur, profecta furfum ad dextrum cordis ventriculum feratur, ob eamque caufam in dextris fitum habeat, neceffarium fuit eum lobum,

γηθέντα λοβὸν ἐν τοῖς δεξιοῖς τοῦ θώρακος τετάχθαι. καί σοι καὶ τοῦτο τῆς δικαίας φύσεως ἔργον (αἰσθήσει μὲν ἴσως ψιλῇ χωρὶς νοῦ φαντασθησόμενον ἄδικον, ἀληθείᾳ δ', εἴ πέρ τι καὶ ἄλλο, δικαιότατον ὑπάρχον) ὑμνεῖσθαι προσήκει, τὸ κατὰ δύναμιν, οὐ τὸ κατὰ φαντασίαν ἐκλεξαμένης ἴσον, ὅπερ ἦν ἀληθοῦς τε καὶ θείας ἔργον δικαιοσύνης. ἔνθα μὲν γὰρ ἑκατέρου τῶν ὀργάνων ὁμότιμος ἡ τῆς ἐνεργείας ὑπάρχει χρεία, καθάπερ ὀφθαλμοῖς καὶ ὠσὶ καὶ χερσὶ καὶ ποσὶν, ἐνταῦθ' ἀκριβῶς ἴσα τὰ δεξιὰ τοῖς ἀριστεροῖς ἐποίησεν. ἔνθα δὲ κατά τι πλεονεκτεῖ θάτερον διά τινα χρείαν ἐξαίρετον, ἐνταῦθα καὶ μόριόν τι περιττότερον ἐδημιούργησεν, ὡς ἐπί τε τῶν ὀργάνων τῆς τροφῆς ἐπεδείξαμεν ἐν τῷ πρὸ τούτου λόγῳ, καὶ νῦν οὐδὲν ἧττον φαίνεται τὰ κατὰ τὸν πέμπτον λοβὸν τοῦ πνεύμονος (430) ἔχειν, ὃν ἕνεκα τῆς κοίλης φλεβὸς ἡ φύσις ἐργασαμένη, καὶ μέγεθος αὐτοῦ, καὶ πλοκὴν, καὶ θέσιν, καὶ σχῆμα, καὶ τἆλλα πάντα, πρὸς τὴν χρείαν ἀποβλέπουσα, διεκόσμησεν.

qui hujus caufa effectus fuerat, in dextris thoracis partibus conftitui. Tibique hoc juftae naturae opus (quod quibusdam forte folo fenfu, nulla mente neque ratione contemplantibus injuftum videbitur, quum fit re vera, fi aliud quidquam, juftiffimum) tibi, inquam, divinam hanc operis naturae fabricam ferre laudibus ac venerari convenit, ut quae, non quod in phantafiam fpeciemve, fed quod viribus ac poteftate eft aequabile, delegerit; quod verae ac divinae juftitiae eft proprium. Ubi enim duorum inftrumentorum aequabilis momenti eft actionis ufus, verbi gratia oculorum, aurium, manuum ac pedum, ibi paria plane dextra fecit finiftris. Ubi autem alterum alteri quippiam excellit propter eximium aliquem ufum, ibi et partem aliquam praeter caeteras effecit: quemadmodum libro fuperiore in cibi inftrumentis demonftravimus, et nunc nihil obfcurius id in quinto pulmonis lobo perfpicitur; quem quum venae cavae caufa natura effeciffet, ipfius magnitudinem, connexionem, fitum, figuram caeteraque omnia ad ufum fpectans accommodavit.

οὐδ᾽ ἐστὶν εὑρεῖν οὐδὲν ζῶον, ὅτῳ μὴ πλεονεκτεῖ μονάδι μιᾷ τῶν ἐν τοῖς δεξιοῖς τοῦ πνεύμονος λοβῶν ὁ ἀριθμὸς παρὰ τοὺς ἐν τοῖς ἀριστεροῖς. καίτοι γε οὐ πάντα τὰ ζῶα δύο λοβοὺς καθ᾽ ἑκάτερον ἔχει τὸ μόριον, ὥσπερ ὁ ἄνθρωπος, [421] ἀλλ᾽ ἔστιν οἷς καὶ πλείους εἰσίν. ἅπασιν οὖν εἷς τις ἐξαίρετος ὑποβέβληται τῇ κοίλῃ φλεβί. περὶ μὲν δὴ τοῦ καθ᾽ ἕκαστον τῶν ἄλλων ζώων ἀριθμοῦ τῶν λοβῶν οὐ πρόκειται λέγειν· οὐδὲ γὰρ οὐδ᾽ ἄλλου τινὸς αὐτῶν ὀργάνου τῆς κατασκευῆς ὁ λόγος ἐφήψατο, πλὴν εἴπου κατ᾽ ἀνάγκην τινὰ τῆς εἰς ἄνθρωπον ἐξηγήσεως ἀφορμὰς ποριζόμενος. εἰ δὲ μὴ φθάσαιμεν ἀποθανεῖν, ἐξηγησόμεθά ποτε καὶ τὴν ἐκείνων κατασκευὴν, ἐπὶ λεπτὸν οὕτω κατατέμνοντες, ὥσπερ καὶ τὴν ἀνθρώπων. νυνὶ δὲ ἀγαπῴημεν, εἰ εἰς τῆς παρούσης διεξόδου τὸ τέλος ἐφικώμεθα, πλέον ἔτι τὸ λειπόμενον ἐχούσης τῶν ἤδη διηνυσμένων. ὅθεν ἀρκείτω γε τοσοῦτον εἰπόντας ἀπαλλάττεσθαι πρὸς ἕτερα, διότι τοῦ θώρακος ἐν τῷ διαστέλλεσθαι το μὲν ἄλλο πᾶν κύτος ὁ ἄνωθεν ἐκπληροῖ λοβός· ὅσον δὲ αὐτοῦ μέρος αἱ νόθαι

Neque ullum animal reperias, in quo non numerus loborum partis dextrae eos, qui funt in laeva, unitate exuperet: quanquam non omnia certe animalia, quomodo homo, binos utraque parte habent lobos, fed quibusdam plures infunt, omnibus tamen unus quidam praecipuus venae cavae eft fubjectus. Caeterum de numero loborum aliorum cujusque animantium definire non eft propofitum: neque enim alterius cujusquam inftrumenti ipforum conftructionem attigimus, nifi forte in homine explicando eo inviti fuimus traducti. Quod fi morte intercepti non erimus, illorum etiam conftructionem membratim, quomodo nunc hominum, diffecantes aliquo tempore explicabimus. Nunc autem fatis habuerimus, fi praefentem narrationem terminare poffimus, cujus quod manet, amplius eft eo, quod jam abfolvimus. Quocirca, haec quum a nobis explicata fatis fint, tranfeamus jam ad alia, quaeramusque, quid fit, quod, dum thorax dilatatur, aliam quidem ejus capacitatem fuperior complet lobus; quam

πλευραὶ λοξὸν καὶ στενὸν ἀποτέμνονται κάτω, τοῦτο ἄλλος προμήκης καταλαμβάνει. καὶ οὕτω δύο μὲν καθ᾽ ἑκάτερον μέρος οἱ μεγάλοι λοβοὶ γίγνονται· πέμπτος δ᾽ ὁ μικρὸς ἐν τοῖς δεξιοῖς ἕνεκα τῆς κοίλης φλεβὸς, ἀπὸ τοῦ διαφράγματος ἄχρι τοῦ τῆς καρδίας ὠτὸς ἐκτεταμένος. ἐντεῦθεν δὲ τὸ μὲν τῆς κοίλης εἰς τὴν καρδίαν αὐτὴν ἐμφύεται· τὸ δὲ ἕτερον μέρος τὸ μεῖζον ὄρθιον ἐπὶ τὴν σφαγὴν ἀναφέρεται, μέχρι μέν τινος ὑπὸ τῶν τῆς καρδίας ἀποφύσεων ἀποπεμπόμενον, ἐφεξῆς δ᾽ ἐπιβαῖνον τῷ θύμῳ καλουμένῳ. τοῦτον γὰρ δὴ τὸν ἀδένα μέγιστόν τε ἅμα καὶ μαλθακώτατον ὑπέτεινεν ἡ φύσις τοῖς ἄνω μέρεσι τοῦ μέσου κατὰ τὸ στῆθος ὀστοῦ τοῦ στέρνου καλουμένου, ὡς μήτε ψαύειν αὐτὸ τῆς κοίλης φλεβὸς, καὶ τὰς ἄλλας ἁπάσας ἐκφύσεις αὐτῆς τὰς ἐν τούτῳ τῷ χωρίῳ γινομένας, παμπόλλας οὔσας, στηρίζεσθαι, καθ᾽ ἃ πρῶτον ἐκφύονται. πανταχοῦ γὰρ, ὅπου μετέωρον ἀγγεῖον ἡ φύσις σχίζει, πάντως ἐνταῦθα μέσον ἀδένα τὴν σχίσιν πληροῦντα κατατίθησιν. ἔστι δ᾽ ἐν τούτῳ τῷ

autem ipfius partem obliquam et anguftam coftae fpuriae inferne circumfcribunt ac terminant, eam alius praelongus occupat. Atque hac quidem ratione duo quidem utraque parte magni exiftunt lobi; quintus vero ille parvus in dextris venae cavae gratia a transverfo fepto usque ad cordis aurem pertingit. Hinc vero altera quidem pars ipfius cavae in ipfum cor inferitur; altera vero eademque major recta furfum ad jugulum fertur, quadamtenus a cordis apophyfibus deducta, deinceps autem thymo, quem vocant, invecta. Natura enim hanc glandulam maximam fimul et molliffimam partibus fuperioribus medii fterni appellati fubjecit, fimul ne os ipfum venam cavam attingeret, fimul etiam ut aliae omnes ipfius propagines, quae hoc ipfo in loco funt quam plurimae, qua primum emergunt, fultae ftabilirentur; id enim naturae eft perpetuum, ut, quoties vas fublime dividit, ibi mediam glandulam divifionem ipfam oppleturam interponat. Sunt autem hoc in loco venarum ger-

τόποι φλεβῶν ἀποβλαστήματα μεγίστων εἰς ὠμοπλάτας καὶ χεῖρας φερομένων, καὶ πρὸ τούτων ἔτι ἄλλων, τῶν μὲν τοῖς ἄνω μέρεσι τοῦ θώρακος διανενεμημένων, τῶν δὲ εἰς τὰ πρόσω καὶ κάτω διασπειρομένων, ὧν ἡ μεγίστη μοῖρα κατὰ τοὺς τιτθοὺς ἐνεχθεῖσα μέχρι τῶν καθ᾽ ὑπογάστριον ἐκτείνεται χωρίων. ταύταις πάσαις ταῖς ἀπονεμήσεσι τῶν φλεβῶν καὶ πρὸ τούτων αὐτῇ τῇ κοίλῃ τὸν προειρημένον ἀδένα μέγιστον ὄφελος ἡ φύσις ἐτεχνήσατο, διάφραγμά τε ἅμα τῶν πλησίον ὀστῶν εἵμασι καταθεῖσα τοῖς ἐν τοῖς πιλητικοῖς κτίσμασιν ὁμοιότατον, ἕδραν τε παρέξοντα καὶ πολλὴν ἅπασιν αὐτοῖς ἀσφάλειαν ἐκποριοῦντα. τὴν μὲν δὴ κοίλην φλέβα κατὰ τόνδε τὸν τρόπον ἀπὸ τοῦ διαφράγματος ἄχρι τοῦ τραχήλου μετὰ πάσης ἀσφαλείας ἀνήγαγεν.

Κεφ. ε΄. Ἔμπαλιν δ᾽ αὐτῇ φερόμενον ἄνωθεν κάτω τὸν οἰσοφάγον, ὡς ἂν ὁδὸν ὑπάρχοντα τῆς ἐκ τοῦ στόματος εἰς τὴν γαστέρα καταφερομένης τροφῆς, ἐν ᾧ μάλιστα καταθέσθαι, τοῦ

mina maximarum ad fcapulas et manus pertinentium, et ante has adhuc aliarum, quarum pars quidem fuperioribus thoracis partibus diftribuitur, pars autem prorfum ac deorfum diffunditur; quarum portio maxima fecundum mammas perlata ad hypogaftrion usque extenditur. Omnibus his venarum diftributionibus in primisque ipfi cavae praedictam glandulam ad maximum emolumentum natura fabricavit, quippe quae eam conftituerit, ut et fimul effet interfeptum viciuorum offium amiculis lana pilove coagmentatis fimillimum, et firmitatem praeberet, et multam ipfis omnibus fecuritatem fuppeditaret. Venam cavam igitur hoc modo a fepto transverfo furfum ad collum usque omni adhibita fecuritate perduxit.

Cap. V. Huic autem diffimili via atque oppofita ductum fuperne deorfum oefophagum, quod per ipfum velut viam cibus ab ore ad ventriculum delabitur, quo

θώρακος ἐπιτηδειότατον ἦν, ἐν τούτῳ κατέθετο. καί μοι καὶ νῦν ἤδη προσέχειν ἀξιῶ τὸν νοῦν ἐπαγγελλομένῳ δείξειν οὐκ αὐτῷ μόνῳ τῷ στομάχῳ τὴν διὰ τοῦ θώρακος ὁδὸν ἄριστα παρεσκευασμένην, ἀλλὰ καὶ τοῖς τοῦ πνεύμονος ὀργάνοις ἀλυπότατον. τόν τε γὰρ πνεύμονα, καὶ τὴν καρδίαν, καὶ ὅλον τὸν θώρακα, σὺν ταῖς ἀρτηρίαις ἁπάσαις ταῖς κατ᾽ αὐτὸν, ἐχρῆν δή που διαστελλόμενά τε καὶ συστελλόμενα [422] μηδὲν ἐμποδίζεσθαι πρὸς μηδετέραν τῶν κινήσεων ὑπὸ μηδενὸς, αὐτόν τε τὸν στόμαχον μὴ διὰ μέσης εὐρυχωρίας τοῦ θώρακος διεκπίπτειν οἷον κρεμάμενον, ἀλλ᾽ ἐπ᾽ ἀσφαλοῦς τινος ἕδρας ἀναπαύεσθαι. ταῦτ᾽ οὖν ἀμφότερα, τά τε τοῖς τοῦ πνεύματος ὀργάνοις ἀλυπότατα καὶ τὰ τῷ στομάχῳ λυσιτελέστατα, διὰ τῆς ἐπικαίρου θέσεως αὐτοῦ θαυμαστῶς ἡ φύσις ἐξεπορίσατο. κατὰ γὰρ τῶν τῆς ῥάχεως σπονδύλων ἐποχούμενος, καὶ συνδεδεμένος τούτοις, καὶ τούτῳ τῷ τρόπῳ διερχόμενος ὅλον τὸν θώρακα, σὺν τῷ τῆς θέσεως ἑδραίῳ τε καὶ πανταχόθεν ἀσφαλεῖ καὶ τὸ μηδὲν ἐνοχλεῖν μήτε τῇ καρδίᾳ μήτε τῷ πνεύμονι

loco thoracis maxime conveniebat, in eo ipſo natura conſtituit. Atque mihi jam attendas animum velim, probaturum enim me profiteor, non hujus modo ſtomachi tranſitum per thoracem pulcherrime eſſe communitum, ſed etiam ſine cujusquam ſpiritus inſtrumentorum offenſione. Nam pulmonem ipſum, et cor, et totum denique thoracem cum omnibus, quae ipſo continentur, arteriis motum, dum dilatarentur ac comprimerentur, habere oportebat undequaque liberum, ipſumque ſtomachum non per medium thoracis ſinum amplum quaſi ſuſpenſum elabi, ſed in ſecura aliqua ſede conquieſcere. Haec igitur utraque, et ſpiritus inſtrumentis omnis moleſtiae carentiam, et ſummam ſtomacho commoditatem, ex opportuna ipſius poſitura natura mirabiliter ſuppeditavit. Nam ſpinae vertebris invectus ac colligatus totum ita permeat thoracem, cum poſiturae totius ſtabilitate ac ſecuritate hoc aſſecutus, ut nullum cordi, neque pulmonibus, neque

μήτ᾽ ἄλλῳ τινὶ τῶν κατὰ τὸν θώρακα μορίων ἐπεκτήσατο. καὶ γάρ τοι καὶ τὸ σκολιὸν αὐτῆς τῆς θέσεως ἔτι μᾶλλόν σε διδάξει, πρὸς δύο ταῦτα ἀποβλέπουσαν τὴν φύσιν, ὡς μήτ᾽ ἐνοχλοίη τι τοῖς τοῦ πνεύματος ὀργάνοις, μήτ᾽ αὐτός τι βλάπτοιτο, τὴν ὁδὸν ταύτην αὐτῷ τεμέσθαι. κατὰ μὲν γὰρ τῆς μέσης χώρας τῶν πρώτων τοῦ νώτου τεττάρων σπονδύλων ἀκριβῶς ἐκτέταται μηδαμόσε παρατρεπόμενος, ὡς ἂν πρὸς τῷ μηδὲν μέλλειν στενοχωρεῖν τῶν κατὰ τὸν θώρακα καὶ την ἕδραν ἀσφαλῆ διὰ τῆς τοιαύτης θέσεως ἕξων μάλιστα καὶ πρὸς μηδενὸς τῶν ἔξωθεν ἑτοίμως ἀδικηθησόμενος. ὄπισθεν μὲν γὰρ αὐτοῦ προκειμένων ἅμα τοῖς σπονδύλοις τῶν κατὰ τὴν ῥάχιν ἀποφύσεων, ἃς ἀκάνθας ὀνομάζουσιν, ἔμπροσθεν δὲ τοῦ στέρνου καὶ παντὸς τοῦ κατὰ τὸν θώρακα κύτους, εὔδηλον ως οὐδὲν τῶν ἔξωθεν ἐμπεσόν ποτ᾽ αὐτῷ καὶ τρῶσαι καὶ θλάσαι δυνήσεται, τοσούτοις τε καὶ οὕτως ἰσχυροῖς προβλήμασι πανταχόθεν ὀχυρωθέντι. κατὰ δὲ τὸν πέμπτον σπόνδυλον ἐκτρέπεται

earum denique cuiquam, quae thorace continentur, partium negotium exhibeat. Et quidem ipfa quoque obliqua pofitura magis te docebit, naturam duo haec intuitam, necubi fcilicet fpiritus inftrumentis quippiam effet molestiae, neve ipfe quid offenderetur, hanc ei patefeciffe viam. In mediis enim ad perpendiculum quatuor primis dorfi vertebris extenditur, nusquam curfum inflectens, ut qui, praeterquam quod nullam thoracis particulam ex hujusmodi fitu effet arctaturus, fedem etiam fecuram potiffimum habiturus erat, ut jam ab omni externa offenfione fit tutiffimus. Quum enim parte ipfius pofteriore una cum vertebris opponantur fpinae proceffus, quos apices feu fpinas nominant, anteriori autem fternum atque totum quod in thorace eft fpatium: patere arbitror, nihil, quod extrinfecus ipfi incidat, neque vulnerare ipfum, neque contundere poffe, quum tot atque ita fortibus propugnaculis undique fit ftipatus. Ad quintam vero vertebram deerrat quidem ab eo curfu, quem fecundum resti-

μὲν τῆς κατ᾽ εὐθὺ κάτω φορᾶς εἰς τὰ δεξιὰ μέρη μεθιστάμενον, ἑτέρῳ δὲ ὀργάνῳ κυριωτέρῳ παραχωρεῖ τῆς βελτίονος ἕδρας, τῇ μεγίστῃ πασῶν ἀρτηρίᾳ. ταύτην γὰρ ἐκ μὲν τῆς ἀριστερᾶς κοιλίας τῆς καρδίας ἐκφυομένην, εἰς ἅπαν δὲ τὸ σῶμα τοῦ ζώου διανεμομένην, δίκαιον ἦν δήπου, πρῶτα μὲν δίχα σχισθῆναι τμήμασιν ἀνίσοις, καὶ μεῖζον αὐτῶν γενέσθαι πολλῷ τὸ κάτω φερόμενον, ὅτι καὶ τοῦ ζώου παντὸς τὰ κάτω τῆς καρδίας μόρια πολλῷ πλείω τε καὶ μείζω τῶν ἄνω, κατά τε τῆς ἀρίστης χώρας ἐπιβῆναι τῶν σπονδύλων, ἥτις ἦν ἡ μέση.

Κεφ. ς'. Διὰ τί δ᾽ ἐπὶ τὸν πέμπτον σπόνδυλον ἥκει ἡ ἀρτηρία, καὶ ὡς οὔτ᾽ ἀνωτέρω βέλτιον ἦν οὔτε κατωτέρω τῆς ῥάχεως ἐπιβαίνειν αὐτὴν, ὀλίγον ὕστερον εἰρήσεται, τὸν περὶ τοῦ στομάχου λόγον ἅπαντα πρότερον ἡμῶν διεξελθόντων, ὃν ὅτι μὲν ἀποχωρῆσαι τῆς μέσης χώρας ἄμεινον ἦν, ὀρθῶς ἀποδέδεικται, διότι δ᾽ ἐπὶ τὰ δεξιὰ μέρη μᾶλλον, οὐκ ἐπὶ θάτερα, τοῦτ᾽ ἤδη μοι δεικνύντι προσέχετε τὸν νοῦν. ἐπιβαίνει μὲν ἡ ἀρτηρία τῇ μέσῃ χώρᾳ τῶν σπονδύ-

tudinem deorfum facere inftituerat, digrediturque ad dextram, ut fedem det meliorem ac cedat inftrumento magis praecipuo, maximae omnium arteriae. Hanc enim ex finiftro quidem cordis ventriculo exortam, in totum autem animantis corpus diftribuendam, aequum fuit primum quidem in duas partes dividi imparibus portionibus, earumque effe multo majorem, quae deorfum ferretur, quod totius animalis quae cordi fubjiciuntur partes multo plures fuperioribus fint ac majores; deinde per medias vertebras (qui locus opportuniffimus erat) ferri.

Cap. VI. Porro quam ob caufam ad quintam vertebram arteria haec vadat, tum autem quod ipfam intererat non fuperius neque inferius fpinae ipfi invehi, paulo poft memorabimus, quum prius omnem de ftomacho difputationem terminaverimus, quem a media regione fecedere praeftitiffe recte demonftravimus. Cur vero ad dextram potius, non autem ad laevam, hoc dum ego demonftro, animum quaefo attendite. Invehitur quidem ipfa arteria mediis vertebris, non tamen imperiofe ad-

λων, οὐ μὴν σφόδρα γε τυραννικῶς καὶ πλεονεκτικῶς ἀπελαυνει τὸν στόμαχον, ἀλλὰ βραχύ τι καὶ αὐτὴ παραχωροῦσα δέχεται καὶ προσίεται κοινωνὸν τῆς κατὰ τῶν σπονδύλων ἕδρας αὐτόν. ὥστ᾽, εἴ μοι νοήσεις τινὰ γραμμὴν ἄνωθεν κάτω διὰ μέσης τῆς ῥάχεως τεταμένην, ἐπιβεβηκυῖάν τε κατὰ ταύτης γραμμῆς τὴν μεγάλην ἀρτηρίαν οὕτως, ὥστε τὸ πλέον μὲν αὐτῆς ἐν τοῖς ἀριστεροῖς εἶναι τοῦ ζώου μέρεσι, τὸ δὲ ἔλαττον ἐν τοῖς δεξιοῖς, οὔ σοι δόξει διαφέρεσθαι πρὸς ἑαυτὸν ὁ λόγος, ἅμα μὲν τὴν μέσην χώραν [423] τῶν σπονδύλων ὑπὸ τῆς ἀρτηρίας κατειλῆφθαι (431) φάσκων, ἅμα δ᾽ οὐκ ἀκριβῶς εἶναι μέσην αὐτὴν, ἀλλὰ πλέον ἐπιλαμβάνεσθαι τῶν ἀριστερῶν. ὥσπερ γὰρ, ὅτι κυριωτέραν αὐτὴν ὑπάρχουσαν τοῦ στομάχου δίκαιον ἦν οἷον ἐν προεδρίᾳ τετάχθαι, καλῶς εἴρηται πρόσθεν, οὕτως, ὅτι μηδὲ ὁ στόμαχος ἄκυρόν ἐστι μόριον, ὡς ἀμεληθῆναι παντάπασιν, ἐννοεῖν ἡμᾶς προσήκει. συντεθέντων ἀμφοῖν τῶν λογισμῶν, οὐκ ἂν ἔχοις ἑτέραν χώραν οὐδετέρῳ τῶν ὀργάνων ἐξευρεῖν ἀμείνονα τῆς νῦν ὑπαρχούσης. ἀλλ᾽ ἐπεὶ κατὰ τῆς μέσης

modum neque ſuperflue ſtomachum depellit, ſed paululum quiddam et ipſa cedens ipſum recipit et admittit in communem vertebrarum ſedem. Quare, ſi mihi intellexeris lineam aliquam ſuperne deorſum per mediam ſpinam porrectam, magnam vero arteriam huic lineae ita invehi, ut ejus major portio in laeva animantis ſit, minor autem in dextra, non tibi ſecum pugnare videbitur oratio, quae ſimul medias quidem vertebras ab arteria dicat occupari, ſimul autem non plane medias, ſed magis ad laevam declinare. Quemadmodum enim antea, quod majoris ipſa, quam ſtomachus, eſſet momenti, aequum eſſe diximus loco velut primario conſtitui, ita nos omnino ſtatuere convenit, ſtomachum non usque adeo abjectam eſſe partem, ut ejus ratio nulla habenda ſit. Collatis vero utriusque rationibus, haudquaquam locum utrique inſtrumento, quam nunc obtinent, aptiorem nullum excogitare queas. At quum omnino per mediam ſi-

γραμμῆς ἐπιβεβηκέναι πάντως ἐχρῆν τὴν ἀρτηρίαν, ἀποχωρεῖν τε βραχὺ πρὸς τὰ πλάγια, σκόπει πάλιν κἀνταῦθα τὴν πρόνοιάν θ᾽ ἅμα καὶ τὴν τέχνην τῆς φύσεως. ἐκ γὰρ τῶν ἀριστερῶν μερῶν τῆς καρδίας ἐκφυομένην τὴν ἀρτηρίαν εὔλογον ἦν δήπου τοῖς ἀριστεροῖς ἐπιβαίνειν μέρεσι κατ᾽ εὐθὺ φερομένην. ἐὰν δήπου τὸ ἐν μέσῳ πᾶν τῆς καρδίας καὶ τῆς ῥάχεως οἷον κρεμαμένη τε καὶ ἀστήρικτος διέρχηται, μεῖζον οὐδὲν ἦν ὄφελος ἐν οὕτω σφαλερῷ χωρίῳ βραχέος διαστήματος. ἀτὰρ οὖν καὶ θαυμάζειν οἶμαί σε ταῖς ἀνατομαῖς ὁμιλήσαντα καὶ θεασάμενον αὐτὸν, ὡς τὸ πάντων ἐλάχιστον διάστημα, τὸ μεταξὺ ῥάχεώς τε καὶ καρδίας, ἡ ἀρτηρία κατείληφεν, ἐναργῶς ἐνδεικνυμένη τοῖς ὀφθαλμοὺς τε καὶ νοῦν ἔχουσιν, ὡς ἐπείγοιτο πρὸς τὴν ῥάχιν. αὕτη καὶ τοῦ κατὰ τὸν πέμπτον ἐπιβαίνειν τοῦ νώτου σπόνδυλον ἡ αἰτία· κατ᾽ εὐθὺ γὰρ ἀκριβῶς τῆς ἀρχῆς τοῦδε τοῦ σπονδύλου τὴν ἐκ καρδίας ἔκφυσιν ἔχει. ἀλλὰ περὶ μὲν τῶν τοῦ πνεύματος ὀργάνων ὀλίγον ὕστερον ἐροῦμεν. ὁ δὲ στόμαχος τῆς γαστρὸς ἐπὶ μὲν τῶν τεττάρων τῶν πρώτων

neam ipfam arteriam ferri paulumque ad latus deflectere effet neceffe, confidera rurfus hic quoque folertiam naturae atque providentiam. Ex finiftris enim cordis partibus exortam hanc arteriam confentaneum fuit finiftris partibus invehi e directo tendentem; fi demum id omne, quod inter cor ac fpinam interjectum eft, quafi fufpenfa ac fine fulcimento permeat, quo loco adeo periculofo unica reftabat falus, ipfius interftitii brevitas. Proinde mirabile hoc tibi credo videri, qui in diffectionibus es verfatus, ipfeque es confpicatus, arteriam breviffimum omnium intervallum id, quod inter cor ac fpinam eft, occupaffe, fefe ad fpinam feftinare, iis, qui caeci rationisque expertes non funt, aperte indicantem; haecque eft caufa, cur quinto fpondylo dorfi invehatur; directum enim plane fpondyli hujus principio ex corde habet exortum. Sed de fpiritus quidem inftrumentis paulo poft differemus. Caeterum ventriculi ftomachus quatuor quidem primis thoracis fpondylis invehitur pro-

τοῦ θώρακος σπονδύλων ἐπιβέβηκε, τοῖς δ' ὀκτὼ τοῖς λοιποῖς ἐκ τῶν δεξιῶν παρατέταται, δι' ἃς εἴπομεν αἰτίας. ὅταν δὲ δὴ πρῶτον ἅψηται τῶν φρενῶν, αἳ δὴ τὸ κάτω πέρας εἰσὶ τοῦ θώρακος, ὑμέσιν ἰσχυροῖς εἰς ἱκανὸν ὕψος ἐξαιρόμενος υπερβαίνει τὴν μεγάλην ἀρτηρίαν αὖθις ἐπὶ θάτερα μέρη, κἀνταῦθα τὰς φρένας διεξερχόμενος ἐμφύεται τῷ στόματι τῆς γαστρός· ὑψηλὸς μὲν, ὅπως μὴ θλίβοι τὴν ἀρτηρίαν ἐν ταῖς τῶν σκληροτέρων σιτίων παρόδοις, εἰς ἀριστερὰ δὲ, διότι τὸ στόμα τῆς γαστρὸς ἐν τούτῳ τετάχθαι βέλτιον ἦν, ὡς ὁ πρόσθεν ἐδίδαξε λόγος. ἥ τε τῶν ἀπ' ἐγκεφάλου νεύρων παρὰ τὸν στόμαχον εἰς τὴν γαστέρα φερομένων ὁδὸς ἀσφαλεστέρα μακρῷ τῆς εὐθείας ἔμελλεν ἡ λοξὴ γενήσεσθαι. μαλακὰ γὰρ ὄντα ταῦτα καὶ λεπτὰ, καὶ διὰ μακροῦ κατ' εὐθὺ τεταμένα, καὶ μέγιστον μόριον ἐξημμένον αὐτῶν ἔχοντα τὴν γαστέρα, πληρώσει σιτίων ἀνακείμενον, ὑπὸ τοῦ ταύτης ὄγκου τε καὶ βάρους ἀεὶ κατατεινόμενα ῥᾳδίως ἂν ἀπεῤῥήγνυτο. τοῦ μηδὲν τοιοῦτον γίγνεσθαι χάριν ἡ φύσις αὐτόν τε τὸν στόμαχον, ᾧ παρα-

pe autem reliquos octo ad dextram fertur ob memoratas jam caufas; quum primum vero phrenas contigerit, quae fane ora inferior funt thoracis, membranis fortibus fublime admodum elatus fupra magnam rurfus arteriam transit in partem alteram, quo loco phrenas praeterlapfus ori ventriculi inferitur; fublimis quidem, ne in afperiorum ciborum tranfitu arteriam comprimat, in laevam vero, quod in eo loco fatius fuerat os ventriculi conftitui, quemadmodum antea docuimus. Adde huc, quod nervis, qui a cerebro juxta ftomachum in ventriculum feruntur, obliqua via tutior multo erat futura, quam recta; molles enim quum fint hi ac tenues, longoque intervallo fecundum rectitudinem tendantur, maximamque praeterea partem a fe ipfis pendentem ventriculum fcilicet habeant, quem cibo compleri fubinde oportebat, ab ipfius tum mole tum pondere tenfi affidue facile dirumpantur: quod ne fieret, natura ipfum fimul ftomachum, cui eos

πέφυκε, δι' ἄλλα τέ τινα τὰ μικρῷ πρόσθεν εἰρημένα καὶ τῆς τῶν νεύρων ἀσφαλείας ἕνεκα λοξὸν τῇ θέσει καὶ σκολιὸν ὅλον ἐδημιουργήσατο, καὶ προσέτι καὶ αὐτὰ τὰ νεῦρα, πλησίον τῆς γαστρὸς γιγνόμενα, περὶ αὐτὸν ἑλίττουσα πρότερον οὕτως ἐμφύει. περὶ μὲν δὴ τῶν νεύρων ἐπιπλέον αὖθις εἰρήσεται.

Κεφ. ζ'. Νυνὶ δὲ, (τέλος γὰρ ἤδη ἡμῖν τὰ περὶ τῆς κοίλης φλεβὸς καὶ τοῦ στομάχου τῆς θέσεως ἔχει,) πάλιν ἐπὶ τὰ του πνεύματος ὄργανα μεταβάντες, ἐπιδείξομεν, εἰς ὅσον ἡ φύσις [424] ἅπαντα διεκόσμησε, καὶ θέσιν ἀρίστην ἑκάστῳ, καὶ πλοκὴν, καὶ διάπλασιν, ὄγκου τε ποσότητα καὶ σχῆμα περιθεῖσα, καὶ μαλακότητας δὲ καὶ σκληρότητας, καὶ βαρύτητας καὶ κουφότητας, ἅπαντά τε τἄλλα, ὅσα τοῖς σώμασιν ὑπάρχει, κατὰ τὸ δικαιότατον ἑκάστῳ νείμασα. καὶ μὲν δὴ καὶ τῆς πρὸς ἄλληλα κοινωνίας αὐτῶν εἰς ὅσον προὐνοήσατο, τὰ μὲν ξυμφύουσα, τὰ δὲ προσαρτῶσα, τὰ δὲ περιβάλλουσα, τὰ δὲ ἀμφιεννῦσα, καὶ πᾶν, εἴ τι τοιοῦτον εἰς ἀσφάλειαν αὐτοῖς διέφερεν, ἐπιτεχνωμένη,

applicuit, cum propter alia, quorum paulo ante meminimus, tum etiam ut nervi eſſent tutiores, obliquum poſitura ac tortuoſum totum effecit; poſtremo nervos ipſos, quum prope ventriculum acceſſerint, circum ſtomachum prius involvens ſic demum infigit. At de nervis quidem poſtea uberius diſſeremus.

Cap. VII. Nunc autem, (venae enim cavae ac ſtomachi ſitum jam abſolvimus,) ad ſpiritus inſtrumenta reverſi, quantum in his omnibus naturae ſit artificium, oſtendamus; quae quum poſituram cuique aptiſſimam, et connexionem, atque conformationem, molisque quantitatem, ac figuram adhibuit, tum autem mollitiem ac duritiem, gravitatem et levitatem, reliquaque omnia, quae corporibus inſunt, cuique fideliſſime diſtribuit; atque (ut paucis complectar) quantam ipſorum inter ſe communitatis curam adhibuerit, alia quidem uniens, alia vero mutuo applicans, quaedam circumdans, nonnulla veſtiens, ac ſi quid ejusmodi ad ipſorum firmitatem pertineret, fa-

καὶ ταῦτ᾽ ἐξηγησόμεθα σύμπαντα τὴν ἀρχὴν αὖθις ἀπὸ τῆς
καρδίας ποιησάμενοι. ταύτην οὖν ὅτι μὲν ἐν μέσῳ χρὴ τετάχθαι τῷ θώρακι, καὶ ὅτι περιβεβλῆσθαι μὲν ἐν κύκλῳ
τὸν πνεύμονα, καθάπερ δακτύλοις τισὶ τοῖς λοβοῖς αὐτὴν
περιλαμβάνοντα, περικεῖσθαι δ᾽ ἔξωθεν ἀμφοτέροις τὸν
θώρακα, σαφὲς ἐκ τῶν ἤδη λελεγμένων ἐστί. διὰ τί δὲ οὐκ
ἀκριβῶς ἐστι σφαιροειδής, ἀλλ᾽ ἀπὸ πλατείας τε καὶ κυκλο-
τεροῦς τῆς ἀναβάσεως, ἣν κεφαλὴν αὐτῆς ὀνομάζουσιν, ἀρξα-
μένη, κἄπειτα κατὰ βραχὺ μειουμένη τρόπον ὁμοιότατον
κώνῳ στενοειδὴς καὶ λεπτὴ τὸ κάτω γίνεται πέρας, ουπω
μὲν εἴρηται πρόσθεν, ἀρκτέον δ᾽ ἐντεῦθέν μοι μάλιστα τοῦ
περὶ αὐτῆς λόγου παντός. οὐκ ἴσης ἀσφαλείας ἐδεῖτο πάντα
αὐτῆς τὰ μόρια, διότι μηδὲ τὴν αὐτὴν ἅπαντα χρείαν πεπίστευται. τὰ μὲν γὰρ κατὰ τὴν βάσιν ἀγγείων ἐκφύσεσιν
ἀνάκειται, τὰ δ᾽ ἑκατέρωθεν ἀπὸ τοῦδε μέχρι τοῦ κάτω
πέρατος οἷον πλευρὰ ἕτερα ταῖς τῶν κοιλιῶν γενέσεσιν ἀνάκειται, αὐτὸ δὲ τὸ κάτω πέρας ἀπόφυσίς ἐστιν ἰσχυρὰ

bricata, id quoque exponemus, rurſus a corde auſpicati.
Conſtat igitur ipſum ex iis, quae jam diximus, in medio quidem thorace oportuiſſe locari, pulmonesque ei
quidem undique circumfundi, ſuis lobis ceu digitis quibusdam in orbem complectentes, utriusque vero extrinſecus circumdatum eſſe thoracem. Cur autem non ſit omnino rotundum, ſed ab ampla atque orbiculari ſuperna
baſi, quam caput ejus nominant, exorſum, poſt autem
paulatim gracileſcens, modo coni ſimillimo parte ſua inferna in anguſtum acutumque deſinat, nondum antea
quidem diximus. Incipienda autem mihi hinc potiſſimum
eſt omnis de eo disputatio. Omnes ejus partes haudquaquam eandem requirebant ſecuritatem, propterea quod
non eundem omnes praeſtabant uſum: quandoquidem
quae ipſius ad baſim ſunt, ea vaſorum originibus ſunt
addictae, quae vero utraque ex parte conſequuntur ad
inferiorem usque oram, quaſi latera quaedam ventriculorum generationi ſunt deſtinata, ora vero ipſa inferior

καὶ πυκνὴ, ἅμα μὲν οἷον ἐπίθημα ταῖς κοιλίαις αὐτῆς γεγενημένον, ἅμα δὲ οἷον πρόβλημα τῆς ὅλης καρδίας, ὅπως μή ποτε ἐν ταῖς σφοδροτέραις κινήσεσιν ἐμπίπτουσα βιαίως τοῖς προκειμένοις ὀστοῖς τοῦ θώρακος ἐμποδίζηται, καί πη καὶ πονῇ, καὶ διὰ ταῦτα ἀναγκάζηται συγχεῖν τε καὶ διαφθείρειν τὸν ῥυθμὸν τῆς κινήσεως. τοῦτο μὲν δὴ τὸ μέρος τῆς καρδίας. τὸ ἀκυρώτατόν ἐστι, τὸ δ᾽ εἰς τὰς τῶν ἀγγείων ἐκφύσεις νενεμημένον ἁπάντων κυριώτατον. ὅσα δ᾽ ἐν τῷ μεταξὺ, τοῖς τῶν γειτνιώντων ἀξιώμασιν ἀνάλογον ἔχει· τὰ μὲν γὰρ πλησίον τῆς βάσεως ὀλίγου δεῖν κυριώτατα, τὰ δὲ πλησίον τοῦ πέρατος ὀλίγου δεῖν ἀκυρώτατα, τὰ δ᾽ ἐν τῷ μέσῳ τούτων, εἰς ὅσον ἀφέστηκεν ἑκατέρου τῶν ἄκρων, εἰς τοσοῦτον ἀπολείπεται καὶ πλεονεκτεῖ τῆς ἐκείνων ἀξίας. οὔκουν θαυμαστὸν οὐδὲν, ἅμα μὲν κωνοειδῆ γενέσθαι τὴν καρδίαν, ἅμα δὲ τὰ μὲν κατὰ τὴν κεφαλὴν αὐτῆς, ἅπερ ἦν κυριώτατα, τὴν ἀσφαλεστάτην χώραν κατα-

proceſſus eſt fortis et denſus, qui ſimul quidem velut operculum ventriculis ipſis eſt, ſimul etiam quaſi propugnaculum totius cordis, ne forte in vehementioribus motibus violenter incidens praepoſitis thoracis oſſibus impediatur, atque adeo afficiatur nonnunquam, ob eamque cauſam confundere cogatur atque vitiare motus ſui modum ac rhythmum. Haec itaque cordis pars ignobiliſſima eſt et abjectiſſima; ea porro, quae in vaſorum productiones eſt diſtributa, omnes dignitate ſuperat; quae vero his duabus interjectae ſunt partes, dignitates habent vicinae ſibi parti conſentaneas. Nam quae prope baſim ſunt, paulo minus ſunt maxime principes, quae vero prope finem, propemodum abjectiſſimae: porro quae in medio horum ſunt. quantum ab utrisque extremis abſunt, tantum de illorum dignitate nunc obtinent, nunc amittunt. Proinde mirari neminem oportet, ſimul quidem cor coni figuram adeptum eſſe, ſimul autem partes ad caput ejus attinentes, quae maxime primariae erant, locum tutiſſimum occupaſſe, quae vero ad fundum

λαβεῖν, τὰ δὲ κατὰ τὸν πυθμένα, τὰ πάντων ἀκυρώτατα, τὴν εὐπαθεστέραν. ὅταν δ᾽ ἀκυρώτατον ἐν καρδίᾳ λέγηταί τι μόριον, οὐκ οἶμαί τινα τοσοῦτον ἐσφάλθαι τῆς ἀληθείας, ὡς ἁπλῶς ἀκυρώτατον ἀκούειν. οὐ γὰρ ἂν εὕροις οὔτ᾽ ἄλλο τοιοῦτον οὐδὲν ἐν καρδίᾳ μόριον, οὔτ᾽ αὐτὸ τὸ κάτω πέρας, ὡς μὴ πάντων, εἰ τύχοι, τῶν ἐν τοῖς σκέλεσιν ἢ ταῖς χερσὶ κυριώτατον ὑπάρχειν, ἀλλ᾽ ὡς κυρίων ἁπάντων ὄντων εἶτ᾽ ἀλλήλοις παραβαλλομένων, τὸ μὲν ἧττον αὐτῶν χρὴ νοεῖν, τὸ δὲ μᾶλλον εἶναι τοιοῦτον, ὅπως δέ μοι τῷ λόγῳ μὴ μόνον νῦν, ἀλλὰ καὶ εἰσαῦθις ἕποιο παρακούων μηδὲν, ἐθέλω σοι διελθεῖν, ἐξ ὧν χρὴ διαγινώσκειν ἐν ζώου σώματι μόριον ἄκυρόν τε καὶ κύριον. ἀπὸ μὲν δὴ τῆς χρείας ἄμφω κρίνειν. ἐπεὶ δ᾽ ἐστὶν αὕτη τριττὴ κατὰ γένος, [425] (ἢ γὰρ εἰς αὐτὸ τὸ ζῆν, ἢ εἰς τὸ καλῶς ζῆν, ἢ εἰς τὴν τούτων φυλακὴν διαφέρει,) τὰ μὲν εἰς τὸ ζῆν αὐτὸ χρήσιμα μόρια κύρια πάντως ἡγεῖσθαι, τῶν λοιπῶν δ᾽

pertinent omnium neglectiſſimae, magis offenſionibus expoſitum. Porro quum in corde particulam aliquam dicimus abjectiſſimam, neminem puto adeo a veritate aberrare, ut ſimpliciter abjectiſſimam accipiat. Neque enim ullam ejusmodi in corde particulam reperias, ne ipſum quidem finem inferiorem, qui non omnium, quae verbi gratia in cruribus ſunt aut manibus, ſit praeſtantiſſima; ſed tanquam omnes ſint eximiae ac principes, tum autem inter ſe mutuo comparentur, eo modo convenit aliam quidem ipſarum minus, aliam vero magis talem eſſe intelligere. Ut autem, quod dicitur, non modo nunc, ſed etiam in omne poſterum tempus aſſequaris nil a ſcopo aberrans, volo tibi paucis praeſcribere, quibus notis judicare oporteat, quae pars in corpore animantis princeps, quae minime ſit habenda. Ex uſu ſcilicet de utroque ſtatuendum eſt; qui quum ſit triplex genere, (aut enim refertur ad vitam ipſam, aut ad vitam commodiorem, aut ad horum duorum conſervationem,) quae ſane ad vitam conferunt partes, eae principes ſine dubio ſunt habendae; reliquorum vero duorum generum a

Ed. Chart. IV. [425.] Ed. Baſ. I. (431. 432.)

ἑκατέρων γενῶν ακύρων ὑπαρχόντων, ὅσοις μὲν συμπάσχει ῥᾳδίως τὰ κύρια ταῦτα, ἧττον τῶν ἄλλων ἄκυρα νομίζειν, ὅσοις δ' οὐ συμπάσχει, μᾶλλον. ἐπεὶ τοίνυν ἡ καρδία τῆς ἐμφύτου θερμασίας, ᾗ διοικεῖται τὸ ζῶον, οἷον ἑστία τέ τίς ἐστι καὶ πηγὴ, πᾶν μὲν ἂν οὕτω μόριον αὐτῆς εἴη κύριον, ἀλλὰ μᾶλλον ὅσων ἡ χρεία τῷ παντὶ ζώῳ διαφυλάττει τὴν ζωήν. ἔστι δὲ δὴ ταῦτα δυοῖν ἀγγείων (432) στόματα κατὰ τὴν ἀριστερὰν αὐτῆς κοιλίαν, ἣν τοῖς ἰατροῖς ἔθος ὀνομάζειν ἐστὶ πνευματικήν. διὰ γὰρ δὴ τούτων τῶν στομάτων ἡ καρδία, διὰ μὲν τοῦ μικροτέρου ταῖς κατὰ τὸν πνεύμονα, διὰ δὲ τοῦ μείζονος ὑπάσαις ταῖς κατὰ τὸ ζῶόν ἐστιν ἀρτηρίαις συνεχής. ἧττον δ' ἂν εἴη τούτων κύρια τὰ κατὰ τὴν ἑτέραν αὐτῆς κοιλίαν, ἣν αἱματικὴν ὀνομάζουσιν, ὅμως μὴν καὶ ταῦτα τῶν ἄλλων κυριώτερα, τὸ μὲν εἰσάγον εἰς αὐτὴν τὸ αἷμα, τὸ δὲ ἐξ αὐτῆς εἰς τὸν πνεύμονα παράγον. ἐπεὶ δὲ ἀξιόλογόν ἐστιν ἕκαστον τῶν εἰρημένων ἀγγείων τε καὶ στομάτων, εὐλόγως καὶ ἡ καρδία

primi generis praeſtantia diſcedentium ea minus aliis diſcedere ſunt putanda, quibus hae principes facile compatiuntur, magis vero, quibus minus facile. Quum igitur cor caloris nativi, quo animal regitur, quaſi fons quidam ac focus ſit, omnis eo modo ipſius pars principatum teneat, at magis hae, quarum uſus toti animali vitam conſervat; ſunt autem hae duorum vaſorum orificia in ſiniſtro ipſius ventriculo, quem medici ſpiritalem appellare conſueverunt. Horum enim duorum orificiorum per minus quidem cor iis, quae in pulmone ſunt, arteriis, per majus autem omnibus, quae toti animali ſunt diffuſae, eſt continuum. Minus autem his praecipua ſunt ea, quae in altero ipſius ventriculo, quem ſanguineum appellant, inſunt; ſunt tamen, quam alia, haec quoque magis praecipua, quorum alterum quidem ſanguinem in ipſum cor intromittit, alterum autem ex ipſo in pulmonem deducit. Quum autem memoratorum jam vaſorum atque orificiorum quodque inſigne ſit, non fuit

κατὰ ταῦτα τὰ μέρη μεγίστη τε γέγονε καὶ τὸ μέσον ἐπέχει τοῦ παντὸς θώρακος, ἥτις ἦν ἀσφαλεστάτη χώρα διὰ τὸ πλεῖστον ἁπάντων ἀποκεχωρηκέναι τῶν ἔξωθεν προσπιπτόντων αὐτῷ. τά τε γὰρ θλῶντα, καὶ τὰ τέμνοντα, καὶ τὰ θερμαίνοντα, καὶ τὰ ψύχοντα, καὶ πᾶν ὁτιοῦν ἄλλο τοιοῦτον τοῖς ζώοις λυμαινόμενον πολὺ πρότερον ἀναγκαῖόν ἐστιν ἀδικῆσαί τε καὶ διεξελθεῖν μόρια τοῦ τε θώρακος ὅλου, καὶ τοῦ πνεύμονος, ἤπερ καὶ αὐτῆς της καρδίας, πρὶν ἐπί τι τῶν εἰρημένων ἐξικέσθαι.

Κεφ. η'. Τὰ μὲν δὴ περὶ τοῦ σχήματος αὐτῆς καὶ τῶν μορίων ἑκάστου τῆς θέσεως ὧδ' ἔχει· τὰ δὲ περὶ τῆς ὅλης οὐσίας ἐφεξῆς δίειμι. σάρξ ἐστιν ἡ καρδία σκληρὰ καὶ δυσπαθὴς, ἐξ ἰνῶν πολυειδῶν συγκειμένη, καὶ κατ' ἄμφω ταῦτα, κἂν εἰ παραπλήσιος εἶναι δοκοίη τοῖς μυσὶν, ἐναργῶς αὐτῶν διαφέρει. τοῖς μὲν γὰρ μονοειδής ἐστιν ἡ τῶν ἰνῶν φύσις· ἢ γὰρ εὐθείας μόνον ἔχουσι κατὰ τὸ μῆκος ἑαυτῶν, ἢ ἐγκαρσίας κατὰ τὸ πλάτος, ἅμα δὲ ἑκατέρας

alienum, cor etiam his partibus maximum esse medi-umque thoracem totum obtinere; qui locus idcirco erat tutissimus, quod plurimum abest ab iis, quae sibi extrinsecus nocere possint. Quandoquidem, quae contundunt atque incidunt, quaeque refrigerant ac calefaciunt, aliaque id genus animantibus exitiosa multo ante totius thoracis partes ac pulmonis violent necesse est ac perrumpant, quam ipsius cordis, antequam ad aliquod praedictorum perveniant.

Cap. VIII. Quae igitur ad ipsius figuram ac partium cujusque posituram pertinent, sic habent: de omni porro ejus substantia deinceps nobis est agendum. Cor caro est dura et aegre patibilis, ex fibris multiplicibus conflata; quorum utrumque quanquam musculis videri possit persimile, discrepat tamen ab ipsis perspicue; siquidem his unius generis est fibrarum natura, (aut enim rectas solum habent secundum suam ipsorum longitudinem, aut transversas secundum latitudinem, simul autem

οὐδείς· ἡ καρδία δὲ καὶ ταύτας ἀμφοτέρας ἔχει, καὶ τρίτας ἐπ᾽ αὐταῖς τὰς λοξάς. ἀλλὰ καὶ σκληρότητι καὶ τόνῳ καὶ τῇ ξυμπάσῃ ῥώμῃ τε καὶ δυσπαθείᾳ πολὺ δή τι παραλλάττουσιν αἱ τῆς καρδίας ἶνες ἁπασῶν τῶν ἄλλων. οὐδενὸς γὰρ οὕτως ὀργάνου συνεχὲς ἢ σφοδρόν ἐστι τὸ ἔργον, ὡς τῆς καρδίας· ὅθεν εὐλόγως εἰς ῥώμην θ᾽ ἅμα καὶ δυσπάθειαν ἡ τοῦ σώματος αὐτῆς οὐσία παρεσκευάσθη. τὸ δὲ πολυειδὲς τῶν ἰνῶν, ὃ μηδενὶ μὲν ὑπάρχει μυΐ, πολλοῖς δ᾽ ἄλλοις ὀργάνοις, οἷον μήτραις καὶ κύστεσι καὶ γαστρὶ, ποικίλαις κινήσεσιν ὁ πρόσθεν λόγος ἔδειξε παρασκευάζουσαν τὴν φύσιν. ἕκαστος μὲν οὖν τῶν μυῶν ἁπλῆν καὶ μίαν ἔχει τὴν κίνησιν, ὡς καὶ τοῦτ᾽ ἐν ἑτέροις ἀποδέδεικται· γαστὴρ δὲ καὶ αἱ μῆτραι καὶ κύστεις ἑκάτεραι ἕλκουσί τε καὶ κατέχουσι καὶ ἐκκρίνουσιν, ὥσπερ ἡ καρδία, καὶ διὰ τοῦτο πολυειδεῖς ἐν ἑκάστῳ τούτων αἱ ἶνές εἰσιν, ὡς ἐδείκνυτο, ταῖς μὲν εὐθείαις αὐτῶν [426] ἵνα εἰς αὐτὰς συνιούσαις ἕλκοιτό τι, ταῖς δ᾽ ἐγκαρσίαις ἐκκρίνοιτο, πάσαις

utrasque nullus,) cor vero et has utrasque habet, et tertias praeter has obliquas. Atque etiam duritie, contentione, toto denique robore ac patiendi difficultate cordis fibrae multum fane ab aliis omnibus differunt. Quum enim aliud inftrumentum nullum fit, cujus tanta actionis effet continuitas ac robur, quanta eft in corde, confentaneum ob id fuit, corporis ipfius fubftantiam ad robur fimul et patiendi difficultatem comparari. Porro fibras multiplices (quae nulli quidem infunt mufculo, in aliis tamen iisque multis reperiuntur inftrumentis, ut matricibus, veficis ac ventriculo,) probavimus ante a natura ad motuum varietatem paratas effe. Singuli enim mufculi fingulos habent ac fimplices motus, quemadmodum alio loco id quoque demonftravimus. Ventriculus vero ac matrices et vefica utraque trahunt fimul et retinent atque expellunt, quomodo et cor, ob eamque caufam multijugae in quoque horum insunt fibrae, ut oftendebamus: rectae quidem, ut, quum contrahunt fefe, trahatur aliquid; transverfae autem, ut excernatur; at

δ᾽ ἅμα περιστελλομέναις τοῖς ἐνυπάρχουσι κατέχοιτο. καί σοι θεάσασθαι τὴν τοιαύτην αὐτῶν κίνησιν ἐπὶ τῆς καρδίας ἐστὶν ἐν διτταῖς καταστάσεσιν, ἢ ἐξῃρημένην ἄρτι τοῦ ζώου καὶ σφύζουσαν ἔτι κατασκεψαμένῳ, ἢ τὸ προκείμενον αὐτῆς ὀστοῦν τὸ στέρνον ὀνομαζόμενον ἐκκόψαντι καθ᾽ ὃν εἴρηται τρόπον ἐν ταῖς ἀνατομικαῖς ἐγχειρήσεσιν. ὅταν μὲν γὰρ, εἰς αὑτὰς συνιουσῶν τῶν κατὰ τὸ μῆκος ἐκτεταμένων ἰνῶν τῶν δ᾽ ἄλλων ἁπασῶν χαλωμένων τε καὶ διϊσταμένων, ἔλαττον μὲν γένηται τὸ μῆκος, αὐξηθῇ δὲ τὸ σύμπαν αὐτῆς εὖρος, ἐν τούτῳ μὲν διαστελλομένην ὄψει τὴν ὅλην καρδίαν, ἔμπαλιν δὲ χαλωμένων μὲν τῶν κατὰ τὸ μῆκος, εἰς αὑτὰς δὲ συνιουσῶν τῶν κατὰ τὸ πλάτος, ἐν τούτῳ πάλιν συστελλομένην. ἐν δὲ τῷ μεταξὺ χρόνῳ τῶν κινήσεων ἡσυχία τις γίνεται βραχεῖα, περιεσταλμένης μὲν ἀκριβῶς τῆς καρδίας τοῖς ἐνυπάρχουσιν, ἁπασῶν δὲ τῶν ἰνῶν ἐνεργουσῶν τηνικαῦτα, καὶ μάλιστα τῶν λοξῶν. μέγιστον δέ τι συνεπιλαμβάνουσι, μάλιστα δὲ τὸ πλεῖστον αὐτοὶ διαπράττονται

quum omnes fimul iis, quae ipfis infunt, undique adftringuntur, detineatur. Poffumusque ipfarum ejusmodi motum in corde perfpicere in duabus conftitutionibus, aut jamjam evulfum ex animali ac pulfans adhuc infpicientes, aut praepofitum ipfi os, quod fternum nominant, execantes, quemadmodum in anatomicis adminiftrationibus praecepimus. Nam quum, fibris iis, quae fecundum longitudinem porriguntur, contrahentibus fefe, reliquis vero omnibus laxis ac diductis, contractior quidem facta fuerit longitudo, laxior vero univerfa ipfius latitudo, hoc ftatu tu cor totum videbis dilatari; contra autem, relaxantibus fe iis, quae funt fecundum longitudinem, contractis autem, quae funt fecundum latitudinem, eo cafu rurfus contrahi ipfum perfpicies; medio porro inter has motiones intervallo exigua quaedam quies intercedit, corde videlicet iis, quae continet, undique ad unguem aftricto, fibris autem tunc omnibus agentibus, et earum maxime obliquis. Adjuvant certe non minimum, imo vero omnium maxime totam prope-

τῆς συστολῆς οἱ ἔνδον ἐν αὐταῖς ταῖς κοιλίαις τῆς καρδίας σύνδεσμοι διατεταμένοι, ῥώμης μὲν ἐπὶ πλεῖστον ἥκοντες, ἱκανοὶ δ' ὄντες, ὁπότε συνιζάνοιεν, ἔσω συνεπισπᾶσθαι τῆς καρδίας τοὺς χιτῶνας. ἔστι γὰρ δή τι μέσον ἀμφοτέρων αὐτῆς τῶν κοιλιῶν οἷον διάφραγμα, πρὸς ὃ περαίνουσιν οἱ διατεταμένοι σύνδεσμοι, συνάπτοντες αὐτὸ τοῖς σκέπουσιν ἔξωθεν ἑκατέρας τῆς κοιλίας σώμασιν, ἃ δὴ χιτῶνας αὐτῆς ὀνομάζουσιν. ὅταν μὲν οὖν ἐγγὺς ἥκωσιν οἱ χιτῶνες οὗτοι τοῦ διαφράγματος, ἐκτείνεται μὲν τηνικαῦτα τὸ μῆκος τῆς καρδίας, συνιζάνει δὲ εἰς ἑαυτὸ τὸ πλάτος· ὅταν δ' ἐπὶ πλεῖστον ἀφιστῶνται, τὸ μὲν εὖρος αὐξάνεται, τὸ δὲ μῆκος ἔλαττον γίγνεται. καὶ μὴν εἴπερ οὐδέν ἐστιν ἄλλο τὸ διαστέλλεσθαι καὶ συστέλλεσθαι τὴν καρδίαν, ἢ τὸ μὲν τῶν κοιλιῶν αὐτῆς εὖρος ἐπὶ πλεῖστον διΐστασθαί τε καὶ συμπίπτειν, εἴη ἂν ἡμῖν ἐξευρημένον ἑκάτερον αὐτῶν ὅπως γίγνεται. διὰ ταῦτα μὲν δὴ τούς τε συνδέσμους ἰσχυροὺς ἡ καρδία κέκτηται καὶ τὸ τῶν ἰνῶν εἶδος απαντοῖον, ἵν'

modum efficiunt fyftolen feu *contractionem*, quae in intimis ipfius cordis ventriculis extenduntur ligamenta, robuftiffima quidem ipfa, ut et quae, dum contracta confident, cordis tunicas intro fimul attrahere queant; nam medium quiddam certe eft inter utrumque ipfius ventriculum quafi feptum, ad quod tenfa haec ligamenta definunt, colligantia id cum tegentibus extrinfecus utrumque ventriculum corporibus, quae fane et ipfius tunicas appellant. Quum igitur tunicae hae prope feptum acceſſerint, intenditur quidem tunc cordis longitudo, confidet autem in fe ipfam latitudo; at quum plurimum receſſerint, amplitudo quidem augetur, contractior vero redditur longitudo. Caeterum, fi cor ipfum dilatari ac comprimi aliud nihil fit, quam ipfius ventriculorum latitudinem plurimum diduci ac concidere, jam, qua utrumque fiat, ratio inventa nobis fuerit. Ob eam quidem certe caufam cor tum fortia ligamenta, tum omne fibrarum genus habuit ejusmodi, ut nullo negotio atque

απόνως τε καὶ ἑτοίμως εἰς τὰς τρεῖς μεθιστῆται καταστάσεις, διαστελλομένη μὲν, ὁπόταν ἕλκειν ὀρεχθῇ τι τῶν χρησίμων, περιστελλομένη δ', ὁπόταν ἀπολαύειν καιρὸς ᾗ τῶν ἑλχθέντων, συστελλομένη δὲ, ὁπόταν ἀποκρῖναί τι τῶν περιττωμάτων ὁρμήσῃ. λέλεκται δ' ἐπιπλέον ὑπὲρ τούτων ἄλλοτε πολλαχόθι κἀν τοῖς περὶ χρείας ἀναπνοῆς δὲ οὐχ ἥκιστα· καὶ νῦν οὐ χρὴ νὴ Δία μηκύνειν ἔτι περὶ τῆς κινήσεως αὐτῆς διαλεγομένους.

Κεφ. θ'. Ἀλλ' ἤδη τόν τε ἀριθμὸν ἐξηγεῖσθαι τῶν ἀμφ' αὐτὴν ἀγγείων καὶ τοῦ καθ' ἕκαστον στόματος ἐκδιδάσκειν τὴν ἰδέαν, εἰπεῖν δέ τι καὶ περὶ τοῦ πλήθους αὐτοῦ τῶν κοιλιῶν, ὅσα τ' ἄλλα τούτοις ἕπεται διελθεῖν ἅπαντα. πλῆθος μὲν δὴ τῶν κοιλιῶν τῆς καρδίας (ἐντεῦθεν γὰρ ἄρξασθαι δίκαιον) οὐκ ἴσον ἐν ἅπασι τοῖς ζώοις ἐστὶν, ἀλλ' ὅσα μὲν ἐξ ἀέρος εἰσπνεῖ διὰ φάρυγγος καὶ ῥινῶν καὶ στόματος, εὐθὺς μὲν καὶ πνεύμων τούτοις ἐστὶν, εὐθὺς δὲ καὶ τῆς καρδίας ἡ δεξιὰ κοιλία, τοῖς δ'

expedite ad tres conſtitutiones traducatur; dilatetur quidem, quando, quod naturae ſuae eſt accommodatum, trahere appetit; aſtringatur vero undique, quando iis, quae traxerit, frui tempeſtivum fuerit; contrahatur denique, quando ſuperfluis excernendis ſeſe accinxerit. Dictum eſt omnino his de rebus quum alio loco diligentius, tum autem in iis, quae de uſu reſpirationis ſcripſimus; quapropter ſupervacaneum hercle nunc, ut quum maxime, fuerit pluribus de ea ipſa cordis motione differere.

Cap. IX. Sed jam tempeſtivum eſt numerum vaſorum, quae in ipſo ſunt, percenſere; tum orificii cujusque ipſorum formam explicare; poſtremo autem et de ventriculorum ipſius numero nonnihil attingere, quaeque haec comitantur, omnia percurrere. Numerus itaque cordis ventriculorum (inde enim auſpicari par eſt) in omnibus animalibus haud quaquam eſt idem; ſed quae aërem inſpirant per pharynga, per nares et os, protinus quidem his quoque eſt pulmo et cordis dexter

ἄλλοις ἅπασιν οὔτε πνεύμων ἐστὶν, οὔτ᾽ ἐν τοῖς δεξιοῖς [427] τῆς καρδίας εὐρύτης οὐδεμία. συναπόλλυται γὰρ ἀεὶ τῷ πνεύμονι δύο ταῦτ᾽ ἐξ ἀνάγκης, ἥ τε φωνὴ τοῦ ζώου καὶ ἡ δεξιὰ τῆς καρδίας κοιλία, κἀν τῷδε δῆλον, εἰς ὅσον ἑκάτερον αὐτῶν ἥκει χρείας. ἡ μὲν γὰρ δεξιὰ κοιλία τοῦ πνεύμονος ἕνεκα γέγονεν, ὁ δὲ πνεύμων αὐτὸς ἀναπνοῆς τε καὶ φωνῆς ἐστιν ὄργανον. οὔκουν ὀρθῶς Ἀριστοτέλης διῃρεῖτο περὶ τοῦ πλήθους τῶν ἐν τῇ καρδίᾳ κοιλιῶν εἰς μέγεθος καὶ μικρότητα τοῦ σώματος ἀνάγων αὐτῶν τὸν ἀριθμόν. οὔτε γὰρ τοῖς μεγίστοις ζώοις ἅπασι τρεῖς, οὔτε τοῖς ἐλαχίστοις ἐστὶ μία. τὴν αὐτὴν γὰρ ἀκριβῶς ἔχει κατασκευὴν καρδίας ἵππος ὁ μέγιστος ἐλαχίστῳ στρουθῷ, κἂν εἰ μῦν ἀνατέμοις, κἂν εἰ βοῦν, κἂν εἴ τι τῶν ἄλλων ζώων, κἂν ἔτι μικρότερον εἴ τι μυὸς ἢ μεῖζον βοὸς, ἅπασιν αὐτοῖς ὅ τ᾽ ἀριθμὸς ἴσος ὁ τῶν κοιλιῶν, ἥ τ᾽ ἄλλη κατασκευὴ τῆς καρδίας ἡ αὐτή. οὐ γὰρ εἰς μέγεθος ἀποβλέπουσα καὶ

ventriculus; reliquis vero omnibus neque pulmo eſt, neque ad dextram cordis partem ulla latitudo; duo enim haec neceſſario una cum pulmone intereunt, animalis vox et cordis dexter ventriculus. Ex quo intelligi poteſt, quantam ipſorum utrumque utilitatem afferat; nam dexter ventriculus gratia pulmonis eſt factus, pulmo vero ipſe reſpirationis ſimul et vocis eſt inſtrumentum. Non igitur recte Ariſtoteles numerum ventriculorum definivit, ad magnitudinem corporis et parvitatem multitudinem ipſorum referens. Neque enim maximis quibusque animalibus ſunt tres, neque minimis eſt unicus; eandem enim plane equus habet cordis fabricationem, qui maximus eſt, et minimus paſſerculus, et ſi murem diſſecueris, aut bovem, aut aliorum animalium quodvis, ſive praeterea id minus mure, ſive majus bove fuerit, omnibus ipſis tum ventriculorum numerum comperies aequabilem, tum reliquam cordis fabricam eandem. Neque enim natura pro corporis magnitudine aut

σμικρότητα σώματος ἡ φύσις ἐξαλλάττει τῶν ὀργάνων τὴν ἰδεαν, ἀλλ᾽ ἡ τῆς ἐνεργείας διαφορὰ σκοπὸς αὐτῇ γίγνεται τῆς κατασκευῆς, αὐτὰς δ᾽ αὖ πάλιν τὰς ἐνεργείας τῇ πρώτῃ χρείᾳ μετρεῖ. καὶ στοῖχός τις οὕτω θαυμαστὸς ἀποτελεῖται διαδεχομένων ἀλλήλας ἐνεργειῶν τε καὶ χρειῶν, ὡς ὅ τε παρεληλυθὼς ὅλως ἐνεδείξατο λόγος, ὅ τε νῦν ἐνεστηκὼς οὐδὲν ἧττον διδάξει τοὺς μὴ πάνυ τι ῥαθύμως ὁμιλοῦντας αὐτῷ. ἔχει γὰρ ὧδε τὸ σύμπαν. χρεία τοῖς ἰχθύσιν οὐκ ἦν δήπου φωνῆς ἐν ὕδατι διαιτωμένοις, ἀλλ᾽ οὐδ᾽ ἀναπνεῖν αὐτοῖς ἐγχωρεῖ διὰ φάρυγγος, ὥσπερ οὐδ᾽ ἡμῖν αὐ(433)τοῖς, ὅταν ἐν τούτῳ τύχωμεν ὄντες. οὔκουν ἕνα μέγιστον πόρον ἀναπνοῆς καὶ φωνῆς, ὥσπερ τοῖς πτηνοῖς καὶ πεζοῖς ζώοις, οὕτω γενέσθαι κἀκείνοις βέλτιον ἦν, ἀλλ᾽ ἡ τῶν βραγχίων ὀνομαζομένων κατασκευὴ ἀντὶ πνεύμονος αὐτοῖς ὑπηρετεῖ. πολλοῖς γὰρ ταῦτα καὶ λεπτοῖς τρήμασι διειλημμένα, βασίμοις ἀέρι τε καὶ ἀτμῷ, λεπτοτέροις δὲ ἢ καθ᾽ ὕδατος ὄγκον, ἐκτὸς μὲν ἀποστέγει τοῦτο, διαπέμπει δ᾽ ἑτοιμ-

parvitate diverfas facit atque immutat inftrumentorum formas, fed in ipfa conftructione propofitam habet fibi, ceu fcopum, actionis varietatem, ipfas autem rurfus actiones primo ufu dimetitur, fitque eo modo admirabilis quaedam feries ac continuatio actionum atque ufuum inter fe excipientium, ut fuperiore omni oratione comprobavimus, atque in nunc quoque propofita nihilominus eos docebimus, qui non negligentiffime ipfam expenderint, cujus fumma haec eft. Utilitas vocis pifcibus certe nulla eft, ut qui in aqua degant; fed ne refpirare quidem ipfis licet per pharynga, quomodo ne nobis quidem ipfis, quando in eam merfi fuerimus. Non igitur, quemadmodum volucribus ac pedeftribus animalibus, ita etiam illis e re fuit maximum unum refpirationis ac vocis ortum effe meatum, fed earum, quas branchias nuncupamus, conftructio ipfis vice pulmonis eft. Quum enim crebris ac tenuibus foraminibus fint branchiae hae interceptae, aëri quidem et vapori perviis, fubtilioribus tamen quam pro mole aquae, hanc quidem extra repel-

ἐκεῖνα. τά τε γὰρ ἄλλα καὶ ψυχρότεροι τὴν φύσιν εἰσὶν οἱ ἰχθύες, ὥστε μὴ δεῖσθαι τὴν καρδίαν αὐτῶν ἱκανῆς ἐμψύξεως. ἐνδείκνυται δὲ τὴν κρᾶσιν αὐτῶν ἐπ᾽ ἄλλοις πολλοῖς οὐχ ἥκιστα καὶ τὸ ἄναιμον· ἢ γὰρ οὐδ᾽ ὅλως, ἢ παντάπασιν ὀλίγον αἷμα κέκτηνται. καὶ διὰ τοῦθ᾽ ὅσα πολυαιμα καὶ θερμὰ τῶν ἐνύδρων, οἷον δελφὶς καὶ φώκη καὶ φάλαινα, ταῦτα ἐξ ἀέρος ἀναπνεῖ πάντα θαυμαστόν τινα τρόπον ἀναπνοῆς, ὃν εἰσαῦθις εἴη ποτὲ διελθεῖν ἐξηγουμένοις ἡμῖν τῶν ἄλλων ζώων τὴν κατασκευήν, ὥσπερ νῦν τὴν ἀνθρώπου. καιρὸς γὰρ αὖ πάλιν ἐπὶ τοῦτον ἐπανέρχεσθαι τοσοῦτον ἐκείνων ἐπιμνησθέντας, ὅσον ἱκανὸν ἦν ἐνδείξασθαι τοῦ πνεύμονός τε ἅμα καὶ τῆς ἐν τῇ καρδίᾳ δεξιᾶς κοιλίας τὴν χρείαν.

Κεφ. ι'. Ἀμοιβὴν γάρ τινα τῷ πνεύμονι τὴν ἐκ τοῦ ἥπατος θρέψιν ἔοικεν ἀντιπαρέχειν ἡ καρδία, καὶ τοῦτον ἀντεισφέρειν αὐτῷ τὸν ἔρανον ἀνθ᾽ οὗ λαμβάνει παρ᾽ ἐκείνου πνεύματος. ἔδει μὲν γάρ δή που καὶ τῷ πνεύμονι

lunt, illa autem prompte intromittunt; huc adde, quod natura etiam frigidiores ſunt piſces, quam ut ipſorum cor magna indigeat refrigeratione. Indicant autem eorum temperamentum cum alia multa, tum maxime ſanguinis penuria; aut enim carent omnino, aut paucum plane habent ſanguinem. Quocirca quae aquatilia multo ſanguine ſunt praedita ac calida, ut delphinus, vitulus, balaena, haec omnia ex aëre reſpirant admirabili quodam reſpirationis modo, quem nobis olim licebit breviter percurrere, quum aliorum animalium conſtructionem, ut nunc hominis, explanabimus, ad quem erit tempeſtivum reverti, ubi de illis id tantum dixerimus, quantum ſatis eſſe videtur ad demonſtrandum pulmonis ſimul et dextri cordis ventriculi uſum.

Cap. X. Mutuam enim gratiam cor pulmoni referre videtur, quum ipſum ſanguine nutrit, idque beneficii ipſi conferre pro eo ſpiritu, quem ex illo aſpirat. Oportebat namque et ipſum certe pulmonem nutriri;

τροφῆς· ἀλλ' οὐκ ἦν ἄμεινον εὐθὺς ἐκ τῆς κοίλης φλεβὸς εἰς αὐτὸν ἰέναι τὸ αἷμα, [428] καίτοι παρερχομένης καὶ ψαυούσης αὐτοῦ. διότι φύσιν τε ἐχρῆν ἑτέραν ἀγγείου κατασκευασθῆναι τοῦ θρέψοντος αὐτὸν οὐδὲν τῇ κοίλῃ προσεοικότος, ἐπίφυσίν τε σχεῖν ὑμένων, οἵαν νῦν ἔχει. καὶ ταῦτα οὐδὲ παρ' ἑνὸς ἄλλου οὐδαμῶς ἦν δυνατὸν, ὅτι μὴ παρὰ τῆς καρδίας αὐτῷ σχεῖν. οὐ γὰρ δὴ μάτην, οὐδ' ὡς ἔτυχεν ἡ πάντα σοφὴ φύσις, ὥσπερ οὐδ' ἄλλο οὐδὲν ἐποίησεν ἐν ἅπασι τοῖς ζώοις, οὕτως οὐδ' ἐπὶ τοῦ πνεύμονος. ἐνήλλαξε γὰρ τῶν ἀγγείων τοὺς χιτῶνας, ἀρτηριώδη μὲν ἐργασαμένη τὴν φλέβα, φλεβώδη δὲ τὴν ἀρτηρίαν. ἐν μὲν γὰρ τοῖς ἄλλοις ἅπασι μορίοις τῆς ἴσης ἀρτηρίας τῇ φλεβὶ τὸ πάχος τῶν χιτώνων οὐκ ἴσον, ἀλλ' εἰς τοσοῦτον ἄρα διενήνοχεν, ὡς Ἡρόφιλος ὀρθῶς ἐστοχάσθαι δοκεῖ, τὴν ἀρτηρίαν τῆς φλεβὸς ἑξαπλασίαν ἀποφηνάμενος εἶναι τῷ πάχει. κατὰ δὲ τὸν πνεύμονα μόνον ἁπάντων ὀργάνων τε καὶ μορίων ἡ μὲν ἀρτηρία φλεβὸς, ἡ δὲ φλὲψ ἀρτηρίας ἔσχε χιτῶνας. τί δή τοῦτό ἐστι τὸ σόφισμα τῆς φύσεως,

sed plurimum intererat non statim a vena cava ad ipsum confluere sanguinem, quanquam prope ipsum feratur ac contingat; quocirca oportebat aliam vasis naturam ipsum nutrientis comparare, nullo modo *venae* cavae assimilis, epiphysimque habere membranarum, qualem nunc obtinet, haecque non ab uno alio prorsus comparari poterant, quod non a corde ipso habuerit. Nam ut aliud nihil in omnibus animantibus, ita in ipso pulmone ubique sapiens natura temere nihil neque sine causa quicquam fecit, commutavit autem vasorum tunicas, venam quidem faciens arteriosam, arteriam vero venosam. In aliis enim omnibus partibus quum arteria venae sit magnitudine aequabilis, tunicarum tamen crassitudo non est eadem, sed tantum utique differt, quantum Herophilus recte collegisse videtur, qui arteriam venae crassitudine sextuplam esse desinierit; in pulmone autem solo omnium instrumentorum ac partium arteria quidem venae, vena autem arteriae habuit tunicas. Quod quamobrem

Ed. Chart. IV. [428.] Ed. Baf. I. (433.)

ἐξηγήσασϑαι χρὴ πρότερον, ἔπειτα περὶ τῶν ὑμένων τῆς
ἐπιφύσεως εἰπεῖν, εἶϑ᾽ ἑξῆς, ὡς οὐκ ἐνεδέχετο τῆς κοίλης
φλεβὸς οὔτ᾽ ἀγγεῖον ἀρτηριῶδες, οὐϑ᾽ ὑμένας ἐκφῦναι τοιούτους. εἰ μὴ γὰρ ταῦτά τις ἅπαντα διέλϑοι πρότερον,
οὐκ ἐνδέχεται δεῖξαι τῆς δεξιᾶς ἐν τῇ καρδίᾳ κοιλίας τὴν
χρείαν τῆς γενέσεως. ἀρξώμεϑα οὖν ἀπὸ τοῦ πρώτου πάντων, ἐπιδεικνύντες, ὡς ἄμεινον ἦν ἄρα τῷ πνεύμονι φλεβώδη μὲν ἔχειν τὴν ἀρτηρίαν, ἀρτηριώδη δὲ τὴν φλέβα.
διττὸν δὲ καὶ τοῦτ᾽ ἔοικεν εἶναι τὸ πρόβλημα καὶ οἷον
δίδυμον. οὐ γὰρ μόνον ὅτι τῷ πνεύμονι κάλλιόν ἐστι, παχὺν μὲν ἱκανῶς εἶναι τῆς φλεβὸς τὸν χιτῶνα, λεπτὸν δ᾽
ἐσχάτως τῆς ἀρτηρίας, ἀλλ᾽ ὅτι καὶ τοῖς ἄλλοις ἅπασι μορίοις τοῦ ζώου παχὺν μὲν τὸν τῆς ἀρτηρίας, ἰσχνὸν δὲ
τὸν τῆς φλεβὸς ἄμεινον ὑπάρχειν, ἀποδεῖξαι προσήκει τῷ
γε μηδεμίαν ἔτ᾽ ἀπορίαν ὑπολείπεσϑαι προῃρημένῳ μηδ᾽
ἀσαφές τι καὶ ἄγνωστον τῶν ἔργων τῆς φύσεως. ὅτι μὲν
δὴ καϑ᾽ ὅλον τοῦ ζώου τὸ σῶμα τὸ μὲν αἷμα λεπτῷ καὶ

natura machinata fit, exponere in primis oportet, tum
autem de membranarum epiphyſi verba facere, poſtremo
quod fieri nequibat, ut ex vena cava arterioſum vas
aut membranae ejusmodi gignerentur; niſi enim quis
omnia haec ſtrictim prius explanarit, fieri non poteſt, ut
uſum generationis in corde dextri ventriculi oſtendat.
Auſpicemur igitur ab eo, quod omnium eſt primum,
oſtendamusque, commodiorem fuiſſe pulmoni arteriam
quidem venoſam, venam autem arterioſam. Duplex autem videtur id quoque eſſe problema et veluti geminum: non enim ſolum, quod pulmonis interfuit craſſam
quidem admodum eſſe venae tunicam, tenuiſſimam autem
arteriae, ſed quod etiam in aliis omnibus animalis partibus craſſam quidem arteriae, tenuem autem venae praeſtitit ineſſe tunicam, demonſtrare illum convenit, qui
ſuſcepit nullum naturae operum dubium neque obſcurum incognitumve relinquere. Quod ergo ſatius fuit
in toto animalis corpore ſanguinem quidem tenui ae

μανῷ περιέχεσθαι χιτῶνι, τὸ δὲ πνεῦμα παχεῖ καὶ πυκνῷ βέλτιον ἦν, οὐ μακρῶν οἶμαι δεήσεσθαι λόγων. ἀρκεῖ γὰρ ὑπομνῆσαι τῆς ουσίας ἑκατέρου τὴν ἰδέαν, ὡς τὸ μὲν αἷμα παχὺ καὶ βαρὺ καὶ δυσκίνητον, τὸ δὲ πνεῦμα λεπτὸν καὶ κοῦφον καὶ ταχύ. καὶ κίνδυνος ἦν οἴχεσθαι διϊπτάμενον αυτὸ τοῦτο ῥᾳδίως, εἰ μὴ παχέσι καὶ πυκνοῖς καὶ πάντῃ στεγανοῖς ἐφρουρήθη χιτῶσιν. ἔμπαλιν δ᾽ ἐπὶ τοῦ αἵματος, εἰ μὴ λεπτὸς καὶ μανὸς ἦν ὁ περιέχων αὐτὸ χιτὼν, οὐκ ἂν ῥᾳδίως τοῖς περικειμένοις διεδίδοτο, καὶ οὕτως ἂν ἡ σύμπασα χρεία τελέως αὐτοῦ διεφθείρετο. ταῦτ᾽ ἄρα προειδὼς ὁ δημιουργὸς ἡμῶν ἔμπαλιν ἔχοντας ἐτεχνήσατο τῶν υλῶν ταῖς φύσεσι τοὺς χιτῶνας τῶν ἀγγείων, ὡς μήτ᾽ ἐκκενοῖτο πρὸ τοῦ καιροῦ τὸ πνεῦμα, μήτε ἴσχοιτο μέχρι πλείστου τὸ αἷμα. τί δὴ οὖν οὐχὶ καὶ κατὰ τὸν πνεύμονα λεπτὴν μὲν ὡσαύτως τὴν φλέβα, παχεῖαν δὲ τὴν ἀρτηρίαν ἐδημιουργήσατο; πάντως που κἀνταῦθα τὸ μὲν πνεῦμα λεπτὸν καὶ κοῦφον καὶ στέγεσθαι δεόμενον, τὸ δ᾽ αἷμα παχὺ καὶ

rara, ſpiritum vero craſſa ac denſa concludi tunica, longa egere oratione non arbitror; ſatis enim puto eſſe, ſubſtantiae utriusque rationem ac differentiam obiter indicare, quod ſcilicet ſanguis quidem craſſus eſt, gravis aegreque mobilis, ſpiritus vero tenuis et levis et citus, quodque periculum erat, ne hic expiraret repente atque evolaret *ab animali*, niſi craſſis et denſis atque undique conſtrictis aſſervatus fuiſſet tunicis atque coërcitus, contra vero in ſanguine, niſi tenuis et rara fuiſſet quae ipſum continet tunica, non facile circumfuſis partibus diſtribueretur, atque hac ratione omnis, quem ex eo percipimus, uſus funditus deperderetur. Quae quum ante eſſent a conditore noſtro animadverſa, tunicas vaſorum naturae utriusque materiae contrarias ac pugnantes machinatus eſt, ut ne ante tempus ſpiritus evacuaretur, neve ſanguis diutiſſime inſiſteret. Cur igitur non etiam in pulmone venam ſimiliter tenuem, craſſam vero arteriam effecit? omnino enim, opinor, hic quoque ſpiritus tenuis eſt et levis, et quem coërcere oporteat,

βαρὺ καὶ διαπέμπεσθαι χρῆζον εἰς ἅπαντα τοῦ πνεύμονος τὰ μόρια πλέον, ἢ κατὰ τὰ ἄλλα τοῦ ζώου μόρια τρέφεσθαι δεόμενα, διά τε τὸ τῆς κινήσεως ἀκατάπαυστον καὶ τὸ πλῆθος τῆς θερμασίας, ἣν ἔκ τε τῆς πρὸς τὴν καρδίαν γειτνιάσεως καὶ ἐξ αὐτοῦ τοῦ διηνεκοῦς τῆς κινήσεως ὁ πνεύμων ἔχει. τάχα σε καὶ θαυμάσειν οἶμαι τὴν πρόνοιαν τοῦ δημιουργοῦ. τοῦτο γὰρ, ἐπειδὴ μόνος ὁ πνεύμων [429] ὄργανον ἑαυτῷ πανταχόθεν περικείμενον ἰσχυρὸν οὕτω καὶ σφοδρῶς κινούμενον ἐκέκτητο τὸν θώρακα, διὰ τοῦτο αὐτοῦ τὴν κατασκευὴν ἐξαίρετον ὑπὲρ τὰ λοιπὰ πάντα ποιῆσαι τοῦ ζώου μόρια, πῶς οὐ θαυμαστῆς προνοίας ἐστὶ δεῖγμα; δέδεικται γὰρ ἐν τοῖς περὶ κινήσεως αὐτοῦ, ὡς οὐδεμίαν ἐξ αὐτοῦ κίνησιν ἔχων ὁ πνεύμων ὑπὸ τοῦ θώρακος ἀεὶ κινοῖτο, συστελλομένου μὲν καὶ αὐτὸς συστελλόμενος ἐκ τοῦ θλίβεσθαι καὶ πιέζεσθαι πανταχόθεν, ὅπερ ἐκπνεόντων τε καὶ φωνούντων γίνεται, διαστελλομένου δ' αὐτοῦ πάλιν ἑπόμενός τε καὶ πάντη διϊστάμενος ὁμοίως

ſanguis vero craſſus et gravis, et quem in ſingulas pulmonis particulas dimitti opus ſit, ut quae copioſiore, quam caeterae corporis partes, egeant alimento tum propter perpetuum motum, tum propter caloris copiam, quam pulmo conſequitur tum ex cordis vicinitate, tum autem ex ipſa motionis aſſiduitate ac conſtantia. Admirabilis ſane tibi, opinor, videbitur opificis noſtri providentia: quomodo enim non hoc ſummae incredibilisque eſt providentiae, quod, quum ſolus pulmo inſtrumentum validum adeo ac motibus vehementibus praeditum ſibi ipſi habuiſſet circumfuſum thoracem ipſum, conſtructionem ipſius fecerit eximiam praeter reliquas omnes animalis partes? Demonſtratum enim in libris de ipſius motibus eſt, pulmonem ipſum ex ſeſe motus omnis expertem a thorace moveri continenter; nam dum thorax contrahitur, contrahitur et ipſe pulmo, compulſus undique ac compreſſus, quod expirantibus nobis et loquentibus uſu venit; dum autem dilatatur, ſequitur atque in

ἐκείνῳ κατὰ τὸν εἰσπνοῆς καιρόν. ἀλλ᾽ οὔτε εἰσπνεόντων, οὔτ᾽ ἐκπνεόντων ἐχρῆν ὡσαύτως διαστέλλεσθαι ταῖς ἀρτηρίαις τὰς φλέβας, ὅτι μηδὲ τὴν αὐτὴν ὑπηρεσίαν πεπίστευνται. τὰς μὲν γὰρ ὑποδοχὰς τοῦ πνεύματος ἡ φύσις ἐτέμετο, ῥᾳδίως μὲν πληροῦσθαι δεομένας εἰσπνεόντων, ἑτοίμως δ᾽ ἐκπνεόντων τε καὶ φωνούντων ἐκκενοῦσθαι· τὰς δ᾽ αὖ φλέβας οἷον ταμιεῖα τῆς τροφῆς ἐδημιούργησεν, οὔτε διαστέλλεσθαι δεομένας εἰσπνεόντων, οὔτ᾽ ἐκπνεόντων συστέλλεσθαι. καλῶς οὖν εἶχε, ταῖς μὲν μαλακὸν ἀπεργάσασθαι τὸ σῶμα, ταῖς δὲ σκληρὸν, εἴ γε ταῖς μὲν ἑτοίμως ὑπακούειν ἑκατέραις τοῦ θώρακος ταῖς ἐνεργείαις ἦν ἄμεινον, ταῖς δὲ ὅλως μηδὲν αὐτῶν ἐπαΐειν. ἀλλ᾽ εἴπερ ὀρθῶς ἡμῖν ἐν ἑτέροις ἀποδέδεικται, τρέφεσθαι τὰ σώματα δι᾽ αὐτοῦ τοῦ χιτῶνος τῶν ἀγγείων ἐπισπώμενα τὸ αἷμα, κινδυνεύει πάλιν ὁ πνεύμων ἀπορεῖν τοῦ θρέψοντος, ἱκανῶς στεγανοῦ γενηθέντος αὐτῷ τῆς φλεβὸς τοῦ χιτῶνος. ἀλλ᾽ ἱκανὰ ταῦτα πάλιν ἑτέραν οἶμαί σε θαυμαστὴν ἐξευρήσειν πρόνοιαν τῆς

omnem partem diducitur, quomodo et ille, quo nos tempore inſpiramus. At neque inſpirantibus aut expirantibus venas, quomodo arterias, oportebat dilatari, quod earum munus erat diverſum: has enim, quod ſpiritus conceptacula quaedam a natura factae erant, facile quidem repleri inſpirantibus nobis, celeriter vero vacuari expirantibus et loquentibus erat neceſſe; venas vero contra, quod eſſent cibi velut promptuarium paratae, neque dilatari oportebat inſpirantibus, neque expirantibus contrahi. Commodum igitur erat illis quidem molle, his vero durum corpus efficere, ſiquidem illas prompte obſequi utrisque thoracis actionibus, has vero prorſus nihil eis obedire praeſtiterat. Quod ſi recte a nobis in aliis demonſtratum eſt, nutriri corpora attracto per ipſam vaſorum tunicam ſanguine, rurſus pulmo videbitur propemodum inopia alimenti laborare, quum venae tunicam denſam admodum habeant. Quod tibi puto ſatis fore ad intelligendum aliam rurſus naturae admirabilem

φύσεως, ἀναμνησθέντα τῶν ἐν ἐκείνοις ἀποδεδειγμένων, ὡς τῶν του ζώου μορίων ἔνια μὲν ὑπὸ παχυτέρου καὶ, ὡς ἂν εἴποι τις, ἰλυώδους τρέφεσθαι χρήζει τοῦ αἵματος, ἔνια δὲ ἔμπαλιν ὑπὸ λεπτοτέρου καὶ ἀτμωδεστέρου, καὶ μέν γε καὶ ὡς πάντων πάντα μετέχει τἄλλα μόρια, καὶ ἀρτηρίαι, καὶ φλέβες, καὶ αἱ μὲν ὀλίγου καὶ λεπτοῦ καὶ ἀτμώδους αἵματος, αἱ δ' αὖ φλέβες ἐλαχίστου καὶ αὗται πνεύματος, ὁμιχλώδους τε καὶ παχέος. εἴπερ οὖν ταῦθ' οὕτως ἔχει, καθάπερ ἔχει, καὶ δεῖται τρέφεσθαι τὸ σῶμα τοῦ πνεύμονος οὐκ ἰλυώδει τινὶ καὶ παχείᾳ τροφῇ, καθάπερ (434) τὸ τοῦ ἥπατος, ἀλλὰ λεπτῇ καὶ κούφῃ καὶ ἀτμώδει, πάντα φαίνεται θαυμαστῶς παρεσκευασμένα τῷ τῶν ζώων δημιουργῷ. τρέφεται μὲν γὰρ ἕκαστον ἐκ τῆς ὁμοίας ἑαυτῷ τροφῆς, ὡς καὶ τοῦτο ἀποδέδεικται· κοῦφον δ' ἐστὶ καὶ μανὸν καὶ οἷον ἐξ ἀφροῦ τινος αἱματώδους πεπηγότος τὸ τοῦ πνεύμονος σῶμα, καὶ διὰ τοῦτο δεόμενον ἀτμώδους καὶ λεπτοῦ καὶ καθαροῦ τοῦ αἵματος, οὐχ, ὥσπερ τὸ ἧπαρ, ἰλυώδους τε καὶ παχέος· ὅθεν ἔμπαλιν αὐτῷ τὰ τῶν ἀγγείων ἔχει μάλιστα

providentiam, ſi modo memoria tenes ea, quae in illis demonſtravimus, quod partium animalis aliae quidem craſſiori et (ut ita dicam) faeculento aluntur ſanguine, quaedam autem contra tenuiore et vapidiore; atque etiam quod reliquae particulae omnes omnium ſunt participes, et venae, et arteriae; quarum hae quidem exigui et ejusdem tenuis atque vapidi ſanguinis, illae vero pauciſſimi et ipſae ſpiritus, verum caliginoſi ac craſſi. Quod ſi ita eſt, ut re vera eſt, corpusque pulmonis ali eſt neceſſe, non, ut jecoris corpus, limoſo aliquo et craſſo alimento, ſed tenui, levi ac vaporoſo, apparent omnia mirabiliter ab animalium opifice conſtructa, unumquodque enim alimento ſibi ſimili nutritur, quemadmodum id quoque demonſtravimus. Porro pulmonis corpus leve eſt ac rarum et velut ex ſpuma quadam ſanguinea concreta conflatum, ob eamque cauſam puro ſanguine et vaporoſo ac tenui indiguit, non autem, quomodo jecur, limoſo et craſſo. Quo fit, ut vaſa

μὲν τοῖς καθ' ἧπαρ, ἤδη δὲ καὶ τοῖς ἄλλοις τοῦ ζώου μορίοις. τοῖς μὲν γὰρ ἀραιός τε καὶ λεπτὸς ὁ χιτὼν ὑπάρχων τοῦ χορηγοῦντος ἀγγείου τὸ αἷμα πλεῖστον τοῦ παχέος ἑτοίμως τοῖς περιέχουσι διαδίδωσι· τῷ δὲ πνεύμονι παχὺς καὶ πυκνὸς γενόμενος οὐδὲν ὅτι μὴ τὸ λεπτότατον ἐπιτρέπει διεξέρχεσθαι. καὶ τοῖς μὲν ἄλλοις αἱ ἀρτηρίαι παχεῖαι καὶ πυκναὶ γεννηθεῖσαι παντάπασιν ὀλίγον ἀτμώδους αἵματος τοῖς παρακειμένοις μορίοις ἕλκειν ἐπιτρέπουσι· τῷ δὲ πνεύμονι μόνῳ πάμπολυ τὸ τοιοῦτον μεθιᾶσιν, ὑπὸ μανότητός τε καὶ λεπτότητος ἀδυνατοῦσαι στέγειν. ὥστε πάντῃ τῷ πνεύμονι τὰ περὶ τὴν τροφὴν ὑπεναντίως ἔχει τοῖς ἄλλοις ἅπασι τοῦ ζώου μορίοις, ὥσπερ καὶ τὰ τῆς τοῦ σώματος ἰδέας. οὔτε γὰρ οὕτω μανὸν καὶ κοῦφον καὶ πνευματῶδες εὕροις ἂν ἕτερόν τι μόριον, [430] ἀλλ' οὐδὲ ἐγγὺς οὕτως αἵματι καθαρῷ καὶ λεπτῷ καὶ ἀτμώδει τρεφόμενον. ὅσον οὖν ἔλαττον αἱ φλέβες αὐτῷ μεταδιδόασι τροφῆς, πυκναὶ καὶ παχεῖαι γενόμεναι, τοῦτο πᾶν πληροῦσιν αἱ ἀρτη-

habeat contraria, maxime quidem iis, quae funt in hepate, poft autem et aliis animalis particulis; in his enim cum vafis fanguinem fuppeditantis tunica rara fit ac tenuis, affatim craffi fanguinis ac celeriter partibus circumfufis diftribuit; in pulmone vero, quod craffa ea et denfa extitit, nihil nifi tenuiffimum finit elabi. Et quidem caeteris partibus arteriae craffae ac denfae generatae paucum omnino eundemque vaporofum fanguinem vicinis partibus trahere permittunt: pulmoni vero folum copiofiffimum ejusmodi impartiunt, ut quae prae raritate ac tenuitate continere ipfum nequeant. Ex quo efficitur, ut nutriendi ratio pulmoni plane contraria fit, ac caeteris omnibus animalis partibus, quemadmodum et corporis idea: neque enim ullam aliam reperias partem raram adeo ac levem et fpiritu uberem, neque quae fanguine ita puro et tenui ac vaporofo nutriatur. Quod itaque venae propter craffitudinem fuam ac denfitatem alimenti minus ipfi tribuere poffint, hoc omne arteriae

ρίαι, λεπτὸν καὶ καθαρὸν καὶ ἀτμῶδες αἷμα δαψιλῶς αὐτῷ διαπέμπουσαι. ἀλλ' οὐδέπω τοῦθ' ἱκανὸν οὕτω θερμῷ καὶ πολυκινήτῳ σπλάγχνῳ. ταῦτ' ἄρα μεγίστας ἐν αὐτῷ τὰς φλέβας ἡ φύσις ἐδημιούργησεν, ἵν', ὅσον ἀπολείπεται τοῦ τρέφειν αὐτάρκως διὰ τὴν τοῦ χιτῶνος πυκνότητα, τοῦτ' ἐκ τοῦ μεγέθους αὐτῶν ἀναπληρῶται. καὶ μέν γε καὶ ἄλλας τρεῖς ἐπικουρίας τῷ πνεύμονι πρὸς εὐπορίαν τροφῆς ἡ φύσις ἐγίνωσκεν ἐξ ἀνάγκης ἐσομένας· μίαν μὲν τὸ πλῆθος τῆς ἐγχωρίου θερμότητος εἰς λεπτὰ καταθραυούσης καὶ διαχεούσης ἅπασαν τὴν τροφὴν, ὡς ἀτμίζειν ἑτοιμότερον, ἑτέραν δὲ τὴν ἐν ταῖς εἰσπνοαῖς τοῦ πνεύμονος διάστασιν, ἐξαρπάζουσάν τι βιαίως κἀκ τῶν πυκνοτάτων ὀργάνων, καὶ τρίτην, ἣ καὶ μεγίστη πασῶν, ἀπὸ καρδίας ἐπιπεμπομένου μόνῳ τῷ πνεύμονι τοῦ αἵματος, ἀκριβῶς ἐν ἐκείνῃ κατειργασμένου τε καὶ λελεπτυσμένου. οὐ μὴν διὰ τοῦτό γε μόνον ἀπὸ καρδίας αὐτῷ τρέφεσθαι βέλτιον ἦν, ἀλλ' ὡς κατ' ἀρχὰς ὑπεσχόμεθα δεῖξαι, ὅτι τὰς ἐν αὐτῷ φλέβας ἀρτη-

compenſant, tenuem, ſincerum ac vaporoſum ſanguinem abunde ipſi diſpergentes. At ne id quidem eſſe ſatis poterat viſceri calido adeo multiplicique motu praedito; ob eas utique cauſas maximas in ipſo venas natura effecit, ut, quantum propter tunicae craſſitudinem juſtae nutritioni detrahitur, id magnitudine ipſarum expleatur. Et quidem certe eadem natura providebat tria alia ad alimenti affluentiam pulmoni neceſſario futura adjumenta: primum quidem copiam domeſtici ac nativi caloris, alimentum omne in partes minimas comminuentis ac diffundentis, ut promptius vaporet; alterum autem pulmonis in inſpirationibus dilatationem, vel ex denſiſſimis inſtrumentis violenter quiddam arripientem; tertium ac omnium maximum ab eo ſanguine, qui ſoli pulmoni a corde emittitur, prius in illo confecto plane atque extenuato. Non ea tamen ſola cauſa fuit, cur ipſum a corde praeſtiterit ali, ſed (ut monſtraturum me initio receperam) quod venas in ipſo tunicis oportebat

ριώδεις ἐχρῆν γενέσθαι τοῖς χιτῶσι, καί τινων ὑμένων ἔχειν ἐπιφύσεις, ὧν οὐδέτερον ἐκ τῆς κοίλης φλεβὸς ἐνεχώρει γεννηθῆναι. καὶ δὴ καὶ δέδεικται μὲν ἤδη τῶν προτεθέντων τὸ πρῶτον. ἐπὶ δὲ τὸ δεύτερον ἰέναι καιρὸς, ὡς ἄμεινον ἦν ἐπὶ τῷ στόματι τῆς ἀρτηριώδους φλεβὸς ταύτης ὑμένας ἐπικεῖσθαι τοιούτους τε καὶ τοσούτους, οἷοί περ καὶ ὅσοι νῦν εἰσιν. εἰ γὰρ καὶ ὅτι μάλιστα παχὺ καὶ σκληρὸν ἐδημιουργήθη τὸ ἀγγεῖον, ὡς μήτε διαστέλλεσθαι ῥᾳδίως, μήτε συστέλλεσθαι, ἀλλ᾽ οὐκ εἰς τοσοῦτόν γε σκληρόν ἐστιν, ὡς μηδ᾽ ὅλως νικᾶσθαι πρὸς οὕτως ἰσχυροῦ καὶ μεγάλου καὶ σφοδρῶς ἐνεργοῦντος ὀργάνου, τοῦ θώρακος, καὶ μάλισθ᾽ ὅταν ἀθρόως ἐκπνέωμεν, ἢ μέγα φωνῶμεν, ἤ πως ἄλλως ἔσω προσάγωμεν ἐκ παντὸς μέρους αὐτὸν, ἅπαντας ἰσχυρῶς ἐκτείνοντες τοὺς μῦς. οὐδὲ γὰρ οὐδὲ καθ᾽ ἕνα τῶν τοιούτων καιρῶν ἐγχωρεῖ παντάπασιν ἄθλιπτα καὶ ἀσύμπτωτα φυλάττεσθαι τὰ τῆς φλεβὸς ταύτης ἀποβλαστήματα. καὶ μὴν εἰ θλίβοιτο καὶ συστέλλοιτο, παλινδρομήσει ῥᾳδίως ἐξ ἁπάντων αὐτῶν ἐπὶ τὸ πρῶτον στόμα τὸ αἷμα καὶ μετα-

fieri arteriofas, tum autem quarumdam membranarum habere epiphyfes; quorum neutrum ex vena cava gigni poterat. Ac de eo quidem, quod primum mihi propofitum fuerat, haec fufficiant. Ad fecundum autem venire jam eft tempeftivum, quod fcilicet melius fuit ori hujus arteriofae venae adjunctas effe membranas tot et tales, quot et quales nunc funt. Quamvis enim maxime craffum et durum factum fuerit hoc vas, ut non dilatetur facile neque contrahatur, non tamen usque eo eft durum, ut nihil prorfus a thorace vincatur, inftrumento forti adeo ac magno vehementerque agente, potiffimum quando fubito ac fimul expiramus vocemque tollimus, aut quum alio quovis modo ipfum omni ex parte, tenfis fortiter omnibus mufculis, intro adducimus; neque enim in uno quidem temporum ejusmodi efficere poffumus, quin foboles hujus venae comprimantur ac contrahantur. Quod fi ita eft, nihil impediet, quominus fanguis ex ipfis omnibus ad primum os retro remeet rurfusque

ληφθήσεται πάλιν εἰς τοὐπίσω. κᾆν τούτῳ τρίτον ἤδη τὸ ἄτοπον, αὐτό τε τὸ αἷμα μάτην κινεῖσθαι δίαυλόν τινα τοῦτον ἀκατάπαυστον, ἐν μὲν ταῖς διαστολαῖς τοῦ πνεύμονος ἐπιῤῥέον τε καὶ πληροῦν ἁπάσας τὰς κατ᾽ αὐτὸν φλέβας, ἐν δὲ ταῖς συστολαῖς οἷον ἄμπωτίν τινα κινούμενον εὐρίπου δίκην, ἀεὶ τῇδε κᾀκεῖσε μεταβαλλόμενον οὐδαμῶς αἵματι πρέπουσαν φοράν. ἀλλὰ τοῦτο μὲν ἴσως μικρόν· τὸ δὲ καὶ τῆς ἀναπνοῆς αὐτῆς παραβλάπτειν τὴν χρείαν οὐκέτι σμικρόν. εἰ μὲν γὰρ δὴ πλεῖστον ἀέρα διὰ μιᾶς ἐνεργείας ἕλκεσθαι μὲν εἰσπνεόντων, ἐκπέμπεσθαι δ᾽ ἐκπνεόντων ἦν ἄμεινον, οὐκ ἐνδέχεται γίνεσθαι τοῦτο, μὴ διαστελλομένων καὶ συστελλομένων ἐπὶ πλεῖστον τῶν ἀρτηριῶν. εἰς ὅσον δ᾽ ἂν αἱ φλέβες ὁμοίως αὐταῖς ἐνεργῶσιν, εἰς τοσοῦτον παραβλάψουσί τε καὶ καθαιρήσουσι τῆς ἐκείνων κινήσεως τὸ μέγεθος. εὔδηλον ἤδη, πηλίκον τι βλάψει τὴν ὅλην ἀναπνοήν, εἰ διαστέλλοιτο καὶ συστέλλοιτο τὰ τῆς τροφῆς ὄργανα. χρὴ γὰρ ἡσυχάζειν ἀκριβῶς αὐτὰ, καθάπερ οὐδ᾽ ὅλως ὄντα καὶ μηδεμίαν ὑποτεμνόμενα χώραν τοῦ

recipiatur. Quam rem triplex fequitur incommodum: ut fanguis ipfe fruftra longum hoc curriculum fubinde emetiatur, in diaftolis quidem pulmonis affluens et, quae in ipfo funt, venas omnes refarciens, in fyftolis vero quafi aeftus quidam maritimus, inftar euripi, motum identidem huc atque illuc reciprocans, qui haudquaquam fanguini conveniat. At hoc quidem videri forte poffit exiguum, quod vero interim ipfius quoque refpirationis ufum labefactet, id non amplius exiguum eft. Nam fi melius erat plurimum aërem una actione infpirantibus quidem trahi, emitti autem expirantibus, fieri id non poteft, nifi arteriis plurimum dilatatis ac contractis: quantam autem actionem venae arterias imitatae ediderint, tantum de motus illarum magnitudine detrahent atque impedient. Perfpicuum jam effe arbitror, quantum toti refpirationi cibi inftrumenta officient, fi dilatentur ac contrahantur; quiefcere enim plane ipfa oportet fimiliter, ac fi omnino non effent nullumque in thorace

θώρακος, ἐν ᾗ διαστέλλεται καὶ συστέλλεται τὰ τοῦ πνεύματος ὄργανα. πᾶσαν γὰρ αὐτὴν ἐκείνοις σχολάζειν προσήκει, [431] ἵνα ἐν μὲν ταῖς εἰσπνοαῖς ἐπὶ πλεῖστον διαστελλόμενα πλεῖστον ἕλκῃ τὸν ἔξωθεν ἀέρα, κατὰ δ᾽ αὖ τὰς ἐκπνοὰς ἐπὶ πλεῖστον συστελλόμενα πλεῖστον προΐηται. καὶ μὲν δὴ καὶ τρίτον ἄτοπον οὐ σμικρὸν ἠκολούθησεν ἄν, ὀπίσω χωροῦντος ἐν ταῖς ἐκπνοαῖς τοῦ αἵματος, εἰ μὴ τῶν ὑμένων ὁ δημιουργὸς ἡμῶν ἐτεχνήσατο τὴν ἐπίφυσιν. ἥν, οἷα μέν τίς ἐστι καὶ ὅπως ἀπείργει τὸ αἷμα τῆς εἰς τοὐπίσω φορᾶς, ὀλίγον ὕστερον ἀκούσῃ σαφῶς· ἥτις δ᾽ ἂν ἦν ἡ βλάβη τῷ ζώῳ, μὴ γενομένων αὐτῶν, ἤδη μοι λέγοντι πρόσεχε τὸν νοῦν, ὑπόθεσιν κἀνταῦθα τῷ λόγῳ ποιησαμένῳ τὰ δι᾽ ἑτέρων ἀποδεδειγμένα. συνανεστόμωνται μὲν αἱ ἀρτηρίαι ταῖς φλεψὶ καθ᾽ ὅλον τὸ σῶμα, καὶ μεταλαμβάνουσιν ἐξ ἀλλήλων αἷμα καὶ πνεῦμα διά τινων ἀοράτων τε καὶ στενῶν ἀκριβῶς ὁδῶν. εἰ δ᾽ ἦν τὸ στόμα τὸ μέγα τῆς ἀρτηριώδους φλεβὸς ἀναπεπταμένον ὡσαύτως ἀεί, μηδὲν τῆς

locum obfiderent, in quo fpiritus inftrumenta ampliantur ac contrahuntur. Illis enim folis locum hunc omnem impartitum effe oportuit, ut in infpirationibus quidem quam plurimum dilatata externum aërem plurimum attrahant, in expirationibus vero contra, ut quamplurimum contracta plurimum profundant. Atque etiam tertium fecutum fuiffet incommodum haudquaquam leve, quum fanguis retro in expirationibus remigraffet, nifi opifex noftri membranarum epiphyfin fuiffet fabricatus; quam paulo poft, cujusmodi fit et ut fanguinis refluxum prohibeat, difces perfpicue. Porro quam male animalibus confultum fuiffet, fi membranae hae non extitiffent, praebeas te mihi, dum commemoro, attentum auditorem; qui pro hypothefi ad praefentem quoque fermonem ea fumam, quae alibi funt demonftrata. In toto corpore mutua eft anaftomofis atque ofcillorum apertio arteriis fimul et venis, tranfumuntque ex fefe pariter fanguinem et fpiritum per invifibiles quasdam atque anguftas plane vias. Quod fi os ipfum magnum venae arteriofae

φύσεως ἐξευρούσης μηχάνημα, κλείειν αὐτὸ καὶ αὖθις ἀνοιγνύναι δυνάμενον ἐν τοῖς προσήκουσι καιροῖς, οὐκ ἄν ποτε διὰ τῶν ἀοράτων καὶ μικρῶν στομάτων εἰς τὰς ἀρτηρίας μετειλήφθη τὸ αἷμα συστελλομένου τοῦ θώρακος. οὐ γὰρ δὴ ὁμοίως γε πᾶν ἐκ παντὸς οὔθ᾽ ἕλκεσθαι πέφυκεν, οὔτ᾽ ἐκπέμπεσθαι, ἀλλ᾽ ὥσπερ τὸ κοῦφον τοῦ βαρυτέρου ῥᾷον ἕλκεται μὲν ὑπὸ τῶν διαστελλομένων ὀργάνων, ἐκθλίβεται δ᾽ ὑπὸ τῶν συστελλομένων, οὕτω καὶ τὸ δι᾽ εὐρείας ὁδοῦ τοῦ διὰ στενῆς ἑτοιμότερον ἕλκεταί τε καὶ αὖθις ἐκπέμπεται. συστελλομένου δὲ τοῦ θώρακος, ὠθούμεναί τε καὶ ἔσω πιλούμεναι πανταχόθεν ἰσχυρῶς αἱ ἐν τῷ πνεύμονι φλεβώδεις ἀρτηρίαι ἐκθλίβουσι μὲν αὐτίκα δὴ μάλα τὸ ἐν αὐταῖς πνεῦμα, μεταλαμβάνουσι δέ τι διὰ τῶν λεπτῶν ἐκείνων στομάτων τοῦ αἵματος, ὅπερ οὐκ ἂν μετειλήφθη ποτὲ, παλινδρομεῖν εἴπερ οἷόν τ᾽ ἦν εἰς τοὐπίσω διὰ τοῦ μεγίστου στόματος, ἡλίκον τῆς φλεβὸς ταύτης ἐστὶ τὸ πρὸς τῇ καρδίᾳ. νυνὶ δ᾽ ἐν τῷ θλίβεσθαι μὲν πανταχόθεν, ἀποκεκλεῖσθαι δὲ τῆς διὰ τοῦ μεγάλου στόματος ἐπανόδου στάζει

itidem ſemper patuiſſet, nullamque natura inveniſſet machinam, quae claudere ipſum, quum eſt tempeſtivum, ac rurſus aperire queat, fieri nunquam potuiſſet, ut per inviſibilia atque exigua oſcilla ſanguis, contracto thorace, in arterias tranſumeretur. Neque enim ſimiliter omne ex quovis attrahitur neque emittitur; ſed quemadmodum, quod leve eſt, facilius eo, quod gravius eſt, dilatatis inſtrumentis attrahitur, iisdem autem contractis exprimitur, ita et per latam viam celerius aliquid, quam per anguſtam, trahitur ac rurſus emittitur. Quum autem thorax contrahitur, pulſae atque intro compreſſae undique fortiter, quae in pulmone ſunt, venoſae arteriae exprimunt quidem quam celerrime, qui in ſe ipſis eſt, ſpiritum, tranſumunt autem per ſubtilia illa oſcilla ſanguinis portionem aliquam: quod nunquam accidiſſet profecto, ſi ſanguis per maximum os (cujusmodi eſt venae, hujus ad cor) retro remeare potuiſſet; nunc vero reditu per os magnum interclufo, dum comprimitur undique, deſtillat

τι διὰ τῶν λεπτῶν ἐκείνων στομάτων εἰς τὰς ἀρτηρίας. πηλίκον δὲ τοῦτ' ἔστιν ἀγαθὸν τῷ πνεύμονι, τάχα μὲν ἤδη φαίνεται τῷ γε μεμνημένῳ τῶν ὑπὲρ τῆς θρέψεως αὐτοῦ λόγων· εἰ δέ γε μὴ, ἀλλ' ἐγὼ τοῦτο δίειμι, συμπερανάμενος ἅπαντα πρότερον τὸν νῦν ἡμῖν ἐνεστηκότα λόγον.

Κεφ. ια'. Ἐπειδὴ γὰρ ἡ χρεία τῶν ὑμένων τούτων (435) ἐδείχθη μεγίστη, καὶ ταύτης ἔτι μᾶλλον ἡ τῆς αὐτὸν τὸν πνεύμονα τρεφούσης φλεβὸς, ἱκανῶς παχείας τε καὶ σκληρᾶς γενομένης, ἑξῆς ἂν εἴη δεικτέον, ὡς οὐχ οἷόν τ' ἦν ἐκφῦναι τῆς κοίλης φλεβὸς οὔτ' ἀγγεῖον ἀρτηριῶδες, οὔθ' ὑμένας τοιούτους. ὅτι μὲν οὖν ἀρτηριῶδες ἀγγεῖον ἐκ φλεβώδους οὐχ οἷόν τ' ἦν ἐκφῦναι, παντὶ τοῦτο πρόδηλον. εἷς μὲν γὰρ χιτὼν καὶ λεπτὸς ὁ τῆς φλεβὸς, οὔτε δ' εἷς οὔτε λεπτὸς οὗτος ὁ τῆς ἀρτηρίας, ἀλλ' ἔστον γὰρ αὐτῆς δύο χιτῶνες· παχὺς μὲν γὰρ ἱκανῶς καὶ πυκνὸς καὶ σκληρὸς ὁ ἔσωθεν καὶ εἰς ἶνας ἐγκαρσίας διαιρούμενος, ἁπαλὸς δὲ καὶ λεπτὸς καὶ μανὸς ὁ ἔξωθεν, οἷός περ καὶ ὁ

quippiam per exigua illa orificia in arterias. Quod quantum pulmoni ſit utile, iis fortaſſe jam eſt exploratum, qui ea, quae de ipſius nutritione ſcripſimus, meminerunt; ſi id minus, at ego certe ſtrictim id percurram, ſi prius omnem, quae nunc in manibus eſt, disputationem concluſero.

Cap. XI. Poſteaquam enim harum membranarum uſum docuimus eſſe magnum, et ea adhuc majorem venae pulmonem ipſum alentis, craſſae admodum ac durae, deinceps erit docendum, arterioſum vas aut ejus generis membranas ex vena cava produci non potuiſſe. Quod igitur arterioſum vas ex venoſo exoriri non poterat, omnibus eſt notiſſimum; nam una quidem venae tunica eſt eaque tenuis, arteriae vero neque unica neque tenuis, ſed duae ipſi inſunt tunicae, quarum interna quidem craſſa eſt admodum, denſa ac dura, atque in fibras transverſas dividua, exterior vero tenuis, rara ac mollis, qualis etiam eſt venae tunica. Non

τῆς φλεβός. οὔκουν οἷόν τ' ἦν ἐξ ἁπλοῦ καὶ λεπτοῦ χιτῶνος, οἷός περ ὁ τῆς κοίλης ἐστὶν, ἐκφῦναι διπλοῦν καὶ παχύν. οὐδὲ γὰρ ἐξ αὐτῆς τῆς καρδίας, καίτοι παχείας οὔσης, ἐκ παντὸς ὁρμᾶται μέρους οὔτε ἀρτηριῶδες ἀγγεῖον οὔτε φλεβῶδες, [432] ἀλλ' ἐκ μὲν τῶν λεπτοτέρων θ' ἅμα καὶ μαλακωτέρων ἁπλᾶ καὶ μαλακὰ καὶ λεπτὰ, διπλᾶ δὲ αὖ καὶ παχέα καὶ σκληρὰ τῶν στεγανωτέρων αὐτῆς ἐκφύεται μορίων. οὐ μὴν οὐδ' ὑμένας ἐκφῦναι τηλικούτους τε καὶ τοσούτους, ἡλίκοι τε καὶ οἷοι νῦν εἰσιν ἐπὶ τῷ στόματι τῆς ἀρτηριώδους φλεβὸς, οἷόν τ' ἦν ἄνευ τῆς καρδίας. ἕδραν γάρ τινα αὐτοὺς ἔχειν ἀσφαλῆ προσῆκεν, ἐφ' ἧς βεβήκασί τε ἅμα καὶ πεφύκασιν, ἵν' ὀρθοὶ καὶ ἀκλινεῖς μένοντες ἀνθιστῶνται τοῖς εἰς τοὐπίσω τῶν ὑλῶν ῥεύμασιν, ὅταν ὁ θώραξ ἐνεργῶν ἰσχυρῶς ὅλον μὲν ἔσω τὸν πνεύμονα συνάγῃ καὶ συστέλλῃ περιλαμβάνων ἐν κύκλῳ, θλίβῃ τε καὶ πιέζῃ τὰς φλέβας. εἰ γὰρ καὶ ὅτι μάλιστα παχὺς αὐταῖς ὁ χιτὼν ἐγένετο καὶ δυσκίνητος, ἀλλ' οὐκ ἀκίνητός γε παντάπασίν ἐστιν, ὡς μηδὲν πάσχειν ὑπὸ τοσούτων μὲν

igitur ex fimplici ac tenui tunica (cujusmodi eft venae cavae) duplex et craffa gigni poterat; neque enim ex cordis ipfius, quanquam craffi, parte qualibet arteriofum vas aut venofum proficifcitur, fed ex tenuioribus fimul ac mollioribus fimplicia et mollia et tenuia, duplicia vero et dura ac craffa ex ipfius denfioribus partibus oriuntur. Porro neque membranas tales ac tantas, quantae et quales nunc funt ad venae arteriofae os, produci fine corde poffibile erat: quandoquidem fedem ipfas aliquam habere tutam conveniebat, in qua ftabilirentur una atque adhaerefcerent, ut rectae et nusquam fefe inflectentes retro refluentibus materiis obfiftant, quum fcilicet thorax vehementer connitens totum quidem pulmonem cogit intro ac contrahit, ipfum undique complexus, venasque collidit ac comprimit. Nam et fi tunica eis obtigit craffiffima ac motu difficilis, non tamen eo usque plane eft immobilis, ut nihil a tot mufculis, tam fortibus fimul et magnis, tot

μυῶν, οὕτως ἰσχυρῶν θ' ἅμα καὶ μεγάλων, τοσούτων δ' ὀστῶν ἀμυέλων τε καὶ σκληρῶν· ὧν ἁπάντων ἐν ταῖς σφοδροτέραις εἰς ἑαυτὸν ὅλου τοῦ θώρακος συνόδοις ἰσχυρῶς ἐμπιπτόντων καὶ βιαζομένων τὸν πνεύμονα, θλίβεσθαι μέν τι καὶ συστέλλεσθαι τὰς φλέβας ἀναγκαῖον, οὐ μὴν ἐκκενοῦσθαί γε αὖθις εἰς τοὐπίσω διὰ τοῦ στόματος ὑπὸ τῶν ὑμένων κλείεσθαι φθάνοντος. ὅσον γὰρ ἂν ἔσω ἐπωθῇ σφοδρότερον ὁ θώραξ ἐκθλίβων τὸ αἷμα, τοσούτῳ μᾶλλον ἀκριβῶς ἀποκλείουσι τὸ στόμα οἱ ὑμένες. ἔσωθεν γὰρ ἔξω πεφυκότες ἐν κύκλῳ τε περιειληφότες ἅπαν τὸ στόμα, καὶ σχῆμα καὶ μέγεθος ἀκριβὲς ἕκαστος οὕτως ἔχων, ὡς, εἰ ταθεῖεν καὶ σταῖεν ὀρθοὶ σύμπαντες, εἷς γίνεσθαι μέγας ἅπαν ἐπιφράττων τὸ στόμα, πρὸς μὲν τῶν ἔσωθεν ἔξω φερομένων ἀνατρεπόμενοί τε καὶ καταπίπτοντες εἰς τοὐκτὸς ἐπ' αὐτὸν τῆς φλεβὸς τὸν χιτῶνα διεξέρχεσθαι ῥᾳδίως αὐτοῖς ἐπιτρέπουσιν, ἀνοιγνυμένου τε καὶ διοιγομένου τοῦ στόματος ἐπὶ πλεῖστον· εἰ δ' ἔξωθεν εἴσω τι φέροιτο, τοὔτ' αὐτὸ συνάγει τοὺς ὑμένας εἰς ταὐτὸν, ὡς ἐπιβαίνειν ἀλλή-

praeterea offibus medullae expertibus ac duris patiatur; quibus omnibus, dum totus thorax vehementius coit in feipfum ac contrahitur, valenter incidentibus ac pulmoni vim afferentibus, comprimi nonnihil venas ac contrahi quidem neceffe eft, non tamen denuo per os retro evacuari, ut quod praeclufum jam a membranis fuerat: quanto enim thorax contendit vehementius fanguinem elidens, tanto membranae exactius os ipfum occludunt. Ab interiore enim parte extra emergentes totumque orificium in orbem obfidentes, figuram praeterea ac magnitudinem ita exactam habentes, ut, fi tenfae omnes atque erectae fimul fuerint, unius magnae totum orificium obturantis fpeciem referant, ab iis quidem, quae ab internis extra erumpunt, everfae et extrorfum ad tunicas ipfius venae decidentes tranfitum ipfis, adaperto ac plurimum diducto orificio, facile dant; quod fi quid extrinfecus intro feratur, hoc ipfum cogit membranas in unum, ut aliae incumbant aliis,

λοις, καί τινα οἷον πύλην ἀκριβῶς κεκλεισμένην ἐξ αὐτῶν συνίστησι. πεφύκασι μὲν οὖν ἐφ᾿ ἅπασι τοῖς στόμασι τῶν ἐκ τῆς καρδίας ὁρμωμένων ἀγγείων ὑμένες ἐπιβαίνοντες ἀλλήλοις, οὕτως ἀκριβῶς ἔχοντες, ὡς, εἰ ταθεῖεν ἅμα καὶ ὀρθοὶ σταῖεν, ἅπαν ἀποφράττειν τὸ στόμα. χρεία δ᾿ αὐτῶν ἐστιν ἁπάντων μὲν κοινὴ, κωλῦσαι παλινδρομεῖν εἰς τοὐπίσω τὰς ὕλας· ἰδία δ᾿ ἑκατέρων, τῶν μὲν ἐξαγόντων αὐτὰς ἐκ τῆς καρδίας, ὥστε μηκέτ᾿ εἰς ἐκείνην ἐπανέρχεσθαι, τῶν δ᾿ εἰσαγόντων, ὡς μηκέτ᾿ ἀντεκρεῖν ἐξ αὐτῆς. οὐ γὰρ δὴ μάταιόν γε κάματον ἡ φύσις ἐβούλετο κάμνειν αὐτὴν, ἐκπέμπουσαν μὲν ἐνίοτε εἰς ἐκεῖνο τὸ μόριον, ὅθεν ἐξέλκειν ἦν ἄμεινον, ἕλκουσαν δ᾿ ἐξ ἐκείνου πολλάκις, οἷ πέμπειν ἐχρῆν. ἀλλ᾿ ἐστι τέτταρα τὰ πάντα στόματα, δύο καθ᾿ ἑκατέραν κοιλίαν, εἰσάγον μὲν τὸ ἕτερον, ἐξάγον δὲ τὸ λοιπὸν, ὑπὲρ ὧν ὀλίγον ὕστερον εἰρήσεται τά τ᾿ ἄλλα σύμπαντα κατ᾿ αὐτὸ διηγουμένοις ἡμῖν, ὡς ἔχει, καὶ τοὺς πεφυκότας ὑμένας, ὁπόσοι τε τὸν ἀριθμόν εἰσι καὶ ὁποῖοι τὴν

atque ex ipfis quandam velut portam ad amuffim claufam conftituit. In omnibus itaque vaforum a corde proficifcentium orificiis membranae aliae aliis invehentes extiterunt, eo artificio conftitutae, ut, fi tenfae fimul fuerint fteterintque erectae, totum orificium obftruant. Communis autem ipfarum omnium eft ufus, ut materias remigrare retro prohibeant; utrarumque vero proprius, educentium quidem e corde materias, ne amplius ad ipfum remeent, inducentium vero, ne amplius ex ipfo effluant; non enim volebat natura vano labore cor fatigari, neque in eam partem aliquando emittere, unde trahere praeftiterat, neque rurfus ex illa identidem ducere, ad quam mittere erat neceffe. Sed funt quatuor omnino orificia, bina in utroque ventriculo, alterum quidem inducens, alterum vero educens; de quibus paulo poft differemus, quum alia omnia, quae in corde ipfo funt, ut fe habent, explicabimus; praeterea etiam adnatas membranas, quot eae fint numero, qualemque

ἰδέαν, καὶ ὡς οὔτε πλείους οὔτε ἐλάττους αὐτοὺς, ἀλλ' οὐδὲ μείζους, ἢ μείους, ἢ παχυτέρους, ἢ λεπτοτέρους, ἢ ἰσχυροτέρους, ἢ ἀσθενεστέρους ἄμεινον ἦν γεγονέναι. τὸ δέ γε νῦν εἶναι, τοσοῦτον ἤδη λέλεκται, διότι καὶ τὴν χρείαν ἀναγκαίαν οἱ ὑμένες οἵδε κέκτηνται, καὶ τὴν γένεσιν οὐκ ἐκ τῆς κοίλης φλεβὸς ἐνεδέχετο σχεῖν αὐτοὺς, ἀλλ', ὡς νῦν ἔχουσιν, ἐξ αὐτῆς τῆς καρδίας. καὶ μὴν εἰ πάντα συνθείης τοῦ λόγου τὰ κεφάλαια, τά τε νῦν εἰρημένα καὶ τὰ πρὸ τούτων ἔτι γεγραμμένα, τὸ ἐξ ἀρχῆς προκείμενον ἀποδεδεῖχθαί σοι δόξει. οὔτε γὰρ ὁ πνεύμων ὑπ' ἄλλης φλεβὸς ἄμεινον ἂν ἐτρέφετο, οὔτε τῆς κοίλης ἀποβλάστημα τοιοῦτον οὔτε χιτώνων οὔθ' ὑμένων οἷόν τ' ἦν γενέσθαι. [433] ἐξ ὧν εὔδηλον, ὡς πολὺ βέλτιόν ἐστιν ἀπὸ καρδίας τρέφεσθαι τὸν πνεύμονα. καὶ μὴν εἴπερ ἐμφύοιτο μὲν ἕτερον εἰς τὴν καρδίαν ἁπλοῦν ἀγγεῖον τῷ χιτῶνι, διπλοῦν δ' ἐξ αὐτῆς ἕτερον ἐκφύοιτο, κοινὴν χώραν αὐτοῖς ἀναγκαῖον οἷον δεξαμενήν τινα γίνεσθαι, πρὸς ἣν ἀμφοῖν περαινόντων, ἕλκεται

habeant formam, et quod ipſas neque plures, neque pauciores, ſed neque majores, aut minores, aut craſſiores, aut tenuiores, aut fortiores, aut imbecilliores fuiſſe erat melius. Hactenus autem id tantum admonuimus, haſce membranas uſum habere neceſſarium, fierique non potuiſſe, ut ex vena cava generarentur, ſed, quomodo nunc habent, ex ipſo corde. Atqui ſi ſummam feceris omnium non ſolum, quae hoc ſermone fuerunt diſputata, capitum, ſed eorum etiam, quae ante haec ſcripta fuerunt, comperies, me, quod initio ſuſceperam, jam comprobaviſſe. Neque enim pulmo poterat ex alia quavis vena ali commodius, neque ex vena cava germen iſtiusmodi tunicarum aut membranarum poterat oriri. Ex quibus intelligi poteſt, multo melius fuiſſe pulmonem a corde nutriri. Porro, quum vas alterum, quod tunica ſimplici conſtat, in cor inſeratur, alterum vero, quod duplici, ex ipſo producatur, communem utrique locum quaſi ciſternam quandam parari neceſſe fuit, ad quam pertinentibus utrisque, per al-

μὲν ἐκ θατέρου τὸ αἷμα, πέμπεται δὲ τῷ λοιπῷ. καὶ τοῦτ᾽ ἔστιν η δεξιὰ κοιλία τῆς καρδίας, τοῦ πνεύμονος ἕνεκεν, ὡς ὁ λό ος ἀπέδειξε, γε; ονυῖα. καὶ διὰ τοῦτο, ὅσοις οὐκ ἔστι πνεύμων ζώοις, οὐδ᾽ ἡ καρδία τούτοις ἔχει διττὰς κοιλίας, ἀλλ᾽ η τῶν ἀρτηριῶν ἁπασῶν τῆς κινήσεως ἐξηγουμένη μόνη τούτοις τοῖς ζώοις ἐστίν. ὡς γὰρ δὴ φλέβες ἐξ ἥπατος ἄρχονται, οὕτω καὶ ἀρτηρίαι ἐκ τῆς καρδίας, καθάπερ καὶ τοῦτο διὰ πλειόνων ἐν τοῖς περὶ τῶν Ἱπποκράτους καὶ Πλάτωνος δογμάτων ἀποδέδεικται, καὶ πάντ᾽ ἀλλήλοις ὁμολογεῖ καὶ μαρτυρεῖ τἀληθῆ. καὶ ἡμῖν ἤδη τὸ προσῆκον ἔχει τέλος ο λόγος ὁ περὶ τῆς δεξιᾶς κοιλίας τῆς καρδίας, ἀεὶ τῷ πνεύμονι συναπολλυμένης τε καὶ συγγεννωμένης ἐν ἅπασι τῶν ζώων τοῖς γένεσιν.

Κεφ. ιβ΄. Εἰ γάρ τις ἐθέλοι τὴν αἰτίαν ἐκμαθεῖν τῆς ἀγνοίας τῶν οὐκ ὀρθῶς ἀποφηναμένων ἰατρῶν καὶ φιλοσόφων ὑπὲρ τοῦ πλήθους τῶν ἐν τῇ καρδίᾳ κοιλιῶν, ἑτέρωθι δέδεικται τὰ τοιαῦτα σύμπαντα περὶ πάσης τῆς ἐν

terum quidem trahatur ſanguis, per reliquum vero emittatur; atque is dexter cordis ventriculus eſt pulmonis cauſa (quemadmodum demonſtravimus) comparatus. Quocirca, quae animalia pulmonem non habent, eadem neque in corde duos habent ventriculos, ſed illis ſolus is ineſt, qui motus arteriis omnibus dux eſt; nam quemadmodum venae ab hepate ducunt initium, ſic et arteriae a corde; et hoc in libris de placitis Hippocratis et Platonis copioſiſſime a nobis demonſtratum eſt, veraque omnia ſibi inter ſe conſentiunt atque atteſtantur. Ac tempeſtivum jam nobis fuerit omnem de dextro cordis ventriculo hîc terminare disputationem, qui in omnibus animalium generibus una cum pulmone aut gignitur ſemper, aut interit.

Cap. XII. Quod ſi quis cauſam requirat, cur plerique tum medicorum tum philoſophorum in numero cordis ventriculorum finiendo hallucinati ſint, ejuscemodi omnia alibi a nobis ſunt demonſtrata, nempe in

ταῖς ἀνατομαῖς διαφωνίας. καὶ ὥσπερ αἱ περὶ τῶν ἐνεργειῶν ἀποδείξεις ἐν τῷ τοῦ νῦν ἐνεστῶτος ἡμῖν προηγοῦνται λόγου, κατὰ τὸν αὐτὸν τρόπον αὐτῶν ἐκείνων αἵ τε περὶ τῆς ἐν ταῖς ἀνατομαῖς διαφωνίας καὶ αὐτῶν ἐγχειρήσεων. οὔκουν οὔτε περὶ τοῦ πλήθους τῶν ἐν ταῖς ἀρτηρίαις ἢ φλεψὶ χιτώνων ἐν τούτῳ χρὴ τῷ λόγῳ μεμνῆσθαι τῆς διαφωνίας, οὔτ᾽ ἄλλου τινὸς ὧν πρόσθεν εἴπομεν ἢ ἐφεξῆς ἐροῦμεν. ἰδίᾳ γὰρ ἅπαντα ταῦτα προαποδείξαντες, ὅπως ἡμῖν ἡ παροῦσα διέξοδος καθ᾽ αὑτὴν περαίνοιτο, μηδὲν τῶν ἄλλων ἐφαπτομένη ζητημάτων, ἐν τούτῳ τῷ λόγῳ παντὶ, τὰ δι᾽ ἐκείνων ἀποδεδειγμένα τοῖς ἐνεστῶσιν ὑποθέσεις ποιούμενοι, τὰς χρείας μόνας ἐπέξιμεν ἑκάστου τῶν μορίων, οὐδ᾽ ἐνταῦθα τῶν ἑτέροις εἰρημένων οὐκ ὀρθῶς ἐξελέγχοντες τὴν ἄγνοιαν, ὅτι μὴ πάρεργον, πλὴν ἢν ἱκανῶς ἀναγκαῖον ᾖ πολλοῖς δόγμασιν, ἢ κοινῇ χρηστὸν ἔσεσθαι μέλλῃ τὸ ῥηθέν. ὥσπερ ἀμέλει καὶ νῦν ἔγνωκα τῶν Ἀσκληπιάδῃ κα-

libro de Diſſenſione, quae in anatomis eſt. Nam quemadmodum actionum demonſtrationes praecedere debent propoſitam jam nobis disputationem, pari modo et illas ipſas de actionibus habitas praeire debent tum illa, quae de diſſenſione, quae in anatomis eſt, tum illa, quae de anatomicis adminiſtrationibus habentur. Quocirca non eſt in praeſentia, quod ejus controverſiae, quae de venarum aut arteriarum tunicis, quot eae numero ſint, habita fuit, mentionem faciamus, neque aliorum cujusquam, de quibus ante diximus aut deinceps dicturi ſumus. Nam omnia haec ſeparatim prius demonſtravimus, quo enarrationem hanc per ſe, ſemotis omnibus quaeſtionibus, perſequeremur, totoque hoc ſermone, quae in illis demonſtrata ſunt, omnia pro hypotheſi ad propoſita explicanda ſumentes, partium cujusque uſus ſolos abſolveremus, eorum, quae alii peccarunt, abſurditatem nusquam refellentes, niſi forte obiter, quando ad multa dogmata magnopere id pertinebit, aut multis communiter oratio ipſa utilis futura eſt; ut jam hanc conſtitui eorum, in quibus Aſclepiades lapſus eſt

Ed. Chart. IV. [433. 434.]　　　Ed. Baf. I. (435. 436.)

κῶς εἰρημένων ὑπὲρ τῶν τοῦ πνεύμονος ἀγγείων, μνημονεῦσαι καὶ δεῖξαι, τὸν τῆς Ἀδραστείας ὡς οὐδεὶς ἐκφεύξεται
θεσμὸν, οὐδ᾽ ἂν ἱκανὸς ᾖ πανοῦργός τε καὶ δεινῶς λέγειν,
ἀλλ᾽ ὁμολογεῖ ποτε καὶ αὐτὸς τὴν πανουργίαν καὶ μάρτυρ
γίνεται τοῖς ἀληθέσι πολὺ πιστότερος (436) τῶν ἄλλων, ὃς
μηδ᾽ ἑκὼν μαρτυρεῖ. πρώτη μὲν γὰρ αἰτία πᾶσι τοῖς γινομένοις, ὥς που καὶ Πλάτων ἐπεδείκνυεν, ὁ σκοπὸς τῆς
ἐνεργείας ἐστί. τοιγαροῦν οὐδ᾽ ἐπερωτωμένῳ τινὶ τὴν τῆς
ἐς τὴν ἀγορὰν ἀφίξεως αἰτίαν ἑτέρως ἀποκρίνασθαι κάλλιον ἐγχωρεῖ ταύτην παραλιπόντι· γελοῖος γὰρ ἂν εἴη, εἴ τις
ἀντὶ τοῦ φάναι, τόδε τι τὸ σκεῦος ἢ ἀνδράποδον ὠνη-
σόμενος ἥκειν, ἢ φίλῳ τῷδε συντυχεῖν, ἢ ἀποδόσθαι τόδε τι, ταῦτα μὲν παραλίποι, [434] διότι δ᾽ εἶεν αὐτῷ
δύο πόδες οἷοι κινεῖσθαί τε ῥαδίως κατά τε τῆς γῆς
ἀσφαλῶς στηρίζεσθαι, τούτοις ἐναλλὰξ ἑκατέρῳ τῶν εἰρημένων ποδῶν διάττων εἰς τὴν ἀγορὰν ἀφῖχθαι λέγοι. εἴ-
ρηκε μὲν γὰρ καὶ αὐτὸς ἴσως αἰτίαν τινὰ, ἀλλ᾽ οὐ τὴν ὄντως

de vaſis pulmonis, mentionem facere oſtendereque, neminem Adraſtiae legem poſſe effugere, etiamſi quis
aſtutus admodum ac dicendi peritus fuerit, quin con-
fiteatur tandem et ipſe ſuam vafritiem, ſeratque veritati teſtimonium, quam alius quivis, multo gravius, qui
invitus ad teſtandum acceſſerit. Prima igitur agendo-
rum omnium cauſa (ut quodam loco Plato confirmat)
ipſius actionis eſt ſcopus. Cauſam ergo ſi quis roget, cur
ad mercatum veneris, ea praetermiſſa aliam meliorem
afferre non convenit; ridiculus enim quis fuerit, ſi,
quum reſpondere debeat, ſe ad forum veniſſe, ut hoc
vas aut mancipium emeret, aut amicum ſuum conveniret, aut aliquid venderet, haec quidem omittat,
dicat autem, idcirco ſe ad forum veniſſe, quod ſibi
duo eſſent pedes, qui facile moveantur, quibus fretus
terrae inniti obfirmarique tuto queat alternis ipſis dictis
pedibus celeriter pervadens. Aliquam enim fortaſſe
et ipſe reddiderit cauſam, at non veram neque primam,

αἰτίαν, οὐδὲ τὴν πρώτην, ἀλλ᾽ ὀργανικήν τέ τινα, καὶ ὧν οὐκ ἄνευ, μᾶλλον οὐκ αἰτίαν. οὕτω μὲν ὀρθῶς ἐγίνωσκε περὶ φύσεως αἰτίας ὁ Πλάτων. ἡμεῖς δ᾽, ὅπως μὴ δόξωμεν ὑπὲρ ὀνομάτων τερθρεύεσθαι, συγχωρήσαντες γένη πλείω τῶν αἰτιῶν ὑπάρχειν, πρῶτον μὲν καὶ μάλιστα, δι᾽ ὃ γίγνεταί τι, δεύτερον δὲ, ὑφ᾽ οὗ γίνεται, καὶ τρίτον, ἐξ οὗ, καὶ τέταρτον, δι᾽ οὗ, καὶ πέμπτον, εἰ βούλει, τὸ καθ᾽ ὃ, καὶ πρὸς ἕκαστον γένος ἀξιώσομεν αὐτοὺς ἀποκρίνασθαι περὶ πάντων τῶν τοῦ ζώου μορίων, εἴπερ ὄντως εἰσὶ φυσικοί. ἡμεῖς μὲν γὰρ ἐρωτηθέντες, διὰ τί τοῦ πνεύμονος ἐνήλλακται τῶν ἀγγείων ἡ φύσις, ἀρτηριώδους μέν γε τῆς φλεβὸς ἀποτελεσθείσης, φλεβώδους δὲ τῆς ἀρτηρίας, ἀποκρινούμεθα τὴν ὄντως τε καὶ πρώτην αἰτίαν, ὅτι βέλτιον ἦν ἐν τούτῳ μόνῳ τῷ σπλάγχνῳ στεγανὴν μὲν τὴν φλέβα, μανὴν δ᾽ εἶναι τὴν ἀρτηρίαν. Ἐρασίστρατος δ᾽ οὐχ οὕτως, ἀλλ᾽ οὕτω φησίν· Ἡ μὲν φλὲψ ἐκπέφυκεν, ὅθεν περ αἱ εἰς ὅλον τὸ σῶμα διανεμόμεναι τὴν ἀρχὴν ἔχουσιν ἀρτηρίαι,

ſed inſtrumentariam quandam, aut ejus generis, ſine quibus non potius, non cauſam. Atque hac ratione quidem Plato de natura cauſae rite cenſuit. Nos autem. ne futiliter de nominibus concertare videamur, concedentes, plura eſſe cauſarum genera, primum quidem ac potiſſimum, cujus cauſa aliquid fit, ſecundum vero, a quo fit, tertium, ex quo, quartum, per quod, et quintum, ſi vis, ſecundum quod fit, ad ſingula genera reſpondere ipſos de omnibus animalis partibus compellemus, ſi modo re vera ſunt phyſici. Nam, quod ad nos attinet, ſi quis requirit, cur vaſorum natura in pulmone variaverit, factaque ſit vena quidem arterioſa, arteria autem venoſa, veram cauſam eandemque primam afferemus, quod ſcilicet in hoc uno viſcere melius fuit denſam quidem eſſe venam, raram autem arteriam. Eraſiſtratus vero non hoc modo, ſed ita tradit: *Ipſa quidem vena indidem proficiſcitur, unde quae in totum corpus diſtribuuntur arteriae principium habent, in*

συντέτρηται δὲ εἰς τὴν τοῦ αἵματος κοιλίαν, ἡ δ' ἀρτηρία πάλιν, ὅθεν αἱ φλέβες ἄρχονται, πεφυκυῖα πρὸς τὴν πνευματικὴν τῆς καρδίας συντέτρηται κοιλίαν.

Κεφ. ιγ'. Ἀσκληπιάδης δὲ ἀμφοτέρας ὑπερβὰς τὰς αἰτίας, τήν τ' ἐκ προνοίας τοῦ δημιουργοῦ, τὴν πρώτην ῥηθεῖσαν, καὶ τὴν οἷον ὑλικὴν, τὴν δευτέραν, ἐπὶ τὸ πάντων ἀτιμότατον εἶδος τῆς αἰτίας ἀφικόμενος, ὃ μηδ' ἁπλῶς αἰτίαν εἴποι τις ἂν, οἶμαι, διαλεκτικὸς ἀνὴρ, ἀλλ' ἤτοι κατὰ συμβεβηκὸς, ἢ ἐξ ἀκολουθίας αἰτίαν, ὅλον τοῦτο, καθάπερ ἀδόκιμον δραχμὴν, οἴεται πιθανὸς εἶναι καὶ σοφὸς, οὐκ ἐννοήσας, οἶμαι, τὸν τῆς Ἀδραστείας θεσμὸν, ὡς οὐδεὶς οὕτω λόγος ἕτερος ἐξελέγχει τῶν δογμάτων αὐτοῦ τὴν ἀτοπίαν, ὡς αὐτὸς οὗτος, ὃ σοφῶς ὑπ' αὐτοῦ δοκῶν ἐξευρῆσθαι. διότι γὰρ, φησὶν, ἐν τῷ πνεύμονι μόνῳ τῶν ἁπάντων ὀργάνων αἱ μὲν ἀρτηρίαι διπλῆν κινοῦνται κίνησιν, ἥν τ' οἴκοθεν ἔχουσιν ἐκ τῆς σφετέρας αὐτῶν οὐσίας, σφύζουσαι δηλονότι, καὶ ἣν ἐκ τοῦ τῆς ἀναπνοῆς ἔργου,

ſanguineumque ventriculum pertinet; arteria vero rurſus, unde venae oriuntur, et ipſa orta in ſpiritalem cordis ventriculum pertinet.

Cap. XIII. At Aſclepiades utrasque cauſas praetergreſſus, tum illam, quae opificis providentiae referenda eſt accepta, quam primam eſſe diximus, tum autem ſecundam, quae velut materialis eſt, accedensque ad genus cauſae omnium infimum atque abjectiſſimum, quod omnino ne cauſam quidem, opinor, dixerit, qui dialecticis fuerit imbutus, ſed id omne, ceu drachmam adulterinam, cauſam eſſe vel ex accidente, vel ex conſequente, fidem ſe facere ſperat atque ſapientem eſſe, legis Adraſtiae (ut ego arbitror) immemor; quod nulla alia ratio aeque redarguat dogmatum ejus abſurditatem, atque haec ipſa, quam ſe ſapienter inveniſſe arbitratur. *Nam quod* (inquit) *in pulmone ſolo, contra quam in aliis omnibus inſtrumentis, arteriae motu agantur duplici, uno, quem domeſticum habent, ex propria videlicet ſubſtantia pulſantes, altero, quem ex pulmone ob*

σειομένου διὰ παντὸς τοῦ πνεύμονος, ἐπικτῶνται, ἔπειθ᾽ ὑπερπονοῦσαι καταλεπτύνονται, τῶν ἐν τοῖς ἄλλοις μορίοις ἀρτηριῶν αὐτάρκως κινουμένων τὴν οἰκείαν κίνησιν οὖσαν μίαν, καὶ διὰ τοῦτ᾽ εὐτραφῶν τε καὶ ἰσχυρῶν γινομένων. αἱ δ᾽ αὖ φλέβες, φησὶν, αἱ μὲν καθ᾽ ὅλον τὸ ζῶον, ἀκίνητοι μένουσαι, δίκην ἀνδραπόδου τινὸς ἀργοῦ καὶ ἀγυμνάστου, δικαίως ἀτροφοῦσιν· αἱ δὲ κατὰ τὸν πνεύμονα, τὴν τοῦ σπλάγχνου κίνησιν ἐπικρατησάμεναι, παχύνονται παραπλησίως τοῖς μέτρια γυμναζομένοις. ἀλλ᾽, ὦ σοφώτατε πάντων ἀνδρῶν Ἀσκληπιάδη, τὰ μὲν ἄλλα σου τῶν λόγων ἁμαρτήματα μακροτέρας οὕτως ἐξελέγχεσθαι ἔργον σχολῆς· ἃ δ᾽ ἂν οὐδὲ παῖς ἀγνοήσειε, μήτι γε οὕτως ἀλαζὼν ἀνὴρ, ἔστι μὲν διττὰ, γένεσις δ᾽ αὐτῶν ἑκατέρῳ, τῷ μὲν ἐκ ῥᾳθυμίας τῆς περὶ τὰς ἀνατομὰς, τῷ δὲ ἐξ ἀγνοίας λογικῆς θεωρίας. [435] ἀνατομῆς μὲν γὰρ ἔμπειρος εἴπερ ἦσθα, τάχ᾽ ἂν ἡμῖν ἐγίνωσκες, ὡς οὐ πάχει μόνον, ἀλλὰ καὶ

respirationis munus semper agitato nanciscuntur, immensis tandem laboribus confectae extenuantur, quum, quae aliis partibus insunt arteriae, proprium unum habeant motum eundemque moderatum, ob idque bene nutriantur robustaeque sint. At venae (inquit), *quae in toto quidem sunt animali, quum motu omni careant, non aliter quam mancipium quoddam deses ab omnique exercitatione fugiens, jure atrophia laborant; quae vero sunt in pulmone, motum ab viscere ipso nactae fiunt corpulentae, quo modo et ii, qui mediocriter sese exercent.* Verum, o omnium hominum sapientissime Asclepiades, caetera quidem scriptorum tuorum flagitia si vellem eo modo persequi, otio majore opus esset; quae vero ne puerum quidem fallere possint, nedum virum jactabundum adeo atque insolentem, ea genere quidem sunt duplicia; alia enim ex contemptu anatomes atque oscitantia, alia ex logicae speculationis ignoratione promanarunt. Nam, si anatomes peritus esses, nobis fortassis concederes, arteriam a vena non

πλήθει καὶ ποιότητι χιτώνων ἀρτηρία φλεβὸς διαφέρει. ὁ γὰρ ἔσωθεν χιτὼν, ὁ παχὺς καὶ σκληρὸς, ὁ τὰς ἐγκαρσίας ἔχων ἶνας, οὐδ᾽ ὅλως ἐστὶ ταῖς φλεψί. σὺ δ᾽ αὐτὸ, εἴτ᾽ ἐστὶν, εἴτ᾽ οὐκ ἔστι, μὴ πολυπραγμονήσας, ὑπὲρ ὧν οὐδὲν οἶσθα σαφὲς, ἀποφαίνεσθαι τολμᾷς ὡς εἰδὼς, ὁ τὰς Ἡροφίλου διαπτύων ἀνατομὰς, ὁ κατεγνωκὼς Ἐρασιστράτου, καὶ μικρὸν φροντίζων Ἱπποκράτους. ἆρ᾽ ἀγνοεῖς ὄντως οὐκ ἐχούσας τὸν ἔσωθεν χιτῶνα τὸν σκληρὸν τὰς φλέβας τοῦ πνεύμονος; ἢ τοῦτο μὲν γινώσκεις, οἴει δ᾽, ὅταν ἰσχνὸν γίγνηταί τι μόριον, οὐ τὸ πάχος αὐτοῦ τῶν χιτώνων, ἀλλὰ τὸ πλῆθος διαφθείρεσθαι; καὶ τῆς γαστρὸς ἄρα τοῖς μὲν ἐσχάτως ἰσχνοῖς ἔσται χιτὼν εἷς, τοῖς δὲ εὐέκταις τέτταρες. οὕτω δὲ καὶ τῶν ὀφθαλμῶν τρεῖς μὲν, εἰ τύχοι, τοῖς ὑπὸ φθόης ἐχομένοις, (ἐσχάτως γὰρ τούτοις συντετήκασι,) τέτταρες δὲ τοῖς ἄλλως νοσοῦσι, πέντε δ᾽ ἡμῖν τοῖς ὑγιαίνουσιν, ἓξ δ᾽, εἰ τύχοι, τοῖς εὐέκταις ἡμῶν, καὶ τοῖς ἀθληταῖς

craſſitie modo, ſed et numero ac qualitate tunicarum diſcrepare. Interiorem enim tunicam, quae craſſa eſt ac dura, quaeque fibras habet transverſas, venae ipſae non habent omnino; tu vero, habeant necne, nihil magnopere ſolicitus, quae tibi nunquam percepta fuerunt neque cognita, ſine ulla dubitatione audes de illis, ut exploratiſſimis, pronunciare, qui Herophili diſſectiones reſpuis, qui jam Eraſiſtratum condemnaſti, cui denique ſordet Hippocrates. An neſcis pro certo venas pulmonis interiorem tunicam illam duram non habere? an hoc quidem intelligis, quum autem macilenta quaepiam fit pars, exiſtimas, non tunicarum ipſius craſſitudinem, ſed numerum imminui? Ea certe lege ventriculo in ſumme extenuatis unica erit tunica, carnoſis vero ac bene habitis quatuor; itemque oculorum tunicae tres, verbi gratia, phthoe tabeſcentibus (maxime enim his contabuerunt), quatuor vero quovis alio morbo laborantibus, quinque nobis ſanis, ſex, ſi ſors ita tulerit, iis, qui bonam habent corporis conſtitutionem,

ἑπτὰ, καὶ τούτων ἔτι πλείους τοῖς περὶ Μίλωνα καὶ Πολυδάμαντα. καλὸν δ' ἦν, εἰ καὶ τῶν χειρῶν δακτύλους ἐν μὲν ταῖς εὐεξίαις πλείους, ἐν δὲ ταῖς καχεξίαις ἐλάττους εἴχομεν. ἦν γὰρ ἂν οὕτως ἄξιον τῆς Ἀσκληπιάδου σοφίας τὸ θέαμα, τρεῖς μὲν, εἰ τύχοι, δακτύλους ἔχων ὁ Θερσίτης, ὁ δ' Αἴας τέτταρας, καὶ πλείους τούτων ὁ Ἀχιλλεὺς, Ὠρίων δ', οἶμαι, καὶ Τάλως ὑπὲρ τοὺς τῶν ἰούλων πόδας. οὐκ ἔστιν, ὦ γενναιότατε, μοχθηραῖς δογμάτων ὑποθέσεσι χρησάμενόν τινα μὴ οὐ καταγέλαστον εὑρίσκεσθαι πανταχόθεν. νοῦς δὲ ὁ πάντα διατάττων ταῦτα καὶ κοσμῶν, οὐκ ὄγκοι σωμάτων αὐτομάτως ἀλλήλοις περιπλεκόμενοι. καὶ διὰ τοῦτο τοῦ μὲν πνεύμονος αἱ ἀρτηρίαι φλεβώδεις, αἱ φλέβες δ' ἀρτηριώδεις, ὅτι βέλτιον οὕτως· αἱ δὲ τῆς καρδίας κοιλίαι δύο μὲν, οἷς πνεύμων ἐστὶ, μία δ', οἷς οὐκ ἔστι· καὶ γὰρ καὶ τοῦτο βέλτιον· ὑμένες δ' ἐφ' ἑκάστῳ τῶν στομάτων, ἵν' ἡ καρδία μὴ μάτην πονῇ, καὶ ὁ πέμπτος λοβὸς τοῦ πνεύμονος, ἵν' ἡ κοίλη φλὲψ στηρίζηται, καὶ τῶν

athletis ſeptem, et his adhuc plures Miloni et Polydamanti. Non alienum etiam eſſet, ſi et manuum digitos in bona quidem habitudine plures, in prava vero pauciores haberemus; eſſet enim eo modo dignum Aſclepiadis ſapientia ſpectaculum, ſi tres quidem digitos habeat Therſites, Ajax autem quatuor, ac plures his Achilles, Orion etiam (opinor) et Talos numeroſiores, quam iuli habeant pedes. Fieri non poteſt, o generoſiſſime, quin ubique ſuam prodat infantiam ridiculusque ſit, qui pravis dogmatum hypotheſibus nititur. Mens enim eſt, quae omnia haec deſignat, disponit ac ornat, non corpuſculorum vis concurſu quodam fortuito inter ſe cohaereſcentium. Nam pulmonis quidem arteriae ſunt venoſae, venae vero arterioſae, quod eſſe ejusmodi eas praeſtiterat; cordis vero ventriculi duo quidem ſunt, quibus eſt pulmo, unus autem, cui non eſt; etenim hoc quoque melius fuit; membranae autem ſingulis inſunt orificiis. ne cor vanum ſubeat laborem; praeterea venae cavae ſtabiliendae gratia quin-

ἄλλων ἕκαστον. ὧν οὐδενὸς αἰτίαν εἰπὼν τῆς γενέσεως ὁ σοφὸς Ἀσκληπιάδης, ὅτι μηδ' εἶχεν, ἑνὸς ἐξ ἁπάντων ἀποδίδωσιν, εὐπορήσας, ὡς ᾤετο, πιθανοῦ συλλογισμοῦ. συγχωροῦμέν σοι καλῶς εἰρῆσθαι περὶ τῶν τοῦ πνεύμονος ἀγγείων· ἐπιχείρησόν τι καὶ περὶ τῶν ἄλλων εἰπεῖν τοῦ ζώου μορίων. ἡμεῖς μὲν γὰρ ἁπάντων οὐχ ἓν αἰτίας γένος, ἀλλὰ σύμπαντα λέγομεν, ἓν μὲν τὸ πρῶτόν τε καὶ τελεώτατον, ὅτι βέλτιον οὕτως, ἐφεξῆς δ' αὐτῷ τὰ ἀπὸ τῶν ὀργάνων καὶ τῆς ὕλης, οἷς χρώμενος ὁ δημιουργὸς εἰς τὸ βέλτιστον εἶδος ἕκαστον τῶν γινομένων ἄγει, τὰς μὲν ἀρτηρίας τοῦ πνεύμονος μανὰς, τὰς δὲ φλέβας ἐργασάμενος στεγανὰς δι' ἣν εἴπομεν αἰτίαν· ἐπεὶ δ' οὕτως ἦν ἐργάσασθαι βέλτιον, ἐκ μὲν τῶν ἀρτηριωδῶν μορίων τῆς καρδίας ἐκφύσας τὰς φλέβας, ἐκ δὲ τῶν φλεβωδῶν τὰς ἀρτηρίας· ἐπεὶ δὲ ὕλην ἑκατέραις χορηγεῖν ἐχρῆν ἐπιτήδειον, εἰς πνεύματος μὲν κοιλίαν ἀριστερὰν τὰς ἀρτηρίας, εἰς δὲ τὴν ἑτέραν τὰς φλέβας ἀναστομώσας· ἐπεὶ δὲ ἦν ἄμεινον τὸ δυσπαθέστε-

tus pulmonis lobus; ac reliqua omnia, quorum quum ſapientiſſimus vir Aſclepiades cauſam, cur facta fuiſſent, prae inſcitia nullam dixiſſet, unius tamen ex omnibus cauſam reddit, invento, ut putabat, probabili ſyllogismo. Permittimus tibi recte de pulmonis vaſis dixiſſe; aggredere aliarum quoque animalis partium explicationem. Nos enim in omnibus non unum cauſae genus, ſed omnia ſimul recenſemus; unum quidem, idque primum ac principaliſſimum, quod ita eſſe praeſtiterat; quod ſubſequuntur, quae tum ad inſtrumenta, tum ad materiam pertinent, quibus utens opifex ad optimam ſpeciem ſingula, quae fiunt, effingit, arterias quidem pulmonis raras, venas autem denſas efficiens propter eam, quam diximus, cauſam. Quas quum ejusmodi feciſſe eſſet melius, ex arterioſis cordis partibus venas, ex venoſis autem arterias produxit; et quoniam materiam utrisque praebere convenientem oportuit, ad ſpiritus quidem ventriculum ſiniſtrum ſcilicet arteriarum, ad alterum autem venarum os aperuit; rotundasque

ρον αὐταῖς σχῆμα περιθεῖναι, στρογγύλας ἐργασάμενος· [436] ἐπεὶ δ᾽ ἐξ ὕλης τε καὶ δι᾽ ὀργάνων ἐχρῆν αὐτὰς δημιουργῆσαι, τὸ μὲν ὑγρὸν ἀναμίξας τῷ ξηρῷ, καί τινα χυμὸν ἐξ ἀμφοῖν οἷον κηρὸν εὐτύπωτον ἐργασάμενος, ὕλην ταύτην τοῖς ἐσομένοις ὑπεβάλετο· τὸ δὲ θερμὸν τῷ ψυχρῷ κεράσας, ὄργανα ταῦτα δραστικὰ περὶ τὴν ὕλην παρεσκευάσατο, κἂν τούτῳ ἤδη, τὸ μέν τι ξηραίνων τῆς ὕλης τῷ (437) θερμῷ, τὸ δέ τι πηγνύων τῷ ψυχρῷ, τὸ δέ τι γεννήσας εὔκρατον πνεῦμα τῇ τούτων μίξει, κἄπειτ᾽ αὐτὸ διαφυσήσας καὶ διαστήσας τὴν ὕλην, ἀγγεῖον κοῖλον πρόμηκες ἐδημιουργήσατο, πλέον μὲν τῆς ὕλης ἐπάρδων, ᾧ βέλτιον ἦν γενέσθαι παχυτέρῳ, μεῖον δ᾽, ᾧ λεπτοτέρῳ. ἔχεις ἁπάσας ἤδη τῷ λόγῳ τὰς αἰτίας, τὴν ἐκ τοῦ τέλους, τὴν ἐκ τοῦ δημιουργοῦ, τὴν ἐκ τῶν ὀργάνων, τὴν ἐκ τῆς ὕλης, τὴν κατὰ τὸ εἶδος. σὺ δὲ καὶ εἰ καὶ τὰς κυριωτάτας ἐθέλεις παραλείπειν, τήν τε δι᾽ ὃ γίνεταί τι καὶ τὴν ὑφ᾽ οὗ,

effecit, quod ipſas praeſtiterat figuram habere, quae ab injuriis omnibus eſſet tutior. Jam vero, quum eas ex materia et per inſtrumenta parare oporteret, humidum quidem ſicco admiſcens, et quendam ex utroque humorem ac materiam ad formarum impreſſionem recipiendam inſtar cerae facilem efficiens, hanc materiam generandis ſubjecit; calidum vero ac frigidum temperans, duo haec circa materiam efficientia comparavit inſtrumenta; qua in mixtione partem quidem materiae exiccari a calido conſtituit, partem autem frigido concreſcere, ac horum denique mixtura ſpiritum rite temperatum generari. Poſt autem id ipſam materiam flatu in latum extendens diducensque cavum vas ac praelongum effecit, copioſiorem quidem materiam affundens, cui melius erat eſſe craſſiori, parciorem autem, cui tenuiori. Habes jam cauſas omnes his verbis, finalem *ſcilicet*, ab opifice, ab inſtrumentis, a materia, a forma. Tibi autem ſi placet principaliſſimas omittere, tum eam, cujus cauſa aliquid ſit, tum eam, a quo

κἂν τὰς ἄλλας γοῦν εἰπὲ καθ᾽ ἕκαστον τῶν μορίων. ἀλλ᾽ οὐ πράττεις οὕτως. οὐ γὰρ, οἶμαι, δυνατὸν εὐπορεῖν πιθανῶν λογισμῶν ἐν τοῖς κατὰ μέρος ἅπασιν ἐπὶ μοχθηραῖς ὑποθέσεσιν. αὐτὸ δὴ τοῦτο ἦν, ὃ πρόσθεν ᾐνιττόμην ἀμαθίᾳ γίγνεσθαι τῆς λογικῆς θεωρίας. ἄμεινον γὰρ ἦν ἐν ἅπασι παραλείπειν ἑκάστου τῆς γενέσεως αἰτίαν, ἣν ὑπονοήσει τις αὐτοὺς ἑκόντας σιωπᾷν. ἀλλ᾽ εἰς τοσοῦτον ἀναισθησίας ἥκουσιν, ὡς μὴ γινώσκειν, ὅτι τὴν ἐν τοῖς ἄλλοις σιωπὴν ὕποπτον ἐργάζονται τῇ δι᾽ ἑνὸς ἢ δυοῖν ἐξηγήσει. περὶ μὲν οὖν ἀρτηριῶν καὶ φλεβῶν τῶν κατὰ τὸν πνεύμονα λέγειν ἐπιχειροῦντες οὐ τὸ θεῖον εἶδος τῆς αἰτίας, ὡς ὁ Πλάτων ὀνομάζει, ἀλλὰ τὸ ἀναγκαῖον λέγουσι, ἅπαντα δὲ τἄλλα παραλιπόντες. οὔτε γὰρ ὡς ἦν ἀναγκαῖον ἐνταῦθα τετάχθαι τὴν καρδίαν, οὔθ᾽ ὡς τοῖς μὲν δύο σχεῖν κοιλίας, τοῖς δὲ μίαν, οὔτε, ὅσοις πνεύμων οὐκ ἔστιν, ἀπόλλυσθαι τὴν δεξιὰν, οὔτ᾽ ἄλλο οὐδὲν τῶν πάντων ἐξηγεῖσθαι τολμῶντες, ἐν οἷς ἄν τινα λῆρον ἐξεύρωσι πιθανὸν, ἐν τού-

fit, alias faltem in fingulis partibus affer. At non ita facis; fieri enim, ut opinor, non poteft, ut, male pofitis pravis hypothefibus, in omnibus particularibus rite quis ratiocinetur. Hoc etiam ipfum erat, quod antea ignoratione logicae fpeculationis evenire innuebam. Satius enim fuiffet in omnibus caufam generationis fingulorum relinquere, utpote quam fufpicari quis poffit fuapte fponte ipfos filentio praetermittere. At eo ftupiditatis venerunt, ut non intelligant, fe, quum unum aut duo exponant, fuum in reliquis filentium fufpectum facere; nam de arteriis et venis, quae pulmoni infunt, dicere aggreffi non divinam caufae fpeciem, ut Plato nominabat, fed neceffariam memorantes, reliquas omnes praetermittunt. Quum enim exponere ipfi non audeant, neque quod neceffarium erat cor ibi locari, neque quod aliis quidem duos habet ventriculos, aliis autem unicum, neque quod, quibus non eft pulmo, iis etiam deeft dexter ventriculus, neque aliud quidvis ex omnibus, in quibus nugas quasdam invenerint probabiles,

τοις ἡμῶν κατατρίβουσι τὸν χρόνον. εἰ μὴ γὰρ Ἀσκληπιάδης εἰς τοσοῦτον φλυαρίας ἐξέπεσεν, ὡς πρὸς τῷ μεγάλην ὑποψίαν ἑαυτῷ προστρίψασθαι τῆς περὶ τῶν ἄλλων ἁπάντων ἀπορίας, ἐξ ὧν εὐπορεῖν ἔδοξεν ἐφ᾽ ἑνὸς, ἔτι καὶ τὰ διὰ τῶν ἀνατομῶν φαινόμενα κατάφωρος εἶναι μὴ γινώσκων, οὐκ ἂν ἐγὼ νῦν ἐξελέγχειν αὐτὸν ἐπιχειρῶν ἀπώλλυον τὸν χρόνον, ἀλλ᾽ εἰχόμην ἂν τοῦ προκειμένου μοι σκοποῦ, καθάπερ ἐξ ἀρχῆς ἐποίησα, τὰ κακῶς εἰρημένα παραλιπὼν ἀνεξέλεγκτα ἅπαντα. νυνὶ δὲ, ἐπειδή τινὲς τῶν μεταχειριζομένων τὰς τοιαύτας αἱρέσεις, ἐφ᾽ οἷς ἐχρῆν αὐτοὺς αἰδεῖσθαι, κομῶσιν, ἀναγκαῖον ἡγησάμην ἐξελέγξαι τὸν λόγον, ὅπως μὴ πλείους ἀπατήσειεν. ὁ δ᾽ ἔλεγχος, ὡς καὶ πρόσθεν εἴρηται, διττὸς, ὁ μὲν ἐκ τῆς ἀνατομῆς ὁρμώμενος, ὁ δ᾽ ἐξ ἀκολουθίας λογικῆς. ὧν οὐδέτερον ἐφαίνετο γινώσκων ὁ σοφὸς Ἀσκληπιάδης, οὔθ᾽ ὡς οὐ πάχει μόνον, ἀλλὰ καὶ πλήθει χιτώνων καὶ σκληρότητι καὶ τῇ τῶν ἰνῶν θέσει διαλλάττουσιν ἀρτηρίαι φλεβῶν, οὔθ᾽ ὡς, ἐξ ὧν

in his tempus nos cogunt terere. Nifi enim Afclepiades eo futilitatis fuiffet provectus, ut (praeterquam quod, ex quibus caufam unius intelligere eft vifus, in caeteris omnibus haerere fefe, magnam ipfe fibi fufpicionem affricuit) quae in anatomis etiam apparent, ignorare penitus deprehenderetur: haudquaquam ego in eo refellendo tempus nunc confumerem, fed propofito mihi fcopo, ut adhuc ab initio feci, infifterem, eorum, quae ab aliis male afferta funt, nihil usquam refellens. Nunc autem, quum eorum nonnulli, qui opiniones hujusmodi defenderunt, in his fefe venditarent, quorum eos pudere conveniebat, eorum mihi rationem putavi effe confutandam, ne ea complures capiantur. Confutatio autem (ut ante diximus) eft duplex, una quidem ex anatome, alia vero ex confecutione logica ducta; quorum neutrum oftendimus fapientem illum Afclepiadem intelligere, neque quod non craffitie modo, fed et tunicarum numero ac duritie et fibrarum fitu arteriae a venis diffideant, neque quod, in quibus ipfe eft copio-

εὔπορός ἐστιν ἐν τοῖςδε, κατάφωρος γίνεται μηδὲν ὑπὲρ τῶν ἄλλων ἔχων εἰπεῖν. ἵν᾽ οὖν ἐναργῶς ἐξελεγχθῇ, τῶν ἐξ ἀνατομῆς τι φαινομένων αὖθις αὐτῷ λέγωμεν. ὅτι μὲν γὰρ οὐκ ἀναπνεῖ τῶν ἐμβρύων οὐδὲν, αὐτὸς ὁμολογεῖ· ὅτι δ᾽, εἰ τῶν ἄρτι γεγεννημένων ζώων ἢ καὶ κυουμένων ἔτι τι λαβὼν ἀνατέμοις, [437] αἱ μὲν ἀρτηρίαι φλεβώδεις, αἱ δὲ φλέβες ἀρτηριώδεις εἰσὶν αἱ τοῦ πνεύμονος, ἐγώ φημι, κἂν ἐκεῖνος μὴ λέγῃ. καὶ μὴν οὐ συμβαίνει ταῦτ᾽ ἀλλήλοις. πῶς οὖν ἂν ἔτι διὰ τὴν ἐκ τῆς ἀναπνοῆς κίνησιν ἢ τὰς ἀρτηρίας ὑπερπονεῖν, ἢ τὰς φλέβας συμμέτρως γυμνάζεσθαι λέγοι τις, ὁπότε γε φαίνονται τοιαῦται τοῖς ἐμβρύοις ὑπάρχουσαι καὶ πρὸ τῆς ἀναπνοῆς; ἀλλὰ τὰ μὲν ἐν τοῖς ἐμβρύοις ὀλίγον ὕστερον εἰρήσεται, θαυμαστὰ θεάματα περὶ τὴν βάσιν ὅλην τῆς καρδίας· ὧν οὐδὲν οὔτ᾽ ἐγίνωσκεν Ἀσκληπιάδης, οὔτ᾽, εἴπερ ἔγνω, δυνατὸν ἦν αὐτῷ τὰς αἰτίας ἐξευρεῖν, εἰς ὄγκους καὶ κενὸν ἀνάγοντι τῶν γιγνομένων ἁπάντων τὰς ἀρχάς. ἐν δὲ τῷ παρόντι λόγῳ, προς-

ne, ex his ipſis ſuam manifeſto prodat inopiam, quum de aliis dicere nihil queat. Ut igitur ipſum in eorum quopiam, quae ex anatome apparent, evidenter refellamus, rurſus ad eum revertamur. Nam, quod embryon nihil quicquam reſpirat, ipſe confitetur; ego vero, etiam ſi quodpiam animal recens natum aut utero adhuc geſtatum diſſecueris, confirmo, pulmonis arterias quidem jam eſſe venoſas, venas autem arterioſas, quamvis ille non dicat. Atqui haec ſibi ipſis non conſentiunt. Quî igitur convenit jam aſſerere, accidere id propter motum ex reſpiratione, aut immenſum arteriarum laborem, aut venarum exercitationem mediocrem, quum vel ante reſpirationem tales in foetibus appareant? Caeterum, quae ad embrya attinent, haud ita multo poſt explicabimus, admirabilia ſane ſpectacula in tota baſi cordis; quorum nullum Aſclepiades animadvertit, neque etiam, ſi animadvertiſſet, cauſas invenire potuiſſet, qui omnium, quae gignuntur, principia in moles *corpuſculorum* atque inane referat. In praeſenti vero ſermone

παῖξαι γὰρ ἔγνωκα αὐτῷ καὶ δεῖξαι τὴν ἐν ταῖς ἀνατομαῖς ἐμπειρίαν ὁπόσην τινὰ καὶ ὁποίαν ἔχων ὅτι οὐκ ἐμὲ λέληθε καὶ τὴν τῶν ἀκολούθων καὶ μαχομένων ἐπιστήμην, ἔτι τοῦ θώρακος καὶ τῆς καρδίας ἀναμνήσω τὸν ἄνθρωπον. ἐγκεφάλου μὲν γὰρ ἴσως, ὅτι που πόῤῥω τοῦ πνεύμονός ἐστι, διὰ τοῦτο ἐπελάθετο, διὰ παντὸς μὲν κινουμένου, μήτε δὲ ἀρτηριώδεις τὰς φλέβας ἔχοντος, μήτε φλεβώδεις τὰς ἀρτηρίας. ἀλλ᾽ ὅ γε θώραξ ὅλος κινεῖται μὲν καὶ κατ᾽ αὐτὸν τὸν Ἀσκληπιάδην πολὺ δήπου σφοδρότερον τοῦ πνεύμονος, εἴ γε σείεται μὲν ἐκεῖνος ὑπὸ τῆς διόδου τοῦ πνεύματος, οἷον χωνεία τις, ὁ δὲ θώραξ οὐ τοῦτο μόνον, ἀλλὰ καὶ διαστέλλεται καὶ συστέλλεται μέχρι πλείστου. τὰς φλέβας δ᾽ οὐκ ἔσχεν ἀρτηριώδεις, ὥσπερ οὐδὲ τὰς ἀρτηρίας φλεβώδεις. ἐχρῆν δ᾽, οἶμαι, τὰς μὲν εἰς μετριότητα κινήσεως ἀγομένας παχύνεσθαι, τὰς δ᾽ ὑπερπονούσας λεπτύνεσθαι. τί δεῖ λέγειν ἔτι περὶ τῆς καρδίας αὐτῆς, ἁπάντων μὲν σφοδρότατα κινουμένης, ὁμοίας δὲ ταῖς ἐν παντὶ

visum mihi certe est ei applaudere ostendereque, me non ignorare, quantam ipse et cujusmodi in anatomis habeat experientiam consequentiumque ac pugnantium scientiam. Atque ad thoracem denuo ac cor hominem reducam; nam cerebri forte, quod longe a pulmone absit, oblitus est, quod semper movetur, quum tamen non habeat venas arteriosas neque venosas arterias, At thorax quidem certe totus movetur etiam secundum ipsum Asclepiadem multo sane quam pulmo vehementius; siquidem movetur hic a spiritus transitu, velut fornax quaedam, thoraci autem non id modo usu venit, verum etiam ut dilatetur plurimum ac comprimatur. Caeterum venas non habuit arteriosas, quo modo nec arterias venosas; oportebat autem (opinor) illas quidem, quae motu agerentur mediocri, fieri corpulentas, has vero, quae laborarent immodice, graciles esse. Quid jam loquar de ipso corde? quod licet moveatur omnium vehementissime, similes tamen iis, quae

μορίῳ τοῦ ζώου τὰς ἀρτηρίας ἐχούσης καὶ τὰς φλέβας, ὥσπερ ὅ τε θώραξ ὅλος, ὅ τ' ἐγκέφαλος, ὡς εἴρηται; πάντ' οὖν τὰ μόρια, τά θ' ὑπερβαλλόντως πονοῦντα, τά τε μετρίως, τά θ' ὅλως ἀργοῦντα, καὶ τὰς φλέβας ὁμοίας ἀλλήλαις ἔχει καὶ τὰς ἀρτηρίας, ὅτι βέλτιον τοῦτο· μόνος δ' ὁ πνεύμων, ὅτι κἀκεῖνο βέλτιον, ἐνηλλαγμένην ἐκτήσατο τῶν κατ' αὐτὰς χιτώνων τὴν ἰδέαν. οὕτως ἐν ἅπασιν ὁ δημιουργὸς ἡμῶν ἕνα σκοπὸν ἔχει τῆς διαπλάσεως τῶν μορίων, τὴν ἔκλεξιν τοῦ κρείττονος. ἀλλὰ περὶ μὲν Ἀσκληπιάδου ταῦτα ἴσως πλείω τοῦ δέοντος.

Κεφ. ιδ'. Ὃ δ' ἐφεξῆς μέν ἐστι τοῖς εἰρημένοις, ἀνεβαλόμεθα δ' ἐρεῖν αὐτὸ, νῦν ἤδη λεγέσθω. τεττάρων ὄντων ἐν τῇ καρδίᾳ στομάτων, τρεῖς μὲν ἐφ' ἑκάστῳ τῶν ἄλλων ὑμένες εἰσὶ, δύο δ' ἐπὶ τῆς ἀρτηρίας τῆς φλεβώδους μόνης. ἐκφύονται μὲν οὖν ἅπαντες ἐξ αὐτῶν τῶν στομάτων, ἐντεῦθεν δ' ὁρμηθέντες, οἱ μὲν εἴσω προΐασιν εἰς τὰς τῆς καρδίας κοιλίας, ὥστε καὶ συνάπτονται πρὸς αὐτὰς ἰσχυροῖς

reliquis omnibus diffuſae ſunt animalis partibus, venas habet et arterias, ut et thorax totus et cerebrum, quemadmodum dictum eſt. Omnes igitur partes, tum quae praeter modum laborant, tum quae moderate, tum quae penitus otioſae ſunt, venas habent ſibi ipſis ſimiles atque arterias, propterea quod melius id fuerat; ſolus vero pulmo, quod id melius etiam erat, ipſarum tunicas habuit commutatas. Ex quibus intelligi poteſt, conditorem noſtri in conſormandis omnium partibus unum hunc ſequi ſcopum, nempe ut, quod melius eſt, eligat. Sed de Aſclepiade nimis fortaſſe multa.

Cap. XIV. Quod vero ea conſequitur, quae ante a nobis fuerunt comprehenſa, cujusque explicationem rejeceramus, de eo jam diſſeramus. Quum quatuor in corde ſint orificia, tres quidem in ſingulis aliis ſunt membranae, duae autem duntaxat in arteria venoſa. Oriuntur porro omnes ex ipſis orificiis; unde profectae, aliae quidem intro progrediuntur in cordis ventriculos, ad quos etiam vinculis fortibus adnectuntur, aliae vero

δεσμοῖς, οἱ δ᾽ ἐκτὸς ἀποκλίνουσιν, ἵνα πρῶτον ἀνίσχει τῆς καρδίας ἑκάτερον τῶν ἀγγείων. εἰσὶ δ᾽ ἐπὶ μὲν τῆς φλεβὸς τῆς ἀρτηριώδους, ἣν τὸν πνεύμονα τρέφειν ἐλέγομεν, ἔσωθεν ἔξω νεύοντες ὑμένες τρεῖς, ἀπὸ τοῦ σχήματος ὑπὸ τῶν ἀκριβεστέρως τὰς ἀνατομὰς ἐχόντων ὀνομαζόμενοι σιγμοειδεῖς C· [438] ἐπὶ δὲ τῆς εἰσαγούσης τὸ αἷμα φλεβὸς τρεῖς μὲν κἀπὶ ταύτης ἔξωθεν ἔσω νεύοντές εἰσιν, ἀλλὰ πολὺ καὶ πάχει καὶ ῥώμῃ καὶ μεγέθει διαφέρουσιν ἐκείνων. ἄλλο δὲ τρίτον οὐκ ἔστι κατὰ τὴν δεξιὰν κοιλίαν στόμα. καὶ γὰρ ἥ τὰ κάτω τοῦ θώρακος τρέφουσα καὶ ἡ περιστεφανοῦσα τὴν καρδίαν, οὕτω γὰρ αὐτὴν καὶ ὀνομάζουσιν, ἔξω τῶν ὑμένων τὴν ἀρχὴν τῆς ἐκφύσεως ἔχουσι. καὶ μέν γε καὶ κατὰ τὴν ἑτέραν κοιλίαν τῆς καρδίας ἓν μὲν στόμα τὸ μέγιστον ἁπάντων ἐστὶ τὸ τῆς ἀρτηρίας τῆς μεγάλης, ἀφ᾽ ἧς ἅπασαι πεφύκασιν αἱ κατὰ τὸ ζῶον ἀρτηρίαι, τρεῖς δὲ καὶ τούτῳ σιγμοειδῶν ὑμένων ἐπιφύσεις ἔσωθεν ἔξω φερομένων εἰσίν. ἕτερον δὲ τὸ στόμα τὸ τῆς φλεβώδους

foras vergunt, qua primum utrumque vas e corde emergit. Sunt autem in vena quidem arteriofa (quam pulmonem ipfum alere dicebamus) membranae tres intus foras fpectantes, quas a figura literae *C*, qui accuratius tractarunt anatomas, figmoides appellarunt. In ea porro vena, quae fanguinem introducit, tres quoque foris intro pertinentes infunt membranae, fed quae multum craffitie, robore ac magnitudine illas anteeant. Aliud autem tertium non eft in dextro ventriculo orificium; quandoquidem, quae vena partes thoracis inferiores alit, fimulque ea, quae cor ipfum coronat (fic enim ipfam etiam nominant), principium exortus habent extra membranas. In altero porro cordis ventriculo alterum quidem omnium maximum eft orificium, nempe arteriae magnae, a qua arteriae omnes ducuntur, quae in totum animal difpartiuntur. Tres vero huic quoque membranarum figmoidum intus foras vergentium infunt epiphyfes. Aliud vero arteriae venofae, quae in pulmonem

ἀρτηρίας, τῆς εἰς τὸν πνεύμονα κατασχιζομένης, ἔξωθεν ἔσω πεφυκότων ὑμένων δυοῖν ἐπίφυσιν ἔχει, ὧν τὸ σχῆμα τῶν γινωσκομένων οὐδενὶ προσεικάσαι τῶν ἀνατομικῶν ἀνδρῶν ἐπεχείρησεν οὐδεὶς, ὥσπερ καὶ τῶν σιγμοειδῶν. οὐδὲ γὰρ οἱ τριγλώχινας αὐτοὺς ὀνομάσαντες ἀπὸ τοῦ καθ᾽ ἕκαστον σχήματος, ἀλλ᾽ ἀπὸ τῆς πρὸς ἀλλήλους συντάξεως ἐποίησαν τοὔνομα· καὶ γὰρ ἀκριβῶς ἡ σύνθεσις αὐτῶν ἔοικεν ἀκίδων γλωχῖσιν. ἀλλὰ τοὺς μὲν ἐπὶ τῷ τῆς κοίλης φλεβὸς στόματι, τρεῖς ὄντας, οὕτως ὀνομάζειν ἐγχωρεῖ· τοὺς δ᾽ ἐπὶ τῷ τῆς φλεβώδους (438) ἀρτηρίας οὐκέτ᾽ ἂν ὀρθῶς τις ὀνομάζοι οὕτως, δύο ὄντας. διὰ τί μὲν οὖν ἐπὶ τούτῳ μόνῳ τῷ στόματι δύο γεγόνασιν ὑμένες, (οὐδὲ γὰρ οὐδὲ τοῦτ᾽ ἠμέληται τῇ φύσει,) μικρὸν ὕστερον ἐρῶ. ὅτι δ᾽ εὐλόγως ἐπὶ μὲν τοῖς εἰσάγουσι τὰς ὕλας ἀγγείοις ἰσχυροὶ καὶ μεγάλοι πεφύκασιν ὑμένες, ἐπὶ δὲ τοῖς ἐξάγουσιν ἀσθενέστεροι, τά τε ἄλλα τὰ περὶ τὴν ὁλκὴν καὶ τὴν ἔκπεμψιν τῶν ὑλῶν τῇ φύσει παρεσκευασμένα λέγειν ἤδη πειράσομαι. ἔστι μὲν

diſtribuitur, orificium duarum membranarum foris intro pertinentium habet epiphyſim, quarum figuram nemo anatomicorum virorum, quomodo ſigmoides, cuipiam rei cognitae aſſimilare eſt aggreſſus. Neque enim, qui triglochinas *ſeu tricuſpides* eas appellaverunt, a figura cujusque, ſed a mutua inter ſe ipſarum compoſitione nomen poſuerunt; etenim ipſarum inter ſe compoſitio cuſpidum telorum eminentiis atque angulis penitus eſt ſimilis. Caeterum tres illas, quae ſunt ad venae cavae orificium, nominare ita licet; quae vero ſunt ad arteriae venoſae os, quum ea tantum duae ſint, nemo etiam eas recte ita nominaverit. Quamobrem autem in hoc ſolo orificio duae extiterint membranae (nam ne id quidem neglectum a natura eſt), paulo poſt dicemus. Exponere enim jam tentabo, cur jure optimo in vaſis quidem materias intromittentibus fortes et magnae ortae ſint membranae, in educentibus vero imbecilliores, reliquaque omnia, quae a natura ad materiarum tum attractionem tum emiſſionem fuerunt comparata.

οὖν καὶ μετ᾽ αὐτῆς τῶν μορίων τῆς θέας ἑρμηνεύεσθαι σαφῶς τὰ τοιαῦτα χαλεπὸν, ἀπούσης δ᾽ ἐκείνης, ἐγγὺς ἀδύνατον· πειρατέον δ᾽ ὅμως, εἰς ὅσον οἷόν τε, σαφέστατα διεξελθεῖν αὐτά. τῶν ἔξωθεν ἔσω φερομένων ὑμένων, οὓς ἰσχυροὺς καὶ μεγάλους ὑπάρχειν ἔφαμεν, ἁπάντων εἰς αὐτὴν τὴν καρδίαν ἀνῆπται τὰ πέρατα, δεσμοῖς εὐρώστοις συνεχόμενα. διαστελλομένης οὖν αὐτῆς, ἕκαστος τῶν δεσμῶν τούτων τεινόμενος. ὑπὸ τῆς κατὰ τὴν καρδίαν διαστάσεως ἐφ᾽ ἑαυτὸν ἕλκει καὶ οἷον ἀνακλᾷ τὸν ὑμένα πρὸς τὸ σῶμα τῆς καρδίας αὐτό. πάντων οὖν ἀνακλωμένων ἐν κύκλῳ τῶν τριῶν ἐπὶ τὴν καρδίαν, ἀνοίγνυνταί τε τῶν ἀγγείων τὰ στόματα, τάς θ᾽ ὕλας τὰς ἐν αὐτοῖς ἡ καρδία ῥᾳδίως ἐπισπᾶται δι᾽ εὐρείας ὁδοῦ· τά τε γὰρ ἄλλα καὶ αὐτὸ τὸ ἀγγεῖον νῦν ἐν τούτῳ πρὸς ἑαυτὴν ἐπισπᾶται τείνουσα καὶ προσαγομένη διὰ τῶν ὑμένων. οὐ γὰρ ἐνδέχεται τούτους μὲν ἕλκεσθαι πρὸς ἐκείνης, τὸ συνεχὲς δὲ αὐτοῖς ἀγγεῖον ἀναίσθητον εἶναι τῆς ὁλκῆς. ὥσθ᾽ ὑπὸ μιᾶς ἐνεργείας, ἣν ἡ

Eſt ſane factu difficile, etiam ſi particulas ipſas praebeamus inſpiciendas, ut dilucide ejusmodi explicemus; inſpectione vero ſublata propemodum impoſſibile; tentandum tamen, qua poterimus perſpicuitate, curſim ea exponere. *Vaſorum*, quae materias ad cor introducunt, fines per membranas foris intro tendentes (quas fortes et magnas eſſe diximus) cordi ipſi annexi ſunt, vinculis fortiſſimis cohaerentes; quo dilatato omnia haec vincula, ipſius diductione tenſa, trahunt ad ſe ipſa et velut reſupinant membranas ad corpus ipſius cordis. Tribus igitur ſimul in orbem ad cor reflexis, vaſorum orificia patefiunt, et per viam amplam cordi jam eſt facile factu, ut materias, quae ipſis inſunt, ad ſe trahat; nam quum alia omnia, tum vas ipſum, quo modo nunc ſe habet, attrahit ad ſe ipſum tendens et per membranas adducens; fieri enim non poteſt, quum hae ab eo trahuntur, ut non etiam ad continuum ſibi vas attractionis vis quaedam pertineat. Quo fit, ut actione

καρδία ποιεῖται διαστελλομένη, τοὺς μὲν ὑμένας ἑλκομένους ὑπὸ τῶν δεσμῶν εἰς αὐτὴν τὴν κοιλίαν ἀνακλίνεσθαι τῆς καρδίας, ἐν κύκλῳ δὲ τούτων' ἀναπτυσσομένων εἰς τοὐπίσω διοίγεσθαι τὸ στόμα, κᾀν τούτῳ τά τε ἀγγεῖα διὰ τῶν ὑμένων ἕλκεσθαι πρὸς τὴν καρδίαν, τάς τ' ἐν αὐτοῖς ὕλας εἰς τὰς κοιλίας αὐτῆς ἀκωλύτως εἰσρεῖν, ὡς ἂν μήτ' ἀντιπράττοντος ἔτι μηδενὸς, ἁπάντων τε τῶν αἰτίων, ὑφ' ὧν ἂν γένοιτο ταχίστη μετάστασις ὑλῶν, εἰς ταὐτὸ συντελούντων. [439] ἢ γὰρ ἕλκεσθαι χρὴ τὸ μεθιστάμενον, ἢ βάλλεσθαι πρός τινος, ἢ παραπέμπεσθαι. καὶ ταῦτα σύμπαντα ταῖς ὕλαις ὑπάρχει, διαστελλομένης τῆς καρδίας. ἕλκει μὲν γὰρ αὐτὴ, πέμπουσι δ' αἱ προκείμεναι κοιλότητες αἱ κατὰ τὰ ὦτα, παραπέμπει δὲ τὰ ἀγγεῖα. καὶ τούτων ἁπάντων τῆς κινήσεως ἀρχὴ μία τῆς καρδίας αὐτῆς ἡ διαστολή.

Κεφ. ιε'. Τὰ μὲν γὰρ ὦτα, νευρώδεις τε καὶ κοῖλαι πρὸ τῶν στομάτων ἐπιφύσεις ὑπάρχοντα, χαλαρὰ μὲν τέως ἐστὶ, καὶ διὰ τοῦτο κοῖλα, διαστελλομένης δὲ τῆς καρδίας ὁμοίως τοῖς ὑμέσι τεινόμενά τε καὶ στενούμενα, καὶ διὰ

una, quam cor edit, dum dilatatur, membranae tractae a vinculis in ipſum cordis ventriculum reſupinentur; quibus retro in orbem complicatis orificium aperitur, vaſaque interea ad cor ope membranarum adducuntur, et quae ipſis continentur materiae, nulla vi impediente, in ejus ventriculos influunt, nempe quum non modo vis nulla obſiſtat, verum etiam cauſae omnes, a quibus celerrima fiat materiarum translatio, eodem pertineant atque aſpirent. Nam quod ſuo loco tranſit, aut trahi ipſum oportet, aut mitti ab aliquo, aut deduci; quae omnia ſimul adſunt materiis, dum cor dilatatur; ſiquidem cor trahit, mittunt praepoſitae ad aures cavitates, tum autem vaſa deducunt; quorum omnium unum eſt motionis principium, cordis ipſius dilatatio.

Cap. XV. At aures (quae ſunt epiphyſes quaedam nervoſae et cavae, ante orificia conſtitutae) laxae quidem reliquo tempore ſunt, et idcirco concavae; quum vero cor dilatatur, quomodo membranae tenduntur ac

τοῦτο τὰς ὕλας ἐκθλίβοντα προπέμπει τῇ καρδίᾳ. τὰ δ' ἐφεξῆς αὐτῶν στόματα τῶν ἀγγείων διὰ τὸ σφοδρῶς ὑπὸ τῆς καρδίας εἴσω τείνεσθαι παραπέμπει τὰς ὑπὸ τῶν ωτων ἐπωθουμένας ὕλας. αὐτὴ δ' ἡ καρδία, πάσας ὅσας ἄν τις ἐπινοήσῃ δυνάμεις ὁλκῶν ἔχουσα, διὰ ταχέων ὑποδέχεται κόλποις τῶν κοιλιῶν ἀναρπάζουσα καὶ οἷον ἐκροφοῦσα τὰς εἰςρεούσας ὕλας. εἴτε γὰρ ὡς αἱ τῶν χαλκέων φῦσαι διαστελλόμεναι σπῶσιν εἴσω τὸν ἀέρα, παντὸς μᾶλλον ὑπάρχει τοῦτ' αὐτῇ, εἴθ' ως αἱ τῶν λύχνων φλόγες ἕλκουσι τοὔλαιον, οὐδὲ ταύτης ἀπορεῖ τῆς δυνάμεως, ἀρχη τῆς ἐμφύτου θερμασίας ὑπάρχουσα, εἴθ' ὡς η Ἡρακλεία λίθος ποιότητος οἰκειότητι τὸν σίδηρον ἐπάγεται· τί μὲν οἰκειότερον αὐτῇ πνεύματος εἰς ἀνάψυξιν; τί δ' αἵματος χρηστότερον εἰς θρέψιν; ἐμοὶ μὲν δοκεῖ κἂν διασπάσαι τι τῶν ἀγγείων, ἁπάσαις ἅμα χρωμένη τῆς ὁλκῆς ταῖς δυνάμεσιν, εἰ μή τι κἀνταῦθα θαυμαστὸν ἐπικούρημα τοῦ μηδὲν γενέσθαι τοιοῦτον ὁ δημιουργὸς ἡμῶν ἐτεχνήσατο, προσθεὶς ἔξωθεν

contrahuntur; ob idque ipſum materias ex ſe ipſis expreſſas cordi praemittunt. Quae autem proxima ipſis ſunt vaſorum orificia, propterea quod a corde intro vehementer tenduntur, materias ab auribus impulſas deducunt. Ipſum porro cor, omnibus, quae in mentem cuivis venire poſſunt, attrahendi facultatibus praeditum, arripiens ac veluti exorbens influentes materias citiſſime ſuorum ventriculorum ſinibus excipit. Nam ſive fabrorum folles ſpectes, quemadmodum ipſi dilatati intro aërem trahant, id omnium maxime cordi ineſt; ſive quo pacto ellychniorum flammae oleum attrahunt, ne ea quidem caret facultate, quum ipſum caloris nativi ſit principium; ſive ut lapis Heraclius qualitatis familiaritate ferrum attrahit; quid ſpiritu ad refrigerationem cordi eſt familiarius? quid ſanguine ad nutritionem utilius? Mihi quidem videtur vas aliquod fuiſſe divulſurum, quum omnibus ſimul utitur attrahendi facultatibus, niſi conditor noſter, ne quid ejusmodi accideret, admirabile quoddam hic fabricatus eſſet ſubſidium, extrinſecus

Ed. Chart. IV. [459.] Ed. Baf. I. (438.)

ἑκατέρου τῶν εἰσαγόντων στομάτων τὰς ὕλας ἰδίαν κοιλότητα, καθάπερ τι ταμιεῖον τροφῆς, ὡς μὴ κινδυνεύσῃ ποτὲ ῥαγῆναι τὸ ἀγγεῖον, ἑλκούσης μὲν ἀθρόως τε καὶ σφοδρῶς ἐνίοτε τῆς καρδίας, αὐτὸ δ' οὐκ ἔχον ὑπὸ στενότητος ὅσον αἰτεῖ, παρασχεῖν ἀφθόνως. ὥσπερ γὰρ, εἴ τις ἀγγεῖον ἀέρος πλῆρες ἐκκενώσειε διὰ τῆς ὀπῆς ἐκμυζήσας τῷ στόματι, ῥήξειεν ἂν, εἰ ἐπὶ πλέον βιάζοιτο, κατὰ τὸν αὐτὸν, οἶμαι, τρόπον ἡ καρδία πολλαπλασίαν ἑκατέρου τῶν ἀγγείων τῆς εὐρύτητος ἀθρόως ἐκπληροῦσθαι δεομένη κοιλότητα διέῤῥηξεν ἄν ποτε καὶ διέσπασεν αὐτὰ βιαίως ἕλκουσα, μηδεμιᾶς ἔξωθεν αὐτῇ προστεθείσης κοιλότητος, οἵα νῦν ἐστι καθ' ἑκάτερον τῶν ὤτων. ουκουν μάτην τὰ τῆς καρδίας ὦτα γέγονεν, ἀλλ' ὠνόμασται μάτην. οὐ γὰρ σμικρά τις ἔοικεν αὐτῶν ἡ χρεία τοῖς ζώοις ὑπάρχειν. ἀλλ' εἴπερ τὸ μηδὲν παθεῖν ἢ τὴν ἀρτηρίαν τὴν εἰς τὸν πνεύμονα κατασχιζομένην ἢ τὴν κοίλην φλέβα μέγιστόν ἐστι, καὶ ἡ τῶν ὤτων χρεία μεγίστη τοῖς ζώοις ὑπάρχει. τά τε γὰρ ἄλλα καὶ λεπτὰ

utrisque orificiis materias intromittentibus propriam cavitatem quafi alimenti promptuarium quoddam apponens, necubi vas rumpi periclitetur, potiffimum fi cor fimul repente ac vehementer trahit, ipfum autem, quod fit anguftum, quantum appetit, cordi fuggerere profluenter nequeat. Quemadmodum enim, fi quis vas aëre plenum conetur evacuare ore per foramen aërem emulgendo, id utique rumpat, fi vim majorem fecerit, ad eundem, opinor, modum cor, quum, quam nunc vafis utriusque eft latitudo, multis partibus majorem repleri fubito ac fimul poftulet cavitatem, violenter trahens ea aliquo tempore perfringat ac divellat, fi nulla ei extrinfecus appofita effet cavitas, qualis nunc in utraque aure eft. Non igitur cordis aures fruftra funt factae, fed temere fuerunt nominatae. Non enim mediocrem quendam afferre videntur animalibus ufum, fed, fi maximum eft venam cavam aut arteriam, quae in pulmones dividitur, ab omnibus tutam effe injuriis, maximum certe ex auribus animalia capiunt ufum. Nam, ut et alia,

τοῖς χιτῶσιν ἄμφω ταυτά ἐστι τὰ ἀγγεῖα, τὸ μὲν, ὅτι φλέψ ἐστιν ἄντικρυς, τὸ δ', ὅτι τὴν ἀρτηρίαν τοῦ πνεύμονος ἄμεινον ἐδείκνυτο φλεβώδη γενέσθαι. λεπτὸν δ' ἀγγεῖον καὶ μαλακὸν, ὥσπερ εἰς τὸ συστέλλεσθαι ῥαδίως ἐπιτηδειότερον, οὕτως εἰς τὸ διασπασθῆναι τεινόμενον ἑτοιμότερον. ὥστε ῥαδίως ἂν ἄμφω διεσπάσθη τὰ παρέχοντα τῇ καρδίᾳ τὰς [440] ὕλας ἀγγεῖα, λεπτὰ μὲν καὶ μαλακὰ τοῖς χιτῶσιν ὑπάρχοντα, βιαίως δ' ἑλκόμενα πρὸς ἐκείνης διαστελλομένης, εἰ μηδεμίαν ἐπικουρίαν ἡ φύσις ἐτεχνήσατο τοιαύτην, οἵα νῦν ἐστιν ἡ καθ' ἑκάτερον τῶν ὤτων κοιλότης. ἐπεὶ δ' αὗται παρεσκευάσθησαν, οὐ μόνον ἔξω τοῦ κινδυνεύειν τι παθεῖν οἱ χιτῶνες τῶν ἀγγείων κατέστησαν, ἀλλὰ καὶ συνεργοῦσιν εἰς τὸ ταχέως πληροῦσθαι τὴν καρδίαν. εἰς ὅσον γὰρ θᾶττον οἱ μαλακώτεροι συστέλλονται τῶν σκληροτέρων, εἰς τοσοῦτον καὶ τὴν καρδίαν εἰκὸς θᾶττον πληροῦσθαι. μόνοι μὲν οὖν ὄντες ἄνευ τῶν παρακειμένων κοιλοτήτων οὐκ ἂν ἱκανοὶ πληροῦν ἐγίγνοντο, κᾀν τούτῳ τεινόμενοι πρὸς αὐτῆς ἐῤῥήγνυντ' ἂν ἑτοίμως· ἐπεὶ δὲ κᾀκείνας προσέλαβον,

utrumque hoc vas tenuem habet tunicam, alterum quidem, quod vena plane eſt, alterum vero, quod ſatius eſſe oſtendebamus pulmonis arteriam factam fuiſſe venoſam. At tenue vas ac molle, ut ad facilem contractionem eſt opportunius, ita, ſicubi tendatur, facilius divellitur; quocirca, quae vaſa materiam cordi ſuppeditant, ſi dilatato eo tracta violentius fuiſſent, cum tenues ac molles habeant tunicas, nullo negotio utraque erant divellenda, ſi nullum natura ejusmodi machinata fuiſſet praeſidium, cujusmodi nunc auris utriusque eſt cavitas; quibus comparatis accidit non ſolum, ut vaſorum tunicae extra omne patiendi periculum jam ſint, verum etiam opplendo celeriter cordi adjumentum habeant, nam quo celerius molliores duris contrahuntur, eo celerius cor replere eſt aequum. Solae porro ſi eſſent ſine adjacentibus cavitatibus, haudquaquam implendo cordi ſufficerent, quo tempore etiam tenſae ab ipſo rumpi facile queant; illis vero aſſumptis, prius quam ſumme

Ed. Chart. IV. [440.] Ed. Bas. I. (438.)

φθάνοντες, πρὶν ἐσχάτως ταθῆναι, πληροῦν τὴν καρδίαν οὐ μικρὸν ὄφελος εἰς τὸ μηδὲν πάσχειν τὴν μαλακότητα τοῦ σώματος ἐπεκτήσαντο. καί σοι καὶ διὰ τοῦτο ἀποδέδεικται, τὴν τοῦ πνεύμονος ἀρτηρίαν γενέσθαι χρῆναι φλεβώδη. διὰ τοῦτο δὲ, οἶμαι, καὶ τῶν ὤτων ἑκάτερον ἰσχνὸν ἅμα καὶ νευρῶδες ἐγένετο. πρὸς μὲν γὰρ τὸ συστέλλεσθαι ῥαδίως ἡ λεπτότης αὐτῶν μέγιστον συντελεῖ· πρὸς δὲ τὸ μηδὲν πάσχειν ἡ ῥώμη τοῦ σώματος, ἰσχυρότατον γὰρ τὸ νευρῶδες. ὠνόμασται δ' οὕτως, οὐκ ἀπὸ χρείας ἢ ἐνεργείας τινὸς, ἀλλ' ἀπὸ μικρᾶς ὁμοιότητος, ὅτι τῆς καρδίας ἑκατέρωθεν, ὥσπερ τῆς κεφαλῆς τοῦ ζώου, πρόκειται τὰ ὦτα. καὶ μέν γε καὶ τῶν ὑμένων ἰσχυροτέρους θ' ἅμα καὶ μείζους γενέσθαι βέλτιον ἦν εἰς τοσοῦτον τοὺς ἐπὶ τοῖς εἰσάγουσι τὰς ὕλας ἀγγείοις τῶν ἐπὶ τοῖς ἐξάγουσιν, εἰς ὅσον καὶ ἡ τῆς ἐν τῷ διαστέλλεσθαι κινήσεως ἰσχὺς ὑπερεῖχε τῆς ἐν τῷ συστέλλεσθαι. βιαιότερον γὰρ ἕλκειν ἀνάγκη τὴν καρδίαν διαστελλομένην, ἤπερ ἐκθλίβειν συστελλομένην. ἀλλὰ καὶ τὸ τρεῖς ἐφ' ἑκάστου γενέσθαι στόματος,

tendatur, cor ipſum implere occupantes, haud contemnendum adverſus injurias praeſidium corporis ſui mollitie habent comparatum; tibique ob id ipſum indicatum eſt pulmonis arteriam factam fuiſſe venoſam. Ob eam, opinor, cauſam auris etiam utraque tenuis ſimul ac nervoſa fuit. Nam ipſarum tenuitas vim habet ad faciliorem contractionem maximam; ut vero ab injuriis ſint tutiores, corporis robur, fortiſſimum enim eſt, quod nervoſum eſt. Nominatae porro ita ſunt non ab uſu aut actione aliqua, ſed a parva ſimilitudine, quod utrinque cordi ipſi, ut animalis capiti aures, adjaceant. Et quidem membranarum tanto eas, quae ad vaſa ſunt materias introducentia, fortiores ſimul et majores eſſe oportuit iis, quae ad educentia ſunt, quanto majore in dilatando, quam in contrahendo, vi opus erat: majore enim vi cor dilatatum attrahat neceſſe eſt, quam contractum expellat. Atque etiam in eo maxime admiran-

ἵν᾽ ἀκριβῶς καὶ ταχέως ἅπαν ἀνοιγνύηταί τε καὶ αὖθις
κλείηται, θαυμαστῶς τῇ φύσει παρεσκεύασται. δυοῖν μὲν
γὰρ ὄντων, οὔτε ἀκριβῶς οὔτε ταχέως ἐπέτρεπον ἂν ἢ
κλείεσθαι τοῖς στόμασιν ἢ ἀνοίγνυσθαι τῶν ὑμένων οἱ
κόλποι (439) μεγάλοι γεννηθέντες. εἰ δέ γε πλείους ἢ τρεῖς
ἐγεγένηντο, πολὺ μὲν ἂν θᾶττόν τε καὶ μᾶλλον ἑκατέρων
τῶν εἰρημένων διεπράττετο τῇ τῶν κόλπων βραχύτητι, τὸ
δ᾽ εὐανάτρεπτόν τε καὶ ἀσθενὲς ἀναγκαίως ἂν αὐτοῖς ἐκ
τῆς σμικρότητος προσείη. δεόντως οὖν, ἵνα ταχέως θ᾽ ἅμα
καὶ ἰσχυρῶς καὶ ἀκριβῶς ἀνοιγνύηται καὶ κατακλείηται τὰ
στόματα, τρεῖς καθ᾽ ἕκαστον αὐτῶν ὑμένες ἐγένοντο, μηδενὸς ἄλλου πλήθους πάνθ᾽ ἅμα σχεῖν δυναμένου, διὰ τὸ
τοὺς μὲν ἐλάττονας ἢ τρεῖς ἧττον ἀκριβῆ τε καὶ βρα-
δυτέραν, τοὺς δὲ πλείονας ἀσθενεστέραν ἐργάζεσθαι τὴν
ἐνέργειαν. εὐλόγως οὖν ἐφ᾽ ἑνὸς μόνου τοῦ στόματος τοῦ
τῆς φλεβώδους ἀρτηρίας δυοῖν ἐπιφύσεις ὑμένων ἐγένοντο.
μόνῳ γὰρ τούτῳ βέλτιον ἦν οἰκ ἀκριβῶς κλείεσθαι, διότι

da eſt naturae ſolertia, quod, ut ad unguem ſimul ac
celeriter os omne patefieret ac rurſus clauderetur,
membranas cuique tres effecerit. Quandoquidem, ſi duae
eſſent, neque ad amuſſim neque celeriter orificia ipſa
claudi aut aperiri ſinerent ſinus ipſi membranarum,
magni ſcilicet generati: quod ſi tribus plures extitiſſent,
multo quidem celerius atque exactius ob ſinuum parvitatem praedicta duo efficerentur, at neceſſario ob hanc
ipſam parvitatem everterentur facilius imbecillioresque
redderentur. Convenienter igitur, ut celeriter ſimul
ac fortiter atque exacte orificia aperirentur ac clau-
derentur, tres in quoque ipſorum factae fuerunt membranae, quum alius numerus nullus omnia haec praeſtare ſimul queat, quod pauciores quidem tribus exactam minus ac tardiorem, plures autem imbecilliorem
edant actionem. Factum igitur jure eſt, ut in ſolo
arteriae venoſae orificio duarum membranarum epiphyſes eſſent; ſolius enim hujus orificii intererat, ne ad

καὶ μόνῳ συγχωρεῖν ἦν ἄμεινον εἰς τὸν πνεύμονα φέρεσθαι τοῖς ἐκ τῆς καρδίας λιγνυώδεσι περιττώμασιν, ἃ διὰ μὲν τὸ πλῆθος τῆς ἐμφύτου θερμασίας ἀναγκαῖον ἴσχειν αὐτῇ, συντομωτέραν δ' ἑτέραν ουκ εἶχεν ἐκροήν. ᾧ καὶ δῆλον, ὡς ὀρθῶς ἐλέχθησαν οἱ ὑμένες ἅμα μὲν οἷον ἐπιθήματά τινα παρασκευασθῆναι τοῖς στόμασιν, ἅμα δ' ὁλκῆς ὑπάρχειν ὄργανα. τεινόμενοι γὰρ υπὸ τῆς καρδίας δι' αὐτῶν οἱ χιτῶνες τῶν ἀγγείων, ως ἔμπροσθεν ἐλέγομεν, ἑτοιμότερόν τε συστέλλονται καὶ ῥᾷον ἐπωθοῦσιν, ἑλκούσης τὰς ὕλας αὐτῆς. ἡ δ' αὖ τάσις αὐτῇ τοὺς ἔσωθεν ἔξω πεφυκότας ὑμένας ἐκ τῶν ῥιζῶν ἕλκουσα καὶ πρὸς αὐτὴν εἴσω τὴν καρδίαν ἀνακλῶσα καὶ πάντας ὀρθοὺς ἱστᾶσα κλείει τὰ στόματα τῶν ἀγγείων. ὥσθ', ἣν ἔμπροσθεν τῆς καρδίας ἐνέργειαν ἐν τῷ διαστέλλεσθαι πολλῶν αἰτίαν ἐπεδείκνυμεν εἰς ὁλκὴν τῶν ὑλῶν συντελούντων αὐτῇ, [441] καὶ νῦν φαίνεται τοῦ κλείεσθαι τό τε τῆς ἀρτηριώδους φλεβὸς στόμα καὶ τὸ τῆς μεγάλης ἀρτηρίας αἰτίαν ἔχειν, καὶ πάντα

amuſſim clauderetur, propterea quod ſolum ipſum tranſitum a corde ad pulmones excrementis iis fuliginoſis dare praeſtiterat, quae propter copiam caloris nativi in ipſo conſiſtere erat neceſſe, quum magis conciſam aliam effluxionem non haberent. Quo perſpicuum fit, nos rite ſtatuiſſe, membranas ſimul quaedam quaſi opercula orificiis eſſe comparatas, ſimul etiam attractionis eſſe inſtrumenta. Tenſae enim a corde per eas vaſorum tunicae, ut ante oſtendebamus, expeditius contrahuntur impelluntuque facilius, trahente corde ipſas materias; ipſius porro rurſus tenſio membranas intus foras ſpectantes radicibus trahens atque ad ipſum cor intro reflectens omnesque rectas conſtituens vaſorum claudit orificia. Quare, quam cordis actionem, dum dilatatur, multorum, quae ipſi ad trahendas materias conferunt, cauſam antea oſtendebamus, eadem nunc ipſa praeſtare etiam videtur, ut tum venae arterioſae, tum arteriae magnae orificium claudatur. Atque ita ſumma naturae

εἰς ἄκρον προνοίας τε ἅμα καὶ τέχνης ἥκειν τὰ τῆς καρδίας μόρια.

Κεφ. ις'. Καὶ γὰρ οὖν καὶ τὸ σῶμα αὐτὸ τὸ ἐν ἀριστερᾷ μὲν πᾶν ἱκανῶς παχύ τε καὶ σκληρόν ἐστιν, ὡς ἂν τῆς πνευματικῆς κοιλίας μελλῆσον γενήσεσθαι σκέπασμα, τὸ δ᾽ ἐν τοῖς δεξιοῖς λεπτὸν καὶ μαλακὸν, ἵν᾽ ἅμα μὲν οἰκείως ἑκάτερον ἔχοι ταῖς ὕλαις, ἅμα δ᾽ ἰσόῤῥοπον ἐργάζοιτο τὴν καρδίαν. τό τε γὰρ πνεῦμα παχυτέρῳ στέγεσθαι χιτῶνι βέλτιον ἦν, τό τε τοῦ κατὰ τὴν δεξιὰν κοιλίαν αἵματος βάρος ἰσόῤῥοπον ἔχειν τὸν ὄγκον τῆς ἀριστερᾶς. εἰ γὰρ τὴν αὐτὴν κοιλίαν ἅμα μὲν παχεῖαν, ἅμα δ᾽ αἵματος μεστὴν ἡ φύσις ἀπειργάσατο, πάντως ἂν ἐπ᾽ ἐκείνην ἡ καρδία πᾶσα περιετρέπετο. νυνὶ δ᾽ ἐκ τοῦ τῇ μὲν κουφοτέρᾳ τῶν ὑλῶν παχύτερον ὄγκον περιτεθῆναι σώματος, τῇ δὲ βαρυτέρᾳ κουφότερον, ἰσόῤῥοπος ἐξ ἀμφοτέρων ἡ καρδία τῶν μερῶν ἐγένετο. καὶ διὰ τοῦτο, καίτοι μηδενὸς αὐτὴν δεσμοῦ τοῖς παρακειμένοις συνάπτοντος, ὅμως ἀκλινής τε

providentia atque artificio omnes cordis particulae fuerunt comparatae.

Cap. XVI. Sed enim et corpus ipſum ſiniſtra quidem parte totum craſſum admodum eſt ac durum, ut quod ventriculi ſpiritalis tegumentum eſſet futurum, dextra vero tenue ac molle, ſimul quidem, ut materiis utrobique eſſet conſentaneum, ſimul autem, ne cor in alterutram partem propenderet; nam ſatius fuit, tum ſpiritum ipſum tunica craſſiori contineri, tum ſanguinis dextro ventriculo contenti pondus ſiniſtri molem aequabiliter ſibi pendentem habere. Quod ſi natura eundem ventriculum ſimul quidem craſſum, ſimul etiam ſanguine plenum effeciſſet, omnino ad illum cor totum converteretur atque inclinaret; nunc autem, quod corporis moles gravior materiae leviori ſit circumdata, levior vero graviori, aequabilis momenti cor ac ponderis ab utraque parte fuit. Quo ſit, ut, quanquam vinculum nullum ſit, quod partibus circumfuſis ipſum col-

Ed. Chart. IV. [441.] Ed. Baf. I. (439.)

καὶ ἀῤῥεπὴς ἀεὶ διαμένει, κατὰ μέσον αἰωρουμένη τὸν σκληρὸν ἐκεῖνον χιτῶνα, τὸν περικάρδιον ὀνομαζόμενον, ὃς ἐκ τῆς κεφαλῆς αὐτῆς ἐκφυόμενος ἱκανῶς πλατὺς, εἶτα κατὰ βραχὺ στενούμενος, ὁμοίως αὐτῇ τῇ καρδίᾳ τελευτᾷ καὶ αὐτὸς εἴς τινα κώνου κορυφὴν, τῷ στέρνῳ ξυνημμένην, οὗ χιτῶν δικαίως ἂν ὀνομασθησόμενος, ὅτῳ φροντὶς ὀνομάτων ὀρθότητος, ἀλλ᾽ οἷον οἶκός τις μᾶλλον ἢ ἕρκος ἀσφαλὲς τῇ καρδίᾳ περιβεβλημένος. ἀφέστηκε γὰρ αὐτῆς πανταχόσε πάμπολυ, τοσαύτην ἐντὸς εὐρυχωρίαν ἑαυτοῦ τε μεταξὺ καὶ τῆς καρδίας ἀποτεμόμενος, ὅση διαστελλομένην αὐτὴν ἱκανῶς υποδέξεται. τὸ γὰρ ἔτι πλείονα ποιεῖν βλάπτειν ἦν τοῦ θώρακος τὴν εὐρύτητα, ταῖς κατὰ τὰς ἀναπνοὰς εἴσω τε καὶ αὖθις ἔξω φοραῖς τοῦ πνεύματος ἀνακειμένην. ἥκει δή σοι πάλιν ἕτερον θαυμαστὸν ἔργον τῆς φύσεως, ὁ περικάρδιος οὗτος, εἴτε χιτὼν, εἴθ᾽ ὑμὴν, εἴτ᾽ οἶκος, εἴθ᾽ ὅ τι καὶ βούλει καλεῖν, οὕτω μὲν σχήματος ἔχων, ὡς καὶ τὸ περιεχόμενον ὑπ᾽ αὐτοῦ σπλάγχνον, οὕτω δὲ καὶ

liget, nusquam tamen inclinans aut propenſum permaneat, in medio durae illius tunicae, quam pericardium appellamus, ſuſpenſum; quae ex capite ipſius ampla valde exoriens, poſt autem paulatim coarctans ſeſe, modo, quo cor ipſum, in quodam coni acumen et ipſa deſinit, ſterno annexa, quam non recte ii tunicam appellarint, qui vocabulorum proprietates curioſius perſequuntur, ſed potius quaſi domicilium quoddam aut ſecurum vallum cordi circumjectum: diſtat enim ab ipſo undique plurimum, tantum intus inter ſe ipſam et cor ſpatii circumſcribens, quantum cordi dilatato ſuſcipiendo ſatis erat; quod ſi intervallum id ſpatioſius fuiſſet, thoracis amplitudinem laeſiſſet, ut quam, dum reſpiramus, motibus tum foras tum intro ipſius ſpiritus dicatam eſſe oportebat. Advenit certe tibi aliud rurſus naturae opus admirabile. Haec pericardios, ſive tunica, ſive membrana, ſive domicilium, ſive alio quovis nomine dicenda ſit, figuram habet ei viſceri, quod ipſa complectitur, ſimilem, atque eam etiam magnitudinem,

μεγέθους, ὡς μήτ᾽ ἀδικεῖσθαί τι τὸν θώρακα, μήτε τὴν καρδίαν στενοχωρεῖσθαι, τὸν μὲν ἀπολλύντα τι πλέον ἢ δεῖ τῆς εὐρύτητος, τὴν δὲ οὐκ ἔχουσαν ἀναστροφὴν ἱκανὴν ἐν ταῖς κινήσεσι. τὸ δὲ δὴ πάχος αὐτοῦ καὶ ἡ ῥώμη πῶς οὐ θαυμαστὰ συμμετρίας εἰς ἄκρον ἥκοντα; ψαύειν μὲν γὰρ ἔμελλε τῶν τε τοῦ θώρακος ὀστῶν, σκληρῶν δήπουθεν ὄντων, καὶ τοῦ πάντων μαλακωτάτου σπλάγχνου, τοῦ πνεύμονος· καὶ ἦν κίνδυνος, εἰ μὲν σκληρότερος ἐγένετο τοῦ νῦν ὄντος, ἀνιάσασθαι τι πρὸς αὐτοῦ θλιβόμενόν τε καὶ θλώμενον τὸ σπλάγχνον, εἰ δὲ μαλακώτερος, αὐτὸν πείσεσθαί τι πρὸς τῶν ὀστῶν. διὰ ταῦτ᾽ οὖν, ὥσπερ ἡ θέσις αὐτοῦ μεταξὺ τῶν ἐναντίων ἐστὶν, οὕτω καὶ ἡ τοῦ σώματος οὐσία τῶν ἄκρων ἐν μέσῳ. τοσούτῳ γάρ ἐστιν ὀστοῦ μαλακώτερος, ὅσῳ πνεύμονος σκληρότερος. καὶ διὰ τοῦτο ἄλυπος ἡ πρὸς ἑκάτερον αὐτῷ καθίσταται γειτνίασις, μήτ᾽ αὐτοῦ τι πρὸς τῶν ὀστῶν ἐνοχλουμένου, μήτε βλάπτοντος τὸν πνεύμονα. [442] θαυμαστὸς μὲν δὴ καὶ ὁ περικάρδιος. ἡ δ᾽ ἐν τοῖς στόμασι τῆς καρδίας τέχνη πολὺ μείζων,

quae neque thoraci ipfi noceat, neque cor coarctet: nam thorax non plus, quam conveniebat, de fua amplitudine amittit, et cor fatis habet fpatii, in quo, dum movetur, circumagi queat. At craffitudinis ipfius ac roboris quis non exactiffimum modum ac convenientiam admiretur? Offa namque thoracis, quae fane dura funt, et pulmonem, vifcus omnium molliffimum, erat contactura, periculumque erat, ne, fi durior, quam nunc eft, facta fuiffet, vifceri negotium exhiberet comprimendo ipfum ac contundendo, fin vero mollior, ne ipfa dolore aliquo ab offibus afficeretur. Quas ob res, ut fitum inter duo contraria, ita corporis etiam fubftantiam inter duo extrema mediam eft adepta; tanto enim offe eft mollior, quanto pulmone durior. Ex quo efficitur, ut alterius vicinitas alteri nihil noceat, quum neque ipfa ab offibus vexetur, neque etiam pulmones laedat. Plena ergo artificii atque admirationis eft pericardios; atque ipfa multo etiam magis cordis ori-

ὅσῳ καὶ μείζοσιν ἐνεργείαις ὑπηρετεῖ· σχεδὸν γὰρ ἅπαντα τὰ τῆς καρδίας ἔργα δι᾽ ἐκείνων ἐπιτελεῖται. πάλιν οὖν ἀναλαβόντες ὑπὲρ αὐτῶν εἴπωμεν, εἰ μέν τι τῶν ἔμπροσθεν ἀδιορίστως ἐλέχθη, διορισάμενοι, προσθέντες δ᾽, εἴ τι μηδ᾽ ὅλως ἐῤῥέθη. ὅτι μὲν οὖν ἡ καρδία κατὰ τὸν τοῦ διαστέλλεσθαι καιρὸν ἕλκουσα τὰς ῥίζας τῶν ὑμένων ἀνοίγνυσι μὲν τὰ τῶν εἰσαγόντων τὰς ὕλας ἀγγείων στόματα, κλείει δὲ τὰ τῶν ἐξαγόντων, εἴρηταί τε καὶ δέδεικται πρόσθεν. εἴρηται δὲ καὶ ὡς τοῖς ἕλκουσιν ἅπαντα ῥᾷον ὑπακούει τὰ κουφότερα, καὶ ὡς ἐπὶ μὲν τοῖς ἄλλοις στόμασιν ὑμένες ἐπίκεινται τρεῖς, ἐν δὲ τῷ τῆς φλεβώδους ἀρτηρίας οὐκέτι, διότι μόνην αὐτὴν ἐπιτρέπειν δεῖ διεξέρχεσθαι τοῖς ἐκ τῆς καρδίας εἰς τὸν πνεύμονα φερομένοις αἰθαλώδεσι περιττώμασιν. ἐκ τούτων οὖν ἴσως ἄν τις ὑπονοήσειε, μηδὲν ὅλως εἰς τοὐπίσω φέρεσθαι κατὰ τὰ λοιπὰ τρία στόματα τῶν ἀγγείων· ἀλλ᾽ οὐχ ὧδ᾽ ἔχει τἀληθές. ἐν ᾧ γὰρ χρόνῳ συμβαίνει κλείεσθαι τοὺς ὑμένας, ἀναγκαῖον ἐν τούτῳ φθάνειν

ficia artis plena, quanto *scilicet* haec majoribus subserviunt actionibus; omnes enim propemodum cordis actiones per ea perficiuntur. Ad ea igitur reversi definiamus, si quid antea minus distincte pronunciavimus, addamusque, si quid prorsus a nobis fuit praetermissum. Quod igitur cor, quo tempore dilatatur, membranarum trahens radices, aperit quidem intromittentium materias vasorum orificia, claudit autem educentium, dictum antea nobis est ac demonstratum; nec minus etiam, quod trahentibus omnibus leviora expeditius obsequuntur; quodque in aliis quidem orificiis membranae tres incubant, in arteriae autem venosae orificio non item, quod eam solam excrementis fuliginosis, quae a corde feruntur ad pulmonem, dare transitum oportebat. Ex his certe quispiam forte existimarit, nihil penitus per tria reliqua vasorum orificia retro ferri; at non ita se rei habet veritas. Nam quo tempore contingit membranas claudi, eo ipso prius sanguinem ac spiritum in cor

ἑλκόμενον εἰς τὴν καρδίαν αἷμα καὶ πνεῦμα, καὶ μέν γε κἂν τῷ συστέλλεσθαι πρὸ τοῦ κλεισθῆναι πάλιν ἀντιπέμπεσθαι κατὰ τὸν τοῦ συγκλείεσθαι χρόνον. ἀλλὰ καὶ κεκλεισμένων ἤδη τῶν ὑμένων ἐνδέχεταί ποτε, τῆς καρδίας σφοδρότερον κινουμένης, παραῤῥυῆναί τι μὴ μόνον ἀτμοῦ καὶ πνεύματος, ἀλλὰ καὶ αὐτοῦ τοῦ αἵματος. ὡς γὰρ ἐπὶ τῆς τραχείας ἀρτηρίας ἐπεδείκνυμεν, ἀδύνατον ἦν μηδὲν παρηθεῖσθαί τι τῶν καταπινόντων ὑγρῶν, οὕτως ἔχειν χρὴ νομίζειν κἀνταῦθα· τοῦ πλήθους αὐτῶν ἐξευρῆσθαι τῇ φύσει κώλυμα, τοῦ δὲ ὅλως μηδὲν παραῤῥεῖν μηδὲ τοὐλάχιστον ἀδύνατον εὑρεθῆναί τι φυλακτήριον. ἐδείχθη γὰρ οὖν ἡμῖν δι᾽ ἑτέρων, ὡς ἐν ἅπασι πάντ᾽ ἐστὶ, καθάπερ Ἱπποκράτης ἔλεγε, καὶ μετέχουσιν αἱ μὲν ἀρτηρίαι λεπτοῦ καὶ καθαροῦ καὶ ἀτμώδους αἵματος, αἱ δὲ φλέβες ὀλίγου καὶ ὁμιχλώδους ἀέρος. οὕτω δὲ καὶ διὰ τοῦ στομάχου παραῤῥεῖν εἰς τὴν γαστέρα τὸ πνεῦμα καταπινόντων τε καὶ εἰσπνεόντων ἐδείκνυτο, καὶ ὅλως μηδὲν εἶναι τῶν ἐν τῷ

trahi eſt neceſſe; atque etiam quum contrahuntur, prius quam clauſae fuerint, rurſus aliquid interea, dum clauduntur, remitti. Et quidem clauſis his ipſis membranis fieri poteſt nonnunquam in valentioribus cordis motibus, ut aliquid effluat non modo vaporis et ſpiritus, ſed ipſius etiam ſanguinis. Quemadmodum enim demonſtravimus in aſpera arteria fieri non poſſe, quominus, nobis deglutientibus, exiguum quiddam humidum tranſcoletur; ad eundem modum hic quoque uſu venire eſt putandum, naturam ipſam inveniſſe, quomodo multa ipſa non effluerent, ut vero prorſus nihil, neve tantillum quidem efflueret, nullam certe machinam excogitare potuiſſe. Demonſtratum enim nobis alio loco eſt, *omnia eſſe in omnibus*, ut monuit Hippocrates; atque arteriae quidem tenuem ac purum et vaporoſum participant ſanguinem, venae autem paucum eundemque caliginoſum aërem. Similique ratione per ſtomachum ſpiritum deglutientibus atque inſpirantibus nobis permanare ad ventriculum oſtendimus; nihilque, ut omnia complectar,

σώματι καθαρὸν ἀκριβῶς, ἀλλὰ πάντα πάντων μετέχειν. οὐ μὴν ἐξ ἴσου γε κἂν τούτῳ τὸ μὲν αἵματος ἤ τινος ἄλλης τροφῆς εἶναι, τὸ δὲ πνεύματος ὄργανον. οὕτω τοίνυν καὶ αἱ τῆς καρδίας αὐτῆς κοιλίαι σφύζουσαι μὲν (440) ἀμφότεραι φαίνονται διοιγομένου τοῦ θώρακος, οὐ μὴν ὡσαύτως γε ἐν ἀμφοῖν αἷμα καὶ πνεῦμα περιέχεται· πλεονεκτεῖ γὰρ οὐκ ὀλίγῳ κατὰ μὲν τὴν δεξιὰν ἡ τοῦ αἵματος οὐσία, κατὰ δὲ τὴν ἀριστερὰν ἡ τοῦ πνεύματος.

Κεφ. ιζ'. Ὅτι μὲν οὖν, ἀρτηρίας εἴ τις ἐπικαίρους τε καὶ πολλὰς ἅμα τρώσειεν, ἐκκενοῦται δι' αὐτῶν αἷμα, ὡμολόγηται σχεδὸν ἅπασι. καὶ διὰ τοῦτο καὶ ὅσοι ταῖς ἀρτηρίαις οὐδ' ὅλως αἵματος μεταδιδόασιν, ὥσπερ καὶ ὁ Ἐρασίστρατος, οὐδὲν ἧττον ὁμολογοῦσιν αὐτὰς καὶ οὗτοι συναναστομῶσθαι ταῖς φλεψίν. εἶτα, καίτοι τεχνικῶς ὑπὸ τῆς φύσεως οἰόμενοι κατεσκευάσθαι πάντα, καὶ μάτην μηδὲν, οὐκ αἰσθάνονται τὰς ἀναστομώσεις ταύτας ὁμολογοῦντες εἰκῆ γεγονέναι. [443] καίτοι γε μικρὸν ἂν ἦν μόνον τοῦτο, μάτην

in corpore plane esse sincerum, sed omnia ab omnibus participari, non tamen aequaliter; sed hoc etiam constituto, aliud quidem sanguinis aut alterius cujusdam alimenti, aliud vero spiritus esse instrumentum. Ad eundem sane modum ipsius etiam cordis ventriculi pulsare quidem utrique thorace patefacto videntur, non pari tamen mensura utrisque sanguis et spiritus continentur; copiosior enim multo in dextro quidem sanguinis, in sinistro autem spiritus substantia.

Cap. XVII. Quod igitur sanguis per arterias vacuetur, si quis earum praecipuas et easdem multas simul vulnerarit, nemo fere est, qui non assentiatur. Quocirca, qui nihil omnino sanguinis arteriis dispartiunt (quemadmodum et Erasistratus), ii nihilominus confitentur, ipsas cum venis habere anastomosin, id est *orificiorum apertionem:* et quum omnia artificiose a natura arbitrentur fuisse constructa, nihilque factum fuisse temere, non sentiunt se, extitisse frustra has anastomoses, confiteri. Quanquam id quidem per se esset exiguum, ip-

αὐτὰς κατεσκευάσθαι, καὶ μηδὲν ἐκπορίζειν τῷ ζώῳ χρηστόν. ἀλλὰ τὸ τούτου δεινότερον, ὅπερ οὐκ ἂν ἔτι μικρὸν οἰηθείη τις εἶναι τῆς φύσεως ἁμάρτημα, τὸ πρὸς τῷ μηδὲν ὠφελεῖν ἔτι καὶ βλάπτειν τὰ μέγιστα, καὶ τοῦτ᾽ ἐξ ἀκολουθίας προσίενται. διδάσκει γοῦν αὐτὸς Ἐρασίστρατος ἐπιμελῶς ἡμᾶς, ὡς οὐκ ἐνδέχεται γενέσθαι φλεγμονὴν ἄνευ τοῦ παρεμπεσεῖν ποτε ἐκ τῶν φλεβῶν εἰς τὰς ἀρτηρίας αἷμα. καὶ μὴν, εἴπερ ἀδύνατον ἄλλως γενέσθαι φλεγμονὴν, οὔτε πλευρῖτις ἂν ἔτι τοῖς ζώοις ἐνοχλήσειεν, οὔτε φρενῖτις, οὔτε περιπνευμονία, τῶν ἀναστομώσεων τούτων ἀρθεισῶν, ἀλλ᾽ οὔτ᾽ ὀφθαλμία γένοιτ᾽ ἂν, οὐδὲ συνάγχη τις ἢ κυνάγχη, μὴ οὐσῶν τῶν ἀναστομώσεων, οὔθ᾽ ἥπατος δηλονότι καὶ γαστρὸς καὶ σπληνὸς καὶ τῶν ἄλλων ἑκάστου φλεγμονή. καὶ τί γὰρ ἄλλο, ἢ τὰ πλεῖστα καὶ μέγιστα τῶν νοσημάτων οὐκέτ᾽ ἂν ἔτι γίγνοιντο, μὴ οὐσῶν τῶν ἀναστομώσεων, ἃς ἡ προνοητικὴ φύσις ἐδημιουργήσατο, μηδὲν μὲν τῷ ζώῳ χρηστὸν ἐκποριζούσας, ὄργανα δὲ μόνον ἐσομένας ὀλεθρίων

ſas ſine cauſa eſſe inſtitutas, nullamque ex ſeſe praeſtare animali utilitatem; ſed, quod eo gravius, quodque non amplius parvum naturae numeraveris delictum, quod, praeterquam quod nihil juvat, nocet etiam plurimum, hoc nimirum iſti conſecutione quadam admittunt: docet enim nos ſtudioſe ipſe Eraſiſtratus, generari nunquam poſſe phlegmonen, niſi ſanguine ex venis in arterias incidente. Jam vero, ſi nulla eſt alia ratio, qua excitetur phlegmone, neque pleuritis amplius faceſſet animantibus negotium, neque phrenitis, neque peripneumonia, detractis his anaſtomoſibus; ſed neque ophthalmia oborietur, neque ſynanche aut cynanche, ſublatis iisdem anaſtomoſibus; neque hepatis certe, neque ventriculi, neque lienis, neque cujusquam aliarum partium erit inflammatio. Atque, ut in pauca conferam, plurimi ac maximi tollentur morbi, ſi anaſtomoſes has ſuſtuleris, quas provida rerum natura effecit, nihil quidem plus animali profuturas, ſed ſolum pernicioſorum

νοσημάτων τῆς γενέσεως; οὔτε γὰρ ἐπὶ τοῖς τραύμασιν ἐγίνοντο ἂν αἱ φλεγμοναὶ, τούτων οὐκ οὐσῶν, οὔτ᾽ ἐπὶ πληθώραις ἐπύρεξεν ἄν τις, οὔτε φλεγμονῇ ἐν ἥπατι ἢ κοιλίᾳ ἢ καρδίᾳ ἤ τινι τῶν ἄλλων, ἐφ᾽ οἷς ἀεὶ θνήσκουσιν ἄνθρωποι τάχιστα. περὶ μὲν οὖν τῆς Ἐρασιστράτου κατὰ τὰς ἀρτηρίας υποθέσεως, εἰς ὅσον ἐναντιοῦταί τε καὶ μάχεται το ς ἐναργέσιν ἅπασιν, οὐχ ἅπαξ οὐδὲ δὶς, ἀλλὰ πλεονάκις ἤδη διειλεγμένον πολλαχοῦ, περιττὸν ἡγοῦμαι νῦν ἐπεξιέναι. τὰς δὲ τῶν ἀρτηριῶν πρὸς τὰς φλέβας ἀναστομώσεις ἡ φύσις οὐκ ἀργῶς οὐδὲ μάτην ἐδημιούργησεν, ἀλλὰ ὑπὲρ τοῦ τὴν ἐκ τῆς ἀναπνοῆς τε καὶ τῶν σφυγμῶν ὠφέλειαν μὴ τῇ καρδίᾳ μόνῃ καὶ ταῖς ἀρτηρίαις, ἀλλὰ καὶ ταῖς φλεψὶ διαδίδοσθαι. γέγραπται δὲ ὑπὲρ τῆς ἐξ αὐτῶν ὠφελείας, ἡλίκη τίς ἐστιν, ἐν ἑτέροις. εἰς δὲ τὴν νῦν ἡμῖν προκειμένην διέξοδον ἀρκεῖ καὶ ταῦτα γινωσκόμενα. καὶ μέν γε καὶ τὸ δεῖν οὐκ ἐκ τῆς αὐτῆς ἅπαντα τρέφεσθαι τροφῆς τὰ μόρια τοῦ σώματος, οὐ πρὸ πολλοῦ λεχθὲν, καὶ

morborum excitandorum inſtrumenta futuras; ſiquidem, ſemotis iis, vulnera haudquaquam utique phlegmonas exciperent, neque a plethora quis febricitaret, neque ab hepatis phlegmone, aut ventriculi, aut cordis, aut aliorum id genus, propter quas ſemper homines celerrime intereunt. Sed de Eraſiſtrati quidem in arteriis hypotheſi *atque opinione*, quantum adverſetu ac repugnet iis, quae perſpicue omnibus ſunt nota, quum non ſemel aut bis , ſed ſaepius jam paſſim diſputaverimus, ſupervacaneum arbitror ipſam nunc perſequi. Porro arteriarum ad venas anaſtomoſes non ſine cauſa neque fruſtra paravit natura, ſed ut reſpirationis ac pulſuum utilitas non cordi ſoli atque arteriis, ſed venis etiam diſtribueretur. Scripſimus autem de horum emolumento, quantum id ſit, alibi; ad propoſitam vero nobis enarrationem haec noſſe ſufficiat. Quin etiam, quod non oporteat eodem alimento partes omnes corporis ali (quod haud ita pridem probavimus), id etiam

αὐτὸ τὴν χρείαν τῆς διαφόρου τῶν ἀγγείων ἐνδείκνυται γενέσεως. εἴπερ γὰρ ἓν ἐγένετο μόνον ἀγγεῖον αἵματος, ἐξ ὁμοίας ἂν ἅπαντα τὰ μόρια τροφῆς ἐτρέφετο. καὶ μὴν ἀλογώτατον τοῦτο καὶ πάντων ἐστὶν ἀτοπώτατον, αἵματος ὁμοίου χρήζειν εἰς θρέψιν ἧπαρ, εἰ τύχοι, καὶ πνεύμονα, τὸ βαρύτατον καὶ πυκνότατον τῶν σπλάγχνων, τῷ κουφοτάτῳ τε καὶ μανωτάτῳ. διὰ ταῦτα μὲν δὴ καλῶς οὐκ ἀρτηρίας μόνον, ἀλλὰ καὶ φλέβας ἡ φύσις ἐποίησεν ἐν τοῖς τῶν ζώων σώμασι. καὶ διὰ ταῦτα τὸ μὲν ἧπαρ ἐκ φλεβῶν δὴ μόνων τρέφεται, καὶ τούτων λεπτοτάτων τε καὶ μανωτάτων, ὁ δὲ πνεύμων ἐξ ἀρτηριῶν. καὶ γὰρ καὶ αἱ φλέβες αὐτοῦ πρός γε τὸ τρέφειν ἀρτηρίαις ἐοίκασι, καθότι καὶ τοῦτο μικρῷ πρόσθεν ἐλέγετο. θαυμάζειν οὖν χρὴ κἀνταῦθα τὴν πρόνοιαν τῆς φύσεως, ἀγγείων τε διττῶν εἶδος ἐργασαμένης, ἀναστομωσάσης τε πρὸς ἄλληλα τὰ γειτνιῶντα αὐτῶν πέρατα, καὶ πρὸ τούτων αὐτὰς τῆς καρδίας τὰς κοιλίας, ὥς γε καὶ ταῦτ᾽ ἐν ἑτέροις ἀποδέδεικται. νυνὶ γὰρ

difcrepantis vaforum generationis ufum declarabit. Si enim unicum effet duntaxat fanguinis vas, fimili partes omnes alerentur nutrimento; quo quid poteft dici obtufius atque abfurdius, quam ut fimilem ad fui nutritionem poftulent fanguinem, verbi gratia, hepar, vifcerum omnium graviffimum ac denfiffimum, et pulmo leviffimus ac rariffimus? Proinde rite a natura factum eft, ut non arteriae modo, verum etiam venae in animalium corporibus ineffent. Quo factum eft, ut hepar quidem a venis fere folis et iisdem tenuiffimis atque rariffimis, pulmo vero ab arteriis nuariretur; etenim venae hujus, nutriendo ipfi deftinatae, arteriis funt fimiles, quemadmodum et id paulo ante docuimus. Admirari igitur hoc loco convenit naturae providentiam, quae fimul duplicem vaforum fpeciem effecit, fimul ipforum fines fibi ipfis vicinos mutuis inter fe crificiis aperuit atque applicuit, et ante haec ipfos cordis ventriculos, quemadmodum haec etiam demonftravimus. Nunc autem

οὐχ, ὅτι τόδε τι γίγνεται κατὰ τὸ σῶμα τοῦ ζώου, πρόκειται δεικνύειν, ἀλλὰ διότι τόδε ἐξ ἀνάγκης προηγεῖται, καθάπερ καὶ Ἀριστοτέλης ἔλεγε, τοῦ διότι τὸ ὅτι, πρὶν ἀναμνῆσαι τῶν ἐνεργειῶν, ἀδύνατον ἐξηγεῖσθαι τὰς χρείας. [444] οἱ τοίνυν ἐν τῇ καρδίᾳ φαινόμενοι βόθυνοι κατὰ τὸ μέσον αὐτῆς μάλιστα διάφραγμα τῆς εἰρημένης ἕνεκα κοινωνίας ἐγένοντο. τά τε γὰρ ἄλλα καὶ προκατειργασμένον ἐν ταῖς φλεψὶ τὸ αἷμα μεταλαμβάνειν ταῖς ἀρτηρίαις ἦν ἄμεινον, ἵν', ὅπερ ἡ γαστὴρ πρὸς τὰς φλέβας, τοῦτ' ἐκεῖνα πρὸς τὰς ἀρτηρίας ὦσιν. οὐδὲ γὰρ οὐδ' οὗτος ὁ λόγος ἀδύνατος, ὡς ἀναθυμίασίς τις, εἴ γε ἐστὶν, αἵματος χρηστοῦ τὸ ψυχικὸν πνεῦμα. καὶ εἴρηται μὲν καὶ περὶ τούτων ἐπὶ πλέον ἑτέρωθι. πρὸς δὲ τὰ παρόντα τὴν χρείαν ἀρκεῖ μόνον εἰπεῖν τοῦ καθαρὸν καὶ λεπτὸν ἐν ταῖς ἀρτηρίαις χρῆναι περιέχεσθαι τὸ αἷμα, μελλῆσόν γε τροφὴν παρέξειν τῷ ψυχικῷ πνεύματι. ταῦτα οὖν ἅπαντα μεγάλα τεκμήρια τοῦ καλῶς ὑπὸ τῆς φύσεως ἀπειργάσθαι τὸ διττὸν

non, quod hoc aliquid in corpore animalis fiat, oftendere eft propofitum, fed propter quid; fed quia ipfum fieri caufam, cur ita fiat, neceffario praecedit (ut etiam Ariftoteles docebat), fieri non poteft, ut prius ufus exponamus, quam memoriae caufa actiones repetierimus. Quae igitur in corde apparent foramina ad ipfius potiffimum medium feptum, praedictae communitatis gratia extiterunt: nam alioqui prius in venis confectum fanguinem arterias tranfumere erat melius, ut, quod ventriculus eft venis, hoc venae fint arteriis; nam ne haec quidem ratio forte falfa fuerit, quod fpiritus animalis exhalatio quaedam eft fanguinis benigni, de quibus alio loco uberius difputavimus. Quod autem ad propofitum attinet, fat habuerimus memorare ufum, propter quem purum fanguinem ac tenuem in arteriis contineri oportuit, nempe quod fpiritui animali alimentum erat fuppeditaturus. Haec certe omnia magno funt argumento, hoc vaforum genus a natura recte factum

τουτὶ γένος τῶν ἀγγείων, καὶ πρὸς τούτοις ἔτι τὸ δεῖσθαι μέν τινος ῥώμης καὶ χιτῶνος ἀεὶ μελλούσας κινήσεσθαι τὰς ἀρτηρίας, ἀδύνατον δ' εἶναι ῥωμαλέον ἅμα καὶ λεπτὸν τοῦτο, παχέος δ' αὖ γενομένου, μὴ καλῶς ἂν τραφῆναι πολλὰ τοῦ σώματος μόρια. ταῦτ' οὖν ἅπαντα καθ' ὅλον τε τοῦ ζώου τὸ σῶμα καὶ πρὸ τούτων ἐν αὐτῇ τῇ καρδίᾳ καλῶς ἡ φύσις ἅπαντα παρεσκευάσατο, τὴν κοινωνίαν ἐξευροῦσα ταῖς φλεψὶ πρὸς τὰς ἀρτηρίας διὰ τῶν λεπτῶν ἐκείνων στομάτων. καὶ διὰ τοῦτο μείζων ἐστὶν ἡ εἰς αὐτὴν ἐμφυομένη φλὲψ τῆς ἐκφυομένης, καίτοι κεχυμένον γε τὸ αἷμα διὰ τὴν ἐν αὐτῇ θερμασίαν ὑποδεχομένης· ἀλλ' ἐπεὶ πολὺ κατὰ τὸ μέσον διάφραγμα καὶ τὰς ἐν αὐτῷ διατρήσεις εἰς τὴν ἀριστερὰν μεταλαμβάνεται κοιλίαν, εὐλόγως ἡ εἰς τὸν πνεύμονα φλὲψ ἐμφυομένη τῆς εἰσαγούσης εἰς τὴν καρδίαν τὸ αἷμα μείων ἐστί. ὡσαύτως δὲ καὶ ἡ ἐκ τοῦ πνεύμονος εἰς τὴν καρδίαν ἀρτηρία παράγουσα τὸ πνεῦμα καὶ αὐτὴ πολὺ μείων ἐστὶ τῆς μεγάλης ἀρτηρίας, ἀφ' ἧς αἱ κατὰ τὸ

fuiffe duplex. Adde eodem, quod arteriis propter perpetuum motum robore quodam ac forti tunica opus erat, qualis fane effe non poterat, tenuis fi fuiffet; craffa vero fi fuiffet, pleraeque animalis partes minus commode fuiffent nutritae. Haec igitur omnia cum in toto animalis corpore, tum maxime in ipfo corde a natura rectiffime fuerunt comparata, ut quae per tenuia illa orificia venas cum arteriis commercio quodam junxerit. Quamobrem quae vena in cor inferitur, major eft, quam quae ab eodem exoritur, tametfi ea fufum jam a cordis calore fanguinem recipit; fed quoniam multus is per medium feptum, et quae in ipfo funt foramina, in finiftrum ventriculum tranfumitur, factum jure eft, ut, quae vena in pulmonem inferitur, ea minor effet vena fanguinem in cor introducente. Ad eundem autem modum arteria etiam, quae ex pulmone ad cor fpiritum perducit, multo minor eft, quam arteria magna (a qua, quae toto corpore funt fufae, ducunt

σῶμα πεφύκασιν ἅπασαι, διότι τε προσλαμβάνει τι τοῦ παρὰ τῆς δεξιᾶς κοιλίας αἵματος ἡ μεγάλη ἀρτηρία, καὶ διότι πασῶν ἔμελλεν ἀρχὴ γενήσεσθαι τῶν καθ' ὅλον τὸ ζῶον ἀρτηριῶν. ἐπεὶ δὲ παχὺ καὶ στεγανὸν ἦν τὸ τῆς καρδίας σῶμα, καὶ τροφῆς αὐτῷ παχυτέρας ἔδει, διὰ τοῦτο τῷ παρὰ τῆς κοίλης αἵματι τρέφεται, πρὶν εἰσελθεῖν εἰς τὴν καρδίαν· ἐνταυθοῖ γὰρ γενόμενον θερμὸν καὶ λεπτὸν καὶ ἀτμῶδες ἔμελλεν ἀποδειχθήσεσθαι. κἀν τούτῳ τὸ δοκοῦν τισιν ἄλογον ὑπάρχειν ἁπάντων εὐλογώτατον εὑρίσκεται, τὴν καρδίαν τῷ πνεύμονι παρασκευάζειν τὴν τροφὴν, ἑαυτῇ δὲ μή. τῷ μὲν γὰρ ἔδει λεπτοῦ καὶ ἀτμώδους αἵματος, τῇ δ' οὐκ ἔδει. ἡ μὲν γὰρ ἐξ αὑτῆς κινουμένη ῥωμαλέον ἐδεῖτο καὶ παχὺ καὶ στεγανὸν ἔχειν τὸ σῶμα· τὸν πνεύμονα δ' ὑπὸ τοῦ θώρακος κινούμενον οὔτε βαρὺν, οὔτε πυκνὸν, ἀλλὰ κοῦφόν τε καὶ μανὸν εἶναι βέλτιον ἦν. ἐπεὶ δὲ ἕκαστον, οἷόν ἐστι, τοιαύτης χρῄζει καὶ τροφῆς, εὐλόγως ἡ μὲν καρδία παχέος, ὁ πνεύμων δ' ἀτμώδους αἵματος

originem), propterea, quod arteria magna a dextro ventriculo portionem aliquam fanguinis affumit, tum quod etiam omnium, quae toto animali infunt, arteriarum futura erat principium. Quod vero corpus ipfius cordis craffum erat ac denfum, ciboque egebat craffiore, ob id fanguinem ducit a vena cava, quo nutriatur prius, quam ad cor immigret; eo enim quum perveniffet, calidus, tenuis ac vaporofus futurus erat. Qua in re, quod nonnullis videtur abfurdum, maxime omnium rationi congruere eft putandum, ut cor pulmoni praeparet alimentum, fibi autem ipfi minime; ille enim fanguinem poftulabat tenuem ac vapidum, hoc autem nequaquam. Quum enim ex fe moveatur, corpus validum habere ipfum oportebat et craffum et denfum; pulmonem vero, ut qui a thorace moveatur, neque gravem neque denfum, fed levem ac rarum effe praeftiterat; quum autem, quale eft unumquodque, tali ipfum nutriri alimento oporteat, jure optimo cor quidem craffo, pulmo autem vaporofo fanguine indiguit. Quae

ἐδεήθη. καὶ τοῦτ᾽ αἴτιον τοῦ μὴ τρέφεσθαι τὴν καρδίαν ἐξ ἑαυτῆς, ἀλλὰ καὶ πρὶν ἐμφῦναι τῇ δεξιᾷ κοιλίᾳ τὴν κοίλην φλέβα, μέρος αὐτῆς τηλικοῦτον, ἡλίκον μάλιστα τρέφειν ἱκανόν ἐστι τὴν καρδίαν, αποσχισθὲν ἑλίττεσθαί τε περὶ τὴν κεφαλὴν αὐτῆς ἔξωθεν, καὶ εἰς ἅπαντα τὰ μέρη διασπείρεσθαι. τούτῳ δ᾽ εὐλόγως αρτηρία συμπεριφέρεται καὶ συγκατασχίζεται, τῆς μεγάλης αὖ καὶ ἥδε τηλικοῦτον ἀπο(441)βλάστημα γενόμενον, ἡλίκον ἔμελλε μάλιστα τήν τε προειρημένην ἀναψύξειν φλέβα καὶ τοῖς ἔξω μέρεσι τῆς καρδίας τὴν εὐκρασίαν τῆς ἐμφύτου φυλάξειν θερμασίας. οὐ γὰρ ἱκανὸν ἦν ἄρα τὸ ἐκ τοῦ πνεύμονος εἰς αὐτὴν ἀγγεῖον ἐμφυόμενον ἅπαν αὐτῆς ἀναψύξειν τὸ σῶμα, παχὺ καὶ στεγανὸν ἱκανῶς ὑπάρχον. [445] ὡς γὰρ κἀν τοῖς περὶ τῶν φυσικῶν δυνάμεων ἀποδέδεικται, μέχρι μὲν ὀλίγου τινὸς οἷόν τέ ἐστι δι᾽ αὐτῶν τῶν σωμάτων ἰέναι ταῖς ὕλαις, ἐπιπλέον δ᾽ οὐκέτι προϊέναι χωρὶς εὐρείας ὁδοῦ διαπέμπεσθαι ταῖς ὕλαις δυνατόν. καὶ διὰ τοῦτο ἐκ ξυμμέτρου διαστήματος οὐ κατὰ τὴν καρδίαν μόνον, ἀλλὰ καὶ καθ᾽ ὅλον τὸ ζῶον

caufa eft, quare cor non alatur ex fe ipfo; fed prius, quam vena cava dextro ipfius ventriculo inferatur, pars ejus tanta, quanta maxime cordi nutriendo fatis fit, fejuncta circa cordis caput extrinfecus obvolvitur, et in omnes ipfius partes difpergitur. Cum hac autem venae portione jure arteria circumfertur ac diftribuitur; quae rurfus ipfius magnae tanta et ipfa eft propago, quanta praedictam venam maxime erat refrigeratura, calorisque nativi externarum cordis partium temperamentum probum confervatura: non enim id vas, quod ex pulmone in ipfum inferitur, toti ipfius corpori refrigerando effe fatis poterat, ut quod craffum et denfum admodum eft. Nam (quemadmodum in commentariis de facultatibus naturalibus demonftravimus) licet paulum quiddam materiis in corpora ipfa ingredi, altius vero penetrere, nifi ampla via dimittantur, ipfis haudquaquam licet: quae ratio fuit, cur non in corde modo, fed toto etiam

ἀρτηρίαι καὶ φλέβες ἐτάχθησαν, οὐκ ἂν ποτε τούτου γινομένου πρὸς τῆς φύσεως, εἴπερ ἐπὶ πλεῖστον ἄνευ τινὸς εὐρείας ὁδοῦ διαπέμπειν τὰς ὕλας.

Κεφ. ιη'. Ἀρτηρία μὲν οὖν καὶ φλὲψ ἅπαν ἐν κύκλῳ περιέχονται τῆς καρδίας τὸ σῶμα. νεῦρον δ' οὐδὲν φαίνεται κατεσχισμένον εἰς αὐτὴν, ὥσπερ οὐδ' εἰς ἧπαρ, ἢ νεφροὺς, ἢ σπλῆνα. μόνον γὰρ δὴ τὸ περικάρδιον σκέπασμα λεπτῶν νεύρων δεχόμενον φαίνεται ἀποβλαστήματα. καὶ τούτων διασχιζομένων ἐμφύσεις μέν τινες αἰσθηταὶ καὶ σαφεῖς, ἐπὶ γοῦν τῶν μειζόνων ζώων, καὶ εἰς αὐτὴν ὁρῶνται τὴν καρδίαν· οὐ μὴν ἔτι γε δυνατὸν αἰσθήσει διαγινώσκεσθαι σαφῶς, ὅπως ἔτι κατ' αὐτὴν σχίζεται, ἀλλ' ἔστιν ὁμοιότατος ὁ τρόπος καὶ τῆς ἐκφύσεως καὶ τοῦ μεγέθους τῶν νεύρων καθ' ἧπάρ τε καὶ νεφροὺς καὶ σπλῆνα. καὶ γὰρ κᾀκείνοις, ὡς εἴρηται πρόσθεν, εἰς μὲν τοὺς χιτῶνας αἰσθητὰ καταφύεται νεῦρα· κατὰ ταὐτὰ δὲ αὐτῶν οὐκέτι σαφῶς ἐστιν ἰδεῖν τὰ σώματα αὐτὰ κατασχιζόμενα. καὶ γέγραπται κατὰ τὸν ἔμπροσθεν λόγον ἱκανῶς ὑπὲρ τῆς τῶν

animali arteriae et venae mediocri intervallo ſint locatae: quod nunquam eſſet factum a natura, ſi ipſa materias longiſſime dimittere ſine ampla via potuiſſet.

Cap. XVIII. Arteria igitur et vena totum cordis corpus in orbem complectuntur. At nullus nervus in ipſum videtur diſtribui, quemadmodum neque in hepar, vel renes, vel lienem; ſolum enim ipſius tegumentum pericardion tenuium nervorum videtur accipere propagines, a quibus diviſis ſenſibiles aliae ac conſpicuae in cor ipſum etiam inſeri, in majoribus ſaltem animalibus, cernuntur; quo tamen in ipſum dividantur modo, id ſenſu amplius dignoſci perſpicue non poteſt. Sed eadem omnino inſertionis horum nervorum eſt ratio ac magnitudinis, quae in hepate erat, renibus ac liene; nam in illis etiam (ut ſupra diximus) in tunicas quidem conſpicui inſeruntur nervi; caeterum in ipſorum corpora non amplius cernas perſpicue ipſos dividi. At de nervorum in viſcera omnia diſtributione ſuperiore volu-

νεύρων εἰς ἅπαντα τὰ σπλάγχνα διανομῆς, ὥστ᾽, εἴπερ ἐκείνοις προσέσχες τὸν νοῦν, οὐκ ἂν ἔτι δέοιο νῦν ἀκούειν, διὰ τί τῇ καρδίᾳ φυσικὸν ἐχούσῃ τὸ ἔργον ὀλιγίστων ἐδέησε τῶν νεύρων. ὡς γὰρ τοῖς μυσὶν, ὅτι ψυχικῆς ἐνεργείας εἰσὶν ὄργανα, μεγάλων ἅπασι νεύρων ἐδέησεν, οὕτω τῇ καρδίᾳ, μηδεμίαν ἐνέργειαν ψυχικὴν πεπιστευμένῃ, τοσούτων ἦν χρεία νεύρων, ὅσων τῶν εἰρημένων ἑκάστῳ τῶν σπλάγχνων, καὶ προσέτι τῷ πνεύμονι. κοινῇ μὲν γὰρ ἅπαντα ταῦθ᾽, ἵν᾽ αἰσθήσεως μετέχῃ, καὶ μὴ παντάπασιν ᾖ φυτὰ, διὰ τοῦτο νεύρων μετέλαβεν· ἰδίᾳ δ᾽ αὐτῶν ἧπάρ τε καὶ καρδία, διότι καὶ αὐτὰ δυνάμεών τινων ὑπάρχουσιν ἀρχαὶ, τὸ μὲν τῆς ἐπιθυμητικῆς ψυχῆς, τὸ δὲ τῆς θυμικῆς. ἐλέχθη δὲ ἐν τοῖς περὶ τῶν Ἱπποκράτους καὶ Πλάτωνος δογμάτων, ἐπαΐειν ἀλλήλων χρῆναι τὰς ἀρχὰς καὶ συνῆφθαι κατά τι καὶ κοινωνεῖν.

Κεφ. ιθ΄. Ἐπεὶ δὲ καὶ ὀστοῦν εὑρίσκεταί τι κατὰ τὴν κεφαλὴν τῆς καρδίας ἐν τοῖς μεγάλοις ζώοις, εὔλογον

mine fatis multa prodidimus; quae fi ftudiose expenderis, nihil amplius hîc audire defiderabis, quid fit, cur cordi actionem naturalem habenti pauciffimis opus fuerit nervis. Quemadmodum enim mufculis omnibus, quod actionis animalis effent inftrumenta, magnis nervis opus fuit, ita et cordi nullam actionem animalem habenti tantis nervis opus fuit, quantis praedictis vifceribus fingulis, addam etiam et pulmoni. Communiter enim omnia haec, ne fenfu omni carerent, neve plantae penitus effent, nervos etiam habuerunt; privatim autem inter ea hepar et cor, quod et ipfa facultatum quarundam effent principia, illud quidem animae concupifcibilis, hoc autem irafcibilis. Oftendimus autem in libris de Hippocratis et Platonis dogmatibus, principia fibi inter fe obfequi oportere connexaque effe aliqua in re atque inter fe communicare.

Cap. XIX. Quum autem in magnis animalibus os aliquod ad caput cordis inveniatur, confentaneum fuerit

ἂν εἴη καὶ τὴν ἐκείνου χρείαν μὴ παρελθεῖν. ἔστι μὲν
οὖν ἴσως καὶ ἡ Ἀριστοτέλους εἰρημένη λόγον ἔχουσα. στήριγμα γάρ τι καὶ οἷον ἕδραν εἶναί φησι τῆς καρδίας αὐτὸ,
καὶ διὰ τοῦτο ἐν τοῖς μεγάλοις ζώοις εὑρίσκεσθαι. δῆλον
γὰρ, ὡς ἐν μεγάλῳ θώρακι μεγάλην καρδίαν αἰωρουμένην
εὔλογον ἦν δήπου καὶ τοιούτου δεηθῆναι μορίου. κάλλιον
δ᾽ ἂν ὧδε λέγοιτο. πανταχοῦ τῶν συνδέσμων τὰς ἀρχὰς ἡ
φύσις ἢ εἰς χόνδρον ἢ εἰς ὀστοῦν ἀνάπτει χονδρῶδες.
οὔκουν οὐδὲ τῶν κατὰ τὴν καρδίαν συνδέσμων, (ἐκ τούτου
γὰρ τοῦ γένους εἰσὶν οἱ ἐπὶ τοῖς στόμασι τῶν ἀγγείων ὑμένες,) ἀλλ᾽ οἱδὲ τοῖ χιτῶνος τῶν ἀρτηριῶν, [446] ὁμοίου
συνδέσμῳ τὴν του σώματος οὐσίαν ὄντος, ἔμελλεν ἀμελήσειν,
ἀλλὰ καὶ τούτων ἁπάντων εἰς τουτὶ τὸ χονδρῶδες ὀστοῦν
ἀνῆψε τὰς ἀρχὰς, ὡς ἐν ταῖς ἀνατομικαῖς ἐγχειρήσεσιν ἐδείκνυμεν. ἐν μὲν οὖν τοῖς μεγάλοις ζώοις ὀστοῦν ἐστι χονδρῶδες, ἐν δὲ τοῖς πάνυ μικροῖς νευροχονδρῶδές τι σῶμα.
πᾶσα γοῦν ἔχει καρδία κατὰ τὸν αὐτὸν τόπον οὐσίαν τινὰ

illius quoque ufum non praeterire. Eſt quidem certe,
et quam affert Ariſtoteles, forte probabilis; ſtabilimentum enim quoddam et quaſi ſedem cordis ipſum conſtituit, ob eamque cauſam in magnis animalibus ait inveniri, perſpicuum enim eſt, cor magnum, in thorace
magno ſuſpenſum, merito ejusmodi indiguiſſe particula;
at verior haec fuerit. Ubique natura ligamentorum
principia ad cartilaginem aut cartilaginoſum os annectit;
haudquaquam igitur cordis ligamenta (ejus enim generis
ſunt membranae, quae vaſorum orificiis inſunt) neque
pericardion tunicam, ſed neque arteriarum tunicam,
quae corporis ſubſtantia ligamento eſt ſimilis, erat ne-
glectura, quin horum etiam omnium principia ad hoc
cartilaginoſum os aptaret, quemadmodum in adminiſtrationibus anatomicis demonſtravimus. In magnis igitur
animalibus os cartilaginoſum, in parvis vero admodum
corpus quoddam nervocartilagineum. Omne igitur cor
duram quandam eo loco habet ſubſtantiam, eorundem

σκληρὰν ἕνεκα τῶν αὐτῶν χρειῶν ἐν ἅπασι τοῖς ζώοις γεγενημένην. τὸ δὲ τὰς μείζονας σκληροτέρας δεηθῆναι τῆς τοιαύτης οὐσίας οὐδὲν θαυμαστόν· εἴς τε γὰρ τὸ τὰς ἀρχὰς τῶν συνδέσμων ἀσφαλέστερον ἀνῆφθαι καὶ εἰς τὴν ἕδραν τῆς ὅλης καρδίας ἐπιτηδειότερόν ἐστι τῇ μεγάλῃ τὸ σκληρότατον.

Κεφ. κ'. Ταυτὶ μὲν οὖν καὶ τὰ περὶ τὴν καρδίαν ἐστὶ μόρια τοῖς τετελειωμένοις ἤδη ζώοις. ἐπὶ γὰρ τῶν ἔτι κυουμένων ἀναστομώσεις τινὲς ὁρῶνται τῶν περὶ αὐτὴν ἀγγείων, ὑπὲρ ὧν ἐπηγγειλάμην μὲν ἔμπροσθεν ἐρεῖν, εἶπον δ' οὐδέπω, κάλλιον εἶναι νομίσας ἅπαντα συμπληρῶσαι πρότερον τὸν ὑπὲρ τῶν ἤδη τετελειωμένων ζώων λόγον. ἐπεὶ τοίνυν φαίνεται πέρας ἔχειν, ἀποδοτέον τὴν ὑπόσχεσιν, ἀρχὴν τοῦ λόγου τήνδε ποιησαμένους. ὁ πνεύμων ἐδείκνυτο φλεβώδεις μὲν ἔχειν τὰς ἀρτηρίας, ἀρτηριώδεις δὲ τὰς φλέβας, ὑπέρ τε τοῦ τρέφεσθαι τροφῇ τῇ προσηκούσῃ καὶ προσέτι ῥᾳδίως μὲν ἔχειν συστελλομένας τὰς ἀρτηρίας, οὐ

usuum gratia in omnibus animalibus inſtitutam. Quod autem cor majus ejusmodi ſubſtantia duriore eguerit, minime mirum id *videri debet;* nam quod duriſſimum eſt, tum ad ligamentorum principia tutius colliganda, tum ad totius cordis firmitatem in corde magno eſt aptius.

Cap. XX. Hae igitur ſunt in perfectis jam animalibus cordis partes; nam in iis, quae utero adhuc geſtantur, anaſtomoſes quaedam vaſorum ipſius cordis cernuntur, de quibus antea quidem receperam me verba facturum, nondum vero id praeſtiti, propterea quod ad rem magis pertinere arbitrabar omnem prius de perfectis jam animantibus terminare diſputationem. Quae quoniam ad finem jam perducta eſſe videtur, faciendum nobis eſt, quod promiſimus, hoc modo ſermonem hinc exorſis. Oſtendimus antea, pulmonem ipſum arterias quidem habere venoſas, venas autem arterioſas, quo convenienti alimento aleretur, itemque ut arteriae quidem ipſius facile contraherentur, venae vero diffici-

ῥᾳδίως δὲ τὰς φλέβας. ἀλλὰ καὶ περὶ τῶν ὑμένων τῶν καθ' ἕκαστον στόμα τῆς καρδίας ἐπιπεφυκότων ἐδείχθη, τῶν μὲν ἔσωθεν ἔξω φερομένων, ὡς υπὲρ τοῦ μὴ παλινδρομεῖν τὰς ὕλας ἐγένοντο, τῶν δ' ἔξωθεν ἔσω, καὶ τοῦτο μὲν, ἀλλὰ καὶ ὡς ὁλκῆς εἰσιν ὄργανα. δοκεῖ δὴ ταῦτα πάντα καλῶς ἐπὶ τῶν τελέων ζώων γεγονότα κακῶς ἔχειν ἐπὶ τῶν ἔτι κυουμένων. ὥστε καὶ ἀντιλέγοντες ἡμῖν οἱ μηδὲν τὴν φύσιν ὑπολαμβάνοντες ἐργάσασθαι τεχνικῶς ἕν τι καὶ τοῦτο προχειρίζονται τῷ λόγῳ τελέως, ὡς οἴονται καταβάλλειν ἡμῶν τὴν δόξαν. ἐπὶ γάρ τοι τῶν ἐμβρύων φασὶν ουκ ἐκ τοῦ πνεύμονος εἰς τὴν καρδίαν, ἀλλ' ἐξ ἐκείνης εἰς τὸν πνεύμονα φέρεσθαι τὸ πνεῦμα. μηδέπω γὰρ ἀναπνέοντος τοῦ ζώου διὰ στόματος, ἀλλ' ἔτι παρὰ τῆς μήτρας, ὥσπερ τῆς τροφῆς, οὕτω καὶ τοῦ πνεύματος χορηγουμένου διὰ τῶν κατὰ τὸν ὀμφαλὸν ἀγγείων, οὔτ' εἰς τὴν μεγάλην ἀρτηρίαν τὴν παρὰ ῥάχιν ἐκ τῆς καρδίας, ἀλλ' ἐξ ἐκείνης εἰς τὴν καρδίαν εἰκὸς ἔρχεσθαι τὸ πνεῦμα, τῷ τε πνεύμονι καὶ αὐτῷ παρὰ τῆς καρδίας εἶναι τὴν χορηγίαν,

lius; fed et de membranis cuique cordis orificio adnatis probavimus, illas quidem, quae intus foras feruntur, paratas ob id fuiffe, ne materiae remigrarent, quae vero foris intro, non ob eandem modo caufam factas, fed ut etiam attrahendi effent inftrumenta. Quae fane omnia quum in perfectis animalibus probe fint conftituta, prave tamen in iis, quae utero adhuc geruntur, habere videntur. Unde hujus loco occurrunt ii, qui nihil exiftimant a natura factum fuiffe artificiofe, unumque hoc arripiunt ad reprehendendum, rati omnino fe noftram fententiam labefacturos: ajunt enim, embryis fpiritum non ex pulmone in cor, fed ex corde in pulmonem ferri. Nam quum nondum refpirent per os, fed a matrice adhuc, quemadmodum alimentum, ita et fpiritus per vafa, quae funt ad umbilicum, fuppeditetur, neque ex corde ad magnam arteriam, quae eft ad fpinam, fed ex hac ad cor probabile eft venire fpiritum, atque adeo pulmoni ipfi a corde fuppeditari, non cordi

οὐκ ἐξ αὐτοῦ τῇ καρδίᳵ. καὶ μὴν εἴπερ, φασὶν, ἡ τῶν ὑμένων ἐπίφυσις ἐπὶ μὲν τοῦ τῆς μεγάλης ἀρτηρίας στόματος οὕτως ἔχει κατασκευῆς, ὡς ἤτοι μηδὲν ἢ παντελῶς ὀλίγον ἐξ αὐτῆς εἰς τὴν καρδίαν ἰέναι, κατὰ δὲ τὸ τῆς ἀρτηρίας τῆς φλεβώδους πάλιν αὖ κἀνταῦθα παντελῶς ὀλίγον ἐκ τῆς καρδίας εἰς τὸν πνεύμονα παραγίνεσθαι, δῆλον, ὡς οὔθ' ἡ καρδία μεταλήψεται πνεύματος, οὔθ' ὁ πνεύμων. ὡσαύτως δὲ καὶ τὰ περὶ τῶν ἀγγείων ἐν τῷ πνεύμονι ληρώδη φαίνεσθαι καὶ ψευδῆ φασι. τὴν αὐτὴν γὰρ ἔχειν αὐτὰ φύσιν ἔτι κυουμένων τῶν ζώων, ἥνπερ καὶ ἀποτεχθέντων, καίτοι γε ἀναπνεόντων οὐδέπω διὰ στόματος. [447] ὁ δὲ λόγος, φασὶν, ὁ τὴν χρείαν αὐτῶν τῆς ὑπαλλάξεως ἐξηγούμενος, ὡς ἀναπνεόντων ἤδη διὰ τοῦ στόματος, ἐπεραίνετο. δῆλον οὖν ἐκ τούτων εἶναι νομίζουσιν, ὡς οὔτε προνοεῖται τῶν ζώων ἡ φύσις, ἡμεῖς τε σύμπαντα ταῦτα πιθανῶς μὲν, οὐκ ἀληθῶς δὲ λέγομεν. καὶ χρὴ τὸ μέν τι συγγινώσκειν τοῖς ἀνδράσιν, οὕτω κατατρέχουσιν ἡμῶν τε καὶ τῶν ἔργων τῆς φύσεως, τὸ δέ τι καὶ μέμφεσθαι· συγγινώσκειν μὲν, ὅτι μὴ σοφίζονταί τι,

a pulmone. Atqui fi (inquiunt) membranarum in arteriae quidem magnae orificio epiphyfis eam habet conftructionem, ut aut nihil, aut parum omnino ex ipfa ad cor influat, arteriae item venofae orificium *ita etiam fit comparatum,* ut ex corde ad pulmonem exiguum quiddam plane perveniat, manifeftum eft, quod neque cor tranfumet fpiritum, neque pulmo. Pari modo et quae de pulmonum vafis dicuntur, delira ac falfa ajunt fibi videri, quum eandem ipfa habeant naturam in animalibus adhuc utero geftatis (quanquam ea nondum per os refpirant), quam et in natis. Quae vero ratio (inquiunt) ufum immutationis ipforum producit, ea, ceu jam per os refpirarent, concludebatur. Ex quibus effici ifti arbitrantur, naturam animalibus non providere, omniaque haec nos probabiliter quidem, at minus vere verbis effingere. Quibus viris quanquam nos operaque naturae adeo infectantibus, ignofcendum tamen partim eft, partim vero fuccenfendum; ignofcendum quidem,

μηδὲ ἁμαρτάνουσι κατά γε τὸν λόγον αὐτὸν, ᾗ λόγος ἐστὶν, ὡς πολλαχόθεν γε καὶ τοῦτο ποιοῦσι, μέμφεσθαι δὲ τῆς περὶ τὴν ἀνατομὴν ὀλιγωρίας, ἧς ἀγνοίᾳ τὰ τοιαῦτα λέγειν ἐτόλμησαν, ὅμοιόν τι παθόντες τῷ τοὺς μὲν ἄλλους ὄνους ἀριθμοῦντι, παραλείποντι δ᾽, ἐφ᾽ οὗπερ αὐτὸς ἐκάθητο, κᾆπειτ᾽ ἐγκαλοῦντι τοῖς πέλας ὄνου κλοπῆς, ἢ τῷ ζητοῦντι τῶν ὑφ᾽ ἑαυτοῦ τι (442) κρατουμένων. τοῦτο μέν γε κἀγώ ποτε θεασάμενος ἐγέλασα θορυβούμενόν μέν τινα, καὶ πάντα τὰ κατα τὴν οἰκίαν μεταβάλλοντα καὶ ταράττοντα, καὶ ἀναζητοῦντα χρυσοῦς, οὓς αὐτὸς ἔν τινι χαρτίῳ συνειλημμένους ἐν τῇ ἑτέρᾳ χειρὶ κατεῖχεν. ὡς ουν ἐκείνοις κεκραγόσι μέγα, μικρὸν, οἶμαι, φθεγξάμενος ἀνὴρ σωφρονῶν τῷ μὲν ἂν ἐπιδείξειε τὸν ὄνον, ἐφ᾽ οὗ κάθηται, τὸν δ᾽ ἅψασθαι κελεύσειεν ἑαυτοῦ ἀριστερᾶς χειρὸς τῇ δεξιᾷ, κατὰ τὸν αὐτὸν, οἶμαι, τρόπον κἀγὼ τοῖς οὕτω κατατρέχουσιν, εἰ μὲν ὀφθαλμοὺς ἔχοιεν, ἐπιδείξω τὸ τῆς μεγάλης

quod hic ſophiſtas non agant, neque (ut plerumque eis mos eſt) in ſermone ipſo, qua ſermo eſt, peccent, accuſandi vero, quod in diſſectionibus fuerint negligentes, cujus imperitia ipſos, ut haec dicere auderent, impulit. Quibus idem accidit, quod illi, qui, quum reliquos aſinos, praetermiſſo eo, cui ipſe inſidebat, numeraſſet, ſuos vicinos, quod eum aſinum eſſent furati, poſtmodum accuſabat, aut ei, qui id requirebat, quod ipſemet tenebat. Hujusmodi ſane ſpectaculo quum et ipſe aliquando intereſſem, riſum continere non potui, conſpicatus quendam tumultuantem ac omnia, quae in domo erant, dimoventem ac miſcentem, quum aureos veſtigaret, quos ipſe chartula quadam involutos altera manu tenebat. Ut enim his impotenter vociferantibus vir quiſpiam moderatus ſummiſſe locutus, illi quidem (opinor) aſinum, in quo ſedebat, oſtenderit, huic autem ſuam ipſius manum ſiniſtram dextra tangere juſſerit; eodem, opinor, modo et ego iis, qui nos ita inſectantur, ſi modo oculos habent, oſtendam, magnae arteriae

ἀρτηρίας ἀποβλάστημα καὶ τῆς κοίλης φλεβὸς τὸ στόμα τοῖς ἔτι κυουμένοις εἰς τὸν πνεύμονα φερόμενα· τυφλοῖς δ' οὖσιν εἰς τὰς χεῖρας ἐνθεὶς ἅπτεσθαι κελεύσω τῶν ἀγγείων. καὶ γὰρ οὐδὲ σμικρὸν ἑκάτερον αὐτῶν οὐδὲ τὸ τυχόν ἐστιν, ἀλλ' ἱκανῶς εὐρὺ καὶ πόρον ἀξιόλογον ἐντὸς ἑαυτοῦ κεκτημένον, ὃν οὐχ ὅπως ἄν τις ὀφθαλμοὺς ἔχων ἀγνοήσειεν, ἀλλ' οὐδὲ ἅπτεσθαι δυνάμενος, εἰ μόνον θελήσειεν ἐπὶ τὴν ἀνατομὴν ἀφικέσθαι. καὶ τοίνυν ἀργίας δίκην ὀφείλειν αὐτοὶ δικαιότεροι τῆς φύσεως. ἡ μὲν γὰρ οὔτ' ἀργῶς, οὔτ' ἀπρονοήτως, ἀλλ' (ἅπερ οὗτοι λέγουσι) προϊέρα λελογισμένη καὶ γινώσκουσα, μὴ τῆς αὐτῆς δεῖσθαι διοικήσεως τὸν ἔτι κυούμενον καὶ διαπλαττόμενον καὶ ἀκίνητον πνεύμονα τῷ τετελειωμένῳ καὶ ἤδη κινουμένῳ, τὸ μὲν ἰσχυρὸν καὶ παχὺ καὶ στεγανὸν ἀγγεῖον ἀνεστόμωσε πρὸς τὴν μεγάλην ἀρτηρίαν, τὸ δ' ἀσθενὲς καὶ μανὸν καὶ λεπτὸν εἰς τὴν κοίλην φλέβα. τελέως δ' ἀμαθεῖς εἰσιν οὗτοι καὶ ῥάθυμοι περὶ τὴν τῶν ἔργων τῆς φύσεως ἱστορίαν· χρὴ γὰρ ἰδεῖν

propaginem et venae cavae orificium in iis, quae utero adhuc geftantur, ad pulmonem ferri; fin vero funt caeci, vafa in manus fibi impofita contrectare jubebo; nam neque exiguum eorum utrumque neque vulgare eft, fed amplum admodum commemorabilemque intra fefe habet meatum, quem non folum is, qui oculos habet, non ignoraverit, fed ne is quidem, cui tangendi erit poteftas, fi folum ad anatomen velit accedere. Eos igitur juftius poena in homines pigros conftituta multaveris, quam naturam. Siquidem ipfa neque invide, neque focorditer, fed (quod ifti praedicant) prius reputans atque animadvertens, pulmonem, qui utero etiamnum geritur, conformatur ac motu omni caret, non eandem poftulare procurationem atque is, qui perfectus eft et jam movetur, alterum quidem vas validum, craffum ac denfum ad arteriam magnam, imbecillum vero et tenue ac rarum alterum ad venam cavam anaftomofi applicuit. Sed rudes plane funt hi et in exquirendis naturae operibus defidiofi; oportet enim folum ipfa in

αὐτὰ μόνον, ὡς τό γε θαυμάζειν τὴν τέχνην εὐθὺς ἕπεται. τίς γὰρ ἀκηκοὼς ἐκείνων μὲν τῶν λόγων, ὧν αὐτοὶ κατατρέχοντες αὐτῆς λέγουσι, θεασάμενος δὲ τῶν τοσούτων ἀτόπων τὸ ἴαμα διὰ μικρᾶς οὕτως ἐπιτεχνήσεως ἐξευρηκυῖαν τὴν φύσιν, οὐκ ἂν θαυμάσειεν αὐτῆς τὴν τέχνην; οἱ μὲν γὰρ κεκράγασιν, ὡς ἀδικεῖται πάντως ἢ ὁ κυούμενος ἔτι πνεύμων ὁμοίως τῷ τετελειωμένῳ διοικούμενος, ἢ ὁ τέλειος ὡσαύτως τῷ κυουμένῳ· χρῆναι γὰρ ἑτέρας μὲν ἀναπνέοντί τε καὶ κινουμένῳ πνεύμονι διοικήσεως, ἡσυχάζοντι δ' ἑτέρας· ἡ φύσις δ' ἄνευ θορύβου καὶ βοῆς αὐτοῖς τοῖς ἔργοις δείκνυσι τὴν δικαιοσύνην. ἣν οἴδαμεν ὅτι καὶ ἀκούων τις ἤδη τεθαύμακεν· οὐ μὴν ἴσον γε τὸ θαῦμα τοῖς ὀφθαλμοῖς τὰ ὦτα παρέχεται, καὶ χρὴ τούτων καὶ τῶν ἄλλως λεγομένων αὐτοπτικὴν πεῖραν γενέσθαι.

Κεφ. κα'. [448] Τὰ μὲν οὖν κατὰ τὸν πνεύμονα δικαίως οὕτω τῇ φύσει παρεσκεύασται τοῖς τ' ἀναπνέουσιν

ſpicere, nam inſpectionem ſtatim ſequetur artis naturae admiratio. Quis enim eſt, qui, quum rationes illas, quibus iſti naturam oppugnant, audierit, eandem autem poſtea naturam viderit parvo adeo commento tantis abſurditatibus remedium inveniſſe, non ejus artem admiretur? At iſti vociferantur, omnino fieri a natura injuriam pulmoni, ſi, qui adhuc in utero eſt, quomodo is, qui perfectus eſt, regatur, aut ſi, qui perfectus eſt, ut is, qui utero geritur; aliam enim requirere procurationem pulmonem reſpirantem ac motu praeditum, aliam quieſcentem. At natura ſine tumultu ac clamore ipſis operibus ſuam indicat aequitatem; quam certo ſcio omnes, qui vel audient, admiraturos quidem, at non aeque magnam certe aures praebent admirationem, ac oculi; proinde faciendum eſt, ut non haec modo, ſed quae etiam memorantur alia, noſtrismet oculis intuentes experiamur.

Cap. XXI. Quae igitur ad pulmonem pertinent, ea naturae aequitate cum in iis, quae jam reſpirant,

ἤδη καὶ τοῖς ἔτι κυουμένοις· τὰ δὲ δὴ κατὰ τὴν καρδίαν ὅπως ἐκ ταὐτοῦ σοφίσματος ἐπανωρθώσατο, καὶ δὴ φράσω. ἀναστομώσασα γὰρ εἰς μὲν τὸ παχὺ καὶ στενὸν ἀγγεῖον τοῦ πνεύμονος τὴν μεγάλην ἀρτηρίαν, εἰς δὲ τὸ λεπτὸν καὶ μανὸν τὴν κοίλην φλέβα, καὶ τῷ πνεύμονι μὲν, ὡς εἴρηται, μετέδωκεν ἀμφοτέρων τῶν ὑλῶν δικαίως, καὶ τὴν καρδίαν δ᾽ οὐδὲν ἧττον ἠλευθέρωσε τῆς περὶ αὐτὸν ὑπηρεσίας. ὥστ᾽ οὐδὲν ἔτι θαυμαστὸν, εἰ μήθ᾽ αἷμα μήτε πνεῦμα τῷ πνεύμονι πέμπουσα, μήτε ταῖς καθ᾽ ὅλον τὸ ζῶον ἀρτηρίαις αὐτὴ χορηγοῦσα, καθάπερ ἐπὶ τῶν τελείων, εἰς μόνην τὴν ἰδίαν ζωὴν ἐδεήθη πνεύματος ὀλιγίστου παντάπασιν. ὃ μάλιστα μὲν, οἶμαι, κᾀξ αὐτῆς τῆς μεγάλης ἀρτηρίας οἷόν τ᾽ ἦν αὐτῇ λαμβάνειν. ἡ γὰρ τῶν ὑμένων ἐπίφυσις, ὡς ἔμπροσθεν ἐδείξαμεν, οὐκ εἰς τὸ μηδὲν ὅλως, ἀλλ᾽ εἰς τὸ μήτε πολὺ μήτ᾽ ἀθρόως εἰς αὐτὴν παραγίγνεσθαί τι, πρὸς τῆς φύσεως ἐξευρέθη. καὶ μέντοι κᾀκ τοῦ πνεύμονος αἷμα καὶ πνεῦμα μεμιγμένον οἷόν τέ ἐστιν ἕλκειν αὐτῇ διὰ τοῦ

tum in iis, quae adhuc habentur in utero, funt comparata; quae vero ad cor, quo pacto eadem hac folertia correxit, mox enucleabo. Quum enim arteriam magnam ad craffum quidem et denfum pulmonis vas, ad tenue vero et rarum venam cavam per anaftomofin applicuiffet, et pulmoni quidem (ut jam diximus) utrasque materias jufte difpertivit, et cor nihilominus a pulmonis fervitute liberavit. Quocirca mirari amplius non oportet, fi, quum neque fanguinem neque fpiritum mittat pulmonibus, neque totius animalis arteriis fuppeditet, ut perfectis, ad folam propriam vitam quam pauciffimo fpiritu indiguerit; quem maxime quidem, ut opinor, ex ipfa etiam magna arteria ducere poterat; nam membranarum epiphyfis (ut antea oftendimus) non ut nihil omnino, fed ne multum nev repente ae fimul in ipfum quippiam immigret, a natura fuit inventa. Quinetiam licuit cordi per id orificium, cui foli tunicas duas foris intro pertinentes diximus incum-

στόματος, ἐφ᾽ ᾧ μόνῳ δύο χιτῶνας ἐλέγομεν ἔξωθεν ἔσω πεφυκότας ἐπικεῖσθαι. τοῦτο γὰρ δὴ τὸ ἀγγεῖον ἐπὶ τῶν κυουμένων ἐκ μὲν τῆς κοίλης φλεβὸς αἷμα δέχεται διά τινος ἀναστομώσεως ἀξιολόγου τὸ μέγεθος· ἐκ δὲ τῶν ἐν μὲν τοῖς τελείοις αἱματικῶν, ἐν δὲ τοῖς ἔτι κυουμένοις πνευματικῶν ὀργάνων ἐδείχθη μὲν ἔμπροσθεν αἷμα μεταλαμβάνον ἐπὶ τῶν τελείων ζώων κατὰ πολλὰς καὶ λεπτὰς ἀναστομώσεις ἐκφευγούσας τὴν ὄψιν ἑτοιμότερον δ᾽ αὖ ἐπὶ τῶν ἔτι κυουμένων τὸ πνεῦμα μεταλαμβάνει. καὶ γὰρ δὴ καὶ τοῦτο ἔτι προσθεῖναι χρὴ φαινόμενον ἐπὶ τῶν ἐμβρύων οὐ σμικρὸν τεκμήριον αὐτοῦ τε τοῦ συνανεστομῶσθαι πρὸς ἄλληλα τὰ δύο γένη τῶν ἀγγείων καὶ τοῦ μετεῖναί τι καὶ ταῖς φλεψὶ πνεύματος. εἰ γὰρ, ἔτι προσεχομένου τοῦ κυουμένου τῇ μητρὶ, διελὼν τὸ ἐπιγάστριον αὐτῆς καὶ τὰς ὑστέρας, καθ᾽ ὃν εἴρηται τρόπον ἐν ταῖς ἀνατομικαῖς ἐγχειρήσεσι, βρόχους ταῖς κατὰ τὸν ὀμφαλὸν ἀρτηρίαις περιβάλοις, αἱ κατὰ τὸ χόριον ἄσφυκτοι πᾶσαι γενήσονται, τῶν κατ᾽ αὐτὸ

bere, ex pulmone ſanguinem ac ſpiritum mixta trahere; vas enim hoc in foetibus ex cava quidem vena ſanguinem per quandam memorandae magnitudinis anaſtomoſin recipit. Nam antea docuimus, ſanguinem in perfectis quidem ex ſanguineis, in foetibus vero ex ſpiritalibus inſtrumentis tranſumi; in perfectis animalibus per multas et eas ſubtiles anaſtomoſes viſum effugientes, promptius vero in iis, quae adhuc utero geruntur, ſpiritus tranſumitur; id enim eſt adhuc adjiciendum, quod in foetibus apparet, quodque argumentum eſt certiſſimum, haec duo vaſorum genera mutuis anaſtomoſibus inter ſe eſſe juncta, venasque aliqua ex parte ſpiritus eſſe participes. Nam ſi, foetu adhuc utero matris haerente, ejusdem matris epigaſtrium ac matricem eo modo, quo in adminiſtrationibus anatomicis praecipimus, dividens arterias, quae in umbilico ſunt, laqueis exceperis, quae in ſecundis ſunt arteriae omnes pulſu deſtituentur, quum tamen, quae in embryo ipſo inſunt

τὸ ἔμβρυον ἔτι σφυζουσῶν· εἰ δὲ δὴ καὶ ταῖς φλεψὶ ταῖς κατὰ τὸν ὀμφαλὸν ἐπιβάλοις τοὺς βρόχους, οὐκ ἂν οὐδὲ αἱ κατὰ τὸ ἔμβρυον ἀρτηρίαι σφύζοιεν ἂν ἔτι. κἀν τῷδε δῆλον ἅμα μὲν, ὡς ἡ κινοῦσα τὰς κατὰ τὸ χόριον ἀρτηρίας δύναμις ἀπὸ τῆς τοῦ κυουμένου καρδίας ὁρμᾶται, ἅμα δὲ καὶ ὡς διὰ τῶν φλεβῶν κατὰ τὰς ἀναστομώσεις εὐποροῦσιν αἱ ἀρτηρίαι πνεύματος, ὑφ᾽ οὗ διασώζεσθαι δύναται τὸ ἔμφυτον θερμὸν ἄχρι γοῦν τινος. οὔκουν οὐδὲ κατὰ τὴν καρδίαν αὐτὴν ἀδύνατον ἐκ τοῦ αἷμα περιέχοντος ἀγγείου γενέσθαί τινα ὠφέλειαν τῆς κατὰ τὴν ἀριστερὰν αὐτῆς κοιλίαν ἐμφύτου θερμασίας, δι᾽ ἣν καὶ τῆς ἀναπνοῆς καὶ τῶν σφυγμῶν ἐδείχθη τὰ ζῶα δεόμενα. κἀν τῷδε δῆλον ἅμα μὲν, ὡς προνοητικῶς ἡ φύσις ἅπαντα κατεσκεύασεν, ἅμα δ᾽, ὡς τὸ μὲν ἀληθὲς ἑαυτῷ μαρτυρεῖ πανταχοῦ, τὰ δ᾽ ὑπὸ Ἐρασιστράτου λεγόμενα περὶ τοῦ μηδ᾽ ὅλως ἐπιμίγνυσθαι τὰς ὕλας οὔτε τοῖς φαινομένοις οὔτ᾽ ἀλλήλοις ὁμολογεῖ. δείκνυται γὰρ ἐκ τῶν εἰρημένων ἀρτίως ἅμα μὲν, ὡς οὐ διότι πληροῦνται τοῦ παρὰ καρδίας πνεύματος αἱ ἀρτηρίαι,

adhuc pulſent; quod ſi venas etiam, quae ſunt in umbilico, laqueis complexus fueris, haudquaquam quae in embryo ſunt arteriae amplius pulſaverint. Ex quo perſpicuum eſt ſimul quidem, quod facultas ea, quae movet ſecundarum arterias, a corde ipſius foetus proficiſcitur, ſimul autem et quod a venis per anaſtomoſes arteriae ſpiritum nanciſcuntur, a quo calor nativus ſaltem aliquantisper poteſt conſervari. Fieri igitur poteſt in corde, ut ex vaſe ſanguinem continente commodum aliquod calori ſiniſtro ejus ventriculo inſito accedat; cujus cauſa animalia reſpiratione ac pulſibus indigere oſtendimus. Unde quoque manifeſtum eſt ſimul quidem, naturam ſumma providentia omnia conſtruxiſſe, ſimul autem, veritatem vere ubique ſibi ipſi eſſe conſentaneam. Quae vero ab Eraſiſtrato de materiis dicuntur, quod omnino non miſceantur, neque ipſis evidentibus neque ſibi ipſa conſentiunt. Probavimus enim ex iis, quae am diximus, ſimul quidem, arterias non eo dilatari,

διὰ τοῦτο διαστέλλονται, [449] ἅμα δ᾽, ὡς ἕλκουσί τι κἀκ τῶν φλεβῶν καθ᾽ ἑκάστην διάστασιν, ἅμα δὲ καὶ ὡς ἀναγκαῖόν ἐστιν ἐπὶ τῶν ἐμβρύων αἷμα παρὰ τῆς κοίλης φλεβὸς δεχομένης τῆς ἀρτηρίας τῆς φλεβώδους ἕλκεσθαι, δηλονότι διαστελλομένης τῆς καρδίας, ἐξ αὐτῆς οὐκ ὀλίγον εἰς τὴν ἀριστερὰν κοιλίαν, τῆς γε τῶν ὑμένων ἐπιφύσεως οὐδὲν κωλυούσης, ἔξωθεν γὰρ ἔσω φαίνονται πεφυκότες. ὥστε τῆς μὲν δυνάμεως ἡ καρδία ταῖς ἀρτηρίαις ἐναργῶς φαίνεται χορηγοῦσα τῆς κινούσης αὐτὰς οὐ μόνον ἐπὶ τῶν τελείων ἤδη ζώων, ἀλλὰ καὶ ἐπὶ τῶν ἔτι κυουμένων, οὐ μὴν ὥσπερ ἀσκούς τινας αὐτὰς διαφυσῶσά τε καὶ πληροῦσα. φαίνεται δὲ κἀκ τῶν νῦν εἰρημένων οὕτως ἔχειν. ὅτι δ᾽ εἰ μὴ τῷ πληροῦσθαι διαστέλλεσθαι πεφύκασιν ὁμοίως τοῖς ἀσκοῖς, ἀλλὰ τῷ διαστέλλεσθαι πληροῦσθαι, καθάπερ αἱ φῦσαι τῶν χαλκέων, ἀναγκαῖον ἕλκειν αὐτάς τι κἀκ τῶν φλεβῶν, ὁμολογουμένων γε δὴ καὶ κατ᾽ αὐτὸν τὸν Ἐρασίστρατον

quod manante a corde ſpiritu oppleantur, ſimul autem, in ſingulis diſtenſionibus a venis etiam aliquid trahere; praeterea in foetibus neceſſarium eſſe, quum arteria venoſa ſanguinem a vena cava accipiat, trahi ex ea non minimum, corde videlicet dilatato, in ſiniſtrum ventriculum, membranarum certe epiphyſi nihil prohibente, quod ipſae foris intro ſpectare cernantur. Quare non modo in perfectis jam animalibus, ſed etiam in foetibus evidenter apparet, arteriis facultatem illam, qua ipſae moventur, cor ipſum ſuppeditare, non tamen ipſas ceu utres quosdam flatu diſtendens atque implens. Demonſtratum enim etiam alio loco eſt, arterias non ob id dilatari, quod impleantur, ſed, quod dilatentur, impleri; quod verum eſſe ex iis, quae jam diximus, conſtare ſatis arbitror. Quod autem, ſi non, quod implentur, quomodo utres, dilatantur, ſed, quia dilatantur, idcirco implentur, ut fabrorum folles, trahere ipſas aliquid ex venis neceſſario, omnes (ut ego arbitror) confitebuntur; cum praeſertim et ipſe Eraſiſtratus certe

τῶν πρὸς ἀλλήλας αὐταῖς ἀναστομώσεων, οἶμαι γὰρ εἶναι παντὶ φανερόν· εἰ δὲ μὴ, ἀλλ᾽ ἐμοὶ καὶ τοῦτο δι᾽ ἑτέρων ἀποδέδεικται. ὥστ᾽ οὐ χρὴ μηκύνειν, ἀλλὰ τὴν ἀναστόμωσιν τῶν περὶ τὴν καρδίαν ἀγγείων ὧν εἴπομεν ἕνεκα χρειῶν ἡγουμένους γεγονέναι, μαρτύριον οὐ σμικρὸν κἀκ τούτου τῶν ἀποδεδειγμένων ἐν ἑτέροις ἔχειν. ὥσπερ γὰρ ἄλλων (443) πολλῶν χρείας εἰπεῖν ἀμήχανον ἦν Ἐρασιστράτῳ, κατὰ τὸν αὐτὸν, οἶμαι, τρόπον καὶ τούτων· οὔτε γὰρ οὐσῶν, οὔτε οὐκ οὐσῶν τῶν εἰρημένων ἀναστομώσεων, εὔπορος ὁ λόγος αὐτῷ. οὐσῶν μὲν γὰρ, ἐξ ἀνάγκης μίγνυνται κατὰ τὴν ἀριστερὰν κοιλίαν τῆς καρδίας αἱ ὗλαι· μὴ οὐσῶν δὲ, πῶς μὲν ἡ καρδία μεταλήψεται πνεύματος, ἄπορον εἰπεῖν, πῶς δ᾽ οὐκ ἂν ἀδίκως ὁ πνεύμων ὡσαύτως τοῖς τελείοις τε καὶ τοῖς ἐμβρύοις διοικοῖτο, πολὺ τοῦτο ἀπορώτερον. ἀλλ᾽ οὔτε κατ᾽ αὐτὴν τὴν ἀλήθειαν ἄπορον οὔτ᾽ ἄλλο τι τῶν κατὰ τὸ σῶμα τοῦ ζώου γεγονότων, οὔτε τοῦτο, πάντα δ᾽ ἱκανῶς εὔπορα καὶ σαφῆ καὶ ὁμολογοῦντ᾽ ἀλλήλοις τῷ γε

mutuas inter ſe anaſtomoſes admittat; ſin id minus, at ego id quoque alio loco demonſtravi. Quocirca hic non eſt opus pluribus; ſed iis, qui anaſtomoſin vaſorum, quae in corde ſunt, memoratorum uſuum cauſam extitiſſe rentur, teſtimonium hujus rei non parvum ex iis quoque, quae alio loco demonſtrata ſunt, eſt petendum. Quemadmodum enim multorum aliorum uſum dicere Eraſiſtratus non poterat, ad eundem, opinor, modum neque in praedictis his anaſtomoſibus, eſſent ipſae, necne, ratio ei ſuppetebat. Nam ſi ſint, miſceantur in ſiniſtro cordis ventriculo materiae neceſſe eſt; ſin autem non ſint, difficile dictu eſt, quo pacto cor ſpiritum tranſumat. Quo autem pacto pulmo cum in perſectis tum in foetibus non inique regatur, multo id dictu eſt difficilius; ſed ſi quis rem vere aeſtimarit, neque id, neque aliud quidvis eorum, quae corporibus animalium inſunt, inventu erit difficile, ſed omnia in promptu admodum ſunt ac perſpicua et ſibi inter ſe conſen-

Ed. Chart. IV. [449.] Ed. Baf. I. (443.)

παρὰ τὴν τῶν ἐνεργειῶν εὕρεσιν εὐθὺς ἐξ ἀρχῆς μὴ σφαλέντι. ταῦτα μὲν οὖν δὴ τόπος ἄλλος λόγων. ἡ φύσις δ', ὥσπερ τὴν ἐξ ὀμφαλοῦ παραγινομένην εἰς ἧπαρ φλέβα καὶ τὰς ἀρτηρίας τὰς ἐπὶ ῥάχιν ἀποξηραίνει τῷ χρόνῳ καὶ οἷον μηρίνθους τινὰς λεπτὰς ἀποφαίνει, κατὰ τὸν αὐτὸν τρόπον καὶ τὰς εἰρημένας ἀναστομώσεις τῶν περὶ τὴν καρδίαν ἀγγείων ἀφανίζει τοῖς γεννηθεῖσιν, ὅπερ, οἶμαι, καὶ μέγιστόν ἐστι πάντων θαυμάτων. ἃ γὰρ οὐδ' ὅλως ἔμελλεν ἔσεσθαι χρήσιμα τοῖς μηκέτι κυουμένοις, ταῦτ' οὐδ' εἶναι τὴν ἀρχὴν ἀνέχεται. καί μοι δοκεῖ τοῦ ποιῆσαι περιττότερον τοῖς ἐμβρύοις παρὰ τὰ τέλεια πολὺ μεῖζον εἶναι τὸ ποιήσασαν, ὅτε οὐκ ἦν ἔτι χρεία, διαφθεῖραι. περὶ μὲν δὴ τῶν κατὰ τὰ κυούμενα διαφερόντως ἐχόντων παρὰ τὰ τέλεια ζῶα ταῖς χρείαις τῶν κατὰ τὰς μήτρας χορίων ἐφεξῆς ἅπαντα γράψομεν ἐπὶ τελευτηθέντι πρότερον τῷ νῦν ἡμῖν παρακειμένῳ λόγῳ παντί. οὐδὲ γὰρ οὐδὲ τούτων ἂν ἐμνημονεύσαμεν ἐν τῷδε, μηδενὸς κατηγορήσαντος ὧν εἴπομεν ὑπέρ τε

tientia ei certe, qui in actionibus exquirendis initio ſtatim non aberravit. Sed de his alius eſt dicendi locus. Porro natura, quemadmodum venam illam, quae ab umbilico pertinet ad jecur, et arterias, quae ſunt ad ſpinam, tandem exiccat et velut funiculos quosdam tenues efficit, ad eundem modum et praedictas vaſorum, quae ad cor pertinent, anaſtomoſes in animali jam nato abolet, quod (ut ego arbitror) omnium maxime eſt admirabile; quae enim nulli omnino uſui animalibus jam in lucem editis erant futura, ea nec eſſe prorſus patitur: mihique videtur multo majus eſſe, naturam, ubi quid plus in embryis, quam in perfectis, effecit, id ipſum, quando nullius amplius ſit uſus, corrumpere, quam illud omnino effeciſſe. Caeterum de partibus quidem eorum, quae feruntur utero, quae ob uſus ſecundarum matricis a perfectis animalibus diſſident, deinceps omnia perſcribemus, quum primum finem huic ſermoni, qui nunc in manibus eſt, ſtatuerimus. Neque enim eorum hic meminiſſemus, ſi nemo calumniatus

τῶν κατὰ τὴν καρδίαν ὑμένων καὶ τῶν ἀγγείων τοῦ πνεύμονος τῆς ὑπαλλάξεως. ἐπὶ δὲ τὰ προκείμενα πάλιν ἐπανελθόντες ἐξηγησόμεθα τὰ λείποντα. λείπει δ', ὡς οἶμαι, τῶν μὲν κατ' αὐτὴν τὴν καρδίαν οὐδὲν ἔτι, τῶν δὲ τοῦ πνεύμονος καὶ τοῦ θώρακος πολλά· περὶ ὧν ἁπάντων ὁ ἐφεξῆς τῷδε λόγος ἐξηγήσεται, προσθεὶς τῷ πνεύμονι τὰ κατὰ τὸν λάρυγγα, τὸ ἄνω γε πέρας ὑπάρχοντα τῆς τραχείας ἀρτηρίας.

fuiffet ea, quae nunc memoravimus de cordis membranis et de vaforum pulmonis varietate. Porro illuc, unde deflexinus, reverfi quae reftant explicemus. Supereft autem eorum, quae ad cor pertinent, ut opinor, nihil, eorum vero, quae tum ad pulmonem, tum ad thoracem fpectant, multa; de quibus omnibus proximo libro tractabimus, pulmoni adjungentes larynga, qui arteriae afperae finis eft fuperior.

ΓΑΛΗΝΟΥ ΠΕΡΙ ΧΡΕΙΑΣ ΤΩΝ ΕΝ ΑΝΘΡΩΠΟΥ ΣΩΜΑΤΙ ΜΟΡΙΩΝ

ΛΟΓΟΣ Η.

Ed. Chart. IV. [450.] Ed. Baf. I. (443.)

Κεφ. α'. Ὁ δὲ πνεύμων ὅτι μὲν ἀναπνοῆς τε καὶ φωνῆς ἐστιν ὄργανον, ἔμπροσθεν εἴρηται· διότι δὲ ἐκ τοσούτων καὶ τοιούτ. ἐγένετο μορίων, οἷά περ καὶ ὅσα νῦν ἐστιν αὐτοῦ, καὶ ὡς οὔτε πλείω τούτων οὔτ᾽ ἐλάττω βέλτιον ἦν ἔχειν αὐτὸν, ἀλλ᾽ οὐδὲ τοῖς ὄγκοις τοῦ σώματος, ἢ τοῖς σχήμασιν, ἢ ταῖς συστάσεσιν, ἢ τῇ διαπλάσει παραλλάττοντα, κατὰ τὸν ἐνεστῶτα λόγον εἰρήσεται, τὴν ἀρχὴν κἀνταῦθα ποιησαμένοις ἡμῖν, ὥσπερ εἰκὸς, αὐτὴν τὴν ἱστορίαν τῶν

GALENI DE VSV PARTIVM CORPORIS HVMANI

LIBER VII.

Cap. I. Quod vero pulmo respirationis ac vocis sit instrumentum, prius dictum est; cur autem ex tot ac talibus constet partibus, quot et quales nunc ejus sint, quodque neque plures his, neque pauciores habere ipsum praestaret, sed ne corporis quidem mole, aut figura, aut consistentia, aut conformatione discrepantes, in praesenti libro dicetur, hic quoque, ut par est, a partium ipsius pulmonis historia auspicatis; quam quod

τοῦ πνεύμονος μορίων, ἣν ὅτι μὲν ἀνατέμνοντα τὰ ζῶα θεάσασθαι χρὴ, καὶ μὴ δοκεῖν ἱκανὸν εἶναι λόγον μηδένα ταῖς αἰσθήσεσιν ὁμοίως ἐκδιδάξειν ἅπαντα τὰ κατὰ τὸ σπλάγχνον φαινόμενα, παντὶ τοῦτό γε πρόδηλον. οὐ μὴν ἀποκνητέον γε τούτου χάριν ἐξηγήσασθαι τῷ λόγῳ τὴν κατασκευὴν αὐτοῦ, τοὺς μὲν ἀνατετμηκότας ἀναμιμνήσκοντας, τοὺς δ᾽ ὅλως ἀγνοοῦντας προδιδάσκοντας.

Κεφ. β'. Πλέγμα δή τι καὶ τοῦτό ἐστι τὸ σπλάγχνον, ὥσπερ καὶ τὸ ἧπαρ, ἀγγείων παμπόλλων, μαλακῇ σαρκὶ καθαπερεὶ στοιβῇ τινι τὰς μεταξὺ χώρας ἀναπεπληρωμένον. ὁρμᾶται δὲ τῶν ἀγγείων τὸ μὲν ἐκ τῆς ἀριστερᾶς κοιλίας τῆς καρδίας, [451] τὸ δὲ ἐκ τῆς δεξιᾶς, τὸ δ᾽ ἐκ τῆς φάρυγγος. ἔπειτ᾽ ἐντεῦθεν προϊόντα κατασχίζεται τρόπον ὁμοιότατον ἅπαντα, δίχα μὲν τὸ πρῶτον, ὅτι καὶ τοῦ πνεύμονος αὐτοῦ τὸ μὲν ἐν τοῖς δεξιοῖς ἐστι, τὸ δ᾽ ἐν τοῖς ἀριστεροῖς τοῦ ζώου μέρεσιν, ὑμέσιν ἰσχυροῖς διειργόμενον· ἔπειτα δ᾽ ἑκάτερον αὐτῶν αὖθις εἰς ἕτερα τμήματα δύο τέμνεται, διότι καὶ τοῦ πνεύμονος ἐν ἑκατέρῳ μέρει δύο

animalibus diſſecandis inſpicere oporteat, quodque nulla oratio poſſit aeque ac ſenſus ipſi omnia, quae hoc in viſcere viſuntur, edocere, omnibus ſane eſt manifeſtum. Non tamen ob di recuſandum certe, quo minus oratione ejus conſtructionem explicemus, iis quidem, qui corpora aliquando diſſecuerunt, memoriam refricantes, iis vero, qui prorſus ignorarunt, viam munientes.

Cap. II. Hoc itaque viſcus, quemadmodum hepar, vaſis quamplurimis eſt contextum, quorum intervalla carne molli inſtar tomenti cujusdam opplentur. Vaſorum porro ipſius proficiſcuntur aliud quidem ex ſiniſtro cordis ventriculo, aliud vero ex dextro, tertium ex pharynge; deinde illinc procedentia dividuntur eodem prorſus modo omnia, bifariam quidem primum, quod et pulmonis ipſius alia pars in dextris, alia in ſiniſtris animalis eſt partibus, membranis validis utraque disjuncta; tum autem utrumque ipſorum rurſus in alias partes duas dividitur, quod et pulmonis in utraque parte duo

ἐστὸν λοβοί· καὶ οὕτως ἤδη τέτταρα τὰ πάντα μόρια τῶν εἰρημένων ἀγγείων ἑκάστου γενόμενα κατασχίζεται πολυειδῶς εἰς τοὺς τέτταρας λοβοὺς τοῦ πνεύμονος. πέμπτου δ' ὄντος λοβοῦ μικροῦ κατὰ τὴν δεξιὰν εὐρυχωρίαν τοῦ θώρακος, ὃν ἕδραν τέ τινα καὶ οἷον ὑποστόρεσμα τῆς κοίλης φλεβὸς ἔφαμεν ὑπάρχειν, ἀπὸ τῶν εἰς τὸν παρακείμενον αὐτῷ λοβὸν τὸν μέγαν ἀγγείων νενεμημένων ἀποβλαστήματα μικρὰ φερόμενα παντὶ κατασχίζεται. περιέχει δέ τις ἔξωθεν ὑμὴν λεπτὸς ἅπαντας τοὺς λοβοὺς, τῶν παρὰ τὸν στόμαχον εἰς τὴν γαστέρα καταφερομένων νεύρων μόρια ἄττα δεχόμενος. καὶ ταῦτ' ἐστὶν ἡ φύσις τοῦ πνεύμονος. ὅτι μὲν οὖν ἄμεινον ἦν ἀρτηριώδη μὲν αὐτοῦ γενέσθαι τὴν φλέβα, φλεβώδη δὲ τὴν ἀρτηρίαν, ἡνίκα περὶ τῆς δεξιᾶς κοιλίας τῆς καρδίας διελεγόμεθα, σαφῶς ἐπιδέδεικται.

Κεφ. γ'. Διὰ τί δὲ τρίτον αὐτοῖς ἀγγεῖον ἡ φύσις ἔζευξε, τὸ ἀπὸ τῆς φάρυγγος ὁρμώμενον, (ὅ τινες μὲν τραχεῖαν ἀρτηρίαν, ἔνιοι δὲ βρόγχον ὀνομάζουσι,) νῦν εἰρήσεται,

ſunt lobi; eoque modo quatuor jam omnino partes utriusque praedictorum vaſorum factae dividuntur multipliciter in quatuor pulmonis lobos. Quintus vero lobus quum parvus ſit in dextra thoracis capacitate, quem ſedem quandam ac velut ſubſterniculum venae cavae eſſe diximus, propagines exiguas a vaſis in lobum magnum ſibi propinquum diſtributis in ſe totum diffiſſas obtinet. Ambit autem lobos omnes extrinſecus membrana quaedam tenuis, portiones quasdam eorum nervorum, qui prope ſtomachum inferne ad ventriculum feruntur, accipiens. Atque haec ſunt pulmonis natura. Quod autem melius omnino fuit venam ejus fieri arterioſam, venoſam autem arteriam, quum de dextro cordis ventriculo ageremus, dilucide demonſtravimus.

Cap. III. Cur autem eis natura tertium vas a pharynge prodiens adjunxit, (quod nonnulli aſperam arteriam, alii autem bronchon nominant,) protinus di-

πρότερόν γε τὴν κατασκευὴν αὐτοῦ διηγησαμένοις ἡμῖν ἅπασαν, ἵν᾽ ὁ λόγος γένηται σαφής. ἔστι δή τι μόριον ἁπλοῦν ἐν τῷ τοῦ ζώου σώματι, περὶ οὗ καὶ πρόσθεν εἴρηται κατὰ τὸν τῆς χειρὸς λόγον, ὃ τῶν μὲν ἄλλων ἁπάντων ἐστὶ σκληρότατον, μόνου δ᾽ ὀστοῦ μαλακώτερον, ᾧ τοὔνομα σχεδὸν ἅπαντες ἰατροὶ χόνδρον ἐπέθεντο. τούτου δὲ τοῦ χόνδρου πλεῖστον ἡ φύσις εἰς τὴν κατασκευὴν τῆς τραχείας ἀρτηρίας παρασκευασαμένη κατέκαμψεν, ἅπαντα δ᾽ εἰς ἀκριβῆ κύκλου περιφέρειαν, ὥστ᾽ ἔξωθεν μὲν εἶναι τὸ κυρτὸν, οὗ δὴ καὶ ψαύομεν, ἔσωθεν δὲ τὸ κοῖλον, εἶτ᾽ ἐφεξῆς ἀλλήλων ἐν τῷ τοῦ τραχήλου μήκει θεῖσα, καὶ πᾶν τὸ μεταξὺ λάρυγγός τε καὶ πνεύμονος ἐν τούτῳ συμπληρώσασα, συνέφυσεν αὐτοὺς ἰσχυροῖς δεσμοῖς υμενώδεσιν, ὁμοιοτάτοις τοῖς τῶν κοράκων ὀστράκοις. ὅσον δ᾽ αὐτῶν μέρος υποκειμένου τοῦ στομάχου ψαύειν ἔμελλεν, τοῦτ᾽ οὐκέτι χόνδρον ἐποίησεν, ἀλλὰ λείπει μέν τι τῷ κύκλῳ κατὰ ταῦτα τὰ μόρια, καὶ ἔστιν ὥσπερ σίγμα C τῶν χόνδρων ἕκαστος· ὅθεν,

cemus, fi prius, quo dilucidior fit oratio, omnem ipfius conftructionem explicuerimus. Eft fane pars quaedam fimplex in animalis corpore, (de qua ante etiam dictum eft, quum de manu ageremus,) quae aliarum quidem omnium eft duriffima, folo autem offe eft mollior, cui nomen omnes propemodum medici impofuerunt cartilaginem. Hujus autem cartilaginis plurimam portionem natura ad afperae arteriae conftructionem comparavit, totamque in exactam circuli circumferentiam contorfit, ut ejus pars convexa (quam fane et tangimus) extra promineat, intus vero fit concava; poft autem circulis iis una ferie ac continua in colli longitudine inter fe compofitis, atque intervallo eo, quod eft inter laryngem et pulmonem, interim referto, ligamentis eos membranofis validis connexuit, fimillimis corvorum oftracis; quae vero eorum pars erat fubjectum ftomachum contactura, eam non amplius fecit cartilaginem, fed hac fane imperfectus quadantenus eft circulus, figuramque litterae figma C unaquaeque refert cartilago; unde, opi-

οἶμαι, σιγμοειδεῖς αὐτοὺς ὀνομάζουσί τινες. κοινῇ δὲ κατά τε τούτων τῶν δεσμῶν καὶ τῶν ἄλλων τῶν κυκλοτερῶν καὶ προσέτι τῶν χόνδρων αὐτῶν ἄλλος τις ἔσωθεν ἐπιτέταται χιτὼν ἀκριβῶς κυκλοτερὴς, ὑπαλείφων ἅπαντα, πυκνὸς μὲν καὶ στεγανὸς, εὐθείας δὲ κατὰ τὸ μῆκος ἔχων τὰς ἶνας, οὗ καὶ πρόσθεν οἶδά που μνημονεύσας, ὡς ἔστι συνεχὴς τό τε στόμα πᾶν ἐπαλείφων καὶ τὸ τοῦ στομάχου τε καὶ ὅλης τῆς γαστρὸς ἔσωθεν. καὶ μέν γε καὶ πάντ᾽ ἔξωθεν αὐτὰ περιλαμβάνει τις ὑμὴν, οἷον ἀμφίεσμά τι καὶ περίβλημα τῆς συμπάσης ἀρτηρίας. ὧδε μὲν ἔχει φύσεως ἡ κατὰ τὸν τράχηλον ἀρτηρία, δι᾽ ἧς εἰσπνεῖ τε καὶ αὖθις ἐκπνεῖ, καὶ φωνεῖ γε καὶ ἐκφυσᾷ τὰ ζῶα. καθ᾽ ὃ δὲ πρῶτον ὑπερβᾶσα τὰς κλεῖς ἐν τῇ τοῦ θώρακος εὐρυχωρίᾳ γίνεται, σχίζεται κατὰ τοῦτο καὶ πάντῃ τοῦ πνεύμονος φέρεται, μετὰ τῶν ἀπὸ τῆς καρδίας ἀγγείων εἰς ἅπαντας αὐτοῦ τοὺς λοβοὺς διανεμομένη. [452] οὐ μὴν ἐξίσταταί γε τῆς ἄνωθεν φύσεως, οὐδὲ παραλλάττει κατά τι τῶν (444) ἀποβλαστημάτων αὐτῆς

nor, ſigmoïdes eas quidam appellant. Communiter autem his ligamentis et aliis orbicularibus et praeterea cartilaginibus ipſis alia quaedam intrinſecus obtenta eſt tunica, et ea quidem plane rotunda, quae ſubungit omnia, denſa quidem ac ſolida, fibras autem habens ſecundum longitudinem rectas, quam antea memini me quodam loco ſignificaſſe ei eſſe continuam, quae totum os et ſtomachum ac ventriculum totum intrinſecus inungit. Atque etiam omnia haec extrinſecus complectitur membrana quaedam velut indumentum quoddam atque amiculum totius arteriae. Ea igitur arteriae, quae in collo habetur, eſt natura, per quam animalia inſpirant et rurſus expirant, vocem edunt atque efflant. Ubi vero primum claviculas praetergreſſa in thoracis capacitatem pervenit, ibi dividitur atque in omnem pulmonis partem fertur cum vaſis, quae a corde proficiſcuntur, in omnes ejus lobos diſtributa; non tamen diſcedit a natura, quam parte ſuperna obtinet, neque ulla in re

οὐδὲν, ἀλλ' ὁμοίως ἅπαντα χόνδροι πολλοὶ σιγμοειδεῖς, ὑμενώδεσι δεσμοῖς συνεχόμενοι, μέχρι τῶν ἐσχάτων λοβῶν τοῦ σπλάγχνου διαφυλάττονται. τοῦτο μόνον ἐν τῷ πνεύμονι τὸ ἀγγεῖον ἀκριβῶς ἐστι καθαρὸν αἵματος. Ἐρασίστρατος δὲ καὶ τὴν ἑτέραν ἀρτηρίαν οἴεται τὴν λείαν, οὐκ ὀρθῶς ὑπολαμβάνων, ὡς πολλάκις ἤδη λέλεκται. ταύτῃ μὲν γὰρ ἀτμώδους αἵματος καὶ λεπτοῦ καὶ καθαροῦ μέτεστιν οὐκ ὀλίγον· ἡ δὲ τραχεῖα τελέως ἐστὶν αἵματος ἄμοιρος, ἔν γε τῷ κατὰ φύσιν ἔχειν τὸ ζῶον. ἐπειδὰν δέ τις ἢ ῥῆξις, ἢ ἀναστόμωσις, ἢ διάβρωσις ἀγγείου κατὰ τὸν πνεύμονα γένηται, τότ' ἐκχεῖται μέν τι καὶ εἰς τήνδε τὴν ἀρτηρίαν αἵματος, ἐνοχλεῖ δὲ τῷ πνεύματι καταλαμβάνον αὐτοῦ τὰς ὁδούς, καὶ οὕτως ἤδη βήττει μὲν τὸ ζῶον, ἀναφέρεται δὲ τὸ αἷμα διὰ τῆς φάρυγγος εἰς τὸ στόμα.

Κεφ. δ'. Τί δὴ οὖν οὐκ ἀκριβῶς οὔτε χονδρώδη πᾶσαν οὔθ' ὑμενώδη τὴν ἀρτηρίαν ταύτην ἡ φύσις ἐδημιούργησεν, ἀλλ' ἐναλλὰξ ἔθηκε χόνδρον ὑμένι, καὶ τί δήποτε καὶ αὐτοὺς

dissident propagines ejus omnes, sed similiter omnes cartilagines multae sigmoides, membranosis ligamentis coercitae, usque ad extremos visceris lobos conservantur. Hoc solum in pulmone vas omnino est vacuum sanguine. Cui Erasistratus tamen aliam quoque arteriam, laevem scilicet, adnumerat, non recte id sentiens, quemadmodum saepe jam dictum est. Siquidem haec sanguinem continet vaporosum, tenuem ac sincerum non paucum; aspera vero arteria sanguinis omnino est expers, quando nimirum secundum naturam se habet animal; quando vero ruptio aliqua, vel oris apertio, vel vasis erosio in pulmone accidit, tunc effunditur aliquid sanguinis etiam in hanc ipsam arteriam, qui spiritui facessit negotium, ejus vias occupans; eoque modo tussi quidem animal jam infestatur, sanguis vero sursum per pharynga ad os fertur.

Cap. IV. Cur igitur non prorsus arteriam hanc aut cartilaginosam totam aut membranosam natura effecerit, sed alternis cartilaginem ac membranam col-

τοὺς χόνδρους οὐκ ἀκριβεῖς κύκλους ἐποίησεν, ἀλλ᾽ ἐνδεῖ τι μικρὸν ἑκάστῳ, ταῦτα δίειμι. καὶ πρῶτόν γ᾽ ἐξ αὐτῶν, ὅτι χόνδρου πάντως ἔδει τῷ τῆς φωνῆς ὀργάνῳ. δέδεικται γὰρ ἐν τοῖς περὶ τῆς φωνῆς ὑπομνήμασιν, ὡς οὐχ ἅπασα πληγὴ τοῦ ἀέρος ἱκανὴ φωνὴν ἀπεργάσασθαι, χρῆναι γὰρ δὴ συμμετρίαν ὑπάρχειν τινὰ τῆς τοῦ πλήττοντος οὐσίας τε ἅμα καὶ ῥώμης, ὡς ἐπ᾽ ὀλίγον ἀνθίστασθαι τὸν ἀέρα, καὶ μὴ κατὰ τὴν πρώτην εἰσβολὴν ἀνατραπῆναι νικηθέντα. καὶ ταύτην τὴν συμμετρίαν ὁ χόνδρος ἐν τοῖς ζώοις κέκτηται, τῶν μὲν μαλακωτέρων ἢ κατ᾽ αὐτὸν ἀμυδρὰν ὑπ᾽ ἀῤῥωστίας τὴν περὶ τὸν ἀέρα πληγὴν ἀπεργαζομένων, τῶν δὲ σκληροτέρων ἑτοίμως αὐτὸν ἀνατρεπόντων, ὡς μηκέτι μένοντα μήτ᾽ ἀνθιστάμενον ἐκδέχεσθαι τὴν πληγὴν, ἀλλ᾽ ὑποφεύγοντά τε καὶ ἀποδιδράσκοντα ῥύσει μᾶλλον ἢ πληγῇ παραπλήσιόν τι πάσχειν πάθημα. τούτων δὲ τὰς ἀποδείξεις οὐ χρὴ νῦν ἐπιζητεῖν ἀκούειν, ὥσπερ οὐδ᾽ ἄλλης ἐνεργείας οὐδεμιᾶς. ἰδίᾳ δὲ ὑπὲρ ἑκάστης γράψαντες, ἐπὶ

locarit; tum autem cur cartilagines ipfas non perfectos fecerit circulos, fed ipfarum fingulis defit aliquid exiguum, haec jam perfequar. Quorum primum eft, quod cartilagine omnino opus erat vocis inftrumento; demonftravimus enim in iis commentariis, quos de voce confcripfimus, non omnem aeris percuffionem vocem poffe efficere, fed oportere fymmetriam quandam *ac convenientiam* effe fubftantiae rei percutientis fimul et roboris, quo aliquantisper aër refiftat, neque primo ftatim impetu *ac coitione* victus dejiciatur. Hanc autem fymmetriam cartilago in animalibus adepta eft, quum molliora, quam pro ipfius natura, prae imbecillitate aërem ipfum remiffius percutiant, duriora autem facile ipfum evertant adeo, ut non maneat amplius neque refiftat ad percuffionem excipiendam, fed fubducat fe atque aufugiat, et fluxioni potius quam percuffioni fimilem patiatur affectum. Horum autem demonftrationes nunc audire nemo poftulet, quemadmodum nullius etiam alterius actionis; poftea enim quam feorfum de fingulis

ταύτην ὑστάτην ἐτραπόμεθα τὴν περὶ χρείας μορίων διέξοδον, ἁπασῶν δεομένην, ὡς κατ᾽ ἀρχὰς ἐδείκνυμεν, ἐγνωσμένων ἤδη τῶν ἐνεργειῶν. ὁ μὲν δὴ χόνδρος ὁ κατὰ τὴν τραχεῖαν ἀρτηρίαν τὸ τῆς φωνῆς ἐστιν αὐτῆς ἴδιον ὄργανον κἂν ἅπασα χόνδρος ἐγένετο, μηδαμοῦ δεηθεῖσα μήτε συνδέσμου μήτε χιτῶνος, εἰ μηδεμίαν ἔμελλε κινηθήσεσθαι κίνησιν εἰσπνέοντος ἢ ἐκφυσῶντος ἢ ἐκφωνοῦντος τοῦ ζώου. νυνὶ δ᾽ ἐν ἁπάσαις ταύταις ταῖς ἐνεργείαις δεομένη μακροτέρα καὶ στενοτέρα γίνεσθαι, καὶ αὖθις βραχυτέρα, κατὰ λόγον οὐκ ἐκ μόνης τῆς χονδρώδους οὐσίας ἐγένετο, μήτε διαστέλλεσθαι μήτε συστέλλεσθαι δυναμένης, ἀλλὰ τὴν μὲν ὑμενώδη προσέλαβεν, ἵν᾽ εἰς τὰς εἰρημένας κινήσεις ἑτοίμως ἄγοιτο· διαστελλομένου γὰρ ἐν ταῖς εἰσπνοαῖς ἅπαντος τοῦ θώρακος, ὡς ἐν τοῖς περὶ κινήσεως αὐτοῦ δέδεικται λόγοις, εἶτα τῇ πρὸς τὸ κινούμενον ἀκολουθίᾳ πάντῃ τὸν πνεύμονα διαστέλλοντος, ὅσον ἐστὶν ὑμενῶδες τῶν ἀρτηριῶν τούτων, εἰς εὖρός τε καὶ μῆκος διΐσταται ῥᾳδίως, ἐν μὲν

conſcripſimus, ad hanc ultimam de partium uſu enarrationem aggreſſi ſumus, quae notas jam actiones omnes (quod initio etiam oſtendimus) poſtulat. Aſperae igitur arteriae cartilago, quae proprium vocis ipſius eſt inſtrumentum, tota etiam cartilago fuiſſet, nusquam egens neque ligamento neque tunica, ſi nullum motum, animali vel inſpirante, *vel expirante*, aut exufflante, aut loquente, obitura fuiſſet. Jam vero quum in omnibus hujusmodi actionibus eam oporteat longiorem et anguſtiorem, aut rurſus breviorem *atque ampliorem* fieri, ratione optima non ex ſola cartilaginoſa ſubſtantia facta eſt, quae neque dilatari, neque contrahi poteſt, ſed membranoſam quoque aſſumpſit, ut praedictos motus prompte obire poſſet. Toto enim, dum inſpiramus, thorace dilatato, (ut in commentariis de ipſius motu eſt demonſtratum,) deinde conſecutione ad id, quod movetur, pulmonem in omnes partes dilatante, quod in arteriis eſt membranoſum, in latum et longum facile diducitur,

τοῖς τὸ σιγμοειδὲς τῶν χόνδρων ἀναπληροῦσι μέρεσιν εἰς εὖρος, ἐν δὲ τοῖς αὐτοὺς τοὺς χόνδρους συνάπτουσιν εἰς μῆκος. [453] ἔνεστι δέ σοι τοῦτο καὶ τεθνεῶτος ἤδη τοῦ ζώου θεάσασθαι σαφῶς, ἐμφυσῶντι διὰ τῆς τραχείας ἀρτηρίας εἰς ἅπαντα τὸν πνεύμονα, κᾄπειτ' αὖθις ἐκθλίβοντί τε καὶ κενοῦντι. φανοῦνται γὰρ οἱ μὲν συνάπτοντες τοὺς χόνδρους δεσμοὶ κατὰ μὲν τὰς εἰσπνοὰς καὶ πληρώσεις τοῦ πνεύμονος ὅλου τεινόμενοι καὶ διϊστάντες ἐπὶ τοσοῦτον ἀπ' ἀλλήλων τοὺς χόνδρους, ἐφ' ὅσον αὐτοὶ πεφύκασιν ἐκτείνεσθαι, κατὰ δ' αὖ τὰς ἐκπνοὰς χαλώμενοι καὶ διπλούμενοι καὶ συντρέχοντες εἰς ἑαυτοὺς, ὡς ἐπιτρέπειν τοῖς χόνδροις ψαύειν ἀλλήλων. οἱ δέ γε τὸ σιγμοειδὲς αὐτῶν ἀναπληροῦντες ἐν μὲν ταῖς εἰσπνοαῖς εὐρύνονται διαφυσώμενοι καὶ κυρτοὶ πρὸς τοὐκτὸς γίνονται, κατὰ δ' αὖ τὰς ἐκπνοὰς χαλῶνται καὶ καταπίπτουσιν εἴσω. κᾀν τούτῳ δῆλον, ὡς ἡ μὲν εἰς τὸ μῆκός τε καὶ τὴν βραχύτητα μετάπτωσις τοῦ σπλάγχνου διὰ τῶν συναπτόντων τοὺς χόνδρους γίνεται μερῶν, ἡ δ' εἰς εὖρος ἐπίδοσίς

in partibus quidem figmoides cartilaginum replentibus in latum, in connectentibus vero cartilagines ipfas in longum. Licet autem tibi id et mortuo jam animali clare infpicere, fi per afperam arteriam in totum pulmonem inflaveris, deinde rurfus expreſſeris ac vacuaris; apparebunt enim ligamenta cartilagines colligantia in infpirationibus impletionibusque totius pulmonis tendi, tantumque a fe cartilagines diduci, quantum ipfa extendi poſſunt; in expirationibus vero contra laxari ac duplicari, in fe ipfaque concidere ita, ut permittant cartilaginibus, ut fefe contingant: quae vero vincula ipfarum figmoides replent, in infpirationibus quidem inflata amplificantur gibbaque extrorfum fiunt; in expirationibus vero contra laxantur atque intro concidunt. Qua ex re intelligi poteſt, mutationes ipfius vifceris in longitudinem ac brevitatem ab iis partibus, quae cartilagines inter fe connectunt, effici; incrementum vero

τε καὶ συνίζησις ὑπὸ τῶν ἀναπληρούντων ἑκάστου τὸ σιγμοειδές.

Κεφ. ε'. Ὥστ' οὐδὲν ἐνδεῖ τῷ πνεύμονι πρὸς τὸ μὴ οὐκ εἶναι φωνητικῷ τε ἅμα καὶ ἀναπνευστικῷ διὰ τὰς τραχείας ἀρτηρίας ὀργάνῳ, τῶν μὲν χόνδρων αὐταῖς ὡς φωνητικοῖς, τῶν δὲ συναπτόντων τούτους δεσμῶν ὡς ἀναπνευστικοῖς ὀργάνοις ὑπαρχόντων. ὅτι δ' ὁ χόνδρος οὗτός ἐστι τὸ πρῶτον τῆς φωνῆς ὄργανον, ὁ λάρυγξ δεικνύσθω σοι μάλιστα. καλεῖται δ' οὕτω τὸ συνάπτον τῷ φάρυγγι τὴν τραχεῖαν ἀρτηρίαν μόριον, ὃ δὴ καὶ προπετὲς φαίνεται κατὰ τὸν τράχηλον, καὶ ψαυόντων σκληρόν ἐστι, καὶ ἀνατρέχει καταπινόντων. οὗτος οὖν ὅτι μὲν αὐτὸ τὸ πρῶτόν τε καὶ κυριώτατόν ἐστι τῆς φωνῆς ὄργανον, ἐν τοῖς περὶ τῆς γενέσεως αὐτῆς δέδεικται γράμμασιν· ὅτι δὲ ὅλος χόνδρος ἐστὶν, οὐδὲν δεῖ λόγου· φαίνεται γάρ. ἐδείχθη δ' ἐν ἐκείνοις καὶ ὡς ἡ μὲν ἀρτηρία προῤῥυθμίζει τε καὶ προπαρασκευάζει τὴν φωνὴν τῷ λάρυγγι, γεγενημένην δ' ἤδη

in latitudinem ac concidentiam ab iis, quae cujusque ſigmoides opplent.

Cap. V. Quocirca in pulmone deſiderare nihil poſſis, quo minus aſperarum arteriarum beneficio vocis ſimul ac reſpirationis ſit inſtrumentum; quippe quarum cartilagines ipſae vocis ſunt inſtrumenta, quae vero eas jungunt vincula, reſpirationis. Porro, quod cartilago haec primum ſit vocis inſtrumentum, larynx ipſe maximo tibi erit documento, (vocatur autem ita pars ea, quae cum pharynge aſperam arteriam jungit, quae etiam in collo extare apparet, tangentibusque dura ſentitur, ſurſumque nobis deglutientibus fertur,) quem ſane in libris de vocis generatione demonſtravimus primum eſſe et principaliſſimum vocis inſtrumentum; quod vero idem totus ſit cartilago, verbis nihil opus eſt, quum id cuivis appareat. Demonſtratum quoque in iisdem libris eſt, quod arteria prius vocem concinnat ac praeparat laryngi: quae quum ad ipſum pervenerit, adangent eam

κατ' αὐτὸν ἐπαύξουσιν ὁ μὲν οὐρανίσκος οἷον ἠχεῖόν τι προκείμενος, ὁ δὲ γαργαρεὼν οἷον πλῆκτρον, καὶ μέν γε καὶ ὡς οὐχ ἁπλῶς ἐκπνεόντων ἡ φωνὴ γίνεται, καὶ ὡς ἴδιος ὕλη τῆς φωνῆς ἡ ἐκφύσησίς ἐστιν, καὶ ὅπη διαφέρει τῆς ἐκπνοῆς αὐτῆς, καὶ ὡς οἱ τοῦ θώρακος αὐτὴν μύες ἀπεργάζονται, καὶ ὅστις ὁ τρόπος αὐτῆς τε ταύτης τῆς γενέσεώς ἐστι καὶ προσέτι καὶ τῆς φωνῆς. νυνὶ δ', ὡς ἔφην, οὐδὲν μὲν τούτων ἀποδεικνύναι πρόκειται, χρώμενον δ' ὡς ὑπάρχουσι δεικνύειν, ὡς οὐκ ἐνεδέχετο βελτίονα κατασκευὴν ἑτέραν ἀναπνευστικοῦ θ' ἅμα καὶ φωνητικοῦ γενέσθαι μορίου. μαρτυρία δ' ἂν, ὡς τὸ εἰκὸς, γίγνοιτο καὶ ταυτὶ τὰ νῦν ἀποδεικνύμενα περὶ τῆς χρείας αὐτῶν, ὡς ὀρθῶς κἀκεῖνα προαπεδείκνυτο τὰ περὶ τῶν ἐνεργειῶν. οἷον καὶ ὅτι προπαρασκευάζεται μὲν ἡ φωνὴ τῷ λάρυγγι πρὸς τῆς ἀρτηρίας, οὐ μὴν ἤδη γέ πω καὶ κατ' ἐκείνην ἐστὶν ἀκριβὴς φωνὴ, δέδεικται μὲν ἐν ἐκείνοις τοῖς λόγοις· ἀλλὰ μὴν ὅτι χονδρῶδες αὐτῆς μέρος ἐστὶν ὁ προῤῥυθμίζων τὴν φωνὴν ἐξηγούμενος, μαρτύριον ἐντεῦθεν ἐπορισάμεθα,

et palatum veluti echeum quoddam ſeu vocis refractorium praepoſitum, et gurgulio quaſi plectrum. Atque etiam ibidem demonſtravimus, non ſimpliciter expirantibus vocem effici, ſed propriam vocis materiam efflationem eſſe, quoque pacto ipſa ab expiratione differat, ac quod muſculi thoracis eam efficiant, et quae hanc ipſam gignendi ratio, et praeterea vocis. Nunc autem, ut dixi, nihil horum ſtatui demonſtrare, ſed utens iis pro conceſſis ac probatis oſtendere, nullam fieri potuiſſe meliorem conſtructionem partis reſpirationi ac voci deſtinatae. Teſtimonio autem (ut par eſt) fuerint et ea, quae nunc a nobis de uſu ipſarum ſunt demonſtrata, nos recte etiam ea, quae ad actiones pertinent, prius demonſtraviſſe; cujusmodi eſt et quod vox ab arteria laryngi praeparatur, nondum tamen jam in illa abſoluta eſt vox, demonſtratum enim in illis libris id fuit. Porro quod pars ejus cartilaginoſa eſt, quae prima vocem concinnat ac praeit, teſtimonium hinc magnum para-

τῷ μὲν λάρυγγι, διότι καλῶς ἀπεδείχθη τὸ πρῶτον τῆς φωνῆς ὑπάρχειν ὄργανον, τῇ δὲ ἀρτηρίᾳ, διότι τὸ μὲν χονδρῶδες αὐτῆς ὡς ὀργάνου φωνῆς ἐστι μόριον, τὸ δ᾽ ἄλλο πᾶν ὡς ἀναπνοῆς. καὶ δῆλον, ὡς οὐκ ἐνεδέχετο βέλτιον ἓν ὄργανον υπηρετεῖν ἐνεργείαις διτταῖς ἑτέρως κατασκευασθέν, ἢ ὡς νῦν ἔχει. [454] πάντως γὰρ ἐχρῆν αὐτὴν ἐξ ἀκινήτων τε καὶ κινουμένων συντεθῆναι μορίων, ἐπειδὴ τὸ μὲν τῆς φωνῆς ὄργανον οὐκ ἠδύνατο διαστέλλεσθαί τε καὶ συστέλλεσθαι, σκληρότερον εἶναι δεόμενον, ἢ ὥστε ταῦθ᾽ ἑκάτερα πάσχειν ἐν μέρει, τὸ δ᾽ αὖ τῆς ἀναπνοῆς οὐκ ἦν δυνατὸν εἰς τοσοῦτον γίγνεσθαι σκληρὸν, ὡς ῥυθμίζειν φωνὴν, ἐπειδὴ τὸ πρῶτον ἦν ἔργον αὐτοῦ κίνησις. ἀλλὰ νῦν γε τῶν κινουμένον μορίων τοῖς ἀκινήτοις ἐναλλὰξ τεθέντων, ἡ μὲν φωνὴ διὰ τῶν ἀκινήτοιν, ἡ δ᾽ ἀναπνοὴ διὰ τῶν κινουμένων γίνεται. συγκινεῖται δ᾽ ἤδη πως κατάατι συμβεβηκὸς τοῖς κινουμένοις τὰ (445) μὴ κινούμενα μεταφερόμενα πρὸς αὐτῶν ἐκ τοῦ συνῆφθαι. καὶ τοίνυν τὸ τοῦ

vimus; laryngi quidem, quod probe demonſtratum eſt, primum vocis eſſe inſtrumentum, arteriae vero, quia, quod in ea eſt cartilaginoſum, ut vocis inſtrumenti eſt pars, reliquum vero omne ut reſpirationis. Perſpicuumque fit, inſtrumentum unum duabus actionibus ſubſervire commodius non potuiſſe, ſi aliter, ac nunc habet, conſtructum fuiſſet. Oportebat enim ipſam omnino ex immobilibus ac mobilibus compoſitam eſſe partibus; nam vocis quidem inſtrumentum dilatari ac comprimi non poterat, quod ipſum durius eſſe oportebat, quam ut viciſſim utrumque hoc pateretur; reſpirationis vero contra haudquaquam durum eousque fieri poterat, ut vocem modularetur, quod ipſius actio prima erat motio. At nunc quidem, quum mobiles partes atque immobiles alternatim ſint poſitae, vox quidem per immobiles, reſpiratio vero per mobiles efficitur; moventur tamen quodammodo jam ſecundum accidens cum mobilibus et immobiles, propter mutuam connexionem ab illis translatae. Pulmonis igitur propria pars eſt haec arte-

πνεύμονος ἴδιον μόριον ἥδε ἡ ἀρτηρία ἐστὶ, καὶ δεόντως οἱ ἰχθύες οὔτε ταύτην ἔχουσιν, οὔτε τὸν πνεύμονα, διότι μηδὲ φωνῆς ὅλως ἐδέοντο καθ᾽ ὕδατος διαιτώμενοι. πρὸς μέντοι τὴν ἀνάψυξιν τοῦ κατὰ τὴν καρδίαν θερμοῦ, διὸ καὶ τῆς ἀναπνοῆς ἐδεήθη μόνης τῶν βραγχίων αὐτοῖς, ὑπὸ τῆς φύσεως ἐδόθη κατασκευὴ, περὶ ἧς εἴρηται μέν τι καὶ πρόσθεν, εἰρήσεται δὲ καὶ αὖθις ἰδίᾳ τελεώτερον, ὅταν ὑπερ ἁπάντων τῶν ζώων ὁ λόγος ἡμῖν γίγνηται. νυνὶ δ᾽, ὅτι πάντες ἀλλήλοις ὡμολόγηται, καὶ μαρτυρεῖ τἀληθῆ τὰ περὶ τῶν χρειῶν, ἐν τῇδε τῇ διεξόδῳ λεγόμενα, καὶ τὰ πρόσθεν ὑπὲρ τῶν ἐνεργειῶν εἰρημένα, δείξαντες, ἐπὶ τὰ λοιπὰ τῶν τοῦ πνεύμονος ἴωμεν μορίων.

Κεφ. ϛ'. Φωνῆς μὲν ὄργανον ἔφαμεν ὑπάρχειν τὸν χόνδρον τῆς τραχείας ἀρτηρίας, ἀναπνοῆς δὲ τοὺς υμενώδεις δεσμοὺς, τὸ δ᾽ ἐξ αὐτῶν σύνθετον, τὴν ἀρτηρίαν, ἀναπνευστικόν θ᾽ ἅμα καὶ φωνητικὸν εἶναι μόριον, ἑτέραν ἀμείνονα κατασκευὴν οὐδεμίαν ἔτι ἔχειν δυνάμενον, εἴ

ria, qua piſces merito caruerunt, atque etiam pulmone, quod ne voce quidem illis plane opus eſſet, ut qui vitam in aqua degerent. Nam quod ad ipſius cordis caloris refrigerationem attinet (propter quam reſpiratione etiam opus fuit), ſola ipſis branchiarum conſtructio a natura data eſt; quam antea quidem attigimus, ſcribemus autem rurſum de ea ſeorſum uberius, quum de omnibus animalibus ſermo a nobis inſtituetur. Nunc autem, quum jam omnia ſibi ipſis conſentire veraque eſſe teſtari tum ea, quae enarratione de uſibus prodidimus, tum quae ante de actionibus docuimus, demonſtraverimus, ad reliquas pulmonis partes tranſeamus.

Cap. VI. Vocis quidem inſtrumentum eſſe diximus aſperae arteriae cartilaginem, reſpirationis autem vincula membranoſa; quod vero ex ipſis compoſitum, arteriam, reſpirationis ſimul ac vocis eſſe partem; quae conſtructionem aliam meliorem nullam adhuc habere

γε μήτε τὰ σκληρότερα χόνδρου μήτε τὰ μαλακώτερα βελτίονα ὑπηρετῆσαι γενέσει φωνῆς. ἀλλὰ μηδ᾽ ἑτέρως, ἢ ὡς νῦν συνῆπται, δεθέντα βέλτιον ἂν εἰς εὖρος καὶ μῆκος ἐκινεῖτο, διαστελλόμενα μὲν ἐν ταῖς εἰσπνοαῖς, συστελλόμενα δ᾽ ἐν ταῖς ἐκπνοαῖς. ἐν γὰρ αὐτῶν ὃ βούλει διαφθείρας τῷ λόγῳ, τὴν ἐνέργειαν εὐθὺς πᾶσαν ἅμ᾽ αὐτῷ διαφθείρεις. εἰ μὲν οὖν ἐξέλοις τοὺς χόνδρους, ἀπολεῖς τὴν φωνήν· ἡ γὰρ τῶν ὑμένων τε καὶ χιτώνων οὐσία καὶ πάντων τῶν οὕτω μαλακῶν ὁμοίως ταῖς διαβρόχοις χορδαῖς ἀνεπιτήδειος εἰς γένεσιν φωνῆς. εἰ δ᾽ αὖ τὸν δεσμὸν ἐξέλοις τῷ λόγῳ, διαφθερεῖς τὴν ἀναπνοήν, ἀκινήτοις ἀναθεὶς ὀργάνοις. εἰ δὲ τοὺς μὲν αὐτῶν ἐξέλοις, τοὺς δὲ φυλάσσοις, ἀπολεῖς τῆς ἐνεργείας τοσοῦτον, ὅσον ὑπὸ τῶν ἐξαιρεθέντων ἐγίνετο· τῶν μὲν γὰρ ἀλλήλοις συναπτόντων τοὺς κύκλους δεσμῶν ἀπολλυμένων, ἡ εἰς μῆκος ἐπίδοσις τῆς ἀρτηρίας διαφθαρήσεται, τῶν δὲ τὸ σιγμοειδὲς ἀναπληρούντων, ἡ εἰς εὖρος.

poterat. Siquidem, quae duriora ſunt cartilagine aut molliora, ea voci procreandae non erant aptiora. Sed ne ſi aliter quidem, quam ut nunc connexae ſunt, partes colligatae fuiſſent, melius in latum ac longum moverentur, dilatatae in inſpirationibus, contractae vero in expirationibus; unum enim earum quodvis cogitatione auferens, omnem mox actionem cum eo ſuſtuleris. Nam ſi cartilagines exemeris, vocem labeſactabis, quandoquidem membranarum et tunicarum ſubſtantia et omnium ſimiliter mollium, quomodo et funes multo madore imbutae, ad vocis generationem eſt inepta; ſin vero vincula mente detraxeris, reſpirationem utique corrumpes, immobilibus eam comittendo inſtrumentis. Quod ſi ipſorum quaedam ſuſtuleris, alia autem reliqueris, tantum de actione detraxeris, quantum exempta vincula habebant; nam vinculis, quae orbes ipſos conjungunt, detractis, arteriae in longum productio perierit, iis vero, quae ſigmoides implent, in latum productio.

Κεφ. ζ'. Ἆρ' οὖν ἡ φύσις ταῦτα μὲν ἄκρας τέχνης ἐποίησεν ἔργα, τῆς θέσεως δ' αὐτῆς ἠμέλησε, τὸ μὲν κυκλοτερὲς [455] τῶν χόνδρων ἔξωθεν θεῖσα, τοὺς δὲ τὸ λοιπὸν αὐτῆς ἐξυφαίνοντας δεσμοὺς εἰς τὴν συμπλήρωσιν τῆς περιφερείας ἔσωθεν; ἢ καὶ τοῦτο τῆς αὐτῆς τέχνης ἐπίδειγμα, καθ' ὃ μὲν ψαύειν ἔμελλεν ἡ ἀρτηρία τοῦ στομάχου, τὸν συνάπτοντα τοὺς χόνδρους δεσμὸν ὑποθείσης, κατὰ δὲ τοὺς ἔξωθεν ἐμπίπτοντας ὁμιλεῖν αὐτοῦ τὸν χόνδρον προβαλλομένης, ἵνα μήθ' ὁ στόμαχος ὑπὸ τῆς σκληρότητος αὐτῶν θλίβοιτο, μήθ' ἑτοίμως ἡ ἀρτηρία βλάπτοιτο διὰ τῶν μαλακωτέρων αὐτοῦ μερῶν ὁμιλοῦσα τοῖς ἔξωθεν; ὡς γὰρ δὴ νῦν ἔχει, τῶν μὲν σκληρῶν αὐτοῦ εἰς τὸ πρόσω τοῦ τραχήλου περαινόντων, τῶν δὲ μαλακῶν ἁπτομένων τοῦ στομάχου, θαυμαστῶς ἑκατέρων τῶν ὀργάνων ἡ φύσις ἐξεπορίσατο τὴν δυσπάθειαν, τῷ μὲν στομάχῳ τὴν ἐκ τῆς ἀρτηρίας, ἐκείνῃ δ' αὖ πάλιν τὴν ἀπὸ τῶν ἔξωθεν. ἆρ' οὖν τοῦτο μόνον ἀγαθὸν ἐκ τῆς θέσεως τῶν χόνδρων τῆς ἀρτηρίας ἡ φύσις ἐτεχνήσατο τοῖς ζώοις; ἢ καὶ τούτου τι μεῖ-

Cap. VII. Num igitur natura haec quidem fummae artis fecit opera, litus autem ipfius curam depofuit? circularem cartilaginum partem extrinfecus locavit, quae vero ipfarum reliquum contexunt vincula, ea intus ad complendam rotunditatem abdidit? An id quoque ejusdem artis eft fpecimen, quod, qua parte quidem arteria ftomachum erat contactura, cartilagines colligantia vincula fuppofuerit, qua vero externa vis erat occurfura, ea cartilagines, quae ipfam exciperent, oppofuerit, ut neque ftomachus ab ipfarum duritie comprimatur, neque facile arteria laedatur mollioribus fuis partibus injuriis externis expofita? Ut vero nunc habet, duris ejus partibus in partem colli anteriorem definentibus, mollibus autem ftomachum tangentibus, admirabiliter utrique inftrumento natura comparavit dyfpathiam, ftomacho quidem, ne ab arteria, huic autem rurfus, ne a vi externa afficeretur. Num igitur folum hoc ex cartilaginum arteriae fitu natura animalibus fabricata eft emolumen-

ζον ἕτερον εἰς τὰς τῶν ἀθροωτέρων σιτίων καὶ ποτῶν καταπόσεις; ἐμοὶ μὲν οὖν καὶ τοῦτο θαυμαστῶς αὐτῇ δοκεῖ παρεσκευάσθαι. εἰ γὰρ δὴ κύκλος ἀκριβὴς ἕκαστος τῶν χόνδρων ἐγεγόνει, πρὸς τῷ θλίβειν τὸν στόμαχον ἐμβαλὼν εἰς αὐτὴν τὴν κυρτότητα στενοχωρίαν τινὰ οὐ σμικρὰν ἂν παρεῖχεν ἐν ταῖς τῶν μειζόνων ὄγκων καταπόσεσι. νῦν μὲν γὰρ ἐν τοῖς τοιούτοις καιροῖς ὁ κατὰ τοῦτο τεταγμένος χιτὼν τῆς ἀρτηρίας, ὑπὸ τῶν καταπινομένων ἐξωθούμενός τε καὶ εἰς τὴν εὐρύτητα τῶν χόνδρων ἀνατρεπόμενος, ἅπαντα τῷ κύκλῳ τοῦ στομάχου παρέχει τῇ τῆς τροφῆς ὑπηρετεῖσθαι διόδῳ. τότε δ' ἂν ἡ κυρτότης τῶν χόνδρων προεμπίπτουσα ταῖς διαστάσεσι τοῦ στομάχου πολὺ μέρος τῆς εὐρύτητος αὐτοῦ ἀπέκλειεν, κἂν τούτῳ στενὴν ἀπειργάζετο τῶν σιτίων τὴν ὁδόν. ἀλλ' εἰ μὲν ἅμα καταπίνειν τε καὶ ἀναπνεῖν οἷόν τ' ἦν, οὐχ ὅπως ἄν τι χρηστὸν ἐκ τῆς τοιαύτης θέσεως ἀπελάβομεν, ἀλλὰ καὶ προσεβλαπτόμεθα, εἰς ὅσον ἡ τοῦ στομάχου κυρτότης εἰς τὴν εὐρύτητα τῆς ἀρτηρίας ἀπέχοιτο,

tum, an hoc etiam majus aliquod ad ciborum ac potionum multas fimul ac fubitas deglutitiones? mihi quidem id quoque mirabiliter ipfi comparatum fuiffe videtur. Nam fi cartilagines fingulae rotundae omnino fuiffent, praeterquam quod ftomachum ipfum comprimerent in ipfius convexitatem incidentes, anguftiam etiam quandam non mediocrem in majorum molium deglutitionibus efficerent; ut autem nunc habet, quum tempus ejusmodi incidit, arteriae tunica, quae fitum illic habet, ab iis, quae deglutiuntur, propulfa atque in amplitudinem cartilaginum everfa ftomachi rotunditati cedit, ut totus ciborum tranfitui fubferviat; tunc autem cartilaginum convexitas prius incidens ftomachi diftenfionibus multam partem latitudinis ipfius intercepiffet, eoque modo ciborum viam effeciffet anguftam. At fi eodem tempore deglutire ac refpirare liceret, non folum commodi nihil ex ejusmodi fitu cepiffemus, fed praeter id etiam laederemur, quantum fcilicet ftomachi convexitas amplitudinis arteriae occuparet, tanto refpi-

τοῦ πόρου τῆς ἀναπνοῆς εἰς τοσοῦτον στενωτέρου γενομένου. νυνὶ δ' ἐπειδὴ καθ' ἕτερον μὲν καιρὸν ἡ τῆς ἀναπνοῆς ἐνέργεια, καθ' ἕτερον δ' ἡ τῆς καταπόσεως ἐπιτελεῖται, συγχρῶνται ταῖς ἀλλήλων εὐρυχωρίαις ἥ τ' ἀρτηρία καὶ ὁ στόμαχος, ὥστ' ἐν ὀλίγῳ χρόνῳ πλείστην δι' ἑκατέρων τῶν πόρων φέρεσθαι τὴν ὕλην. ἀλλὰ καὶ τὸ κυκλοτερὲς ἑκάτερον γενέσθαι τῶν ὀργάνων πρός τε τὸ πλείστην δι' ἐλαχίστου χωρίου διέρχεσθαι τὴν ὕλην καὶ πρὸς τὴν δυσπάθειαν αὐτῆς ἄριστα παρεσκεύασται. δέδεικται γὰρ οὖν καὶ πρόσθεν, ὅτι τε δυσπαθέστατον τοῦτο τῶν σχημάτων, ὅτι τε μέγιστον ἁπάντων τῶν ἴσην ἐχόντων περίμετρον. εἰ δὲ τοῦτο, δι' ἐλαχίστων τοῖς ὄγκοις ὀργάνων πλείστη ῥᾷον ὕλη δύναιτ' ἂν διέρχεσθαι. τὸ δὲ καὶ διὰ κοινοῦ τινος αὐτὰ συνάψαι χιτῶνος ἀλλήλοις τε καὶ τῷ στόματι πῶς οὐχὶ αὐτὸ θαυμαστόν; ὁ γάρ τοι χιτὼν οὗτος ἐν μὲν τῷ στομάχῳ τῇ καταπόσει συνεργεῖν ἐδείκνυτο τὰ μέγιστα, κατὰ δὲ τὴν ἀρτηρίαν ἔνδοθέν τε τοὺς χόνδρους ὑπαλείφειν καὶ αὐτοὺς ἀνασπᾶν μετὰ τοῦ λάρυγγος εἰς τὸν φάρυγγα, κατα-

rationis meatu ſtrictiore reddito; nunc autem quum alio quidem tempore reſpiratio, alio autem deglutitio fiat, mutuis viciſſim capacitatibus arteria et ſtomachus ſimul utuntur, adeo ut pauco tempore plurima per utrosque meatus feratur propria materia. Atque etiam, quod rotundum eſt factum utrumque inſtrumentum, optime id comparatum eſt, tum ut per locum minimum plurima pervadat materia, tum etiam ut utrumque ab injuriis ſit tutius: demonſtratum enim antea fuit, hanc figuram omnium ab offenſionibus eſſe remotiſſimam, omniumque eſſe maximam, quae ambitus menſuram habent aequalem; quod ſi ita eſt, per minima mole inſtrumenta plurima materia facilius eſt permeatura. Quod autem per communem quandam ipſis tunicam ſibi ipſis et ori conjuncta ſint, quo pacto non eſt etiam id admirandum? Hanc enim tunicam ſtomacho quidem deglutitione opitulari non minimum oſtendebamus, in aſpera vero arteria et cartilagines parte interna ſubungere, et ipſas ſurſum, dum animal deglutit, cum larynge ad

πίνοντος τοῦ ζώου, τρόπον ὁμοιότατον τῷ κατὰ τὰ κηλώνεια καλούμενα. διὰ τί δ᾽ ὑπαληλεῖφθαι τοῖς χόνδροις τῆς ἀρτηρίας ἄμεινον ἦν τοιούτῳ χιτῶνι; διότι κἀκ τῆς κεφαλῆς τις ἔμελλεν εἰς αὐτὴν ῥεύσεσθαι πολλάκις ὀῤῥὸς οὐ χρηστὸς φλέγματος, ἔν τε τῷ καταπίνειν ἐμπίπτειν τῇδε συνεχῶς μὲν τοῦ πόματος, ἐνίοτε δὲ καὶ τῶν σιτίων, ἔν τε ταῖς εἰσπνοαῖς δριμεῖα [456] πολλάκις ἑλχθήσεσθαι ποιότης ἀέρος, λιγνύος, ἢ τέφρας, ἢ ἀνθράκων, ἢ τινος ἑτέρας δυνάμεως φαρμακώδους μετέχουσα, κατά τε τὰς βῆχας ἐκκενώσεσθαι πύον ἐνίοτε κακόηθές τε καὶ διαβρωτικὸν, ἤ τις ἕτερος χυμὸς, ἤτοι χολῆς ξανθῆς, ἢ μελαίνης, ἢ φλέγματος ἁλμυροῦ, σαπέντων ἔνδον, ὑφ᾽ ὧν ἁπάντων ἀναγκαῖον ἦν ξύεσθαι καὶ δάκνεσθαι καὶ ἑλκοῦσθαι τὸν χόνδρον. ὅτι δὲ ἀνίατα παντάπασιν ἢ δεινῶς ἐστι δυσίατα τὰ τῶν χόνδρων παθήματα, παρὰ τῶν ἰατρῶν ἔνεστί σοι μανθάνειν, εἴπερ αὐτὸς μὴ ἐργάτης εἴης τῆς ἰατρικῆς· οὕτω μὲν γὰρ ἂν οὐδ᾽ ἐκείνων εἴς γε τὰ τοιαῦτα δέοιο

pharynga trahere non aliter, quam in iis inftrumentis, quae tollenones appellant. At cur hac tunica arteriae cartilagines fubungi melius fuit? quia plerumque in ipfam a capite ferum pituitae haudquaquam benignum erat defluxurum; praeterea, dum deglutimus, in eam illapfurum erat continenter potionis quiddam, et nonnunquam etiam cibi. Adde eodem, quod in infpirationibus quidem faepenumero attrahenda erat acris qualitas quaedam aëris, quae fumum, vel cinerem, vel carbones, vel aliam quamvis facultatem medicamentofam haberet admixtam; poftremo per tuffes aliquando evacuandum pus malignum atque erodens, vel aliquis alius fuccus, aut bilis tum flavae tum nigrae, aut falfae pituitae intus putrefactae, a quibns omnibus erat neceffe abradi cartilagines, morderi ac ulcerari. Quod autem infanabiles omnino funt aut fanatu quam difficillimi cartilaginum affectus, ex medicis difcas licet, nifi tu ipfe medicinam factitas: ita enim nec illis ad haec indiguerit, qui experientiam ad ipfa magiftram

Ed. Chart. IV. [456.] Ed. Baſ. I. (445. 446.)

τὴν ἐμπειρίαν εἰς αὐτὰ φθάνων διδάσκαλον ἔχειν. ὁ τοίνυν ὑποτεταγμένος τοῖς χόνδροις τῆς ἀρτηρίας χιτὼν εὐϊατότατός ἐστι, καὶ πᾶν ὅ τι ἂν ἐν αὐτῷ γένηται πάθημα καθίσταται ῥᾳδίως, εἰ μή ποτε ἄρα διά τινα σηπεδόνα μεγάλην ἐκβρωθέν τι μέρος αὐτοῦ τελείως γυμνὸν ἀποφήνειε τὸν χόνδρον. οὐ γὰρ ἔτι τὸ τοιοῦτον ἰαθῆναι ῥᾴδιον, οὐ διὰ τὸν χιτῶνα δήπουθεν, ἀλλ᾽ ὅτι πρὸς τὸν χόνδρον ἐτελεύτησε τὸ πάθημα. ὅπερ οὖν σπανίως ἦν, τοῦτο ἂν ἐγίνετο συνεχῶς, εἰ φύσει γυμνὸς ἦν ὁ χόνδρος. διὰ τί δὲ λεπτὸς ἅμα καὶ πυκνὸς ἐγένετο καὶ μετρίως ξηρός; διότι παχύτερος μὲν γενόμενος, ἢ ὡς νῦν ἐστι, πρὸς τῷ μηδὲν ὠφελεῖν κατελάμβανεν ἂν οὐκ ὀλίγον τῆς καθ᾽ ὅλην τὴν ἀρτηρίαν εὐρύτητος· ἀραιὸς δ᾽ εἴπερ ἐγένετο, τήν τε πρὸς τὸν ὑποκείμενον χόνδρον οὐκ ἂν ἀπέκλειε τῶν διαῤῥεόντων ὑγρῶν ὁμιλίαν, αὐτός τ᾽ ἂν ῥᾳδίως διαβρεχόμενος βραγχώδη τὴν φω(446)νὴν ἀπειργάζετο. δι᾽ αὐτὸ γάρ τοι τοῦτο καὶ ξηρὸς συμμέτρως ἐστίν· ἄμεινον γὰρ ἠχεῖ τὰ ξηρότερα τῶν διαβρόχων, ὥσπερ γε καὶ τὰ τελείως ξηρὰ κακοφωνό-

prius habuerit. Quae igitur cartilaginibus ſubjecta eſt tunica, ſanatu eſt facillima, omnisque qui in ea ortus fuerit affectus facile ſedatur, niſi forte aliquando a putredine aliqua magna ipſius portio quaedam eroſa cartilaginem nudam penitus deſtituerit; non enim amplius affectum ejusmodi facile ſanaveris, non utique propter tunicam, ſed quod malum ad cartilaginem pervaſerit. Quod igitur raro accidit, id ſaepenumero uſu veniret, ſi a natura cartilago fuiſſet nudata. Cur autem tenuis ſimul ac denſa facta eſt et ſicca moderate? quia, ſi craſſior, quam nunc eſt, fuiſſet, praeterquam quod nihil juvaret, occuparet etiam totius arteriae amplitudinis non minimum; ſin vero rara fuiſſet, prohibere certe non potuiſſet, quo minus defluentes humores ad ſubjectas cartilagines pertingerent, ipſaeque levi occaſione imbutae vocem efficerent raucam; nam ob id ipſum ſicca mediocriter eſt; melius enim ſonant ſicciora, quam madida; quemadmodum certe et quae ſicca plane ſunt, vocem

τερα τῶν συμμέτρως ξηρῶν. ἐν μέν γε τοῖς περικαέσιν ἅπασι πυρετοῖς, ἰσχυρῶς ἀναξηραινομένων τῶν κατὰ τὴν φάρυγγα καὶ τὴν ἀρτηρίαν, τὰς ὑπὸ Ἱπποκράτους ὀνομαζομένας φωνὰς κλαγγώδεις γίγνεσθαι συμβαίνει· οὕτω δὲ καὶ τοῖς ζώοις, ὅσα μακρὸν ἱκανῶς ἔχει τὸν τράχηλον καὶ ξηροὺς τοὺς χόνδρους, ὥσπερ καὶ αἱ γέρανοι. καὶ γὰρ περὶ τούτων διὰ τοῦθ᾽ Ὅμηρος ἔγραψε·

Κλαγγῇ ταί γε πέτονται ἐπ᾽ ὠκεανοῖο ῥοάων.

τὸ μὲν δὴ ξηρὸν ὄργανον εἰς τοσοῦτον κακόφωνον, ἐν δ᾽ αὖ τοῖς κατάῤῥοις τε καὶ ταῖς κορύζαις βραγχώδης ἡ φωνὴ γίνεται πλήθει περιττῆς ὑγρότητος. ἅπερ ἅπαντα προγινώσκων ὁ δημιουργὸς ἡμῶν τὸν ὑποτεταγμένον τοῖς χόνδροις χιτῶνα συμμέτρως ξηρὸν ἀπειργάσατο, φυλαξάμενος ἑκατέρων τὴν ὑπερβολήν. ὧδε μὲν ἔχει φύσεως ἡ ἀρτηρία τοῦ πνεύμονος ἡ ἐκ τῶν βρογχίων συγκειμένη· καλεῖν γὰρ οὕτως ἔθος τοῖς ἰατροῖς τοὺς χόνδρους αὐτοῦ, ὥσπερ γε καὶ ὅλην μὲν βρόγχον, καὶ τὸ ἄνω πέρας αὐτοῦ, ὅπερ δὴ

edunt deteriorem moderate ſiccis. Quandoquidem in omnibus febribus ardentibus, partibus, quae tum ad pharynga tum ad arteriam pertinent, vehementer exiccatis, voces contingit fieri, quas Hippocrates clangoroſas appellat; ſic vero in omnibus animalibus, quae collum habent admodum longum et cartilagines ſiccas, cujus generis ſunt grues: ob id enim de his ſcripſit Homerus.

Clangore hae quidem volant ſupra oceani fluenta.

Siccum itaque inſtrumentum vocem adeo malam efficit. In catarrhis vero rurſus ac gravedinibus vox efficitur rauca humoris ſuperflui copia. Quae etiam conditor noſter providens tunicam, quae cartilaginibus ſubeſt, ſiccam effecit moderate, utrumque exceſſum declinans. Talis quidem pulmonis arteriae eſt natura, quae ex bronchiis conflata eſt; ſic enim appellare ejus cartilagines medici conſueverunt, quemadmodum et ipſam totam bronchon, *et caput*, ſummam ipſius partem, quae

καὶ λάρυγξ ὄνομα. ἀλλὰ περὶ μὲν τῆς τούτων κατασκευῆς ὀλίγον ὕστερον ἐροῦμεν.

Κεφ. η'. Ὁ δὲ πνεύμων, ὅσον ἐπὶ τῷ παρόντι λόγῳ τοῖς ἀμελέστερον τὰ τοιαῦτα σκοπουμένοις, ἴσως ἂν δόξειεν ὧν δεῖται πάντ' ἔχειν ἤδη δι' ἑνὸς ὀργάνου, τῆς τραχείας [457] ἀρτηρίας, εἴ γε καὶ φωνεῖν δι' αὐτοῦ, καὶ ἐκφυσᾷν, καὶ ἐκπνεῖν, καὶ εἰσπνεῖν ἱκανῶς ἐστιν. ἀλλ' εἰ προσέχοις τὸν νοῦν, ὡς οὔτ' αὐτὸ τὸ ὄργανον ἔχει πω χορηγίαν αἵματος, ὅθεν θρέψεται, πρὶν ζευχθῆναί τινας αὐτῷ φλέβας, οὔθ' ἡ καρδία πρὸς τῆς ἀναπνοῆς οὐδὲν ὀνίναται, πρὶν συναφθῆναι δι' ἑτέρας ἀρτηρίας πρὸς τήνδε, γνοίης ἂν, ὡς καλῶς ἡ φύσις ἑτέρων ἀγγείων γένος διττὸν ἀνέμιξέ τε καὶ διέπλεξε ταῖς τραχείαις ἀρτηρίαις, ἀλλὰ καὶ ὡς οὐκ ἐνδέχεται μετέωρον ἀγγεῖον ἀκίνδυνον μένειν σχιζόμενον, εἰ μή τις εἰς τὴν σχίσιν αὐτοῦ τεθείη μαλακή τε καὶ σπογγοειδὴς οὐσία, καθάπερ στοιβὴ πληροῦσά γε τὸ μεταξὺ πάντων τῶν ἀγγείων κενὸν, ἔρεισμά τε καὶ ἔρυμα γινομένη τῆς κατὰ

utique et larynx nominatur. Sed de horum constructione paulo post verba faciemus.

Cap. VIII. Porro pulmo, quantum ad praesentem sermonem attinet, iis quidem, qui negligentius haec considerant, omnia fortasse, quibus indiget, habere jam unius instrumenti, asperae scilicet arteriae, beneficio videbitur, siquidem vocem edere per eam, efflare, inspirare atque expirare queat: sed si animum attenderis consideraris que, quod neque hoc ipsum instrumentum copiam habet sanguinis, quo alatur, antequam venae ipsi quaedam fuerint connexae, neque cor fructum ullum ex respiratione percipit prius, quam per aliam arteriam conjunctum huic fuerit, intelliges certe, naturam alterum vasorum genus duplex asperis arteriis recte immiscuisse ac complicuisse. Praeterea, si consideraris, quod fieri sine periculo non poterat, ut vas sublime maneret divisum, nisi substantia quaedam mollis ac spongiosa instar tomenti in ipsius divisione poneretur, quo omne id, quod inter vasa omnia est inane, repleret, essetque fir-

τοῦτ' ἀσθενείας· γνοίης δ' ἄν, ὡς ὀρθῶς τε καὶ προνοητικῶς ἡ σὰρξ τοῦ πνεύμονος ἐγένετο. ταύτης μέν γε καὶ ἄλλη τίς ἐστιν οὐ σμικρὰ χρεία, περὶ ἧς ὕστερον ὀλίγον ἐροῦμεν. ἀλλ' αἵ γε πρὸς τὴν καρδίαν τὰς τραχείας μέλλουσι συνάπτειν αἱ λεῖαι, πολλάκις μὲν ἐδείχθησαν ἤδη λεπτὸν καὶ καθαρὸν καὶ ἀτμῶδες αἷμα περιέχειν, καὶ μὴ μόνον πνεύματος ὑπάρχειν ὄργανον, μαρτυρεῖ δ' οὐχ ἥκιστα καὶ ὁ παρὼν αὐτῷ λόγος. εἰ γὰρ δὴ κἀκεῖναι τελέως εἰσὶν αἵματος ἄμοιροι, καθάπερ αἱ τραχεῖαι ἀρτηρίαι, (τοῦτο γὰρ Ἐρασίστρατος ὑπολαμβάνει,) τί οὐκ εὐθὺς εἰς τὴν καρδίαν αἱ τραχεῖαι περαίνουσι; διὰ τί δὲ φλεβῶν ἀποβλαστήματα μικρὰ ταῖς μὲν τραχείαις ἐμφύεται, ταῖς λείαις δ' οὐκ ἐμφύεται; μάτην γὰρ οὕτως ἡ μηδὲν εἰκῇ δημιουργοῦσα φύσις, καὶ κατ' αὐτὸν ἐκεῖνον, οὐ τὰς λείας μόνον ἀρτηρίας τοῦ πνεύμονος, ἀλλὰ καὶ τὰς φλέβας εἴη πεποιηκυῖα, τὰς μὲν, ὅτι ταῖς τραχείαις ἄντικρυς ἡ καρδία συνάπτεσθαι δυναμένη τῶν λείων οὐκ ἐδεῖτο, τὰς δ' αὖ φλέβας, ὅτι καὶ τῶν ἀρτηριῶν

mamentum ac propugnaculum ipforum imbecillitatis; *fi id, inquam, confideraveris*, intelliges fane, recte ac provide pulmonis carnem factam fuiffe; cujus certe quidem alius quoque eft ufus non contemnendus, de quo paulo poft differemus. Porro arteriae laeves, quae cordi afperas arterias funt conjuncturae, faepe jam indicatae funt tenuem ac purum et vaporofum continere fanguinem, neque folius fpiritus effe inftrumenta; cui rei praefens etiam haec disputatio fidem facit non minimam. Nam fi et illae, quemadmodum afperae arteriae, fanguinis penitus funt inanes, (in ea enim Erafiftratus eft opinione,) cur non recta ad cor afperae ipfae pertinent? cur item venarum propagines parvae quidem afperis inferuntur, laevibus autem non inferuntur? Fruftra enim eo modo natura (quae, ut ille etiam profitetur, nihil temere agit) non modo pulmonis arterias laeves, fed etiam venas ipfas effecerit; illas quidem, quod, cum afperis cor plane connectere poffet; laevium nullus erat ufus; venas autem, quia ipfarum arteriarum tuni-

Ed. Chart. IV. [457.] Ed. Baf. I. (446.)

αὐτῶν τὸν χιτῶνα καὶ πάντων ἁπλῶς τοῦ ζώου τῶν μορίων ἐκ φλεβὸς καὶ ἀρτηρίας καὶ νεύρου πεπλέχθαι φησὶ, καὶ τρέφεσθαί γε πρὸς τῆς ἐν αὐτῷ φλεβὸς ἕκαστον, τῆς ἁπλῆς ἐκείνης καὶ λόγῳ θεωρητῆς, οὐδὲν τῆς μεγάλης φλεβὸς ταύτης καὶ συνθέτου δεόμενον. εἴπερ οὖν ἡ μὲν ἀριστερὰ τῆς καρδίας κοιλία πνεῦμα μόνον ἐν ἑαυτῇ περιέχει, καθάπερ ἡ ἀρτηρία ἡ τραχεῖα, καὶ διὰ τοῦτο τῶν λείων οὐδὲν δεῖ τῷ πνεύμονι, τροφῆς δὲ ἐπεισάκτου παρὰ φλεβὸς οὐδεμία χρήζει τῶν ἀρτηριῶν, εὔλογον ἦν ἐκ μόνων τῶν τραχειῶν τὸν πνεύμονα γεγονέναι. πρὸς γὰρ αὖ τοῖς ἄλλοις οὐδὲ τοῦτ' ἔστιν εἰπεῖν Ἐρασιστράτῳ βοηθεῖν ἐπιχειροῦντι, διότι τῇ καρδίᾳ συναφθῆναι τὰς τραχείας ἀρτηρίας ἀδύνατον ἦν, ἐκ χόνδρου συγκειμένας. ὡς γὰρ ἀλλήλων οὕτω διὰ μέσων τῶν ὑμενωδῶν σωμάτων συνάπτονται, καὶ τῇ καρδίᾳ δήπου δυνατὸν ἦν αὐτοῖς συναφθῆναι. τί δή ποτε γοῦν οὐχ ἓν γένος ἀρτηριῶν ἐγένετο κατὰ τὸν πνεύμονα; διὰ τί δὲ καὶ φλεβῶν αὐτῷ ἐδέησεν, Ἐρασιστράτῳ μὲν ἄπορον εἰπεῖν, ὥσπερ καὶ διὰ τί φλεβώδης μὲν ὁ χιτὼν ταῖς

cam et omnium uno verbo animalis partium ex vena, arteria et nervo ait esse contextam, nutririque unumquodque a vena in se ipso contenta, simplici tamen illa, et quae ratione sit conspicua, neque hac magna vena et composita quicquam indigere. Si igitur sinister quidem cordis ventriculus spiritum solum in se ipso continet, ut et aspera arteria, ob eamque causam laevibus pulmoni opus non fuit, nullaque arteria cibo indiget invectitio, consentaneum fuit ex solis asperis pulmonem ipsum constare. Neque enim (ut alia omittam) est quod dicat, qui Erasistratum defendere conabitur, asperas arterias propterea, quod ex cartilaginibus constabant, cum corde jungi non potuisse: nam quemadmodum per media membranosa corpora inter se conjunguntur, sic et cordi utique poterant conjungi. Cur igitur non genus unum arteriarum in pulmone fuit? cur item et venis ipse indiguit, Erasistratus quidem haud facile dixerit; quemadmodum et cur arteriis quidem

ἀρτηρίαις, ἀρτηριώδης δὲ ταῖς φλεψὶν, ἡμῖν δ᾽ οὐκ ἄπορον.
ἀλλὰ καὶ μαρτυροῦσιν ἐναργῶς οἱ περὶ τῶν χρειῶν λογισμοὶ
ταῖς ὑπὲρ τῶν ἐνεργειῶν ἀποδείξεσιν. ἐπειδὴ γὰρ αἱ μὲν
ἄλλαι πᾶσαι καθ᾽ ὅλον τὸ ζῶον ἀρτηρίαι μετέχουσιν αἵματος, ὥσπερ καὶ ἡ ἀριστερὰ κοιλία τῆς καρδίας, αἱ τραχεῖαι
δὲ μόναι καθαραὶ τυγχάνουσιν οὖσαι, διὰ μέσων τῶν λείων
συνήφθησαν τῇ καρδίᾳ, πάντως που καὶ τὰ τούτων στόματα πρὸς τῆς μηδὲν ἀλόγως ἐργαζομένης φύσεως εἰς
τοῦθ᾽ ἥκει συμμετρίας, ὡς ἀτμῷ μὲν καὶ πνεύματι δίοδον
ἔχειν, αἵματι δὲ [458] καὶ ταῖς οὕτω παχείαις οὐσίαις ὑπάρχειν ἄβατον. καὶ εἴποτ᾽ ἄρα τὴν κατὰ φύσιν ἀπολέσειε συμμετρίαν ἀναστομωθέντα, διαδίδοταί τι ταῖς τραχείαις ἀρτηρίαις ἐκ τῶν λείων αἷμα, καὶ βῆχά τε παραχρῆμα ποιεῖ
καὶ ἀναγωγὴν αἵματος. ἀλλ᾽ ἔν γε τῷ κατὰ φύσιν ἔχειν
αὐτό τε τὸ μεταλαμβανόμενον ἐκ τῶν τραχειῶν εἰς τὰς λείας
πνεῦμα παντελῶς ὀλίγον, ἥ τε σὰρξ τοῦ πνεύμονος ἀερώ-
δης ὁρᾶται καὶ πνεύματος μεστὴ, σαφῶς εἰς πέψιν ἀέρος
ἐνδεικνυμένη παρεσκευάσθαι, καθάπερ ἡ τοῦ ἥπατος εἰς

tunica obtigit venofa, venis autem arteriofa: nobis vero
dictu non eſt difficile, ſed quae de uſibus ratiocinati
ſumus, ea perſpicue actionum demonſtrationes comprobant. Quum enim caeterae quidem omnes toto corpore
diffuſae arteriae ſanguinis ſint participes, quemadmodum
et ſiniſter cordis ventriculus, ſolae vero aſperae, ſanguinis vacuae, per medias laeves cordi ſint connexae,
harum orificia a natura nihil temere agente eo commo-
derationis adducta eſſe neceſſe eſt, ut vapori quidem
ac ſpiritui ſint pervia, ſanguini vero et craſſis ſimiliter
ſubſtantiis invia. Quod ſi forte aliquo tempore patula
naturalem amiſerint commoderationem, portio aliqua
ſanguinis in aſperas arterias ex laevibus effunditur,
quem caſum repente tuſſis conſequitur et ſanguinis per
os eductio; quum autem ſecundum naturam habent, tum,
qui ex aſperis in laeves tranſumitur ſpiritus, paucus omnino eſt, et pulmonis caro cernitur aërea ſpiritusque
plena, indicans plane ſe, quomodo et caro hepatis ad

τὴν τῆς τροφῆς. εὔλογον γὰρ οὐκ ἀθρόον οὐδ' ἐξαίφνης τὸν ἔξωθεν ἀέρα τοῦ κατὰ τὸ ζῶον πνεύματος γίνεσθαι τροφὴν, ἀλλὰ κατὰ βραχὺ μὲν ἀλλοιούμενον, ὥσπερ γε καὶ τὰ σιτία, δεχόμενον δὲ τὴν οἰκείαν ποιότητα τῷ συμφύτῳ πνεύματι χρόνῳ πλείονι, καὶ ταύτης τῆς ἀλλοιώσεως τὸ πρῶτον ὄργανον ὑπάρχειν τὴν τοῦ πνεύμονος σάρκα, καθάπερ γε καὶ τῆς εἰς αἷμα μεταβολῆς ἡ σὰρξ τοῦ ἥπατος ἐδείκνυτο τὴν αἰτίαν ἔχειν. Ἐρασίστρατον δὲ κἀνταῦθα δέον αἰτιάσασθαι ποιότητος οἰκειότητά τε καὶ ἀλλοτριότητα, λεπτότητα καὶ παχύτητα οὐκ οἶδ' ὅπως αἰτιᾶται τοῦ πνεύματος, οἰόμενον ἀπόλλυσθαι διὰ τοῦτο τούς τ' ἐν τοῖς Χαρωνείοις βαράθροις καὶ τοὺς ἐν τῇ νεωστὶ κεχρισμένῃ οἰκίᾳ τιτάνῳ, καί τινος ἐξ ἀνθράκων ὀσμῆς καὶ τῶν ἄλλων τῶν τοιούτων ἀδυνατοῦντος ἐν τῷ σώματι στέγεσθαι τοῦ πνεύματος ὑπὸ λεπτότητος. ἄμεινον δ' ἦν, ὥσπερ τῶν βρωμάτων οἰκεία μὲν ἡ τῶν ὀσπρίων τε καὶ λαχάνων καὶ ἄρτου καὶ τῶν ἄλλων τῶν τοιούτων ἐστὶ ποιότης, ἀλλοτρία

cibi, ita ad aëris coctionem esse comparatam. Nam consentaneum est non confertim neque repente aërem externum ejus spiritus, qui animali inest, fieri nutrimentum, sed paulatim quidem immutari, quemadmodum sane et cibaria, familiarem autem innato spiritui qualitatem diuturniore tempore recipere, hujusque alterationis pulmonis carnem primum esse instrumentum, quemadmodum certe ostendebamus hepatis carnem cibi in sanguinem mutationis esse auctorem. Erasistratum porro quum hic quoque causam in qualitatem familiarem atque alienam conferre decuisset, confert nescio quo pacto in spiritus tenuitatem ac crassitiem; existimat enim, propterea perire eos, qui in Charoniis sunt barathris; tum eos, qui domos incolunt calce nuper illitas, aut qui ex quodam carbonum odore et aliis generis ejusdem extinguuntur, quod spiritus prae tenuitate contineri corpore nequeant. Satius autem fuisset, veluti in alimentis familiaris quidem leguminum, olerum, panis atque id genus aliorum nobis est qualitas, aliena

δ᾽ ἡ τε τῆς κανθαρίδος, καὶ ἡ τοῦ λαγωοῦ τοῦ θαλαττίου, καὶ ἡ τῶν ἄλλων τῶν τοιούτων, οὕτω νομίζειν ἀέρος εἶναί τινα ποιότητα, τὴν μὲν οἰκείαν τε καὶ φίλην τῷ τοῦ ζώου πνεύματι, τὴν δ᾽ ἀλλοτρίαν τε καὶ φθαρτικήν. εἰ γὰρ ἅπαξ εἰς ἔννοιαν ἀφίκετο τούτου, τήν τε τῶν ἀνθράκων λιγνὺν οὐκ ἂν ἐτόλμησε λέγειν λεπτοτέραν ἀέρος καθαροῦ, σαφῶς ἅπασι φαινομένην παχυτέραν, ἐζήτησέ τ᾽ ἄν, οἴομαι, τὰ τῆς πέψεως αὐτοῦ παρεσκευασμένα τῇ φύσει μόρια. ἢ τοῦτο μὲν καὶ πάνυ γελοῖον, ᾧ μηδὲ περὶ τῆς τοῦ αἵματος γενέσεως εἴρηταί τι, μηδὲ περὶ τῆς τῶν ἄλλων χυμῶν, τοῦτον ἀξιοῦν εἰς τοσοῦτον φυσιολογίας ἥκειν, ὡς καὶ τὴν τοῦ πνεύματος ἀλλοίωσίν τε καὶ πέψιν ἐπίστασθαι. περὶ (447) μὲν δὴ τούτων ἑτέρωθι πρὸς αὐτὸν ἐπὶ πλέον εἴρηται. τὸ δ᾽ ἐκ τῶν τραχειῶν ἀρτηριῶν πνεῦμα τὸ ἔξωθεν ἑλχθὲν ἐν μὲν τῇ σαρκὶ τοῦ πνεύμονος τὴν πρώτην ἐργασίαν λαμβάνει, μετὰ ταῦτα δ᾽, ἐν τῇ καρδίᾳ τε καὶ ταῖς ἀρτηρίαις καὶ μάλιστα ταῖς κατὰ τὸ δικτυοειδὲς πλέγμα τὴν δευτέραν, ἔπειτα τὴν τελεωτάτην ἐν ταῖς τοῦ

vero cantharidis, et leporis marini, atque aliorum ejusmodi: ita putare aëris qualitatem quandam aliam quidem familiarem et amicam ſpiritui ipſius animalis, aliam vero alienam ac corruptricem. Si enim ſemel intelligere id potuiſſet, haudquaquam carbonum fumum puro aëre tenuiorem pronunciare auſus fuiſſet, quum ille omnibus craſſior plane appareat, ſed veſtigaſſet, ut opinor, partes a natura ad ipſius coctionem comparatas. At certe ridiculum valde eſt, cui ne de ſanguinis quidem generatione aliorumque humorum dictum quidquam ſit, in eo tantam requirere phyſiologiam, ut etiam ſpiritus immutationem et coctionem intelligat. Sed de his quidem alibi adverſus eum uberius dictum eſt. Caeterum ſpiritus, qui ab aſperis arteriis extrinſecus trahitur, in pulmonis quidem carne primam elaborationem ſortitur, poſtea vero in corde atque arteriis, et iis maxime, quae in plexu ſunt retiſormi, ultimam ac per-

Ed. Chart. IV. [458. 459.]

ἐγκεφάλου κοιλίαις, ἔνθα δὴ καὶ ψυχικὸν ἀκριβῶς γίγνεται. πότερον δ᾽ ουν τίς ἐστιν ἡ χρεία τοῦ ψυχικοῦ τούτου πνεύματος, καὶ πῶς, ἀγνοεῖν ἔτι τὸ ἀκριβέστατον ὁμολογοῦντες οὐσίαν ψυχῆς, ὅμως οὕτω τολμῶμεν ὀνομάζειν, οὐ νῦν ἂν εἴη λέγειν καιρός. ἀλλ᾽ ὑπομνήσαντας, ὡς ἡ σὰρξ τοῦ πνεύμονος ἅμα μὲν ἀναπληροῖ τὴν σχίσιν τῶν ἀγγείων, ἅμα δὲ πέττει τὸν ἔξωθεν ἀέρα, περί τε τῶν εἰς τὰς τραχείας ἀρτηρίας ἐμφυομένων φλεβῶν, ὑπὲρ ὧν ὀλίγον ἔμπροσθεν ἐλέγομεν, εἰπόντας αὖθις, ὡς, ἐπειδὴ τελέως ἠπόρουν αἵματος αἵδ᾽ αἱ ἀρτηρίαι, δεόντως εἰς αὐτὰς ἐκ τῶν ἔξωθεν μερῶν ἐμπεφύκασιν αἱ φλέβες, καὶ ὡς, εἰ κᾂν ταῖς λείαις ἡ φύσις ἐγίγνωσκε μὴ περιεχόμενον αἷμα, πάντως ἄν που καὶ τῆς τούτων τροφῆς προὐνοήσατο, καὶ μέν γε καὶ ὡς ἀρτηριώδει μὲν εἶναι τῇ φλεβὶ, φλεβώδει δὲ τῇ ἀρτηρίᾳ βέλτιον ἦν, ὡς ἔμπροσθεν ἀπεδείξαμεν, ἀναμνήσαντας τὰ κεφάλαια, [459] καιρὸς ἂν εἴη μεταβαίνειν ἐπί τι τῶν ἑξῆς. ἐκεῖνο μόνον ἔτι προσθέντας, ὡς διὰ τὰ προειρημένα μέσην ἡ φύσις ἔταξε τὴν τραχεῖαν

fectiſſimam in cerebri ventriculis, ubi utique et animalis primum exacte efficitur. Porro quis hujus ſpiritus animalis ſit uſus, et cur, quum nos animae ſubſtantiam ignorare plane fateamur, hunc tamen ſic appellare audeamus, non eſt nunc dicendi locus. Sed ubi admonuerimus, pulmonis carnem ſimul quidem vaſorum diviſionem opplere, ſimul autem externum aërem concoquere; ad haec de venis, quae aſperis arteriis inſeruntur, quarum haud ita pridem meminimus, ubi oſtenderimus, eas convenienter hiſce arteriis parte externa propterea fuiſſe infixas, quod eae ſanguine omnino carerent, naturamque omnino arteriis etiam laevibus fuiſſe, quo eae alerentur, proſpecturam, niſi ſanguinem in ipſis contineri exploratum habuiſſet; atque etiam, quod venam quidem eſſe arterioſam, venoſam autem arteriam, ut ante indicavimus, melius erat, ubi capita in memoriam revocaverimus, tempus ſane erit ad ea, quae deinceps conſequuntur, tranſire, ſi illud ſolum adhuc adjecerimus, naturam ob ante dicta aſperam

ἀρτηρίαν τῆς τε λείας καὶ τῆς φλεβός. ἑκατέραις γὰρ αὐτῶν ἔδει πλησιάζειν, τῇ μὲν λείᾳ, διότι τὴν χρείαν τῆς ἀναπνοῆς τῇ καρδίᾳ διὰ μέσης ἐκείνης ἡ τραχεῖα παρέχει· τῇ δὲ φλεβὶ, διότι δεῖται τρέφεσθαι παρ᾽ αὐτῆς. διὰ ταῦτα μὲν οὖν ἐτάχθη μέση. διὰ τί δὲ ὄπισθεν μὲν αὐτῆς ὡς πρὸς τὴν ῥάχιν ἡ φλέψ ἐστιν, ἔμπροσθεν δ᾽ ἡ ἀρτηρία; ὅτι πο῎ῤῥωτέρω προάγειν ἀπὸ τῆς καρδίας ἀσθενῆ καὶ λεπτὸν ἔχουσαν τὸν χιτῶνα τὴν ἀρτηρίαν οὐκ ἦν ἀσφαλές. εἰκότως οὖν τουτὶ μὲν τὸ ἀγγεῖον ἀνίσχον τῆς καρδίας εὐθὺς εἰς τὸν πνεύμονα κατασχίζει. θάτερον δὲ τὸ ἰσχυρότερον ἀπάγει πο῎ῤῥωτέρω ὀπίσω τῆς ἀρτηρίας. αὕτη μὲν καὶ ἡ τούτων αἰτία. καιρὸς δ᾽ ἂν εἴη τῶν ἐφεξῆς ἔχεσθαι. ἐδείκνυτο δὴ πρός γε τὸ μὴ συστέλλεσθαι καὶ διαστέλλεσθαι ῥᾳδίως χρῆναι τὰς φλέβας ἐν ταῖς ἀναπνοαῖς ὁ χιτὼν αὐτῶν σκληρὸς γεγονέναι, καὶ πρὸς τὸ τρέφεσθαι λεπτῷ καὶ ἀτμώδει, μὴ παχεῖ καὶ θολερῷ τῷ αἵματι τὸν πνεύμονα. τὸ δὲ μὴ διαστέλλεσθαι καὶ συστέλλεσθαι πρὸς

arteriam mediam inter laevem et venam conſtituiſſe; utrique enim earum propinquam eſſe oportuit, laevi quidem, quod aſpera per medium eum reſpirationis uſum cordi exhibet, venae autem, propterea quod ab ea nutriri ipſam eſt neceſſe. Ob eas igitur cauſas in medio fuit locata. At cur ad dorſum pone eam eſt vena, anteriore vero parte arteria? quia longius a corde producere arteriam, quae tenuem atque imbecillam habet tunicam, non erat tutum. Convenienter igitur hoc quidem vas a corde ortum mox in pulmonem diſperſit; alterum vero, quod erat longius, abduxit pone arteriam. Haec utique horum cauſa fuerit. Tempeſtivum autem jam fuerit ea, quae ſequuntur, exponere. Monſtratum nobis antea fuit, venarum tunicam duram eſſe factam, tum quod eas comprimi facile ac dilatari in reſpirationibus non oporteret, tum etiam quod ſanguine pulmo alitur tenui ac vaporoſo, non craſſo, neque turbido. Caeterum quod non dilatentur neque comprimantur

Ed. Chart. IV. [459.]

δύο ταῦτα ἐδείκνυτο χρήσιμον ὑπάρχειν, εἴς τε τὸ σύμπασαν τὴν εὐρυχωρίαν τοῦ θώρακος ἀνακεῖσθαι καὶ σχολάζειν τοῖς τοῦ πνεύματος ὀργάνοις, καὶ πρὸς τὸ μηκέτι παλινδρομεῖν εἰς τὴν καρδίαν ἐξ αὐτῶν βιαίως τὸ αἷμα· τούτου γὰρ τὴν φύσιν οὐ σμικρὰν πεποιῆσθαι πρόνοιαν, ὡς κᾀκ τῆς τῶν ὑμένων ἐπιφύσεως ἐνδείκνυται. καὶ μέν γε καὶ τῶν ἀρτηριῶν ὁ χιτὼν ἀπεδείχθη λεπτὸς γεγονέναι πρὸς τὸ τρέφεσθαι τὸν πνεύμονα πλείστῳ τῷ παρ᾽ αὐτῶν αἵματι καθαρῷ καὶ λεπτῷ καὶ ἀτμώδει τὴν φύσιν ὑπάρχοντι, καὶ πρὸς τὸ ῥᾳδίως ἑλκούσῃ τῇ καρδίᾳ μεθιέναι τὸ πνεῦμα. τούτων οὖν ὅτῳ μέλει τὰς ἀποδείξεις ἐπίστασθαι, τὸν πρὸ τούτου λόγον ἐπιμελῶς ἀναγιγνωσκέτω.

Κεφ. θ'. Περὶ δὲ τῶν ὑπολοίπων ἤδη μοι λέγειν καιρός. ἐπειδὴ γὰρ ἡ χρεία τῆς ἀναπνοῆς, ἡ πρώτη μὲν καὶ μεγίστη, φυλακὴ τῆς ἐμφύτου θερμασίας ὑπάρχειν ἐδείκνυτο, δι᾽ ἣν καὶ παραχρῆμα διαφθείρεσθαι τὰ ζῶα στερούμενα τῆς ἀναψύξεως, ἡ δ᾽ ἐλάττων τε καὶ δευτέρα, θρέψις εἶναι τοῦ ψυχικοῦ πνεύματος ἐλέγετο, θαυμάζειν

hae venae, duplici nomine utile id esse docebamus, ut tota scilicet thoracis capacitas pateat spiritusque vacet instrumentis, et ne sanguis ad cor ex eis violenter recurrat; hujus enim natura haud parvam habuit providentiam, quemadmodum ex membranarum productione indicabamus. Quin et arteriarum tunicam ostendebamus factam esse tenuem, ut plurimo sanguine pulmo aleretur ab ipsis manante, qui natura est defaecatus, tenuis ac vaporosus; praeterea quo facile spiritus cordi trahenti obsequeretur. Horum autem si quis demonstrationes scire cupiat, librum legat superiorem.

Cap. IX. De reliquis autem jam me dicere tempestivum est. Quum enim respirationis usum primum esse et maximum eum dixerimus, caloris nativi conservationem, (propter quem animalia repente intereunt privata refrigeratione,) secundum vero minorem, nempe spiritus animalis nutritionem; admirari jam naturam

Ed. Chart. IV. [459.]

ἤδη προσήκει τὴν φύσιν, ὅπως ἅμα μὲν εἰς ταῦτ᾽ ἐπιτηδείως ἔχοντα τὸν πνεύμονα κατεσκεύασεν, ἅμα δ᾽ εἰς γένεσιν φωνῆς. ὅτι μὲν οὖν τὰς λείας ἀρτηρίας ἁπάσας εἰς μίαν ἀρχὴν ἀνεστόμωσε τὴν ἀριστερὰν κοιλίαν τῆς καρδίας, ἵνα περ ἡ τῆς ἐμφύτου θερμασίας ἐστὶν ἀρχὴ, κατὰ τοῦτο μὲν ὡς ἀνάψυξιν συνεχῆ τῇ καρδίᾳ παρασκευάσασαν αὐτὴν, ἐπαινεῖσθαι δίκαιον. ὅτι δὲ διά τε τῶν αὐτῶν τούτων ἐν ταῖς τῆς καρδίας συστολαῖς, ὅσον αἰθαλῶδες ἐν αὐτῇ καὶ λιγνυῶδες ἀποχεῖται, καὶ πολὺ μᾶλλον ἔτι διὰ τῆς μεγάλης ἀρτηρίας εἰς τὰς ἄλλας, ὡς καὶ ταῦθ᾽, ὑπὲρ τοῦ μὴ σβεσθῆναί ποτε καταπνιγεῖσαν ὑπὸ μοχθηρῶν περιττωμάτων τὴν ἐν τῇ καρδίᾳ θερμασίαν, ἀσφαλῶς προνοησαμένην αὐτὴν, ὑμνεῖσθαι προσήκει. τὸ δὲ καὶ τὴν τοῦ πνεύμονος σάρκα μαλακὴν καὶ μανὴν καὶ ἀφρώδη ποιῆσαι, χάριν τοῦ τὸν ἔξωθεν ἀέρα προσπίπτειν, ὡς τροφὴν οἰκείαν προνοησαμένην αὐτὴν τῷ πνεύματι τῷ ψυχικῷ, θαυμάζεσθαι δίκαιον. ὅτι δὲ, καίτοι τριῶν ἀγγείων διαπλεκόντων τὸν πνεύμονα, μιᾶς μὲν φλεβὸς, διττῶν δ᾽ ἀρτηριῶν, ἅπαν εἰς τὰς

convenit, quo pacto tum ad haec, tum ad vocis generationem pulmonem effecerit accommodatum. Nam quod laevium arteriarum omnium ora reſeravit ad unum principium ſiniſtrum cordis ventriculum, in quo caloris nativi eſt principium, in hoc quidem ceu refrigerationem continuam cordi praeparavit, celebrare ipſam eſt aequum; quod vero in cordis compreſſionibus id, quod velut fuliginoſum in eo eſt ac fumidum, per has ipſas arterias laeves effudit, et multo adhuc magis per magnam arteriam ad alias, quodque hic ne quando extingueretur cordis calor a parvis excrementis ſuffocatus, tuto providit, hymnis extollere ipſam convenit. Nam quod pulmonis carnem mollem, foraminulentam ac ſpirituoſam fecit, ut externum aërem concoquat, quem familiare ſpiritui animali alimentum futurum provideat, admirari eam par eſt: quod vero et tribus vaſis pulmonem contexentibus, una quidem vena, duabus autem arteriis, ad aſperas arterias totum ſpiritum attrahi in-

τραχείας ἀρτηρίας ἐποίησεν ἕλκεσθαι τὸ πνεῦμα, [460] καὶ αὖθις ἐντεῦθεν ἐκπέμπεσθαι φωνούντων, ἵνα ἐπὶ πλεῖστον ἡμῖν οἷόν τ᾽ ᾖ διαλέγεσθαι, μὴ δεομένοις συνεχοῦς εἰσπνοῆς, ὡς ἂν ἑκάστης αὐτῶν εἰς μακρὸν ἐξαρκούσης, ἐν τούτῳ πάλιν ὡς τοῦ βελτίστου προνοησαμένην αὐτὴν ἐπαινεῖσθαι δίκαιον. ἐγὼ μὲν δὴ δείξω τὸ γιγνόμενον, αὐτό τε καὶ τὴν αἰτίαν αὐτοῦ διδάξω τῷ λόγῳ. σὸν δ᾽ ἂν εἴη λοιπὸν ἐπαινεῖν τὸν ταῦτα κατασκευασάμενον, εἴ γε μὴ φθονερὸς εἴης δικαίων ἐπαίνων. ὅτι μὲν οὖν ὁ πνεύμων ἅπασαν ἐκπεπλήρωκε τὴν εὐρυχωρίαν τοῦ θώρακος, καὶ ὡς, εἴτε διαστέλλοιτο, συνδιαστέλλεται κατὰ πᾶν καὶ αὐτὸς, εἴτε συστέλλοιτο, συστέλλεται, ἐν τοῖς περὶ κινήσεως αὐτῶν ἔμαθες ὑπομνήμασιν. ἀλλὰ καὶ ὡς τοῖς ἕλκουσιν ἅπασιν ὀργάνοις τῇ πρὸς τὸ κενούμενον ἀκολουθίᾳ πρότερον ἕπεται τοῦ βαρυτέρου τὸ κουφότερον, καὶ ὡς διὰ τῶν εὐρυτέρων στομάτων ἑτοιμότερον αὐτοῖς πληροῦσθαι, καὶ ταῦτα ἐν ἐκείνοις ἔμαθες. καὶ μέν γε καὶ ὡς τῶν μὲν τραχειῶν ἀρτηριῶν ἓν ἁπασῶν ἂν εἴη στόμα μέγιστον, ἀνέχον εἰς τὴν

ſtituit, et rurſus illinc emitti nobis vocem emittentibus, ut diutiſſime loqui poſſemus continua inſpiratione non indigentes, ceu earum qualibet in multum tempus ſuffectura, in hoc rurſus eam, ceu id quod optimum erat providentem, laudare convenit. Rem igitur ipſam oſtendam, cauſamque ejus verbis explicabo; tuum autem fuerit deinceps eorum opificem laudare, ſi demum laudum juſtarum non es invidus. Quod itaque pulmo totam implevit thoracis capacitatem, tum quod, ſi dilatetur thorax aut comprimatur, ſimul quoque per totum pulmo dilatatur aut comprimitur, ex commentariis, quos de motu eorum conſcripſimus, didiciſti; praeterea quod inſtrumentis omnibus, quae attrahunt, conſecutione quadam ad id, quod evacuatur, prius quidem leve quam grave ſequatur, quodque per ampliora orificia ea compleri ſit facilius, haec quoque in illis didiciſti; et ſane quod aſperarum arteriarum omnium unum eſt orificium

φάρυγγα, τῶν δὲ λείων ἕτερον ἓν εἰς τὴν ἀριστερὰν κοιλίαν
τῆς καρδίας, ὥσπερ γε καὶ τῶν φλεβῶν εἰς τὴν δεξιάν, καὶ
ὡς ἐκ μὲν τῆς φάρυγγος ἀὴρ ἕλκεται μόνος εἰς τὰς τραχείας ἀρτηρίας, ἐκ δὲ τῆς δεξιᾶς κοιλίας αἷμα μόνον εἰς
τὰς φλέβας, ἐκ δὲ τῆς ἀριστερᾶς ἐξ ἀμφοῖν τι μικτόν.
εἰ δὴ ταῦτα μνημονεύοις ἅπαντα συνθεὶς αὐτά, ῥᾳδίως
ἐξευρήσεις τοῦ προκειμένου τὴν ἀπόδειξιν. διαστελλομένου
γὰρ τοῦ πνεύμονος, πρῶτον μὲν ἀκολουθήσει τὸ κουφότα-
τον, ὃ δή ἐστιν ὁ ἔξωθεν ἀήρ, καὶ πληρώσει τὰς τραχείας
ἀρτηρίας· δεύτερον δὲ τὸ ἐκ τῆς ἀριστερᾶς κοιλίας τῆς
καρδίας, καὶ πληρώσει τὰς λείας· ἔσχατον δὲ καὶ τρίτον
ἐπὶ τούτοις τὸ αἷμα. πρὶν δὲ τὰς τραχείας ἀρτηρίας τελέως πληρωθῆναι πνεύματος, εἰς οὐδέτερον τῶν ἄλλων ἐνδέχεταί τι μεταληφθῆναι. καὶ μήν, εἴπερ τοῦθ᾽ οὕτως ἔχει,
μόνως ἂν οὕτως ἐγχωρήσειεν εἴς τε τὰς λείας ἀρτηρίας καὶ
τὰς φλέβας εἰσρυῆναί τι παρὰ τῆς καρδίας, εἰ διαστέλλοιτο
μὲν ὁ θώραξ ἔτι, φθάνοιεν δ᾽ ἔχειν ἤδη τὴν μεγίστην
αἱ τραχεῖαι διάστασιν. εἰ δ᾽ ἅμα μὲν ὁ θώραξ παύοιτο

maximum, pertinens ad pharyngem, laevium autem aliud unum in finiſtrum cordis ventriculum, ut venarum
etiam in dextrum: quodque ex pharynge aër ſolus ad
aſperas arterias, ex dextro ventriculo ſanguis ſolus ad
venas, ex finiſtro mixtum quid ex ambobus pervenit;
ſi horum ſane omnium memor ſis, ipſaque omnia com-
poſueris, rei propoſitae demonſtrationem nullo negotio
invenias. Nam pulmone dilatato primum quidem id
ſequetur, quod eſt leviſſimum (eſt autem id aër externus)
implebitque aſperas arterias; ſecundum autem id, quod
effertur ex finiſtro cordis ventriculo, quod laeves imple-
bit; poſtremo vero horum omnium ac tertio ſanguis;
ante vero, quam aſperae arteriae aëre implcantur, in
neutrum aliorum poteſt quicquam tranſumi. Quod ſi ita
eſt, hac ratione ſolum in laeves arterias ac venas influere aliquid a corde continget. Si thorax quidem adhuc dilatetur, aſperae autem jam maximam prius dis-
tentionem habuerint; ſin vero ſimul quidem thorax non

Ed. Chart. IV. [460.]

διαστελλόμενος, ἅμα δ᾽ ἐκεῖναι τὴν μεγίστην ἔχοιεν διάστασιν, οὐδεὶς ἔτ᾽ ἀπολείπεται χρόνος οὔτε ταῖς λείαις ἀρτηρίαις οὔτε ταῖς φλεψὶν, ἐν ᾧ διαστήσονται. μηκέτι γὰρ τοῦ πνεύμονος διαστελλομένου, διότι μηδ᾽ ὁ θώραξ, οὐδὲ τῶν μορίων αὐτοῦ δύναιτ᾽ ἂν ἔτι διαστέλλεσθαί τι. δῆλον οὖν, ὡς, εἴπερ ἐπιδείξαιμεν, ὅτι τὴν μεγίστην τοῦ πνεύμονος διάστασιν αἱ τραχεῖαι μόναι διαστελλόμεναι καταλαμβάνουσιν, εὐθὺς ἂν ἀποδεδειγμένον εἴη, ὅτι καὶ μόναι κατὰ τὰς εἰσπνοὰς πληροῦνται. τίς οὖν ἡ τούτου ἀπόδειξις; ἐπὶ τεθνεῶτος ἤδη τοῦ ζώου διὰ τοῦ λάρυγγος ἐμφυσῶν πνεῦμα πληρώσεις μὲν δή που τὰς τραχείας ἀρτηρίας, διϊστάμενον δ᾽ ἐπὶ πλεῖστον ὄψει τὸν πνεύμονα, τὸν ἴσον ὄγκον ἐν αὐτῷ τῶν τε λείων ἀρτηριῶν καὶ τῶν φλεβῶν φυλαττουσῶν. ᾧ δῆλον, ὡς ἱκανῶς εἰς μεγίστην διάστασιν ἄγειν τὸν πνεύμονα τὰς τραχείας ἀρτηρίας ἡ φύσις ἐδημιούργησε, καὶ δι᾽ ἑνὸς τούτου σοφίσματος εἰς ταύτας μόνας ἀναγκαῖον ἐποίησεν ἐν ταῖς εἰσπνοαῖς εἰσιέναι τὸν ἔξωθεν ἀέρα. πότ᾽ οὖν εἰς τὴν καρδίαν ἕλκεται τὸ πνεῦμα;

amplius dilatetur, ſimul autem aſperae maximam habeant jam diſtentionem, nullum utique tempus relinquetur neque laevibus arteriis neque venis, quo tempore diduci queant: nam pulmone non amplius dilatato, quia neque thorax ulterius dilatetur, neque pulmonis partium quaevis dilatari amplius poterit. Ex quo manifeſtum eſt, quod, ſi monſtraverimus, maximam pulmonis diſtentionem aſperas ſolas diſtentas efficere, mox utique demonſtratum erit, eas ſolas inſpirationibus repleri. Quaenam igitur eſt hujus demonſtratio? nempe ſi mortuo jam animali per laryngem inſufflaveris; implebis enim aſperas arterias, et pulmonem diſtendi quamplurimum videbis, quum interim arteriae laeves ac venae molem ſibi ipſis retineant aequalem. Unde perſpicuum fit, aſperas arterias ſic a natura fuiſſe inſtitutas, ut pulmonem in maximam diſtentionem agerent; quo uno commento id eſt aſſecuta, ut in inſpirationibus aër externus in has ſolas neceſſario ingrederetur. Quando igitur ſpiritus in cor attrahitur?

κατὰ τὰς διαστολὰς αὐτῆς δηλονότι, καθάπερ γε καὶ κατὰ τὰς συστολὰς αὖθις ἐκκρίνεται. τὰς μὲν γὰρ λείας ἀρτηρίας ὑπηρετεῖν χρὴ ταῖς τῆς καρδίας κινήσεσι, τὰς δὲ τραχείας ταῖς τοῦ πνεύμονος. ὅτι δὲ ἀρχαὶ δύο τούτων τῶν κινήσεών εἰσιν, ὅλῳ τῷ γένει διαφέρουσαι, καὶ ὡς αἱ μὲν τῆς καρδίας ὑπὸ τῆς φύσεως, αἱ δὲ τοῦ θώρακος [461] ὑπὸ τῆς ψυχῆς γίγνονται, δέδεικται πολλάκις· ἀλλὰ καὶ ὅτι βέλτιον ἦν ἡμέτερον ἔργον εἶναι τὴν ἀναπνοὴν, ὑπηρετοῦσαν ἀεὶ τοῦ ζώου τῇ βουλήσει, κατὰ τὸν πρὸ τούτου λόγον ἀποδέδεικται. καὶ πάντως ἔοικεν εἰς ἄκραν ἥκειν πρόνοιάν τε ἅμα καὶ τέχνην τῷ δημιουργῷ τά τε κατὰ τὴν καρδίαν καὶ τὸν πνεύμονα μόρια. λείπειν γὰρ οὐδὲν ἔτι νομίζω, πλὴν ὃ καὶ χωρὶς ἐμοῦ δύναιτ᾽ ἄν τις εἰδέναι, τῶν ἔμπροσθεν εἰρημένων ἀναμνησθεὶς, ἔνθα περὶ τῆς τῶν νεύρων εἰς ἅπαντα τὰ μόρια διανομῆς ἔλεγον. εἴσεται γὰρ ἐξ ἐκείνου τοῦ λόγου, διότι καὶ τῷ πνεύμονι βέλτιον ἦν, ὥσπερ καὶ τῇ καρδίᾳ καὶ τῷ ἥπατι καὶ τῷ σπληνὶ καὶ τοῖς νεφροῖς, ἐλαχίστων μεταλαβεῖν τῶν νεύρων.

nempe eo dilatato, quemadmodum rurſus compreſſo excernitur; laeves enim arterias cordis motibus, aſperas vero pulmonis ſervire eſt neceſſe. Porro quod duo ſint horum motuum principia toto genere diſcrepantia, quodque cordis quidem motus a natura, thoracis vero ab anima edantur, monſtratum ſaepenumero eſt; nec minus etiam, quod melius fuit actionem noſtram eſſe reſpirationem voluntati animalis ſemper ſervientem, libro ſuperiore demonſtravimus. Ex quibus omnibus efficitur, ut pulmonis et cordis partes omnes ſumma opificis providentia atque arte comparatas eſſe colligamus. Supereſſe jam amplius nihil arbitror, quod non poſſit is ex ſeſe conſequi, qui ea memoriae mandarit, quae dicta a nobis fuerunt, quum de nervorum in partes omnes diſtributione ageremus; intelliget enim ex illis, cur et pulmoni melius fuerit, ut et cordi et hepati et lieni ac renibus, nervos habere minimos.

Ed. Chart. IV. [461.]

Κεφ. ι'. Ἀλλὰ καὶ περὶ τῆς εἰς τοὺς λοβοὺς αὐτοῦ
σχίσεως εἴρηται. καὶ χρὴ καὶ περὶ τούτων τῶν κεφαλαίων
ἀναμνῆσαι μόνον, ὡς πρώτην μὲν χρείαν ὁμοίαν τοῖς κατὰ
τὸ ἧπαρ ἔχουσιν. ὡς γὰρ ἐκεῖνο καθάπερ δακτύλοις τισὶ
τοῖς λοβοῖς ἀσφαλέστερον περιλαμβάνει τὴν κοιλίαν, οὕτως
ὁ πνεύμων τὴν καρδίαν. ἔπειτά δὲ καὶ ὡς ἐν ἑκατέρῳ τῷ
μέρει δυοῖν ὄντοιν ὁ μὲν ἕτερος τὴν ἄνω τοῦ θώρακος
εὐρυχωρίαν τὴν ὑπὲρ τὰς φρένας, ὁ δ᾽ ἕτερος τὴν κάτω
καταλαμβάνει. καὶ μέν γε καὶ ὡς ὁ πέμπτος ὁ σμικρὸς ὁ
κατὰ τὸ δεξιὸν μέρος, ὁ τρίγωνος, ἕνεκα τῆς κοίλης γεγένηται φλεβός. καὶ μέν γε καὶ πρὸς τὸ διαστέλλεσθαι καὶ
συστέλλεσθαι ῥᾷόν τε ἅμα καὶ δυσπαθέστερον τῷ παντὶ
σπλάγχνῳ ἡ εἰς τοὺς λοβούς ἐστι τομή. συνεχὲς γὰρ εἴπερ
ἑαυτῷ κατὰ πάντα ἐγεγόνει τὰ μέρη, τάχ᾽ ἂν ἐπόνησέ ποτε
τῶν μορίων αὐτοῦ τι κατὰ τὰς σφοδροτέρας εἰσπνοὰς, ἀθρόως
ἁπάσας τοῦ θώρακος ἐκπληροῦν ἀναγκαζομένου τὰς εὐρύτητας.
ἵν᾽ οὖν καὶ τοῖς στενοῖς αὐτοῦ μέρεσιν ὑποδύοιτο ῥᾳδίως, ἡ εἰς

Cap. X. Caeterum et Je ipſius quoque in lobos
diviſione dictum eſt; atque oportet capita eorum, quae
ibi dicta ſunt, in memoriam revocare, videlicet quod
lobi hi primum uſum iis, qui ſunt in jecinore, ſimilem
habent; nam ut jecur lobis quaſi digitis quibusdam ventriculum firmius complectitur, ita et pulmo cor ipſum.
Deinde vero, quum duo ſint *lobi* in utraque thoracis parte,
alter ſuperiorem thoracis capacitatem, alter inferiorem,
quae ad phrenas eſt, obtinet. Atque etiam, quod quintus
lobus, qui parvus, qui dextra in parte poſitus, quique triangulus eſt, venae cavae gratia factus eſt. Praeterea quod, ut
totum viſcus facilius ſimul ac tutius dilatetur ac comprimatur, in lobos diſſectum eſt; ſi enim continuus ſibi ipſi partibus omnibus factus eſſet, fortaſſis laboraſſet interdum aliqua
ejus pars, dum inſpirationibus vehementioribus totam
thoracis capacitatem replere ſubito cogitur. Ut igitur
etiam anguſtas ejus partes facile ſubeat, pulmonis in

Ed. Chart. IV. [461.]

τοὺς λοβοὺς τμῆσις ἐπιτηδειοτέρα. περὶ μὲν δὴ τῶν τοῦ πνεύμονος μορίων εἴρηται.

Κεφ. ια'. Λεκτέον δ' ἂν ἐφεξῆς εἴη περὶ τῶν τοῦ λάρυγγος. ἔστι γὰρ καὶ οὗτος ὄργανον πνεύματος, ὀνομάζεται δὲ, ὡς καὶ πρόσθεν ἔφαμεν, οὐ τοῦτο μόνον, ἀλλὰ καὶ βρόγχου κεφαλὴ, διότι καὶ αὐτὴν τὴν τραχεῖαν ἀρτηρίαν βρόγχον καλοῦσι. σύγκειται μὲν οὖν ἐκ τριῶν μεγάλων χόνδρων, οὐδὲν ἐοικότων τοῖς κατὰ τὴν ἀρτηρίαν οὔτε τὸ μέγεθος οὔτε τὸ σχῆμα. κινεῖται δ' ὑπὸ μυῶν, κατὰ μὲν τὴν ἰδίαν αὐτοῦ σύνθεσιν δώδεκα, κατὰ δὲ τὴν πρὸς τὰ παρακείμενα κοινωνίαν ἑτέρων ὀκτώ. μέγιστος μὲν οὖν ἐστιν αὐτοῦ τῶν χόνδρων ὁ ἔμπροσθεν, ὅνπερ καὶ ψαύομεν, ἔξωθεν μὲν κυρτὸς, ἔσωθεν δὲ κοῖλος ὑπάρχων, ὅπλῳ σκεπαστηρίῳ μάλιστα παραπλήσιος, οὐ τῷ κυκλοτερεῖ πανταχόθεν, ἀλλὰ τῷ προμηκεστέρῳ τῷ καλουμένῳ θυρεῷ. καὶ τοὔνομα μὲν τῷ χόνδρῳ κατὰ τὴν πρὸς τοῦθ' ὁμοιότητα τοῖς ἀνατομικοῖς ἀνδράσιν ἐτέθη, καλέσασιν αὐτὸν θυρεοειδῆ. δεύτερος δ',

lobos divifio apta magis fuit At de pulmonis partibus hactenus.

Cap. XI. De laryngis autem *partibus* deinceps dicendum; eft enim hic quoque fpiritus inftrumentum, appellaturque (ut etiam ante docuimus) non hoc folum nomine, fed etiam bronchi caput, propterea quod ipfam quoque afperam arteriam bronchon nominant. Conftat itaque larynx ex tribus magnis cartilaginibus, nihil neque figura, neque magnitudine iis, quae afperae infunt, fimilibus. Movetur autem a mufculis fecundum propriam quidem fuam compofitionem duodecim; quatenus vero communionem habet cum partibus vicinis, ab aliis octo. Harum igitur laryngis cartilaginum maxima anterior eft (quam et tangimus), extrinfecus quidem convexa, intus autem concava, clypeo maxime fimilis non undique rotundo, fed praelongo, quod fcilicet fcutum appellamus; unde nomen huic cartilagini a fcuti hujus fimilitudine ab anatomicis eft impofitum, vocaruntque ipfam fcutiformem. Secunda vero cartilago,

Ed. Chart. IV. [461. 462.]

ἕτερος τούτου χόνδρος, ὅσον ἐλάττων τούτου, τοσοῦτον τοῦ τρίτου μείζων, ἐκ μὲν τῶν ἔνδον τέτακται μερῶν, ἵνα περ ὁ στόμαχος, ὅσον δ' ἀποδεῖ τῷ μεγάλῳ πρὸς [462] τὸ τελέως εἰς κύκλον περιῆχθαι, τοῦτο αὐτὸς προστίθησιν. οὐ γὰρ δὴ, ὥσπερ ὅλης τῆς τραχείας ἀρτηρίας ὑμενῶδές ἐστι τὸ πλησιάζον τῷ στομάχῳ, κατὰ τὸν αὐτὸν τρόπον καὶ τοῦ λάρυγγος. ἡ δὲ πρὸς τὰ ἄνω τε καὶ κάτω θέσις αὐτῶν ὧδ' ἔχει. ἐπὶ τελευτηθέντι τῷ τῆς τραχείας ἀρτηρίας ἐσχάτῳ χόνδρῳ πρότερος μὲν ὁ δεύτερος εἰρημένος ἐστὶν, ὅλου ψαύων τοῦ χόνδρου κατὰ πάντα τὰ μέρη, τά τ' ὀπίσω καὶ πρόσω καὶ πλάγια. μικρὸν δ' ἀνωτέρω τῶν προσθίων τοῦδε μερῶν ὁ θυρεοειδὴς ἄρχεται χόνδρος, ἀποχωροῦντος ὀπίσω τοῦ δευτέρου. διαρθροῦνται δ' ἀλλήλοις κατὰ τὰ πλάγια. καὶ σύνδεσμοί γέ τινες ἐκ τοῦ πρώτου διήκουσιν εἰς τὸν δεύτερον ὑμενώδεις τε καὶ νευρώδεις. οὗ δ' ὁ ἐλάττων ὁ ἔνδοθεν παύεται, δύο μὲν ἐπίκεινται σμικραὶ κυρτότητες, ἄρχεται δ' ἐντεῦθεν ὁ τρίτος χόνδρος, ἁρμοτ-

quanto minor eſt prima, tanto major eſt, quam tertia, internis quidem partibus, qua ſtomachus eſt, ſitum habens. Porro quantum maxima deficit, ut perfecte in circulum circumferatur, hoc ipſa adjicit; non enim, quemadmodum aſperae arteriae totius pars ea eſt membranoſa, quae ſtomachum attingit, ad eundem modum eſt in larynge. Caeterum poſitiones harum ſuperna ac inferna ſic ſe habent: ubi definit aſperae arteriaè cartilago ultima, ibi prior quidem, ſecunda dicta, omnibus partibus totam contingit cartilaginem, id eſt anteriore, poſteriore et obliqua; paulo vero ſupra anteriores ejus partes cartilago ſcutiformis incipit, ſecunda videlicet retrorſum cedente. Dearticulantur autem et committuntur inter ſe partibus obliquis: atque paulo ſuperius etiam ligamenta quaedam membranoſa ac nervoſa ex prima ad ſecundam perveniunt. Porro ubi minor, quae intus eſt, definit, duae quidem ſuperjacent parvae convexitates. Incipit autem illinc tertia cartilago, con-

Ed. Chart. IV. [462.]

τούσας ἀκριβῶς ταῖς ἐξοχαῖς αὐτοῦ κοιλότητας ἔχων, ὥστε τὴν σύνταξιν τῶν δύο τούτων χόνδρων διττὴν ἐργάζεσθαι διάρθρωσιν. ἔστι δὲ καὶ στενώτερος ὁ χόνδρος ταύτης τῆς κάτω βάσεως ὁ δεύτερος. ὥστε διὰ τοῦτο καὶ τοῦ λάρυγγος ὅλου τὸ κάτω πέρας, ᾧ ψαύει τῆς ἀρτηρίας, εὐρύτερόν ἐστι τοῦ ἄνω στομίου τοῦ τελευτῶντος εἰς τὴν φάρυγγα. καὶ γὰρ αὖ καὶ ὁ τρίτος χόνδρος εἰς στενὸν κομιδῆ καὶ αὐτὸς τελευτᾷ, οὗ τὸ ἄνω πέρας ἀρυταινοειδὲς οἱ πλεῖστοι τῶν ἀνατομικῶν ὀνομάζουσι ἀπὸ τῆς τοῦ σχήματος ὁμοιότητος πρὸς ταύτας δὴ τὰς προχόους, ἃς ἤδη καὶ ἀρυταίνας ἔνιοι καλοῦσιν. ἔστραπται δὲ καὶ τούτου τοῦ χόνδρου τὸ κοῖλον εἰς τὸν τοῦ πνεύματος πόρον, ὥσθ᾽ οἷον αὐλόν τινα γίγνεσθαι τὸ συγκείμενον ἐκ τῶν τριῶν. ἔνδον δ᾽ ἐν αὐτῷ τῷ πόρῳ τοῦ λάρυγγος ἔγκειται σῶμα τῷ σχήματι μὲν αὐλοῦ γλώττῃ παραπλήσιον, ἰδιότητι δὲ τῆς οὐσίας οἷον οὐκ ἄλλο τῶν κατὰ τὸ σῶμα· καὶ γὰρ ὑμενῶδές ἐστιν ἅμα καὶ πιμελῶδες καὶ ἀδενῶδες. ὧδε μὲν ἔχει κατασκευῆς ἡ ἴδιος οὐσία τοῦ λάρυγγος. ὁ γὰρ δὴ χιτὼν ὁ ἔνδον αὐτὸν

venientes ad amuſſim eminentiis illius habens cavitates, adeo ut harum duarum cartilaginum commiſſio duplicem efficiat dearticulationem. Eſt autem et anguſtior ſecunda cartilago, in baſi inferior; ob eamque cauſam totius laryngis ora inferior, qua aſperam arteriam attingit, amplior eſt ſuperiori orificio, quod in pharynga deſinit. Etenim et tertia cartilago in anguſtum valde ipſa deſinit, cujus oram ſuperiorem arytaenoidem anatomicorum plurimi nominant, quia pars haec figuram ſitulae vel gutturnii repraeſentet, quam etiamnum aliqui arytaenam appellant. Converſa autem eſt hujus quoque cartilaginis cavitas ad meatum ſpiritus, ut velut fiſtula quaedam ſiat ex tribus iis compoſita. Intra vero in ipſo laryngis meatu corpus incumbit, figura quidem linguam fiſtulae referens, proprietate vero ſubſtantiae tale, cujusmodi aliud nihil eſt eorum, quae corpori inſunt; membranoſum enim eſt adipoſumque et glanduloſum. Atque ea quidem conſtructio eſt proprie laryngis ſubſtantiae: nam tu-

Ed. Chart. IV. [462.]
ὑπαλείφων κοινός τῆς τ' ἀρτηρίας ἐστὶ καὶ τοῦ στομάχου. ὅτι μὲν οὖν ἐν πρώτῳ τῷ λάρυγγι φωνὴ γίγνεται, καὶ ὡς διαστέλλεταί τε καὶ συστέλλεται μέχρι πλείστου, καὶ ἀνοίγεταί τε καὶ κλείεται τελέως ἐνίοτε τὸ ἄνω στόμιον αὐτοῦ, δι' ἑτέρων ἀποδέδεικται γραμμάτων. ὅτι δ' οὐδ' ἐνεδέχετο βελτίω γενέσθαι κατασκευὴν αὐτῷ τῆς νῦν οὔσης, ἐνταυθοῖ πειράσομαι δεικνύειν. οὔτε γὰρ ἐξ ἄλλης οὐσίας κατασκευασθῆναι τὸ τῆς φωνῆς ὄργανον, ἀλλ' ἐκ τῆς χονδρώδους μόνης, ἄμεινον ἦν, ὡς κἀν τοῖς περὶ τῆς τραχείας ἀρτηρίας λογισμοῖς ἐπεδείκνυμεν· οὔτε χονδρώδους μὲν, ἀλλ' ἑνὸς τούτου, μηδεμίαν ἐν ἑαυτῷ διάρθρωσιν ἔχοντος, ἀκίνητον γὰρ ἂν οὕτω παντάπασιν ὑπῆρχεν, ὡς μήτε κλείεσθαι, μήτε ἀνοίγνυσθαι, μήθ' ὅλως συστέλλεσθαί τε καὶ διαστέλλεσθαι. δῆλον οὖν, ὡς ἐκ πλειόνων θ' ἅμα καὶ συναπτομένων πρὸς ἀλλήλους χόνδρων εὔλογον ἂν ἦν γενέσθαι τὸν λάρυγγα, καὶ μέντοι καὶ τὴν κίνησιν αὐτοῦ μὴ φυσικὴν, ὥσπερ τῶν ἀρτηριῶν, ἀλλὰ κατὰ τὴν τοῦ ζώου γίγνεσθαι προαίρεσιν. εἰ γὰρ

nica, quae intus ipſam inungit, communis eſt arteriae ac ſtomacho. Porro quod primum in larynge vox efficiatur, quodque dilatetur plurimum ac comprimatur, aperiaturque ac claudatur exacte nonnunquam ſupernum ejus orificium, in aliis libris demonſtravimus; quod vero ei melior fieri conſtructio nulla poterat, quam ea, quam nunc habet, demonſtrare hîc aggrediar. Non enim ex alia, ſed ex ſola cartilaginoſa ſubſtantia vocis inſtrumentum conſtruere melius fuit, ut, dum de aſpera arteria ageremus, probavimus: neque ex cartilaginoſa quidem, ſed una ipſa, quae nullam in ſe ipſa habeat dearticulationem, immobile enim eo modo eſſet omnino; unde neque clauderetur, neque aperiretur, neque omnino dilataretur ac comprimeretur. Ex quo ſatis intelligitur, fuiſſe conſentaneum, ex pluribus ſimul et ſibi mutuo applicatis cartilaginibus laryngem ipſum efficere, motumque ipſius non naturalem eſſe, quomodo et arteriarum, ſed ab animalis voluntate pendere. Nam ſi

Ed. Chart. IV. [462. 463.]

εἴς τε τὰς εἰσπνοὰς καὶ τὰς ἐκπνοὰς καὶ τὰς ἐπισχέσεις τῆς ὅλης ἀναπνοῆς, καὶ τὰς ἐκφυσήσεις, καὶ τὰς φωνὰς ἔμελλεν ἔσεσθαι χρήσιμος, (ἅπαντα δὲ ταῦτα βέλτιον ἦν ὑπὸ τῆς ἡμετέρας ἄρχεσθαι προαιρέσεως,) εὔλογον ἦν δήπουθεν αὐτῷ τὴν κίνησιν ἑκούσιόν τε καὶ κατὰ τὴν τοῦ ζώου γίνεσθαι βούλησιν. ἀλλ' εἰς τὰς τοιαύτας ἁπάσας κινήσεις οἱ μύες ἐδείκνυντο παρεσκευάσθαι τῇ φύσει. δῆλον οὖν, ὡς διὰ μυῶν ἐχρῆν αὐτοὺς κινεῖσθαι. τίνες οὖν οἱ μύες οὗτοι, καὶ πόσοι, καὶ πόθεν ἀρχόμενοι, [463] καὶ κατὰ τίνα τρόπον ἀνοιγνύντες τε καὶ κλείοντες αὐτὸν, ἤδη λέγωμεν ἀπὸ τῶν προτέρων ἀρξάμενοι τῶν κοινῶν τοῖς τρισὶ χόνδροις. τέτταρες μέν εἰσιν οἱ τὸν πρῶτον χόνδρον τῷ δευτέρῳ συνάπτοντες ἐν τοῖς μεγαλοφώνοις ζώοις, ὧν ἐστι καὶ ὁ ἄνθρωπος, τέτταρες ἐν πᾶσι τοῖς ζώοις, οἱ τὸν δεύτερον τῷ τρίτῳ, καὶ δύο ἄλλοι, οἱ τὸν πρῶτον τῷ τρίτῳ. καταφύονται δ' οἱ μὲν ἐκ τοῦ πρώτου χόνδρου τοῦ θυρεοειδοῦς εἰς τὸν δεύτερον ὧδέ πως. κατὰ τὸ κάτω πέρας ἑκατέρου τῶν χόνδρων, ἔνθα τῆς τε

uſum erat habiturus in inſpirationibus atque expirationibus, totiusque reſpirationis inhibitionibus, et efflationibus, ac vocibus, quae omnia ſatius fuit a noſtra voluntate proficiſci, motum quoque ipſi ſpontaneum ac ſecundum animalis voluntatem eſſe rationabile fuit. Atqui ad omnes hos motus muſculi ſunt (ut docuimus) a natura inſtituti. Perſpicuum igitur eſt, quod cartilagines has moveri per muſculos oportebat. De quibus muſculis, qui quotve ſint, et unde oriantur, quoque modo aperiant claudantque larynga, nunc differamus a prioribus auſpicati, qui ſunt tribus cartilaginibus communes. In animantibus quippe magna voce praeditis, inter quae etiam eſt homo, quatuor ſunt muſculi, qui ſecundae primam cartilaginem adnectunt, alii vero quatuor in omnibus animalibus ſunt, qui ſecundam tertiae, et alii duo, qui primam tertiae committunt. Derivantur autem ex prima cartilagine ſcutiformi ad ſecundam hoc pacto. Secundum finem inferiorem utrius-

Ed. Chart. IV. [463.]

τραχείας ἀρτηρίας ψαύουσιν καὶ ἀλλήλων, ἐκ τοῦ μεγάλου χόνδρου διήκουσιν εἰς τὸν δεύτερον ἔξωθεν μὲν δύο μύες, ἔσωθεν δὲ δύο, καθ᾽ ἑκάτερον μέρος ἴσοι ἀκριβῶς ὅ τ᾽ ἔξω τῷ ἔξω καὶ ὁ ἔνδον τῷ ἔνδον. οὗτοι μὲν ουν ἀκριβῶς στενοῦσι τὸ κάτω πέρας τοῦ λάρυγγος, προστέλλοντες τὸν πρῶτον χόνδρον τῷ δευτέρῳ. οἱ δ᾽ ἄλλοι τέτταρες, οἱ τὸν δεύτερον τῷ τρίτῳ συνάπτοντες, ἀνοιγνύουσι τὸ ἄνω πέρας τοῦ λάρυγγος, εἰς τοὐπίσω μὲν ἀνακλῶντες τὸν ἀρυταινοειδῆ χόνδρον οἱ ὄπισθεν, εἰς δὲ τὰ πλάγια διϊστῶντες ἐπὶ πλεῖστον οἱ ταύτῃ κείμενοι. τὴν δ᾽ ἀντικειμένην τοῖς τέτταρσι τούτοις ἐνέργειάν τε καὶ θέσιν ἔχοντες οἱ λοιποὶ δύο κλείουσιν ἀκριβῶς τὸ ανω τοῦ λάρυγγος στόμα, πρὸς τὴν ἐντὸς εὐρυχωρίαν κατασπῶντες τὸν πρῶτον, ἐοικότα τοῖς συσπαστοῖς βαλαντίοις διὰ τὸ πλῆθος ὧν περιβέβληται νευρωδῶν ὑμένων. οὗτοι μὲν οὖν οἱ εἰρημένοι μύες δέκα κοινοὶ τῶν τριῶν εἰσι χόνδρων. ἕτεροι δὲ δύο περὶ τὴν βάσιν τοῦ ἀρυταινοειδοῦς, οὐκ ὄντες ἐν τοῖς μικροφώνοις ζώοις, ὧν ἐστι καὶ ὁ πίθηκος. ἄλλοι δὲ πολὺ μείζους

que cartilaginis, ubi aſperam arteriam tangunt et ſe invicem, ex magna cartilagine perveniunt ad ſecundam, extrorſum quidem duo muſculi, introrſum autem duo, utraque parte externis externi, internis interni prorſus aequales. Hi igitur exacte anguſtant oram laryngis inferiorem, primam cartilaginem ſecundae applicantes; alii vero quatuor, qui ſecundam cum tertia jungunt, ſinem laryngis ſuperiorem aperiunt; quorum qui parte ſunt poſteriore, cartilaginem arytaenoidem retro flectunt; ad obliqua vero plurimum diducunt, qui ibi collocati ſunt. Porro quatuor iis duo reliqui actionem contrariam ac poſitionem habentes claudunt exacte os ſupernum laryngis, ad internam capacitatem primam cartilaginem trahentes ſimilem contractis crumenis ob nervoſarum membranarum, quibus circumplectitur, multitudinem. Decem igitur dicti muſculi trium cartilaginum ſunt communes; alii vero duo ſunt in baſi arytonoideos; verum hi animalibus voce parva praeditis non inſunt, in quibus et ſimia numeratur. Caeterum

Ed. Chart. IV. [463.]
τούτων, μόνου τοῦ θυρεοειδοῦς ἴδιοι, δύο μὲν ἐκ τῶν ταπεινοτέρων πλευρῶν τοῦ ὑοειδοῦς ὀστοῦ τὴν ἔκφυσιν ἔχοντες, εἶθ' ὅλῳ τῷ μήκει τοῦ πρώτου χόνδρου πρόσθεν ἐπιβεβλημένοι· δύο δ' ἄλλοι τὴν μὲν ἔκφυσιν ἐκ τοῦ χόνδρου πεποιημένοι, φερόμενοι δ' ὡς ἐπὶ τὸ στέρνον τοῖς ἄλλοις δύο συνεπιμίγνυνται κατ' ἐκεῖνα μόνα τῶν ζώων, οἷς μέγας ὅ τε σύμπας λάρυγξ ἐστὶ καὶ ὁ θυρεοειδὴς χόνδρος. ὑπόλοιποι δ' ἄλλοι μύες δύο ἐγκάρσιοι, τῶν πλαγίων ἐκφυόμενοι μερῶν τοῦ θυρεοειδοῦς, ἔπειτ' ἐν κύκλῳ τὸν στόμαχον περιλαμβάνοντες, εἰς ταὐτὸν ἀλλήλοις ἀφικνοῦνται.

Κεφ. ιβ'. Οὕτω μὲν οὖν ἔχουσι κατασκευῆς οἵ τε χόνδροι καὶ οἱ μύες τοῦ λάρυγγος. ἑξῆς δ' ἂν εἴη λέγειν ἑκάστου τὴν χρείαν, ἀπὸ τῶν χόνδρων ἀρξαμένους. οὐ γὰρ ἀλόγως αὐτοὺς ἡ φύσις ἐποίησε τοσούτους τε καὶ τοιούτους. ἀλλ' ὅτι διττὰς ἐχρῆν εἶναι κατὰ γένος ἐν αὐτοῖς τὰς διαρθρώσεις τε καὶ τὰς κινήσεις, ἑτέρας μὲν τὰς διαστελλούσας τε καὶ συστελλούσας αὐτοὺς, ἑτέρας δὲ τὰς ἀνοιγνυούσας τε

alii ſunt his multo majores, ſolique ſcutiformis proprii, quorum duo ex inferioribus oſſis hyoideos lateribus habent originem, indeque ſecundum totam longitudinem primae cartilaginis parte anteriore producuntur; alii quoque duo ab ipſa cartilagine exorti, ſed ad pectus tendentes, aliis duobus commiſcentur in illis ſolum animalibus, quibus magna ſunt et totus larynx et cartilago ſcutiformis; reliqui vero alii duo muſculi transverſi, ex obliquis ſcutiformis partibus enati, deinde in orbem ſtomachum complectentes, ſimul inter ſe coëunt.

Cap. XII. Sic itaque ſe habet cartilaginum ac muſculorum laryngis conſtructio, de quorum uſu dicendum deinceps jam erit, ducto a cartilaginibus initio. Non enim temere eas ſine cauſa natura fecit tot ac tales; ſed quoniam duplices genere oportebat ipſis ineſſe dearticulationes atque motus, alios, qui eas dilatarent et comprimerent, alios, qui easdem clauderent atque

καὶ τὰς κλειούσας, εἰς μὲν δὴ τὰς πρώτας ἡ τοῦ πρώτου πρὸς τὸν δεύτερον ἐγένετο διάρθρωσις, εἰς δὲ τὰς δευτέρας ἡ τοῦ δευτέρου πρὸς τον τρίτον. ἄλλης δ᾽ οὐκ ἔτ᾽ ἐδεῖτο τρίτης κινήσεως κατὰ γένος· ὥστ᾽ οὐδὲ διαρθρώσεως τρίτης· οὐκοῦν οὐδὲ μορίου τετάρτου. διὰ δὲ ταὐτὸ τοῦτο οἱ κοινοὶ τῶν τριῶν χόνδρων μύες ἐγένοντο δέκα τὸν ἀριθμόν· οἱ πρῶτοι μὲν ῥηθέντες οἱ δύο τὰ πρόσθια μέρη συνάπτοντές τε καὶ κλείοντες τῶν τοῦ λάρυγγος μεγάλων χόνδρων· οἱ δ᾽ ἑξῆς αὐτῶν οἱ δύο [464] τὰ διὰ βάθους· τῶν δ᾽ ἄλλων ἓξ οἱ μὲν τέτταρες ἀνοιγνύντες τὸν ἀρυταινοειδῆ χόνδρον, οἱ δ᾽ ὑπόλοιποι δύο κλείοντες. οἷς ἐπίκουροι δύο ἐγκάρσιοι μύες ἐπὶ τῶν πλείστων ζώων, ἀλλήλοις ἑνούμενοι, τὴν βάσιν σφίγγουσι τοῦ τρίτου χόνδρου. οὗτοι μὲν οὖν οἱ μύες ἅπαντες ἐν τῷ λάρυγγι περιέχονται, τῶν παρακειμένων ὀργάνων οὐδενὶ συναπτόμενοι. ἕτεροι δὲ μύες ὀκτὼ, συνδέοντες αὐτὸν τοῖς πέριξ σώμασιν, ἑτέρας κινήσεως ἐξηγοῦνται, καθ᾽ ἣν ὅλος ὁ τοῦ πνεύματος πόρος

aperirent, ad priorum quidem motuum conſtitutionem primae ad ſecundam facta eſt dearticulatio, ad ſecundorum vero ſecundae ad tertiam. Caeterum quum tertio motus genere non egeret, neque articulatione tertia, atque idcirco neque parte quarta indiguit. Quamobrem et muſculi illi trium cartilaginum communes numero decem extiterunt; quorum duo quidem primi memorati partes laryngis anteriores conjungunt, maximamque claudunt cartilaginem; qui vero duo hos ſubſequuntur, eas, quae in intimis ſunt abditae; reliquorum vero ſex quatuor quidem aperiunt cartilaginem arytaenoidem, claudunt autem alii duo; quibus opitulantur duo muſculi transverſi, qui in multis animalibus coaleſcentes baſim tertiae cartilaginis conſtringunt. Hi igitur omnes muſculi in larynge continentur, cum nullo adjacentium inſtrumentorum connexi. Alii vero octo muſculi, circumfuſis corporibus ipſum colligantes, alterius motus ſunt duces, quo motu totus ſpiritus meatus dilatatur ac contrahitur.

εὐρύνεταί τε καὶ συστέλλεται. οἱ μὲν ἀπὸ τοῦ ὑοειδοῦς ὀστοῦ καθήκοντες, ἐπὶ τὰ πρόσω τε καὶ τὰ ἄνω τὸν πρῶτον χόνδρον ἕλκοντες, ἀπάγουσί τε τῶν ὀπισθίων χόνδρων, εὐρύνουσί τε τὸν πόρον. ἀντιτεταγμένην δ᾽ αὐτοῖς ἔχοντες τήν ἐνέργειάν τε καὶ θέσιν οἱ ἐκ τοῦ θυρεοειδοῦς χόνδρου λοξοὶ πρὸς τὰ κάτω φερόμενοι, προστέλλουσί τε τὰ κάτω μέρη τοῦ χόνδρου, καὶ κατασπῶσιν ἀτρέμα, σὺν τῷ καὶ τὴν τραχεῖαν ἀρτηρίαν προστέλλειν τε καὶ σφίγγειν, ὡς μήτ᾽ ἐνδιπλοῦσθαι κατά τι καὶ ὑποπτύσσεσθαι, μήτ᾽ ἐπὶ πλέον εὐρύνεσθαι, φωνεῖν προελομένου τοῦ ζώου. λοιποὶ δ᾽ οἱ τῶν πλαγίων ἐκφυόμενοι τοῦ θυρεοειδοῦς προστέλλουσι τὰ μέρη ταῦτα τοῦ πρώτου χόνδρου, καὶ τῷ δευτέρῳ περιπτύσσουσιν, ὥσθ᾽ ἑνοῦσθαι τὸν πόρον. ἀποδέδεικται ὑπὲρ ἁπάντων τούτων ἐν τῇ περὶ φωνῆς πραγματείᾳ. νυνὶ δ᾽ οὐ τὰς ἐνεργείας, ἀλλὰ τὰς χρείας διεξέρχεσθαι πρόκειται τοῖς γιγνώσκουσι τὰς ἐνεργείας, ὡς ἤδη λέλεκται πολλάκις. τῶν μὲν οὖν ἐνεργούντων μορίων εὐθὺς καὶ ἡ χρεία συνεμφαί-

Quorum qui ab offe hyoide ad partes anteriores ae fuperiores pertinent, primam cartilaginem trahentes, a pofterioribus eam cartilaginibus abducunt meatumque amplificant. Mufculi vero obliqui contrariam his actionem habentes ac pofitionem, qui ex fcutiformi cartilagine deorfum feruntur, partes cartilaginis inferiores contrahunt, trahunturque infra leniter, cum hoc etiam afperam arteriam contrahentes atque conftringentes, ut neque duplicetur quicquam in ea, neque complicetur, neque plurimum amplificetur, quum animal vult loqui. Reliqui vero, qui ex obliquis fcutiformis partibus prodeunt, has partes primae cartilaginis protrahunt fecundaeque applicant, quo meatus adftringatur. Omnia vero haec in tractatione, quam de voce confcripfimus, demonftravimus: nunc autem (quod faepe jam dictum eft) non actiones, fed ufus perfequi propofitum noftrum eft in eorum gratiam, qui actiones jam didicerunt. Nam partium, quae agunt, repente etiam fimul ufus

Ed. Chart. IV. [464.]

νεται, καὶ χρὴ μόνον ἀναμνῆσαι τῆς ἐνεργείας τὸν ἐξηγούμενον τὴν χρείαν. τῶν δ᾽ ἐνεργούντων μὲν μηδὲν ὅλῳ τῷ ζώῳ δηλονότι χρήσιμον, (ἀεὶ γὰρ οὕτως ἀκούειν προσῆκον,) ὑπηρετούντων δὲ τοῖς ἐνεργοῦσιν ἐπὶ πλέον χρὴ ποιεῖσθαι τὴν ἐξήγησιν ἐν τῇδε τῇ πραγματείᾳ· τοῦτο γὰρ ἴδιον αὐτῆς ἐστιν. ἐνεργοῦσι μὲν οὖν οἵ τε μύες καὶ τὰ νεῦρα, κινεῖται δ᾽ ὑπὸ τούτων τἄλλα σύμπαντα τὰ κατὰ τὸν λάρυγγα, χρείαν ἰδίαν ἕκαστον αὐτῶν παρεχόμενον.

Κεφ. ιγ΄. Περὶ μὲν δὴ τῶν μυῶν τε καὶ τῶν χόνδρων τοῦ λάρυγγος εἴρηται· περὶ δὲ τῶν ἄλλων ἐφεξῆς λεγέσθω. κατὰ τὴν ἔνδον χώραν αὐτοῦ, δι᾽ ἧς εἴσω τε καὶ ἔξω τὸ πνεῦμα φέρεται, τέτακταί τι σῶμα, περὶ οὗ μικρὸν ἔμπροσθεν εἶπον, οὔτε τὴν οὐσίαν, οὔτε τὸ σχῆμα παραπλήσιον ἑτέρῳ τινὶ τῶν καθ᾽ ὅλον τὸ ζῶον. ὑπὲρ οὗ λέλεκται μέν μοι κἀν τοῖς περὶ φωνῆς, ἐπιδεικνύντι τὸ πρῶτόν τε καὶ κυριώτατον ὑπάρχειν αὐτὸ τῆς φωνῆς ὄργανον· εἰρήσεται

apparet; oportetque, ut, qui usum exponit, in memoriam solummodo revocet actionem. Partium autem, quae nihil quidem in toto animanti agunt, quod scilicet utile sit, (semper enim ita audire oportet,) sed agentibus subserviunt, longiorem explicationem facere in hac tractatione oportet; hoc enim ipsius est proprium. Agunt igitur musculi et nervi, moventur autem ab his in larynge aliae omnes partes, proprium usum singulae praebentes.

Cap. XIII. Sed de musculis quidem et cartilaginibus laryngis dictum est; de aliis vero deinceps disseramus. In spatio laryngis interno (per quod intro et foras fertur spiritus) corpus quoddam est locatum (de quo etiam haud ita pridem sum locutus), quod neque substantia, neque figura cuiquam eorum, quae in toto sunt animali, est simile. De quo dictum est a nobis non nihil in iis, quae de voce conscripsimus, probantibus, primum id et principalissimum vocis esse instrumentum; dicetur autem et in praesenti, quantum

Ed. Chart. IV. [464. 465.]
δὲ καὶ νῦν, ὅσον εἰς τὰ παρόντα ἐστὶ χρήσιμον. ἔοικε μὲν οὖν αὐλοῦ γλώττῃ, μάλιστα κάτωθέν τε καὶ ἄνωθεν αὐτὸ θεωμένῳ. λέγω δὲ κάτωθεν μὲν, ἵνα συνάπτουσιν ἀλλήλοις ἥ τ᾽ ἀρτηρία καὶ ὁ λάρυγξ· ἄνωθεν δὲ, κατὰ τὸ στόμα τὸ γενόμενον ὑπὸ τῶν ταύτῃ περάτων τοῦ τε αρυταινοειδοῦς χόνδρου καὶ τοῦ θυρεοειδοῦς. ἄμεινον δ᾽ ἦν ἄρα μὴ τοῦτο τὸ σῶμα ταῖς τῶν αὐλων γλώτταις εἰκάζειν, ἀλλ᾽ ἐκείνας τῷδε. καὶ γὰρ καὶ πρότερον, οἶμαι, τῷ χρόνῳ καὶ σοφώτερον τοῖς ἔργοις ἡ φύσις τῆς τέχνης ἐστίν. ὥστ᾽, εἴπερ τουτὶ μὲν τὸ σῶμα φύσεως ἔργον ὑπάρχει, τέχνης δ᾽ εὕρημά ἐστι τὸ κατὰ τοὺς αὐλοὺς, ἐκεῖνο τούτου μίμημα ἂν εἴη, πρὸς ἀνδρὸς εὑρημένον σοφοῦ, γνωρίζειν τε καὶ μιμεῖσθαι τὰ τῆς φύσεως ἔργα δυναμένου. ὅτι μὲν [465] οὖν χωρὶς τῆς γλώττης ἄχρηστος ὁ αὐλὸς, αὐτὸ δείκνυσι τὸ φαινόμενον. αἰτίαν δ᾽ οὐ χρὴ ποθεῖν ἀκούειν ἐν τῷ παρόντι λόγῳ. λέλεκται γὰρ ἐν τῇ περὶ φωνῆς πραγματείᾳ, καθ᾽ ἣν καὶ τοῦτο εὐθὺς ἀποδέδεικται, τὸ μη δύνασθαι γενέσθαι φωνὴν ἄνευ τοῦ στενωθῆναι τὴν διέξοδον. εἰ γὰρ

praeſens haec diſputatio poſtulat. Simile quidem eſt linguae alicujus fiſtulae, potiſſimum ſi infernam ac ſupernam ejus partem ſpectes; infernam autem dico, ubi arteria et larynx inter ſeſe connectuntur; ſupernam vero ad orificium, quod fit a finibus, qui ibi ſunt, arytaenoideos cartilaginis et ſcutiformis. Melius autem eſſet non aſſimilare corpus hoc fiſtularum linguis, ſed eas huic potius; quandoquidem natura, ut arbitror, et prior tempore ſit, et in operibus ſapiens magis quam ars; quare, ſi corpus hoc naturae eſt opus, illud autem, quod in fiſtulis eſt, artis inventum, nimirum hoc ad illius imitationem effictum erit ab aliquo ſapienti viro, qui naturae opera et cognoſcere et imitari potuit. Caeterum quod absque lingua inutilis ſit fiſtula, ipſa per ſe res indicat; cauſam vero hic te expoſcere non oportet, quum ſit in tractatu de voce tradita, in quo ſtatim et hoc demonſtratum eſt, vocem fieri non poſſe, ni tranſitus anguſtetur. Nam ſi amplior omnino totus

Ed. Chart. IV. [465.]

ἀναπεπταμένη τελέως εἴη σύμπασα, κεχαλασμένων μὲν τῶν πρώτων δυοῖν χόνδρων καὶ διεστώτων ἀπ᾽ ἀλλήλων, ἀνεφγμένου δὲ τοῦ τρίτου, μή ποτ᾽ ἂν δύνασθαι γενέσθαι φωνήν· ἀλλ᾽ εἰ μὲν ἀτρέμα τὸ πνεῦμα ἔξω φέροιτο, τὴν χωρὶς ψόφου συντελουμένην ἐκπνοήν· εἰ δ᾽ ἀθρόως τε καὶ σφοδρῶς, τὸ καλούμενον στενάζειν γιγνόμενον. ἵνα δὲ φωνήσῃ τὸ ζῶον, δεῖσθαι πάντως καὶ τῆς κάτωθεν φορᾶς ἀθροωτέρας, δεῖσθαι δ᾽ οὐδὲν ἧττον ταύτης καὶ τῆς κατὰ τὸν λάρυγγα διεξόδου στενωτέρας, καὶ οὐχ ἁπλῶς γε στενωτέρας, ἀλλὰ κατὰ βραχὺ μὲν ἐξ εὐρέος εἰς στενὸν ἀγομένης, κατὰ βραχὺ δ᾽ ἐκ τοῦ στενοῦ πάλιν εὐρυνομένης. ὅπερ ἀκριβῶς ἐργάζεται τουτὶ τὸ σῶμα τὸ προκείμενον ἐν τῷ λόγῳ νῦν, ὃ δὴ γλωττίδα τε καὶ γλῶσσαν ὀνομάζω λάρυγγος. οὐ μόνον δ᾽ εἰς τὸ τῆς φωνῆς ἔργον ἀναγκαῖον τῷ λάρυγγι τουτὶ τὸ σῶμα τῆς γλωττίδος, ἀλλὰ καὶ τῇ καλουμένῃ καταλήψει πνεύματος. ὀνομάζουσι δ᾽ οὕτως οὐχ ὅταν ἀπνευστὶ μόνον ἔχωμεν, ἀλλ᾽ ὅταν ἅμα τῷ συστέλλειν ἐκ παντὸς μέρους τὸν θώρακα τοὺς μῦς ἐντείνωμεν σφοδρῶς, ὅσοι καθ᾽ ὑποχόν-

ſuerit, relaxatis jam primis duabus cartilaginibus et a ſeſe diſtantibus, aperta autem tertia, haudquaquam fieri vox poterit; quod ſi leniter ſpiritus efferatur, expiratio fit ſine ſono; ſin vero repente ſimul ac vehementer ſpiritus effundatur, vocatum ſuſpirium efficitur; ut autem vocem edat animal, indiget omnino etiam ea ſpiritus motione, quae ab infernis repente ſimul erumpat; indiget autem nihilominus hac tranſitu etiam anguſtiore, qui in larynge eſt, non tamen ſimpliciter anguſtiore, ſed qui paulatim ex amplo ad ſtrictius tendat, paulatimque rurſus ex ſtrictiore amplificetur: id quod penitus efficit corpus id, de quo nunc agimus, quod lingulam et linguam laryngis nomino. Porro corpus hoc lingulae non modo laryngi ad vocem eſt neceſſarium, verum etiam ad ſpiritus cohibitionem, quam vocant; ita autem nominant non ſolum, quando omnino non reſpiramus, ſed quando, praeterquam quod thoracem omni ex parte contrahimus, muſculos etiam omnes, qui tum ad hypo-

Ed. Chart. IV. [465.]

δριά τε καὶ τὰς πλευρὰς τετάχαται. βιαιοτάτη γὰρ ἐνέργεια τηνικαῦτα τοῦ τε θώρακος ἅπαντος γίγνεται καὶ τῶν κλειόντων τὸν λάρυγγα μυῶν. ἀντέχουσι γὰρ οὗτοι βιαίως ὠθουμένῳ τῷ πνεύματι τὸν ἀρυταινοειδῆ κλείοντες χόνδρον. εἰς ὅπερ ἔργον οὐ σμικρὰ συντελεῖ τῆς προειρημένης γλωττίδος ἡ φύσις. εἰς ταὐτὸν γὰρ αὐτῆς ἔρχεται τὰ μόρια, τό τ᾽ ἐκ τῶν ἀριστερῶν καὶ τὸ τῶν δεξιῶν, ὡς συμπεσεῖν ἀλλήλοις ἀκριβῶς καὶ κλείεσθαι τὸν πόρον. εἰ δ᾽ ἔτι σμικρὸν ἄκλειστον ὑπολειφθείη, καὶ μάλιστα ἐν οἷς ζώοις εὐρύτερός ἐστιν ὁ σύμπας λάρυγξ, (ἐδείχθη δὲ τοιοῦτος ἐν τοῖς μεγαλοφώνοις ὑπάρχων,) οὐδὲ τοῦτο ἀπρονόητον παρῶπται τῇ φύσει, τρῆμα καθ᾽ ἑκάτερον μέρος τῆς γλωττίδος ἓν ἐργασαμένη, ὑποθείσῃ δὲ τῷ τρήματι κοιλίαν ἔνδον οὐ σμικράν. εἰς ἣν, ἐπειδὰν μὲν εὐρείαις ὁδοῖς ὁ ἀὴρ χρώμενος εἰσίῃ τε εἰς τὸ ζῶον καὶ ἐξίῃ αὖθις, οὐδὲν παρωθεῖται· φραχθείσης δὲ τῆς διεξόδου, στενοχωρούμενος ὠθεῖταί τε βιαίως πρὸς τὰ πλάγια καὶ τὸ τῆς γλωττίδος ἀνοίγνυσι στόμιον, ὃ τέως

chondria, tum ad coftas funt, vehementer intendimus: violentiffima enim tunc eft actio non modo thoracis totius, fed etiam claudentium larynga mufculorum, obfiftunt etenim hi violenter pulfo fpiritui, arytaenoidem claudentes cartilaginem; quam ad actionem non parum etiam confert praedictae lingulae natura: nam partes ipfius tum dextrae tum finiftrae in idem coëunt, adeo ut fibi ipfis incidant exacteque meatum claudant. Quod fi exiguum quiddam apertum relinquatur, idque potiffimum in animalibus iis, quae totum larynga habent ampliorem, (ejusmodi enim habere ea oftendimus, quae magnam edunt vocem,) ne id quidem eft a natura improvide factum, quae foramen in utraque lingulae parte unum effecit, et foramini ipfi parte interna ventriculum fuppofuit non parvum: in quem, quum aër vias nactus amplas in animal ingreditur rurfusque exit, nihil in ventrem depellitur. Porro, fi tranfitus fuerit obftructus, ibi tum arctatus aër pellitur violenter in obliquum et lingulae aperit orificium, quod antea labiis applicatis

Ed. Chart. IV. [465.]

ἐκέκλειστο, τῶν χειλῶν ἐπεπτυγμένων. αὐτὸ γάρ τοι τοῦτο (τοῦτ᾽ ἔστι τὸ τῆς ἐπιπτύξεως) αἴτιον τοῦ λαθεῖν ἅπαντας τοὺς ἔμπροσθεν ἀνατομικοὺς τὸ προκείμενον ἐν τῷ λόγῳ τρῆμα. πληρωθεισῶν δὲ πνεύματος τῶν ἐν τῇ γλώττῃ τοῦ λάρυγγος κοιλιῶν, ἀποχεῖσθαι μὲν δήπου τὸν ὄγκον ἀναγκαῖον εἰς αὐτὸν τοῦ πνεύματος τὸν πόρον, ἀκριβῶς δὲ στενοῦσθαι, κἂν εἰς μικρόν τι πρόσθεν ἀνέῳκτο. αὕτη μὲν ἡ περὶ τὴν γλῶτταν τοῦ λάρυγγος τέχνη τῆς φύσεως ἔν τε τῷ σύμπαντι σχήματι καὶ τῷ μεγέθει καὶ τῇ θέσει καὶ τοῖς τρήμασι καὶ ταῖς κοιλίαις εἰς ἄκρον ἀκριβείας ἥκουσα. μείζονα γοῦν αὐτὴν εἴπερ ἐπινοήσαις γεγενημένην, ἀποφράξεις τὰς ὁδοὺς τοῦ πνεύματος, ὡς κἀν ταῖς φλεγμοναῖς ἀποφράττειν εἴωθεν. ἐλάττων δ᾽ αὖ γεννηθεῖσα, πολὺ μὲν ἐνδέουσα τοῦ μετρίου παντάπασιν ἄφωνον ἐργάζεται τὸ ζῶον· ὀλίγῳ δ᾽ ἀπολειφθεῖσα τῷ μέρει τοσούτῳ μικροφωνότερόν τε καὶ κακοφωνότερον, ὅσῳπερ ἂν αὕτη λείπηται τοῦ συμμέτρου. οὕτω δὲ κἂν τὴν θέσιν αὐτῆς μετακινήσῃς, ἢ τὸ μέγεθος τοῦ τρήματος, ἢ τῆς κοιλίας, ἀναιρήσεις

clausum erat. Hoc enim ipsum (hoc est, quod labia applicentur) in causa est, quod propositum in hoc sermone foramen priores omnes anatomicos latuerit. Impletis autem spiritu, qui in lingua laryngis sunt, ventriculis, effundi sane molem in ipsum spiritus meatum necesse est, et exacte ipsum angustari, etiamsi parum antea patebat. Haec igitur naturae fuit in lingua laryngis solertia, in tota figura, magnitudine, positione, foraminibus, ventriculis exactissima. Quod si majorem eam, quam nunc habet, factam fuisse intellexeris, viae spiritus obstruerentur non aliter, quam inflammationibus obstrui consueverunt; sin minorem, si multum abfit a commoderata, animal mutum prorsus efficitur; porro si partem exiguam apertam reliquerit, tanto minorem vocem efficiet ac deteriorem, quantum ipsa aberit a commoderata. Similique ratione, si positionem ejus immutaveris, vel foraminis aut ventriculi magnitudinem,

Ed. Chart. IV. [465. 466.]

τὴν ὅλην χρείαν. [466] αὐτίκα γέ τοι τὸ τρῆμα καθ' ἑκάτερον μὲν, ὡς εἴρηται, μέρος ὑπάρχει, πρόμηκες δ' ἐστὶν ἄνωθεν κάτω, καθάπερ τις γραμμὴ στενὴ, καίτοι γε οὐκ ὂν στενὸν, ἀλλὰ τὸ τῶν χειλῶν ὑμενῶδες οἷόν περ καταπίπτον ἐστὶν εἰς τὴν ὑποκειμένην κοιλότητα, καὶ διὰ τοῦτο καθάπερ ῥυσσότης μᾶλλον ἢ τρῆμα φαίνεται, πρὶν διαπτυχθῆναι τὰ χείλη. διαπτυχθέντων δὲ, σαφῶς μὲν ἤδη καὶ τοῦτο, σαφῶς δὲ καὶ ἡ ὑποκειμένη κοιλότης αὐτῷ θεωρεῖται. τοιούτου δ' ὄντος ἑκατέρου τοῦ τρήματος, ἐξ ἀριστερῶν τε καὶ δεξιῶν παραῤῥεῖ τι πνεῦμα, μηδεμίαν αἰτίαν ἔχον ἀνοιγνύναι τὸ στόμιον ἢ πληροῦν τὴν κοιλίαν. ὅταν δ' ὠθῆται μὲν κάτωθεν βιαίως, ἴσχηται δ' ἄνωθεν, ἅτε μηκέτι δυνάμενον εὐθυπορεῖν, οἷον ἰλιγγά τινα παθὸν ἐπιστρέφεταί τε πρὸς τὰ πλάγια τοῦ πόρου καὶ τούτοις ἐμπίπτει βιαίως, ἀνατρέπει τε ῥᾳδίως τὰς ὑμενώδεις ἐπιφύσεις ἑκατέρου τῶν πόρων εἰς τὰς ὑποκειμένας κοιλότητας, εἰς ἅσπερ καὶ ῥέπουσι φύσει, πληροῖ τ' αὖ καὶ διαφυσᾷ

totum linguae hujus usum sustuleris. Circa principium enim foramen utrinque, ut dictum est, occurrit, praelongum superne deorsum instar lineae cujusdam angustae, tametsi ipsum non est angustum, sed membranosa labiorum substantia velut procidit in subjectam cavitatem; quo fit, ut rima ac fissura quaedam potius quam foramen appareat, antequam orificia sint patefacta; quibus adapertis plane et ipsum jam apertum, et subjecta ipsi cavitas aperta cernitur. Caeterum quum foramen ejusmodi utrinque sit, a dextris ac sinistris spiritus praeterfluit, quum nullam causam aut aperiendi orificium aut opplendi ventriculum habeat. At quum pellitur quidem ab infernis violenter spiritus, sed superne inhibetur, quippe qui haud amplius recta ferri possit, veluti vertiginem quandam perpessus ad meatus latera convertitur; quibus magna vi incidens membranosas utriusque meatus epiphyses facile ad subjectas cavitates evertit, ad quas etiam suapte natura inclinant,

Ed. Chart. IV. [466.]

σύμπασαν τὴν γλωττίδα. τούτῳ δ᾽ ἐξ ἀνάγκης ἕπεται φράττεσθαι τὸν πόρον ἀκριβῶς. αὐτὸ δὲ τὸ σῶμα τῆς γλωττίδος υμενῶδες μὲν ἐγένετο πρὸς τὸ μήτε πληρούμενον ὑπὸ του πνεύματος ῥήγνυσθαι, μήτ᾽ ἐν τῷ ποτὲ μὲν εὐρύνεσθαι, ποτὲ δὲ συστέλλεσθαι τὸν ὅλον λαρυγγα, ταῖς ἐναντίαις αὐτοῦ καταστάσεσιν ἑπόμενον, εἰς κίνδυνον ἀφικέσθαι ποτὲ ῥήξεως· ὑγρὸν δ᾽ οὐχ ἁπλῶς, ἀλλὰ σὺν τῷ γλίσχρον τέ πως εἶναι καὶ λιπαρὸν, ἵν᾽ ἐπιτέγγηται διὰ παντὸς οἰκείᾳ νοτίδι, καὶ μὴ, καθάπερ αἱ τῶν αὐλῶν γλῶτται ξηραινόμεναι συνεχῶς ἐπικτήτου τινὸς ὑγρότητος δέονται, καὶ αὐτὸ τῶν ἔξωθεν ἰαμάτων ἐπιδεὲς γίγνηται. τὸ μὲν γὰρ λεπτὸν καὶ ὑδατῶδες ὑγρὸν εἰς ἀτμοὺς διαλυόμενον ἐν τάχει διαφορεῖται ῥᾳδίως, ἀποῤῥεῖ τε παραχρῆμα, καὶ μάλισθ᾽ ὅταν ᾖ κατάντης ὁ πόρος· τὸ δὲ γλίσχρον ἅμα καὶ λιπαρὸν ἐξαρκεῖ χρόνῳ παμπόλλῳ, μήτ᾽ ἀποῤῥέον ἑτοίμως, μήτε ξηραινόμενον. ὥστ᾽, εἴπερ καὶ τὰ ἄλλα πάντα ἡ φύσις ἐν τῇ τοῦ λάρυγγος κατασκευῇ θαυμαστῶς ἐτεχνήσατο, μόνης δὲ τῆς τοιαύτης ὑγρότητος ἐπελάθετο, διεφθείρετ᾽ ἂν

totam autem opplet atque inflat lingulam: quam rem fubfequitur neceffario exacta meatus obturatio. Porro lingulae corpus membranofum extitit, ne a fpiritu impletum rumpatur, neve, quum totus larynx alias quidem dilatetur, alias vero contrahatur, in contrariis ejus conftitutionibus aliquo tempore in difcrimen ruptionis adducatur. Humidum autem eft non fimpliciter, fed cum hoc vifcofum quodammodo ac pingue, ut propria fua humiditate perpetuo madeat, et non, ut fiftularum linguae exiccatae novum fubinde madorem aliquem poftulant, fic et corpus hoc auxilio externo indigeat. Nam humor tenuis ac aquofus diffipatus in vapores brevi tempore digeritur repenteque diffluit, idque potiffimum, quum meatus declivis fuerit; at qui vifcofus fimul eft atque unctuofus, in tempus multum fufficit, ut qui neque effluat facile, neque exiccetur. Proinde, fi caetera omnia in laryngis conftructione mire fabricata fuiffet natura, folius autem humiditatis hujus fuiffet oblita,

Ed. Chart. IV. [466.]

ἡμῶν ἡ φωνὴ διὰ ταχέων, ξηραινομένης τῆς γλωττίδος ἅμα τοῖς κατὰ τὸν λάρυγγα σύμπασιν, ὥσπερ νῦν εἴωθε γίγνεσθαι σπανιάκις, ὑπὸ βιαίων αἰτίων νικωμένης τῆς φυσικῆς διοικήσεως. ἔν τε γὰρ τοῖς περικαέσι πυρετοῖς οὐ δύνανται φθέγγεσθαι, πρὶν διαβρέξαι τὸν λάρυγγα, καὶ ὅσοι διὰ καύματος ὡδοιπόρησαν σφοδροῦ.

Κεφ. ιδ'. Ἀλλὰ περὶ μὲν τῆς γλώττης τοῦ λάρυγγος ἱκανὰ καὶ ταῦτα. πάλιν δ' ἐπὶ τοὺς κινοῦντας αὐτὸν μύας ἐπάνειμι, καὶ μάλιστ' ἐξ αὐτῶν τοὺς κλείοντας, ὅθεν περ ὁ λόγος δεῦρο ἀπετράπετο. θαυμαστὸν γὰρ ἂν εἶναι δόξειεν, εἴ τις προσέχοι τὸν νοῦν αὐτῷ καὶ λογίσαιτο τὸ μέγεθός τε καὶ πλῆθος ὅσον ἐστὶ τῶν συστελλόντων τὸν θώρακα μυῶν· οἷς ἅπασιν ἀνθίστανται δύο μικροὶ μύες οἱ κλείοντες τὸν λάρυγγα, συνεπιλαμβανούσης αὐτοῖς, ὡς δέδεικται, τῆς γλωττίδος. ἔστιν οὖν τις κἀνθάδε σοφία περιττὴ τοῦ τῶν ζώων δημιουργοῦ, τοῖς ἀνατομικοῖς ἀνδράσιν ἠγνοημένη, καθάπερ καὶ τἄλλα σχεδὸν ἅπαντα τὰ περὶ

corrumperetur ſane nobis vox celeriter, ipſa videlicet lingula una cum omnibus, quae ad larynga attinent, partibus exiccata; quod etiam nunc accidere aliquando ſolet, quum a cauſis violentis naturalis gubernatio opprimitur; nam neque qui febribus ardentiſſimis conflictantur, neque qui per magnos aeſtus iter fecerint, loqui prius poſſunt, quam larynx eis fuerit perfuſus.

Cap. XIV. Caeterum de lingua laryngis haec quoque ſufficiunt. Rurſus autem ad muſculos eum moventes redeo, et maxime ad illos, qui claudunt, unde oratio hactenus deflexit. Omnes enim admirabuntur, ſi huic ſermoni animum intenderint, cogitarintque, quanta ſit magnitudo ac multitudo contrahentium thoracem muſculorum; quibus omnibus reſiſtunt duo parvi muſculi, qui larynga claudendo ſecum etiam (ut dictum eſt) ipſam quoque lingulam comprehendunt; exiſtit enim et hic praecipua quaedam animalium opificis ſapientia, a viris anatomicis ignorata, ſicut et alia fere omnia,

Ed. Chart. IV. [466. 467.]
τὴν κατασκευὴν τοῦ λάρυγγος. οἱ γάρ τοι μύες οἱ κλείοντες αὐτὸν ἄρχονται μὲν ἐκ μέσης τῆς βάσεως τοῦ θυρεοειδοῦς, ἀνατείνονται δ' ὄρθιοι, τοσοῦτον ἐκκλίνοντες ὀπίσω τε καὶ πρὸς το πλάγιον, [467] ὡς ἐγγὺς ἀφικνεῖσθαι τῆς διαρθρώσεως τοῦ τρίτου χόνδρου. εὔδηλον οὖν, ὅτι κεφαλὴ μὲν αὐτῶν γίγνεται τὸ πρὸς τῷ θυρεοειδεῖ πέρας, ἔσχατον δὲ καὶ τελευταῖον, ᾧ τὸν ἀρυταινοειδῆ κινοῦσι χόνδρον. ἅπασι δὲ δήπου τοῖς μυσὶν ἤτοι γ' εἰς αὐτὴν τὴν κεφαλὴν ἐμφύεται νεῦρον ἀπ' ἐγκεφάλου παράγον ἢ νωτιαίου δύναμιν αἰσθήσεώς τε καὶ κινήσεως, ἢ πάντως γε κατά τι τῶν ὑπὸ τὴν κεφαλὴν μερῶν, ἢ οὐκ ἐξωτέρω γε τῆς μεσότητος, εἰς δὲ τὸ πέρας οὐδέν· ἀρχὴν μὲν γὰρ ἂν οὕτως ἐργάσαιτο, καὶ οὐ πέρας αὐτό. τὰ δ' εἰς τὴν μέσην χώραν ἐμφυόμενα τοῦ μυὸς, ὥσπερ τὰ τοῦ διαφράγματος, ἐντεῦθεν δ' εἰς ἅπαντα διασπειρόμενα τὸν μῦν ἐπὶ τὸ μέσον ἁπάσας ἕλκει τὰς ἶνας, ἐκεῖνο τὸ μέρος αὐτοῦ κεφαλὴν ἐργαζόμενα. καὶ μὲν δὴ καὶ τόδε μυσὶν ἅπασιν ὑπάρχει κοινὸν, ἐφ' ἃ σπεύδουσιν αὐτῶν αἱ ἶνες, ἐπὶ ταῦτ'

quae ad laryngis conſtructionem ſpectant. Muſculi enim, qui ipſum claudunt, ex media quidem baſi ſcutiformis emergunt, recti vero protenduntur tantum retrorſum et ad latus inclinantes, ut prope tertiae cartilaginis dearticulationem perveniant; ex quo conſtat, quod caput eorum ſit extremitas illa, quae ad ſcutiformem eſt, finis autem et ultimum ſit id, quo arytaenoidem movent cartilaginem. Porro muſculis omnibus aut in ipſum caput nervus infigitur a cerebro vel a ſpinali medulla facultatem ſenſificam ac motricem ad ipſos perferens, aut omnino in partium aliquam, quae ſub capite ſunt, aut certe non infra medium corpus, ad finem vero nunquam; alioqui principium is eſſet muſculi, non finis. Qui vero nervi ad medium muſculi corpus inſeruntur, ut in ſepto transverſo, inde in totum muſculi corpus diſſeminati fibras omnes ad medium trahunt, eam muſculi partem caput efficientes. Quin et id omnibus etiam muſculis eſt commune, ut ad eam partem diviſi

Ed. Chart. IV. [467.]

ἐκτείνεσθαι κατασχιζομένοις. εἴπερ οὖν ἅπαντα τὰ λελεγμένα συνθείης ἀκριβῶς, οἶμαί σε πεισθήσεσθαι περὶ τῶν κλειόντων τὸν λάρυγγα μυῶν, ὡς ἀναγκαῖον ἦν αὐτοῖς ἐκ τῶν κάτω μερῶν ἀφικνούμενον ἐμφῦναι τὸ νεῦρον. ἀναγκαῖον δ᾽ οὐδὲν ἧττον, οἶμαι, καὶ ταῖς ὑπολοίποις δύο συζυγίαις τῶν μυῶν, ὑφ᾽ ὧν ἀνοίγνυται τὸ τοῦ λάρυγγος στόμα, καὶ ταύταις ἐμβάλλειν κάτωθεν τὰ νεῦρα. καὶ γὰρ καὶ οὗτοι κάτωθεν μὲν ἔχουσι τάς ἀρχάς τε καὶ τὰς κεφαλὰς ἑαυτῶν, ἄνω δὲ τὸ πέρας, ᾧ κλείουσι τὸν ἀρυταινοειδῆ χόνδρον. οὐ μὴν ἴσων γε τὸ μέγεθος ἢ τὴν ῥώμην ἰσοσθενῶν ἐδεῖτο τοῖς τε κλείουσι τὸν λάρυγγα δύο μυσὶ καὶ τούτοις δὴ τοῖς ἀνοιγνύουσιν. ἐκεῖνοι γάρ εἰσιν οἱ πᾶσι τοῖς τοῦ θώρακος μυσὶν ἐν ταῖς τοῦ πνεύματος καταλήψεσιν ἀνθιστάμενοι. τῶν τεττάρων δ᾽ ἑκάστου τὸ ἔργον οὐ μάτην ἔχει τὸν σκοπὸν, ἀλλ᾽ εὐπείθειαν, τοῖς τοῦ θώρακος μυσὶν εὐπετῆ παρεχόντων τὴν διέξοδον τῷ βιαίως ὑπ᾽ ἐκείνων ἐκθλιβομένῳ πνεύματι, ὃ καὶ χωρὶς τῶν μυῶν αὐτῇ τῇ ῥύμῃ τῆς

extendantur, ad quam vergunt ipſorum fibrae. Si igitur, quae dicta ſunt, omnia accurate colligas, tibi perſuaſum fore puto de claudentibus larynga muſculis, quod neceſſarium erat nervum ab inferioribus partibus venientem ipſis inſeri. Neceſſarium etiam (ut mihi videtur) nihilominus eſt reliquis quoque duabus muſculorum conjugationibus, a quibus os laryngis aperitur, a parte inferna nervum immitti; nam hi quoque ab inferiori parte ſua habent principia ac capita, ſuperne vero finem, quo claudunt arytaenoidem cartilaginem. Non tamen aequales magnitudine vel aequipollentes robore nervos poſtulabant muſculi duo, qui laryngem claudunt, et hi duo, qui aperiunt. Illi enim ſunt, qui omnibus thoracis muſculis in ſpiritus cohibitionibus obſiſtunt; cujusque vero iſtorum quatuor actio minime vanum habet ſcopum, ſed muſculis thoracis obſequium praebent, quum ſpiritui violenter ab illis expreſſo exitum facilem praeſtent; id quod et ſine muſculis latio-

Ed. Chart. IV. [467.]
φορᾶς ἐγχωρεῖ γενέσθαι, τοῦ τρίτου χόνδρου διὰ τὴν σμικρότητα ῥᾳδίως ἀνατρεπομένου. ὥστε καὶ διὰ τὸ βίαιον τῆς ἐνεργείας το ς κλείουσι τὸν λάρυγγα μυσὶν ἐκ τῶν κάτω μερῶν ἀναγκαῖον ἦν ἐπιπεμφθῆναι νεῦρα κατ᾽ εὐθὺ τῆς ἑαυτῶν ἀρχῆς, ἐπισπασόμενα διὰ μέσων τῶν μυῶν τὸν ἀρυταινοειδῆ χόνδρον. εἰ μὲν οὖν ἡ καρδία νεύρων ἦν ἀρχὴ, καθάπερ ἔνιοι νομίζουσιν, ουδὲν τῶν ἐξ ἀνατομῆς ἐγνωκότες, ἑτοίμως μὲν ἂν ἐκίνησε τοὺς εἰρημένους ἓξ μύας, ἐπιπέμψασα νεῦρα κατ᾽ εὐθυωρίαν, ἴσην δ᾽ ἂν ημὶν ἀπορίαν παρέσχεν ἐπὶ τῶν ἄλλων μυῶν, ὅσοι τὰς κεφαλὰς ἔχοντες ἄνωθεν ἐμφύονται τοῖς κάτω πέρασιν ἑαυτῶν εἰς ἃ κινοῦσι μόρια. νυνὶ δ᾽, ἐπειδὴ φαίνεται πᾶν νεῦρον ἢ ἐξ ἐγκεφάλου πεφυκὸς, ἢ ἐκ νωτιαίου, τοῖς μὲν αλλοις ἅπασι μυσὶν, ὅσοι περὶ τὴν κεφαλὴν ὑπάρχουσι καὶ τὸν τράχηλον, ἡ κίνησις εὔπορος· εἰς μὲν γὰρ τοὺς ἄνωθεν κάτω φερομένους ἐξ ἐγκεφάλου φαίνεται τὸ νεῦρον ἐμφυόμενον, εἰς δὲ τοὺς λοξοὺς ἀπό τε τοῦ κατὰ τὸν τράχηλον νωτιαίου καὶ

nis impetu fieri accidit, tertia ſcilicet cartilagine ob parvitatem facile everſa. Quocirca propter actionis vehementiam muſculis laryngem claudentibus ab infernis eorum partibus nervos immitti fuit neceſſe ſecundum rectitudinem ſui principii, ut per medios muſculos arytaenoidem cartilaginem attraherent. Si igitur cor nervorum eſſet principium (ut nonnulli arbitrantur, omnium, quae ad anatomen pertinent, prorſus ignari), facile utique praedictos ſex muſculos nervis ſecundum rectitudinem immiſſis moviſſet; eandemque nobis afferret in aliis muſculis dubitationem, qui capita ſuperne habentes fine ſuo inferiore in partes a ſeſe movendas inſeruntur. Nunc vero, quum ſatis conſtet, nervum omnem manare vel a cerebro, vel a ſpinali medulla, caeteris quidem omnibus muſculis, qui ad caput ſunt et collum, motus eſt facilis, ſiquidem in eos, qui ſuperne feruntur deorſum, a cerebro nervus manifeſto inſeritur, in obliquos vero a ſpinali medulla colli et ſeptima conju-

Ed. Chart. IV. [467. 468.]

τῆς ἑβδόμης συζυγίας, ἐπειδὴ καὶ αὐτὴ λοξὴν τὴν ἔκφυσιν ἔχει. λοιποὶ δ᾽ οἱ προειρημένοι μύες ἓξ οὐδ᾽ ἑτέρωθεν ἐδύναντο δέξασθαι νεῦρον· ἅτε γὰρ ὄρθιοι κατὰ τὸ τοῦ λάρυγγος μῆκος ἐκ τῶν κάτω μερῶν ἄνω φερόμενοι, λοξῶν μὲν οὐδ᾽ ὅλως ἐδέοντο τῶν νεύρων, ὄρθια δ᾽ ἐκ καρδίας μὲν οὐκ εἶχον, ἐξ ἐγκεφάλου δ᾽ εἶχον, ἐναντίαν ὁδὸν ἑαυτοῖς φερόμενα. κίνδυνος οὖν οὐ σμικρὸς ἦν τοῖς εἰρημένοις μυσὶν ἁπάντων μόνοις μυῶν ἀπορῆσαι νεύρων αἴσθησίν τε καὶ κίνησιν αὐτοῖς χορηγούντων. [468] ὅπως οὖν ἐπηνωρθώσατο τοῦθ᾽ ἡ φύσις ἐξευροῦσα σοφὴν μηχανὴν, ἐγὼ μὲν οὐκ ἂν ἐβουλόμην ἤδη μοι λέγεσθαι, πρὶν τοῖς ἀμφὶ τὸν Ἀσκληπιάδην τε καὶ τὸν Ἐπίκουρον ἐπιτρέψαι ζητῆσαι, τίνα τρόπον ἂν, εἴπερ αὐτοὶ κατέστησαν ἐν χώρᾳ τοῦ διαπλάττοντος τὰ ζῶα, τοῖς εἰρημένοις μυσὶν τῶν νεύρων μετέδοσαν. εἴωθα γὰρ οὕτω ποιεῖν ἐνίοτε, καὶ συγχωρεῖν αὐτοῖς εἰς τὴν σκέψιν οὐχ ἡμερῶν μόνον, ἀλλὰ καὶ μηνῶν ὁπόσων ἂν αὐτοὶ βουληθῶσιν ἀριθμόν. ἐπεὶ δ᾽ οὐκ ἐγχωρεῖ πράττειν οὕτως ἐν γράμμασιν, οὐδὲ τὴν ἐκείνων σοφίαν

gatione, quod et ipſa exortum habeat obliquum. Reliqui vero praedicti ſex muſculi neutra ex parte poterant nervum recipere; nam cum recti ſecundum laryngis longitudinem a partibus inferioribus ſurſum tendant, obliquis nervis omnino non eguerunt; ſecundum rectitudinem vero a corde quidem non habuerunt, ſed a cerebro, per viam ſibi contrariam accedentes. Periculum igitur ſane haud parvum fuit, ne antedicti muſculi ſoli nervis carerent ſenſum ac motum ſibi ſuppeditaturis. Quanam igitur arte ac machina natura id correxerit, non prius equidem exponere vellem, quam Aſclepiadem et Epicurum interrogaſſem, quo pacto, ſi ipſi loco naturae animalium opiſicis fuiſſent, praedictis muſculis nervos indidiſſent. Soleo enim nonnunquam ita facere, concedereque eis ad deliberandum non dies modo, ſed menſes etiam, quot ipſi poſtularint; verum quum facere id in ſcribendo non liceat, neque illorum ſapientiam

Ed. Chart. IV. [468.]

παραβάλλειν τῇ τῆς φύσεως ἀτεχνίᾳ, καὶ δεικνύειν, ὅπως ἡ λοιδορουμένη πρὸς αυτῶν ὡς ατεχνος φύσις εἰς τοσοῦτον εὐμηχανωτέρα φαίνεται τῆς σοφίας αὐτῶν, ὥστ᾽ οὐδ᾽ ἐπινοῆσαι δύνανται τῶν ἔργων αὐτῆς τὴν τέχνην, ἀναγκαῖον ἤδη μοι λέγειν τὰς μηχανὰς τῆς φύσεως, αἷς χρησαμένη καὶ νεύρων καὶ κινήσεων τοῖς προκειμένοις ἐν τῷ λόγῳ μυσὶν μετέδωκεν. ἵνα δ᾽ ᾖ σαφὴς ο λόγος, ἀκοῦσαι χρή σε πρότερον ὑπὲρ τῆς καλουμένης μεταληπτικῆς κινήσεως, ῇ πάμπολλοι χρῶνται κατὰ τὰ μηχανήματα, τῶν μὲν ἀρχιτεκτόνων οἱ μηχανικοὶ, τῶν δ᾽ ἰατρῶν οἱ προσαγορευθέντες ὀργανικοί· τοιαύτῃ γάρ τινι κινήσει τῶν τεχνῶν τούτων ἡ φύσις προτέρα χρησαμένη τὴν ἐνέργειαν ἐξεπορίσατο τοῖς μυσίν· εἰκὸς μὲν δή τινα καὶ γιγνώσκειν τῶν ἀναγνωσομένων τόδε τὸ γράμμα τὸν τρόπον τῆς μεταληπτικῆς κινήσεως, καὶ διὰ τοῦτ᾽ ἴσως ἄχθεσθαι βραδύνοντι τῷ λόγῳ, σπεύδοντα μαθεῖν αὐτὸν ἤδη τὸ σόφισμα τῆς φύσεως, ᾧ χρησαμένη νεύρων ἐπιτηδείων εὐπόρησεν εἰς τὰ παρόντα. ἀλλ᾽ οὐχ ἑνὶ δήπου, καὶ δυοῖν, ἢ τρισὶν, ἢ τετταρ-

naturae imperitiae atque inertiae comparare oſtendereque, quo pacto natura (quam ipſi ceu inertem calumniantur) tanto ipſorum ſapientiam ſuperat ingenio, ut ne operum quidem ejus ſolertiam poſſint aſſequi, eam artem mihi neceſſe erit exponere, qua uſa nervos ac motus propoſitis hoc ſermone muſculis impertivit. Sed quo clarior ſit oratio, exponamus prius oportet, qualisnam ſit is motus translatitius vocatus, quo in machinis utuntur plurimi, tum architecti, qui mechanici dicuntur, tum medici, qui organici nuncupantur; tali enim quodam motu natura ante artes ipſas uſa muſculis actionem conciliavit. Veriſimile porro eſt, ut quiſpiam eorum, qui hoc opus lecturi ſunt, hujus translatitii motus rationem jam teneat, eoque cunctantem orationem graviter ferat, feſtinans ad naturae artificium diſcendum, quo uſa nervos ad praeſentia opportunos comparavit: at ſane non uni, vel duobus, vel tribus,

Ed. Chart. IV. [468.]

σιν, ἢ ὅλως ἀριθμῷ τινι τεταγμένῳ σαφὴς ὁ λόγος εἶναι σπουδάζει, πάντας δ' ἑξῆς τοὺς ὁμιλήσαντας αὐτῷ διδάσκειν ἐφίεται. διὰ τοὺς πολλοὺς οὖν ἀγνοοῦντας, ὁποία τίς ἐστιν ἡ μεταληπτικὴ κίνησις, ἀναμεῖναι χρὴ βραχύ τι τοὺς ὀλίγους καὶ συγχωρῆσαί μοι διηγήσασθαι τὴν ἰδέαν αὐτῆς ἐπὶ προχείρου τε καὶ τοῖς πλείστοις τῶν ἰατρῶν γνωρίμου μηχανήματος, τούτου δὴ τοῦ καλουμένου πρὸς αὐτῶν ὀργανικοῦ γλωττοκομείου. πρόμηκες μὲν γάρ ἐστιν, ὥσπερ καὶ τἄλλα, χάριν τοῦ δέξασθαι σκέλος ὅλον ἀνθρώπειον, οἷα δὴ πολλάκις ἐπὶ μηροῦ καὶ κνήμης καταγνυμένων εἰώθασι δρᾷν. πρόσεστι δ' ἐξαίρετα τῷ μηχανικῷ γλωττοκομείῳ ταυτί. κάτω μὲν ἄξων δή τις, εἰς ὃν τῶν περιβαλλομένων τῷ κώλῳ βρόχων ἐξήκει τὰ πέρατα· κατ' αὐτο δὲ τὸ μηχάνημα τροχηλίαι πλείους ἔγκεινται, τῇ δεούσῃ πρὸς τὸν καιρὸν ἑκάστοτε χρήσει. παρασκευὴ μὲν αὕτη. τὸ κῶλον δ' ἐπιδήσαντες ἀκριβῶς τῷ νόμῳ τῷ καταγματικῷ βρόχους ἐπιβάλλουσιν ἑκατέρωθεν τοῦ κατάγματος, ἕνα μὲν ἐν

vel quatuor, vel certis omnino quibusdam hominibus dilucida esse studet oratio, sed omnes deinceps, qui in ea versaturi sunt, docere cupit. Ob multos igitur, qui, qualisnam sit motus iste translatitius, ignorant, necesse est, ut pauci illi parumper expectent mihique concedant, ut ipsius ideam in illa explicem machina, quae in promptu est plurimisque medicorum est cognita, illa, inquam, quae ab ipsis glossocomion appellatur. Praelonga siquidem est, ut et alia, ut totum hominis crus comprehendat; id quod in coxis et tibiis fractis saepenumero facere consueverunt. Praecipua vero machinae glossocomio haec insunt: in ima parte axis quidam, ad quem vinculorum fines, qui membro circumjiciuntur, perveniunt; in ipsa autem machina rotulae insunt complures, quarum singulis, quum tempus postulat, interdum uti convenit. Machinae fabrica haec est. Membrum igitur ubi diligenter circumligaverint, quomodo peritis hac in re facere mos est, utrinque duos laqueos

Ed. Chart. IV. [468. 469.]
τοῖς ἄνω μέρεσι τοῦ κώλου, τὸν δὲ ἕτερον ἐν τοῖς κάτω. μάλιστα δ᾽ ἐπιτήδειος εἰς ταῦτα βρόχος ὁ ἐκ δυοῖν διαντέων ἐστίν· τοῦτο γὰρ αὐτοῦ τὸ παλαιὸν ὄνομα. προσαγορεύουσι δ᾽ ἔνιοι λύκον αὐτὸν, ἅτε δὴ τέτταρα σκέλη τοῦ τοιούτου βρόχου λαμβάνοντος. ἄμεινον δήπου δύο μεν ἐν τοῖς δεξιοῖς τοῦ κώλου μέρεσι, δύο δ᾽ ἐν τοῖς ἀριστεροῖς ποιησάμενον, ἐκ μὲν τοῦ κάτωθεν βρόχου φέρειν ἄντικρυς ἐπὶ τὸν ἄξονα τὰ σκέλη καὶ τούτῳ περιβάλλειν ἀκριβῶς, ὡς γίγνεσθαι κάτω τὸ κατεαγὸς κῶλον, ἐκ δὲ τοῦ λοιποῦ βρόχου τοῦ ἄνω τὰ σκέλη εἰς τἀναντία τῷ ἄξονι ἄγεσθαι· χρὴ γὰρ, οἶμαι, καὶ τοῦτον εἰς τἀναντία τῷ προτέρῳ διατείνειν τὸ κῶλον. ἄγουσι μὲν ἐξ ἀνάγκης ἄνω τὰ σκέλη τοῦ βρόχου, διεκβάλλουσι δ᾽ ἐκτὸς, ἐπιβάλλουσι δὲ ταῖς τροχηλίαις, ἐντεῦθέν τε φέροντες κάτω περιβάλλουσι τῷ [469] ἄξονι· καὶ οὕτως συμβαίνει τῶν βρόχων ἀμφοτέρων τὰ πέρατα, κοινὸν ἄξονα σχόντα, δικαίαν τοῦ κατεαγότος κώλου τὴν διάτασιν ἐργάζεσθαι· τείνεται γὰρ ὡσαύτως ἄμφω

fracturae injiciunt, unum in ſuperiori parte membri, alterum in inferiori. Porro aptiſſimus ad hanc rem eſt laqueus, qui duabus habenis conſtat, hoc eſt enim ipſi nomen antiquum; nonnulli autem lupum appellant, ceu quatuor crura hoc laqueo habente. Praeſtiterit ſane duo in dextris membri partibus et duo in ſiniſtris faciendo ex inferiori quidem laqueo crura deorſum ad axem immediate ducere, axique ea accurate circumjicere, quo fractum membrum inferius trahatur, ex reliquo *ſuperiori* autem laqueo crura ſurſum in oppoſitam axi partem agere: (laqueum enim hunc, opinor, in contraria priori membrum diſtendere oportet:) ducunt ſiquidem crura laquei ſurſum neceſſario, trajiciunt autem extra, injiciunt autem rotulis, indeque deorſum deducendo axi circumjiciunt, eoque modo contingit, ut fines utrorumque laqueorum axem communem habentes juſtam fracti oſſis diſtenſionem efficiant; tenduntur enim utrique ſimiliter ae remittuntur, pro ipſius axis circum-

καὶ χαλῶται, ταῖς περιαγωγαῖς τοῦ ἄξονος οἰακιζόμενα. τοῦ μὲν δὴ κάτωθεν βρόχου τὰ σκέλη τὴν τάσιν ἁπλῆν ἔχει, τοῦ δ᾽ ἄνω διττὴν, ἅτε καὶ τῆς φορᾶς εὐθυπορούσης μὲν τῆς κάτω, δίαυλον δέ τινα καμπτούσης τῆς ἄνω. τοῦτον δὴ τὸν δίαυλον ἡ φύσις ἁπάντων πρώτη τοῖς ἄνωθεν ἐξ ἐγκεφάλου καταφερομένοις διὰ τοῦ τραχήλου νεύροις ἐτεχνήσατο, μεταληπτικήν τινα κίνησιν ἐκπορίζουσα τοῖς προειρημένοις μυσίν. ἐχρῆν γὰρ αὐτοὺς ἤτοι γε ἐκ τοῦ κατὰ τὸν τράχηλον νωτιαίου λαβεῖν νεῦρον, ἢ ἐξ αὐτοῦ τοῦ ἐγκεφάλου. λοξῆς δ᾽ ἔσεσθαι μελλούσης τῆς ἐκ τραχήλου, ταύτην μὲν ἀναγκαιότατον ἦν φυγεῖν, ἐκλέξασθαι δὲ τῶν ἄνωθεν ἀρχῶν τὴν ἀμείνω. διττῆς δ᾽ ουσης καὶ ταύτης, εὐθείας μὲν ἀκριβῶς, ἣν ἕκτην νεύρων ἀριθμεῖ Μαρῖνος συζυγίαν, οὐκ εὐθείας δὲ τῆς ἑβδόμης, ἄχρηστος μὲν ἦν ἡ ἑβδόμη παντελῶς τοῖς ὀρθίοις μυσὶν, ἡ δ᾽ εκτη τῷ μὲν εὐθεῖ τῆς φορᾶς χρηστὴ, τῷ δ᾽ ἐξ ἐναντίων ἰέναι χωρίων οὐ μόνον ἄχρηστος, ἀλλὰ καὶ βλαβερά. ταύτην γὰρ ἔχουσα

actionis modo moderati. Tenſionem quidem crura laquei inferioris habent ſimplicem, ſuperioris vero duplicem, ceu inferiori quidem latione rectam viam faciente, ſuperiori autem diaulum quendam (*reciprocum curſum*) flectente. Hunc diaulum natura prima omnium nervis, qui ſuperne a cerebro per collum feruntur, excogitavit, tranſumptivum quendam motum dictis muſculis praeparans. Oportebat enim eos vel a ſpinali medulla colli vel ab ipſo cerebro nervum accipere; at qui ex collo proficiſcebatur, quia obliquus erat futurus, maxime quidem fuit repudiandus, eligendus autem ex ſuperno principio, qui eſſet commodior. Quum autem duplex is ſit, unus quidem exacte rectus, quem ſextae nervorum conjugationi Marinus annumerat, alter non rectus e ſeptima nervorum conjugatione, inutilis quidem muſculis rectis hic ſeptimus penitus erat, ſextus vero, quantum quidem ad rectam lationem ſpectat, accommodus, quia vero ex oppoſitis locis venit, non modo inutilis eſt, verum etiam noxius; nam latione tali prae-

Ed. Chart. IV. [469.]

τὴν φορὰν, εἴπερ ἐνέφυ τοῖς προκειμένοις ἐν τῷ λόγῳ μυσὶν, ἄνω μὲν ἂν εἰργάσατο τὴν κεφαλὴν αὐτῶν, κάτω δὲ τὸ πέρας, οὗ τοὐναντίον ἐδείχθη χρῆναι γενέσθαι. πρόσεχε τοίνυν ἤδη μοι τὸν νοῦν μᾶλλον, ἢ εἴ ποτε μυούμενος Ἐλευσίνια καὶ Σαμοθρᾴκια καὶ ἄλλην τινὰ τελετὴν ἁγίαν ὅλος ἦσθα πρὸς τοῖς δρωμένοις τε καὶ λεγομένοις ὑπὸ τῶν ἱεροφαντῶν, μηδέν τι χείρω νομίσας ταύτην ἐκείνων εἶναι τὴν τελετὴν, μηδ᾽ ἧττον ἐνδείξασθαι δυναμένην ἢ σοφίαν ἢ πρόνοιαν ἢ δύναμιν τοῦ τῶν ζώων δημιουργοῦ, καὶ μάλισθ᾽ ὅτι τὴν τελετὴν ταύτην, ἣν νῦν μεταχειρίζομαι, πρῶτος ἁπάντων ἐξεῦρον. οὐδεὶς γοῦν τῶν ἀνατομικῶν οὔτε τούτων τι τῶν νεύρων ἐγίνωσκεν, οὔτε τῶν ἔμπροσθεν εἰρημένων ἐν τῇ κατασκευῇ τοῦ λάρυγγος· ὅθεν ἔν τε ταῖς ἐνεργείαις τῶν μορίων ἐσφάλησαν πάμπολυ, καὶ τῶν χρειῶν οὐδὲ τὸ δέκατον εἰρήκασι μέρος. ἐπιστρέψας οὖν καὶ σὺ σαυτὸν, εἰ καὶ μὴ πρόσθεν, ἀλλὰ νῦν γοῦν ἐπὶ τὸ σεμνότερον, ἄξιός τε τῶν λεχθησομένων ἀκροατὴς γενόμενος,

ditus, ſi de quibus nunc agimus muſculis insereretur, ſupra quidem caput eorum conſtituiſſet, finem vero infra, cujus contrarium fieri oportere monſtravimus. Attentiorem igitur te jam mihi praebeas, quam ſi Eleuſiniis aut Samothraciis vel id genus aliis ſacris initiareris, et totus ob ea, quae a ſacerdotibus fiunt ac dicuntur, aſtares, cogitesque, ſacra haec nulla in re illis eſſe inferiora, neque minus conditoris animalium potentiam, vel ſapientiam, vel providentiam, vel virtutem indicare poſſe. Attende, inquam, mihi ob eam potiſſimum cauſam, quod ego primus omnium ſacra haec, quae nunc in manibus ſunt, inveni; quandoquidem nemo anatomicorum neque horum nervorum aliquem, neque eorum quicquam, quae in laryngis conſtructione ſuperius dicta fuerunt, perceperat; quae cauſa ſane fuit, cur in plerisque partium actionibus quamplurimum aberraverint, neque earum uſus partem decimam attigerint. Converſus igitur et tu, ſi minus antea, at nunc ſaltem ad honeſtius, dignusque dicendorum auditor factus,

ἀκολούθει τῷ λόγῳ, θαυμαστὰ τῆς φύσεως ἐξηγουμένῳ μυστήρια. κατὰ τὸν ὀπίσθιον ἐγκέφαλόν ἔκφυσις νεύρων ἐστὶν εὐθεῖα, δι᾽ ὅλου τοῦ τραχήλου κάτω φερομένη καὶ τῆς τραχείας ἀρτηρίας, ἑκατέρωθεν ἑτέρας τινὸς αὐτῇ σμικρᾶς συναπτομένης. ἀπὸ ταύτης τῆς ἐκφύσεως οἵ τ᾽ ἄλλοι μύες οἱ περὶ τὸν λάρυγγα πλὴν τῶν ἓξ τούτων, ὑπὲρ ὧν ὁ λόγος ἐστὶ, καί τινες ἕτεροι τῶν κατὰ τὸν τράχηλον ὄρθιοι λαμβάνουσιν ἀπονεμήσεις, οἱ μὲν μείζους, οἱ δ᾽ ἐλάττους. μεγίστης δ᾽ οὔσης τῆς ἕκτης ταύτης συζυγίας τῶν νεύρων, εἰ καὶ ὅτι μάλιστα πολλαὶ τοῖς εἰρημένοις μυσὶν ἀποφύσεις αὐτῶν εἰσιν, ὅμως οὐ σμικρὰ μοῖρα διελθοῦσα τὸν τράχηλον ὅλον ἐμπίπτει τῷ θώρακι, καὶ πρώτην μὲν αὐτίκα νεύρων συζυγίαν ἀποφύει πρὸς αὐτὸν τὸν θώρακα, καὶ ταῖς ῥίζαις τῶν πλευρῶν παρατεταμένην, ἄλλας δ᾽ ἐπ᾽ αὐτῇ, τὰς μὲν εἰς τὴν καρδίαν, τὰς δ᾽ εἰς τὸν πνεύμονα, τὰς δ᾽ εἰς τὸν στόμαχον. εἰ δὲ καὶ τὰς εἰς τὴν γαστέρα καὶ τὸ ἧπαρ καὶ τὸν σπλῆνα καταφύσεις αὐτῶν, ἃς ποιεῖται προχωροῦντα κάτω, διέλθοιμί σοι συμπάσας, ἃς, ὥσπερ τις

percipe sermonem admirabilia naturae mysteria exponentem. A cerebro posteriori nervorum productio recta per totum collum ab utraque asperae arteriae parte descendit, cui parva quaedam alia accedit. Ab hac productione et reliqui laryngis musculi praeter hos sex, de quibus disserere instituimus, et quidam alii, qui in collo sunt recti, distributiones accipiunt, alii quidem majores, alii vero minores. Nam quum sexta haec nervorum conjugatio sit maxima, etsi in praedictos musculos multas mittit propagines, non parva tamen collum totum praetergressa in thoracem incidit; ae statim quidem primam nervorum conjugationem producit ad thoracem ipsum et ad radicem costarum pertinentem; alias autem ultra has multas producit, partim ad cor, partim ad pulmonem, partim ad stomachum venientes. Si vero et eas ipsius distributiones, quas inferius progressa facit ad ventrem, ad hepar, ad lienem et ad renes, percurrero universas, quas ipsa, tanquam

Ed. Chart. IV. [469. 470.]
φιλοδωρότατος ἀνὴρ, πᾶσι τοῖς ἐντυγχάνουσι μορίοις χαρίζεται, θαυμάζειν οἶμαί σε, πῶς οὐδὲν ἐξ αὐτῶν ἀπεβλάστησεν εἰς τοὺς ἓξ μῦς τοῦ λάρυγγος, [470] καίτοι παρελθόντων γ᾽ αὐτῶν ἐν τῇ διὰ τοῦ τραχήλου φορᾷ καί τισι τῶν μυῶν αὐτοῦ νειμάντων τι νεῦρον. ἀλλ᾽ ὅτι μὲν οὐκ ἐχρῆν ἐν τῇ κάτω φορᾷ αὐτοῦ λαβεῖν αὐτοὺς τὸ νεῦρον, ἐδείχθη πρόσθεν. ὅτι δ᾽ οὐκ ἐπελάθετο τῶν ἓξ ἐκείνων μυῶν ὁ δημιουργὸς, ἀλλ᾽ ἀπὸ τῶν αὐτῶν νεύρων τῶν μεγάλων τῶν παρελθόντων αὐτοὺς μόριον ἀπονείμας τοσοῦτον, ὅσον αὔταρκες ἦν αὐτοῖς, μετέδωκε καὶ τούτοις τοῖς μυσὶν αἰσθήσεώς τε καὶ κινήσεως, ἤδη σοι δίειμι. πρόσχες δ᾽ ἀκριβῶς τῷ λόγῳ σχεδὸν ἄῤῥητόν τι πρᾶγμα καὶ μόλις δειχθῆναι δυνάμενον ἑρμηνεύειν ἐπιχειροῦντι. συγγνώσῃ δὲ κατά τι καὶ τοῖς πρὸ ἡμῶν ἀνατομικοῖς, εἰ χαλεπὸν οὕτως ὀφθῆναι θέαμα διέδρα τὴν ὄψιν αὐτῶν. ἐν γὰρ τῇ διὰ τοῦ θώρακος φορᾷ τῶν νεύρων ἀποβλάστημά τι ἑκατέρου γενόμενον τὴν αὐτὴν ὁδὸν ἀνέρχεται πάλιν, ἣν κατῆλθε πρότε-

vir quidam maxime munificus, partibus omnibus elargitur, admiraturum te arbitror, quo pacto nulla ex ea propago ad laryngis mufculos fex diftribuatur, quamvis, dum per collum fertur, prope ipfos iter faciat ac quibusdam ipfius mufculis nervum quendam praebeat; verum antea monftravimus, non oportuiffe eos in ipfa ad inferna delatione nervum recipere. Porro quod opifex illorum fex mufculorum non fuit oblitus, fed a magnis illis nervis, qui praeterlapfi funt, portionem eis tantam, quanta fat erat ad fenfum et motum his mufculis fuppeditandum, diftribuit, nunc tibi breviter explicabo. Attende vero diligenter huic fermoni, qui rem verbis ferme inexplicabilem, et quae vix declarari poffit, tibi conatur explicare. Ignofces autem nonnihil etiam prioribus anatomicis, fi tam difficulter apparens fpectaculum eorum vifum effugerit. Dum enim nervi hi per thoracem feruntur, propago quaedam utrinque enata per eandem revertitur viam, qua prius defcenderat,

Ed. Chart. IV. [470.]

ρον, οἷόν περ δίαυλόν τινα τοῦτον ἀνύον. ἀναμνήσθητι δή μοι τῆς ὀλίγον ἔμπροσθεν εἰρημένης μεταληπτικῆς κινήσεως, ἀναμνήσθητι δὲ καὶ τῶν τὸν δίαυλον θεόντων δρομέων. ἑκατέρῳ γὰρ ἔοικεν ἡ τῶν νεύρων φορὰ, μεταληπτικῇ μὲν κινήσει, διότι, τῆς αὐτῶν ἀρχῆς ἀνημμένης εἰς τὸν ἐγκέφαλον, ὅταν ὁ λογισμὸς οἷον δι᾽ ἡνίων τινῶν ἐντεῖναι προέληται τοὺς μῦς τοῦ λάρυγγος, ἡ ἐκ τῆς ἀρχῆς κίνησις ἄνωθεν μὲν ἥκει κάτω δι᾽ ὅλου τοῦ τραχήλου μέχρι πολλοῦ μέρους τοῦ θώρακος, ἐκεῖθεν δ᾽ αὖθις ἀναστρέφει ἄνω μέχρι τοῦ λάρυγγος, ἔνθα τοῖς εἰρημένοις μυσὶν ἐμπεφυκότων τῶν νεύρων, οἷον ὑπὸ χειρῶν τινων ἕκαστος τῶν ἓξ τούτων μυῶν κατασπᾶται κάτω. ὥσπερ οὖν ἐπὶ τοῦ μηχανήματος τοῦ κατὰ τὸ σκέλος ἡ ἀρχὴ τῆς κινήσεως ἐκ τῶν ἡμετέρων χειρῶν περὶ τὸν ἄξονα γενομένη συνεπισπᾶται τὰ σκέλη τοῦ βρόχου μέχρι τῶν τροχηλιῶν, ἀπ᾽ ἐκείνων δ᾽ αὖθις ἐπὶ τὸ τεινόμενον μέρος τοῦ σκέλους ἡ κίνησις ἄνωθεν κάτω διήκει, κατὰ τὸν αὐτὸν τρόπον ἐπὶ τῶν τοῦ λάρυγγος νεύρων.

ceu diaulon quendam, id eſt curſum reciprocum, peragens. Revoca, quaeſo, in memoriam motum tranſumptivum, de quo haud ita pridem ſumus locuti; recordare quoque curſorum curſum reciprocum percurrentium; nam utrisque motus nervorum ſimilis eſt. Tranſumptivo quidem motui, quoniam, principio eorum ad cerebrum appenſo, quando ratio vult tanquam habenis quibusdam muſculos laryngis intendere, motus, qui a principio proficiſcitur, e ſuperiori loco per totum collum fertur deorſum ad multam usque thoracis partem, indeque rurſus ſurſum redit usque ad laryngem, ubi nervis in praedictos muſculos inſertis, quaſi a manibus quibusdam hi ſinguli ſex muſculi deorſum trahuntur. Quemadmodum igitur in ea machina, quam fractis membris adhibemus, motus initium, quod a noſtris manibus circum axem fit, laquei crura usque ad rotulas trahit, et ab illis rurſus ad partem tibiae, quae tenditur, motus e ſuperiori loco deorſum pervenit, ad eundem modum in nervis laryngis

Ed. Chart. IV. [470.]

ὁ μὲν οἷον ἄξων, ὁ τὴν ἀρχὴν τῆς κινήσεως λαμβάνων, ἡ ἐξ ἐγκεφάλου τῶν νεύρων ἐστὶν ἔκφυσις· ἡ δ' οἷον τροχηλία τὸ μέρος ἐκεῖνο τοῦ θώρακος, ὅθεν ὑποστρέφειν ἄρχεται τὰ νεῦρα. διαύλῳ δ' εἰκάζων αὐτῶν τὴν φοράν, οὐ τροχηλίαν ἐρεῖς ἐκεῖνο τὸ μέρος, ἀλλὰ τὸν καλούμενον καμπτῆρα, περὶ ὃν οἱ θέοντες δίαυλον ἐν κύκλῳ κάμπτοντες αὖθις εἰς τοὐπίσω φέρονται τὴν αὐτὴν ὁδὸν, ἣν πρῶτον ἤνυσαν. αὕτη δέ σοι καὶ τοῦ μὴ πρότερον ὑποστρέψαι τὸ νεῦρον ἡ αἰτία, καίτοι γ' οὕτω μακρὰν ὁδὸν δι' ὅλου τε τοῦ τραχήλου, καὶ προσέτι τοῦ θώρακος οὐκ ὀλίγου μέρους διερχόμενον, ὅτι μηδὲν εἶχε τοιοῦτον μόριον οἷον νύσσης τινὸς ἢ τροχηλίας αὐτῷ παρασχέσθαι χρείαν. ὀχυρόν τε γὰρ ἐχρῆν εἶναι τοῦτο καὶ λεῖον, ὡς ἑαυτῷ τε καὶ τῷ νεύρῳ παρέχειν ἀσφαλῆ τὴν ἐπίβασιν. ἦν δ' οὐδὲν ἄλλο μεταξὺ τοιοῦτον, ὅτι μὴ τὸ τῆς κλειδὸς, ἢ τὸ τῆς πρώτης πλευρᾶς ὀστοῦν, ᾧ περιβληθέντος ὑμενώδους χιτῶνος, ἐνεχώρει τὸ νεῦρον οἷον κατὰ τροχηλίας τινὸς ἐνεχθῆναι τῆς τῶν ὀστῶν κυρτότητος, ἀλλ' ἐξέκειτ' ἂν οὕτω γε προπετὲς ὑπὸ

evenit; eſt quidem ut axis, qui principium motus habet, nervorum a cerebro productio; ut rotula vero, pars illa thoracis, unde nervi incipiunt reverti. Reciproco autem curſui lationem eorum aſſimilans non rotulam dices partem illam, ſed quam metam nominant, circa quam, qui reciprocum curſum currunt, in orbem ſe flectentes rurſus feruntur retrorſum per idem iter, quod prius confecerant. Haec eſt *tertia* cauſa, propter quam non prius nervus revertitur, quanquam iter longum per totum collum et thoracis adhuc partem non mediocrem emetiatur, quia nihil habebat haec pars, quod velut metae cujusdam aut rotulae uſum ſibi praeberet. Firmum enim eſſe id oportebat atque laeve, quo ſibi ipſi ac nervo tutum praeberet ſupergreſſum; erat autem nihil aliud intermedium ejuſcemodi praeterquam ipſius claviculae aut primae coſtae os, cui membranoſa tunica circumjecta, nervum licebat velut per rotulam quandam per oſſium gibbum duci; ſed ita

τῷ δέρματι, βλάπτεσθαι βλάβην ἅπασαν ἕτοιμον. οὐ μὴν οὐδὲ χωρὶς καμπῆς ἀσφαλὲς ἦν ἀπὸ τοῦ μεγάλου νεύρου μικρὸν νεῦρον ἀποφύσασαν ἐπανάγειν οὕτως ἐπὶ τὸν λάρυγγα· πάντως γὰρ ἂν ἀπεῤῥάγη τοῦτο, περὶ μηδὲν ἑλιττόμενον. εἴπερ οὖν ἑλίττειν μὲν ἀναγκαῖον ἦν, οὐδὲν δ᾽ εἶχε τοιοῦτον, πρὶν ἐγγὺς (447) τῆς καρδίας ἀφικέσθαι, δεόντως οὐκ ὤκνησε καταγαγεῖν ἐπὶ πλεῖστον τὸ νεῦρον, εἰ καὶ πολλὴν αὖθις ὁδὸν ἐπανάξειν ἔμελλεν· οὐδὲ γὰρ οὐδ᾽ ἐξ αὐτοῦ τούτου τὸ νεῦρον ἀῤῥωστότερον ἐγίνετο. [471] τοὐναντίον γὰρ ἅπαν ἐν μὲν ταῖς πρώταις ἐκφύσεσι μαλακὰ καὶ αὐτῷ τῷ ἐγκεφάλῳ παραπλήσια πάντ᾽ ἐστὶ τὰ νεῦρα, προϊόντα δ᾽ ἀεὶ καὶ μᾶλλον ἑαυτῶν γίνεται σκληρότερα. ῥώμην τοιγαροῦν οὐ σμικρὰν ἐκ τοῦ μήκους τῆς ὁδοιπορίας ἐκτήσατο ταυτὶ τὰ νεῦρα, τοσαύτην ὀλίγου δεῖν αὖθις ὁδὸν ἀναφερόμενα μετὰ τὴν καμπὴν, ὅσην ἐνήνεκτο πρόσθεν κάτω.

Κεφ. ιε´. Καιρὸς οὖν ἤδη λέγειν τὴν θαυμαστὴν ταύτην τῶν νεύρων τοῦ λάρυγγος, εἴτε τροχηλίαν, εἴτε νύσσαν,

jaceret fub cute extra prominens, facileque a quavis injuria laederetur. Neque tamen fine flexu tutum erat a magno nervo parvum nervum ad laryngem ita perducere; omnino enim rumperetur hic, nifi circum aliquid volveretur. Si igitur circumvolvi quidem erat necesse, nihil autem habebat ejusmodi, antequam prope cor accefliffet, jure naturam non piguit nervum longiflime deducere, etiamfi rurfus iter longum manebat, per quod reducere ipfum effet neceffe. Neque enim ex hoc ipfo nervus imbecillior efficiebatur; quin potius contra in primis quidem productionibus nervi omnes funt molles et cerebro ipfi affimiles, progredientes vero magis magisque fe ipfis efficiuntur duriores. Itaque nervi hi robur non mediocre ex itineris longitudine funt adepti, tantum paulo minus iter, dum fuperne poft reflexionem revertuntur, emenfi, quanto deducti ante deorfum fuerant.

Cap. XV. Tempeftivum fane jam fuerit indicare admirabilem hanc nervorum laryngis, five rotulam, five

εἴτε καμπτῆρα χρὴ καλεῖν. οὐ γὰρ ὀνομάτων κάλλος θηρᾶσθαι πρόκειται νῦν, οὐδὲ τρίβειν τὸν χρόνον περὶ μικρὰ καὶ φαῦλα, τοσοῦτόν τε καὶ τοιοῦτον κάλλος ἐν τοῖς τῆς φύσεως ἔργοις ἐξευρίσκοντας. εἰσὶ μὲν δήπου κατὰ τὸ χωρίον τοῦτο φλέβες καὶ ἀρτηρίαι μεγάλαι πρὸς τὸν τράχηλον ἀπὸ τῆς καρδίας ἀναφερόμεναι, τινὲς μὲν εὐθεῖαν ἔχουσαι τὴν θέσιν, ἔνιαι δὲ λοξὴν, οὐδεμία δὲ ἐγκαρσίαν, ὁποίας ἔδει τοῖς νεύροις τῆς καμπῆς. περὶ μὲν γὰρ τὴν ὀρθίαν οὐδὲ γένοιτό ποτε καμπὴ τοῖς ἄνωθεν κάτω φερομένοις, ὡς ἂν ἐξ ἐναντίας ἀπαντῶσι· περὶ δὲ τὴν λοξὴν ἑλιχθῆναι μέν τινα δύναται μετρίως, ἀλλ' εὐαποκύλιστόν τε καὶ ἀστήρικτον ἔσται, καὶ μάλισθ' ὅτε λοξὸν ἀφίσταται μὲν πολὺ τῆς ἐγκαρσίας θέσεως, ἐγγὺς δ' ἥκει τῆς ὀρθίας. ἐγὼ μὲν οὐδ' ἐπαινεῖν ἔτι κατὰ τὴν ἀξίαν τοῦ δημιουργήσαντος τὰ ζῶα τήν τε σοφίαν καὶ τὴν δύναμιν ἱκανὸς εἶναι νομίζω. μείζονα γὰρ οὐκ ἐπαίνων μόνον, ἀλλὰ καὶ ὕμνων τὰ τοιαῦτα

metam, ſive limitem, unde curſus reflectitur, oporteat nominare; neque enim nominum venuſtatem conſectari nunc ſtatuimus, neque in rebus nihili ac futilibus tempus terere, quum tantam ac talem in naturae operibus pulchritudinem inveniamus. Sunt quidem certe hoc in loco venae et arteriae magnae, quae a corde ſurſum ad collum feruntur, quarum aliae quidem rectam habent poſitionem, aliae vero obliquam, nullae autem transverſam, cujusmodi nervi hi ad reflectendum ſeſe poſtulabant. Nam quod ad rectam attinet, haudquaquam nervi, qui ſuperne deorſum feruntur, flecti circum ipſas poterant, ceu ex adverſo occurrentes; circa obliquam autem obvolvi quidem utcunque aliquid poterit, ſed lubricum id admodum atque inſtabile erit, praeſertim quando id, quod obliquum eſt, multum quidem a ſitu transverſo diſſidet, accedit autem propemodum ad rectum. Equidem ne laudare quidem ſatis pro merito poſſum ejus ſapientiam ac potentiam, qui animalia fabricatus eſt; nam ejusmodi opera non laudibus modo, verum etiam hymnis ſunt majora, quae priusquam in-

τῶν ἔργων ἐστὶν, ὅσα πρὶν θεάσασθαι μὲν ἀδύνατα γενέσθαι πεπείσμεθα, θεασάμενοι δ' ἔγνωμεν οὐκ ὀρθῶς ὑπειληφότες, καὶ μάλισθ' ὅταν ἄνευ πολλῆς σκευωρίας ὁ δημιουργὸς αὐτῶν ἑνὶ προσχρησάμενος ὀργάνῳ μικρῷ παντοίως ἄμεμπτόν τε καὶ τέλειον ἀποφήνῃ τὸ ἔργον· οἷόν τι καὶ κατὰ τὴν καμπὴν τῶν νεύρων τούτων ἰδεῖν ἔστι. τὸ μὲν γὰρ ἀριστερὸν οὐκ ὤκνησεν ἡ φύσις παραγαγοῦσα μέχρι πλείστων περὶ τὴν μεγίστην ἀρτηρίαν ἑλίξαι κατ' ἐκεῖνο μάλιστα τὸ μέρος, ἵνα πρῶτον ἐκφύσασα τῆς καρδίας ἐπὶ τὴν ῥάχιν κατακάμπτεται. πάντα γοῦν ἔμελλεν ἕξειν, ὧν ἐδεῖτο, καὶ θέσιν ἐγκαρσίαν, καὶ καμπὴν λείαν τε καὶ κυκλοτερῆ, καὶ τὴν νύσσαν αὐτὴν ἰσχυροτάτην τε καὶ ἀσφαλεστάτην. τὸ δεξιὸν δὲ, οὐδεμίαν ἔχον ἐν τῷ καθ' ἑαυτὸ μέρει τοῦ θώρακος ὁμοίαν ἐπίβασιν, ἠναγκάσθη μὲν ἑλίξαι περὶ τὴν κατὰ τοῦτο τὸ μέρος ἀρτηρίαν, λοξὴν ἀπὸ τῆς καρδίας ἐπὶ τὴν δεξιὰν μασχάλην ἀναφερομένην· ὅσον δὲ ἦν χεῖρον, ἡ καμπὴ τῆς ἐν καρδίᾳ τοῦτ' ἐπηνωρθώσατο

ſpexiſſemus quidem, fieri non poſſe perſuaſum habebamus; conſpicati vero deceptos nos opinione fuiſſe comperimus, potiſſimum quando ſine magno negotio atque apparatu conditor noſtri, uno uſus inſtrumento eoque perexiguo, inculpatum prorſus ac perſectum opus effecerit, ut in horum nervorum flexione videre eſt; in qua naturam non piguit ſiniſtrum quidem longiſſime productum circum maximam arteriam obvolvere ea potiſſimum parte, qua primum a corde emergens ſeſe ad ſpinam inflectit; quo loco omnia certe, quae requirebat, habiturus erat, poſitionem transverſam, flexionemque et laevem et orbicularem, metam demum validiſſimam ac tutiſſimam. Dextrum vero, quum nullum haberet in ea thoracis parte, per quam fertur, aſcenſum ſimilem, eadem natura coacta fuit circum ejus partis arteriam quidem obvolvere, quae obliqua a córde ſurſum ad dextram axillam fertur; ſed quanto flexio haec in corde deterior fuit *quam transverſa*, tanto eam partim multi-

πλήθει τε τῶν ἑκατέρωθεν ἀποφύσεων τοῦ νεύρου καὶ ῥώμῃ συνδέσμων. ὅσα γὰρ εἰς τὰ δεξιὰ μέρη τοῦ θώρακος ἀποφύειν ἔμελλε νεῦρα, κατ' ἐκεῖνο μάλιστα τὸ χωρίον ἀπέφυσέ τε ἅμα καὶ τοῖς δεχομένοις ὀργάνοις ἐνέφυσεν οἷον ἐνριζοῦσα τὸ νεῦρον ὡς εἰς γῆν τὰ μόρια. μέσον τε οὖν ἁπασῶν τῶν ῥιζῶν ἐκεῖνο ἔταξε τὸ τοῦ λάρυγγος νεῦρον, ὅπως ἑκατέρωθεν ὑπ' αὐτῶν φρουροῖτο, καὶ συνδέσμους ὑμενώδεις τῇ ἀρτηρίᾳ καὶ τοῖς παρακειμένοις σώμασι συνῆψεν, ἵν' ὡς οἷόν τε διοριζόμενον ὑπ' αὐτῶν πάντων ἀσφαλῆ τὴν περὶ τῆς ἀρτηρίας ποιήσηται [472] καμπὴν, οἷον περὶ κύκλον τινὰ τροχηλίας ἑλιχθὲν, ἀνατεινομένοις τε ὡς τὸ πολὺ τοῖς νεύροις τούτοις αὐτίκα μετὰ τὴν καμπὴν οἷον χεῖρά τινα τὸ μέγα νεῦρον ὀρέξαν ἀπόφυσιν αὑτοῦ δι' ἐκείνης ἀνέλκει τε καὶ μετεωρίζει. ἐντεῦθεν δ' ἄμφω φέρεσθαι ἄνω πρὸς τὴν κεφαλὴν τῆς τραχείας ἀρτηρίας, τὴν αὐτὴν μὲν ὁδὸν ἰόντα τῇ πρόσθεν, οὐδενὶ δ' οὐκ ἔτι μεταδιδόντα μυῒ μόγις οὐδὲ σμικρότατα ἑαυτῶν, ὅτι μηδ' ἐδεῖτο μηδε-

tudine productionum nervi in utramque partem, partim etiam ligamentorum robore correxit; quos enim in dextras thoracis partes nervos erat productura, eo in loco maxime ſimulque produxit, et recipientibus eos inſtrumentis inſeruit, nervum propaginibus quaſi radicibus in terram defixis ſtabiliens. Medium itaque radicum omnium illum laryngis nervum ſtatuit, ut ab eis utrinque ſtipetur, et per ligamenta membranoſa ipſi arteriae ac vicinis corporibus connexuit, ut, quoad fieri poteſt, ab omnibus circumſeptus tutam faciat circa dorſum arteriae flexionem, velut circum rotulae orbem quendam involutus. Quum vero ſtatim poſt flexionem hi nervi vehementer attollantur, magnus nervus velut manum quandam propaginem ſuam porrigens ſeſe per illam trahit ſurſum et in ſublime tollit; inde autem utrique feruntur ſurſum ad caput aſperae arteriae, idem iter, quod prius, conficientes, ſed nulli amplius muſculo ne minimam quidem ſui portionem diſtribuentes, quod nullum aliud

μίαν ἄλλην ἀρχὴν κινήσεως ἐκ τῶν κάτω μερῶν λαμβάνειν, ἀλλ᾽ ἀκριβῶς καὶ δικαίως ἑκάτερον αὐτῶν εἰς τοὺς καθ᾽ ἑαυτὸ διέσπαρται τοῦ λάρυγγος μῦς, τὸ μὲν ἐν τοῖς δεξιοῖς ἑαυτοῦ μέρεσι, τὸ δὲ ἐν τοῖς ἀριστεροῖς εἰς τοὺς ὑπολοίπους τρεῖς, ἄμφω δὲ εἰς τοὺς ἓξ, ὑφ᾽ ὧν ἀνοίγνυσθαί τε καὶ κλείεσθαι συμβαίνει τὸν λάρυγγα. καὶ μάλιστα δὲ, ὡς ἐδείχθη, τῶν ἓξ τούτων μυῶν ἰσχυροτάτην ἐνέργειαν οἱ δύο μύες ἔχουσιν οἱ κλείοντες αὐτὴν, ὡς μήτ᾽ ἐν ταῖς καταλήψεσι τοῦ πνεύματος ὑπὸ τοσούτων τε καὶ τηλικούτων μυῶν νικᾶσθαι, τῶν συστελλομένων τὸν θώρακα, καὶ διὰ τοῦτο καὶ τῶν νεύρων τὸ πλεῖστον εἰς αὐτοὺς διασπείρεται. καὶ τοῖς πέρασιν αὐτῶν εἰς ταὐτὸν ἥκει νεῦρον στερεὸν ἓν, καθ᾽ ἑκάτερον μῦν ἄνωθεν κάτω φερόμενον, ἐξ οὗ λαμβάνει μέν τινα μόρια καὶ τὰ περὶ τὸν λάρυγγα σώματα· τὸ δ᾽ ὑπόλοιπον αὐτῶν τῷ τοῦ μυὸς ἰδίῳ νεύρῳ συναπτόμενον εἰς ἰσχὺν καὶ ἀσφάλειαν αὐτῷ συντελεῖ.

Κεφ. ιϛ΄. Οὐκέτ᾽ οὖν οἶμαί σε θαυμάσειν, οὐδὲ

motionis principium ex partibus inferioribus necesse erat musculum accipere; sed eorum uterque plane ac juste in laryngis musculos suae partis est dispersus, qui dextra quidem ex parte, in eos suae partis, qui autem sinistra, in reliquos tres, ambo vero in sex, a quibus aperiri ac claudi larynga contingit; quorum sex actionem in primis (ut probavimus) ii duo habent validissimam, qui claudunt larynga, ut ne in spiritus quidem cohibitionibus a tot tantisque thoracem contrahentibns musculis superentur. Quo factum est, ut nervorum plurimum in ipsos distribueretur, nervusque solidus ad fines ipsorum unus secundum utrumque musculum superne deorsum descendens in idem perveniret, unde etiam quae laryngi circumfusa sunt corpora portiones quasdam accipiunt; reliquum vero eorum proprio musculi nervo conjunctum ad robur ipsius ac securitatem confert.

Cap. XVI. Haudquaquam igitur mihi videris am-

Ed. Chart. IV. [472.] Ed. Baf. I. (447.)

ζητήσειν, οἷα δὴ θαυμάζουσί τε καὶ ζητοῦσιν οἱ πρὸ ἐμοῦ πάντες ἰατροί τε καὶ φιλόσοφοι, τοῦτο μὲν ὅπως ἐν τῷ πίνειν τὸ ὑγρὸν οὐκ εἰς τὴν τραχεῖαν ἀρτηρίαν, ἀλλ' εἰς τὸν στόμαχον ἐμπίπτει, τοῦτο δὲ τῶν κατὰ τὴν ῥίζαν τῆς γλώττης μυῶν τὴν κίνησιν αἰτιωμένων, οἰομένων τε διὰ τούτους ἀνατρέχειν τὸν λάρυγγα πρὸς τὴν ἐπιγλωττίδα. κλειομένου γὰρ ἀκριβῶς οὕτω τοῦ λάρυγγος, ὡς μηδὲ τὸ βιαίως ἐκθλιβόμενον ὑπὸ τοῦ θώρακος πνεῦμα διοίγειν αὐτὸν, οὐκ ἐχρῆν ζητεῖν ἑτέραν αἰτίαν τοῦ μὴ φέρεσθαι τὸ ποτὸν εἰς τὸν πνεύμονα. κάλλιον δ' ἦν αὐτοὺς ἑωρακότας τοῦ λάρυγγος τὸ στόμιον ἀναγκαίαν ἔχον κοιλότητα διὰ τὴν τῆς ἐπιγλωττίδος ἰδέαν τε καὶ χρείαν, ὡς ἐν τοῖς περὶ τῆς φωνῆς ἐπεδείξαμεν, ἐννοῆσαι κατὰ ταὐτὸν τήν τε τροφὴν καὶ τὸ πόμα σωρευθησόμενα παρὰ τὸν τῆς καταπόσεως καιρὸν, ὥσθ' ἑξῆς ἀνοιχθέντος τοῦ λάρυγγος ἐν τῷ καιρῷ τῆς εἰσπνοῆς εὐθὺς ἂν ἐνέπιπτεν τῷ πόρῳ τοῦ πνεύματος οὐ τὸ ποτὸν μόνον, ἀλλὰ καὶ τὰ σιτία. καὶ διὰ τοῦτο τὴν

plius admiraturus, nec rogaturus, quae mirantur fane ac requirunt, qui ante me fuerunt tum medici omnes, tum philofophi; partim quidem quo pacto, dum bibimus, humor non in afperam arteriam, fed in ftomachum illabatur; partim autem mufculis, qui funt ad radicem linguae, caufam hujus rei tribuentes, per eosque recurrere larynga ad epiglottida putantes. Nam claufo exacte adeo larynge, ut ne qui violenter quidem a thorace exprimitur fpiritus ipfum aperiat, caufam aliam requirere nullam oportebat, cur potus in pulmonem non feratur. Satius autem fuerat, eos laryngis orificium confpicatos, quod (quemadmodum in commentariis, quos de voce confcripfimus, monftratum nobis eft) propter ipfius epiglottidis formam ac ufum neceffariam habet cavitatem, cogitare, cibum et potum in eo acervari debere, quo tempore nos deglutimus, ut, quum poftea larynx effet patefactus, quando videlicet infpiramus, repente in fpiritus meatum non potio modo, fed cibus etiam incidat, nifi natura provide laryngis orificio

ἐπιγλωττίδα προμηθῶς ἡ φύσις οἷον ἐπίθημά τι προὔθηκε τοῦ κατὰ τὸν λάρυγγα στόματος, ἑστηκυῖαν μὲν ὀρθὴν ἐν τῷ πρόσθεν ἅπαντι χρόνῳ, καθ᾽ ὃν ἀναπνεῖ τὰ ζῶα, καταπίπτουσαν δ᾽ ἐπὶ τὸν λάρυγγα καταπινόντων ὁτιοῦν. αὐτὸ γὰρ τὸ καταπινόμενον, ἅτε πρῶτον μὲν ἐπιπίπτον αὐτῆς τῇ ῥίζῃ, μετὰ ταῦτα δὲ κατὰ τοῦ νώτου φερόμενον, ἀναγκάζει κατακλίνεσθαί τε καὶ καταπίπτειν αὐτὴν, ὡς ἂν τῇ μὲν οὐσίᾳ χόνδρον οὖσαν, λεπτὴν δὲ ἱκανῶς ὑπάρχουσαν. εἰ δ᾽ ἀκριβῶς κατασκέψαιο τὴν κατασκευὴν ἅπασαν τῆς ἐπιγλωττίδος, οἶδ᾽ ὅτι θαυμαστῶς ἔχειν σοι δόξει. περιφερὴς γὰρ οὖσα καὶ χονδρώδης, καὶ τὸ μέγεθος ὀλίγῳ μείζων τοῦ κατὰ τὸν λάρυγγα στόματος, εἰς τὰ πρὸς τὸν στόμαχον ἔστραπται μέρη τῷ τρίτῳ χόνδρῳ θέσιν ἀντίστροφον ἔχουσα τῷ ἀρυταινοειδεῖ. [473] δῆλον δὲ, ὡς οὐκ ἂν οὕτω θέσεως εἶχεν, εἰ μὴ τῆς καταντικρὺ χώρας ἐξεφύετο. καὶ μέν γε καὶ εἰ μὴ χονδρώδης ἦν, οὔτ᾽ ἂν ἀνέῳκτο (448) παρὰ τὸν τῆς ἀναπνοῆς καιρὸν, οὔθ᾽ ὑπὸ τῶν σιτίων ἀνετρέπετο· τὰ μὲν γαρ μαλακώτερα τοῦ δέοντος καταπέπτωκεν ἀεὶ, τὰ δὲ σκλη-

epiglottida velut operculum quoddam admoviffet, recte quidem omni alio tempore, quo animal refpirat, ftantem, quum autem quidvis deglutit, laryngi accumbentem; ipfum enim quod deglutitur, ceu primum ipfius radici incidens, poft autem dorfo invectum, inclinare ipfam cogit et collabi, ut cujus fubftantia cartilago fit eaque praetenuis. Quod fi diligentius omnem epiglottidis conftructionem confideraveris, ea tibi (certo fcio) videbitur admirabilis; rotunda enim eft et cartilaginea, ac magnitudine paulo major laryngis orificio; vergit autem ad ftomachum, pofitionemque habet tertiae cartilagini arytaenoidi contrariam. Quam pofitionem certum eft ipfam non fuiffe habituram, nifi ex loco adverfo exoriretur; atque etiam nifi effet cartilaginea, neque aperiretur, quo tempore refpiramus, neque a cibariis everteretur: nam quae jufto funt molliora, affidue collabuntur, duriora vero contumacia everfuque difficilia

ρότερα δυσανάστρεπτα μένει. χρὴ δ᾽ οὐδέτερον ἔχειν αὐτὴν, ἀλλ᾽ ὀρθὴν μὲν εἰσπνεόντων εἶναι, καταπινόντων δὲ ἀνατρέπεσθαι. καὶ μὴν εἰ ταῦτα μὲν εἶχεν, ἔλαττον δ᾽ ἦν τοῦ κατὰ τὸν λάρυγγα πόρου, πλέον οὐδὲν ἐγίνετ᾽ ἂν ἐκ τοῦ καταπίπτειν αὐτὴν, ὥσπερ οὐδ᾽ εἰ πολὺ μεῖζον, ἐπέφραττε γὰρ ἂν οὕτω γε καὶ τὸν στόμαχον. ὃν δὲ τρόπον ὑπὸ τῶν σιτίων ἡ ἐπιγλωττὶς εἰς τὸν τοῦ λάρυγγος ἀνακλίνεται πόρον, οὕτως ὑπὸ τῶν ἐμουμένων ὁ ἀρυταινοειδὴς χόνδρος. ἔστραπται γὰρ κἀκεῖνος εἰς τὴν εὐρυχωρίαν τοῦ λάρυγγος, ὥσθ᾽ ἡ ῥύμη τῶν ἀναφερομένων ἐκ τοῦ στομάχου τοῖς κατὰ τὸ νῶτον αὐτοῦ προσπίπτουσα ῥᾳδίως εἰς τὴν εἴκουσαν ἀνατρέπει χώραν ὅλον τὸν χόνδρον.

Κεφ. ιζ΄. Καί σοι κἀνταῦθα πάλιν ἡ τοῦ χόνδρου τοῦδε τῆς κατασκευῆς ἐξέτασις ὁμοία γιγνέσθω τῇ μακρῷ πρόσθεν εἰρημένῃ περὶ τῆς ἐπιγλωττίδος. εἰ μὴ γὰρ καὶ μέγεθος ἦν τηλικοῦτον, ἡλίκον νῦν ἐστι, καὶ σχῆμα τοιοῦτον, καὶ τοιαύτης οὐσίας, καὶ ὡδί πως κείμενον, ὡς νῦν κεῖται, δῆλον ὡς ἐμούντων ἂν εἰς τὴν τραχεῖαν

perftant; quorum neutrum ineffe ipfi oportet, fed rectam quidem effe nobis infpirantibus, everti autem deglutientibus. Jam vero fi haec quidem haberet *omnia*, minor autem effet meatu laryngis, nihil ex ipfius collapfu affequeremur, quemadmodum neque fi multo major, nam eo quidem modo ftomachum obftrueret. Quo autem modo a cibariis epiglottis in laryngis meatum incumbit, ita ab iis, quae evomuntur, cartilago arytaenoides; vergit enim et illa in laryngis capacitatem; quo fit, ut impetus eorum, quae furfum ex ftomacho feruntur, dorfo ipfius incidens totam cartilaginem facile in locum cedentem evertat.

Cap. XVII. Atque tibi et hic rurfum conftructionis hujus cartilaginis examinatio fiat ei fimilis, quae multo ante de epiglottide facta eft. Nam nifi magnitudo ejus effet tanta, quanta nunc eft, et figura talis, atque ex tali fubftantia, et fic utique fitum haberet, ut fita eft, perfpicuum eft, quod vomentibus *nobis* non pauca in

ἀρτηρίαν οὐκ ὀλίγα κατεφέρετο, σωρευόμενα πρὸς τὴν τοῦ φάρυγγος κοιλότητα. νυνὶ δὲ δύο θαυμαστὰ ταῦτα τοῦ λάρυγγος ἡ φύσις ἐπιθήματα κατεσκεύασε, πρὸς αὐτῶν κλειόμενα τῶν εἰργομένων ἐμπίπτειν αὐτῷ, παραπλήσιόν τι κἀνταῦθα μηχανησαμένη τῷ πρόσθεν εἰρημένῳ κατὰ τοὺς ἐπὶ τοῖς στόμασι τῆς καρδίας ὑμένας. ὥσπερ δ᾽ ἐν ἐκείνοις ὑπεμνήσαμεν, ὡς οὐχ ὑπὲρ τοῦ μηδ᾽ ὅλως ἐμπίπτειν μηδὲν μηδέποτε τοῖς ἐναντίοις στόμασιν ἡ φύσις ἐποιήσατο τὴν τοιαύτην ἐπίφυσιν, ἀλλ᾽ ὑπὲρ τοῦ μὴ πολὺ μηδ᾽ ἀθρόον, οὕτω κἀνταῦθα χρὴ μεμνῆσθαι τῶν δεδειγμένων ἐν τοῖς περὶ τῶν Ἱπποκράτους καὶ Πλάτωνος δογμάτων ὑπὲρ τοῦ καταφέρεσθαί τι τοῦ πόματος ὀλίγον εἰς τὴν τραχεῖαν ἀρτηρίαν, ἐν κύκλῳ περὶ τοὺς χιτῶνας αὐτῆς θλιβόμενον, οὐ διὰ μέσης ὁδοιποροῦν τῆς εὐρυχωρίας, καὶ ὡς τοσοῦτόν ἐστιν ἐκεῖνο τὸ ὑγρὸν, ὅσον εὐθὺς ἀναρπάζεσθαι διαβρέχον ὅλον τὸν πνεύμονα. καὶ γὰρ οὖν καὶ οἱ ἀδένες οἱ παρακείμενοι τῷ λάρυγγι ταὐτὸ τοῦτο ἐνδείκνυνται, σπογ-

afperam arteriam deferrentur, quae ad pharyngis cavitatem acervantur; nunc autem natura duo hic admirabilia laryngis opercula comparavit, quae ab his ipfis clauduntur, quae illabi prohibentur, fimile quiddam hic quoque machinata ei, quod ante in membranis, quae funt ad cordis orificia, memoravimus. Sed quemadmodum in illis admonuimus hujusmodi membranarum productionem a natura fuiffe factam, non quo nihil prorfus aliquando incideret contrariis orificiis, fed ne multum, neve fimul ac fubito, fic etiam meminiffe hic oportet eorum, quae in libris de placitis Hippocratis et Platonis monftravimus, quod fcilicet potionis exiguum quiddam in afperam arteriam deferatur in orbem circum ejus tunicas expreffum, non per mediam capacitatem iter faciens, quodque humoris iftius ea eft copia, quae repente a pulmone arripiatur, quaeque ipfum totum madefaciat. Quin et glandulae ipfae, quae laryngi adjacent, idem ipfum indicant; quas femper, quam

γοειδέστεροι μένοντες, ἢ κατὰ τοὺς ἄλλους ἀδένας, ὡμολογημένοι δὲ παρὰ πάντων σχεδόν τι τῶν ἀνατομικῶν ὑπὲρ τοῦ διαβρέχειν ἅπαντα τὰ κατὰ τὸν λάρυγγά τε καὶ τὴν φάρυγγα δεδημιουργημένοι τῇ φύσει. θαυμαστὸν οὖν, εἰ τούτους μὲν ὑπὲρ τοῦ διαβρέχειν αὐτὰ κατεσκεύασε, τελέως δ' ἀπέκλεισε τὸ πόμα τῆς εἰς τὸν πνεύμονα φορᾶς. καὶ γάρ τοι καὶ τὰ λελεγμένα πάντα τοῦ μὲν τὰ σιτία μὴ δύνασθαι τῷ πόρῳ τοῦ λάρυγγος ἐμπίπτειν ἱκανὰ μαρτύρια, τοῦ δὲ μηδὲ ἰκμάδα τινὰ παραῤῥεῖν ἐλαχίστην οὐχ ἱκανά. ταυτὶ μὲν οὖν ὑπεμνήσθω καὶ νῦν ὑποδεδειγμένων δι' ἑτέρων, ἵν' ἀκριβῶς ἀκούσωμεν τῶν λελεγμένων.

Κεφ. ιη'. [474] Ἐπὶ δὲ τὰς ὑπολοίπους χρείας τῶν κατὰ τὸν λάρυγγα φαινομένων τε καὶ γιγνομένων αὖθις ἐπανέλθωμεν. ἐλέγετο δὴ πρόσθεν, ὡς ὁ δεσμὸς ὁ ὑμενώδης, ὁ τὰ σιγμοειδῆ τῶν χόνδρων ἀναπληρῶν, κοινωνίαν παρείχετο τῷ τε τοῦ στομάχου πόρῳ καὶ τῷ τῆς τραχείας ἀρτηρίας. ἐλέγετο δὲ καὶ ὡς, εἴπερ ἦν κἀνταῦθα περιφερὴς ἡ ἀρτηρία, στενοχωρίαν ἂν ἀπειργάσατο τῇ τῶν σιτίων ὁδῷ.

alias glandulas, reperias *laxicres* ac fungoſiores. At inter omnes propemodum anatomicos convenit, eas in eum uſum a natura ſuiſſe factas, ut partes omnes, quae tum ad laryngem, tum ad pharyngem attinent, humore perfunderent. Itaque mirum eſt, ſi has quidem, ut partes illas humectent, conſtruxit, potionem autem, ne prorſus in pulmonem ingrederetur, excluſit; nam quae dicta jam ſunt omnia, magno quidem ſunt teſtimonio, cibos in laryngis meatum labi non poſſe; ne vero humoris minimum inſluat, haudquaquam ſatis probant. Haec igitur alibi demonſtrata memoriae cauſa attuli, quo plane, quae memorata ſunt, intelligeremus.

Cap. XVIII. Ad reliquos vero uſus eorum, quae in larynge apparent et fiunt, rurſus revertamur. Antea ſane dicebamus, vinculum membranoſum, quod partes cartilaginum ſigmoides opplet, communionem praebere ſtomachi ac aſperae arteriae meatui; quodque etiam, ſi ea parte rotunda ac circularis eſſet aſpera arteria, iter

ταύτην οὖν τὴν στενοχωρίαν ἀναγκαῖόν ἐστι γίνεσθαι τῷ στομάχῳ κατὰ τὸν λάρυγγα, πανταχόθεν ὑπάρχοντα χονδρώδη. πῶς· οὖν οὐ στενοχωρεῖται καταπινόντων τὰ σιτία; πῶς δ᾽ ἄλλως οὐ πάνυ, ἢ κατασπώμενος μὲν αὐτὸς, ανατρέχοντος δὲ τοῦ λάρυγγος· ὑπαλλάττεται γὰρ οὕτως ἡ θέσις αὐτῶν, ὥστε τὴν μὲν ἀρχὴν τοῦ στομάχου κατὰ τὴν τραχεῖαν ἀρτηρίαν γίγνεσθαι, τὸν λάρυγγα δ᾽ ἀνατρέχειν εἰς τὴν φάρυγγα.

Κεφ. ιθ'. Ταῦτ᾽ οὖν ἅπαντα θαυμαστῶς ἀπείργασται τῇ φύσει, καὶ πρὸς τούτοις ἔτι τὸ καλούμενον ὑοειδὲς ὀστοῦν, καίτοι σμικρότατον ὂν, μεγίστας καὶ πλείστας χρείας παρέχει. καὶ γὰρ καὶ τῶν τῆς γλώττης μυῶν οἱ πλείους ἐξ αὐτοῦ πεφύκασι, καὶ τῶν τοῦ λάρυγγος ἡ πρόσθιος συζυγία, περὶ ὧν ἔμπροσθεν εἴρηται, καί τινες ἄλλοι πρὸς τὰς ὠμοπλάτας ἀνατεινόμενοι στενοὶ καὶ μακροί καὶ πρὸς τούτοις ἕτερος εὔρωστος διφυὴς, ὁ πρὸς τὸ στέρνον καταφερόμενος, εἶτ᾽ ἄλλοι δύο μύες λοξοὶ πρὸς τὴν γένυν ἐξήκοντες.

cibariorum coarctaret. Haec igitur coarctatio ſtomacho accidat neceſſe eſt ſecus larynga undiquaque cartilaginoſum. Sed quî fit, ut non arctetur ſtomachus, *nobis* cibos deglutientibus? Certe fieri admodum aliter non poteſt, quam ſi deorſum quidem ipſe trahatur, larynx vero ſurſum recurrat: commutatur enim eo caſu eorum ſitus, ut ſtomachi quidem initium ad aſperam ſit arteriam, larynx vero ſurſum ad fauces recurrat.

Cap. XIX. Haec igitur omnia mirabiliter a natura ſunt facta; quibus accedit os yforme, quod hyoïdes appellatur: nam quamvis ſit minimum, maximos tamen atque opportunos praebet uſus. Siquidem muſculorum linguae bona pars ex hoc oſſe habet originem, atque adeo muſculorum laryngis anterior conjugatio, de quibus antea diſſeruimus, aliique nonnulli, qui ad omoplatas extenduntur anguſti ac longi; praeterea robuſtus alius geminus, qui ad ſternum defertur; poſtea alii duo muſculi obliqui, ad genas pertinentes; et reliqui valde

ὑπόλοιποι δ᾽ οἱ σμικροὶ πρὸς τὰς ῥίζας τῶν ἐκφύσεων, ἃς οἱ μὲν ἀλεκτρυόνων πλήκτροις εἰκάζουσιν, οἱ δὲ γραφείων πέρασι, καὶ προσαγορεύουσι βαρβαρίζοντες στυλοειδεῖς. ἔνεστι δ᾽, εἰ βούλοιο, γραφοειδεῖς τε καὶ βελονοειδεῖς ὀνομάζειν αὐτάς. οὗτοι μὲν οὖν οἱ μύες, οἵ θ᾽ ὕστατοι λεχθέντες, οἵ τε πρὸ τούτων ἔτι, καθ᾽ οὓς τῇ κάτω γένυϊ συνάπτεται τὸ ὑοειδὲς, ἴδιοί τέ εἰσι τούτου τοῦ μορίου καὶ κινοῦσιν αὐτὸ λοξὰς κινήσεις ἀντιτεταγμένας ἀλλήλαις, οἷον διορίζοντες ἐπὶ τἀναντία. τῶν δ᾽ ἄλλων οὐδεὶς ἴδιός ἐστιν αὐτοῦ τοῦ ὑοειδοῦς, ἀλλ᾽ οἱ μὲν εἰς τὴν γλῶτταν ἐμφυόμενοι χάριν ἐκείνης γεγόνασιν, ὁ δὲ εἰς τὸ στέρνον καθήκων ὁ διφυὴς ἀντιτέτακταί τε ἅμα τούτοις, ὡς ἀντισπᾷν κάτω τὸ ὑοειδὲς, εἴ ποτ᾽ ἄρα βιαιότερον ὑπὸ τῶν ἄνω μυῶν ἀνατα-θείη καὶ τοῦ θυρεοειδοῦς χόνδρου, πρόβλημά τ᾽ ἐστὶ, ὥσπερ καὶ αὐτὸ τὸ ὑοειδὲς ὀστοῦν, ἔτι δὲ τὴν τραχεῖαν ἀρτηρίαν προστέλλει τε καὶ ἀπευθύνει. καὶ μέν γε καὶ οἱ πρὸς τὰς ὠμοπλάτας ἀνατεινόμενοι μύες τὴν ὡς πρὸς τὸν τράχηλον

parvi, qui ſunt ad radices propaginum, quos quidam gallorum gallinaceorum calcaribus, alii vero ſtilorum cuſpidibus aſſimilant, nuncupantque barbare a columnae forma ſtyloïdes, licet autem cuivis eos graphoïdes vel belonoïdes (ſtyliformes et aculeatos) appellare. Hi igitur muſculi, quos ultimos numeravimus, et qui adhuc ante hos ſunt, per quos hyoides genae inferiori connectitur, proprii ſunt hujus partis, moventque eam obliquis motibus ſibi oppoſitis, quaſi in partes contrarias diſterminantes. Aliorum vero nullus eſt proprius ipſius hyoïdis, ſed qui in linguam quidem ab eo inſeruntur, linguae gratia extiterunt; quibus oppoſitus ſimul eſt is, quem duplicem ad ſternum pertinere diximus, ut deorſum hyoides detrahat, ſi forte tum a ſuperioribus muſculis violentius ſurſum attollatur, tum a cartilagine ſcutiformi, ſimul propugnaculum eſt, quemadmodum et ipſum os hyoides; huc adde quod et aſperam arteriam protegit ac dirigit. Quinetiam et qui ad omo platas feruntur muſculi, motum ipſorum verſus collum

αὐτῶν ἐργάζονται κίνησιν. ἐποχούμενον δὲ τοῖς κυρτοῖς τοῦ λάρυγγος τὸ ὀστοῦν τοῦτο καὶ πολλοῖς οἷς εἶπον εἰς πολλὰ μέρη διειλημμένον μυσὶν ὑπ᾽ αὐτῶν ἐκείνων ἑρματίζεται, τῆς ἐν ἅπασι δικαίας φύσεως ἰσοσθενεῖς ἀλλήλοις τοὺς ἀντιτεταγμένους ἐργασαμένης. ἐπεὶ δὲ καὶ διατμηθῆναί τινα καὶ παραλυθῆναι τῶν μυῶν τούτων ἐνεδέχετο, καὶ μάλιστα τῶν προτεταγμένων τοῦ λάρυγγος, καὶ κίνδυνος ἦν ἐν τοῖς τοιούτοις παθήμασιν [475] ἐπὶ τὸν ἐῤῥωμένον ἐλθεῖν αὐτὸν, τῆς τε μέσης χώρας τοῦ λάρυγγος ἀποκυλισθῆναι, περιτραπῆναί τ᾽ ἐπὶ πλεῖστον εἰς τὰ πλάγια, κάλλιον ἔγνω μὴ μόνοις τοῖς μυσὶν ἐπιτρέψαι τὴν ἰσοῤῥοπίαν αὐτοῦ κατασκευάσαι δέ τινας ἰσχυροὺς συνδέσμους, οὐ κατὰ τὸ πάρεργον, ἀλλὰ τὸ διὰ τουτο μόνον, ὡς ἐνεργὸν, οὐ μικρὸν ἐργασομένους χρηστόν. τούτων ἕνεκά μοι δοκεῖ τῶν δεσμῶν τῆς γενέσεως οὐκ ἀρκεσθῆναι ταῖς δύο πλευραῖς τοῦ ὑοειδοῦς, ἀλλ᾽ ἑτέρους χονδρώδεις ἀπώσασα συνδέσμους στρογγύλους ἑκάστου τῶν πλευρῶν συμφῦσαι. συνῆπται δ᾽ οὐδὲν

efficiunt. Invectum vero gibbis ipſius laryngis hoc os, multisque muſculis, quos dixi, in partes multas diviſum, ab illis ipſis communitur, natura (quae in omnibus eſt juſta) muſculos oppoſitos ſibi ipſis aequipollentes efficiente. Sed quoniam horum muſculorum aliquis abſcindi aut reſolvi poterat, et maxime eorum, qui parte anteriore laryngis ſunt collocati, periculumque erat in ejusmodi affectionibus, ne ad validum ipſe muſculum concederet, a medioque laryngis loco devolveretur, atque ad obliquum plurimum circumageretur, ſatius eſſe putavit non ſolis muſculis aequabilitatem et velut aequilibrium ipſius committere, ſed valida quaedam ligamenta conſtruere, non obiter, ſed ob id ſolum, ut efficax, non parvum afferrent commodum. Horum tamen gratia ligamentorum generatione non videtur mihi fuiſſe contenta in duobus hyoidis lateribus, ſed alia cartilaginoſa produxiſſe ac rotunda, eaque utrique lateri inſeruiſſe. Connectitur autem nihilominus per

ἧττον καὶ δι᾽ ὑμένων τινῶν πρός τε τὸν λάρυγγα καὶ τὴν ἐπιγλωττίδα μόνον, ἀλλὰ καὶ τὸν στόμαχον, ἐφ᾽ ὧν ἐστιν εὐθέως αὐτῷ καὶ στήριγμά τι συναπτόμενον πρὸς τὴν κεφαλὴν, ἐνίοις μὲν αὐτῶν ὀστώδη μᾶλλον, ἐνίοις δὲ χονδρώδη, διὰ τὸ μέγεθος τῶν ἐκφυομένων αὐτοῦ μυῶν γεγονότα. τὰ μὲν δὴ κατὰ τὸν λάρυγγά τε καὶ τὴν τραχεῖαν ἀρτηρίαν ᾧδ᾽ ἔχει.

Κεφ. κ΄. Περὶ δὲ τοῦ θώρακος ἑξῆς ἂν εἴη ῥητέον, ἀναμνήσαντας κἀνταῦθα πρότερον ὧν ἐν τοῖς περὶ τῶν τῆς ἀναπνοῆς αἰτίων ὑπεδείξαμεν. ἀεὶ γὰρ ἐπὶ ταῖς ἐνεργείαις τῶν ὅλων ὀργάνων γινώσκεσθαι φθανούσαις, ὥς που καὶ κατ᾽ ἀρχὰς τοῦ λόγου παντὸς ἐλέγετο, τὰς χρείας τῶν ἐν αὐτοῖς μορίων ἐξηγεῖσθαι χρή. πᾶσαι γὰρ ἕνα τῆς κατα-(449)σκευῆς σκοπὸν ἔχουσι, τὴν τοῦ παντὸς ἐνέργειαν ὀργάνου. δῆλον οὖν ὡς, ὅστις, πρὶν ἐκείνην ἀκριβῶς ἐκμαθεῖν, οἴεταί τι περὶ χρείας μορίων ἐξευρῆσθαι χρηστὸν,

membranas quasdam, non modo ad laryngem ac epiglottidem, verum etiam ad ſtomachum, a quibus mox ipſi ſtabilimentum quoddam accedit, annexum ad caput, quibusdam oſſeum magis, aliis autem cartilaginoſum, muſculorum ab eo exorientium analogia comparatum. Quae igitur tum ad laryngem, tum aſperam arteriam pertinent, ſic ſe habent.

Cap. XX. De thorace autem dicendum deinceps nobis eſt, repetitis hic quoque prius iis, quae in commentariis, quos de cauſis reſpirationis edidimus, obiter oſtendimus. Poſtea enim quam totius inſtrumenti actio fuerit cognita (quemadmodum etiam ſtatim initio totius operis admonuimus), ita demum partium, quae ipſis inſunt inſtrumentis, uſus exponere ſemper convenit: omnes enim unum habent conſtructionis ſcopum, totius ſcilicet inſtrumenti actionem. Ex quo perſpicuum eſt, eos errare toto coelo, qui ſperant ſe aliquid utile, quod ad eam rem pertineat, in partium uſibus inveniſſe, priusquam inſtrumentorum actionem ad unguem didicerint.

Ed. Chart. IV. [475.] Ed. Baf. I. (449.)
ὅλῳ τῷ παντὶ σφάλλεται. δέδεικται δὴ δι᾽ ἐκείνων πολλὰ
καὶ θαυμαστὰ τῆς φύσεως τεχνήματα περὶ τὴν τοῦ θώρακος ἐνέργειαν, ἔν τε ταῖς εἰσπνοαῖς τῶν μορίων αὐτοῦ τὰ
μὲν ἄνω φέρεσθαι, τὰ δὲ κάτω, καὶ αὖθις ἐν ταῖς ἐκπνοαῖς, ὅσα μὲν ἐνήνεκτο κάτω φερόμενα πρότερον, ἄνω
πάλιν ἰέναι, τὰ δὲ ἄνω τέως ἐνηνεγμένα νῦν εἰς τὴν ἐξ
ἀρχῆς ἐπανέρχεσθαι χώραν. ἐδείχθη δὲ καὶ ὡς πολλαὶ τῆς
κινήσεως ὑπάρχουσιν ἀρχαὶ τῷ θώρακι, καὶ ὡς ἄλλη μέν
ἐστιν ἡ ἀβίαστος, ἄλλη δ᾽ ἡ βιαίως ἀναπνοὴ, καὶ ὡς
ἑκατέρας αὐτῶν ἴδιοι μύες εἰσίν. ἐπεδείχθησαν δὲ ταῖς
τούτων ἐνεργείαις καὶ αἱ χρεῖαι, περὶ ὧν αὐτὰ μόνον ἐρῶ
τὰ κεφάλαια. τοῖς κατὰ μεσοπλεύρια μυσὶν οὐχ, ὥσπερ
τοῖς ἄλλοις ἅπασι, κατὰ τὸ μῆκος αἱ ἶνες, ἀλλ᾽ ἀνάπαλιν
ἀπὸ τῆς ἑτέρας πλευρᾶς εἰς τὴν ἑτέραν διήκουσιν, οὐ μὴν
οὕτω γε ἁπλῶς, ὡς οἱ πρὸ ἡμῶν ἀνατομικοὶ νομίζουσιν,
ἀλλὰ μετὰ βραχείας τῆς εἰς τὸ λοξὸν ἐγκλίσεως, οὐ μὴν
οὐδὲ μονοειδεῖς, ὡς καὶ ταῦτα ἀγνοοῦντες οἴονται. πάρεστι
γὰρ θεάσασθαι τὰς ἔνδον ταῖς ἔξωθεν ἐναντίως ἐχούσας,

Monſtrata ſane in illis ſunt multa et admiranda naturae
in thoracis actione artificia; nam et in inſpirationibus
partium ejus alias quidem ſurſum ferri, alias vero deorſum, et rurſus in expirationibus, quae prius deorſum ferebantur, contra ſurſum tendere, quae vero ante ſurſum ferebantur, nunc in ſuam priſtinam ſedem reverti. Monſtratum
praeterea eſt, multa eſſe thoraci motus principia, reſpiratio-
nemque aliam eſſe liberam ac vi omni carere, aliam autem
violentam, et utriusque proprios eſſe muſculos. Poſt horum
autem actiones ipſos quoque uſus monſtravimus; quorum
jam ipſa duntaxat capita referam. Muſculis, qui inter coſtas ſunt, non, quomodo caeteris omnibus muſculis, fibrae
inſunt ſecundum longitudinem, ſed contra ab una coſta
ad aliam perveniunt, non tamen ita ſimpliciter, ut
prioribus anatomicis videtur, ſed cum parva ad obliquum declinatione; neque etiam uniformes ſunt, ut, qui
haec quoque ignorant, arbitrantur. Videre enim eſt,
fibras internas contrarium externis habere ſitum, quem-

ὥσπερ γε καὶ τὰς ἐν τῷ στέρνῳ κατὰ τὰ χονδρώδη τῶν πλευρῶν ταῖς ἐν τοῖς ὀστώδεσιν ἄχρι τῶν σπονδύλων, ὥσπερ οὐδ' ἐγίνωσκεν οὐδεὶς πρὸ ἡμῶν, μήτι γε τὴν χρείαν αὐτοῦ. λέλεκται δὲ καὶ ἡ τοῦδε χρεία κατ' ἐκείνην τὴν πραγματείαν, καὶ προσέτι τῶν ἄρθρων τῶν κατὰ τὰς πλευράς. εἴρηται δ' οὐδὲν ἧττον καὶ περὶ τῶν χονδρωδῶν ἐν αὐταῖς μορίων, διά τί τε τοιαῦτα, καὶ τίνα κίνησιν ἔχει· συνῆπτο γὰρ καὶ ὁ περὶ τούτου λόγος τῇ συμπάσῃ τοῦ θώρακος ἐνεργείᾳ. καὶ μὲν δὴ καὶ τὰ νεῦρα τὰ κινοῦντα [476] τοὺς μῦς ἅπαντας ἐδημιουργήσαμεν, ἐνδειξάμενοι κατὰ τὸν λόγον εὐθέως, ὅτι μηδ' ἄμεινον ἦν ἑτέρωθεν ἔχειν αὐτὰ τὰς ἀρχάς. εἰρήσεται δὲ καὶ αὖθις ὑπὲρ ἁπάντων νεύρων ἅμα ταῖς ἀρτηρίαις τε καὶ ταῖς φλεψὶ κατὰ τὸν ἑκκαιδέκατον λόγον.

Κεφ. κά. Ὅσα δ' οὐκ ἐνεργεῖ μὲν αὐτὰ τῶν τοῦ θώρακος μορίων, ὑπηρετεῖ δὲ τοῖς ἐνεργοῦσιν, ἑξῆς δίειμι. τῶν φρενῶν ἡ μὲν ἴδιος οὐσία μῦς ἐστιν, ἀμφιέσματα δὲ

admodum certe et in fterno eas, quae in partibus coftarum funt cartilaginofis, contrarias effe iis, quae in offeis funt usque ad vertebras; quas nemo majorum noftrorum animadvertit, nedum hujus rei ufum. Expofuimus autem eodem opere hujus quoque rei ufum, et praeterea articulorum, qui coftis infunt. Diximus etiam nihilominus et de cartilaginofis ipfarum partibus, cur tales fint, quemve motum habeant (pertinet enim hujus quoque rei fpeculatio ad univerfam thoracis actionem): atque etiam nervos omnes, a quibus mufculi moventur, recenfuimus, oftendentes ftatim totius difputationis initio, non fuiffe melius eos aliunde habere principia. Differemus autem rurfus quoque de omnibus nervis una cum arteriis ac venis libro decimo fexto.

Cap. XXI. Caeterum de iis thoracis partibus, quae haud ipfae quidem habent actionem, fed aliis habentibus fubferviunt, deinceps tractabimus. Propria quidem fepti transverfi fubftantia mufculus eft, tunicae

αὐτῷ γεγένηται δύο, κάτω μὲν ἡ κορυφὴ τοῦ περιτοναίου
χιτῶνος, ἄνωθεν δὲ ἡ βάσις τοῦ τὰς πλευρὰς ὑπεζωκότος.
ὑποτέτακται γὰρ οὗτος ἅπαντι τῷ κύτει τοῦ θώρακος ἔνδον,
ἐν οἷς μὲν χωρίοις ὑπαλείφει τὰ τῶν πλευρῶν ὀστᾶ, καθάπερ τι πρόβλημα τῷ πνεύμονι παρεσκευασμένος ὑπὲρ
τοῦ μὴ προσπίπτειν αὐτὸν ἐν τῇ κατὰ τὴν ἀναπνοὴν ἐνεργείᾳ γυμνοῖς ὀστοῖς, ἔνθα δ᾽ ἐστὶ τὰ καλούμενα μεσοπλεύρια, τῶν τε μυῶν ἕνεκα τῶν τῇδε καὶ τῶν ἀγγείων
γεγενημένος ἀμφίεσμα μὲν τοῖς μυσὶν, οἷόν περ ταῖς φρεσὶν, ὄχημα δέ τι καὶ οἷον στήριγμα τοῖς ἀγγείοις. ἡ δὲ
τοῦ διαφράγματος λοξότης ἔμπροσθεν μὲν ἐδείκνυτο κατὰ
τήνδε τὴν πραγματείαν ἀποκρίσει τῶν ξηρῶν περιττωμάτων
συντελεῖν· ἐν δὲ τοῖς περὶ τῆς ἀναπνοῆς, ὅτι καὶ ταύτην
ὠφελεῖ τὰ μέγιστα, δεδήλωται. διὰ τί δὲ οὐκ ἐξ ἄκρων
τῶν νόθων πλευρῶν ἐκπεφύκασιν αἱ φρένες, ἀλλ᾽ ὑπερ-
κύπτει τις αὐτῶν μοῖρα πρὸς ὑποχόνδριον, οἷον χάραξ, ἢ
χάρακι προσεικάσαντες αὐτὴν, εἰρήκαμεν ἤδη καὶ τὴν χρείαν.

vero ipſi duae ſunt, inferior quidem peritonaei tunicae
ſummitas, ſuperior vero baſis tunicae coſtas ſuccingentis.
Subtenditur enim haec toti interno thoracis ſinui: quae
qua parte quidem coſtarum oſſa ſubungit, propugnaculi
vicem praebet pulmoni, ne, dum ipſe reſpirante animali
ſe pandit, nudis oſſibus incidat; qua vero parte ſunt,
quae meſopleuria (partes inter coſtas mediae) vocantur,
ibi muſculorum, qui illic ſunt, ac vaſorum gratia comparata, muſculis quidem tunicam, qualem phrenibus,
vaſis vero vehiculum quoddam ac veluti ſtabilimentum
praebet. Porro ipſius diaphragmatis obliquitatem antea
quidem hoc ipſo opere monſtravimus, ſiccarum ſuperfluitatum excretioni conferre; in commentariis vero de
reſpiratione, quod ad hanc quoque maximum habet
momentum, declaravimus. Cur autem phrenes a ſummis nothis coſtis non oriantur, ſed earum portio quaedam velut vallum ad hypochondrion tranſcendat, quam
ſepi aſſimilant, uſum jam reperimus; munit ſiquidem

φρουρεῖ γὰρ οὗτος ὁ χάραξ αὐτάς τε τὰς φρένας καὶ τὸ ἧπαρ, ἤδη δὲ καὶ τῶν ἄλλων πολλὰ τῶν ἐνταῦθα. διὰ τί δὲ χόνδρος ταῖς νόθαις πλευραῖς δαψιλὴς ἐφ᾽ ἑκάστῳ πέρατι περικέχυται; ἢ καὶ τοῦτο δυσπαθείας ἕνεκα ταῖς τε πλευραῖς αὐταῖς πρώταις μάλιστα, καὶ δι᾽ αὐτῶν τοῖς ὑποκειμένοις; ἥκιστα γὰρ ἀποθραύεταί τε καὶ κατάγνυται θλώμενος ὁ χόνδρος, ὥστ᾽ ἄμεινον ἦν τὰ προπετέστερα μέρη τῶν ὀστῶν ἐκ τῆς τοιαύτης οὐσίας γενέσθαι. διὰ τοῦτ᾽ οὖν καὶ τῷ στέρνῳ κατὰ τὸ πέρας ὁ καλούμενος ξιφοειδὴς ἐπιπέφυκε χόνδρος. οὗτος μέν γε σαφές ἐστι πρόβλημα τοῦ τε τῆς γαστρὸς στόματος καὶ τοῦ ταύτῃ μέρους τῶν φρενῶν, ηδη δὲ καὶ τῆς καρδίας. διὰ τί δὲ αἱ μὲν ἑπτὰ τῶν πλευρῶν πρὸς τὸ στέρνον, αἱ δὲ πέντε πρὸς τὸ διάφραγμα τελευτῶσιν, αἱ σύμπασαι δὲ δεκαδύο γεγόνασι, τηνικαῦτα ἐροῦμεν, ὅταν ὑπὲρ τῶν κατὰ τὸ μετάφρενον σπονδύλων ὁ λόγος ᾖ. τὸ μέντοι στέρνον αὐτὸ διὰ τί μὲν ἐκ πολλῶν ὀστῶν ἐγένετο, τοῦ περὶ τῆς ἄκρας χειρὸς ἀναμνήσθητι λόγου, ἐν ἀρχῇ τοῦ δευτέρου τῶνδε

vallum hoc tum venas, tum hepar, tum autem, quae illic ſunt, alia pleraque. Sed quam ob cauſam cartilago multa coſtarum notharum unicuique extremitati eſt circumfuſa? An quo tutiores eſſent ab injuriis primum ac potiſſimum hae ipſae coſtae, tum per eas corpora ſubjecta? Nam contuſa cartilago minime comminuitur aut frangitur; unde ſatius fuit partes oſſium prominentiores ex tali eſſe ſubſtantia. Ob eam igitur cauſam et ad partem ſterni ultimam cartilago, quam (*enſiformem*) xiphoidem appellant, adhaereſcit; quam certum eſt propugnaculum eſſe oris ventriculi et partis ſepti transverſi, quae illic eſt, jam autem et cordis. Cur vero ipſarum coſtarum ſeptem quidem ad ſternum, quinque autem ad diaphragma deſinant, univerſae autem duodecim extiterint, tum dicemus, quando de vertebris dorſi agemus. Porro ipſum ſternum cur quidem ex multis oſſibus factum ſit, ejus recordare, quod de ſumma manu initio ſecundi horum commentariorum conſcripſi-

τῶν ὑπομνημάτων γεγραμμένου. διὰ τί δ᾽ ἐξ ἑπτὰ, τὸ
πλῆθος τῶν συναρθρουμένων πλευρῶν αἴτιον· ἓν γὰρ
ὀστοῦν ἐστι τοῦ στέρνου καθ᾽ ἑκάστην αὐτῶν. τί δ᾽ οὐ
καὶ τοῦτο θαυμαστὸν ἔργον ἐν τοῖς μάλιστα τῆς φύσεώς
ἐστι, τὸ μήτε ὀστέϊνον ὅλον ἐργάσασθαι τὸν θώρακα,
μήτε σαρκοειδῆ, θεῖναι δ᾽ ἐναλλὰξ ὀστοῦν μυΐ; καίτοι τὸ
μὲν ἐπιγάστριον ὅλον ἐκ μυῶν, τὸ δὲ κρανίον ὀστέϊνον
ἐγένετο. καὶ χρὴ καὶ τοῦτο μὴ παρέργως σκοπεῖν, ὅτι,
τριῶν ἀρχῶν οὐσῶν τῶν διοικουσῶν τὸ ζῶον, ὀστοῦν μὲν
ἀκίνητον ἄνευ μυῶν τῇ πρώτῃ περιέβαλε, μόνους δὲ μῦς
τῇ τρίτῃ, τῇ μέσῃ δ᾽ ἀμφοῖν ἑκάτερον. τῷ μὲν γὰρ ἐγκεφάλῳ μυῶν οὐδὲν δεῖ πρὸς οὐδέν· αὐτὸς γὰρ ἀρχὴ κινήσεως τῆς κατὰ προαίρεσιν ἐν [477] ἅπασι τοῖς ζώοις ἐστὶ
τοῖς ἄλλοις, ὥστ᾽ ἀκίνητον οἷον τεῖχος αὐτῷ τὸ κρανίον
εὐλόγως περιβέβληται. τοῖς δὲ κατὰ τὸ ἧπαρ καὶ τὴν γαστέρα τοιοῦτος εἴπερ τις περίβολος ἐν κύκλῳ ἐγένετο,
ποῦ μὲν ἂν ὑπεδέχετο τά τε σιτία καὶ τὰ ποτά;

mus; cur autem ex ſeptem numero? coſtae ipſi coarti-
culatae ſunt cauſa, nam ſingulis ipſis ſingula pectoris
oſſa reſpondent. Jam vero quid aliud niſi admirabile
in primis hoc opus naturae eſt, quod ſcilicet neque
oſſeum totum neque carnoſum thoracem effecerit, ſed
os et muſculum viciſſim poſuerit, tametſi totum quidem
epigaſtrion ex muſculis, cranion autem oſſeum factum
eſt? Quapropter hoc non obiter eſt conſiderandum, quod,
quum tria eſſent principia, quae animal ipſum admi-
niſtrant, os quidem immobile ſine muſculis primo principio circumjecit; ſolos autem muſculos tertio elargita
eſt; at medio inter utrosque poſito et oſſa et muſculos.
Cerebrum namque in nullos uſus muſculis indiguit; ipſum enim in omnibus animalibus motus voluntarii aliis
partibus eſt principium; quo fit, ut cranion immobile
quaſi murus ipſi jure ſit circumdatum. Quod ſi hepati
aut ventriculo ſeptum ejus generis aliquod in orbem
fuiſſet circumfuſum, ubi cibus et potus exciperetur?

ποῦ δ᾽ ἂν ὁ τῶν κυουμένων ὄγκος ἀπέκειτο; ποῦ δ᾽ ἂν ἐξεκρίνετο τὰ περιττώματα, μηδενὸς ἐφεστῶτος αὐτοῖς μυός; ἐπὶ δὲ τοῦ θώρακος, εἰ μὲν ἐξ ὀστῶν μόνων ἐγεγένητο, τὴν κίνησιν ἂν ἀπώλλυε τελέως, εἰ δ᾽ ἐκ μυῶν αὖ μόνων, ἐνέπιπτον οὗτοι τῷ πνεύμονι καὶ τῇ καρδίᾳ, μηδενὸς αὐτοὺς ὀχοῦντος. ἵν᾽ οὖν ἅμα μὲν εὐρυχωρία γένηταί τις ἐντὸς, ἅμα δὲ καὶ κινῆται τὸ πᾶν ὄργανον, οἱ μύες τοῖς ὀστοῖς ἐναλλὰξ κατετέθησαν. εὐθὺς δὲ τοῦτο καὶ πρὸς ἀσφάλειαν οὐ μικρὸν διήνεγκε τῇ τε καρδίᾳ καὶ τῷ πνεύμονι· μᾶλλον γὰρ φρουρεῖται νῦν, ἢ εἰ μύες ἐγένοντο μόνοι. τὸ δὲ μηδ᾽ ἀργὸν ἕκαστον γενέσθαι τῶν ὀστῶν, ἀλλ᾽ ἑκατέρωθεν ἄρθρον ἔχειν, ἵνα δι᾽ αὐτῶν ὁ πᾶς θώραξ κινῆται, πῶς οὐ προμηθές; ἀλλ᾽ ἴσως ἐρεῖ τις· Τί οὖν χεῖρον ἦν οὕτως ἔχειν καὶ τὰ κατὰ τὴν γαστέρα; θώρακος γὰρ αὐτῇ περιτεθέντος, οἷός περ καὶ τῇ καρδίᾳ περιβέβληται, τῷ τε διαστέλλεσθαι καὶ τῷ συστέλλεσθαι πάντως ἂν ὁμοίως ἐφυλάττετο, καὶ πλείων ἀσφάλεια προσεγίνετο.

ubi foetuum moles reconderetur? quo denique excernerentur excrementa, si nullus eis praeesset musculus? Quod autem ad thoracem attinet, motum penitus amisisset, si ex solis ossibus factus fuisset; sin vero contra ex musculis solis, inciderent in pulmonem et cor, nulla re eos impellente. Ut igitur simul quidem capacitas quaedam intus esset, simul autem totum instrumentum moveretur, musculi ossibus alternatim fuerunt interpositi. Quae etiam res ad cordis ac pulmonis securitatem momentum habet non mediocre; magis enim nunc muniuntur, quam si soli musculi facti fuissent. Quod autem ossium quodque non fuerit otiosum, sed utrinque, quo facile per ea totus thorax moveatur, articulum habeat, quo pacto non id providentiam indicat? At forte quaerat aliquis, quid tandem obsuisset, si venter ita habuisset? Nam si thorax ei fuisset circumdatus, cujusmodi cordi etiam est circumjectus, penitus similiter et contrahendo et extendendo conservaretur, majorque securitas ei accederet.

τὸν δὴ τοιαῦτα ἀποροῦντα διδακτέον, ὡς οὐχ οἷόν τ' ἦν ἐπὶ πλεῖστον διαστέλλεσθαί τε καὶ συστέλλεσθαι τὰ κατ' αὐτὸν, ἔξωθεν αὐτοῖς περιτεθέντων ὀστῶν. εἰ δὲ τοῦτο, πρῶτον μὲν οὐδὲ κύειν οἷόν τ' ἦν ταῖς θήλεσιν· ἔπειτα δὲ οὐδ' εἰς κόρον ἅπαξ ἐσθίειν, ἀλλὰ συνεχῶς δεῖσθαι τῆς ἐδωδῆς, ὥσπερ καὶ τῆς ἀναπνοῆς. ταύτης μὲν οὖν οὕτω χρήζειν οὐδὲν ἄτοπον ἐν ἀέρι διαιτωμένῳ ζώῳ· σιτίων δ' εἴπερ ὁμοίως ἐδεόμεθα, δεινῶς ἀφιλόσοφός τε καὶ ἄμουσος ἦν ἡμῶν ἡ ζωὴ καὶ τῶν καλλίστων ἄσχολος. πρὸς γὰρ αὖ τοῖς ἄλλοις οὐδὲ παραμένειν εἰς μακρὸν ἡ ἐκ τῆς ἀναπνοῆς ὠφέλεια φύσιν ἔχει· σιτίων δὲ καὶ πόματος εἰσάπαξ ἐμπλησθέντες, ὅλης ἡμέρας καὶ νυκτὸς ἀλύπως διαρκοῦμεν, ὥστε καὶ κατὰ τοῦτο θαυμάζειν ἄξιον τὴν φύσιν. ἀρκεῖν μοι δοκεῖ ταῦτα κατὰ τὸ παρὸν εἰς ἐξήγησιν τῶν τοῦ θώρακος μορίων. εἰ γὰρ καὶ παραλέλειπταί τι σμικρὸν, ἐκ τῶν εἰρημένων εὑρίσκεται ῥᾷστα, εἰ μόνον ἀναλέξαιτό

Qui haec quaerit, docendus eſt, fieri non potuiſſe, ut venter plurimum dilataretur ac comprimeretur, ſi extrinſecus oſſa ei appoſita fuiſſent. Nam ſi ita fuiſſet, primum neque foeminae concipere, deinde ne ſemel quidem ad ſaturitatem comedere homines poſſent, ſed ut reſpiratione continua, ſic eſu aſſiduo indigerent: at illa quidem indigere non eſt adeo abſurdum, animali praeſertim in aëre degenti; cibis vero ſi ſimiliter egeremus, vita noſtra a Muſis ac philoſophia eſſet admodum aliena, et pulcherrimis rebus non vacaret. Atque ut hoc quoque caeteris adjiciam, quem ex reſpiratione fructum percipimus, is diuturnus eſſe non poteſt: at cibo ac potu ſemel impleti diem integrum ac noctem ſine moleſtia perduramus, ut eo nomine admiranda etiam fuerit natura. Mihi haec ad thoracis partium expoſitionem in praeſentia ſatis eſſe videntur; quod ſi quid exiguum a nobis ſit praetermiſſum, ex iis, quae memoravimus, fa-

Ed. Chart. IV. [477.] Ed. Baf. I. (449. 450.)

τις ἀκριβῶς τὴν περὶ τῆς (450) ἀναπνοῆς πραγματείαν.

Κεφ. κβ'. Ἀλλὰ καὶ τιτθῶν ἔτι μνημονεύσαντες, ἐπειδὴ καὶ οὗτοι τῷ θώρακι πρόσκεινται, καταπαύσομεν ἐνταῦθα τὸν ἐνεστῶτα λόγον. ἐπειδὴ τοίνυν τὸ γάλα περίττωμα χρηστῆς υπάρχει τροφῆς, εὐλόγως, οἷς μὲν ζώοις εἰς κέρατα, καὶ μέγεθος ὀδόντων, καὶ χαίτην, καί τι τοιοῦτον ἕτερον ἐν τοῖς ἄνω μέρεσι πλῆθος ἠναλίσκετο περιττωμάτων, ἐν τούτοις μὲν ουχ οἷόν τ' ἦν ἐν τοῖς χωρίοις κατὰ τὸν θώρακα ἀλλ' ἀθροισθῆναι περίττωμα χρηστὸν, ὅθεν εἰς τὴν γαστέρα αὐτῶν τοὺς τιτθοὺς ἐκ τοῦ θώρακος ἡ φύσις μετήνεγκε, καί τισιν οὕτω πάνυ σφόδρα κάτω τῆς ὅλης κοιλίας, ὥστ' ἐγγὺς εἶναι τῶν ὀπισθίων σκελῶν, καὶ τοῖς μὲν πολυτόκοις πολλοὺς, τοῖς δὲ μὴ τοιούτοις διττοὺς ἐποίησεν· οἷς δὲ μηδὲν ἐν τοῖς ἄνω δαπανᾶται περίττωμα, τούτοις ἐπὶ τὸ στέρνον αὐτοὺς κατέθηκεν, εἰ μὲν ἓν ἢ δύο κυΐσκοι, διττοὺς, εἰ δὲ πλείω,

cile colligitur, fi quis opus de refpiratione tantum accurate legat.

Cap. XXII. Sed et mammis etiamnum commemoratis, quum thoraci ipfae adhaereant, tum huic libro finem imponemus. Quum igitur lac utilis alimenti fit excrementum, jure optimo, quibus animantibus in cornua, ac dentium magnitudinem, jubam, et fi quid aliud ejusdem generis eft, in partibus fuperioribus copia excrementorum abfumebatur, in his quidem ad thoracem non poterat aliud acervari utile excrementum; unde ad ventrem eorum natura mammas ex thorace deduxit; quibusdam autem ad imas adeo totius ventris partes, ut pofterioribus cruribus fint proximae. Ad haec iis quidem animalibus, quae uno partu numerofam prolem edunt, multas, iis autem, quae haud talia funt, binas effecit. Porro quibus animalibus in partibus fupernis fuperflui nihil abfumitur, his in pectore ipfas collocavit; et fi unum aut duo concipiant, duas; fin vero plura,

ΤΩΝ ΜΟΡΙΩΝ ΛΟΓΟΣ Η. 6o3

Ed. Chart. IV. [477. 478.] Ed. Baſ. I. (45o.)

τοὺς διττοὺς μὲν ἐπὶ τοῖς στέρνοις, τοὺς δ᾽ ἄλλους κάιω.
ἀνθρώπῳ δὲ [478] (τοῦτον γὰρ ἡμῖν ἐξηγεῖσθαι πρόκειται
νῦν) οἱ τιτθοὶ τοῖς στέρνοις εὐλόγως πρόσκεινται, πρῶτον
μὲν, ὅτι πάντων οἰκειότατος οὗτος ὁ τόπος ἐστὶν αὐτοῖς,
εἰ μηδὲν ἄλλο διακωλύοι, δεύτερον δὲ, ὅτι, τῆς καρδίας
ὑποκειμένης τῷ στέρνῳ καλουμένῳ, σκέπη τις αὐτῇ προσγίνεται κἀκ τῶν τιτθῶν ἑκατέρωθεν αὐτοῦ τεθέντων, καὶ
τρίτον, ὅτι περίττωμα χρηστῆς τροφῆς ἐνταυθοῖ πλεῖστον
ἐπ᾽ ἀνθρώπων ἀθροίζεσθαι δύναται. δεικτέον δὴ πρῶτον
ἐξ αὐτῶν τὸ πρῶτον ῥηθὲν, ὡς οὗτος ὁ τόπος οἰκειότατός
ἐστι μαστῶν γενέσει. εἰ γὰρ δὴ γύλακτος ἕνεκα γεγόνασι,
καὶ ταύτην πρώτην καὶ μεγίστην χρείαν τοῖς ζώοις παρέχονται, τὸ γάλα δέ ἐστιν ἀκριβῶς εἰργασμένη τροφή, κατ᾽ ἐκείνην μάλιστα ἔδει χώραν τιθέναι αὐτοὺς, καθ᾽ ἃ ῥᾷστον ἅμα
καὶ ὤκιστα πλῆθος τοῦ γάλακτος ἀκριβῶς εἰργασμένου
συνίστασθαι δύναται. τί τοίνυν χωρίον ἕτερον ἱκανώτερον
ἀπολαῦσαι τῆς ἐμφύτου τοῖς ζώοις θερμασίας, οἷς ἡ καρδία
πηγὴ τοῦ τοῖς τιτθοῖς ἐπ᾽ ἀνθρώπων ἀνακειμένου; τί δὲ

duas quidem in pectore, alias vero inferius conſtituit.
In homine vero (hunc enim exponere nobis jam eſt
propoſitum) mammae pectori merito inhaerent; primum,
quod locus hic ipſis omnium eſt aptiſſimus, ſi aliud
nihil vetat, deinde vero, quod, quum cor ſterno dicto
ſubjiciatur, tegumentum quoddam hoc ipſi accedit a
mammis utrinque ipſi appoſitis, poſtremo, quod in eo
loco copioſiſſimum benigni alimenti ſuperfluum in hominibus poteſt colligi. Monſtrandum in primis ſane eſt
ex iis, quod primo loco diximus, quod ſcilicet locus
hic mammarum generationi eſt aptiſſimus. Nam ſi lactis
cauſa extiterunt, eumque primum ac maximum animalibus praebent uſum, lac autem eſt cibus exacte confectus, in eo potiſſimum loco conſtituere eas conveniebat,
ubi facillime ſimul et citiſſime lactis copia perfecte
elaborati poteſt conſiſtere. Nam quis locus alius magis
inſito animantibus calore (cujus cor eſt fons) frui queat,
quam is, qui in hominibus mammis eſt deſtinatus? Aut

μᾶλλον μαστῶν προκατειργασμένον ἐν ἀρτηρίαις καὶ φλεψὶν αἷμα δέχεται; ἢ οὐχ ὁρᾷς ὅτι οἷόν τ' ἦν τῇ φύσει ἀπὸ τοῦ ἥπατος ἀναφερομένης διὰ τῶν φρενῶν φλεβὸς τῆς μεγίστης, ἣν κοίλην ὀνομάζουσιν, ποιήσασθαί τινα ἀπόφυσιν εἰς τοὺς τιτθούς; οὐκ ἐποιήσατο, καίτοι πλησίον ὑπαρχούσης αὐτῶν, ἀλλ' ἐπί τε τὴν καρδίαν ἀνήγαγε πρότερον καὶ σύμπαντα τὸν θώρακα διεβίβασε, κἄπειθ', ὁπότε πλησίον ἦν ἤδη τῶν κλειδῶν, ἐντεῦθεν ἀποβλάστημα δυοῖν ποιησαμένη φλεβῶν ἀξιολόγων, ἅμα δ' αὐταῖς ἀρτηριῶν ἕτερα δύο, κατήγαγε σύμπαντα τέτταρα δι' ὅλου τοῦ στέρνου κάτω, κἄπειθ' οὕτως ἐνέφυσε δύο καθ' ἑκάτερον τιτθὸν, οὐδὲν ἄλλο κατὰ τὴν μακρὰν οὕτως ὁδὸν, ἢ ὅπως ἐπὶ πλεῖστον ἐν τοῖς ἀγγείοις πεφθῇ τὸ αἷμα, προνοουμένη. ἀναφερόμενόν τε γὰρ ἄνω παρέρχεται δήπου τὴν καρδίαν καὶ αὖθις κάτω φερόμενον ἐντυγχάνει, καὶ σείεταί γε διὰ παντὸς ὑπὸ τῆς τοῦ θώρακος κινήσεως, καὶ θερμαίνεται κατὰ τὴν τοιαύτην πλάνην, ἐγχρονίζον ἀεικι-

quae pars alia magis, quam mammae, ſanguinem in venis atque arteriis prius confectum recipit? At non vides, quod, quum natura poſſet ex vena maxima, quae ſurſum ab hepate per phrenas fertur (quam cavam nominant) productionem aliquam ad mammas ducere, id non fecit, tametſi ea prope mammas, ſed prius ſurſum ad cor duxit, et per totum thoracem traduxit. poſt autem, quum jam prope claves perveniſſet, illinc duas venarum inſignium, duas etiam cum eis arteriarum productas propagines, quatuor ſimul eas infra per totum pectus deduxit, eoque modo binas demum utrique mammillae inſeruit, in tam longo iſto itinere id modo agens, ut plurimum in vaſis ſanguis eſſet percoctus, qui quum fertur ſurſum, per cor ſane iter facit, rurſusque deorſum tendens occurrit, exagitaturque ſemper quidem a motu ipſius thoracis, et in his ejusmodi vagationibus incaleſcit, parti motu perpetuo praeditae immoratus:

νήτῳ μορίῳ· καὶ ταῦτα σύμπαντα πρὸς ἀκριβῆ πέψιν αὐτῷ συντελεῖ. πῶς οὖν οὐκ ἀρίστη καὶ κυριωτάτη θέσις αὐτοῖς τοῖς μαστοῖς; πῶς δ' οὐ καὶ τοῦτο τῶν τῆς φύσεως ἔργων ἐν τοῖς μάλιστα θαυμαστὸν, ἕκαστον τῶν ἕνεκά τινος χρείας τῷ ζώῳ γεγενημένων ὀργάνων εὐθὺς καὶ πρὸς ἄλλο τι φιλοτεχνεῖν ὠφέλιμον ἀπεργάζεσθαι; τί τοίνυν ὠφελιμώτερον, ἢ τί δικαιότερον, εἰ τηλικούτων ἐκ καρδίας ἀπολαύοντες οἱ τιτθοὶ παρέξουσιν ἀμοιβὴν αὐτῇ βραχεῖαν, ἥν γε δὴ δύνανται μόνην οἱ τιτθοὶ παρασχεῖν καρδίᾳ; δύνανται δὲ σκέπειν ἔξωθεν. ἡ γάρ τοι φύσις αὐτῶν ἀδενώδης ἐστὶν, ὁμοία τοῖς πιλητοῖς κτήμασιν, ὥσθ' ἅμα μὲν οἷον πρόβλημά τι σκεπαστήριόν εἰσι τῆς καρδίας, ἅμα δ' ἀντιθερμαίνουσιν αὐτὴν ὁμοίως τοῖς ἔξωθεν ἐπιτιθεμένοις ἡμῖν ἐρεοῖς ἐπιβλήμασιν, ἃ ψυχρὰ περιτεθέντα τῷ σώματι κἄπειθ' ὑπ' αὐτοῦ θερμανθέντα μικρὸν ὕστερον ἀντιθερμαίνει. ' κατὰ τὸν αὐτὸν οὖν τρόπον ἡ κατὰ τοὺς μαστοὺς ἀδενώδης οὐσία σκέπασμά τε ἅμα τῆς καρδίας ἐστὶ καὶ θερμαινομένη

quae omnia ad perfectam coctionem ipsi conferunt. Quomodo igitur haec non est optima ac maxime propria mammis positio? Quo pacto autem non hoc etiam omnium naturae operum in primis est admirabile, quae instrumentorum quodque ad usum aliquem animali ipsi comparatum mox ad aliud quippiam utile, quae ipsius est solertia, efficit? Nam quid utilius, aut quid justius, si, quum mammae tantos fructus ex corde percipiant, quam ipsae solam cordi possunt referre gratiam, eam quanquam exiguam ipsi referunt? tegere autem id possunt extrinsecus; natura enim ipsarum est glandulosa, crassis indumentis non dissimilis. Quare tum quasi propugnaculum quoddam ac tegumentum cordis sunt, tum autem ipsum recalefaciunt non aliter, quam operimenta alia, quae nobis ipsis extrinsecus injicimus; ut enim ea frigida corpori circumposita, deinde ab ipso calefacta, paulo post recalefaciunt, ad eundem modum mammarum substantia glandulosa operimentum simul cordi est,

πρὸς αὐτῆς ἀντιθερμαίνει. ταῖς δὲ γυναιξὶν εἰς ὄγκον αἱρόμενοι μέγαν ἄμφω τε ταῦτα μᾶλλον ἢ ἐν τοῖς ἀνδράσι τῇ καρδίᾳ παρέχουσι, καὶ προσέτι τὰ ὑποκείμενα σπλάγχνα κατὰ τὸ ὑποχόνδριον ἐπωφελοῦσιν, ἧττον ἐπὶ γυναικῶν ὄντα θερμά· δέδεικται γὰρ ἅπαν τὸ θῆλυ ψυχρότερον εἶναι τοῦ ἄῤῥενος. ἀλλὰ καὶ τὸ τρίτον ὧν εἴπομεν, ὅτι, μήτε εἰς χαίτην, [479] μήτε ὀδόντας ἢ κέρατα, μήτε εἰς ἄλλο τι τοιουτον ἐκδαπανωμένης τῆς ἄνω τοῦ θώρακος τροφῆς, ἔμελλε δήπουθεν ἐπὶ γυναικῶν περιττεύειν δαψιλῶς, ὥστε καὶ διὰ τοῦτο τὴν ἀρίστην θέσιν ἐπ᾽ ἀνθρώπων ἔχουσιν οἱ μαστοί. κατὰ μέντοι τὰ πλεῖστα τῶν ζώων τὴν ἀπορίαν τῆς τροφῆς ἡ φύσις εὐλαβηθεῖσα μετέθηκεν αὐτοὺς ἀναγκαίως εἰς ὑπογάστριον. ἅμα δὲ καὶ τῆς ἐξ αὐτῶν ὠφελείας τὴν καρδίαν ἧττον ἐν ἐκείνοις ἑώρα δεομένην. οὐ γὰρ ὀρθὰ, καθάπερ ἄνθρωπος, ἐπὶ τοῖν δυοῖν ἕστηκε σκελοῖν, ἀλλὰ πρηνῆ βαδίζει πάντα τοῖς

calefactaque ab eo ipſum recalefacit. At in mulieribus in magnam molem extuberantes duo haec commoda magis, quam in viris, cordi ſuggerunt; quibus accedit, quod etiam ſubjecta ad hypochondrion viscera eaedem in mulieribus mammae juvant, quae in eis quidem minus ſunt calida: monſtratum enim eſt, foeminam omnem mare eſſe frigidiorem; atque etiam (quod tertium erat eorum, quae diximus) quia neque in crines, neque in dentes aut cornua, neque in aliud quidquam ejus generis ſuperioris thoracis alimentum conſumebatur, futurum erat, ut mulieribus certe plurimum abundaret: quae etiam cauſa eſt, cur in homine mammae optimam poſitionem habeant. In plerisque tamen animalibus metuens natura, necubi alimenti inopia laborarent, eas neceſſario ad hypogaſtrion tranſtulit. Praeterea animadvertebat, in illis animalibus cor ipſum minus indigere illa ex mammis commoditate; non enim, ut homo, ſtant duobus cruribus erecta, ſed prona omnia ambulant

ἕρπουσι ζώοις ὁμοίως· ἐδείχθη γάρ που καὶ τοῦτ᾽ ἐν τῇ τῶν σκελῶν ἐξηγήσει. διὰ τοῦτ᾽ οὖν τὰ κατὰ ῥάχιν ἅπαντ᾽ αὐτῶν ἔκκειται τοῖς ἔξωθεν ἐμπίπτουσι, τὰ δ᾽ ἀντικείμενα, τὰ κατὰ τὰ στέρνα τε καὶ τὴν κοιλίαν, ὑπ᾽ ἐκείνων φρουρεῖται. οὐ μὴν ἀλλὰ καὶ τούτων τῶν ζώων ὅσοις ἐπὶ τῶν στέρνων εἰσὶν οἱ μαστοὶ, φυλάττονται καὶ τοῖς ἄῤῥεσιν· ὅσοις δ᾽ ἐπὶ τῆς γαστρὸς μόνον, οὐκέτι φυλάττονται, πλὴν εἰ πρὸς τὴν γειναμένην μᾶλλον ἢ πρὸς τὸν πατέρα διασώζει τὰ ἔκγονα, καθάπερ καὶ Ἀριστοτέλης ἐφ᾽ ἵππων παρεφύλαξε. διὰ τί δὲ ἱκανῶς οἱ μαστοὶ τοῖς ἄῤῥεσιν οὐκ ἐξαίρονται, καθάπερ καὶ τοῖς θήλεσι, τῶν φυσικῶν ἐστι προβλημάτων, ὥστ᾽ οὐ νῦν αὐτοῦ καιρός. ἀλλ᾽ ὅτι καὶ τοῦτο προνοητικῶς τῇ φύσει, καθάπερ καὶ τὰ ἄλλα πάντα, παρεσκεύασται, τοῦ παρόντος ἐστὶν ὑπομιμνήσκειν λόγου. ῥηθήσεται δὲ περὶ τούτων ἁπάντων καὶ αὖθις, ὅταν τὰ γεννητικὰ διηγώμεθα μόρια. νυνὶ μὲν γὰρ ἐπειδή γε τῶν τοῦ πνεύματος ὀργάνων ἦν ὁ λόγος, ἐν οἷς ἦν δή-

fimiliter ac animalia reptilia; quod fane etiam, dum de cruribus ageremus, monftravimus. Ob eam igitur caufam ipforum tum fpinae, tum corpora omnia fpinae vicina externis injuriis funt oppofita, a quibus partes iis contrariae, quae ad pectus videlicet ac ventrem pertinent, communiuntur. Atque etiam quibus animalibus mammae in pectore funt, fervantur et in mafculis; quibus vero in ventre folum infunt, non adhuc fervantur, nifi partus fimilitudinem corporis cum matre potius quam cum patre obtineat; id quod etiam Ariftoteles in equis obfervavit. Cur autem magnopere mammae in mafculis non attollantur, quemadmodum in foeminis. phyfica quaeftio eft, quare nunc de ea non eft dicendi locus, fed quod, quemadmodum alia omnia, ita hoc etiam provide a natura fuit comparatum, praefentis eft inftituti commemorare. Dicetur autem de his omnibus poftea, quando de partibus genitalibus agemus; nunc vero, quoniam de fpiritus inftrumentis fermo nobis inftitutus fue-

που καὶ ὁ θώραξ καὶ ἡ καρδία, διὰ τοῦτο καὶ τῶν μαστῶν ἐμνημονεύσαμεν, ὡς ἂν ἐπικειμένων μὲν τῷ θώρακι, σκεπόντων δὲ τὴν καρδίαν. αὖθις δ' ἀναγκαῖον ὑπὲρ αὐτῶν εἰπεῖν μετὰ τῶν ἄλλων, ὅσα γυναικεῖα καλοῦσιν ἰδίως μόρια.

rat, in quibus certe thorax et cor erant, ob id et mamillarum meminimus, ut quae incumbunt thoraci et cor contegunt. Postea autem dicere de iis nobis erit necesse cum aliis partibus, quas proprie muliebres appellant.

ΓΑΛΗΝΟΥ ΠΕΡΙ ΧΡΕΙΑΣ ΤΩΝ ΕΝ ΑΝΘΡΩΠΟΥ ΣΩΜΑΤΙ ΜΟΡΙΩΝ

ΛΟΓΟΣ Θ.

Κεφ. α'. Ἐπεὶ δὲ τοῖς εἰρημένοις ἑξῆς ἐστι περὶ τῶν κατὰ τὸν τράχηλόν τε καὶ τὴν κεφαλὴν μορίων ἁπάντων διελθεῖν, ἄμεινον ἂν εἴη πρὸ τῆς κατὰ μέρος ἐξηγήσεως ὑπὲρ αὐτῶν ὅλων ἐπισκέψασθαι τῶν μελῶν, τίνος ἕνεκα γέγονε, καὶ μάλισθ᾽ ὅτι πολλοῖς τῶν ζώων, τοῖς μὲν οὐδέτερόν ἐστι, τοις δ᾽ ἡ κεφαλὴ μόνη. καράβοις μὲν καὶ ἀστακοῖς καὶ παγούροις καὶ καρκίνοις οὐδέτερον, τοῖς δ᾽

GALENI DE VSV PARTIVM CORPORIS HVMANI

LIBER VIII.

Cap. I. Quum autem explicatio partium, quae tum ad collum, tum ad caput pertinent, ante dicta ſubſequatur, melius utique fuerit ante particularem earum expoſitionem de ipſis univerſis partibus obſervare, cujus rei gratia extiterint, idque potiſſimum, quod multa ſint animalia, quorum aliis quidem neutrum horum ineſt, aliis autem ſolum caput. Carabis enim, aſtacis, paguris, cancris horum neutrum adeſt; piſcibus autem omnibus

ἰχθύσιν ἅπασι κεφαλὴ μέν ἐστι, τράχηλος δ' οὐκ ἔστιν! ἀλλὰ περὶ μὲν τῆς τοῦ τραχήλου γενέσεως οὐ χαλεπῶς ἄν τις ἐξεύροι· φαίνεται γὰρ ἀεὶ συναπολλύμενος τῷ πνεύμονι. ταῦτ' ὅρα καὶ τοῖς ἰχθύσιν ἅπασιν οὐκ ἔστι τράχηλος, ὅτι μὴ πνεύμων. καὶ οἷς πνεύμων ἐστὶ ζώοις, τούτοις πάντως καὶ τράχηλός ἐστιν. εἰ δὲ τοῦτο, τῶν ἐν τραχήλῳ μορίων ἐπισκεψάμενοι τὸ τῷ πνεύμονι συγγενὲς, εἴθ' ἓν, εἴτε πλείω φαίνοιτο, τὴν ἀνάγκην τῆς ὅλου τοῦ τραχήλου γενέσεως εὑρηκότες ἂν εἴημεν. ἀλλ ἔστιν ἐν αὐτῷ μόρια, τὰ μὲν οὐδ' ὅλως οἰκεῖα τῇ τοῦ πνεύμονος οὐσίᾳ, σπόνδυλοι μὲν ὀπίσω, καὶ μυελὸς ἐν αὐτοῖς, καί τινες σύνδεσμοί τε καὶ τένοντες, ἐν ὅλῳ δὲ μύες τε πολλοὶ καὶ νεῦρα καὶ ἀδένες, καὶ ὁ τῆς γαστρὸς στόμαχος, ὃν οἰσοφάγον καλοῦσι τὰ δὲ οἰκεῖα μέν ἐστι τῷ πνεύμονι, καθάπερ ἀρτηρίαι καὶ φλέβες, ἀλλὰ παρὰ καρδίας [481] ἔχων αὐτὰς τί ἂν ἔτι τραχήλου δέοιτο; λοιπὸν οὖν ἔτι τὸ τῶν τραχειῶν ἀρτηριῶν γένος ἐστὶ, κοινὸν τραχήλῳ καὶ πνεύμονι.

caput quidem ineſt, collum autem minime. Sed colli quidem generationem non difficile quis inveniat; videtur enim ſemper una cum pulmone interire; quamobrem piſces omnes, quod pulmonem non habeant, collo carent; contra autem, quibus animalibus ineſt pulmo, his omnino etiam collum adeſt. Quod ſi ita eſt, ipſarum colli partium cum pulmone affinitatem perſcrutati, ſive ea ſimplex, ſive plures fuerint, neceſſitatem generationis totius colli inveniemus. Sunt enim in eo partes, aliae quidem, quae nullam omnino habent cum pulmonis ſubſtantia communionem, retro quidem vertebrae, et quae in ipſis eſt medulla, tum ligamenta quaedam ac tendones; in toto vero muſculi complures, nervi, glandulae, et ventriculi ſtomachus, quem oeſophagum nominant. Aliae vero pulmoni quidem ſunt affines, ut arteriae et venae; ſed quum eas a corde habeat, quid inſuper collo indigebat? Reliquum igitur adhuc eſt aſperarum arteriarum genus, collo ac pulmoni commune.

τριῶν γὰρ ἀγγείων καταπλεκόντων αὐτὸν, φλεβὸς καὶ ἀρτηρίας λείας τε καὶ τρίτης τῆς τραχείας, τὰ μὲν πρότερα δύο κοινὰ καὶ τοῦ σώματος ἅπαντός ἐστιν, ὥστε οὐκ ἂν εὕροις μόριον οὐδὲν, ᾧ μὴ καὶ τούτων ἑκάτερον ὑπάρχει. τὸ δὲ τῶν τραχειῶν ἀρτηριῶν γένος ἐν τραχήλῳ τε καὶ πνεύμονι μόνοις ἐστὶ, μία μὲν ἐν τῷ τραχήλῳ μεγίστη, πάμπολλα δ᾽ ἐν τῷ πνεύμονι, νεμηθείσης εἰς αὐτὰ τῆς μεγίστης. καὶ τοίνυν εἰσπνεῖ τὰ ζῶα πάντα, οἷς πνεύμων ἐστὶ, διὰ τῆς ἀρτηρίας ταύτης εἰς τὸν πνεύμονα, καὶ αὖθις ἐκπνεῖ διὰ τῆς αὐτῆς. καὶ ἡ ἐκφύσησις δὲ, ἣν ὕλην τῆς φωνῆς ἐδείξαμεν, ἔργον ταύτης ἔσται. καὶ ἡ φωνὴ δὲ οὐκ ἄνευ ταύτης γίνεται, καὶ τό γε πρῶτόν τε καὶ κυριώτατον ὄργανον τῆς φωνῆς, ᾧ λάρυγξ ὄνομα, τὸ ἄνω πέρας ἐστὶ τῆς τραχείας ἀρτηρίας, ἣν δὴ καὶ φάρυγγα καλοῦσιν ὁμωνύμως τῇ πρὸ τοῦ λάρυγγος, ὥστε οὐδὲ φωνεῖ τῶν ζώων οὐδὲν, ὅτῳ μὴ τράχηλός ἐστιν. ὧδε μὲν, εἰ ἡ φάρυγξ τῷ πνεύμονι συγγενὴς καὶ εἰς τοσήνδε τοῖς ζώοις χρῆσιν, καὶ διὰ ταύτην ὁ τράχηλος ἐγένετο. περιεχομένου γὰρ ἐν τῷ θώρακι τοῦ

Quum enim vaſa tria ipſum contexant, vena, arteria laevis et tertia aſpera, priora quidem duo totius etiam corporis ſunt communia adeo, ut nullam invenias partem, cui non horum utrumque inſit; aſperarum vero arteriarum genus collo et pulmoni ſolis ineſt, una quidem collo maxima, pulmoni autem quamplurimae, ipſa videlicet maxima in has diſtributa. Porro animalia cuncta, quibus pulmo ineſt, ſpiritum attrahunt per arteriam hanc in pulmonem, et rurſus ejiiunt per eandem; ad haec efflatio (quam vocis materiam eſſe oſtendimus) hujus eſt actio, neque vox citra hanc efficitur, atque adeo primum ac principaliſſimum vocis inſtrumentum (cui larynx nomen eſt) finis eſt ſuperior aſperae arteriae; quam utique etiam pharynga nominant, eodem cum ea nomine, quae eſt ante laryngem. Quocirca muta ſunt ea animalia, quibus collum deeſt. Ea igitur ratione pharynx pulmoni eſt affinis, tantosque animalibus praeſtat uſus, ejusque gratia collum extitit. Quum enim in thorace pulmo contineatur, aſperaque

πνεύμονος, ἀνεχούσης δὲ ἐξ αὐτοῦ τῆς τραχείας ἀρτηρίας καὶ τελευτώσης ἀναγκαίως εἰς το στόμα, τὸ μεταξὺ πάντα τῶν τε τοῦ θώρακος περάτων καὶ τῆς ἀρχῆς τοῦ στόματος ἐκείνης ἕνεκεν ἐγένετο. ἐπειδὴ γὰρ ἐχωρίσθησάν τε καὶ διεχωρίσθησαν ἀπ᾽ ἀλλήλων ὁ θώραξ καὶ τὸ στόμα, τοὐν μέσῳ πᾶν ἐγένετο ὁδὸς τῶν τε ἄνωθεν ἰόντων κάτω καὶ τῶν κάτωθεν ἄνω. ἄνωθεν μὲν οὖν κάτω φέρεται νεῦρα καὶ στόμαχος καὶ μύες καὶ μυελὸς ὁ νωτιαῖος, κάτωθεν δὲ ἄνω φλέβες καὶ ἀρτηρίαι καὶ αὐτὴ δηλονότι ἡ φάρυγξ. τῷ μὲν οὖν νωτιαίῳ φυλακὴ νῦν ἐκεῖ σπόνδυλοι περίκεινται· τὰς δὲ τῶν ἀγγείων σχίσεις ἀδένες ἀναπληροῦσιν, ὑμένες δ᾽ αὖ τινες καὶ σύνδεσμοι φρουροῦσί τε ἅμα καὶ ξυνάπτουσι τὰ εἰρημένα· κοινὸν δ᾽ ἅπασι σκέπασμα τὸ δέρμα περιβέβληται. καὶ τοῦτ᾽ ἔστιν ὁ τράχηλος, ἕνεκεν τῆς φάρυγγος, ὡς ὁ λόγος ἔδειξε, γεγονὼς, φωνητικοῦ τε ἅμα καὶ ἀναπνευστικοῦ μορίου. ἡ μέντοι φύσις, εὐμήχανος οὖσα τῷ δι᾽ ἕτερον γεγονότι καὶ πρὸς ἄλλο τι συγχρήσασθαι, πολ-

arteria ex ipſo emergat, finiaturque neceſſario ad os, quae omnia ſunt inter thoracis finem et oris principium interjecta, illius (*aſperae*) gratia extiterunt. Quum autem os et thorax ſeparata ac disjuncta a ſeſe ſint, id omne, quod eſt in medio, via extitit eorum, quae tum ſuperne deorſum, tum autem inſerne ſurſum feruntur: ſuperne quidem deorſum feruntur nervi, ſtomachus, muſculi, ſpinalis medulla; inferne vero ſurſum venae, arteriae et ipſa videlicet pharynx. Ac ſpinali quidem medullae munimento ſunt circumpoſitae vertebrae; vaſorum vero diviſiones glandulae ipſae replent; membranae item ac ligamenta quaedam muniunt ſimul praedicta ac colligant; commune vero omnibus operimentum cutis eſt circumdata. Habes igitur jam collum, pharyngis cauſa (ut ſermo ſuperior oſtendit) factum; quae vocis ſimul ac reſpirationis eſt inſtrumentum. At quae naturae eſt ſolertia, ut uſum ejus, quod propter aliud factum eſt, in aliam rem etiam quampiam trans-

λοῖς τῶν ζώων τὰς χειρὸς χρείας παρέξοντα τὸν τράχηλον ἀπειργάσατο. καὶ διὰ τοῦτο, ὅσα τῷ στόματι τὴν τροφὴν ἐκ τῆς γῆς πορίζεται, μακρὸν εἰς τοσοῦτον ἔχει τὸν τράχηλον, εἰς ὅσον καὶ τὰ κῶλα. ἀλλ' ἄνθρωπός γε καὶ ὅσα τούτῳ παραπλήσια, τράχηλον μὲν διὰ φάρυγγα, ταύτην δὲ φωνῆς ἕνεκα καὶ ἀναπνοῆς ἔσχεν, ὥστε καὶ τὸ μέγεθος αὐτῷ τηλικοῦτον, ὅσον ἀναγκαῖον ἦν τῇ φάρυγγι, τῶν εἰρημένων ἐνεργειῶν ἕνεκα δεηθῆναι. ἐχρῆν δὲ δήπου καὶ τὰ περὶ τὸν ὦμόν τε καὶ τὸν βραχίονα μόρια, καὶ προσέτι τὸν πῆχύν τε καὶ ἄκραν τὴν χεῖρα παρὰ τοῦ κατὰ τὸν τράχηλον νωτιαίου λαβεῖν νεῦρα· δειχθήσεται δ' ὕστερον, ὅτι καὶ τὸ διάφραγμα. ὥστε καὶ διὰ τὴν τούτων τῶν νεύρων γένεσιν ἀναγκαῖον ἦν ἐν τῷ μεταξὺ κεφαλῆς τε ἅμα καὶ θώρακος ἑτέρους τεθῆναι σπονδύλους, ἐξ ὧν ὁ τράχηλος συμπέπηγεν. οἱ δέ γε ἰχθύες, ὥσπερ ἀρτηρίαν οὐκ ἔχουσι τραχεῖαν, οὕτως οὐδὲ τῶν εἰρημένων μορίων οὐδέν· καὶ διὰ τοῦτ' αὐτοῖς ἢ οὐδὲ ὅλως ἂν εἴποι τις εἶναι τράχηλον, ἢ βραχὺν παντάπασιν, ἐκ δυοῖν μόνον συγκείμενον τῶν

ferat, plerisque animalibus collum manus utilitatem praebere inftituit; quamobrem animalia, quae alimentum fibi a terra ore fuppeditant, collum habent longitudine cruribus aequale. At homo certe, et quae fimilia funt ei animalia, collum quidem propter pharyngem, hanc vocis caufa ac refpirationis habuit; quare colli magnitudo ei eft tanta, quanta pharyngi ad praedictas actiones erat neceffaria. Oportebat autem utique et partes eas, quae ad humerum ac brachium, tum autem cubitum et manum extremam pertinent, poftremo etiam (ut poftea probabimus) diaphragma a fpinali medulla colli nervos accipere; quocirca et propter horum nervorum generationem neceffarium fuit in fpatio inter caput et thoracem medio alias collocari vertebras, ex quibus collum eft compactum. Pifces vero quemadmodum afperam arteriam non habent, ita et praedictis partibus carent; quapropter eis aut omnino collum non effe dixeris, aut breve omnino, et ex dua-

πρώτων σπονδύλων. ὥσπερ δὲ τούτοις ἤτοι βραχύς ἐστιν, ἢ οὐδ᾽ ὅλως, οὕτως ἐκείνοις τοῖς ζώοις μακρὸς, οἷς τὰ χειρῶν ὑπηρετεῖ, σύμμετρος δ᾽, ἐν οἷς ἕνεκα φωνῆς γενόμενος ἐξ ἐπιμέτρου προσέλαβε [482] καὶ τὴν εἰς τὰ πρόσθια κῶλα τῶν νεύρων γένεσιν, ὧν γ᾽ ἔτι καὶ ὁ ἄνθρωπός ἐστιν, οὗ νῦν ἡμῖν μάλιστα πρόκειται τὴν κατασκευὴν ἐξηγεῖσθαι. περὶ μὲν οὖν τραχήλου χρείας αὐτάρκως εἴρηται.

Κεφ. β΄. Ἡ δὲ δὴ κεφαλὴ τοῖς μὲν πλείστοις ἔδοξε διὰ τὸν ἐγκέφαλον γεγονέναι, καὶ διὰ τοῦτο καὶ τὰς αἰσθήσεις ἁπάσας ἔχειν ἐν αὐτῇ, καθάπερ τινὰς ὑπηρέτας καὶ δορυφόρους μεγάλου βασιλέως. ἀλλὰ καρκίνοις τε καὶ τοῖς ἄλλοις τοῖς μαλακοστράκοις κεφαλὴ μὲν οὐκ ἔστι· τὸ δὲ τῶν αἰσθήσεών τε καὶ τῶν κατὰ προαίρεσιν κινήσεων ἐξηγούμενον μόριόν ἐστι δήπου πάντως αὐτόθι κατὰ τὸν θώρακα τεταγμένον, ἔνθα περ αὐτοῖς ἐστιν ἅπαντα τὰ τῶν αἰσθήσεων ὄργανα. ὥσθ᾽, ὅπερ ἐν ἡμῖν ὁ ἐγκέφαλος, τοῦτ᾽ ἐν ἐκείνοις εἴη ἂν τοῖς ζώοις τὸ μόριον, εἰς ὃ τῶν εἰρημέ-

bus ſolum primis vertebris compoſitum Porro quemadmodum his aut parvum aut omnino nullum eſt, ita illis animalibus eſt longum, quibus idem manuum munia praeſtat; mediocre autem, quibus quum vocis cauſa eſſet factum, velut auctarium aſſumpſit eam nervorum generationem, qui in anteriores artus feruntur; inter quos ſane homo etiam eſt, cujus conſtructionem nobis nunc exponere eſt propoſitum. At de colli quidem uſu abunde dictum eſt.

Cap. II. Caput autem plurimis viſum eſt propter cerebrum factum fuiſſe, ob eamque cauſam ſenſus omnes in ſe ipſo continere tanquam ſervos quosdam et magni regis ſtipatores. At cancris et aliis molli cruſta intectis caput quidem non ineſt; pars tamen, quae ſenſuum dux eſt ac motus voluntarii, omnino certe illic in thorace eſt locata, ubi omnia ipſis inſunt ſenſuum inſtrumenta. Itaque quod in nobis eſt cerebrum, id in illis ſane animalibus erit pars ea, ad quam prae-

των ἕκαστον ἀναφέρεται· ἢ εἰ μὴ ἐγκέφαλός ἐστιν, ἀλλὰ καρδία τούτων ἁπάντων ἀρχὴ, τοῖς μὲν ἀκεφάλοις ζώοις ὀρθῶς ἂν εἴη περὶ τὰ στέρνα τὰ τῶν αἰσθήσεων ὄργανα, πρὸς τὴν καρδίαν πλησίον κειμένην περαινόντων, τοῖς δ' ἄλλοις οὐκ ὀρθῶς εἰς τὸν ἐγκέφαλον ἀνῆπται. ἀλλὰ καὶ τοσοῦτο μᾶλλον ἡ κεφαλὴ περιττῶς δόξει γεγονέναι τοῖς ὧδε δοξάζουσιν, ὅταν μήτ' ἐγκεφάλου χρείαν εἰπεῖν ἔχουσι, μήτε περιοικίζειν αὐτῷ τὰς αἰσθήσεις δύνανται. τὸ γὰρ οἴεσθαι, τῆς περὶ τὴν καρδίαν θερμασίας ἕνεκα γεγονέναι τὸν ἐγκέφαλον, ἀναψύχοντά τε αὐτὴν καὶ εἰς μετριότητα κράσεως ἄγοντα, παντοίως ἄτοπον. οὔτε γὰρ ἂν οὕτω πόῤῥω τῆς καρδίας ἡ φύσις ἔταξεν αὐτὸν, ἀλλ' ἤτοι πάντη περιέβαλεν ἂν, ὥσπερ καὶ τὸν πνεύμονα, ἢ ἐν θώρακί γε πάντως κατέθετο, οὔτ' ἂν τῶν αἰσθήσεων ἁπασῶν τὰς ἀρχὰς εἰς αὐτὸν ἀνήρτησεν. ἀλλ', εἰ καὶ τοσοῦτον παρεῖδεν, ὡς καὶ πόῤῥω τάξαι, καὶ τὰς αἰσθήσεις συνάψαι, μηδὲν δέον, ἀλλ' οὔτι γε διττοῖς ἂν περιβόλοις οὕτως ἀσφαλέσι καὶ πυκνοῖς

dictorum quodque refertur; aut, ſi non cerebrum, ſed cor horum omnium eſt principium, animalibus quidem capitis expertibus recte utique ſenſuum inſtrumenta circa pectoris oſſa erunt, nempe ad propinquum cor pertinentia, aliis vero non recte ad cerebrum ſunt aptata, ſed eo magis caput ſruſtra iis, qui in ea ſunt opinione, factum eſſe videbitur, quo minus cerebri uſum dicere queunt, aut ſenſus circum ipſum collocare valent. Exiſtimare enim, caloris, qui cordi ineſt, gratia cerebrum extitiſſe, ut eum ſcilicet refrigeret, calorisque ac frigoris modum temperet, omnino eſt abſurdum. Non enim cerebrum tam longe a corde natura locaſſet, ſed aut omnino cordi circumdediſſet, quemadmodum et pulmonem, aut in thorace ſaltem omnino poſuiſſet, neque ſenſuum omnium principia in cerebro ſuſpendiſſet. Sed ſi adeo caecutiviſſet, ut illud longe a corde collocaret ſenſusque (quod minime oportebat) in eo coaptaret, non tamen duobus ſeptis ſirmis adeo ac denſis ea

διετείχισε, τῷ μὲν τὸ κρανίον ὅλον, τῇ δὲ τὸν θώρακα περιθεῖσα· ἢ εἰ καὶ ταῦτα παρεῖδε, τὸν γοῦν τράχηλον οὐκ ἂν εἰς τὸ μέσον ἀμφοῖν φέρουσα κατέθετο, καὶ ταῦτα ἐν τοῖς θερμοτάτοις ζώοις καὶ τοῖς καρχαρόδουσιν ὀνομαζομένοις ἱκανῶς μακρὰν, ἐν δὲ δὴ τοῖς πτηνοῖς ἔτι καὶ μᾶλλον, ὥστ᾽ ἴσον ἀφεστάναι (452) τῆς καρδίας τοῖς ποσὶ τὸν ἐγκέφαλον. ὅμοιον γὰρ τοῦτό γε τὸ δόγμα τῷ φάσκειν, ἕνεκά γε τῆς καρδίας τὰς πτέρνας γεγονέναι. καὶ μή σοι δοκεῖν με τοῦ γελοίου χάριν οὕτως εἰπεῖν, ἀλλ᾽ ἂν ἀκριβῶς σκοποίῃς, θᾶττον ἐκ τῶν πτερνῶν εἰς τὴν καρδίαν ἀφίξεταί τις ψύξις, ἢ ἐκ τοῦ ἐγκεφάλου. εἰ γὰρ καὶ ποῤῥωτέρω τετάχθαι δοκοῦσιν, ἐπί γε ἀνθρώποις· οὐ γὰρ δὴ ἐν ἅπασί γε τοῖς ζώοις, ἀλλ᾽ οὔτι πω διείργεσθον διττοῖς ὀστῶν περιβόλοις, οἷον ἀσφαλέσι τείχεσιν. ἐν μὲν γὰρ τοῖς κάτω μέρεσι μόνοις οὐκ ἔστιν ὀστέϊνος ὁ θώραξ, ἀλλ᾽ ὑμενῶδές τε καὶ μυῶδες σῶμα, τὸ διάφραγμα καλούμενον, ἐνταυθοῖ τέτακται, διαπέμπειν ἑτοιμότατον ψύξιν. οὐ μὴν οὐδ᾽

diremiſſet, huic quidem cranium totum, illi autem thoracem circumponens. Aut ſi haec quoque non vidit, collum ſaltem haudquaquam in medio utriusque ſtatuiſſet, idque in calidiſſimis animalibus, et quae vocantur carcharodonta (*dentes ſerratos habentia*), longum admodum, in volatilibus vero multo adhuc longius, adeo ut cerebrum pari cum pedibus intervallo a corde diſtet. Simile enim eſt hoc dogma ac ſi quis dicat, calcaneum cordis cauſa extitiſſe. Ac ne quis me exiſtimet riſus gratia haec dixiſſe, ſi rem diligenter inſpexeris, citius a calcaneis ad cor refrigerium aliquod perveniat, quam a cerebro Quae ſi remotius in homine quidem locata eſſe videantur, non tamen in omnibus ſaltem animalibus; neque etiam duobus oſſium ſeptis velut firmis muris diſpeſcuntur; ſiquidem in ſolis inſerioribus partibus thorax non eſt oſſeus, ſed illic corpus membranoſum ac muſculoſum (quod diaphragma nuncupamus) eſt locatum, transmittendo refrigerio paratiſſimum. Caeterum nihil minus

ἧττόν τι ψυχρὰς εὕροις ἂν τὰς πτέρνας τοῦ ἐγκεφάλου· τοῦτο γὰρ εἰ καὶ μηδὲν, ἀλλὰ τό γε διηνεκὲς τῆς κινήσεως ἱκανὸν ἐκθερμαίνειν, ἵνα παραλείπω τὸ πλῆθός τε καὶ τὸ μέγεθος τῶν ἐν αὐτῷ φλεβῶν [483] καὶ ἀρτηριῶν, ὧν οὐδέν ἐστι θερμότερον ἐν ζώου σώματι μόριον· ἀλλὰ καὶ τὸ σκέπεσθαι διτταῖς μήνιγξι, καὶ μετὰ ταῦτα σκληροτάτῳ τε ἅμα καὶ πυκνοτάτῳ καὶ παχυτάτῳ ὀστῷ, τοιοῦτον γὰρ τὸ κατὰ τὴν βάσιν αὐτοῦ, δι᾽ οὗ πάντως ἡ ἐπὶ τὴν καρδίαν ὁδὸς τῆς ψύξεως, οὐ γὰρ δὴ διά γε τῆς κορυφῆς, καὶ ταῦτα τήν γε ἐν αὐτῷ θερμασίαν ἐξ ἀνάγκης ἐπαυξήσει, καὶ τῆς κατεψυγμένης ψυχρότητος τὴν ἐπὶ τὴν καρδίαν ὁδὸν ἀμήχανόν τε καὶ παντελῶς ἄπορον ἐργάσεται. τί δὲ δεῖ παρ᾽ ἐγκεφάλου τὴν ἀνάψυξιν ἐκπορίζειν τῇ καρδίᾳ, τὴν ἀναπνοὴν ὁρῶντας, οὕτως διηνεκές τε καὶ ἀκατάπαυστον ἔργον, ἔστ᾽ ἂν περιῇ τὸ ζῶον, ἑκατέρως ἐμψύχειν δυναμένην, ἐν μὲν ταῖς εἰσπνοαῖς χορηγίᾳ ψυχρᾶς ποιότητος, ἐν δ᾽ αὖ ταῖς ἐκπνοαῖς ἀποχύσει τοῦ ζέοντος; εἰ μή γε τὸν ἀέρα

frigida invenias calcanea, quam cerebrum; hoc enim, etiamſi aliud nihil, motus ſaltem perpetuus poteſt calfacere: ut interim omittam multitudinem ac magnitudinem venarum atque arteriarum, quae in ipſo ſunt, quibus nulla pars eſt alia calidior in corpore animalis: quibus etiam accedit, quod duabus tegatur meningibus, ac poſt haec oſſe duriſſimo ſimul ac denſiſſimo et craſſiſſimo (tale enim eſt id, quod ad baſim ipſius eſt), per quod neceſſe omnino eſt ut ad cor refrigeratio pertingat, non ſane per verticem. Haec igitur calorem, qui in eo continetur, neceſſario augebunt, et viam refrigeranti frigiditati ad cor inviam planeque difficilem efficient. At quid refrigerationem cordi a cerebro parare erat neceſſe, quum reſpirationem videamus actionem adeo continuam ac perpetuam? quae donec animali ſuppetet, ratione duplici cor refrigerabit, in inſpirationibus quidem qualitate frigida ſuppeditata, in expirationibus vero eo, quod fervet, effuſo. Niſi forte aëreum

θερμότερον εἶναι νομίζουσιν ἐγκεφάλου, καὶ διὰ τοῦτ᾽ ἐλλιπέστερον, ἢ προσῆκεν, ἐμψυχομένην τὴν καρδίαν τῆς παρ᾽ ἐγκεφάλου, ψυχροτέρου δήπουθεν ὄντος, ἐπικουρίας προσδεῖσθαι. ἀλλὰ ταῦτα μὲν ἢ ὑπερφθεγγομένων ἐστὶ τὴν ἀλήθειαν, ἢ ἀγνοούντων τὰ φαινόμενα. διὰ παντὸς γὰρ εὑρίσκεται μακρῷ θερμότερος ἀέρος ὁ ἐγκέφαλος, εἴτε κατεαγότα τινὰ τῆς κεφαλῆς χειρουργοίημεν, εἴτε καὶ πείρας ἕνεκα ζῶον ὁτιοῦν λαβόντες, ἐκκόψαντες αὐτοῦ τὸ κρανίον, εἶτα διατεμόντες τὰς μήνιγγας, ἅπτεσθαι βουληθείημεν. ἀλλὰ καὶ ὅτι περὶ παντὸς ποιούμεθα διὰ ταχειῶν ἐνεργειῶν ἐκκόπτοντες τὰ τῆς κεφαλῆς ὀστᾶ, τοῦ μὴ ψυγῆναι τὸν ἐγκέφαλον ἕνεκεν, οὐδεὶς ἀγνοεῖ, καὶ ὡς, εἰ ψυγείη, κακῶν ἔσχατόν ἐστι τῷ κατεαγότι. καὶ μὴν, εἴπερ ἦν ὁ ἀὴρ ἐγκεφάλου θερμότερος, οὐκ ἂν ὑπ᾽ αὐτοῦ κατεψύχετο· νυνὶ δὲ, κᾂν θέρος ᾖ, ῥᾳδίως ψύχεται, καὶ δεῖται καὶ τότε θαλφθῆναι διὰ ταχέων, ὡς ἂν μὴ μόνον αὐτὸς οὐκ ὢν ψυχρὸς, ἀλλὰ μηδὲ ὁμιλίαν ἀλύπως φέρων οὐσίας ψυχρᾶς. ἀλλ᾽ οὐ διὰ τὸν

cerebro calidiorem exiſtimant, ob eamque cauſam cor minus juſto ab eo refrigeratum cerebri utpote frigidioris ſubſidio indigere. Sed haec quidem aut hominum ſunt verbis veritatem ſuperare conantium, aut evidentia ipſa ignorantium; quovis enim tempore cerebrum multo calidius aëre invenitur, ſive fractum alicujus caput manibus curemus, ſive etiam experiendi gratia animali cuivis cranium exciderimus, deinde meningibus diſciſſis tangere voluerimus. Adde etiam quod nemo eſt, qui ignoret, nos id maxime agere, ut quam citiſſime oſſa capitis excidamus, ne cerebrum refrigeretur, quodque, ſi refrigeretur, malorum id ultimum eſt illi, cui fractum caput ſit; atqui ſi aër cerebro eſſet calidior, haudquaquam ab eo refrigeraretur; nunc autem, etiamſi aeſtas fuerit, facile refrigeratur, indigetque etiam tum foveri citiſſime, tanquam non ſolum id non ſit frigidum, ſed ne citra moleſtiam quidem frigidae ſubſtantiae occurſum ſuſtineat. At non propter cerebrum, inquiunt, ſed pro-

ἐγκέφαλον, φασὶν, ἀλλ' ἐπὶ ταῖς μήνιγξι ψυγείσαις ἡ βλάβη γίνεται, καὶ μάλιστα τῇ λεπτῇ, πλείστας ἐν αὐτῇ φλέβας τε καὶ ἀρτηρίας ἐχούσῃ καὶ διὰ παντὸς ὅλῃ σφυζούσῃ, ὅπερ οὐκ ἄνευ ζεούσης θερμασίας γίνεται. εἶτ', ὦ γενναιότατοι, τὴν λεπτὴν μήνιγγα θερμὴν εἶναι νομίζοντες, ἔτι τολμᾶτε τὸν ἐγκέφαλον ἀποφαίνειν ψυχρὸν, οὕτως ὑπ' αὐτῆς πάντῃ διαπεπλεγμένον, ὡς μηδὲν εὑρίσκεσθαι μόριον ἐγκεφάλου ταύτης ἔρημον; ἢ τοῦτ' ἀγνοεῖτε καὶ νομίζετε περιέχεσθαι μόνον ὑπ' αὐτῆς τὸν ἐγκέφαλον, οὐχὶ δέ γε καὶ διεζῶσθαι καὶ διαπεπλέχθαι πανταχόθεν; καίτοι, κἂν εἰ περιέχοιτο μόνον, οὐ δήπου τὴν μὲν καρδίαν αὐτὸς ἱκανὸς ἦν ἀναψύχειν, οὕτω μὲν πόῤῥω διῳκισμένος, διττοῖς δ' ὀστῶν διαφράγμασι διειργόμενος, ὑπὸ δὲ τῆς μήνιγγος οὐκ ἂν ἔμελλεν ἐκθερμαίνεσθαι, διὰ παντὸς ὁμιλούσης ἐν χρόνῳ, εἰ μή τι τὸ μὲν ψυχρὸν μόριον ψύχειν πάντα καὶ τὰ μὴ πλησιάζοντα δύναται. τὸ θερμὸν δὲ οὐδὲ τὰ πλησιάζοντα θερμαίνειν ἱκανόν ἐστι. ἀνάγκη γὰρ, οἶμαι, τοιαῦτα ληρεῖν, οἷς οὐκ ἀληθείας φροντὶς μᾶλλόν περ, ἢ ὧν ἔθεντο

pter perfrigeratas membranas nocumentum id accidit, et earum maxime ob tenuem, ut quae plurimas in fe ipfa venas et arterias contineat, femperque tota pulfet; id quod nequaquam absque fervente caliditate efficitur. Atqui, o generofiffimi, tenuem meninga calidam effe confitentes, audetis adhuc cerebrum pronunciare frigidum, quod ab ea prorfum ita intertexitur, ut nulla ipfius inveniatur pars, quae membrana hac careat? An hoc quoque ignoratis exiftimatisque, cerebrum duntaxat ab ea contineri, non autem fuccingi ac undique intus intertexi? Quanquam', etiamfi contineretur folum, non utique cor ipfum refrigerare poffet, ita longe ab eo diffitum, duobusque offium feptis diremptum; a membrana vero nonne calefieri debet fibi femper contigua? nifi forte frigida quidem pars refrigerare omnia, etiam quae non funt contigua, poteft, calida vero ne contigua quidem calefacere poteft. Neceffe enim eft, opinor, ejusmodi eos effutire, quibus major cura eft, ut opinioni-

δογμάτων τῆς συνηγορίας, καὶ μήτ᾽ αἰσθήσεσι πιστεύειν, μήτ᾽ ἀκολουθίᾳ τῇ κατὰ τὸν λόγον, ἀλλὰ μηδὲ τὸ μαχόμενον αἰδεῖσθαι.

Κεφ. γ΄. [484] Τῶν μὲν οὖν ἄλλων ἧττον ἄν τις θαυμάσειεν, Ἀριστοτέλους δ᾽ οὐκ ἔστιν ὅπως οὐ μὴ πάνυ σφόδρα θαυμάζοιμ᾽ ἂν, εἰ τῶν ἐξ ἀνατομῆς φαινομένων οὐκ ἀμελῶς ἔχων καὶ τῆς χρείας αὐτῶν οὐκ ἀμελέτητος ὢν αὐτός τε λέγων, ὡς τῶν προβλημάτων τὰ μὲν λύσεως δεῖται, τὰ δὲ κολάσεως, τὰ δ᾽ αἰσθήσεως, ἔπειθ᾽ εὑρίσκεται μήτε τοῖς διὰ τῶν αἰσθήσεων φαινομένοις πιστεύων, μήθ᾽ ἑαυτοῦ μνημονεύων. ἡ μὲν γὰρ ἁφὴ θερμότερον ἀεὶ τὸν ἐγκέφαλον εὑρίσκει τοῦ περιέχοντος ἀέρος· ὁ δὲ ἐμψύξεως ἕνεκεν τοῦ περὶ τὴν καρδίαν θερμοῦ γεγονέναι φησὶν αὐτὸν, ἐπιλαθόμενος ἑαυτοῦ τὴν ἀναπνοὴν ἕνεκεν ταύτης γεγονέναι φάντος. ἀλλὰ τούτου μὲν ἕνεκα δίκαιον ἐπαινεῖν αὐτὸν, ἱπποκρατείως τε ἅμα καὶ ἀληθῶς ἀποφαινόμενον περὶ χρείας ἀναπνοῆς. τὸν δ᾽ ἀέρα θερμὸν εἶναι φύσει

bus, quarum ipſi ſunt auctores, quam veritati, patrocinentur, quique non modo ſenſibus non credunt, neque orationis conſecutioni, ſed ne pugnantia quidem ipſa verentur.

Cap. III. Atque alios quidem minus quispiam admirabitur, Ariſtotelem vero non eſt quin valde admiremur, qui quum ea, quae ex anatome apparent, non neglexerit, in eorumque uſu ſit exercitus, ipſeque tradiderit, problematum alia quidem ſolutionem poſtulare, alia vero ſupplicium, alia ſenſum, invenitur tamen poſtea ipſe neque his, quae ſenſibus apparent, credere, neque ſui ipſius memor. Nam tactus noſter calidius ſemper invenit cerebrum quam ambientem nos aërem; ille vero caloris ipſius cordis refrigerandi gratia ipſum extitiſſe confirmat, ſui ipſius immemor, qui reſpirationem hujus rei cauſa paratam eſſe dixerit. At hujus quidem rei gratia jure ipſum laudaverimus, quod ex Hippocratis ſententia ſimul ac vere de reſpirationis uſu pronunciarit; in eo ſane peccat, quod nunc oblitus

λέγων αὐτὸς ἐν ἑτέροις οὐκέτ᾽ ὀρθῶς νῦν ἐπελάθετο, ἢ τοῦτο μὲν ὀρθῶς ἐποίησε, τῶν ψευδῶς εἰρημένων ἐπιλαθόμενος, οὐκ ὀρθῶς δὲ τῷ μὴ διὰ μόνου τοῦ ἀέρος αὐτάρκως τὴν καρδίαν ἀναψύχεσθαι νομίζειν, ἀλλὰ προσδεῖσθαι τοῦ μήθ᾽ ὁμοίως ἀέρι ψυχροῦ σπλάγχνου, μήτ᾽, εἰ καὶ ψυχρότερον ἦν, ἀλλά γε διὰ τὸ μῆκος τῆς ἀποστάσεως καὶ τὸ πλῆθος καὶ τὴν πυκνότητα τῶν προαπαντώντων σωμάτων ἀδυνατοῦν διαπέμπειν τὴν ψύξιν. ὡς πρὸς τῶν θεῶν αὐτὸν ἔχων τις τὸν ἀέρα διὰ τοῦ πνεύμονος ἐπὶ τὴν καρδίαν ἐρχόμενον, εἰ μὴ αὐτὸν, ἀλλὰ τήν γε ποιότητα πάντως αὐτοῦ, καὶ τοῦτο συνεχῶς τε καὶ ἀδιαλείπτως ὁρῶν γινόμενον, ἑτέρας ἔτι βοηθείας οἴεται δεῖσθαι εἰς τὴν κατάψυξιν. ἀλλ᾽ εἰ καὶ δεῖται, μακρῷ βέλτιον ἦν ἐκ τοῦ πνεύμονος αὐτὴν ἐκπορίζεσθαι λέγειν, ἤτοι τῇ μαλακότητι τοῦ σπλάγχνου προσάπτοντα, ὡς ὁ Πλάτων, ἢ τῇ ψυχρότητι. οὐδὲ γὰρ οὐδὲ τοῦτ᾽ ἦν ἀδύνατον εἰπεῖν, ἅπαξ γε τῶν αἰσθήσεων ὑπερορᾷν τετολμηκότα. τούτῳ γὰρ ἂν ἔτι δείξειέ

ſit, ſe alibi aërem calidum eſſe ſtatuiſſe. An hoc quidem recte fecit, quod falſarum aſſertionum ſit oblitus? in eo autem labitur, quod cor non ſatis a ſolo aëre refrigerari putarit, ſed indigere praeterea viſcere, quod non ſimiliter, ut aër, eſt frigidum, neque ſi etiam frigidius eſſet, attamen praeterea, quod magna intercapedine eſt diſſitum, et quia ſe multa ac denſa corpora interponunt, refrigerationem transmittere poſſet? Nam per deos immortales, quis eſt, qui, quum aërem ipſum habeat per pulmonem ad cor tendentem, aut ſi minus ipſum, at ſaltem omnino ipſius qualitatem, idque continenter ac ſine intermiſſione fieri videat, alio adhuc putet cor indigere ad refrigerationem auxilio? quo ſi indiget, longe melius eſſe ex pulmone ipſum dicere ſuppeditari, idque aut mollitiei viſceris attribuere, ut Plato, aut frigiditati; neque enim hoc etiam dictu erat abſurdum ei, qui ſemel ſenſus ipſos aſpernari auſus fuerat; huic enim demonſtraverit aliquis calidum pul-

Ed. Chart. IV. [484.] Ed. Baf. I. (452.)

τις θερμὸν τὸν πνεύμονα μὴ πιστεύων τῇ ἁφῇ, τῷ δ᾽ ἂν
ἔτι καὶ αὐτὴν τὴν καρδίαν εἴη πιστεύων. πῶς οὐχὶ καὶ ἐγκέφαλος θερμότερος ἀέρος, ᾧ γε καὶ θάνατίς ἐστιν ὁμοίως
ἀέρι γενέσθαι ψυχρῷ; πῶς δὲ ὁ μὲν ἐγκέφαλος ἐμψύχειν
ἱκανός ἐστιν τὴν καρδίαν, ἡ καρδία δ᾽ οὐ πολὺ μᾶλλον
ἐκθερμαίνειν τὸν ἐγκέφαλον ὑπερκείμενον, εἴ γε δὴ παντὶ
θερμῷ πρὸς τὸ μετέωρον ἡ ὁρμή; διὰ τί δ᾽ εἰς μὲν τὴν
καρδίαν ἀμυδρά τις ἀπόφυσις αὐτοῦ καθήκει, τὰ δὲ τῶν
αἰσθήσεων ὄργανα πάντα παμπόλλην μοῖραν ἐγκεφάλου
φαίνεται δεχόμενα; οὐ γὰρ δὴ τοῦτό γε ἂν ἔχοι τις εἰπεῖν,
ὡς τὴν μὲν καρδίαν ἐμψύχειν πέφυκε, τοῖς δ᾽ αἰσθητηρίοις
ἀντ᾽ ἄλλου τινὸς χρηστόν ἐστιν. ᾧ γὰρ ἕνεκα τοῦ ψύχειν
τὴν καρδίαν ἡ γένεσις, τούτῳ καθάπερ τινὶ πηγῇ ψύξεως
ὑπάρχοντι πάντα, οἶμαι, τὰ πλησιάζοντα ψύχειν ἀναγκαῖον
ἦν· καὶ ταύτῃ τέρας ἂν εἴη μόνος τῶν πάντων ὁ ἐγκέφαλος τὰ μὲν πορρωτάτω καὶ θερμότερα καὶ διὰ πολλῶν
τῶν μεταξὺ προαπαντήσεων ἐμψύχειν δυνάμενος, τὰ δ᾽ ἐγ-

monem non credens tactui, illi autem et ipfum cor
crediderit. Quo pacto autem cerebrum aëre non eſt
calidius, cui certe lethale eſt, ſi aeque ac aër refrigeretur? Quomodo autem cerebrum cordi refrigerando
ſatis eſſe poteſt, cor autem non multo magis cerebrum
ſupra ſe poſitum poteſt excalfacere, quum calor omnis
feratur in ſublime? Aut cur ad cor quidem obſcura
quaedam productio ab ipſo pertinet, ſenſuum vero inſtrumenta omnia a cerebro permultam portionem evidenter recipiunt? Nam non eſt quod quis dicat, id accidere propterea, quod cerebrum quidem cordi refrigerando eſt comparatum, ſenſoriis vero ad aliam rem
quampiam id eſt utile, ſiquidem, quod cordi refrigerando eſt comparatum, id ceu fons refrigerationis propinqua
omnia (opinor) refrigeret neceſſe eſt. Atque ea ratione
ſolum ex omnibus monſtrum quoddam cerebrum fuerit,
ut quod remotiſſima quidem ac calidiſſima et per multos interjectos obices refrigerare queat, quae vero ſunt

γυτάτω τε καὶ ἧττον θερμὰ καὶ συμπεφυκότα παραπλησίως ἀδύνατος διατιθέναι. ἀλλ᾽ οὐχ ἅπαντα, φησὶ, εἰς αὐτὸν περαίνει τὰ τῶν αἰσθήσεων ὄργανα. τί τοῦτο λέγεις, Ἀριστότελες; ἐγὼ μὲν γὰρ καὶ νῦν αἰδοῦμαι μνημονεύων τοῦ λόγου. οὐκ εἰς ἑκάτερον μὲν τῶν ὤτων ἀξιόλογον ἐμβάλλει νεῦρον αὐταῖς μήνιγξιν; [485] εἰς ἑκάτερον δὲ μέρος τῆς ῥινὸς (453) οὐ πολὺ μείζων εγκεφάλου μοῖρα τῆς εἰς τὰ ὦτα παραγίνεται; εἰς ἑκάτερον δὲ τῶν ὀφθαλμῶν οὐχ ἓν μὲν μαλακὸν νεῦρον, ἓν δὲ σκληρὸν, τὸ μὲν εἰς τὴν ῥίζαν αὐτοῦ, τὸ δὲ εἰς τοὺς κινοῦντας ἐμφυόμενον μῦς; εἰς δέ γε τὴν γλῶτταν οὐχὶ τέτταρα, δύο μὲν μαλακὰ δι᾽ ὑπερώας καθήκοντα, δύο δὲ σκληρὰ παρ᾽ ἑκάτερα τῶν ὤτων φερόμενα; ἅπαντ᾽ οὖν ἐγκεφάλῳ κεκοινώνηκεν, εἰ χρὴ πιστεύειν ὀφθαλμοῖς ὁρῶσι καὶ χερσὶν ἁπτομέναις. τί δὲ τὰ ἄλλα τῆς ἐγκεφάλου κατασκευῆς μόρια, τίνα χρείαν ἕξει τὰ χοροειδῆ σώματα, τὸ δικτυοειδὲς πλέγμα, τὸ κωνάριον, ἡ πύελος, ἡ χοάνη, τὸ ψαλλιοειδὲς σῶμα, ἡ σκωληκοειδὴς

proxima ac calida minus ſibique cohaerentia, ea ſimiliter afficere nequeat. At non omnia (ait) ad ipſum pertinent ſenſuum inſtrumenta. Quid hoc dicis, Ariſtoteles? pudet me certe nunc diſputationem hanc refricare. Nonne in utramque aurem nervus inſignis una cum meningibus ipſis irrumpit? Nonne etiam in nares utrasque portio cerebri prodit multo major ea, quae ad aures pervenit? Porro in utrumque oculum nonne unus quidem mollis nervus, unus item durus, quorum alter quidem in radicem ipſius, alter vero in muſculos moventes inſeritur? Ad linguam vero nonne quatuor feruntur, quorum duo quidem molles per palatum tendunt, duo autem duri ſecus utramque aurem deſcendunt? Omnia igitur cum cerebro communicant, modo oculis credere oporteat videntibus et tangentibus manibus. Quid jam loquar de totius cerebri conſtructione? quemnam habebunt uſum χοροειδῆ corpora, plexus retiformis, conarion, pyelus *ſeu pelvis,* choana, corpus pſallioïdes (*fornicatum*), epiphyſis vermiformis, ventriculo-

ἐπίφυσις, τὸ πλῆθος τῶν κοιλιῶν, αἱ πρὸς ἀλλήλας αὐτῶν
συντρήσεις, ἡ ποικιλία τῆς διαπλάσεως, αἱ διτταὶ μήνιγγες,
ε¹ εἰς τὸν νωτιαῖον ἐκφύσεις, αἱ τῶν νεύρων ἀποφύσεις, οὐκ
εἰς τὰ τῶν αἰσθήσεων ὄργανα μόνον, ἀλλὰ καὶ τὸν φάρυγγα, καὶ τὸν λάρυγγα, καὶ τὸν στόμαχον, καὶ τὴν γαστέρα, καὶ πάντα τὰ σπλάγχνα, καὶ πάντα τὰ ἔντερα, καὶ
τὰ κατὰ τὸ πρόσωπον μόρια ἅπαντα; τούτων γὰρ οὐδενὸς
τὴν χρείαν Ἀριστοτέλης ἐπεχείρησεν εἰπεῖν, ὥσπερ οὐδὲ τῶν
κατὰ τὴν καρδίαν ἐκείνων πάλιν, οἷς ἐγκέφαλος ἁπάντων
ἀρχή. τὸν μὲν γὰρ, εἴπερ ἐμψύξεως ἕνεκα μόνης ἐγεγένητο,
καθάπερ τινὰ σπόγγον ἀργὸν καὶ ἀδιάπλαστον ἐχρῆν εἶναι,
μηδεμίαν ἔχοντα τεχνικωτέραν κατασκευήν, τὴν δὲ καρδίαν,
εἰ μήτ᾽ ἀρτηριῶν, μήτε τῆς ἐμφύτου θερμασίας ἐστὶν ἀρχή,
μηδ᾽ ὅτι διαπεπλάσθαι ποικίλως, ἀλλὰ μηδ᾽ εἶναι τὴν ἀρχήν.
τὸ γάρ σοι θαυμαστὸν ἑκατέροις τῆς περιττῆς σοφίας ἐν
τῷδ᾽ ἄν τις μάλιστα φωράσειεν, ὅτι μὴ μόνον ἀποστεροῦσιν,
ἢ τὸν ἐγκέφαλον ἀρχὴν εἶναι νεύρων, ἢ τὴν καρδίαν ἀρτηριῶν,

rum multitudo, communes inter fe canales, conformationis varietas, duae meninges, in fpinalem medullam
productiones, nervorum proceſſus non in fenſuum modo
inſtrumenta, fed etiam in fauces ac larynga, in ftomachum ac ventriculum, in viſcera et inteſtina omnia, in omnes denique faciei partes? Horum enim nullius uſum Ariſtoteles dicere eſt aggreſſus, quemadmodum neque eorum rurſus, quae cordi inſunt, illis, apud
quos omnium cerebrum eſt principium. Hoc quidem,
fi folius refrigerationis gratia extitiſſet, velut ſpongiam
quandam deſidem formaeque expertem eſſe oportebat,
nullamque habere artificioſam admodum conſtructionem;
cor autem, fi neque arteriarum, neque caloris nativi eſt
principium, non ſolum non variam habere figuram,
fed ne eſſe quidem principium oportuit. Quod autem
in utriſque ob eximiam ſapientiam videtur admirandum,
ex eo maxime quis deprehendat, iſtos non modo cerebro
nervorum principium aut cordi arteriarum adimere,

ἀλλὰ καὶ τελέως ἄχρηστον ἀποφαίνουσι θάτερον, οἱ μὲν ὁμολογοῦντες φανερῶς, ὥσπερ καὶ Φιλότιμος, οἱ δὲ τὴν ἐν κύκλῳ περιερχόμενοι, καθάπερ Ἀριστοτέλης. ὃ γάρ τοι πάντων ἥκιστα προσῆν ἐγκεφάλῳ, μόνον υπάρχειν αὐτῷ λέγων, ἑτέρων δ' οὐδενὸς ἕνεκα νομίζων γεγονέναι, δῆλός ἐστι κατεγνωκὼς μὲν αὐτοῦ τελέαν ἀχρηστίαν, φανερῶς δ' ὁμολογεῖν αἰδούμενος. ἀλλ' οὐ νῦν καιρὸς ὑπὲρ ἐνεργειῶν λέγειν. ὅπερ δ' ἐῤῥέθη κατὰ τὴν ἀρχὴν τοῦ λόγου παντὸς, ἔργῳ δῆλον γίνεται, τὸ μηδενὸς οἷόν τ' εἶναι μορίου καλῶς ἐξηγήσασθαι τὴν χρείαν ἄνευ τοῦ παντὸς οργάνου τὴν ἐνέργειαν εὑρεῖν.

Κεφ. δ'. Ἅπερ οὖν ἐν ἑτέροις ἀποδέδεικται, λαμβανέσθω καὶ νῦν εἰς τιν παρόντα λόγον. ἀποδέδεικται δὲ ἐν τοῖς περὶ τῶν Ἱπποκράτους καὶ Πλάτωνος δο μάτων, ἀρχὴν μὲν νεύρων καὶ συμπάσης αἰσθήσεώς τε καὶ τῆς κατὰ προαίρεσιν κινήσεως τὸν ἐγκέφαλον ὑπάρχειν, ἀρχὴν δὲ ἀρτηριῶν καὶ τῆς ἐμφύτου θερμασίας τὴν καρδίαν. ἐπὶ τούτοις οἷον ὑποθέσεσί τισι τοῦ λόγου τῶν κατὰ τὴν κεφαλὴν μορίων

verum etiam utrumque omnino inutile decernere; quorum alii quidem palam hoc afferunt, ut Philotimus, alii autem per ambages, quemadmodum Ariftoteles. Nam quod omnium minime cerebro aderat, id folum ineffe quum dicat, neque alterius cujusquam gratia extitiffe, perfpicue ipfum omni utilitate fpoliat, quanquam id aperte confiteri ipfum pudeat. At non eft nunc de actionibus dicendi locus; fed quod initio totius operis diximus, re ipfa fit perfpicuum, fieri fcilicet non poffe, ut partis alicujus ufum rite exponamus, nifi prius totius inftrumenti actionem invenerimus.

Cap. IV. Quae igitur in aliis demonftravimus, ad praefentem fermonem nunc fumamus. Demonftratum autem in libris de placitis Hippocratis et Platonis, principium quidem nervorum et fenfus omnis motusque voluntarii effe cerebrum, cor vero arteriarum et caloris infiti. Super his tanquam fermonis noftri hypothefibus quibusdam partium capitis ufum exponemus:

ἐξηγησόμεθα τὰς χρείας, καὶ πρῶτόν γε αὐτῆς ὅλης τῆς κεφαλῆς, ὅπερ, οἶμαι, καὶ κατὰ τὴν ἀρχὴν τοῦδε τοῦ λόγου προθέμενοι ζητεῖν, τοσοῦτον εἰς τὸ πρόσθεν ἠδυνήθημεν προελθεῖν, ὥσθ᾽ εὑρεῖν ὅτι μήτ᾽ ἐγκεφάλου χάριν ἐγένετο, κἂν ἀρχὴν αἰσθήσεώς τε καὶ κινήσεως τῆς κατὰ προαίρεσιν ὑπόθηταί τις αὐτὸν, οὔθ᾽ οἷόν τε μὴ οὐκ ἀσχημονεῖν μὲν ἐν παντὶ τῷ λόγῳ, περὶ δὲ τὴν ἑκάστου τῶν κατὰ μέρος μορίων τῆς χρείας [486] εὕρεσιν ἀπορεῖν, ἀποστερήσαντας τούτων τὸν ἐγκέφαλον, ἐξ ὧν συνέβαινεν ἀρχὴν εἶναι τῶν εἰρημένων, ὑποθεμένους αὐτὸν οὕτω χρῆναι ζητεῖν, τίνος ἕνεκεν γέγονεν ἡ κεφαλή. καρκίνοι τε οὖν καὶ σύμπαν τὸ τῶν μαλακοστράκων γένος, ἤδη δὲ καὶ φάλαιναι καὶ ἄλλα πολλὰ τῶν παραπλησίων, τὰ μὲν οὐδ᾽ ὅλως ἔχει κεφαλὴν, τὰ δ᾽ οἷον ὑπογραφήν τινα μόνην, καὶ οὐδὲν ἧττον καὶ ταῦτα τὰ ζῶα τὰς αἰσθήσεις ἁπάσας ἔχει περὶ τὰ στέρνα, δηλονότι τὴν ἀρχὴν αὐτῶν ἐξ ἀνάγκης ἐνταυθοῖ τεταγμένην. ἣν οὐκ ἀνάλογον ἐγκεφάλῳ χρὴ καλεῖν, ὥσπερ εἴωθεν ἐπὶ

ac primum totius capitis, quod certe quum initio etiam hujus libri inveſtigare propoſuiſſemus, hactenus progredi potuimus, ut inveniremus, neque gratia cerebri caput factum eſſe, etiamſi quis cerebrum ſupponat eſſe ſenſus ac motus voluntarii principium, neque fieri poſſe, ut, qui cerebro ea ademerint, quorum beneficio ipſum contingebat eſſe praedictorum principium, non in generali quidem de eo diſputatione turpiſſime hallucinentur, in cujusque autem particularium partium uſu inquirendo haereant, cerebrum ſupponentes ſic demum inveſtigare oportere, cujus rei cauſa caput factum eſt. Cancri enim et univerſum molli cruſta intectorum genus, tum autem et cicindelae et alia pleraque conſimilia, alia quidem omnino caput non habent, alia vero velut rudem quandam delineationem et adumbrationem ſolum. At nihilominus haec quoque animalia ſenſus omnes ad pectus habent, ipſorum principio videlicet illic neceſſario collocato, quod non cerebro proportionale nominare oportet,

τῶν τοιούτων ποιεῖν Ἀριστοτέλης, ἐξαπατώμενος ἐστιν ὅτε τοῖς ὀνόμασιν, οὐκ ἀπὸ τῆς οὐσίας αὐτοῦ τοῦ πραγματος, ἀλλ᾽ ἀπό τινων συμβεβηκότων κινούμενος, ὥσπερ οὖν ἔχει κἀπὶ τῆς κατὰ τὸν ἐγκέφαλον προσηγορίας. τοῦτο μὲν γὰρ τοὔνομα παρὰ τῆς θέσεως ἐκτήσατο. τὴν δ᾽ οὐσίαν αὐτοῦ βουλόμενος ὁ Πλάτων δηλῶσαι, ἥνπερ οἴεται κατ᾽ ἀλήθειαν εἶναι, μυελὸν ὀνομάζει. ἀλλ᾽ εἰ καὶ μυελός ἐστιν, ἔτι προσδεῖ τινος ἐν τῇ κατηγορίᾳ. καὶ γὰρ νωτιαῖός τίς ἐστι μυελὸς, καὶ καθ᾽ ἕκαστον τῶν ὀστῶν ἄλλος, καὶ οὐκ εἰσὶν οὗτοι πάσης αἰσθήσεώς τε καὶ κινήσεως ἀρχαὶ, καὶ διὰ τοῦτο πολλοὶ μυελὸν ἐγκεφαλίτην ὁμοίως τῷ ῥαχίτῃ ὀνομάζουσιν αὐτὸν, ἕτεροι δ᾽ οὐκ ἐγκεφαλίτην, ἀλλ᾽ αὐτὸ δὴ τοῦτο μυελὸν ἐγκεφάλου ὀνομάζειν ἀξιοῦσιν. ἀλλά τοι καὶ κατὰ τούτους λόγῳ δηλοῦται τὸ μόριον, οὐκ ὀνόματι, καὶ μένει τὸ κατ᾽ ἀρχὰς ῥηθὲν ἔτι, τὸ μηδὲν ὄνομα τῆς οὐσίας ἴδιον υπάρχειν αὐτῷ, καθάπερ ὀφθαλμοῖς καὶ ὠσὶ καὶ γλώττῃ καὶ καρδίᾳ καὶ πνεύμονι καὶ τοῖς ἄλλοις ὀλίγου δεῖν ἅπασιν. ἔστι γὰρ εἰπεῖν ἐπ᾽ αὐτῶν, ὡς τὸ μὲν ὀπτικὸν ὄργανον

ut in ejusmodi mos eſt Ariſtoteli, decepto ipſis nominibus, quae nonnunquam non ab ipſa rei ſubſtantia, ſed ab accidentibus quibusdam imponuntur; quemadmodum nunc in ἐγκεφάλου (*cerebri*) appellatione habet, hoc enim nomen a ſitu habuit; cujus ſubſtantiam Plato cum vellet ſignificare (quam putat re vera eſſe), medullam appellat. At etiam ſi medulla eſſet, addendum tamen adhuc nonnihil eſſet appellationi; etenim ſpinalis quaedam eſt medulla, et in ſingulis oſſibus alia, non tamen ſunt hae ſenſus omnis ac motus principia. Proinde multi cerebrum medullam cerebralem, quomodo ſpinalem, nominant; alii vero non cerebralem, ſed hoc ipſum medullam cerebri volunt nominare. At ſecundum etiam hos oratione, non nomine, indicatur haec pars, manetque adhuc, quod a principio diximus, nullum nomen ſubſtantiae proprium huic adeſſe, quemadmodum oculis, auribus, linguae, cordi, pulmoni aliisque propemodum omnibus. Licet enim in his dicere, quod viſorium qui-

ὀφθαλμὸς ὀνομάζεται, τὸ δ' ἀκουστικὸν οὖς, καὶ τῶν ἄλλων ὁμοίως ἔχομεν εἰπεῖν, ὅ τι χρὴ καλεῖν. οὔτε γὰρ μυελὸν ἁπλῶς, ὅτι μὴ πᾶς μυελὸς τοῦτο δύναται, οὔτ' ἐγκέφαλον ἁπλῶς· οἷς γὰρ οὐκ ἔστι ζώοις κεφαλὴ, δηλονότι οὐδ' ἐγκέφαλός ἐστιν, οὐ μὴν τούτου γ' ἕνεκεν τὸ ἀνάλογον ἐγκεφάλῳ χρὴ καλεῖν αὐτὸν, τὴν προσηγορίαν εὐλαβηθέντας. οὐδὲ γὰρ οὐδὲ τοὺς ὀφθαλμοὺς, καίτοι γ' ἑτέρωθι τεταγμένους ἐν καρκίνοις, οὐδὲ τὰ ὦτα ἀνάλογον τοῖς ὀφθαλμοῖς καὶ ὠσὶν εἶναί φαμεν. οὐ γὰρ ἐκ τῆς θέσεως ἕκαστον τῶν ὀργάνων τόδε τι τὴν οὐσίαν ἐστὶ, κἂν ἀπὸ τῆς θέσεως ὀνομάζηται. καὶ τοίνυν καὶ τὸν ἐγκέφαλον, εἰ καὶ ὅτι μάλιστα τὴν προσηγορίαν ἐκ τῆς θέσεως ἐκτήσατο. τὸ γὰρ ἐν τῇ κεφαλῇ κεῖσθαι διὰ τοῦτ' ὠνόμασται, ἐπειδὰν ἐν τοῖς κατὰ τὸν θώρακα μέρεσιν εὑρίσκωμεν ἐν τοῖς οὐκ ἔχουσι ζώοις κεφαλὴν, οὐκ ἄλλο τι καὶ ἀνάλογον αὐτῷ φήσομεν ὑπάρχειν, ἀλλ' αὐτὸ μὲν ἐκεῖνο, μὴ πρέπειν δ' αὐτῷ

dem instrumentum oculus nominatur, anditorium autem auris, atque in caeteris similiter; non tamen id, quod est principium sensus et motus, itidem possumus dicere, quo ipsum nomine sit appellandum. Non enim medullam simpliciter, quod non omnis medulla eam habet facultatem: neque cerebrum simpliciter, nam quibus animalibus non est caput, manifestum est, quod neque cerebrum esse potest; non tamen ob eam causam cerebro proportionale ipsum appellationem verentes nominare debemus, nam ne ipsos quidem oculos, quanquam alibi in cancris constitutos, neque aures proportionale auribus aut oculis esse dicimus; neque enim ex situ instrumentorum quodque hanc aut illam habet substantiam, tametsi a situ nominatur. Ipsum igitur etiam *ἐγκέφαλον* (*cerebrum*), etsi quam maxime nomen ex positione est adeptus (nominatur enim ita, quod *ἐν τῇ κεφαλῇ*, *hoc est* in capite, situm sit), quando in partibus thoracis invenerimus in animalibus capitis expertibus, non aliud quippiam et proportionale ipsi esse dicemus, sed eun-

τὴν ἀρχαίαν προσηγορίαν. ἵνα δ᾽, ὃ λέγω, σαφέστερόν τε καὶ ἐναργέστερον μάθῃς, τὸ τῶν Ῥωμαίων ὄνομα καλέσας αὐτὸ, οὐκ ἀπὸ τῆς θέσεως οὐδ᾽ ἀπ᾽ ἄλλου τινὸς τῶν συμβεβηκότων γεγονὸς, ἀλλ᾽ αὐτῆς τῆς οὐσίας δηλωτικὸν ὑπάρχον, εἴσῃ σαφῶς, ὅτι μηδὲν κωλύει σε λέγειν, ἀνθρώποις μὲν ἐν τῇ κεφαλῇ τὸ κέρεβρον εἶναι (τοῦτο γὰρ αὐτὸ ὀνομάζουσι), καρκίνοις δ᾽ ἐν τῷ στέρνῳ. ἄγε δὴ μὴ κέρεβρος, ἀλλὰ σκινδαψὸς καλείσθω· καὶ ὥσπερ, ὅ τι ἂν ὀπτικὸν ὄργανον ᾖ, τοῦτο ὀφθαλμὸν ὀνομάζομεν, οὐκ ἐὰν ἐν τῇ κεφαλῇ μόνον, ἀλλὰ καὶ ἐπὶ τῶν στέρνων ᾖ τεταγμένον, οὕτως, ὅ τι ἂν ἐν ζώῳ μόριον αἰσθήσεως καὶ κινήσεως τῆς κατὰ προαίρεσιν ἡγῆται τοῖς ἄλλοις, σκινδαψὸς καλεῖται. [487] εἰ γὰρ ὁ μὲν ἐγκέφαλος ἀρχὴ αἰσθήσεως καὶ κινήσεως, αἴσθησιν δὲ καὶ κίνησιν ἔχει τινὰ μὴ ἔχοντα κεφαλὴν, ἀλλ᾽ ἐγκέφαλον, ἢ τὸ ἀνάλογον ἐγκεφάλῳ, δῆλον ὅτι οὐ διὰ τὸν ἐγκέφαλον γέγονεν. ἆρ᾽ ἔτι δυνησόμεθα λέγειν τὸ ἀνάλογον τῷ σκινδαψῷ τοὺς καρκίνους ἔχειν, ἢ οὐδαμῶς δηλονότι; τῷ γὰρ αὐτῷ ὀνόματι κα-

dem ipfum, vetus tamen nomen illi non convenire. Ut autem, quod dico, clarius ac evidentius intelligas, fi Romano nomine ipfum appellaris (quod nomen ipfi non a fitu, aut ab alio quopiam accidente inditum fuit, fed ipfam rei fubftantiam fignificat), fcies plane, quod nihil vetat dicere, hominibus quidem in capite cerebrum effe (fic enim *ἐγκέφαλον* nominant), cancris autem in pectore. Sed efto non cerebrum, fed fcindapfus nominetur: nonne, quemadmodum viforium omne inftrumentum oculum nominamus, non fi in capite modo, verum etiam in pectore fit locatum, fic omnis in animali pars, quae fenfus ac motus voluntarii aliis dux fit, fcindapfus appelletur? Nam fi cerebrum quidem principium eft fenfus et motus, fenfum autem habent et motum quendam, quae capitis quidem funt expertia, fed cerebrum habent aut cerebro proportionale; perfpicuum eft, quod non propter caput extitit. Num igitur dicere adhuc licebit, cancros proportionale fcindapfo habere? Satis liquet,

λεῖν ἅπαντα τὰ τῆς ἐνεργείας ὄργανα προσήκει. τὰ μὲν ὁρῶντα πάντα (κἂν ταῖς κατὰ μέρος ἰδέαις ἐξαλλάττηταί τε καὶ (454) ποικίλληται) δίκαιον ὀφθαλμοὺς ὀνομάζειν, τὰ δ' ἀκούοντα κατὰ τὸν αὐτὸν λόγον ὦτα, τὰ δ' ὀσμώμενα ῥῖνας. οὕτως οὖν καὶ τὸ κατάρχον αἰσθήσεώς τε καὶ κινήσεως ἓν καὶ ταὐτὸν ἐν ἅπασι τοῖς ζώοις ἐστὶ, κἂν ἐν διαφέρουσιν εὑρίσκηται τόποις. ὥσπερ οὖν καὶ τοῖς εἰρημένοις ζώοις ἐν τοῖς στέρνοις τέτακται, καὶ οὐκέτ' ἀναγκαία φαίνεται τῆς κεφαλῆς ἡ γένεσις διὰ τοῦτο τὸ μόριον, οὐ μὴν οὐδὲ διὰ τὸ στόμα· καὶ γὰρ αὖ τοῦτο τοῖς αὐτοῖς ζώοις ἐν τοῖς στέρνοις ἐστίν· οὐκοῦν οὐδὲ διὰ τὰ ὦτα· καὶ γὰρ καὶ ταῦτα τὴν αὐτὴν θέσιν ἔχει· οὕτω δὲ καὶ ῥῖνες καὶ τῶν ἄλλων ἕκαστον ὀργάνων τοῖς οὐκ ἔχουσι κεφαλὴν ζώοις ἀμφὶ τῷ στέρνῳ τέτακται.

Κεφ. ε'. Τί δ' οὖν ἐστιν, οὗ χάριν ἐν τοῖς πλείστοις ζώοις ἡ φύσις ἐποίησε κεφαλὴν, οὐκ ἄν μοι δοκοῦμεν εὐ-

quod minime: quandoquidem inftrumenta omnia, quae eandem habent actionem, idem etiam par eft nomen habeant; nam quibus vident animalia inftrumentis, ea, tametfi in particularibus figuris varient ac difcrepent, aequum tamen eft oculos nominare; quibus vero audiunt, eadem ratione aures; et quibus olfaciunt nares. Simili igitur ratione et quod fenfus ac motus eft principium, unum atque idem eft in omnibus animalibus, etiamfi locis diverfis inveniatur. Quemadmodum igitur praedictis animalibus in pectore eft conftitutum, neque amplius propter hanc partem neceffaria apparet capitis generatio, ita quoque non propter os fuit neceffaria, etenim hoc quoque iisdem animalibus ipfis in pectore eft; at certe neque propter aures, nam hae quoque eandem habent pofitionem; pari modo et nares, et aliorum inftrumentorum quodque in animalibus capite carentibus in pectore eft collocatum.

Cap. V. Quid igitur caufae fit, quod natura in plurimis animalibus caput effecerit, haudquaquam mihi

ρεῖν ἄλλως γε, ἢ ὡς δὴ νῦν γε ζητεῖν ἀπηρξάμεθα. τίνος γὰρ ἀπολείπεται μορίου τῶν ἐν τῇ κεφαλῇ τεταγμένων τὰ στέρνα τῶν οὐκ ἐχόντων ζώων κεφαλὴν, εἴπερ εὕρομεν, οὐκ ἂν ἀπὸ τρόπου φαίημεν ἐκείνου χάριν αὐτὴν γεγονέναι. μέθοδος μὲν αὕτη τῆς εὑρέσεως· εἴη δὲ καὶ ευρεθῆναι τὸ ζητούμενον· ευρεθείη δ᾽ ἂν ὧδέ πως. ὀφθαλμοὶ καὶ καρκίνοις καὶ φαλαίναις καὶ καράβοις καὶ πᾶσι τοῖς ἀκεφάλοις ζώοις ἐπ᾽ αὐχέσι προμήκεσιν ἔφυσαν. οὐ γὰρ ἐνεχώρει ταπεινοὺς εἶναι καὶ τούτους, ὥσπερ στόμα τε καὶ ῥῖνας καὶ ὦτα· τὸ γὰρ ἔργον αὐτῶν ὑψηλοῦ δεῖται χωρίου. ταῦτ᾽ ἄρα καὶ ὅσοι πολεμίων ἔφοδον ἢ λῃστῶν προσκοποῦνται, τείχεσί τε καὶ πύργοις ὑψηλοῖς ἢ καί τισιν ὄρεσιν ἐπαναβαίνουσιν. ἀλλὰ καὶ ὅσοι ταῖς κεραίαις τῶν πλοίων ἐπανίασι, πρότεροι τὴν γῆν καθορῶσι τῶν ἐν τῇ νηῒ πλωτήρων. ὁ γὰρ ἐπὶ μετεώρου βεβηκὼς πλείονα χωρία θεᾶται τῶν ἐκ ταπεινοτέρου. τοῖς οὖν εἰρημένοις ζώοις, ὀστρακῶδές τε καὶ σκληρὸν ἔχουσι τὸ δέρμα, δυνατὸν ἦν ὑψηλοῖς

nos aliter invenire poſſe videmur, quam quomodo inquirere inſtituimus. Nam ſi invenimus, quanam partium in capite ſitarum pectora animalium capitis expertium deſtituuntur, non utique abs re dixerimus, illius gratia caput extitiſſe. Hujus quidem inveniendae, quam quaerimus, ratio ac methodus haec (opinor) fuerit. Oculi cancris, cicindelis, ſcarabaeis et omnibus animalibus capitis expertibus ſuper cervices praelongas ſunt; non enim his licebat eſſe imis, ut ori, naribus et auribus; nam illorum actio locum editum poſtulabat. Proinde, qui hoſtium aut praedonum inſeſtos incurſus a longe ſpeculantur, muros, aut turres altas, aut montes quosdam conſcendunt; atque etiam nautae, qui navium malos aſcendunt, terram prius intuentur, quam vectores, quanquam ii in eadem ſint navi; nam qui in excelſum aliquem locum aſcendit, plura loca proſpicit, quam qui in loco eſt humiliore. Praedictis igitur animalibus, teſtaceam ac duram cutem habentibus, non difficile factu

αὐχέσιν ἀσφαλῶς ἐπιθεῖναι τοὺς ὀφθαλμοὺς, αὐτούς τε σκληροὺς ἔσεσθαι μέλλοντας καὶ τὸν ἔξωθεν αὐτοῖς περικείμενον χιτῶνα τὸν ἀπὸ τοῦ δέρματος πεφυκότα σκληρότατον ὁμοίως τῷ δέρματι δυναμένους ἔχειν. ἀνθρώποις δὲ καὶ τοῖς ἄλλοις ζώοις, ὅσα τούτοις παραπλήσια, μαλακοὺς ἐξ ἀνάγκης τούς τε ὅλους ὀφθαλμοὺς ἕξειν μέλλουσι διὰ τὴν τοῦ σώματος οὐσίαν καὶ προσέτι τὸν ἔξωθεν αὐτοῖς ἐπιφυόμενον μαλακὸν ὁμοίως ὅλῳ τῷ δέρματι, προμήκεσιν αὐχέσι προπετεῖς ὀφθαλμοὺς ἐπιθεῖναι σφαλερώτερον ἦν, ὅπου καὶ αὐτοῖς τοῖς ὀστρακοδέρμοις οὐκ ἀεὶ προπετεῖς εἰσιν, ἀλλ' εἰς τὸ κοῖλον ἰόντα, καὶ ἢν ἐπιφερόμενόν τινα κατ' αὐτῶν δείσαντα τύχῃ, καὶ ἢν ἄλλως ἐνεργεῖν μὴ δέηται, κλίναντα κατὰ τοῦ στέρνου τοὺς ὀφθαλμοὺς ἀσφαλῶς ἀναπαύει, χώραν κἀν[488]ταῦθα τῆς ἀποθέσεως αὐτοῖς προπαρεσκευακυίας τῆς φύσεως. ἐπεὶ τοίνυν τὸ μὲν ἐν ταπεινῷ τεθῆναι τοὺς ὀφθαλμοὺς ἡμῶν οὐ κατὰ τὴν χρείαν ἦν αὐτῶν, τὸ δ' αὐχέσιν ἐπιτεθῆναι γυμνοῖς οὐκ ἦν ἀσφαλὲς, ἐβούλετο δὲ ἡ φύσις μήτε τῆς χρείας κωλῦσαι

erat, oculos altis cervicibus tuto imponere, ut qui duri essent futuri, tunicamque sibi ipsis extrinsecus circumdatam (quae a cute nascitur) durissimam similiter, ac reliquam cutem, habere possent. Homini vero caeterisque animalibus ei similibus totos oculos molles necessario ob corporis substantiam habituris, et praeterea extrinsecus adhaerescentem ipsis membranam mollem aeque, ac reliquam cutem, praelongis cervicibus prominentes oculos imponere erat periculosius, quum ne ipsis quidem testa intectis semper promineant, sed in concavum sese abdant; et si rei alicujus incursum metuant, aut etiam actione ipsorum alioqui non indigeant, oculis in pectus reclinatis tuto conquiescunt, loco scilicet ad recipiendos oculos ibi a natura praeparato. Quum igitur oculos nostros in imo constitui e re ipsorum non esset, nudis autem cervicibus imponere non esset tutum: (nolebat porro natura neque usum ullum impedire, neque se-

τι, μήτε τὴν ἀσφάλειαν διαφθεῖραι, ἐξεῦρεν ἐργάσασθαι
μόριον αὐτοῖς ὑψηλόν τε ἅμα καὶ φρουρεῖν ἱκανὸν, ἄνωθεν μὲν ὀφρῦς ὑπερθεῖσα, κάτωθεν δὲ τὸ καλούμενον μῆλον ὑψώσασα, τοῖς δ᾽ ἐντὸς μέρεσι τὴν ῥῖνα παραθεῖσα,
τοῖς δ᾽ ἐκτὸς τὴν τοῦ καλουμένου ζυγώματος ἔκφυσιν.
ἀλλ᾽ οὔπω τὸ τούτων ἄθροισμα κεφαλὴ, ἄνευ δὲ κεφαλῆς
εἶναι ταῦτα δύναται. τίς οὖν ἀνάγκη, καὶ τἆλλα ταύτῃ
θεῖναι μόρια, ὧν ἡ σύνταξις ὀνομάζεται κεφαλή; τῶν αἰσθητηρίων ἓν ἕκαστον νεύρου δεῖται μαλακοῦ· νεύρου μὲν,
ὅτι τοῦτ᾽ ἔστιν αἰσθήσεων ὄργανον, μαλακοῦ δὲ, ὅτι δια-
τεθῆναί πως δεῖ καὶ παθεῖν τι τὸ αἰσθητήριον ὑπὸ τοῦ
προσπεσόντος ἔξωθεν, ἵν᾽ αἴσθησις γένηται. ἔστι δὲ πρὸς
μὲν τὸ παθεῖν ἐπιτηδειότερον τὸ μαλακὸν, πρὸς δὲ τὸ δρᾶσαι τὸ σκληρόν. ταῦτ᾽ ἄρα τοῖς μὲν αἰσθητηρίοις μαλακῶν,
τοῖς δὲ ἄλλοις πᾶσι μορίοις τῶν σκληρῶν νεύρων ἐδέησε.
καὶ αὐτοῖς δὲ τοῖς αἰσθητηρίοις, ὅσα κινεῖται κατὰ προαίρεσιν, οἷον ὀφθαλμοῖς καὶ γλώττῃ, διττὸν γένος νεύρων

curitatem tollere:) invenit, qua arte faceret ipſis partem, quae alta ſimul eſſet et eos tueri ſatis poſſet, ſupra quidem ſupercilia conſtituens, infra vero, quas malas appellamus, attollens, internis praeterea partibus naſum apponens, externis proceſſum oſſis, quod jugale
appellant. At nondum horum congeries eſt caput, poſ-
ſuntque eſſe alicubi ſine capite. Cur igitur fuit neceſſe
alias quoque hîc poni partes, quarum compoſitio caput
nominatur? Senſoria omnia nervum poſtulant mollem;
nervum quidem, quia is ſenſuum eſt inſtrumentum;
mollem autem, quia, ut ſenſus ſiat ab extrinſecus occur-
rente, ſenſorium ipſum afficiatur quodammodo ac patiatur neceſſe eſt. Porro quod molle quidem eſt, ad
patiendum, quod autem durum, ad agendum eſt aptius;
proinde ſenſoria quidem mollibus, reliquae vero *partes
motu voluntario praeditae* duris nervis indiguerunt. Huc
accedit etiam, quod et ipſa ſenſoria, quae motu agun-
tur voluntario (verbi gratia oculus et lingua), duplex

ἐστιν, οὐχ ὥσπερ ὠσὶ καὶ ῥισὶν ἓν μόνον τὸ μαλακόν. καὶ τοίνυν καὶ παθόν ποτε τὸ ἕτερον αὐτῶν εἰς τὴν ἀφ᾽ ἑαυτοῦ χρείαν μόνην ἔβλαψε τὸ μόριον. ἑωρᾶτο γοῦν οὐκ ὀλιγάκις ποτὲ μὲν εἰς τὴν κίνησιν ἡ γλῶττα, ποτὲ δὲ εἰς τὴν τῶν χυμῶν διάγνωσιν καὶ ἀντίληψιν ἐμποδιζομένη. καὶ μὲν δὴ καὶ τὰς ἐκφύσεις τε τὰς ἄνωθεν ἐξ αὐτοῦ τοῦ ἐγκεφάλου καὶ τὰς ἄχρι τῶν αἰσθητηρίων ὁδοὺς οὐ τὰς αὐτὰς ἔχει τά τε μαλακὰ νεῦρα καὶ τὰ σκληρά. τὰ μὲν γὰρ τῶν μαλακῶν αὐτοῦ, τὰ δὲ τῶν σκληρῶν ἐκφύντα μορίων ἔρχεται, τὰ μὲν εὐθὺ τῶν αἰσθητηρίων, τὰ δὲ ἐν κύκλῳ πη περιϊόντα. τῶν γοῦν εἰς τὴν γλῶτταν καθηκόντων νεύρων τὰ μὲν ἐκ τῶν κάτω τε καὶ πρόσω, τὰ δὲ ἐκ τῶν ὀπίσω τε καὶ πλαγίων ἐκφύντα, τὰ μὲν εἰς αὐτὴν εὐθέως ἐμφύεται, τὰ δ᾽ ἕτερα τὰ σκληρότερα περὶ τὸν τράχηλον ἑλίττεται πρότερον, ἀλλὰ καὶ διασπείρεται, τὰ μὲν εἰς τὴν ἐκτὸς αὐτῆς ἐπιφάνειαν, τὰ μαλακά, τὰ δὲ εἰς τοὺς μῦς, τὰ σκληρά. διὰ μὲν γὰρ τῶν ἐκτὸς ἑαυτῆς μερῶν ὁμιλεῖ

habuerunt nervorum genus, non unum duntaxat molle, quomodo aures et nares: quare, fi quando alterum eorum laefum fuerit, pars ipfa damnum tantummodo accipit in eum ufum, quem laefus nervus fibi praeftabat; videre namque faepe eft linguam alias quidem ad motum, alias autem ad faporum dignotionem apprehenfionemque impeditam. Quin et productiones fuperne ex ipfo cerebro et vias ad fenforia nervi molles et duri non habent easdem; illi enim ex mollibus ejus partibus, hi autem ex duris producuntur; rurfus illi quidem recta ad fenforia, hi vero per circuitum tendunt. Nervorum itaque ad linguam defcendentium illi quidem ex inferioribus et anterioribus, hi autem ex pofterioribus et obliquis emergentes, illi quidem in ipfam ftatim inferuntur, hi autem, duriores videlicet, prius circum collum obvolvuntur. Caeterum molles quidem in extimam linguae fuperficiem, in mufculos vero duri diffeminantur; nam lingua quidem partibus extimis fapores

τοῖς χυμοῖς, ὑπὸ δὲ τῶν μυῶν κινεῖται. δεόντως οὖν τὰ μὲν αἰσθήσεσθαι μέλλοντα τοῖς ἐπιτηδειοτέροις εἰς τὴν διάγνωσιν ἐνέφυ μορίοις, θάτερα δὲ, τὰ σκληρὰ, τοῖς τῆς κινήσεως ὀργάνοις, τοῖς μυσίν. οὕτω δὲ καὶ τῶν ἐν ὀφθαλμοῖς νεύρων τὰ μὲν εἰς τοὺς μῦς αὐτῶν ἐμφύεται, τὰ σκληρὰ, τὰ δ' εἰς τὸ πρῶτόν τε καὶ κυριώτατον ὄργανον τῆς ὄψεως, τὸ κρυσταλλοειδὲς ὑγρόν. ἀλλ' οὔτε τούτων αὐτῶν τῶν ἐπὶ τοὺς ὀφθαλμοὺς ἰόντων νεύρων τῶν μαλακῶν, οὔτε τῶν ἐπὶ τὴν γλῶτταν, ἀλλ' οὐδὲ τῶν ἐπ' ὦτα καὶ ῥῖνας ἔστιν ἰδεῖν τι μετὰ τὸ διεκπεσεῖν τοῦ κρανίου προσωτέρω χωροῦν, ὥσπερ τῶν ἄλλων ἕκαστον τῶν σκληρῶν· ἀπεῤῥάγη τε γὰρ ἂν εὐθέως, ἐθλάσθη τε ἂν ῥᾳδίως, οὐχ ὑπὸ τῶν ἔξωθεν προσπιπτόντων μόνον, ἀλλὰ καὶ πολὺ πρότερον ὑπ' αὐτῶν τῶν ἐν τῷ σώματι μορίων, τῶν ὁπωσοῦν ὁμιλούντων αὐτοῖς. διὰ ταύτην οὖν τὴν αἰτίαν πλησίον εἶναι χρὴ τῶν αἰσθητηρίων ἕκαστον αὐτῷ τῷ ἐγκεφάλῳ. εἰ δὲ τοῦτο, τὸ ἐξ ἀρχῆς ζητούμενον ἤδη πέρας ἔχει. φαίνεται γὰρ ὁ μὲν ἐγκέφαλος ἐν τῇ κεφαλῇ τετάχθαι

confequitur, movetur vero a mufculis. Recte igitur molles, qui fenfum faporum habituri erant, locis ad dignotionem aptioribus, duri vero motus inftrumentis, id eft mufculis, fuerunt inferti. Eadem porro ratio eft et in nervis oculorum: duri quidem in ipforum mufculos inferuntur, alii vero in primum et principaliffimum vifus inftrumentum, humorem fcilicet cryftallinum. At neque horum ipforum mollium nervorum, qui ad oculos, neque eorum, qui ad linguam, neque poftremo, qui ad aures et nares perveniunt, ullum videre queas, poftquam cranio exciderint, ulterius procedere, quomodo alios omnes duros; rumperentur enim mox ac contunderentur facile, non ab extrinfecus incidentibus modo, fed etiam multo magis iis, quae corpori infunt, partibus, illis quoquomodo occurfantibus. Ob hanc igitur caufam fenforia omnia prope cerebrum effe oportet. Quod fi hoc, invenimus jam, quod principio quaerebamus; conftat enim jam, cerebrum in capite locatum effe

διὰ τοὺς ὀφθαλμοὺς, ἕκαστον δὲ τῶν ἄλλων αἰσθητηρίων διὰ τὸν ἐγκέφαλον. ἀλλὰ [489] καὶ περὶ τοῦ στόματος ἤδη πρόδηλον, ὡς ἐχρῆν καὶ τοῦτο προσκεῖσθαι τῇ κεφαλῇ, μέλλον γε περιέξειν τὴν γλῶτταν· οὔτε γὰρ γυμνὴν καὶ τελέως ἀσκέπαστον ἄμεινον ἦν ὑπάρχειν αὐτὴν, οὔτ᾽ ἄλλῳ τινὶ μᾶλλον ἢ τῷ στόματι σκέπεσθαι. καὶ γὰρ καὶ τοὺς χυμοὺς ἐνταῦθα ταχθεῖσα κάλλιον ἔμελλε διαγνώσεσθαι, καὶ διαλεκτικὸν ὄργανον ἔσεσθαι, καὶ μασήσει τε καὶ καταπόσει συνεργήσειν οὐ σμικρά.

Κεφ. ϛ'. Συμπεπλήρωται μὲν ἤδη τῷ λόγῳ τὸ πᾶν σῶμα τῆς κεφαλῆς. ἑκάστου δ᾽ ἂν ἐφεξῆς καιρὸς εἴη τῶν μορίων σκοπεῖσθαι τὴν χρείαν, ἀρξαμένους ἀπ᾽ αὐτοῦ τοῦ ἐγκεφάλου. οὗτος μὲν οὖν τὴν μὲν οὐσίαν ὁμοιότατός ἐστι τοῖς νεύροις, ὧν ἔμελλεν ἀρχὴ γενήσεσθαι, πλὴν ὅσῳ μαλακώτερος αὐτῶν ὑπάρχει. καὶ γὰρ καὶ τοῦτ᾽ ἔπρεπε τῷ πάσας μὲν εἰς αὐτὸν τὰς αἰσθήσεις ἐκδεχομένῳ, πάσας δὲ φαντασίας (455) φαντασιουμένῳ καὶ πάσας νοήσεις νοήσοντι. τὸ γὰρ εὐαλλοίωτον ἐν ἅπασι τοῖς τοιούτοις ἔργοις

propter oculos, reliqua autem ſenſoria omnia propter cerebrum. Atque etiam de ore jam liquet ſatis, quod hoc quoque adjacere capiti erat neceſſe aut potius linguam ipſam continere; neque enim nudam ipſam et penitus ſine operimento eſſe melius fuit, neque alio potius quovis quam ore tegi; etenim ſapores ibi locata melius erat dijudicatura, et ſermoni accommodatum inſtrumentum futura, ciborumque maſticationi ac deglutitioni non mediocriter opitulatura.

Cap. VI. Oratione quidem jam totum capitis corpus abſolvimus. Singularum autem ejus deinceps partium uſum conſiderare tempeſtivum nobis fuerit, ducto ab ipſo cerebro initio. Hoc namque ſubſtantia quidem nervis eſt ſimillimum, quorum ipſum principium erat futurum, niſi quod illis eſt mollius; nam id illi etiam conveniebat, ut quod ſenſus quidem omnes recipit, omnesque imaginationes et intellectus complectitur; quandoquidem, quod facile immutatur, id eſt in ejusmodi

τε καὶ παθήμασιν ἐπιτηδειότατον, εὐαλλοιωτότερόν τε ἀεὶ τὸ μαλακώτερον τοῦ σκληροτέρου. διὰ ταῦτα μὲν δὴ μαλακώτερος τῶν νεύρων ὁ ἐγκέφαλός ἐστι. τῷ δ᾽ εἶναι χρῆναι διττὴν ἐκείνων τὴν φύσιν, ὡς καὶ πρόσθεν εἴρηται, διττὸς καὶ αὐτὸς ἐγένετο, μαλακώτερος μὲν ὁ πρόσθιος, σκληρότερος δ᾽ ὁ λοιπὸς, ὃν ἐγκεφαλίδα καλοῦσιν οἱ ἀνατομικοί. καὶ γὰρ οὖν καὶ διείργεσθον ἐν διπλουμένῃ τῇ σκληρᾷ μήνιγγι, καὶ κατα μόνον τὸν ὑπὸ τῇ κορυφῇ τῆς κεφαλῆς κείμενον πόρον καὶ τὰ τοῦτον περιέχοντα σώματα συνάπτεσθον. ἐπειδὴ γὰρ ἐχρῆν μαλακώτερον εἶναι τὸν πρόσθιον, ἀρχὴν ἔσεσθαι μέλλοντα τῶν ἐπὶ τὰς αἰσθήσεις ἰόντων νεύρων τῶν μαλακῶν, σκληρότερον δὲ τὸν ὀπίσθιον, ἀρχὴν καὶ τοῦτον ἐσόμενον τῶν εἰς ὅλον τὸ σῶμα διασπαρησομένων νεύρων τῶν σκληρῶν, καὶ οὐκ ἦν ἀσφαλὴς τοῦ μαλακοῦ πρὸς σκληρὸν ὁμιλία, διὰ τοῦθ᾽ ἑκάτερον ἀφώρισεν ἰδίᾳ, καὶ μέσην αὐτῶν ἔταξε τὴν σκληρὰν μήνιγγα, ἥν. καὶ τὸν ὅλον ἐγκέφαλον, ἐκ τῶν νῦν εἰρημένων μορίων συγκείμενον, περιέχειν ἔδει. ἀλλὰ καὶ αὐτοῦ τοῦ προσθίου

actionibus atque affectibus aptiffimum. Porro quod mollius eft, id facilius duro immutatur; proinde cerebrum nervis eft mollius. Quia vero illorum nervorum oportet duplicem effe naturam (ut ante etiam docuimus), duplex etiam cerebrum extitit, mollius quidem anterius, reliquum autem durius, quod anatomici cerebellum nuncupant; quae dura meninge duplicata dirimuntur, et per meatum folum, qui fub capitis vertice eft, ac corpora meatum ipfum ambientia conjunguntur. Poftquam enim mollius effe anterius oportebat, ut quod principium mollium nervorum ad fenfus inftrumenta pertinentium effet futurum, durius vero pofterius, principium et ipfum nervis duris in corpus univerfum diffundendis futurum, mollis autem cum duro non admodum tutus effet contactus, propterea utrumque natura a fefe disjunxit, mediamque inter ipfa duram meningem interjecit, quae totum cerebrum ex memoratis jam duabus partibus compofitum erat complexura. Atque etiam

ἐγκεφάλου τὰ μὲν ἁπτόμενα τοῦ σκεπάσματος, ὃ δὴ σκληρὰν καὶ παχεῖαν ὀνομάζουσι μήνιγγα, σκληρότερα καὶ ταῦτα κατὰ λόγον ἐγένετο, τὰ δ᾽ ὑπὸ τούτων περιεχόμενα τὰ μέσα μαλακώτερα. τὰ μὲν γὰρ ἔξωθεν εἴς τε δυσπάθειαν ἐχρῆν παρεσκευάσθαι καὶ εἰς τὴν τῶν σκληροτέρων νεύρων ἀπόφυσιν, τὰ δ᾽ ἐν τῷ μέσῳ τὴν μὲν δυσπάθειαν ἐξ αὐτῆς εἶχε τῆς θέσεως, ἀρχὴ δ᾽ ἐπιτήδειος ἐγένετο τοῖς νεύροις τοῖς μαλακοῖς. ἐκ μὲν γὰρ τῆς παρεγκεφαλίδος οὐδὲν μαλακὸν νεῦρον ὅλως ἐκπέφυκεν, ἐκ δὲ τοῦ προσθίου ἐγκεφάλου τῶν σκληρῶν νεύρων ἀναγκαῖον ἦν ἐκφῦναι τινὰ, καθάπερ, οἶμαι, τὰ τοὺς ὀφθαλμοὺς κινήσοντα. διότι, καίτοι πλησίον ὄντα ταῦτα τοῖς νεύροις τοῖς μαλακοῖς, οὐκ ἐκ τῶν ἐν βάθει μερῶν, ἐξ ὧνπερ ἐκεῖνα, τὴν ἀρχὴν τῆς ἐκφύσεως, ἀλλ᾽ ἐκ τῶν ἐπιπολῆς τῶν σκληρῶν ἐποιήσατο. πάντα μὲν οὖν τὰ νεῦρα σκληρότερα τῆς ἐγκεφάλου συστάσεώς ἐστιν, οὐχ ὡς ἄλλο τι γένος οὐσίας ὄντα πάντη διαφέρον, ἀλλ᾽ ὡς τῆς μὲν αὐτῆς φύσεως ὑπάρχοντα, ξηρότητι

ipſius anterioris cerebri quae partes quidem operimentum id contingunt (quod utique duram et craſſam meningem appellant), duriores quoque merito ſunt factae, mediae vero, quae ſub his continentur, molliores. Exteriores namque partes cum ad patiendi difficultatem oportebat eſſe comparatas, tum autem ad duriorum nervorum productionem; quae vero ſunt in medio, patiendi quidem difficultatem a ſitu ipſo habuerunt, principium autem hae idoneum nervis mollibus extiterunt; nam ex parte cerebri poſteriore mollis nervus penitus nullus producitur, ex anteriori autem duros quosdam nervos producere fuit neceſſe, quemadmodum, opinor, qui oculos ſunt moturi. Quocirca, tametſi hi nervis mollibus ſunt propinqui, non tamen ex profundis partibus, quomodo molles, ortus ſui principium duxerunt, ſed ex duris ac ſuperficiariis. Igitur nervi omnes conſiſtentia cerebro ſunt duriores, non quod ex alio quopiam ſubſtantiae genere ſint ac omnino diſcrepante, ſed quod eandem quidem cum cerebro naturam habeant, ſiccitate tamen

δὲ καὶ πυκνότητι διαφέροντα. τὰ δ᾽ ἐπὶ τοὺς ὀφθαλμοὺς
ἐρχόμενα τὰ αἰσθητικὰ πυκνότερα πάντως ἐστὶν ἐγκεφάλου,
σκληρότερα δ᾽ οὐ πάντη φαίνεται. [490] ἀλλὰ ταυτα μὲν
ἁπάντων νεύρων οἷον πεπιλημένης μὲν, οὐκ ἐξηραμμένης δὲ
τῆς οὐσίας αὐτοῦ δόξει σοι γεγονέναι. ἀτὰρ ουν καὶ φαίνεται μόνα ταῦτα πόρους αἰσθητοὺς ἐν ἑαυτοῖς ἔχοντα. διὸ
καὶ καλοῦσιν οὕτως αὐτὰ πολλοὶ τῶν ἀνατομικῶν, εἰς μὲν
τὰς ῥίζας τῶν ὀφθαλμῶν ἐμφύεσθαι λέ,οντες ἀπ᾽ ἐγκεφάλου δύο τινὰς πόρους, καθ᾽ ἑκάτερον αυτῶν ἕνα, ὧν λυ-
θέντων τε καὶ πλατυνθέντων, τὸν ἀμφιβληστροειδῆ γεννᾶσθαι χιτῶνα, εἰς μέντοι τοὺς μῦς αὐτῶν νεῦρά γε
φέρεσθαί φασι. τεττάρων ουν ὄντων κατὰ τὴν κεφαλὴν
αἰσθητικῶν ὀργάνων, ὀφθαλμῶν καὶ ὤτων καὶ ῥινὸς
καὶ γλώττης, καὶ πάντων ἐξ ἐγκεφάλου τὴν ἀρχὴν τῆς
αἰσθήσεως ἐχόντων, καὶ ταύτῃ γε δοκούντων ὁμοίως ὑπάρχειν, ἔστιν αὐτοῖς κατ᾽ εἶδος ἀνοσοιότης ἔν τε ταῖς αἰ-
σθητικαῖς δυνάμεσιν αὐταῖς καὶ τοῖς σώμασι, δι᾽ ὧν ἀφι-

ac denſitate ab ipſo *cerebro* diſſideant. Senſifici porro,
qui ad oculos pertinent, cerebro quodam certe modo
ſunt denſiores, at duriores magnopere non apparent;
ſed hos quidem ex nervis omnibus ſolos ex cerebri ſubſtantia velut concreta atque adſtricta, non tamen exiccata, conflatos eſſe dixeris. Caeterum apparent quoque
ſoli hi ſenſibiles meatus in ſe ipſis habere; quae cauſa
etiam fuit, cur eos plerique anatomici poros appella-
verint, in radices quidem oculorum dicentes a cerebro
duos quosdam poros, in utrumque ipſorum ſingulos, inferi, quibus diſſolutis atque amplificatis tunicam retiformem generari; ajunt praeterea, ad muſculos eorum
nervos ferri. Quum igitur in capite quatuor ſint inſtrumenta ſenſoria, oculi, aures, nares, lingua, omniaque
haec ex cerebro ſenſus principium habeant, eaque ſaltem ratione ſimilia appareant, ineſt tamen eis ſecundum
ſpeciem diſſimilitudo non modo in ipſis ſentiendi facultatibus, verum etiam in corporibus, per quae facultates

κινοῦνται. αἱ μὲν γὰρ δυνάμεις, ἡ μὲν ὀδμῶν, ἡ δὲ χυμῶν, ἡ δὲ φωνῶν, ἡ δὲ χρωμάτων ἐστὶ διαγνωστική. τῶν δὲ ὁδῶν ἡ μὲν ἐπὶ τὰς ῥῖνας ἀφ' ἑκατέρας τῶν κατὰ τὸν ἐγκέφαλον κοιλιῶν ἀπόφυσίς ἐστι προμήκης, οὐδὲν ἀλλοιοτέρα τῶν ἄλλων κοιλιῶν, ἡ δ' ἐπὶ τοὺς ὀφθαλμοὺς ἤδη μὲν ἑτεροία πώς ἐστιν, οὐ μὴν ἀκριβῶς γέ πως νεῦρον, ἡ δ' ἐπὶ τὴν γλῶτταν ἀκριβῶς νεῦρον, ἀλλὰ μαλακὸν, ἡ δ' ἐπὶ τὰ ὦτα οὐκ ἔθ' ὁμοίως μαλακὸν, οὐ μὴν ἤδη γέ πως σκληρὸν, ἡ δὲ δὴ πέμπτη φύσις τῶν ὁδῶν τῆς ὑπ' ἐγκεφάλου δυνάμεως ἰσχυρὸν ἀκριβῶς καὶ σκληρόν ἐστι νεῦρον, ὅθεν εἰς μὲν τὰς κινήσεις καὶ τῶν αἰσθήσεων τὴν παχυμερεστέραν ἁφὴν ἐπιτήδειόν ἐστιν, εἰς ἀκριβεστέραν δέ τινα διάγνωσιν, οἵαι τοῖς ἄλλοις αἰσθητηρίοις ὑπάρχουσιν, ἀδύνατον. ἕκαστον μὲν γὰρ αὐτῶν αλλοιωθῆναι χρὴ πάντως, ἵν' αἴσθησις γένηται· ἀλλοιοῦται δ' οὐχ ὑπὸ παντὸς αἰσθητοῦ πᾶν, ἀλλὰ τὸ μὲν αὐγοειδὲς καὶ φωτοειδὲς ὑπὸ χρωμάτων, τὸ δ' ἀερῶδες ὑπὸ φωνῶν, τὸ

ipſae feruntur; quandoquidem facultatum alia odorum, alia ſaporum, alia ſonorum, alia colorum eſt dijudicatrix. Viarum autem ea quidem, quae fert ab utroque cerebri ventriculo ad nares, productio eſt praelonga, nihil ab ipſis ventriculis diſcrepans; quae vero ad oculos ducit, variat quidem jam quodammodo ac diſſidet, non tamen plane certus eſt nervus; quae autem ad linguam deſcendit, perſecte quidem nervus eſt, ſed mollis; quae vero ad aures devenit, non ſimiliter quidem eſt mollis, non tamen jam certe eſt durus; quinta vero viarum natura facultatis a cerebro deſcendentis validus prorſus ac durus eſt nervus; quo fit, ut ad motus quidem et ea, quae craſſarum ſunt partium, ſenſu tactus dignoſcenda ſit accommodus, ad certiorem autem aliquam dignotionem, cujusmodi aliis ſenſoriis ineſt, ineptus atque impotens; quandoquidem omnia haec, ut ſenſus fiat, alterentur omnino eſt neceſſe. Alteratur autem non a quovis ſenſibili omne ſenſorium, ſed ſplendidum quidem ac luminoſum a coloribus, aëreum a

δ᾽ ἀτμῶδες ὑπὸ τῶν ὀσφρητῶν, ἑνὶ δὲ λόγῳ τὸ ὅμοιον τῷ ὁμοίῳ γνώριμον. οὔτε δὲ τὸ ἀερῶδες αἰσθητήριον ἀλλοιωθῆναι δύναταί ποτ᾽ ὑπὸ χρωμάτων, λαμπρὸν γὰρ εἶναι χρὴ καὶ καθαρὸν και αὐγοειδὲς, εἴ τι μέλλει ῥᾳδίως τε καὶ εἰλικρινῶς ἐκδέξασθαι τὴν ἐκ τῶν χρωμάτων ἀλλοίωσιν, ὡς ἐν τοῖς ὀπτικοῖς δέδεικται λόγοις, οὔτ᾽ αὖ τὸ θολερὸν καὶ ἀτμῶδες, ἀλλ᾽ οὐδὲ τὸ ὑγρόν τε καὶ ὑδατῶδες, ὥσπερ οὐδὲ τὸ σκληρόν τε καὶ γεῶδες. ὥστε οὐδὲν τῶν αἰσθητηρίων, ὅτι μὴ τὸ τῆς ὄψεως, ὑπὸ χρωμάτων ἀλλοιωθήσεται. μόνη γὰρ αὕτη λαμπρὸν καὶ καθαρὸν καὶ στίλβον αἰσθητήριον ἔχει τὸ κρυσταλλοειδὲς ὑγρὸν, ὡς καὶ τοῦτ᾽ ἐν τοῖς ὀπτικοῖς ἀποδέδεικται λόγοις. ἀλλ᾽ οὐδὲν ἦν πλέον ἀλλοιωθῆναι, τὸ μὲν τοῦ μὴ γνῶναι αὐτὴν τὴν ἀλλοίωσιν τὸ φαντασιούμενον καὶ μεμνημένον καὶ λογιζόμενον, ὅπερ ἦν τὸ ἡγεμονικόν. ἀπέτεινε γοῦν τινα ἑαυτοῦ μοῖραν ὁ ἐγκέφαλος ἐπὶ τὸ κρυσταλλοειδὲς ὑγρὸν ἕνεκα τῆς γνώσεως τῶν κατ᾽ αὐτὸ παθημάτων. καὶ μόνη κατὰ λόγον ἤδη ἡ ἀποβλάστη-

ſonis, vaporoſum ab odoribus, et (ut in ſumma dicam) ſimile ſimili notum eſt ac familiare. Neque vero aëreum ſenſorium a coloribus unquam poterit alterari; lucidum enim id ſit oportet ac purum et ſplendidum, ſi quid facile ac vere a coloribus alterationem eſt recepturum, quemadmodum demonſtravimus, quum de viſu ageremus; neque rurſum turbidum ac vaporoſum, neque humidum atque aquoſum, ut neque durum ac terreſtre. Igitur nullum ſenſorium, praeterquam viſus, a coloribus alterabitur; ſolus enim viſus ſenſorium habet lucidum et purum ac ſplendens, humorem videlicet cryſtallinum, quemadmodum id quoque in iis, quae de viſu ſcripſimus, probavimus. At nihil ex ipſius alteratione aſſequeremur, niſi, quae imaginatur, ratiocinatur et memorat (princeps animae facultas), ejus alterationem ſentiat. Producit itaque cerebrum quandam a ſeſe portionem ad humorem cryſtallinum, ut ejus humoris affectus cognoſcat; quae productio ſola merito meatum ha-

σις αἰσθητὸν ἔχει τὸν πόρον, ὅτι μόνη πάμπολυ περιέχει πνεῦμα ψυχικόν. εἴρηται δὲ καὶ περὶ τῆς τοῦδε τοῦ πνεύματος οὐσίας τε και δυνάμεως καὶ γενέσεως ἐν τοῖς περὶ τῶν Ἱπποκράτους καὶ Πλάτωνος δογμάτων, ὅπερ ἐλέχθη μυριάκις ηδη. περὶ μὲν οὖν ἐνεργειῶν οὐδεμίαν ἀπόδειξιν ἐνταῦθα ποιούμεθα. τῷ δ' ἀδύνατον εἶναι τὴν χρείαν ἑκάστου τῶν μορίων εὑρεῖν, ἀγνοουμένης ἔτι τῆς ἐνεργείας, (ἐδείχθη γὰρ καὶ τοῦτ' εὐθὺς κατ' ἀρχὰς,) ἀναγκαῖον γίνεται μνημονεύειν τῶν ἐνεργειῶν. οὐκοῦν (ἐπὶ γὰρ τὸ προκείμενον ἐπανιτέον) [491] αὐγοειδεῖ καὶ λαμπροειδεῖ μέλλοντι τῷ κατὰ τὴν ὄψιν αἰσθητηρίῳ γενήσεσθαι τὸ πνεῦμα δεόντως πλεῖστον ἀπὸ τῆς ἀρχῆς ἐπιπέμπεται, καὶ αὐτοῦ τοῦ ἐγκεφάλου καθαρὰ καὶ εἰλικρινὴς ἀποβλάστησις παραγίνεται, ἥτι; ἄχρι μὲν τῆς ἐπὶ τὸν ὀφθαλμὸν ὁδοῦ, μέλλουσά γε διεκπεσεῖσθαι τοῦ κρανίου, δυσπαθείας ἕνεκεν πυκνοτέρα τε ἅμα καὶ σκληροτέρα πιληθεῖσα γεγένηται. ἐπειδὰν δὲ πρῶτον ἐμπέσῃ ταῖς ὑπὸ τὰς ὀφρῦς κοιλότησιν, ἃς δὴ χώρας

buit fenfibilem, quod fola fpiritum animalem continet quamplurimum; de cujus fpiritus fubftantia ac facultate et generatione in libris de placitis Hippocratis et Platonis difputavimus. Neque enim (quod jam millies diximus) de actionibus ullam hîc demonftrationem facimus, fed quia fieri non poffit, ut fingularum partium ufum inveniamus, nifi prius perceptam habuerimus earum actionem (quod initio ftatim oftendimus), neceffe eft hîc quoque actionum meminiffe. Jam igitur ad propofitum nobis eft revertendum. Quum fplendidum et lucidum vifus fenforium effet futurum, fpiritus ei plurimus convenienter a principio transmittitur, atque ab ipfo cerebro pura ac fincera propago proficifcitur; quae usque ad viam, quae fert ad oculum, mollis quidem inftar cerebri eft; quum autem ex cranio eft elapfura, quo ab injuriis fit tutior, denfior fimul ac durior atque compactior efficitur. Quum autem primum in cavitates, quae fuperciliis fubfunt, propago haec in-

ὀφθαλμῶν ὀνομάζουσιν, ἐπὶ πλεῖστον ἐκτείνεται πλατυνθεῖσά τε καὶ ἀπολεπτυνθεῖσα, καὶ οὕτω τὴν ἀρχαίαν ἀπολαμβάνει φύσιν, ὥστ᾽ ἀκριβὴς ὁ ἐγκέφαλος φαίνεται καὶ χροιᾷ καὶ συστάσει καὶ ἄλλοις τοῖς ἅπασιν, ὑπὲρ ὧν ἐπὶ πλέον ἐν τοῖς ἑξῆς ἐροῦμεν, ὅταν ἰδίᾳ τῶν κατὰ τοὺς ὀφθαλμοὺς μορίων τὰς χρείας ἐξηγώμεθα. τὸ δέ γε νῦν μόνον τῶν ὀφθαλμῶν κατασκευῆς ἐμνημονεύσαμεν, ὅσον ἀναγκαῖον ἐγένετο πρὸς τὸν ὑπὲρ ἐγκεφάλου μορίων λόγον. εἰ μὴ γὰρ ἀπὸ τούτου τε κἀπὶ τούτου ἡ καθ᾽ ἕκαστον αἰσθητήριον ἀλλοίωσις ἀφίκοιτο, τὸ ζῶον ἂν ἀναίσθητον ἔτι μένοι. μάθοις δ᾽ ἂν ἐπὶ τῶν ἀποπλήκτων, ἅπαντα μὲν ἀπαθῆ τὰ τῶν αἰσθήσεων ὄργανα κεκτημένων, οὐδὲν δ᾽ εἰς τὴν τῶν αἰσθητῶν διάγνωσιν ἔκ γε τούτου πλέον ἐχόντων, ἀλλ᾽ ἐπὶ μὲν τῶν ὀφθαλμῶν, κἂν ὅτι μάλιστα στεγανοὶ πανταχόθεν ὦσι, (456) ῥᾳδίως ἐπὶ τὴν ἐν αὐτοῖς ἐγκεφάλου μοῖραν ἡ παρὰ τῶν ἔξωθεν αὐτοῖς χρωμάτων ἀλλοίωσις ἀφικνεῖται. λεπτὸς μὲν γὰρ καὶ λευκὸς καὶ καθαρὸς ὁ κερατοειδὴς, ὥστ᾽ οὔτ᾽ αὐτὴν, οὔτε τὴν δι᾽ αὐτῆς

ciderit (quas ſane regiones oculorum appellant), plurimum extenditur, amplificatur atque extenuatur, eoque modo priſtinam recipit naturam adeo, ut cerebrum plane appareat et colore et conſiſtentia et aliis omnibus, de quibus fuſius poſtea dicemus, quando ſeparatim partium oculorum uſus exponemus; nunc enim tantum oculorum conſtructiones memoravimus, quantum fuit neceſſe ad partium cerebri explicationem; niſi enim et ab hoc et ad hoc alteratio, quae in unoquoque fit ſenſorio, pervenerit, nihil amplius animal ſentiet. Intelligere id poſſumus ex iis, quos apoplexia infeſtat, qui quum illaeſa habeant omnia ſenſuum inſtrumenta, nihil tamen ex eo ad ſenſibilium dignotionem aſſequuntur. At in oculis quidem, etiamſi quam maxime denſi undique ſunt, facile tamen ad eam, quae ipſis ineſt, cerebri portionem colorum externorum alteratio pervenit; tenuis enim et alba et pura eſt cornea, ut neque ipſam alterationem tranſitu per ſeſe prohibeat; poſt ipſam vero

ὁδοιποροῦσαν ἀλλοίωσιν ἀποστέγειν. μετ᾽ αὐτὸν δ᾽ εὐθέως τὸ κρυσταλλοειδὲς ὑγρόν. κατὰ δὲ τὴν κόρην συμφυής ἐστιν ἡ ἐν ὀφθαλμοῖς ἐγκεφάλου μοῖρα. καὶ δῆλον ἤδη, διὰ τί μὲν ἀποβλαστάνει εἰς ὀφθαλμοὺς ἐγκεφάλου τις εἰλικρινὴς οὐσία, διὰ τί δ᾽ ἐν τῷ διεκπίπτειν ἐπυκνώθη, διὰ τί δὲ αὖθις ἐν ταῖς χώραις τῶν ὀφθαλμῶν ἐλύθη πλατυνθεῖσα, καὶ διὰ τί μόνη πασῶν αἰσθητὸν κέκτηται τὸν πόρον. εἰ δὲ δὴ τὰς ἀκοὰς, ἐχρῆν μέν τινα κἀνταῦθα πάντως ἀποβλάστησιν ἐγκεφάλου καιέρχεσθαι, τὸ προσπεσούμενον ἔξωθεν αἰσθητὸν ἐκδεχομένην. ἀλλ᾽ ἐπεὶ ψόφος καὶ φωνὴ τοῦτ᾽ ἦν, εἴτ᾽ οὖν ἀὴρ πεπληγμένος, εἴτε καὶ πλῆξίς τις ἀέρος ὑπάρχουσα, (διαφέρει γὰρ οὐδὲν,) εἰ μόνον τοῦθ᾽ ἓν ὁμολογοῖτο, τὴν ἐκ τῆς πληγῆς κίνησιν οἷον κῦμα προϊοῦσαν ἐπὶ τὸν ἐγκέφαλον ἀνιέναι δεῖν. οὐκέτ᾽ οὖν οἷόν τε, καθάπερ ἐν ὀφθαλμοῖς, οὕτω κἀνταῦθά τι προσθεῖναι τῶν νεύρων σκέπασμα. αὐτὸ γὰρ ἂν δήπου τοῦτο κώλυμα μέγιστον ἐγίνετο τοῦ μὴ προσπίπτειν αὐτοῖς τὸν κινούμενον ἀέρα, καὶ μάλιστ᾽ εἰ μικρά τις ἡ κίνησις ἦν, ὡς ἐν ταῖς μικραῖς ὑπάρχει φωναῖς.

ſtatim humor cryſtallinus occurrit; ad pupillam autem coaleſcit cerebri pars ea, quae oculis ineſt. Ex quibus ſatis jam intelligitur, cur cerebri ſubſtantia quaedam ſincera in oculos producatur; cur autem, dum ex ipſo elabitur, denſetur; cur rurſus in oculorum regionibus ſolvatur atque amplificetur; et cur denique ex omnibus ſola meatum habeat ſenſibilem. Ad aures ſane deſcendere etiam omnino propaginem quandam a cerebro erat neceſſe, ſenſibile extrinſecus occurſurum excepturam; ſed quoniam ſonus et vox id ipſum erant, ſive aër percuſſus, ſive aëris quaedam percuſſio; nihil enim intereſt, modo unum hoc duntaxat conſtet, motum, qui percuſſione fit, quaſi undam progredi oportere atque ad cerebrum aſcendere; non igitur licebat amplius, ut in oculis, ita et hic nervorum tegumentum quoddam apponere; id ipſum enim certe maxime impediviſſet, quo minus aër motus ipſi accideret, idque potiſſimum, ſi parvus quidam eſſet motus, cujusmodi in exiguis ineſt vocibus.

οὐ μὴν οὐδὲ γυμνὰ τελέως ἐνεχώρει καταλειφθῆναι τὰ νεῦρα πρὸς ἕτοιμον βλάβην ἐκκείμενα πᾶσι τοῖς ἔξωθεν ἐμπίπτουσιν. ἀλλ᾿ οὐδ᾿, ὅπερ ἔτι λοιπὸν ἦν καὶ τρίτον, ἀραιὸν καὶ λεπτὸν οὕτως, ὥστ᾿ εἶναι βάσιμόν τε καὶ πόριμον ἀέρι δημιουργῆσαι τὸ σκέπασμα. καὶ γὰρ ἂν καὶ διὰ τοῦτο ῥᾳδίως οὐ τὰ νεῦρα μόνον ἐβλάπτετο πολυειδῶς, ἀλλὰ καὶ αὐτὸς ὁ ἐγκέφαλος ἐψύχετο. γνοῦσα τοίνυν ἡ φύσις τὴν μὲν σὺν ἰσχυρῷ προβλήματι κατασκευὴν δυσπαθῆ μὲν, ἀλλὰ καὶ κωφὸν ἀποδείξουσαν τὸ αἰσθητήριον, τὴν δὲ ἄνευ σκεπάσματος ἐσχάτως εὐπαθῆ, τὴν τρίτην δ᾿, εἴπερ ἄρα μόνην τινὰ εἰς ἀσφάλειαν ἔτι προσκτήσαιτο, μετρίαν ἐπικουρίαν ἀποχρώντως ἕξειν, ὀστοῦν πυκνὸν καὶ σκληρὸν προσθεῖσα, διατέτρησιν αὐτὸ λοξαῖς ἕλιξι δίκην λαβυρίνθου, προμηθουμένη τοῦ μὲν ψυχροῦ πνεύματος τὴν ἀκραιφνῆ βίαν, [492] ἣν ἐκ τῆς κατ᾿ εὐθὺ φορᾶς ἔσχεν, ἐκλῦσαι κατὰ βραχὺ τῷ ποικίλῳ τῆς κλάσεως, τῶν δ᾿ ἄλλων σωμάτων τῶν σμικρῶν ἀνεῖρξαι διὰ μακροῦ τὴν προσβολήν. τὰ μὲν

Non tamen nudi penitus nervi erant relinquendi, ne omnibus externis injuriis femper effent expofiti. Sed neque etiam (quod poftremum eft ac tertium) rarum adeo operimentum hoc ac tenue fuit faciendum, ut aëri effet penetrabile ac pervium: quod fi ita effet, non modo nervi ipfi facile laederentur varie, verum etiam cerebrum ipfum refrigeraretur. Quare quum natura profpexiffet conftructionem quidem cum valido propugnaculo ad patiendi difficultatem fore quidem accommodam, at fenforium ipfum furdum effecturam; fi vero conftructio nullum haberet munimentum, eam injuriis apertiffimam futuram; tertium autem, fi modo mediocre aliquod ad fecuritatem adepta effet, amplius adjumentum fatis ipfam habituram, os durum ac denfum auribus oppofitum, flexibus obliquis inftar labyrinthi ipfum pertudit, quo frigidi quidem aëris vires integras (quas ipfe ex recta irruptione erat habiturus) flexuum varietate fenfim exolveret, aliorum vero omnium corporum exiguorum impetum longe ante propulfaret. Quandoqui-

γὰρ μείζω τοῦ πόρου μὴ ὅτι βλάπτειν, ἀλλ' οὐδὲ ψαύειν ἔμελλεν, τὰ δ' ἐλάττω, τὰ μὲν ὠκέως τε καὶ σφοδρῶς καὶ κατ' εὐθὺ φερόμενα ταῖς ἕλιξι πρότερον εἰκὸς ἦν ἐμπεσεῖσθαι, τὰ δ' ἠρέμα φερόμενα καὶ οἷον κυλινδούμενα δι' αὐτῶν ἀβιάστως τε καὶ πρᾴως ἅψεσθαι τοῦ σκεπάσματος. οὐ μόνον δ' ἐκ τούτων ὅσον οἷόν τ' ἦν μάλιστα τὴν δυςπάθειαν ἐξεπορίσατο τοῖς ἀκουστικοῖς νεύροις, ἀλλὰ καὶ τῆς οἰκείας αὐτῶν κατασκευῆς οὐκ ἠμέλησε, σκληρότερον ἑκάτερον, εἰς ὅσον ἐνεδέχετο, δημιουργήσασα. τελέως μὲν γὰρ εἴπερ ἐγένετο σκληρὸν, ἧττον μὲν ἂν ἦν δυσπαθὲς, ἀλλ' ἱκανῶς δυσαίσθητον· εἰ δ' αὖ μαλακὸν, οἷα τὰ κατὰ τοὺς ὀφθαλμοὺς, εὐαίσθητόν τ' ἦν καὶ ἅμα καὶ τελέως εὐπαθές. ἀλλ' οὐδὲν οὕτως ἡ φύσις ὡς εὐπάθειαν φεύγει, συναπολλυμένην ταύτῃ καὶ τὴν ἐνέργειαν εἰδυῖα· καὶ εἴρηται πολλάκις ἤδη περί γε τούτου. διὰ ταῦτα μὲν δὴ σκληρότερον, ἢ ὡς ἐν τῇ ἐνεργείᾳ πρέπει, τὸ ἀκουστικὸν νεῦρον ἐγένετο. διὰ δ' αὖ τὴν ἐναντίαν αἰτίαν τὸ ἐπὶ τῆς γλώττης

dem, quae meatu ipſo ſunt majora, non modo non nocitura erant, ſed ne meatum quidem erant contactura: minorum autem quae celeriter ac violenter et recta ferrentur, maeandris illis prius inciderent erat neceſſe; quae vero leniter et velut in ipſis volutata, citra violentiam ac manſuete operimentum erant contactura. Non modo autem ex his, quantam maximam licebat, patiendi difficultatem nervis auditoriis comparavit, verum etiam propriae ipſorum conſtructionis rationem habuit, duros utrosque, quoad licebat, efficiens. Nam ſi duri plane fuiſſent, minus quidem injuriis obnoxii fuiſſent, at ſenſum haberent apprime obtuſum; quod ſi contra molles fuiſſent aeque, ac nervi optici, ſenſum quidem haberent acutum, at injuriis eſſent opportuniſſimi; quam patiendi opportunitatem natura omnium maxime fugit, nempe cum qua perire etiam actionem intelligat. At de ea quidem re ſaepe verba jam fecimus. Ob eam itaque cauſam durior, quam ut actioni ipſi conveniat, nervus auditorius extitit. Ob contrariam rurſus nervus

μαλακώτερον· εἶχε γὰρ ἐνταῦθα πρὸς ἀσφάλειαν ἡ φύσις περιθεῖναι τὸ στόμα. καίτοι τέταρτόν γε τῇ τάξει τοῦτο τὸ αἰσθητήριον ἐλέγομεν, οὐ μόνον αὐγῆς ποιοτήτων, ἢ ἀέρος κινήσεως, ἀλλ᾽ οὐδὲ ἀτμοῦ διαγνωστικὸν υπάρχον. ἀλλα ταῦτο μὲν οἷον ἐχρῆν δοθῆναι τὸ νεῦρον, ἐδόθη διὰ τὴν ἀσφάλειαν τῆς θέσεως. τὸ δ᾽ ἀκουστικὸν εἰς δυσπάθειαν μᾶλλον ἢ εὐαισθησίαν παρεσκευάσθη δι᾽ ἃς εἶπον αἰτίας. λοιπὸν δ᾽ ἔτι τὸ τῶν ὀσμῶν αἰσθητήριον ἔνδον ἐγένετο τοῦ κρανίου, μόνον ἁπάντων ἐν αὐταῖς τοῦ ἐγκεφάλου ταῖς προσθίοις κοιλίαις, ἀτμῶδές τε πνεῦμα περιεχούσαις. ἔδει μὲν γὰρ καὶ τὸ ταύτης τῆς αἰσθήσεως ἴδιον αἰσθητὸν ἀλλοιῶσαι τὴν ἐγκεφάλου μοῖραν. ἐχρῆν δ᾽ αὐτῆς καὶ στέγασμά τι περιβεβλῆσθαι τοιοῦτον, οἷον καὶ φρουρεῖν ἱκανὸν εἶναι, καὶ μὴ κωλύειν τὴν δίοδον τῶν αἰσθητῶν. ἀλλ᾽ εἴπερ ἔμελλε μὴ κωλύειν, ἀραιότερον ἐχρῆν αὐτὸ γενέσθαι τοσούτῳ τοῦ τῆς ἀκοῆς, ὅσῳ καὶ τὸ αἰσθητὸν αὐτῆς τοῦ

linguae eſt mollior, naturâ enim ibi os ad ſecuritatem illi erat circumpoſitum: (quanquam quartum ordine ſenſorium hoc eſſe dicebamus, ut quod non modo ſplendoris qualitates, aut aëris motum, ſed ne vaporem quidem dignoſcere queat:) caeterum huic quidem nervus, qualem dari oportebat, eſt tributus propter poſitionis ipſius ſecuritatem; auditorius vero ad patiendi difficultatem potius quam ad ſentiendi promptitudinem ob memoratas cauſas fuit comparatus. Reliquum autem adhuc nobis olfactus ſenſorium ſolum ex omnibus intra cranium extitit in ipſis cerebri anterioribus ventriculis, qui etiam vaporoſum quendam ſpiritum continent; oportebat enim hujus quoque ſenſus proprium ſenſibile cerebri portionem alterare; oportebat etiam ei operimentum quoddam ejusmodi eſſe circumjectum, quod tum conſervare ipſum poſſet, tum tranſitum ipſorum ſenſibilium interea non impedire. Verum, ſi impediturum non erat, tanto id rarius eſſe oportebat operimento auditus, quanto ſenſibile hujus, quam auditus, craſſiorum erat par-

ἐκείνης αἰσθητοῦ παχυμερέστερον ἦν. σχεδὸν γὰρ, ὅσον λείπεται πρὸς λεπτομέρειαν ὁ ἀὴρ αὐγῆς, τοσοῦτον καὶ ἀτμὸς
ἀέρος. ἔνεστι δὲ κἀξ αὐτῶν τῶν φαινομένων ἐναργῶς ἡμῖν
ὁσημέραι συνιδεῖν, εἰς ὅσον ἥκειν εὐρύτητος ἀναγκαῖόν ἐστι
τοὺς πόρους τοῦ κατὰ ταῦτα τὰ μέρη σκεπάσματος. ἀντι-
φραχθέντος γάρ τινος ἐνίοτε πρὸ τῶν ῥινῶν, ὥς που καὶ
Πλάτων φησὶν, ὀσμὴ μὲν οὐδεμία ξυνδιηθεῖται, τὸ δὲ
πνεῦμα τῶν ὀσμῶν ἐρημωθὲν αὐτὸ μόνον ἕπεται. ἀλλὰ
μὴν πρόδηλόν γε, ὡς τὸ τοιοῦτον φαινόμενον ἐνδείκνυται,
παχυμερέστερον εἶναι τὸν ἀτμὸν τῆς εὐρύτητος τῶν ἐν τοῖς
περιφραττομένοις πόρων, ἀραιότερόν τε χρῆναι τούτων γενέσθαι τὸ σκέπασμα τοῦ τῶν ὀσμῶν αἰσθητηρίου. καὶ μὲν
δὴ καὶ φαίνεται τὸ τοιοῦτον ὑπάρχον, εἴ τις ἐπὶ τεθνεῶτος
ζώου λαβὼν αὐτὸ πάντη διατείνειεν, πρὸς αὐγὴν τρέψας
καθαράν. τέως μὲν γὰρ ἂν ῥυσσὸν ᾖ καὶ χαλαρὸν, ἐμπιπτόντων ἀλλήλοις τῶν περὶ τοὺς πόρους σωμάτων, ἀφανεῖς
αἱ διατρήσεις γίνονται· διαστάντων δ᾽ αὖθις ἐν τῷ τείνεσθαι ῥᾳδίως ἀνακαλύπτονται, πλὴν εἰ διαψύξειεν ἄμετρον,

tium; fere enim quantum aër partium tenuitate a luce
relinquitur, tantum vapor etiam ab aëre. Videre autem
eſt ex ipſis quoque, quae nobis quotidie evidenter apparent, quam latos eſſe oporteat partium illarum operimenti meátus. Obſtructis enim quandoque ab aliquo
naribus (ut quodam loco etiam Plato ait), odor quidem
nullus tranſcolatur, aër vero ſine odore ſolus ipſe ſequitur; atqui perſpicuum jam eſt, quod res haec, quae
apparet, ſatis indicat, vaporem craſſiorum eſſe partium,
quam pro meatuum latitudine, qui in obſtructis inſunt
naribus, quodque ſenſorii olfactus operimentum rarius
eſſe oportuit. Atque etiam tale eſſe apparet, ſi quis in
animali mortuo ipſum acceperit, in omnesque partes
diſtenderit, ad lucem puram ipſum convertens; quamdiu
enim rugoſum fuerit et laxum, incidentibus aliis ſuper
alia iis, quae circum meatus ſunt, corporibus, obſcura
ac inviſibilia ſunt haec foramina; ſejunctis vero rurſus,
dum tenditur, facile deteguntur ac patefiunt, niſi forte

ἢ πλείω χρόνον ἤδη κατεσκληκότων ἢ κατεξηραμμένων ἀποπειρῷτο τῶν σωμάτων. [493] ἀλλ' εἰ καὶ πρὸ βραχέος εἴη τεθνεὸς τὸ ζῶον, ἄμεινον ὕδατι θερμῷ καταβρέχοντα τὴν βάσανον τοῦ λεγομένου ποιεῖσθαι. μεγάλη δὲ πίστις τῆς ἀραιότητος τοῦ κατ' αὐτὰ τὰ μόρια σκεπάσματος καὶ ἡ πολλάκις γινομένη τῶν ἄνωθεν περιττωμάτων ἀθρόα κένωσις, ἃ δὴ βλέννας μὲν οἱ παλαιοὶ καὶ κόρυζαν ὀνομάζουσι, μύξας δὲ οἱ νεώτεροι. τοῦτο γάρ τοι καὶ αὐτὸ σύνηθες ἐν τοῖς μάλιστα τῇ φύσει τὸ σόφισμα, μηδαμόθεν παραλιπεῖν ὀργάνου μηδεμίαν ἐνέργειαν ἢ χρείαν, ὅταν οἷόν τ' ᾖ πολλὰς ὑφ' ἑνὸς ἀποτελέσαι καλῶς. καὶ γὰρ οὖν κἀνταῦθα τῶν κατὰ τὸν ἐγκέφαλον ὑποκειμένων κοιλιῶν καὶ δεχομένων ἐξ ἀνάγκης πολλάκις ἐκ τῶν περιεχομένων αὐτὰς σωμάτων συῤῥέοντα περιττώματα, συνεχῶς ἂν ἀποπληξίαις ἡλίσκετο τὸ ζῶον, εἰ μή τινα κἀνταῦθα ἡ φύσις ἐτέμετο πρὸς ἔκρουν ἐπιτηδείαν ὁδόν. ἀλλὰ μὴν οὐδ' ἐπινοῆσαι δυνατὸν ἑτέραν ἀμείνω τῆς εὐρείας τε ἅμα καὶ κα-

in corporibus a vehementi frigore aut tempore diuturniore induratis jam atque exiccatis id experiaris. Quod si paulo ante mortuum etiam fuerit animal, fatius fuerit aqua calida id perfundendo periculum ejus, quod dicimus, facere. Magnum autem laxitatis harum partium operimenti est argumentum, quae saepenumero accidit a partibus superioribus excrementorum confertim facta vacuatio, quae sane βλέννας quidem antiqui et κόρυζαν (*gravedinem*), juniores autem μύξας (*mucores*) appellant. Ea enim est naturae solertia, quam fere usurpare solet, ut nusquam instrumenti cujusquam ullam praetermittat actionem aut usum, quum multae ab uno probe praestari queant. Proinde hic quoque quum cerebri ventriculi loco inferiore sint siti, ex partibusque sibi obductis necessario excrementa affluentia saepe excipiant, animal ipsum apoplexiis frequenter prehenderetur, nisi viam quandam horum effluxui accommodam hic quoque natura secuisset; atqui ne melior quidem excogitari ulla poterat ea, quae ampla simul esset ac declivis

πάντους. ἔσωθεν μὲν οὖν ἔξω διὰ τῶν κατὰ τὰς ῥῖνας πόρων τὰ περιττώματα φέρεται, ἔξωθεν δ᾽ ἔσω τὰ τῆς ὀσφρητικῆς δυνάμεως αἰσθητὰ, καὶ δυσὶ ταύταις χρείαις ἓν ὄργανον ὑπηρετεῖ, τῇ μὲν εἰς αὐτὸ τὸ ζῆν ἀναγκαίᾳ, τῇ δ᾽ εἰς τὸ βέλτιον ζῆν. εἰσὶ μὲν καὶ ἄλλοι δύο τινὲς ὀχετοὶ κατάντεις, ἐξερευγόμενοι δι᾽ ὑπερῴας εἰς τὸ στόμα τὰ τοῦ παντὸς ἐγκεφάλου περιττώματα· καὶ ὅταν γε τελέως εὐπραγῇ καὶ καλῶς περιγίνηται τῆς τροφῆς, ἀρκοῦσιν οὗτοι μόνοι. ὥσθ᾽ ἡ πρώτη χρεία τῶν εἰς τὰς ῥῖνας ἐγκεφάλου συντρήσεων, ἧς ἕνεκα μάλιστα γεγόνασιν, οὐχ ἡ τῶν περιττωμάτων ἐστὶν ἔκκρισις, ἀλλ᾽ αὕτη μὲν ἐξ ἐπιμέτρου κακοπραγοῦντος ἐγκεφάλου βοήθημα, πρότερον δ᾽ αὐτῶν ἡ τῶν ὀσμῶν διάγνωσις, καὶ ταύτης ἔτι (457) πρεσβυτέρα καὶ πρός αὐτό γε τὸ ζῆν ἀναγκαία ἡ εἰς ἐγκέφαλον εἰσπνοή. οὐδὲ γὰρ οὐδὲ τοῦτο, ὥσπερ οὐδ᾽ ἄλλο τι, μάτην εἴρηται πρὸς Ἱπποκράτους. διά γε οὖν ταῦτα πάντα καὶ διὰ τὰ μέλλοντα ῥηθήσεσθαι μόνη τῶν αἰσθήσεων ἡ ὀσφρητικὴ

Intus igitur foras per narium meatus excrementa feruntur; foris autem intro facultatis olfaciendi fenfibilia; duobusque his ufibus inftrumentum unicum fubfervit, alteri quidem ad vitam neceffario, alteri vero ad vitam commodiorem. Sunt autem praeter haec alii duo canales declives, qui per palatum in os totius cerebri excrementa eructant; qui duo foli purgando cerebro fufficiunt, quando animal omnino recte habet alimentumque belle vincit ac percoquit. Quo fit, ut primus ufus ipforum a cerebro in nares foraminum, propter quem potiffimum facta funt, non excrementorum fit excretio, fed ea quidem ex abundanti cerebro male affecto eft fubfidium; ante enim excrementorum excretionem eft ipfa odorum dignotio; et hac adhuc antiquior ad vitamque certe neceffaria in cerebrum infpiratio; nam ne id quidem, quemadmodum neque aliud quidquam, fruftra dixit Hippocrates. Ob haec igitur omnia, et praeterea, quae dicturus fum, olfactus praeter alios fenfus in cerebro

κατ᾽ αὐτὸν τὸν ἐγκέφαλον ἐγένετο. ἐπειδὴ γὰρ ἐχρῆν εἶναι τὸ σκέπασμα αὐτῆς πολύτρητόν τε ἅμα καὶ ἀραιότρητον, ἑτοίμως μὲν παραπέμψον εἰς ἐγκέφαλον ἀέρα μὲν ἀναπνοῆς ἕνεκα, ἀτμὸν δὲ διαγνώσεως ὀσμῶν, κενῶσον δ᾽ ἄρ᾽ ἀθρόως, εἴ ποτ᾽ ἄρα δεήσειε, πλῆθος περιττωμάτων, ἐξ ἀνάγκης δ᾽ ἠκολούθει τῇ τοιαύτῃ κατασκευῇ μεγάλῃ μὲν αὐτοῦ τοῦ σκεπάσματος εὐπάθεια, μεγάλη δὲ καὶ ἡ τοῦ κυριωτάτου σπλάγχνου ἐγκεφάλου βλάβη, προστίθησιν αὐτῷ ἡ φύσις ὀστοῦν ποικίλως κατατετρημένον, ὥσπερ σπογγιὰν, ὑπὲρ τοῦ μηδ᾽ ἄλλο τι προσπίπτειν ἔξωθεν σκληρὸν σῶμα, μήτ᾽ ἀκραιφνῆ τὴν ψύξιν, εἰσπνεόντων ἡμῶν, εὐθὺ τῶν κατὰ τὸν ἐγκέφαλον ἰέναι κοιλιῶν. οὐ γὰρ δὴ διὰ παντός γε ἐμέλλομεν εἰσπνεύσειν ἀέρα μετρίως ἔχοντα ψυχρότητος, ἀλλ᾽ ἔστιν ὅτε καὶ πάνυ σφόδρα ψυχρόν. οὕτως οὖν, εἰ κατ᾽ εὐθὺ φερόμενος ἐνέπιπτεν εἰς τὸν ἐγκέφαλον, ἔψυξέ τ᾽ ἂν αὐτὸν ἀμέτρως καὶ κίνδυνον ὑπὲρ ἁπάσης ἐπῆγε τῆς ζωῆς.

Κεφ. ζ'. [494] Ἀλλὰ τὰ προκείμενα τῶν μηνίγγων ὀστᾶ ταῦτα τὰ πολύτρητα καὶ σηραγγώδη, τὰ καλούμενα

ipſo extitit. At quoniam operimentum ejus oportebat eſſe multifore ſimul et rarum, ut ad cerebrum quidem aërem reſpirationis cauſa celeriter deduceret, vaporem autem dignotionis odorum, tum autem vacuaret repente ac ſemel, ſi quando uſus incideret, excrementorum copiam, magna autem ipſius operimenti ad patiendum facilitas conſtructionem ejusmodi neceſſario ſequebatur, magna praeterea viſceris principaliſſimi, cerebri ſcilicet, offenſio, natura os varie pertuſum velut ſpongiam ipſi appoſuit, ſimul ne aliud corpus durum quoddam extrinſecus incidat, ſimul ne viribus integris aër frigidus, inſpirantibus nobis, recta in cerebri ventriculos ſeſe inſinuet; non enim ſemper eramus inſpiraturi aërem moderate frigidum, ſed nonnunquam vel frigidiſſimum, qui, ſi recta in cerebrum incideret, ipſum profecto immodice refrigeraret omnemque vitam in periculum adduceret.

Cap. VII. Quin et quae ſunt ante meningas oſſa haec admodum foraminibus pervia et cavernoſa, quae

πρὸς τῶν ἀνατομικῶν ἠθμοειδῆ, τῆς τοιαύτης βλάβης ἀλεξήματα γέγονε. βέλτιον δ' ἦν οὐκ ἠθμοειδῆ καλεῖν αὐτὰ μᾶλλόν περ ἢ σπογγοειδῆ, καθάπερ Ἱπποκράτης εἴκαζε. ποικίλα γοῦν ἐστι ταῖς κατατρήσεσιν, ὥσπερ αἱ σπογγιαὶ, καὶ οὐκ εὐθύτρητα, καθάπερ οἱ ἠθμοί. αὐτὴ μὲν γὰρ ἡ σκληρὰ μῆνιγξ, ἡ σκέπουσα τὸν ἐγκέφαλον, διατέτρηται δίκην ἠθμοῦ, τὰ προκείμενα δὲ αὐτῆς ὀστᾶ πολυειδέστερον ἔτι καὶ ὥσπερ αἱ σπογγιαὶ, μήτ' ἐξ εὐθείας ἀλλήλοις τῶν πόρων κειμένων, μήθ' ὅλως εὐθέων ἁπάντων ὑπαρχόντων, ἀλλ' ἔστιν ὧν καὶ τοιούτων, τῶν πλείστων μέντοι σκολιῶν τε ἅμα καὶ περιφερῶν, ὥστ' ἄλην τέ τινα μακρὰν καὶ περίοδον συχνὴν ἐκπεριελθεῖν δεῖ πρότερον, εἴ τι μέλλει δι' αὐτῶν οδοιπορῆσαι ἐπὶ τὸν ἐγκέφαλον ἰέναι. καί μοι δοκεῖ τινα δείξειν ἑτέραν ἐνταῦθα σοφίαν οὐ σμικρὰν τοῦ τῶν ζώων δημιουργοῦ. ἔμπροσθεν μὲν γὰρ ἐπῃνοῦμεν αὐτὸν, ὅτι πολλάκις ἓν ὄργανον ἐπιτήδειον ἔργοις πολλοῖς παρασκευάζει· νυνὶ δὲ πλέον ἔτι δεικνύειν ἔχομεν, ὡς ἀλλήλων

ab anatomicis a cribri ſimilitudine vocantur cribroſa, ut eſſent adverſus hanc noxam auxilio, fuerunt comparata. Satius autem fuiſſet ipſa non magis cribroſa appellaſſe, quam a ſpongiae ſimilitudine ſpongioſa, quemadmodum Hippocrates ea comparavit. Varia ſane habent foramina, quo modo et ſpongiae, neque ea habent recta, ut cribra; nam ipſa dura meninx, quae cerebrum contegit, inſtar cribri eſt perforata; at praepoſita ipſi oſſa magis adhuc varie, et quemadmodum ſpongiae meatus, neque ex directo ſibi ipſis reſpondent, neque recti plane ſunt omnes; et quanquam eorum nonnulli ſunt ejusmodi, plurimi tamen ſunt tortuoſi et anfractuoſi, ut longus error ac circuitio longa multo prius ei ſit conficienda, quod per eos ad cerebrum perventurum eſt. Qua in re videor ipſe mihi aliam quandam oſtendere non contemnendam opificis animalium ſapientiam. Antea enim ipſum laudabamus, quod plerumque inſtrumentum unum ad multas actiones aptum efficeret; nunc autem majus quippiam

ἐστὶ τοῖς ἔργοις τούτοις οὐ σμικρὰ χρεία. ἐπειδὴ γὰρ ἅπαξ ἐγένετο ταῦτα δὴ τὰ τοῖς σπόγγοις ἐοικότα προβλήματα τῆς κατὰ τὸν ἐγκέφαλον ἀσφαλείας ἕνεκα, πηρὸν ἐξ αὐτῶν ἐκινδύνευεν ἀποδειχθῆναι τὸ τῆς ὀσφρήσεως ὄργανον, εἰ μὴ καὶ τὴν ἀναπνοὴν προσεκτήσατο. διὰ γὰρ τῶν σπογγοειδῶν σωμάτων διεξέρχεσθαι ῥᾳδίως οὐδὲν δύναται μόναις ταῖς σωματικαῖς ποδηγούμενον ῥοπαῖς, ἀλλ' ὕδατός γε πολλάκις ἐν αὐτοῖς περιεχομένου, φύσιν ἔχοντος ἀεὶ κάτω ῥέπειν καὶ ταύτην φέρεσθαι τὴν ὁδὸν, ὅμως οὐδὲν ἐκρεῖ, καίτοι γε τῶν ἠθμοειδῶν ὀργάνων διεκπίπτει διὰ ταχέων. καὶ τοὐναντίον, εἰ ἀτμοὶ ὑποτίθενται, κωλύει διέρχεσθαι ἄνω τὰ σπογγοειδῆ, συγχωρεῖ δ' ἀνιέναι τὰ ἠθμοειδῆ· ταυτὶ γὰρ μόνην αὐτῶν σχίζει τὴν συνέχειαν, ὅσα δὲ σπογγοειδῆ, καὶ τῆς οἰκείας ἐπέχει φορᾶς. ὥστ', εἰ μέλλει τι ταχέως ἐκπεσεῖσθαι τοιούτου σώματος, ἤτοι θλίβεσθαι πανταχόθεν αὐτὸ χρὴ, καθάπερ ὑπὸ τῆς χειρὸς ἡ σπογγιὰ, ἢ ἕλκεσθαι βιαίως, ὥσπερ εἰ προσθεὶς τὰ χείλη ἐκμυζήσειας, ἢ ὑπὸ

poſſumus oſtendere, quod ſcilicet actionibus his mutuus inter ſe isque non mediocris eſt uſus. Poſtquam enim ſemel propugnacula haec ſpongiis ſimilia ſecuritatis ipſius cerebri cauſa extiterunt, prope factum, ut olfactus inſtrumentum mancum ipſa effecerit, niſi reſpiratio ipſa acceſſiſſet; nam per corpora haec ſpongioſa permeare nihil facile poteſt, ſi ſolo corporis impulſu agatur quum aqua etiam plerumque in ipſis contenta, etſi ſuapte natura ſemper deorſum tendat et hac feratur via, non poſſit tamen effluere, quamvis per ipſa ethmoidea (*colatoria*) inſtrumenta omnis excidat repente. Atque etiam, ſi contra vapores ſupponantur, hos quoque aſcenſu prohibent ſurſum ſpongioſa, quibus tamen aſcenſum colatoria concedunt: haec enim ſolam ipſorum continuitatem dividunt, ſpongioſa vero vel proprium inhibent ac morantur impetum. Quocirca, ſi quid celeriter ex hujusmodi corpore eſt elapſurum, aut comprimatur corpus hoc undique oportet, ſicuti ſpongia manibus, aut violenter trahatur, ut ſi, labiis adhibitis, vehementer emulgeas,

τοῦ προωθεῖσθαι κατόπιν ἐπείγοντος, ὥσπερ ὅταν ἐμφυ-
σῶντες τοῖς τοιούτοις ὀργάνοις ἐκφράττωμεν αὐτά. τοῖς
τοίνυν σπογγοειδέσιν ὀστοῖς ἐκείνοις ἡ μὲν τῆς εἰσπνοῆς τ҃
καὶ τῆς ἐκπνοῆς ἐνέργεια καλῶς ἂν ἐπεραίνετο. ἡ μὲν γὰρ
ἕλκοντος ἔσω τὸν ἀέρα τοῦ ἐγκεφάλου, ἡ δὲ ὠθοῦντος ἔξω
γίνεται. οὔτε γὰρ ἐκκαθαίρεσθαι ταυτὶ τὰ περιττώματα δυνατὸν ἦν, ὅτι μὴ χρόνῳ πολλῷ κατὰ βραχὺ διηθούμενα,
καὶ ἡ τῶν ἀτμῶν ἄνοδος οὐδ᾽ ὅλως ἂν ἐγίνετο, φθανόντων
διὰ τὸ βραδὺ τῆς διεξόδου συνίστασθαί τε πρὸς ἀλλήλους
καὶ περιπλέκεσθαι καὶ ἀθροίζεσθαι, καὶ αὖθις εἰς τὴν
ἀρχαίαν ἐπανέρχεσθαι φύσιν, ἐξ ἧς λεπτυνθείσης ἐγεγόνεισαν.
ἀλλὰ νῦν γε μιχθεισῶν τῶν ἐνεργειῶν παρεμπόρευμα τῆς
μὲν εἰσπνοῆς ἡ τῶν ὀδμῶν γίνεται διάγνωσις, τῆς δ᾽ ἐκπνοῆς
ἡ τῶν περιττωμάτων ἔκκρισις, ἡ δὲ ῥύμη τῆς ἐν ταύταις
ταῖς ἐνεργείαις φορᾶς τοῦ πνεύματος συνεπισύρεται πολλὰ τῶν
κατὰ μόνας ἀδυνατούντων διελθεῖν. αὕτη δ᾽ αὖ πάλιν ἡ
τῶν ὀσμῶν διάγνωσις οὐ σμικρὰ προσωφελεῖ τὴν ὕλην ἀναπνοήν, οὐκ ἐῶσα διαλανθάνοντας τοὺς μοχθηροὺς ἀτμοὺς

aut ab aliquo a tergo urgente propellatur, ut quum in
ejusmodi inſtrumenta flantes ea obſtructionibus libera-
mus. Quod igitur ad illa oſſa ſpongioſa attinet, inſpirationis ac expirationis munus belle perficiebatur; quandoquidem illa cerebro aërem intro trahente, haec autem
foras pellente perficitur. Neque enim ſuperflua haec
purgari, niſi tempore multo paulatim tranſcolarentur,
poterant, neque vapores omnino aſcenderent, quippe
qui propter tranſitum tardum inter ſe coaleſcerent, con-
necterentur, concreſcerent atque ad priſtinam rurſus
naturam reverterentur, ex qua extenuata facti fuerant.
At nunc certe mixtis actionibus illapſu inſpirationis quidem odorum fit dignotio, expirationis vero ſuperfluorum excretio: nam in ejusmodi actionibus motionis
ipſius ſpiritus impetus multa eorum, quae ex ſeſe transire nequeunt, una ſecum trahit; ipſa vero rurſus odorum dignotio non parum juvat totam reſpirationem,
non ſinens vapores pravos (qui alioqui nos laterent)

[495] συνεισέρχεσθαι τῷ καθαρῷ πνεύματι· λυπουμένη γὰρ ὑπ᾿ αὐτῶν ἡ αἴσθησις ἀναγκάζει δυοῖν θάτερον, ἢ φεύγειν ὅτι τάχιστα ἀπ᾿ αὐτῶν, ἢ προσφέρειν τι ταῖς ῥισὶ τοιοῦτον, οἷον κωλύειν μὲν τοὺς ἀτμοὺς, διαπέμπειν δὲ τὸν ἀέρα. καὶ μὲν δὴ καὶ τὸ καθαίρεσθαι τοὺς ὀσφρητικοὺς πόρους, ὑπὸ γλίσχρων ἢ παχέων ἐνίοτε φραχθέντας περιττωμάτων, οὐχ οἷόν τ᾿ ἦν ἑτέρως ἄμεινον, ἢ ὡς νῦν ἔχει, κατασκευασθῆναι. οὐ γὰρ ὀσφρητικοὶ μόνον, ἀλλὰ καὶ ἀναπνευστικοὶ γεννηθέντες, ἑκατεράκις ἐκκαθαίρονται, ποτὲ μὲν ἔσω, ποτὲ δ᾿ ἔξω τοῦ πνεύματος ἰόντος. εἰ δὲ καὶ μειζόνως ποτὲ φραχθεῖεν, ἢ ὡς ταῖς μετρίαις τε καὶ συνήθεσι φοραῖς αὐτοὺς ἐκκαθαίρεσθαι, τὴν καλουμένην ἐκφύσησιν, ἀθρόαν οὖσαν ἐκπνοήν, ἐργασάμενοι τῷ σφοδρῷ τῆς κινήσεως ἐκμοχλεύσομεν ἅπαν, ὅσον ἰσχυρῶς ἐνεσφήνωτο. ὥστ᾿ οὐ μικρὰν ταύτην ἀμοιβὴν οὐδὲ τυχόντα τινὰ ἔρανον ἀντεισφέρουσιν ἀλλήλαις αἱ κατὰ τὰ πέρατα τῶν προσθίων κοιλιῶν ἐνέργειαί τε καὶ χρεῖαι πλείονες ἅμα γενηθεῖσαι. ἀλλ᾿ εἴς τε τὸ ζῆν τὸ ζῶον

una cum puro fpiritu ingredi: fenfus enim ab illis offenfus ac laefus duorum alterum nos cogit, aut fcilicet aufugere quam celerrime ab illis, aut aliquid naribus admovere ejusmodi, quod vapores quidem arcere queat, aërem antem transmittat. Quin et meatus olfactorios, interdum a craffis ac vifcofis obftructos excrementis, purgare non erat commodius, fi aliam habuiffent conftructionem; quum enim non olfactorii modo, verum etiam refpiratorii extiterint, utroque modo purgantur, fpiritu nunc quidem intro, nunc autem foras commeante. Si quando autem vehementius obftruantur, quam ut mediocribus ac confuetis motibus purgari ipfi queant, quam appellamus efflationem (quae conferta eft expiratio) efficientes, motus vehementia omne id, quod impactum erat, amolimur. Itaque non parvam hanc gratiam nec vulgarem beneficii mercedem fibi mutuo referunt actiones hae et utilitates, quae in anteriorum ventriculorum finibus complures fimul conftiterunt; fed earum inter fe

καὶ εἰς τὸ κάλλιον ζῇν ἐξεῦρεν αὐτῶν ἡ φύσις τὴν κοινωνίαν, κέρδους οὐ σμικροῦ προσιόντος καὶ τοῦ μὴ δεῖσθαι τοσούτων ὀργάνων κατασκευῆς, ὅσων καὶ χρειῶν, ἀλλ' ἀρκεῖ πολλάκις ἓν ὄργανον ἐνεργείαις τε καὶ χρείαις πολλαῖς.

Κεφ. η'. Ὥσπερ οὖν καὶ ἡ μήνιγξ ἡ λεπτὴ ἅμα μὲν στηρίζει τὸν ἐγκέφαλον, ἅμα δὲ σκέπει, καὶ πρὸς τούτοις ἔτι σύνδεσμος γίνεται τῶν κατ' αὐτὸν ἀγγείων ἁπάντων. ἔοικε μὲν γὰρ ἐμβρύου χορίῳ καὶ μεσαραίῳ ζώου. καὶ γὰρ ἐκείνων ἑκάτερον ἐκ πολλῶν ἀρτηριῶν καὶ φλεβῶν ἐγγὺς ἀλλήλων κειμένων, ὑμένι λεπτῷ τὰ μεταξὺ διαστήματα συνυφασμένῳ ἐγένετο. καὶ ἡ μήνιγξ ὡσαύτως ἁπάσας συνδεῖ τὰς κατὰ τὸν ἐγκέφαλον ἀρτηρίας τε καὶ φλέβας, ὅπως μὴ παραλλάττοιέν τε καὶ περιπλέκοιντο, καὶ τῆς θέσεως ἐξίσταιντο κατὰ τὰς κινήσεις, ἀστήρικτον ἔχουσαι τὴν βάσιν, ὡς ἂν ἐφ' οὕτως ὑγροῦ καὶ μαλακοῦ καὶ ὀλίγου δεῖν ῥυτοῦ σώματος ὀχουμένας. διὰ τοῦτο γὰρ οὐδὲ περιέχει μόνον τὸν ἐγκέφαλον, ἀλλὰ καὶ διὰ τοῦ βάθους αὐτοῦ διαδύεται,

communionem natura invenit, partim ut animal viveret, partim ut melius viveret. Cui rei lucrum etiam accedit haudquaquam exiguum, quod fcilicet non tot inftrumentis, quot ufibus, egeamus, fed unicum faepenumero inftrumentum multis actionibus atque ufibus fufficiat.

Cap. VIII. Verbi gratia, tenuis meninx cerebrum ftabilit ac tegit, et praeterea vafa omnia, quae in ipfo funt, colligat; fimilis enim eft chorio foetus atque animalis mefaraeo. Nam ut utrumque horum ex multis tum arteriis tum venis fibi ipfis propinquis, praeterea membrana tenui media inter has fpatia contexente eft conflatum, ad eundem modum et meninx totius cerebri arterias ac venas connectit, ne alternent ac circumplectantur, neve fuo fitu in motibus dimoveantur, quum fedem feu bafim habeant infirmam, ut quae in corpore humido adeo ac molli et propemodum fluxili vehantur. Quo fit, ut non modo cerebrum complectatur, verum etiam in profundum ejus fefe infinuet et penitus perva-

καὶ πάντη διεξέρχεται, καὶ ὅλον αὐτὸν διαπλέκει, πανταχόσε τοῖς ἀγγείοις παρεκτεινομένη μέχρι τῆς ἔνδον εὐρύτητος τῶν κοιλιῶν. ἀλλ᾿ ἐνταῦθα μὲν οὐκ οἶδ᾿ ὅπως οὐκ ἀποθέμενοι τὸν ὕπνον οἱ πολλοὶ τῶν ἀνατομικῶν χοριοειδῆ πλέγματά τε καὶ συστρέμματα καλοῦσι τὸ μόριον τῆς λεπτῆς μήνιγγος, ὅσον ὑπέζωκε τὰς κοιλίας ἔνδοθεν, ἐπὶ δὲ τῶν ἄλλων μερῶν οὐκ ἐθέλουσιν οὔτε εἰκάζειν οὔτε ὀνομάζειν ὡσαύτως. ἀλλ᾿ ἡμεῖς γε καὶ τὴν φύσιν αὐτοῦ καὶ τὴν χρείαν τὴν αὐτὴν χορίῳ (458) τε καὶ μεσεντερίῳ γνωρίζομέν τε καὶ ἀποφαινόμεθα, καὶ συνδεῖν φαμὲν ἐν ἐκείνοις καὶ ἀρτηρίας καὶ φλέβας, ἐνταυθοῖ δὲ καὶ ταύτας μὲν, ἀλλὰ καὶ τὸν ἐγκέφαλον αὐτόν. ἱκανὴ δὲ πίστις τοῦ συνέχεσθαί τε καὶ σφίγγεσθαι πρὸς τῆς λεπτῆς μήνιγγος τὸν ἐγκέφαλον ἡ νῦν μέλλουσα λεχθήσεσθαι. λαβὼν γάρ οὗ βούλει ζώου (κάλλιον δὲ ἦν τῶν μειζόνων τούτων) γεγυμνωμένον μὲν πανταχόθεν ἤδη καὶ τὸν ἐγκέφαλον, ἐπικείμενον δ᾿ ἔτι καὶ συνεχόμενον τοῖς κατὰ τὴν βάσιν, ἀποδέρειν αὐτοῦ πειρῶ τὴν λεπτὴν μήνιγγα, θεώμενος εὐθέως,

dat, totumque pertexat, ac quoquo verfus fefe extendat usque ad internam ventriculorum capacitatem. Sed hic, nefcio quo pacto, fomno non depofito plerique anatomici plexus chorioïdes ac contorfiones portionem hujus meningis eam appellant, quae ventriculos intrinfecus fuccingit, reliquas vero ejusdem portiones nolunt affimilare, neque fimiliter nominare. At nos quidem tum naturam ejus tum ufum chorio fimilem et mefenterio agnofcimus atque afferimus, in illisque venas atque arterias connecti affirmamus, in hac vero tum easdem has, tum ipfum etiam cerebrum. Argumentum magnum fatis effe debet, quod cerebrum a tenui meninge contineatur ac conftringatur, id quod jamjam dicturus fum. Nam fi cujusvis animalis (fatius autem fuerit, fi majorum horum) cerebrum ceperis jam undique nudatum quidem, conftans tamen adhuc et cohaerens ad bafim, ab eoque tenuem meningem excoriare aggrediaris, videbis repente

ὡς καθ' ἕκαστον τῶν γυμνουμένων μορίων ἀποχεῖταί τε καὶ πλατύνεται πρὸς τοὐκτὸς, ἡνίκα δὲ ἤδη γυμνὸς ᾖ, πανταχόθεν ἀντὶ στρογγύλου τε καὶ περιφεροῦς πλατὺς γίνεται, [496] καταπιπτόντων τε αὐτῷ καὶ περιῤῥεόντων τῶν ὑψηλῶν μερῶν εἰς τὰ πλάγια, καίτοι ταῦτα σοῦ δρῶντος ἐπὶ τεθνεῶτος δηλονότι τοῦ ζώου, πολὺ μὲν ἤδη πνεῦμα, πάμπολυς δ' ἀτμὸς ἐκκεκένωται, πᾶσα δ' ἡ σύμφυτος θερμασία αὐτὸν ἀπολέλοιπεν, ὅσον θ' αἵματος ἢ φλέγματος ἤ τινος ἄλλης ὑγρότητος ἐν αὐτῷ περιείχετο, πέπηγεν ἅπαντα ὑπὸ τῆς ψύξεως, ὥστ' ἐξ ἁπάντων τούτων σκληρὸς καὶ ψυχρὸς γέγονεν. ἀλλ' ὅμως καὶ νῦν ἔτι σαφῶς ἐνδείκνυται σφίγγεσθαί τε καὶ συνέχεσθαι δεόμενον ὑπὸ τῆς χοριοειδοῦς μήνιγγος. πῶς οὖν οὐχὶ πολὺ μᾶλλον περιόντος τοῦ ζώου τῆς αὐτῆς ἐδεῖτο; καὶ γὰρ οὖν καὶ σκέπασμα σύμφυτον ἔχων αὐτὴν πολὺ μᾶλλον, ὅθ' ὑγρὸς ἦν ἔτι καὶ μαλακὸς, ἐδεῖτο, ἢ ὡς νῦν ἐπὶ τεθνεῶτος ἤδη τοῦ ζώου φαίνεται διακείμενος.

partes omnes, fimul ac nudatae erunt, fingulatim effundi atque amplificari extrorfum: quum autem nudum jam fuerit, undique pro rotundo ac orbiculari planum efficitur, partibus nimirum ipfius fuperioribus procidentibus ac circumfluentibus ad latera; quanquam, dum haec agis in mortuo videlicet animali, multus quidem jam fpiritus, quamplurimus item vapor evacuatus fuerit, totus etiam calor nativus affatim ipfum reliquerit, quicquid praeterea fanguinis aut pituitae aut alterius cujusvis humoris in eo continebatur, id omne jam a frigore concreverit adeo, ut ab his omnibus ficcum ac durum fuerit; attamen nunc etiam adhuc aperte indicat, conftringi fefe ac contineri oportere a meninge chorioide. Quî igitur non multo magis fuperftite animali eadem indigeat? Etenim quum operimentum habeat innatum hanc meningem, multo magis, quando erat humidum adhuc et molle, indigebat ea, quam quum ita eft affectum ac conftitutum, ut nunc in animali mortuo cernitur.

Κεφ. θ'. Ἔστι μὲν γὰρ αὐτοῦ καὶ ἡ παχεῖα μήνιγξ σκέπασμα· μᾶλλον δ' οὐχ ἁπλῶς σκέπασμα χρὴ καλεῖν αὐτὴν, ἀλλ' οἷον ἀμυντήριόν τι πρόβλημα ταῖς τοῦ κρανίου προσβολαῖς ἐγκείμενον· ἀλλ' ἥ γε λεπτὴ τὸ ξύμφυτόν ἐστιν ὄντως αὐτοῦ σκέπασμα. καὶ γὰρ δὴ καὶ ἀφέστηκεν ἀπ' αὐτοῦ ἡ παχεῖα, τοῖς διεκπίπτουσιν ἀγγείοις μόνοις συνεχομένη, καὶ εἴπερ μὴ μέσην ἡ φύσις ἐτετάχει τὴν λεπτὴν, οὐκ ἂν ἄλυπος ἡ πρὸς τὴν παχεῖαν μήνιγγα ἐγκεφάλου γειτνίασις ὑπῆρχεν. ὥσπερ οὖν ὁ Πλάτων γῆς καὶ πυρὸς, ἐπειδὴ πόῤῥω τὴν φύσιν ἀλλήλων ἦσαν, ὕδωρ τε καὶ ἀέρα μεταξὺ θεῖναί φησι τὸν θεὸν, οὕτω κἀγὼ φαίην ἂν ἐγκεφάλου τε καὶ κρανίου, πόῤῥω ταῖς οὐσίαις διεστηκότων, ἐν τῷ μεταξὺ θεῖναι τὴν φύσιν ἀμφοτέρας τὰς μήνιγγας, οὐκ ἀρκεσθεῖσαν ἑνὶ δεσμῷ φιλίας συναγωγῷ. χρὴ γὰρ οὐ τῇ θέσει μόνον ἐν τῷ μέσῳ τετάχθαι τὸ μέσον ὄντως, ἀλλὰ καὶ τῇ φύσει. τῇ φύσει δέ ἐστι μέσον, ὃ κατὰ τὴν αὐτὴν ἀναλογίαν ἀφέστηκε τῶν ἄκρων. οὐδετέρα δ' ἀπεῖχε τῶν μηνίγ-

Cap. IX. Eſt porro ipſius tegumentum et craſſa meninx; aut potius non ſimpliciter ipſam tegumentum nominare oportet, ſed magis velut propugnaculum quoddam propulſandis cranii impreſſionibus oppoſitum. At tenuis quidem meninx naturale re vera ejus eſt operimentum, nam craſſa certe ab ipſo eſt ſejuncta, excidentibus tantum vaſis cohaerens. Quod ſi natura tenuem meningem non interpoſuiſſet, cerebri cum craſſa meninge vicinitas haudquaquam dolore vacaret. Quemadmodum igitur dixit Plato, inter terram et ignem, quod naturâ multum eſſent inter ſe diſſimilia, deum aquam et aërem interpoſuiſſe, ita et ego naturam affirmarim in medio cerebri et cranii, quia ſubſtantiis multum diſcrepabant, utrasque meningas poſuiſſe non contentam uno vinculo neceſſitudinis conciliatore. Oportet enim non poſitione ſolum in medio id locari, quod vere eſt medium, ſed etiam naturâ: id autem naturâ medium eſt dicendum, quod eadem proportione diſtat ab extremis: neutra vero

Ed. Chart. IV. [496.] Ed. Baf. I. (458.)

γων ἀνάλογον ἐγκεφάλου τε καὶ κρανίου. ἀλλ᾽ ἡ μὲν λεπτὴ
πλεῖον τῆς ὀστοῦ σκληρότητος ἀπελείπετο, ἥπερ αὖ τῆς τοῦ
ἐγκεφάλου μαλακότητος ἐπλεονέκτει· ἔμπαλιν δὲ ἡ παχεῖα
πάμπολυ μὲν ἐγκεφάλου σκληροτέρα, βραχὺ δ᾽ ἦν ὀστοῦ
μαλακωτέρα. ὥστ᾽ εἰ μὲν τὴν λεπτὴν μόνην ἡ φύσις ἐδημιούργησεν, οὐκ ἂν ἦν ἀζήμιος ἡ πρὸς τὸ κρανίον αὐτῆς
ὁμιλία· εἰ δέ γε τὴν σκληρὰν, αὐτὸς ἂν οὕτως ὁ ἐγκέφαλος
ἐπόνει. ἵν᾽ οὖν μήτ᾽ ἐκεῖνός τι πάσχῃ, μήτε τὸ σκέπασμα,
προτέρα μὲν ἡ λεπτὴ μήνιγξ, ἐπ᾽ αὐτῇ δ᾽ ἡ παχεῖα γέγονεν,
ὅσον ὀστοῦ μαλακωτέρα, τοσοῦτον τῆς λεπτῆς οὖσα σκληροτέρα. ὅσον δὲ ταύτης ἐστὶν ἡ λεπτὴ μαλακωτέρα, τοσοῦτον
ἐκείνης ὁ ἐγκέφαλος. διτταῖς οὖν ἡ φύσις μεσότησι χρησαμένη, καίτοι πορρωτάτω ταῖς ποιότησιν ὑπαρχούσαις, τὸ
κρανίον καὶ τὸν ἐγκέφαλον ἐγγὺς ἀλλήλων ἀλύπως κατέθετο.
ἡ μὲν οὖν χοριοειδὴς μήνιγξ σύμφυτόν ἐστιν ἐγκεφάλου
σκέπασμα, καθάπερ τι δέρμα ζώου· ταύτης δ᾽ ἡ παχεῖα
σύμφυτον μὲν οὐκέτι, πολλαχόθεν μέντοι συμφυές. αὐτῇ
δ᾽ αὖ πάλιν τῇ παχείᾳ τὸ περικείμενον ἔξωθεν ὀστοῦν, ὃ

meninx ad proportionem a cranio et cerebro diſtat,
ſed tenuis quidem plus ab oſſis duritie relinquitur, quam
cerebri mollitiem ſuperet, contra autem craſſa permultum
cerebro eſt durior, oſſe vero paulo eſt mollior. Proinde,
ſi tenuem quidem ſolam natura effeciſſet, fieri certe non
potuiſſet, ut citra noxam cum cranio ipſa conſueſceret;
ſin vero craſſam, cerebrum ipſum angeretur. Ut igitur
neque cerebrum, neque ejus operimentum quicquam paterentur, prior quidem tenuis meninx, poſt ipſam autem
craſſa locata eſt; quae quanto oſſe eſt mollior, tanto tenui
eſt durior; quanto autem hac tenuis eſt mollior, tanto
tenui cerebrum eſt mollius. Duobus igitur mediis uſa
natura (quamvis plurimum qualitatibus diſerepantibus)
cranium et cerebrum pauco intervallo inter ſe ſine offenſione ac tuto junxit. Siquidem meninx chorioides innatum eſt cerebri tegumentum, ut in animali cutis;
hujus rurſum craſſa innatum quidem non etiam eſt
operimentum, multis tamen locis adhaereſcit; ipſi rurſus
craſſae tegumentum eſt os extrinſecus circumdatum, quod

δὴ καὶ κρανίον ὀνομάζουσι, καθάπερ τι κράνος ἐπίκειται. οὐδὲ γὰρ οὐδὲ τούτων ὠλιγώρηταί τι τῇ φύσει, ἀλλ᾽ ὥσπερ οἱ ἀγαθοὶ δημιουργοὶ, σύμφυτον μὲν οὐ δυνάμενοι τὸ κράνος ἀπεργάσασθαι, [497] δεόμενοι δ᾽ ὅτι μάλιστα σφίγγεσθαι πανταχόθεν ὑπ᾽ αὐτοῦ τὴν κεφαλὴν ἀσφαλῶς, δεσμοὺς ἐπιτηδείους προπαρασκευάζουσιν ἐν ταῖς εὐκαίροις περιβολαῖς, καὶ οὕτως αὐτὰς συναρμόζουσιν ἀκριβῶς, ὡς μηδὲν ἀπολείπεσθαι δοκεῖν τῶν συμφύτων, οὕτω καὶ ἡ φύσις, ἐπειδὴ διὰ τὴν τῆς οὐσίας ἀνομοιότητα σύμφυτον οὐκ ἠδύνατο πάντῃ τὴν μήνιγγα τῷ κρανίῳ ποιῆσαι, καίτοι δεομένη, τὸ μόνον ἔτι καὶ λοιπὸν εἰς ἀσφάλειαν ἐτεχνήσατο, δεσμοὺς ἐξευροῦσα πλέονας ἢ κατὰ τοὺς τῷ Ἡφαίστῳ τεχνηθέντας. οἱ μὲν γὰρ συνδεῖν μόνον ἠδύναντο, τοῖς δὲ πρὸς τούτῳ καὶ ἄλλα μείζω χρηστὰ πρόσεστι. τίνες οὖν οἱ δεσμοὶ, καὶ πῶς ἑλίττονται περὶ τὸ κρανίον, καὶ πῶς αὐτὸ ξυνδοῦσι τῇ σκληρᾷ μήνιγγι, καὶ τίνες ἄλλαι παρ᾽ αὐτῶν ὠφέλειαι τοῖς ζώοις; οἱ μὲν δεσμοὶ τῆς μήνιγγος αὐτῆς

ſane cranium etiam appellant, quod quaſi galea quaedam ſuperjaceat. Neque enim horum quicquam a natura contemptim ac negligenter factum fuit, ſed quemadmodum induſtrii opifices, quum galeam nativam facere nequeant, oporteat autem caput quam maxime tuto undique ab illa conſtringi, vincula apta, quibus ipſius ambitus locis eſt commodum, praeparant, eoque modo capiti ipſam adaptant, ut nihil putes a nativa differre, ad eundem modum natura, quum propter ſubſtantiae diſſimilitudinem connatam undique et adhaereſcentem cranio meningem facere non poſſet, quanquam id opus eſſet, quod ſolum adhuc erat reliquum, ad ſecuritatem machinata eſt, plura vincula inveniens, quam a Vulcano fabricata fuerant; Vulcani enim vincula ligare duntaxat poterant, his autem praeter hoc alia quoque pleraque inſunt commoda. Quae igitur ſunt haec vincula? quo modo involvuntur circa cranium? quo pacto durae meningi id connectunt? et quasnam alias commoditates animalia ab eis percipiunt? Vincula quidem ab ipſa meninge enaſcuntur, tenue

ἀποφύονται, λεπτοί τινες ὑμένες, ὁδοὶ δὲ αὐτοῖς, ὥστε μὲν διεκπίπτειν ἐκτὸς, αἱ ῥαφαὶ τῆς κεφαλῆς εἰσι. περιτεινόμενοι γὰρ οὗτοι περὶ τὸ καθ' ἑαυτὸν ἕκαστος μέρος, ὅθεν ἀνέσχον, ἐντεῦθέν τε προϊόντες ἀπαντῶσιν ἀλλήλοις, καὶ ξυνάπτονται, καὶ συμφύονται, καὶ τελέως ἑνοῦνται, καὶ κοινὸν ἐξ ἁπάντων ἑαυτῶν ἕνα γεννῶσιν ὑμένα, τὸν περικράνιον ὀνομαζόμενον, ὃς ὅτι μὲν συνδεῖ τὴν σκληρὰν μήνιγγα τῷ κρανίῳ, καὶ πρὸ τοῦ θεάσασθαι διὰ τῆς ἀνατομῆς, ἤδη τῷ λόγῳ φαίνεται· τίνας δὲ ἄλλας χρείας παρέχεται τοῖς ζώοις, καιρὸς νῦν οὐκ ἂν εἴη τοῦ λέγειν. ἤδη γὰρ καὶ ταῦτα περαιτέρω τοῦ δέοντος ὥσπερ ἵππος τις ἔκφορος ὁ λόγος ἐπιλαθόμενος τῆς καμπῆς διεξῆλθεν. ἀναμιμνησκόμενος μὲν οὖν αὖθις αὐτῶν, ἐπανάγω δέ γε πάλιν ἐπὶ τὸν ἐγκέφαλον, ὅθεν ἀπὸ τῆς ἀκολουθίας τῶν πραγμάτων ἐξηνέχθην, τῇ μὲν τῆς λεπτῆς μήνιγγος ἐξηγήσει τὴν τῆς παχείας συνάψας, ταύτῃ δ' αὖθις τὴν τοῦ κρανίου τε καὶ περικρανίου.

quaedam membranae; viae autem ipfis, ut foras excidant, capitis funt futurae. Extenduntur enim vincula haec fingula verfus cranii partem fibi directam, unde exorta funt; inde progreffa fibi mutuo occurrunt, et coaptantur, ac coalefcunt, et exacte uniuntur, communemque ex fe ipfis omnibus unam procreant membranam, quam pericranium appellant; quae quod duram meningem cum cranio connectat, antequam vel per anatomen infpicias, ratio ipfa fatis te docet. Porro quosnam alios animali praebeat ufus, nunc non eft dicendi locus, jam enim prolixiores jufto fuimus; nam quo modo equus quidam percitus, fic oratio, metae oblita, praetergreffa eft. His igitur rurfus repetitis orationem rurfus ad cerebrum reducam, unde a rerum confecutione abducta eft, dum tenuis meningis explicationi craffae, ipfi autem rurfus cranii et pericranii expofitionem conjungeret.

Κεφ. ι'. Ἀλλὰ νῦν γε πρῶτα μὲν ὑπὲρ τῶν κοιλιῶν αὐτοῦ διεξίτω, μεγέθους τε πέρι καὶ θέσεως ἑκάστης, καὶ σχήματος, καὶ πρὸς ἀλλήλας συντρήσεων, καὶ τοῦ παντὸς αὐτῶν ἀριθμοῦ, μετὰ δὲ ταῦτα καὶ περὶ τῶν ἐπικειμένων τε καὶ παρακειμένων αὐταῖς μορίων. αἱ μὲν δὴ πρόσθιοι δύο τήν τ' εἰσπνοὴν καὶ τὴν ἐκπνοὴν καὶ τὴν ἐκφύσησιν ἐργάζονται τὴν ἐξ ἐγκεφάλου. δέδεικται γὰρ ἑτέρωθι περὶ τούτων· ἀποδέδεικται δὲ καὶ ὅτι προκατεργάζονταί γε καὶ προπαρασκευάζουσιν αὐτῷ τὸ ψυχικὸν πνεῦμα. καὶ μὲν δὴ καὶ ὅτι τοῖς κάτω μέρεσι σφῶν αὐτῶν τοῖς πρὸς τὰς ῥῖνας ἅμα μὲν ὀσφρητικόν ἐστιν ὄργανον, ἅμα δὲ οἷον ὀχετός τις εἰς περιττωμάτων ἐκροὴν ἐπιτήδειος, ὀλίγῳ πρόσθεν εἴρηται. δύο δ' ἦν ἄμεινον αὐτὰς, οὐ μίαν ὑπάρχειν, ὡς ἂν καὶ τῆς κάτω συντρήσεως διττῆς γεγενημένης, καὶ τῶν αἰσθητηρίων ἁπάντων διδύμων, καὶ αὐτοῦ τοῦ ἐγκεφάλου διφυοῦς. ἔστι μὲν γάρ τις καὶ ἄλλη χρεία ταύτης τῆς διδυμότητος, ἣν, ὅταν ἐπὶ τὰ τῶν αἰσθήσεων ὄργανα μετα-

Cap. X. At nunc certe primum quidem ventriculorum cerebri magnitudinem, ſitum cujusque, figuram, mutuas inter ſeſe perforationes, omnem denique ipſorum numerum explicemus, tum autem et incumbentes atque adjacentes ipſis partes. Anteriores itaque duo ventriculi inſpirationem et expirationem efflationemque ex cerebro efficiunt; haec enim alibi demonſtravimus. Nec minus quoque demonſtravimus, quod prius quidem conficiunt ac praeparant ipſi cerebro ſpiritum animalem; atque etiam, et quod infernis ſuis partibus, quae ſpectant ad nares, ſimul quidem olfactorium ſunt inſtrumentum, ſimul autem veluti ductus quidam ac canalis ad ſuperfluorum effluxionem accommodus, paulo ante indicavimus. Duos porro praeſtitit eſſe ventriculos, quam unum, quum canalis ac perforatio inferna eſſet duplex, et ſenſorium omne, et ipſum denique cerebrum ſit geminum. Porro alius eſt hujus quoque geminationis uſus, quem, quum ad ſenſuum inſtrumenta tranſiverimus,

βῶμεν, ἐροῦμεν. ἀλλ᾽ ἥ γε πρώτη τε καὶ κοινοτάτη πάντων τῶν διφυῶν ὀργάνων ἥδ᾽ ἐστὶν, ἵν᾽, εἰ καὶ θάτερον αὐτῶν πάθοι, τὸ λοιπὸν ὑπηρετοίη. καὶ ἡμεῖς ποτε τὸ παράδοξον ἐκεῖνο θέαμα τὸ ἐπὶ τῆς Ἰωνίας ἐν Σμύρνῃ γενόμενον ἐθεασάμεθα, τὸν τρωθέντα νεανίσκον εἰς τὴν ἑτέραν τῶν προσθίων κοι(459)λιῶν, εἶτα περιγενόμενον, ὡς ἐδόκει, βουλήσει θεοῦ· [498] ἀλλ᾽ οὐκ ἂν οὐδ᾽ ἐπ᾽ ὀλίγον ἐξήρκεσεν, ἀμφοτέρων ὁμοῦ τρωθεισῶν. οὕτως οὖν, εἰ καὶ χωρὶς τοῦ τρωθῆναι πάθημά τι περὶ τὴν ἑτέραν συμπέσοι, τῆς λοιπῆς μενούσης ὑγιοῦς, ἧττον εἰς τὴν ζωὴν βεβλάψεται τὸ ζῶον, ἢ εἰ ἀμφότερα πάθοιεν ἅμα. καὶ μὴν ἴσον ἐστὶν, ἢ δυοῖν οὐσῶν ἀμφοτέρας ἅμα παθεῖν, ἢ μιᾶς ἐξ ἀρχῆς γενομένης μίαν εἶναι τὴν πάσχουσαν. ὥστ᾽ ἀσφαλέστερον ἐν οἷς ἐγχωρεῖ τὸ διφυὲς τοῦ μονοφυοῦς. ἐγχωρεῖ δὲ οὐ πάντῃ οὕτως γενέσθαι. δύο γοῦν γενέσθαι ῥάχεις ἑνὸς ζώου παντάπασιν ἦν ἀδύνατον· εἰ δὲ τοῦτο, καὶ δύο μυελοὺς νωτιαίους· εἰ δὲ καὶ ταῦτα, καὶ τὴν τῆς παρεγκε-

docebimus. Sed primus certe et maxime communis geminorum omnium inſtrumentorum hic eſt, ut, ſi alterum ipſorum laeſum fuerit, reliquum ſubſerviat. Nam admirabile illud ſpectaculum atque incredibile, quod Smyrnae in Ionia accidit, aliquando ſumus conſpicati, adoleſcentem vulnere in alterum anteriorum ventriculorum accepto ſuperſtitem fuiſſe, dei (ut videbatur) voluntate; ſed ne temporis quidem momentum vivere potuiſſet, ſi utrumque ſimul vulnus violaſſet. Ad eundem etiam, opinor, modum, ſi ſine vulnere alius quispiam affectus alteri ventriculorum acciderit, reliquo manente ſano minorem offenſionem in vitam ſuam animal accipiet, quam ſi uterque ſimul affectus fuiſſet; nam perinde eſt duobus ventriculis comparatis ambos ſimul laedi, ac ſi, unico a principio facto, is unus afficiatur. Itaque tutius eſt, in quibus licet, quod geminum eſt, quam ſimplex; licet autem non ubique; nam in uno animali duas facere ſpinas omnino non licuit; quod ſi non licuit, neque duas ſpinales medullas licuit; quod ſi ita eſt, nec

φαλίδος κοιλίαν οὐχ οἷόν τ' ἦν γενέσθαι διττὴν, ἐξ αὐτῆς γε τοῦ νωτιαίου μυελοῦ βλαστάνοντος.

Κεφ. ια'. Ἀλλ' ὅτι πάντα τὰ κατὰ τὸ σῶμα νεῦρα τὰ κάτω τῆς κεφαλῆς ἢ ἐκ τῆς παρεγκεφαλίδος, ἢ ἐκ τοῦ νωτιαίου πέφυκε, χρὴ καὶ ταύτην τὴν κοιλίαν ἀξιόλογον εἶναι τὸ μέγεθος, καὶ τὸ προκατειργασμένον ἐν ταῖς προσθίαις ψυχικὸν πνεῦμα μεταλαμβάνειν. ὥστε ἀναγκαῖον ἦν γίνεσθαι τὸν πόρον ἐξ ἐκείνων εἰς ταύτην. ἀτὰρ οὖν καὶ φαίνεται μεγάλη μὲν αὕτη, μέγιστος δὲ καὶ ὁ ἀπὸ τῶν ἔμπροσθεν κοιλιῶν ἐμβάλλων εἰς αὐτὴν πόρος. καὶ κατὰ τοῦτόν γε μόνον ἡ ἔμφυσίς ἐστι τῇ παρεγκεφαλίδι πρὸς τὸν ἐγκέφαλον. οὕτω γὰρ ἑκατέραν τὴν μοῖραν αὐτοῦ καλεῖν ἔθος ἐστὶ τοῖς περὶ τὸν Ἡρόφιλον, τὴν μὲν ἔμπροσθεν τῷ τοῦ παντὸς ὀνόματι διὰ τὸ μέγεθος· ὄντος γὰρ αὐτοῦ διφυοῦς, ὡς εἴρηται, τῶν μορίων ἑκάτερον πολὺ μεῖζόν ἐστιν ὅλης τῆς παρεγκεφαλίδος· τὴν δ' ὄπισθεν, ὅτι, τῆς πρώτης φθασάσης τὸ τοῦ παντὸς ὄνομα σφετερίσασθαι, δικαιό-

poſterioris cerebri ventriculus duplex eſſe poterat, quum certe ex ipſo ſpinalis medulla producatur.

Cap. XI. Sed quoniam nervi omnes, qui ſub capite toto corpore diffunduntur, aut ex poſteriore cerebro, aut ſpinali medulla oriuntur, ventriculum hunc oportuit inſignem habere magnitudinem, ſpiritumque animalem ante in ventriculis anterioribus conſectum tranſumere. Quare ab his duobus in hunc poſteriorem meatus ſit neceſſe eſt. Quocirca magnus quidem ventriculus hic, maximus autem et meatus, qui ab anterioribus ventriculis in ipſum prorumpit, conſpicitnr; per quem meatum duntaxat cum cerebro cerebellum commune eſt atque connexum: ſic enim partem ipſius utramque Herophili ſectatoribus mos eſt appellare, anteriorem quidem totius nomine propter magnitudinem; quum enim ſit, ut diximus, duplex, parte alterutra tamen multo eſt majus toto cerebello; poſteriori vero parti, quia anterior nomen totius prius ſibi vendicaverat, aequum fuit nullum am-

τερον οὐκετ' ἦν εὑρεῖν ἕτερον ὄνομα τῇ παρεγκεφαλίδι τοῦ νῦν ὄντος. ἄλλοι δ' αὖ τινες οὐχ οὕτως, ἀλλ' ἐγκρανίδα τε καὶ ἔγκρανον ὀνομάζουσι. καὶ οὐ χρὴ μέμφεσθαι τοῖς ἀνδράσιν, εἰ σαφοῦς ἕνεκα διδασκαλίας ἐποίουν ὄνομά τι, πολλῶν κἀν τῷ βίῳ παντὶ κατ' ἐξοχὴν ὠνομασμένων, ἢ μεγέθους, ἢ δυνάμεως, ἢ ἀρετῆς, ἢ ἀξιώματος ἕνεκα. διειργόμενος νῦν ἀπὸ τῆς παρεγκεφαλίδος ὁ ἐγκέφαλος, ὡς καὶ πρόσθεν εἴρηται, τῇ τῆς παχείας μήνιγγος διπλώσει, δεόμενος κἀν καθ' ἕν τι συναφθῆναι μέρος ἕνεκα τῆς τοῦ προειρημένου πόρου γενέσεως, εἰς μίαν πρότερον χώραν τὰς κοιλίας ἀμφοτέρας ἐπεράτωσεν· ἣν δὴ τετάρτην ἔνιοι τῶν ἀνατομικῶν ἀριθμοῦσι τοῦ παντὸς ἐγκεφάλου κοιλίαν. εἰσὶ δ' οἳ σύντρησιν μὲν αὐτὸ τοῦτο καλοῦσι τῶν δύο κοιλιῶν, ἑτέραν δέ τινα χρῆναι νομίζειν οὐκ ἐπιτρέπουσιν. ἐγὼ δὲ, εἴτε κοινὴν ἀμφοτέρων, εἴτε καὶ τρίτην τινὰ παρ' αὐτὰς ἑτέραν κοιλίαν ἐθέλοι τις ὑπολαμβάνειν αὐτὴν, ἡγοῦμαι μὲν ἐκ τούτων οὔτ' ὠφελεῖσθαί τι τοῦ λόγου τὴν προκειμένην

plius nomen praeter id, quod nunc habet, cerebellum videlicet, imponere. Quidam vero non ita appellant, fed encranidem et encranium: quibus viris certe danda eft venia, fi clarioris doctrinae gratia multa nomina confinxerunt, quum in omni vita multa per excellentiam nominentur, aut propter magnitudinem, aut facultatem, vel virtutem, vel dignitatem. Quum igitur cerebrum fit a cerebello (ut fuperius diximus) craffae meningis duplicatione diremptum, ipfumque oporteat aliqua parte illi conjungi, quo praedictum meatum produceret, in unum prius locum utrosque ventriculos terminavit; quem fane quartum totius cerebri ventriculum nonnulli anatomici numerant. Sunt et qui hoc ipfum perforationem vocant duorum ventriculorum, nec concedunt alium quendam ventriculum oportere exiftimare. Ego autem, five communem amborum, five tertium quendam praeter illos alium ventriculum velit quis hunc exiftimare, ex his arbitror propofitam hujus fermonis enarrationem

διέξοδον, οὔτε βλάπτεσθαι. τὴν δ' αἰτίαν τοῦ συνελθεῖν ἐς ταὐτὸ τὰς προσθίους κοιλίας ἀξιῶ γινώσκειν. ἔστι δ' αὕτη ἡ τοῦ συνάπτοντος αὐτὰς τῇ παρεγκεφαλίδι τοῦ πόρου γένεσις. ἐκ ταύτης γὰρ ἐκεῖνος ὁρμώμενος τῆς κοιλότητος, ἐκδεχόμενός τε τὸ περιεχόμενον ἐν αὐτῇ πνεῦμα, διαπέμπει τῇ παρεγκεφαλίδι. τὸ δὲ ὑπὲρ τὴν κοινὴν κοιλότητα μόριον ἐγκεφάλου, καθάπερ οἰκίας τις ὄροφος, εἰς κοίλης σφαίρας ἐπιφάνειαν περιαγόμενον, οὐκ ἂν ἀλόγως δόξειεν ὠνομάσθαι καμάριόν τε καὶ ψαλιδοειδὲς, [499] ὅτι καὶ τὰ τοιαῦτα τῶν οἰκοδομημάτων ἔθος ἐστὶ τοῖς ἀρχιτεκτονικοῖς καμάρας τε καὶ ψαλίδας ὀνομάζειν. καὶ οἷς γε τετάρτη τις αὕτη κοιλία νενόμισται, κυριωτάτην εἶναί φασιν αὐτὴν ἁπασῶν τῶν καθ' ὅλον τὸν ἐγκέφαλον. Ἡρόφιλος μὲν οὐ ταύτην, ἀλλὰ τὴν ἐν τῇ παρεγκεφαλίδι, κυριωτέραν ἔοικεν ὑπολαμβάνειν. ἡμεῖς δ', ἥντινα μὲν ἔχειν χρὴ περὶ τούτων δόξαν, ἐν τοῖς περὶ τῶν Ἱπποκράτους καὶ Πλάτωνος δογμάτων ὑπομνήμασιν αὐτάρκως εἰρήκαμεν·

nullum neque commodum neque detrimentum esse accepturam. Causam vero, cur anteriores ventriculi in unum coëant, velim intelligere. Fuerit autem haec quaedam meatus ventriculos ipsos cum cerebello conjungentis generatio; nam ex hac cavitate profectus is meatus, spiritumque, qui ea continetur, excipiens, cerebello transmittit. Pars autem cerebri, quae supra communem cavitatem est, velut domus tectum quoddam, in sphaerae superficiem concavam circumacta, non abs re videbitur appellata testudineata et fornicata, quod ejus generis aedificia, qui architecturae sunt peritiores, appellare soleant testudines et fornices. Quibus porro quartus ventriculus hic est creditus, omnium totius cerebri ventriculorum affirmant esse principalissimum. Herophilus vero non hunc ventriculum, sed eum, qui posteriori cerebro inest, existimare videtur esse principaliorem. Nos vero, quidnam sentire de his oporteat, in commentariis de Placitis Hippocratis et Platonis abunde prodi-

ἐνταυθοῖ δὲ τὰς χρείας μόνας ἀρκεσθησόμεθα διεξιόντες, οὐδὲ ταύτας ἁπάσας μετ᾽ ἀποδείξεως, ἀλλ᾽ ὅσαι δόγμασιν ἐν ἐκείνῃ τῇ πραγματείᾳ προαποδεδειγμένοις ἐξ ἀνάγκης ἕπονται, τῶν προηγουμένων μόνων ὑπομνήσαντες δογμάτων, ἐξ ἑτοίμου ληψόμεθα. τὴν δὴ τοῦ ψαλιδοειδοῦς ἐκείνου σώματος χρείαν οὐκ ἄλλην τινὰ, ἢ τὴν τῶν ψαλίδων αὐτῶν τῶν ἐν τοῖς οἰκοδομήμασιν, ὑποληπτέον. ὡς γὰρ κἀκεῖναι βαστάζειν τὸ ἐπικείμενον ἄχθος ἐπιτηδειότεραι παντὸς ἄλλου σχήματος, οὕτω καὶ τοῦτο τὴν ὑπερκειμένην ἐγκεφάλου μοῖραν ἅπασαν ἀλύπως ὀχεῖ. πάντη τε γὰρ ὁμοιότατον ἑαυτῷ τὸ κυκλοτερές ἐστι, καὶ διὰ τοῦτο πάντων σχημάτων δυσπαθέστερον, καὶ μέντοι καὶ μέγιστον ἁπάντων τῶν ἴσον ἐχόντων περίμετρον. ἔστι δὲ οὐδὲ τοῦτο σμικρὸν ἀγαθὸν ἀγγείοις, καὶ πόροις, καὶ κοιλίαις, καὶ πᾶσιν, ὅσων ἡ γένεσις ἕνεκα τοῦ δέξασθαί τινας οὐσίας· ἄριστα γὰρ ἐν αὐτοῖς, ὅσα πλεῖστον ὑποδέχεται, σμικρότατα τοῖς τοῦ σώματος ὄγκοις ὑπάρχοντα. ὥστε καὶ περὶ τοῦ μεταξὺ πόρου ταύτης

dimus: hoc autem loco fatis habebimus, fi ufus folos explicaverimus, neque hos quidem omnes cum demonftratione, fed qui dogmata prius in illo opere demonftrata neceffario fequuntur, fola praecedentium dogmatum mentione facta, eos velut probatos ac conceffos fumemus. Ufus fane illius fornicati corporis nullus alius eft putandus, quam fornicum in aedificiis; quemadmodum enim fornices ad incumbentia onera fuftinenda funt quàvis alia figura aptiores, ita et hoc corpus partem cerebri omnem incumbentem citra moleftiam fuftinet. Undique enim fibi ipfi fimillimum eft, quod rotundum eft atque orbiculare; ob idque omnium figurarum ad patiendum eft difficillimum, omniumque etiam eft capaciffimum earum, quae aequalem habent dimenfionem. Eft autem commodum id non mediocre vafis, meatibus, ventriculis, omnibus denique, quae ad continendum fubftantias quasdam fuerunt comparata; quandoquidem horum omnium ea funt praeftantiffima, quae minima corporis mole plurimum continere queant. Itaque et in meatus hujus

τε τῆς κοιλίας τῆς ὑποκειμένης τῷ ψαλιδοειδεῖ καὶ τῆς ἐν τῇ παρεγκεφαλίδι τὰς αὐτὰς ἔχοις ἂν λέγειν χρείας τοῦ σχήματος. καὶ γὰρ δυσπαθέστατον καὶ πολυχωρότατον καὶ βαστάζειν ἄχθος ἐπιτηδειότατον τὸ περιφερές. οὕτω δὲ καὶ περὶ πάντων τῶν καθ᾽ ὅλον τὸ σῶμα πόρων, καὶ περὶ πασῶν ἀρτηριῶν τε καὶ φλεβῶν, καὶ περὶ πασῶν κοιλιῶν. ἅπασαι μὲν γάρ εἰσι σφαιροειδεῖς, ἀλλὰ διὰ τὰς ἀποφύσεις τε καὶ ἐπιφύσεις καὶ συναναστομώσεις ἡ μὲν τῆς σφαίρας ἀκρίβεια διαφθείρεται, τὸ περιφερὲς δ᾽ ἔτι μένει σχῆμα. καὶ εἴ γε τὸ μέσον αὐτὸ κοιλίας ἡστινοσοῦν ἐπισκοποῖς, τίνος ἂν μάλισθ᾽ εὕροις αὐτὸ σφαιροειδέστερον, ὡς ἂν μήπω νενοθευμένον ταῖς ἀποφύσεσιν, ἀλλ᾽ ἔτι διασῶζον τὴν γνησίαν τοῦ σχήματος ἰδέαν. οὕτω τοι καὶ αὐτῶν τῶν προσθίων κοιλιῶν ἐὰν ἀφῃρημένην νοήσῃς τήν τε τῆς κοίλης καὶ μέσης χώρας ψαλίδα καὶ τὰς γ᾽ ἐπὶ τὰς ῥῖνας καταφερομένας ἀποφύσεις, ἔτι τε τὰς εἰς τὰ πλάγιά τε ἅμα

corpore, qui eſt inter ventriculum hunc, qui corpori fornicato ſubjacet, et cerebelli ventriculum, eosdem figurae hujus uſus poſſis numerare: nam et ab omnibus injuriis eſt remotiſſimum, et capaciſſimum, ferendoque oneri accommodatiſſimum, quod rotundum eſt. Idem autem cenſendum eſt et de reliquis totius corporis meatibus, de omnibus arteriis ac venis, omnibusque ventriculis. Omnia quidem haec ſunt ſphaerica, ſed propter apophyſes et epiphyſes, propterque illorum, quibus firmantur, contactum, mutuasque cum vicinis corporibus connexiones et anaſtomoſes ſphaerae quidem perfectio vitiatur, rotunda tamen figura adhuc manet. Quin, ſi medium ipſum ventriculi cujusque ſpectes, omnium id comperies rotundiſſimum, ut quod nullis dum vitiatum ſit apophyſibus, ſed adhuc germanam retineat figurae ſuae ſpeciem. Pari modo, ſi ab anterioribus ventriculis cavi ac medii loci fornicem ademptum intellexeris; ſi ablatas etiam, quae ad nares deferuntur, apophyſes; ſi poſtremo productiones eas, quae ad obliquas atque infernas partes pertinent, mente detraxeris, de quarum

καὶ κάτω, περὶ ὧν τῆς χρείας αὖθις εἰρήσεται, σφαιροειδὲς ἀκριβῶς εὑρήσεις τὸ λοιπόν. καὶ μὲν δὴ καὶ τῆς ὀπίσω τῆς κατὰ τὴν παρεγκεφαλίδα τήν τε τοῦ προειρημένου πόρου κατάφυσιν καὶ τὴν εἰς τὸν νωτιαῖον ἔκφυσιν ἂν ἀφέλῃς, ἔσται σοι καὶ αὕτη σφαιροειδής.

Κεφ. ιβ'. Περὶ μὲν δὴ τοῦ σχήματος αὐτῶν ἀρκεῖ καὶ ταῦτα. περὶ δὲ τοῦ μεγέθους, οὐκ ἐνταυθοῖ μόνον, ἀλλὰ καὶ [500] πάντῃ τοῦ σώματος, αἱ μὲν υλωδεστέρας οὐσίας ὑποδεχόμεναι κοιλίαι μείζους εὐλόγως εἰσὶν, αἱ δὲ τὰς, ὡς ἄν τις εἴποι, δυναμικωτέρας ἐλάσσους. πολὺ γὰρ ἐν ἑκάστῃ τῶν ὑλῶν τὸ περιττὸν, οὗ διακριθέντος τε καὶ ἀποκριθέντος, καὶ τοῦ λοιποῦ τοῦ χρηστοῦ τῇ προσηκούσῃ ποιότητι κοσμηθέντος, ἐπὶ τὸ προκείμενον ἤδη τέλος ἀφῖχθαι λέγοιτ' ἂν ὀρθῶς ὁ δημιουργός. ὥστε καὶ ἡ τῆς παρεγκεφαλίδος κοιλία κατὰ λόγον ἐλάττων ἐγένετο τῶν προσθίων. εἰ δὲ καὶ τὴν κοινὴν χώραν αὐτῶν ἐξετάζοι τις, ἰδίᾳ τετάρτην ἀριθμῶν ἐγκεφάλου κοιλίαν, καὶ ταύτης ἐλάτ-

ufu poftea differemus; quod reliquum erit, fphaerae fpeciem penitus repraefentabit. Atque etiam ab eo ventriculo, qui in pofteriore eft cerebro, fi tum praedicti meatus infertionem, tum productionem in fpinalem medullam abftuleris, erit et ipfe orbicularis.

Cap. XII. De figura itaque ipforum haec fufficiant. De magnitudine autem non hic folum, fed in toto etiam corpore, ventriculos quidem, qui materiales magis fubftantias recipiunt, confentaneum eft effe majores; minores vero, qui fubftantias majorum virium ac facultatis continent. Multum enim quibusque materiis ineft excrementum, quo feparato atque excreto, et eo, quod utile eft reliquum, convenientem jam qualitatem adepto, ad propofitum finem jam perveniffe opificem recte dixeris. Quo fit, ut pofterioris cerebri ventriculus minor merito fit anterioribus. Quod fi quis etiam communem ipforum locum expendere feorfum velit, quartum eum cerebri ventriculum numerans, hoc quoque minor eft cerebelli

των ἐστὶν ἡ τῆς παρεγκεφαλίδος. ἡ μέντοι χοριοειδὴς μήνιγξ, ἣν ὑπεζωσμένην τὰς κοιλίας ἔνδοθεν ἐλέγομεν, ἄχρι ταύτης προέρχεται τῆς κοιλότητος, τῆς ἐν τῷ ψαλιδοειδεῖ. τὰ γὰρ ἐξῆς τούτων σώματα περὶ τὸν πόρον ἤδη σκληρότερα τὴν σύστασίν ἐστιν, ἢ ὡς δεῖσθαι διαζώσματος· ὡσαύτως δὲ καὶ τὰ περὶ (460) τὴν ὀπισθίαν κοιλίαν ἅπασαν. ἐλέχθη γὰρ οὖν καὶ πρόσθεν, ὡς ἡ παρεγκεφαλὶς ὅλη πολύ τι παραλλάττει σκληρότητι τὸν ἐγκέφαλον. ὥστε μοι θαυμάζειν ἐπέρχεται τῶν περὶ Πραξαγόραν καὶ Φιλότιμον οὐ τῆς τῶν δογμάτων ἀτοπίας μόνον, ἀλλὰ καὶ αὐτῶν τῶν ἐν ταῖς διαιρέσεσι φαινομένων τῆς ἀγνοίας. ὑπεραύξημα γάρ τι καὶ βλάστημα τοῦ νωτιαίου μυελοῦ νομίζουσιν εἶναι τὸν ἐγκέφαλον, καὶ διὰ τοῦτο ἐκ μακρῶν ἑλίκων συγκεῖσθαί φασιν, καίτοι τοῦ μὲν ὄπισθεν ἐγκεφάλου τοῦ τῷ νωτιαίῳ συνεχοῦς, ἥκιστα μετέχοντος τῆς τοιαύτης συνθέσεως, ἐναργεστάτην δ᾽ αὐτὴν καὶ πλείστην ἐπιδεικνυμένου τοῦ προσθίου. καὶ, τὸ τούτου γ᾽ ἔτι μεῖζον σφάλμα τῶν ἀνδρῶν, οὐ

ventriculus. Quandoquidem meninx chorioides (quam ventriculos parte interna ſuccingere dicebamus) ad hanc usque progreditur cavitatem, quae eſt ſornici ſimilis; quae enim haec proxime ſubſequuntur corpora, ſuntque circum meatum, duriore jam conſiſtentia ſunt, quam ut cingulo indigeant; ſimiliter autem et quae circum totum poſteriorem ſunt ventriculum; diximus enim antea, quod totum cerebellum duritie multum a cerebro diſſidet. Quo loco ſubit mihi admirari Praxagoram et Philotimum, non modo propter dogmatum abſurditatem, verum etiam propter eorum, quae in diſſectionibus apparent, ignorantiam. Superabundantiam enim quandam ſeu ſpinalis medullae propaginem exiſtimant eſſe cerebrum; ob eamque cauſam longis flexibus atque involucris conſtare ipſum affirmant; quanquam poſterius quidem cerebrum, quod ſpinali medullae eſt continuum, minime ejusmodi compoſitionis ſit particeps, anterius vero evidentiſſime compoſitionem hanc ac plurimam prae ſe ferat. Et eo major adhuc eſt horum virorum

γινώσκουσιν, ὅτι τοῖς κατὰ βάσιν μόνην ἐγκεφάλου μέρεσι συνεχής ἐστιν ὁ νωτιαῖος, ἃ μόνα τῶν κατ᾽ αὐτὸν μορίων οὐχ ἑλήλικται· σκληρὰ γὰρ ὄντα παρ᾽ ἑαυτῶν ἔχει τὴν τῆς ἕδρας ἀσφάλειαν, οὐδὲν τῆς λεπτῆς μήνιγγος διαζωννυμένης οὔσης καὶ στηριζούσης δεόμενα. οὕτως ἄρα καὶ τοῖς ἀρίστοις ἀνδράσιν, ὅταν ἀτιμάσαντες ἀλήθειαν οἷς ἐξ ἀρχῆς ἔθεντο δόγμασιν ἀκολουθεῖν ἐθέλωσιν, ἀσχημονεῖν ἀναγκαῖον. ἀλλὰ καὶ ὅσοι πρὸς τοῦ κρανίου διατετυπῶσθαί φασι τὸν ἐγκέφαλον, οὔθ᾽ ὅτι τῆς σκληρᾶς μήνιγγος ἀφέστηκεν αὐτὸς, οὔθ᾽ ὡς ἐκείνη τοῦ κρανίου ψαύει μὲν, οὐ συμπέφυκε δὲ, γινώσκειν ἐοίκασιν, ἀλλ᾽ οὐδ᾽ ὡς ἐκείνην ἐχρῆν ἐντετυπῶσθαι πρότερον, οὐδ᾽ ὡς αὐτὸ τὸ κρανίον ἐστὶ τοιοῦτον.

Κεφ. ιγ΄. Ἐπειδὴ κατὰ τοῦτο τοῦ λόγου γεγόναμεν, οὐ χρὴ παραλιπεῖν ἀνεξήγητον οὐδὲ τὴν τῆς παρεγκεφαλίδος ἰδέαν. οὐ γὰρ ἐξ ἑλίκων μεγάλων τῇ λεπτῇ μήνιγγι διειλημμένων, ὥσπερ ὁ ἐγκέφαλος, ἀλλ᾽ ἐκ πολλῶν μὲν καὶ

error, quum non intelligant, quod partibus ſolis cerebri, quae ad baſim pertinent, ſpinalis medulla eſt continua, quae ſolae ex omnibus partibus flexibus carent; durae enim quum ſint, a ſe ipſis habent totam ſedis firmitudinem, tenui meninge, quae ſeſe ſuccingat ac firmet, nihil indigentes. Eoque modo optimi viri multam ſubeant turpitudinem eſt neceſſe, quum ſpreta veritate, quae initio poſuerunt dogmata, ſequi volunt ac defendere. Atque etiam qui a cranio cerebrum ajunt conformari, non mihi videntur animadvertiſſe, quod cerebrum ipſum a dura meninge eſt ſejunctum, neque quod eadem meninx cranium quidem contingit, non tamen ei adhaereſcit. Sed neque etiam intelligunt, quod illam prius oportuiſſet conformari, neque quod ipſum cranium eſt ejusmodi.

Cap. XIII. Quandoquidem eo orationis ſumus deducti, non oportet formam cerebelli praetermittere indiſcuſſam. Non enim ex magnis flexibus tenui meninge interceptis, ut cerebrum, ſed ex multis quidem et his

αὐτῶν πάνυ σμικρῶν σωμάτων, οὐ μὴν τὸν αὐτὸν ἐκείνῳ τρόπον σύγκειται. ἐπειδὴ γὰρ δι᾽ ὅλου τοῦ κατὰ τὸν ἐγκέφαλον σώματος, οὐκ ἐν ταῖς κοιλίαις αὐτοῦ μόναις, ὡς ἐν ἑτέροις ἀποδέδεικται, περιέχεται πνεῦμα ψυχικὸν, ἡγεῖσθαι χρὴ καὶ κατὰ τὴν παρεγκεφαλίδα, μέλλουσάν γε τῶν καθ᾽ ὅλον το σῶμα νεύρων ἀρχὴν γενήσεσθαι, πλεῖστον τοῦτο περιέχεσθαι πνεῦμα, καὶ τὰς μεταξὺ δὴ χώρας ἐκείνας, τὰς συναπτούσας αὐτῆς τὰ μόρια, τὰς ὁδοὺς εἶναι τοῦ πνεύματος. [501] Ἐρασίστρατος δὲ, ὅτι μὲν ἐγκεφάλου σύγκειται ποικιλώτερος ἡ ἐπεγκρανὶς (οὕτω γὰρ αὐτὴν ὀνομάζει), καλῶς ἀποφαίνεται· πολύπλοκον δὲ εἶναι φάσκων ἐπ᾽ ἀνθρώπων μᾶλλον ἢ τῶν ἄλλων ζώων αὐτήν τε ταύτην καὶ σὺν αὐτῇ τὸν ἐγκέφαλον, ὅτι οὐ περίεστιν αὐτοῖς ὁμοίως ἀνθρώπῳ τὸ νοεῖν, οὐκέθ᾽ ὁμοίως ὀρθῶς μοι δοκεῖ γινώσκειν, ἐχόντων γε δὴ καὶ τῶν ὄνων πολύπλοκον ἱκανῶς τον ἐγκέφαλον, οὓς ἐχρῆν ὅσον ἐπὶ τῇ σκαιότητι τοῦ τρόπου παντάπασιν ἁπλοῦν τε καὶ ἀποίκιλτον ἔχειν αὐτόν. ἄμεινον δ᾽ ἦν ἄρα

admodum parvis corporibus, non tamen ſimili illis modo eſt conflatum. Poſtea vero, quam in toto cerebri corpore, non in ſolis ejus ventriculis (quemadmodum alibi demonſtravimus) ſpiritus animalis multus continetur, exiſtimare oportet, plurimum etiam in cerebro poſteriore ipſum contineri, ut quod omnium, qui in totum corpus diſtribuuntur, nervorum futurum erat principium, mediaque illa intervalla, quae partes ejus connectunt, ſpiritus eſſe vias. Porro Eraſiſtratus, quod ipſa quidem epencranis (ſic enim cerebellum nominat) cerebro magis variam habet compoſitionem, recte pronunciat; quum autem magis implexam eſſe hanc in hominibus dicat, quam in aliis animalibus, et cum ea etiam cerebrum, propterea quod homines mente ac ratiocinatione caetera animantia ſuperant, non amplius mihi videtur aeque recte ſentire, quum ipſi certe etiam aſini cerebrum habeant admodum multis nexibus implicitum; quos oportebat, ſi morum ſpectes ruditatem ac ſtuporem, cerebrum habere ſimplex omnino et ſine ullo plexu ac varietate. Melius

τῇ τῆς οὐσίας εὐκρασίᾳ τοῦ νοοῦντος σώματος, ὅ τι ποτ' ἂν ᾖ τοῦτο, τὴν σύνεσιν ἕπεσθαι νομίζειν, οὐ τῇ ποικιλίᾳ τῆς συνθέσεως. οὐδὲ γὰρ τῷ πλήθει τοῦ πνεύματος τοῦ ψυχικοῦ χρῆναι δοκεῖ μοι μᾶλλόν περ ἢ τῇ ποιότητι τὴν ἀκρίβειαν τῆς νοήσεως ἀναφέρειν. ἀλλὰ γὰρ καὶ νῦν, εἰ μή τις οἷον χαλινῷ τινι τὸν λόγον ἐπιστρέψειε, μειζόνων ἢ κατὰ τὰ προκείμενα δογμάτων ἐφαπτόμενος, ἔκφορος ἂν οἴχοιτο, καίτοι τό γε παντελῶς φυλάσσεσθαι περὶ ψυχῆς οὐσίας εἰπεῖν τι, τὴν κατασκευὴν ἐξηγουμένους τοῦ περιέχοντος αὐτὴν σώματος, ἀδύνατον. ἀλλ' ὥσπερ τοῦτο ἀδύνατον, οὕτω τὸ ταχέως ἀναστρέφειν, ἔνθα μὴ χρονίζειν ἀνάγκη, δυνατόν.

Κεφ. ιδ'. Αὖθις οὖν ἐπὶ τὰ μετὰ τὴν μέσην κοιλίαν μόρια παραγενόμενοι τῷ λόγῳ, τὸ κατὰ τὴν ἀρχὴν τοῦ συνάπτοντος αὐτὴν πόρου πρὸς τὸν ὀπίσθιον ἐγκέφαλον ἐπικείμενον σῶμα, τὸ πρὸς τῶν περὶ τὰς ἀνατομὰς ἐχόντων ὀνομαζόμενον κωνάριον, ἐπισκεψώμεθα τίνος ἕνεκα χρείας

autem fore fuiffet exiftimare, intellectum fequi non compofitionis varietatem, fed corporis, quod cogitat atque intelligit, quodcunque id fit, bonam temperiem; neque enim bonitas ac perfectio intellectus multitudini fpiritus animalis potius videtur attribuenda, quam qualitati. Sed nunc quoque, nifi quis velut fraeno quodam orationem inhibuerit, in majora, quam praefenti difputationi conveniat, dogmata ingrediens, fine modo vagabitur, tametfi fieri non poteft, ut is effugiat, quin animae fubftantiam attingat, qui corporis ipfam continentis conftructione explicat. Verum ut hoc fieri non poteft, ita celeriter ad inftitutum reverti poffumus, quando immorari non eft neceffe.

Cap. XIV. Rurfus igitur ad partes, quae poft medium funt ventriculum, reverfi confideremus, cujus rei caufa corpus id, quod ad principium meatus incumbit, qui ventriculum hunc cum cerebro pofteriore conjungit, extiterit; quod ab anatomicis conarium appellatur. Eft

γέγονεν. ἔστι δὲ τοῦτο τὴν μὲν οὐσίαν ἀδὴν, τὸ δὲ σχῆμα κώνῳ μάλιστα παραπλήσιον, ὅθεν αὐτὸ τοὔνομα. καὶ τὴν χρείαν αὐτοῦ τὴν αὐτὴν εἶναι ἔνιοι νομίζουσι, ἥν καὶ τοῦ κατὰ τὴν γαστέρα πυλωροῦ. καὶ γὰρ ουν κἀκεῖνον ἀδένα φασὶν ὑπάρχειν, καὶ κωλύειν ἐκ τῆς γαστρὸς εἰς το λεπτὸν ἔντερον μεταλαμβάνεσθαι, πρὶν πεφθῆναι, τὴν τροφήν. καὶ τοῦτον δὴ τὸν ἀδένα, τὸ κωνάριον, ἐπὶ τῆς ἀρχῆς ἑστῶτα τοῦ πόρου τοῦ διαπέμποντος ἐκ τῆς μέσης κοιλίας εἰς την ἐν τῇ παρεγκεφαλίδι τὸ πνεῦμα, φύλακά τινα καὶ οἷον ταμίαν ὑπάρχειν τοῦ ποσοῦ τῆς ἐπιπέμψεως. ἐγὼ δε, ἥντινα μὲν χρὴ γνώμην ἔχειν ὑπὲρ τοῦ κατὰ τὴν γαστέρα πυλωροῦ, πρόσθεν εἴρηκα· τὸν δ᾽ ἀδένα τοῦτον τῷ κώνῳ παραπλήσιον, ἀναπληροῦντα τῆς μεγάλης φλεβὸς την σχίσιν, ἀφ᾽ ἧς ἅπαντα σχεδὸν τὰ κατὰ τὰς προσθίους κοιλίας χοριοειδῆ πλέγματα συνίσταται, τῆς αὐτῆς χρείας ἕνεκα τοῖς ἀδέσι τοῖς στηρίζουσι τὰς σχιζομένας φλέβας ἡγοῦμαι γεγονέναι. καὶ γὰρ οὖν καὶ ἡ θέσις ἡ αὐτὴ κατὰ πάντ᾽ ἐστὶν αὐτῷ τοῖς τοιούτοις ἀδέσι, τὴν μὲν κορυφὴν ἐκείνοις ἐνηδρακόσι

autem corpus hoc fubftantia quidem glandula, figura autem cono perquam fimile, unde ei nomen quoque eft impofitum: ufum autem ei eundem effe exiftimant aliqui, quae eft pyloro ventriculi. Nam ut hunc confirmant effe glandulam et prohibere, ne ex ventriculo cibus prius, quam coctus fit, in tenue inteftinum affumatur, ad eundem modum et hanc glandnlam, conarium, in principio meatus conftitutam, qui meatus fpiritum ex medio ventriculo in cerebelli ventriculum transmittit, cuftodem quendam effe ajunt, et velut occonomum effe, quantum fpiritus mitti oporteat. Ego vero ante expofui de ventriculi pyloro quid fentire oporteat. Hanc vero glandulam cono affimilem magnaeque venae divifionem opplentem (a qua omnes fere, qui anterioribus funt ventriculis, plexus chorioides conftantur) in eum ufum, in quem reliquae glandulae venarum divifiones firmantes, arbitror fuiffe factam. Etenim pofitio ipfa venae eadem omnino illi eft cnm hifce glandulis, quippe quae fux

τοῖς μέρεσι τῆς φλεβὸς, ἵνα πρῶτον σχίζεται, τὸ δ᾽ ἄλλο πᾶν ἀνάλογον τῇ διαστάσει τῶν ἐκ τῆς σχίσεως γεννωμένων ἀγγείων ἐπαυξανόμενον καὶ μέχρι γε τοσούτου προϊὸν, μέχρι περ ἂν κἀκεῖνα μετέωρα φέρηται. ἡνίκα δ᾽ ἂν πρῶτον ἐπιβῶσιν αἱ φλέβες αὗται τοῦ κατὰ τὸν ἐγκέφαλον αὐτὸν σώματος, ἀπολείπει μὲν αὐτὰς ἤδη τὸ κωνάριον, [502] ἕδρα δ᾽ αὐτῷ τε τούτῳ καὶ ταῖς φλεψὶν ἅμα γίνεται τὸ ταύτῃ σῶμα τοῦ ἐγκεφάλου. τὸ δ᾽ οἴεσθαι τῆς διόδου τοῦ πνευματος ἐπιτροπεύειν αὐτὸ, καὶ τὴν τῆς σκωληκοειδοῦς ἀποφύσεως ἐνέργειαν ἀγνοούντων ἐστὶ, καὶ πλέον ἢ κατὰ τὴν ἀξίαν ἀδένι χαριζομένων. εἰ μὲν γὰρ αὐτοῦ γε τοῦ ἐγκεφάλου μόριον ἦν, ὥσπερ ὁ πυλωρὸς τῆς γαστρὸς, ἐνεδέχετο ἂν αὐτῷ ταῖς ἐκείνου συστολαῖς καὶ διαστολαῖς συμμεταφερόμενον ἐκ τῆς ἐπικαίρου θέσεως ἀνοιγνύναι τε καὶ κλείειν ἐν μέρει τὸν πόρον. ἐπεὶ δ᾽ οὐθ᾽ ὅλως οὐδέν ἐστιν ἐγκεφάλου μόριον ὁ ἀδὴν οὗτος, οὔτ᾽ ἐκ τῶν ἔνδον μερῶν τῆς κοιλίας, ἀλλ᾽ ἔξωθεν αὐτῇ προσήρτηται, πῶς ἂν δύναιτο τηλικαῦτα περὶ τὸν πόρον διαπράττεσθαι μὴ

ipfarum fummitate ftabilimento funt partibus venae, ubi primum ipfa dividitur; reliqua vero omnis ipfarum pars proportione diftantiae vaforum ex divifione productorum adaugetur, et eousque progreditur, quoad vafa haec fublimia feruntur. Poftquam autem primum venae hae corpus ipfius cerebri ingreffae fuerint, a conario jam relinquuntur; firmamentum autem et illi ipfi et venis fit cerebri corpus eo loco fitum. Opinari autem, tranfitui fpiritus praeeffe id conarium, hominum eft epiphyfeos vermiformis actionem ignorantium et plus aequo glandulae largientium. Nam fi cerebri ipfius effet pars, quemadmodum pylorus eft ventriculi, liceret ipfi una cum cerebri dilatationibus ac compreffionibus ex fuo opportuno fitu dimoto aperire viciffim meatum ac claudere; poftea vero quam neque omnino cerebri pars eft glandula haec, neque ab internis partibus ventriculi, fed extrinfecus ipfi adhaeret, quî poffet tam magna in meatu

αὐτοκίνητός γε ὤν; καὶ τί κωλύει, φησί τις ἴσως, αὐτοκίνητον αὐτὸν ὑπάρχειν; τί δ᾽ ἄλλως, ἢ οὕτως ὁ μὲν ἀδὴν ἡμῖν ἐπὶ ἐγκεφάλου τετάξεται, αὐτὸς δὲ ὁ ἐγκέφαλος πόροις μόνον ἔσται πολλοῖς διειλημμένον σῶμα, καθάπερ ὄργανον εἰς ὑπηρεσίαν ἐπιτήδειον τῷ κινεῖν πεφυκότι τε καὶ δυναμένῳ; ταῦτα δ᾽ ὅτι ἀγνοίας τε καὶ ἀμαθίας ἔχεται, τί δεῖ λέγειν; ὃ γὰρ ὀνειρώττουσι μὲν, ὡς εἶναι δέον, αὐτοῦ που περὶ τὸν πόρον ἐγκεφάλου μόριον τοιοῦτον, οἷον ἐπιτροπεύειν τε καὶ ἄρχειν τῆς διόδου τοῦ πνεύματος, εὑρεῖν δὲ ἀδύνατον, τὸ κωνάριον οὐκ ἔστιν, ἀλλ᾽ ἡ κατὰ παντὸς ἐκτεταμένη τοῦ πόρου σκώληκι παραπλήσιος ἀπόφυσις. ὀνομάζουσι μὲν οὖν αὐτὴν ἀπὸ μόνου τοῦ σχήματος οἱ περὶ τὰς ἀνατομὰς δεινοὶ, σκωληκοειδῆ καλοῦντες ἀπόφυσιν. ἔχει δέ πως ὧδε θέσεώς τε καὶ φύσεως καὶ τῆς πρὸς τὰ παρακείμενα μέρη κοινωνίας. ἑκατέρωθεν τοῦ πόρου λεπταὶ καὶ προμήκεις εἰσὶν ἐξοχαὶ τοῦ ἐγκεφάλου,

efficere, cum ipſa moveri ex ſeſe nequeat? At quid prohibet (dicet forſan aliquis), quominus ipſa per ſe moveatur? Quid tandem aliud prohibeat, quam quod, ſi ita ſit, glandula quidem (ſi diis placet) cerebri facultatem habebit ac dignitatem, cerebrum vero ipſum ccrpus duntaxat erit cerebri meatibus interceptum, tanquam inſtrumentum idoneum ad parendum ei, quod movere ipſum ſuapte natura poſſit? Sed haec quam ignorantiae ſint plena atque inſcitiae, quid opus eſt commemorare? nam quod ſomniant, oportere quidem illic alicubi circa meatum cerebri partem eſſe ejusmodi, quae ſpiritus tranſitui praeſit ac dominetur, invenire autem ipſi nequeunt, non eſt conarion, ſed is eſt proceſſus, qui ſecundum totum meatum extenditur, vermi aſſimilis; nominant enim illum, qui magis in anatomis ſunt verſati, a ſola figura, vermiformem appellantes proceſſum. Ejus porro ſitus et natura et cum partibus vicinis communio ſic habet. Ex utraque meatus parte tenues ſunt ac praelongae cerebri eminentiae, quas parvas nates appel-

γλουτία καλούμενα· μηροῖς ἀνθρώπου μάλιστ᾽ ἂν εἰκάσαις ἀλλήλων ἁπτομένοις τὴν ὁμιλίαν αὐτῶν. εἰσὶ δὲ οἱ διδύμοις εἰκάσαντες αὐτὰ διδύμια καλεῖν εἵλοντο μᾶλλον ἢ γλουτία. τινὲς δὲ τὰ μὲν ὁμιλοῦντα τῷ κωναρίῳ σώματα διδύμια καλοῦσι, τὰ δ᾽ ἐφεξῆς (461) αὐτῶν γλουτία. τὰ μὲν οὖν ἀριστερὰ καὶ δεξιὰ μέρη τοῦ πόρου τὰ τούτων αὐτῶν ἐστι σώματα, τὰ δ᾽ ἄνωθεν ὑπὸ λεπτοῦ μέν τινος ὑμένος, οὐ μὴν ἀῤῥώστου γε, σκέπεται, συναπτομένου τοῖς γλουτίοις ἑκατέρωθεν, ὅστις ὑμὴν ἄχρι τῆς ὀπίσω κοιλίας ἐκτεταμένος τὸ κάτω πέρας ἐστὶ τῆς σκωληκοειδοῦς ἐπιφύσεως, οὐδὲν ὅμοιον ἐχούσης τοῖς διδύμοις τε καὶ γ ουτίοις. ἡ μὲν γὰρ πολυειδῶς διήρθρωται, τὰ δ᾽ ἐστὶν ὅμοιά τε πάντη καὶ οὐ πάντη σύνθετα. πρὸς δὲ τῷ πολυειδῶς διηρθρῶσθαι καὶ δοκεῖν ἐκ παμπόλλων συγκεῖσθαι μορίων, ὑμέσι λεπτοῖς συναπτομένων, ἔτι καὶ τοῦθ᾽ ἡ σκωληκοειδὴς ἐπίφυσις ἐξαίρετον ἔχει. κυρτὸν μὲν καὶ λεπτὸν αὐτῆς ἐστι τὸ κατὰ τὴν ὀπίσω κοιλίαν πέρας, ἵνα

lant; quarum concurſum hominum conjunctis inter ſeſe ſemoribus rectiſſime comparaveris. Sunt autem qui didymis, id eſt teſticulis, ea aſſimilantes malunt vocare teſtes quam nates. Nonnulli vero corpora conario propinqua vocant didymia; quae vero his ſunt proxima, glutia. Siniſtrae igitur ac dextrae meatus partes horum ipſorum ſunt corpora; ſuperiores vero tenui quadam membrana, non tamen imbecilla, operiuntur, glutiis utrinque conjuncta; quae ſane membrana ad poſteriorem usque ventriculum exporrecta finis eſt inferior epiphyſeos vermiformis, quae nihil habet didymis ſimile neque glutiis; illa enim multipliciter eſt dearticulata, haec autem ubique ſunt ſimilia, non tamen ubique compoſita *particulis per membranas.* Porro epiphyſis haec vermiformis, praeterquam quod varie eſt dearticulata atque ex quamplurimis particulis per membranas tenues connexis compoſita, id quoque adhuc habet eximium ac praecipuum: convexa quidem ipſius ac tenuis eſt ad ventriculum poſteriorem extremitas, quo loco in ſuperjacentem mem-

περ εἰς τὸν ἐπικείμενον ὑμένα τελευτᾷν ἐλέγετο· τὸ δὲ ἀπὸ τοῦδε προσαυξομένη τε καὶ πλατυνομένη σχεδὸν ἴσχει τὸν νῶτον ἴσον τῇ τῶν γλουτίων διαστάσει, καὶ διὰ τοῦτο μακρὰ μὲν ἐκταθεῖσα κατὰ τοῦ πόρου τελέως αὐτὸν ὅλον ἐπιφράττει, ἀνακυκλουμένη δὲ εἰς τοὐπίσω συναποσπᾷ μὲν οὕτως τὸν ὑμένα συμφυῆ τοῖς κυρτουμένοις ἑαυτῆς μορίοις ὑπάρχοντα, τὸν πόρον δὲ εἰς τοσοῦτον ἀνοίγνυσιν ὅλον, εἰς ὅσον ἂν ἀποχωρήσῃ πρὸς τοὐπίσω. σφαιρουμένης γὰρ αὐτῆς κατὰ τὴν ἀνάκλασιν καὶ εἰς αὐτὴν συνιζανούσης, ὅσον ἀφαιρεῖται τοῦ μήκους, τοσοῦτον ἐπαύξεται τὸ πλάτος· [503] ὥστ᾽ εὐλόγως, ὀλίγον μὲν ἀνακυκλωθείσης καὶ διὰ τοῦτο ὀλίγῳ πλατυτέρας γενομένης, μόνοις τοῖς κατὰ τὴν βάσιν μέρεσι τοῦ πόρου τοῖς στενοτάτοις μηκέτ᾽ ἐμβαίνειν δύνασθαι τὰ κάτωθεν αὐτῆς πέρατα, πλέονος δὲ τῆς ἀνακλάσεως γενομένης καὶ διὰ τοῦτο καὶ τῆς πλατύτητος ἐπαυξηθείσης, πλέον καὶ τοῦ πόρου διοίγεσθαι μέρος, ἀεὶ δὴ τοσούτῳ, ὅσῳ ἂν ἑκάστοτ᾽ ἀπορῇ τῆς ἐμβησομένης αὐτῷ κυρτότητος. ἀλλ᾽ οὐκ ἂν

branam definere dicebamus; inde autem paulatim adaucta atque amplificata dorfum habet propemodum diftantiae glutiorum aequabile; ob id longa quidem fecundum meatum porrecta ipfum totum plane obftruit, retro autem in orbes reflexa fimul ita membranam abftrahit convexis fuis particulis connatam; meatum autem totum tantum aperit, quantum retrorfum cefferit; quum enim, dum reflectitur, in fphaerae modum fiat rotunda in fe ipfamque confidat, quantum minuitur longitudo, tantum augetur latitudo. Itaque confentaneum eft, paulum quidem in orbes revoluta ob eamque caufam paulo magis ampliata, in folas meatus partes, quae ad bafim funt, ftrictiffimas nequaquam ingredi poffe fines ipfius inferiores; majore vero refractione facta ob idque amplitudine magis aucta, plus et de meatu ipfo aperitur; femper autem tantum aperitur, quantum affidue de convexitate ejus minuitur in ipfum ingreffura. Quorum nihil

οὐδὲν τούτων οἷόν τ' ἦν γενέσθαι καλῶς, εἰ καὶ σμικρῷ τινι παχυτέραν ἢ καὶ λεπτοτέραν τῆς νῦν οὔσης ἡ φύσις ἀπειργάσατο τὴν ἐπίφυσιν. ὑπὸ μὲν γὰρ τῆς παχυτέρας οὐδέποτ' ἂν τελέως ἐκλείσθη ὁ πόρος, ὡς ἂν μηδ' ἐξικέσθαι δυναμένης ποτὲ τοῖς ἑαυτῆς λεπτοτάτοις εἰς τὰ ἐκείνου στενότατα· ὑπὸ δ' αὖ τῆς λεπτοτέρας οὐ μόνον οὐκ ἂν ἐκλείσθη τελέως, ἀλλ' οὐδ' ἂν ἀνεῴχθη καλῶς. ἐν μὲν γὰρ τῷ κλείεσθαι παρηθεῖτο ἄν τι τοῦ πνεύματος, ὡς ἂν μὴ πάσης τῆς εὐρύτητος αὐτοῦ κατειλημμένης διὰ τὴν λεπτότητα τῆς ἐπιφύσεως· ἀνοιγομένου δὲ, πολλὴν ἐχρῆν πρότερον γενέσθαι τὴν ἀνάκλασιν, ἢ οὐκ ἂν ἐμετεωρίσθη ποτὲ τὰ κυρτὰ πέρατα καὶ ἀπεχώρησε τῆς ἐν τῷ πόρῳ βάσεως. καὶ μὴν εἰ, βραχεῖ τινι παχυτέρας ἢ λεπτοτέρας τῆς σκωληκοειδοῦς ἐπιφύσεως γενομένης, ἀμέτρως τε καὶ οὐ καλῶς ἀνοίγνυσθαι καὶ κλείεσθαι συνέβαινεν ἂν τῷ πόρῳ, τί χρὴ προσδοκᾷν, εἰ παμπόλλῳ τινὶ τῆς νῦν οὔσης παρήλλαττεν; ἆρ' οὐ παντάπασιν συγχυθήσεσθαί τε καὶ διαφθαρήσεσθαι τὸν νῦν ὑπάρχοντα κόσμον αὐτοῖς σύμπασι; καὶ μὴν οὐκ ἂν

probe factum fuiſſet, ſi paulo craſſiorem aut tenuiorem, quam nunc eſt, natura feciſſet epiphyſin; quandoquidem a craſſiori meatus nunquam claudi exacte potuiſſet, quod nunquam epiphyſis partibus ſuis tenuiſſimis ad meatus anguſtias pervenire potuiſſet; a tenuiori autem non modo non claudi exacte potuiſſet, ſed ne probe quidem aperiretur. Nam interea, dum clauderetur, ſpiritus quippiam elaberetur, utpote non tota ipſius amplitudine ob epiphyſeos tenuitatem occupata; dum autem aperiretur, multam prius oporteret ſieri refractionem, aut nunquam ſines devexi attollerentur a baſique ipſius meatus abſcederent. Atqui ſi paulo craſſiore aut tenuiore vermiformi epiphyſi meatum ipſum non belle neque moderate aperiri claudique contingat, quid futurum cenſemus, ſi praeſentem conſiſtentiam plurimum ſuperaret? nonne ornatum omnem, qui omnibus ſimul ineſt, funditus conturbatum ac labefactatum iri? Atqui nullam

εὕροις ἀρετῆς κατασκευὴν εἰς ἔργου συντέλειαν ἐπιδεῖξαι λαμπροτέραν τῆς οὕτως ἀκριβῶς ἐχούσης, ὡς, εἰ καὶ βραχὺ μετακοσμηθείη, διαφθείρεσθαι τὸ πᾶν. ἔνθα μὲν γὰρ ἐγχωρεῖ καὶ προσθέντι καὶ ἀφελόντι πολλὰ τῶν υπαρχόντων ἔτι μένειν τὸ δημιούργημα εὔχρηστον, ἐνταῦθα οὐκ ἂν δέοι σοφίας περιττῆς τῷ δημιουργῷ· ἐν οἷς δὲ, εἰ καὶ βραχύ τι παροφθείη, τὸ πᾶν συναπόλλυται, ἐν τούτοις ἐστὶν ἀκριβοῦς τέχνης ἐξέτασις. ἀλλ εἰ μὲν ἐν μόνῳ τῷ τῆς ἐπιφύσεως ὄγκῳ τὸ παρόραμα τὴν ἀρετὴν του δημιουργήματος διέφθειρεν, ἀδιαφθόρου τῆς ἄλλης κατασκευῆς υπαρχούσης καὶ μηδὲν μέγα μήτ᾽ ὠφελεῖν μήτε βλάπτειν δυναμένης, ἴσως ἄν τις οὐδὲν ἧττον εἰς τύχην ἢ εἰς τέχνην ἀνέφερε τὴν αἰτίαν· ἐπειδὴ δ᾽, ὅπερ ἐν τῷ μεγέθει τῆς σκωληκοειδοῦς ἐπιφύσεως, τοῦτο κἀν τοῖς ἄλλοις ἐστὶν ἅπασιν, (ὅ τι γὰρ ἂν μετακοσμήσῃς, ἔβλαψε τὴν ἐνέργειαν, ὡς αὐτίκα δὴ μάλα δεδείξεται,) πῶς οὐκ ἄν τις ἄτοπος εἴη τῆς φύσεως ἀφαιρούμενος τὴν τέχνην; τά τε γὰρ γλουτία τοσουτόν ἐστιν ὑψηλό-

ſane invenias conſtructionis bonitatem ad actionis perfectionem meliorem ea, quae eo bonitatis pervenit, ut, ſi vel tantillum immutetur, tota vitietur. Nam ubi multa addere aut adimere licet eorum, quae inſunt, ſine ulla ipſius opificii laeſione, ibi ſapientem admodum opificem nemo requirat; in quibus vero, ſi quid vel tantillum per incuriam fuerit praeteritum, totum ſimul cum ipſo perit, in his perfectae artis eſt ſpecimen. Veruntamen ſi, conſtructione reliqua inculpata, tantum in epiphyſeos mole vitium opificii bonitatem labefactaret, quae neque magnopere juvare poſſit, neque incommodare, nemo fortaſſe minus in fortunam eam culpam quam in artem tranſtulerit; at quoniam, quod in vermiformis epiphyſeos magnitudine, hoc et in aliis etiam omnibus accidit, (quicquid enim transmutaveris, id actioni nocebit, quemadmodum protinus oſtendemus,) quonam pacto non is erit ridiculus, qui naturam arte privaverit? Nates enim tanto meatu ſunt altiores, ut ipſis incum-

Ed. Chart. IV. [5o3. 5o4.] Ed. Baf. I. (461.)

τερα τοῦ πόρου, ὥστε ἀνακεκλιμένην ἐπ᾽ αὐτῶν ὀχεῖσθαι τὴν ἐπίφυσιν, ὅ τε πορος ὅλος ἐπιμήκης ἐγένετο δι᾽ οὐδὲν ἀλλ᾽ ἵν᾽ ἡ κίνησις αὐτῆς πολλὴν ἔχῃ
τὴν ἐν τῷ ποσῷ διαφορὰν, αἵ τ᾽ ἐκ πολλῶν καὶ σμικρῶν πυκναὶ συνθέσεις τὴν αὐτὴν παρέχονται χρείαν.
ἵνα γὰρ ἡ κατὰ μάλλόν τε καὶ ἧττον ἐν τῇ κινήσει διαφορὰ παμπόλλη τις ᾖ, πλείστας αὐτὴν κλάσεις τε καὶ
καμπὰς ἴσχειν δυναμένην ἐδημιούργησεν. ἐπεὶ δὲ ἐκ τούτων πάντων εὐκίνητός τε καὶ πολυκίνητος ἔμελλεν ἔσεσθαι, καὶ κίνδυνος ἦν κυρτοῖς ἐποχουμένην αὐτὴν τοῖς
τῶν γλουτίων νώτοις ἀποκυλισθήσεσθαί ποτε ἐκτὸς αὐτῶν καὶ καταλείψειν τὸν πόρον, ἐιεχιήσατό τινας αὐτῇ
πρὸς τὰ γλουτία συνδέσμους ἡ φύσις, οὓς οἱ περὶ τὰς
ἀνατομὰς δεινοὶ τένοντας ὀνομάζουσιν, υφ᾽ ὧν ἑκατέρωθεν ἐσφιγμέ η τε καὶ κατεχομένη πλανᾶσθαι κωλύεται. [504] καὶ μὲν δὴ καὶ σκληρὰν αὐτὴν ἀπειργάσατο
δυσπαθείας ἕνεκα, οὐ μὴν εἰς τοσοῦτόν γε σκληρὰν, ὡς
μηκέτ᾽ ἐγκεφάλου μέρος ὑπάρχειν, ἀλλὰ κἀνταῦθα ἀκρι-

bat epiphyſis atque invehatur; nam et totus meatus
ob aliud nihil fuit praelongus, niſi ut motus ipſius
multam haberet in quantitate differentiam; praeterea,
quae ex multis ac parvis denſae ſunt compoſitiones, eundem praebent uſum; ut enim ipſa ſecundum
magis et minus in motu differentia permulta ſit, eam
fabricavit, quae plurimas contortiones et flexiones habere poſſet. At quod ex his omnibus motus faci-
les ac multos erat habitura, periculumque erat
ipſam convexis natium dorſis invehentem ex ipſis
praecipitatum iri ac devolutum ipſumque meatum
deſtituturam, natura ligamenta quaedam ipſi cum
natibus eſt machinata, quae diſſectionum periti tendones appellant, a quibus utrinque conſtricta ac
coërcita continetur, ne vagari poſſit. Porro duram
quoque ipſam, quo ab injuriis eſſet tutior, effecit,
non tamen eousque duram, ut pars cerebri amplius non
eſſet; ſed hic quoque aeſtimato ad unguem uſu, eousque

Ed. Chart. IV. [504.] Ed. Baf. I. (461.)

βῶς πάνυ μετρήσασα τὴν χρείαν, εἰς ὅσον τὴν ἐγκεφάλου ἔτι μένουσαν αὐτὴν γενέσθαι σκληρὰν, εἰς τοσοῦτον προήγαγεν. ἀλλ᾽ εἰ καὶ τούτων ἁπάντων ὑπαρχόντων αὐτῇ, τὰς καμπὰς τὰς ἐκ τῆς συνθέσεως ἔχειν λοξὰς ἢ εὐθείας ἀπειργάσατο, καὶ μὴ, καθ᾽ ὃν νῦν εἰσι τρόπον, ἐγκαρσίας, οὐδὲν ἂν αὐτῶν ὄφελος ἦν. οὔτε γὰρ ἂν ἐσφαιροῦτο, καθ᾽ ὃν εἴρηται τρόπον, εἰ μὴ τὴν εἰς τοὐπίσω φορὰν ἀνακυλιομένην καμπαῖς ἐγκαρσίαις ἐποιεῖτο, οὔτ᾽ ἂν, ὡς ἐπιδέδεικται, κατὰ βραχὺ τὸν πόρον ἀνοιγνύναι τε καὶ κλείειν ἠδύνατο, ἀλλ᾽ ἦν ἂν ἄχρηστος ἡ τοσαύτη τε καὶ τοιαύτη κατασκευὴ πάντων τῶν περὶ τὸν πόρον σωμάτων, ἑνὸς τούτου παραλειφθέντος. δῆλον δ᾽ ἤδη τοῖς γε προσεσχηκόσι τῷ λόγῳ τὸν νοῦν, ὡς, εἰ καὶ τῶν ἄλλων τι τῶν εἰρημένων μετακοσμηθείη, πολλαχῇ μὲν βλαβῆναι μόνον ἐστὶν, ὅπη δὲ καὶ τελέως ἀπολέσθαι συμβήσεται τὴν ἐνέργειαν. ὥστ᾽ ἐγὼ μὲν οὐκ ἔχω συμβαλεῖν, ὅτῳ τις ἂν ἐπιχειρήσειε τρόπῳ δεικνύναι, ταῦτα μὴ τῆς ἀκριβεστάτης τέχνης ὑπάρχειν ἔργα.

duram effecit, ut cerebri pars femper effet. Caeterum etiamfi omnia haec, quae ei nunc infunt, haberet, flexiones tamen, quas ex compofitione habet, obliquas aut rectas effeciffet, non autem, quomodo nunc habent, transverfas, nulla fane ex eis effet commoditas. Neque enim, quo modo diximus, rotunda fieret, nifi retro transverfis flexibus revolveretur; neque etiam (ut demonftravimus) paulatim meatum aperire ac claudere poffet; fed uno hoc praeterito, tanta ac talis omnium, quae circum meatum hunc funt, corporum conftructio effet inutilis. Conftat igitur jam fatis iis, qui animum fermoni adhibuerunt, in multis quidem laefum iri duntaxat actionem, in quibusdam vero funditus labefactatum iri, fi aliorum, quorum mentionem fecimus, quippiam immutatum fuerit. Itaque nullam ego invenire poffum rationem, qua probare quis poffit, haec non fummae artis effe opera.

ΓΑΛΗΝΟΥ ΠΕΡΙ ΧΡΕΙΑΣ ΤΩΝ ΕΝ ΑΝΘΡΩΠΟΥ ΣΩΜΑΤΙ ΜΟΡΙΩΝ

ΛΟΓΟΣ Ι.

Ed. Chart. IV. [505.] Ed. Baf. I. (461.)

Κεφ. α'. Ἐπεὶ δὲ τά τε κατὰ τὸν ἐγκέφαλον ἐξηγησάμεθα μόρια σύμπαντα, καὶ πολλαχόθεν τῶν πέριξ ἠναγκάσθημεν ἐφάψασθαι τῷ λόγῳ, φυσικῆς ἀκολουθίας ἐν αὐτοῖς εὑρισκομένης, ὀρθῶς ἂν ἔχοι τῶν ὑπολοίπων κατὰ τὴν κεφαλὴν μερῶν ἐν τῷδε τῷ γράμματι τὴν χρείαν εἰπεῖν, ἀρξαμένους αὖθις ἐκεῖθεν, ἵνα περ ἐτελεύτησεν ὁ πρὸ τούτου λόγος. ἓν δέ τι τῆς φύσεως καὶ τοῦτ᾽ ἔργον ἦν ἐν τοῖς μάλιστα διεσπουδασμένοις, ἐκκαθαίρειν τὰ περιτ-

GALENI DE VSV PARTIVM CORPORIS HVMANI

LIBER IX.

Cap. I. Poſteaquam autem partes omnes, quae ad cerebrum attinent, expoſuimus, multisque locis, quae iis ſunt proxima, conſecutione quadam naturali, quam in eis reperimus, coacti, oratione attigimus, non alienum fuerit reliquarum capitis partium uſum hoc volumine explicare, id denuo reſumentes, quod in fine libri ſuperioris dicebamus. Una autem naturae ex maximis ac praecipuis curis ea eſt, ut nutrimenti excrementa ex

τώματα τῆς τροφῆς ἐξ ἁπάντων τῶν τοῦ σώματος μορίων,
καὶ μαλλον εἰ κύρια, καθάπερ ὁ ἐγκέφαλος, ὑπάρχει. τοῦ
γὰρ ἐπιῤῥέοντος αὐτοῖς χυμοῦ τὸ μὲν οὕτως ἐστὶ χρηστὸν,
ὡς ὁμοιοῦσθαι τῷ τρεφομένῳ σώματι, καὶ τοῦτο μὲν ἡ
ὄντως ἐστὶ τροφή· τὸ δ᾽ ἄλλο (462) πᾶν, ὅσον μὲν ἄχρι
τοῦ μέλους ἀφίκετο σὺν τῷ χρηστῷ, προστιθεμένου δ᾽ ἐκείνου διεκρίθη, πόρους ἐπιτηδείους εἰς ἔκκρισιν ἐπιζητεῖ,
καὶ εἰ μὴ τυγχάνοι τούτων, ἀθροιζόμενον αὐτόθι τὰ μὲν
πρῶτα βαρύνει δίκην φορτίου, μετὰ ταῦτα δὲ καὶ τοῖς αὖθις ἐπιῤῥέουσι χυμοῖς ἐμποδὼν ἵσταται, προκατειληφὸς αὐτῶν τὰς ὁδοὺς, ὥστε οὐδὲ τρέφεσθαι τὸ μέλος ἐπιτρέπει.
καὶ ταῦτα μέν ἐστι σμικρά· [5o6] τὰ δὲ τούτων μείζω, καὶ
ἤδη νόσων ὄργανα δύο ταῦτ᾽ ἐστὶν, εἰς ἃ τελευτᾶν ἀνάγκη
τοῖς ἀκαθάρτοις σώμασι. τὸ μὲν πολὺ παραπλησίως τοῖς
λιμώττουσι ζώοις ἕκαστον τῶν ἀπορούντων οἰκείας τροφῆς
μορίων, ὥσπερ ἐκεῖνα βόρβορον ἤ τι τοιοῦτον ἕτερον,
οὕτω καὶ ταῦθ᾽ ὑπ᾽ ἀνάγκης διὰ τὴν σύμφυτον ὄρεξιν ἐπι-
σπᾶταί τι κἀξ αὐτῶν τῶν μοχθηρῶν χυμῶν· τὸ δέ που καὶ

omnibus corporis partibus purget, idque potiſſimum, ſi
principes, quomodo cerebrum, hae fuerint. Nam ſucci
ejus, qui partibus ipſis affluit, pars quidem utilis eſt adeo
atque benigna, ut corpori nutriendo aſſimiletur, qui
ſuccus re vera eſt alimentum; reliqua vero pars ad
membrum usque cum benigno pervenit quidem et ipſa,
at, quum illud apponitur, ſecernitur; ad quam excernen-
dam natura meatus requirit opportunos; quos niſi nacta
fuerit, acervata ibi primum quidem inſtar oneris gravat,
deinde vero prohibet, quominus ſucci poſtea affluant, vias
ipſorum praeoccupans; quo fit, ut membrum ipſum nutriri non ſinat. Sed haec quidem ſunt leviora. Majora
vero his et jam morborum inſtrumenta duo haec ſunt,
in quae incidere tandem corpora impura eſt neceſſe:
alterum quidem eſt, quod, quemadmodum animalia eſu-
rientia lutum aut aliud quidvis ejusdem generis, ita
partes accommodato ſibi alimento carentes ob ingenitam
ſibi appetentiam coguntur aliquid vel ex ipſis pravis

σήπεται τῷ χρόνῳ ταυτὶ τὰ συνεστῶτα περιττώματα, καὶ οὕτω δριμύτερά τε καὶ θερμότερα γινόμενα φλεγμονὰς καὶ ἐρυσιπέλατα καὶ ἕρπητας καὶ ἄνθρακας καὶ πυρετοὺς καὶ μυρίων ἄλλων ὄχλον ἀποτίκτει νοσημάτων. ἵν᾽ οὖν μηδὲν τοιοῦτον γίνηται, καὶ μάλιστα ἐν τοῖς κυρίοις μορίοις, ἱκανὴν ἡ φύσις ἐποιήσατο πρόνοιαν τῆς τῶν περιττωμάτων ἐκκρίσεως. ἀλλ᾽ ἐπεὶ διττὰ τῷ γένει ταῦτ᾽ ἐστὶν, τὰ μὲν οἷον ἀτμώδη τε καὶ καπνώδη, σύμφυτον ἔχοντα φορὰν τὴν ἄνω, τὰ δ᾽ οἷον ὑδατώδη τε καὶ ἰλυώδη. κάτω καὶ ταῦτ᾽ ἐξ ἑαυτῶν ῥέποντα, διττοὺς καὶ τοὺς τῆς ἐκκρίσεως αὐτοῖς ἐτέμετο πόρους, τοὺς μεν τὰ κοῦφα κενώσοντας ἐπὶ τὸ ὑψηλότατον ἄγουσα, τοὺς δὲ τὰ βαρέα τε καὶ κάτω ῥέποντα κατάντεις ἐργασαμένη. ἀλλὰ τούτους μὲν πρὸς τῷ κατάντεις εὐρεῖς ἱκανῶς ἐδημιούργησε, μέλλοντάς γε δι᾽ πολλῶν καὶ παχέων ὑγρῶν οἷον ὀχετούς τινας ἔσεσθαι· τοὺς δ᾽ ἑτέρους αὖ πάλιν οἷον ὀπάς τινας λεπτὰς διετε-

fuccis attrahere; alterum vero, quod collecta haec excrementa tandem computrefcunt, eoque modo acriora fimul ac calidiora tandem reddita inflammationes, eryfipelata, herpetas, carbunculos, febres innumerabilemque aliorum morborum turbam exufcitant. Ne quid igitur ejusmodi accideret, et maxime in partibus principibus, natura magnam curam adhibuit, ut excrementa excernerentur. Quae quum genere fint duplicia, (alia enim funt vaporofa ac fumofa, alia autem velut aquofa ac limofa, quorum illa quidem fuo impetu naturali in fublime feruntur, haec autem deorfum, idque etiam ex fefe fuopte nutu ac pondere,) duplices et ipforum excretioni fecit meatus. Et eos quidem, qui levia erant vacuaturi excrementa, in altum duxit, qui vero gravia et deorfum repentia meatus erant vacuaturi, eos natura fecit declives, neque id folum, fed amplos etiam admodum effecit, ut qui multorum certe et eorundem crafforum humorum velut rivi quidam et canales erant futuri; alios vero contra velut foramina quaedam tenuia perforavit pro

τρήσατο τῇ λεπτότητι τῶν περιττωμάτων ἀναλόγως. ἀλλ' οἱ μὲν κατάντεις ἐγκεφάλου πόροι διά τε τῆς ὑπερῴας εἰς τὸ στόμα καὶ διὰ τοῦ τῶν ῥινῶν σώματος ἐξερεύγονται στόμασιν αἰσθητοῖς καὶ μεγάλοις αἰσθητὰ καὶ παχέα περιττώματα. τὰς δὲ τῆς ἀτμώδους περιττώσεως ἐκκρίσεις οὐκ ἀεὶ σαφῶς ἐστιν ἰδεῖν, οὔτε καθ' ὅλον τὸ σῶμα γινομένας, οὔτε διὰ τῆς κεφαλῆς, ὡς ἂν ὑπὸ λεπτότητος ἐνίοτε λανθανούσας. ἀλλ' ἐν μὲν τοῖς ὑγροῖς τε καὶ μαλακοῖς τοῦ σώματος μέρεσιν οὐδ' ἀποτέτακταί τις ἐξαίρετος ὁδὸς οὐδεμιᾷ τῇ τοιαύτῃ κενώσει, πεφυκότος γε δὴ παντὸς ὑγροῦ καὶ μαλακοῦ σώματος εἴκειν μὲν ἑτοίμως καὶ διΐστασθαι τοῖς μεθ' ὁρμῆς ὠκυτέρας δι' αὐτοῦ φερομένοις, ἀπελθόντων δ' αὖθις ἐκείνων συνέρχεσθαί τε καὶ συμφύεσθαι παραχρῆμα τὴν ἀρχαίαν ἀπολαμβάνον ἕνωσιν· ἐν δὲ τοῖς σκληροῖς σώμασιν, εἰ μὴ πρότερον ὁδός τις παρασκευασθείη, διεξελθεῖν οὐδὲν δύναται. ταῦτ' ἄρα κατὰ μὲν αὐτὸν τὸν ἐγκέφαλον καὶ τὰς μήνιγγας καὶ τὸ περὶ τὴν κεφαλὴν δέρμα πόρους ἀφωρισμένους εἰς ἀτμῶν κένωσιν

ratione tenuitatis excrementorum. Caeterum declives cerebri meatus tum per palatum in os, tum per corpus narium conſpicuis orificiis ac magnis ſenſibilia ac craſſa eructant excrementa: vaporoſi vero ſuperflui excretiones, tum quae per corpus univerſum, tum quae per caput fiunt, cernere plane ſemper non licet, ut quae prae tenuitate ſenſum nonnunquam effugiant. Porro in humidis quidem et mollibus corporis partibus nulla eſt praeſcripta certa quaedam ejusmodi excretioni via, quum humidum omne ac molle corpus cedere quidem expedite ac viam dare iis, quae impetu concitatiore per ipſum feruntur, praeteritis vero iis rurſus coire atque in priſtinam cohaerentiam repente coaleſcere ſoleat; in duris vero corporibus, niſi via quaedam prius ſit parata, tranſire per ea nihil poteſt. Ob eam igitur cauſam in ipſo quidem cerebro ac meningibus cuteque caput circumdante meatus vacuandis vaporibus diſtinctos non

οὔτ' ἀναγκαῖον ὑπάρχειν, οὔτ', εἴπερ ἦσάν τινες, οἷόν τ' ἦν αὐτοὺς αἰσθήσει διαγνῶναι, φθάνοντάς γε δὴ συνιζάνειν εὐθὺς ἅμα τῷ κενωθῆναι· κατὰ μέντοι τὸ κρανίον (οὕτω γὰρ ὀνομάζεται τὸ περὶ τὸν ἐγκέφαλον ὀστοῦν) αἰσθητὰς ὁδοὺς ἡ φύσις ἐτέμετο τοῖς ἀτμώδεσι τούτοις καὶ λιγνυώδεσι περιττώμασιν, οὐ μόνον διὰ τὴν εἰρημένην αἰτίαν τὴν κοινὴν ἁπάντων τῶν μορίων, ἀλλὰ καὶ διὰ τὴν ἀπὸ τῆς θέσεως ἰδίαν αὐτῷ προσερχομένην. ὑπέρκειται γὰρ ἁπάντων τῶν μερῶν ἐν τῷ σώματι ἡ κεφαλὴ, καθάπερ τις ὄροφος οἴκου θερμοῦ. πάντ' οὖν ὅσα λιγνυώδη τε καὶ ἀτμώδη περιττώματα τῶν ὑποκειμένων ἀναθέει, δεχομένη ταῦτα δαψιλεστέρας χρήζει τῆς κενώσεως. ἀλλ' ἐπεὶ τὸν ἐγκέφαλον ἀναγκαῖον ἦν ἀσφαλεῖ φρουρεῖσθαι περιβόλῳ, καὶ διὰ τοῦθ' ἡ φύσις οὐ δέρματι μόνῳ, καθάπερ ἐν τοῖς κατὰ τὴν γαστέρα, τὴν φυλακὴν ἐπίστευσεν, ἀλλ' οἷον κράνος τι πρότερον αὐτῷ περιέβαλε τὸ πρὸ τοῦ δέρματος ὀστοῦν, οὐ μόνον τῆς δαψιλεστέρας παρὰ τὰ λοιπὰ μόρια κενώσεως, [507] ἀλλ' οὐδὲ τῆς μετρίας εὐπορήσειν

fuit neceſſe conſtitui, neque, ſi conſtituti quidam fuiſſent, ſenſu dignoſci potuiſſent, ut qui facta vacuatione ſtatim conſidant; in cranio vero (ſic enim nominatur id os, quod totum ambit cerebrum) conſpicuas ac ſenſiles vias natura vaporoſis his ac fuliginoſis excrementis ſecuit, non modo propter cauſam praedictam, quae ſane partibus omnibus eſt communis, verum etiam ob privatam, quae ſibi a ſitu ipſo accedit; nam partibus corporis omnibus caput, velut tectum quoddam calidae domui, eſt ſuperpoſitum. Quo ſit, ut, quum omnia, quae a partibus ſubjectis ſurſum efferuntur, ſuliginoſa ac vaporoſa excrementa caput excipiat, largiore egeat vacuatione. At quoniam cerebrum ipſum ſepto forti muniri erat neceſſe, ob eamque cauſam natura non cuti ſoli, quo modo partes ad ventriculum attinentes, hujus cuſtodiam concredidit, ſed velut quandam galeam os ipſi ante cutem circumpoſuit, non ſolum non copioſiorem reliquis partibus corporis evacuationem, ſed ne mediocrem quidem

ἔμελλεν, εἰ μὴ πολλὰς ἀναπνοὰς αὐτῷ παρεσκεύασεν, ἅμα μὲν σηραγγοειδὲς ἐργασαμένη τὸ τῆς κεφαλῆς ὀστοῦν, ἅμα δὲ καὶ συνηρθρωμένον ποικίλως ταῖς ὀνομαζομέναις ῥαφαῖς· ἃς εἰ μέν τις οἶδεν, ὁποῖαί τινές εἰσιν, ἤδη γινώσκει τὸ πᾶν, εἰ δ᾽ οὐκ οἶδεν, ἐπέσθω τῷ λόγῳ. τῶν συναπτομένων ὀστῶν εἰς γένεσιν ῥαφῆς ἑκάτερον ἐναλλὰξ ἔχει κειμένην ἐξοχὴν κοιλότητος· καὶ ἔστιν ἡ μὲν ἐξοχὴ παραπλησία μάλιστα τὸ σχῆμα τοῖς ἐπὶ τῶν δακτύλων ὄνυξιν, ἡ δ᾽ αὖ κοιλότης ἀκριβὴς ἐστιν ἕδρα τοῦ τοιούτου σχήματος. ἑκάτερον οὖν τῶν ὀστῶν ὑποδεχόμενον ταῖς κοιλότησι τὰς ἐξοχὰς θατέρου τὸ σύμπαν σχῆμα τῆς διαρθρώσεως ὁμοιότατον ἀπεργάζεται δυοῖν πριόνοιν ἀντιβαινόντων ἀλλήλοις κατὰ τοὺς ὀδόντας ἀκριβεῖ συνθέσει. καὶ δῆλον ὡς ὑπὲρ ἀσφαλείας τοῦ μή ποτε κινηθὲν σφοδρῶς διαστῆναι τοῦτον ἐκτήσατο τῆς συνθέσεως τὸν τρόπον. οὕτω γοῦν καὶ οἱ τέκτονες συχνοῖς γόμφοις πολλάκις συμπηγνύντες ὄργανα τινα δύσλυτον αὐτῶν ἀπεργάζονται τὴν ἁρμονίαν· καὶ

erat habiturum, nisi multas ipsi transpirationes comparasset, simul quidem os capitis efficiens cavernosum, simul et suturis, quas vocant, varie coarticulatum; quas si quis novit, qualesnam sint, jam rem omnem tenet, quod si non novit, credat huic orationi. Ossium, quae ad suturae generationem adaptantur, utrumque eminentiam habet et cavitatem, non una serie, sed situ alternantes. Est autem eminentia quidem figura unguibus digitorum potissimum assimilis, cavitas vero sedes est hujusmodi figurae commensurata. Utrumque igitur os suis cavitatibus alterius eminentias excipiens totam figuram dearticulationis efficit duabus serris ex adverso in sese ad dentes exacta compositione ingredientibus simillimam; quem modum compositionis certum est quod et commissurae securitatis causa obtinuerunt, ne quando mota vehementer diducantur ac dissiliant. Sic certe et fabri lignarii crebris claviculis plerumque instrumenta quaedam compingentes, illorum compagem ac coagmentationem solutu efficiunt difficillimam. Atque

τοῦτο δεύτερον ἂν εἴη παράδειγμα τῆς συντάξεως αὐτῶν ἐπὶ προτέρῳ τῷ τῶν ἀντιβαινόντων ἀλλήλοις πριόνων. καὶ μὴν καὶ τοῖς ἐκ πλειόνων ῥακῶν συνεῤῥαμμένοις ἱματίοις εἰκάζων τὴν σύνθεσιν οὐκ ἂν ἁμαρτάνοις. ὅθεν, οἶμαι, καὶ ῥαφὰς αὐτὰς ὠνόμαζον οἱ παλαιοὶ, καὶ νῦν ἔτι μένει τοὔνομα. τί δὴ οὖν οὐχ, ὥσπερ τὸ κατὰ τὴν ὑπερῴαν ὀστοῦν, οὕτω καὶ τὸ τῆς κεφαλῆς λεπτοῖς τρήμασιν οἷον ὀπαῖς τισι διέτρησεν ἡ φύσις; ἢ διὰ τί ταῖς σήραγξιν αὐτοῦ μόναις οὐκ ἠρκέσθη; ὅτι ταύτας μὲν ἀναγκαῖον ἦν ἑκατέρωθεν εἰς λείαν καὶ πυκνὴν ὀστοῦ τελευτῆσαι λεπίδα, μελλούσας γε γειτνιάσειν ἔνδοθεν μὲν ταῖς μήνιγξιν, ἔξωθεν δ᾽ ὑμένι τῷ περικρανίῳ καλουμένῳ, διαιρεθῆναι δ᾽ εἰς πλείω τὸ τῆς κεφαλῆς ὀστοῦν ἑτέρου τινὸς ἕνεκεν, ὡς ἐν τῷ πρὸ τούτου δέδεικται γράμματι. εἴπερ οὖν αἱ μὲν σήραγγες ἀκάλυπτοι μείνασαι κατέξυόν τ᾽ ἂν καὶ διετίτρωσκον ταῖς τραχύτησι τὰ γειτνιῶντα, τὸ δὲ τὴν ἔξωθεν αὐτῶν λεπίδα κατατιτράναι περιττὸν ἦν, μέλλουσάν γε διαιρήσειν εἰς πολλὰ τὸ τῆς κεφαλῆς ὀστοῦν,

ſecundum hoc tibi fuerit exemplum conſtructionis ipſorum oſſium praeter primum, quod attulimus, de ſerris in ſeſe e contrario ingredientibus. Quin et veſtimentis ex pluribus pannis laceris conſutis compoſitionem hanc comparans haudquaquam aberraveris; unde et veteres *medici* (ut ego arbitror) ſuturas ipſas appellarunt, quod nomen hunc usque in diem retinent. Quid igitur natura non, ut palati os, ita et capitis tenuibus foraminibus quaſi cavernulis quibusdam pertudit? aut cur cavernis ipſius ſolis non fuit contenta? Quia has quidem erat neceſſe utrinque in laevem ac denſam oſſis ſquamam deſinere, vicinas intrinſecus quidem meningibus futuras, extrinſecus vero membranae, quam pericranium appellant. Porro quod alia etiam cauſa eſſet, cur capitis os in multas partes dividi eſſet neceſſe, libro ſuperiore monſtravimus. Si igitur cavernae quidem ſine tegumento relictae membranas ſua aſperitate erant abraſurae ae vulneraturae, externam autem eorum ſquamam perforare erat ſuperfluum, ut quae capitis os tunc in multa erat

εὐλόγως ταῖς ῥαφαῖς εἰς διαπνοὴν συνεχρήσατο. βέλτιον γάρ ἐστιν, ὡς πολλάκις ἐπιδέδεικται, δι' ἐλαττόνων ὀργάνων ἐνεργείας τε καὶ χρείας πλείους ἐπιτελεῖσθαι τοῦ διὰ πλειόνων ἐλάττους. ὁ μὲν οὖν πρὸ τούτου λόγος ἐπέδειξε συνῆφθαι δεῖν τὸν μὲν περικράνιον ὑμένα τῇ παχείᾳ μήνιγγι, καὶ διὰ τοῦτο χρῆναι γενέσθαι τὰς ῥαφάς· ὁ δὲ δὴ νῦν ἑστὼς οὑτοσὶ δευτέραν αὐτῶν ἐξηγεῖται χρείαν. εἴη δ' ἂν καὶ τρίτη τις, ἡ τῶν διεκπιπτόντων ἀγγείων τῶν λεπτῶν, οἷς καὶ αὐτοῖς ἂν ἀνάλογον ἐπεποιήκει τρήματα, καθάπερ καὶ τοῖς παχέσιν, εἰ μὴ τὴν τῶν ῥαφῶν γένεσιν ἀναγκαίαν ἰδοῦσα συνεχρήσατο αὐτῇ καὶ πρὸς τοῦτο. τὰ μὲν οὖν παχύτερα τῶν αἰθαλωδῶν περιττωμάτων διὰ τούτων κενοῦται μόνων, τοῖς λεπτοτέροις δὲ καὶ αὐτὸ τὸ κρανίον ἐστὶ βάσιμον· ἦν δὲ ἂν καὶ τοῖς παχυτέροις, ὅσον ἐπὶ ταῖς σήραγξιν, εἰ μὴ λείαν ἐχρῆν αὐτοῦ, καθάπερ εἴρηται, τὴν ἑκατέρωθεν ἐπιφάνειαν γενέσθαι.

Κεφ. β'. [508] Καὶ μὴν δόξειεν ἂν ἴσως τινὶ μά(463)την

divifura, merito natura his futuris ad tranfpiratum eft fimul ufa. Satius enim eft (ut faepe fuit demonftratum) per pauca inftrumenta actiones atque ufus multos perfici, quam paucas per plura. Proinde libro quidem fuperiore oftendimus, pericranium membranam craffae meningi connecti oportere, ob eamque caufam futuras oportuiffe comparari; hoc autem libro, qui nunc eft in manibus, fecundum earum explicamus ufum. Fuerit vero et tertius quidam, qui ad vafa tenuia excidentia pertinet: quibus et ipfis congruentia feciffet foramina, quemadmodum et craffis, nifi futurarum generationem profpiciens neceffariam, ea ad hanc rem fimul ufa etiam fuiffet. Craffiora igitur fuliginoforum excrementorum per has folas futuras vacuantur, quandoquidem tenuioribus vel cranium ipfum eft pervium; effet autem et craffioribus pervium, quantum ad cavernas attinet, nifi laevem (ut diximus) utrinque fuperficiem ejus effe oportuiffet.

Cap. II. At vero cranium quibusdam forte videbi-

Ed. Chart. IV. [508.]　　　　　　　　　　Ed. Baf. I. (463.)

γεγονέναι σηραγγῶδες τὸ κρανίον, οὐδὲν δεομένων τῶν ῥαφῶν διά τε τὸ πλῆθος σφῶν αὐτῶν καὶ τὸ μέγεθος οὐδ᾽
ὑφ᾽ ἑνὸς ἄλλου βοηθεῖσθαι πρὸς διαπνοήν. ἐνταῦθα οὖν
πάλιν τὸ καὶ δι᾽ ἄλλην τινὰ χρείαν τοιοῦτον αὐτὸ δεῖν γεγονέναι δεικνύειν ἀναγκαῖον, καίτοι γ᾽ ἠπειγόμην ἐπὶ τοὺς τῶν
παχέων περιττωμάτων ἐκκριτικοὺς πόρους ἤδη μεταβαίνειν,
ἵνα μὴ μακρὸς ὁ προκείμενος γίγνοιτο λόγος ὑπὸ τῶν ἑκάστοτε παρεμπιπτόντων αὐτῷ. τοῦτ᾽ οὖν ἔτι μόνον προσθεὶς
ἐπὶ τὸ προκείμενον αὖθις ἐπάνειμι. εἰ μὲν δὴ πυκνὸν ἅμα
καὶ λεπτὸν ἐποίησε τὸ ἄνωθεν ὀστοῦν ἅπαν ἡ φύσις, οὐδὲν
ἂν οὕτω πλέον εἰς ἀσφάλειαν ἦν τοῖς ὑποκειμένοις, τῶν τιτρωσκόντων αὐτὸ ῥᾳδίως εἴσω διϊκνεῖσθαι δυναμένων διὰ
τὴν τῆς ὁδοῦ βραχύτητα· εἰ δ᾽ ἅμα πυκνὸν καὶ παχύ, ἄχθος
ἂν ἦν ἅπαντι τῷ ζώῳ, καθάπερ εἰ καὶ νῦν τις ἐπιδήσας τῇ
κεφαλῇ βάρος ὁτιοῦν ἀφαιροίη μηδέποτε. λοιπὸν οὖν ἔτι
τὸ τρίτον ἦν, μήτε λεπτόν, μήτε πυκνόν, ἀλλὰ παχὺ μὲν,
ἀραιὸν δὲ καὶ σηραγγῶδες ἐργάσασθαι. οὕτω γὰρ οὔτε

tur fruſtra factum fuiſſe cavernoſum, quum futurae propter ipſarum multitudinem ac magnitudinem nihil alieno
anxilio ad tranſpirationem indigeant. His itaque rurſus
oſtendere eſt neceſſe, propter alium quendam uſum ejusmodi ipſum eſſe oportuiſſe, quanquam properabam jam
ad meatuum, per quos excrementa craſſa excernuntur,
expoſitionem, ne praeſens liber ab iis, quae ſubinde incidunt, fieret prolixior. Hoc itaque ſolum adhuc cum
adjecero, ad propoſitum revertar. Si igitur natura denſum ſimul ac tenue totum os ſuperius feciſſet, quae
ſubſunt partes, nihil plus ex ea conſtructione ad ſecuritatem fuiſſent aſſecutae, quum ea, quae id vulnerant,
intro facile penetrare potuiſſent propter viae brevitatem;
ſin vero craſſum ſimul ac denſum, oneri fuiſſet toti
animali, quemadmodum ſi quis nunc capiti ſuo onus
aliquod alliget, perpetuoque id geſtet. Reliquum igitur
adhuc erat tertium, ut neque tenue, neque denſum, ſed
craſſum quidem, rarum tamen ac cavernoſum eſſet. Eo

βαρύνειν ἔμελλεν, οὔτε τὴν ἐπὶ τὸν ἐγκέφαλον ὁδὸν τῶν τιτρωσκόντων αὐτὸ βραχεῖαν ἀπεργάσασθαι. καὶ δὴ τοιοῦτο γέγονε διὰ ταῦτα τὰ νῦν λεχθέντα, καίτοι καὶ τῆς διαπνοῆς ἕνεκα.

Κεφ. γ'. Πάλιν οὖν ὁ λόγος ἐπὶ τὸ λοιπὸν γένος τῶν ἐκκαθαιρόντων τὸν ἐγκέφαλον πόρων ἐπανελθὼν ἐξηγείσθω τὴν ἐν τούτοις τέχνην τῆς φύσεως. ἀλλὰ περὶ μὲν τῶν δύο τῶν εἰς τὰς ῥῖνας ἡκόντων ἐν τῷ πρὸ τούτου δεδήλωται γράμματι. τῶν δ' ἄλλων δυοῖν τῶν εἰς τὴν ὑπερῴαν καθηκόντων ὁ μὲν ἐκ τοῦ πυθμένος τῆς μέσης κατὰ τὸν ἐγκέφαλον κοιλίας ὁρμηθεὶς εἰς τὸ κάταντες φέρεται, ὁ δ' ὑπόλοιπος ἄρχεται μὲν ἀπὸ τοῦ συνάπτοντος πόρου τὸν ἐγκέφαλον τῇ παρεγκεφαλίδι, φέρεται δ' ἐπὶ τὸν ἕτερον εἰς τὸ κάτω λοξός. ἡνίκα δὲ πρῶτον εἰς ταὐτὸν ἀλλήλοις ἀφίκωνται, δέχεταί τις ἀμφοτέρους χώρα κοινὴ, κοίλη καὶ κατάντης. κύκλος μὲν ἀκριβής ἐστιν αὐτῆς τὸ ἄνω χεῖλος· ἐντεῦθεν δ' ἀεὶ καὶ μᾶλλον στενουμένη καταφύεται εἰς ὑποκείμενον ἀδένα, πεπλατυσμένῃ σφαίρᾳ παραπλή-

enim modo neque gravaturum erat, neque viam in cerebrum brevem vulnerantibus fefe erat daturum. Factum igitur tal eft propter ea, quae nunc funt dicta, atque adeo ob transpirationem.

Cap. III. Rurfus igitur ad reliquum genus meatuum cerebrum purgantium reverfi naturae in his artificium explicemus. At de duobus quidem, qui ad nares perveniunt, proximo libro tractavimus; reliquorum vero duorum, qui ad palatum defcendunt, alter quidem ex fundo medii cerebri ventriculi profectus fertur deorfum, reliquus vero emergit quidem a meatu, qui cerebrum cerebello connectit, fertur autem obliquus deorfum verfus alterum: quum vero primum in idem fimul convenerint, locus quidam communis utrosque excipit cavus ac declivis, cujus labrum fupernum abfolutus eft circulus; inde autem femper magis ac magis arctatus defcendens in fubjectam glandulam inferitur amplae fphaerae fimi-

σιον, αἰσθητὴν ἔχοντα καὶ αὐτὸν κοιλίαν. ἐκδέχεται δὲ τοῦτον ἠθμῷ τινι προσεοικὸς ὀστοῦν, εἰς τὴν ὑπερῴαν περαῖνον. αὕτη μὲν ἡ τῶν παχέων περιττωμάτων ὁδός. ἡ χρεία δ' ἑκάστου τῶν κατ' αὐτὴν ὀργάνων δήλη μὲν ἤδη, κᾂν ἐγὼ μὴ λέγω, ἀλλ' ὡς μηδὲν ἐπιδεὲς ἔστω τοῦ λόγου. ἡ μὲν οὖν ὑποδεχομένη τοὺς πόρους κοιλότης, ἣν οἱ μὲν ἀπὸ τοῦ σχήματος πύελον, οἱ δὲ ἀπὸ τῆς χρείας χοάνην ὀνομάζουσιν, ἐκ μὲν τῶν ἄνω μερῶν οἷον δεξαμενῆς τινος ἐπέχει χρείαν, ἐκ δὲ τῶν κάτω, καθάπερ αὐτὸ τὸ ὄνομα ἐνδείκνυται, χοάνην μιμεῖται· διατέτρηται γὰρ εἰς τὸ κάταντες μέχρι τῆς κατὰ τὸν ἀδένα κοιλίας. ἐπεὶ δ' ἄνωθεν μὲν ἐχρῆν αὐτὴν αὐτῷ τῷ ἐγκεφάλῳ συνῆφθαι, κάτωθεν δ' εἰς τὸν ἀδένα καταφύεσθαι, δεόντως ὑμενώδης ἐγένετο. περιέχοντος δὲ καὶ αὐτὸν τὸν ἐγκέφαλον ὑμένος λεπτοῦ, τῆς χοριοειδοῦς μήνιγγος, οὐκ ἦν εὔλογον ἄλλον τινὰ σύνδεσμον αὐτῇ ζητεῖν πρὸς τὸν ἐγκέφαλον. [509] δεόντως οὖν μοῖρά τις ἀπὸ τῆς μήνιγγος ταύτης ἀποταθεῖσα τὸ σῶμα τῆς πυέλου

lem manifeftamque cavitatem habentem; excipit autem hunc os cribro cuidam fimile, in palatum defines. Haec igitur eft crafforum fuperfluorum via. Ufus autem cujusque inftrumentorum, quae viae ipfi infunt, perfpicuus quidem jam eft, etiamfi filentio ipfum praeteream; referam tamen, ne quid hîc defideretur. Cavitas igitur, quae meatus hos excipit, quam nonnulli a figura pelvim, alii ab ufu infundibulum nominant, fupernis quidem partibus quafi cifternae cujusdam habet ufum, infernis autem (ut et nomen ipfum indicat) infundibulum imitatur; parte autem inferna meatum habet fenfibilem usque ad glandulam ventriculi. Quoniam autem hoc infundibulum cerebro ipfi fuperne conjungi oportebat, inferne autem in glandulam defcendendo inferi, convenienter membranofum extitit. Ad haec, quum cerebrum ipfum membrana tenuis, meninx fcilicet chorioides contineat, non erat confentaneum ligamentum aliud choanae cum cerebro requirere. Convenienter igitur portio quaedam ab hac meninge protenfa corpus pelvis hujus conftituit.

συνεστήσατο. περὶ δὲ τῆς κατὰ τὸν ἐκδεχόμενον αὐτὴν ἀδένα χρείας, ὅτι μὲν διηθεῖ τὰ περιττώματα, πρόδηλον καὶ οὐδὲν τοῦτο μέγα τοῖς ἀνατομικοῖς ἔγνωσται. διὰ τί δ᾽ οὐκ εὐθὺς ἐκ τῆς χοάνης ἐκπίπτει τοῖς κατὰ τὴν ὑπερῴαν τρήμασιν, ἄξιον ὂν ζητεῖσθαι παραλείπουσιν, ὥσπερ οὖν καὶ περὶ τῶν κατὰ τὰς ῥῖνας ἠθμοειδῶν ὀστῶν. οὐ γὰρ οὖν οὐδ᾽ ἐκεῖνα τίνος ἕνεκα γέγονεν, εἴρηται πρὸς αὐτῶν, ἀλλ᾽ αὐτὸ δὴ τοῦτο μόνον, ὡς ἠθεῖ τὰ περιττώματα, λέγοντες ἱκανὸν εἶναι νομίζουσιν· ὅτι δ᾽ ἄμεινον ἦν αὐτοῖς ἠθεῖσθαι, καὶ οὐκ εὐθὺς ἐκπίπτειν, παντελῶς παραλελοίπασιν. ἀλλ᾽ ἡμεῖς αὐτό γε τοῦτο προσθέντες ἐδείξαμεν, ὡς οὐκ ἠθμοειδῆ βέλτιον, ἀλλὰ σπογγοειδῆ καλεῖν αὐτὰ, καὶ ὡς Ἱπποκράτης οὕτως εἴκαζε. κατὰ μὲν οὖν τὰς ῥῖνας ἑτοιμοτέρας οὔσης τῆς βλάβης, μεγάλα τε γέγονε τὰ προβλήματα ταῦτα καὶ ὄστινα καὶ μέχρι πλείστου παρήκοντα· κατὰ δὲ τὴν ὑπερῴαν, ὡς ἂν εἰς στόμα περαινόντων τῶν τρημάτων καὶ προσέτι καλυφθησομένων ἔνδοθεν ὑμένι παχεῖ,

Porro quod ad ufum glandulae infundibulum excipientis attinet, fatis liquet, quod excrementa tranfcolat; quod commodum magnum anatomicis eft ignoratum. Cur autem non ftatim ex choana feu infundibulo excidant per palati foramina, cum requirere effet aequum, hoc praetermittunt; quemadmodum et de offibus narium, quae ethmoidea feu cribrofa appellantur: neque enim, cujus rei gratia facta haec fint, ab eis proditum eft, fed id tantummodo dixiffe, quod tranfcolant ipfa fuperflua, fatis effe putant; quod vero fatius fuit ea tranfcolari, neque protinus excidere, omnino praetermiferunt, id quod nos antea fane oftendimus. Ad haec quod non cribrofa fed fpongiofa nominare haec offa melius atque aptius effet, quodque hoc modo etiam Hippocrates comparabat, indicavimus. Quum igitur nares promptius laederentur, magna facta funt haec propugnacula et offea longiffimeque porrecta; in palatum vero, ceu in os foraminibus definentibus craffaque praeterea membrana

μεγάλων οὐκ ἔδει τῶν στεγασμάτων, ἀλλ᾽ ἤρκει τὰ τρία ταῦτα, ὅ τ᾽ ἀδὴν καὶ τὸ ὀστοῦν καὶ ὁ ὑμήν. ὅτι δ᾽ ἐκτὸς ἤδη τῆς παχείας μήνιγγός ἐστιν ὁ ἀδὴν οὗτος, οἶμαι δῆλον εἶναι, κἂν ἐγὼ μὴ λέγω, καὶ ὡς τοσοῦτόν γε τὸ διάστημά ἐστι τοῦ κατὰ τὴν ὑπερῴαν ὀστοῦ πρὸς τὴν μήνιγγα, ὅσον περ καὶ τὸ τοῦ ἀδένος βάθος. καίτοι γ᾽ οὖν εὔλογον ἂν εἴη λέγειν ἤδη, τίνα ποθ᾽ ἡ φύσις ἐν ταύτῃ τῇ χώρᾳ κατέθετο σώματα. ὅτι μὲν γὰρ πασῶν ἐστιν ἀσφαλεστάτη τῶν καθ᾽ ὅλον τοῦ ζώου σῶμα, πρόδηλον, ἄνωθεν μὲν ὑπερκειμένου τοῦ τ᾽ ἐγκεφάλου παντὸς καὶ τοῦ κρανίου, κάτωθεν δὲ τοῦ τε κατὰ τὴν ὑπερῴαν ὀστοῦ καὶ τοῦ στόματος, ὥστε φθάσειεν ἂν ἀποθανεῖν πολλάκις τὸ ζῶον, εἰ οἷόν τε, πρὶν ἀφικέσθαι τινα βλάβην ἀπὸ τῶν ἔξωθεν προσπιπτόντων εἰς ταῦτα τὰ μέρη.

Κεφ. δ΄. Τὸ δὲ καλούμενον ὑπὸ τῶν ἀνατομικῶν δικτυοειδὲς πλέγμα μέγιστον θαῦμα τῶν ἐνταυθοῖ τέτακται, περιλαμβάνον μὲν ἐν κύκλῳ καὶ αὐτὸν τὸν ἀδένα, παρῆκον δὲ καὶ εἰς τοὐπίσω μέχρι πλείστου. πᾶσα γὰρ

intrinſecus operiendis, non fuit opus magnis tegumentis, ſed tria haec ſuffecerunt, glandula, os, membrana. Quod autem extra craſſam meningem ſit glandula iſta, perſpicuum eſſe arbitror, etiamſi non addidero. Adde huc, quod tantum eſt intervallum inter os palati et craſſam meningem, quanta eſt glandulae profunditas. Jam vero conſentaneum certe fuerit recenſere, quaenam corpora hoc in loco natura collocarit. Perſpicuum enim eſt, quod omnium, quae in toto ſunt corpore, locorum hic eſt tutiſſimus, quum parte quidem ſuperiore cerebrum totum ac cranium ſuperjaceant, inferiore autem os palati ſit atque os ipſum; proinde, ſi fieri poſſet, animal prius ſaepe moreretur, quam ab iis, quae extrinſecus incidunt, offenſio aliqua partes has violaret.

Cap. IV. Itaque quod anatomici nuncupant plexum retiformem, maxime omnium, quae illic ſunt, admirabile, ibi eſt collocatum, complectens quidem in orbem et ipſam glandulam, pertingens autem retro longiſſime,

ὀλίγου δεῖν ἡ τοῦ ἐγκεφάλου βάσις ὑποτεταγμένον ἔχει
τοῦτο τὸ πλέγμα. ἔστι δ᾽ οὐχ ἁπλοῦν τὸ δίκτυον, ἀλλ᾽
ὡς εἰ καὶ ταῦτα τὰ δίκτυα τῶν ἁλιέων πλείω λαβὼν ἐπ᾽
ἀλλήλοις ἐκτείναις. πρόσεστι δὲ τῷ τῆς φύσεως ἐκείνῳ δι-
κτύῳ τὸ τὰς ἐπιβολὰς ἀεὶ θατέρου συνῆφθαι θατέρῳ, καὶ
μὴ δύνασθαι μόνον ἐν ὁτιοῦν λαβεῖν ἐξ αὐτῶν· ἕπεται
γὰρ καὶ τὰ ἄλλα τῷ ληφθέντι κατὰ στοῖχον, ἁπάντων ἐξῆς
ἀλλήλοις συνημμένων. οὐ μὴν οὐδὲ τῇ λεπτότητι τῶν συντεθέντων οὐδὲ τῇ πυκνότητι τῆς συνθέσεως ἔχοις ἂν αὐτῶν παραβαλεῖν οὐδὲν τῶν ἀνθρωπείων τούτων δικτύων.
οὐ μὴν οὐδ᾽ ἐξ ὕλης τῆς ἐπιτυχούσης γέγονεν, ἀλλὰ τῶν
ἀπὸ τῆς καρδίας ἐπὶ τὴν κεφαλὴν ἀναφερομένων ἀρτηριῶν
τὴν μὲν μεγίστην μοῖραν ἡ φύσις ὑπεβάλετο τῷ θαυμαστῷ
τούτῳ πλοκάμῳ. βραχεῖαι γάρ τινες αὐτῶν ἀποβλαστήσεις
εἴς τε τὸν τράχηλον καὶ τὸ πρόσωπον καὶ τἀκτὸς τῆς κεφαλῆς ἀπεχώρησε μόρια. τὸ δ᾽ ἄλλο πᾶν, ὃ ὄρθιον ἐξ ἀρχῆς
ἐγένετο, διά τε τοῦ θώρακος καὶ τοῦ τραχήλου πρὸς τὴν
κεφαλὴν ἀναφερόμενον, ὑπεδέξατο μὲν εὐμενῶς ἡ ταύτῃ

toti enim propemodum cerebri baſi plexus hic ſubjicitur.
Eſt autem non ſimplex rete, ſed ejusmodi, ut ſi vulgaria
haec piſcatorum retia plura alia aliis cumulata ſuperji-
cias. Ineſt tamen naturali huic reti id eximium, quod
alterius replicationes alterius replicationibus ſint connexae, quodque ex ipſis ſejunctum nihil omnino capere
queas; quum enim omnia ſerie continua inter ſe ſint
connexa, id unum, quod ceperis, alia ſequuntur. Nec
vero, quibus homines uti ſolent, retia cum his inter ſe
compoſitis tenuitate ac totius compoſitionis denſitate
contendere queant. Nec certe ex quavis materia conflatum eſt, ſed natura maximam portionem earum arteriarum, quae a corde ſurſum ad caput feruntur, materiam plexui huic mirabili ſubjicit. Nam exiguae quaedam ab ipſis propagines in collum ac faciem partesque
capitis externas digreſſae ſunt; reliquum autem omne
rectum a principio factum eſt, per thoracem ac collum
ſublime ad caput tendens, atque excipit quidem amice

μοῖρα τοῦ κρανίου, [510] καὶ διατρηθεῖσα παρέπεμψεν ἀλύπως εἴσω τῆς κεφαλῆς· ὑπεδέδεκτο δὲ κἂν ἡ μῆνιγξ ἡ παχεῖα, καὶ κατ' εὐθὺ τῆς ἐκείνων ὁρμῆς ἤδη διετέτρητο· καὶ δόκησις ἦν ἐκ τούτων ἁπάντων, ἐπείγεσθαι πρὸς τὸν ἐγκέφαλον αὐτάς. ἀλλ' οὐκ ἄρα τοῦθ' οὕτως εἶχεν. ὑπερβᾶσαι γὰρ τὸ κρανίον, ἐν τῇ μεταξὺ χώρᾳ τούτου τε καὶ τῆς παχείας μήνιγγος πρῶτα μὲν ἐσχίσθησαν εἰς πολλὰς πάνυ σμικρὰς καὶ λεπτὰς ἀρτηρίας. ἑξῆς δὲ τὸ μέν τι πρόσω τῆς κεφαλῆς, τὸ δ' ὀπίσω, τὸ δ' εἰς ἀριστερὰ, τὸ δ' εἰς δεξιὰ δι' ἀλλήλων φερόμεναί τε καὶ περιπλεκόμεναι πάλιν ἑτέραν δόκησιν ἐναντίαν παρέσχον, ὡς ἐπελάθοντο τῆς ἐπὶ τὸν ἐγκέφαλον ὁδοῦ. ἀλλ' οὐκ ἄρ' οὐδὲ τοῦτ' ἀληθὲς ἦν. αὖθις γὰρ (464) ἐκ τῶν πολλῶν ἐκείνων ἀρτηριῶν ὥσπερ ἐκ ῥιζῶν εἰς πρέμνα τῆς συναγωγῆς γενηθείσης, ἐξέφυ ζεῦγος ἀρτηριῶν ἕτερον, ἴσον τῷ κατ' ἀρχὰς ἀνιόντι, καὶ οὕτως ἤδη διὰ τῶν τῆς παχείας μήνιγγος τρημάτων εἰς τὸν ἐγκέφαλον ἔδυ. τί δὴ τοῦτ' ἔστι τὸ θαῦμα, καὶ τίνος ἕνεκεν

quae ea parte eſt cranii portio, et foramine in ſeſe aperto, intra caput ſine moleſtia deducit; excepiſſet autem et craſſa meninx, et ſecundum impetus atque aſcenſus illarum rectitudinem jam pertuſa erat, opinarique quis ex his omnibus potuiſſet, ipſas ad cerebrum properare. At non erat ita; cranium enim praetergreſſae medio inter hoc quidem et craſſam meningem loco primum quidem dividuntur in crebras easque exiguas admodum ac tenues arterias; tum autem pars ipſarum in capitis anteriora, aliae in poſteriora, aliae ad laevam, aliae ad dextram feruntur inter ſeſe mutuo complexae, ut rurſum aliam priori contrariam de ſe praebeant opinionem, quod ſcilicet ire ad cerebrum ſint oblitae. At non ita ne hoc quidem ſe habet; nam poſtea ex multis illis arteriis velut radicibus in truncum coaleſcentibus conjugatio alia arteriarum enaſcitur, ei, quae initio a corde ſurſum ferebatur, aequabilis; eoque modo jam per craſſae meningis foramina cerebrum ſubit. Caeterum quodnam tandem ſit hoc miraculum, et ad quem uſum

πρὸς τῆς μηδὲν εἰκῆ δημιουργούσης ἐγένετο φύσεως; εἰ τῶν, ὁπότε ἐξηγούμεθα τά θ' Ἱπποκράτους καὶ Πλάτωνος δόγματα, λελεγμένων τε καὶ ἀποδεδειγμένων ἀναμνησθείης, ἐκείνοις τ' ἂν κἀνθένδε πίστιν οὐ σμικρὰν πορίσαιο, καὶ τὴν χρείαν ῥᾳδίως ἐξευρήσεις τούτου τοῦ πλέγματος. ἔνθα γὰρ ἀκριβῶς κατεργάσασθαι τὴν ὕλην ἡ φύσις βούλεται, πολυχρόνιον αὐτῆς διατριβὴν ἐν τοῖς τῆς πέψεως ὀργάνοις παρασκευάζει. δέδεικται μὲν οὖν καὶ τοῦτο αὐτὸ ἐν ἑτέροις ἤδη πλείοσιν· εἰς δὲ τὰ παρόντα τῆς κιρσοειδοῦς ἕλικος, ἐν ᾗ τὸ πρὸς τὴν τοῦ σπέρματος γένεσιν ἐπιτήδειον αἷμα καὶ πνεῦμα παρασκευάζεται, μνημονεύσασιν ἡμῖν ἀποχρήσει παράδειγμα ποιῆσαί τι πρὸς τὰ παρόντα. φλέβες γὰρ ἐν ἐκείνῃ καὶ ἀρτηρίαι πολυειδῶς ἑλίττονται, κατὰ μὲν τὰ πρῶτα μέρη τῶν ἑλίκων εἰλικρινὲς αἷμα περιέχουσαι· κατὰ δ' αὖ τὰ τελευταῖα τὰ πρὸς αὐτοῖς τοῖς ὄρχεσιν οὐκέτ' ἐρυθρὸς ἀκριβῶς, ἀλλ' ἤδη λευκότερός πώς ἐστιν ὁ ἐν αὐτοῖς περιεχόμενος χυμὸς, ὀλίγον ἔτι δεόμενος εἰς συμπλήρωσιν οὐσίας σπέρματος, ὃ παρὰ τῶν ὄρχεων αὐτῶν προς-

a natura nihil temere agente factum ſit, ſi recordaris eorum, quae, dum Hippocratis ac Platonis dogmata explicaremus, diximus atque demonſtravimus, illinc fidem non mediocrem ad haec tibi ſumpſeris, facileque uſum plexus hujus repereris. Ubi enim natura exacte materiam vult conficere, diuturnam ei moram in coctionis inſtrumentis comparat. Id ipſum namque pluribus aliis locis demonſtravimus; quod autem ad praeſens inſtitutum attinet, ſat erit flexus variciformis, in quo ſanguis ac ſpiritus ad ſeminis generationem accommodi praeparantur, meminiſſe, indeque exemplum quoddam ad praeſentia explicanda ſumere. Nam venae et arteriae in illo flexu multiplici contorquentur, in primisque flexuum partibus ſanguinem ſincerum continent, qui certe in ultimis flexibus ad ipſos teſticulos non amplius ruber plane eſt, ſed jam quodam modo albicat ſuccus is, qui in ipſis continetur, exiguum adhuc requirens ad perfectam ſubſtantiae ſeminis generationem, quod ei a

λαμβάνει. ἀλλ᾽ ὅσῳ τὸ κατὰ τὸν ἐγκέφαλον πνεῦμα ψυχικὸν ἀκριβεστέρας ἐδεῖτο κατεργασίας τῆς τοῦ σπέρματος, τοσούτῳ καὶ τὸ δικτυοειδὲς πλέγμα τοῦ κιρσοειδοῦς πολυπλοκώτερον ἐγένετο. καλῶς οὖν ἐν ἐκείνοις ἀπεδείκνυτο τοῖς ὑπομνήμασιν ἡ γένεσις τοῦ κατὰ τὸν ἐγκέφαλον πνεύματος ψυχικοῦ τὸ διὰ τῶν ἀρτηριῶν ἀναφερόμενον, τὸ ζωτικὸν, ὕλην οἰκείαν ἔχειν. ὅπερ δὲ καὶ κατὰ τὴν ἀρχὴν ἐλέχθη τῆς ὅλης πραγματείας, εἰρήσεται καὶ νῦν, ὡς οὐκ ἐνδέχεται καλῶς οὐδεμίαν εὑρεῖν χρείαν οὐδενὸς μορίου, μὴ πολὺ πρότερον ἀκριβῶς εἰδότα τὴν τοῦ παντὸς ἐνέργειαν ὀργάνου. τὰς μὲν οὖν ἀποδείξεις τοῦ τὴν λογιστικὴν ψυχὴν οἰκεῖν ἐν ἐγκεφάλῳ, καὶ κατὰ τοῦθ᾽ ἡμᾶς τὸ μόριον λογίζεσθαι, καὶ πνεῦμα ψυχικὸν ἐν αὐτῷ περιέχεσθαι πάμπολυ, τὴν ἰδιότητα τῆς ποιότητος ἐκ τῆς ἐν ἑαυτῷ κατεργασίας κτώμενον, ἐν ἐκείνοις τοῖς ὑπομνήμασιν εἰρήκαμεν. ἐνταυθοῖ δὲ τά τε ἄλλα τῆς κατασκευῆς αὐτοῦ καὶ τὸ δικτυοειδὲς πλέγμα θαυμαστῶς ὁμολογεῖν φαίνεται τοῖς ὀρθῶς ἀποδεδειγμένοις. ὅ τε γὰρ ὅλος ἐγκέφαλος ὑπὸ τούτων τῶν ἀρτηριῶν διαπλέ-

tefticulis ipfis accedit. At quanto fpiritus animalis cerebri exactiorem femine poftulabat concoctionem, tanto plexus retiformis flexuofior variciformi extitit. Recte igitur in illis commentariis a nobis fuit demonftratum, quod fpiritus animalis cerebri generatio materiam propriam habet fpiritum vitalem, qui per arterias furfum fertur. Caeterum quod initio etiam totius operis admonuimus, id nunc quoque repetemus, quod nemo fcilicet probe ufum ullum cujusvis invenerit, nifi multo prius totius inftrumenti actionem habuerit exploratiffimam. Demonftravimus igitur in illis commentariis, animam ratiocinatricem in cerebro habitare, per eamque partem nos ratiocinari, fpiritumque animalem in ipfa quam plurimum contineri, qualitatis proprietatem ex fui ipfius coctione adeptum. Hic autem cum reliqua ipfius conftructio, tum autem plexus ifte retiformis mirabiliter confentire videtur iis, quae recte a nobis fuerunt demonftrata. Totum enim cerebrum iis arteriis multipliciter

κεται, πολυειδῶς σχισθεισῶν, καὶ πολλαὶ τῶν ἀποσχίδων εἰς τὰς κοιλίας αὐτοῦ τελευτῶσιν, ὥσπερ οὖν καὶ τῶν ἐκ τῆς κορυφῆς κατιουσῶν φλεβῶν. ἐξ ἐναντίων μὲν γὰρ τόπων ἐμβάλλουσι ταῖς ἀρτηρίαις, εἰς ἅπαντα δ' ὡσαύτως αὐτοῦ τὰ μόρια διανέμονται, τά τε ἄλλα καὶ κατ' αὐτὰς τὰς κοιλίας. [511] ἀλλ' ὥσπερ εἰς τὴν γαστέρα καὶ τὰ ἔντερα καθήκουσιν ἀρτηρίαι τε καὶ φλέβες πάμπολλαι, χολὴν μὲν καὶ φλέγμα καί τινας ἑτέρας τοιαύτας ὑγρότητας εἰς τὴν ἐκτὸς εὐρυχωρίαν ἀποχέουσαι, στέγουσαι δ' ἐντὸς αὐτῶν τό θ' αἷμα καὶ τὸ πνεῦμα τὸ ζωτικὸν, οὕτως εἰς τὰς κατὰ τὸν ἐγκέφαλον κοιλίας αἱ μὲν φλέβες ὡσαύτως ἐκκρίνουσι μὲν τὰ περιττώματα, τὸ δ' αἷμα κατέχουσιν, αἱ δ' ἀρτηρίαι τὸ πνεῦμα καὶ μάλιστα πάντων ἀναπνέουσιν. αὗται μὲν γὰρ ἐκ τῶν κάτωθεν ἀναφέρονται μερῶν, αἱ φλέβες δ' ἐκ τῆς κορυφῆς εἰς αὐτὸν καθήκουσι, προνοησαμένης καὶ τοῦτο θαυμαστῶς τῆς φύσεως, ἵν' αἱ διεκπίπτουσαι τῶν κατ' αὐτὰς στομάτων οὐσίαι διεξέρχωνται τὸν ὅλον ἐγκέφαλον. ἔστ' ἂν μὲν γὰρ ἐν αὐτοῖς τοῖς ἀγγείοις ὦσι περιεχόμεναι,

divifis eft pertextum, multaeque ipfarum divifiones in ipfius ventriculos definunt, quemadmodum et venarum ex vertice ipfius defcendentium; ex oppofitis enim locis arteriis occurrunt, et in omnes, quemadmodum arteriae, cerebri partes atque adeo in ipfos ventriculos diftribuuntur. Porro quemadmodum in ventriculum atque inteftina arteriae et venae quamplurimae perveniunt, bilem quidem ac pituitam reliquosque id genus humores in externam capacitatem effundentes, fanguinem autem ac fpiritum vitalem intra fe ipfas retinentes, pari modo in cerebri ventriculos venae fimiliter excernunt quidem fuperflua, fanguinem autem retinent, arteriae vero fpiritum maxime omnium refpirant; hae namque furfum in cerebrum ab infernis partibus feruntur, venae autem ex vertice in ipfum defcendunt. Quod admirabili quodam artificio a natura fuit comparatum ut, quae ex ipfarum orificiis elabuntur fubftantiae, totum cerebrum permeent; quamdiu enim in ipfis vafis continentur, in

πάντη τοῦ σώματος ἅμ' ἐκείνοις ἴασιν· ἐπειδὰν δ' ἅπαξ αὐτῶν ἐκπέσωσι, κατὰ τὴν οἰκείαν ἑκατέρα φέρεται ῥοπὴν, ἄνω μὲν ἡ κούφη τε καὶ λεπτὴ, κάτω δὲ ἡ παχεῖά τε καὶ βαρεῖα. τῶν μὲν οὖν εἰς τὰ κατὰ τὴν κοιλίαν μόρια περαινουσῶν ἀρτηριῶν κατάντη τὴν θέσιν ἐχουσῶν, οὐδὲν εἰς τὴν ὑποδεχομένην εὐρυχωρίαν ἐμπίπτει πνεῦμα, πλὴν ὅσον ἂν ὑπ' αὐτῶν τῶν ἀγγείων τῆς ἐνεργείας προωθῆταί ποτε. τῶν δ' εἰς τὸν ἐγκέφαλον ἀνάντης μὲν ἡ θέσις, ἐκρεῖ δ' ἀεὶ τὸ καλῶς κατειργασμένον ἐν τῷ δικτυοειδεῖ πλέγματι, τοσοῦτον ἑκάστοτε ἐπιφερόμενον, ὅσον ἂν αἱ κατ' αὐτὸ προπέμπωσιν ἀρτηρίαι. οὐ γὰρ δὴ καὶ ταύτας γε δύναται ταχέως διεξελθεῖν, ἀλλ' ἴσχεται κατά τε τὰς ἄνωθεν κάτω καὶ τὰς εἰς τὸ πλάγιον ἐπιστροφάς τε καὶ καμπας, πολλάς τε καὶ πολυειδεῖς οὔσας, παντοίως ἀλώμενον. ὥστε ἐν ταύταις μὲν χρόνῳ παμπόλλῳ μένον κατεργάζεται, κατεργασθὲν δ' εὐθέως ἐμπίπτει ταῖς κοιλίαις τοῦ ἐγκεφάλου. οὔτε γὰρ τοῦτ' ἔτι μένειν ἐχρῆν, οὔτε τὸ ἀκατέργαστον ἤδη φθάνειν. καὶ οὐχὶ κατὰ τὰς κοιλίας μὲν

omnes corporis partes una cum illis feruntur; poſtquam autem ſemel ex ipſis exciderint, fertur utraque ſecundum proprium impetum, levis quidem ac tenuis ſurſum, deorſum autem craſſa ac gravis. Ab illis igitur arteriis, quae in partes ad ventriculos attinentes terminantur, ſitum habentibus declivem, nihil ſpiritus in capacitatem ſubjectam excidit, niſi qui forte ab ipſa vaſorum actione pulſus fuerit; ab iis autem, quibus in ipſum cerebrum acclivis eſt poſitio, effluit ſemper ſpiritus, belle in retiformi plexu confectus, tantum ſcilicet, quantum arteriae, quae in plexu ſunt, praemiſerint; neque enim has celeriter poteſt pervadere, ſed haeret errabundus per contortiones ac flexus, qui multi ac varii ſpectant in omnes partes, ſupernam ſcilicet, infernam ac obliquas. Proinde in his moratus diutiſſime conficitur, confectus autem ſtatim in cerebri ventriculos incidit; neque enim ipſum amplius illic morari, neque eum, qui nondum ſit elaboratus, ferri jam oportebat.

αὐτὰς μόνον, οὐχὶ δέ γε καὶ καθ᾽ ὅλον οὕτως συνέφερεν ἔχειν τὸν ἐγκέφαλον, ἀλλὰ καὶ κατὰ τοῦτον οὐδὲν ἧττον. ὅσα μὲν γὰρ αὐτοῦ μέρη τῆς διαζωννυούσης μήνιγγος ψαύει, ταῦτ᾽ ἐξ αὐτῶν τῶν κατ᾽ ἐκείνην ἀγγείων ἀρύεται τὴν οἰκείαν τροφήν· ὅσα δ᾽ ἂν ἀποτέρω κείμενα τυγχάνῃ, ταῖς τῶν ὑλῶν βοηθεῖται ῥοπαῖς. ἔχει μὲν γὰρ καὶ δύναμιν ἅπαντα τὰ ἐν τῷ σώματι μόρια τῆς οἰκείας ὕλης ἑλκτικὴν, ἀλλ᾽ οὐ πόῤῥωθεν οὐδὲ διὰ μακροῦ δύναται τοῦτο δρᾷν, εἰ μή τις αὐτοῖς ἑτέρα προσγίνοιτο παρὰ τῶν ἔξωθεν ἐπικουρία. ταύτης οὖν ἐν ἐγκεφάλῳ μάλιστα τῆς βοηθείας ἡ φύσις προὐνοήσατο, πρῶτον μὲν, ὅτι κυριώτατος ἦν ἁπάντων, ἔπειτα δὲ, ὅτι μεγάλα τὰ μεταξὺ τῶν ἀγγείων ἔσχε διαστήματα, καὶ τρίτον, ὅτι διὰ μαλακότητα καὶ μετριότητα θερμασίας ἧττον ἕλκειν ἠδύνατο· καὶ γὰρ συντονίας πλείονος δεῖ τοῖς ἕλξουσι καὶ θερμασίας.

Κεφ. ε΄. Καλῶς οὖν ἂν ἔχοι κἀνταῦθα, βραχὺ τὸν λόγον ἐπιστήσαντας, ἀναμνησθῆναι πασῶν τῶν κατὰ τὸ

Neque id modo in ipfis quidem ventriculis fieri ita oportebat, in ipfo autem toto cerebro non oportebat, fed et in ipfo nihilominus; quandoquidem, quae ipfius partes meningem fuccingentem contingunt, eae ex vafis, quae in ea funt, proprium hauriunt alimentum, quae vero funt remotiores, materiarum juvantur momentis: fiquidem partes omnes corporis facultatem habent propriam fibi materiam trahendi, fed non poffunt hanc a longinquo neque magno intervallo attrahere, nifi quodpiam extrinfecus fibi accedat adjumentum. Cujus fane adjumenti in cerebro natura maximam habuit rationem; primum quidem, quod id principaliffimum erat omnium; tum autem, quod vafa, quae ipfi infunt, magno a fefe interftitio diftabant; poftremo, quod propter mollitiem et caloris mediocritatem attrahere minus poterat; etenim robore majore ac calore eft opus partibus tracturis.

Cap. V. Non alienum certe hic quoque fuerit, fermone hoc paulum intermiffo, recordari omnium, quae

σῶμα φλεβῶν καὶ ἀρτηριῶν, ὅπως εἰς ἅπαντα τὰ μόρια τὰ δεόμενα τῶν ἀγγείων ἀμφοτέρων ἐμφύονται, ὡς ἐγγὺς ἀλλήλων καὶ πλησίον οὕτω πολλάκις, ὥστε καὶ ψαύειν τὰς εἰς κοιλίαν καὶ νῆστιν καὶ πᾶν τὸ λεπτὸν ἔντερον καὶ τὸ κῶλον. ἀναμνησθῶμεν δ' αὐτῶν πρωτον, ἑξῆς δ' αὐτῶν τῶν καθ' ἧπαρ [512] καὶ πνεύμονα καὶ νεφροὺς καὶ κύστιν καὶ μήτραν καὶ σπλῆνα καὶ αὐτὴν τὴν καρδίαν, ἔπειτα τῶν κατ' ὠμοπλάτας καὶ θώρακα καὶ χεῖρας καὶ σκέλη μνημονεύσομεν, ὡς ἐν ἅπασι τούτοις οὐκ ἐκ μὲν τῶν κάτωθεν μερῶν ἡ φλὲψ, ἐκ δὲ τῶν ἄνωθεν ἡ ἀρτηρία, ουδ' ἐκ μὲν τῶν δεξιῶν θἄτερον ἀγγεῖον, ἐκ δὲ τῶν ἀριστερῶν θάτερον ἔφυ, οὐδ' αὖ τὸ μὲν ἔμπροσθεν, τὸ δ' ὄπισθεν, οὐδ' ἐκ μὲν τῶν αὐτῶν μερῶν πάμπολυ διέστηκεν, ἀλλ' ἐν ἅπασι τούτοις οὕτω πλησίον, ὥστε καὶ ψαύειν ἀλλήλων καὶ ἀεὶ κατὰ τῆς ἀρτηρίας ἐπικεῖσθαι τὴν φλέβα. κατὰ δέ γε τὸν ἐγκέφαλον ὅτι βέλτιον ἦν ἐκ διαφερόντων χωρίων, μᾶλλον δ' ἐναντίων πάντῃ τὴν εἰς αὐτὸν

corpori insunt, venarum atque arteriarum, quonam pacto hae in omnes parte vasis utrisque indigentes inserantur, adeoque sibi mutuo sint vicinae ac propinquae plerumque, ut, quae in ventriculum, jejunum, tenue intestinum et colum inseruntur, sese contingant. In memoriam quidem revocemus primum horum vasa; post illa autem et quae sunt in hepate, pulmone, renibus, vesica, utero, liene et ipso corde; ad ultimum autem ea, quae sunt in omoplatis, thorace, manibus et cruribus, recordemur, ut in omnibus his non ex inferioribus quidem vena, ex superioribus autem arteria, neque ex dextris quidem vas alterum, sinistris autem alterum exoritur, neque hoc quidem parte anteriore, illud autem posteriore, neque ex eisdem quidem partibus multum a sese distant, sed in omnibus his propinquae sunt adeo vena atque arteria, ut et mutuo sese contingant, et vena semper arteriae incubet. At in cerebro, quod satius esset ex locis diversis aut potius omnino

ποιήσασθαι κατάφυσιν, οὐκ ἄρα θαυμάσομεν τὴν πρόνοιαν τοῦ δημιουργοῦ, μέχρι μὲν αὐτῆς τῆς κεφαλῆς ἀπὸ τῆς καρδίας διὰ τοῦ θώρακός τε καὶ παντὸς τοῦ τραχήλου τὰς φλέβας ἅμα ταῖς ἀρτηρίαις ἀναγαγόντος, ἐν(465)τεῦθεν δὲ τὰς μὲν ἀρτηρίας ἐπὶ τὸ δικτυοειδὲς πλέγμα, τὰς φλέβας δ᾽ ἐπ᾽ ἄκραν τὴν κορυφὴν τῆς κεφαλῆς ἀναγαγόντος, καὶ οὐδὲ ταύτας ὡς ἔτυχεν, ἀλλὰ μετὰ πολλῆς ἀσφαλείας, ὡς ἂν εἰς μέγα διαφερούσας τῷ ζώῳ· κατὰ γὰρ τὸ τῶν τρεφομένων μορίων ἀξίωμα καὶ ἡ τῶν τρεφουσῶν αὐτὰ φλεβῶν ὑπεροχὴ κρίνεται. ταύτας οὖν τὰς φλέβας εἰ μὲν ἔξωθεν τοῦ κρανίου μέχρι τῆς κορυφῆς ἤγαγεν ὑπὸ τοῦ δέρματος μόνου καλυπτομένας, οὕτω μὲν οὐδ᾽ ἂν γνωρίζειν αὐτῶν ἐδόκει τὴν ὑπεροχήν· εἰ δ᾽ ἔνδοθεν μὲν, ἀλλ᾽ εὐθέως τὴν παχεῖαν μήνιγγα διεκπιπτούσας, ἀσφαλὴς μὲν ἂν οὕτω γε ἡ ὁδὸς αὐταῖς ὅσον ἐπὶ τοῖς ἔξωθεν λυπήσουσιν ἐγένετο, καθ᾽ ἕτερον δ᾽ αὖ τρόπον οὐκ ἀσφαλής. οὔτε γὰρ ἄνευ συνδέσμου ὑπ᾽ αὐτοῦ μόνον ἐχουμένας τοῦ ἐγκεφάλου, περιφεροῦς τὸ σχῆμα καὶ μαλακοῦ τὴν σύστασιν ὑπάρχοντος,

contrariis vaſa in ipſum inſerere, nonne opiſicis providentiam admirabimur, qui a corde ſurſum per thoracem ac totum collum venas atque arterias ad ipſum usque caput ſimul deductas, inde has quidem ad plexum retiformem, illas autem ad ſummum capitis verticem produxit? idque non quoquo modo, ſed magna cum earum ſecuritate, ut quod animalium multum intererat; ex dignitate enim partium, quae nutriuntur, venarum eas alentium praeſtantia aeſtimatur. Has igitur venas ſi parte cranii externa ad verticem usque duxiſſet a cute ſola tectas, haudquaquam mihi ſic viderer earum agnoſcere praeſtantiam. Quod ſi interna quidem parte eas duxiſſet, protinus autem craſſa meninge exciderent, tutum quidem hac ratione eis ab externis injuriis iter eſſet, at alia ratione non eſſet tutum; neque enim poterant absque ligamento, ipſo ſolo cerebro invectae (cujus figura eſt rotunda et conſiſtentia mollis), citra noxam

οἷόν τ' ἦν ἀβλαβῶς αὐτὰς ἀνιέναι, οὔθ' ἡ λεπτὴ μήνιγξ ἱκανὸς ἦν δεσμὸς οὕτω μεγάλαις φλεψίν. ἀλλ' οὐδὲ, τὸ λοιπὸν ἔτι καὶ τρίτον, εἴσω μὲν ἐχρῆν τοῦ κρανίου παραγαγεῖν, διὰ δὲ τῆς ἐν τῷ μέσῳ χώρας τοῦ τ' ὀστοῦ καὶ τῆς παχείας μήνιγγος ἐπὶ τὴν κορυφὴν ἀγαγεῖν αὐτάς· ἐπόνουν γὰρ ἂν οὕτω γε κατὰ τὰς κινήσεις προσκόπτουσαι τὸ κρανίον, ἢ ἐχρῆν κἀνταῦθα προσπαρασκευάσαι τινὰ χιτῶνα σκληρὸν ἐν τῷ μεταξὺ τῶν τε φλεβῶν καὶ τοῦ κρανίου, οἷός περ καὶ φαίνεται κατὰ πάσας τῶν ὀστῶν τὰς διατρήσεις. καὶ πάντως, εἴπερ μηδεμίαν ἄλλην εὐμηχανωτέραν αὐταῖς ἐξεύρισκεν ἀσφάλειαν, ἐπὶ τοῦτ' ἂν ἧκεν ἡ φύσις, ὡς ἐξ ὧν τεχνᾶται καὶ κατὰ τὰς διὰ τῶν ὀστῶν ὁδοὺς ἐνδείκνυται. ἀλλὰ γὰρ εὐμηχάνου δημιουργοῦ μέγιστον δεῖγμα, καθάπερ ἤδη πολλάκις ἔμπροσθεν εἴρηται, τὸ συγχρῆσθαι τοῖς ἑτέρου τινὸς ἕνεκα γεγονόσι καὶ πρὸς ἄλλας χρείας, καὶ μὴ ζητεῖν καθ' ἑκάστην αὐτῶν ἴδιον ἐργάσασθαι μόριον. οὔσης οὖν αὐτόθι τῆς παχείας μήνιγγος, οὐκ ᾤετο χρῆναι κατασκευά-

afcendere, neque meninx tenuis venis ita magnis vinculum erat fatis robuftum. Sed neque, quod reliquum adhuc eft ac tertium, parte quidem cranii interna perducere eas oportebat, per locum autem inter cranium et craffam meningem medium ad verticem capitis ducere; angerentur enim hoc quidem modo, dum moverentur, in cranium impingentes; aut hîc quoque duram quandam tunicam comparare oportebat inter venas et cranium, cujusmodi in omnibus offium foraminibus apparet. Quin, fi omnino nullam aliam natura ipfis ingeniofiorem inveniebat fecuritatem, ad id faltem veniffet, ficut ex iis, quae ipfa in tranfitu per offa machinatur, indicat. At enim opificis induftrii maximum eft indicium (quemadmodum ante faepenumero jam diximus) iis, quae ad alium ufum fuerunt comparata, ad alias quoque utilitates fimul uti, neque laborare, ut fingulis utilitatibus fingulas faciat ac proprias partes. Quum igitur ibidem craffa meninx effet, aliam tunicam non pu-

ζειν ἕτερον χιτῶνα, δυναμένης γε ταύτης διπλωθῆναί τε καὶ εἰς μέσην αὐτὴν ὑποδέξασθαι τὰς φλέβας. ἆρ᾽ ουν τοῦτο μόνον εὐμηχάνως; ἢ καὶ τούτου μᾶλλον ἔτι τὸ μηδ᾽ αὐτὴν τὴν διπλόην εἰς ἓν τοῦτο μόνον εἶναι χρηστὴν, ἀλλ᾽ ἐπεὶ τὸν ἐγκέφαλον ἐχρῆν διορίζεσθαι τῆς παρεγκεφαλίδος ὡς ἐν τῷ πρὸ τούτου δέδεικται λόγῳ, κατὰ ταύτην μάλιστα τεθῆναι τὴν χώραν, ἅμα μὲν ὁδὸν τοῖς ἀγγείοις ἀσφαλῆ γενησομένην, ἅμα δ᾽ ἑκατέρῳ τῷ μέρει, τῷ μὲν τὸν ἐγκέφαλον, τῷ δὲ τὴν παρεγκεφαλίδα περιληψομένην; ἆρ᾽ οὖν ἔτι καὶ τῆς τρίτης εὐμηχανίας ἡδέως ἂν ἐπακούσαις, ὁποίαν ὁ δημιουργὸς ἡμῶν ἐπὶ τῇ διπλώσει ταύτῃ προσεξεῦρεν; ἐπειδὴ γὰρ συνδεῖσθαι τὴν παχεῖαν ἐχρῆν μήνιγγα τῷ κρανίῳ, καθάπερ καὶ τοῦτ᾽ ἐν τῷ πρὸ τούτου δέδεικται λόγῳ, πολὺ βέλτιον ἦν εἰς ἀσφάλειαν αὐτῇ τε τῇ μήνιγγι καὶ τοῖς ὑποκειμένοις μορίοις, ἔνθα παχυτέρα γίνεται διπλουμένη, τοὺς δεσμοὺς [513] αὐτῆς ἐκφῦναι. ἀλλ᾽ ἐπεὶ διὰ τῶν ῥαφῶν τούτους ἐχρῆν ἐκφύεσθαι, (δέδεικται γὰρ καὶ τοῦτο,)

tavit esse comparandam, quum posset haec certe duplicari atque in se ipsam mediam venas recipere. Num igitur id solum factum ab ipso est ingeniose? an hoc etiam adhuc artificiosius, quod duplicationem istam non ad hanc unam rem fecit utilem, sed quum a cerebello cerebrum sejungi oporteret, ut libro superiore monstravimus, in eo potissimumm loco constituit, ubi simul quidem via vasis tuta esset futura, simul autem utraque sui parte, altera quidem cerebrum, altera vero cerebellum esset complexura? an tertiam adhuc solertiam audire non pigebit, quam opifex nostri praeter duplicationem hanc excogitavit? Postquam enim crassam hanc membranam cranio connecti esset necesse, quemadmodum id quoque praecedente libro fuit monstratum, ad securitatem magnopere interfuit non modo meningis ipsius, verum etiam subjectarum partium, quo loco crassior est ac duplex, illinc vincula ex ipsa produci. At quoniam per suturas emergere ea erat necesse, (id enim etiam mon-

κατὰ λόγον ἐπέθηκεν ἐνταυθοῖ τὴν λαμβδοειδῆ καλουμένην ῥαφήν.

Κεφ. ς'. Ἐπεὶ δὲ ταῦτ' ἐγεγόνει, παμπόλλας κατὰ τὴν ἐν τῇ παχείᾳ μήνιγγι δίοδον τοῦ αἵματος ὀπὰς ποιησαμένη, τὰς μὲν μικρὰς, τὰς δὲ μεγάλας φλέβας ἐξ αὐτῶν ἐξέφυσεν, ἄνω μὲν εἴς τε τὴν διπλόην τοῦ κρανίου καὶ τὸν κατ' αὐτῆς περικράνιον ὑμένα, κάτω δ' εἰς τὴν ὑποκειμένην μήνιγγα τὴν λεπτὴν, οὐδὲ ταύτας μιᾶς χρείας ἕνεκεν, ἀλλὰ θρεψούσας μὲν, ὅπερ ἴδιον ἐξαίρετον ἁπασῶν φλεβῶν ἔργον ἐστὶ, καὶ σύνδεσμον δ' ἐσομένας τοῖς περικειμένοις σώμασιν ἅπασι πρὸς τὴν σκληρὰν μήνιγγα. συμβάλλουσι δὲ κατὰ τὴν κορυφὴν τῆς κεφαλῆς αἱ παράγουσαι τὸ αἷμα διπλώσεις τῆς μήνιγγος εἰς χώραν τινὰ κενὴν, οἷον δεξαμενὴν, ἣν δὴ καὶ δι' αὐτὸ τοῦτο προσαγορεύειν ἔθος ἐστὶν Ἡροφίλῳ ληνόν· ἐντεῦθεν δ' οἷον ἐξ ἀκροπόλεώς τινος ἅπασι τοῖς ὑποκειμένοις μορίοις ὀχετοὺς ἐπιπέμπουσιν· οὐδ' ἔστιν ἔτι τὸν ἀριθμὸν εἰπεῖν τῶν ἐκροῶν, ὅτι μηδὲ τὸ

ſtravimus,) ratione optima illic ſuturam lambdoideam appellatam adhibuit.

Cap. VI. Poſtquam autem facta haec fuerunt, quamplurimis in tranſitu ſanguinis per craſſam meningem factis foraminibus, per ea venas alias quidem parvas, alias vero magnas produxit, ſurſum quidem ad cranii diploen ſeu duplicaturam et in membranam pericranium, quae ipſi accubat, inferne autem ad ſubjectam tenuem meningem; idque non unius tantum utilitatis gratia, ſed quo nutrirent quidem, quod propria ac praecipua venarum omnium eſt actio, tum autem, ut corpora omnia propinqua cum dura meninge connecterent. Coëuntes autem in vertice capitis, quae ſanguinem deducunt meningis duplicaturae, in locum quendam vacuum quaſi ciſternam, quem ſane ob id ipſum Herophilus torcular ſolet nominare, inde velut ab arce quadam omnibus ſubjectis partibus rivos mittunt; quorum numerum nemo facile dixerit, quod partium nutrienda-

πλῆϑος τῶν τρεφομένων ἀριϑμῆσαι μορίων. ἐκρέουσι δὲ
τινὲς μὲν ἐξ αὐτῆς τῆς μέσης χώρας εἰς τὴν παρεγκεφαλίδα
πᾶσαν, ἐσχισμένοι τε καὶ κατατετμημένοι τρόπον ὁμοιότατον
τοῖς κατὰ τὰς πρασιὰς, τινὲς δ᾽ ἐκ τοῦ πρόσω φερομένου,
τοῦ τὴν ληνὸν ἐκδεχομένου φαίης ἂν ἀγωγοῦ τινος αἵματος,
ὃν καὶ αὐτὸν ἐκ τῆς παχείας μήνιγγος εὐμηχάνως ἐτεχνήσατο. συναψάντων γὰρ αὐτῆς κατὰ τὴν ληνὸν τῶν ἀγαγόν-
των τὸ αἷμα μορίων, καὶ τινος ἐπιπεμφϑέντος αὐτόϑι τοῖς
ὑποκειμένοις σώμασιν, οὐδέπω φλεβὶ μιᾷ τὸ λοιπὸν ἐπέτρεψεν, ἀλλ᾽ ἔτι διὰ τῶν τῆς παχείας μήνιγγος μερῶν ἀπο-
ταϑέντων πρόσω τὸν ἀγωγὸν ἐδημιουργήσατο. καὶ πρῶτον
μὲν ἐξ αὐτοῦ παμπόλλας ἐκροὰς παρ᾽ ὅλην τὴν ὁδὸν ἐποιήσατο.

Κεφ. ζ. Μετὰ δὲ ταῦτα, ὡς ἤδη πλησίον τῆς μέσης
κοιλίας προϊὼν ἐγεγένητο, καὶ μεγάλας φλέβας ἐχρῆν ἀπο-
φύεινα ὑτοῦ, τὰς εἰς τὰ χοριοειδῆ πλέγματα νεμηϑησομένας,
οὐδέπω μὲν ἐπίστευσέ τῇ λεπτῇ μήνιγγι μόνῃ ξυνδεῖν τηλι-
καύτας φλέβας, ἀδένα δέ τινα αὐτῇ βοηϑὸν ἐδημιουργήσατο,

rum numerus ſit infinitus. Manant autem rivorum nonnulli quidem ex medio ipſo loco in totum cerebellum,
ſecti ac derivati eodem prorſus modo, quo ii, qui in
areolis; alii autem ex parte anteriore feruntur, ea ſcilicet, quae torcular excipit, dixeris utique velut rivum
quendam ſanguinis, quem et ipſum ex craſſa meninge
admodum ingenioſe fabricata eſt; partibus enim ipſius
meningis quae ſanguinem duxerunt ad torcular appulſis,
dimiſſaque illinc aliqua in partes ſubjectas, non amplius,
quod ſupererat, uni venae concredidit, ſed praeterea ex
craſſae meningis partibus anterioribus extenſis rivulum
effecit, ex quo primum multos rivulos per totam viam
produxit.

Cap. VII. Poſt illa vero, qnum jam prope medium
ventriculum acceſſiſſet, magnasque venas, quae in plexus
chorioides diſtribuerentur, ab eo produci eſſet neceſſe,
non amplius tantarum venarum colligationem ſoli tenui
meningi commiſit, ſed glandulam quandam, quae ei eſſet

καὶ μέσον στηρίσασα ταῖς κατιούσαις φλεψὶν αὐτὸν, οὕτω τήν τε λεπτὴν μήνιγγα περιέφυσε καὶ τὰς φλέβας ἐν κύκλῳ περιέστησε συνεχομένας τῇ μήνιγγι, ὅπως, μέχρις ἂν αὗται μετέωροι φέρωνται, καὶ ὁ ἀδὴν αὐταῖς συμπαρεκτείνηται, ὅταν δ᾽ εἰς τὸν ἐγκέφαλον ἤδη καταφύωνται, τηνικαῦτα καὶ ὁ ἀδὴν τὴν ἑαυτοῦ βάσιν τὴν κυκλοτερῆ κατὰ τοῦ νώτου στηρίζῃ τοῦ ἐγκεφάλου. αἱ μὲν δὴ φλέβες οὕτως αἱ περὶ τὸν ἀδένα σχισθεῖσαι διὰ τῆς μέσης κοιλίας ἐπὶ τὰς ἔμπροσθεν ἔρχονται, συμπλεκόμεναί τε κατὰ ταύτας ταῖς κάτωθεν ἀνιούσαις ἀρτηρίαις καὶ τὰ χοριοειδῆ συνιστᾶσι πλέγματα. τὸ δ᾽ ὑπόλοιπον μέρος τῆς παχείας μήνιγγος, ἣν οἷον ἀγωγόν τινα αἵματος εἶναι ἐλέχθη, τὸ μὲν ὀρθὸν κατὰ μῆκος, ὡς ἐξ ἀρχῆς ὥρμητο, φέρεται πρόσω μέχρι πλείστου πολλὰς ἀποφῦον φλέβας εἰς ὅλον διασπειρομένας τὸν ἐγκέφαλον. καὶ τοιαύτη μὲν ἡ περὶ τὴν ὁδὸν τῶν φλεβῶν τέχνη τῆς φύσεως. [514] ἡ δὲ μήνιγξ ἡ παχεῖα, ἡ τὸν προειρημένον ἀγωγὸν τοῦ αἵματος ἐργασαμένη,

auxilio, fecit; quam quum mediam inter venas defcendentes ftabilivifset, ita demum in tenuem meningem in orbem inferuit, venasque undique ftatuit meningi cohaerentes, ut, quoad fublimes ferantur, glandula quoque cum ipfis extendatur; quum autem in cerebrum jam *defcendentes* immiffae fuerint, tunc et glandula fuam bafim rotundam firmat in dorfo cerebri. Ad eum demum modum, quae circum glandulam fciffae fuerant, per medium ventriculum ad anteriores commeant, in illis una cum arteriis, quae a parte inferna afcendunt plexusque chorioides conftituunt, implicitae; reliqua vero craffae meningis pars (quam velut rivum quendam fanguinis effe diximus) recta quidem fecundum longitudinem, ut initio coeperat, parte anteriori longiffime fertur, multas producens venas, quae in totum cerebrum difperguntur. Ea certe eft naturae in deducendis venis folertia. Craffa porro meninx, quae praedictum fanguinis rivum efficit, non utique propter hoc unum duntaxat

οὐκ ἄρ᾽ ἔμελλεν οὐδ᾽ αὐτὴ δι᾽ ἓν τοῦτο μόνον ἐπὶ τοσοῦτον ἐκταθήσεσθαι, ἀλλὰ γὰρ ἑτέραν καὶ ταύτῃ ῥαφὴν ἐπέθηκεν ἡ φύσις, ἀπὸ τῆς κορυφῆς εὐθὺ τοῦ μετώπου διὰ μέσης τῆς κεφαλῆς φερομένην. καὶ μέν γε καὶ δέον ἦν διφυῆ γενέσθαι τὸν ἐγκέφαλον· καὶ πρὸς τοῦτο αὐτῇ κέχρηται, ὡς πρόσθεν εἴρηται, ἐκτείνασά τινα μοῖραν αὐτῆς ἕως τοῦ μετώπου διορίζουσαν τὸν ἐγκέφαλον. ἀλλὰ τό γε πρὸ τούτου μέρος αὐτῆς, τὸ μεταξὺ τοῦ τ᾽ ἀδένος καὶ τῆς ληνοῦ, κατὰ κάθετον ἐπίκειται τῷ τε συνάπτοντι τὸν ἐγκέφαλον τῇ παρεγκεφαλίδι πόρῳ καὶ τῇ κατ᾽ αὐτὸν ἐπιφύσει τῇ σκωληκοειδεῖ, ὥστε ἀνατεῖνον ἐπ᾽ αὐτὴν τὰ συνεχῆ σώματα κωλύει βαρύνεσθαι πρὸς αὐτῶν τὴν ἐπίφυσιν τοῦ πόρου. τοῦτο δ᾽ ἡλίκον ἀγαθόν ἐστιν, εἴ τις μνημονεύει τῶν περὶ τῆς ἐνεργείας αὐτῆς ἐν τῷ πρὸ τούτου γράμματι λελεγμένων, οὐδεμιᾶς ἔτι δεῖται νεωτέρας πίστεως. οὕτως καὶ ἡ κατὰ τὴν λαμβδοειδῆ ῥαφὴν μήνιγξ (466) ἀνατείνει τὰ κατὰ τῆς ὄπισθεν κοιλίας ἐπικείμενα σώματα. καὶ μὲν δὴ καὶ ἡ τρίτη τῶν ῥαφῶν, ἡ στεφανιαία καλουμένη, κατὰ μέσον τῶν

eousque fuit extenſa, ſed aliam quoque huic natura addidit ſuturam, quae a vertice recta ad frontem per caput medium fertur. Atque etiam conveniebat, ut ſupra diximus, geminum eſſe cerebrum; ad eamque rem hac meninge ſimul uſa eſt, portionem ejus quandam ad frontem usque extendens, quae cerebrum divideret; at ipſius quidem pars, quae ante hanc eſt, quaeque inter glandulam ac torcular eſt media, ad perpendiculum incumbit tum meatui, qui cerebrum cum cerebello copulat, tum vermiformi, quae in eo eſt, epiphyſi. Itaque ſurſum ad ſe ipſam corpora propinqua intendens prohibet, quo minus epiphyſis meatus ab ipſis gravetur; quod quantum commodi afferat, nulla nova opus eſt probatione, ſi quis eorum, quae libro ſuperiore diximus, meminerit. Pari modo et quae in ſutura eſt lambdoide meninx, rurſum trahit corpora poſteriori ventriculo incumbentia. Quin et tertia ſutura, quae coronaria dicitur, quae per me-

προσθίων κοιλιῶν ἐγκαρσία φερομένη, μετεωρίζουσα τὴν ἐν τῷ μεταξὺ χώραν ἐγκεφάλου, παμπόλλην οὖσαν, ἀθλίπτους ἀπεργάζεται τὰς κοιλίας, πάντως ἂν θλιβείσας τε καὶ βαρυνθείσας καὶ στενοχωρηθείσας, εἰ μὴ κατὰ τοῦτο τῆς κεφαλῆς ἐτέτακτο τὸ μέρος. οὐ γὰρ, ὥσπερ αἱ τῆς καρδίας διὰ τὴν σκληρότητα τοῦ σώματος αὐτῆς ἄθλιπτοι μένουσιν, οὐδεμιᾶς εἰς τοῦτο βοηθείας ἔξωθεν δεόμεναι, οὕτως οἷόν τ' ἦν καὶ τὰς κατὰ τὸν ἐγκέφαλον, μαλακὸν ἱκανῶς ὑπάρχοντα, μένειν ἀθλίπτους ἄνευ τινὸς ἔξωθεν ἐπικουρίας. ἀλλὰ περὶ μὲν τῶν ῥαφῶν ὅσον ἔτι λείπει τῷ λόγῳ διελθεῖν, ἐν τοῖς μετὰ τοῦτο ῥηθήσεται γράμμασιν.

Κεφ. η'. Ἐπὶ δὲ τὸν ἐγκέφαλον αὖθις ἡμῖν ἰτέον τὰς ὑπολοίπους αὐτοῦ τῶν ἐκφύσεων ἐξηγησομένοις. ἀναλάβωμεν δὲ πρότερον ἐν κεφαλαίοις, ὅσα γ' ἔμπροσθεν εἴπομεν. μέγισται μὲν οὖν αὐτῶν ἦσαν αἱ ἐπὶ τὰς ῥῖνας· ἑκατέρωθεν δὲ τούτων οἱ τῶν ὀφθαλμῶν πόροι, καὶ τούτων πλησίον αἱ τοὺς μῦς αὐτῶν κινοῦσαι. τῶν πόρων δ' εἰς ταὐτὸ συνιόντων πρὸ τοῦ διεκπεσεῖν τῆς παχείας μήνιγγος

dium anteriorum ventriculorum fertur transverfa, medium cerebri locum eundemque quamplurimum in fublime tollit, ab omnique compreffione ventriculos vendicat; quos omnino comprimi, gravari ac arctari contigiffet, nifi meninx hac capitis parte fuiffet locata. Neque enim, quemadmodum cordis ventriculi propter corporis ipfius duritiem nunquam comprimuntur, nullo ad id externo egentes praefidio, ita, qui in cerebro funt adeo molli, ab omni compreffione absque ullo externo auxilio immunes effe poterant. Sed de futuris quod fupereft jam dicendum, fequentibus libris perfequemur.

Cap. VIII. Rurfus autem ad cerebrum revertamur, reliquasque ejus productiones exponamus, quas ante diximus fummatim prius repetentes. Maximae igitur ipfarum erant, quae ad nares pertinent; quarum parte utraque pori funt oculorum, prope quos funt productiones eae, quae mufculos eorum movent; poris autem in idem coëuntibus prius, quam ex craffa meninge ex-

καὶ οὕτω πάλιν σχιζομένων, ἐξόπισθεν αὐτῶν τῆς ἑνώσεως ἡ πύελος ἐστὶν, ἑκατέρωθεν δ᾽ αὐτῆς αἱ ἀρτηρίαι ψαύουσι. ταῦτα μὲν ἐν τοῖς τῆς σκληρᾶς μήνιγγος. οἷς δ᾽ ἐπιβέβηκεν αὐτή τε καὶ ὁ κατ᾽ αὐτὴν ἐγκέφαλος, ὅ τ᾽ ἀδὴν ἔνεστι καὶ τὸ δικτυοειδὲς πλέγμα καὶ ἡ εἰς τὴν ὑπερῴαν διάτρησις. ἐξ ὧν δῆλον ὡς οὐχ οὕτω μὲν σαφῶς τοῖς ἀκούουσιν, ἐναργῶς δ᾽ ἀεὶ τοῖς θεωμένοις ἂν γένοιτο μήτε κατὰ τὸ πρόσω τῆς κεφαλῆς ἔτι καταλειπομένη χώρα μηδεμία πρὸς τὴν εἰς τὴν γλῶτταν ἀπόφυσιν τῶν αἰσθητικῶν νεύρων, μήτε κατὰ τὴν βάσιν· ἐν μὲν γὰρ τοῖς πρόσω αἵ τ᾽ ἐπὶ τὰς ῥῖνας ἀποφύσεις εἰσὶ καὶ ἐπὶ τοὺς ὀφθαλμοὺς, ἐν δὲ τοῖς κατὰ τὴν βάσιν ὅ τ᾽ ἀδὴν καὶ τὸ δικτυοειδὲς πλέγμα. ὥστ᾽, ἐπειδὴ πρόσθεν μὲν ὁ ἐγκέφαλος αὐτὸς εἰς ἀποφύσεις ἔφθανε κατατετρῆσθαι, κάτω δ᾽ ὁδὸς οὐκ ἔτ᾽ ἦν σχολάζουσα, τρίτης χώρας ἐδεῖτό τινος τοῖς γευστικοῖς νεύροις. [515] ἐκ μὲν τῶν ὀπίσω μερῶν τοῦ ἐγκεφάλου, σκληρῶν ὄντων, οὐχ οἷόν τ᾽ ἦν γεννηθῆναι τοιούτοις νεύροις, ἐκ δὲ

cidant, atque ita rurfus pofteriori parte divifis, unionis eorum eft pelvis, ex utraque vero parte arteriae ipfam tangunt. Haec quidem funt in iis, quae ad duram meningem pertinent; quibus autem fupervehitur tum ipfa, tum quod ab ipfa continetur cerebrum, glandula eft, et plexus retiformis, et ipfa in palatum perforatio. Ex quibus liquet non ita aperte audientibus, ut iis, qui haec contemplantur, quod neque in anteriori parte capitis, neque in bafi locus ullus adhuc relinquitur vacuus ad fenfificorum nervorum in linguam productionem: in anterioribus enim productiones funt tum ad nares, tum ad oculos, in bafi vero glandula eft et plexus retiformis. Proinde quum parte anteriore cerebrum ipfum ad productiones prius jam effet perforatum, inferiore autem nullus amplius locus effet inanis, tertius aliquis locus nervis guftatoriis fuit quaerendus. Ex pofterioribus quidem cerebri partibus, quod eae durae fint, nervi ejusmodi gigni non poterant; ex fuperioribus vero, quem-

Ed. Chart. IV. [515.] Ed. Baſ. I. (466.)

τῶν ἄνωθεν, ὥσπερ οὐδ᾽ ἄλλο τι νεῦρον εἰς οὐδὲν μέρος, οὕτως οὐδ᾽ εἰς γλῶτταν ἀποφύσεις ἔμελλεν. ἀποδέδεικται γὰρ καὶ ταῦθ᾽ ἡμῖν μυριάκις, ὅσην ἡ φύσιν ἀσφαλείας ἔχει πρόνοιαν ἐπὶ τῶν κυρίων μάλιστα μορίων· ὅταν δὲ δὴ καὶ διὰ μαλακότητα μέλλῃ ῥᾳδίως ὑπὸ παντὸς βεβλάψεσθαι, τότ᾽ ἤδη καὶ μᾶλλον ἀποκρύπτει τε τὰ τοιαῦτα καὶ φρουρεῖ πανταχόθεν. ἀλλ᾽ εἰ κἀκ τῶν πλαγίων κατὰ τὸν ἐγκέφαλον μερῶν, τῶν κατὰ τοὺς ὀφθαλμοὺς, τὰ τῆς γλώττης ἀπέφυσε νεῦρα, καὶ οὕτως ἂν οὐκ ἦν αὐτοῖς ἀσφαλὴς ὁμοίως ἡ ὁδὸς τῇ ἀπὸ τῆς βάσεως. ἐπεὶ τοίνυν ἐκ μὲν τῆς βάσεως ἄμεινον ἦν ἀποφύειν τὰ νεῦρα διά τε τὴν ἀσφάλειαν καὶ ὅτι κατὰ τοὺθ᾽ ἡ τῆς γλώττης θέσις ἐτύγχανεν οὖσα, τὸ δ᾽ ἔμπροσθεν ἅπαν προκατείληπτο τοῖς εἰρημένοις σώμασιν, ἀναγκαῖον ἦν ἐκ τῶν ὑπολοίπων τῶν ὀπίσω τὴν ἔκφυσιν αὐτῶν ἐργάσασθαι. καὶ δὴ καὶ γέγονεν οὕτως, ὡς μόνως ἐνεχώρει γενέσθαι καλῶς, διττὴ κἀνταῦθα ἡ ἀρχὴ τῶν αἰσθητικῶν τῆς γλώττης νεύρων. ἦν γὰρ καὶ τοῦτο τὸ αἰσθητήριον, ὥσπερ καὶ τἄλλα, διφυὲς, ἴσ᾽ ἅπαντα

admodum nullus alius nervus in partem ullam, ita neque in linguam erat emerſurus: demonſtratum enim nobis id millies fuit, quanta natura cura providit, ut partes maxime principes ab omnibus injuriis eſſent remotae; quando vero propter mollitiem facile a quovis erant offendendae, ibi tum accuratius ejusmodi partes tegit et undique communit. Quod ſi ex cerebri lateribus, quae ad oculos ſpectant, nervos linguae produxiſſet, ne ſic quidem tuta eis eſſet haec via aeque ac eorum, qui a baſi enaſcuntur. Quum igitur ex baſi nervos producere ſatius eſſet, tum propter ſecuritatem, tum quod ea parte lingua eſſet poſita, pars autem anterior omnis a praedictis corporibus prius eſſet occupata, ex reliquis poſterioribus ipſos producere erat neceſſe; atque etiam factum ita eſt, quod ea ſola ratione probe id fieri licebat; duplexque illic principium nervorum linguae ſenſificorum fuit. Eſt porro et hoc ſenſorium, ut alia om-

τὰκ τῶν δεξιῶν μερῶν τοῖς ἐκ τῶν ἀριστερῶν ἔχον. ἀλλ' ἐπειδὴ καὶ μασήσει καὶ καταπόσει συλλήψεσθαι καὶ διαλεκτικὸν ὄργανον ἔμελλεν ἔσεσθαι, διὰ τοῦτ' αὐτοῦ ξυνέφυσε τὰ μέρη καὶ σύμπαν ἐναπειργάσατο διφυές. εἰς ἑκάτερον οὖν τῶν μορίων εἰκότως ἴδιον εὐθὺς ἐξ ἀρχῆς ἀπεβλάστησε νεῦρον. ἀλλ' ἐπεὶ καὶ τοῖς ἐν τῷ στόματι μέρεσιν ἅπασιν ἄμεινον ἦν μεταδοῦναι ἀπὸ τῶν αὐτῶν τόπων γευστικῆς αἰσθήσεως, καὶ τούτοις τὰς τῶν νεύρων ἐκφύσεις ποιησαμένη, καὶ συνάψασα πάνθ' ἅμα, τὰ μὲν ἐκ τῶν δεξιῶν μερῶν ἰδίᾳ κατὰ τὰ δεξιὰ μέρη τῆς βάσεως, τὰ δ' ἐκ τῶν ἀριστερῶν ἰδία κατὰ τὰ ἀριστερὰ, καὶ ταῦτα καθ' ἑκάτερα μέρη προήγαγεν, οὕτως εἰς τοὔμπροσθεν συναποφύσασα μὲν αὐτοῖς καὶ τὴν χοριοειδῆ μήνιγγα, τρέφειν τε ἅμα καὶ σκέπειν δυναμένην, ἐκτρήσασα δὲ καὶ κοίλην ἐργασαμένη τὴν παχεῖαν, ὥσθ' ὑποδέξασθαι τὰς ἀποφύσεις. οὐ γὰρ δὴ διέτρησε ταύτην ὀπαῖς διαμπερέσιν, ἀλλὰ τρόπον αὐλοῦ διευρύνασα, μέχρι μὲν τῶν ἔμπροσθεν ὀστῶν, ὧν δὴ καὶ διεκπίπτειν καιρὸς ἦν τοῖς νεύροις, προήγαγεν, ἐνταυθοῖ δὲ

nia, duplex, partem omnem dextram finiftrae habens aequalem; at quoniam molendo cibo et deglutiendo opitulatura erat loquendique inftrumentum futura, ob eam caufam partes ejus coaluerunt, totaque gemina extitit. In partes igitur utrasque merito proprium ftatim a principio nervum produxit. At quoniam omnibus quoque quae in ore funt partibus ab iisdem locis fenfum guftatorium tribuere effet melius, ad has etiam nervos produxit ipfoque omnes fimul connexuit, eos quidem, qui dextrarum partium erant proprii, ad partes bafis dextras, eos vero, qui finiftrarum, ad finiftras, eosque utraque parte ita antrorfum produxit, una cum eis meninga chorioidem producens, quae illos nutrire fimul ac tegere poffet. Ut autem craffa meninx productiones exciperet, ipfam perforavit et cavam effecit foraminibus non omnino penetrantibus, fed in modum fiftulae dilatans usque ad offa anteriora, ex quibus nervos excidere erat tempeftivum, produxit; illic autem et offa perforavit,

τά τ᾽ ὀστᾶ διέτρησε καὶ μετ᾽ ἀμφοτέρων τῶν μηνίγγων τὰ μὲν εἰς τὴν γλῶτταν αὐτὴν ἐνέφυσε, τὰ δ᾽ εἰς τὴν ἄνω, τὰ δ᾽ εἰς τὴν κάτω γένυν. πρὸ δὲ τῆς εἰς ταῦτα διανομῆς αὐτῶν οἷον ὁδοῦ τι πάρεργον ἀποφύσασα νεῦρον, εἶτα πιλήσασα καὶ πυκνώσασα καὶ σκληρότερον ἐργασαμένη τῶν εἰς τὸ στόμα περαινόντων, ἐνέφυσε τῷ κροταφίτῃ μυΐ· κινήσεως μὲν γὰρ τούτῳ, τοῖς δ᾽ ἐν τῷ στόματι τῆς γευστικῆς αἰσθήσεως ἔδει. ἀλλ᾽ ὅτι μὲν ὅσα τῇ τε κάτω γένυϊ καὶ τῇ γλώττῃ καταφύεται, κατάντεσιν ὁδοῖς εὐλόγως ἐχρήσατο, δῆλον ἐξ αὐτῆς τῶν δεχομένων αὐτὰ τῆς θέσεως· ὅσα δ᾽ εἰς τὴν ἄνω γένυν ἐφέρετο, τούτοις ἑτέραν ὁδὸν ἡ φύσις ἐτέμετο προσήκουσαν. καὶ πρῶτον μὲν εἰς τοὔμπροσθεν ἔτι προδιεβίβασεν αὐτὰ, καὶ πλησίον τῶν κατὰ τοὺς ὀφθαλμοὺς χωρίων ἤγαγεν· ἔπειτ᾽ ἐνταῦθα συνεχρήσατο θατέρῳ τῶν κατ᾽ αὐτοὺς τρημάτων, δι᾽ οὗ τοῖς μυσὶ τῶν ὀφθαλμῶν ἐνεφύετο τὰ νεῦρα. βελτίονα γὰρ ἑτέραν ὁδὸν οὐδ᾽ ἐπινοῆσαι δυνατόν ἐστιν οὔτε κατ᾽ αὐτὰς τὰς χώρας τῶν ὀφθαλμῶν, οὔτ᾽ ἔξωθεν. τὰ μὲν γὰρ ἐπέκεινα τῶν

et cum utraque meninge partem quidem ipforum in ipfam linguam, partem autem in fuperiorem, alios in inferiorem maxillam inferuit. Ante vero quam hos in partes has diftribueret, velut obiter productum nervum, deinde coactum ac denfatum duıioremque effectum iis, qui in os definunt, mufculo temporali inferuit, fiquidem motu hic, qui autem in ore funt, guftatoria facultate indigebant. At quod, qui maxillae inferiori et linguae inferuntur, viis declivibus funt merito ufi, pofitio partium ipfos excipientium indicat; qui vero in fuperiorem maxillam ferebantur, iis natura viam aliam convenientem fecuit; et primum quidem in partem anteriorem etiam eos traduxit ac prope oculorum regiones deduxit, tum autem illic altero foraminum, quae ipfis infunt, fimul ufa eft, per quod fcilicet nervi oculorum mufculis inferebantur; aliam enim viam meliorem ne excogitare quidem poffemus, neque per ipfas oculorum regiones, neque extrorfum. Loca enim, quae ultra minores ocu-

μικρῶν κανθῶν μέρη τοῖς τε κροταφίταις ἐφυλάττετο μυσὶ, καὶ προσέτι μακρὰν εἶχε καὶ οὐκ ἀσφαλῆ τὴν περίοδον· τὰ δ' ἐν τοῖς τῶν μεγάλων κανθῶν οἱ τῆς ῥινος πόροι κατειλήφασιν. ἐν αὐταῖς δὲ ταῖς χώραις τῶν ὀφθαλμῶν δυοῖν [516] μὲν ὑπαρχόντων ἤδη τρημάτων, ἄλλου δὲ τρίτου κατὰ τὸν μέγαν κανθὸν ἔσεσθαι μέλλοντος, ὡς δείξω τοῦ λόγου προϊόντος, ἕτερον ἐπὶ τούτοις εργάζεσθαι τέταρτον ἀμελοῦντος ἦν ἁμάρτημα δημιουργοῦ τῆς δυσπαθείας τῶν ὀστῶν. εἰς ὅσον γὰρ ὁ τῶν τρημάτων ἀριθμὸς ηὐξάνετο καταπυκνουμένων, εἰς τοσοῦτον εὐπαθὲς ὑπὸ λεπτότητος ἐγένετο τὸ μεταξὺ πᾶν αὐτῶν ὀστοῦν. ὥστ' ἐκ τούτων τῶν λογισμῶν ὁ δημιουργὸς ἡμῶν ἀπέστη μὲν τοῦ καὶ καθ' ἕτερόν τι μέρος αὐτὸ διατιτρᾶναι, καταστὰς δ' εἰς τὴν ἐκ τῶν ἤδη γεγονότων αἵρεσιν, ἐπὶ τὴν τῶν δυσπαθεστέρων νεύρων ὁδὸν ὑφίκετο, καὶ κατὰ ταύτην διεξέβαλε τὰ τῆς ἄνω γένυος. τὰ γὰρ αἰσθητικὰ νεῦρα τῶν ὀφθαλμῶν οὐ μόνον μακρῷ μαλακώτερα τῶν κινητικῶν ἐστιν, ἀλλὰ ἔτι

lorum ſunt angulos, temporalibus muſculis ſervabantur, praeterea etiam longum haberent ac periculoſum circuitum; quae vero loca ſunt in angulis majoribus, pori narium occuparant. In ipſis vero oculorum regionibus quum duo quidem eſſent foramina, et aliud quoque praeterea tertium ad magnum angulum eſſet futurum, quemadmodum procedente ſermone monſtrabo, aliud item ultra haec quartum facere opificis eſſet vitium, oſſium ſecuritatem pro nihilo ducentis: quo enim magis foraminum cumulatorum numerus augeretur, tanto, quod oſſium inter foramina eſſet, ob tenuitatem laeſionibus magis eſſet obnoxium. Quas ob cauſas opifex noſtri in nullam etiam aliam partem os id cenſuit quidem perforandum. Quum autem ex iis, quae facta jam erant, optio ſibi eſſet data, ad nervorum, qui difficile paterentur, viam acceſſit, ac per eam nervos ſuperioris maxillae trajecit; nervi enim oculorum ſenſifici non modo molliores longe motoriis ſunt, verum etiam multo principaliores;

μακρῷ κυριώτερα. διὰ ταῦτα γοῦν ὅ τε σύμπας ὀφθαλμὸς γέγονε, καὶ τὸ κῦρος ἅπαν τῆς ὄψεως ἐν αὐτοῖς ἐστιν, ἀλλὰ καὶ τὰ τρήματα αὐτῶν ὁμοίως τοῖς νεύροις ἐστὶ μεγάλα. κατὰ λόγον οὖν τούτων μὲν ἀπεχώρησεν, ὡς ἂν καὶ διὰ μεγάλων ἤδη τρημάτων φερομένων, καὶ κυριωτέρων πολὺ καὶ μαλακωτέρων ὑπαρχόντων, τοῖς δὲ σκληροτέροις τε ἅμα καὶ ἀκυροτέροις καὶ διὰ στενωτέρων τρημάτων διεξερχο(467)μένοις συνδιεξέβαλε τὰ τῆς γέννος νεῦρα, τήν τε γειτνίασιν αὐτῶν ἄλυπον εἰδὼς ἐσομένην καὶ τὸ μέγεθος τοῦ τρήματος οὐδέπω τῶν αἰσθητικῶν μεῖζον γενησόμενον· πρόμηκες μὲν γάρ ἐστι καὶ οὐκ ἀκριβῶς στρογγύλον, ὥσπερ ἐκεῖνο. καὶ τάχα ἄν τῳ δόξειε τὸ μῆκος αὐτοῦ μεῖζον εἶναι τῆς ἐκείνου διαμέτρου, ὅλον δὲ ὅλῳ παραβαλλόμενον οὐκ ἂν ἔτι φαίνοιτο μεῖζον. ἐξ ἀνάγκης δὲ πρόμηκες ἐγένετο καὶ οὐχ, ὥσπερ τὸ τῶν αἰσθητικῶν, στρογγύλον, ὅτι δύο ἔμελλεν ἑξῆς ἀλλήλων τεταγμένα νεῦρα περιέξειν, οὐχ ἕν. ἔστι μὲν γὰρ ἑκάτερον αὐτῶν κατά γε τὴν ἀλήθειαν πλείω,

propter illos enim totus oculus factus eſt, in eisque praecipua viſus pars conſiſtit; adde etiam quod foramina eorum ſimiliter ac nervi ſunt magna. Merito igitur ab his quidem receſſit, ut qui per magna foramina ferrentur, principalioresque multo ſint ac molliores; cum durioribus vero ſimul ac minus principalibus et per foramina anguſtiora erumpentibus nervos maxillae trajecit, exploratum habens, vicinitatem ipſorum nihil moleſtiae habituram, magnitudinemque foraminis majorem nervorum ſenſificorum foraminibus haudquaquam futuram; praelongum enim eſt, non exacte teres, ut illa. Et quis ſorte exiſtimarit, longitudinem hujus majorem eſſe illius diametro; at totum foramen toti collatum haud amplius majus videbitur, aut certe non multo majus; neceſſario autem praelongum extitit, non autem, quomodo ſenſificorum, teres, quod duos nervos mutuo ſeſe ſubſequentes, non uuum, erat contenturum. Eſt quidem certe uterque eorum, ut verum dicam, multiplex;

καὶ λεχθήσεται περὶ πάντων τούτων τῶν νεύρων τῆς φύσεως ὀλίγον ὕστερον ἀκριβέστερον· ἀλλὰ νῦν γε οὐδὲν κωλύει σαφοῦς ἕνεκα διδασκαλίας ἓν μὲν εἶναι λέγειν τὸ ἐπὶ τοὺς τῶν ὀφθαλμῶν μῦς μεριζόμενον, ἕτερον δὲ τὸ πρὸς τὴν ἄνω γένυν ἀφικνούμενον, ὃ διεκπίπτει μὲν ἅμα θατέρῳ, γενόμενον δ᾽ ἐν τῇ χώρᾳ τῶν ὀφθαλμῶν εὐθὺ τοῦ καλουμένου μήλου φέρεται, διατιτρωμένων πάλιν ἐνταῦθα καὶ δίοδον αὐτῷ παρεχόντων τῶν ὑποκειμένων τοῖς ὀφθαλμοῖς ὀστῶν· οὐ γὰρ δὴ ψαύοντά γε τῶν μυῶν ἔμελλε παρέρχεσθαι, βλάπτοντά τε καὶ βλαπτόμενα πρὸς αὐτῶν. ἄμεινον γὰρ ἦν κἀκείνων τὴν κίνησιν ἀβλαβῆ φυλάττεσθαι, καὶ ταῦτ᾽ ἰέναι δι᾽ ἡσυχίας πολλῆς, καὶ μὴ ἀλλοτρίας καὶ μηδὲν προσηκούσης αὐτοῖς κινήσεως μηδαμοῦ παραπολαύοντα. ταῦτ᾽ οὖν προμηθούμενος ὁ δημιουργὸς ἕτερον ἐφεξῆς ἔθηκεν ὑπὸ τοὺς ὀφθαλμοὺς τρῆμα, διαδεχόμενον τὸ πρότερον ἐκεῖνο τὸ κοινὸν ἀμφοτέρων τῶν νεύρων, ὃ πρὸς αὐτὸν ἐπεραίνετο τὸν ἐγκέφαλον. ἀλλ᾽ ἐνταῦθα μὲν ὑπὸ λεπτῆς λεπίδος ὀστοῦ καλυπτόμενα τὰ νεῦρα καὶ ὁ

differemusque paulo poft de nervorum iftorum omnium natura accuratius. Porro in praefentia quidem, quo dilucidior fit noftra haec expofitio, nihil impedit, quo minus unum eum dicamus, qui in mufculos oculorum dividitur alium autem eum, qui ad fuperiorem maxillam pervenit, quique exeidit fimul cum altero, quumque ad oculorum cavitatem pervenerit, recta ad nuncupatum malum fertur, perforatis rurfus illic, quae fub oculis funt, offibus tranfitumque ei praebentibus; haudquaquam enim ita erant praeterituri, ut mufculos contingentes ipfos laederent, aut a mufculis laederentur; nam fatius erat, et mufculorum motum fervare innocuum, et nervos cum multa tranquillitate incedere, neque alieno motu et ad fe nihil pertinente usquam potiri. Haec igitur providens opifex aliud deinceps collocavit fub oculos foramen, quod ei fuccedit, quod prius et nervo utrique commune, quod d cerebrum ipfum terminabatur. Verum hîc quidem a tenui fquama offis teguntur tum nervi,

πόρος αὐτῶν, ἐν δὲ τοῖς μήλοις καλουμένοις, ὡς ἂν ὑψηλοῖς οὖσι, παχέσι μὲν ὀστοῖς καλύπτεται, διὰ βάθους δὲ φέρεται τοῦ ψαύοντος αὐτῶν ὀστοῦ, καθάπερ ἄλλου τινὸς αὐτῶν τῶν νεύρων ἕνεκα γεγονότος. οὐ γὰρ οὖν οὐδὲ τοῦτ᾽ ἠμέληται τῇ φύσει, τὸ τοῖς διεκπίπτουσιν ἅπασιν ὀστῶν ἀγγείοις χιτῶνας περιφύειν σκληρούς, καί τινας ἐξ αὐτῶν τῶν ὀστῶν λείους καὶ χαύνους ἀπεργάζεσθαι πόρους, καὶ μάλισθ᾽ ὅταν σκληρὰ ταῖς οὐσίαις ᾖ τὰ διατιτράμενα τῶν ὀστῶν· [517] ἀλλ᾽ οὔτ᾽ ἐπὶ πάντων μὲν νεύρων, πασῶν δ᾽ ἀρτηριῶν, πασῶν δὲ φλεβῶν οὕτως ἀκριβῶς φυλαττόμενον, ὡς μηδαμοῦ διαμαρτάνεσθαι, τοῖς μὲν ἀμελῶς καὶ ῥαθύμως ἀκούουσι, μᾶλλον δὲ παρακούουσι, μικρὸν ἂν ἴσως δόξειε, προσέχοντι δὲ τὸν νοῦν ἐπιμελέστερον τῷ λεγομένῳ καὶ βάσανον ἀκριβῆ δι᾽ αὐτῆς τῆς ἀνατομῆς λαμβάνοντι κἂν μόνον ἱκανὸν ἐνδείξασθαι γένοιτο πρόνοιάν τε ἅμα καὶ τέχνην θαυμαστὴν τοῦ δημιουργοῦ. τίνι δὲ τρόπῳ ταῦτά τε τὰ νεῦρα τὰ ὑπὸ τοὺς ὀφθαλμοὺς ἐπὶ τὰ τῶν μήλων ὀστᾶ φερόμενα καὶ τὰ πρὸ αὐτῶν εἰρημένα

tum ipforum meatus; in iis vero, quae mala appellamus, quippe quae alta funt, craffis quidem offibus teguntur, per profundum vero feruntur, contingente eos offe tanquam alio quopiam ipforum nervorum gratia facto. Neque enim a natura quoque fuit praetermiffum, quin vafis omnibus, quae ab offibus excidunt, tunicas circumdaret duras, nonnullosque ex ipfis offibus laeves ac laxos meatus efficeret, idque potiffimum quando offa perforanda dura fubftantia fuerint. At neque in nervis omnibus, neque omnibus arteriis, neque omnibus venis ad unguem adeo id fervatur, ut iis quidem, qui negligenter atque ofcitanter haec audiunt, aut potius fecus accipiunt, nonnihil forte natura lapfa videatur; ei vero, qui diligentius attendit iis, quae dicimus, eorumque in anatome facit accuratum periculum, folum oftendere fuffecerit opificis providentiam fimul ac mirabilem folertiam. Quonam pacto vero nervi hi, qui fubtus oculos ad malorum offa feruntur, tum ii, quorum ante hos

καὶ τὰ κάτω διεκπίπτοντα τήν τε γλῶτταν καὶ τὸ στόμα καὶ πάντα τοῦ προσώπου τὰ μόρια διαπέπλεχεν, ἐν τῷ μετὰ ταῦτα δηλωθήσεται λόγῳ, τὴν τῶν κατὰ τὸ στόμα καὶ τὸ πρόσωπον μορίων ἐξηγουμένων ἡμῶν κατασκευήν. ὁ γὰρ ἐνεστηκὼς λόγος αὐτῶν μόνον τῶν κατὰ τὸν ἐγκέφαλον ἐκφύσεων ἐπηγγείλατο τὰς χρείας ἐρεῖν, ὧν ὅρος ἐστὶ τὸ περιέχον ὀστοῦν αυτόν. ὥστε τοῦτον παραφυλάττοντες, ὅταν ἐκτὸς αὐτοῦ τῷ λόγῳ καταστήσωμεν τὸ νεῦρον, ἐπανερχόμεθα πάλιν ἐπὶ τὸν ἐγκέφαλον, ὑπὲρ τοῦ μήτε τῶν ἐντός τινα τοῦ κρανίου παραλιπεῖν ἀποφύσεων, μήτ᾽ ἐν ταῖς ἐκτὸς ἐπὶ πολὺ διατρίβειν.

Κεφ. θ΄. Εἴπερ οὖν τοῦτο φυλάξομεν, ἐκεῖνο προσθέντες ἐπὶ τῷ προειρημένῳ λόγῳ, καὶ τὸ παρὰ τούτων τῶν νεύρων ἔρχεσθαι τὴν ἐπὶ τοὺς κροταφίτας μῦς ἀπόφυσιν, διὰ τῶν κατὰ τοὺς κροτάφους ὀστῶν ἐκπίπτουσαν, ἐφ᾽ ἑτέραν ἤδη μεταβῶμεν ἔκφυσιν ἐγκεφάλου. τετάρτην δὲ αὐτῶν ἀριθμοῦσι συζυγίαν οἱ ἀκριβεῖς τῶν ἀνατομικῶν, οὐ συναριθμοῦντες αὐταῖς δηλονότι τὴν ἐπὶ τὰς ῥῖνας, ὅτι

meminimus, tum etiam qui inferne excidunt, linguam et os et omnes faciei partes pertexuerunt, sermone sequenti explicabimus, quando partium oris ac faciei constructionem enarrabimus; praesenti enim sermone ipsarum tantum a cerebro productionum usus recensere sumus professi, quarum terminus est os id, quod eas continet. Proinde terminum hunc praestituentes, simul atque nervum oratione extra ipsum constituerimus, rursus ad cerebrum revertemur, quo nullam earum, quae intra cranium sunt, productionum praetermittamus, neque iis, quae extra id sunt, diutius insistamus.

Cap. IX. Id igitur si tenuerimus, praedictoque sermoni hoc adjecerimus, quod scilicet ab his nervis productio ad musculos temporales pertinet, per ossa temporum excidens, ad aliam jam transeamus cerebri productionem. Quartam autem nervorum hanc numerant conjugationem anatomicorum peritissimi, ipsis non connumerantes eam, quae fertur ad nares, quod ipsa ner-

μήτε νεύρων ἐκφύσεις ἔχει, καθάπερ αἱ λοιπαὶ, μήτε διεκπίπτει τῶν ὀστῶν ἐκτός. ἀλλὰ πρώτη μὲν αὐτῶν ἀπόφυσις ἀριθμεῖται τὰ μαλακὰ νεῦρα τῶν ὀφθαλμῶν, δευτέρα δὲ τὰ κινητικὰ τῶν ἀμφ᾽ αὐτοὺς μυῶν, τρίτη δὲ, περὶ ἧς αρτι πέπαυμαι λέγων, ἀρχομένη μὲν, ἔνθα συνάπτει τὸ πρόσθιον μέρος τοῦ ἐγκεφάλου τῷ ὄπισθεν, προϊοῦσα δὲ διὰ τῆς παχείας μήνιγγος, εἶτα δίκρους γινομένη, κἄπειτα διανεμομένη καθ᾽ ὃν εἴρηται τρόπον. ἡ δὲ τετάρτη συζυγία τῶν νεύρων ὀλίγον τούτων ὄπισθεν τέτακται, ἀρχομένη μὲν ἀπ᾽ αὐτῆς τῆς βάσεως μᾶλλον, ἤπερ τὰ πρότερα, πλησίον δ᾽ ἀλλήλαις κειμένων τῶν ἐκφύσεων, ἀναμιγνυμένη μὲν εὐθέως τοῖς κατὰ τὴν τρίτην συζυγίαν, καὶ μετὰ ταῦτα μέχρι τοῦ πλείστου φέρεται, ἔπειτα σχίζεται, καὶ παντὶ κατὰ τὴν ὑπερῴαν ἐπιφύεται χιτῶνι. μικρὰ δέ ἐστιν ἱκανῶς ταῦτα τὰ νεῦρα, καὶ βραχὺ τῶν κατὰ τὴν τρίτην συζυγίαν σκληρότερα διὰ τὸ καὶ αὐτὸν τὸν χιτῶνα τὸν ὑπαλείφοντα τὸ στόμα σκληρότερον ὑπάρχειν οὐ τῆς γλώττης μόνον, ἀλλὰ καὶ τῶν ἄλλων σχεδὸν ἁπάντων τῶν κατὰ τὸ πρόσωπον μορίων. διὰ

vorum productiones non habeat, quomodo reliquae, neque extra offa excidat. Sed prima quidem ipfarum numeratur propagatio nervi molles oculorum; fecunda nervi, qui oculorum mufculos per fe movent; tertia, de qua paulo ante loquebamur, quae oritur, ubi pars cerebri anterior cum pofteriori connectitur, progreditur autem per craffam meningem, deinde in duo fcinditur, poftremo, quomodo diximus, diftribuitur; quarta vero nervorum conjugatio paulo pofterius his eft locata, magis quidem, quam priores, ab ipfa bafi emergens, propagines autem ejus omnes fibi ipfis funt propinquae; commifcetur quidem ftatim nervis tertiae conjugationis, poft ipfos autem fertur longiffime, deinde fejungitur totique palati tunicae inferitur. Exigui porro admodum funt hi nervi, nervisque tertiae conjugationis paulo duriores; quo fit, ut et tunica ea, quae os fubungit ac illinit, durior fit non lingua modo, fed etiam aliis propemodum omnibus faciei partibus. Ob eam certe can-

τοῦτ᾽ οὖν καὶ ἡ ἔκφυσις αὐτῶν ἐκ βραχεῖ σκληροτέρων ἐστὶν ἐγκεφάλου μερῶν, ἤπερ τῶν κατὰ τὴν τρίτην συζυγίαν· εἰς ὅσον γὰρ ἂν προχωρῶμεν ἀεὶ, καὶ μᾶλλον αὐτὸν ἑαυτοῦ σκληρότερον εὑρήσομεν τὸν ἐγκέφαλον, ἀλλὰ καὶ τὰ κατὰ τὴν βάσιν αὐτοῦ μέρη τῶν ἄλλων ἐστὶ σκληρότερα. κατὰ λόγον οὖν ἡ τετάρτη συζυγία τῶν νεύρων, ἵν᾽ ἧττον μαλακὴ γένηται τῆς τρίτης, οὐ μόνον ἐκ τῶν ὄπισθεν μερῶν, ἀλλὰ καὶ ἀπὸ τῆς βάσεως τοῦ ἐγκεφάλου μᾶλλον ἐκείνης ἀφωρμήθη.

Κεφ. ι΄. [518] Ἐφεξῆς δὲ τούτων ἐκ πλαγίων μερῶν τῆς κεφαλῆς ἐπὶ τὰ λιθοειδῆ τῶν ὀστῶν εἰσιν ἀποφύσεις, πέμπτη τις αὕτη συζυγία νεύρων, οὐδέπω σκληρῶν οὐδ᾽ αὐτῶν. σχισθεῖσα δ᾽ εἰς δύο μέρη κατ᾽ αὐτὴν τὴν ἐν τοῖς ὀστοῖς δίοδον, εἰς μὲν τὸν ἀκουστικὸν πόρον θάτερον, εἰς δὲ τὸ τυφλὸν καλούμενον τρῆμα τὸ λοιπὸν ἐμβάλλει μόριον. οὐ μὴν τυφλόν γε ὄντως ἐστὶν, ὥσπερ καὶ λέγεται, ἀλλ᾽ οἶμαι, τοὺς πρώτους αὐτῷ θεμένους τοὔνομα, καθιέντας ἢ σχοινίον ἢ ὑείαν τρίχα κἄπειτα μὴ δυναμένους διεκβαλεῖν,

ſam producuntur etiam ex paulo durioribus cerebri partibus, quam nervi tertiae conjugationis; quanto enim magis retro progrediemur, tanto plus plusque ſe ipſo durum cerebrum inveniemus; atque etiam partes, quae ad baſim ipſius pertinent, aliis ſunt duriores. Merito igitur et quarta nervorum conjugatio, ut minus mollis ſit, quam tertia, non ſolum ex partibus poſterioribus, ſed a baſi cerebri magis, quam illa, emergit.

Cap. X. Poſt has autem a capitis lateribus verſus oſſa petroſa ſunt productiones. Quinta autem eſt haec conjugatio nervorum, non ipſorum quidem adhuc durorum. Dividitur porro in ipſo per oſſa tranſitu in duas partes, quarum altera quidem in meatum auditorium, reliqua vero in caecum nuncupatum foramen inſeritur; non tamen re vera eſt caecum, ut dicitur, ſed exiſtimo, eos, qui primi id nomen ei impoſuerunt, in ipſum demiſiſſe funiculum aut ſetam porcinam, deinde quum

αὐτόθι που τελευτᾷν ὑπολαβεῖν. ἔστι δ᾽ οὐχ ἡ τυφλότης αἰτία τοῦ μὴ διεκπίπτειν, ἀλλ᾽ ἡ σκολιότης τοῦ πόρου. περικόπτοντι δέ σοι κατ᾽ ὀλίγον τὸ πᾶν ὀστοῦν καὶ γυμνοῦντι τὸ νεῦρον αἵ θ᾽ ἕλικες αἱ κατ᾽ αὐτο φωραθήσονται καὶ τὸ νεῦρον εἰς τὸ ἐκτὸς ἐκπίπτον φανεῖται παρὰ τὸ οὖς. ἀλλὰ περὶ μὲν τῶν ἀκουστικῶν νεύρων τῆς φύσεως εἴρηται πρόσθεν· περὶ δὲ τῶν διὰ τοῦ τυφλοῦ τρήματος διεκπιπτόντων ἐν τῇ τῶν ἐκτὸς τοῦ κρανίου διηγήσει ῥηθήσεται.

Κεφ. ια΄. Νυνὶ δ᾽ ἤδη καιρὸς ἕτερον ἀποβλάστημα τῶν ἐξ ἐγκεφάλου νεύρων ὁρμωμένων προχειρίζεσθαι τῷ λόγῳ. ἕκτη δέ τίς ἐστιν ἐπὶ τούτοις συζυγία νεύρων ἀπὸ βάσεως ἐγκεφάλου βεβλαστηκότων, οὐδέπω μὲν σκληρῶν ἀκριβῶς οὐδ᾽ αὐτῶν, απάντων μὴν τῶν προειρημένων τοσούτῳ σκληροτέρων, ὅσῳ περ ἤδη πλησιαίτερόν ἐστι τοῦ νωτιαίου μυελοῦ. σκληρῶν γὰρ δὴ οὗτός γε νεύρων ἐστὶν ἀρχὴ, διότι καὶ αὐτὸς ἐγκεφάλου πολὺ σκληρότερος ἐγένετο. καὶ ὁ τῆς (468) αἰτίας λογισμὸς ῥᾷστος ἀναμνησθέντι τῶν

trajicere ipſum non poſſent, illic alicubi finire ipſum putaviſſe. Cauſa vero, cur nihil elabatur, eſt non caecitas, ſed flexuoſa meatus obliquitas. Quod ſi paulatim totum os circumcideris nervumque nudaveris, ipſius flexus ac maeandros deprehendes, nervusque tibi extra excidere ad aurem apparebit. Caeterum de nervorum auditoriorum natura prius diſputavimus; de iis vero, qui per caecum foramen excidunt, dum de iis, qui ſunt extra cranium, agemus, verba faciemus.

Cap. XI. Nunc autem tempeſtivum fuerit aliam ſobolem nervorum a cerebro proficiſcentium verbis expromere. Sexta autem quaedam eſt ultra has nervorum conjugatio a baſi cerebri productorum; qui nondum etiam ſunt duri, omnibus tamen praedictis tanto ſunt duriores, quanto jam ſpinali medullae ſunt propiores: haec enim durorum nervorum eſt principium, quoniam et ipſa cerebro multo eſt durior. Cujus rei ratio eſt facillima, ei ſaltem, qui tenet memoria ea, quae libro

ἐν τῷ πρὸ τούτου γράμματι λελεγμένων, ὡς εἰς μὲν ἀκρίβειαν αἰσθήσεως ἀποφύσεως ἐγκεφάλου δεῖ μαλακωτέρας, εἰς δὲ κινήσεως ῥώμην σκληροτέρας, καὶ ὡς δι᾽ αὐτὸ τοῦτο τῶν ἐγκεφάλου μερῶν τὰ μὲν σκληρότερα, τὰ δὲ μαλακώτερα γέγονε, καὶ ὡς ἀπὸ τῶν ἔμπροσθεν τῶν μαλακῶν ἀρξάμενος ἀεὶ καὶ μᾶλλον ἑαυτοῦ γίνεται σκληρότερος. ἵνα δὴ συνάπτει τῷ νωτιαίῳ, ταῦτ᾽ αὐτοῦ πάντων ἐστὶ μερῶν τὰ σκληρότερα, ἵνα καὶ νωτιαῖος ὁ μυελὸς ἢ τῶν ὑπολοίπων αὐτοῦ ἐστι μερῶν μαλακώτερος· κατὰ βραχὺ δὲ καὶ οὗτος, εἰς ὅσον ἀποχωρεῖ κάτω, σκληρότερος γίνεται. καὶ γάρ τοι καὶ ἡ γένεσις αὐτοῦ ταύτην παρέχει τῷ ζώῳ τὴν χρείαν, εἶναι τὴν ἀρχὴν ἐν τῷ σώματι νεύρων σκληρῶν, ἐγκεφάλου μὴ δυναμένου τοσαύτην δέξασθαι σκληρότητα δι᾽ ἣν ἔμπροσθεν ἐλέγομεν αἰτίαν. ἔδειξε δὲ σαφῶς ἡ φύσις οὐχ ἥκιστα κἀν τῷδε τῶν νεύρων τῷ ζεύγει, περὶ οὗ νῦν πρόκειται λέγειν, ὡς οὔτε διὰ τῶν σκληρῶν οἷόν τε γενέσθαι τινὰ ἀκρίβειαν αἰσθήσεως, οὔτ᾽ ἀποφῦναι δυνατὸν ἐγκε-

fuperiore diximus, quod fcilicet ad fenfum exactiorem propagine cerebri molliore, ad motionis vero vobur duriore eft opus, quodque ob id ipfum cerebri partium aliae quidem duriores, aliae vero molliores extiterunt; poftremo etiam diximus, quod cerebrum ipfum partibus anterioribus, unde incipit, quum fit molle, femper magis ac magis feipfo durius efficitur; quà quidem fpinali medullae conjungitur, ibi reliquis fui partibus eft durius, quo loco et fpinalis medulla, quam aliis fui partibus, eft mollior: paulatim autem haec quoque, quo magis deorfum progreditur, eo durior efficitur; etenim ejus quoque generatio eum praebet animali ufum, ut durorum corporis nervorum fit principium, quum cerebrum eousque durum fieri nequeat propter caufam fupra a nobis comprehenfam. Oftendit autem perfpicue natura maxime in hac quoque nervorum conjugatione (de qua nunc verba facere eft propofitum), quod fieri non poterat, ut per nervos duros perfectus aliquis fenfus efficeretur,

φάλου μὲν σκληρὰ, νωτιαίου δὲ μαλακά. κατέρχεται γὰρ ταῦτα μέχρι καὶ τοῦ πλατέος ὀστοῦ, σχεδὸν εἰς ἅπαντα τά τ᾽ ἔντερα καὶ τὰ σπλάγχνα διασπειρόμενα, καίτοι τὰ πλεῖστά γε τούτων ἐπίκειται κατὰ τῆς ῥάχεως, ἧς πέρας ἐστὶ τὸ πρός τινων μὲν ἱερὸν ὀστοῦν, πρὸς ἑτέρων δὲ πλατὺ καλούμενον, οἷ τελευτᾷν ἐλέχθη τὰ νεῦρα. καὶ βέλτιον ἦν, εἴπερ ἐνεχώρει, παρὰ τοῦ νωτιαίου διὰ βραχείας ὁδοῦ σὺν ἀσφαλείᾳ πολλῇ διανέμεσθαι τοῖς ταύτῃ μορίοις αὐτὰ, ἀλλ᾽ οὐκ ἐγχωρεῖ δηλονότι μαλακῶν νεύρων ἀρχὴν γενέσθαι τὸν νωτιαῖον, σκληρὸν αὐτὸν ὑπάρχοντα, [519] ὥσπερ οὐδὲ τῶν ἐν τοῖς κώλοις τὸν ἐγκέφαλον, ἐπὶ πλεῖστον σκληρότητος προεληλυθότων, αὐτὸν ἐπὶ πλεῖστον ἥκοντα μαλακότητος. τοῖς μὲν οὖν κώλοις ὅτι σκληροτάτων ἔδει νεύρων, ἰσχυραῖς καὶ βιαίοις ἐνεργείαις ὑπηρετοῦσιν ἀλλήλοις, ἄντικρυς δῆλον, οὐ μὴν οὐδ᾽ ὅτι τοῖς σπλάγχνοις τῶν μαλακωτέρων ἀσφαλές ἀλλ᾽, ὅπως μηδὲν ἐπιδεὲς γίνοιτο τῷ λόγῳ, ῥητέον. πρῶτον μὲν οὖν, ὅτι κίνησιν οὐδεμίαν οὐδὲν αὐτῶν ἔχει καθ᾽ ὁρμὴν τοῦ ζώου γενομένην, ἀλλ᾽ αἰσθήσεως ἕνεκα

producerenturque a cerebro quidem duri, a fpinali autem molles. Defcendunt enim hi usque ad os latum, in omnia fere inteftina ac vifcera diftributi, quamvis horum maxima pars fpinae incumbat; cujus ora ultima eft, quod nonnulli os facrum, alii latum appellant, quo nervos definere diximus. Satiusque fuiffet (fi modo licuiffet) a fpinali medulla per viam compendiofam advenientes nervos partibus, quae illic funt, magna cum fecuritate diftribui: at non licuit certe fpinali medullae, quum ipfa effet dura, mollium nervorum effe principium, quo modo neque cerebro eorum, qui artubus ipfis infunt, quum nervi hi fint duriffimi, cerebrum autem fit molliffimum. Perfpicuum enim eft, quod artus ipfi nervos poftulabant duriffimos, ut qui validis ac violentis actionibus mutuo fubferviunt; non tamen aeque liquet, quod vifceribus ipfis molliores erant tuti; quod, ne quid defit fermoni, fubjiciam. Ac primum, quod nullum vifcus motum ullum habet voluntarium, fed duntaxat, ne fenfus

μόνης ἐδεήθη νεύρων, ἄμεινον ἦν αὐτοῖς ἐπιπεμφθῆναι τὰ αἰσθητικά· δεύτερον δ', ὅτι καὶ ἡ τοῦ σώματος αὐτῶν οὐσία, μαλακὴ τὴν σύστασιν ὑπάρχουσα, ῥᾷον ἔμελλεν ἑνωθήσεσθαί τε καὶ παραδέξεσθαι πάντη διαπλεκόμενα τὰ τοιαῦτα· καὶ τρίτον, ὅτι σιτίων τε καὶ ποτῶν ἐνδείας ἀκριβεστάτην ἐχρῆν αἴσθησιν εἶναι τῇ γαστρί. ἀτὰρ οὖν καὶ φαίνεται τούτων τῶν νεύρων ἡ πλείστη μοῖρα διασπειρομένη μάλιστα μὲν εἰς τὰ πρῶτα αὐτῆς τὰ περὶ τὸ στόμα καλούμενον, ἐφεξῆς δ' ἤδη καὶ εἰς τὰ ἄλλα σύμπαντα τὰ μέχρι τοῦ πυθμένος. ἐπεὶ δ' ἅπαξ ἕνεκα τῆς γαστρὸς ἀπ ἐγκεφάλου κατήχθη νεῦρα, τόσῳ δὴ μᾶλλον ἔτι καὶ τοῖς ἄλλοις αὐτὰ τοῖς τῇδε μορίοις ἅπασι διανεμηθῆναι βέλτιον ἦν, εἰ καὶ μὴ μεγάλη τις αὐτοῖς ἔμελλεν ὠφέλεια γενήσεσθαι. τῇ μὲν γὰρ γαστρὶ ἔδει πάντως δυνάμεως ὀρεκτικῆς ἐδεσμάτων τε καὶ πομάτων, ἧς ἀναγκαῖον ἦν προηγεῖσθαί τινα δύναμιν αἰσθητικὴν τῶν ἐλλειπόντων. τοῖς δ' ἄλλοις τοῖς κατὰ τὴν γαστέρα μετεῖναι μὲν καὶ τούτοις εἰς το-

essent expertia, nervis eguerunt, satius fuerat illis sensificos immittere; secundo autem, quod corporis ipsorum substantia mollis esset consistentia, facilius erat unienda nervosque ejusmodi undique complicatos receptura; tertio autem, quod ventriculo sensum exactissimum cibi et potus deficientis adesse oportebat; quocirca horum etiam nervorum pars maxima apparet esse in ipsum distributa, et potissimum in ejus primam partem, quae circa os, quod vocant, est, deinceps autem et in alias ejus partes omnes usque ad fundum. Porro, quum semel ventriculi causa a cerebro nervi essent demissi, eo sane aliis quoque omnibus partibus, quae illic sunt, distribui eos erat commodius, etiamsi usum non admodum magnum partibus illis essent allaturi. Quod autem ad ventriculum attinet, omnino facultate aliqua ciborum ac potuum appetitrice is indigebat, quam necessario praecedebat facultas quaedam, quae sensum alimenti deficientis excitaret; aliis vero partibus, quae sunt circum ventriculum,

σουτον ἀκριβοῦς αἰσθήσεως ἐνίοις τῶν ἰατρῶν ἔδοξεν, ὥστε καὶ αὐτὰ τῆς γαστρὸς οὐδὲν ἧττον ὀρέγεσθαί φασιν. ἐμοὶ δὲ βραχὺ μέν τι καὶ αὐτὰ συνεπαισθάνεσθαι δοκεῖ, τὸ πλεῖστον δ᾽ εἶναι τῆς κοιλίας καὶ τοῦ στόματος αὐτοῦ, εἰς ὃ καὶ τὰ νεῦρα ταῦτα φαίνεται μεγίστῳ μέρει σφῶν αὐτῶν ἐμβάλλοντα. καὶ διὰ τοῦτο αἰσθητικώτατόν ἐστι τοῦτο τῆς γαστρὸς τὸ μέρος, καὶ οἱ σφόδρα πεινῶντες αἰσθάνονται τούτου μάλιστα συνελκομένου καὶ οἱονεὶ σπωμένου καὶ ἀγανακτοῦντος. ἀλλ᾽ οὐκ αν ἦν τοῦτο, εἰ μὴ τῶν μαλακῶν νεύρων μετεῖχεν, εὐαίσθητον εἰς τοσοῦτον. δῆλον οὖν ἐκ τῶν εἰρημένων, ὡς καὶ τοῖς ἄλλοις μὲν ἅπασι τοῖς κατὰ τὴν κοιλίαν, ἐξαιρέτως δ᾽ αὐτῇ τῇ γαστρὶ τῶν ἀπ᾽ ἐγκεφάλου νεύρων ἔδει. καὶ πάρεστι σκοπεῖν ἐκ τῶν ἀνατομῶν, ὅσην αὐτῶν τῆς ἀσφαλείας πρόνοιαν ἡ φύσις παρ᾽ ὅλην τὴν ἄνωθεν ὁδὸν ἐποιήσατο, προορωμένη τὴν εὐπάθειαν, ἣν διὰ τὸ μαλακά τ᾽ εἶναι καὶ διὰ μακροῦ καταφέρεσθαι πάντως ἂν εἶχεν. ὑμέσιν οὖν ἰσχυροῖς αὐτὰ περιλαμβάνουσα

tantum ſenſus acutioris *eorum, quae deſunt,* tributum fuiſſe medicis quibusdam viſum fuit, ut eas nihilo minus, quam ventriculus, dicant appetere. Mihi vero videntur hae exiguum quendam etiam ſenſum, ventriculus autem plurimum habere, atque ipſius os, in quod et nervi maxima ſui parte prorumpere videntur, ob eamque cauſam ventriculi pars haec ſenſu acutiſſimo eſt praedita, et qui vehementer eſuriunt, eam potiſſimum ſentiunt contrahi et velut convelli ac ſtomachari; quae ſane haudquaquam ſenſilis adeo fuiſſet, niſi mollium nervorum fuiſſet particeps. Quibus omnibus praedictis intelligi poteſt, quod cum reliquis omnibus ventris partibus, tum omnium maxime vent iculo nervis a cerebro opus fuit. Videreque licet ex ipſis diſſectionibus, quantam rationem natura ſecuritatis eorum per totum deſcenſum habuerit. Quum enim eos praevideret injuriis fore opportunos, tum propter mollitiem, tum etiam quod longo intervallo deducerentur, membranis ſaltem fortibus

συνάπτει τοῖς παρακειμένοις σώμασιν, ἅττ' ἂν ἑκάστοτε τύχῃ κατιοῦσιν αὐτοῖς ἐντυγχάνοντα. πολλαχόθι δὲ καὶ αὐτοῖς ἐκείνοις οὐ μικρὸν ἀγαθὸν ἡ σύζευξις γίνεται, καθάπερ καὶ τοῖς κατὰ τὴν ἑβδόμην συζυγίαν διεκπίπτουσι νεύροις. ἐς ταυτὸν γὰρ αὐτὰ συναγαγοῦσα τοῖς κατὰ τὴν ἕκτην, εὐθὺς ἅμα τῷ διεξελθεῖν τὸ τῆς κεφαλῆς ὀστοῦν ὑμέσιν ἰσχυροῖς περιέβαλέ τε καὶ πανταχόθεν ἀκριβῶς ἐσκέπασε, κοινόν τι τοῦτ' ἀγαθὸν ἀμφοτέροις ἐξευροῦσα. καθάπερ γὰρ καὶ τὰ σχοινία τὰ μὲν ἁπλᾶ καὶ λεπτὰ τελέως ἐστὶν εὐπαθῆ, τὰ δ' ἐκ πλειόνων τοιούτων συγκείμενα τοσοῦτον δυσπαθείας, ὅσον καὶ πλήθους τῶν συντιθέντων αὐτὰ, προσλαμβάνει, οὕτω καὶ τὰ συναγόμενα καὶ περιπλεκόμενα καὶ κοινοῖς δεσμοῖς σφιγγόμενα νεῦρα [520] πολὺ τῶν ἁπλῶν ἀποτελεῖται δυσπαθέστερα. καὶ διὰ τοῦθ', ὅταν εἰς πλείονα μόρια τοῦ σώματος ἐγγὺς ἀλλήλων ὄντα φέρεσθαι δέῃ νεῦρα πολλὰ, τὴν μεταξὺ πᾶσαν ἄχρι τῶν ληψομένων αὐτὰ μορίων ὁδὸν ἡ φύσις ἐζευγμένα παράγει. καὶ ὅσοι γε ἀμε-

eos obducens corporibus propinquis connexuit, quae multa descendentibus illis occurrunt. Plerumque autem et illis ipsis connexio haec commodum affert non contemnendum, quemadmodum et nervis septimae conjugationis excidentibus; nam nervis sextae conjugationis eos aggregans, simul atque e capitis osse excesserint, membranis validis circumdedit et undique ad unguem munivit, commune hoc commodum utrisque machinata. Quemadmodum enin funiculi simplices quidem ac tenues patiuntur facillime, qui vero ex pluribus ejusmodi sunt compositi, tantum difficultatis ad patiendum adipiscuntur, quanta est copia constituentium sese funiculorum, ad eundem modum et qui nervi conjunguntur ac complicantur vinculisque communibus constringuntur, multo, quam simplices, ab injuriis sunt tutiores. Quocirca, quum in plures corporis partes sibi ipsis propinquas nervos complures ferri est necesse, eosdem omni interjecto itinere usque ad partes illos recepturas natura deducit colligatos. Quam rem qui negligentius consi-

λέστερον ὁρῶσι τὰ τοιαῦτα, πάντ' αὐτοῖς ἓν εἶναι δοκεῖ, τὰ δ' οὐκ ἔστι μὲν ἓν, ἀλλ' εὐθὺς ἀπὸ τῆς ἀρχῆς τοσαῦτα, ὅσα περ καὶ τὰ μόρια, οἷς ἐμφύεσθαι μέλλει, φαίνεται δ' ἓν ἕνεκεν τοῦ πεπλέχθαι περὶ ἄλληλα κἀκ τοῦ σφίγγεσθαι κοινῇ πάνθ' ὑπὸ τῶν περιλαμβανόντων ὑμένων αὐτά. καὶ τοῦτ' ἔστιν, ὃ μικρῷ πρόσθεν ἐπηγγειλάμεθα περὶ τῆς τῶν νεύρων φύσεως ἐρεῖν. ἀλλὰ γὰρ τὸν μὲν τῆς συνθέσεως αὐτῶν λόγον ὕστερον ἅπαντα πληρώσομεν, ἰδίᾳ διεξελθόντες, οὐχ ὁδοῦ τι πάρεργον, ὥσπερ νῦν, ποιησάμενοι. περὶ δὲ τῶν ἐπὶ τὸν στόμαχον ἰόντων νεύρων, ὑπὲρ ὧν τῆς ὁδοῦ λέγειν ἠρξάμεθα, συμπερανώμεθα πρότερον. ἐπειδὴ γὰρ ἀναγκαῖον ἦν τῇ φύσει, αὐτῶν βραχὺ προελθόντων, ἀποχωρισθῆναι τὰ κατὰ τὴν ἑβδόμην συζυγίαν ἐπὶ γλῶτταν φερόμενα, πάλιν αὐτὰ ταῖς καρωτίσιν ἀρτηρίαις πλησίον οὔσαις συνήγαγε, αἳ μετ' ἐκείνων τὸν τράχηλον ὅλον διεβίβασε, κοινοῖς ὑμέσι πρὸς αὐτὰς συνάψασα. κατὰ δὲ τὸν θώρακα, τῶν ἀρτηριῶν ἐπὶ τὴν ἀριστερὰν τῆς καρδίας κοιλίαν τεταγμένων, ἀπεσχισεν αὖθις αὐτὰ καὶ συνῆψεν

derant, hos nervos omnes unum effe arbitrantur; qui tamen haudquaquam unus funt, fed jam inde a principio tot funt, quot et partes, quibus ipfi funt inferendi; apparent tamen unus effe, quod inter fe fint complicati communiter omnes ac conftricti a membranis ipfos continentibus. Atque illud eft, quod paulo ante de nervorum natura dicturum me receperem. At enim omnem de eorum compofitione difputationem non obiter, quomodo nunc, fed feparatim perfequemur atque abfolvemus; de nervis vero, qui ad ftomachum pertinent (de quorum itinere verba facere inftitueramus), prius exequemur. Quum vero nervos feptimae conjugationis ab ipfis, ubi paulum effent cum eis progreffi, fejungere ad linguam *naturae opifici* effet neceffe, rurfus eos cum arteriis carotidibus, quae non longe aberant, conjunxit, per totumque collum cum illis traduxit, communibus membranis cum illis colligans; in thorace porro, cum arteriae ad finiftrum cordis ventriculum effent locatae, eos

ἐνταῦθα πάλιν ἑκατέρωθεν τῷ στομάχῳ. καὶ ἡνίκα δὲ πρῶτον ἔμελλεν αὐτὰ σχίζειν εἰς τὴν γαστέρα, τὸ μὲν ἐκ τῶν δεξιῶν εἰς ἀριστερὰ, τὸ δ᾽ ἐκ τῶν ἀριστερῶν εἰς τὰ δεξιὰ περιήγαγε, λοξὰ χρῆναι πρότερον ἐργάσασθαι λογισαμένη, κἄπειθ᾽ οὕτω κατασχίζειν· ἦν γὰρ δὴ καὶ τοῦτο μακρῷ δυσπαθέστερον, ἢ εἰ κατ᾽ εὐθὺ φερομένων ὁ χωρισμὸς ἐγένετο. καὶ μὲν δὴ καὶ τὰς ἄλλας ἁπάσας τοῖς ἀπ᾽ αὐτῶν συλλαμβάνουσα καὶ κατὰ τὰ παρακείμενα σώματα στηρίζουσα προάγει πανταχοῦ, τὴν ἐκ τῆς μαλακότητος εὐπάθειαν ταῖς ἔξωθεν ἐπικου(469)ρίαις ἰωμένη τε καὶ διασώζουσα. ἀλλὰ περὶ μὲν τῆς διανομῆς αὐτῶν τὸ μέν πού τι κἀν τοῖς ἔμπροσθεν εἴρηται, τὸ δέ τι κἀν τοῖς μετὰ ταῦτα λεχθήσεται.

Κεφ. ιβ΄. Περὶ τῆς ἑβδόμης συζυγίας τῶν ἀπ᾽ ἐγκεφάλου νεύρων ἤδη ῥητέον· ἥτις ὅτι μὲν εὐθέως ζεύγνυται τῇ πρὸ αὐτῆς, ὀλίγον ἔμπροσθεν εἴρηται, καὶ ὅτι κοινὴν ἀμφοτέραις ταῖς ἀποφύσεσι ταύταις ἡ φύσις ἀσφάλειαν

rurſus diviſit, ubi denuo ſtomacho utrinque connexuit. Et quum ipſos primum natura in ventriculum eſſet diviſura, qui dextra quidem parte erat, ad laevam, qui vero ſiniſtra erat, ad dextram circumegit, reputans, obliquos prius oportere efficere, atque ita demum dividere; erat certe id multo ſecurius ac tutius, quam ſi recta deſcendentes ita diviſi fuiſſent. Quin et alias omnes ab ipſis diviſiones membranis complectens vicinisque corporibus ſtabiliens ſemper producit, quam propter ſuam mollitiem patiendi habent facilitatem, externis adjumentis corrigens ac conſervans. At de ipſorum quidem diſtributione partim prius quodam loco attigimus, partim autem in ſequentibus etiam dicemus.

Cap. XII. De ſeptima vero conjugatione nervorum a cerebro proficiſcentium nobis jam eſt dicendum. Quae quod protinus quidem ei conjungitur, quae ipſam praecedit, dictum haud ita pridem eſt; nec minus etiam, quod natura harum productionum utriusque ſecuritati

προνοουμένη τὴν σύζευξιν αὐτῶν ἐξεῦρεν. ὅθεν δ᾽ ὁρμᾶται καὶ ποῖ καταφύεται, λεκτέον, τοῦτο γὰρ ἔτι λείπει τῷ περὶ αὐτῆς λόγῳ. ὁρμᾶται δὴ ταῦτα τὰ νεῦρα, καθ᾽ ἃ παύεται μὲν ὁ ἐγκέφαλος, ἄρχεται δὲ ὁ νωτιαῖος, προελθόντα δ᾽ ἕως τινὸς ἅμα τοῖς κατὰ τὴν ἕκτην συζυγίαν, εἶτ᾽ αὖθις αὐτῶν ἀποχωρισθέντα, μέρει μέν τινι σφῶν αὐτῶν ἐλαχίστῳ τοὺς ὀρθίους τοῦ λάρυγγος μῦς ἔστιν ὅτε καταπλέκει, τῷ μείζονι δ᾽ εἰς τὴν γλῶτταν ἐμφύεται διὰ παντός. ταῦτα πρῶτα τῶν νεύρων ἀκριβῶς ἐστιν ἤδη σκληρά. τῶν γὰρ ἔμπροσθεν εἰρημένων ἁπάντων τὰ μὲν ἧττόν ἐστι, τὰ δὲ μᾶλλον μαλακά, σκληρὸν δ᾽ ὁμοίως τούτοις οὐδέν. ἀλλά τοι κᾀκείνων ὅσα μυσὶν ἐμφύεται, σαφῶς τῶν ἄλλων γίνεται σκληρότερα.

Κεφ. ιγ'. [521] Μύες δὲ κατὰ πρόσωπον οἵ τε τοὺς ὀφθαλμοὺς κινοῦντές εἰσι, καὶ οἱ τὴν κάτω γένυν, ἔτι τε πρὸς τούτοις οἱ τὰ τῆς ῥινὸς πτερύγια καὶ τὰ χείλη καὶ τὰς γνάθους. εἰς μὲν δὴ τοὺς τῶν ὀφθαλμῶν μῦς, καίτοι σμικροὺς παντάπασιν ὄντας, με-

confulens connexionem earum inter fe excogitavit. Jam vero et unde proficifcatur et quo immittatur, nobis eft dicendum, id enim adhuc in ea fupereft explicandum. Proficifcuntur itaque nervi hi illinc, ubi et cerebrum definit, et fpinalis medulla incipit; progreffi autem quadamtenus una cum nervis fextae conjugationis, poft autem ab ipfis fejuncti, parte quadam fui eademque minima rectos laryngis mufculos contexunt, majori vero in totam linguam inferuntur. Hi primi inter nervos exquifite funt jam duri; nam praedictorum omnium alii minus, alii magis funt molles, durus tamen nullus fimiliter eft, ac hi nervi; quin et illorum quoque qui mufculis manifefto inferuntur, aliis funt duriores.

Cap. XIII. Mufculi autem funt in facie tum qui oculos, tum qui maxillam inferiorem, praeter hos autem et qui nafi alas, labia et buccas movent. In oculorum porro mufculos, etfi prorfus minimos, magni tamen

γάλα τοῖς τοῦ σώματος ὄγκοις ἐμφυόμενα φαίνεται τὰ νεῦρα δι᾽ αὐτὸ τοῦθ᾽, ὅτι μαλακώτερα τὴν σύστασίν ἐστιν, ἢ ὡς ἔπρεπε τοῖς κινητικοῖς. ὅσον οὖν ἀπολείπεται τοῦ δέοντος διὰ μαλακότητα, τοῦτ᾽ ἐκ τοῦ μεγέθους αὐτοῖς ἡ φύσις ἀνεπλήρωσεν. ὡσαύτως δ᾽ ἔχει κἀπὶ τῶν κροταφιτῶν μυῶν, ἑκατέρῳ γὰρ αὐτῶν ἐμφύεται τρία νεῦρα, δύο μὲν ἀπὸ τῆς τρίτης συζυγίας, ὑπὲρ ὧν ἤδη προειρήκαμεν, ἄλλο δὲ τρίτον σκληρότερον, ὑπὲρ οὗ μετ᾽ ὀλίγον εἰρήσεται, ὥστ᾽ ἐνταῦθα πάλιν ἐκ τοῦ πλήθους τῶν νεύρων τὴν πρὸς τὰς ἐνεργείας ἰσχὺν ἀπαρχὴν εἶναι τοῖς μυσίν. οἱ δ᾽ αὖ κατὰ τὰς γνάθους τε καὶ τὴν ῥῖνα καὶ τὰ χείλη μύες, ὥσπερ συμμέτρους τοῖς ογκοις ἀποφύσεις νεύρων λαμβάνουσιν, οὕτω καὶ τῇ σκληρότητι. φερομένοις γὰρ αὐτοῖς ἐπὶ πλέον διὰ τῶν ὀστῶν ἡ σκληρότης ἐκ τοῦ μήκους τῆς ὁδοῦ προσγίνεται. ἐγγὺς μὲν γὰρ τῆς ἀρχῆς μαλακῆς ὑπαρχούσης οὐχ οἷόν τ᾽ ἦν τῇ φύσει σκληρὸν ἐκφῦναι νεῦρον, κατὰ βραχὺ μέντοι προσάγουσά τε καὶ ἀπάγουσα, καὶ μάλισθ᾽ ὅταν δι᾽ ὀστῶν τὴν ἀγωγὴν ποιῆται, τῷ τε τοῦ χρόνου μήκει καὶ τῷ τῆς ἀποστάσεως σκληρὸν ἀπεργάζεται.

corporis mole nervi cernuntur inferti ob id ipfum, quod ii confiftentia funt molliores, quam motoriis conveniat; quod igitur juftae confiftentiae propter mollitiem deerat, id magnitudine eorum natura penfavit. Idem accidit et in mufculis temporalibus; utrique enim ipforum nervi tres inferuntur, duo quidem a tertia conjugatione, de quibus jam locuti fumus, tertius autem durior, de quo paulo poft verba faciemus. Proinde hic rurfus ex nervorum multitudine robur ad actiones mufculis accedit. Mufculi quoque genarum, narium ac labiorum, quemadmodum nervorum productiones mole, ita et duritie mediocres recipiunt. Quum enim per offa longius ferantur, ex viae longitudine durities eis accedit: nam quum principium molle non procul ablit, natura nervum producere durum non poterat, paulatim tamen ipfum promovens atque abducens, idque potiffimum per offa, tum temporis, tum intervalli longitudine

οὕτω γὰρ καὶ τὸν νωτιαῖον καὶ αὐτόν γε τὸν ἐγκέφαλον οὐκ ἀθρόως, ἀλλὰ κατ᾽ ὀλίγον ἑαυτοῦ σκληρότερον ἀπέδειξε. καὶ εἴπερ ταῦθ᾽ οὕτως ἔχει, πρόδηλον ἤδη παντὶ τὸ μήθ᾽ ἑτέρωθεν ἐγκαιρότερον ἂν ἐκφῦναι τὰ κινητικὰ τῆς γλώττης νεῦρα, μήθ᾽ ὁδοιπορίᾳ βελτίονι χρήσασθαι τῆς νῦν ὑπαρχούσης αὐτοῖς. ἐκ μὲν γὰρ τῶν ἔμπροσθεν οὐκ ἦν οὐκέτ᾽ οὐδεμία χώρα σχολάζουσα, καὶ δι᾽ αὐτό γε τοῦτο τὴν τρίτην τε καὶ τετάρτην συζυγίαν ἐκ τῶν ὄπισθεν ἀπέφυσεν· ἐξ αὐτῶν δ᾽ αὖ πάλιν τούτων τῶν χωρίων ἅμα μὲν οὐδ᾽ ἠδύνατο μεγάλων ἄλλων ἔκφυσιν νεύρων ποιήσασθαι, ἅμα δ᾽, εἰ καὶ δυνατὸν ἦν, ἠπόρει τῆς ὁδοῦ. διὰ μὲν γὰρ τῆς σκληρᾶς μήνιγγος εἴπερ αὐτὰ διεκόμισεν, ἀναμίξασα αὐτοῖς καὶ τὴν τρίτην τε καὶ τετάρτην, ὁμοίως ἂν ἐκείνοις ἔμεινε μαλακά. διὰ δ᾽ αὖ τῶν ὀστῶν τῆς κεφαλῆς ἀγαγεῖν μὲν ἠδύνατο, καὶ σκληρά γε διὰ τῆς τοιαύτης ὁδοῦ ποιήσασθαι συμμέτρως, ἀλλ᾽ ἅμα μὲν ἦν περιττὸν, ἑτέρωθεν ἑτοιμότερον ἀπαχθῆναι δυναμένων, ἅμα δ᾽ οὐδὲ χώρα τις ἦν ἔτι τῷ κρανίῳ κατὰ τὴν ῥίζαν τῆς γλώττης, πολλῶν

durum effecit. Ad eundem modum et fpinalem medullam et cerebrum ipfum non repente ac femel, fed paulatim fe ipfis duriora effecit. Quod fi ita eft, cuivis jam perfpicuum eft, nervos, qui linguam movent, neque aliunde commodius produci potuiffe, neque via uti opportuniore, quam qua ipfi nunc utuntur. Siquidem partibus anterioribus loci nihil erat reliquum; ob eamque ipfam caufam tertiam et quartam conjugationes ex pofterioribus produxit. Unde rurfus magnos alios nervos producere non poterat, nec, fi potuiffet, viam tamen, qua deduceret, ullam habebat. Si enim per duram meningem eos traduxiffet, nervis tertiae et quartae conjugationis admifcens, aeque, ac illi, molles perftitiffent. Per offa vero capitis ducere quidem ipfos poterat, durosque ex hac ejusmodi via moderate efficere; verum id quidem fimul erat fupervacaneum, quum aliunde promptius deduci poffent, fimul autem ne locus quidem ullus in cranio relinquebatur, quum jam foramina multa

τρημάτων ἐνταυθοῖ φθανόντων. δεόντως οὖν κατὰ τὴν ἀρχὴν τῆς ἐκφύσεως τοῦ νωτιαίου, καθ' ὃ μάλιστα σκληρότερός ἐστιν ὁ ἐγκέφαλος, ἐκφύσασα τὸ ζεῦγος τοῦτο τῶν νεύρων, καὶ κατὰ τὴν ὁδὸν ἅπασαν ἔτι καὶ μᾶλλον ἀπεργασαμένη σκληρὸν, εἰς ἅπασαν οὕτω διέσπειρε τὴν γλῶτταν. ἀλλὰ καὶ αὐτὸ τοῦτο μὴ παρέργως ἀκούσῃς, τὸ παντὶ μορίῳ τῆς γλώττης αὐτὰ διανενεμῆσθαι, τεκμήριον μὲν ἱκανὸν ἐσόμενον τῆς τῶν εἰρημένων ἀληθείας, μεγίστην δὲ τέχνην ἐνδειξόμενον τοῦ δημιουργοῦ. τὰ μὲν γὰρ αἰσθητικὰ νεῦρα κατὰ τὴν ἔκφυσιν εὐθέως πλατυνθέντα τὸν ἔξωθεν αὐτῆς διέπλεξε χιτῶνα, μηδὲ προσαψάμενα τῶν υποτεταγμένων μυῶν. ταύτῃ δὲ τὰ κινητικὰ, τὰ κατὰ τὴν ἑβδόμην συζυγίαν εἰς πολλὰς ἶνας λυθέντα, πάντας αὐτῆς διϋφαίνει τοὺς μῦς εὐλόγως· [522] οὔτε γὰρ τῶν αἰσθητικῶν ἦν τις χρεία τῷ βάθει τῆς γλώττης, μελλούσης γε διὰ τῶν ἐκτὸς αὐτῆς μερῶν ὁμιλήσειν τοῖς χυμοῖς, οὔτε τῶν κινητικῶν τοῖς ἐκτὸς, ἀδυνάτοις οὖσι διὰ σκληρότητα τὰς τῶν χυμῶν διαγινώσκειν

illic ad linguae radicem essent. Convenienter igitur ad principium productionis medullae spinalis (qua potissimum cerebrum est durius) hanc nervorum conjugationem producens, in omnique itinere multo adhuc magis durum efficiens, in totam demum linguam disseminavit. At ne hoc ipsum quovis modo intellexeris, in omnem scilicet linguae partem nervos hos esse distributos; id enim magnum erit argumentum, quod vera sunt ea, quae diximus, artemque opificis ostendet maximam. Nam nervi sensifici quam primum in exortu amplificati tunicam linguae externam pertexunt, subjectos musculos ne attingentes quidem; ea enim nervi motorii septimae conjugationis in multas fibras soluti omnes linguae musculos pertexunt, idque merito; neque enim sensificorum partibus linguae profundis ullus erat usus, quod partibus suis externis cum saporibus esset habitura commercium, neque etiam externis partibus motorum, quum ipsi propter duritiem saporum differentias discernere nequeant.

ἰδιότητας. οὔτ᾽ οὖν τούτων οὐδὲν ἀργῶς ἡ φύσις ἐποίησεν,
οὔτ᾽ ἀλόγως. ἰσχνότερα μὲν εἰργάσατο τὰ κινητικὰ τῆς
γλώττης νεῦρα, παχύτερα δὲ τὰ τῶν ὀφθαλμῶν, καίτοι μικροτέρους μῦς κινοῦντα. τοῖς μὲν γὰρ ἡ σκληρότης ἱκανὴ
πρὸς τὴν ἰσχύν· τὰ δ᾽, εἰ μὴ πρὸς τοῦ μεγέθους ὠφελεῖτο,
ἦν ἂν τελέως ἀδύνατα κινεῖν διὰ μαλακότητα. τοὺς δὲ δὴ
κροταφίτας μῦς ἔτι καὶ μᾶλλον ἀδύνατα κινεῖν ἦν τὰ
παρὰ τῆς τρίτης συζυγίας εἰς αὐτοὺς ἀφικνούμενα νεῦρα·
αὐτοί τε γὰρ μεγάλοι, καὶ μέγιστον μέρος ἔχουσιν ὅλης τῆς
κάτω γένυος, καὶ μεγίστοις τένουσιν εἰς αὐτὴν καταφύονται.
τρίτον οὖν καὶ τούτων ἑκατέρωθεν σκληρὸν νεῦρον ἔπεμψεν
ἀπὸ τῆς πέμπτης συζυγίας. ὥσθ᾽, ὅπερ τοῖς τῶνὸ φθαλμῶν
μυσὶν ἐκ τοῦ μεγέθους τῶν νεύρων, τοῦτο τοῖς κροταφίταις
ἐκ τοῦ πλήθους ὑπάρχει. ἐναργέστερον δὲ φαίνεται τὸ
προειρημένον νεῦρον, ἐφ᾽ ὧν ζώων ὁ κροταφίτης μῦς μέγας
ἐστί. πόθεν οὖν τοῦτο τὸ σκληρὸν νεῦρον ἐπ᾽ αὐτοὺς παραγίνεται, καιρὸς ἂν εἴη λέγειν, ἐπειδή γε καὶ τὰς ἀρχὰς τῶν

Nihil igitur ne horum quidem a natura fruſtra factum
fuit, neque fine cauſa nervos quidem linguae motores
tenuiores, craſſiores vero oculorum effecit, quanquam
minores hi muſculos moverent; illi enim robur ex duritie habebant ſatis magnum, hi autem, niſi a magnitudine juvarentur, movere propter mollitiem omnino non
poſſent. Temporales porro muſculos multo adhuc minus
nervi a tertia conjugatione ad ipſos pervenientes movere
poterant; ipſi enim ſunt magni, maximamque partem
maxillae inferioris occupant, maximisque tendonibus in
ipſam deſcendentes inſeruntur. Tertium igitur ad muſculos hos nervum durum utrinque a quinta conjugatione
immiſit. Proinde, quod oculorum muſculis ex nervorum
magnitudine ineſt, hoc temporales ex multitudine aſſequuntur. Fvidentius autem praedictus nervus cernitur
in iis animalibus, in quibus temporalis muſculus eſt
magnus. Porro, unde durus hic nervus ad temporales
muſculos perveniat, tempeſtivum utique fuerit dicere.
Poſtea vero quam omnia productionum a cerebro prin-

κατὰ τὸν ἐγκέφαλον ἐκφύσεων ἁπάσας ἤδη συνεπερανάμεθα. πέμπτην δέ τινα συζυγίαν νεύρων, ἐκ τῶν πλαγίων μερῶν τῆς κεφαλῆς βεβλαστηκυῖαν, ἐμπίπτειν τοῖς λιθώδεσιν ὀστοῖς ἐλέγομεν, ἐκδέχεσθαι δ' αὐτὴν δίκρουν γενομένην διττὰς διατρήσεις ἀνίσους, καὶ φέρεσθαι διὰ μὲν τῆς ἑτέρας τῆς εὐρυτέρας εὐθὺ τῶν ἀκοῶν τὴν μείζω μοῖραν, εἰς δὲ τὴν ἑτέραν τὴν στενοτέραν, ἣν δὴ καὶ τυφλὸν τρῆμα καλεῖσθαι, τὸ λοιπὸν μέρος ἐμπεσὸν διεξέρχεσθαι διά τινος ὀπῆς πλησίον τῶν ὤτων τεταγμένης, τήν τε μεταξὺ τῆς ἔσωθεν ἀρχῆς τοῦ νεύρου καὶ τῆς ἔξωθεν τελευτῆς ὁδὸν ἅπασαν ἐνειλίχθαι ποικίλως, οἷον λαβύρινθόν τινα. τοῦτον οὖν τὸν λαβύρινθον ἡ φύσις οὐ μάτην ἐδημιούργησεν, ἀλλὰ τοῖς τε κροταφίταις μυσὶ προνοουμένη τούτων σκληρὸν ἔπεμψε τὸ νεῦρον, οὐχ ἧττον δὲ τούτων ταῖς γνάθοις. ἀργὸν δὲ ἐνταῦθα καὶ ἀκατάτρητον ὀστοῦν ἔχουσα καὶ σκληρὸν, ἐν τοῖς μάλιστα τούτῳ κατεχρήσατο πρὸς τὴν τοῦ σκληροῦ νεύρου γένεσιν. εἰ γὰρ, ὅσον ἀφίσταται τῆς ἀρχῆς ἕκαστον τῶν νεύρων, εἰς τοσοῦτον ἐγχωρεῖ σκληρότατον

cipia jam ſumus executi, quintam vero quandam nervorum conjugationem ex obliquis capitis partibus emergentem oſſibus petroſis incidere memorabamus, ipſamque bifidam ac duplicem factam duobus excipi foraminibus inaequalibus, ferrique per foramen latius majorem ejus portionem recta ad aures, in aliud vero anguſtius foramen (quod ſane caecum appellant) reliquam partem illapſam per foramen quoddam, quod eſt prope aures, penetrare, viamque omnem, quae eſt inter nervi principium internum et finem ejusdem externum, varie inſtar labyrinthi cujusdam circumvolvi. Hunc ſane labyrinthum natura non fruſtra effecit, ſed muſculis temporalibus conſulens nervum eis durum immiſit; immiſit nihilominus et buccis. Otioſum enim hoc loco neque perforatum ac durum cum haberet os, eo potiſſimum ad duri nervi generationem eſt abuſa. Nam ſi nervi omnes quo longius a principio digrediuntur, eo duriores ipſos

αὐτὸ ποιεῖν, εὐμηχανώτατα φαίνεται τὴν κατὰ τὸ λιθοειδὲς ὀστοῦν ὁδὸν αὐτῷ παρασκευάσασα. τό τε γὰρ μῆκος αὐτῆς καὶ ἡ ξηρότης (470) τοῦ χωρίου ῥᾳδίως ἔμελλε σκληρὸν καὶ ξηρὸν ἀποφαίνειν αὐτό· ἔνθα μὲν γὰρ ὑγρότησιν ἐπιτέγγεται πλείοσιν, οὐδὲν αὐτῷ τοῦ μήκους τῆς οδοιπορίας ὄφελος, ἔνθα δὲ ξηρὸν καὶ ἄνικμον διεξέρχεται χωρίον, ἐνταῦθα ξηραινόμενον ῥᾷστα καὶ σκληρύνεται. προσέρχεται δ' ἐκ τῆς ἐπικαίρου θέσεως τοῦ λιθοειδοῦς ὀστοῦ τοῦδε καὶ ἡ τῆς ἀσφαλείας χρεία. καὶ πάντ' ἔοικεν ἅμα συλλαβεῖν ἡ φύσις, ὧν ἔδει τῷ νεύρῳ, διὰ τῆς μιᾶς ταύτης ἕλικος, ἀσφάλειαν, μῆκος ὁδοῦ, χωρίου ξηρότητα. τοῦτο οὖν τὸ νεῦρον τῷ πλείστῳ μὲν ἑαυτοῦ μέρει τὸν πλατὺν τῶν γνάθων διοίγει μῦν· ὀλίγον δ' αὐτοῦ τι βοηθεῖ τοῖς ἀπὸ τῆς τρίτης συζυγίας ἥκουσιν εἰς τοὺς κροταφίτας, ὅσον ἐκείνοις ἧττον ἢ προσήκει σκληροῖς οὖσιν εἰς ῥώμην κινήσεως ἐνδεῖ, τοσοῦτον αὐτοῖς παρ' ἑαυτοῦ προστιθέναι, καὶ μάλιστ' ἐν οἷς ζώοις ὑπάρχουσιν οἱ κροταφῖται μεγάλοι. τί δή ποτ'

licet efficere, artificiosissime comperietur via per os petrosum huic nervo comparasse; nam tum viae ipsius longitudo, tum loci siccitas, durum ipsum ac siccum facile erat redditura; ubi enim multo humido imbuitur, nullum ei ex via longiore accedit emolumentum; ubi vero locum durum atque aridum permeat, ibi exiccatur facillime atque obdurescit; his omnibus accedit et ex opportuno petrosi hujus ossis situ securitatis utilitas; omniaque videtur, quibus nervus hic egebat, ex uno hoc flexu complexa, securitatem, viae longitudinem, loci siccitatem. Hic igitur nervus maxima quidem sua parte latum buccarum aperit musculum, exiguum autem ipsius quiddam nervis opitulatur a tertia conjugatione ad musculos temporales pertinentibus; quantum enim illis utpote minus duris, quam conveniebat, ad robur motionis deerat, tantum eis a se ipso adjungit. Potissimum autem in quibus animalibus temporales musculi sunt magni, nervus est durior. Quid igitur non ex uno

οὖν ουκ ἐξ ἑνὸς μεγάλου νεύρου τὴν ῥώμην αὐτοῖς, ἀλλ' ἐκ τριῶν μικρῶν κατεσκευάσατο; [523] καὶ τί δή ποτε τοῖς κατὰ τους ὀφθαλμοὺς ἐξ ἑνὸς μεγάλου νεύρου; ὅτι κατὰ μὲν τὰς χώρας τῶν ὀφθαλμῶν ἀλογώτατον ἦν πολλὰς ποιεῖσθαι διατρήσεις ἀντὶ μιᾶς· ἀποδέδεικται γὰρ πρόσθεν, ὅτι καὶ τοῖς ἐπὶ τὴν ἄνω γένυν ἀφικνουμένοις νεύροις οὐκ ἦν εὔλογον ἕτερον τρῆμα παρασκευάζειν, ἀλλὰ τῷ τῶν μυῶν συγχρήσασθαι· κατὰ δὲ τὰ τῶν κροτάφων ὀστᾶ, πολλῷ μὲν μείζονα τῶν κατὰ τοὺς ὀφθαλμοὺς ὑπάρχοντα, διατρήσεις δὲ μὴ ὅτι πολλὰς καὶ πυκνὰς, ὥσπερ αἱ χῶραι τῶν ὀφθαλμῶν, ἀλλὰ μηδ' ὀλίγας μηδ' ἀραιὰς ἔχοντα, βέλτιον ἦν ὀπὰς στενὰς ἀπεργασαμένην ἀπὸ τῆς τρίτης συζυγίας ἀποπέμψαι νεῦρα, τῆς γε δὴ κατὰ τὸ λιθοειδὲς ὀστοῦν ἐκτρήσεως οὐ δυναμένης εὐρείας γενέσθαι· δῆλον γὰρ, ὡς ἀπώλετ' ἂν αὐτῆς τὸ πολυέλικτον τοῦτο, ταῖς τῶν τρημάτων εὐρύτησι καταδαπανηθῆναι φθάσαντος τοῦ ὀστοῦ. εἰ τοίνυν οὔτε τὸ σκληρὸν νεῦρον οἷόν τ' ἦν παχὺ γενέσθαι, καὶ τῶν ἁπλῶν οὐχ οἷόν τ' ἦν ἀποφύειν πλέον, εἰς πολλὰ

magno nervo robur eis, fed ex tribus parvis comparavit? aut quid oculorum mufculis ex uno magno nervo? Quoniam in regionibus quidem oculorum a ratione erat alienifſimum multa pro uno facere foramina; demonftravimus enim antea, quod nervis etiam, qui ad fuperiorem maxillam perveniunt, non erat confentaneum foramen aliud comparare, fed mufculorum fimul uti foramine. In temporum vero offibus multo quidem, quam oculorum funt offa, majoribus, perforationesque non modo multas ac crebras, quemadmodum oculorum cavitates, fed ne paucas quidem neque raras habentibus, melius fuit foraminibus anguftis pertufis nervos a tertia conjugatione emittere, quum foramen id, quod eft ad os petrofum, latum effe non poffet; hac enim ratione multi hi flexus perfpicue perirent, offe toto prius latis foraminibus abfumpto. Si igitur neque durus nervus poterat effe craffus, neque ex fimplicibus produci plures poto

Ed. Chart. IV. [523.] Ed. Baf. I. (470.)
γε δὴ καὶ αὐτὰν ἕτερα μόρια μελλόντων διανέμεσθαι, δῆλον ὡς εὐλόγως οὐκ ἠρκέσθη μόνῳ θατέρῳ γένει τῶν νεύρων ἡ φύσις. ἀλλὰ καὶ τὸ πλείους αὐτὰς ἀρχὰς σχεῖν κινήσεως οὕτως ἔμελλε μόνως ἀποτελεσθήσεσθαι καλῶς, ἵν᾽, εἰ καί ποτε μία τις ἐξ αὐτῶν πάθοι, τὰς γοῦν λοιπὰς ὑπηρετούσας ἔχοι.

Κεφ. ιδ΄. Ὀλίγον δ᾽ ἐνταῦθα τὸ συνεχὲς τοῦ λόγου διαναπαύσαντες, εἴπωμέν τι περὶ τῶν ὀνομάτων, οἷς ἤδη τε ἐχρησάμεθα κἀν τῷ μέλλοντι λόγῳ πάντως χρησόμεθα. δύο δή μοι νοήσας νεῦρα, τὸ μὲν σκληρότατον απάντων τῶν ἐν τῷ σώματι, τὸ δὲ μαλακώτατον, αὖθίς μοι νόει τρίτον ἐν τῷ μεταξὺ τούτοιν μέσον, ἀκριβῶς ἑκατέρων ἴσην ἀναλογίας διάστασιν ἀπέχον τῶν ἄκρων. τὰ μὲν οὖν ἐν τῷ μεταξὺ τοῦ τε μέσου καὶ τοῦ σκληροτάτου σκληρὰ σύμπαντα καλεῖν, θάτερα δὲ τὰ λοιπὰ, τὰ μέχρι τοῦ μαλακωτάτου, μαλακὰ, καὶ τὰ μὲν σκληρὰ πρὸς μὲν τὰς κινήσεις ἄριστα παρεσκευάσθαι νομίζειν, εἰς δὲ τὰς αἰσθήσεις ἀφυέ-

rant, quum ipsi sane in multas quoque alias partes essent distribuendi, perspicuum est, quod jure optimo natura altero solo nervorum genere non fuit contenta; sed quod ipsa principia motus haberet complura, ea solum ratione res belle successura erat, ut, si aliquo tempore unum quodvis ex ipsis laesum fuerit, reliquum saltem subserviat.

Cap. XIV. Porro orationis continuatione paulisper hoc loco intermissa, pauca de nominibus verba faciam, quibus certe et jam usi sumus, et tota sequente disputatione usuri sumus. Duos mihi nervos intellige, alterum quidem omnium, qui in corpore sunt, durissimum, alterum autem mollissimum; tertium mihi praeterea intellige medium inter utrumque, ab utrisque extremis aequissimo ad portionem intervallo distantem. Qui inter medium hunc sunt et durissimum, omnes simul duros, reliquos vero alios, qui ab eodem medio sunt usque ad mollissimum, molles vocites. Ac duros quidem ad motus optime esse comparatos, ad sensus vero existimes esse

στατα, τοὐναντίον δ' ὑπάρχειν τοῖς μαλακοῖς εὐφυΐαν μὲν εἰς ἀκρίβειαν αἰσθήσεως, ἀῤῥωστίαν δὲ εἰς ἰσχὺν κινήσεως, ἀλλ' ὅσα μὲν ἀκριβῶς μαλακὰ, μηδ' ὅλως εἶναι κινητικὰ, τὰ δὲ τούτων ἧττον μαλακὰ καὶ τοῖς μέσοις ἤδη προσϊόντα κινητικὰ μὲν εἶναι καὶ ταῦτα, πολὺ δ' ἀπολείπεσθαι τῆς τῶν σκληρῶν ἐνεργείας. τὴν μὲν οὖν τῶν σκληρῶν νεύρων ἀρχὴν ἁπάντων νόει μοι τὸν νωτιαῖον, καὶ τό γε κάτω πέρας αὐτοῦ τῶν ἐσχάτως σκληρῶν· τὴν δὲ τῶν μαλακῶν ἁπάντων τὸν ἐγκέφαλον, καὶ τὰ μέσα γε τῶν ἔμπροσθεν αὐτοῦ μερῶν ἀνακεῖσθαι τοῖς μαλακωτάτοις, τῆς δὲ τῶν μέσων νεύρων οὐσίας, καθὰ συνάπτουσιν ἐγκέφαλός τε καὶ νωτιαῖος, ὑπάρχειν τὴν ἀρχήν. ὅταν οὖν τι νεῦρον ἐξ ἐγκεφάλου βλαστήσῃ μαλακὸν, εὐθὺς μὲν οὐχ οἷόν τε τοῦτο κινητικὸν ὑπάρχειν, ἀποτεινόμενον μέντοι καὶ προϊὸν, εἰ ξηραίνοιτό τε καὶ σκληρότερον ἑαυτοῦ γίνοιτο, πάντως ἔσται ποτὲ κινητικόν. ἀλλ' ἐπεὶ καὶ κατὰ τὴν ἀρχὴν αὐτὴν τὰ μὲν μᾶλλόν ἐστι, τὰ δ' ἧττον αὐτῶν μαλακὰ, κἂν τῷ

ineptiſſimos; contra vero mollibus ineſſe aptitudinem ad ſenſum exactiorem, imbecillitatem vero ad robur motionis. Caeterum qui omnino ſunt molles, hos tibi perſuade nullam prorſus ad motum habere facultatem; qui vero his ſunt minus molles, quique ad medium quodammodo accedunt, motorios quidem eſſe etiam hos, ſed multum a durorum actione relinqui. Nervorum igitur omnium durorum intellige mihi principium eſſe ſpinalem medullam, ejusque extremitatem inferiorem duriſſimorum eſſe principium; mollibus vero nervis omnibus cerebrum, mediasque anteriorum ejus partium molliſſimis eſſe dicatas; mediorum vero nervorum ſubſtantiae principium id eſſe, qua cerebrum et ſpinalis medulla conjunguntur. Quando igitur nervus quidam a cerebro mollis fuerit enatus, repente quidem motorius is eſſe non poteſt, exporrectus tamen ac progreſſus, ſi ſiccior et durior ſe ipſo evadat, omnino tandem erit motorius. At quum vel initio ipſo alii quidem ipſorum magis, alii vero minus ſint molles, in ipſoque progreſſu

προϊέναι τὰ μὲν θᾶττον ξηραίνεται, τὰ δὲ βραδύτερον, ἀνάγκη καὶ κινητικὰ γενέσθαι τὰ μὲν ὀλίγον ἀποχωρήσαντα τῆς ἀρχῆς, τὰ δὲ πλέον. [524] ἔνια μέντοι νεῦρα διασώζειν φαίνεται μέχρι πλείστου τὴν ἀπὸ τῆς ἀρχῆς φύσιν, ὥσπερ καὶ τὰ ἐπὶ τὴν γαστέρα φερόμενα, σχεδὸν, οἷάπερ ἐξέφυ, τοιαῦτα παρ᾽ ὅλην τὴν ὁδὸν φυλαττόμενα· μένειν γὰρ ἐχρῆν αὐτὰ διὰ παντὸς αἰσθητικά. τῶν τοίνυν ἀπὸ τῆς τρίτης συζυγίας νεύρων εἰς τὸ στόμα παραγινομένων· ὅσον μὲν εἰς γλῶτταν εὐθὺς ἐνέφυ, μαλακὸν οὕτως ἦν, ὡς μηδέπω κινητικὸν ὑπάρχειν· ὅσον δ᾽ εἰς τὰ τῆς κάτω γένυος ὀστᾶ, παρερχόμενον τοὺς ὀδόντας τοὺς μεγάλους ἐξηράνθη τε κατὰ τὴν ὁδὸν αὐτὴν καὶ σκληρότερον ἐγένετο. τοῦτο παρὰ τοὺς κυνόδοντας καλουμένους ἔξω διεκπεσὸν εἰς τοὺς τῶν χειλῶν μῦς διεσπάρη. κατὰ δὲ τὸν αὐτὸν τρόπον καὶ τὸ διὰ τῶν κατὰ τοὺς ὀφθαλμοὺς χωρίων ἐπὶ τὰ τῶν μήλων ὀστᾶ παραγινόμενον οὕτω σκληρότερον ἐν τῇ διόδῳ ταύτῃ γέγονεν, ὥστε, καίτοι σμικρὸν ὂν, τούς τε μῦς τοὺς κατὰ τὴν ἄνω γνάθον κινεῖν

alii quidem citius exiccentur, alii autem tardius, necesse est et motorios fieri, partim quidem qui minus, partim autem qui magis a principio secedunt. Quidam tamen nervi retinere videntur longissime naturam, quae sibi a principio inerat; cujus generis sunt illi, qui ad ventriculum feruntur, qui quales propemodum emerserunt, tales per totam viam conservantur; sensificos enim ipsos manere semper oportebat. Nervorum igitur a tertia conjugatione in os pervenientium qui in linguam quidem mox fuerunt inserti, molles adeo erant, ut haudquaquam essent adhuc motorii; qui vero ad ossa maxillae inferioris, magnos dentes praetergressi, exiccati in ipso itinere fuerunt et duriores effecti, hi prope dentes, quos caninos appellamus, extra elapsi, in labiorum musculos fuerunt dispersi. Ad eundem autem modum et qui per oculorum cavitates ad malorum ossa pertinent, duriores in eo transitu adeo sunt redditi, ut, quanquam sint exigui, musculos moveant tum eos, qui in superiore

καὶ τῶν ῥινῶν τὰ πτερύγια. ταῦτ' οὖν ἅπαντα καὶ τῷ προειρημένῳ λόγῳ καὶ ἀλλήλοις ὁμολογεῖ, καὶ τήν τε τῶν σκληρῶν νεύρων ἰσχὺν ἐνδείκνυται καὶ τὴν τῶν ἁπαλῶν ἀσθένειαν, καὶ ὡς τοῖς μὲν ἐν τῷ δρᾷν, τοῖς δ' ἐν τῷ πάσχειν ἡ χρεία, καὶ ὡς εὐλόγως ἐκ τῶν εἰρημένων κατὰ τὸν ἐγκέφαλον μερῶν ἕκαστον ἀποπέφυκε, καὶ ὡς οὐδὲν οὐδαμοῦ μάτην ἐκπέφυκεν, ἀλλ' ἕνεκά τινος ὀργάνου, καὶ ὡς τηλικοῦτόν τε καὶ τοιοῦτον, ἡλίκον τε καὶ οἷον εἶναι πρέπει τῇ φύσει τοῦ μέλλοντος αὐτὸ δέξασθαι μορίου. συναποδέδεικται δ' ἐν τῷ λόγῳ καὶ μικροῦ δεῖν ἤδη καὶ ὡς οὐδὲν τῶν ἐν τῇ κεφαλῇ καὶ τῷ προσώπῳ μορίων ἄμοιρον νεύρων ἐστί. περί τε γὰρ ὀφθαλμῶν εἴρηται, καὶ ὤτων, καὶ γλώττης, καὶ τοῦ τὸ στόμα πᾶν ὑπεζωκότος ὑμένος, καὶ τῶν περὶ τὰ χείλη τε καὶ τὴν ἄνω γένυν ἁπάντων μορίων. εἰ δὲ δή τι σμικρὸν παραλέλειπται σαφεστέρας διηγήσεως δεόμενον, ἐν τῷδε τῷ λόγῳ δηλωθήσεται.

Κεφ. ιε'. Αἱ μὲν περὶ τοὺς ὀδόντας σάρκες, ἃς ὀνο-

maxilla, tum qui narium alis inſunt. Haec igitur omnia tum praedicto ſermoni tum ſibi invicem conſentiunt, durorumque nervorum robur et mollium imbecillitatem oſtendunt; praeterea, quod illorum quidem in agendo, horum autem in patiendo uſus nobis conſtat; quodque conſentaneum fuit ex praedictis cerebri partibus quemque enaſci; tum quod ne hic quidem ullus fruſtra productus ſit, ſed alicujus inſtrumenti cauſa; et quod tantus eſt quisque ac talis, quantus et qualis naturae partis eum recepturae conveniebat. Demonſtratum ſimul hoc ſermone jam propemodum eſt, nullam capitis nec faciei partem nervorum eſſe expertem; de oculis enim verba fecimus, et de auribus, et de lingua, et de membrana os totum ſuccingente, et de omnibus labiorum et maxillae ſuperioris partibus. Quod ſi quid exiguum eſt praetermiſſum, quod elucidatione majori indigeat, hoc ſermone explicabitur.

Cap. XV. Carnes equidem in ambitu dentium,

μάζουσιν οὖλα, καὶ αὐτοὶ πάντες οἱ ὀδόντες, καὶ τὸ δέρμα πᾶν τὸ περὶ τὸ πρόσωπον, καὶ ὁ ἐν τῇ ῥινὶ χιτὼν, ὁ ἔνδοθεν ὑπαλείφων αὐτὴν, ἀπὸ τῆς τρίτης συζυγίας τῶν νεύρων ἀποσχίσεις λαμβάνουσι. κατὰ μὲν τὴν διὰ τῆς γένυος ὁδὸν, ἣν ἐδηλώσαμεν ὀλίγῳ πρόσθεν, αἵ τε μύλαι σαφεῖς καὶ μεγάλας, καὶ τῶν οὔλων τὰ μὲν ἧττον, τὰ δὲ μᾶλλον, ἅπαντα δ᾽ οὖν λεπτάς τε καὶ δυσθεωρήτους, ὥσπερ καὶ οἱ προμήκεις τῶν ὀδόντων, κατὰ δὲ τὴν αὐτὴν ὁδὸν τὴν τὰ νεῦρα εἰς τὸ μῆλον ἡγεομένην ἅπαντα σχεδὸν τὰ τῇ ἄνω γένυϊ προσήκοντα, καὶ αἱ μύλαι αὐταὶ καλούμεναι, καὶ τὰ ἄνω οὖλα. καὶ μύλαι μὲν τὰς μεγάλας καὶ εὐθεωρήτους ἀποφύσεις λαμβάνουσι, σμικρὰς δὲ καὶ δυσθεωρήτους τά τ᾽ οὖλα καὶ οἱ λοιποὶ τῶν ὀδόντων. ἀπὸ δὲ τῶν ὡς ἐπὶ τοὺς κροταφίτας μῦς ἐκ τῆς χώρας τῶν ὀφθαλμῶν ἀνιόντων τά τε βλέφαρα, καὶ τὰ περὶ τὰς ὀφρῦς ἅπαντα, καὶ σύμπαν νενεύρωται τὸ μέτωπον. ἀπὸ δὲ τοῦ διεκπεσόντος τῶν τυφλῶν τρημάτων νεύρου, τοῦ τοῖς κροταφίταις ἀμυδρὰν ἀπονέμησιν πέμποντος, εἴς τε τοὺς ἀδένας, καὶ τὰ ἄλλα

quas gingivas nominant, ac ipſi dentes omnes, et tota cutis faciei, et tunica, quae narium partem internam ſubungit, a tertia nervorum conjugatione propagines recipiunt. Per eam quidem maxillae viam (quam paulo ante indicavimus) et molares ipſi conſpicuas ac magnas; et ex gingivis hac quidem magis, hae vero minus, omnes tamen tenues ac vix conſpicuas accipiunt, velut et longi dentes. Per eam autem viam, quae nervos ad malum deducit, omnia ferme, quae ad ſuperiorem maxillam attinent, cum malae ipſae quas vocant, tum ſuperiores gingivae; ac molae quidem magnas et evidentes propagines accipiunt, parvas autem et vix conſpicuas gingivae et reliqui dentes. Ab his vero nervis, qui ex regione oculorum ad muſculos temporales aſcendunt, et palpebrae, et quae circa ſupercilia ſunt omnia, et frons tota nervos recipit. A nervo autem, qui ex caecis foraminibus excidit, temporalibusque obſcuram quandam mittit diſtributionem, feruntur quaedam propagines

τὰ περὶ τὰ ὦτα, καὶ εἰς τὰ λεπτὰ τῶν γνάθων φέρονταί τινες ἀποσχίδες. ἡ πλείστη δὲ αὐτοῦ μοῖρα τὴν εἰς τὰ πλάγια κίνησιν ἐργάζεται τῶν γνάθων διὰ τοῦ πλατέος μυὸς, ὑπὲρ οὗ μετὰ ταῦτα λεχθήσεται. [525] αὐ(471)τὸ δὲ τὸ τετριχωμένον δέρμα μόνης αἰσθήσεως ἕνεκα, ὥσπερ καὶ τὸ ἄλλο τὸ καθ᾽ ὅλον τὸ ζῶον, ἀποσχίδας ὀλίγας, καὶ λεπτὰς, καὶ ἀραιὰς, καὶ δυσθεωρήτους, οἷον ἀράχνης τινὸς ἶνας, ἐκ τῶν ὑποκειμένων ἁπάντων λαμβάνει. τὸ μέντοι κατὰ τὸ μέτωπον δέρμα, κινήσεως τῆς καθ᾽ ὁρμὴν μεταλαβὸν, εὐλόγως αἰσθητὰς καὶ σαφεῖς ἐκτήσατο τὰς τῶν νεύρων ἶνας. ὑποτέτακται γὰρ αὐτῷ μυώδης τις φύσις λεπτὴ, πολλὰς νεύρων ἶνας εἰς ἑαυτὴν δεχομένη. οὐδ᾽ ἔστιν αὐτῆς ἀποδεῖραι τὸ δέρμα, καθάπερ τὸ τοῦ λοιποῦ σώματος, ἀλλ᾽ ἥνωται πάντη, καὶ κίνησις ἀμφοῖν ἐστι μία, τὰς ὀφρῦς ἀνατείνειν δυναμένη. θαυμασιώτερον δ᾽ ἔτι τούτου μέμικται τὸ δέρμα τοῖς κατὰ τὸ χεῖλος μυσίν. οὐ γὰρ ἂν ἔχοις εἰπεῖν ἐνταῦθα, τοὺς μὲν ὑποτετάσθαι, τὸ δὲ ἐπιπεφυκέναι, καθάπερ ἐπὶ μετώπου καὶ πολλαχόθεν τῶν γενύων

ad glandulas et partes alias, quae ſunt circa aures, tum autem ad partes buccarum tenues. Maxima vero ejus nervi pars buccarum motum ad latera efficit per latum muſculum, de quo poſtea erit dicendum; ipſa vero cutis piloſa ſenſus gratia duntaxat, quomodo et reliqua, quae in toto eſt animali, propagines paucas, tenues, raras, aegre conſpicuas, inſtar araneae cujusdam filorum, ex omnibus ſubjectis partibus recipit. At cutis frontis, quod motus voluntarii ſit particeps, fibras nervorum ſenſibiles ac conſpicuas merito eſt adepta; ſubeſt enim ei muſculoſa quaedam natura ac ſubſtantia tenuis, multas nervorum fibras in ſe ipſam recipiens, a qua cutis ſeparari non poteſt, quemadmodum cutis reliqui corporis, ſed plane cum ea coaluit, motusque amborum eſt unus, qui ſupercilia ſcilicet attollit. Atque eo magis admiranda eſt cutis cum labiorum muſculis commixtio; non enim poſſis hîc dicere, hos quidem ſubtendi, hanc autem ſuperne inhaerere, quemadmodum in fronte, et multis

ἑκατέρων ἐστὶ, κἂν τοῖς ἐντὸς τῶν χειρῶν τε καὶ τῶν ποδῶν. ἐπὶ μὲν γὰρ τούτων ἐγχωρεῖ διελεῖν τε καὶ χωρίσαι σαφέσιν ὅροις, ἵνα τελευτᾷ μὲν ὁ μῦς, ἄρχεται δὲ τὸ δέρμα. κατὰ δὲ τὰ χείλη δι᾽ ὅλων τις αὐτῶν κρᾶσις γέγονε, συνεφθαρμένων τε καὶ ἀναμεμιγμένων ἀλλήλοις, ὥστ᾽ οὐδὲ μῦν ἔχειν εἰπεῖν, οὔτε δέρμα τὸ κοινὸν ἐξ ἀμφοῖν, οὔθ᾽ ὅλον, οὔτε κατὰ τὰ μόρια διελομένοις, ἀλλ᾽ ἤτοι μῦς δερματώδεις καλέσειας ἂν ἐν δίκῃ τὰ χείλη τῶν ζώων, ἢ δέρματα μυώδη. καὶ τὸ παράδοξόν τε καὶ ξένον τοῦτο τῆς συνθέσεως ἐν τῷ τῆς ἐνεργείας ἰδίῳ κατὰ λόγον ἐγένετο. συνάγεσθαί τε γὰρ ἀκριβῶς, καὶ διΐστασθαι, καὶ πάντῃ περιάγεσθαι χρηστὸν ἦν τοῖς χείλεσιν, ὧν οὐδὲν ἂν ἰσχυρῶς τε ἅμα καὶ καλῶς ἐγένετο, καὶ ὡς νῦν γίνεται, μὴ τοιαύτης αὐτῶν ἀποτελεσθείσης τῆς οὐσίας.

Κεφ. ιϛ'. Ἀλλ᾽ ἐπεὶ καὶ τὸν ὑπαλείφοντα τὰς ῥῖνας ἔνδον χιτῶνα μετέχειν ἐλέγομεν τῆς ἐπὶ τὰς χώρας τῶν ὀφθαλμῶν φερομένης μοίρας τῶν νεύρων, οὐ μὴν τήν γε

utriusque maxillae partibus, et manibus internis ac pedibus. Quandoquidem in his limitibus perſpicuis dividere ac diſterminare poſſumus, ubi muſculus quidem deſinit, oritur autem cutis; in labiis vero per tota ipſa commixtio facta eſt, abolitis et confuſis utrisque inter ſe, ut neque muſculum, neque cutim id dicere queas, quod ex utrisque commune eſt ac conflatum, neque totum, neque ſi in partes diviſeris; ſed aut muſculos cutaceos aut cutim muſculoſam labia animalium jure vocaveris. Novaque haec atque inſolens compoſitionis ratio propter actionem peculiarem merito extitit; conjungi enim ad amuſſim, ac rurſum diduci, et quoquo verſum circumagi, labiis erat utile: quorum nihil valide ſimul ac commode, ut nunc, ageretur, niſi ipſorum talis fuiſſet ſubſtantia.

Cap. XVI. Sed quoniam et tunicam, quae nares intus ſubungit, dicebamus ejus nervorum portionis, quae ad oculorum cavitatem fertur, eſſe participem, non ta-

ὁδὸν αὐτῶν εἴπομεν, εὔλογον ἂν εἴη, καὶ ταύτην προσθεῖναι νῦν, ἵνα μηδὲν ἐπιδεὲς ᾗ τῷ λόγῳ. κατὰ δὴ τὸν μέγαν κανθὸν ἐν ἑκατέρῳ τῶν ὀφθαλμῶν ἐστιν ἰδεῖν διατετρημένον εἰς τὰς τῶν ῥινῶν εὐρυχωρίας τὸ κοινὸν ἐκείνων τε καὶ τῶν ὀφθαλμῶν ὀστοῦν, καὶ φερόμενον δι᾽ ἑκατέρου τῶν τρημάτων νεῦρον οὐ σμικρὸν, ἀποσχιζόμενον ἐκ τῆς χώρας τῶν ὀφθαλμῶν, ἐπειδὰν πρῶτον ἐν ταύτῃ γένηται τὰ κατὰ τὴν τρίτην συζυγίαν νεῦρα. καὶ τοῦτο τὸ νεῦρον οὐκ εἰς τὸν ἐν τῇ ῥινὶ μόνον ὑμένα φαίνεται διασπειρόμενον, ἀλλὰ καὶ μέχρι τῆς ὑπερῴας προερχόμενον. κοινὸς γὰρ δὴ καὶ εἷς ἐστιν ὁ χιτὼν οὗτος τῇ ῥινὶ καὶ τῷ στόματι, διὰ τῶν εἰς τὸ αὐτὸ συντρήσεων, δι᾽ ὧνπερ καὶ ἀναπνέομεν, τὴν κοινωνίαν τε καὶ συνέχειαν κτώμενος. καὶ γὰρ δὴ καὶ ἡ γένεσις αὐτῷ παρὰ τῆς παχείας μήνιγγος, ἀποφυούσης εἰς μὲν τὴν ῥῖνα διὰ τῶν ἐν τοῖς ἠθμοειδέσιν ὀστοῖς τρημάτων ὑμενώδεις ἀποφύσεις, εἰς δὲ τὸ στόμα διὰ τῶν πλησίον τοῦ κατὰ τὴν χοάνην ἀδένος τρημάτων, ὥστε καὶ κατὰ τὰ μέρη δεσμοῖτ᾽ ἂν ἡ παχεῖα μήνιγξ πρὸς τὸ τῆς κεφαλῆς

men viam ipforum indicavimus, confentaneum fane fuerit eam, ne quid fermoni defit, nunc quoque adjicere. In majoribus utriusque oculi angulis videre eft os in narium capacitates pertufum, quod et naribus et oculis eft commune, ferrique per utrumque foramen nervum haudquaquam exiguum, ab oculorum cavitate fciffum ftatim, ut in eam nervi tertiae conjugationis pervenerint. Porro nervus hic cernitur non folum in membranam, quae naribus ineft, difpergi, verum etiam ad palatum usque progredi; communis enim haec una tunica eft naribus et ori ob eam communionem ac continuitatem, quam habet ex communibus foraminibus et in idem definentibus, per quae etiam refpiramus; cui quidem generatio eft a craffa meninge, membranofas productiones in nares quidem per foramina offium cribro fimilium producente, in os auten per foramina glandulae infundibuli propinqua. Proinde his quoque partibus craffa meninx offi capitis connectitur quemadmodum et per

ὀστοῦν, ὥσπερ καὶ τῶν κατὰ τὰς ῥαφὰς ἀναφερομένων ὑμένων, τῶν τὸ περικράνιον γεννώντων, ὡς ἔμπροσθεν εἴρηται. καὶ τάχ᾽ ἂν εἴη κατὰ καιρὸν ἤδη περὶ τῶν ὑπολοίπων αὐτῆς δεσμῶν εἰπεῖν, καὶ διδάξαι, διὰ τί πολλαχόθεν μὲν ἰσχυρῶς, ἐνιαχοῦ δὲ ἀσθενῶς, ἔν τισι δὲ μέρεσι μετρίως, ἐν πολλοῖς δ᾽ οὐδ᾽ ὅλως συνῆπται τῷ κρανίῳ. τὸ μὲν γὰρ δὴ μυριάκις ἐπιδεδειγμένον ἤδη, [526] τοῦτο καὶ νῦν δειχθήσεται, μηδὲν μήτε παραλείπεσθαι τῇ φύσει, μήτ᾽ ἐκ περιττοῦ παραλαμβάνεσθαι. φαίνεται γὰρ καὶ τὴν παχεῖαν μήνιγγα συνάπτουσα τοῖς ὀστοῖς ἰσχυρῶς μὲν πάνυ διά τε τῆς λαμβδοειδοῦς καὶ εὐθείας κατὰ τὸ μῆκος ῥαφῆς, ἰσχυρῶς δ᾽ οὐκέτι διὰ τῆς στεφανιαίας. ἤδη δὲ καὶ ἄλλους πολλοὺς συνδέσμους λεπτοὺς οἷον ἶνας ἐμφύει τοῦ κρανίου τοῖς τε ἄνω μέρεσι, κἀκ τῶν πλαγίων, ὑφ᾽ ὧν ἁπάντων καὶ προσέτι τῶν διεξερχομένων ἀγγείων ἀνατείνεται καὶ πλησίον γίνεται ἀεὶ καὶ ψαύει τῶν ὀστῶν ἡ μήνιγξ ἡ παχεῖα. κατὰ δὲ τὰ πρόσω καὶ ὀπίσω τοιοῦτος μὲν οὐδεὶς

membranas, quae furfum per futuras feruntur, quas fupra monuimus pericranium conftituere. Atque tempeftivum jam forte fuerit de reliquis ipfius meningis vinculis differere, ac docere, quid caufae fit, cur in plerisque locis quidem valide, in aliis autem invalide, in quibusdam mediocriter, in multis autem nihil omnino fit adnexa cranio. Quod enim millies jam monftravimus, id nunc quoque oftendemus, nihil a natura fuiffe praetermiffum, neque fupervacaneum quidquam ab eadem affumptum. Videtur enim craffam quoque meningem offibus connectere, valide quidem per futuras, tum lambdoideam, tum eam, quae recta fecundum cerebri longitudinem fertur, non amplius autem valide per coronalem. Jam vero et alia pleraque tenuia ligamenta velut fibras quasdam partibus cranii fuperioribus inferit atque obliquis, a quibus omnibus et praeterea vafis penetrantibus craffa meninx furfum tenditur, proximaque fit femper ac contingit offa; partibus vero anteriori-

αὐτῆς ὑμὴν, οἷος ὁ ἐκ τῶν ἄνω μερῶν ὁ περικράνιος, ἀποφύεται· τὰ δ᾽ ἐπὶ ῥῖνα καὶ ὑπερῴαν ἀποβλαστήματα ταῦτα κέκτηται, βραχεῖς τινας καὶ ἀσθενεῖς τούτους δεσμούς. εὐλόγως οὖν τοὺς λεπτοὺς ἐκείνους καὶ πολλοὺς συνδέσμους ἰσχυροτέρους ἐν τούτοις τοῖς μέρεσιν ἐκτήσατο, ἵν᾽ ἐξ αὐτῶν ἐπανισῶται τὸ λεῖπον, κατὰ δ᾽ αὐτὴν τὴν βάσιν ὀλίγους τε καὶ ἀσθενεῖς, ὡς πολλαχόθι δοκεῖν μηδ᾽ ὅλως ὑπάρχειν αὐτούς. ἐνταυθοῖ μὲν γὰρ περιττὸν ἦν, ῥεπούσης ἀεὶ τῷ βάρει τῆς μήνιγγος εἰς τὸ κάτω, δεσμοῖς ἰσχυροῖς συνάπτειν αὐτὴν τοῖς ὀστοῖς· ἐν δὲ τοῖς ἄλλοις ἅπασι μέρεσιν, ἵν᾽ εὐρυχωρίαν ἄφθονον παρέχη διαστελλομένῳ καὶ συστελλομένῳ τῷ ἐγκεφάλῳ, κατὰ λόγον επὶ πλεῖστον ἀφίσταταί τε αὐτοῦ καὶ ἀνατέταται πρὸς τὸ κρανίον. εὐλόγως δὲ καὶ παχυτέρα κάτωθεν γέγονεν, ἵν᾽, ἐπειδὴ πάντως ἔμελλε στηριχθήσεσθαι κατ᾽ αὐτῆς ὁ ἐγκέφαλος, ἄλυπος αὐτῷ καὶ τελείως ἀναίσθητος ᾖ ἡ τῶν ὑποκειμένων ὀστῶν σκληρότης. κατὰ μέντοι τὸ δικτυοειδὲς πλέγμα καὶ σκληροτέραν αὐτὴν,

bus ac posterioribus membrana quidem ab ea nulla ejusmodi producitur, qualis partibus superioribus pericranium membrana, sed propagines has ad nares ac palatum habet, parva quaedam atque imbecilla haec vincula. Merito igitur tenuia illa ac multa ligamenta validiora in partibus illis adepta est, ut, quod deest, id ex ipsis pensetur; in ipsa porro basi pauca habet eaque imbecilla, ut plerisque in locis deesse omnino videantur; ibi enim supervacaneum erat validis vinculis ossibus ipsam connectere, cum suopte nutu ac pondere deorsum semper feratur; in omnibus autem aliis partibus, ut laxitatem cerebro dilatando ac comprimendo praebeat spatiosissimam, factum jure est, ut plurimum ab eo secederet, sursumque ad cranium extenderetur. Merito etiam crassior inferne extitit, ut, quum cerebrum super eam omnino esset firmandum, nullum ei exhibeat dolorem, penitusque ab eo non sentiatur subjacentium ossium durities. At in plexu retiformi duriorem quoque ipsam

οὐ μόνον παχυτέραν ἐδημιούργησεν, ἵν᾽ οἷον ὀστοῦν ὑποτε-
ταγμένη τῷ ἐγκεφάλῳ, πλείστῳ κατὰ ταῦθ᾽ ὑπάρχοντι, μη-
δαμῶς βαρυνθεῖσα πρὸς τὸ κάτω στενοχωρήσῃ τε ταύτῃ
καὶ θλίψῃ τὰς ἀρτηρίας. καίτοι μικροῦ δεῖν ἐπιλανθανό-
μενοι παρελείπομεν εἰπεῖν, ὡς ἀποφύσασά τινα μοῖραν ἑαυτῆς ἡ σκληρὰ μῆνιγξ ὑπεστόρεσε τῷ δικτυοειδεῖ πλέγματι,
χρήζοντι μηδ᾽ αὐτῷ θλίβεσθαι πρὸς τῶν ὑποκειμένων ὀστῶν.
ἀλλὰ καὶ τοῦτο προσκείσθω νῦν οὐ μικρὸν δεῖγμα τῆς τοῦ
δημιουργοῦ προνοίας.

Κεφ. ιζ΄. Ὡσαύτως δὲ καὶ τὰ περὶ τῶν ῥαφῶν,
ὅσον ἔτι λείπει τῷ πρόσθεν λόγῳ, πάλιν ἐπαναλαβόντες
ἐπιθῶμεν ἤδη καὶ τούτῳ τῷ γράμματι τὴν προσήκουσαν τε-
λευτήν. ὅτι μὲν οὖν εἴς τε τὴν διαπνοὴν τῶν λιγνυωδῶν
περιττωμάτων, καὶ εἰς τὸ δεθῆναι δι᾽ αὐτῶν τὴν παχεῖαν
μήνιγγα πρὸς τὸ τῆς κεφαλῆς ὀστοῦν, καὶ εἰς τὸ διεκπίπτειν ἀγγεῖα, τὰ μὲν ἔσω, τὰ δὲ ἔξω, καὶ πρὸς τὴν περικρανίου γένεσιν αἱ ῥαφαὶ χρησίμως κατεσκευάσθησαν, ἔμπροσθεν εἴρηται. νυνὶ δ᾽ ὅπερ ἔτι λείπει περὶ τῆς χρείας

non modo craſſiorem effecit, ut ſit velut os cerebro
ſubſtrata, quod ea parte eſt confertiſſimum, neve pondere depreſſa arterias ibi coarctet, aut comprimat; cujus rei propemodum obliti ſilentio praeterieramus, quod
ſcilicet dura meninx portionem quandam a ſeipſa pro-
ductam retiformi plexui ſubſtravit, quem haudquaquam
etiam a ſubjectis oſſibus comprimi oportebat. Quin et
id argumentum ſit non minimum providentiae ipſius
opificis.

Cap. XVII. Pari modo autem et ad ſuturas denuo
reverſi, quantum adhuc ſuperiori ſermoni deeſt, quum
adjecerimus, huic quoque libro juſtum modum ſtatuemus.
Quod igitur ad fuliginoſorum excrementorum tranſpira-
tum, et ut per eas craſſa meninx oſſi capitis alligaretur,
quo vaſa alia quidem intro, alia autem extra exciderent,
inſuper, quod et ad pericranii generationem futurae utiliter conſtructae fuerint, dictum ante fuit. Nunc autem,
quod adhuc ſupereſt de ipſarum uſu, poſtquam adjunxe-

αὐτῶν προσθέντες, ἑξῆς περί τε τῆς θέσεως καὶ τοῦ πλήθους ἐροῦμεν. ἔστιν οὖν καὶ διὰ τοῦτο χρηστὸν, ἐκ πολλῶν ὀστῶν συντεθῆναι τὸ κρανίον, ἵν', εἴπου πληγαῖς ῥαγείη, (πολλὰ δὲ τοιαῦτα συμπίπτει,) μὴ μέχρι παντὸς αἱ ῥήξεις αὐτοῦ προβαίνοιεν, ἀλλ' ἴσχοιντό τε καὶ παύοιντο κατ' ἐκεῖνα τὰ μέρη, καθ' ὃ καὶ αὐτὸ τὸ πληγὲν ὀστοῦν παύεται. τοσαῦται μὲν οὖν αἱ χρεῖαι τῶν ῥαφῶν. ὅτι δ' εὐλόγως μία μὲν διὰ μέσης τῆς κεφαλῆς εὐθεῖα, δύο δ' ἐγκάρσιοι γεγόνασιν, εἰ τῶν ἔμπροσθεν ἀναμνησθείημεν, οὐ μακρῶν ἡμῖν δεήσει λόγων. οὔσης γὰρ οἷον σφαίρας προμήκους τῆς κεφαλῆς, [527] εὐλόγως μία μὲν εὐθεῖα διὰ μέσης αὐτῆς ἐκ τῶν ὄπισθεν εἰς τὸ ἔμπροσθεν ἐκτέταται, δύο δ' ἐγκάρσιοι ταύτην ἐκδέχονται, καὶ γίνεται τὸ τῶν τριῶν ῥαφῶν σχῆμα παραπλήσιον τῷ Η γράμματι. μακροτέρας γὰρ οὔσης κατὰ τοῦτο τῆς ὅλης κεφαλῆς, καὶ οἷον τεθλιμμένης κατ' ἄμφω τὰ ὦτα, δίκαιον ἄνισον εἶναι τὸν ἀριθμὸν τῶν (472) ῥαφῶν εἰς μῆκός τε καὶ πλάτος, ἢ μάτην ἂν ἡ φύσις ἐλέγετο πρὸς Ἱπποκράτους δικαία, τοῖς ἀνίσοις ἴσα

rimus, deinceps de earumdem pofitione ac numero tractabimus. Fuit certe vel ob eam caufam utile cranium ex multis offibus componi, ut, fi quando percuffum fractum fuerit, (multa enim ejusmodi folent accidere,) ne per totum fracturae ejus progrediantur, fed inhibeantur illic ac ceffent, ubi et faucium ipfum os ceffat. Tot itaque futurarum funt ufus. Quod vero confentaneum fuit, unam quidem per medium capitis rectam, duas autem effe transverfas, fi, quae ante diota fuerunt, memoria tenemus, nihil multis verbis nobis opus erit. Quum enim caput velut fphaera quaedam fit praelonga, jure una quidem recta per medium ipfius a pofterioribus in anteriora eft extenfa, duae autem transverfae hanc excipiunt, fitque trium futurarum figura literae H fimilis. Nam quum fecundum hanc figuram totum caput fit longius, atque ad aurem utramque quafi compreffum, aequum fuit futurarum numerum effe inaequalem in longitudine ac latitudine; alioqui falfo Hippocrates na-

νέμουσα. ἀλλὰ γὰρ οὐχ οὕτως ἔχει, δικαιοτάτη δὲ οὖσα, τὴν μὲν κατὰ τὸ μῆκος τῆς κεφαλῆς ἐκτεταμένην ῥαφὴν εὐθεῖαν μίαν ἀπειργάσατο, συμμέτρως οὕτω τῷ πλάτει τῶν ἑκατέρωθεν αὐτῆς μερῶν, τῶν ἐν τοῖς δεξιοῖς καὶ τῶν ἐν τοῖς ἀριστεροῖς, ἐσομένων. τὰς δ᾽ ἐγκαρσίας διπλασίας τὸν ἀριθμὸν ἐδημιούργησεν, ἑτέραν μὲν τὴν ὄπισθεν, ὡς καὶ πρόσθεν εἴρηται, τὴν λαμβδοειδῆ καλουμένην, ἑτέραν δὲ τὴν ἔμπροσθεν, τὴν στεφανιαίαν, ὥστ᾽ ἴσον εἶναι τὸ μεταξὺ τῶν δύο τούτων ῥαφῶν ὀστοῦν τῆς κεφαλῆς τοῖς τῆς μέσης ἐφ᾽ ἑκάτερον. μεγίστη δ᾽ ἀπόδειξις τῆς ἐν τῇ φύσει δικαιοσύνης αἱ τῶν φοξῶν κεφαλῶν ῥαφαί. τρία μὲν γὰρ αὐτῶν ἐστι τὰ πάντα σχήματα, τό τε τῷ κατὰ φύσιν ἔχοντι τῷ νῦν ἤδη λελεγμένῳ τελέως ἀντικείμενον, ὅταν ἀμφοτέρας μὲν ἀπολέσῃ τὰς ἐξοχὰς ἡ κεφαλὴ, τήν τε κατ᾽ ἰνίον καὶ τὴν κατὰ τὸ μέτωπον, ἴση δὲ πανταχόθεν ᾖ καὶ οἷον ἀκριβὴς σφαῖρα· δύο δὲ ἄλλα, τὸ μὲν τὴν κατὰ τὸ μέτωπον μόνην,

turam affereret juftam, fi ipfa inaequalibus aequalia tribueret. At non eft ita; quemadmodum enim eft juftiffima, ita, quae futura fecundum capitis longitudinem recta extenditur, unam effecit, partibus, quae utrinque ipfius funt, dextris fcilicet ac finiftris, ita demum latitudinem commoderatam habituris. Transverfas autem duas numero effecit, alteram quidem pofteriorem, ut antea quoque diximus, quam lambdoideam appellamus, alteram autem anteriorem, coronalem, ut os capitis, quod inter duas has futuras eft medium, offibus utriusque partis mediae futurae fit aequale. Maximum autem in naturae operibus aequitatis fpecimen funt capitum faftigiatorum futurae. Tres enim funt omnino ipforum figurae: prima ei plane eft contraria, quae naturaliter fefe habet, de qua haud ita pridem fumus locuti, quando fcilicet caput ambas amiferit eminentias, occipitis fcilicet alteram, reliquam autem frontis, aequale autem fit undequaque et quafi perfecta fphaera; duae vero aliae funt figurae, quarum altera quidem in fronte,

τὸ δ᾽ αὖ τὴν κατ᾽ ἰνίον οὐκ ἔχον ἐξοχήν. αἱ ῥαφαὶ δε τῆς μὲν σφαιροειδοῦς ὅμοιαι τῷ Χ γράμματι, δυοῖν μόιων δίχα τεμνουσῶν ἀλλήλας, τῆς μὲν ἀπὸ θατέρου τῶν ὤτων ἐπὶ θάτερον ἐγκαρσίας, τῆς δὲ λοιπῆς διὰ μέσης τῆς κορυφῆς ἐπὶ μέσον τὸ μέτωπον εὐθείας ἐκτεινομένης. ὡς γὰρ, ὅτ᾽ ἐπλεονέκτει θάτερον μέρος τῆς κεφαλῆς, προμηκέστερον ὂν θατέρου, δίκαιον ἦν πλείους ἔχειν τὸ προμηκέστερον ῥαφὰς, οὕτως, ὅτ᾽ ἴσον ἑκάτερον ἐγένετο, καὶ τὸν ἀριθμὸν ἴσον αὐτοῖς ἡ φύσις ἔνειμε. τῆς δ᾽ οὐκ ἐχούσης τὸν κατ᾽ ἰνίον ὄγκον κεφαλῆς ἡ μὲν εὐθεῖα καὶ ἡ στεφανιαία ῥαφαὶ μένουσιν, ἀπόλλυται δ᾽ ἡ λαμβδοειδής· αὕτη γὰρ ἦν πλησίον τῆς ἀπολλυμένης ὑπεροχῆς. ὥστε γίνεται τὸ τῶν δυοῖν σχημάτων τῷ Τ γράμματι παραπλήσιον, ὥσπερ γε καὶ, ὅταν ἡ κατὰ μέτωπον ἐξοχὴ τῆς κεφαλῆς ἀπόληται, συναπόλλυται μὲν αὐτῇ καὶ ἡ στεφανιαία, λοιπὴ δ᾽ ἡ κατὰ μῆκος ἐπιβαίνουσα μόνη τῇ λαμβδοειδεῖ πάλιν αὖ καὶ αὐτὸ τὸ σχῆμα τῆς συνθέσεως ὅμοιον ἀπεργάζεται τῷ Τ γράμματι. τέταρτον δ᾽ εἶδος φοξῆς κεφαλῆς ἐπινοεῖσθαι

altera rurſus in occipitio nullam habet eminentiam. Caeterum capitis ſphaerici ſuturae literae X ſunt ſimiles,
duabus tantum ſuturis ſeſe in duo interſecantibus, altera
quidem ab aure una ad alteram transverſa, altera vero
recta per medium verticem ad frontem mediam extenſa;
quemadmodum enim, quum pars capitis altera exuperat,
altera longior exiſtens, aequum fuit eam partem, quae
longior eſſet, plures habere ſuturas, ſic, quando pars
utraque eſt aequabilis, numerum etiam ſuturarum ipſis
aequabilem natura diſtribüit. In capite vero, quod in
occipitio non habet eminentiam, ſuturae quidem manent
recta et coronalis, perit autem lambdoides, haec enim
deperditae eminentiae erat propinqua; unde ex duabus
his ſuturis figura fit T literae aſſimilis: quemadmodum
ſane et quum capitis eminentia in fronte perierit, ſimul quidem cum ipſa perit et coronalis, relinquitur
vero ſola recta cum lambdoide; rurſus etiam figura haec
compoſitionis ſimilis T literae efficitur. Quarta autem

μὲν δύναται, γενέσθαι δ᾽ οὐ δύναται, κατ᾽ ἄμφω τὰ ὦτα προπετεστέρας ἀποτελεσθείσης, ἢ κατὰ μέτωπόν τε καὶ ἰνίον. καὶ εἴπερ οἷόν τ᾽ ἦν συστῆναι τοῦτο τὸ εἶδος, οὐκ ἂν τὸ σφαιροειδὲς ἐναντίον ἐλέγετο τῷ κατὰ φύσιν, ἀλλὰ τοῦτο, μεταπεπτωκότος γε δὴ τοῦ μήκους παντὸς εἰς τὸ πλάτος. νυνὶ δ᾽ οὐχ οἷόν τ᾽ ἦν τηλικαύτην ἐκτροπὴν γενέσθαι τοῦ κατὰ φύσιν. οὐ γὰρ ἔτι φοξὸν τὸ τοιοῦτον, ἀλλ᾽ ἤδη τέρας ἂν εἴη, μηδὲ ζῆσαι δυνάμενον· καὶ ἡ αἰτία δήλη τοῖς γε τῶν ἔμπροσθεν λόγων μὴ παντάπασιν ἀμελῶς ἀκηκόσι. προστεθείσης γὰρ ὀπίσω μὲν τῆς ἐπεγκρανίδος, ἔμπροσθεν δὲ τῶν εἰς τοὺς ὀφθαλμοὺς καὶ ῥῖνας ἀποφύσεων, εὐλόγως προμήκει σφαίρᾳ παραπλήσιος ἡ κατὰ φύσιν ἔχουσα γεγένηται κεφαλὴ, καὶ δυνατὸν ἀπολέσθαι ποτὲ ἢ τὴν ἔμπροσθεν, ἢ την ὄπισθεν, ἢ ἀμφοτέρας ὁμοῦ τὰς ἐξοχὰς, οὐ μὴν ἐπὶ τοσοῦτό γε προκόψαι τὴν ἀπώλειαν, ὡς καὶ αὐτοῦ τι συναπολέσθαι τοῦ ἐγκεφάλου. καὶ μὴν οὐχ οἷόν τε πλεονεκτῆσαι τὴν κατ᾽ ὦτα διάστασιν

ſpecies acuminati capitis cogitari quidem poteſt, ſed fieri non poteſt, ut ſi caput ad utramque aurem efficeretur prominentius, quam in fronte et occipitio; quae ſpecies ſi modo conſtare poſſet, haudquaquam ſphaerica ei, quae eſt ſecundum naturam, diceretur contraria, ſed ſolum diceretur, quod longitudo tota in latitudinem eſſet transmutata. Nunc autem tantus a naturali figura receſſus fieri non poteſt, non enim acuminata amplius hujusmodi ſpecies, ſed jam monſtrum eſſet, nec poſſet vivere; cujus cauſa eſt perſpicua, his ſaltem, qui dicta ante non omnino negligenter audierunt. Quum enim retro cerebellum, ante vero ad oculos ac nares apophyſes poſitae ſint, jure optimo caput, quod ſecundum naturam ſe habet, praelongae ſphaerae fuit aſſimile; eminentiaque tam poſterior quam anterior, aut utraeque ſimul poſſunt interdum deeſſe, non tamen eo defectus poteſt progredi, ut aliquid etiam de ipſo cerebro ſimul pereat; et ſane fieri non poteſt, ut, quae ad aurem eſt dimenſio, eam,

τῆς κατὰ τὸ μῆκος, εἰ μὴ τοῦτο συμβαίνει. ἀλλὰ τοῦτό γε ἀδύνατον, [528] ὥστε καὶ τὸ τοιοῦτον σχῆμα τῆς κεφαλῆς ἀδύνατον, καὶ διὰ τοῦθ' Ἱπποκράτης τέτταρα τὰ πάντα σχήματα καὶ τὰς ῥαφὰς ἑκάστου, καθ' ὃν ἡμεῖς ἄρτι τρόπον ἔφαμεν ἔχειν, ἀπεφήνατο, μηδαμόθι τῶν συγγραμμάτων πέμπτου κεφαλῆς μνημονεύσας σχήματος. ἀλλ' αἱ ῥαφαὶ μὲν αὗται μόναι τῆς κεφαλῆς εἰσι, καὶ τῇ θέσει καὶ τῷ πλήθει δικαίως ὑπὸ τῆς φύσεως ἑκάστῳ σχήματι νεμηθεῖσαι.

Κεφ. ιη'. Συνθέσεις δ' ὀστῶν οὐχ αὗται μόναι, ἀλλὰ καὶ ἄλλαι τινές εἰσιν, ἃς οὔθ' Ἱπποκράτης, οὔτ' ἄλλος τις τῶν ἀκριβῶς ἐπεσκεμμένων φύσιν σώματος ὀνομάζειν ἠξίωσαν ῥαφας. ἀλλ' αἱ μὲν παράλληλοι τῇ μέσῃ κατὰ τὸ μῆκος τῆς κεφαλῆς φερόμεναι, καθ' ἑκάτερον τῶν ὤτων τεταγμέναι, καλῶς μοι δοκοῦσι λεπιδοειδῆ προσκολλήματα κεκλῆσθαι, ἑκατέρου μὲν τῶν συνταττομένων ὀστῶν κατὰ βραχύ πως ἀπολεπτυνθέντος εἰς στενήν τινα καὶ ἀβαθῆ λεπίδα, κἄπειτα τοῦ μὲν ἄνωθεν κατιόντος ἔνδοθεν ὑπο-

quae eft fecundum longitudinem, fuperet, nifi hoc accidat. At hoc quidem fieri nequit; proinde et capitis figura ejusmodi conftare non poteft. Ob eamque caufam Hippocrates quatuor omnino figuras et cujusque futuras, quo modo paulo ante habere diximus, aftruxit, nusquam in fuis commentariis quintae capitis figurae mentionem faciens. Sed hae quidem folae capitis funt futurae, numero ac fitu jufte a natura cuique figurae diftributae.

Cap. XVIII. At offium compofitiones non hae folae funt, fed nonnullae adhuc aliae funt, quas neque Hippocrates, neque alius quivis eorum, qui corporis naturam accuratius funt contemplati, futuras voluit appellare. Sed quae a media aeque diftant, et ad utramque aurem conftitutae fecundum capitis longitudinem feruntur, recte mihi videntur fquamofae agglutinationes fuiffe nominatae, utroque fcilicet applicatorum offium paulatim in anguftam quandam fquamam ac non profundam quodam modo extenuato, tum autem eo quidem, quod

βεβλημένου, τοῦ κάτωθεν δ᾽ ἀνιόντος ἔξωθεν ἐπικειμένου, τὴν μέντοι κατὰ τὰς ῥαφὰς ἀντέμβασιν εἰς ἄλληλα μηκέτ᾽ ἐχόντων τῶν ἐνταῦθα ὀστῶν. αἱ δέ γε κατὰ τὸν κρόταφον συντάξεις τῶν ὀστῶν ἔτι μέν εἰσι καὶ αὐταὶ ῥαφαὶ, μέρος δ᾽ αὐτὰς, ἐμοὶ δοκεῖν, νομίζων Ἱπποκράτης εἶναι τῆς στεφανιαίας οὐκ ἐμνημόνευσεν ἰδίᾳ. λοιπαὶ δὴ κατὰ τὴν ἄνω γένυν συνθέσεις, εἰ μὴ τελέως ἐοίκασι ταῖς κατὰ τὴν κεφαλὴν, ἀλλά τοι καὶ αὐταὶ ῥαφαί τινές εἰσι, καὶ οὕτως ἔθος ἐστὶ τοῖς ἀνατομικοῖς ὀνομάζειν αὐτάς. περὶ μὲν δὴ τούτων ἐν τοῖς κατὰ τὴν ἄνω γένυν εἰρήσεται· περὶ δὲ τῶν λεπιδοειδῶν ἐν τῷδε τῷ λόγῳ διέξιμεν. ἐπεὶ τοίνυν ἀραιὸν μὲν ἐχρῆν γενέσθαι καὶ σηραγγῶδες, ὅσον ἄνωθέν τε κἀκ τῶν πλαγίων τῇ παχείᾳ μήνιγγι περιβέβληται τοῦ κρανίου μέρος, σκληρὸν δὲ καὶ πυκνὸν οὕτως εἶναι τὸ λοιπὸν ἅπαν, καὶ μάλιστα τὰ καλούμενα κροτάφων ὀστᾶ, διὰ τοῦτο τὰ λεπιδοειδῆ ταῦτα πέρατα τοῖς ὀστοῖς ἐγένετο, τοῦ

ſuperne deſcendit, ſubjecto parte interna, eo autem, quod inferne aſcendit, extrinſecus incumbente; non enim, ut in ſuturis, ita etiam hic oſſa mutuo ſeſe ingrediuntur. Caeterum oſſium in temporibus compoſitiones ſuturae quidem et ipſae adhuc ſunt, ſed eas (ut mihi videtur) Hippocrates quum coronalis partes eſſe arbitraretur, earum non meminit ſeparatim. Reliquae vero, quae in ſuperiore ſunt maxilla, oſſium compoſitiones, etiamſi capitis ſuturis penitus non ſunt ſimiles, attamen et ipſae ſuturae quaedam ſunt; easque anatomici nominare ita conſueverunt. Sed de his quidem, quum de maxilla ſuperiore agemus, tractabimus; de ſquamoſis autem hoc libro explicamus. Quia igitur cranii partem ſupernam et ad latera, quae craſſa meninge eſt circumdata, raram quidem eſſe oportebat ac cavernoſam, reliquam vero omnem, et potiſſimum quae temporum oſſa nuncupamus, duram eſſe ac denſam, ob eam cauſam ſquamoſi horum oſſium fines extiterunt, eo quidem, quod

μὲν ἄνωθεν ἀπὸ τῆς κεφαλῆς κατιόντος ἔνδοθεν ταθέντος, ἵν᾽ ὁμιλῇ μέχρι πολλοῦ τῇ παχείᾳ μήνιγγι, δι᾽ ἣν ἐρῶ χρείαν αὐτίκα δὴ μάλα, τοῦ δ᾽ ἄλλου, τοῦ κάτωθεν ἀνιόντος, τοῦ σκληροῦ, καθάπερ τινὸς αὐτῷ προβλήματος γεγενημένου. πάντες γὰρ οἱ δεσμοὶ τῆς παχείας μήνιγγος οἱ πρὸς τὸ κρανίον εἰς τὰς ἔσω σήραγγας αὐτοῦ περαίνουσιν, ὥστ᾽, εἴπερ ὅλον ὁμοίως ἦν τῷ κάτωθεν ὀστῷ σκληρὸν καὶ πυκνὸν, οὐκ ἂν οἷοί τ᾽ ἦσαν ἐμφύεσθαι, καθάπερ οὐδ᾽, εἰς τὸ κάτω μέρος. ἀλλ᾽ ἐκεῖ μὲν οὐκ ἦν χρεία τῶν τοιούτων δεσμῶν, ὡς ὀλίγον ἔμπροσθεν ἐλέγομεν. ὅπου δὲ χρεία, κατά τε τὰ ἄνω καὶ τὰ πλάγια, δεόντως ἐνταῦθα χαῦνόν τε καὶ σηραγγῶδες ἐγένετο, καὶ μέν γε καὶ ἑνωθῆναι τὸ τοιοῦτον ὀστοῦν τῷ σκληρῷ τε καὶ πυκνῷ παντάπασιν ἀδύνατον ἦν. εἰρήσεται δ᾽ ἐπὶ πλέον ἐν τοῖς ἑξῆς περὶ τῆς τοιαύτης τῶν ὀστῶν συντάξεως. αὕτη μὲν καὶ ἡ τῶν λεπιδοειδῶν ὀστῶν αἰτία τῆς γενέσεως. αἱ δ᾽ ἄλλαι ῥαφαὶ, καθ᾽ ἃς ἡ κεφαλὴ συνάπτει πρὸς τὴν ἄνω γένυν, καὶ ὅσαι ταύτης εἰσὶν

ſuperne a capite deſcendit, intus condito, quo diutius cum craſſa meninge verſaretur propter cauſam quam mox ſubjiciam, alio vero, quod inferne aſcendit, duro, velut propugnaculo quodam ipſi appoſito; omnia enim craſſae meningis ad cranium vincula in ipſius cavernas internas deſinunt. Proinde ſi aeque, ac os infernum, totum eſſet durum ac denſum, haudquaquam potuiſſent vincula haec in ipſum inſeri, ſicut neque in inferiorem ejus partem inſeruntur. At illic quidem nullus erat vinculorum ejusmodi uſus, ut paulo ante docebamus; ubi vero eſt uſus, partibus ſcilicet ſupernis et obliquis, convenienter ibi laxum ac cavernoſum extitit. Atqui etiam ejusmodi os cum duro ac denſo uniri omnino non poterat. Dicemus autem uberius in ſequentibus de hujusmodi oſſium coagmentatione. Haec quidem et oſſium ſquamoſorum generationis eſt cauſa; alias vero ſuturas, per quas caput cum ſuperiore gena connectitur,

ἴδιαι τῆς γέννος, ἐν τῷ μετὰ ταῦτα εἰρήσεται λόγῳ. νυνὶ δ' ἐνταῦθά που καταπαύσω τὸν παρόντα λόγον, αὔταρκες ἤδη μέτρον ἔχοντα.

et quae ſint genae hujus propriae, poſtea recenſebimus. Nunc autem librum hunc magnitudinem juſtam jam conſecutum hic concludemus.

ΓΑΛΗΝΟΥ ΠΕΡΙ ΧΡΕΙΑΣ ΤΩΝ ΕΝ ΑΝΘΡΩΠΟΥ ΣΩΜΑΤΙ ΜΟΡΙΩΝ

ΛΟΓΟΣ Κ.

Ed. Chart. IV. [529.] Ed. Baſ. I. (473.)

Κεφ. α΄. Τοὺς δ᾽ ὀφθαλμοὺς, ὅτι μὲν ἐφ᾽ ὑψηλοῦ τε κεῖσθαι καὶ φρουρεῖσθαι πανταχόθεν ἄμεινον ἦν, ἔμπροσθεν εἴρηται· ὅτι δὲ κἀν τῷ πρόσω τετάχθαι τοῦ σώματος, ἐφ᾽ ᾧ καὶ ἡ κίνησις, οὐδὲ τοῦτ᾽ ἄδηλον, ὥσπερ οὖν καὶ ὅτι δύο βέλτιον ἤπερ ἕνα. περὶ γάρ τοι τοῦ χρῆναι διφυῆ καὶ συμφυῆ γίνεσθαι τὰ τῶν αἰσθήσεων ὄργανα, τὸ μέν πού τι καὶ πρόσθεν εἴρηται, τὸ δὲ κἀν τοῖς ἑξῆς εἰρήσεται. καὶ μὴν εἴπερ ταῦτα πάντα

GALENI DE VSV PARTIVM CORPORIS HVMANI

LIBER X.

Cap. I. Oculos autem quod loco quidem edito conſtitui ſtiparique undique ſatius erat, antea dictum eſt; quod vero et in parte corporis anteriori, in quam etiam movemur, melius fuit conſtitui, ne id quidem eſt obſcurum; quemadmodum et quod duos eſſe, quam unum, praeſtiterit; nam quod ſenſuum inſtrumenta gemina et cognata eſſe oporteret, partim quidem prius diximus, partim etiam in ſequentibus dicemus. Atqui ſi omnia

μέλλοι φυλάττεσθαι, τὸ ἐφ' ὑψηλοῦ, τὸ ἀσφαλὲς, τὸ πρόσθεν, τὸ διττοὺς, κάλλιον οὐκ ἂν ἑτέρωθι τάξαις αὐτούς. εἰ δ' ἐγκαλεῖς, ὅτι μὴ κἀκ τῶν ὄπισθεν ὀφθαλμοὶ γεγόνασιν, ἐπιλέλησαι τῶν προαποδεδειγμένων, ὡς ἅπασί γε τοῖς τῶν αἰσθήσεων ὀργάνοις ἔδει νεύρων μαλακῶν, καὶ ὡς οὐχ οἷόν τ' ἦν ἐκφῦναι τῆς ἐπεγκρανίδος τὰ τοιαῦτα. καὶ μέν γε καὶ ὡς εἰς ἑκάτερον αὐτῶν ἐκφύσεις ἐγκεφάλου καθήκουσι, πιλούμεναι μὲν κατὰ τὴν διὰ τῶν ὀστῶν ὁδὸν ἕνεκα δυσπαθείας, ἐπειδὰν δ' εἰς αὐτοὺς ἀφίκωνται τοὺς ὀφθαλμοὺς, αὖθις λυόμεναί τε καὶ πλατυνόμεναι, καὶ περιλαμβάνουσαι μὲν ἐν κύκλῳ χιτῶνος δίκην τὸ ὑαλοειδὲς ὑγρὸν, ἐμφυόμεναι δὲ εἰς τὸ κρυσταλλοειδές. καὶ γὰρ καὶ ταῦτ' εἴρηται πρόσθεν, καὶ ὡς αὐτὸ τὸ κρυσταλλοειδὲς ὑγρὸν τὸ πρῶτόν ἐστιν ὄργανον τῆς ὄψεως. τεκμηριοῖ δ' ἐναργῶς τὰ καλούμενα πρὸς τῶν ἰατρῶν ὑποχύματα, μέσα μὲν ἱστάμενα τοῦ κρυσταλλοειδοῦς ὑγροῦ [530] καὶ τοῦ κερατοειδοῦς χιτῶνος, ἐμποδίζοντα δὲ τὰς ὄψεις, ἄχρι περ

haec erant ſervanda, ſitus eorum ſublimis, ſecuritas, ſitus anterior ac duplicitas, commodius eos nusquam locaveris. Sin vero objicis, quod non poſterioribus etiam partibus oculi extiterint, eorum, quae ante fuerunt demonſtrata, non recordaris, quod omnia ſenſus inſtrumenta nervos poſtulant molles, quodque ejusmodi a cerebello produci non poterant; atque etiam quod in utrumque ipſorum productiones a cerebro immittuntur, quae, dum per ipſa quidem oſſa tranſeunt, compinguntur ac denſantur, quo eſſent ab injuriis tutiores, quum autem ad oculos ipſos pervenerint, ſolutae denuo atque amplificatae in orbemque inſtar tunicae humorem vitreum complexae in humorem cryſtallinum inſeruntur. At enim haec quoque ante diximus; nec minus, quod humor ipſe cryſtallinus primum videndi eſt inſtrumentum, cui rei argumento ſunt certiſſimo, quae a medicis hypochymata (*ſuffuſiones*) appellantur, quae interjacent quidem inter humorem cryſtallinum et corneam tunicam, viſionem autem impediunt, quoad acu deprimantur.

ἂν τύχῃ παρακεντηθέντα. λευκῷ δὲ καὶ λαμπρῷ καὶ στίλβοντι καὶ καθαρῷ γενομένῳ τῷ κρυσταλλοειδεῖ, μόνος γὰρ οὕτως ὑπὸ χρωμάτων ἔμελλεν ἀλλοιώσεσθαι, τρέφεσθαι μὲν ἐξ αὐτοῦ ἄντικρυς τοῦ αἵματος ἀδύνατον ἦν, οὕτω πολὺ διεστῶτος ταῖς ποιότησιν, οἰκειοτέρας δέ τινος αὐτῷ τροφῆς ἔδει. καὶ τοίνυν καὶ γέγονε καὶ παρεσκεύασται πρὸς τῆς φύσεως ἐπιτήδειος αὐτῷ τροφὴ, τὸ υαλοειδὲς ὑγρὸν, καὶ ὅσῳ παχύτερον καὶ λευκότερον αἵματός ἐστι, τοσοῦτον τοῦ κρυσταλλοειδοῦς ὑγροῦ ἀπολειπόμενον ὑγρότητί τε καὶ φανότητι. τὸ μὲν γὰρ ἀκριβῶς ἐστι λευκὸν καὶ σκληρὸν συμμέτρως, τὸ δ' ὑαλοειδὲς ὑγρὸν μὲν, ὥσπερ τις ὕαλος ὑπὸ θερμοῦ κεχυμένη, λευκὸν δ' εἰς τοσοῦτον, εἰς ὅσον ἂν ἐπινοήσῃς, ὀλίγου μέλανος λευκῷ πολλῷ κραθέντος, διόλου νενοθεῦσθαι τὴν ἀκρίβειαν τῆς λευκότητος. οὐκ ἔστι δ' ἐν οὐδετέρῳ τῶν λευκῶν τούτων φλὲψ οὐδεμία. δῆλον οὖν ὡς κατὰ διάδοσιν τρέφεται, τὸ μὲν κρυσταλλοειδὲς ἐκ τοῦ ὑαλοειδοῦς, τὸ δ' ὑαλοειδὲς ἐκ τοῦ περιέχον-

Humori autem cryſtallino, qui albus eſt, clarus ac ſplendens, (hac enim ſola ratione erat futurum, ut a coloribus immutaretur,) nutriri quidem ex ipſo ſanguine plane non licebat, ut qui multum qualitatibus ab eo diſſideret, ſed alimentum quoddam familiarius poſtulabat; ac proinde ei obtigit comparatumque a natura fuit alimentum accommodatum, humor vitreus, qui quanto craſſior eſt ſanguine atque albus magis, tanto a cryſtallino humore humiditate atque albedine relinquitur. Hic enim albus eſt exquiſite ac mediocriter durus; vitreus vero humidus quidem eſt inſtar vitri cujusdam igne liquefacti, albus autem tantum, quantum ſi intellexeris exiguum nigrum multo albo per totum eſſe admixtum, albedinisque perfectionem eſſe adulteratam. In neutro autem humorum iſtorum vena ineſt; ex quo intelligi poteſt, utrumque per tranſſumptionem nutriri, cryſtallinum quidem a vitreo, vitreum autem a corpore ipſum ambiente, quod ex

Ed. Chart. IV. [530.] Ed. Baf. I. (473.)

κος αὐτὸ σώματος, ὃ πλατυνθείσης τῆς ἄνωθεν κατιούσης ἀπ᾽ ἐγκεφάλου μοίρας ἐγένετο.

Κεφ. β'. Καὶ καλοῦσιν αὐτό τινες κυρίως ἀμφιβληστροειδῆ χιτῶνα. προσέοικε μὲν γὰρ ἀμφιβλήστρῳ τὸ σχῆμα, χιτὼν δ᾽ οὐδαμῶς ἐστιν, οὔτε τὴν χροιὰν, οὔτε τὴν οὐσίαν, ἀλλ᾽ εἰ περιελὼν αὐτὸ καταθείης μόνον ἀθροίσας εἰς ταὐτὸ, σαφῶς ἂν δόξαις ἐγκεφάλου τι μέρος ἀφῃρημένον ὁρᾷν. ἔστι μὲν οὖν αὐτοῦ χρεία πρώτη μὲν καὶ μάλιστα δι᾽ ἣν ἄνωθεν κατεπέμφθη, τῶν ἀλλοιώσεων αἰσθησόμενον τοῦ κρυσταλλοειδοῦς, ἤδη δὲ καὶ διαπορθμεύειν τε καὶ διαφέρειν τὴν τροφὴν τῷ ὑαλοειδεῖ. καὶ γάρ τοι καὶ φαίνεται μεστὸν ἀρτηριῶν τέ τινων καὶ φλεβῶν, πολὺ πλειόνων τε καὶ μειζόνων, ἢ κατὰ τὸν ἴδιον ὄγκον. ἅπασι μὲν γὰρ τοῖς ἀπ᾽ ἐγκεφάλου νεύροις συναποφύεταί τις μοῖρα τῆς χοριοειδοῦς μήνιγγος, ἀρτηρίαν ἐπιφερομένη καὶ φλέβα. μεγάλα δ᾽ οὕτως ἀγγεῖα τῶν ἄλλων οὐδενὶ συνεξέρχεται, προμηθουμένης ἄρα καὶ προπαρασκευαζούσης τῆς φύσεως οὐ τοῖς νεύροις μόνοις, ἀλλὰ καὶ τοῖς κατὰ τοὺς ὀφθαλμοὺς ὑγροῖς

cerebri portione ſuperne deſcendente amplificata conflatum eſt.

Cap. II. Vocantque ipſum nonnulli proprie tunicam retiformem, quod figura quidem reti ſit ſimilis. Caeterum nullo pacto eſt tunica, neque colore, neque ſubſtantia, ſed ſi exemptum ipſum ſeposueris, in unum acervum conjicien , tibi plane videbere videre cerebri portionem quandam exemptam. Porro uſus eſt ipſius primus quidem ac maximus, propter quem ſuperne fuit demiſſa, ut, quum cryſtallinus alteratur, id ſentiat, praeterea ut vitreo humori alimentum advehat atque afferat, ſiquidem arteriis ac venis multo crebrioribus ac, quam ſuae moli conveniat, majoribus referta conſpicitur. Nam quum nervis omnibus, qui a cerebro proficiſcuntur, portio quaedam meningis chorioïdis enaſcitur, quae arteriam ſecum affert ac venam, nulli tamen aliorum magna adeo vaſa ſimul exeunt, natura alimentum providente ac praeparante non nervis modo, verum etiam

τὴν τροφήν. καὶ μέν γε καὶ τοῦ χοριοειδοῦς χιτῶνος, τοῦ περιέχοντος αὐτὸ, λεπταὶ καὶ ἀραχνώδεις διαφύσεις. εἰς τοῦτο δὴ τὸ ἀμφιβληστροειδὲς σῶμα διατεταμέναι σύνδεσμοί τε ἅμα γίνονται καὶ τροφὴν αὐτῷ διαφέρουσι. πάμπολλα γὰρ οὖν καὶ οὗτος αὐτὸς ὁ χιτὼν ὁ χοριοειδὴς ἀγγεῖα φαίνεται καθ' ὅλον ἑαυτὸν ἔχων. τοῦτο μὲν δῆλον κἀξ αὐτοῦ τοῦ ὀνόματος. οὐ γὰρ ἂν οὔτ' ἐκάλεσαν αυτὸν οὔτε ὠνόμασαν οὕτως, εἰ μὴ σύνδεσμός τις ἀγγείων ἦν παμπόλλων, ὥσπερ τὸ χορίον. αὐτήν τε οὖν ταύτην ὁ χιτὼν οὗτος τὴν χρείαν παρέχεται, καὶ προσέτι χιτὼν ὄντως ἐστὶ καὶ σκέπη καὶ περίβλημα τοῖς ὑποκειμένοις σώμασιν. ἡ δ' ἀρχὴ καὶ τούτῳ τῷ χιτῶνι ἡ λεπτὴ μήνιγξ ἐστὶν, ἡ τὸν ἐγκέφαλον περιέχουσα, περὶ ἧς ὀλίγον ἔμπροσθεν ἐλέγομεν, ὡς συναποφύοιτο τοῖς νεύροις ἅπασιν, ἀρτηρίαν ἐπιφερομένη καὶ φλέβα. καὶ χρὴ θαυμάσαι κἀνταῦθα τὴν σοφίαν τοῦ δημιουργοῦ. μηδαμόθι γὰρ ἀλλαχοῦ χωρίσας νεύρου μηδενὸς τὰς συναποφυομένας μήνιγγας, ἀλλ' ὑπὲρ τοῦ τρέφεσθαί τε [531] ἅμα καὶ σκέπεσθαι πανταχόθεν

oculorum humoribus. Quin et ex hac ipſa chorioide tunica, quae corpus hoc reti ſimile continet, tenues quaedam productiones et araneae ſimiles ad ipſum extenſae ligamenta illi ſimul fiunt, ſimul etiam alimentum afferunt; nam vaſa quamplurima ipſa haec chorioides tunica habere in tota ſe ipſa conſpicitur, quod et nomen ipſum indicat; nunquam enim ita ipſum comparaſſent appellaſſentve, niſi inſtar chorii quamplurima inter ſe vaſa velut colligaret. Hunc igitur ipſum uſum tunica haec praeſtat, tunicaque praeterea eſt revera, et corporibus ſubjectis operimentum atque amiculum. Principium autem huic quoque tunicae meninx eſt tenuis, quae cerebrum ambit, quam paulo ante dicebamus ſimul cum nervis omnibus enatam venam atque arteriam ſecum afferre. Quo loco admiranda opificis eſt ſapientia, qui quum nusquam alibi ab ullo nervo, quae cum eo producuntur, meningas ſeparaſſet, ſed ut nutriretur ſimul et undique

Ed. Chart. IV. [531.] Ed. Baſ. I. (473.)

συνεπαγόμενος αὐτὰς, ἐνταυθοῖ μόνον, ἡνίκα πρῶτον εἰς
τὸν ὀφθαλμὸν κατεφύετο νεῦρον, ἀμφοτέρας χωρίσας καὶ
ἀποστήσας αὐτοῦ, παχείας καὶ σκληρὰς ὁμοίως τῇ τὸν ἐγκέφαλον αὐτὸν περιεχούσῃ παχείᾳ μήνιγγι ἢ καὶ μᾶλλον ἐκείνης ἐδημιούργησε. καὶ χρὴ μὴ παρέργως ἐπισκοπεῖν ἐνταῦθα, πῇ δὴ μὲν ὡσαύτως ἐγκεφάλῳ προϋνοήσατο τούτου
δὴ τοῦ ἀμφιβληστροειδοῦς σώματος, καὶ διαφερόντως. ὅτι
μὲν γὰρ ἐναντίως πάντῃ ταῖς ἄλλαις ἀποφύσεσιν, ἤδη πρόδηλον, εὔπερ ἐκεῖνο μὲν οὐκ ἀπήγαγεν, οὐδ᾽ ἀπέστησεν οὐδαμοῦ τῶν μηνίγγων οὐδ᾽ ἑτέραν, ἐν ὀφθαλμοῖς δ᾽ ἀμφοτέρας διεχώρισεν ἀπ᾽ ἀλλήλων τε καὶ τῆς ἄνωθεν ἀποφύσεως.
αὐτῷ δὲ δὴ τῷ ἐγκεφάλῳ ταύτῃ κατὰ τοῦτον τρόπον μὲν
ὡσαύτως ἡ, κατὰ τοὺς ὀφθαλμοὺς αὐτοῦ μοῖρα διάκειται,
καθὸ ἀρτηρίας ἔχει καὶ φλέβας ὅλην αὐτὴν διαπλεκούσας.
καὶ μέν γε καὶ ὅτι πάμπολυ διέστηκεν ἀπ᾽ αὐτῆς ἡ μὲν
σκληρὰ μῆνιγξ, ἀεὶ ψαύουσά τε καὶ συνδεδεμένη τοῖς ὀστοῖς,
ταύτης δὲ οὐκέτι ὡσαύτως ἡ λεπτὴ καὶ μαλακὴ μῆνιγξ ἢ
καταλέλοιπεν αὐτὸν, ἢ ἄνωθεν ἐπεκομίσατο φλέβας καὶ

operiretur, cum eo ipſas adduxiſſet, hîc duntaxat, ubi
primum nervus in oculum inſeritur, utrasque ab ipſo
ſejungens ac ſubducens, craſſas ac duras ſimiliter, ac
craſſam meningem, quae cerebrum ipſum complectitur,
aut potius ea *duriores* effecit. Conſiderandumque hoc in
loco accurate eſt, quomodo retiformi huic corpori ſimiliter, ut cerebro, et quomodo diverſe providit natura;
nam quod aliis apophyſibus omnino e contrario, perſpicue intelligi poteſt, ſiquidem ab illis neutram menin-
gum usquam abduxit nec ſejunxit, in oculis vero
utrasque tum a ſeſe ſejunxit, tum a ſuperne orta apophyſi. Cerebro ſane hac quidem ratione portio ejus,
quae oculis ineſt, ſimiliter ſe habet, quatenus venas habet atque arterias totam ipſam pertexentes; quin et
quod ab ea dura quidem meninx diſtat quam plurimum,
oſſa ſemper contingens et cum eis colligata, hac vero
ratione non amplius ſimiliter ſe habet, quatenus mollis
et tenuis meninx ipſum vel reliquit, vel ſuperne venas

ἀρτηρίας ἐκείνῳ χωριζομένη, καὶ αὐτό γε τοῦτο τὸ φαινόμενον δεικνύσθω σοι τὴν χρείαν τοῦ χωρισμοῦ. μόνη γὰρ ἀποχωρεῖ καὶ τελέως ἀγγείων ἔρημος. ὀλίγῳ δ᾽ ὕστερον ἀναφαίνεται χοριοειδὲς οὐδὲν ἧττον τῆς κατὰ τὸν ἐγκέφαλον, ἐξ ἁπάντων τῶν ὑπερκειμένων χωρίων παμπόλλας ἀγγείων καταφύσεις δεχομένην δόξεις αὐτὴν οἷον εἰς ἐμπορίαν τινὰ τροφῆς ἐκπεμφθεῖσαν ὀλίγην μέν τινα καὶ πρὶν ἐπανελθεῖν ἀποπέμπειν, οἷον δι᾽ ὑπηρετῶν τῶν λεπτῶν ἀγγείων ἐκείνων ὧν ὀλίγον ἔμπροσθεν εἴπομεν, τὴν δ᾽ ἄλλην ἅπασαν ἅμα ἑαυτῇ φέρειν. ἐπανέρχεται γὰρ ἐπιφερομένη πάμπολύ τι πλῆθος ἀγγείων λεπτῶν, ἐγγὺς ἀλλήλοις κειμένων, καὶ μετ᾽ αὐτῶν ἁπάντων ἐμφύεται πάλιν εἰς τὴν ἄνωθεν ἀποβλάστησιν, ὡς δοκεῖν ἐοικέναι τὴν κατάφυσιν αὐτῶν ταῖς ἐπὶ τῶν βλεφάρων θριξίν. εἰκάζουσι γὰρ οὕτως οὐ κακῶς, ἐμοὶ δοκεῖν, οἷς μέλει τι περὶ φύσεως ἱστορίας. ἵνα δ᾽ ἐμφύεται πρῶτον, ἵσταταί τε (474) καὶ παύεται τοῦ πρόσω χωρεῖν ἡ ἄνωθεν ἀπόφυσις. οὗ γὰρ ἕνεκα

atque arterias illi feparans attulit. At haec, quae apparent ac evidentia funt, hujus feparationis ufum tibi oftendant. Sola enim digreditur vafisque omnino deftituitur; paulo vero poft rurfus apparet nihilominus chorioides ea, quae in cerebro eft a fupernis omnibus locis vaforum immiffiones quamplurimas recipiens, (diceres eam velut in alimenti emporium quoddam miffam,) exiguum quiddam!, antequam revertatur, mittere per tenuia illa vafa, quafi per fervitia quaedam, quorum paulo ante meminimus, reliquum vero omne fecum una afferre. Revertitur enim immenfam vaforum tenuium fibi ipfis propinquorum copiam quandam afferens; cum quibus omnibus rurfum in fuperiorem productionem inferitur, ut eorum infertio palpebrarum pilis perfimilis effe videatur; fic enim comparant, idque meo quidem judicio non abfurde, qui naturae opera ftudiofius perfcrutantur. Ubi vero primum inferitur, fuperna haec productio fiftitur ibi, neque progreditur ulterius, ea fcilicet utilitate

κατεπέμφθη, τοῦτ᾽ ἤδη πεπλήρωκεν, καὶ ἐνέφυ τῷ κρυσταλλοειδεῖ σώματι, καὶ δύναται τῶν κατ᾽ αὐτὸ παθημάτων ἄγγελος ἀγαθὸς ἐγκεφάλῳ γίγνεσθαι. κύκλος δ᾽ εὐλόγως ἀκριβὴς ἡ σύμφυσις αὐτῶν ἐγένετο. πανταχόθεν γὰρ εἰς μέσον τὸ κρυσταλλοειδὲς, περιφερὲς ὂν, τῆς προειρημένης καταφύσεως γενομένης, ὁ κύκλος ἐξ ἀνάγκης ἐγενήθη, καὶ μέγιστός γε οὗτός ἐστιν ἐν τῷ κρυσταλλοειδεῖ, καὶ δίχα τέμνων αὐτό. πάντων γὰρ τῶν κυκλοτερέσι σώμασι συναπτομένων ἡ κατὰ τὸν μέγιστον ἐν αὐτοῖς κύκλον ἀσφαλεστάτη σύμφυσις, ὡς ἂν πλείσταις λαβαῖς ἑνοῦσα τὰ συμφυόμενα. κατὰ δὲ τὸν αὐτὸν τοῦτον κύκλον εὔλογον ἦν ἐπισχεῖν τοῦ πρόσω τὸ ὑαλοειδὲς, ὥστε διὰ τοῦτο μέσον ὀχεῖται κατ᾽ αὐτὸ τὸ κρυσταλλοειδὲς, οἷον σφαῖρά τις ἡμίτομος ἐν ὕδατι. καὶ τοίνυν καὶ συνέφυσεν αὐτὰ καθ᾽ ἕτερον μέρος τὸ ἔνδον τὸ οἷον ἡμισφαίριον τοῦ κρυσταλλοειδοῦς ἀσφαλείας ἕνεκα κύκλος εἷς ὁ προειρημένος μέγιστος τῶν κατὰ τὸ κρυσταλλοειδές. ὅρος δὲ κοινὸς ἀμφοτέροις καὶ σύνδεσμος

perfuncta, cujus caufa demiffa fuerat, inferiturque corpori cryftallino, cujus affectuum poteft cerebro certus effe nuncius. Abfolutus porro circulus infertio haec merito fuit; quum enim praedicta infertio in medium cryftallinum, qui rotundus eft, undique facta fit, circulus neceffario eft factus; qui certe maximus eft in cryftallino, ipfumque in duo dividit; omnium enim, quae corporibus rotundis connectuntur, quae ad maximum in ipfis circulum connexio eft tutiffima, ut quae plurimis *ac certiffimis* apprehenfionibus corpora coalefcentia uniat. Per eundem hunc circulum confentaneum erat humorem vitreum, ne in partem anteriorem progrederetur, impedire. Quocirca medius vehitur in ipfo cryftallinus, quafi femifecta quaepiam fphaera in aqua. Atque etiam parte alia interna, quae eft velut ipfius cryftallini hemifphaerion, fecuritatis gratia ea conjunxit circulus unus, quem fupra maximum effe eorum, qui in cryftallino infunt, diximus. Terminusque utrisque eft communis

αὐτοῖς τε τούτοις γίνεται, καὶ προσέτι τῷ ἀμφιβληστροειδεῖ σώματι, καὶ τετάρτῳ τῷ χοριοειδεῖ χιτῶνι. τὸ γὰρ ἰσχυρότατον ἐν αὐτοῖς καὶ μάλιστα στηρίζειν αὐτὰ καὶ σκέπειν δυνάμενον ὁ χιτὼν οὗτός ἐστιν. ἀλλ᾽ ὥσπερ εἰς τὴν ἐκείνων φυλακὴν ἰσχυρὸς, οὕτως ἦν εἰς τὴν ἰδίαν ἀσθενὴς καὶ ἀδύνατος φέρειν ἀβλαβῶς τὴν σκληρότατα τῶν περικειμένων ὀστῶν. ὡς οὖν κατὰ τὸν ἐγκέ 532 φαλον, οὕτω κἀνταῦθα τὸν ἀπὸ τῆς παχείας μήνιγγος χιτῶνα περιβέβληται. καὶ διεστώς γε ὁ χιτὼν οὗτος ἀπ᾽ αὐτοῦ κατὰ πάντα τὰ μέρη, καὶ μόναις ταῖς τῶν ἀγγείων διαφύσεσι συναπτόμενος αὐτῷ, κατὰ τὸν προειρημένον ἐκεῖνον κύκλον τὸν ἐν τῷ κρυσταλλοειδεῖ συνέφυ. καὶ πέμπτη σύμφυσις ἐπὶ ταῖς προειρημέναις τέτταρσι, καθ᾽ ἕνα τοῦτον τόπον γενομένη, πᾶσι τοῖς ὑποκειμένοις ὄφελος οὐ σμικρόν ἐστι πρὸς τὸ μήτε πάσχειν ὑπὸ τῶν περικειμένων ὀστῶν, μήτε ἐν ταῖς σφοδροτάταις κινήσεσιν ἀποῤῥήγνυσθαι ἀπ᾽ ἀλλήλων. ἡ μὲν οὖν σκληρὰ μήνιγξ ἀσφαλῶς τῇ χοριοειδεῖ συμπέφυκεν, αὕτη δὲ τῷ ἀμφιβληστροειδεῖ, καὶ πάλιν αὐτὸ τῷ ὑαλοειδεῖ τε

ligamentumque his ipſis efficitur, et praeterea corpori retiformi, et quarto tunicae chorioidi; nam tunica haec inter ea eſt validiſſima et quae ſtabilire ipſa maxime ac tegere queat. Verumtamen quemadmodum ad tuenda illa ſatis virium habebat, ita ad ſe ipſam tuendam non ſatis habebat, nec circumjacentium oſſium duritiem ferre citra noxam poterat. Ut igitur in cerebro, ita hic quoque a craſſae meningis tunica circumveſtitur; diſtatque certe tunica haec ab ea in aliis omnibus partibus, ſolisque vaſorum productionibus ipſi connectitur, in hoc tamen memorato circulo, qui cryſtallino ineſt, conjungitur quintaque praeter quatuor praedictas in uno loco eſt haec conjunctio, quae ſubjectis omnibus commoditatem praeſtat haud levem, tum ne a circumjacentibus oſſibus afficiantur, tum etiam ne in vehementiſſimis motibus a ſeſe abrumpantur. Dura igitur meninx tuto chorioidi eſt applicata; haec vero rurſus ipſi retiformi; retiforme

καὶ κρυσταλλοειδεῖ, τῷ μὲν καθ᾽ ὅλον ἑαυτὸ, τῷ δὲ κατὰ τὴν ἶριν μόνην, ὥστε διὰ τῶν μέσων σωμάτων τὸ ὑαλοειδὲς ὑγρὸν τῷ πάντων ἔξωθεν ἥνωται χιτῶνι, τὸ μαλακώτατον τῷ σκληροτάτῳ, καὶ δὴ τοῦτο ἡ φύσις ἐτεχνήσατο διὰ τῆς οὕτως ἐπικαίρου μεταξὺ θέσεως. ἐπὶ δὲ τὸν αὐτὸν κύκλον ἕκτος τις χιτὼν ἔξωθεν ἐγγὺς ἥκει, εἰς τὸν σκληρὸν χιτῶνα καταφυόμενος, ὡς τῶν κινούντων τοὺς ὀφθαλμοὺς μυῶν ἀπονεύρωσις. ἕβδομος δ᾽ ἐπὶ τούτοις ὅλως ἡ περιοστίου κατάφυσις, ἅμα μὲν συνδοῦντος ὅλον τὸν ὀφθαλμὸν τοῖς ὀστοῖς, ἅμα δὲ καὶ σκέποντος τοὺς κινοῦντας αὐτὸν μῦς. καί σοι τοῦτον ἤδη τὸν ὑμένα θεάσασθαι καὶ πρὸ τῆς ἀνατομῆς ἔστι, λευκὸν μὲν, οἷός περ καὶ φαίνεται, τελευτῶντα δὲ, ἧπερ καὶ τῶν ἄλλων ἕκαστος ὑποβέβληται κύκλων, ἵνα συνάπτῃ τὸ λευκὸν τῷ μέλανι. καὶ καλεῖται ἶρις ὁ τόπος οὗτος ὑπὸ τῶν περὶ τὰ τοιαῦτα δεινῶν· ἔνιοι δὲ στεφάνην ὀνομάζουσι. καὶ εἰ καλῶς προσέλθοις αὐτῶν τῇ διαιρέσει, καὶ μηδὲν συγχέας ἐπισκοποῖς, θεάσῃ κύκλους

corpus vitreo ac cryftallino *humoribus*, illi quidem per totum ipfum, huic autem per folam iridem. Itaque per corpora media humor vitreus tunicae omnium extimae eft unitus, molliffimus duriffimae, ac certe id natura ex opportuno adeo fitu inter haec eft machinata. Ad eundem autem hunc circulum fexta quaedam tunica extrinfecus prope accedit, in duram tunicam inferta, ut mufculorum oculos moventium aponeurofis. Septima autem praeter has omnino eft alia, perioftii fcilicet infertio, quae fimul quidem totum oculum cum offibus colligat, fimul autem et moventes ipfum mufculos operit. Quin tibi membranam hanc confpicari vel ante anatomen licet, albam quidem, cujusmodi etiam cernitur, definentem vero in circulo, ubi et aliae omnes fubjectae funt, et ubi album nigro conjungitur; appellatur porro locus hic ab hominibus harum rerum peritis iris; nonnulli vero coronam nominant. Quod fi haec probe diffecueris, nihilque confundens confideraris, circulos videbis hic

ἀλλήλοις ἐπιβάλλοντας ἕξ ἐνταῦθα, κ ὶ πάχει καὶ χροιᾷ διαφέροντας, ὥστε μηδ' ἂν εἰ βουληθείης ἑτέρως ὀνομάσαι τὸ χωρίον δυνηθῆναι πλὴν ἶριν.

Κεφ. γ'. Ἀλλὰ γὰρ οὐ ταῦτα μόνον ἔργα τῆς τοῦ δημιουργοῦ σοφίας, ἀλλ' ἔτι μακρῷ μείζω τὰ λεχθησόμενα. μέχρι μὲν γὰρ τῆς μέσης χώρας τοῦ κρυσταλλοειδοῦς ἠγάγομεν ἤδη τῷ λόγῳ τοὺς ἐπιβάλλοντας ἀλλήλοις καὶ συμφυομένους ἐνταῦθα κύκλους ἑπτά. τὸ δὲ ἀπὸ τοῦδε μάλιστα θαυμάσεις, εἰ, πρὶν ἀκούσαις παρ' ἡμῶν, τὴν κατ' αὐτὸ τέχνην πειραθείης αὐτὸς καταμόνας ἐπισκέψασθαι. τί ποτ' ἄρ' ἦν ἐργάσασθαι βέλτιον, ἵν' ἅμα μὲν αἰσθάνηται τῶν ἰδίων αἰσθητῶν ἀκριβῶς τὸ κρυσταλλοειδὲς, ἅμα δ' ἀσφαλῶς φρουρῆται, καὶ μηδὲν ὑπὸ μηδενὸς ἀδικῆται τῶν ἔξωθεν; ἆρα τελέως αὐτὸ γυμνὸν καὶ ἀσκέπαστον καταλιπεῖν; οὕτω μὲν ἂν οὐδὲ τὸν ἀκαριαῖον χρόνον ὑπέμεινεν, ἀλλ' εὐθὺς ἂν ἀπώλετό τε καὶ διεφθάρη τελέως ὑπὸ μαλακότητος συμφύτου, πρὸς μηδὲν τῶν ἔξωθεν ὁμιλούντων ἀντέ-

ſeptem ſibi ipſis deinceps inſidentes, craſſitie tamen ac colore diſcrepantes, ut ne ſi velis quidem totum hunc aliter quam irim appellare queas.

Cap. III. At enim non ea duntaxat ſapientiae opificis ſunt opera, ſed iis multo adhuc majora, quae jamjam dicturi ſumus. Nam ad medium usque cryſtallini circulos ſeptem oratione jam perduximus, qui ſibi ipſis incumbunt illic ac cohaerent; quod autem id ſubſequitur, maxime admiraberis, ſi, antequam a nobis didiceris, ipſe ſolus ejus rei artificium contemplari aggrediaris. Quid tandem poterat effici commodius, ut ſimul quidem humor cryſtallinus propria ſenſibilia exacte ſentiret, ſimul autem tuto conſervaretur, neque ab ullis externis violaretur? An omnino nudum ipſum ac ſine munimento relinquere praeſtiterat? at ſic ne temporis quidem momentum duraſſet, quin ſtatim periiſſet ac penitus labefactatus fuiſſet, ut qui prae nativa mollitie nulli extrinſecus occurrentium reſiſtere queat. An den-

χειν δυνάμενον. ἢ προθεῖναί τι στεγανὸν αὐτοῦ πρόβλημα, φρουρεῖν ἀσφαλῶς ἱκανόν; ἀλλ' ἦν κίνδυνος ὑπὸ τοῦ τοιούτου κατακρυφθῆναί τε καὶ παντάπασιν αὐτὸ κατασκοτισθῆναι, καὶ τελέως ἀναίσθητον γενέσθαι. εἰ τοίνυν ἡ μὲν τὴν ἀκρίβειαν αὐτῷ τῆς αἰσθήσεως φυλάττουσα κατασκευὴ τὴν εὐπάθειαν ἐπέφερεν, ἡ δὲ τὴν δυσπάθειαν ἐκπορίζουσα τὴν ἀκρίβειαν διέφθειρεν, εἰς ἄπορόν τι περιίστατο ἡ κατασκευὴ τῶν ὀπτικῶν ὀργάνων. ἀλλ' οὐκ ἂν οὐδ' ἐν τούτοις ἔμελλεν ἀπορήσειν ὁμοίως ἡμῖν ἡ φύσις, [533] ἀλλὰ πρῶτον μὲν ἐξευρήσειν τε καὶ προνοήσεσθαι τὸ βέλτιον, ἔπειτα δὲ καὶ κατασκευάζειν αὐτὸ σὺν ἄκρᾳ τῇ τέχνῃ. τοῦ μὲν γὰρ παχέος καὶ σκληροῦ σκεπάσματος εἰς αὐτὸ τὸ σφέτερον αὐτῶν ἔργον βλάψοντος τοὺς ὀφθαλμοὺς, τοῦ δὲ λεπτοῦ καὶ μαλακοῦ παντάπασιν εὐπαθοῦς ἐσομένου, τὸ σκληρὸν μὲν, λεπτὸν δὲ μάλιστα, εἰ καὶ λευκὸν ἀποτελεσθείη, βέλτιον ἔγνω γενησόμενον. ἐπὶ δὲ τὴν δημιουργίαν αὐτοῦ τραπομένη, πάντως μὲν ἔμελλεν ἐξ ἑνὸς τῶν ἑπτὰ

ſum ei propugnaculum quoddam, quod vindicare illum ab externis injuriis poſſet, praeponere ſatius erat? at periculum fuiſſet, ne propugnaculum ejusmodi ipſum abderet, tenebrasque ei perpetuas offunderet, ſenſuque omni privaret. Si ea igitur conſtructio, quae ſenſum perfectum ei conſervabat, patiendi facilitatem inferebat, quae vero patiendi difficultatem ſuggerebat, eadem ipſa ſenſum perfectum vitiabat, viſoriorum inſtrumentorum conſtructio in magnam redacta erat difficultatem. At natura ne hic quidem erat ſimiliter ac nos haeſitatura, ſed primo quidem id, quod erat melius, inventura ac proviſura, tum autem ſummo artificio id conſtructura; nam quod operimentum craſſum quidem ac durum propriam oculorum actionem eſſet vitiaturum, tenue praeterea ac molle injuriis obnoxium eſſet futurum, durum quidem, ſed tenuiſſimum, ſi album quoque eſſet factum, commodius fore providit. Ad ipſum igitur fabricandum converſa, omnino ex aliquo ſeptem iridis cir-

κύκλων ὧν κατὰ τὴν ἶριν ἀποφύσειν αὐτό. ἀλλ᾽ ἀπὸ μὲν τῶν μαλακῶν τῶν τεττάρων οὐκ ἐνεδέχετο σκληρὸν ἀποφύειν χιτῶνα. λοιπῶν δὲ ὄντων τριῶν τῶν ἔξωθεν, ὁ μὲν ὕστατος ἁπάντων ὁ τοῦ περιοστίου κύκλος, εἰ καὶ τῶν ἔνδον τῶν τεττάρων πολὺ σκληρότερός ἐστιν, ἀλλὰ τῆς γε τοῦ σκεπάσματος χρείας ἐνδεέστερος· ὁ δ᾽ ὑπ᾽ αὐτῷ δεύτερος ἀπὸ τῶν μυῶν αὐτοῦ ἑτέρων ἐδεῖτο σκεπασμάτων· λοιπὸς οὖν ἀπὸ τῆς μήνιγγος ὁ σκληρὸς χιτών, ὁ τὸν χοριοειδῆ περιέχων, ἀφ᾽ οὗ δυνατὸν ἦν γεννῆσαι τὸ σκέπασμα. σκόπει δὲ κἀνταῦθα τὴν πρόνοιάν τε ἅμα καὶ τέχνην τῆς φύσεως. παχὺν μὲν ἱκανῶς ὄντα τοῦτον τὸν χιτῶνα, καὶ ἧττον τῆς χρείας πυκνὸν, λεπτότερόν τε ἅμα καὶ πυκνότερον ἀποφύειν ἀπήρξατο, καὶ κατὰ βραχὺ προάγουσα τὸ μεσαίτατον αὐτοῦ πάνυ σφόδρα λεπτὸν καὶ πυκνὸν ἀπειργάσατο. καί σοι δόξει δεινῶς ἐοικέναι τοῦτο τοῖς κέρασι τοῖς εἰς λεπτὰ τετμημένοις. ὅθεν αὐτοῦ καὶ τὴν προσηγορίαν πρέπειν ἡγησάμενοι τοῦ κερατοειδοῦς οἱ περὶ τὰς ἀνατομὰς δεινοὶ, αὐτοί τε οὕτως ἐκάλουν, καὶ μένει τοὔνομα

culorum ipſum cogebatur producere; ex mollibus tamen quatuor tunicam duram producere non poterat; ex reliquis vero tribus externis qui ultimus omnium eſt periostii circulus, tametſi internis quatuor multo eſt durior, uſum tamen operimenti praeſtare non poteſt; qui autem poſt hunc eſt ſecundus, aliis a ſuis muſculis indigebat tegumentis; reliqua igitur erat a meninge tunica dura, quae chorioidem tunicam complectitur, ex qua operimentum hoc gigni poterat. Conſidera autem hic quoque naturae providentiam ſimul ac fabricam. Quum enim craſſa quidem eſſet admodum haec tunica, ſed denſa minus, quam uſus flagitabat, tenuiorem ſimul ac denſiorem coepit producere; poſt autem paulatim promovens, partem ejus maxime mediam longe tenuiſſimam ac denſiſſimam effecit; apte diceres eam cornibus admodum extenuatis ſimilem; unde ei nomen etiam a cornu ſimilitudine periti anotomici congruere rati corneam tunicam appellarunt, quod nomen ad hanc aetatem man-

μέχρι δεῦρο ἀεί. οὗτος οὖν ὁ κερατοειδὴς χιτὼν λεπτὸς καὶ σκληρὸς καὶ πυκνὸς γενόμενος, εὐθὺς ἄρ᾽ ἔμελλεν ἔσεσθαι καὶ λαμπρὸς, οἷος ἐπιπέμπειν αὐγὴν ἐπιτηδειότατος εἶναι, παραπλησίως τοῖς ἀκριβῶς διεξεσμένοις τε καὶ λελεπτυσμένοις κέρασιν. ἆρ᾽ οὖν εἰ καὶ προμηθεῖσθαι τὰ τοιαῦθ᾽, ὥσπερ ἡ φύσις, οὕτω καὶ ἡμεῖς ἱκανοί τί τε ἐπιμηθεῖσθαι, καὶ μέμψασθαί τινι τῶν γεγονότων, ὡς ἦν ἄμεινον ἑτέρως αὐτὸ κατεσκευάσθαι, δυνατοί; ἐγὼ δὲ νομίζω μηδὲ τοῦτο τοὺς γοῦν πολλοὺς ἡμῶν δύνασθαι. οὔτε γὰρ ἐξηγοῦνται τὴν τέχνην τῆς φύσεως, οὕτω γὰρ ἂν αὐτὴν καὶ πάντως θαυμάσειαν, οὔτ᾽, εἰ καὶ μὴ τοῦτο, τό γ᾽ οὖν μὴ ψέγειν αὐτὴν ὑπάρχει. δίκαιον δ᾽ ἤδη δεῖξαι βελτίονα (475) κατασκευὴν ἑτέραν τῆς νῦν οὔσης, ἢ τοῦτο μὴ δυναμένους ποιῆσαι ταύτην θαυμάζειν. ἑπτὰ κύκλων κατὰ τὴν ἶριν ὑπαρχόντων, ὦ οὗτος ὁ λοιδορούμενος τῇ φύσει, δεῖξον ἡμῖν ἕτερον ἐπιτηδειότερον εἰς τὴν τοῦ κερατοειδοῦς χιτῶνος γένεσιν. ἢ, εἰ τοῦτ᾽ ἀδυνατεῖς, καί σοι δοκεῖ οὐ καλῶς ἀπὸ

ſit. Haec igitur cornea tunica facta jam tenuis, dura ac denſa, protinus utique ſplendida erat futura, cujusmodi ad ſplendorem transmittendum eſſe poſſet opportuniſſima non ſecus, ac cornua accuratiſſime deraſa atque extenuata. An igitur etiamſi, quemadmodum natura haec et ejusmodi ſumma ratione ac providentia agere potuit, ita et nos imitari aliquando poſſemus, aliquod operum ejus, quod ſcilicet conſtrui ipſum aliter melius fuiſſet, accuſare poſſemus? ego vero exiſtimo, multos noſtrum ne id quidem poſſe. Neque enim artem naturae exponunt, eo enim modo omnino eam admirarentur; ſin minus, eam ſaltem non vituperarent; tunc enim aequum eſſet eos meliorem aliam, quam nunc habet, conſtructionem oſtendere, aut, ſi id minus poſſent, eam admirari. Quum enim ſeptem in iride ſint circuli, tu, qui naturae conviciaris, profer nobis alium ad tunicae corneae generationem accommodatiorem; vel, ſi id non potes, tibique ferte non videtur recte a duriſſimo om-

τοῦ σκληροτάτου πάντων πεφυκέναι, δεῖξον αὖ, τί ἂν, εἰ σὺ κατέστης ἐν τῇ τοῦ Προμηθέως χώρᾳ, βέλτιον ἂν ἀπειργάσω περὶ αυτὸν τὸν ἀποφύντα χιτῶνα. ἆρ᾽ οὐ λεπτὸν μὲν καὶ λευκὸν, ἵν᾽ ἀκωλύτως διαπέμπῃ τὰς ὄψεις, σκληρὸν δὲ, ἵν᾽ ἀσφαλῶς φρουρῇ τὸ κρυσταλλοειδὲς ὑγρὸν, ἐδημιούργησας αυτόν; οὐκ ἂν ἔχοις εἰπεῖν ἑτέρως. καίτοι πολὺ ῥᾷον ἐξευρεῖν τι τῶν παροφθέντων, καὶ μέμψασθαι, καὶ μειαθεῖναι, τοῦ πάντ᾽ ἐξ ἀρχῆς ἀμέμπτως κατασκευάσαι. θέασαι δὴ πάλιν ηδη ποτὲ σωφρονήσας τὰ λοιπὰ τῆς φύσεως ἔργα. ὁ γάρ τοι κερατοειδὴς χιτὼν οὗτος, λεπτὸς καὶ πυκνὸς γενόμενος, ἐπιτηδειότατον μέν ἐστι πρόβλημα τοῦ τῆς ὄψεως ὀργάνου πρὸς τὸ μήθ᾽ ὑπὸ τῶν ἔξωθεν ἀδικεῖσθαι τὰς ὄψεις, ἀλλα δ᾽ ἐξ ἀνάγκης ἑπόμενα τῇ τοιαύτῃ κατασκευῇ τρία κέκτηται κακὰ, ἃ σὺ μὲν, ὦ σοφώτατε κατήγορε, [534] τὴν Προμηθέως ἐξουσίαν κτησάμενος, ἴσως αν που παρεῖδες, οὐ μὴν αὐτός γε ὁ Προμηθεὺς, ἀλλ᾽ οἶδε σαφῶς, ὡς ἂν εἰδὼς προμηθεῖσθαι, πρῶτον

nium enafci, oftende rurfus, quidnam melius in tunica hac, quae producta eft, effeciffes, fi loco Promethei noftri conftitutus fuiffes. An non tenuem ipfam et albam, ut libere ac fine mora vifiones immitteret, duram autem, ut humorem cryftallinum tuto ftiparet, effeciffes? Haudquaquam infitiari id queas, quanquam multo fit facilius invenire aliquid, quod animadverfum non fuerat in iis, quae facta jam funt, ac cavillari atque immutare, quam inculpate omnia principio *excogitare* et conftruere. Sed vel nunc denique refipifcens denuo reliqua naturae opera confidera. Haec fiquidem cornea tunica, tenuis ita et denfa facta, opportuniffimum eft inftrumenti viforii propugnaculum, ne oculi ab externis violentur; at vero tria alia neceffario conftructioni ejusmodi adjunxit incommoda, quae tu quidem, o fapientiffime calumniator, Promethei facultatem nactus, fortaffe non animadvertiffes, non item ipfe Prometheus, fed plane perfpexit, ut qui noffet providere, primo qui-

μὲν ἀπορήσοντα τροφῆς τὸν κερατοειδῆ χιτῶνα τοῦτον, ὡς ἂν μήθ᾽ ἕλκειν δι᾽ οὕτω μακροῦ δυνάμενον, μήτ᾽ εἰς ἑαυτὸν δέξασθαι τὰς φλέβας, ὡς ἂν πυκνὸν καὶ σκληρὸν καὶ λεπτὸν ὑπάρχοντα, δεύτερον δὲ πρὸς μὲν τὰς ἀπὸ τῶν ἔξωθεν βλάβας ἱκανὸν ἐσόμενον στέγασμα τοῦ κρυσταλλοειδοῦς, αὐτὸν δ᾽ οὐδὲν ἧττον ἐκείνων λυπήσοντα τῇ σκληρότητι· καὶ τρίτον ἔτι πρὸς τούτοις σκεδάσοντά τε καὶ διαφορήσοντα τὴν ἐπιπεμπομένην ἄνωθεν τοῖς ὀφθαλμοῖς ὀπτικὴν δύναμιν· ἧς σὺ μὲν ἀγνοῶν τὴν οὐσίαν, ὡς αὐγοειδής ἐστιν, ἀγνοῶν δὲ καὶ ὅτι φθείρεται διαφορουμένη κατὰ τὴν πρὸς τὰς λαμπροτέρας τε καὶ σφοδροτέρας αὐγὰς ἀθρόαν ὁμιλίαν, οὐ καλῶς ἔγνως, οἰκεῖον αὐτῇ περιτιθεὶς κακὸν οὕτω λαμπρὸν χιτῶνα, οὐ μὴν ὅ γε δημιουργὸς τῶν ζώων. ἀλλὰ πρῶτον μὲν, ὅπως ὁ κερατοειδὴς θρέψεται, δεύτερον δὲ, ὅπως μηδέποθ᾽ ἅψηται τοῦ κρυσταλλοειδοῦς ὑγροῦ, τρίτον δὲ, ὅπως μηδὲ διαφορήσῃ τὴν αὐγὴν αὐτοῦ, προὐνοήσατο, καὶ δι᾽ ἑνός γε μηχανήματος ἅπαντα ταῦτα ἐπηνωρθώσατο. καί σοι καὶ τοῦτ᾽ ἔλεγον τάχα ἄν, ὦ

dem tunicae huic corneae penuriam alimenti futuram, ut quae neque longo adeo intervallo attrahere queat, neque in ſe ipſam venas recipere, quod denſa ſit, dura ac tenuis; ſecundo autem adverſus externas offenſiones humorem cryſtallinum tueri quidem poſſe, eandem tamen ipſam ſua duritie nihil minus externis illis cryſtallino moleſtiae futuram; tertio immiſſam oculis ſuperne viſoriam facultatem diſſipaturam ac diſcuſſuram; cujus ſubſtantiam tu quidem ignorans eſſe ſplendidam, ignorans autem et quod corrumpitur ſubito occurſu ſplendoris lucidioris ac vehementioris diſcuſſa, non recte malum ei domeſticum circumpoſuiſſes, tunicam adeo ſplendidam. At animalium opifex non item; ſed primo quidem providit, quonam pacto cornea nutriretur; ſecundo, quomodo humorem cryſtallinum non attingeret; poſtremo, qua ratione ſplendorem non diſcuteret; eaque omnia unica duntaxat machina correxit; quam tibi fortaſſe expone-

δεινότατε κατήγορε τῆς φύσεως, εἰ μὴ πάνυ σαφῶς ἠπιστάμην ἀντεροῦντά σε τοῖς περὶ τῆς ὄψεως λόγοις. ἐκείνους μὲν μηδ᾽ ἀκηκοέναι δοκει, μηδ᾽ ὀλίγον ἔμπροσθεν εἰρῆσθαι πρὸς ἡμῶν, ὡς αὐγοειδής ἐστιν αὐτῆς ἡ οὐσία, ἀλλ᾽ ἄῤῥητόν τε καὶ ἄγνωστον αὐτὴν ὑποθέμενος, αὐτό γε τοῦτο δι᾽ ἔργων ὑποδεικνύμενον, εἰ βούλει, μάθε. μᾶλλον δ᾽ ἀναμνήσθητι, πῶς ὑπὸ λαμπρᾶς καὶ σφοδρᾶς αὐγῆς τὰς ὄψεις βλαπτόμεθα. τοὺς μὲν δὴ διὰ πολλῆς χιόνος ὁδοιπορήσαντας στρατιώτας, τοὺς τοῦ Ξενοφῶντος, εἰς ὅσον ἐβλάβησαν, ἴσως ἀγνοεῖς. οὐδὲν γάρ μοι θαυμαστὸν, ἀμελεῖν σε καὶ τῶν ἐκείνου γραμμάτων. οἶμαι δέ σε μηδ᾽ ὅτι Διονύσιος ὁ τῆς Σικελίας τύραννος οἶκον ὑπὲρ τοῦ δεσμωτηρίου κατεσκευάσατο, τά τ᾽ ἄλλα φανώτατον καὶ πάνυ λαμπρότατον, τιτάνῳ κεχρισμένον, ἀκηκοέναι ποτὲ, μηδ᾽ ὡς εἰς τοῦτον τὸν οἶκον ἐκ πολυχρονίου τῆς κάτω διατριβῆς ἀνῆγεν ἄνω τοὺς δεσμώτας, οὐδ᾽ ὡς ἂν ἐκ πολλοῦ τε καὶ βαθέος σκότους εἰς αὐγὴν λαμπρὰν ἐλθόντες, ἔμελλον δήπουθεν ἀσμένως

rem, naturae calumniator acutiſſime, niſi eſſet mihi exploratum te rationibus, quae de viſu aſſerrentur, vehementiſſime repugnaturum. Verumtamen pone, illa te non audiviſſe, neque paulo ante nos dixiſſe, ejus ſubſtantiam eſſe ſplendidam; ſed eam non dictam fuiſſe neque cognitam ſupponens, id ipſum operibus ipſis demonſtrandum, ſi lubet, diſce, aut potius recordare, quonam pacto a ſplendida ac vehementi luce oculi noſtri offendantur. Quantum certe quidem Xenophontis milites laeſi oculis fuerint, quod per multam nivem iter feciſſent, te fortaſſe praeterit; neque enim mirum mihi videtur, te illius quoque hiſtoriam nunquam attigiſſe. Arbitror autem, nunquam etiam audiviſſe, Dionyſium Siciliae tyrannum domum ſuper carcerem conſtruxiſſe clariſſimam ac longe ſplendidiſſimam, calce illitam; neque quod in eam domum, poſteaquam diutiſſime carcere infimo fuiſſent concluſi, vinctos ipſos ſurſum educebat; qui ex multa ac profunda caligine in ſplendidam lucem

Ed. Chart. IV. [534.] Ed. Baf. I. (475.)

εἰς αὐγὴν ἀναβλέψαι, ἀναβλεψαντες δ᾽ ἐτυφλοῦντο, μὴ φέροντες ἐξαιφνίδιόν τε καὶ ἀθρόαν αὐγῆς λαμπρᾶς προσβολήν. ἐάσαντες οὖν ταῦτα, τῶν ὁσημέραι φαινομένων ἀναμιμνήσκειν σε πειράσομαι. πρῶτον μὲν τῶν γραφέων, καὶ
μάλισθ᾽ ὅταν ἐν λευκαῖς διφθέραις γράφωσιν, ὡς κάμνειν
ῥᾳδίως αὐτῶν τὴν ὄψιν, εἰ παντάπασιν ἀβοήθητος εἴη.
ταῦτ᾽ ἄρα προμηθούμενοι, κυανά τε καὶ φαιὰ παρατίθενται
χρώματα, πρὸς ἃ συνεχῶς ἀποβλέποντες ἀναπαύουσι τὰς
ὄψεις. ἀλλὰ καὶ τοὺς ὀφθαλμιῶντας ἐξελέγχει μὲν καὶ
βλάπτει τὸ φῶς· ἄλυπα δὲ καὶ τούτων ἐστὶ τὰ φαιὰ καὶ
κυανὰ θεάματα. καὶ ὅσοι διὰ λαμπρᾶς αὐγῆς ἰδεῖν τι
βούλονται πόῤῥωθεν, ἤτοι τὰς χεῖρας ὑπὲρ τῶν ὀφθαλμῶν
κατ᾽ αὐτὰς τὰς ὀφρῦς παρατείνουσι, ἢ τῶν χειρῶν ἄλλο τι
μεῖζόν τε καὶ στεγανώτερον. ἀλλὰ κἂν ταῖς ἡλιακαῖς ἐκ-
λείψεσι ταῖς μεγάλαις ἀστέρες φαίνονται διὰ τὴν αὐτὴν
αἰτίαν, ὥσπερ καὶ τοῦτο γενόμενον ἐν τοῖς καθ᾽ ἑαυτὸν
χρόνοις ἔγραψε Θουκυδίδης. ἀλλὰ κἀκ τῶν βαθέων φρεά-

egreſſi, lucem quidem erant cupide intuituri, intuiti
vero occaecabantur, lucis ſplendidae occurſum repenti-
num ac confertum non ferentes. Miſſa igitur haec facientes eorum, quae quotidie apparent, memoriam tibi
reficere conabimur, in primis quidem pictorum, et potiſſimum quando in albis coriis pingunt; offenditur enim
facile eorum viſus, ſi omni remedio fuerit deſtitutus;
quod ſane providentes colores caeruleos ac fuſcos ap-
ponunt, in quos ſubinde intuentes recreant oculos ac
reficiunt. Atque etiam ophthalmia laborantes lux quidem
redarguit ac laedit; fuſca vero ac caerulea ſine moleſtia intuentur. Eodem accedit, quod qui luce clara
a longinquo percipere quippiam volunt, aut manus ſupra oculos ad ipſa ſupercilia obtendunt, aut aliud quippiam manibus tum majus tum denſius. Quin et in magnis ſolis defectibus ſtellae ob eandem cauſam nobis
apparent; quod etiam ſuis temporibus accidiſſe Thucy-
dides memoriae prodidit. Sed et ex puteis profundis

των ἀστέρες ὁρῶνται, μάλισθ᾽ ὅταν μὴ κατὰ τὴν μεσημβρίαν ὁ ἥλιος ἱστῆται. καὶ μέντοι καὶ αὐτὸν εἴ τις ἐθέλοι τὸν ἥλιον ἀσκαρδαμυκτὶ θεάσασθαι, ταχέως ἂν διαφθαρείη τὰς ὄψεις, [535] καὶ πολλοὶ κατὰ τὰς ἐκλείψεις ἀκριβεστέραν διάγνωσιν τοῦ γιγνομένου παθήματος ποιήσασθαι βουληθέντες, εἶτ᾽ ἀτενὲς ἀποβλέποντες εἰς τὸν ἥλιον, ἔλαθον ἑαυτοὺς τελέως τυφλωθέντες. ἀλλὰ καὶ τὸ διὰ χιόνος ὁδοιπορεῖν ἡλίκον ἐστὶ κακὸν ταῖς ὄψεσι, εἰ καὶ μὴ τῷ Ξενοφῶντι πιστεύεις, ἔνεστί σοι πείρᾳ μαθεῖν. εἰ δ᾽ ὑπομένεις τι καὶ φυσικώτερον ἀκοῦσαι, λύχνον καιόμενον, ἤ τινα ἑτέραν φλόγα καταθεὶς ἐν ἡλίῳ λαμπρῷ, μαραινομένην αὐτίκα θεάσῃ. καὶ μέν γε καὶ φλογὸς ἡστινοσοῦν μεγάλης εἰ πλησίον θείης τὸν λύχνον, ἤ τινα ἑτέραν μικροτέραν, αὐτίκα σβέννυται, νικωμένης ἀεὶ καὶ διαφορουμένης τῆς ἐλάττονος αὐγῆς ὑπὸ τῆς μείζονος. οὔκουν ἔμελλεν ἡ φύσις εὐθέως ἐν αὐτοῖς τοῖς ὀφθαλμοῖς διαφορήσειν τὴν τοῦ κρυσταλλοειδοῦς αὐγήν. ἀλλ᾽ αὐτήν τε ταύτην, καὶ σὺν αὐτῇ τὴν κατὰ τὸ ὑαλοειδὲς, ὡς ἂν ἀκριβῶς σώζοιτο

ſtellae conſpiciuntur, potiſſimum quando ſol non eſt in meridie. Atque etiam ſolem ipſum ſi quis oculis inconniventibus velit intueri, oculos celeriter perdat, multique in ſolis defectibus, quum eum affectum, qui ſoli acciderat, planius noſſe cuperent, fixis oculis ſolem intuentes, imprudentes prorſus fuerunt occaecati. At enim per nivem iter facere quam oculis ſit perniciosum, ſi minus Xenophonti credis, experientia tibi diſcere id licet; ſin vero naturalius quippiam audire ſuſtines, ubi ellychnium ardens, aut aliam quampiam flammam in ſole luculento conſtitueris, cernes eam protinus marceſcere; atque etiam, ſi prope quamlibet flammam magnam ellychnium poſueris, vel aliam quamvis flammam minorem, repente extinguetur, quum, quae minor lux eſt, a majore vincatur ſemper ac diſſipetur. Futurum igitur erat, ut non ſolius cryſtallini ſplendor in oculis, ſed cum eo vitrei etiam diſſiparetur; quod ne accideret, ſed diligentiſſime ſervaretur contentus undique

συνεχομένη τε καὶ πανταχόθεν ἐσφιγμένη, προὐνοήσατο τὸν ἀπὸ της λεπτῆς μήνιγγος φυόμενον χιτῶνα τὸν χοριοειδῆ, πολλαχόθεν μὲν μέλανα, πολλαχόθεν δὲ φαιόν τε καὶ κυανὸν ἐργασαμένη. τοῦτον οὖν αὐτὸν ἀπὸ τῆς ἴριδος ἅμα τῷ κερατοειδεῖ προήγαγε, τὰς προειρημένας τρεῖς χρείας παρέξοντα, θρέψοντα τῇ παραθέσει τὸν κερατοειδῆ, κωλύσοντα προσπίπτειν τῷ κρυσταλλοειδεῖ τι βλαβερὸν, θέαμα γενησόμενον ἰατήριον πονούσης ὄψεως. ὅθεν, οἶμαι, καὶ φύσει πάντες, ἐπειδὰν κάμνωμεν ἐν λαμπραῖς αὐγαῖς, αὐτίκα τὰ βλέφαρα κλείομεν, ἐπὶ τὸ σύμφυτον ἴαμα σπεύδοντες. ἐγὼ μὲν δὴ καὶ ταύτην θαυμάζω τὴν ἐπαληλιμμένην τῷ χιτῶνι τούτῳ κυανὴν χρόαν. ὅταν γὰρ μήτ' ἐν ἄλλῳ τινὶ μέρει τοῦ σώματος, ἢ κατὰ τοῦτο μόνον εὑρίσκηται, μήτ' ἄλλο τι φαίνηται δεόμενον αὐτῆς ἢ τοῦτο, δῆλον ἤδη τὸ διὰ παντὸς ἀποδεδειγμένον τοῦ λόγου, τὸ μήτ' ἐλλιπῶς, μήτ' ἀργῶς ὑπὸ τῆς φύσεως γεγονέναι μηδέν.

Κεφ. δ'. Οὐδὲν δ' ἧττον αὐτῆς θαυμάζω καὶ τὴν

ac conſtrictus, tunica chorioide a tenui meninge producta natura providit, multis partibus illam tum nigram, tum fuſcam, tum caeruleam efficiens. Hanc igitur ipſam ab iride una cum cornea promovit, quo praedictos tres uſus praeſtaret: corneam ſibi vicinam ſitu ipſo aleret; eandemque, ne humori cryſtallino incideret, prohiberet; viſui denique affecto medicamentoſum eſſet ſpectaculum; quae cauſa (ut ego arbitror) eſt, ut omnes, natura duce, quum lucis ſplendore offendimur, palpebras repente claudamus, ad naturale remedium properantes. Non poſſum equidem caeruleum hunc colorem, quo tunica haec tincta eſt, non admirari. Quum enim neque in ulla alia corporis parte, praeterquam in hac ſola, inveniatur, neque alia quaevis praeter hanc indigere eo videatur, perſpicuum jam ſit, quod toto ſermone ſemper demonſtravimus, nihil ſcilicet neque diminute, neque otioſe a natura factum fuiſſe.

Cap. IV. Nec minus eo admiror aſperitatem, quae

ἐπιτραφεῖσαν ἐντὸς τραχύτητα τῷ περιέξοντι τὸ ὑαλοειδὲς ὑγρὸν χιτῶνι. ὑγρὰ γὰρ αὕτη γε καὶ μαλακὴ, καθαπερεὶ σπογγιὰ, τοῦ κρυσταλλοειδοῦς ὑγροῦ ψαύουσα, τὴν τοῦ χιτῶνος ὅλου γειτνίασιν ἄλυπον παρέχει. καὶ τούτου μᾶλλον ἔτι θαυμάζω τὴν ἐκτὸς πυκνότητα, καθ᾽ ἣν ὁμιλεῖ τῷ σκληρῷ χιτῶνι τῷ κερατοειδεῖ. οὐ μόνον γὰρ οὐδὲν ἐχρῆν ὑπὸ τοῦ κυανοῦ τούτου χιτῶνος λυπεῖσθαι τὸ κρυσταλλοειδὲς ὑγρὸν, ἀλλὰ μηδ᾽ αὐτόν τι πάσχειν ὑπὸ τοῦ κερατοειδοῦς. ἔτι δὴ μεῖζον θαῦμα τὸ κατὰ τὴν κόρην αὐτοῦ τρῆμα. πάντα γὰρ ἂν ἄρδην (476) ἀπώλετο τὰ καλῶς προπεπονημένα, μόνου τούτου παροφθέντος. ἀλλ᾽ οὐκ ἄρ᾽ ἔμελλεν ἡ φύσις αὐτὸ, καθάπερ οὐδ᾽ ἄλλο τι, παρόψεσθαι. διέτρησε δ᾽ ἐνταῦθα τὸν κυανὸν χιτῶνα τοῦτον τὸν ῥαγοειδῆ. καλοῦσι γὰρ οὕτως αὐτὸν, εἰκάσαντες, οἶμαι, ῥαγὶ σταφυλῆς τήν τ᾽ ἐκτὸς λειότητα καὶ τὴν ἐντὸς δασύτητα. καὶ κατὰ τοῦτο μόνον τὸ τρῆμα τοῦ κερατοειδοῦς τε καὶ τοῦ κρυσταλλοειδοῦς οὐδεὶς ἐν τῷ μέσῳ χιτὼν ἕτερός ἐστιν, ἀλλ᾽ οἷον διὰ λεπτοῦ πάνυ καὶ λευκοῦ κέρατος ἡ τῆς ἐν-

intus tunicae humorem vitreum contenturae inuritur; humida enim haec quidem ac mollis inftar fpongiae quum fit, humorem cryftallinum contingens, totius tunicae vicinitatem praeftat ipfi innoxiam. Quo adhuc impenfius externam ejus denfitatem demiror, qua corneam tunicam duram contingit; non modo enim humorem cryftallinum nihil oportebat a tunica hac caerulea offendi. fed ne ipfam quidem quicquam a cornea affici. His omnibus admirabilius eft tunicae hujus foramen ad pupillam; nam omnia funditus periiffent, quae natura pulchre ante erat fabricata, fi id folum ab ea fuiffet praetermiffum; verum, ut aliud nihil, fic ne id quidem erat praeteritura, ibi enim tunicam caeruleam, hanc uveam pertudit; appellant autem ipfam ita, acino uvae laevitatem ejus externam et afperitatem internam, opinor, comparantes. Et hoc duntaxat quoad foramen nulla tunica alia eft inter corneam et cryftallinum media, fed veluti per tenue admodum et album cornu fpleu-

δον αὐγῆς πρὸς τὴν ἔξω κοινωνία τε καὶ κρᾶσις γίγνεται. ὅπως οὖν μηδὲ κατὰ τοῦτο τὸ τρῆμα ψαύσῃ ποθ᾽ ὁ κερατοειδὴς χιτὼν τοῦ κρυσταλλοειδοῦς ὑγροῦ, προνοήσας ἡμῶν ὁ δημιουργὸς, ἅμα μὲν ἐπὶ πλέον ἐκτὸς ἀπάγων ταύτην τὴν μοῖραν τοῦ κερατοειδοῦς, ἅμα δ᾽ ὑγρὸν λεπτὸν καὶ καθαρὸν, οἷόν περ τὸ ἐν τοῖς ᾠοῖς ἐστι, περιχέας τῷ κρυσταλλοειδεῖ, [536] καὶ τρίτον ἐπὶ τούτοις ἀερώδους τε καὶ αὐγοειδοῦς πνεύματος πληρώσας τὴν χώραν ἅπασαν τῆς κόρης. ὧδε μὲν ἔχει τὸ ἀληθές. δεῖ δὲ ἀποδείξεως ἔτι τῷ λόγῳ, καὶ μάλιστα διὰ τοὺς μήτ᾽ ἐνέργειαν, μήτε χρείαν μηδεμίαν εὑρίσκεσθαι βουλομένους, ἀλλ᾽ ἀποκεκρύφθαι πάντα καὶ τελέως ἀγνοεῖσθαι σπεύδοντας. ὁ τοίνυν κερατοειδὴς οὗτος χιτὼν, καθ᾽ ἃ μὲν ἀποφύεται τῆς ἴρεως, ἐγγυτάτω φανεῖταί σοι τοῦ κρυσταλλοειδοῦς ὑγροῦ, ὡς ἂν ἁπάντων κατὰ τοῦτο τὸ χωρίον συμπεφυκότων τῶν ἐν τοῖς ὀφθαλμοῖς ὑγρῶν τε καὶ χιτώνων, ἔξω δὲ γιγνόμενος ἀεὶ καὶ μᾶλλον ἀποχωρεῖ, καὶ πλεῖστον ὅσον ἀφέστηκε κατὰ τὴν κόρην, ὡς

dor internus cum externo communicat ac commiſcetur. Ut igitur nec per hoc foramen tunica cornea aliquando cryſtallinum humorem tangeret, opifex noſtri providit, ſimul quidem portionem hanc corneae foras longius abducens, ſimul autem humorem quendam tenuem ac ſincerum, cujusmodi in ovis reperitur, cryſtallino circumfundens, ac tertio praeter haec ſpiritu aëreo ac ſplendido omnem pupillae locum opplens. Sic quidem res habet; eget tamen adhuc ratio haec demonſtratione potiſſimum propter illos, qui neque actionem, neque uſum ullum ſtudent invenire, ſed omnia cupiunt eſſe occulta omninoque ignorari. Tunica igitur haec cornea, qua parte quidem ab iride enaſcitur, humori cryſtallino apparebit tibi proxima, quum omnes oculorum tunicae ac humores eo loco cohaereant; exterius vero progrediens, ſemper magis magisque digreditur, quoad plurimum, qua eſt pupilla, ſeceſſerit; quod ex diſſectionibus

Ed. Chart. IV. [536] Ed. Baſ. I. (476.)

ἐν ταῖς ἀνατομαῖς ἐστι μαθεῖν καὶ ταῖς τῶν ὑποκεχυμένων
παρακεντήσεσιν. ἐν γὰρ τῇ μεταξὺ χώρᾳ τοῦ κερατοειδοῦς
χιτῶνος καὶ τοῦ κρυσταλλοειδοῦς ὑγροῦ, ὡς ἂν ἁπάντων
συνισταμένων τῶν ὑποχυμάτων, τὸ καθιέμενον ὄργανον ὑπερ
τοῦ παράγειν αὐτά, διὰ πολλῆς εὐρυχωρίας ἄνω τε καὶ
κάτω, καὶ τῇδε κἀκεῖσε, καὶ ὅλως ἐν κύκλῳ τε καὶ πανταχόσε περιφερόμενον, οὐδετέρου ψαύει τῶν εἰρημένων σωμάτων, ὡς ἂν ἱκανῆς τὸ μέγεθος οὔσης αὐτῶν τῆς διαστάσεως.

Κεφ. ε'. Ὅτι δ' ἐν τῷ μεταξὺ τοῦ κρυσταλλοειδοῦς
ὑγροῦ καὶ τοῦ ῥαγοειδοῦς χιτῶνος ὑγρότης τις λεπτὴ περιέχεται, καὶ ὅτι πνεύματος πλήρης ἐστὶν ὁ κατὰ τὴν κόρην
τόπος, ἐκ τῶνδ' ἂν μάλιστα γνοίης· πρῶτον μὲν, ὅτι τε-
ταμένον ἀκριβῶς ὁρᾷς ἐπὶ τῶν ζώντων τὸν ὀφθαλμὸν, καὶ
πλήρη πανταχόθεν, καὶ οὐδαμῇ ῥυσσὸν, οὐδὲ χαλαρὸν
αὐτοῦ μόριον οὐδέν. εἰ δὲ τεθνεῶτος ἐθέλοις λαβὼν διαιρεῖν, ἤδη μέν πως ῥυσσότερον ὄψει τοῦ κατὰ φύσιν καὶ
πρὸ τῆς διαιρέσεως. διελόντι δέ σοι τὸν κερατοειδῆ χιτῶνα

ipſis diſcas licet, nec minus ex ſuffuſorum punctionibus.
Nam quum ſuffuſiones omnes loco inter corneam tunicam et humorem cryſtallinum medio conſiſtant, inſtrumentum, quod, ut eas educat, immittitur, per ampliſſi-
mum ſpatium ſurſum ac deorſum, huc atque illuc, et
(ut in ſumma dicam) in orbem, et quoquoverſum cir-
cumactum, neutrum praedictorum corporum attingit
tanquam magna a ſeſe diſtent intercapedine.

Cap. V. Quod autem inter cryſtallinum humorem
et tunicam uveam humiditas quaedam tenuis continetur,
quodque locus is, qui eſt ad pupillam, ſpiritu eſt plenus,
ex his potiſſimum potes intelligere. Primum, quod in
vivis oculum tenſum vehementer et undique plenum
cernas, nullamque ejus partem laxam usquam, aut cor-
rugatam; quod ſi mortuo ipſo diſſecare oculum volueris,
jam certe quodammodo rugoſiorem, quam pro naturali
habitu, ipſum comperies vel ante anatomen; poſteaquam autem tunicam corneam diſſecueris, ſtatim humor

παραχρῆμα μὲν ἀπαντήσει τὸ λεπτὸν ὑγρὸν ἐκχεόμενον, ὃ κἀν ταῖς παρακεντήσεσι φαίνεται πολλάκις ἐκρέον διὰ τῆς τρώσεως, εὐθὺς δ᾽ ἂν ἅπας ὁ ὀφθαλμὸς ῥυσσὸς γένοιτο, καὶ προσεσταλμένος, καὶ χαλαρὸς, καὶ διατείνοντι δὲ καὶ ἀφιστῶντι τοὺς χιτῶνας ἀπὸ τοῦ κρυσταλλοειδοῦς ἡ μεταξὺ χώρα παμπόλλη κενὴ φαίνεται. εἰ τοίνυν αὐτὴ πρότερον μὲν, ὅτ᾽ ἔζη τὸ ζῶον, ἐπεπλήρωτό τε καὶ διατετάκει τοὺς χιτῶνας, ἀποθανόντος δὲ κενὴ μὲν αὐτὴ, χαλαροὶ δὲ οἱ περικείμενοι γίνονται χιτῶνες, δῆλον ὡς ἤτοι πνεύματός τινος, ἢ ὑγρότητος, ἢ ἀμφοῖν πεπλήρωται. καὶ μὲν δὴ καὶ εἰ τὸν ἕτερον τῶν ὀφθαλμῶν μύσαιμεν, ἀνεῳγότα φυλάττοντες τὸν ἕτερον, εὐρυνομένην τε καὶ διεσταλμένην, ὡς ἂν ἐμφυσωμένην ὀψόμεθα τὴν κόρην. καὶ τοῦτο καὶ τῷ λόγῳ μὲν δῆλον, ὡς πληρουμένη μὲν πνεύματος οὕτω διατίθεται, καὶ δι᾽ ἐπιτεχνήσεως δ᾽ ἂν οὐχ ἥκιστα πειραθείης τε καὶ βασανίσαις τὸν λόγον αὐτοῖς τοῖς ἐναργῶς φαινομένοις. ἐμφυσήσας γὰρ ἐκ τῶν ἔνδον μερῶν τὸν ῥαγοειδῆ χιτῶνα, διϊστάμενον ὄψει τὸ τρῆμα. ὧδε μὲν τῇ πείρᾳ δῆλον, ὡς

tenuis effufus occurret, qui faepe etiam in punctionibus cernitur per vulnus effluere, ftatim autem totus oculus fit rugofus, contractus ac laxus; fi vero diftenderis, tunicasque a cryftallino diduxeris, intervallum maximum apparebit vacuum. Si igitur locus hic prius quidem, quum animal vivebat, plenus erat, tunicasque diftentas habebat, mortuo autem ipfo idem quidem vacuus fit, laxantur autem circumfufae tunicae, perfpicuum eft, quod aut fpiritu quodam, aut humore, aut utroque erat refertus. Quin et fi alterum oculorum clauferimus alterum aperientes, amplificatam ac dilatatam et veluti inflatam pupillam intuebimur. Proinde non ratione modo conftat, pupillam quidem fpiritu refertam fic affici, verum etiam artificio maxime experiri hanc rem potes, ac probare iis, quae evidenter apparent. *Diffecto enim animali* fi ab internis partibus tunicam uveam inflaveris, cernes foramen diduci; itaque experientia fit per-

πληρουμένη πνεύματος ἡ κόρη διευρύνεται. ἀτὰρ οὐδὲ ὁ λόγος ἄλλο τί φησιν, ἢ ὡς μεστουμένου ἔνδοθεν ὁ ῥαγοειδὴς ἐπὶ πλεῖστον ἐκτείνεταί τε καὶ διατείνεται, καὶ οὕτω καὶ τὸ τρῆμα μεῖζον ἴσχει γιγνόμενον, ὥσπερ καὶ τἄλλα πάνθ᾽, ὅσοις ὀπαί τέ τινές εἰσι καὶ διεκτρήσεις, υμενώδεσί τε καὶ λεπτοῖς ὑπάρχουσι, καὶ καταπίπτειν εἰς ἑαυτὰ δυναμένοις. οὕτως οὖν καὶ ταυτὶ τὰ κόσκινα τετάσθαι δεῖται τοὺς χιτῶνας, ἢ συμπίπτουσιν αὐτῶν αἱ ὀπαί. εἰ τοίνυν ἔτι μὲν περιόντος τούς θ᾽ ὑμένας ἀμφοτέρους τεταμένους ἐστὶν ἰδεῖν, [537] καὶ μύσαντος θατέρου τῶν ὀφθαλμῶν, εὐρυνομένην θατέρου τὴν κόρην, ἀποθανόντος δὲ, χαλαροὺς μὲν ἤδη καὶ πρὸ τοῦ κενωθῆναι τὸ λεπτὸν υγρὸν, χαλαροὺς δὲ ἐσχάτως ἐπὶ τῇ κενώσει γιγνομένους, δῆλον ὡς ὑπ᾽ ἀμφοῖν, υγροῦ τε καὶ πνεύματος, ὁπότ᾽ ἔζη τὸ ζῶον, ἐπεπλήρωντο. ἀλλὰ τὸ μὲν ὡς ἂν λεπτότερόν τε καὶ κουφότερον ῥᾳδίως ἐκκενοῦται πρὸ τῆς διαιρέσεως, τὸ δ᾽ ὑγρὸν ἔτι διαμένει, κενώσεως αἰσθητῆς δεόμενον. ἀλλὰ καὶ τοῖς

ſpicuum, pupillam ſpiritu impletam amplificari. Caeterum ratio haec aliud nihil adſtruit, quam quod impleta parte interna uveae plurimum protenditur ac diſtenditur, fitque foramen ipſum majus, quomodo et alia omnia, quibus membranoſis ac tenuibus foramina quaedam inſunt ac perforationes, ut concidere in ſe ipſa queant. Ad eum ſane modum et ipſorum cribrorum tunicas extendi eſt neceſſe, alioqui ipſarum foramina concident. Si igitur vivente adhuc animali membranas utrasque tenſas videre liceat, clauſoque altero oculorum alterius pupillam amplificatam, mortuo autem eo laxas jam vel ante, quam humor tenuis ſit evacuatus, poſtea vero quam vacuatus fuerit, laxiſſimas fieri, ſatis liquet, quod ab utrisque, humore ſcilicet ac ſpiritu, quando animal vivebat, eaedem oppletae erant; ſed ſpiritus quidem, utpote tenuior ac levior, facile ante diſſectionem evacuatur, humor vero adhuc remanet, ut qui ſenſibili vacuatione indigeat. Quin et valde ſenibus cornea tunica

πάνυ πρεσβύταις ῥυσσὸς εἰς τοσοῦτον πολλάκις ὁ κερατοειδὴς γίνεται χιτὼν, ὥστε οἱ μὲν οὐδ᾽ ὅλως, οἱ δὲ φαύλως τε καὶ μόγις ἔτι βλέπουσιν. ἐπιπιπτουσῶν γὰρ ἀλλήλαις τῶν ῥυτίδων, καὶ διὰ τοῦτο διπλουμένου τοῦ χιτῶνος, καὶ πάχος ἐπίκτητον λαμβάνοντος, ἐλάττονός τε παραγινομένου τοῦ ἄνωθεν πνεύματος εἰς τὴν κόρην, κατὰ λόγον ἐμποδίζονται τὰς ὄψεις. αὐτὸ δὲ δὴ τοῦτο τὸ ἔλαττον ἐπιῤῥεῖν ἀπὸ τῆς ἀρχῆς τὸ πνεῦμα μάλιστ᾽ αἴτιον γίνεται τοῦ ῥυσσοῦσθαι κατὰ τὴν κόρην. ἐξ ὧν ἁπάντων δῆλον, ὡς πεπλήρωται διὰ παντὸς ἡ μετὰ τὸ κρυσταλλοειδὲς ὑγρὸν χώρα σύμπασα πνεύματός τε ἅμα καὶ λεπτῆς ὑγρότητος, καὶ ὡς κατὰ μὲν τὰ ἄλλα μέρη τὸ ὑγρὸν, ἐν αὐτῇ δὲ μάλιστα τῇ κόρῃ πλεῖστον τὸ πνεῦμά ἐστι. πρεσβύταις μὲν οὖν ἡ ῥυσσότης τοῦ κερατοειδοῦς αὐτοῦ τ᾽ ἐστὶ τοῦ χιτῶνος ἀῤῥωστίᾳ τοῦ γήρατος προσήκουσα, καὶ τοῦ παραγινομένου πνεύματος ἄνωθεν ἐνδείᾳ. τὸ δὲ πάθημα τὸ καλουμενον φθίσις αὐτῆς μόνης ἐστὶ τῆς κόρης μειουμένης, οὐδὲν πάσχοντος ἰδίᾳ τοῦ κερατοειδοῦς. διὰ τοῦτο καὶ κατὰ τὸν ἕτερον τῶν

interdum adeo fit rugofa, ut alii quidem prorfus nihil, alii vero male ac vix adhuc videant. Incidentibus enim aliis fuper alias rugis, tunicaque ob eam caufam duplicata, craffitiemque acquifititiam affumente, fpiritu praeterea fuperne ad pupillam parciore affluente, proportione oculi iis impediuntur; id ipfum enim, quod fpiritus parcior a principio affluat, in caufa potiffimum eft, ut pupilla corrugetur. Ex quibus omnibus intelligi poteft, fpatium omne, quod eft poft humorem cryftallinum, fpiritu fimul et humore tenui affidue repleri; quodque in caeteris partibus humor, in ipfa vero potiffimum pupilla fpiritus ineft plurimus. Senibus igitur cornea tunica eft corrugata; quod vitium eis accidit tum ab imbecillitate fenectae, tum etiam fpiritus fuperne affluentis inopia. Affectus autem, quem tabem appellant, folius eft imminutae pupillae, nihil cornea privatim affecta; quocirca et alteri oculorum magna parte accidit, ut

ὀφθαλμῶν γίνεται τὰ πολλὰ, ὥστε καὶ γνωρίζεσθαι αὐτὸ ῥᾳδίως, καὶ οὐδένα λανθάνειν τῶν ἰατρῶν· ὁ γὰρ τῆς παρακείμενος ἐξελέγξει τὸ τοῦ πεπονθότος ἁμάρτημα· τοῖς γέρουσι δὲ κοινὸν ἀμφοτέρων τῶν ὀφθαλμῶν γινόμενον τὸ σύμπτωμα λανθάνει τοὺς πολλοὺς, ὡς οὐ μόνον ῥυσσότης ἐστὶ τοῦ κερατοειδοῦς, ἀλλὰ καὶ τῆς κόρης στενότης. γίνεται δέ ποτε καὶ δι᾽ ἔνδειαν τῆς λεπτῆς ὑγρότητος χαλασθέντος ἐπὶ πλέον τοῦ ῥαγοειδοῦς. ἀλλὰ τούτου γε τοῦ παθήματος οὐδὲν εἰς τὸν παρόντα λόγον δεόμεθα. τὸ δὲ δι᾽ ἔνδειαν τοῦ πνεύματος ἐπ᾽ ἐμφράξεσί τε ταῖς κατὰ τὰς ἄνωθεν ὁδοὺς, καὶ ἀσθένειαν πρεσβυτικὴν, ἐνδεικτικόν ἐστι τοῦ πεπληρῶσθαι πνεύματος τὴν κόρην· ὥσπερ οὖν καὶ τὸ, μύσαντος θατέρου τῶν ὀφθαλμῶν, εὐρύνεσθαι τὴν θατέρου κόρην.

Κεφ. ς΄. Ἆρ᾽ οὖν εἰς μόνον τοῦτο τὸ πλεῖστον ἀφίστασθαι καὶ μηδέποτε ψαύειν τοῦ κρυσταλλοειδοῦς ὑγροῦ τὸν κερατοειδῆ χιτῶνα χρήσιμός ἐστιν ἡ ὑγρότης ἥδε ἡ λεπτὴ, καὶ τὸ πνεῦμα τὸ κατὰ τὴν κόρην, ἢ καὶ πρὸς ἄλλ᾽ ἕτερα διαφέρει; περὶ μὲν ουν πνεύματος ἐν τοῖς

cognitu ipſe ſit facilis, neminemque medicorum lateat, quandoquidem ſanus, qui in propinquo eſt, affecti vitium prodit; in ſenibus vero quum utrique oculo ſymptoma hoc ſit commune, multos fallit, quia non modo corneae eſt corrugatio, verum etiam pupillae anguſtia. Accidit etiam interdum uvea propter tenuis humoris inopiam impenſius laxata; ſed de hoc affectu non eſt nunc dicendi locus. Qui vero affectus accidit propter ſpiritus inopiam, meatibus ſcilicet ſuperioribus obſtructis, aut propter ſenilem imbecillitatem, is pupillam ſpiritu repleri indicat; quemadmodum certe et quod, clauſo altero oculorum, alterius pupilla dilatatur.

Cap. VI. Num igitur humor hic tenuis et ſpiritus, qui pupilla continetur, ad eam rem duntaxat conferunt, ut ſcilicet tunica cornea plurimum ab humore cryſtallino ſit diſſita, neque ipſum unquam contingat, an ad alia quaedam adhuc conferunt? At de ſpiritu quidem in

ὀπτικοῖς ἀποδέδεικται λόγοις, ὡς αὐγοειδές ἐστι καὶ τὴν μεγίστην δύναμιν εἰς τὴν τῶν ὀφθαλμῶν ἐνέργειαν εἰσφέρεται. περὶ δὲ τῆς υγρότητος ἐκ τῶνδ᾽ ἂν μάθοις, ὡς οὐκ εἰς τὸ πληροῦν μόνον τὴν κενὴν χώραν, ἀλλὰ καὶ πρὸς τὸ μὴ καταξηραίνεσθαι τὸ ὑγρὸν τὸ κρυσταλλοειδὲς αὐτῶν, καὶ τὴν ἔνδον μοῖραν τοῦ ῥαγοειδοῦς, ἀναγκαιότατόν ἐστιν, (477) εἰ πρῶτον μὲν γνοίης, ὅτι γίγνεται βλάβη ταῖς οψεσι, πλέονος αὐτοῦ κενωθέντος ἐν ταῖς παρακεντήσεσι, καὶ ὡς τὸ πάθημα τὸ πρὸς τῶν ἰατρῶν ὀνομαζόμενον γλαύκωσις ξηρότης μέν ἐστι καὶ πῆξις ἄμετρος τοῦ κρυσταλλοειδοῦς ὑγροῦ, τυφλοῖ δ᾽, εἴπερ τι καὶ ἄλλο τῶν κατὰ τοὺς ὀφθαλμοὺς νοσημάτων, [538] ἔπειτα διαλογίσαιο καὶ σκέψαιο τὴν φύσιν τοῦ ῥαγοειδοῦς χιτῶνος. ἔστι γὰρ αὐτοῦ τι ψαῦον μέρος τοῦ κρυσταλλοειδοῦς ὑγροῦ παραπλήσιον σπογγιᾷ διαβρόχῳ. πάντα δ᾽ ὅσα τοιαῦτα σώματα ξηραινόμενα σκληρὰ γίγνεται. δηλοῦσι δὲ τοῦθ᾽ αἵ τε σπογγιαὶ, καὶ οὐδὲν ἧττον αἱ ῥάγες, καὶ τῶν ζώων αἱ γλῶτται. ἀλλ᾽ εἰ ξηρὸν γένοιτο τουτὶ τὸ μέρος τοῦ ῥαγοειδοῦς, ἀπολέσειεν ἂν

commentariis de vifu abunde docuimus, quod fcilicet eft lucidus, maximumque ad oculorum actionem affert momentum. De humore vero ex his intelligere poteris, quod non modo ad fpatium vacuum opplendum, verum etiam ne humor ipfe cryftallinus ac portio uveae interna exiccetur, maxime eft neceffarius, fi primum quidem didiceris, in punctionibus ex largiori ejus vacuatione oculos offendi, affectumque, qui a medicis glaucofis *(glaucedo)* nuncupatur, ficcitatem quidem effe ac concretionem immodicam humoris cryftallini, et caecitatem prae omnibus maxime, qui oculis accidunt, morbis inferre; poft autem fi expenderis ac fi confideraris tunicae uveae fubftantiam, nam pars ejus, quae humorem cryftallinum attingit, fpongiae madidae eft affimilis; porro hujusmodi corpora omnia durefcunt, quum exiccantur; indicant autem haec fpongiae, et his nihilominus acini, atque animalium linguae. Caeterum fi pars ea uveae exiccata fuerit, omnem eo modo perdiderit ufum, cujus

οὕτως ὅλην τὴν χρείαν, ἧς ἕνεκα τοιοῦτον ἀπετελέσθη. δεῖ τοίνυν αὐτὸ τέγγεσθαι διὰ παντός, ἵν᾽ ᾖ μαλακόν. ἅπαντά γε οὖν ταῦτα θαυμαστῆς τινος ἔνδειξιν ἔχει προνοίας τε ἅμα καὶ τέχνης, καὶ τούτων οὐχ ἥκιστα τὸ σύμφυτον ἀμφίεσμα τοῦ κρυσταλλοειδοῦς. ὁ μὲν γὰρ κερατοειδὴς οἷον πρόβλημά τι καὶ τεῖχος αὐτῷ γέγονε, τὴν τῶν ἔξωθεν προσπιπτόντων βίαν ἐκδεχόμενος. ὁ δ᾽ ἴδιος αὐτοῦ χιτὼν οὐ μόνον οἷός τε κρομμύου λέπος κάτα ἰσχαλέοιο, ἀλλὰ καὶ τῶν λεπτῶν ἀραχνίων λεπτότερός ἐστι καὶ λευκότερος, καὶ τὸ τούτου μεῖζον, ὅτι μηδὲ περὶ πᾶν σκέπεται τὸ κρυσταλλοειδές, ἀλλὰ τὸ μὲν ἐνοχούμενον αὐτοῦ μέρος τῷ ὑαλοειδεῖ τελέως ἀσκέπαστόν ἐστι καὶ γυμνὸν χιτῶνος· ἑνοῦσθαι γὰρ κατὰ τοῦτ᾽ ἄμεινον ἦν ἀλλήλοις τὰ ὑγρά· τὸ δ᾽ ὑπερκύπτον ἅπαν εἰς τοὐντὸς, ψαῦον του ῥαγοειδοῦς, τὸν λεπτὸν τοῦτον καὶ λαμπρὸν περιβέβληται χιτῶνα. καὶ δὴ καὶ τὸ τῆς κόρης εἴδωλον οἷον ἐν κατόπτρῳ τινὶ τούτῳ συνίσταται· καὶ γὰρ δὴ καὶ λεῖός ἐστι καὶ στιλπνὸς ὑπὲρ ἅπαντα τὰ κάτοπτρα. καὶ πανταχόθεν ἄρα τῇ φύσει τὸ της ὄψεως

gratia facta talis fuerat. Oportet igitur partem eam ſemper madere, ut ſit mollis. Haec itaque omnia admirabilem quandam prae ſe ferunt providentiam ſimul et artem, et eorum maxime innatum humoris eryſtallini amiculum. Quandoquidem cornea inſtar propugnaculi cujusdam ac muri ipſi comparata eſt, violentiam eorum, quae extrinſecus incidunt, excipiens; propria vero ipſius tunica non modo tenui cepae cortici eſt ſimilis, verum etiam araneis tenuibus eſt tenuior atque albior, et, quod his eſt amplius, non totum veſtit humorem cryſtallinum, ſed quae ejus pars vitreo humore invehitur, prorſus ſine munimento eſt ac tunicae expers, ea enim parte humores inter ſeſe conjungi praeſtiterat: quae vero ejus pars omnis extra prominet tangitque uveam, tenui hac ac lucida tunica cingitur; atque etiam ipſius pupillae imago in ea velut in ſpeculo quodam conſiſtit, quandoquidem laevis eſt haec tunica ac fulgens ſupra omnia ſpecula. Omni igitur parte viſus inſtrumentum

ὄργανον κεκόσμηται, καὶ τῷ τῆς μαλακότητος συμμέτρῳ, καὶ τῷ τῆς θέσεως ἐπικαίρῳ, καὶ τῇ τῆς χρόας λαμπρότητι, καὶ τῇ τῶν σκεπασμάτων ἀρετῇ. τὸ μὲν γὰρ σύμφυτον αὐτῷ σκέπασμα λεῖον καὶ λαμπρὸν καὶ στίλβον ἐστὶν, οἷον κάτοπτρον. τὸ δ' ἐπὶ τῷδε φλεβῶδές τε καὶ μαλακὸν καὶ μέλαν καὶ διατετρημένον· φλεβῶδες μὲν, ἵν' ἐκτενῶς τρέφῃ τὸν κερατοειδῆ· μαλακὸν δὲ, ἵν' ἀλύπως ψαύῃ τοῦ κρυσταλλοειδοῦς· μέλαν δὲ, ἵν' ἀθροίζῃ τε τὴν αὐγὴν καὶ πρὸς τὴν κόρην παραπέμπῃ· διατετρημένον δὲ, ἵν' ἣν παρέπεμψεν ὁ ἐγκέφαλος ἐκπέμπῃ πρὸς τοὐκτός. τὸ δ' ἔξωθεν ἁπάντων στέγασμά τε καὶ πρόβλημα λεπτὸν καὶ λευκὸν καὶ σκληρόν ἐστιν οἷον κέρας· λεπτὸν μὲν καὶ λευκὸν, ἵν' ἑτοίμως διαπέμπῃ τὰς αὐγάς· σκληρὸν δὲ, ἵν' ἀσφαλῶς φρουρῇ. ἆρ' οὖν ταῦτα μόνον, ἢ καὶ τὸ σχῆμα τοῦ κρυσταλλοειδοῦς ἐπαινεῖν δίκαιον; οὐ γὰρ ἀκριβής ἐστι σφαῖρα πανταχόθεν ἴση, καίτοι τοῦτό γε προσφιλέστατόν τε καὶ οἰκειότατόν ἐστι τῇ φύσει τὸ σχῆμα δι' ἃς πολλάκις εἰρήκαμεν αἰτίας.

a natura eſt excultum, ſive ſpectes ipſius in mollitie ſymmetriam, ſive poſitionis opportunitatem, ſive coloris fulgorem, ſive vim operimentorum. Nam operimentum id, quod ſibi eſt naturale, laeve eſt et lucidum ac ſplendens inſtar ſpeculi; quod vero huic eſt proxinmm, veneſum, molle, nigrum ac pertuſum eſt; venoſum quidem, quo corneam abunde nutriat; molle autem, ne contactu ſuo humorem cryſtallinum affliciet; nigrum, ut ſplendorem colligat atque ad pupillam transmittat; pertuſum, ut, quem *ſplendorem* transmiſit cerebrum, foras emittat. Quod autem omnium eſt extremum operimentum ac propugnaculum, tenue, album ac durum eſt, quaſi cornu; tenue quidem et album, ut ſplendores prompte transmittat; durum, ut tuto conſervet. Num igitur haec ſolum, an praeterea figuram quoque cryſtallini laudare eſt aequum? non enim ſphaera eſt abſoluta et undique aequabilis, quamvis naturae ea figura ſit amiciſſima ac convenientiſſima propter cauſas ſaepius a

ἀλλ᾽ οὐκ ἦν ἀσφαλὲς ἀκριβῶς αὐτὸ ποιῆσαι σφαιροειδές. οὔτε γὰρ τὰς τῶν κύκλων ἐπιβολάς τε καὶ συμφύσεις τὰς κατὰ τὴν χώραν τῆς ἴρεως ἐδέξατ᾽ ἂν ὁμοίως, ἐκινδύνευσέ τ᾽ ἂν ἐν σφοδρᾷ καὶ βιαίῳ κινήσει καὶ πληγῇ ποτε γειομένῃ κατὰ τὸν ὀφθαλμὸν ἐκκυλισθῆναι τοῦ ὑαλοειδοῦς ὑγροῦ. καὶ γὰρ αἱ συμφύσεις καὶ αἱ ἕδραι σφαλερώτεραι τοῖς ἀκριβῶς σφαιροειδέσι τῶν πλατυτέρων εἰσὶν, ὡς ἂν ἐπὶ κυρτῆς καὶ διὰ τοῦτ᾽ εὐαποκυλίστου περιφερείας ὀχουμένοις. αὕτη μὲν καὶ ἡ τοῦ σχήματος αἰτία τῷ κρυσταλλοειδεῖ. καὶ πάντ᾽ ἔοικεν ἀσφαλῶς ἔχειν ἤδη τὰ κατὰ τὸν ὀφθαλμὸν, πλὴν αὐτοῦ τοῦ σκέποντος αυτὰ χιτῶνος τοῦ κερατοειδοῦς. αὐτὸς γὰρ δὴ πρὸ πάντων ἔκκειται μόνος εἰς ἅπαντας πόνους, καὶ καπνοῦ, καὶ κονιορτοῦ, καὶ κρύους, καὶ θάλπους, καὶ τῶν θλώντων, καὶ τῶν τεμνόντων ἐκδεχόμενος τὰς προσβολὰς, ὥσπερ οὖν καὶ αὐτὸς ἀπὸ της ἄνωθεν παχείας μήνιγγος γεγεννημένος. ταῦτ᾽ ἄρα καὶ γνωρίζων αυτοῦ τὴν εὐγένειαν ὁ δημιουργὸς ημῶν, εἰ καὶ προυταξε τῶν ἄλλων

nobis commemoratas. Attamen non erat tutum humorem hunc exacte facere fphaericum, neque enim incumbentes circulos ac coalefcentes, qui in fpatio funt iridos unquam, quomodo nunc admififfet; ad haec in vehementi ac violento motu, aut plaga, quae oculo nonnunquam accidunt, in periculum fuiffet adductus, ne e vitreo humore exturbaretur. Etenim connexiones ac fedes in abfolute rotundis funt fallaciores, quam in planioribus, ceu fuper devexas et ob id ipfum facile lubricas rotunditates vehantur. Haec quidem figurae cryftallini eft caufa; omniaque, quae ad oculum pertinent, tuto difpofita videntur praeter tegentem ea corneam tunicam; ipfa enim prima omnium ac fola omnibus injuriis eft expofita, fumique, et pulveris, et frigoris, et aeftus, et contundentium, atque incidentium incurfus excipit, ut quae a fuperna craffa meninge effet enata. Ob eam igitur caufam noftri opifex exploratam habens ejus nobilitatem, etfi eam aliis neceffario prae-

ἐξ ἀνάγκης, [539] ὅτι μηδὲν ἐπιτηδειότερον εἶχεν, ἀλλὰ παντοίως ωχύρωσε βλεφάροις τε καὶ βλεφαρίσι, καὶ τοῖς πέριξ ὀστοῖς, καὶ τῷ δέρματι· τὰς μὲν βλεφαρίδας οἷον χάρακά τινα τῶν μικρῶν ἕνεκα προτάξας σωμάτων, ὡς μὴ ῥᾳδίως ἐμπίπτειν ἀνεῳγόσι τοῖς ὀφθαλμοῖς, ὑπὸ τῶν τριχῶν τούτων ἀπειργόμενα, τὰ βλέφαρα δ' αὐτὰ συμπτυσσόμενά τε καὶ κλείοντα τὸν οφθαλμὸν, εἴτι τῶν μειζόνων ἐπιφέροιτο. πρὸς δὲ την τῶν ἔτι μειζόνων ὄγκων προσβολὴν ἄνωθεν μὲν τας ὀφρῦς προὐτάξατο, κάτωθεν δὲ τὰ μῆλα, κατὰ τὸν μέγαν κανθὸν τὴν ῥῖνα, κατὰ τὸν μικρὸν τὴν τοῦ ζυγώματος ἔκφυσιν. ὑφ' ὧν ἁπάντων προτέρων ἐκδεχομένων τὰς προσβολὰς τῶν μειζόνων σωμάτων αὐτὸς ἐν κύκλῳ τεταγμένος ὁ ὀφθαλμος οὐδὲν πάσχει, προστιμωρούσης οὐ σμικρὸν πρὸς τὴν δυσπάθειαν αὐτῷ καὶ τῆς τοῦ δέρματος κινήσεως. πανταχόθεν γὰρ τοῦτο συναγόμενον ἔσω σφίγγει τὸν ὀφθαλμὸν εἰς ἐλαχίστην ὡς οἷόν τε χώραν συνάγων. αὐτὸ δὲ πολύπτυχον ἐνταῦθα γινόμενον ἅμα τοῖς βλεφάροις, εἴτι καὶ τὴν τῶν ὀστῶν ὑπερβὰν κυρτότητα

posuit, quod aliud nihil magis aptum haberet, varie tamen ipsam munivit, palpebris, ciliis, circumpositis ossibus, atque etiam cute. Cilia quidem quasi vallum quoddam corporibus exiguis suis pilis propulsandis, ne facile apertis oculis inciderent, primo loco constituit; palpebras vero ipsas, ut simul coirent ac complicarentur, oculumque clauderent, si quid forte corporum majorum in eum incurrat; porro adversus majorum adhuc molium incursus superne quidem supercilia constituit, inferne autem mala, ad majorem autem angulum nasum, ad minorem ossis jugalis productionem; a quibus omnibus majorum corporum occursus prius excipientibus oculus ipse in medio locatus nihil laeditur, cutis motu ad patiendi difficultatem non mediocriter ipsi etiam conferente. Undique enim haec contracta oculum intro comprimit, in angustissimum ipsum compellens; ipsa vero in multas ibi plicas corrugata una cum palpebris, si quid ossium

κατὰ τῶν ὀφθαλμῶν ἔσω φέροιτο, πρῶτον τοῦτο τὴν βίαν ἐκδέχεται, καὶ πρῶτον πάσχει, καὶ προκινδυνεύει, καὶ προδιαφθείρεται· δεύτερα δὲ ὑπ᾽ αὐτῷ τὰ βλέφαρα θλάττεται, καὶ τέμνεται, καὶ ῥήγνυται, καὶ παντοίως πάσχει, καθάπερ τινὰ γέῤῥα προβεβλημένα τοῦ κερατοειδοῦς. ἐκ τίνος οὖν οὐσίας ἦν εὔλογον γεννῆσαι ταυτὶ τὰ γέῤῥα; πότερα μαλακῆς ἱκανῶς καὶ σαρκοειδοῦς; ἀλλ᾽ ἦν ἂν οὕτως εὐπαθέστερα καὶ τοῦ κερατοειδοῦς, καὶ πᾶν μᾶλλον ἢ προβλήματα. ἢ σκληρᾶς ἀκριβῶς καὶ ὀστίνης; ἀλλ᾽ οὔτ᾽ ἂν ἐκινεῖτο ῥᾳδίως, οὔτ᾽ ἀλύπως ἔψαυε τοῦ κερατοειδοῦς. ὥστ᾽ ἐκ σκληρᾶς μὲν πάντως, ἀλλὰ καὶ κινεῖσθαι ῥᾳδίως καὶ γειτνιᾷν ἀβλαβῶς τῷ κερατοειδεῖ δυναμένης εὔλογον ἦν οὐσίας γενήσεσθαι τὰ βλέφαρα.

Κεφ. ζ. Καὶ μὲν δὴ καὶ συμφῦναι ταῦτα τοῖς ὀστοῖς καὶ αὐτοῖς τοῖς ὀφθαλμοῖς ἦν ἄμεινον. ὥστ᾽ ἐπειδὴ καὶ τούτου μὲν αὐτοῦ στοχάζεσθαι τὴν κατασκευὴν αὐτῶν ἐχρῆν, καὶ πρὸ τούτου δὲ τῆς εὐκινησίας, καὶ τῆς δυσπαθείας,

convexitatem praetergreſſum intro in oculos feratur, prima vim omnem excipit, prima patitur, periculum prima ſubit, ac prima labeſactatur; ſecundae vero poſt ipſam palpebrae contunduntur, inciduntur, rumpuntur, ac modis omnibus *commotae* patiuntur, velut ſcuta qua dam ante corneam objecta. Ex qua igitur ſubſtantia conſentaneum erat ſcuta haec gignere? utrum ex molli admodum an carnoſa? at ſi eſſent ejusmodi, facilius quam ipſa cornea afficerentur, eſſentque quidvis potius, quam propugnacula. An ex dura admodum et oſſea? at neque moverentur facile, neque ſine dolore corneam contingerent. Proinde ex dura quidem omnino ſubſtantia, ſed quae moveri facile et cum cornea verſari ſine ejus noxa poſſet, palpebras ſieri conſentaneum fuit.

Cap. VII. Quinetiam connecti eas oſſibus oculo ipſi fuit melius. Quare quum et hoc ipſo conſtructionem palpebrarum praeditam eſſe oporteret, et ante hoc motus agilitate, patiendi difficultate, et ut corneam ſua

καὶ τῆς ἀλύπου τῷ κερατοειδεῖ κοινωνίας, ἄξιον ἤδη θαυμάσαι τὴν φύσιν, ἅπαντα ταῦτ' ἀκριβῶς οὕτως ἐργασαμένην, ὡς μηδ' ἐπινοῆσαι δυνατὸν ἑτέραν ἔτι βελτίω κατασκευήν. τὸν γάρτοι περιόστιον ὑμένα καλούμενον ἀπάγουσά τε καὶ προάγουσα τῆς κατὰ τὴν ὀφρὺν ἴτυος εἰς τοσοῦτον, εἰς ὅσον ἐχρῆν μήκους ἐκταθῆναι τὰ βλέφαρα, πάλιν αὐτὸν ἐπανήγαγε διὰ τῶν κάτω μερῶν τοῦ βλεφάρου, μήτε καθ' ἑαυτοῦ τιθεῖσα καθάπερ ἀσπίδα τινὰ δίπτυχον, ὥς ἔνιοι νομίζουσιν, ἀλλὰ μηδὲ μέχρι τῆς ἀρχῆς, ὅθεν ἀπέφυσεν, ἀγαγοῦσα, τοῖς δ' ὑποκειμένοις μὲν αὐτῷ, περιέχουσι δὲ τὸν ὀφθαλμὸν ἐπιφύσασα μυσὶν, ἐντεῦθέν τε προαγαγοῦσα μέχρι τῆς ἴρεως, ἔνθα καὶ κατέφυσεν αὐτὸν εἰς τὸν κερατοειδῆ χιτῶνα. τὰ δὲ μεταξὺ τῶν δύο μοιρῶν τοῦ περιοστίου σώματος γλίσχρα καὶ πιμελώδη κατείληφε σὺν τισιν ὑμέσιν ἀπὸ τῶν μυῶν ἐκτεταμένοις. ἐν ᾧ καὶ τὰς καλουμένας ὑδατίδας συμβαίνει γίνεσθαι τῶν λιπαρῶν τούτων σωμάτων, ἃ χάριν τοῦ μαλάττειν λιπαίνοντα τὸ βλέφαρον ἡ φύσις εἰργά-

conſuetudine ac contactu non offenderet, aequum eſt naturam admirari, quae omnia haec tam exquiſite molita eſt, ut neque excogitari queat alia melior conſtructio. Membrana enim, quam perioſtium appellamus, a ſuperciliorum labiis abducens, atque in tantam producens longitudinem, in quantam palpebras extendi oportebat, rurſus eam per partes palpebrarum inferiores reduxit, non duplicans ipſam inſtar ſcuti cujusdam duplicati, ut quibusdam eſt opinio, ſed ne usque ad principium quidem, unde emerſit, reducens, ſed ſubjectis quidem ipſi, oculum vero continentibus muſculis annexuit, indeque ad iridem usque produxit, ubi ipſam in corneam tunicam inſeruit. Spatium vero inter duas portiones perioſtii corporis medium viſcoſa atque unctuoſa occuparunt cum membranis quibusdam a muſculis extenſis, quo loco etiam, quas hydatidas (*veſiculas aqua plenas*) vocant, gigni contingit, unctuoſis his corporibus, quae molliendarum ſua pinguedine palpebrarum gratia a natura fuerunt

σατο, μειζόνων ἔστιν ὅτε παρὰ φύσιν ἀπεργασθέντων. ἀνάλογον δὲ τῇδε [540] τῇ κατασκευῇ καὶ τὰ κάτω βλέφαρα γέγονεν ἀπὸ τοῦ κατὰ τὰ (478) μῆλα περιοστίου μέχρι μέν τινος ἐκταθέντος, ὑποστρέψαντος δ' αὖθις ἐπὶ τὸν κερατοειδῆ. καθ' ὃ δὲ παλινδρομεῖν ὁ περιόστιος ἀπήρξατο, σκληροτέρα τις ἡ καθ' ὑμένα φύσις ἐπιτέταται, ταρσὸς ὀνομαζομένη, κατακλείουσά τε καὶ περιλαμβάνουσα καὶ σφίγγουσα τὸ κυρτούμενον ἐκ τῆς διπλώσεως αὐτοῦ, αὐτῆς τε ταύτης ἕνεκα τῆς χρείας γεγενημένη, καί τινων ἄλλων φύσεων ἐπὶ ταύτῃ δυοῖν, ὧν τὴν μὲν μείζονά τε καὶ σοφωτέραν ὀλίγον ὕστερον ἐξηγήσομαι, περὶ δὲ τῆς ἐλάττονος ἤδη δίειμι. κατατέτρηταί τισιν ὀπαῖς λεπταῖς ὁ ταρσὸς οὗτος, ἐξ ὧν αἱ τῶν βλεφάρων ἀνίσχουσι τρίχες, τήν θ' ἕδραν αὐταῖς καὶ τὴν τῆς στάσεως ὀρθότητα παρέχοντος διὰ τὴν σκληρότητα τοῦ ταρσοῦ. ὡς γὰρ τὰς τῶν ὀφρύων καταπίπτειν ἐπ' ἀλλήλαις ἄμεινον ἦν, οὕτω ταύτας ὀρθὰς καὶ ἀποτεταμένας διὰ παντὸς φυλάττεσθαι. τὴν χρείαν γὰρ, ἧς χάριν ἐγεγόνεισαν, ἑκατέραν πληρώσειν ἔμελλον μάλιστα

comparata, ſupra modum naturalem aliquando auctis. Ad proportionem autem hujus conſtructionis palpebrae inferiores extiterunt a malarum perioſtio quadamtenus quidem extenſo, revertente autem rurſus ad corneam. Qua parte vero haec perioſtios remeare incipit, ſubſtantia quaedam membrana durior adtenſa eſt, quam tarſum nominant, claudens ac comprehendens et conſtringens, quod convexum efficitur ex ejus duplicatione; ad eumque ipſum uſum eſt inſtituta, et alios duos praeter hunc, quorum majorem quidem ac artificioſiorem paulo poſt explicabo, minorem autem nunc exequar. Tarſus iſte tenuibus quibusdam pertuſus eſt foraminibus, ex quibus palpebrarum pili emicant, tarſo ipſo ſedem atque extenſionis rectitudinem propter duritiem ſuppeditante. Quemadmodum enim ſuperciliorum pilos ſibi ipſis mutuo concidere praeſtiterat, ita hos et rectos et tenſos ſemper conſervari; uſum utrumque, quorum cauſa extiterant.

διὰ τῆς νῦν ὑπαρχούσης αὐταῖς κατασκευῆς, αἱ μὲν ἐν ταῖς ὀφρύσιν ἅπαν το καταῤῥέον ἀπὸ τοῦ μετώπου τε καὶ της κεφαλῆς ὑποδεχόμεναι, πρὶν ἐμπεσεῖν τοῖς ὀφθαλμοῖς, αἱ δὲ τῶν βλεφάρων κωλύουσαι μὲν ἐμπίπτειν εἴσω ψάμμον τε καὶ κονίαν, καὶ τὰ σμικρὰ τῶν πετομένων ζώων, μηδεν δὲ τοὺς ὀφθαλμοὺς ἀδικοῦσαι. καὶ μέν γε καὶ τουτ' ἄν τις ἐν τοῖς μάλιστα θαυμάσειεν τῆς φύσεως, ὅτι μήτ' ἀνατετευκυίας ὡς πρὸς τὰς ὀφρῦς ἢ τὰ μῆλα τὰς τῶν βλεφάρων ἐποιήσατο τρίχας, μήτ' ἐπινενευκυίας ἐντὸς εἰς αὐτοὺς τοὺς ὀφθαλμούς. αἱ μὲν γὰρ πρότεραι τὴν χρείαν ἂν διέφθειρον, ἧς ἕνεκα γεγόνασιν, αἱ δὲ δεύτεραι τοὺς ὀφθαλμοὺς ἂν αὐτοὺς ἐλυμαίνοντο, διακόπτουσαι τὸ συνεχὲς τῆς θέας τῶν ὁρατῶν. τί δέ; τὸ σύμμετρον αὐτῶν τοῦ διαστήματος οὐ θαυμάσιον; εἰ μὲν γὰρ ἐπὶ πλέον διεστήκεσαν, ἐνέπιπτον ἂν πολλὰ τοῖς ὀφθαλμοῖς, ὧν ἀποστέγουσι νυνί· εἰ δ' ἔψαυον ἀλλήλων, ἐπεσκότουν ἄν πῃ ταῖς ὄψεσιν. οὐ μὴν οὔτ' ἐπισκοτεῖν αὐτὰς

potissimum praesentis constructionis beneficio erant praestituri; qui superciliis quidem insunt, id omne, quod a fronte atque adeo a capite defluit, priusquam in oculos incidat, excipientes; qui vero palpebris insunt, arenam, pulverem, parva animalia volitantia intro in oculos incidere, aut quicquam demum eos offendere prohibentes. Atque etiam id opus naturae maxime quis admirabitur, quod neque sursum ad supercilia spectantes, neque deorsum ad malas pilos palpebrarum fecerit, neque intro in ipsos oculos nutantes; quandoquidem primi usum, cujus gratia extiterant, labefactassent, secundi vero oculis ipsis incommodassent, continuitatem objectorum spectandorum intercidentes. Quid jam loquar de commensurato ipsorum inter se intervallo? an non admirabile id videtur? nam si longius a sese dissiti fuissent, multa in oculos incidere potuissent, a quibus nunc arcentur; sin vero sese contingerent, tenebras quodammodo oculis offunderent; atqui neque tenebras offundere

ἐχρῆν, οὔτ᾽ ἀπολέσαι τὴν χρείαν, ἧς ἕνεκεν ἐδημιουργήθησαν.

Κεφ. η΄. Ἀλλ᾽ ἐπεὶ καὶ τὰ βλέφαρα γέγονεν ἤδη τῷ λόγῳ, καὶ ὁ σύμπας ὀφθαλμὸς ἀποτετέλεσται, πόθεν αὐτῷ τὴν κίνησιν ἐκποριούμεθα, καιρὸς ἂν εἴη λέγειν. τελέως μὲν γὰρ ἀργόν τε καὶ ἀκίνητον καταλιπεῖν, ἢ ἀγνοοῦντός ἐστι δημιουργοῦ ὀπτικὰς αἰτίας, ἢ μηδὲν φροντίζοντος τοῦ καθ᾽ ἕκαστα βελτίονος. ἀλλ᾽ οὔτ᾽ ἀγνοεῖν αὐτῷ προσήκει, τοσαύτην γε σοφίαν τε ἅμα καὶ πρόνοιαν ἐπιδεδειγμένῳ καθ᾽ ὅλην τοῦ ζώου τὴν διάπλασιν, οὔτ᾽ ἀμελεῖν. τίνας οὖν φαμεν εἶναι τὰς ὀπτικὰς αἰτίας, ἃς χρὴ γινώσκειν αὐτὸν, καὶ πῶς χρὴ προνοεῖσθαι τοῦ βελτίονος; οὐκ ἐξ ἁπάσης θέσεως ἅπαν ὁρατὸν τοῖς ὀφθαλμοῖς, ὥσπερ ἐξ ἁπάσης ἀκουστὸν τοῖς ὠσίν. οὔτε γὰρ ἐκ τῶν πλαγίων, οὔτ᾽ ἐκ τῶν ὄπισθεν, ἀλλ᾽ οὐδ᾽ ἐκ τῶν ἄνωθεν ἢ κάτωθεν, οὐδ᾽ ὅλως ἄλλο τι, πλὴν τὸ κατ᾽ εὐθὺ ταῖς κόραις ἰδεῖν ἔστιν. εἰ τοίνυν ἀκίνητοι τελέως καὶ κατ᾽ εὐθὺ μόνον

oportebat, neque ufum evertere, cujus gratia facti fuerant.

Cap. VIII. At pofteaquam palpebras oratione jam fumus executi, totumque oculum abfolvimus, tempeftivum fuerit exponere, undenam motum ei fuppeditabimus, quandoquidem defidem ipfum penitus atque immobilem relinquere opificis eft aut caufas vifionis ignorantis, aut ejus, quod in fingulis eft melius, nihil curantis. At neque id ignorare ei convenit, qui tantam certe fapientiam fimul ac providentiam in tota animalis fabricatione adhibuerit, neque flocci facere. Quasnam igitur vifionis caufas effe dicimus, quas oportet eum intelligere, et quo pacto, quod eft melius, profpicere oportet? Non ex quovis fitu vifibilia omnia cernere poffunt oculi, quemadmodum aures ex omni fitu audibilia poffunt audire, quum neque ex lateribus, neque ex pofterioribus, neque ex fuperioribus vel inferioribus, neque (ut fummatim dicam) aliud quidpiam, nifi quod pupillae eft directum, queant cernere. Si igitur immobiles penitus

ὁρῶντες ἐγεγόνεισαν οἱ ὀφθαλμοὶ, παντάπασιν ἂν ἑωρῶμεν ὀλίγιστα. τούτου δὴ χάριν αὐτούς τε δυνατοὺς ἄχρι πλείστου περιάγεσθαι καὶ σὺν αὐτοῖς ὅλον εὐκίνητον ἀπειργάσατο τὸν τράχηλον· καὶ διὰ τοῦτο μάλιστα καὶ δύο γεγόνασι, διεστῶτες ἀλλήλων ἀξιόλογον. οἱ γοῦν θατέρῳ τυφλοὶ τὰ κατ᾽ κεῖνον [541] τὸν ὀφθαλμὸν οὐχ ὁρῶσιν, οὐδ᾽ εἰ πλησιάζοντα τύχοιεν. εἴπερ οὖν ἐχρῆν μὲν αὐτοὺς κινεῖσθαι κατὰ τὴν ἡμετέραν ὁρμὴν, ἅπασαι δὲ αἱ τοιαῦται κινήσεις διὰ μυῶν γίνονται, δῆλον ὡς καὶ τῷ δημιουργῷ μὲν περιθεῖναι μῦς τοῖς ὀφθαλμοῖς ἦν προσῆκον, καὶ ἡμῖν δ᾽ οὐχ ἁπλῶς οὕτως εἰπεῖν αὐτῶν τὴν χρείαν, ἀλλὰ καὶ τὸν ἀριθμὸν ἐξηγήσασθαι, καὶ τοῦ μεγέθους τε καὶ τῆς θέσεως μνημονεῦσαι. ἐπεὶ τοίνυν αἱ κινήσεις τῶν ὀφθαλμῶν τέτταρές εἰσιν, ἡ μὲν εἴσω πρὸς τὴν ῥῖνα προσαγομένων, ἡ δὲ ἔξω πρὸς τὸν μικρὸν κανθὸν ἀπαγομένων, ἡ δὲ ὡς ἐπὶ τὰς ὀφρῦς ἀνατεινομένων, ἡ δ᾽ ὡς ἐπὶ τὰ μῆλα κατασπωμένων, εὔλογον ἦν καὶ τοὺς ἐξηγησομένους

oculi extitiſſent, quod ſibi ex directo oppoſitum eſſet duntaxat videntes, pauciſſima prorſus cerneremus; ob eam ſane cauſam eos ſic diſpoſuit, ut poſſent plurimum circumagi, et cum ipſis totum etiam collum ad motus fecit habile; ob eam etiam potiſſimum cauſam duo extiterunt, a ſeſe inſigni intervallo diſtantes. Qui igitur altero ſunt caeci, non vident ea, quae ſpectant ad illum oculum, etiamſi propinqua fuerint. Si igitur eos motu voluntario oportebat eſſe praeditos, omnes autem hujusmodi motus fiunt per muſculos, perſpicuum eſt, quod et opificem oculis muſculos circumponere conveniebat, et nos non ſimpliciter ita ipſorum uſum referre, ſed numerum quoque et magnitudinem ac ſitum explicare. Poſtquam igitur oculorum motus ſunt quatuor, unus quidem, quo intro verſus naſum adducuntur; alter autem, quo extra ad parvum angulum abducuntur; tertius, quo ſurſum verſus ſupercilia tolluntur; quartus, quo deorſum verſus malas trahuntur: conſentaneum fuit, et muſculos,

τῶν κινήσεων μῦς ἰσαρίθμους γενέσθαι. καὶ δὴ γεγόνασι δύο μὲν ἐκ τῶν πλαγίων, εἷς καθ᾽ ἑκάτερον κανθὸν, ἄλλοι δὲ δύο, κάτωθεν μὲν θάτερος, ἄνωθεν δ᾽ ὁ λοιπός. ἀπονευρούμενοι δὲ πάντες ἕνα κύκλον γεννῶσι τένοντος πλατέος εἰς τὴν ἶριν τελευτῶντος. ἐπεὶ δὲ καὶ περιστρέφεσθαι τὸν ὀφθαλμὸν ἄμεινον ἦν, ἑτέρους ἡ φύσις ἐδημιούργησε δύο μῦς λοξοὺς τὴν θέσιν, ἕνα καθ᾽ ἑκάτερον τῶν βλεφάρων, ἄνωθέν τε καὶ κάτωθεν ἐπὶ τὸν μικρὸν κανθὸν ἐκτεινομένους· ὥστε καὶ διὰ τούτους οὐχ ἥκιστα πανταχόσε τὸν ὀφθαλμὸν ἑτοίμως ἐπιστρέφομέν τε καὶ περιάγομεν. ἔστι δὲ καὶ ἄλλος τις μῦς μέγας περὶ τὴν ῥίζαν αὐτῶν, σφίγγων μὲν καὶ φρουρῶν τὴν τοῦ νεύρου τοῦ μαλακοῦ κατάφυσιν, ἀνατείνων δὲ καὶ κουφίζων ἄνω καί τι καὶ συνεπιστρέφων τὸν ὀφθαλμόν. ἀπεῤῥήγνυτο γὰρ ἂν ἑτοίμως τὸ μαλακὸν ἐκεῖνο νεῦρον ἐν ταῖς σφοδραῖς ἐπὶ τὴν κεφαλὴν καταπτώσεσι διασειόμενον βιαίως, εἰ μὴ πανταχόθεν ὡρμίζετο καὶ διελαμβάνετο καὶ παντοίως ἐφρουρεῖτο. καὶ εἴ

qui motuum illorum duces essent, totidem esse numero, duos quidem a lateribus, alterum scilicet in altero angulo, alios autem duos, quorum unus est infernus, alter supernus. Degenerantes autem omnes in aponeuroses circulum unum efficiunt lati tendonis in iridem desinentis. Quum vero oculum circumagi etiam esset melius, natura alios duos musculos positione obliquos effecit, singulos in singulis palpebris versus minorem angulum supra ac infra extensos; proinde horum etiam musculorum beneficio oculum maxime quoquoversus prompte circumvertimus ac circumagimus. Est porro et alius quidam musculus magnus circa eorum radicem, constringens quidem ac muniens nervi illius mollis insertionem, oculum vero sursum attollens et elevans, ac non nihil etiam simul convertens; facile enim rumperetur mollis ille nervus, in vehementibus in caput lapsibus violenter concussus, nisi undique stabiliretur ac interciperetur, modisque omnibus stiparetur. Quod si nu-

τινος ἐθεάσω ποτὲ προπετέστερον ὅλον τὸν ἕτερον ὀφθαλμόν, εἰ μὲν ἔτι βλέποι, καὶ χωρὶς πληγῆς εἴη τὸ πάθημα γεγονὸς, ἐκτεταμένον ἴσθι τούτῳ τὸ μαλακὸν ἐκεῖνο νεῦρον ἐπὶ παραλύσει τοῦ μυὸς, οὐκέτ᾿ ἀντέχειν οὐδὲ κρατεῖν οὐδὲ σφίγγειν αὐτὸ δυναμένου· εἰ δὲ μηκέτι βλέποι, καὶ αὐτὸ τὸ νεῦρον ἤδη πέπονθεν. εἰ δ᾿ ἐπὶ πληγῇ σφοδρᾷ συμβαίη προπετῆ γενέσθαι τὸν ὀφθαλμὸν, εἰ μὲν ἔτι βλέποι, ὁ μῦς αὐτὸς μόνος, εἰ δὲ μηκέτι, καὶ τὸ νεῦρον ἀπέῤῥωγεν. εἰς οὖν ταύτην τὴν χρείαν ὁ μῦς οὗτος γεγονὼς, ἐν κύκλῳ τε περιλαμβάνων ἅπασαν τὴν ῥίζαν τοῦ ὀφθαλμοῦ, τισὶ μὲν τῶν ἀνατομικῶν τριπλοῦς, ἐνίοις δὲ διπλοῦς εἶναι δοκεῖ, κατά τινας ἐπιβολὰς ἰνῶν καὶ διαφύσεις οὕτως αὐτὸν χωρίζουσιν. ἀλλ᾿ εἴθ᾿ ἕνα τις αὐτὸν σύνθετον ἐκ πλειόνων, εἴτε δύο λέγειν, εἴτε τρεῖς ἐθέλει, μία χρεία πάντων αὐτῶν ἐστιν ἡ προειρημένη.

Κεφ. θ'. Ταῦτα μὲν δὴ τοσαῦτά τε καὶ τηλικαῦτα τῆς φύσεως ἔργα περὶ τὴν τῶν ὀφθαλμῶν κατασκευήν. ὃ δὲ καὶ

quam alicujus oculum alterum totum vidisti prominentiorem, siquidem videt adhuc, accideritque absque percussione hic affectus, scito, nervum hunc mollem esse extensum, propterea quod resolutus musculus non potest amplius ei obsistere, neque continere ac constringere; sin vero amplius non videt, nervus etiam ipse est jam affectus. Quod si propter vehementem percussionem prominere oculum contigerit, siquidem adhuc videt, musculus ipse solus, sin vero minus, nervus quoque est ruptus. Ad hunc igitur usum musculus hic factus, in orbemque totam oculi radicem complectens, quibusdam anatomicis triplex, aliis duplex esse videtur, *nonnullis vero simplex*, quem per quasdam fibras sibi ipsis applicatas ac commissas et earum productiones ipsum ita distinguunt. At sive unum quis ipsum ex pluribus compositum, sive duos, sive tres velit dicere, unus omnium eorum est usus, de quo ante locuti sumus.

Cap. IX. Haec quidem tot ac tanta naturae sunt in oculorum constructione opera; quod autem nihilomi-

τούτων καὶ τῶν προειρημένων ἁπάντων οὐδὲν ἧττον ἄν τις θαυμάσειεν, ἔτ᾽ ἄῤῥητον ἀπολείπεται. κινεῖσθαι μὲν γὰρ ἐχρῆν πάντως δή που καὶ τὰ βλέφαρα κατὰ τὴν ἡμετέραν προαίρεσιν, ἢ οὐδέν γ᾽ ἂν αὐτῶν ὄφελος ἦν. ἁπάσαις δὲ ταῖς κατὰ προαίρεσιν κινήσεσιν ὄργανα παρεσκεύασεν ἡ φύσις τοὺς μῦς, καὶ κινοῦσιν οὗτοι τὰ μόρια διά τινων τενόντων εἰς αὐτὰ καταφυομένων. καὶ δέδεικται πρὸς ἡμῶν ἐν τοῖς περὶ κινήσεως αὐτῶν, [542] ὡς πάντα τὰ κινούμενα κατὰ προαίρεσιν μόρια δυοῖν δεῖται τοὐλάχιστον μυῶν ἀντιτεταγμένων ἀλλήλοις, τοῦ μὲν ἐκτείνειν, τοῦ δὲ κάμπτειν δυναμένου· ἀμφοτέρας μὲν δὴ τὰς κινήσεις μηδένα δύνασθαι μῦν ἐργάσασθαι διὰ τὸ πάντως ἐφ᾽ ἑαυτὸν ἕλκειν τὸ κινηθησόμενον μόριον, μίαν δὲ εἶναι θέσιν, ἑνός γε υπάρχοντος αὐτοῦ. ἀλλ᾽ εἰ αὐτὸ οὕτως ἔχει, πῶς κινηθήσεται τὰ βλέφαρα; τὸ μὲν οὖν κάτω καὶ παντάπασιν ἀκίνητόν ἐστι· τὸ δ᾽ ανω φαίνεται μὲν κινούμενον, οὐ μὴν ουτε τοὺς κινοῦντας αὐτὸ μῦς, ουτε τῆς κινήσεως τὸν τρόπον

nus iis atque aliis ante dictis omnibus quis admirari possit, nondum id diximus. Palpebras namque omnino opertebat motu voluntario etiam esse praeditas; alioqui nullus ipsarum erat usus. Omnibus porro voluntariis motibus natura instrumenta quaedam comparavit, quos vocamus musculos, qui partes per quosdam tendones in ipsas insitos movent. Demonstratum autem est a nobis in libro de motu musculorum, quod partes omnes, quae motu voluntario sunt praeditae, duobus ut minimum indigent musculis sibi ipsis oppositis, altero extendente, et altero flectente; nec minus sane demonstravimus; quod nullus musculus motus utrosque potest efficere, propterea quod partem, quam moturus est, omnino trahit ad se ipsum, et quod etiam unicus est situs, cum sit unicus musculus. Quod si ita est, quonam pacto palpebrae movebuntur? nam quod ad interiorem attinet, ea prorsus est immobilis; superior autem moveri quidem cernitur, tamen sophistarum nonnulli, quum neque moventes eam

που εὑρίσκοντες, ἀναισχυντεῖν ἐτόλμησαν ἔνιοι τῶν σοφιστῶν, ὡς μηδὲ κατὰ τὴν ἡμετέραν προαίρεσιν ἔθ᾽ ὁμολογεῖν ὑπάρχειν αὐτῶν τὴν κίνησιν, ἀλλὰ φυσικὴν, ὥσπερ τῇ τε γαστρὶ, καὶ τοῖς ἐντέροις, καὶ ταῖς ἀρτη(479)ρίαις, καὶ τῇ καρδίᾳ, καὶ πολλοῖς ἄλλοις ὀργάνοις ἀβούλητοί τε καὶ ἀπροαίρετοι κινήσεις εἰσίν. ἄμεινον γὰρ εἶναι νομίζουσι τὸ ψεύσασθαι τοῦ τὴν ἄγνοιαν ὁμολογῆσαι. ἀλλ᾽ ἐπὶ μέν τινων κἂν λάθοι τις τοὺς πολλοὺς τῶν ἀνθρώπων ψευδόμενος· εἰ δ᾽, ἥλιον ὑπὲρ γῆς ὁρώντων ἁπάντων, μήτε φῶς εἶναι λέγοι, μήθ᾽ ὅλως ἡμέραν, μαίνεσθαι δόξει. τί δ᾽, εἴ τις λέγοι, βαδίζοντας ἡμᾶς μὴ κατὰ προαίρεσιν τὰ σκέλη περιφέρειν, ἀλλ᾽ ἀβουλήτως τε καὶ φυσικῶς; ἐμοὶ μὲν καὶ οὗτος οὐδὲν ἧττον τοῦ προτέρου μαίνεσθαι δόξει. ὅπου γὰρ ἔνεστι καὶ θᾶττον αὐτὰ κινῆσαι καὶ βραδύτερον, καὶ πυκνότερον καὶ ἀραιότερον, ἢ καὶ παντάπασιν ἀποπαῦσαί τε καὶ αὖθις ἐπεγεῖραι πρὸς τὴν κίνησιν, πῶς οὐκ ἄν τις ἠλίθιος εἴη φάσκων, ἀπροαίρετόν τε καὶ φυσικὴν εἶναι τὴν ἐνέργειαν;

musculos, neque motus rationem invenirent, eo impudentiae sunt progressi, ut ipsarum motum a nostra voluntate pendere negarent, sed naturalem esse, quomodo ventriculo, intestinis, arteriis, cordi ac multis aliis instrumentis praeter voluntatem atque institutum motus insunt; arbitrantur enim satius esse mentiri, quam suam ipsorum ignorantiam consiteri. At in quibusdam quidem, etiamsi vulgus ipsum mendacium non deprehendat: si quis tamen solem supra terram ac lucem et omnino diem esse neget, quum ea omnes videant, is furere judicabitur. Quid si quis dicat, quum gradimur, non nostra voluntate crura circumferre, sed contra voluntatem ac naturaliter? mihi quidem et hic nihilominus quam prior insanire videbitur. Quum enim nobis liceat et velocius ea movere, et tardius, aut frequentius ac rarius, aut penitus continere, et rursus ad motum excitare, quo pacto non is desipiat, qui actionem hanc naturalem ac praeter nostram voluntatem esse dixerit?

εἰ μὲν οὖν ἀδύνατόν ἐστιν ἡμῖν μύσασι τοὺς ὀφθαλμοὺς, εἰς ὅσον ἂν ἐθέλωμεν, οὕτως ἔχειν, καὶ αὖθις ἀνοῖξαι προελομένοις, ὡσαύτως τε καὶ αὖθις ἑξῆς μῦσαι, καὶ ταῦτ᾽ ἐν μέρει ποιεῖν ἑκάτερον, εἰς ὅσον ἂν βουληθείημεν, οὐκ ἔστιν ἡ τῶν βλεφάρων κίνησις ἡμέτερον ἔργον· εἰ δὲ ταῦτα δρᾷν, ὡς ἂν ἐθέλωμέν τε καὶ εἰς ὅσον ἐθέλωμεν, ἀκωλύτως δυνάμεθα, μόνον εἰ κατὰ φύσιν ἔχει τὰ βλέφαρα, δῆλον ὡς κατὰ προαίρεσιν ἡμετέραν καὶ ἡ τῶν ἄνω βλεφάρων γίνεται κίνησις. καὶ γὰρ ἂν καὶ μάτην ἡμῖν ἐδέδοτο πρὸς τῆς φύσεως, εἴ τινος ἐπιφερομένου κατὰ τὸν ὀφθαλμὸν ἔξωθεν, ὃ πλήττειν τε καὶ βλάπτειν αὐτὸν ἔμελλε, βουληθέντες μῦσαι μὴ δυνηθείημεν. ἀλλ᾽ οὐδὲν θαυμαστὸν τοιαῦτα λέγειν τοὺς σοφιστὰς, οἷς οὐκ ἀληθείας φροντὶς, ἀλλὰ δόξης μόνης. ἔνδειξιν οὖν οὐ σμικρὰν ἔχει τοῦτο αὐτῶν τὸ ἀναίσχύντημα τῶν τῆς φύσεως τεχνημάτων. ὅπου γὰρ, ὁρωμένης ἐναργῶς τῆς τῶν ἄνω βλεφάρων κινήσεως, οὔτε τὸν τρόπον αὐτῆς ἔχομεν εἰπεῖν, οὔτε τοὺς μῦς ἐξευρεῖν, δι᾽ ὧν γίνεται, τί ποτε, εἰ διεπλάττομεν αὐτοὶ τὰ ζῶα, καθάπερ ὁ ἐν τῷ

Si enim oculos, ubi clauferimus, quamdiu vellemus, continere ita non poffemus, et rurfus, ubi vellemus, referare, ac fimiliter poftea deinceps claudere, idque viciffim utrumque, quamdiu vellemus, facere, palpebrarum motus non effet noftra actio; fin vero haec efficere poffumus libere, ut volumus, et quamdiu volumus, fi modo fecundum naturam palpebrae fe habent, perfpicuum eft, quod a noftra voluntate fuperiorum palpebrarum motus pendet; alioqui fruftra nobis effent a natura datae, fi, quum vis quaedam extrinfecus in oculos irruit, quae laefura ipfos ac percuffura effet, claudere volentes non poffemus. At nihil mirum eft ejusmodi a fophiftis effutiri, quibus folius gloriae, nulla veritatis eft cura. Haec fane eorum impudentia argumentum eft non afpernandum artificii naturae. Quum enim palpebrae fuperioris motum cernamus perfpicue, modum tamen, quo is fiat, dicere non poffimus, neque mufculos, per quos efficitur, invenire, quid tandem, fi ipfa animalia effingeremus,

μύθῳ Προμηθεὺς, ἐπράξαμεν ἄν; ἢ πρόδηλον τοῦτό γε, ὡς ἀκίνητον ἡμῖν παντάπασιν ἀπολέλειπτ᾽ ἂν, οἶμαι, τὸ ἄνω βλέφαρον. ἀλλ᾽ ἴσως ἐροῦσιν, ὡς ἀπὸ τῆς ὀφρύος ἐκφύσαντες μῦς ἐνέφυσαν ὃν ἐν ἅπαντι τῷ ταρσῷ τοῦ βλεφάρου. ἀλλ᾽ οὕτω γε, ὦ σοφώτατε, ἐξετράπετο ἂν καὶ ἐξεστρέφετο καὶ πρὸς τὴν ὀφρὺν ἀνεκάμπτετο σύμπαν τὸ βλέφαρον. ἀλλὰ καὶ τοῦτο συγχωρείσθω καὶ καλῶς ἀνοιγνύσθω, πῶς κλεισθήσεται, λεγέσθωσαν ἑξῆς. οὔτε γὰρ ἀπὸ τοῦ κάτω βλεφάρου μῦν ἕτερον ἀποφύσαντες ἐμφύειν τῷ ταρσῷ δυνήσονται, λῆρος γὰρ τοῦτό γε μακρὸς, οὔτ᾽ ἐκ τῶν ἔνδον μερῶν ὑποφύειν αὐτὸν τῷ ἄνω βλεφάρῳ. πρῶτον μὲν γὰρ οὐδὲ μύειν οὕτω γε, ἀλλ᾽ ἐντρέπεσθαι καὶ διπλοῦσθαι [543] καὶ ὑποπτύσσεσθαι συμβήσεται τῷ βλεφάρῳ τεινομένῳ πρὸς τοῦ τοιούτου μυός· ἔπειτα δὲ καὶ αὐτὸς ὁ μῦς ἀτοπωτάτην θέσιν ἕξει, θλιβόμενός τε καὶ θλίβων ὅλον ὀφθαλμὸν, καὶ στενοχωρούμενος, καὶ κινεῖσθαι κωλυόμενος. ἄξιον οὖν, οἶμαι, θαυμάσαι τῶν σοφιστῶν, εἰ μήτ᾽ ἐξευρεῖν μηδέπω,

quod de Prometheo poëtarum fabulis eſt proditum, feciſſemus? certe hoc ſaltem conſtat, quod palpebra ſuperior immobilis nobis omnino, opinor, relicta fuiſſet. Ac forſitan dicent, quod a ſupercilio productos muſculos toti palpebrae tarſo inſeruiſſent. At ſic quidem, o ſapientiſſimi, tota palpebra everteretur ac contorqueretur atque ad ſupercilium reflecteretur. Caeterum hoc etiam condonemus, probeque aperiatur; exponant deinceps, quonam pacto claudetur. Neque enim a palpebra inferiore productum alium muſculum tarſo inſerere poterunt, id enim eſſet abſurdiſſimum, neque partibus internis ipſum palpebrae ſuperiori ſubſigere. Primo enim ne ſic quidem claudi, ſed retrahi ac duplicari complicarique palpebram hanc continget ab hujusmodi muſculo tenſam; praeterea vero et muſculus ipſe poſitionem habebit abſurdiſſimam ab oculo toto compreſſus, ac totum ipſum comprimens, arctatus praeterea atque ad motum impeditus. Accuſandi ſane mea ſententia ſunt ſophiſtae,

μηδ᾽ ἐξηγήσασθαι δυνάμενοι τὰ τῆς φύσεως, ἔτι καταγινώσκουσιν ἀτεχνίαν αὐτῆς. ἦν γὰρ ἂν, οἶμαι, δίκαιον, ὡς οὐκ ἦν ἄμεινον γενέσθαι βλέφαρα τοῖς ὀφθαλμοῖς, ἀποδεικνύειν αὐτοὺς, ἢ ὡς γενέσθαι μὲν, ἀλλ᾽ ἀκίνητα, ἢ ὡς κινούμενα μὲν, ἀλλὰ μὴ κατὰ προαίρεσιν, ἢ κατὰ προαίρεσιν μὲν, ἀλλ᾽ ὡδί πως ταχθέντων τῶν μυῶν. οἱ δέ γε σοφίας μὲν εἰς τοσοῦτον ἥκουσιν, ὥστε, κινουμένων ἐναργῶς τῶν βλεφάρων, οὔθ᾽ ὅπως τοῦτο γίνεται συνίασιν, οὔτ᾽ ἄλλην τινὰ κίνησιν ἐξευρίσκουσιν· ἀπονοίας δ᾽ εἰς τοσοῦτον, ὥστε τὸν διαπλάσαντα καὶ συνθέντα τοσαῦτά τε καὶ τοιαῦτα μόρια μηδέπω τεχνίτην ὁμολογεῖν. εἶτ᾽ εἰ μὲν οἰκίας καὶ θύρας, ἢ σκίμποδος, ἤ τινος ἄλλου τοιούτου κατασκευῆς ζήτησις ἦν τοῖς δημιουργοῖς, ὅπως ἂν κάλλιστα παρασκευασθείη πρὸς τὴν χρείαν, ἧς ἕνεκα γίνεται, κἄπειτα τοῖς μὲν ἄλλοις ἄπορον ἦν, εἷς δ᾽ ἐξ αὐτῶν εὐπορήσειεν, ἐθαυμάζετ᾽ ἂν δικαίως, καὶ τεχνίτης τε καὶ σοφὸς ἐνομίζετο· τὰ δὲ τῆς φύσεως ἔργα, μὴ ὅτι προμηθεῖσθαι δύνανται

cui quum nondum invenire, neque exponere opera naturae queant, eam tamen infcitiae condemnant. Conveniebat enim, ut mihi videtur, eos demonftrare, non fuiffe melius, oculos palpebris effe praeditos, aut praeditos quidem effe, at immobilibus, aut mobilibus quidem, at non fecundum voluntatem, aut fecundum voluntatem quidem, verum mufculis fic quodammodo difpofitis. Hi autem adeo funt acuti, ut, quum palpebrae evidenter moveantur, neque, quo pacto id fiat, intelligant, neque alium quempiam motum inveniant; eo vero amentiae progrediuntur, ut eum, qui tot ac ejusmodi formavit ac conftruxit partes, nondum artificem effe fateantur. Et fi de domus quidem, aut januae, aut tecti, aut id genus cujuspiam conftructione inter opifices effet controverfia, quo pacto ad eum ufum, cujus gratia instituitur, pulcherrime compararetur, tum autem caeteris quidem explicatu id effet difficile, unus autem inter eos, id fi explicaret, ab omnibus jure celebraretur, peritusque artifex haberetur: naturae vero opera quum non dico

Ed. Chart. IV. [543.] Ed. Baf. I. (479.)

τυγχάνοντες, ἀλλὰ μηδὲ γεγονότα θεασάμενοι γνωρίζειν, οὐκ ἄρα θαυμασόμεθα μειζόνων τῶν ἀνθρωπίνων δημιουργημάτων;' τούτους μὲν οὖν ἤδη καταλίπωμεν, ἐπισκεψώμεθα δ' αὐτὸ, τί ποτ' ἐστὶ τοῦτο τὸ θαυμαστὸν περὶ τὴν τῶν ἄνω βλεφάρων κίνησιν, ὅσα τοῖς πρὸ ἡμῶν ἀρίστοις ἐπινενόηται πρότερον διελθόντες. εἴρηται μὲν ἤδη που καὶ διὰ τῶν ἔμπροσθεν, ὡς ὑπὸ τῷ δέρματι τῷ καλύπτοντι τὸ βλέφαρον ὑμένες εἰσὶ λεπτοί. ἄρξομαι δὲ καὶ νῦν ἐντεῦθεν τοῦ λόγου. οἱ γὰρ δὴ ὑμένες οὗτοι σκέπουσι μὲν καὶ αὐτοὶ τοὺς κινοῦντας τὸ βλέφαρον μῦς, μικροὺς παντελῶς ὑπάρχοντας, συνεκτείνονται δ' αὐτοὶ ταῖς ἀπονευρώσεσιν εἰς τὸν ταρσὸν καταφυομέναις. ὅτι δὲ χονδρώδης ἐστὶν ὁ ταρσὸς, οἷον δεσμός τις ἐπιβεβλημένος τῷ γεννῶντι τὸ βλέφαρον ὑμενώδει σώματι, πρόσθεν εἴρηται. ἀλλ' ὅτι γε δέχεται τὰς τῶν μικρῶν μυῶν ἐκείνων ἀποβλαστήσεις, πλατυνθείσας τε καὶ λεπτυνθείσας, ἀκριβῶς οὐδέπω κατ' ἐκεῖνον εἴρηται τὸν λόγον. νῦν οὖν αὐτό τε ταὐτὸ γίνωσκε, καὶ ὡς ὁ μὲν

providere, fed ne facta quidem intuiti, ingenio affequi poffumus, an non ea hominum opificiis majora mirabimur? Verum hos jam miffos faciamus: id autem confideremus, quidnam tandem in palpebrae fuperioris motu admirabile id fit, quae a majorum noftrorum doctiffimis excogitata fuerunt, prius explicantes. Dictum quidem jam prius quodam loco fuit, quod fub cute palpebras contegente membranae funt tenues; hinc autem hujus quoque explicationis fumam nunc initium. Membranae enim hae mufculos quidem palpebram moventes et ipfae tegunt, qui parvi plane funt: extenduntur autem ipfae ab aponeurofibus, quae in tarfum inferuntur. Ante autem docuimus, tarfum hunc effe cartilaginofum, inftar vinculi cujusdam corpori membranofo palpebram gignenti fubjectum; at quod illorum parvorum mufculorum dilatatas productiones atque extenuatas recipit, hactenus planiffime non docuimus. Nunc igitur tum hoc ipfum difce, tum autem quod alter quidem mufcu-

ἕτερος τῶν μυῶν κατὰ τὸν μέγαν κανθὸν, πρὸς τῇ ῥινὶ τεταγμένος πλάγιος, εἰς τὸ ταύτῃ μέρος ἥμισυ καθήκει τοῦ ταρσοῦ, ὁ δ' ἕτερος ὅλος καὶ αὐτὸς πλάγιος, ἀλλὰ πρὸς τῷ μικρῷ κανθῷ παρατεινόμενος, εἰς τὸ λοιπὸν τοῦ ταρσοῦ μέρος ἥμισυ τὸ καθ' ἑαυτὸν ἐμβάλλει. καὶ τοίνυν ὅταν μὲν ὁ πρότερος εἰρημένος ἐνεργῇ, καθέλκει τὸ συνεχὲς αὐτοῦ μέρος τοῦ βλεφάρου τὸ πρὸς τῇ ῥινί· ὅταν δ' ὁ ἕτερος, τὸ λοιπὸν ἀνέλκει. τεταγμένης γὰρ δὴ τοῦ μὲν προτέρου τῆς κορυφῆς κατὰ τὸν μέγαν κανθὸν, τοῦ δευτέρου δὲ κατὰ τὴν ὀφρὺν, καὶ τῆς τάσεως ἅπασι τοῖς μυσὶν ἐπὶ τὴν ἰδίαν ἀρχὴν γινομένης, ἀναγκαῖον ἤδη τῷ μὲν ἑτέρῳ μέρει τοῦ βλεφάρου, τῷ πρὸς τῇ ῥινὶ, τὴν κίνησιν κάτω γίνεσθαι, θατέρῳ δὲ τῷ κατὰ τὸν μικρὸν κανθὸν ἄνω. εἰ μὲν οὖν ἑκάτερον κατὰ τὸν αὐτὸν τείνειεν χρόνον ὁμοίως τὸ βλέφαρον, ἄνω μὲν αὐτοῦ τὸ κατὰ τὸν μικρὸν ἀνασπασθήσεται κανθὸν, κάτω δ' ἑλχθήσεται τὸ κατὰ τὸν μέγαν, ὥστε μηδὲν μᾶλλον ἀνεῷχθαι τὸν ὀφθαλμὸν, ἢ κεκλεῖσθαι. καὶ τοῦτ' ἔστι τὸ πρὸς Ἱπποκράτους καμπύλον

lorum in majore angulo oculi ad nafum obliquus conftitutus, ad tarfi partem dimidiam, quae illic eft, perveniat; alter vero totus et ipfe quoque obliquus, et ad minorem angulum extenfus, ad reliquam tarfi partem dimidiam fibi propinquam prorumpit. Quando igitur mufculus prior dictus agit partem palpebrae fibi continuam, quae eft ad nafum, deorfum trahit; quum vero alter, reliquam furfum trahit. Prioris porro caput quum ad majorem angulum fit conftitutum, fecundi autem ad fupercilium, quumque mufculi omnes erfus proprium principium tendantur, neceffe eft parti palpebrae alteri, quae ad nafum eft, motus deorfum fit, alteri vero, quae eft ad minorem angulum, furfum. Quod fi uterque eodem tempore tendant juxta palpebram, furfum quidem ea ipfius pars, quae eft ad minorem angulum, trahetur, quae vero eft ad majorem, ea deorfum trahetur; quare accidet, ut oculus non magis fit apertus, quam claufus; eaque palpebrae figura eft, quam Hippocrates curvam ae

ὀνομαζόμενον βλέφαρον, [544] ὃ δὴ καὶ κακοῦ μεγάλου σημεῖον ἐν τοῖς νοσήμασι τίθεται, καί που τὴν διαστροφὴν αὐτοῦ ταύτην ἴλλωσιν ὀνομάζει. καὶ γίνεται δηλονότι τὸ πάθημα τῶν μυῶν, ἑκατέρου σπωμένου τε καὶ πρὸς ἑαυτὸν ἕλκοντος τὸ συνεχὲς μέρος τοῦ ταρσοῦ. εἰ δ᾽ ὁ μὲν ἕτερος ἐνεργεῖ μῦς, ἐφ᾽ ἑαυτὸν ἕλκων τὸ βλέφαρον, ὁ δ᾽ ἕτερος ἡσυχάζει τελέως, ἀνοίγνυσθαι τηνικαῦτα καὶ κλείεσθαι συμβαίνει τῷ παντὶ βλεφάρῳ· συνεφέλκεται γὰρ ἀεὶ θάτερον μέρος τοῦ ταρσοῦ τὸ κινούμενον ἅμ᾽ ἑαυτῷ καὶ τὸ λοιπόν. αἰτία δὲ ἡ σκληρότης αὐτοῦ, καὶ εἴπερ ἦν ὑμενῶδες, ἢ σαρκῶδες, ἢ ὁπωσοῦν ἄλλως μαλακὸν, οὐκ ἂν εἵπετο τῷ κοινουμένῳ μέρει θάτερον. ἀλλὰ γὰρ αὐτὸ τοῦθ᾽ ἡ φύσις προορωμένη, σκληρὸν καὶ χονδρώδη τὸν ταρσὸν τῷ βλεφάρῳ προσθεῖσα, καθῆψεν εἰς ἑαυτὸν ἀμφοτέρων τῶν μυῶν τὰς τελευτάς. ὥσπερ οὖν, εἰ ῥάβδον καμπύλην καθ᾽ ὁποτερονοῦν τῶν μερῶν λαβὼν ἕλκοις, ἕπεται πᾶσα, τὸν αὐτὸν τρόπον καὶ ὁ ταρσὸς ἕπεται τῶν τεινόντων μυῶν ἑκατέρῳ. καὶ ἥδε τρίτη τε καὶ μεγίστη χρεία τῆς τοῦ ταρσοῦ

reflexam appellavit, quam in morbis magni mali fignum ftatuit; palpebraeque everfionem hanc alicubi nominat illofin (*nictationem*); fitque affectus is, utroque mufculorum convulfo partemque tarfi fibi continuam ad fe ipfum trahente. Quod fi alter quidem mufculus agat, ad fe ipfumque palpebram trahat, alter autem prorfus ceffet, aperiri tunc ac claudi totam palpebram contingit; trahit enim femper pars altera tarfi, quae movetur, una fecum et reliquam. Caufa autem hujus rei eft durities; fi enim membranofa effet pars ea, aut carnofa, aut quovis alio modo mollis, non utique partem motam altera fequeretur; id quod praevidens natura, durum ac cartilaginofum tarfum ipfi palpebrae apponens, utriusque mufculi fines in ipfum immifit. Quemadmodum fane, fi virgam quandam curvam ac reflexam utravis parte accipiens traxeris, tota fequitur, ad eundem modum et tarfus totus utriusvis mufculi tractum fequitur; atque tertius hic et maximus generationis tarfi eft ufus, quem

γενέσεώς ἐστι, (480) ἣν ὀλίγον ἔμπροσθεν ἐρεῖν ἀνεβαλόμεθα. τὰ μὲν δὴ κατὰ τὸ ἄνω βλέφαρον ὧδ᾽ ἔχει.

Κεφ. ί. Διὰ τί δ᾽ οὐ καὶ τῷ κάτω βλεφάρῳ μέτεστι κινήσεως, ἕνεκά γε τῆς αὐτῆς χρείας γεγονότι, καὶ χώραν τοῖς μυσὶν οὐδὲν ἧττον ἐπιτήδειον ἔχοντι; δόξειε γὰρ ἂν ἄδικος ἐνταῦθ᾽ ἡ φύσις ὑπάρχειν, εἰ, παρὸν ἐν ἑκατέρῳ τῶν βλεφάρων ἥμισυ νεῖμαι τῆς ὅλης, ἡ δὲ θατέρῳ πᾶσαν αὐτὴν ἐχαρίσατο, καὶ μὴ ὅτι ταύτῃ μόνον ἄδικος, ἀλλὰ καὶ μικρότερον ἐργασαμένη πολλῷ τὸ κάτωθεν, ἀδικεῖν ἂν οὐχ ἧττον καὶ κατὰ τοῦτο δόξειε. χρῆναι γὰρ δὴ, καθάπερ καὶ τοῖς ὠσὶ, καὶ τοῖς χείλεσι, καὶ τοῖς τῶν ῥινῶν πτερυγίοις, οὕτω δὴ καὶ τοῖς βλεφάροις καὶ μεγέθους καὶ κινήσεως ἴσον ἀμφοῖν μετεῖναι. ἀλλ᾽ ἡ θέσις αἰτία τῆς διαφορᾶς. εἰ γὰρ δὴ μακρότερον ἐγένετο τὸ κάτω βλέφαρον, ἢ νῦν ἐστιν, οὐκ ἂν ὁμοίως ἦν εὐσταθὲς, ἀλλ᾽ εἰς ἑαυτὸ καταῤῥέον, ἐῤῥυτιδοῦτ᾽ ἂν, καὶ χαλαρὸν ἐγίνετο, καὶ ἀφειστήκει τοῦ ὀφθαλμοῦ, καὶ, τὸ τούτων ἔτι μεῖζον, ἠθροίζετ᾽ ἂν ἐν αὐτῷ δυσεκκρίτως καὶ λήμη, καὶ δάκρυον, καὶ πᾶν εἴ τι

paulo ante in aliud tempus rejeceram. Quae itaque ad palpebram fuperiorem pertinent, fic habent.

Cap. X. Cur vero non et palpebra inferior motus fuit particeps, quum ad eundem ufum facta fuiffet, locumque recipiondis mufculis non minus haberet accommodum? Natura certe videvi hic poffit injufta, fi, quum utrique palpebrae totius motus partem dimidiam poffet tribuere, ipfa totum eum alteri effet gratificata. Neque in hoc folum, verum etiam in eo nihilominus videri poffit injufta, quod inferiorem multo minorem effecerit; oportebat enim, quemadmodum auribus ac labiis et nafi alis, ita palpebris utrisque magnitudinem ac motum tribuere aequalem. At fitus hujus difcriminis eft caufa; fi enim palpebra inferior longior, quam nunc eft, extitiffet, non fuiffet fimiliter conftans, fed in fe ipfam defluens corrugaretur, laxaque fieret, ab oculoque difcederet; et quod his adhuc eft majus, colligeretur in ea lippitudo, ac lacryma, et ejusdem generis omnia, quae

τοιοῦτον. ὅθεν ἄμεινον ἦν αὐτῷ μικρῷ γενέσθαι, τοιοῦτον γὰρ ἀποτελεσθὲν ἀεὶ περὶ τὸν ὀφθαλμὸν ἔσφιγκται, προστετυπωμένον αὐτῷ, καὶ περικείμενον ἀκριβῶς, καὶ ῥᾳδίως ἐκθλῖβον πάντα τὰ περιττώματα. τοιούτῳ δ᾽ αὖ γινομένῳ τῷ κάτω βλεφάρῳ πρόδηλον ὡς οὐδὲν ἔτι κινήσεως ἔδει. τὴν μὲν δὴ περὶ τὰ βλέφαρα τέχνην τῆς φύσεως ἐξευρηκέναι τε καὶ καλῶς ἐξηγήσασθαι δοκοῦσιν οἱ ἄριστοι τῶν ἀνατομικῶν, ὡς εἴρηται νῦν. ἐγὼ δ᾽ ἐπειθόμην ἂν αὐτοῖς ἤδη τὸ σύμπαν, εἰ τὸν παρὰ τῷ μεγάλῳ κανθῷ μῦν ἐμαυτὸν ἔπειθον ἀκριβῶς ἑωρακέναι. νυνὶ δ᾽ αὖ τε γὰρ ἐκεῖνον οὐδέπω σαφῶς εἶδον ἔν γε ταῖς αἰγιλώπων χειρουργίαις, ἐν αἷς οὐ μόνον ἐκκόπτεται πολλάκις, ἀλλὰ καὶ καίεται σύμπαν ἐκεῖνο τὸ χωρίον, ὡς ἐνίοτε λεπίδας τῶν ὑποκειμένων ὀστῶν ἀφίστασθαι, μηδὲν εἰς τὴν κίνησιν ἐμποδιζομένου τοῦ βλεφάρου· διὰ τοῦτό μοι δοκῶ προσδεῖσθαί σκέψεως. εἰ δ᾽ ἐμαυτὸν πείσαιμί ποτε καλῶς ἐξευρηκέναι τὸ σύμπαν, ἐν τῷ περὶ τῶν ἀπόρων κινήσεων, ὅπερ ἔγνωκα γράψαι, δηλώσω καὶ περὶ τοῦδε.

in excernendo difficultatem haberent. Ex quo intelligitur, ſatius fuiſſe parvam ipſam fieri, talis enim oculo ſemper aſtricta atque appreſſa et ad unguem circumplectens excrementa omnia facile exprimit; quae quum eſſet hujusmodi, perſpicuum eſt, quod motu etiam non indigebat. Anatomicorum quidem certe praeſtantiſſimi naturae in palpebris artificium inveniſſe ac pulchre expoſuiſſe videntur, ut jam diximus; ego vero ipſis omnino jam aſſentirer, ſi mihi perſuadere poſſem, vidiſſe me perſpicue eum muſculum, qui eſt ad majorem angulum. Nunc autem neque illum aperte vidi unquam; et in aegilopum curatione chirurgica non modo abſcinditur plerumque, verum etiam locus ille totus ſic aduritur, ut nonnunquam ſquamae a ſubjectis oſſibus abſcedant, quum interea palpebra ad motum nihil impediatur; ob eam cauſam videtur mihi indigere animadverſione. Quod ſi mihi ipſe olim perſuaſero rem omnem pulchre inveniſſe, in libro de dubiis motibus (quem ego ſcribere conſtitui) id

νυνὶ δ᾽ ἀρκεῖ μοι τοῦτ᾽ εἰπεῖν μόνον, ὡς εἰς τοσοῦτον ἥκει σοφίας ἡ τέχνη τῆς φύσεως, ὡς μὴ πᾶσαν αὐτὴν εὑρῆσθαι τοσούτῳ χρόνῳ ζητουμένην ὑπὸ τηλικούτων ἀνδρῶν.

Κεφ. ια'. [545] Ἑξῆς δ᾽ ἂν εἴη τὰ περὶ τοὺς κανθοὺς ζητητέον. εἰ μὲν χρήσιμόν ἐστι τὸ ἐπικείμενον τῷ μεγάλῳ σαρκῶδες σῶμα, βλάπτειν ἂν δόξειε τὸν μικρὸν η φύσις, ἀποστερήσασα χρηστοῦ σκεπάσματος· εἰ δ᾽ ἄχρηστον, ἀδικεῖ πάλιν αὖ τὸν μέγαν ἐκ περιττοῦ βαρύνουσα. τί δ᾽ οὖν ἐστι τοῦτο; καὶ πῶς οὐδέτερον ἀδικεῖ; σκέπασμα τῆς πρὸς τὰς ῥῖνας συντρήσεως ἐπέθηκεν ἡ φύσις κατὰ τὸν μέγαν κανθὸν τὸ σαρκῶδες σῶμα. χρεία δ᾽ ἦν ἐκείνου τοῦ τρήματος τῷ ζώῳ διττή· μία μὲν, ἣν ἔμπροσθεν εἴπομεν, ἡνίκα περὶ τῶν ἀπ᾽ ἐγκεφάλου νεύρων ὁ λόγος ἦν, ἑτέρα δ᾽ αὖ ἡ νῦν ἐν καιρῷ ῥηθησομένη. συῤῥεῖ διὰ τῶν τρημάτων τούτων εἰς τὰς ῥῖνας ἅπαντα τῶν ὀφθαλμῶν τὰ περιττώματα, καὶ τὰ φάρμακά γε τὰ ὀφθαλμικὰ πολλοὶ πολ-

indicabo; nunc autem de eo id ſolum dixiſſe mihi ſufſecerit, naturae ſolertiam eſſe tantam, ut, quum eam tanti viri tamdiu conquiſiverint, omnem tamen non invenerint.

Cap. XI. Deinceps autem, quae ad oculorum angulos pertinent, ſunt veſtiganda. Nam ſi corpus id carneum, quod majori angulo incubat, eſt utile, minori certe nocere natura videri queat, quod eum operimento utili privaverit; ſin vero eſt inutile, majori rurſus incommodat, onere ſuperfluo eam gravans. Qui igitur explicari id poterit? et quomodo neutri natura incommodat? Operimentum foramini, quod eſt ad nares, corpus hoc carnoſum, quod eſt ad angulum majorem, natura impoſuit. Uſus autem illius foraminis animali eſt duplex; unus quidem, quem ſupra memoravimus, quum de nervis a cerebro ortis ageremus; alius vero, quem nunc tempeſtive referemus. Confluunt per foramina haec in nares omnia oculorum excrementa; et medica-

λάκις οὐ μετὰ πολὺ τῆς ὑπαλείψεως οἱ μὲν ἔπτυσαν, οἱ δ' ἀπεμύξαντο. κατὰ τοῦτο γὰρ ὁ ἀπὸ τοῦ κανθοῦ πόρος εἰς τὴν ῥῖνα διατέτρηται, καθ' ὃ καὶ ἡ ῥὶν αὐτὴ πρὸς τὸ στόμα. τοῖς μὲν οὖν ἀπομυξαμένοις διὰ τῆς ῥινὸς ἐκπίπτει τὸ συῤῥέον, τοῖς δ' ἀναχρεμψαμένοις διὰ τοῦ στόματος. ἵνα δὴ μὴ διὰ τῶν κανθῶν ἐκρέοι τὸ περίττωμα, καὶ διὰ παντὸς δακρύοιμεν, ἐπέφυ τοῖς εἰρημένοις πόροις ταυτὶ τὰ σαρκώδη σώματα, ἀποτρέψοντα μὲν τῆς διὰ τῶν κανθῶν κενώσεως τὸ τῶν ὀφθαλμῶν περίττωμα, προτρέψοντα δὲ ἐπὶ τοὺς οἰκείους πόρους. ἀπόδειξις δὲ τοῦ λεγομένου μεγίστη τὰ πολλάκις γινόμενα σφάλματα πρὸς τῶν ὀφθαλμικοὺς ἑαυτοὺς ὀνομαζόντων ἰατρῶν. οἱ μὲν γάρ τινες αὐτῶν τά τε καλούμενα πτερύγια, καὶ τὰ μεγάλα τραχώματα, καὶ τὰς συκώσεις, καὶ τοὺς τύλους τῶν βλεφάρων ἐκτήκοντες φαρμάκοις δριμέσιν ἔλαθον ἑαυτοὺς συνεκτήξαντες καὶ τοῦτο τὸ κατὰ τὸν μέγαν κανθὸν νευρῶδες σαρκίον· οἱ δέ τινες ἐν ταῖς τῶν ἐγκανθίδων χειρουργίαις ἀποτέμνοντες

menta quidem ocularia multi plerumque non multo poft inunctionem expuerunt, alii vero emunxerunt, ad eundem enim ufum meatus hic ab angulo in nafum eft perforatus, ad quem et nafus ipfe in os, quandoquidem emungentibus per nafum, quod confluit, excidit, excreantibus vero per os. Ne igitur per angulos excrementum effluat, neve affidue lacrymemus, praedictis meatibus corpora haec carnofa fuerunt appofita, quae prohiberent quidem, ne oculorum excrementa per angulos vacuarentur, ad proprios autem meatus impellerent. Demonftratio vero ejus, quod dicimus, fuerit maxima errores, in quos faepenumero incidunt ii, qui medicos ocularios fe ipfos nominant. Nonnulli enim eorum, quae vocant ungues, et magnas afperitates, ficationes, et callos palpebrarum, pharmacis acribus colliquantes fimul et carunculam nervofam, quae eft ad majorem angulum, imprudentes colliquarunt. Alii vero in encanthidum (id eft *carnis in majore angulo excrefcentiae*) curatione chirurgica plus aequo de caruncula

αὐτοῦ πλέον, ἢ προσῆκεν, ἐκρεῖν ἐπέτρεψαν ταύτῃ τοῖς περιττώμασι. καὶ καλοῦσι μὲν τὸ πάθος ῥοιάδα· τὴν ἀτοπίαν δ᾽ αὐτοῦ τί ἂν ἐμὲ δέοι λέγειν; ἀλλὰ ταῦτα μὲν ἱκανῶς τῇ φύσει προυνενόηται, καὶ πρὸς τούτοις ἔτι τὰ κατ᾽ αὐτὰ τὰ βλέφαρα λεπτὰ πάνυ τρήματα μικρὸν ἐξωτέρω τοῦ μεγάλου κανθοῦ. περαίνονται γὰρ ἄχρι τῆς ῥινὸς, καὶ υγρότητα λεπτὴν ἐν μέρει δίδωσί τε καὶ λαμβάνει. χρεία δέ ἐστιν οὐ σμικρὰ τοῦ δοῦναι μὲν, ὅτε περιττεύει, λαβεῖν δ᾽, ἡνίκα ἐνδεῖ πρὸς τὸ διασώζεσθαι τὴν κατὰ φύσιν αὐτῶν συμμετρίαν εἰς τὸ τῶν κινήσεων εὔδρομον. ἡ μέν γε ξηρότης ἡ ὑπερβάλλουσα διὰ σκληρότητα δυσκαμπῆ τε καὶ δυσκίνητα πέφυκεν ἀποτελεῖν αὐτὰ, τὸ δὲ τῆς υγρότητος πλῆθος ἀστήρικτα καὶ μαλακά· μόνη δὲ ἡ μέση κατάστασις ἀρίστη πρὸς πάσας ἐστὶ τὰς κατὰ φύσιν ἐνεργείας. εἰς δὲ τὴν εὐκολίαν τῶν κινήσεων καὶ δύο ἀδένες ἐγένοντο καθ᾽ ἑκάτερον ὀφθαλμὸν, ὁ μὲν ἐκ τῶν κάτω μερῶν, ὁ δὲ ἐκ τῶν ἄνω, πόροις αἰσθητοῖς εἰς αὐτοὺς ἐκχέοντες ὑγρὸν, οἷόν περ εἰς τὸ στόμα τὰ

refcindentes, effluxum excrementis ex parte aperuerunt, quem affectum rhyadem quidam appellarunt; de cujus abfurditate quorfum attinet me hîc verba facere? At haec quidem accurate a natura fuerunt provifa, et praeter haec adhuc illa quae in palpebris funt tenuia admodum foramina, quae paulo funt extra majorem angulum; ad nafum enim usque pertinent, tenuemque humorem dant viciffim, atque accipiunt. Ufus porro eft non parvus in eo dando, quod abundat, accipiendo autem, quod deficit, quo ipforum naturalis fymmetria confervetur ad motuum agilitatem, quandoquidem ficcitas earum exuperans propter duritiem flectendi ac movendi difficultatem illis ingenerat, humiditatis autem copia infirma reddit ac mollia; fola autem media conftitutio ad naturales omnes actiones eft praeftantiffima. Ad motuum etiam facilitatem duae quoque glandulae in utroque oculo extiterunt, altera partibus infernis, altera fupernis; quae meatibus non obfcuris humidum in ocu-

Ed. Chart. IV. [545. 546.] Ed. Baf. I. (480.)

σίαλον ἐξοχετεύουσιν οἱ παρὰ τῇ ῥίζῃ τῆς γλώττης ἀδένες. ὅτι δ᾽ οὐδὲ την περικειμένην τοῖς ὀφθαλμοῖς πιμελὴν ἄλλου τινὸς ἕνεκεν ἡ φύσις παρεσκεύασε, καὶ ἡ σκληρότης αὐτῆς δηλοῖ· δύστηκτος γὰρ ἐκ τῆσδε γενομένη διὰ παντὸς αὐτοὺς στέγει, ὅτι δὴ λιπαρά.

Κεφ. ιβ'. [546] Σχεδὸν ἅπανθ᾽ ἡμῖν εἴρηται τὰ κατὰ τοὺς ὀφθαλμοὺς, πλὴν ἑνὸς, ὃ προὐθέμην μὲν παραλιπεῖν, ὅπως μὴ δυσχεραίνοιτο τοῖς πολλοῖς ἥ τ᾽ ἀσάφεια τῶν λόγων καὶ τὸ μῆκος τῆς πραγματείας. ἐπεὶ γὰρ ἐχρῆν ἅψασθαι κατ᾽ αὐτὸ θεωρίας γραμμικῆς, ἧς οὐ μόνον ἀμαθεῖς εἰσιν οἱ πολλοὶ τῶν πεπαιδεῦσθαι προσποιουμένων, ἀλλὰ καὶ τοὺς ἐπισταμένους ἐκτρέπονταί τε καὶ δυσχεραίνουσι, διὰ τοῦτ᾽ ἄμεινον ἔδοξεν εἶναί μοι παντάπασιν αὐτὸ παραλιπεῖν. ἐνύπνιον δέ τι μεταξὺ μεμψάμενον, ὡς εἰς μὲν τὸ θειότατον ὄργανον ἀδικοῖμι, περὶ δὲ τὸν δημιουργὸν ἀσεβοῖμι, παραλιπὼν ἀνεξήγητον ἔργον μέγα τῆς εἰς τὰ

los effundunt, fimiliter ac glandulae, quae linguae radici adjunctae falivam in os derivant. Quod autem circumfufam oculis pinguedinem nullius alterius gratia natura comparavit, ipfius etiam durities indicat; cujus beneficio quum non facile colliquetur, perpetuo eos tegit, quod unctuofa fit ac pinguis.

Cap. XII. Abfolnta nobis propemodum funt omnia, quae ad oculos pertinent, praeter unum, quod propofueram quidem praetermittere, ne multi averfarentur tum difputationis obfcuritatem, tum etiam rei prolixitatem. Poftquam enim in eo explicando mathematicam fpeculationem attingero effet neceffe, cujus non modo funt ignari eorum plerique, qui fefe doctos profitentur, verum etiam ejus peritos averfantur atque oderunt, ob eam caufam fatius mihi vifun erat id omnino miffum facere. Interea autem quum in fcmnis fuiffem accufatus, quod in diviniffimum quiuem inftrumentum effem iniquus, in opificem autem ipfum impius, nifi magnum opus ipfius in animalibus providentiae explicarem, fomnio

ζῶα προνοίας αὐτοῦ, προὔτρεψεν ἀναλαβόντα με τὸ παραλελειμμένον, ἐπὶ τῇ τελευτῇ τοῦ λόγου προσθεῖναι. τῶν γὰρ ἐπὶ τοὺς ὀφθαλμοὺς ἀπ᾽ ἐγκεφάλου κατιόντων νεύρων τῶν αἰσθητικῶν, ἃ δὴ καὶ πόρους ὠνόμαζεν Ἡρόφιλος, ὅτι μόνοις αὐτοῖς αἰσθηταὶ καὶ σαφεῖς εἰσιν αἱ τοῦ πνεύματος ὁδοὶ, ὥσπερ αὐτὸ τοῦτο τὸ παράδοξόν τε καὶ ὑπὲρ τὰ λοιπὰ τῶν νεύρων ἐστὶν, οὕτω καὶ τὸ φύεσθαι μὲν ἐκ διαφερόντων τόπων, προϊόντα δ᾽ ἀλλήλοις ἑνοῦσθαι, κἄπειτα πάλιν ἀποχωρεῖν τε καὶ διασχίζεσθαι. τίνος οὖν ἕνεκεν οὔτε ἐκ ταὐτοῦ τόπου τὴν ἀρχὴν αὐτῶν ἡ φύσις ἐποιήσατο τῆς ἄνωθεν ἐκφύσεως, οὔτ᾽, ἐπειδὴ τὸ μὲν ἐκ τῶν δεξιῶν ἀπέφυσε, τὸ δ᾽ ἐκ τῶν ἀριστερῶν εὐθὺ τῶν κατὰ τοὺς ὀφθαλμοὺς χωρῶν προήγαγεν, ἀλλ᾽ εἴσω πρότερον ἐπικάμψασα, καὶ συνάψασα, καὶ τοὺς πόρους αὐτῶν ἑνώσασα, μετὰ ταῦτα πάλιν ἑκάτερον ἐπὶ τὸν κατ᾽ εὐθὺ τῆς ἄνωθεν ἐκφύσεως ὀφθαλμὸν προήγαγεν; οὐ γὰρ δὴ ἐνήλλαξέ γε αὐτὰ, τὸ μὲν ἐκ τῶν δεξιῶν ἐπὶ τὸν ἀριστερὸν ὀφθαλμὸν ἀγα-

ſum perpulſus, ut, quod praetermiſeram, reſumerem, in fineque libri hujus apponerem. Quemadmodum enim in nervis ſenſificis a cerebro ad oculos deſcendentibus, quos certe et poros Herophilus nuncupavit, quod ſolis ipſis viae ſpiritus ſint conſpicuae ac ſenſibiles, quemadmodum, inquam, hoc ipſum eſt admirabile ac ſupra id, quod in nervis reliquis habet, ita et quod ex diverſis quidem locis proficiſcuntur, progreſſi vero ſibi mutuo cohaerent, poſt autem rurſus a ſeſe digrediuntur ac ſeparantur. Quid igitur cauſae eſt, cur natura non ex eodem loco initium ſupernae ipſorum productionis duxit, neque, poſtquam alterum quidem a dextris, alterum autem a ſiniſtris produxit, recta ad oculorum regiones adduxit, ſed introrſum prius reflectens, ac conjungens, ipſorumque poros uniens, poſt illa utrumque rurſus ad oculum ſecundum rectitudinem ſupernae productionis produxit? Non enim eos commutavit, illum quidem, qui ex dextris emergit, ad oculum ſiniſtrum, eum vero, qui ex ſini-

Ed. Chart. IV. [546.] Ed. Baf. I. (480. 481.)

γοῦσα, τὸ δὲ (481) ἐκ τῶν ἀριστερῶν ἐπὶ τὸν δεξιὸν, ἀλλ' ἔστι μὲν ὁμοιότατον τῷ Χ γράμματι τῶν νεύρων τούτων τὸ σχῆμα. καί τις οὐκ ἀκριβῶς ἀνατεμὼν ἐπαλλάττεσθαι δόξειεν ἂν ἴσως αὐτὰ, καὶ ὑπερβαίνειν ἄλληλα. τὸ δ' οὐχ οὕτως ἔχει, συντυχόντα γὰρ ἀλλήλοις ἐντὸς τοῦ κρανίου, καὶ τοὺς πόρους ἑνώσαντα, παραχρῆμα πάλιν ἀποχωρίζεται, δηλοῦντα σαφῶς, ὅτι μηδενὸς ἑτέρου χάριν ἀλλ' ἢ τοῦ συνάψαι τοὺς πόρους ἐπλησίασεν. εἰς ὅ τι δὲ χρηστὸν τοῦτό ἐστι, καὶ ὅσην παρέχει τοῖς τῆς ὄψεως ὀργάνοις τὴν χρείαν, ἐπειδή γέ τις ἐκέλευσε δαιμόνων, ἐκείνῳ πειθόμενος ἐρῶ, παρακαλέσας πρότερον ὁμιλοῦντα τοῖσδε τοῖς γράμμασιν, ὡς οἱ νομίμως παιδευθέντες ἔν τε τοῖς ἄλλοις μαθήμασιν καὶ γεωμετρίᾳ γινώσκουσι, τί ποτέ ἐστιν ὁ κύκλος, καὶ κῶνος, καὶ ἄξων, καὶ τῶν ἄλλων ἕκαστον τῶν ὁμοίων, ἀναμεῖναι βραχὺ, καὶ συγχωρῆσαι διὰ τοὺς ἀγνοοῦντας πολλῷ πλείους ὄντας, ἐξηγήσασθαι τὰ σημαινόμενα πρὸς τῶν ὀνομάτων, εἰς ὅσον οἷόν τέ ἐστι διὰ βραχυτάτων. οὐδὲ γὰρ οὐδ' αὐτοῖς ἐκείνοις ο λόγος ἄχρηστος ἔσται παν-

ftris oritur, ad dextrum ducens, fed horum nervorum figura X litterae eft fimillima. Quos fi quis negligentius diffecuerit, alternare eos forte putaverit, et fefe mutuo confcendere; at non eft ita; quum enim fibi ipfi mutuo intra cranium occurrerint, meatusque fuos unierint, protinus denuo feparantur, aperte indicantes, fe ob aliud nihil convenifle, nifi ut meatus fuos conjungerent. Quod cui rei fit utile, quantumque vifus inftrumentis praebeat ufum, pofteaquam daemon aliquis imperavit, ei obfecutus expediam, eos, qui libros hos evolvent, prius cohortatus, qui recte tum aliis difciplinis, tum autem geometria funt inftituti, tenentque, quid circulus, quid conus, quid axis, atque ejusdem generis omnia, expectent parumper, concedantque mihi, ut propter ignaros (qui funt plurimi), quidnam nominibus his fignificetur, quam potero breviffime exponam. Neque enim ne illis quidem ipfis difputatio haec omnino erit inutilis, fed,

τάπασιν, ἀλλ' εἰ προσέχοιεν αὐτοῖς τὸν νοῦν, ὅπως χρὴ σαφῶς ἰδιώτας διδάσκειν, τὰ τοιαῦτα μαθήσονται, εὐθὺς δ' ἐγνωκότες τοὺς ὀπτικοὺς λόγους αὐτοῖς συνάπτειν, ἕνεκα τοῦ θᾶττον περανθῆναι τὸ προκείμενον. ἔστω δή τις κύκλος ὁρώμενος ὑπὸ θατέρου τῶν ὀφθαλμῶν, ἔτι θατέρου συγκεκλεισμένου (κύκλον δὲ δηλονότι καλῶ τὸ ἐκ μέσου πάντη ἴσον), ἀπὸ δὲ τῆς μέσης ταύτης στιγμῆς τῆς κατὰ τὸν κύκλον (ἣ δὴ καὶ κέντρον αὐτοῦ καλεῖται) μέχρι τῆς ὁρώσης αὐτὴν κόρης ὁδός εὐθεῖά σοι νοείσθω μηδαμόσε παρεγκλίνουσα [547] μηδ' ἐκτρεπομένη τῆς κατ' εὐθὺ τάσεως, ἀλλ' ὥσπερ εἰ καὶ τρίχα λεπτὴν, ἢ ἀράχνην ἀκριβῶς διατεταμένην ἀπὸ τῆς κόρης, ἐπὶ τὸ κέντρον τοῦ κύκλου νοήσεις, οὕτω καὶ τὴν εὐθεῖαν γραμμὴν ἐκείνην. ἐπινόει μοι δὴ πάλιν ἀπὸ τῆς κόρης ἐπὶ τὴν περιορίζουσαν τὸν κύκλον γραμμὴν (ἣν δὴ καὶ περιφέρειαν αὐτοῦ καλοῦσιν) ἄλλας εὐθείας γραμμὰς παμπόλλας, ὥσπερ ἀράχνας τινὰς λεπτὰς ἐφεξῆς ἀλλήλων ἐκτεταμένας, καὶ τὸ μὲν ὑπὸ τῶν εὐθειῶν τοῦ κύκλου, καὶ τούτων ἁπασῶν περιοριζόμενον

ſi animum ei attenderint, diſcent, quonam pacto homines ignaros docere haec conveniat. Ubi primum autem haec ſciverint, viſorias quoque rationes eis conjungemus, quo propoſitum citius abſolvamus. Sit itaque circulus quidam, qui ab altero oculorum cernatur, clauſo adhuc altero; circulum autem voco figuram, quae a medio undique diſtat aequaliter; ab hujus autem circuli medio puncto (quod ſane et centrum ejus vocatur) usque ad pupillam centrum videntem rectam mihi lineam intellige, quae nusquam ſeſe inflectat, neque a recto curſu aberret; ſed quemadmodum ſi aut pilum tenuem, aut araneam ad perpendiculum a pupilla ad centrum circuli extenſam intelligeres, ſic et rectam illam lineam. Intellige rurſus mihi a pupilla ad lineam circulum circumſcribentem (quam utique circumferentiam ipſius vocant) rectas lineas alias quamplurimas quaſi araneas quasdam tenues ordine extenſas; figuramque, quae ab his omnibus rectis lineis circuli circumſcribatur, conum no-

Ed. Chart. IV. [547.] Ed. Baf. I. (481.)

σχῆμα κῶνον ὀνόμαζε, κορυφὴν δ᾽ αὐτῷ νόει τὴν κόρην,
καὶ βάσιν τὸν κύκλον. τὴν δ᾽ ἀπὸ τῆς κόρης ἐπὶ τὸ
κέντρον τοῦ κύκλου τεταμένην ,εὐθεῖαν, ἁπασῶν τε τῶν
ἄλλων εὐθειῶν καὶ παντὸς τοῦ κώνου μέσην ὑπάρχουσαν,
ἄξονα κάλει. ἐπεὶ δὲ κυρτόν τι καὶ κοῖλον ἐδαφος ὀνο-
μάζεις τε καὶ νοεῖς, πάντως δήπου νοεῖς καὶ τὸ μέσον
ἀμφοῖν τὸ λεῖον, ᾧ μηδὲν μήτε κυρτότητος ὑπάρχει
μηδαμόθεν, μήτε κοιλότητος. ἐπίπεδον δή μοι κάλει ἐπιφάνειαν τὸ ἄνω πέρας τούτου τοῦ χωρίου. μετὰ δὲ δὴ
ταῦτα τόδε μοι νύει κατὰ τὸν ἄξονα τοῦ κώνου, τὸν ἀπὸ
τῆς κόρης ἐπὶ τὸ κέντρον τοῦ κύκλου διὰ τοῦ ἀέρος τετα-
μένον, αἰωρεῖσθαί τινα κέγχρον, ἤ τι τοιοῦτον ἕτερον μικρόν.
ἐπισκοτήσει δὴ τῷ κέντρῳ τοῦ κύκλου, καὶ κωλύσει τὴν κόρην ὁρᾶν αὐτό. καὶ εἴπερ ἤδη καὶ τοῦτο νενόηκας, ἑξῆς ἄν
σοι ῥᾷστον εἴη συνιέναι, πᾶν ὁτιοῦν σῶμα τεθὲν ἐν τῷ μεταξὺ τοῦ τ᾽ ἐκτὸς ὁρωμένου καὶ τῆς ὁρώσης ὄψεως ἐπισκο-
τήσειν τε καὶ κωλύσειν ἔτι βλέπεσθαι τὸ προτεταγμένον,

mina; ejusque verticem intelligе pupillam, et baſim circulum; lineam vero rectam, quae a pupillа ad centrum
circuli extenſa eſt, tum omnium aliarum rectarum, tum
coni totius mediam, axem appella. Quum vero devexum
quoddam ac convexum ſolum nominas et intelligis,
intelligis utique omnino et amborum medium, laeve
ſcilicet ac planum, cui nihil usquam ineſt neque de-
vexitatis, neque convexitatis; planam vero ſuperficiem
mihi voca partem ſpatii hujus ſuperiorem. Poſt haec
autem intelligе in axe ipſius coni, qui a pupilla ad centrum circuli per aërem protenditur, granum aliquod
milii aut id genus exiguum quiddam ſublime pendere;
centrum utique circuli obſcurabit, ipſiusque conſpectum
pupillae eripiet. Jam vero, ſi haec intellexiſti, deinceps
facillimum tibi fuerit intelligere corpus quodvis, quod
in medio ejus, quod extrinſecus conſpicitur, et viſus id
conſpicientis poſitum fuerit, luminibus viam obſtructurum,
prohibiturumque, quo minus id, quod ante oculos eſt
locatum, amplius cernatur, quo corpore funditus ſublato,

ἀρθέντος δ᾽ αὐτοῦ τελέως, ἢ καὶ παραχθέντος εἰς τὰ πλάγια, πάλιν ὁρᾶσθαι συμβαίνειν αὐτό. καὶ εἴπερ καὶ τοῦτ᾽ ἤδη νενόηκας, ὥρα σοι συλλογίζεσθαι τὸ δεῖν ἀνεπισκότητον εἶναι τὸ μέλλον ὀφθήσεσθαι, μηδενὸς ἐν τῷ μεταξὺ τεταγμένου κατὰ τὴν ἀπὸ τῆς ὄψεως ἐπ᾽ αὐτὸ τεταμένην εὐθεῖαν. εἰ δὲ καὶ τοῦτ᾽ ἤδη νενόηκας, οὐκ ἄν σοι δόξειεν ἀλόγως ἀπὸ τῶν μαθημάτων ἀποφήνασθαι, κατ᾽ εὐθείας γραμμὰς ὁρᾶσθαι τὰ ὁρώμενα. κάλει δή μοι τὰς εὐθείας ταύτας ὄψεις, καὶ τὰς λεπτὰς ἀράχνας ἐκείνας, τὰς ἀπὸ τῆς κόρης ἐπὶ τὴν περιφέρειαν τοῦ κύκλου τεταμένας, μηκέτ᾽ ἀράχνας, ἀλλ᾽ ὄψεις, καὶ τὴν περιφέρειαν τοῦ κύκλου δι᾽ ἐκείνων τῶν ὄψεων ὁρᾶσθαι λέγε, καὶ τὸ κέντρον αὐτοῦ δι᾽ ἑτέρας ὄψεως, κατὰ τὸν ἄξονα τοῦ κώνου τεταγμένης, καὶ τὸ σύμπαν ἐπίπεδον τοῦ κύκλου διὰ πολλῶν τινων ὄψεων ἐπ᾽ αὐτὸ καθηκουσῶν. ὅσαι δ᾽ ἂν τούτων τῶν ὄψεων ἴσον τε τοῦ ἄξονος ἀπέχωσι καὶ καθ᾽ ἓν ὁτιοῦν ἐπίπεδον ὦσιν, ὁμοταγεῖς ὀνόμαζε, ὅσαι δ᾽ ἄλλως, ἀνομοιοταγεῖς. ἰδεῖν σε

aut fecus medium ad latera fubducto objectum id rurfus videri contingit. Quod fi id quoque jam intellexifti, colligas nunc oportet, rem videndam omni caligine carere, neque quicquam medium in linea, quae recta ab oculo ad ipfam eft extenfa, conftitui oportere. Quod fi id quoque planum tibi eft, haudquaquam temere a mathematicis pronunciatum effe tibi videatur, quae cernuntur, ea per rectas lineas cerni. Voca utique mihi rectas has lineas vifiones, tenuesque illas araneas, quae a pupilla ad circuli circumferentiam extenduntur, non amplius araneas, fed vifiones; circulique circumferentiam dic per vifiones illas videri, ipfiusque centrum per aliam vifionem in axe coni locatam, omnemque circuli planitiem per multas quasdam vifiones ad ipfam pervenientes. Harum autem vifionum, quae aequaliter ab axe abfunt, in quavis planitiei parte fuerint, eas ejusdem ftationis ac loci nomina; quae vero fecus, ftationis diffimilis.

οἶμαί ποτε καὶ δι' ὀπῆς στενῆς ἀκτῖνας ἡλίου διεκπιπτούσας τε καὶ πρόσω φερομένας οὐδαμόθεν ἐγκλινομένας οὐδὲ
καμπτομένας, ἀλλ' ἀκριβῶς εὐθεῖάν τε καὶ ἀκλινῆ βαδιζού-
σας ὁδόν. τοιαύτην μοι νόει καὶ τὴν τῶν ὄψεων ὁδὸν
ὑπάρχειν. ἐπὶ τούτοις δ' ἤδη σαφῶς γινωσκομένοις, εἴ γε
γινώσκεις αὐτά, εἰ δὲ μή, ἀλλ' αὖθις καὶ αὖθις ἐπανα-
λαμβάνων, ἐπειδὰν ἀκριβῶς ἐκμάθῃς, ἐπὶ τὰ μετὰ ταῦτα
γεγραμμένα παραγενόμενος, ἓν μὲν καὶ πρῶτον τόδε μοι
προμάνθανε, ὡς ἕκαστον τῶν ὁρωμένων οὐδὲ μόνον ὁρᾶται,
οὐδὲ ψιλὸν, ἀλλὰ πάντως τι περιφαίνεται τῶν ὄψεων τῶν
περιλαμβανουσῶν αὐτό, προσπιπτουσῶν ἐνίοτε μέν τινι τῶν
ἐπέκεινα τοῦ βλεπομένου σώματος, ἐνίοτε δὲ τῶν ἐπὶ τάδε·
[548] δεύτερον δ', ὡς τὸ μὲν ὑπὸ τοῦ δεξιοῦ μόνου βλεπόμενον ὀφθαλμοῦ, τὸ μὲν ἐγγύτερον μᾶλλόν πως ἐν τοῖς
ἀριστεροῖς μέρεσι κεῖσθαι φαντάζεται, τὸ δὲ ποῤῥώτε-
ρον μᾶλλόν πως ἐν τοῖς δεξιοῖς, τὸ δὲ ὑπὸ τοῦ ἀρι-

Exiſtimo autem, te aliquando vidiſſe ſolis radios per
foramen anguſtum excidentes ac in partem anteriorem
tendentes nusquam deflectentes, ſed recta omnino via
ac inflexibili vadentes: talem mihi intellige et viſus
viam. Quae poſtquam plane intelligis, ſi quidem ea
intelligis, ſin antem minus, illa iterum ac ſaepius re-
pete; et ubi exacte perdidiceris, ad ea quae poſtea
ſunt ſcripta aggreſſus, unum quidem hoc ac primum
mihi praediſcas, quod eorum corporum, quae videntur,
quodque *non videtur neque ſolum*, neque nudum, ſed
quidpiam circum ipſum omnino apparet, quum viſiones,
quae corpus id complectuntur, accidant interdum quidem
cuipiam eorum, quae ultra corpus videndum ſunt, alias
autem cuidam, quod ad ipſum eſt. Secundum autem
diſce, quod corpus, quod a ſolo dextro oculo cernitur,
id ſi propius eſt, in ſiniſtris magis partibus eſſe putatur,
ſin longius abeſt, magis quodammodo in dextris; quod
vero a ſiniſtro ſolo conſpicitur, in dextris ſitum eſſe,

στεροῦ μόνου βλεπόμενον, ἐν μὲν τοῖς δεξιοῖς τὸ πλησιαίτερον, μᾶλλον δ᾽ ἐν τοῖς ἀριστεροῖς τὸποῤῥώτερον, τὸ δ᾽ ὑπ᾽ ἀμφοῖν ἐν τῷ μεταξύ. καὶ τρίτον ἐπὶ τούτοις μαθεῖν, ὅτι θλιφθείσης καὶ παραχθείσης, ἤτοι γ᾽ ἄνω τῆς κόρης ἢ κάτω θατέρου τῶν ὀφθαλμῶν, διπλᾶ φαίνεται τὰ τίως ἁπλᾶ φαινόμενα. ταῦτα δ᾽ αὐτὰ πάλαι γινώσκοντες οἱ ἀπὸ τῶν μαθημάτων ἕνεκα τῶν πολλῶν συγχωρησάτωσάν μοι διελθεῖν ὑπὲρ ἑκάστου βραχέα.

id fi propinquius fuerit, magis autem in finiftris, fi remotius; quod autem ab utroque, in medio. Tertium praeter haec edifce, quod, alterius oculorum pupilla compreffa, aut certe furfum aut deorfum adducta, apparent duplicia, quae antea fimplicia apparebant. Haec autem ipfa quanquam mathematici intelligunt, concedant tamen mihi in multorum gratiam de fingulis pauca dicere. Ac primum quidem de primo dicemus, quod fcilicet aliud quippiam cum eo, quod videtur, fimul apparet, quodque juxta alia videntur omnia.

Ed. Chart. IV. [548.] Ed. Baſ. I. (481.)

καὶ πρῶτόν γε περὶ τοῦ α λέγομεν, ὅτι πάντως τι περιφαίνεται, ὡς παρ᾽ ἑτέροις ὁρᾶται πάντα. νοείσθω γὰρ κόρη μὲν ἡ πρὸς τὸ α. τὸ δ᾽ ὁρώμενον μέγεθος ἔστω β γ, καὶ προσπιπτέτωσαν ἀπὸ τῆς α κόρης πρὸς ἑκάτερα β γ. κείσθω δ᾽ ἐπέκεινα τοῦ β γ μέγεθος τὸ δ ε, καὶ προσεκβεβλήσθωσαν αἱ α β, α γ ὄψεις, καὶ προσπιπτέτωσαν τῷ δ ε κατὰ τὰ ζ η. δῆλον οὖν, ὡς τὸ β γ μέγεθος ὁραθήσεται, καὶ οὐ τὸ ζ η. καὶ διὰ τοῦτ᾽ ἀποκρυβήσεται μὲν, ὡς μηδ᾽ ὅλως

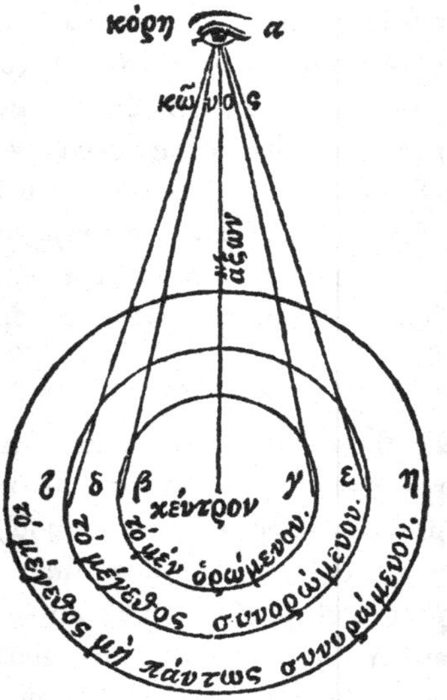

ὁρᾶσθαι τὸ ζ η. τὰ δ᾽ ἑκατέρωθεν αὐτοῦ μεγέθη, τό τε δ ζ

Intelligatur enim pupilla eſſe a; magnitudo autem, quae videtur, eſto b c; et incidant viſiones ab a pupilla in utrumque ipſorum b c. Eſto autem ultra b c magnitudo d e; et projiciantur viſiones a b et a c; incidantque d e, quae ſunt juxta f g; perſpicuum certe erit, quod magnitudo b c videbitur, non autem magnitudo f g; ob eamque cauſam abſcondetur ita magnitudo f g, ut omnino non appareat; magnitudines vero, quae ab utraque ejus parte ſunt, d f ſcilicet

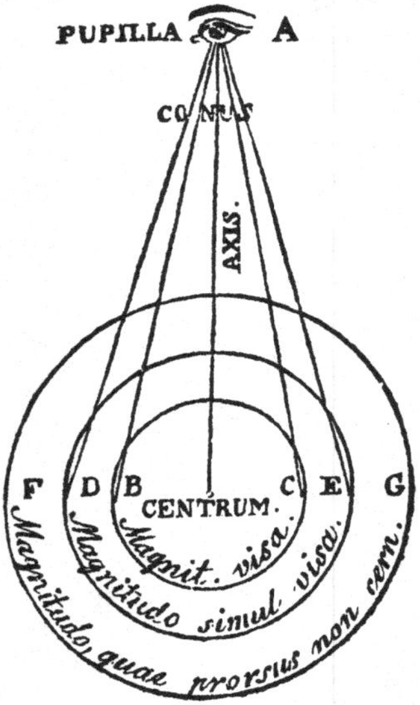

καὶ τὸ η ε, παρὰ τὸ β γ φαίνεται βλεπόμενα, καὶ μέντοι καὶ αὐτὸ τὸ β γ, καθ' ἕτερον τρόπον ἐροῦμεν βλέπεσθαι παρ' ἐκείνων ἑκάτερον. ὁ μὲν δὴ περὶ τοῦ πρώτου τῶν προτεθέντων λόγος τοιοῦτος. ὁ δὲ περὶ τοῦ δευτέρου τοῦ μὴ κατὰ τὸν αὐτὸν τόπον, μήτε τῷ ἑτέρῳ τῶν ὀφθαλμῶν πρὸς τὸν ἕτερον, μήτ' ἀμφοῖν ἅμα πρὸς τὸν ἕτερον βλέπεσθαι τὸ βλεπόμενον, ἀλλ' ἐν ἄλλῳ μὲν ὑπὸ τοῦ δεξιοῦ, ἐν ἄλλῳ δ' ὑπὸ τοῦ ἀριστεροῦ, ἐν ἄλλῳ δ' ὑπ' ἀμφοῖν, ὁ μέλλων νῦν ἐρεῖν ἐστιν. ἔστω γὰρ ἡ μὲν δεξιὰ κόρη πρὸς τὸ α, ἡ δ' ἀριστερὰ

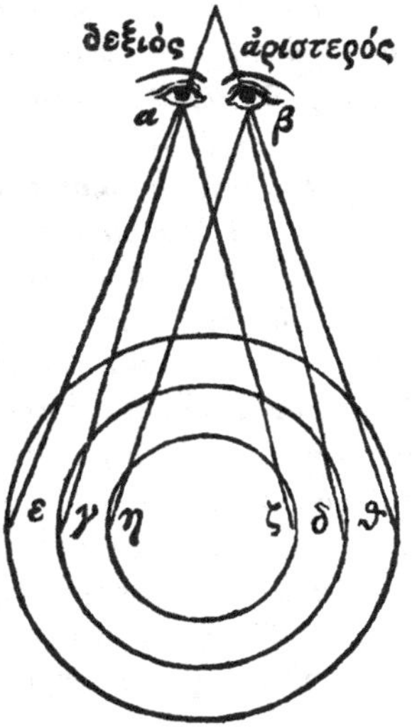

et e g, juxta b c confpiciuntur; atque etiam ipfum b c alio modo dicemus juxta illorum utrumque videri. Ratio igitur ejus, quod primum propofitum fuerat, eft hujusmodi. Secundi vero rationem, quod fcilicet id, quod altero infpicitur oculo, non eodem loco apparet, quo quando alio oculo infpicitur; neque, quum ambobus fimul oculis fpectatur, eodem loco cernitur, quo quando altero folo, fed in alio quidem loco a dextro oculo, in alio autem a finiftro, in alio ab utrisque videtur, dicturi nunc fumus. Dextra itaque pupilla fit a, finiftra

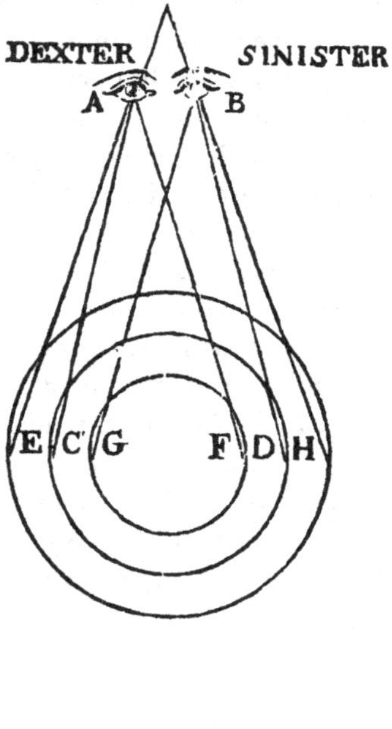

[549] πρὸς τὸ β. τὸ δ᾽ ὁρώμενον μέγεθος ἔστω τὸ γ δ, καὶ προσπιπτέτωσαν ὄψεις ἀφ᾽ ἑκατέρας τῶν κορῶν πρὸς τὰ γ δ, καὶ προσπεσοῦσαι προσεκβεβλήσθωσαν. ὁραθήσεται δὴ τὸ γ δ μέγεθος ὑπὸ μὲν τῆς δεξιᾶς κόρης κατ᾽ εὐθὺ τοῦ ε ζ μεγέθους, ὑπὸ δὲ τῆς ἀριστερᾶς κατ᾽ εὐθὺ τοῦ η θ, ὑπὸ δ᾽ ἀμφοτέρων ὁμοῦ κατ᾽ εὐθὺ τοῦ η ε θ. ὥστ᾽ οὔθ᾽ ἡ ἑτέρα ὁμοίως τῇ ἑτέρᾳ, οὔτε ἅμα ἀμφότεραι τῇ ἑτέρᾳ κατὰ τὸν αὐτὸν αὖ ὄψονται τόπον τὸ (482) ὁρώμενον. εἰ δέ τις οὐχ ἕπεται ταῖς διὰ γραμμῶν ἀποδείξεσιν, ἐναργῶς ἂν πεισθείη διὰ τῆς ἑαυτοῦ πείρας βασανίσας τὸν λόγον. στὰς γὰρ παρά τινα κίονα, κἄπειτα τῶν ὀφθαλμῶν ἑκάτερον μύων ἐν μέρει, τινὰ μὲν τῶν ὑπὸ τοῦ δεξιοῦ βλεπομένων ἐν τοῖς δεξιοῖς μέρεσι τοῦ κίονος οὐκ ὄψεται θατέρου, τινὰ δὲ τῶν ὑπὸ τοῦ ἀριστεροῦ κατὰ θάτερα μέρη τοῦ κίονος τὰ ἀριστερὰ πάλιν οὐκ ὄψεται τῷ δεξιῷ ἀμφοτέρους δ᾽ ἀνοίξας ὁμοῦ τοὺς ὀφθαλμοὺς, ἀμφότερα θεάσεται. πλέονα γὰρ ἀποκρύπτεται μέρη τῷ ἑτέρῳ τῶν ὀφθαλ-

vero b; magnitudo autem, quae videtur, c d; viſionesque incidant ab utraque pupilla ad c d, et allapſae projiciantur. Videbitur itaque magnitudo c d a dextra quidem pupilla ſecundum rectitudinem magnitudinis e f, a ſiniſtra vero ſecundum rectitudinem g h, ab utrisque vero ſimul ſecundum rectitudinem c d. Quare non eodem in loco eſſe videtur, quod ſeorſum viſio altera videt, et quod reliqua, neque quod ambae ſimul, et quod tantum altera. Quod ſi quis demonſtrationes has, quae lineis traduntur, non aſſequitur, ipſe rationem hanc expertus demum aſſentietur. Stans enim juxta columnam aliquam, deinde utrumque oculorum viciſſim claudens, cum dextrum quidem oculum clauſerit, quaedam eorum, quae prius a dextro in dextris columnae partibus cernebantur, ſiniſtro non videbit; quum vero ſiniſtrum clauſerit, quaedam eorum, quae a ſiniſtro ante videbantur in partibus ſiniſtris columnae, rurſus dextro non videbit; quando autem utrosque ſimul oculos aperuerit, utraque videbit, major enim pars occultatur, quum altero

μῶν ὁρώντων ἡμῶν, ἤπερ ἀμφοτέροις ἅμα. κατ᾽ εὐθὺ δ᾽ ἐκείνων κεῖσθαι φαντάζεται πᾶν τὸ βλεπόμενον, ὃ ἀποκρύπτει παντάπασιν, ὡς τά γε παραφαινόμενα πάντα, τὰ μὲν ἐν τοῖς δεξιοῖς αὐτοῦ μέρεσι, τὰ δ᾽ ἐν τοῖς ἀριστεροῖς τετάχθαι δοκεῖ. μόνα τοίνυν τὰ μὴ βλεπόμενα κατ᾽ εὐθὺ τοῦ βλεπομένου κείσεται. ἀλλ᾽ ἦν ἕτερα μὲν ὁρατὰ τῷ δεξιῷ τῶν ὀφθαλμῶν, ἕτερα δὲ τῷ ἀριστερῷ. ὥστε καὶ ἡ θέσις τοῦ βλεπομένου μεγέθους ἰδίᾳ ἑκατέρῳ τῶν ὀφθαλμῶν φαντασθήσεται. κοινῇ δ᾽ ἐν ἀμφοτέροις, ὅσα μηδ᾽ ἕτερος ἑώρα, παντάπασιν ὁρατὰ γίνεται, καὶ διὰ τοῦτ᾽ ἐλάττοσιν ἐπισκοτήσει τὸ πρὸς ἀμφοτέρων ὁμοῦ τῶν ὀφθαλμῶν ὁρώμενον, ἢ καταμόνας, ὁποτεροσοῦν ἦν αὐτῶν ὁ θεώμενος. ἀλλ᾽ εἰ καὶ ἀποστὰς τοῦ κίονος ἐπὶ πλεῖον ἑκάτερον τῶν ὀφθαλμῶν ἀνοιγνύναι τε καὶ μύειν ἐν μέρει βουληθείης, ἀποβλέπων εἰς τὸν κίονα, δόξει σοι μεταπηδᾷν ἀθρόως, εἰ μὲν τὸν δεξιὸν μύοις, ἐπὶ τὰ κατ᾽ ἐκεῖνον, εἰ δὲ τὸν ἀριστερὸν, ἐπὶ θάτερα μέρη. καὶ μέν γε καὶ ἀνοιγνύντι τὸν μὲν δεξιὸν ἐπὶ τὰ ἀριστερὰ μέρη μεταπηδᾷν ὁ κίων

oculorum intuemur, quam quum fimul utrisque. Secundum rectitudinem autem illorum effe putatur id omne, quod cernitur, ut et quod omnino occultat; nam quae juxta id cernuntur omnia, alia quidem in dextris ejus partibus, alia vero in finiftris videntur effe locata; fola igitur ea, quae non videntur, fecundum rectitudinem ejus, quod videtur, erunt fita; fed alia quidem fuerint dextro oculo vifibilia, alia vero finiftro. Quocirca et pofitio magnitudinis videndae utrique oculorum peculiaris apprehendetur; ambobus autem, quae neuter videbat, omnino fiunt confpicua. Quapropter minus obfcurum eft, quod ambobus oculis fimul videtur, quam fi altero duntaxat, uterlibet eorum is fit, fpectes. Quin et fi a columna plufculum digreffus utrumque oculum aperire ac claudere viciffim intuens in columnam volueris, illa tibi repente ac femel tranfilire videbitur, fi dextrum claufferis, verfus dextram partem, fin autem finiftrum, in alteram; atque etiam aperienti tibi dextrum ad lae-

δοξει, τὸν δ᾽ ἀριστερὸν ἐπὶ τὰ δεξιά. τῷ μὲν γὰρ δεξιῷ τῶν ὀφθαλμῶν μᾶλλον ἐν τοῖς ἀριστεροῖς μέρεσιν ὁ κίων κείμενος φαίνεται, τῷ δ᾽ ἀριστερῷ μᾶλλον ἐν τοῖς δεξιοῖς· ἀμφοτέροις δ᾽ ἅμα θεωμένοις τὴν μέσην χώραν ἐπέχειν δοκεῖ τῆς ἑκατέρων καταμόνας φαντυζομένης. ἀλλ᾽ εἰ καὶ τῶν ἀστέρων τινὰ κατὰ τὸν αὐτὸν τρόπον ὁρᾶν βουληθείης, ἢ καὶ τὴν σελήνην, καὶ μάλισθ᾽ ὅταν εἴη πλήρης τε καὶ ἴση πανταχόθεν, ἀθρόως σοι δόξει μεταπηδᾶν εἰς μὲν τὰ δεξιὰ μέρη τὸν ἀριστερὸν μὲν ὀφθαλμὸν ἀνοιγνύντι, κλείοντι δὲ τὸν δεξιὸν, εἰς δὲ τὰ ἀριστερὰ τοὔμπαλιν δρῶντι. ταῦτ᾽ οὖν ὅτι μὲν φαίνεται, παντὶ τῷ πεπειραμένῳ δῆλον, τίνα δὲ ἔχει τὴν αἰτίαν τε καὶ τὴν ἀνάγκην τῆς γενέσεως, ὀλίγον ἔμπροσθεν ἐδείκνυτο διὰ τῶν γραμμῶν. καὶ γὰρ οὖν καὶ ὅτι διαστρέψαντι τὸν ἕτερον ὀφθαλμὸν, εἰ μὲν εἰς τὰ κάτω κατασπασθῆναι συμβαίη τὴν κόρην, ταπεινότερον ἐκεῖνο φαίνεται τὸ βλεπόμενον, εἰ δ᾽ ἀνασπασθῆναι, τοὐναντίον, ἔξεστί σοι τῇ πείρᾳ βασανίζειν. ἥτις δὲ καὶ ἡ τούτων αἰτία, χωρὶς τῶν προειρημένων λόγων οὐκ ἔνεστι μα-

vam columna tranfilire putabitur, finiftrum autem ad dextram; dextro enim oculo in finiftris magis partibus columna effe videtur, finiftro vero in dextris magis; fimul vero utrisque afpicienti medium locum obtinere putabitur ejus, qui feorfum utrique videbatur. Quod fi ftellam aliquam eodem modo vis infpicere, aut etiam lunam, et potiffimum quando plena fuerit ac undique aequabilis, repente ac confertim tibi tranfilire putabitur, in dextram quidem partem finiftrum oculum aperienti, claudenti autem fimul dextrum, in finiftram autem contra agenti. Perfpicuum igitur eft cuivis experto haec ita apparere. Quaenam autem eorum fit caufa ac neceffitas, paulo ante per lineas indicavimus. Quin et quod alterum oculum fi perverteris, fi deorfum quidem pupilla fuerit detracta, humilius ac depreffius id apparebit, quod intuebere, fin autem furfum tracta fuerit, contrarium, licet tibi id experientia comprobare. Quae autem fit horum etiam caufa, absque praedictis rationibus nun-

θεῖν. εἰ μὴ γὰρ ἐν ἑνὶ καθεστηκότες εἶεν ἐπιπέδῳ τῶν ὀπτικῶν κώνων οἱ ἄξονες, ἀνάγκη πᾶσα θατέρῳ μὲν τῶν ὀφθαλμῶν ὑψηλότερον, θατέρῳ δὲ ταπεινότερον ὁρᾶσθαι τὸ βλεπόμενον. οὗ γὰρ ἂν ὁ ἄξων ὑψηλότερος ᾖ τοῦ κώνου, τούτου καὶ αὐτὸς ὅλος ὁ κῶνος ὑψηλότερός ἐστιν. ἀλλ᾽ ὁ μὲν ἐκ ταπει[550]νοτέρου τοῖς ὁρωμένοις προσβάλλων κῶνος ἁπάσας ἔχει ταπεινοτέρας τὰς ὁμοταγεῖς ὄψεις, ὁ δ᾽ ἐξ ὑψηλοτέρου τοὐναντίον. ἐπεὶ δὲ τὸ μὲν ὑπὸ τῶν ὑψηλοτέρων ὁρώμενον ὄψεων ὑψηλότερον εἶναι φαντάζεται, τὸ δ᾽ ὑπὸ τῶν ταπεινοτέρων ταπεινότερον, εἰκότως ὑψηλότερον μὲν τῷ ὑψηλοτέρῳ, ταπεινότερον δὲ τῷ ταπεινοτέρῳ κώνῳ φανεῖται τὸ βλεπόμενον. ἐναργὲς δὲ τεκμήριον τοῦ λεγομένου λάβοις ἂν, εἰ τὸ παρατεθλιμμένου θατέρου τῶν ὀφθαλμῶν διπλοῦν ψεῦδος φαινόμενον ἐπιμύσας ἐκεῖνον τὸν ὀφθαλμὸν μετὰ θατέρου θεάσασθαι βούλοιο. μία μὲν γὰρ τελέως ἀποτελεῖται φαντασία τῆς τοῦ βλεπομένου θέσεως, ἣν εἶχεν ὁ κεκλεισμένος νῦν ὀφθαλμὸς, ὅτ᾽ ἀνέῳκτο· ἡ λοιπὴ δ᾽ ἀμετάπτωτος μένει, τὴν ἐξ ἀρχῆς

quam didiceris. Nam nifi in una fuperficie plana viforiorum conorum axes fuerint conftituti, neceffe omnino erit alteri quidem oculorum altius, alteri autem depreffius, quod fpectatur, videri. Cujus enim rei axis ipfe altior cono fuerit, hac et conus ipfe totus eft altior; fed conus, qui ab humiliori loco iis, quae videntur, accidit, omnes ipfas vifiones ejusdem ftationis habet humiliores; qui ab altiori loco, easdem habet contrarias. Quoniam autem, quod altioribus vifionibus cernitur, altius effe putatur, quod autem humilioribus, humilius, par eft, ut altius quidem cono altiori, humilius autem humiliori, quod cernitur, appareat. Ejus autem argumentum tibi fuerit evidens, fi id, quod altero oculorum compreffo duplex falfo apparet, illo oculo claufo, altero intueri volueris; una enim prorfus efficitur imaginatio pofitionis ejus, quod videtur, quam habebat claufus nunc oculus, quando patefactus erat; reliqua vero manet immutabilis,

φυλάττουσα χώραν. καίτοι, ὁπότε, κατὰ φύσιν ἐχόντων ἀμφοτέρων, ἓν ἑώρα τὸ προκείμενον ἐπὶ τῇ θατέρου μύσει, μετέπιπτεν εὐθέως ἡ φαντασία τῆς θέσεως αὐτοῦ, καὶ μεταπηδᾷν ἐδόκει τὸ βλεπόμενον, καὶ αὖθίς γε πάλιν ἀνοιγνύντων τῶν βλεπομένων τὸν ἕτερον, αὖθις μεθίστατο, καὶ οὐδέποτ᾽ ἔμενεν ἐν ταὐτῷ, κλειόντων τε καὶ ἀνοιγνύντων ὁποτερονοῦν. ἐπεὶ δὲ τῶν διὰ τὴν παράθλιψιν ὑψηλοτέραν ἢ ταπεινοτέραν ποιησάντων τὴν κόρην, ἡ μὲν ἑτέρα φαντασία τῆς θέσεως ἀπόλλυται τελέως, ἡ λοιπὴ δ᾽ ἀμετάπτωτος μένει, κλεισάντων τὸν ἕτερον τῶν ὀφθαλμῶν, διὰ τοῦτο δὲ καὶ οὐ πᾶσα διαστροφὴ τῆς κόρης διττὸν ποιεῖ φαντάζεσθαι τὸ βλεπόμενον, ἀλλ᾽ ἥτις ἂν αὐτὴν ὑψηλοτέραν ἢ ταπεινοτέραν ἐργάζηται τοῦ κατὰ φύσιν. αἱ δὲ πρὸς τὸν μέγαν κανθὸν ἢ πρὸς τὸν μικρὸν παραγωγαὶ μᾶλλον μὲν ἀριστερὸν ἢ δεξιὸν ἀποφαίνουσι τὸ βλεπόμενον, οὐ μὴν διττόν γ᾽ ἐργάζεται· μένουσι γὰρ ἐφ᾽ ἑνὸς ἐπιπέδου τῶν κώνων οἱ ἄξονες. ὅσοι γε διεστράφησαν τοὺς ὀφθαλμοὺς ἢ ὕστερον,

quem a principio habebat locum fervans. Quanquam, quum uterque fecundum naturam haberent, unum cernebatur objectum; claufo altero, pofitionis ipfius apprehenfio immutabatur, ipfumque objectum tranfilire videbatur; poft autem rurfus alterum oculum aperientibus, rurfus transferebatur, neque unquam eodem in loco claudentibus et aperientibus utrumvis manebat. Poftquam vero iis, qui altius aut inferius pupillam compulerunt, altera quidem pofitionis imaginatio perit omnino, reliqua vero firma atque immutabilis perftat, ubi fcilicet alterum oculum claufterimus, propterea neque omnis pupillae inverfio duplicem rei videndae affert imaginationem, fed quae ipfam altiorem aut humiliorem habitu naturali fecerit. Caeterum quum pupillam ad majorem aut minorem angulum adducimus, facimus, ut, quod cernitur, finiftrum magis aut dextrum appareat, non tamen duplex efficimus, manent namque in uno plano conorum axes. Quibus vero inverfi fuerint oculi five

ἢ εὐθέως κατ᾽ ἀρχὰς ἐν τῇ κυήσει, μηδετέρας μὲν κόρης ὑψηλοτέρας γενομένης, ἀλλὰ τῷ προσαχθῆναι τῇ ῥινὶ τὸν ἕτερον ὀφθαλμὸν, ἢ ἀπαχθῆναι, βλαβέντες οὐδὲν ἐν τῇ τῶν ὁρωμένων διαγνώσει πλημμελοῦσιν. οἷς δ᾽ ἐπὶ τὸ ταπεινότερον ἢ ὑψηλότερον μετήχθη, πάνδεινα πάσχουσιν, ἐκστρεφόμενοι καὶ καθιστάντες εἰς ἴσον αὐτὰς, ἵν᾽ ἀκριβῶς θεάσωνται. τὸ μὲν οὖν ἕκαστον ὁρᾶται κατὰ τὴν ἑαυτοῦ χώραν ἐκ τοῦ τὴν ἁφὴν ὑπὸ τῆς ὄψεως ποδηγουμένην μὴ σφάλλεσθαι, μηδὲ ἀφαμαρτάνειν ἀπ᾽ αὐτῶν τῶν ἐναργῶς φαινομένων. ἀποδείκνυται τάδε γὰρ ἄλλα, καὶ διὰ τῶν βελονῶν τῶν λεπτοτάτων διαιροῦσι ῥάμματα ῥᾳδίως οἱ θατέρῳ τῶν ὀφθαλμῶν πεπηρωμένοι, ἢ οἱ ἀμφοτέροις ἅμα βλέποντες, μὴ ἂν τούτου δυναμένου γενέσθαι ποτὲ χωρὶς τῆς ἀκριβοῦς τῶν ὁρωμένων διαγνώσεως. ἐπεὶ δ᾽, ὡς ἐῤῥέθη, πᾶν τὸ βλεπόμενον παρ᾽ ἕτερόν τι βλέπεται, κατὰ λόγον ἤδη τῶν πέριξ ἑαυτοῦ περιβαλλόμενον, ποτὲ μὲν δεξιὸν αὐτὸν, ποτὲ δ᾽ ἀριστερὸν, ποτὲ δὲ καὶ κατ᾽ εὐθὺ κεῖσθαι φαντάζεται, καὶ οὕτως οὐ διαφέρονται

ſtatim ab initio, in ipſo ſcilicet utero, ſive poſtea, ſi neutra quidem pupilla altior etiam fuerit, ſed in eo ſolum laeſi ſunt oculi, quod eorum alter adductus eſt verſus naſum, aut abductus, nihil in rerum videndarum dignotione hallucinantur; quibus vero pupilla inferius aut altius eſt traducta, hi graviſſime offenduntur plurimumque laborant, dum nituntur pupillas ipſas convertere, easque aequales conſtituere, ut exacte videant. Quod autem ſingula ſuis locis exacte videantur, argumentum id fuerit, quod tactus ipſe a viſu deductus non fallatur, neque a viſis aberret. Praeterea et per tenuiſſimas acus fila ac pilos facile dividunt et qui altero oculo carent, et qui utrisque ſimul vident; quod certe nunquam fieri poſſet ſine certa viſorum dignotione. Quoniam autem (ut dictum eſt) omne, quod videtur, juxta aliud quippiam videtur, conſentaneum jam eſt, ut eorum, quae circum ſe ipſum ſunt, alias quidem dextrum ipſum, alias vero ſiniſtrum, alias ſecundum rectitudinem eſſe imaginemur; eoque modo rationes ſibi ipſis non pugnant.

πρὸς ἀλλήλους οἱ λόγοι. μυρία δὲ καὶ ἄλλα τεκμήρια τῶν ὀπτικῶν ὑποθέσεών ἐστιν, ἃ νῦν οὐκ ἐγχωρεῖ λέγειν, οὐδὲ γὰρ οὐδὲ ταῦθ᾽ ἑκόντες ἐγράψαμεν, ἀλλά τινος, ὡς ἔφην, κελεύσαντος δαίμονος. εἰ δὲ τοῦ μέτρου τῶν λόγων τοῦ πρέποντος τῇ παρούσῃ πραγματείᾳ κρατοῦμεν, αὐτὸς ἂν ἐκεῖνος εἰδείη.

Κεφ. ιγ΄. [551] Ἡμεῖς δ᾽ οὖν ἐπιθῶμεν ἤδη τῷ λόγῳ κεφαλὴν ἀναμνήσαντες, ὡς ἀναγκαῖόν ἐστι τοὺς ἄξονας τῶν ὀπτικῶν κώνων ἐν ἑνὶ καὶ ταὐτῷ τὴν θέσιν ἴσχειν ἐπιπέδῳ πρὸς τὸ μὴ διπλοῦν φαίνεσθαι τὸ ἕν. οἱ δὲ δὴ ἄξονες ἡμῖν οὗτοι τὴν ἀρχὴν ἔχουσι τοὺς ἐξ ἐγκεφάλου πόρους. ἐχρῆν οὖν ἔτι κυουμένου τε καὶ διαπλαττομένου τοῦ ζώου κατὰ μιᾶς ἐπιπέδου τινὸς ἐπιφανείας αὐτοὺς τετάχθαι. τί δή ποτ᾽ οὖν ἔμελλεν ἔσεσθαι τοῦτο τὸ ἀκλινὲς ἐπίπεδον, ἐφ᾽ οὗ τοὺς πόρους ἡ φύσις ἐν τῷ διαπλάττειν τὰ ζῶα κατέθετο; ἆρ᾽ ὑμήν τις σκληρὸς, ἢ χιτὼν, ἢ χόνδρος, ἢ ὀστοῦν; οὐ γὰρ δὴ μαλακὸν ὄργανον καὶ εἶκον τοῖς ψαύουσιν ἂν ἀκλινὲς ἐφυλάχθη. καὶ ποῦ ποτ᾽ ἄρα κατέθετ᾽ ἂν αὐτό,

Infinitae porro aliae ſunt viſoriarum hypotheſeon probationes, quas nunc recenſere non licet: neque enim ne haec quidem noſtra ſponte ſcripſimus, ſed juſſu daemonis cujusdam, ut dixi; an vero modum orationis huic operi convenientem aſſecuti ſimus, ille ipſe viderit.

Cap. XIII. Nos autem finem huic libro ſtatuamus, rurſus admonentes, neceſſe eſſe axes conorum viſoriorum in uno eodemque plano habere poſitionem, ne, quod eſt unum, duplex appareat. Axes vero hi in nobis principium habent meatus ipſos a cerebro proficiſcentes. Oportebat igitur, quum adhuc animal utero gereretur ac conformaretur, in una quadam plana ſuperficie eos locari. Quaenam tandem futura erat plana haec atque aequalis ſuperficies, in qua natura meatus hos, quum animal conſormaret, collocavit? an dura quaedam membrana, aut tunica, aut cartilago, aut os fuit? haudquaquam enim molle inſtrumentum cedensque tangentibus rectum ſervari poterat. At ubi ipſam tandem po-

καὶ πῶς ὑπέτεινεν ἀσφαλῶς τε ἅμα καὶ ἀθλίπτως ἀμφοτέροις τοῖς πό(483)ροις; ὅτι γὰρ οὐ ῥᾴδια ταῦτα κατ᾽ ἐκεῖνο γενέσθαι τὸ χωρίον, ὅσοι ταῖς ἀνατομαῖς ὡμιλήκασιν, ἴσασι σαφῶς. καὶ οὐ τοῦτό φημι νῦν, ὡς οὐκ ἂν ἐξεῦρέ τινα μηχανὴν ἡ φύσις τῆς τε γενέσεως αὐτοῦ καὶ τῆς θέσεως, ὡς μήτε βλάπτειν τι τῶν παρακειμένων, μήτε βλάπτεσθαι, εἴπερ ὅλως ἀναγκαῖον ἦν αὐτὸ δημιουργῆσαι, καὶ μὴ δι᾽ ἑτέρου ῥᾴστου τε καὶ προχείρου τὴν ἐν ἑνὶ τῶν δύο πόρων ἐπιπέδῳ θέσιν ἐκπορίσασθαι δυνατὸν ἦν. τί οὖν τοῦτ᾽ ἔστι τὸ ῥᾷστόν τε καὶ πρόχειρον, ὅπερ ἐξ ἀρχῆς λέγειν προὔκειτο; τὸ συμβάλλον ἀλλήλοις τοὺς πόρους. δύο γὰρ εὐθεῖαι γραμμαὶ συντυγχάνουσαι κατά τινα κοινὴν στιγμὴν οἷον κορυφὴν αὐτῶν ἐν ἑνὶ παντως εἰσὶν ἐπιπέδῳ, κᾂν εἰ τύχοιεν ἐντεῦθεν εἰς ἄπειρόν τι μῆκος ἐφ᾽ ἑκάτερα τὰ μέρη προσεκβαλλόμεναι. καὶ αἱ ταύτας δὲ τὰς δύο εὐθείας, τὰς ἐκβαλλομένας ἐφ᾽ ὁσονοῦν, ἐπιζευγνύουσαι καθ᾽ ὁντιναοῦν τόπον εὐθεῖαι ταὐτὸν ἐπίπεδον ἴσχουσι ταῖς δύο, καὶ διὸ πᾶν

fuiffet, aut quonam pacto tuto fimul ac fine compreffione utrisque meatibus fubtendiffet? quod enim in eo loco factu haec erant difficilia, compertiffimum ii habent, qui in diffectionibus funt verfati. Neque hoc nunc dico, quod natura machinam aliquam generationis ejus ac pofitionis invenire non potuiffet, quo neque laederet quidquam propinquorum, neque ipfa laederetur, fi omnino efficere eam fuiffet neceffe, neque per aliud facillimum ac promptum pofitionem duorum pororum in uno plano fuppeditare potuiffet. Quid igitur eft hoc facillimum ac promptum, quod a principio explicare eft propofitum? mutua pororum inter fe coitio. Duae enim lineae rectae fibi ipfae in commune quoddam punctum occurrentes velut extremitatem earum in uno penitus funt plano, etiamfi inde in immenfam quandam longitudinem in utramque partem producantur; et lineae rectae, quae duas has quantumvis protractas conjungunt quocunque loco idem planum habent cum illis duabus,

τρίγωνον ἐν ἑνὶ πάντως ὑπάρχειν ἐπιπέδῳ. εἰ δέ τις οὐ συνίησι τῶν λεγομένων, δῆλος μέν ἐστιν οὐδὲ τὰ στοιχεῖα τῆς γεωμετρίας εἰδώς. ἐμοὶ δ᾽ ἂν εἴη μακρὸν, εἰ καὶ τὰς τῶν τοιούτων ἀποδείξεις γράφοιμι, καὶ γὰρ οὐδὲ συνήσουσιν αὐτῶν, εἰ μὴ πολλὰ προμεμαθηκότες εἶεν. Εὐκλείδης γοῦν ἐν τῷ ιαʹ τῶν στοιχείων ἀπέδειξεν αὐτὸ τοῦτο τὸ νῦν λεγόμενον, καὶ ἔστι δεύτερον ἐν ἐκείνῳ τῷ βιβλίῳ θεώρημα, καὶ ἡ πρότασις αὐτοῦ τόνδε τὸν τρόπον ἔχει· Ἐὰν δύο εὐθεῖαι τέμνωσιν ἀλλήλας, ἐν ἑνί εἰσιν ἐπιπέδῳ, καὶ πᾶν τρίγωνον ἐν ἑνί ἐστιν ἐπιπέδῳ. τὴν μὲν οὖν ἀπόδειξιν παρ᾽ Εὐκλείδου μανθάνειν δεῖ· μαθὼν δ᾽ αὖθις ἐπανήκειν πρὸς ἡμᾶς, καί σοι δείξομεν ἐπὶ τοῦ ζώου τὰς δύο ταύτας εὐθείας, τοὺς ἐξ ἐγκεφάλου πόρους. ὧν ἑκάτερος εἰς τον καθ᾽ ἑαυτὸν ὀφθαλμὸν αὖθις, ὡς εἴρηται πρόσθεν, ἀμφιβλήστρου δίκην ἑλίττεται κυκλοτερῶς ἄχρι τοῦ κρυσταλλοειδοῦς ὑγροῦ, περιλαμβάνων ἔνδοθεν αὐτοῦ τὸ ὑαλοειδὲς, ὡς ἐπὶ μιᾶς εὐθείας εἶναι τὴν κόρην καὶ τὴν ῥίζαν ὅλην τοῦ

quod omnis triangulus in uno omnino fit plano. Sin autem aliquis non affequitur ea, quae dicuntur, palam eft, quod ne elementa quidem geometriae intelligit. Mihi autem longum fuerit horum etiam demonftrationes fcribere, etenim ne eas quidem intelligerent, nifi prius multa perdidicifient. Euclides certe libro undecimo Elementorum id ipfum, quod nunc dicitur, demonftravit; eftque id fecundum ejus libri theorema, cujus propofitio fic fe habet: *Si duae lineae rectae fefe fecent, in uno funt plano, omnisque triangulus in uno eft plano.* Demonftrationem igitur ab Euclide edifce: quam fimulatque didiceris, ad nos revertere; tum autem in animali has duas lineas rectas, poros fcilicet, qui funt a cerebro, tibi oftendemus. Quorum uterque in oculum fuae partis perveniens (ut ante dictum eft) inftar retis involvitur in orbem usque ad humorem cryftallinum, intra fefe humorem vitreum complectens, ut in uno plano fit pu-

ὀφθαλμοῦ, καθ' ἣν τὸ νεῦρον ἄρχεται λύεσθαι. καὶ τρίτον ἐπὶ τοῖσδε τὴν ἐν τοῖς πρόσω μέρεσι τοῦ ἐγκεφάλου συμβολὴν τῶν ὀπτικῶν νεύρων, ἀφ' ἧς ἀρξάμενα διέρχεται δι' ἑνὸς ἐπιπέδου, τούς θ' ὅλους ὀφθαλμοὺς ἐγέννησεν ἐν δικαίᾳ θέσει, καὶ τῶν ἐν αὐτοῖς κορῶν οὐδετέραν ὑψηλοτέραν ἀπέφηνε. διὰ ταῦτα μὲν δὴ βέλτιον ἦν ἐξ ἀρχῆς μιᾶς ὁρμᾶσθαι τὰ τὴν ὀπτικὴν αἴσθησιν τοῖς ὀφθαλμοῖς παρέξοντα νεῦρα.

Κεφ. ιδ'. [552] Διὰ τί δ' οὐκ εὐθέως ἄνωθεν ἐξ αὐτοῦ τοῦ ἐγκεφάλου μίαν τοῖς ἀμφοτέροις ἀρχὴν ἡ φύσις ἐποίησεν, ἀλλὰ τὸ μὲν ἐκ τῶν δεξιῶν ἀποφύσασα μερῶν αὐτοῦ, τὸ δ' ἐκ τῶν ἀριστερῶν, οὕτως ἀλλήλοις συνήγαγέ τε καὶ συνέφυσε κατὰ τὴν μέσην χώραν, ἐφεξῆς ἂν εἴη ῥητέον. οὐκ ἦν ἐκ τούτου τοῦ χωρίου δυνατὸν ἔκφυσιν γενέσθαι, μὴ ὅτι τηλικούτων νεύρων, ἡλίκον ἑκάτερον τούτων ἐστὶν, ἀλλὰ μηδὲ πολλῶν μικροτέρων. ἡ γάρ τοι πύελος (ἣν ὁ πρόσθεν ἐξηγήσατο λόγος) ἡ τὸν ἐκκαθαίροντα τὸν ἐγκέφαλον ἐφ' ἑαυτὴν περιέχουσα πόρον, ἐν τούτῳ τέτακται, καὶ

pilla ac totius oculi radix, ad quam nervus folvi incipit. Tertiumque praeter haec oftendemus, ipfum fcilicet nervorum viforiorum in partibus cerebri anterioribus concurfum (a quo permeare per unum planum aufpicantur) totos oculos in jufta pofitione effeciffe, ac pupillarum, quae ipfis infunt, neutram reddidiffe altiorem. Ob eam certe caufam fatius fuit nervos fenfum videndi oculis exhibituros ab uno principio proficifci.

Cap. XIV. Cur vero non protinus fuperne ab ipfo cerebro unum utrisque principium natura fecerit, fed alterum quidem a dextris ejus partibus, alterum a finiftris productum, ita in medio loco ipfos inter fe coëgit ac conjunxit, dicendum deinceps fuerit. Fieri non poterat, ut ex hoc loco producerentur non dico magni adeo nervi, quantus uterque horum eft, fed ne multo quidem minores, quandoquidem pelvis (quam fuperiori fermone expofuimus), quae meatum *illic*, qui cerebrum purgat, in fe ipfa continet, eo in loco eft fita; neque

ἦν ἀδύνατον ἑτέρωθι κάλλιον αυτὴν μετατεθῆναι, μέλλουσάν γε τὸ περίττωμα πᾶν εἰς ὑπερῴαν ἐξερεύγεσθαι. κατὰ δὲ τὸν αὐτὸν λόγον οὐδὲ τοὺς ἐπὶ ῥῖνα καθήκοντας ἐξ ἐγκεφάλου πόρους οὔτ᾽ ἐν ἄλλῳ χώρῳ τετάχθαι δυνατὸν ἦν, οὔτ᾽ ἐξ ἄλλων μερῶν ἐγκεφάλου τὴν πρώτην ἔκφυσιν ἔχειν. ἐν γὰρ τῷ μέσῳ τοῦ προσώπου κειμένης τῆς ῥινὸς, ἐχρῆν δήπου καὶ τοὺς εἰς αὐτὴν ἰόντας πόρους τὸ μέσον τῆς προσθίας ἐγκεφάλου χώρας κατειληφέναι. εἰ τοίνυν ἑτέρωθι μὲν οὐκ ἦν ἄμεινον οὔτε τούτους τάττειν οὔτε τὴν πύελον, ἐν ᾧ δ᾽ ὑπάρχουσι νῦν, ὄντων αὐτῶν οὐχ οἷόν τ᾽ ἦν ἐκ τῆς μέσης χώρας ἐκφῦναι τὰ νεῦρα, δῆλον ἤδη τό γε λοιπὸν, ὡς ἑκατέρωθεν μὲν ἀποφῦναι βέλτιον ἦν, προελθόντα δ᾽ ὀλίγον ἐς ταὐτὸν ἀλλήλων ἀφικέσθαι. θαυμασιώτερον δέ τι μαθήσῃ περὶ τὴν ἔκφυσιν αὐτῶν ἕτερον ἔργον τῆς φύσεως, ὃ κάλλιον ἔδοξέ μοι διελθεῖν ἐν τῇ τῶν νεύρων ἀνατομῇ κατὰ τὸν ις' λόγον. ἐμοὶ μὲν δὴ πεπλήρωται τὸ τοῦ δαίμονος πρόσταγμα, καὶ μὴ μάτην, ἀλλά τινι γενέσθαι τὸν λόγον χρήσιμον, ἀποθεμένων ἤδη ποτὲ

alibi poterat locari, ut quae excrementum omne in palatum erat eructatura. Eadem autem ratione neque pori, qui ad nares a cerebro perveniunt, in alio loco locari poterant, neque ex aliis partibus cerebri primam ducere originem. Quum enim in facie media nafus effet, poros certe, qui ad ipfam pertinerent, mediam partem cerebri anterioris occupare oportebat. Si igitur alibi non erat melius neque poros hos locare, neque pelvim, eo autem loco, ubi nunc funt, conftitutis, nervi a medio loco produci non poterant, quod reliquum eft, id fatis liquet, quod utrinque quidem produci praeftiterat, progreffos vero aliquantum in idem fibi convenire. Porro admirabilius quoddam opus naturae cognofces in horum nervorum productione, quod mihi vifum eft fatius libro decimo fexto in anatome nervorum explicare; nunc quidem certe daemonis imperium fum executus. Quod fi non fupervacanea, fed cuipiam utilis futura eft oratio,

τῶν ἀνθρώπων τὴν κατέχουσαν αὐτοὺς περὶ τὰ κάλλιστα ῥᾳθυμίαν. εἴη δ᾽ ἂν ἴσως οὐδὲν χεῖρον οὐδὲ τὰ πρὸς τῶν πρεσβυτέρων εἰρημένα περὶ τῆς τῶν νεύρων ἑνώσεως εἰπεῖν. οἱ μὲν γὰρ ὑπὲρ τοῦ μηδὲν πάσχειν αὐτὰ κατ᾽ εὐθὺ τεταγμένα τὴν εἴσω πρότερον ἐπιστροφὴν, εἶτ᾽ αὖθις ἔξω γεγονέναι φασίν· οἱ δ᾽ ὑπὲρ τοῦ κοινωνεῖν ἀλλήλοις τῶν παθημάτων καὶ μερίζεσθαι τὸ θατέρου κακὸν εἰς ἀμφότερα· τινὲς δ᾽, ὅτι πρὸς μίαν ἀρχὴν ἀνῆχθαι δεῖν ἔφασκον πασῶν τῶν αἰσθήσεων τὰς ἀρχάς. ἀλλ᾽ οὗτοί γε, εἰ μὲν τὴν ὄψιν εἰς μίαν ἀρχὴν ἀνῆχθαι δεῖν ἔφασκον μόνον, ἀποδείξαντες τῆς βλάβης τὸ μέγεθος, εἰ μὴ τοῦτ᾽ ἐγεγόνει, δῆλον ὡς αὐτοί τ᾽ ἂν ἔλεγον οὕτω τὸ ἀληθὲς, ὅ τε προειρημένος λόγος οὐκ ἂν εἴη ἡμέτερον εὕρημα. νυνὶ δ᾽, ἐπειδὴ τὸ πρῶτον αἰσθητικὸν τὸ πάσας ἐκδεχόμενον τὰς αἰσθήσεις ἓν εἶναί φασι χρῆναι, καλῶς τοῦτο λέγοντες, ἔπειτα διὰ τοῦτο συνελθεῖν ἀλλήλοις τὰ μαλακὰ ταυτὶ νεῦρα νομίζουσιν, ἐν τούτῳ δὴ καὶ πάνυ μέγα σφάλλονται. τὸ γάρ τοι

quum jam tandem homines focordiam circa pulcherrima, quae eos devinctos habebat excufferint, nihil forte oberit, quae a majoribus de horum nervorum coitione dicta fuerunt, ea recenfere. Ouidam enim ajunt ipfos ob id prius intro deflectere, poftea autem foras egredi, ne, fi recta effent fiti, aliquid paterentur. Alii vero dicunt factum fuiffe, ut fuos affectus inter fe communicarent, malumque alterius in utrosque divideretur. Quidam autem dicunt fenfuum omnium principia ad unum reduci principium oportere. At hi quidem, fi vifum ad unum principium reduci debere folum dicerent, noxae magnitudinem, nifi id fieret, oftendentes, certum eft, quod eo modo verum dicerent, neque praedictae rationes a nobis effent inventae; nunc autem, quum primum fenforium, quod fenfus omnes excipit, unum effe oportere dicant, recte id fentientes, ob idque ipfum molles hos nervos in idem exiftiment convenire, in eo certe plurimum hallucinantur; nam quod fenfus omnes cerebrum

πάσας τὰς αἰσθήσεις ἐκδεχόμενον ὁ ἐγκέφαλός ἐστι, ἢ οὔτε τὰ τῶν ὤτων τε καὶ τῆς γλώττης νεῦρα, καὶ προσέτι τῶν ἄλλων ἁπάντων τοῦ ζώου μορίων εἰς μίαν ἀρχὴν ἀνῆχθαι δόξει. κατὰ ταῦτα δὲ καὶ τὸ νομίζειν, ὑπὲρ τοῦ μερίζεσθαι τὰ παθήματα συνελθεῖν ἀλλήλοις τὰ νεῦρα, παρὰ τὴν τῆς φύσεως εἴρηται πρόνοιαν, αὐτὸ τοὐναντίον ἐπιτεχνωμένης αὐτῆς, ως ἤδη φθάνομεν ἐπὶ πολλῶν ἐνδειξάμενοι. βέλτιον γὰρ, ἦν οἷόν τε, μηδὲν ἕτερον ἑτέρῳ συμποτεῖν. εἰ δέ τῳ δόξει καὶ οὗτος ὁ λόγος ἐπιεικὴς εἶναι, χρῆσθαι καὶ τούτῳ πάρεστιν, ὥσπερ γε καὶ τῷ φάσκοντι, διαῤῥαγῆναι ῥᾳδίως ἂν τὰ νεῦρα [553] κατ᾽ εὐθὺ τεταγμένα. ἐμοὶ μὲν οὐδὲ ταῦτ᾽ ἀρέσκει. τὰ μὲν γὰρ εἰς τὴν γαστέρα καθήκοντα νεῦρα, πρὸς τοῦ βάρους αὐτῆς κατασπώμενα, πολλάκις ἐῤῥήγνυτο, εἰ μὴ περὶ τὸν στομαχον εἱλίττετο πρότερον. οἱ δ᾽ ἐπὶ τοὺς ὀφθαλμοὺς ἥκοντες πόροι τοιοῦτον οὐδὲν ἔμελλον πείσεσθαι, μήτε βάρους τηλικούτου ποτὲ προσγινομένου τοῖς ὀφθαλμοῖς, οἷου καὶ τῇ γαστρὶ, πόματός τε καὶ σίτου πιμπλαμένῃ, μήτε πλανώδη τὴν θέσιν ἔχουσι,

excipiat, confiteri eſt neceſſe, alioqui neque aurium, neque linguae nervi, neque etiam aliarum omnium animalis partium ad unum principium videbuntur reduci. Pari modo autem, quod etiam exiſtimant nervos congredi inter ſe, ut affectus communicent, id contra naturae providentiam aſſerunt, quum ipſa longe aliud machinetur, ut jam in multis ante oſtendimus: ſatius enim eſſet, ſi fieri poſſet, alterum alteri non compati. Si cui vero ratio haec probabilis eſſe videbitur, ea etiam uti licebit, quemadmodum et ea, quae confirmat, nervos ruptum iri, ſi ſecundum rectitudinem fuiſſent locati. Mihi vero ne haec quidem probantur: nervi enim, qui ad ventriculum perveniunt, ab ipſius pondere depreſſi ſaepenumero rumperentur, niſi prius circum ſtomachum involverentur: pori vero, qui ad oculos perveniunt, nil tale erant paſſuri, quum neque pondus ad oculos tantum unquam accederet, quantum ventriculo, cibo et potu referto; qui neque declivem habent poſitionem, ne-

μήτε πόῤῥω τῆς ἀρχῆς ἀφεστηκόσιν. εἰ δέ τι καὶ τούτων ἦν, ἀλλ᾽ οἵ γε μύες οἱ περιέχοντες τὰ νεῦρα, καὶ πρὸ αὐτῶν ἡ τῆς παχείας μήνιγγος απόφυσις, οὐδε ἐφ᾽ ἑνὸς ἀλλαυ νεύρου τοσοῦτον ἔχουσα πάχος ἢ σκληρότητα φρουρεῖν ἦν ἱκανά. πρὶν μὲν γὰρ διεκπεσεῖν ἔξω τὸ κρανίον, οὐδ᾽ ἂν ἔπαθέ τι τὰ νεῦρα, καθάπερ οὐδ᾽ αὐτὸς ὁ ἐγκέφαλος, καίτοι διὰ παντὸς σειόμενος, οὐδὲ μέχρι τῶν ῥινῶν ἀποφύσεις ἱκανῶς λεπταὶ, καὶ μαλακαὶ, καὶ προμήκεις ὑπάρχουσαι. χρῆσθαι δ᾽ οὖν, ὡς ἔφην, ἔξεστι τῷ βουλομένῳ καὶ τούτοις τοῖς λόγοις. ἐγὼ μέντοι, διὰ τὸ μὴ πάνυ τι θαῤῥεῖν αὐτοῖς πεπεῖσθαι, μηδὲν εἰκῆ τὴν φύσιν ἐργάζεσθαι, μέχρι πλείστου ζητησας τὴν αἰτίαν τῆς τοιαύτης τῶν νεύρων θέσεως, ἐξευρηκέναι νομίζω, καὶ μᾶλλον ὁπότε τινὶ τῶν θεῶν ἔδοξεν εἶναι γραφῆς ἄξια. πρὸ τοῦ δ᾽ ἐκεῖνον κελεῦσαι, χρὴ γὰρ τἀληθῆ λέγειν ἐπομοσάμενον αὐτοὺς τοὺς θεοὺς, οὔτε τοῦτον ἔμελλον ἐρεῖν τὸν λόγον, ὅπως μὴ μισηθείην τοῖς πολλοῖς, οἳ θᾶττον ἂν ὁτιοῦν (484) παθεῖν μᾶλλον.

que longe a principio abfunt. Quod fi quid horum etiam adeffet, at mufculi faltem, qui nervos hos complectuntur, et ante mufculos craffae meningis productio, quae in nullo alio nervo tantam habet craffitiem, aut duritiem, ab hoc periculo hos nervos poterant vindicare; ante enim quam nervi extra cranium excidant, haudquaquam laedi queunt, quomodo neque cerebrum ipfum, tametfi affidue concutiatur: neque productiones, quae ad nares usque pertinent, licet fint tenues admodum, molles, ac praelongae. His certe rationibus, ut dixi, cuivis uti licet. Ego vero quod non admodum illis crederem, effemque perfuafus, nihil a natura fruftra fieri, caufam hujusmodi pofitionis nervorum diutiffime fcrutatus inveniffe me arbitror, eoque magis, cum alicui deorum digna effe quae fcriberetur eft vifa. Prius enim, quam ille juffiffet, (oportet enim eum, qui deos eft teftatus, vera dicere,) ne hunc quidem fermonem eram prodituros, ne multorum fubirem invidiam, qui quidvis potius ferant,

ἢ γεωμετρίας ἐφάψασθαι προέλοιντο, καὶ τῶν τριῶν τῶν εἰρημένων διεγνώκειν μνημονεύσας, ἐπαινέσαι μὲν ὡς πιθανώτατον ἐξ αὐτῶν τὸν ὑπὲρ τοῦ μὴ διαῤῥαγῆναι λοξοὺς γενέσθαι τοὺς πόρους ἀποφηνάμενον, αὐτὸς δ' ὡς ἀληθῆ προσθεῖναι τῷδε, τὸ ἀπ' ἐγκεφάλου παραγινόμενον εἰς ἑκάτερον τῶν ὀφθαλμῶν πνεῦμα, βέλτιον ἦν, εἴ ποθ' ἕτερος αὐτῶν ἢ μύσειεν, ἢ πηρωθείη τελέως, ὅλον εἰς τὸ ὑπόλοιπον ἰέναι. διπλασιαζομένης γὰρ οὕτω τῆς ὀπτικῆς αὐτῆς δυνάμεως, ἄμεινον ἔμελλεν ὄψεσθαι. καὶ μέν γε καὶ φαίνεται τοῦτο γινόμενον ἐναργῶς. εἰ γὰρ θελήσαις τι μεταξὺ τῶν ὀφθαλμῶν ἐπὶ τῆς ῥινὸς ἐκτεῖναι κατὰ μῆκος, ἤτοι σανίδα, ἢ αὐτὴν τὴν χεῖρα τὴν σὴν, ἢ ὁτιοῦν ἄλλο δυνάμενον ὑπ' ἀμφοτέρων ὁρᾶσθαι κωλῦσαι τῶν ὀφθαλμῶν ἕκαστον τῶν ἐκτὸς προκειμένων, ἀμυδρῶς ἑκατέρῳ θεάσῃ· μύσαντος μέντοι θατέρου, πολὺ σαφέστερον, ὡς ἂν τῆς εἰς ἀμφοτέρους τέως μεριζομένης δυνάμεως εἰς τὸν ἕτερον νῦν ἰούσης. ἐγὼ μὲν δὴ ταύτην ἔμελλον ἐρεῖν μόνην τὴν χρείαν τοῦ ζευχθῆναι τοὺς πόρους, οὖσαν μὲν ἀληθῆ καὶ αὐτήν.

quam animum inducant geometriam attingere; constitueramque, praedictis tribus opinionibus recitatis, eam quidem ex eis ut vero proximam comprobare quae meatus aſtruxit ob id extitiſſe obliquos, ne diſrumperentur; ipſe autem id tanquam verum ei adjungere, quod satius erat ſpiritum, qui a cerebro ad utrumque oculum proficiſcitur, ſi quando alter eorum clauſus fuerit aut omnino mutilus, in reliquum commeare. Viſoria enim facultate eo modo duplicata viſus acutior erat futurus. Quod etiam manifeſte accidit. Si enim volueris aliquid inter oculos in naſo ſecundum longitudinem extendere, ut aſſerculum, aut tuam ipſius manum, aut aliud quidvis, quod prohibere queat, quominus ab ambobus oculis unumquodque eorum, quae extrinſecus ſunt objecta, cernatur, utroque obſcure videbis; ſin tamen alterum clauſeris, multo clarius intueberis, utpote facultate, quae in utrosque antea dividebatur, in alterum jam commeante. Hunc igitur duntaxat uſum, cur meatus hi fuerint conjuncti, eram memoraturus, qui et ipſe quidem erat

ἀλλ᾽ ὥσπερ ἐπὶ μυρίων ἤδη δέδεικται, τὰ μὲν κατὰ πρῶτον
λόγον ἡ φύσις ποιοῦσα, τὰ δ᾽ ἐκ περιουσίας, οὕτω κἀνταῦθα πρώτη μὲν καὶ ἀναγκαιοτάτη χρεία, τὸ μὴ θεάσασθαι διττὸν ἕκαστον τῶν ἐκτὸς, ἡ δὲ νῦν εἰρημένη δευτέρα.
θεός δέ τις, ὡς ἔφην, ἐκέλευσε καὶ τὴν πρώτην γραφῆναι.
καὶ τό γ᾽ ἀσαφὲς αὐτῆς οἶδεν ἐκεῖνος αὐτὸς ὡς ἐξιστάμην·
οἶδε δὲ καὶ ὡς οὐδ᾽ ἐνταῦθα μόνον, ἀλλὰ καὶ πολλαχόθι
τῶν ὑπομνημάτων ἑκὼν εἶναι παρέλιπον ἀποδείξεις τινὰς
ἢ ἀστρονομίας, ἢ γεωμετρίας, ἢ μουσικῆς, ἢ τινος ἄλλης
θεωρίας λογικῆς, ὅπως μὴ μισηθείη τελέως ὑπὸ τῶν ἰατρῶν
τὰ βιβλία. καὶ γὰρ δὴ καὶ παρ᾽ ὅλον ἐμαυτοῦ τὸν βίον
ἐπειράθην μυριάκις μοι τοῦδε συμβάντος, [554] ὡς ἡδέως
ἐντυγχάνοντές μοι διά τι τῶν ἐπὶ τοῖς ἀῤῥώστοις ἔργων, ἐν
οἷς ἐδόκουν αὐτοῖς ἱκανῶς γεγυμνάσθαι, γνόντες ὕστεροί,
ὅτι κἀν τοῖς μαθήμασι γεγύμνασμαι, περιΐσταντό τε τὰ
πολλὰ, καὶ οὐ πάνυ τι χαίροντες ἔτι συνεγίνοντο. διὰ
ταῦτ᾽ οὖν ἀεὶ φυλαξάμενος ἅπτεσθαι τῶν τοιούτων λόγων.

verus. Sed, quemadmodum fexcentis exemplis jam comprobavimus, naturam alia quidem prima ratione facere,
alia autem ex abundanti, ita hîc quoque primus quidem
et maxime necessarius usus est, ne, quod extra intuemur,
duplex appareat; secundus vero is, qui nunc dictus est.
Deus autem aliquis, ut dixi, primam mihi imposuit
scriptionem, testisque mihi ille ipse fuerit, me ipsius
obscuritatem subterfugisse. Testis etiam est, me non hîc
modo, verum etiam in multis aliis horum commentariorum locis sponte nonnullas demonstrationes omisisse aut
astronomiae, aut geometriae, aut musicae, aut alterius
cujusdam logicae speculationis, ne medici libros meos
penitus averfarentur. Quin et in omni vita millies id
mihi contigisse sum expertus, ut, qui jucunde et libenter
mea consuetudine uterentur propter mea nonnulla in ae-
grotis opera, in quibus illis videbar exercitatissimus, postquam me in mathematicis quoque versatum esse cogno-
verunt, saepe mihi insultabant, neque admodum dele-
etabantur amplius meo confortio. Ob eam igitur caufam nunquam lubens hujusmodi fermones attigi. Hic

ἐνταυθοῖ μόνον, ως ἔφην, ἀφοσιούμενος τῷ του δαίμονος προστάγματι, γραμμικοῖς ἐχρησάμην θεωρήμασιν.

Κεφ. ιε'. Ἴσως ἂν ουν τις υπολαβὼν ἐρωτήσειε καὶ πῶς, εἴπερ ἑκὼν παρέλιπον πολλα, πλήρης οὗτος ὁ λόγος ἐστὶν, ὡς μηδενὸς μορίου παραλελεῖφθαι χρείαν, ἀλλ' ἔστιν ὧν οὐδεμίαν μόνην, ἀλλὰ και πλείους εἰρῆσθαι· πρὸς ὃν ἡ ἀπόκρισις ταχεῖά τε ἅμα κᾀξ αὐτῶν ὧν ἐκεῖνος προὔβαλεν ἔχουσα τὴν πίστιν. ἐπειδὴ γὰρ οὕτως ἐστὶν ο δημιουργὸς ἡμῶν σοφος, ως μὴ μίαν ἕκαστον τῶν ὑπ' αυτοῦ γεγονότων ἔχειν την χρείαν, ἀλλὰ καὶ δύο, καὶ τρεῖς, καὶ πλείους πολλάκις, ἐν τούτῳ ῥᾷστον ἤδη τῶν ἀσαφεστέρων τοῖς πολλοῖς παραλιπεῖν ἐνίας. ἐπεί τοι καὶ περὶ τοῦ κρυσταλλοειδοῦς ὑγροῦ κατὰ τὸν ἔμπροσθεν λόγον ἔγραψά τινα χρείαν τοῦ σχήματος, ἀλλὰ κᾀκεῖ τὴν πρώτην τε καὶ κυριωτάτην παρέλιπον, ὅτι γραμμῶν ἐδεῖτο πρὸς τὴν ἀπόδειξιν. καὶ τοίνυν καὶ λεγέσθω νῦν. ἐπειδὴ γὰρ ἅπαξ ἠναγκάσθην εἰπεῖν τι περὶ τῶν ὀπτικῶν ἀρχῶν, οὐκ ἂν ἀσαφὴς ὁ λόγος ἔτι γίγνοιτο τοιόσδε τις ὑπάρχων. ἐπειδὴ τὰ μὲν ὁρώμενα

autem, quemadmodum dixi, solum ut dei jussis satisfacerem, mathematicis theorematibus sum usus.

Cap. XV. At forte quis interfatus interrogaverit, quonam pacto, si meapte sponte multa praetermisi, plenum est hoc opus ac perfectum, ut nullius partis omissus sit usus, sed quarundam ne unum quidem solum, aliarum plures recensuerim? Cui respondere promptum est, simulque responsionem ex iis, quae ipse objecit, confirmare. Postquam enim opifex noster fuit adeo sapiens, ut singula ipsius opera non unum duntaxat haberent usum, verum etiam duos, aut tres, aut plerumque plures, in eo facillimum est nonnullos eorum, qui vulgo sunt obscuriores, praetermittere; verbi gratia, superiore sermone usum quendam scripsi figurae humoris crystallini; at ibi etiam primum ac principalissimum omisi, propterea quod ad demonstrationem lineis opus erat, quam certe nunc exequemur: postquam enim semel principia visoria attingere sum coactus, haudquaquam amplius obscura fuerit oratio, quae est hujusmodi. Posteaquam quae videntur secun-

κατ᾽ εὐθείας ὁρᾶται γραμμάς, πρόκειται δὲ τοῦ κρυσταλλοειδοῦς ὑγροῦ τὸ κατὰ τὸν ῥαγοειδῆ τρῆμα, δι᾽ οὗ κοινωνήσειν ἔμελλε τοῖς αἰσθητοῖς, εὔδηλον ἤδη τῷ γε μεμνημένῳ τῶν προειρημένων, ὡς τὸ μὲν ἀκριβῶς σφαιροειδὲς ἐλάττοσιν ἑαυτοῦ μέρεσι, τὸ δὲ πλατὺ πλέοσι κοινωνήσει τοῖς αἰσθητοῖς. εἰ δ᾽ οὐδέπω συνίης, ἀλλ᾽ ἐγὼ καὶ τοῦτο διὰ γραμμῶν ἐξηγήσομαι. ἔστω δὴ τῆς μὴν κόρης ἀκριβοῦς ὑπαρχούσης κύκλου διάμετρος ἡ α β, τοῦ δὲ κρυσταλλοειδοῦς ὑγροῦ διάμετρος μὲν ἡ γ δ, τὸ δὲ πρὸς τὴν κόρην ἐστραμμένον αὐτοῦ μέρος ἔστω τὸ γ ε ζ δ, καὶ ἤχθωσαν ἀπὸ τῆς κόρης ἐφαπτόμεναι τοῦ κρυσταλλοειδοῦς ὑγροῦ οἱ β ε α ζ. δῆλον οὖν, ὡς τὸ ε ζ μέρος αὐτοῦ κοινωνήσει τοῖς αἰσθητοῖς, τὰ δ᾽ ἐφ᾽ ἑκάτερα τὰ γ ε δ ζ

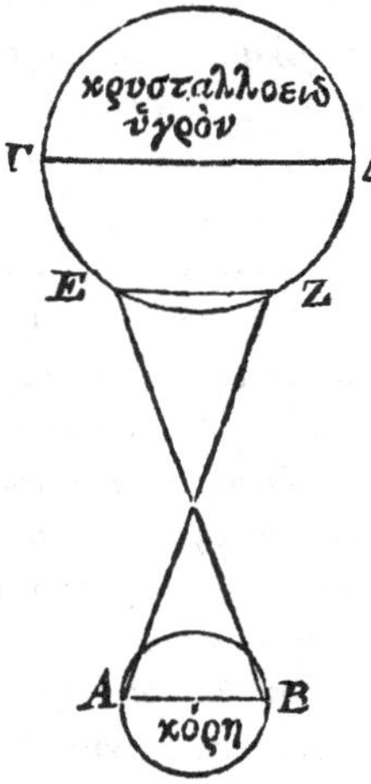

dum rectas lineas videntur, ante humorem autem cryſtallinum foramen uveae eſt ſitum, per quod cum ſuis objectis communionem erat habiturus; perſpicuum jam eſt ei, qui memoria tenet ea, quae ante diximus, quod figura exacte rotunda paucioribus ſui partibus, plana autem pluribus cum ſuis objectis communicabit. Quod ſi nondum intelligis, id quoque per lineas explicabo. Eſto igitur pupillae, quae perfectus eſt circulus, diameter a b; humoris vero cryſtallini diameter quidem c d, pars vero ejus, quae eſt ad pupillam converſa, ſit c e f d: et ducantur a pupilla humorem cryſtallinum tangentes lineae b e, a f; liquet ſane, quod e f pars ejus cum objectis communicabit; quae vero ex utraque parte ſunt, ſcilicet c e, d f,

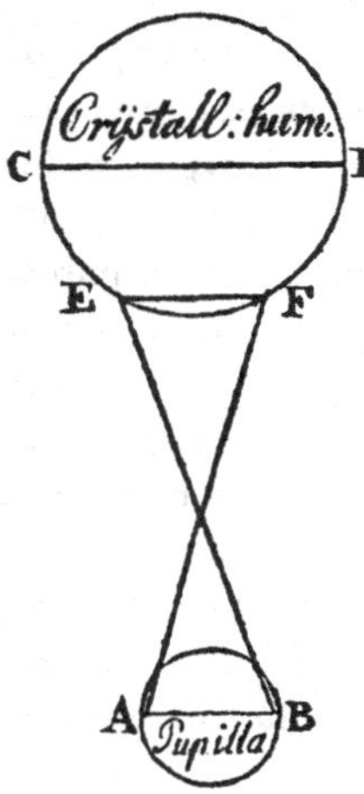

οὐδὲ καθ' ἓν αὐτῶν μέρος εἰς κοινωνίαν οὐδενὶ τῶν ὁρατῶν ἀφίξεται. εἰ δέ γε ἧττον ἦν κυρτὸν, τὸ πλέον ἂν αὐτοῦ μέρος ἐκοινώνησε διὰ τὸ καὶ τὰς ἐφαπτομένας εὐθείας ἧττον μὲν τῶν ἱκανῶς κυρτῶν, πλέον δὲ περιλαμβανειν μέρος τῶν πεπλατυσμένων. ὑποκείσθω γὰρ δὴ τοῦ κρυσταλλοειδοῦς πλατυτέρου γεγενημένου τὸ πρὸς τὴν κόρην ἐστραμμένον μέρος τὸ γ δ η θ, καὶ ἤχθωσαν πάλιν ἀπὸ τῶν [555] τῆς κόρης περάτων ἐφαπτόμεναι αἱ β η, α θ. τὸ ἄρα η θ μέρος αὐτοῦ τὸ ὁμιλοῦν ἔσται τοῖς αἰσθητοῖς ὀλίγου παντελῶς ἐφ' ἑκατέρου τῶν ἐφαπτομένων ἀποτεμνομένου μέρους, ὃ τοῦ κοινωνεῖν ἐστέρηται. εἰ μὲν γὰρ ἐπίπεδον ἀκριβῶς ἦν, ὅλον ἂν οὕτως ἐκοινώνει. νυνὶ δ' ἐπιδέδεικται

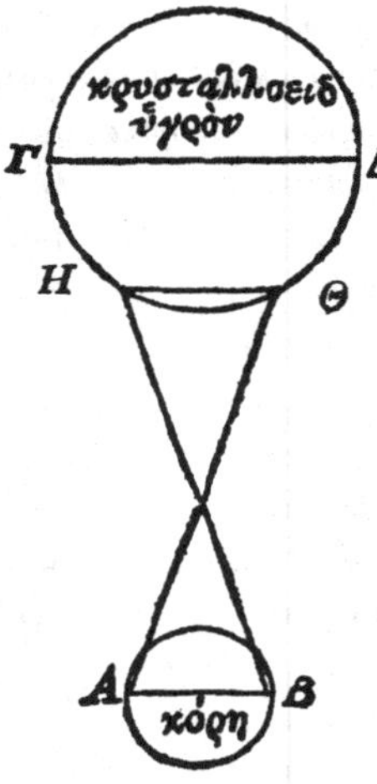

ne una quidem ſui parte communionem cum ullo viſibili habebunt. Si vero minus eſſet devexus humor cryſtallinus, major utique ejus pars communicaſſet, quod lineae rectae, quae contingunt, minorem quidem partem eorum, quae multum ſunt devexa, majorem autem eorum, quae plana ſunt, complectantur. Supponatur igitur cryſtallini facti latioris pars quae ad pupillam converſa eſt c g h d; ducanturque rurſus a terminis pupillae contingentes lineae b g, a h; ipſius igitur pars g h cum objectis communicabit, pauca omnino parte ab utrinque contingentibus circumſcripta, quae communicatione eſt privata; ſi enim planus omnino eſſet, totus ita communicaret. Nunc autem,

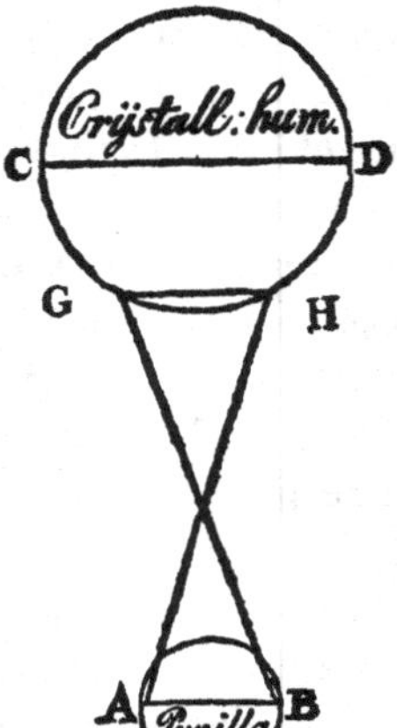

Ed. Chart. IV. [555.] Ed. Baf. I. (484.)
δεῖν περιφερὲς αὐτὸ ὑπάρχειν, ἵν᾽ ᾖ δυσπαθές· εἴη ἂν καὶ
τοῦτο θαυμαστὸν ἔργον τῆς φύσεως, ἅμα μὲν περιφερὲς,
ἅμα δὲ πλείστοις ἑαυτοῦ μέρεσι δυνάμενον αὐτὸ κοινωνεῖν
τοῖς αἰσθητοῖς ἀπεργασαμένης. ᾧδε μὲν ἔχει καὶ τὰ κατὰ
τοὺς ὀφθαλμούς. περὶ δὲ τῶν ἄλλων τῶν καθ᾽ ὅλον τὸ
πρόσωπον μορίων ἐφεξῆς δίειμι.

quum demonſtraverimus, ipſum oportere eſſe rotundum,
quo ſit ab injuriis tutior, fuerit et hoc opus naturae
admirabile, quae ſimul quidem rotundum ipſum, ſimul
autem pluribus ſui partibus objectis communicaturum
effecit. Sic quidem ſe habent, quae ad oculos pertinent; de reliquis vero totius faciei partibus deinceps
tractabimus.

ΓΑΛΗΝΟΥ ΠΕΡΙ ΧΡΕΙΑΣ ΤΩΝ ΕΝ ΑΝΘΡΩΠΟΥ ΣΩΜΑΤΙ ΜΟΡΙΩΝ

ΛΟΓΟΣ Λ.

Ed. Chart. IV. [556.] Ed. Baſ. I. (484.)

Κεφ. α'. Ὅσον οὖν ἔθ' ὑπόλοιπόν ἐστιν ἁπάσης τῆς κεφαλῆς ἐξηγήσεως δεόμενον, ἐν τῷδε λελέξεται. λείπεται δ', ὡς ἔοικεν, ὅλον μὲν ὀλίγου δεῖν τὸ πρόσωπον, ἔνια δὲ καὶ τῶν ὑπερκειμένων, ὥσπερ οἵ τε κροταφῖται καλούμενοι μύες, ἥ τε τῶν ὤτων φύσις ἡ ἔξωθεν ἐπικειμένη. περὶ μὲν γὰρ αὐτῆς τῆς ἔνδον βάσεως αὐτῶν, ἵνα πρῶτον ἡ τῆς φωνῆς αἴσθησις γίνεται, πρότερον εἴρηται. καὶ μέν γε καὶ περὶ τῶν κροταφιτῶν μυῶν τό γε τοσοῦτον,

GALENI DE VSV PARTIVM CORPORIS HVMANI

LIBER XI.

Cap. I. Quod igitur in toto capite adhuc eſt reliquum, quod expoſitione indigeat, hoc libro explicabimus. Supereſt autem, ut videtur, univerſa propemodum facies, et ſuperiorum nonnulla, cujusmodi ſunt muſculi, quos temporales appellamus, atque aurium natura, quae extrinſecus adjacet, quandoquidem de ipſarum baſi interna, ubi primum vocis ſenſus fit, prius tractavimus. Atque etiam de muſculis temporalibus tantum certe dixi-

ὡς εἷς ἑκατέρωθεν εἴς τινα κορώνην προμήκη τῆς κάτω γένυος ἐμφύοιτο, καὶ ὡς ἀρχὰς νεύρων πλείονας ἑκάτερος αὐτῶν ἔχει διὰ τὸ τῆς χρείας ἀναγκαῖον, ἵν', εἰ καί ποτε πάθοι μία τις ἐξ αὐτῶν ἢ δύο, διὰ γοῦν τῆς λοιπῆς ἡ κίνησις ἐκποϱίζοιτο τῇ κάτω γένυϊ.

Κεφ. β'. Διὰ τί δὲ κατέκρυψεν ὅλους τούτους ὀλίγου δεῖν τοὺς μῦς ἡ φύσις ἐν τοῖς τῆς κεφαλῆς ὀστοῖς, ἐγγλύψασα μὲν εἰς ἱκανὸν βάθος τὰ ὀστᾶ, οἷς ἐπιβεβήκασιν, ὑψώσασα δ' ἕκαστον ἄχρι πλείστου τῶν περικειμένων, καίτοι τούς γε ἄλλους ἁπλῶς ἐπιτιθεῖσα τοῖς ὀστοῖς, ὥσπερ τι πιλητὸν σκέπασμα, [557] νῦν ἂν εἴη λέγειν καιρός· ὡσαύτως δὲ καὶ διὰ τί τῶν μὲν ἄλλων σχεδὸν ἁπάντων μυῶν τοὺς ὄγκους ἀνάλογον τοῖς τῶν ζώων μεγέθεσιν ἐδημιούργησε, τῶν δὲ κροταφιτῶν μυῶν μόνων οὐκέτι, πάμπολυ γὰρ ὑπὲρ τὴν ἀναλογίαν τοῦ παντὸς σώματος εἰς μέγεθός τε καὶ μικρότητα παραλλάττουσιν ἐν τοῖς τῶν ζώων γένεσιν. αὐτίκα γοῦν ἀνθρώποις μὲν σμικρότατοί εἰσι καὶ ἥκιστα

mus, quod fcilicet unus utrinque in quandam coronen praelongam maxillae inferioris infcritur; quodque principia nervorum uterque eorum habet plura propter ufus neceffitatem, ut, fi quando unum ex ipfis vel duo affecta fuerint, motus maxillae inferiori per reliquum faltem fuppeditetur.

Cap. II. Cur autem natura mufculos hos propemodum totos in capitis offibus abdiderit, ea offa, quibus incubant, excavans admodum atque exculpens, plurimum autem circumjacentia omnia attollens, ceu tegumentum quoddam pileatum, quum alios quidem fimpliciter offibus imponat, nunc quidem exponere fuerit tempeftivum. Ad eundem autem modum et cur aliorum fere omnium mufculorum moles, ut cujusque animalium magnitudinis ratio fert, fecerit, praeter folos mufculos temporales, plurimum enim praeter totius corporis analogiam in animalium generibus magnitudine ac parvitate variant. Ne longe abeamus, in hominibus quidem funt minimi

νευρώδεις, μέγιστοι δὲ καὶ νευρωδέστατοι λέουσί τε καὶ
λύκοις, καὶ κυσὶ, καὶ ἁπλῶς ἅπασιν εἰπεῖν τοῖς καρχαρόδουσιν ὀνομαζομένοις. τῶν ἄλλων ζῴων ὑσὶ μὲν καὶ ονοις
μέγιστοι μὲν, οὐ μὴν νευρώδεις ὁμοίως· ἐφεξῆς δὲ βουσὶν,
εἶθ᾽ ἵπποις. ἀῤῥάστους δὲ καὶ μικροὺς ἔχουσιν ὡσαύτως
ἀνθρώπῳ πίθηκοι, καὶ (485) λύγκες, καὶ κῆβοι. τούτων
δ᾽ ἑξῆς αἶγες, καὶ ὄϊες, καὶ ἔλαφοι. καὶ τῶν πιθήκων δ᾽
αὐτῶν οἱ μάλιστ᾽ ἀνθρώπῳ προσφερεῖς ὁμοιοτάτους ἔχουσι
κροταφίτας μῦς. ὅσοι δ᾽ ἀποκεχωρήκασιν ἐπὶ τὴν τῶν κυ-
νοκεφάλων ἰδέαν, ῥωμαλεώτεροί τε καὶ μείζους εἰσὶ τούτοις,
ὥσπερ γε καὶ αὐτῷ τῷ κυνοκεφάλῳ, μεταξὺ γάρ τοι τὴν
φύσιν οὗτός ἐστι πιθήκου καὶ κυνός, ὥστε καὶ ὁ κροταφίτης αὐτῷ τοσούτῳ ῥωμαλεώτερός ἐστι καὶ μείζων ἢ κατὰ
τοὺς πιθήκους, ὅσῳ μικρότερός τε καὶ ἀῤῥωστότερος ἢ
κατὰ τοὺς κύνας. ἔστι δ᾽ ὁμοιότατος ἀνθρώπῳ πίθηκος,
ὡς ἂν στρογγύλον τε μάλιστ᾽ ἔχων τὸ πρόσωπον, καὶ τοὺς
κυνόδοντας μικροὺς, τὸ στέρνον πλατὺ, καὶ τὰς κλεῖς μακροτέρας, καὶ ἥκιστα δασὺς, καὶ ὀρθὸς ἵσταται καλῶς,

ac minimum nervofi, maximi vero et nervofiſſimi leonibus, lupis, canibus, et (ut ſummatim dicam) omnibus,
quae carcharodonta (*dentes ferratos habentia*) appellamus.
Aliorum autem animalium porcis quidem et aſinis ſunt
maximi, non tamen aeque nervoſi; proximi vero iis ſunt
boves, deinde equi. Debiles autem ac exiles ſimiliter
habent homo, ſimia, et lynces, ac cebi; poſtea autem
caprae, oves, et cervi. Simiarum autem ipſarum quae
maxime homini ſunt ſimiles, muſculos temporales habent
ſimillimos; quae vero ſunt diſſimiles ad cynocephalorum-
que formam digrediuntur, eae robuſtiores ac majores
dentes habent, quomodo et ipſe cynocephalus, qui natura eſt inter ſimiam et canem medius; proinde muſculus temporalis tanto ei eſt robuſtior ac major quam ſimiis, quanto minor atque imbecillior quam canibus. Eſt
autem ſimillima homini ſimia, ut quae rotundam praecipue habet faciem, dentes caninos parvos, latum pectus,
claviculas longiores, minimum piloſa; quae recta etiam

ὡς καὶ βαδίζειν ἀμέμπτως, καὶ θεῖν ὠκέως δύνασθαι. τούτῳ τοιγαροῦν τῷ πιθήκῳ καθάπερ ἀνθρώπῳ βραχύ τι τοῦ τετριχωμένου τῆς κεφαλῆς ὁ κροταφίτης ἐπιλαμβάνει, τὸ δ' ἄλλο καθάπερ τοῖς κυνοκεφάλοις ἐπὶ πλεῖστον ἀνατείνεται τῆς κεφαλῆς. ὑπερβαίνει δὲ τὰ ὦτα πρὸς τοὐπίσω, καθ' ὅλης ἐκτεταμένος αὐτῆς ἐπὶ πάντων τῶν καρχαροδόντων. τούτοις μὲν οὖν οὐ μέγιστος μόνον ὡς πρὸς τὴν τοῦ σώματος ἀναλογίαν, ἀλλὰ καὶ ῥωμαλεώτερος ὑπάρχων. τοῖς δ' ὄνοις, καὶ τοῖς βουσὶ, καὶ τοῖς ὑσὶ, καὶ ἁπλῶς εἰπεῖν οἷς ἡ γένυς μεγάλη, μέγιστος μόνος ἐστὶν ὁ κροταφίτης μῦς ἀνάλογον τῷ μεγέθει τῆς γένυος, οὐ μὴν ῥωμαλέος γε καθάπερ τοῖς ἀλκίμοις. ἕνεκα γὰρ τοῖν δυοῖν τούτοιν ἐργάζεται τοὺς κροταφίτας μῦς μεγάλους, ἐνεργείας ἰσχυρᾶς τῆς κατὰ τὸ δάκνειν καὶ μεγέθους τῆς κάτω γένυος. ἐκείνης γὰρ ἕνεκα γεγονότες εἰκότως, αὐτῆς τῇ τ' ἐνεργείᾳ καὶ τῇ κατασκευῇ συμβάλλονται. ἐπεὶ τοίνυν τοῖς καρχαρόδουσιν ἡ ῥώμη διὰ τὸ δάκνειν ἐστὶ, μέγιστός τε ἅμα καὶ ῥωμαλεώ-

ftat belle, ut et incedere fine errore et currere velociter poffit. In hac igitur fimia, quemadmodum homine, exiguum quiddam partis capitis pilofae mufculus temporalis occupat; reliquum vero, ut et cynocephalis, plurimum furfum ad caput extenditur, aures autem fupergreditur verfus pofteriora, fecundum caput totum extenfus, in omnibus dentes ferratos habentibus; his namque non modo eft maximus pro corporis mole, verum etiam robuftior. Afinis vero ac bobus, et fuibus, et (ut fimpliciter dicam) quibus maxilla eft magna, folus temporalis mufculus eft maximus pro proportione magnitudinis ipfius maxillae, non tamen robuftus quidem, quemadmodum fortibus ac ferocibus. Nam propter duo haec temporales mufculos natura magnos efficit, ob actionis in mordendo robur et magnitudinem maxillae inferioris; cujus gratia quum effent facti, illius tum actioni, tum conftructioni jure fuerunt confentanei. Quum igitur dentes ferratos habentibus robur in mordendo infit, ma-

τατος ὁ μῦς αὐτοῖς ἐγένετο, μέγιστος δὲ μόνον, οὐ μὴν οὔτε νευρώδης, οὔτε σύντονος, οὔτε σφοδρὸς ταῖς ἐνεργείαις, ἐπί τε τῶν ὄνων ἐστὶ, καὶ βοῶν, καὶ συῶν, ὅσα τ' ἄλλα ζῶα μεγάλην μὲν ἔχει τὴν κάτω γένυν, οὐ μὴν ἐν τῷ δάκνειν αὐτοῖς ἡ ἀλκή. βέλτιον γὰρ ἦν δήπου μεγάλην γένυν ὑπὸ μεγάλου κινεῖσθαι μυός. ἀνθρώπῳ δ', ὡς αν τὴν γένυν ἔχοντι μικρὰν ὀδόντας τε πρὸς μόνην τὴν ἐδωδὴν ἐπιτηδείους, ὁ κροταφίτης μῦς εἰκότως μικρὸς ἐγένετο. οὐδὲ γὰρ ἔδει μεγέθους περιττοῦ τῷ μήτε γένυν ὀχήσοντι μεγάλην, μήτ' ἐνέργειαν σφοδρὰν ἐνεργήσοντι, καθάπερ οἱ λέοντές τε καὶ οἱ κύνες ἐνεργοῦσιν. οὐ γὰρ ἐκ τοῦ δάκνειν ἄνθρωπος αλκιμος, οὐδὲ ταύτῃ κρατεῖ τῶν ἄλλων ζώων, ἀλλ', ὡς καὶ κατ' ἀρχὰς ἐδείχθη, λόγῳ καὶ χερσί. καὶ θαυμάσαι τῆς φύσεως ἄν τις τὴν τέχνην, ὥσπερ ὁ Ἱπποκράτης θαυμάζων ἀεὶ δικαίαν ὠνόμαζεν, οὐ τὸ κατὰ τὴν προτέραν φαντασίαν, [558] ἀλλὰ τὸ κατὰ δύναμίν τε καὶ

ximus fimul ac fortiffimus mufculus ipfis extitit; verum maximus tantum, non etiam nervofus, neque robuftus, neque in agendo praepotens in afinis eft, bobus, ac fuibus, atque aliis animalibus, quae maxillam quidem inferiorem habent magnam, in mordendo tamen nullum eis adeft robur; fatius enim fuit magnam maxillam a magno mufculo moveri. Homini autem, ceu maxillam parvam habenti dentesque ad folum efum idoneos, mufculus temporalis merito parvus extitit; neque enim conveniebat fuperflua magnitudine eum onerare mufculum, qui neque maxillam magnam vecturus erat, neque actionem vehementem obiturus, qualem leones ac canes obeunt, non enim in morfu fortitudo hominis confiftit ac vires, neque eo caetera animantia domat, fed (quemadmodum jam inde ab initio oftendimus) ratione ac manibus. Naturaeque folertiam admirari quis poffit, quemadmodum Hippocrates admirans affidue juftam nominabat, ut quae, non quod prima imaginatione apparet, fed quod viribus atque ufu eft aequabile, eligat. Quod

χρείαν ἴσον αἰρουμένην, ὅπερ, οἶμαι, θείας ἔργον δικαιοσύνης ἐξευρίσκειν, ἃ δεῖ καὶ νέμειν ἑκάστῳ τὸ κατὰ τὴν ἀξίαν, καὶ μήτε περιττὸν, μήτ᾽ ἐλλιπὲς ἐργάζεσθαί τι τοῦ προσήκοντος. ἦν δ᾽ ἂν, οἶμαι, περιττὸν μὲν, εἰ μέγας ὁ κροταφίτης ἐγένετο μῦς, μικρὰν δ᾽ ἔμελλε κινήσειν γένυν· ἐλλιπὲς δὲ, εἰ μὴ μέγας, ἔνθα μεγάλην κινεῖ. καὶ μὴν οὔτε μικροτέραν ἀνθρώπου γένυν ἄλλο τι ζῶον, οὔτ᾽ ονων, οὔθ᾽ ἵππων ἔχει τι μείζω. δεόντως οὖν καὶ οἱ κινήσοντες αὐτὰ μύες ἀνθρώποις μὲν ἐλάχιστοι, μέγιστοι δ᾽ ἐκείνοις ἐγένοντο. διὰ τί δ᾽ ὅλως μεγίστη μὲν ἡ κάτω γένυς ὑσὶ καὶ ὄνοις, καὶ βουσὶ, καὶ ἵπποις, ἐλαχίστη δ᾽ ἀνθρώποις, καὶ πιθήκοις, καὶ κήβοις, καὶ λυγξὶν, ἐν τῷ μέσῳ δ᾽ ἀμφοῖν ἡ τῶν ἄλλων ζώων ἐγένετο, πρόσθεν εἴρηται, δεικνύντων ἡμῶν, ὡς, ὅσοις μὲν αὐτῶν ἤτοι χεῖρές εἰσιν, ὥσπερ τοῖς ἀνθρώποις, ἢ οἷον χεῖρες, ὥσπερ τοῖς πιθήκοις, ταῦτ᾽ οὐδὲν δεῖται κύπτοντα λαμβάνειν τῷ στόματι τὴν τροφήν· ὅσοις δ᾽ οὐκ εἰσὶν, ὥσπερ τοῖς ἵπποις, ἔτι ταῦτα καὶ τράχηλον

(ut mihi videtur) divinae juftitiae eft proprium, non modo invenire quae oportet, verum etiam tribuere cuique pro merito ac dignitate, neque fuperfluum quidquam neque mancum efficere eorum, quae facere convenit. Effet autem (ut ego arbitror) fuperfluum, fi magnus quidem extitiffet temporalis mufculus, parvam autem maxillam moturus effet; mancum vero, nifi magnus effet, ubi magnam maxillam movet. Atqui nullum animal minorem, quam homo, aut majorem, quam afinus aut equus, eft fortitum; convenienter igitur et moturi ipfam mufculi ut hominibus funt minimi, ita illis fuerunt maximi. Cur autem maxima omnino maxilla inferior porcis, afinis, bobus et equis fuit, minima autem hominibus, fimiis, cebis, lyncibus, media vero magnitudine inter utramque aliorum animalium fuit, antea diximus, quum oftenderemus, eis animalibus nihil opus effe, ut prona cibum ore fumerent, quibus aut manus effent, quomodo hominibus, aut velut manus, quomodo fimiis; quibus vero hae non effent, ut equis, ea et collum majus, ob

μείζω, καὶ δι᾿ αὐτὸ τοῦτο καὶ γένυν ἔχει μακροτέραν· καὶ τῶν ὀρνίθων τοὺς μακροσκελεῖς διὰ τοῦτο καὶ τράχηλον μακρὸν καὶ ῥάμφος πρόμηκες φῦσαι, μέλλοντάς γε τούτοις τοῖς μορίοις ἀντὶ χειρῶν εἰς εὐπορίαν χρήσασθαι τροφῆς. ἀλλ᾿ ἐπεὶ κατὰ βραχὺ τῶν ἄκρων ἡ φύσις ἀποχωρεῖν εἴωθεν ἐν τοῖς τῶν ζώων γένεσιν, ὡς καὶ τοῦθ᾿ ὑπ᾿ Ἀριστοτέλους ὀρθῶς ἐπιδέδεικται, διὰ τοῦτο πρῶτοι μὲν οἱ πίθηκοι μετ᾿ ἀνθρώπους ἐπιμηκεστέραν ἔχουσι τὴν γένυν· ἐδείχθησαν γὰρ οὗτοι πολλάκις ἤδη καὶ πρόσθεν ἀνθρώπου γελοῖον εἶναι μίμημα· δεύτερα δὲ καὶ τρίτα καὶ τὰ ἄλλα ἐφεξῆς ἅπαντα κατὰ τὴν οἰκείαν τάξιν, ὥστ᾿ εὐλόγως, ὅσα μεταξὺ τῶν τε χεῖρας ἐχόντων ἐστὶ καὶ τῶν τελέως οὐκ ἐχόντων, ὥσπερ τὰ καρχαρόδοντά τε καὶ σχιζόποδα καλούμενα, ταῦτα καὶ τοῖς μήκεσι τῶν κατὰ τὸν αὐχένα καὶ τὰς γένυας ὀργάνων ἐν τῷ μεταξὺ τῶν ἄκρων ἐστί· χρῆται γάρ πως τοῖς ποσὶ παραπλησίως χερσί. διὰ ταῦτα μὲν δὴ μικρότατον ἄνθρωπος ἁπάντων ζώων ἔχει τὸν κροταφίτην μῦν,

idque ipfum maxillam etiam habere majorem; praeterea avibus, quae longa habent crura, ob eandem caufam collum longius ac roftrum produxiffe, quod his fane partibus pro manibus ad fuppeditandum alimentum effent ufurae. At quoniam paulatim natura in animalium generibus ab extremis difcedere confuevit (quemadmodum id quoque recte ab Ariftotele eft demonftratum), ob eam caufam primae quidem fimiae poft homines maxillam adeptae funt longiorem (monftravimus enim antea faepenumero, eas ridiculam effe hominis imitationem); fecunda autem et tertia et alia deinceps univerfa fecundum proprium ordinem. Proinde confentaneum fuit, ut, quae inter ea, quae manus habent et quae omnino non habent, funt media (cujus generis funt quae dentes ferratos et pedes fiffos habent), ea longitudine inftrumentorum colli et maxillarum medium inter extrema locum obtinerent; comedentia fiquidem pedibus utuntur quodammodo fimiliter ac manibus. Ob eam quidem certe caufam homo omnium animalium temporalem mufculum

ὅτι καὶ τὴν γένυν, ἣν οὗτος κινεῖ, μικροτάτην τε ἅμα καὶ ταῖς ἐνεργείαις ἀσθενῆ.

Κεφ. γ΄. Διὰ τί δὲ μόνος ὁ μῦς οὗτος ἐν τοῖς ὀστοῖς τῆς κεφαλῆς κατακέκρυπται, τῶν μὲν ὑποδεξαμένων αὐτὸν, τῶν δ᾽ ἐν κύκλῳ περιλαμβανόντων, ὡς βραχὺ μέρος ὑπερκύπτειν αὐτοῦ κατὰ τὸ τοῦ μετώπου πέρας; ἢ οὐχ οὗτος μόνος, ἀλλὰ καὶ ἡ τῶν ὀφθαλμῶν χρεία κοινή; μάλιστα γὰρ οὗτοι πάντων μυῶν, ἐπειδὰν πάθωσι, σπασμοὺς, καὶ πυρετοὺς, καὶ κάρους, καὶ παραφροσύνας ἐπιφέρουσιν. ἵν᾽ οὖν ἥκιστα πάσχωσιν ὑπὸ τῶν ἔξωθεν προσπιπτόντων αὐτοῖς, ὅσα θλᾶν καὶ τέμνειν πέφυκεν, ἕρκος ἑκατέροις ἡ φύσις ἐν κύκλῳ περιέβαλε τὴν τῶν ὀστῶν σκληρότητα. διὰ τί δὲ μάλιστα βλάπτουσι παθόντες; ὅτι τῆς ἀρχῆς τῶν νεύρων ἐγγυτάτω πεφύκασι, καὶ μόνον αὐτοὺς ὀστοῦν διείργει τοῦ μὴ καὶ αὐτοῦ ψαύειν τοῦ ἐγκεφάλου. τοῖς δὲ δὴ κροταφίταις μυσὶ καὶ διὰ τὸ μέγεθος μειζόνως ἢ τοῖς τῶν ὀφθαλμῶν ὑπάρχει βλάπτειν τὸν ἐγκέφαλον, ἀλλὰ καὶ διότι μία μὲν ἀρχὴ νεύρων εἰς τοὺς τῶν ὀφθαλμῶν μῦς, [559] πλείους

habet minimum, quod et maxillam, quam hic movet, tum minimam, tum ad actionem habet imbecillam.

Cap. III. Cur tandem folus hic mufculus in capitis offibus eft abditus, quum alia quidem offa ipfum excipiant, alia autem in orbem complectantur, adeo ut exigua ejus pars ad finem frontis emineat? an non huic foli, fed etiam oculorum mufculis hic ufus eft communis? nam inter omnes mufculos potiffimum hi, fi laefi fuerint, convulfiones, febres, foporem, et deliria inferunt. Ut igitur minime afficerentur ab extrinfecus ipfis incidentibus, quae contundere fcilicet atque incidere folent, natura offa dura in orbem quafi feptum quoddam circumjecit. At cur laefi noxam maximam inferunt? quia nervorum principio funt proximi, folumque ipfos os prohibet, quominus cerebrum ipfum contingant. Porro mufculi temporales, propterea quia funt majores quam oculorum mufculi, nocere cerebro poffunt, fed et quia etiam nervorum, qui ad oculorum mufculos feruntur,

δὲ εἰς τοὺς κροταφίτας ἐμβάλλουσιν. εἴπερ οὖν, ὡς Ἱπποκράτης ἔλεγε, τά τε ἐγγὺς καὶ τὰ κοινὰ καὶ πρῶτα μάλιστα κακοῦται, οὔτε δι᾽ ἐγγυτέρω τῶν κροταφιτῶν μυῶν,
οὔτε διὰ πλειόνων νεύρων ἐγκεφάλῳ μᾶλλον κεκοινώνηκεν
ἕτερος μῦς, εὔλογον ἐπαΐειν τῶν κατ᾽ αὐτοὺς παθημάτων
ὅτι τάχιστα τὴν ἀρχήν. διὰ τοῦτ᾽ οὖν καὶ Ἱπποκράτης μὲν
ὀρθῶς ἔλεγεν, ὡς πληγαὶ καίριοι καὶ καροῦσαι αἱ κροτα-
φίτιδες γίνονται. καὶ πρὸ Ἱπποκράτους δὲ ἡ φύσις ἐγίνωσκεν, ὡς μέγιστόν τι κακὸν ἐργάσεται τὸ ζῶον ἀμελή-
σασα τῆς ἀσφαλείας τῶν κροταφιτῶν μυῶν. ὀχυρὸν οὖν
ἐδημιούργησε τὸ χωρίον, ὡς οἷόν τ᾽ ἦν μάλιστα, κοίλην μὲν
πρῶτον ὑποδοχὴν αὐτοῖς οἷον ἄντρον κατασκευασαμένη, τῶν
δ᾽ ὀστῶν τῶν παρακειμένων τὰς ἔσωθεν ἐπιφανείας σιμὰς οἷον
θαλάμους τινὰς ἐργασαμένη, τοῖς δ᾽ ἄνω πέρασιν αὐτῶν
ἄμβωνας ἐπιθεῖσα πρὸς τοὺς μῦς ἀπεστραμμένους, ἵν᾽ ἐκ
πάντων ὡς οἷόν τε μάλιστα φρουροῖντο, καὶ βραχύ τι παντάπασιν αὐτῶν ὑπὲρ τῶν ὀστῶν ἀνέχοι περίβολον. εἴασε δ᾽

principium eſt unicum, plures vero eorum in temporales
inferuntur. Si igitur, quemadmodum Hippocrates dixit,
quae propinqua, quae communia, et quae prima ſunt,
maxime laeduntur, nihil autem propinquius cerebro
quam temporales muſculi, neque quivis alius muſculus
per plures nervos cerebro communicat, conſentaneum
eſt principium quam celerrime ſentire ipſorum affectus.
Ob eam igitur cauſam Hippocrates etiam recte dixit, *pla-*
gas temporum lethales eſſe ac carum concitare. Et ante
Hippocratem natura quoque praevidit, maximam fore animalibus perniciem, niſi ſecuritati muſculorum tempora-
lium preſpexiſſet; proinde locum quam potuit muni-
tiſſimum effecit, primum quidem cavum ipſis receptaculum velut antrum quoddam comparans, oſſium vero adjacentium externas ſuperficies ſimas velut thalamos quosdam efficiens, ſuperioribus autem eorum oris margines
imponens ad muſculos ſpectantes, ut omni ratione, quoad maxime liceret, conſervarentur, exiguaque ipſorum
pars ſupra oſſium ſeptum extaret. Quam tamen et ipſam

οὐδὲ τοῦτο τελέως ἀσκέπαστον, ἀλλ' ἔκ τε τῶν υπερκειμένων ὀστῶν τῆς κεφαλῆς κἀκ τῶν ἐπὶ πέρασι τῆς ὀφρύος ἀπόφυσιν ἑκατέρωθεν ὀστοῦ προμήκους, κυρτοῦ μὲν ἔξωθεν, κοίλου δ' εἰς τὸν μῦν περιβέβληκεν (486) ἐργασαμένη. καὶ τὸ μὲν ἐκ τῶν ἄνω μερῶν ὡς ἐπὶ τὴν ὀφρὺν κατάγουσα, τὸ δ' ἐκ τῶν κάτωθεν εἰς ὕψος ἱκανὸν ἀνατείνασα, κἄπειτ' ἀλλήλοις κατὰ τὸ μέσον αὐτὰ συνάψασα, ψαλίδα τινὰ ταύτην ὀστεΐνην ἑκατέρου τῶν μυῶν προὐτάξατο, πρώτην ἐκείνων αυτὴν τρωθησομένην τε καὶ θλασθησομένην καὶ παντοίως πονήσουσαν, εἴ τι τῶν ἔξωθεν ἐμπίπτοι τοῖς μυσὶ βίαιον ἢ σκληρόν. οὐ γὰρ οὖν οὐδὲ τὸ τυχὸν ὀστοῦν ἐστι τουτὶ τὸ ζύγωμα, (καλεῖται γὰρ οὕτως ὑπὸ τῶν ἀνατομικῶν,) ἀλλ' ἀμυελόν τε καὶ πυκνὸν καὶ σκληρὸν, ὥσπερ λίθος, ἀπαθὲς ὡς οἷόν τε μάλιστα, πρόβλημα προτάξαι τῶν μυῶν τούτων ἐπιτεχνησαμένης της φύσεως.

Κεφ. δ'. Αὕτη μὲν ἡ τῆς κατασκευῆς ἀσφάλεια τοῖς κροταφίταις μυσίν. τελευτῶν δ' ἑκάτερος εἰς ἕνα τένοντα

fine munimento omnino non deftituit, fed partim ex fuperjacentibus capitis offibus, partim ex eis, quae funt ad fines fuperciliorum, praelongum os utrinque productum, foris quidem devexum, cavum vero verfus mufculum efficiens, utrinque circumpofuit: quorum hoc quidem a partibus fuperioribus verfus fupercilium deducens, illud autem ex inferioribus in fatis magnam altitudinem attollens, poft autem ad medium viae ipfa inter fefe conjungens, fornicem quendam hunc offeum utrique mufculorum praetendit; qui, fi quid durum aut violentum mufculis extrinfecus incideret, ante mufculos vulnera, contufiones, omnesque moleftias effet excepturus. Haudquaquam igitur os quodvis eft hoc jugale, (fic enim anatomici appellant,) fed medullae eft expers, denfum, atque inftar lapidis durum, natura id maxime agente, nequid pateretur id propugnaculum, quod his mufculis erat praetentura.

Cap. IV. Hanc itaque conftructionis fecuritatem mufculi temporales habuerunt. Definens porro uterque

μέγαν ἐμφύεται τῇ κορώνῃ τῆς κάτω γένυος, ἀνασπῶν αὐτὴν, εἰ ταθείη, κἀν τούτῳ κλείεται τοῦ ζώου τὸ στόμα. χρὴ τοίνυν εἶναί τινας αὐτῷ τοὺς διοίγοντας μῦς, ἀντισπῶντας ἐπὶ τἀναντία, καὶ τούτους ἐν τοῖς κάτω τετάχθαι τῆς γένυος, εἴ γε δὴ δέδεικται καλῶς ἡμῖν ἕκαστος τῶν μυῶν ἐφ᾽ ἑαυτὸν ἕλκειν τὸ μόριον, εἰς ὃ καταφύεται. τίνες οὖν οὗτοι καὶ πόσοι, καὶ πόθεν ἐκφυόμενοι, καὶ τίς αὐτοῖς ἀρχὴ τῆς κινήσεως; οἱ μὲν μύες αὐτοὶ δύο τὸν ἀριθμόν εἰσιν, ὅσοι περ καὶ οἱ κροταφῖται, ἑκάτερος ἑκατέρῳ κατὰ θάτερον μέρος τῆς κάτω γένυος ἀντιτεταγμένοι, τὴν δ᾽ ἀρχὴν τῆς γενέσεως ἔχουσιν ἐκ τῶν ὀπισθίων μερῶν τῆς κεφαλῆς, ἵνα περ αἱ στυλοειδεῖς ἐκφύσεις. οὕτω γὰρ ἔθος ὀνομάζειν τοῖς ἀνατομικοῖς τὰ κατὰ ταῦτα τὰ μέρη λεπτὰ τῶν ὀστῶν τῆς κεφαλῆς ἀποβλαστήματα· σοὶ δ᾽ ἔξεστιν, εἰ βούλοιο, καλεῖν αὐτὰ γραφιοειδῆ τε καὶ βελονοειδῆ. καταφύονται δὲ τῇ κάτω γένυϊ μετὰ τὴν καμπὴν εὐθὺς ἄχρι τοῦ κατὰ τὸν ἀνθερεῶνα χωρίου παραφυόμενος εἰς

in magnum unum tendonem coronae maxillae inferioris infigitur; qui fi tenfus fuerit, furfum eam trahit; quod quum accidit, animalis os clauditur; oportet igitur quosdam effe mufculos aperientes, in contrarium ipfum trahentes, eosque mufculos in partibus maxillae inferioribus effe conftitutos; fiquidem recte demonftratum nobis fuit, mufculum omnem partem, in quam inferitur, ad fe ipfum trahere. Quinam igitur hi funt, et quot, et unde producti, et quodnam eis motus eft principium? Mufculi quidem ipfi numero funt duo, quot etiam funt temporales, inferiores utrique utrisque fuperioribus, parte maxillae inferioris altera oppofiti. Principium autem generationis ex pofterioribus capitis partibus habent, quo loco funt proceffus ftyloïdes: fic enim anatomici, qui partibus his funt tenues offium capitis proceffus, appellitant; potes autem, fi vis, vocare eos graphioïdes aut belonoïdes; maxillae autem inferiori inferuntur ftatim poft flexionem ad eum usque locum, qui eft ad mentum,

ἑκατέρωθεν ἐκ τῶν ἔνδον μερῶν. [560] οὗτοι μὲν οὖν, εἰ ταθεῖεν, ἀνοιγνύουσι τὸ στόμα, καθάπερ οἱ κροταφῖται κλείουσιν. ἄλλοι δέ τινες εἰς τὰς ἐν ταῖς μασήσεσι περιφορὰς τῆς γένυος ὑπὸ τῆς φύσεως ἐγένοντο δύο μύες, οἳ καὶ τῶν γνάθων τὸ σαρκῶδες ἐργαζόμενοι. τούτους τινὲς οὐχ ἕνα μῦν ἑκάτερον, ἀλλὰ τρεῖς εἶναι νομίζουσιν, ὅτι τρεῖς αὐτῶν οἷον ἀρχαί τινές εἰσιν ἀπονευρώσεις, ἢ τένοντες, ἢ καταφύσεις εἰς τὰς γένυας. ὀνομάζουσι γὰρ οἱ μὲν οὕτως, οἱ δὲ ἐκείνως, ἑρμηνεῦσαι μὲν σαφῶς ἕκαστος ὀριγνώμενοι τὴν ἰδέαν τῶν μυῶν, ἀνόμοιον οὖσαν τοῖς ἄλλοις ἅπασιν, ὑποψίαν δ' ἄν τινι παρέξοντες, ὡς διαφέροιντο περὶ αὐτῶν, εἰ ὁ μὲν ἀρχὰς λέγει τρεῖς ἑκατέρῳ τῶν μυῶν ὑπάρχειν, ὁ δὲ τελευτὰς, ἢ κεφαλὰς, ἢ ἀπονευρώσεις, ἢ τένοντας, ἢ καταφύσεις. ἔστι δ' οὐκ ἐν τῷ πράγματι μάχη κατά γε τοῦτο τοῖς ἀνατομικοῖς ἀνδράσιν, ἀλλ' ἐν τῷ τρόπῳ τῆς διδασκαλίας. τρίγωνος μὲν γάρ πώς ἐστιν ἑκάτερος τῶν μυῶν, οἷον κορυφήν τινα τοῦ τριγώνου πρὸς τῷ καλουμένῳ

unus utrinque ex internis partibus adhaerens: qui certe, fi tenfi fuerint, os ipfum aperiunt, quemadmodum temporales claudunt. Alii autem quidam duo mufculi ad mandibulae in mafticationibus circumactionem a natura fuerunt comparati, qui carnofam quoque maxillarum partem conftituunt, quos nonnulli utrumque non fimplicem mufculum, fed triplicem effe exiftimant, quod tres ipforum fint aponeurofes, aut tendones, aut in maxillas infertiones inftar principiorum quorundam; vocant enim nonnulli hoc quidem modo, alii autem alio; qui quum perfpicue eorum fpeciem ftudent indicare (quae aliis omnibus eft diffimilis), fufpicionem cuipiam praebere queant, de ipfis inter fe non convenire, fiquidem hic ait, tria utrique mufculo adeffe principia, ille vero fines, aut capita, aut aponeurofes, aut tendones, aut infertiones. Eft autem nulla, quod ad hanc faltem rem pertinet, viris anatomicis in re controverfia, fed in docendi ratione. Triangularis enim quodammodo mufculorum uterque eft, velut verticem quendam trianguli atque acutiem

μήλῳ κεκτημένος. ἐνταῦθα δὲ μία μὲν ὡς ἐπὶ τὸ τοῦ ζυγώματος πέρας ἀποτείνεται πλευρὰ τοῦ τριγώνου, μία δ' ὡς ἐπὶ τὴν κάτω γένυν. η λοιπὴ δὲ καὶ τρίτη καθάπερ τις βάσις ἀμφοτέρας ἐπιζευγνύουσα τὰς εἰρημένας πλευρὰς ὅλοις τοῖς εἰρημένοις μέρεσι τῆς κάτω γένυος ἐπιτέταται κατὰ τὸ μῆκος αὐτῆς. ἔστι μὲν οὖν νευρωδέστατος ἑαυτοῦ κατὰ τὸν ὑπὸ τῷ μήλῳ τόπον ὁ μῦς οὗτος, ἔνθα τὴν οἷον κορυφὴν ἔχει. κινεῖται δὲ καὶ περιφέρει τὴν γένυν ἄλλο τ' ἄλλων των ἰνῶν τε καὶ καταφύσεως ἐργασαμένης ἀπὸ τῆς φύσεως, ἵν' ἀλλήλας διαδεχομένων τῶν κινήσεων ἡ ἐν ταῖς μασήσεσιν ἐνέργεια πολυειδὴς γίνοιτο. δεόντως οὖν ὀνομάζουσι τοὺς μῦς τούτους μασητῆρας, εἰ καὶ ὅτι μάλιστα καὶ αὐτοῖς τοῖς κροταφίταις μέτεστι τῆς προσηγορίας. ἐκεῖνοι μὲν γὰρ ἓν τοῦτ' ἔργον μόνον ἐν ταῖς μασήσεσι παρέχονται, σφοδρᾶς ἀλλήλοις συμβάλλειν τοὺς ὀδόντας, ᾧ συνέπεται θραύειν, εἴ τι μεταξὺ παρακέοιτο· τὸ δ' ὥσπερ ὑπὸ μύλων τῶν γομφίων λειοῦσθαι τὴν τροφὴν τῶν μασητήρων ἔργον μυῶν.

juxta vocatam malam habens; hinc autem unum trianguli latus verſus zygomatis extremitatem porrigitur; aliud vero verſus inferiorem mandibulam; reliquum vero ac tertium, velut baſis quaedam, praedictum utrumque latus omnibus maxillae inferioris memoratis partibus conjungens, ſecundum ipſius longitudinem extenditur. Porro muſculus hic quam alibi eſt nervoſior in loco, qui eſt ſubter malas, quo loco habet velut verticem. Movetur autem et maxillam circumagit pro varia fibrarum atque inſertionum actione, natura provide et hoc moliente, ut motibus aliis alios viciſſim excipientibus multiplices fiant in maſticationibus actiones. Convenienter itaque muſculos hos maſſeteras (*maſticatores*) nuncupant, tametſi ad muſculos quoque temporales non minime appellatio haec pertineat; illi enim unam eam actionem in maſticationibus duntaxat obeunt, ut dentes vehementer inter ſe committant, quam rem conſequitur, ut, ſi quid inter eos fuerit, id comminuatur: porro cibum laevigari atque in partes minimas conteri a molaribus, quaſi molis, maſti-

οὗτοι δ' αὐτοὶ καὶ μεταβάλλουσι τὰ σιτία, καὶ τὰ τῶν ὀδόντων ἀποπίπτοντα παράγειν αὐτοῖς ἐπιβάλλουσι, τεινόμενοί τε καὶ προστελλόμενοι, τῶν κροταφιτῶν μυῶν μηδὲν εἰς τοῦτο συμβαλλομένων. ἀλλ' ἡ γλῶττα μὲν οὐ σμικρὰ διαπράττεται περὶ τὴν ἐνέργειαν αὐτὴν, οἷα χεὶρ ἀεὶ μεταβάλλουσα καὶ στρέφουσα τὴν ἐν τῷ στόματι τροφὴν ὑπὲρ τοῦ πᾶν ὁμοίως αὐτῆς καταθραύεσθαι μέρος· ἔξωθεν δ' εἷς ἑκατέρωθεν ὁ μασητὴρ οὗτος μῦς οἷον ἑτέρα τις χεὶρ ἐπίκουρος τῇ γλώττῃ παρεσκεύασται. μεγίστην δ' εἰς τοῦτο βοήθειαν αὐτῇ παρέχει τὰ κάτω πέρατα τῶν γνάθων, τὰ δερματώδη, τὰ πρὸς τοῖς χείλεσιν, εἰς ἃ καθήκουσιν οἱ λοιποὶ καὶ παχεῖς μύες, εἷς καθ' ἑκάτερον μέρος ἅπαντι τῷ τραχήλῳ περιβεβλημένοι. κινοῦνται δὲ ὑπὸ τούτων αἱ γνάθοι μετὰ τῶν χειλῶν, εἰ καὶ παντάπασιν ἀκίνητος ἡ γένυς εἴη, καί πως ἅπαντες οἱ μύες οἱ κινοῦντες αὐτὴν ἴδιον ἕκαστος καὶ οἷον οὐκ ἄλλος μῦς ἐπεκτήσατο. περὶ μέν γε τῶν μασητήρων πέπαυμαι λέγων.

catorum mufculorum eft actio, hi euim ipfi et cibos mutant, et qui a dentibus exciderunt, rurfus iisdem commiffis atque applicatis adducunt tenfi ac contracti, temporalibus mufculis nihil ad id conferentibus. Lingua vero ad actionem hanc confert non minimum; ut quae inftar manus cujusdam cibos in ore affidue transfert ac volvit, quo pars ipforum omnis itidem conteratur; extrinfecus autem unus utrinque mafticator hic mufculus, velut fecunda quaedam manus, linguae adjutor eft comparatus. Maximo autem ad eam rem ei funt auxilio fines buccarum inferiores, qui cutanei funt, fpectantque ad labia, ad quos perveniunt tenues ac lati mufculi, utraque parte unus, toti collo circumjecti; moventur enim ab his buccae cum labiis, etiamfi maxilla immobilis omnino fuerit; mufculique omnes ipfam moventes peculiare quippiam quodammodo, cujusmodi alius nullus, habuerunt. Sed de mafticatoribus dicendi finem faciamus.

Ed. Chart. IV. [561.] Ed. Baf. I. (486.)

Κεφ. ε'. [561] Οἱ δὲ κροταφῖται καὶ οἱ ἀντιτεταγμένοι κάτωθεν αὐτοῖς, οἱ διοίγοντες τὸ στόμα, τρόπον ἕτερον αὖ καὶ οἵδε τοῖς ἄλλοις ἅπασιν ἀνόμοιοι μυσίν. ἐκ μέν γε τῶν κροταφιτῶν μέσων ὁ τένων ἐκπέφυκεν, ὃν εἰς τὴν ἀνατεινομένην ἄνω τῆς κάτω γένυος ἐλέγομεν ἐμβάλλειν κορώνην· οὐδὲ γὰρ ἂν εὕροις ουδὲ καθ' ἕνα μῦν ἕτερον ἔκφυσιν τοιαύτην τένοντος. ἑκάτερος δὲ τῶν ἀντιτεταγμένων αὐτοῖς ὄπισθεν τῆς κεφαλῆς ἐκφυόμενος, ἡνίκ' ἂν ἐπὶ τὰ καλούμενα παρίσθμια καὶ τὴν καμπὴν ἀφίκηται τῆς κάτω γένυος, οὐκέτι μῦς ἐστιν, ἀλλ' ἀκριβὴς γίνεται τένων, γυμνὸς απάσης οὐσίας σαρκοειδοῦς. τοῦτο μὲν οὖν καὶ ἄλλοις υπάρχει μυσὶν, εἰς τένοντα τελευτᾷν· ὃ δ' ἐστὶν ἴδιον ἐξαίρετον ἑκατέρῳ τούτων, ὅτι μηδὲ καθ' ἕνα τῶν ἄλλων μυῶν ἐστι, καὶ δὴ φράσω. τῶν τενόντων ἑκάτερος τούτων ὀλίγον προελθὼν οὐκέτι τένων ἐστὶν, ἀλλ' αὖθις μῦς γίνεται τῇ κάτω γένυϊ καταφυόμενος, ὡς ἔμπροσθεν εἴρηται. δῆλον οὖν, ὡς τὰ μεν σαρκώδη τούτων τῶν μυῶν ἐν ἀρχῇ τε καὶ πέρασι, τὰ νευρώδη δ' ἐν τοῖς μέσοις ἐστὶν, ὃ οὐδὲ

Cap. V. Temporales porro mufculi, quique eis infra funt oppofiti os aperientes, alia ratione et ipfi omnibus aliis mufculis funt diffimiles; quandoquidem ex mediis temporalibus tendo emerfit, quem in maxillae inferioris coronen fublimem inferi diximus; neque enim in ullo alio mufculo tendonis productionem ejusmodi reperias. Eorum autem uterque, qui ipfis funt oppofiti, a parte capitis pofteriore enatus, quando ad nuncupatas tonfillas ac maxillae inferioris flexionem pervenit, non amplius eft mufculus, fed tendo plane eft, carnofa omni fubftantia nudatus. Hoc quidem et aliis ineft mufculis, in tendonem fcilicet definere; quod autem horum utrique eft proprium atque eximium, quodque in nullo alio ineft mufculo, id mox dicam. Tendonum horum uterque paulum progreffus non amplius eft tendo, fed rurfus fit mufculus, maxillaeque inferiori inferitur, ut fupra docuimus; ex quo intelligitur, partes horum mufculorum carnofas in principio ac fine effe, nervofas autem in

καθ᾽ ἕνα τῶν ἄλλων ὑπάρχει μυῶν, ὥσπερ οὐδ᾽ ἐκ τῶν μέσων ἐκφύεσθαι τῶν κροταφιτῶν τὸν τένοντα. τίς ουν καὶ ἡ τούτων αἰτία; μάτην μὲν γὰρ οὐδὲν ὑπὸ τῆς φύσεως γίνεται. τὰ μὲν ἀναμνησθῆναί σε χρὴ τῶν ἔμπροσθεν εἰρημένων, τὰ δὲ νῦν ἐπιμαθεῖν· ἀναμνησθῆναι μὲν, ὅσα καθόλου περὶ μυῶν εἴρηται, δι᾽ ἃς αἰτίας οἱ μὲν εἰς τένοντας τελευτῶσιν, οἱ δ᾽ οὔ· προσμαθεῖν δὲ νῦν, ὅσα χρὴ περὶ τούτων ἀκοῦσαι. διότι μὲν οὖν ἐχρῆν εἰς ἕνα τένοντα μέγαν ἑκάτερον τῶν κροταφιτῶν τελευτήσαντα δι᾽ ἐκείνου συμφῦναι τῇ κορώνῃ τῆς γένυος, λεπτῇ μὲν καὶ σκληρᾷ τὴν φύσιν ὑπαρχούσῃ, προμήκει δὲ καὶ εἰς ὕψος ἀνατεταμένῃ, ῥᾷστον ἐξευρεῖν σοι καὶ χωρὶς ἡμῶν, εἰ μὴ παντάπασιν ἀργῶς ὑπήκουσας ἐκείνων τῶν λόγων. ὑπομνήσω δ᾽ ὅμως κἀγὼ διὰ βραχέων, ὡς, εἴπερ μὴ διὰ τενόντωνο ὕτω μεγάλων ἡ γένυς ἀνετείνετο, πρῶτον μὲν ἂν ἀπέῤῥηκτο μυριάκις ἤδη, βάρος τηλικοῦτον ἀσθενῶν βαστάζειν ἐξημμένων σωμάτων·

mediis; quod in nullis aliis muſculis reperias, quemadmodum neque ex mediis temporalibus tendonem enaſci. Cauſam vero horum ſi cupis diſcere, (fruſtra enim a natura nil ſit,) partim quidem eorum, quae prius diximus, meminiſſe te oportet, partim autem alia nunc adhuc diſcere; meminiſſe quidem eorum, quae generatim de muſculis ſuerunt dicta, quas ob cauſas alii quidem in tendones deſinant, alii autem nequaquam; diſcere vero nunc adhuc, quae de his audire oporteat. Cauſam itaque, cur utrumque muſculum temporalem in magnum unum tendonem deſinere oportebat, ac per illum coronae ipſius maxillae inſeri, quae tenuis quidem ac dura ſuapte natura eſt, et praelonga ac in ſublime extenſa, invenire tibi, etiamſi non doceamus, eſt promptiſſimum, niſi oſcitanter omnino ſermones illos audiviſti, quos tamen ego reficiendae memoriae gratia paucis repetam. Nam niſi per tendones adeo magnos maxilla ſurſum attolleretur, primum quidem millies abrupta fuiſſet, ſi tantum pondus a corporibus imbecillis geſtaretur; praeterea

ἔπειτα δ᾽ οὐδ᾽ ἂν ἐκινεῖτο (487) ῥᾳδίως, οὐδὲ γὰρ οὐδ᾽ ἀνασπᾷν αὐτὴν οὔτε μικρότερος ἄλλων τένων, οὔτ᾽ οὐσία σαρκοειδὴς ἠδύνατο. διὰ τίνα δ᾽ αἰτίαν ἐκ μέσων τῶν μυῶν οὗτος ὁ τένων ἐκφύεται, καὶ δὴ φράσω, μικρόν τι πάλιν ἀναμνήσας σε κἀνταῦθα τὸ κατὰ τὴν ἀρχὴν ἤδη μοι τοῦδε τοῦ λόγου προαποδεδειγμένον. οὗ τὸ κεφάλαιον ἦν, ἀσφαλείας δεομένους πολλῆς τοὺς κροταφίτας μῦς ἐστεφανῶσθαι πανταχόθεν ὀστοῖς, ὡς βραχὺ μόνον ὑπερκύπτειν αὐτῶν τῆς κοιλότητος. εἰ γὰρ δὴ τούτου μοι μνημονεύοις, εἰδείης δὲ καὶ τὰ μόρια τῆς κεφαλῆς, ἤδη σοι πάρεστι συλλογίζεσθαι, διότι μακροὺς κατὰ τὸ μῆκος αὐτῆς εὐθὺ τῶν κορωνῶν φερομένους εἴπερ ἐπέθηκε τοὺς μῦς τούτους ἡ φύσις, οὐκ ἂν οὐδεμίαν αὐτοῖς ἐπιτεχνήσασθαι σκέπην ἐξεῦρε πρὸς τῷ κἀκεῖ μὲν ὄγκον ἐξαίσιον ποιεῖν, κενὰ δὲ καὶ προσεσταλμένα τελέως ἀπολιπεῖν χωρία, ἐν οἷς νῦν εἰσιν. οὐ γὰρ δὴ ἄλλο γέ τι μόριον ἐνταυθοῖ τάττειν εἶχεν εὐκαιρότατον, οὔτ᾽ οὖν ὀφθαλμοὺς, οὔτε ῥῖνας, οὔτε ὦτα,

haudquaquam facile moveretur, neque enim ſurſum trahere ipſam minor alius tendo, neque ſubſtantia carnoſa potuiſſent. Quamobrem autem tendo iſte ex mediis muſculis exiſtat, protinus dicam, ubi prius paucis memoriae cauſa id repetiero, quod jam inde ab initio libri hujus demonſtravimus; cujus ſumma haec fuit, muſculos temporales, quum multa egerent ſecuritate, oſſium undique corona cinctos fuiſſe adeo, ut eorum pars exigua duntaxat oſſium cavitatem exuperet. Si enim id tenes memoria, partesque capitis habes cognitas, potes jam intelligere, cur, ſi natura longos ſecundum capitis longitudinem recta ad coronas tendentes muſculos hos impoſuiſſet, haudquaquam operimentum ullum inveniſſet, quod eis fabricari potuiſſet, praeterquam quod tumorem quidem immenſum illic excitaſſet, inania vero ac ſtrigoſa omnino loca ea reliquiſſet, in quibus nunc inſunt: neque enim ulla alia pars poſitionem ibi habuiſſet commodiſſimam, non oculi, non naſus, non aures, jam enim

[562] προείρηταί γὰρ ἡ τῆς τούτων θέσεως αἰτία. ποῖον δ᾽ ἂν ζύγωμα προὔταξεν αὐτῶν, οἷον νῦν ἐστιν, εἰ κατὰ τὸ μῆκος ἐξέτεινε τῆς κεφαλῆς, ἢ τίνας ὀφρῦς ἐπανέστησεν ὀστῶν, οὐκ ἔστιν εἰπεῖν. εἰ τοίνυν ἡ μὲν κατὰ τὸ μῆκος αὐτῶν θέσις αὐτούς τε προπετεῖς ἐποίει καὶ ἀφρουρήτους τοὺς μῦς, ἐξοχάς τε καὶ κοιλότητας ἀδίκους ὅλης τῆς κεφαλῆς, ἡ δ᾽ ἐν τῷ νῦν χωρίῳ θέσις αὐτοῖς τε ἀσφάλειαν ἐπορίζετο τοῖς μυσὶν, ἰσότητά τε καὶ τῆς ὅλης ἀπειργάζετο κεφαλῆς, οὐκ ἦν ἐγκαιρότερον ἑτέρωθι τάττειν αὐτούς. ἀλλ᾽ εἰ τοῦτο, δῆλον ὡς τὸ μέσον αὐτῶν ἐγίνετο κατ᾽ εὐθὺ τῆς δεομένης κινήσεως κορώνης, ὥστ᾽ ἐντεῦθεν ἀναγκαῖον ἦν ἐκφῦναι τὸν τένοντα. τὰ δὲ κατὰ τοὺς ἀντιτεταγμένους αὐτοῖς, τοὺς ἐν τῷ μέσῳ σφῶν αὐτῶν ἔχοντας τένοντα, πολὺ πλείονα τὴν τέχνην ἐνδείκνυται. καὶ μάλιστα χρὴ τούτοις προσέχειν τὸν νοῦν, ἔνθα παράδοξόν τι καὶ οὐ πάνυ σύνηθες οὐδὲ τοῖς ὁμογενέσιν ὡσαύτως ἔχον ὁρᾶται μόριον. ἤτοι γὰρ ἐπελάθετο τῆς ἀναλογίας ἐπὶ τούτων ἡ φύσις, ἢ

caufam pofitionis eorum ante memoravimus. Quodnam vero jugale natura ante ipfos oppofuiffet, cujusmodi eft id, quod nunc ante eos eft oppofitum, fi fecundum capitis longitudinem eos extendiffet, aut quaenam offium fupercilia feu *labia* excitaffet, non reperio. Si igitu pofitio eorum fecundum longitudinem mufculos ipfos reddebat prominentes, praefidioque fpoliabat, eminentiasque ac cavitates iniquas in toto capite faciebat; quae verc praefenti loco eft pofitio, tum ipfis fecuritatem praebebat mufculis, tum capiti toti aequalitatem, non erat commodius alibi eos conftituere. Quod fi ita eft, conftat, quod ipforum medium factum eft fecundum rectitudinem coronae, quae motu indigebat, adeo ut hinc tendonem emergere fuerit neceffe. Quod vero ad eos attinet, qui ipfis funt oppofiti, quique in medio fui tendonem habent, multo majus artificium oftendunt, maximeque his nos attentos effe oportet, ubi pars aliqua admirabilis atque infolens ab aliisque generis ejusdem difcrepans perfpicitur, in his enim natura aut analogiae eft oblita, aut

πάνυ τι σοφὸν ευρίσκουσα τὴν ἐξάλλαξιν ἐποιήσατο τῆς πρὸς τὰ ἄλλα κοινότητος. ἐγὼ μὲν δή μοι δοκῶ παρ᾽ ὅλον ἤδη δεδεῖχθαι τὸν λόγον, ὡς οὐδαμόθι μάτην ἀναχωρεῖ πολὺ τῆς ἀναλογίας, ἀλλ᾽ ἤτοι διά τινα ἐξαίρετον χρείαν ἰδιαίτερον ἀπεργάζεται τῶν ἄλλων τὸ μόριον, ἢ διὰ μεγάλην ἀνάγκην ἀποστερουμένη τῆς πρώτης τε καὶ κυριωτάτης αὐτοῦ κατασκευῆς ἐφ᾽ ἑτέραν παραγίνεται δευτέραν, καθάπερ ἀμέλει κἀπὶ τούτων ἐποίησε τῶν μυῶν. ἡ μὲν γὰρ ἴδιος αὐτῶν χώρα τῆς ἐκφύσεως οὐκ ὄπισθεν ἦν, ὅθεν ἐκπεφύκασι νῦν, ἀλλὰ τοῦ τραχήλου τὰ πρόσω, κατ᾽ εὐθὺ γὰρ ἂν οὕτω μάλιστα τῆς ἰδίας ἀρχῆς ἑκάτερος ἐπεσπᾶτο κάτω τὴν γένυν. ἀλλ᾽ εἴπερ ἐτάχθησαν ἐνταῦθα, τῶν κατὰ τὸν τράχηλον δηλονότι σπονδύλων ἐκφυόμενοι στενοχωρίαν οὐ σμικρὰν αὐτοί τ᾽ ἂν ἔσχον πρῶτοι μάλιστα, τοῖς τ᾽ ἄλλοις ἅπασι μορίοις παρέσχον, ὅσα ταύτῃ τέτακται. σχεδὸν γὰρ οὐδαμόθι τοῦ σώματος ἑτέρωθι κατὰ σμικρὸν οὕτω χωρίον ἐστὶν ἰδεῖν τοσούτων ὀργάνων ἀριθμὸν, καὶ οὐδὲ μεταθεῖναι μέν τι κάλλιον ἦν αὐτῶν, οὔτ᾽ οὖν τὸν στόμαχον, οὔτε τὴν

artificiofum quippiam excogitans eas a communi aliarum captu ac fabrica deduxit. In toto tamen hoc opere oftendiffe jam mihi videor, naturam nusquam fruftra multum ab analogia difcedere, fed vel propter eximium quendam ufum peculiarem praeter caeteras partem efficere, vel propter magnam neceffitatem, prima ipfius ac principaliffima conftructione excidentem, ad fecundam accedere; quemadmodum certe in his etiam mufculis fecit. Quorum productionis locus proprius non erat retro, unde nunc extiterunt, fed partes colli anteriores, fic enim fecundum rectitudinem proprii principii potiffimum uterque maxillam deorfum attraheret; verum fi hîc locati fuiffent, equidem ab ipfis colli vertebris enati in primis ipfi arctati fuiffent non minimum, aliasque partes omnes, quae illic funt, arctaffent. Nusquam enim propemodum in toto corpore alibi in loco tam exiguo tantam inftrumentorum cernas multitudinem, quorum tamen nullum transferre erat integrum, non ftomachum, non afpe-

τραχεῖαν ἀρτηρίαν, οὔτε τὸν λάρυγγα, πολὺ δ᾽ ἔτι μᾶλλον οὐδὲ τοὺς περικειμένους αὐτοῖς μῦς, οὐδὲ τὰς φλέβας, οὐδὲ τὰς ἀρτηρίας, οὐδὲ τοὺς ἀδένας, οὐδὲ τὰ νεῦρα. τὰ μὲν γὰρ ἐκ τῶν κάτωθεν ἄνω, τὰ δ᾽ ἄνωθεν ἐχρῆν φέρεσθαι κάτω, ἢ μήτ᾽ ἀρτηριῶν, μήτε φλεβῶν μετεῖναι τῇ κεφαλῇ, μήτε νεύρων, μήτε μυῶν τοῖς κάτω. δῆλον δ᾽, ὡς καὶ τὰ σιτία, καὶ τὸ πόμα, καὶ τὸ πνεῦμα ταύτην ἐχρῆν ἰέναι τὴν ὁδὸν, ἀνιέναι δ᾽ αὖ πάλιν ἐκφύσησίν τε καὶ φωνὴν εἰς πολλὰ τῶν ζώων χρηστῶς. ἀλλὰ καὶ τὸ σχίζεσθαι κατὰ τοῦτο καὶ διανέμεσθαι τὰς ἀρτηρίας καὶ τὰς φλέβας εἴς τε τὰς γένυας ἑκατέρας, καὶ τὴν γλῶτταν, καὶ τὸ στόμα, καὶ τῆς κεφαλῆς τά τ᾽ ὀπίσω καὶ πρόσω, καὶ τὰ περὶ τὸν τράχηλον ὅλον, ἅμα τῷ κατ᾽ αὐτὸν νωτιαίῳ, παντὶ δή που δῆλον, ὡς ἀναγκαῖον ἦν. ἀναγκαῖον δ᾽ οὐδὲν ἧττον τῶν εἰρημένων καὶ τὸ τοὺς ἀδένας ἐγκεῖσθαι ταῖς σχίσεσι τῶν ἀγγείων, ὅπως μή τι πάσχοιεν ἀστήρικτοι. καὶ μέν γε καὶ ἄλλους τινὰς ἀδένας αὐτόθι, περὶ ὧν ἔμπροσθεν εἶπον, αὐτῆς τῆς τραχείας ἀρτηρίας ἕνεκεν ἡ φύσις ἐδημιουργήσατο.

ram arteriam, non laryngem, multo autem minus circumjectos eis mufculos, non venas, non arterias, non glandulas, non nervos; alia enim ab infernis furfum, alia autem a fupernis deorfum ferri oportebat, alioqui neque caput venarum aut arteriarum, neque partes infernae nervorum aut mufculorum fuiffent participes. Perfpicuum praeterea eft, quod cibum, potum, ac fpiritum per hanc viam commeare oportebat, afcendere vero rurfus efflationem et vocem ad multas animalis commoditates. Nec minus etiam cuivis eft perfpicuum, quod erat neceffe arterias ac venas ibidem in utrasque maxillas, linguam, os, capitis anteriora ac pofteriora, collum totum, et fimul ipfius fpinalem medullam diftribui. Neceffe autem nihilominus praedictis erat vaforum divifionibus incumbere glandulas, necubi laederentur, fi fede ac ftabilimento effent deftituta. Quin et alias quasdam glandulas ibidem (quarum antea memini) ipfius afperae arteriae gratia natura comparavit. Tanta igitur

τοσούτων οὖν ὀργάνων πλῆθος οὐδαμόσε μετατεθῆναι δυνάμενον ἄνευ μεγίστης τοῦ ζώου βλάβης ἔφθανεν ἅπαν τὸ τῆδε κατειληφέναι χωρίον, ὥστ᾽ εὐλόγως οἱ τὴν κάτω γένυν ἀνοιγνύντες μύες οὔτε τῶν κατὰ τὸν τράχηλον ὀστῶν ἐξέφυσαν, [563] ἀλλ᾽ ὅθεν προείρηται, καὶ καθ᾽ ὃ μάλιστα μεστὸν ἦν ὀργάνων πολλῶν τὸ χωρίον, ἐν τοῖς κατὰ τὰ παρίσθμια μέρεσιν ἐστι γυμνὸν σαρκῶν, ἑκάτερος αὐτῶν ἐλεπτύνθη τένων. παχύτεροι μὲν γὰρ ὄντες οὐκ εἶχον δίοδον ὑπὸ στενοχωρίας ἰσχνοὶ δ᾽ εἴπερ, ὥσπερ καὶ νῦν εἰσι, γενόμενοι μύες ἔτ᾽ ἦσαν, ἱκανῶς ἂν ὑπῆρχον ἀσθενεῖς. ὥστ᾽, ἐπειδὴ καὶ δυσπαθεῖς ἐχρῆν αὐτοὺς γενέσθαι καὶ στενοὺς, εὐλόγως ἡ φύσις ἀπείληφε μὲν ἅπασαν αὐτῶν κατὰ τοῦτο τὴν σάρκα, μόνους δὲ καὶ ψιλοὺς προάγουσα τοὺς τένοντας, ὁπότε πρῶτον ἔξω τῆς στενοχωρίας κατέστησε, τηνικαῦτα ἤδη κατὰ βραχὺ περιτρέφουσα τὴν σάρκα, μῦς αὖθις αὐτοὺς ἀπειργάσατο. τρία μὲν δὴ ταῦτα γένη μυῶν εἰς τὴν τοῦ στόματος κίνησιν ἡ φύσις ἐδημιουργήσατο, τῶν μὲν

inſtrumentorum copia, quae transferri nusquam ſine maximo animalis detrimento queat, locum omnem illic jam occuparat. Quo factum eſt, ut jure muſculi maxillam inferiorem aperientes non a colli oſſibus ſint producti, ſed unde jam diximus; et ubi potiſſimum locus multis inſtrumentis eſt refertus, partibus ad tonſilla attinentibus, tendo eorum uterque excarnis eſt ac tenuis; quandoquidem, ſi craſſiores eſſent, tranſire prae locorum anguſtia non poſſent, tenues autem ſi amplius fuiſſent aeque, ac nunc ſunt facti, imbecilli admodum extitiſſent. Quocirca quum ſimul ab injuriis tutos eſſe eos oporteret et ſimul anguſtos, jure optimo natura totam eorum carnem locis illis ſubtraxit; ſolos autem ac nudos tendones producens, quum vero primum extra anguſtias eos conſtituit, tunc jam paulatim eos carne circumveſtiens, muſculos rurſus ipſos effecit. Tria itaque haec muſculorum genera ad movendum os natura adhibuit; quorum alii quidem aperiunt, alii vero claudunt,

ἀνοιγνύντων αὐτὸ, τῶν δὲ κλειόντων, τῶν δὲ πολυειδῶς φερόντων, οὔτ' ἐν ταῖς θέσεσιν, οὔτ' ἐν ταῖς ἰδέαις, οὔτ' ἐν ταῖς ἐπικαίροις καταφύσεσιν οὐδὲν παριδοῦσα. φαίνεται γὰρ ἕκαστος αὐτῶν εἰς τοῦτο μάλιστα τὸ μέρος ἐμβάλλων τῆς γένυος, ἵν' ἐστὶν εὐληπτοτάτη τε ἅμα καὶ πρὸς τὴν κίνησιν, ἧς ὁ μῦς ἕνεκα γέγονεν, ἐπιτηδειοτάτη.

Κεφ. ς'. Τὴν δ' ἐν τοῖς μεγέθεσιν αὐτῶν διαφορὰν καὶ τὴν ἀρχὴν τῶν κινούντων νεύρων εἰ βούλοιο σκοπεῖσθαι, θαυμαστὴν κἀνταῦθα τὴν δικαιοσύνην εὑρήσεις τῆς φύσεως, εἴ γε δὴ τοὺς μὲν οἷον ἐξημμένην τε καὶ κρεμαμένην ἐξ αὐτῶν ὅλην τὴν κάτω γένυν ἀνέχοντάς τε καὶ βαστάζοντας εὔλογον εἶναι τῇ τάξει μεγίστους γενέσθαι, τοὺς δ' ἀντιτεταγμένους αὐτοῖς κάτωθεν ἐπέκεινα κινοῦντας, ἐφ' ἃ καὶ φύσει ῥέπει πᾶν βάρος, ἐλάττους πολλῷ, μέσους δὲ εἶναι τὸ μέγεθος ἀμφοῖν τοὺς λοιποὺς, ὡς καὶ τὴν θέσιν μέσοι τυγχάνουσιν ὄντες. ἄλλοι δὲ δύο μύες ἐκ τῶν ἔνδοθεν μερῶν τῆς κάτω γένυος, ἵν' ἐστὶν αὐτὴ κοιλοτάτη, τὴν θέσιν ἔχοντες, ἀνατεινόμενοι πρὸς τὸ κατὰ τὴν

alii varie circumagunt, nihil usquam neque in positionibus, neque in formis, neque in commodis insertionibus hallucinata. Apparet enim ipsorum quisque in illam maximae maxillae partem prorumpere, qua simul facillime apprehendi ipsa poterat, et ad motum, cujus gratia musculus extitit, accommodatissima.

Cap. VI. Differentiam vero ipsorum in magnitudine ac nervorum moventium principium si considerare volueris, mirabilem hic quoque naturae aequitatem reperies. Siquidem eos, qui velut pendentem a sese totam maxillam inferiorem attollunt ac sustinent, consentaneum erat ordine etiam esse maximos; oppositos vero iis inferne versus illa moventes, ad quae natura etiam gravia omnia feruntur, multo minores; medios vero amborum magnitudine esse reliquos, quemadmodum et positione sunt medii. Alii vero musculi duo ex internis maxillae inferioris partibus, qua ipsa est maxime cava, situm habentes, sursum extensi versus os capitis musculis

κεφαλὴν ὀστοῦν, ἐπίκουροι τοῖς κροταφίταις ἐδόθησαν, ἀνασπᾶν γε καὶ αὐτοὶ δυνάμενοι τὴν γένυν. ᾧ γὰρ λόγῳ πλέονες ἀρχαὶ τῶν κινούντων αὐτοὺς νεύρων ἐγένοντο, τούτῳ τῷ λόγῳ καὶ ἡ παρὰ τῶν ἔνδοθεν ἐπικουρία μυῶν.

Κεφ. ζʹ. Ἡ δὲ τῶν νεύρων ἀρχὴ πᾶσι τοῖς κατὰ τὸ πρόσωπον μυσὶν ἡ τρίτη συζυγία τῶν ἐξ ἐγκεφάλου νεύρων ἐστὶ, καὶ μέν γε καὶ τοῖς ἄλλοις ἅπασι τοῖς κατ᾽ αὐτὸ μορίοις. ἐπί τε γὰρ τοὺς κροταφίτας καὶ τοὺς μασητῆρας μῦς, καὶ τούτους δὴ τοὺς ἔνδον ἐν αὐτῷ τῷ στόματι, καὶ τοὺς ὀδόντας ἅπαντας, ἐπί τε τὰ χείλη καὶ τὴν ῥῖνα καὶ σύμπαν τὸ περὶ τὸ πρόσωπον δέρμα τὰ προειρημένα νεῦρα νενέμηται, (488) διατιτραμένων αὐτοῖς τῶν ὀστῶν καὶ χώραν παρεχόντων, ὅπη περ ἂν ὁρμήσῃ φέρεσθαι τῶν ἀποβλαστημάτων ἕκαστον. φέρεται δὲ ἐπὶ τὸ δεόμενον ἀεὶ μόριον ἢ αἰσθήσεως, ἢ κινήσεως, ὡς μήτ᾽ ἐνδεῖν, μήτε περιττεύειν μηδενὶ μέρει νεύρου μοῖραν, ἀλλ᾽ ἴσον ἀεὶ τῷ τ᾽ ὄγκῳ καὶ τῇ χρείᾳ τοῦ μέρους ἀκριβῶς ὑπάρχειν. ἐχρῆν δ᾽, οἶμαι, σκληρὸν οὕτως ὀστοῦν,

temporalibus adjutores funt dati, ut qui etiam maxillam furfum trahere queant; qua enim ratione plura nervorum mufculos moventium principia extiterunt, eadem ratione et ab internis mufculis fubfidium hoc affuit.

Cap. VII. Porro nervorum principium omnibus faciei mufculis tertia nervorum eft conjugatio, qui a cerebro proficifcuntur atque etiam aliis propemodum omnibus ipfius partibus. Nam in temporales ac mafticatorios mufculos, et hos certe internos in ore ipfo, tum in dentes omnes, in labia, in nares atque faciei cutim univerfam nervi praedicti funt diftributi, perforatis in ipforum gratiam offibus, et in quamcunque partem fingulae propagines iter intenderint, tranfitum praebentibus. Feruntur vero femper ad partem, quae fenfum aut motum poftulet, ut nulli parti nervi portio neque fuperfit, neque deficiat, fed aequalis femper partis moli atque ufui ad unguem fit. Oportebat autem (ut ego arbitror)

[564] εἴπερ μὴ κατὰ τέχνην ὅπαντα τὰ τοιαυτα ἐγεγόνει, μάλιστα μὲν μηδὲ διατρηθῆναι τὴν ἀρχὴν ὀπαῖς πολλαῖς καὶ πυκναῖς. εἴ γέ περ καὶ διετέτρητο, μάταιον κατὰ δέ τινα τύχην εὑρίσκεσθαι τετρημένον, οὐδενὸς ὀργάνου διεξιόντος αὐτό. καὶ μέν γε καὶ τῶν μορίων τῶν τ᾽ ἔνδον κατὰ τὸ στόμα, καὶ τῶν ἐκτὸς κατὰ πρόσωπον, εἰς τινὰ μὲν ἐχρῆν μηδ᾽ ὅλως ἔρχεσθαι νεῦρα, τισὶ δ᾽ οὐχ ἓν, ἀλλὰ πλείω διανέμεσθαι. ταυτὶ μὲν γὰρ τύχης ἔργα· τὸ δὲ καὶ πᾶσιν ἐπιπέμπεσθαι, καὶ τηλικοῦτον ἕκαστον εἶναι τὸ μέγεθος, ἡλίκου δεῖται τὸ μόριον, ἐγὼ μὲν οὐκ οἶδα, εἰ σωφρονούντων ἐστὶν ἀνθρώπων εἰς τύχην δημιουργὸν ἀναφέρειν, ἢ τί ἂν ἔτι τὸ κατὰ πρόνοιαν εἴη καὶ τέχνην; πάντως γὰρ ἐναντίον τὸ κατὰ τύχην. ὥστε πρῶτον μὲν ἢ ἔνδοθεν ἐχρῆν διὰ τοῦ στόματος, ἢ ἔξωθεν τῶν ὀστῶν τοῦ προσώπου φέρεσθαι τῶν νεύρων ἕκαστον, ἵνα δηλαδὴ τὰ μὲν ὑπὸ τῶν σκληρῶν σιτίων, τὰ δ᾽ ὑπὸ τῶν ἔξωθεν ἐμπιπτόντων ἀδικοῖτο. δεύτερον δὲ τὰς ῥίζας τῶν ὀδόντων,

os adeo durum (fi modo fine artificio omnia hujusmodi funt conftructa) potiffimum ne perlufum quidem omnino effe multis ac crebris foraminibus, quod fi pertufum effet, fed cafu quodam, aliquod inveniri, quod fruftra pertufum foret, quippe per quod nullum pertranfiret inftrumentum. Quin et ad quasdam partium oris internarum, et faciei externarum, nervos accedere prorfus non oportebat, quibusdam autem non unum, fed plures diftribui, haec enim fortunae funt opera; caeterum tum omnibus immitti, tantaque effe fingulos magnitudine, quanta parti erat neceffe, haud fcio an hominum fit fapientium ad fortunam opificem id revocare; alioqui quid tandem erit, quod providentia atque arte efficitur? omnino enim contrarium eft, quod fortuito fit. Itaque primum quidem aut intrinfecus per os, aut extrinfecus per offa faciei nervos omnes ferri oportebat, ut videlicet illi quidem a duris cibariis, hi vero ab extrinfecus irruentibus laederentur. Secundo autem dentium radices

τὰς μὲν ἴσχειν νεῦρα, τὰς δὲ μὴ, καὶ τὰς μὲν τῶν γομφίων, ὅτι μεγάλοι, σμικρὰ, τὰς δὲ τῶν ἄλλων ὀδόντων, ὅτι σμικροὶ, μεγάλα. γενέσθαι δὲ δεῖ τι καὶ τῶν μασητήρων μυῶν μέρος ἄμοιρον νεύρου, τί γὰρ ἀναγκαῖον ἁπάσας αὐτῶν κινεῖσθαι τὰς ἶνας; καὶ τοῦ δέρματος τὸ μέν τι ἴσχειν ἐμφύσεις νεύρων, τὸ δὲ μή· καὶ γὰρ καὶ τοῦτ᾽ οὐκ ἦν ἀναγκαῖον ὅλον αἰσθητικὸν ἀπεργασθῆναι. ταῦτα καὶ τὰ τοιαῦτα δηλονότι τέχνης ἔργα καὶ σοφίας ἐροῦμεν, εἴπερ γε τύχης ἐστὶ τὰ ἐναντία. καὶ τὸ τῆς παροιμίας ἂν ἤδη γίγνοιτο, τὸ ἄνω ποταμῶν, εἰ τὰ μὲν ἄκοσμα καὶ ἄλογα καὶ ἄδικα τέχνης ἔργα, τὰ δ᾽ ἐναντία τύχης εἶναι νομιοῦμεν. ἐμοὶ μὲν οὐδὲ τῶν ὀνομάτων φροντὶς, ἀλλ᾽ εἰ βούλει τύχην ὀνομάζειν τὸ διαπλάττον οὕτω δικαίως ἅπαντα τοῦ ζώου τὰ μόρια, τοῦτ᾽ αὐτὸ μόνον αἰσθανόμενός τε καὶ συγχωρῶν, ὅτι οὐ δικαίως ἐμπίπλασο τῆς ἐν τοῖς ὀνόμασι καινοτομίας, ἔξεστί σοι καὶ τὸν ἥλιον ὑπὲρ γῆς ὁρῶντι

alias quidem nervos habere, alias autem minime; tum radices quidem molarium, quod hi magni ſint, exiguos, reliquorum vero dentium, quod ii ſint exiles, magnos habere. Eſſe praeterea muſculorum maſticatoriorum partem aliquam nervi expertem erat neceſſe, quid enim opus eſſet omnes eorum fibras moveri? ad haec cutis etiam hanc quidem partem nervorum habere inſertiones, aliam autem minime, nam ne id quidem erat neceſſe totam ipſam ſenſu praeditam effici. Haec quidem atque hujusmodi artis ſcilicet ac ſapientiae opera eſſe dicemus, ſi modo fortunae tribuenda ſunt, quae ſunt contraria; fietque jam, quod in proverbiis dici ſolet, fluvii ſurſum ſcilicet fluent, ſi opera, quae nullum habent neque ornamentum, neque rationem, neque modum, artis eſſe, contraria vero fortunae duxerimus. Equidem de nominibus nunquam laboravi, ſed ſi vis fortunam id nominare, quod ita juſte partes omnes animalis conformat, modo id intelligas, ac concedas, te non juſte hanc in verbis novationem conſectari, liceat tibi etiam ſolem ſupra ter-

τὴν τοιαύτην κατάστασιν ὀνομάζειν νύκτα, καὶ αὐτὸν δὲ τὸν ἥλιον μὴ φῶς, ἀλλ᾽, εἰ βούλει, σκότος. εἴη σοι μηδέποτε παύσασθαι τῆς τοιαύτης σοφίας, ὥσπερ γε μηδ᾽ ἡμῖν τῆς ἡμετέρας ἀμαθίας, ἵν᾽, ὅταν εὑρίσκωμεν ἅπαντα δικαίως ἔχοντα τῆς οἰκείας κατασκευῆς τὰ μόρια, τέχνην αὐτῶν ἀποφήνωμεν, οὐ τύχην αἰτίαν. ὦ πρὸς τῶν θεῶν, ἐλεῆσαι γάρ αὐτῶν ἔστι τὴν μανίαν, διὰ τί τοῖς μὲν κατὰ πρόσωπον μορίοις ἅπασιν ἀπὸ τῶν ὑπερκειμένων νεύρων ἀποβλαστήματα διατιτραμένων ἐμφύεται τῶν ὀστῶν, τοῖς δ᾽ ἀνοιγνύουσι τὸ στόμα τούτων τῶν νεύρων οὐδὲν ἀποπλανηθὲν ἐνέφυ, καίτοι πλησίον κειμένοις; ἀλλ᾽ οὐδ᾽ εἰς τοὺς κροταφίτας ἐκ τούτων ἀνῆλθεν, ὥσπερ οὐδ᾽ ἐξ ἐκείνων εἰς τούτους τοὺς μῦς κατῆλθε. διὰ τί δ᾽ ὅλως ἐσχίσθη τὸ δέρμα πρὸς τὴν τοῦ στόματος γένεσιν; ἤδη γάρ μοι κἀπὶ τοῦτο μεταβῆναι καιρὸς, πῶς οὐ κατὰ τὸν νῶτον, ἢ τὴν κεφαλὴν, ἢ ἄλλο τι μέρος τοῦ σώματος εὑρίσκεται διεσχισμένον; τύχης ταῦτ᾽ ἔργα. πῶς δ᾽, εἴπερ εἴη τὸ θερμὸν μὴ στεγό-

ram intuenti ejusmodi conftitutionem noctem nominare, atque ipfum etiam folem non lucem, fed, fi lubet, tenebras; liceat praeterea tibi nunquam a tali fapientia defiftere, quemadmodum ne nobis quidem a noftra infcitia, ut, quando partes omnes convenienti fibi conftructione jufte praeditas effe compererimus, caufam horum non fortunam, fed artem effe pronunciemus. At per deos immortales (illorum enim infaniae me miferet) cur omnibus quidem faciei partibus a nervis fuperioribus propagines perforatis offibus inferuntur, os vero aperientibus, quanquam propinquis, nullus tamen ab his nervis digreffus eft infertus, fed neque ad temporales ex his afcendit, quemadmodum neque ex illis ad hos mufculos defcendit? cur autem omnino cutis fuit divifa ad oris generationem? jam enim ad id tranfire mihi eft tempeftivum: quo pacto non in fpina vel capite vel aliqua alia corporis parte divifa reperitur? fortunae enim haec funt opera. Quomodo vero, fi quidem calor fuit, qui

μενον, ἢ τὸ πνεῦμα (τοιαῦτα γὰρ ληροῦσιν) ἀνέῤῥηξε τὸ δέρμα τοῦ στόματος, οὐ καὶ κατὰ τὴν κορυφὴν τοῦτ᾽ ἔδρασεν, οὐδ᾽ ἐνταῦθα διέῤῥηξεν, οὐδ᾽ ἀνέπνευσε ταύτῃ, καίτοι καὶ θερμῷ καὶ πνεύματι πρὸς τὸ μετέωρον ἡ φορά; πῶς δ᾽, εἴπερ ἄτομοί τινες ἀποπαλλόμεναί τε καὶ περιπλεκόμεναι τὰ σώματα ἡμῶν ἐδημιούργησαν, οὐ καὶ τὴν κεφαλὴν ἀνέῤῥηξαν μᾶλλον, [565] ἢ ἄλλο τι τοῦ σώματος, ὡς ἐνταυθοῖ γενέσθαι τὸ στόμα; πῶς δ᾽, εἰ καὶ κατὰ τύχην ἀνεῤῥάγη, τοὺς ὀδόντας εὐθὺς ἐν αὐτῷ καὶ τὴν γλῶτταν ἔσχεν; ἢ πῶς οἱ πόροι τῆς ῥινὸς εἰς ταὐτὸ συνετρήθησαν οἱ κατὰ τὴν ὑπερῴαν, οἱ καθαίροντες τὸν ἐγκέφαλον; μήτε γὰρ ἀναγκαῖόν ἐστιν ἐν τοῖς ἀναῤῥηγνυμένοις τοῦ σώματος μέρεσιν ὀδόντας ὑποφύεσθαι. καὶ γὰρ τὰ κατὰ τὴν ἕδραν τε καὶ τὰ αἰδοῖα, καὶ μάλιστα τῶν γυναικῶν, οὐδὲν ἧττον ἔσχισται, ἀλλ᾽ οὐδ᾽ εἷς ἐν αὐτοῖς ὀδούς ἐστιν, οὐδ᾽ ὀστοῦν ὅλως οὐδὲ μικρὸν ὑποκείμενον.

Κεφ. η΄. Βούλει καὶ ταῦτ᾽ εὐτυχῶς ταῖς ἀτόμοις συμβῆναι; διὰ τί δύο καὶ τριάκοντα τοὺς πάντας ὀδόντας ἔχομεν,

contineri amplius non poterat, aut fpiritus (ejusmodi enim effutiunt) cutim oris dirupit, non autem in capitis vertice id effecit, neque hîc dirupit, neque expiravit, quum calor ac fpiritus fuopte impetu in fublime atque ad fuperiora ferantur? Quo pacto autem, fi atomorum concurfu quodam ac colligatione corpora noftra funt conflata, non ab iis caput potius, aut pars alia corporis quaevis perrupta fuit, ut os ibi efficeretur? Quî autem, fi fortuito difruptum fuit, dentes protinus in fe ipfo ac linguam habuit? aut quo pacto nafi ac palati meatus cerebrum purgantes mutuis foraminibus quidem in idem conveniunt? neque enim erat neceffe in ruptis corporis partibus dentes enafci, quandoquidem in ano ac pudendis, praefertim mulieribus, nihilo minor eft ruptio, attamen in ipfis nullus ineft dens, neque os omnino fubjacet ne minimum quidem.

Cap. VIII. Visne haec quoque belle atomis ipfis contigiffe? cur duos et triginta omnino dentes habe-

ἐφ᾽ ἑνὸς στοίχου καθ᾽ ἑκατέραν τὴν γένυν ἑξκαίδεκα τεταγμένους, ἔμπροσθεν μὲν τοὺς τομεῖς ὀνομαζομένους, ὀξεῖς καὶ πλατεῖς, οἵους ἐνδακόντας ἀποτέμνειν, ἑξῆς δὲ τοὺς κυνόδοντας, πλατεῖς μὲν τὴν κάτω βάσιν, ὀξεῖς δὲ τὸ ἄνω πέρας, οἵους, εἴ μή τέμνοιτό τι πρὸς ἐκείνων διὰ σκληρότητα, τοῦτ᾽ αὐτοὺς θλᾷν δύνασθαι, καὶ τούτων ἑξῆς τοὺς γομφίους, οὓς δὴ καὶ μύλας ὀνομάζουσι, τραχεῖς καὶ πλατεῖς, καὶ σκληροὺς, καὶ μεγάλους, οἵους τὰ τμηθέντα πρὸς τῶν τομέων, ἢ θλασθέντα πρὸς τῶν κυνοδόντων, αὐτοὺς λειοῦν ἀκριβῶς. ὧν εἴπερ ἓν ὑπαλλάξαις ὁτιοῦν τῷ λόγῳ, τὴν χρείαν εὐθὺς ὄψει διεφθαρμένην. οὔτε γὰρ ἀκριβῶς λεῖοι γενηθέντες ἐπιτήδειοι πρὸς τὸ σφέτερον ἔργον ὑπῆρχον ἄν· ὑπὸ γὰρ τῶν ἀνωμάλων τε καὶ τραχέων ἄμεινον λειοῦται πάντα· δι᾽ αὐτό γέ τοι τοῦτο καὶ τὰς μύλας, ἐφ᾽ ὧν ἀλοῦσι τὸν σῖτον, ὅταν μὲν τῷ χρόνῳ κατατριβῶσι καὶ λεῖαι γένωνται, αὖθις ἐκκόπτουσι καὶ τραχύνουσιν· οὔτ᾽, εἰ τραχεῖς μὲν ἦσαν, μὴ σκληροὶ δὲ, τί πλέον ἂν ἦν

mus, uno ordine in utraque maxilla fexdecim collocatos? parte quidem anteriore, quos incifores appellant, acutos ac latos, qui morfu poffunt incidere; proximos autem his dentes caninos, inferiore quidem bafi latos, parte autem fuperna acutos, qui, fi quid propter duritiem ab inciforibus fcindi minus potuit, id frangere ipfi queant; hos maxillares fequuntur (quos certe etiam molares appellant) afperi ac lati, duri ac magni, qui incifa ab inciforiis, aut fracta a caninis, laevigare plane ac terere queant. Quorum fi unum quodvis mente immutaris, ufum repente cernes labefactatum, quandoquidem, fi laeves omnino fuiffent, haudquaquam munus fuum obire commode poffent, nam omnia ab inaequalibus atque afperis comminuuntur commodius. Ob id ipfum certe et molas, in quibus triticum molunt, cum tandem contritae ac laevigatae fuerint, rurfus excidunt atque exafperant. Neque, fi afperi quidem effent, non autem etiam duri, quicquam ex eis affequeremur, ut qui prius

Ed. Chart. IV. [565.] Ed. Baſ. I. (488.)

αὐτῶν φθανόντων κατατρίβεσθαι πρότερον, ἢ λειοῦν τὰ σιτία. καὶ μὴν εἰ τραχεῖς καὶ σκληροὶ γενόμενοι μὴ πλατεῖς ἦσαν, οὐδ᾽ ἂν οὕτως ἦν τι πλέον. εἴ γε δὴ χρὴ τὰ λειωθησόμενα κατὰ πλατείας ἐστηρίχθαι βάσεως, ἐπὶ γοῦν τῶν τομέων τε καὶ κυνοδόντων οὐδὲν οἷόν τε λειοῦσθαι διὰ στενότητα. τί δ᾽, εἰ ταῦτα μὲν εἶχον, μικροὶ δ᾽ ἦσαν, ἆρ᾽ οὐκ ἐν τούτῳ μόνῳ καὶ τῶν ἄλλων ἡ χρεία συνδιεφθείρετο, παμπόλλου χρόνου δεομένων ἡμῶν εἰς τὴν λείωσιν τῶν σιτίων; οὕτω δὲ καὶ περὶ τῶν τομέων, καὶ τῶν μετ᾽ αὐτοὺς ὀξέων. ἐπὶ οὖν τῷ λόγῳ διαφθειρομένην εὑρήσεις τὴν χρείαν, ἑνὸς οὑτινοσοῦν τῶν ὑπαρχόντων αὐτοῖς ὑπαλλαγέντος. ἀλλ᾽ ἔστω καὶ ταῦτα σύμπαντα σοφῶς οὕτω κατά τινα τύχην ἀγαθὴν γεγονέναι, τὴν θέσιν μόνην ὑπαλλάξας αὐτῶν, θέασαι τὸ γινόμενον. ἐπινόησον γάρ μοι, τοὺς μὲν γομφίους ἔξωθεν, ἔνδοθεν δὲ τοὺς τομέας τε καὶ τοὺς ὀξεῖς κεῖσθαι, καὶ σκέψαι, τίς μὲν ἂν ἔτι χρεία τούτων ἦν τῶν ὀδόντων, τίς δ᾽ ἂν τῶν πλατέων; ἆρ᾽ οὐ

contererentur, quam cibos comminuerint. Jam vero, ſi aſperi ac duri quidem eſſent, lati autem non eſſent, nec ſic quidem plus aſſequeremur; ſiquidem, quae laevigauda ſunt, ea latis baſibus affirmata eſſe oportet; quae ſane cauſa eſt, cur in caninis atque inciſoriis laevigari nihil queat, quod ii ſint anguſti. Quid ſi omnia haec quidem haberent, eſſent autem exigui, nonne in eo ſolo reliquus quoque uſus ſimul labefactaretur, quod tempore longiſſimo ad ciborum laevigationem nobis opus eſſet? Idem porro et de inciſoriis, et qui poſt hos ſunt acuti, eſto judicium, in quibus mente invenies labefactatum uſum, ſi quidvis eorum, quae ipſis inſunt, immutaris. Sed demus, haec quoque omnia ſapienter fauſta quapiam fortuna ſic fuiſſe conſtituta: ſi ſolam eorum poſitionem immutaris, vide, quid futurum ſit. Finge mihi animo, molares quidem parte externa, interna vero inciſores atque acutos eſſe ſitos; tum conſidera, quinam horum dentium adhuc eſſe poſſet uſus, et quinam latorum; non-

συνεχεῖτο πάντα τἄλλα, καίτοι κάλλιστα ταῖς προμηθεστάταις ἀτόμοις προνενοημένα, περὶ τὴν διάταξιν αὐτῶν σφαλλούσαις μόνην; ἀλλ᾽ εἰ μὲν χορόν τις ἔστησεν ἐν κόσμῳ δυοῖν καὶ τριάκοντα χορευτῶν, ἐπῄνεῖτ᾽ ἂν ὡς τεχνικός· ἐπεὶ δ᾽ ὀδόντων χορὸν οὕτω καλῶς διεκόσμησεν ἡ φύσις, οὐκ ἄρα καὶ ταύτην ἐπαινεσόμεθα; εἰ βούλει, καὶ τοῦτο τῇ τύχῃ τῶν ἀτόμων ἀναφέρωμεν, ὡς μὴ μόνον τοὺς μὲν ὀξεῖς τῶν ὀδόντων, τοὺς δ᾽ ἀμβλεῖς ἐργάσασθαι, καὶ τοὺς μὲν λείους, τοὺς δὲ τραχεῖς, καὶ τους μὲν μικροὺς, τοὺς δὲ μεγάλους, [566] ἀλλὰ καὶ τὰ τῆς θέσεως αὐτῶν (489) οὕτως εὐτυχῶς ἄνευ τέχνης ὑπολάβωμεν γεγονέναι. συγχωρείσθω καὶ τοῦτο. τί καὶ περὶ τῶν ῥιζῶν ἐροῦμεν, ὅτι τοῖς μὲν μικροῖς μία, δύο δὲ τοῖς μείζοσι, καὶ τρεῖς καὶ τέτταρες τοῖς μεγίστοις εἰσί; πάλιν γὰρ ἐνταῦθα θαυμαστῶς ἔκ τινος τύχης ἔργον τεχνικὸν ἡ τῶν ἀτόμων διεπράξατο σύνοδος, ὥσπερ εἰ καὶ δικαιότατός τις αὐταῖς ἐπεστάτει δημιουργός. τὸ δὲ καὶ τῶν μυλῶν τὰς μέσας μὲν μεγίστας

ne confunderentur reliqua alia, quanquam pulcherrime a prudentiffimis atomis provifa, fi in fola ipforum difpofitione lapfae effent? At fi quis chorum hominum duorum et triginta ordine difpofuerit, eum ut hominem induftrium laudaremus; quum vero dentium chorum natura tam belle exornarit, nonne ipfam quoque laudabimus? Quod fi vis, haec quoque ad fortuitum atomorum concurfum referamus, ut non modo dentium alii quidem facti fit acuti, alii autem obtufi; tum autem alii quidem laeves, alii autem afperi; praeterea alii parvi, alii magni; verum etiam pofitionem ipforum feliciter adeo fine arte extitiffe exiftimemus: id quoque tibi donabimus; verum quid de radicibus dicemus, quamobrem parvis quidem una, duae vero majoribus, aut tres, quatuor maximis fint? Rurfus enim hîc quoque admirabiliter forte quadam opus artificiofum concurfus atomorum effecit perinde, ac fi opifex quidam aequiffimus ipfis praefuiffet Porro quod et molarium medii quidem maximi, qui

γενέσθαι, τὰς δ' ἑκατέρωθεν αὐτῶν ἐλάττους, πῶς οὐ καὶ τοῦτο θαυμαστὸν τῶν ἀτόμων; οὐ γὰρ ἐχρῆν, οἶμαι, την ἔνδον τοῦ στόματος εὐρυχωρίαν, στενοτέραν ουσαν, ὥσπερ οὖν καὶ τὴν πρόσω, τοῖς μέσοις τοῖς κατὰ τὰς γνάθους πλατυτάτοις οὖσιν ὁμοίως μεγάλους ἔχειν τοὺς ὀδόντας. ἄδικον γὰρ ἦν καὶ τουτο, τοῖς μὲν στενοῖς τοῦ στόματος μέρεσι μεγάλους ἐνθεῖναι τοὺς ὀδόντας, τοῖς δ' εὐρέσι μικροὺς, ἀλλὰ καὶ πλατυτέρας εἶναι δεομένης κατὰ ῥίζαν τῆς γλώττης, ὡς καὶ τοῦτο δή μοι δέδεικται. μεγάλους δ' ἐνταῦθα παρακεῖσθαι τοὺς ὀδόντας οὐκ ἦν ἄμεινον. ἀλλὰ καὶ τὸ τῶν ὀστῶν τῆς γένυος ἑκατέρας ἀποφύσεις ποιήσασθαι λεπτὰς, ἃς ὀνομάζουσι φατνία, διὰ νην πρὸς τὰς φάτνας ταύτας ἐμφέρειαν, αἷς χρῆται τὰ βοσκήματα, πῶς οὐ θαυμαστῆς τύχης καὶ αὐτό; καθ' ἕκαστον γὰρ τῶν ὀδόντων αὗται περιπεφύκασι, καὶ σφίγγουσι, καὶ κατέχουσιν ἀκριβῶς αὐτοὺς, ὡς μὴ διασείεσθαι ῥᾳδίως. τὸ δε καὶ ταῖς ῥίζαις αὐτῶν ἐπιτηδείους χώρας ἐργάσασθαι, μεγάλαις μὲν μεγάλας,

vero in utraque parte ipforum funt, minores extiterint, quo pacto non hoc atomorum opus eft admirabile? non enim (fi quid judico) conveniebat internam oris capacitatem, quae certe, quomodo anterior, eft anguftior, magnos aeque habere dentes, ac mediam, quae eft ad buccas, quaeque eft ampliffima; iniquum enim hoc quoque fuiffet, anguftis oris partibus dentes magnos indere, amplis vero exiguos. Quin etiam, cum linguam ad radicem effe oporteret ampliorem (quemadmodum id quoque comprobavimus), magnos illic dentes adjacere non praeftiterat. Ad haec, quod natura offium maxillae utriusque proceffus fecerit tenues (quos praefepiola appellant a praefepium fimilitudine, quibus pecudes utuntur), quo pacto non id quoque opus erit fortunae admirabile? fingulis enim dentibus praefepia haec funt circumdata, quos conftringunt ac continent adeo valide, ut non facile concutiantur. Jam vero, quod et radicibus ipforum loca effecerit convenientia, magnis quidem magna, parvis

μικρὰς δὲ ταῖς μικραῖς, ἐμοὶ μὲν καὶ τοῦτο θαυμαστῆς τινος ἔργον φαίνεται δικαιοσύνης. οὐδεὶς γοῦν ἄνθρωπος τεχνίτης, οὔτε τῶν τὰ ξύλα πρὸς ἄλληλα γόμφοις συναρμοττόντων, οὔτε τῶν λίθους ἐργαζομένων, οὕτως ἀκριβῶς ἴσας ἐποιήσατο ταῖς ἐξοχαῖς τῶν γεγομφωμένων τὰς ὑποδεχομένας κοιλότητας, ὡς ταῖς ῥίζαις τῶν ὀδόντων ἡ εὐτυχεστάτη τῶν ἀτόμων κίνησις παρεσκεύασεν. ᾔδει γὰρ, οἶμαι, καίτοι νοῦν οὐκ ἔχουσα, τὰς μὲν εὐρυτέρας κοιλότητας χαλαρὰν ἀποδείξειν τῶν ὀστῶν τὴν ἁρμονίαν, τὰς δὲ στενοτέρας οὐκ ἐάσειν ἄχρι πέρατος ἐξικέσθαι τὰς ῥίζας τῶν ὀδόντων. ἀλλὰ καὶ τὸ δῆσαι συνδέσμοις ἰσχυροῖς αὐτοὺς πρὸς τὰ φατνία, καὶ μάλιστα κατὰ τὰς ῥίζας, ἵνα περ καὶ τὰ νεῦρα καταφύεται, πῶς οὐ καὶ τοῦτ᾽ ἄν τις θαυμάζοι; καὶ πολὺ μᾶλλον εἰ τύχης ἐστὶν, ἀλλὰ μὴ τέχνης ἔργον. ὃ δὲ δὴ πάντων μάλιστ᾽ ἄν τις θαυμάσειε, καὶ συγχωρήσας ἁπάσαις ταῖς Ἐπικουρείοις ἀτόμοις καὶ τοῖς Ἀσκληπιαδείοις ὄγκοις τὴν ἔμπροσθεν εἰρημένην εὐτυχίαν, τοῦτ᾽ οὐκ ἂν ἔτι συγχωρήσειε, ἀλλ᾽ ἐπιστήσειέ τε καί τινος ἐπιστάτου δικαίου

autem parva, mihi quidem id quoque mirabilis cujusdam aequitatis opus esse videtur. Nemo sane homo artifex, neque eorum, qui ligna clavis inter se adaptant, neque eorum, qui tractant lapides, cavitates excipientes aequales ad amussim compactorum eminentiis adeo fecerit, ut dentium radicibus felicissimus atomorum concursus comparavit. Sciebat enim, ut opinor, tametsi mentem non habebat, cavitates quidem latiores ossium harmoniam laxiorem effecturas, angustiores vero non permissuras dentium radices ad fundum usque pertingere. Atque etiam, quod ligamentis ipsis fortibus praesepibus sint alligati, et potissimum ad radices, ubi et nervi inferuntur, quo pacto non id quispiam admiretur, multoque magis, si fortunae, non artis, id est opus? Quod autem omnium maxime quis admiretur, quodque, etiamsi supra dictam bonam fortunam omnibus atomis Epicuri et molibus Asclepiadis concesserit, non amplius tamen concedet, sed illis non assentietur, affirmabitque aequi cujus-

μᾶλλον ἢ κινήσεως εὐτυχοῦς ἔργον εἶναι φήσεις τὴν τῶν ὀδόντων ἰσότητα. τὸ γὰρ ἴσους ἀκριβῶς γενέσθαι τοὺς κάτω τοῖς ἄνω, καίτοι γ᾽ οὐχ οὕτως υπαρχουσῶν τῶν γενύων ἑκατέρων, ἄκρας ἐστὶ δικαιοσύνης ἐπίδειγμα. τὸ δὲ καὶ τοὺς δεξιοὺς τοῖς ἀριστεροῖς ἴσους, τὸ δὲ καὶ τὰ φατνία τοῖς φατνίοις, τὸ δὲ καὶ τὰς ῥίζας ταῖς ῥίζαις, καὶ τὰ νεῦρα δὲ τοῖς νεύροις, καὶ τοὺς συνδέσμους τοῖς συνδέσμοις, καὶ τὰς ἀρτηρίας ταῖς ἀρτηρίαις, καὶ τὰς φλέβας ταῖς φλεψὶν ἴσας ἀποτελεσθῆναι, πῶς ἂν ἔτι πεισθείην τύχης, οὐ τέχνης, ἔργον εἶναι; τὸ δὲ καὶ τὸ πλῆθος ἴσον ἑκατέρων ἔκ τε τῶν δεξιῶν εἶναι καὶ τῶν ἀριστερῶν ἑκατέρας τῆς γένυος, ἆρ᾽ οὐ καὶ αὐτὸ δικαιοσύνης τινὸς ἐπίδειγμα; δεδόσθω δ᾽ ὅμως καὶ ταῦτα ταῖς εὐτυχεστάταις ἀτόμοις, ἃς ἀλόγως μὲν ἐκεῖνοι κινεῖσθαί φασι, κινδυνεύουσι δὲ μᾶλλον Ἐπικούρου τε καὶ Ἀσκληπιάδου λελογισμένως πάντα διαπράττεσθαι. τά τε γὰρ ἄλλα καὶ τοῦτ᾽ αὐτῶν θαυμαστὸν, μὴ μόνον ἀνθρώποις, [567] ἀλλὰ καὶ τοῖς ἄλλοις ζώοις, ἔσωθεν μὲν τοὺς γομφίους, ἔξωθεν δὲ

dam praesidis potius. quam felicis motus opus esse dentium aequabilitatem. Nam quod inferni supernis omnino sint aequabiles, etiamsi utraeque maxillae non ita habeant, summae aequitatis est specimen. Porro, quod et dextri sinistris sint aequales, tum autem praesepia praesepibus, radices radicibus, nervi nervis, ligamenta ligamentis, arteriae arteriis, venae venis factae fuerint aequales, quomodo adhuc credere possim, fortunae, non artis esse opus? Caeterum quod et numerus utrorumque sit idem dextris ac sinistris utriusque maxillae partibus, nonne id quoque aequitatis cujusdam est specimen? Demus tamen haec quoque felicissimis atomis, quas tamen illi temere nullaque ratione ajunt moveri, sed parvum abest, quin illae majori ratione, quam Epicurus et Asclepiades, omnia efficiant; quum alia enim omnia, tum hoc quoque in ipsis est admirabile, quod scilicet non solum in hominibus, verum etiam in aliis animalibus. intus molares, extra vero incisores constitu-

ποιῆσαι τοὺς τομέας. ἑνὶ μὲν γὰρ γένει ζώων ἐνδεχόμενον ἦν, αὐτὰς εὐτυχῶς κινηθῆναι, τὸ δ' ἐν ἅπασιν ὁμοίως, ἤδη τοῦτο φρονίμως τε καὶ λελογισμένως ἐστί. τὸ δὲ καὶ τοῖς ἀλκίμοις ζώοις πολλοὺς παρασκευάσαι τοὺς ὀξεῖς τε ἅμα καὶ ἰσχυροὺς ὀδόντας, ἐγὼ μὲν οὐδὲ τοῦτ' ἔχω συμβαλεῖν, ὅπως ἐστὶν ἀλόγου κινήσεως ἔργον. εἰ γοῦν εἶδές ποτε προβάτου καὶ λέοντος ὀδόντας, ἔγνως, οἶμαι, τὴν ἀνομοιότητα. τὸ δὲ καὶ ταῖς μὲν αἶξιν ὁμοίους τοῖς προβάτοις, ταῖς δὲ παρδάλεσι καὶ τοῖς κυσὶ κατὰ τοὺς τῶν λεόντων γενέσθαι, πῶς οὐ θαῦμα; τὸ δὲ καὶ τοὺς ὄνυχας αὐτοῖς ὁμοίους εἶναι, τοῖς μὲν ἀλκίμοις ὀξεῖς καὶ ἰσχυρούς, ὥσπερ ξίφη τινὰ σύμφυτα, μηδενὶ δὲ τῶν δειλῶν τοιούτους γενέσθαι, μεῖζον ἔτι θαῦμα. τὰ μὲν γὰρ παρακείμενα καὶ γειτνιῶντα μόρια δικαίως διαπλάσαι τῇ θαυμαστῇ τῶν ἀτόμων εὐτυχίᾳ τάχ' ἄν τις ἀναθείη· τὸ δὲ μηδενὶ γενέσθαι ζώῳ ῥωμαλέους μὲν ὄνυχας, ὀδόντας δὲ ἀσθενεῖς, ἀκριβῶς ἐστι μεμνημένου δημιουργοῦ τῆς χρείας ἑκάστου τῶν

erint; quandoquidem in uno animalium genere fieri poterat, ut illae feliciter moverentur, fed in omnibus fimiliter id effeciffe, non caret prudentia, neque ratione. Quod autem fortibus animalibus acuti multi dentes ac fortes fint comparati, ne id quidem poffum reperire, cur motus temerarii opus fit habendum. Quod fi ovis et leonis dentes unquam vidifti, difcrimen, ut arbitror, agnovifti; verum quod caprarum dentes ovium dentibus fint fimiles, pardorum vero et canum leoninis, quo pacto id non eft admirandum? Porro, quod et ungues ipfis etiam fint fimiles, fortibus quidem acuti ac validi, ceu gladii quidam innati, nulla autem timidis fint ejusmodi, id adhuc magis eft admirandum; quandoquidem, quod partes circumfufae ac propinquae jufte fint conformatae, mirificae huic atomorum felicitati acceptum fortaffe referre quis poffit; quod tamen nulli animali ungues quidem fuerunt robufti, dentes autem imbecilli, opificis eft cujusque partis ufum memoria tenentis. Atque etiam,

μορίων. τὸ δὲ τοῖς μὲν εἰς δακτύλους ἐσχισμένα τὰ κῶλα κεκτημένοις ζώοις βραχυτέρους ἐργάσασθαι τοὺς τραχήλους, ὡς προσφέρεσθαί πως δι᾽ αὐτῶν τὴν τροφὴν δύνασθαι τῷ στόματι, τοῖς δ᾽ οπλὰς ἢ χηλὰς ἔχουσι μακροτέρους, ἵν᾽ ἐπικύπτοντα νέμοιντο, πῶς οὐ καὶ αὐτὸ μεμνημένου τινός ἐστι δημιουργοῦ τῆς χρείας τῶν μορίων; τὸ δὲ τὰς μὲν γεράνους καὶ τοὺς πελαργοὺς, ἐπειδὴ τὰ κῶλα μακρότερα, καὶ διὰ τοῦτο καὶ ῥάμφος λέγεται μέγα, καὶ τράχηλον ἔχειν μακρότερον, ἰχθύσι δὲ μηδ᾽ ὅλως ἔχειν τράχηλον, μηδὲ κῶλα, πῶς οὐ θαῦμα; τί γὰρ δὴ καὶ ἔδει τοῖς ἰχθύσι τραχήλου καὶ ποδῶν, μήτε βαδίζειν δεομένοις, μήτε φωνεῖν; τὸ δὲ τοσούτου γένους ἰχθύων ὄντος, μηδὲ καθ᾽ ἓν αὐτῶν ἐπιλαθομένας τὰς ἀτόμους ἐργάσασθαί τινι πόδας, ἢ τράχηλον, ἀκριβῶς μνήμης ἔργον. ἐπὶ μὲν γὰρ ἀνθρώπου μόνου, ἢ ἑνός τινος γένους ζώων, ἡ τῶν ἀτόμων εὐτυχὴς κίνησις ἴσως ἂν πιστευθείη, τὸ δ᾽ ἐν ἅπασιν ὁμοίως εὐτυχεῖν αὐτὰς ἄπιστον, εἰ μὴ καὶ νοῦν ἔχοιεν.

quod iis animalibus, quae pedes habent fiffos in digitos, collum brevius fit factum, quam ut per ipfum cibum ori admovere queant; iis vero, quae ungulas habent folidas, aut bifidas, longius, ut prona atque inclinantia pafci queant, quomodo et hoc non eft opus opificis partium ufus memoris? Ad haec, quod grues quidem ac ciconiae, quum crura haberent longiora, ob eam caufam roftrum etiam magnum et collum longius habuerint, pifces autem neque collum penitus, neque crura, quo pacto non id etiam eft admirandum? quid enim pifces pedibus aut collo indigebant, quum neque ambulare ipfos effet opus, neque vocem edere? Caeterum quod in tam numerofo pifcium genere ne in uno quidem ipforum atomi memoria lapfae pedes cuiquam aut collum fecerint, memoriae fideliffimae eft opus. Nam in homine folo aut uno quovis animalium genere atomorum concurfus credi forte poffit effe felix; quod vero in omnibus fimiliter felices, id omnino eft incredibile, nifi illis mentem quoque tribuamus.

Κεφ. θ'. Ἀλλὰ περὶ μὲν τῶν ἄλλων ζώων εἴη ποτε καὶ αὖθις ἡμῖν διελθεῖν. ὁ δ' ἄνθρωπος, ἐπὶ τοῦτον γὰρ ἰέναι χρὴ πάλιν, ἕνα καθ' ἑκάτερον μέρος ἔφυσε κυνόδοντα, καίτοι τῶν λεόντων, καὶ λύκων, καὶ κυνῶν πολλοὺς ἑκατέρωθεν ἐχόντων. ἀλλὰ γὰρ ἐνταῦθα πάλιν ἠπίστατο σαφῶς ἡ φύσις ἥμερον καὶ πολιτικὸν ζῶον διαπλάττουσα, τὴν ἀλκὴν οὐκ ἐκ τῆς τοῦ σώματος ῥώμης, ἀλλ' ἐκ τῆς σοφίας ἕξον. ὡς δ' οὖν ἀναγκαῖον ἦν εἰς τὸ θλάσαι τι τῶν σκληροτέρων αὐτάρκως, αὐτὸ τοῦτο παρὰ τοῖν δυοῖν ἔμελλε γενήσεσθαι, ὥστ' εὐλογως διπλασίους τὸν ἀριθμὸν ἐποίησε τοὺς τομέας, ὅτι καὶ η χρεία πλείων αὐτῶν, καὶ τούτων ἔτι πλείους τοὺς γομφίους, ὅτι πλείστη τουτων. οὐχ ὥρισται δ' ἀριθμὸς τῶν τοιούτων ὀδόντων, ἀλλὰ τοῖς μεν ἐπιμηκεστέρας ἔχουσι τὰς γένυας ἑκατέρωθεν πέντε γεγόνασι, τοῖς δὲ μικροτέρας τέτταρες, τοῖς πλείστοις μὲν πέντε, καὶ οὐδεπώποτε τέτταρες μὲν ἐκ τῶν ἀριστερῶν, πέντε δ' ἐκ τῶν δεξιῶν, ἢ ἔμπαλιν ἐκ μὲν τῶν ἀριστερῶν πέντε, τέτταρες δ' ἐκ τῶν δεξιῶν, [568] ἡ κάτωθεν

Cap. IX. Caeterum de aliis quidem animantibus alius aliquando nobis explicandi locus fuerit, homo vero (ad eum enim nobis eſt revertendum) unum parte utraque dentem caninum produxit, quum leones, lupi ac canes multos utrinque habeant. Verumtamen hîc rurius natura certo ſciebat, ſe animal manſuetum ac civile efſingere, cui robur ac vires eſſent ex ſapientia, non ex corporis robore. Quantum igitur ad frangendum quippiam duriorum erat neceſſe, id ipſum duo ſatis erant praeſtituri. Proinde inciſores jure numero duplo plures effecit, quod ipſorum uſus latius patebat, et his adhuc plures molares, quod ipſorum uſus pateret latiſſime. Horum autem dentium numerus non eſt definitus, ſed qui longiores quidem habent maxillas, iis quinque ſunt utrinque; qui vero minores, quatuor; maxima tamen ex parte ſunt quinque; neque unquam reperias quatuor quidem in ſiniſtris, quinque autem in dextris; aut contra in ſiniſtris quinque, in dextris quatuor; aut in maxilla in-

μὲν τέτταρες, ἄνωθεν δὲ πέντε· καίτοι γε ἐχρῆν, κἂν ἅπαξ ποτὲ, τὰς ἀτόμους ἐπιλαθέσθαι τῆς κατὰ τὸν ἀριθμὸν ἰσότητος. ἀλλ᾽ ἐγὼ, καίτοι μυρία χαριζόμενος αὐταῖς, ἀλλὰ τὰ τῆς μνήμης ἔργα πῶς ἂν δυναίμην χαρίζεσθαι; φρένας γὰρ αὐταῖς καὶ νοῦν οὐδ᾽ οἱ πα(490)τέρες αὐτῶν τολμῶσι χαρίζεσθαι. πῶς δ᾽ ἐν τοιούτῳ πράγματι μνήμη τις ἰσότητος ἢ ἀναλογίας ἐδείκνυτο; πῶς δ᾽ ἂν ἄνθρωπος μικρὸν εἶχε τὸ στόμα, λέοντες δὲ καὶ λύκοι καὶ πάνθ᾽ ἁπλῶς τὰ καρχαρόδοντα προσαγορευόμενα μέχρι πλείστου διεσχισμένον, εἰ μὴ κἀνταῦθα τῆς χρείας τῶν μορίων ὁ δημιουργὸς ἡμῶν ἐμέμνητο; κατὰ γὰρ τοὺς ὄνυχάς τε καὶ τῶν ὀδόντων τὴν ῥώμην εὔλογον ἦν εἶναι καὶ τὸ τοῦ στόματος μέγεθος. τί γὰρ ὄφελος ἐκείνων σὺν μικρῷ στόματι; τί δ᾽ ἀνθρώπῳ πλέον, εἰ πολλοὺς μὲν ἔσχε τοὺς γομφίους, ἀνεῤῥωγὸς δ᾽ ἄχρι πλείστου τὸ στόμα; τὰ γὰρ περὶ τῶν μασητήρων μυῶν οὐ πρὸ πολλοῦ λελεγμένα διδάσκειν ἱκανὰ, πηλίκον εἰς ἀκρίβειαν λειώσεως τὸ πρὸς τῇ τοῦ

feriori quatuor, fuperiori autem quinque; quanquam atomos femel faltem aliquando numeri paris oblivifci oportebat. Proinde, tametfi millies atomis faverim, quo pacto poffem ipfis memoriae opera tribuere? mentem enim atque intellectum ipfis ne ipfarum quidem auctores audent largiri. Quomodo enim in re hujusmodi memoria quaedam aequabilitatis aut analogiae demonftrari queat? Quo pacto autem homo parvum os haberet, leones autem, ac lupi, atque omnia (ut in fumma dicam) quae ferratos dentes habentia appellant, longiffime haberent fiffum, nifi hic quoque ufus partium noftri opifex memor fuiffet? ad proportionem enim unguium et dentium robur confenteneum fuit oris quoque effe magnitudinem. Quaenam enim illorum commoditas cum parvo ore fuiffet? aut quid homo affequeretur, fi multos quidem haberet molares, adapertum autem os effet plurimum? Quae enim de mafticatoriis mufculis paulo ante fuerunt dicta, abunde docere poffunt, quantum pars ea, quae eft ad

στόματος σχίσει μέρος αὐτὸ συντελεῖ. τοῦτ' οὖν εἰ μὲν ἐπὶ πλέον ἔῤῥηκτο τοῖς ἀνθρώποις, ὥσπερ καὶ τοῖς λύκοις, οὔτ' ἂν ἐλείουν ἀκριβῶς τὰ σιτία, πλέον τ' ἂν οὐδεν ἦν αὐτοῖς εἰς ἀλκὴν ἐκ τοῦ μεγέθους, οὐκ ἔχουσί γε τοὺς ὀξεῖς ὀδόντας πολλούς· εἰ δ' αὖ πάλιν ἐκείνοις τοῖς ζώοις εἰς ὀλίγιστον συνῆκτο, καθάπερ καὶ τοῖς ἀνθρώποις, ἀπώλετ' ἂν αὐτοῖς ἡ τῶν ὀξέων ἐνέργεια. καθόλου τοίνυν ἐπὶ πάντων τῶν ζώων ἐξετάζων εὑρήσεις, οἷς μὲν ἐν τῷ δάκνειν ἡ ἀλκὴ, τούτοις καὶ τὸ στόμα μέγιστον καὶ μεστὸν τῶν τοιούτων ὀδόντων· οἷς δ' ἐν τῷ μασᾶσθαι τὰ σιτία καὶ ἀκριβῶς λειοῦν ἡ χρεία τῶν ὀδόντων, εἰς ὀλίγον μὲν αὐτοῖς συνῆκται τὸ στόμα, πολλοὺς δ' ἐντὸς αυτοῦ γομφίους ἔχει, καὶ τοὺς ὀξεῖς ἢ οὐδ' ὅλον, ἢ καθ' ἑκάτερον μέρος τῆς γένυος ἕνα. ὃν δὴ τρόπον ἀνάλογον ἀλλήλοις κατεσκεύασαι ταῦτα τὰ μόρια, τὸν αὐτὸν ἀκριβῶς καὶ οἱ ὄνυχες· ἐπὶ μὲν τῶν ἡμέρων ἢ δειλῶν ζώων πλατεῖς καὶ μαλακοὶ καὶ ἀμβλεῖς, ἐπὶ δὲ τῶν ἀγρίων ἢ ἀλκίμων ὀξεῖς καὶ

oris fciffuram, ad exactam cibi comminutionem conferat. Id enim fi amplius in hominibus, quemadmodum in lupis, effet adapertum, neque cibos exacte contererent, neque ex magnitudine quicquam ad vires eis accederet, ut qui dentes multos acutos non habeant; fin vero rurfum animalibus illis in arctiffimum os effet redactum, quomodo et hominibus, periret utique eis acutorum actio. In univerfum igitur, fi omnia animalia expenderis, comperies, quae in mordendo viribus pollent, iis non modo os effe maximum, verum etiam dentibus ejusmodi refertum; quibus autem potiffimum in cibis mafticandis et iisdem plane laevigandis dentium conftat ufus, eis os effe exiguum, et in eo multos quidem molares, acutos autem aut prorfus nullos, aut fingulis maxillae partibus fingulos. Porro quemadmodum partes hae proportione inter fe fuerunt comparatae, ad eundem plane modum et ungues: in animalibus quidem manfuetis aut timidis lati, molles atque obtufi, agreftibus au-

μεγάλοι καὶ ἰσχυροὶ καὶ περιφερεῖς. ἔδει γὰρ καὶ τοῦτ', οἶμαι, μὴ παροφθῆναι ταῖς ἀτόμοις, ἀλλὰ καὶ τέμνειν καὶ κατέχειν ἐπιτηδείους ἀπεργάσασθαι τοῖς ἀλκίμοις ζώοις τοὺς ὄνυχας.

Κεφ. ι'. Καὶ μὲν δὴ καὶ ὁ τῆς γλώττης ὄγκος ἀκριβῶς ἁρμόττων τῷ στόματι, πάντη μὲν γὰρ ἐξικνεῖται ῥᾳδίως, ὅπερ, ἐλάττων εἴπερ ἦν, οὐκ ἂν ἔσχεν. οὐδαμοῦ δ' ὑπὸ στενοχωρίας ἐμποδίζεσθαι ῥᾷστα, καὶ τοῦτ', οἶμαι, παθοῦσα μεγέθους ἀμετρίᾳ, τὸ δ' εἰς πᾶν μέρος αὐτὴν ἑτοίμως κινεῖσθαι, πῶς οὐ θαυμαστόν; τὸ δὲ καὶ κατὰ τὴν τοῦ ζώου προαίρεσιν, οὐκ ἀβουλήτως, ὥσπερ αἱ ἀρτηρίαι, πῶς οὐ καὶ τοῦτο θαυμαστόν; εἰ γὰρ ἂν μὴ κατὰ τὴν ἡμετέραν ὁρμὴν αἱ κινήσεις αὐτῆς ἐγένοντο, πῶς ἂν ἡμέτερον ἦν ἔργον τὸ μασᾶσθαι; πῶς δ' ἂν τὸ καταπίνειν, ἢ τὸ διαλέγεσθαι; τὸ δ', ἐπειδὴ κατὰ τὴν ὁρμὴν τοῦ ζώου ταύτην ἄμεινον γίνεσθαι, διὰ τοῦτ' αὐτὴν ὑπὸ μυῶν κινεῖσθαι, πῶς οὐ καὶ αὐτὸ δικαίως ἐπαινοῖτο; τὸ δ', ἐπειδὴ

tem aut fortibus acuti, magni, fortes ac rotundi; quod ab ipſis atomis praetermitti (ut mihi videtur) minime oportebat, ſed fortibus quidem ungues ad incidendum ac retinendum accommodos efficere.

Cap. X. Quin et linguae molem ori ad amuſſim adaptatam eſſe oportuit, quo in omnem ejus partem pertingat; quod ſane, ſi minor eſſet, haudquaquam obtineret; nusquam autem a loci anguſtia impeditur, quod facillime (ut arbitror) ei accideret ab immoderata magnitudine: quod vero in omnem partem ipſa prompte moveatur, quo pacto id non eſt admirabile? nec minus eo quod ex animalis voluntate, non ipſo invito, quomodo arteriae; quod ſi non noſtra voluntate ipſa moveretur, quî fieri poſſet, ut maſticatio, deglutitio ac ſermo noſtra eſſet actio? Porro quod ea ab animalis voluntate proficiſci eſſet melius, ob eam cauſam motus ei a natura per muſculos fuiſſe tributos, quis eſt qui non id etiam juſte laudaverit? Caeterum, quum ipſam

πρός τε τὸν οὐρανίσκον ἐχρῆν αὐτὴν ἀναφέρεσθαι καὶ εἰς τὰ πλάγια περιάγεσθαι, διὰ τοῦτο πολλοὺς ἔχειν μῦς, ἄλλον ἄλλην κίνησιν ἐκπορίζοντα, πῶς οὐ θαυμαστόν; [569] εἰ γὰρ δὴ διφυής ἐστιν, ὥσπερ καὶ τἄλλα σύμπαντα τῶν αἰσθήσεων ὄργανα, λέλεκται γὰρ ἤδη περὶ τούτων, δεόντως ἐξ ἑκατέρου μέρους αὐτῆς ἴσοι τὸν ἀριθμὸν καὶ τὸ μέγεθός εἰσιν. οὕτως γὰρ καὶ δύο ἀρτηρίας εἶχεν εἰς αὐτὴν ἐμφυομένας ἑκατέρωθεν μίαν, καὶ δύο ὡσαύτως φλέβας, καὶ διττὰ ζεύγη νεύρων, ἕτερον μὲν μαλακὸν, ἕτερον δὲ σκληρὸν, τὸ μὲν εἰς τὸν ἐκτὸς αὐτῆς χιτῶνα διανεμόμενον, τὸ δ' εἰς τοὺς μῦς διασπειρόμενον, ὅτι τῷ μὲν αἰσθάνεσθαι τῶν χυμῶν ἐχρῆν αὐτὴν, τῷ δὲ κινεῖσθαι κατὰ προαίρεσιν, ὥς που καὶ πρόσθεν ἡμῖν εἴρηται, τὰς ἐξ ἐγκεφάλου τῶν νεύρων ἀποφύσεις ἐξηγουμένοις. τισὶ μέν γε τῶν ζώων, ὥσπερ καὶ τοῖς ὄφεσιν, ἔσχισται καὶ ἡ γλῶττα. τοῖς δ' ἀνθρώποις, οὐ γὰρ ἦν ἄμεινον, οὔτ' εἰς τὴν ἐδωδὴν, οὔτ' εἰς τὴν διάλεκτον, ἐσχισμένην εἶναι τὴν γλῶτταν,

furfum ad palatum attolli oportet, atque deorfum ferri, et ad latera circumagi, ob idque ipfum multos habuerit mufculos, alium motionem aliam praeftantem, qui id mirum non eft? Quod fi ipfa eft gemina, quo modo et reliqua omnia fenfuum inftrumenta, ut ante docuimus, non alienum fuit utraque ipfius parte numero ac magnitudine mufculos effe aequabiles. Pari modo enim et duas habuit in fe ipfam infertas arterias, utrinque videlicet unam, duas itidem etiam venas, ac nervorum conjugationes duas, alteram quidem mollem, alteram vero duram; illam quidem in extremam ipfius tunicam diftributam, hanc autem in mufculos difperfam; quod illa quidem conjugatione fapores difcernere, hac autem motu voluntario moveri ipfam oportebat; quemadmodum prius a nobis dictum eft, nervorum a cerebro productiones exponentibus. Quibusdam tamen animalibus, ut ferpentibus, lingua eft divifa; hominibus vero quum non effet melius, neque ad comeftionem, neque ad fermonem, lin-

εὐλόγως ἡνώθη τε καὶ συνῆλθεν εἰς ταυτὸν αὐτῆς τὰ μόρια. σαφῶς μέν ἐστι καὶ τούτοις διπλῆ, μήτ᾽ ἐκ τῶν δεξιῶν εἰς ἀριστερὰ διερχομένου τινὸς μυὸς, ἢ φλεβὸς, ἢ ἀρτηρίας, ἢ νεύρου, μήτ᾽ ἐκ τῶν ἀριστερῶν εἰς τὰ δεξιά. τὸ δ᾽ ἰσχυρὰν μὲν αὐτὴν καὶ μεγάλην γενέσθαι κατὰ τὴν βάσιν ἕδρας ἕνεκα, λεπτὴν δὲ κατὰ τὸ πέρας, ὅπως κινοῖτο ταχέως, ἐμοὶ μὲν καὶ ταῦτα προνοίας οὐ τυχούσης εἶναι φαίνεται. τὸ δ᾽, ἐπειδὴ τῶν μυῶν τοὺς μὲν ὡς ἐπὶ τὸν οὐρανίσκον ἀναφέρειν αὐτὴν ἐχρῆν, τοὺς δὲ κάτω καταφέρειν, τοὺς δ᾽ εἰς τὰ πλάγια περιάγειν, διὰ τοῦτο τοὺς μὲν ἐκ τῶν ἄνω μερῶν, τοὺς δ᾽ ἐκ τῶν κάτω, τοὺς δ᾽ ἐκ τῶν πλαγίων εἰς αὐτὴν καταφύεσθαι, πῶς οὐ καὶ αὐτὸ θαυμαστῆς προμηθείας ἔργον; ἐδείχθη γὰρ ἐν τοῖς περὶ μυῶν κινήσεως, ἕκαστον μὲν ἐπὶ τὴν ἰδίαν ἀρχὴν ἀναφέρειν τὸ μόριον. ὥστ᾽ ἔμελλον ἐξ ἀνάγκης οἱ μὲν ἄνωθεν ἐμφυόμενοι μύες ἄνω κινήσειν αὐτὴν, οἱ δὲ κάτωθεν ἀρχόμενοι κάτω καὶ οὗτοι, κατὰ ταὐτὰ δὲ καὶ οἱ πλάγιοι τὰς ἐφ᾽ ἑκάτερα

guam eſſe fiſſam, merito partes ejus fuerunt unitae ac connexae; perſpicue tamen his quoque eſt duplex, quum neque a dextris ad ſiniſtra muſculus ullus, aut vena, aut arteria, aut nervus tranſeat, neque ex ſiniſtris ad dextra. Quod autem ſedis ac firmitudinis gratia magna ad baſim ac fortis fuit, celeris vero motus cauſa ad extremitatem tenuis, mihi quidem haec quoque non cujusvis providentiae eſſe videntur. Porro quod muſculorum alios quidem ad palatum ipſam linguam tollere ſurſum oporteret, alios autem deorſum deprimere, alios ad latera circumagere, ob eam cauſam alios ex ſuperioribus partibus, alios ab infernis, alios a lateribus in ipſam fuiſſe inſertos, quis neget id ſummae providentiae eſſe opus? demonſtravimus enim in commentariis de motu muſculorum, muſculos omnes partes ipſas verſus proprium principium retrahere. Proinde qui ſuperne inſeruntur muſculi, neceſſario ipſam ſurſum erant moturi qui vero ab infernis proficiſcuntur, deorſum; ad

κινήσεις ἐργάσασθαι. ἀλλ᾽ ἐπεὶ καὶ καταξηραινομένη δυσκίνητος γίνεται, καὶ δηλοῦται δὴ τοῦτ᾽ ἐπὶ τῶν ὑπερδιψησάντων, καὶ τῶν ἐν καυσώδεσι πυρετοῖς ἅπασιν ἐκφρυγομένων τοῦ στόματος τὴν ἰκμάδα, καὶ τούτου θαυμαστῶς ἡ φύσις προὐνοήσατο, πρὸς τὸ μὴ ῥᾳδίως αὐτὴν ἁλίσκεσθαι τοιούτῳ παθήματι. λέλεκται μὲν οὖν καὶ πρόσθεν ἐπὶ τοῦ λάρυγγος, ὡς διὰ ταύτην αὐτοῦ τὴν χρείαν τους τοῖς σπόγγοις ἐοικότας ἀδένας ἕνα παρέθηκεν ἑκατέρωθεν. καὶ κατὰ τὴν γλῶτταν δ᾽ ἐστὶ ταὐτὸν τοῦτο, καὶ ἀπ᾽ αὐτῶν γε πόροι διὰ τῶν ἐν τοῖς πλαγίοις καὶ κάτω μέρεσιν αὐτῆς ἐξερεύγονται φλεγματῶδες ὑγρὸν, ἐπιτέγγοντες τήν τε γλῶτταν αὐτὴν, καὶ τὰ κάτω, καὶ τὰ πλάγια, καὶ τὰ ἐν κύκλῳ πάντα τοῦ στόματος. τὰ μὲν γὰρ ἄνω τοὺς ἐξ ἐγκεφάλου καθήκοντας εἶχε πόρους, περὶ ὧν ἔμπροσθεν εἶπον. ὥστε πληρέστατα καὶ τελειότατα τῇ φύσει παρεσκεύασται τὰ κατὰ τὴν γλῶτταν σύμπαντα. τά τε γὰρ ἄλλα καὶ ὁ κάτωθεν αὐτῆς δεσμὸς οὐ σμικρὰν ἐνδείκνυται τὴν πρόνοιαν. ἑκάστου

eundem modum et obliqui motus in utrumque latus erant edituri. Sed quoniam exiccata ipſa ad motus tardior efficitur, (quod ſane indicant ii, qui ſiti immodica infeſtantur, tum ii, quibus in febribus ardentibus humor omnis oris eſt exhauſtus,) huic quoque rei natura mirifice providit, ne ipſa tali affectu facile prehenderetur. Admonuimus enim antea in larynge, quod propter hunc ejus uſum glandulas ſpongiis ſimiles (*carnoſas*) unam utrinque appoſuit; quod ipſum in lingua etiam fecit, ab eisque meatus per obliquas partes atque inferiores humorem pituitoſum in ipſam eructant *liquidum*, linguam ipſam, atque inferiora, lateraque et omnia, quae in oris ſunt circuitu, humectantes; ſuperiora enim meatus a cerebro deſcendentes habebant, de quibus antea ſum locutus. Proinde omnia, quae ad linguam pertinent, a natura comparata ſunt pleniſſime ac perfectiſſime. Nam quum alia omnia, tum etiam vinculum id, quod partibus ipſius infernis eſt, non mediocrem prae ſe fert providen-

Ed. Chart. IV. [569. 570.] Ed. Baſ. I. (490.)

τῶν μυῶν ἐπὶ τὴν ἰδίαν ἀρχὴν ἀνασπᾶσθαι φύσιν ἔχοντος, ἀναγκαῖον ἦν δήπου τὴν γλῶτταν ὑπὸ μυῶν ἑλκομένην τῶν ἐμφυομένων αὐτῇ κατὰ τὴν ῥίζαν εἰς ἑαυτήν τε συνάγεσθαι καὶ οἷον σφαιροῦσθαι, πρὸς αὐτὰ τεινομένην, ὥστ᾽ οὐκ ἂν ὁμοίως ἐξικνεῖτο πρός τε τοὺς ἔμπροσθεν ὀδόντας καὶ τὰ χείλη, πρὸς τῷ μηδ᾽ ἕδραν ἔχειν ἀσφαλῆ, πανταχόθεν ἀπολελυμένη. εἰς ταῦτ᾽ οὖν ἅπαντα θαυμαστῶς τηλικοῦτον ἡ φύσις παρεσκεύασε τὸν δεσμὸν, ἡλίκος μάλιστα ἐπιτήδειος ἔμελλεν ἔσεσθαι. οὐ γὰρ δὴ ἁπλῶς γε οὐδ᾽ ὡς ἔτυχεν, [570] ἀλλὰ μετὰ θαυμαστῆς τινος ἐγένετο συμμετρίας. εἴτε γὰρ ἐπὶ πλέον ἐξικνεῖτο τῆς γλώττης, εἴτ᾽ ἐσώτερον τοῦ δέοντος ἐπαύσατο, χείρων μὲν ἂν οὕτω γε καὶ περὶ τὴν τῆς φωνῆς ἐγένετο διάρθρωσιν, οὐδὲν ἧττον δ᾽ ἂν καὶ εἰς τὴν ἐν τῷ μασᾶσθαι κίνησιν ἐνεποδίζετο. συμφέρει γὰρ εἰς ἄμφω ταῦτα, τήν τε βάσιν αὐτῆς ἑδραίαν εἶναι καὶ τὸ πέρας εὐκόλως ἐξικνεῖσθαι πάντη. καὶ μὴν εἰ μὲν ἐπ᾽ ὀλίγον ὁ δεσμὸς οὗτος προὔβαινεν, ἧττον μὲν ἂν, ἢ εἰ

tiam. Quum enim muſculus omnis ad proprium principium ſuapte natura retrahatur, neceſſe utique erat linguam a muſculis ipſi ad radicem inſertis tractam in ſe ipſam contrahi, ac inſtar ſphaerae rotundam fieri, ab ipſis tenſam; quare futurum erat, ut non itidem ad dentes anteriores ac labia pertingeret, neque ſedem haberet ſecuram, undique ſoluta. Ob haec itaque omnia mirabili quodam artificio natura vinculum comparavit tantum, quantum accommodatiſſimum erat futurum: non enim ſimpliciter, nec quovis modo ipſum effecit, ſed cum admirabili quadam commoderatione. Quandoquidem, ſi longius in lingua progrederetur, aut citius aequo ſubſiſteret, deterius eo quidem modo ad vocis dearticulationem eſſet comparata, neque minus ad motum in maſticationibus eſſet impedita; ad duo enim haec confert, tum ut baſis ejus ſit firma, tum ut extremitas facile quoquo verſum pertineat. Atqui, ſi vinculum hoc paulum progrederetur, minus quidem, ac ſi factum omnino non

μηδ᾽ ὅλως ἐγεγόνει, παραπλησίως δ᾽ ἂν οὕτως ἐλυμαίνετο τῇ γλώττῃ· μέχρι πλείστου δ᾽ ἐξικνούμενος, οὐκ ἂν οὔτε πρὸς τὸν οὐρανίσκον, (491) οὔτε πρὸς τοὺς ἄνωθεν ὀδόντας, οὔτε πρὸς ἄλλα μόρια τοῦ στόματος ἐπέτρεπεν ἐκτείνεσθαι. οὕτως οὖν ἀκριβής ἐστιν ἡ συμμετρία τῆς θέσεως, ὡς, εἴτε προσθείης, εἴτε ἀφέλοις βραχὺ, βλάπτεσθαι τοῦ παντὸς ὀργάνου τὴν ἐνέργειαν. καὶ μάλιστα θαυμάζειν τὴν φύσιν ἐστὶν ἐν τοῖς οὕτω παρὰ μικρὸν, εἰ μὲν κατορθοῖ, σπάνιον δὲ τὸ σφάλμα. καίτοι γε ὅσον ἐπί τε τοῖς σπείρουσιν ἡμᾶς καὶ ταῖς κυούσαις, οὐ τὸ σφάλμα σπάνιον εὑρεῖν, ἀλλὰ τὸ κατόρθωμα γίγνεσθαι. μεθύοντες γὰρ μεθυούσαις συνέρχονται, καὶ οὐδ᾽ ὅπου γῆς εἰσιν εἰδότες, ὑπὸ πλησμονῆς ἑτέραις οὕτω διακειμέναις. ὥστε ἡ μὲν ἀρχὴ τῆς σπορᾶς εὐθὺς οὕτω πλημμελής· τὰ δὲ μετὰ ταῦτα τῆς κυούσης ἁμαρτήματα περί τε τὰς τῶν συμμέτρων γυμνασίων ῥαθυμίας, καὶ σιτίων πλησμονὰς, καὶ θυμοὺς, καὶ μέθας, καὶ λουτρὰ, καὶ ἀφροδισίων ἀκαίρων χρήσεις, ἃς οὐδ᾽ εἰπεῖν δυνατόν. ἀλλ᾽ ὅμως καίτοι πρὸς τοσαύτας ὕβρεις ἡ

fuiſſet, ſed propemodum ſimiliter linguae ita incommodaret; ſin vero idem longiſſime progrederetur, haudquaquam ad palatum, aut ad dentes ſuperiores, aut ad alias multas oris partes linguam extendi ſineret. Adeo igitur perfecta eſt ipſius connexionis ſymmetria, ut, ſi vel tantillum adjeceris, aut ademeris, totius inſtrumenti actionem vitiaveris. Eſtque in primis admiranda natura, ſi res adeo parvas ſemper recte efficit, raro autem labitur; quanquam, quantum in iis eſt, qui nos procrearunt ac utero geſtarunt, non lapſus, ſed rectus ſucceſſus inventu rarus eſt. Ebrii enim cum ebriis coëunt, et qui prae crapula, ubi terrarum ſint, neſciunt, cum mulieribus ita affectis conſueſcunt: quo ſit, ut geniturae principium ſtatim eo modo ſit vitioſum; quod et mulieris utero geſtantis peccata ſequuntur, cujus generis eſt in corpore mediocriter exercendo deſidia, cibi immoderate ſumpti, irae, ebrietates, balneae, venereorum uſus intempeſtivi, quae nemo facile numerarit; attamen adverſus tot inju-

φύσις ἀντέχει, καὶ κατορθοῖ τὰ πολλά. καὶ μὴν οὔτε πυροὺς, ουτε κριθὰς, οὔτ᾽ ἀμπέλους, οὔτ᾽ ἐλαίας οὕτω φυτεύουσί τε καὶ σπείρουσιν οἱ γεωργοὶ, ἀλλὰ πρῶτον μὲν, ὅπως ἐχούσῃ τῇ γῇ πιστεύουσι τὰ σπέρματα, πολλὴν πρόνοιαν πεποίηνται· μετὰ ταῦτα δ᾽, ὅπως μήθ᾽ ὑπὸ περιττῆς ὑγρότητος κατακλυζόμενα σαπείη, μήτ᾽ αὐχμοῖς αὐανθείη, μήτ᾽ ἀποσβεσθείη δια κρύος, οὐ παρέργως πεφροντίκασιν. ἄνθρωπον δ᾽ οὐδεὶς οὕτως ἐπιμελῶς οὔτ᾽ ἔσπειρεν, οὔθ᾽ ἀνεθρέψατο κυούμενον, ἀλλ᾽, ὥσπερ τἄλλα πάντα κατὰ τὸν βίον ὀλιγωροῦσιν ἑαυτῶν ἅπαντες, οἱ μὲν ἀπλήστοις καὶ λαιμάργοις ἡδοναῖς νενικημένοι, τινὲς δὲ χρήμασιν, ἢ δυνάμεσιν, ἢ ἀρχαῖς σχολάζοντες, κατὰ τὸν αὐτὸν τρόπον καὶ αὐτῆς τῆς πρώτης γενέσεως ἠμελήκασιν. ἀλλ᾽ ἐκείνους μὲν ἤδη καταλίπωμεν, ἐπὶ δὲ τὰ συνεχῆ μεταβῶμεν.

Κεφ. ια΄. Ὅσα μὲν οὖν ἡ φύσις ἐμηχανήσατο περί τε τὴν ἐπιγλωττίδα, καὶ τὸν λάρυγγα, καὶ ὅλως τὸ καταπίνειν

rias natura obfiftit, ac plerumque voti compos efficitur. Dum tamen neque frumenta, neque hordea, neque vites, neque olivas ita feminent ac conferant agricolae; fed primum quidem, cujusmodi terrae fua committant femina, multum diuque provident; poft autem magnam curam adhibent, ne multo uvido demerfa putrefcant, neve fquallore exarefcant, aut frigore extinguantur. In homine vero vel feminando, vel, dum utero geritur, nutriendo nullus eam adhibuit diligentiam: fed quemadmodum in omni vita aliis omnibus fe ipfos ducunt pofteriores, alii quidem infatiabilibus voluptatibus atque abdomini fervientes, alii divitias, aut dominationem, aut magiftratus omnino ambientes; ad eundem modum et ipfam primam generationem pofthabuerunt. Sed illos jam miffos faciamus, ad reliquaque, quae his funt proxima, transeamus.

Cap. XI. Quae igitur natura machinata eft tum in epiglottide, tum larynge, et (ut fummatim dicam) in

τε καὶ φωνεῖν, ἔμπροσθεν εἴρηται πάντα. καὶ εἴ τις ἀναμνησθείη κἀκείνων, θαυμάσειν αὐτὸν οἶμαι τὴν ομολο ίαν τῆς χρείας τῶν μορίων, καὶ πειοθήσεσθαι σαφῶς, ὅτι μὴ θερμασία τις ἢ πνεῦμα κινούμενον, ὡς ἔτυχεν, ἀνέῤῥηξε τὸ στόμα, πάντως γὰρ ἄν που καὶ ἐν ὁτιοῦν τῶν ἔνδον αὐτοῦ μορίων ἢ ἐλλιπῶς ἔχον, ἢ περιττῶς, ἢ πάντως ἀργὰς ἂν χρείας εὑρεθείη, ἀλλ' ἅπαντα πρὸς ἐδωδὴν καὶ τὴν κατάποσιν, καὶ την φωνὴν, καὶ τὴν ἀναπνοὴν εὑρίσκεσθαι παρεσκευασμένα, καὶ μηδὲν ἀργὸν, ἢ ἐλλιπὲς, ἢ βέλτιον ἑτέρως ἔχειν δυνάμενον, ἱκανὸν οἶμαι γνώρισμα τοῦ τεχνικῶς αὐτό τε τὸ στόμα καὶ τὰ κατ' αὐτὸ πάντα κατεσκευάσθαι. [571] καὶ γὰρ οὖν καὶ περὶ τοῦ πάντα ὑπαλείφοντος αὐτὰ χιτῶνος εἴρηται πρόσθεν, ὡς τῶν ἀπ' ἐγκεφάλου νεύρων τῶν μαλακῶν οὐ σμικρὰν δέχεται μοῖραν, ἵν', οἶμαι, καὶ αὐτὸς αἰσθητικὸς ᾖ χυμῶν, ὥσπερ καὶ ἡ γλῶττα, καὶ ὡς συμμέτρως ἔχῃ μαλακότητός τε καὶ σκληρότητος, ὑπὲρ τοῦ μήτ' ἀναίσθητος ἢ δυσαίσθητος γενέσθαι ξηρανθεὶς καὶ σκληρυνθεὶς ἐπὶ πλέον, ὥσπερ τὰ ὀστᾶ,

deglutiendo ac voce edenda, omnia ante reconfuimus; quorum fi quis meminerit, fpero ipfum admiraturum ufus partium concentum, crediturumque perfpicue, non caloris cujusdam aut fpiritus motum temere os fregiffe; omnino enim una quaevis partium ejus internarum aut manca effet, aut fuperfiua, aut prorfus inanem ufum habere deprehenderetur. Verum cum omnes ad efum ac deglutitionem, vocem ac refpirationem paratae effe comperiantur, nullaque fit otiofa, aut inchoata, aut melius aliter habere queat, magnum (ut et ego arbitror) eft argumentum non modo os ipfum, verum etiam omnia, quae ad ipfum pertinent, fuiffe artificiofe conftructa. Atque etiam de tunica ea omnia fubungente prius locuti fumus, quod ipfa a cerebro nervorum mollium portionem haud afpernandam recipit, ut, quo modo lingua, ipfa etiam (opinor) faporum fit dijudicatrix; quodque mollitiem ac duritiem habet moderatam, ut neque fenfus expers fit, neque aegre fentiat plus jufto exiccata

μήθ᾽ ἑτοίμως πάσχῃ τιτρωσκόμενος ἢ θλώμενος ὑπὸ τῶν ὀξυτέρων τε καὶ σκληροτέρων βρωμάτων. εἴρηται δὲ καὶ περὶ τοῦ γαργαρεῶνος, ἐν μὲν τοῖς περὶ φωνῆς, ὡς εἰς μέγεθος καὶ κάλλος αὐτῇ συντελεῖ, καθ᾽ ἑκάτερον δὲ εὔλογον, ὥσπερ ἀπὸ τούτου σχίζοιτο τοῦτο πρότερον ὁ εἰσιὼν ἀὴρ, καὶ θραύοιτο τῆς τε ῥύμης αὐτοῦ τὸ σφοδρὸν, καὶ διὰ τοῦτο καὶ τῆς ψύξεως, καὶ ὡς ἔνιοι τῶν ἐκτμηθέντων αὐτὸν ἄχρι βάσεως οὐ μόνον εἰς τὴν φωνὴν ἐβλάβησαν ἐπιδήλως, ἀλλὰ καὶ ψυχροτέρας τῆς εἰσπνοῆς αἰσθάνονται, καὶ μέντοι καὶ ὡς ψυχθέντες τὰ κατὰ τὸν πνεύμονα καὶ τὸν θώρακα πολλοὶ τῶν τοιούτων ἀπώλοντο, καὶ ὡς οὐ χρὴ προπετῶς ἀποτέμνειν αὐτὸν, οὐδ᾽ ὡς ἔτυχεν, ἀλλ᾽ ἀπολείπειν τι τῆς βάσεως μέρος. ὥστ᾽ οὐδὲ περὶ τούτων ἔτι χρὴ λέγειν ἐπιπλέον, ἀλλ᾽ ἀρκεῖ κἀνταῦθα μόνον εἰρῆσθαι τὰ κεφάλαια τῶν λόγων. γέγραπται καὶ περὶ τῶν κατὰ τὴν ῥῖνα τρημάτων ἐν τοῖς ἔμπροσθεν, ὅπως μὲν θαυμαστῶς αὐτὰ διαδέχεται τὸ προτεταγμένον ὀστοῦν τῶν κοιλιῶν τοῦ ἐγκεφάλου, τὸ τῷ σπόγγῳ παραπλήσιον, ἥ τ᾽ εἰς τὸ στόμα

atque indurata inftar offium, neque facile patiatur vulnerata vel contufa a cibis acrioribus aut durioribus. Locuti fumus et de gurgulione in commentariis, quos de voce confcripfimus, quod ipfe voci ad magnitudinem atque elegantiam conferat, et ut aër ingrediens ab eo prius incidatur, impetusque ipfius violentia frangatur, ob idque ipfum et frigiditatis; tum quod nonnulli, quibus ille ad bafim usque effet amputatus, non modo deterius perfpicue funt locuti, verum etiam frigidiorem fenferunt infpirationem. Quin etiam ibidem admonuimus, quod plerique ejusmodi pulmone ac thorace refrigerato perierunt; quodque gurgulio non temere eft abfcindendus, fed pars quaedam bafis ipfius eft relinquenda. Proinde ne de his quidem plura hic commemorare eft opus, fed capita rerum duntaxat recenfere fuffecerit. Scripfimus autem prius et de narium foraminibus, quo pacto ea mirifice excipit os, ventriculis cerebri praelocatum, quod fpongiae eft affimile; tum et de ipforum in os perfora-

σύντρησις αὐτῶν, ἡ κατὰ τὴν ὑπερῴαν, ὅπως ἐγένετο, χάριν τοῦ μὴ κατ' εὐθὺ τῆς τραχείας εἶναι τὴν ἀρχὴν τῆς εἰσπνοῆς, ἀλλὰ καὶ καμπήν τινα καὶ οἷον ἕλικα γίνεσθαι πρότερον, εἰς αὐτὴν ἰόντος τοῦ πνεύματος. ἐκ τούτου γὰρ, οἶμαι, διττὸν ἀγαθὸν ἔμελλεν ἔσεσθαι, τό τε μὴ ψυχθῆναί ποτε τὰ περὶ τὸν πνεύμονα, ψυχροῦ πολλάκις ἱκανῶς γιγνομένου τοῦ περιέχοντος ἡμᾶς ἀέρος, καὶ τὸ τοὺς ἀναμεμιγμένους ὄγκους αὐτῷ πλειστάκις ἢ κόνεως, ἢ τέφρας, ἤ τινος ἑτέρου τοιούτου, μὴ παραγίνεσθαι μέχρι τῆς ἀρτηρίας. ἐν ταύτῃ τῇ καμπῇ τὸ μὲν πνεῦμα δύναται πρόσω φέρεσθαι, τὰ τοιαῦτα δ' ἴσχεται, φθάνοντα προσπίπτειν τοῖς περὶ τὰς καμπὰς σώμασιν, ὑγροῖς καὶ μαλακοῖς ὑπάρχουσι, καί τι καὶ γλίσχρον ἔχουσι, καὶ διὰ ταῦτα πάντα κατέχειν δυναμένοις τὰ προσπίπτοντα. εἰ δὲ δὴ καὶ παρέλθοι μέχρι τοῦ στόματος, ἐνταῦθα σχισθήσεται κατά τε τὴν ὑπερῴαν καὶ τὸν κίονα, καλεῖται γὰρ οὖν καὶ οὕτως ὁ γαργαρεών. ἀπόδειξις δὲ μεγίστη τό γε γιγνόμενον ὁσημέραι τοῖς τε διαπαλαίουσιν ἐν κόνει πολλῇ καὶ τοῖς ὁδὸν τοιαύτην

tione, quae eſt in palato, quod ipſa ſcilicet extitit, ne inſpirationis initium ſit ſecundum rectitudinem aſperae arteriae, ſed deflexio quaedam ſit ac velut ambages, priusquam ſpiritus ad arteriam perveniat. Quam rem duplex (ut mihi videtur) commodum ſequebatur, ne ſcilicet, quum aër nos ambiens nonnunquam valde ſit frigidus, pulmones aliquo tempore refrigerentur; tum ne exiguae moles pulveris, aut cineris, aut id genus cujuſpiam ad arteriam usque perveniant. In hoc enim flexu ſpiritus quidem ferri ulterius poteſt, ejusmodi vero corpuſcula inhibentur, ut quae prius in ipſo flexu corporibus incidunt humidis, ac mollibus, ac viſcoſum quidpiam habentibus, quorum omnium beneficio poſſunt retinere, quae incidunt. Quod ſi quid ad os usque permearit, ibi haerebit ad palatum ac columellam, ſic enim et gurgulionem hanc appellant. Cujus rei argumentum eſt maximum id, quod quotidie accidit tum iis, qui in pulvere multo luctantur, tum iis, qui iter ejus-

διεξερχομένοις· ἀπομύττονται γὰρ ὀλίγον ὕστερον οὗτοι καὶ ἀποπτύουσιν ἀναχρεμπτόμενοι τὴν κόνιν. ἀλλ᾽ εἴπερ μὴ πρότερον μὲν ὡς ἐπὶ τὴν κεφαλὴν εὐθεῖς οἱ κατὰ τὰς ῥῖνας ἀνεφέροντο πόροι, μετὰ ταῦτα δὲ ἀπεστρέφοντο λοξοὶ πρὸς τὴν υπερῴαν, ἐκδεχόμενόν τ᾽ αὐτοὺς ἐνταῦθα ἐκέκτηντο τὸν γαργαρεῶνα. δῆλον ὡς οὐδὲν ἂν ἐκώλυεν εἰς τὴν ἀρτηρίαν ἐμπίπτειν ἅπανθ᾽, ὅσα τοιαῦτα. καὶ γὰρ οὖν καὶ γίγνεται τοῦθ᾽ οὕτως, εἴ τις ἀναπνεύσειε διὰ τοῦ στόματος. ἔγωγ᾽ οὖν οἶδα καὶ ἀθλητὰς πολλοὺς κατ᾽ αὐτὸ δὴ μάλιστα τοῦτο νικηθέντας καὶ πνιγῆναι κινδυνεύσαντας, ὅτι διὰ τοῦ στόματος εἰσέπνευσαν τὴν κόνιν. ἧκον δὲ δήπουθεν εἰς τοῦτο, μεγάλης ἀθρόως εἰσπνοῆς δεηθέντες. κατὰ τοῦτον γοῦν μόνον τὸν καιρὸν εἰσπνεῖ διὰ στόματος τὰ ζῶα, τά γε κατὰ φυσιν ἔχοντα. φλεγμονῆς γὰρ ἢ σκίῤῥου γενηθέντος, ἤ τινος ἄλλης διαθέσεως ἀποφραττούσης τοὺς πόρους τῆς ῥινὸς, ἀναγκάζονται μὲν καὶ τότε διὰ τοῦ στόματος εἰσπνεῖν, [572] ἀλλ᾽ ὅτι μὴ κατὰ φύσιν ἔχουσιν οἱ πόροι τῆς ῥινὸς, υγιαινόντων δ᾽ αὐτῶν ἀκριβῶς, οὐδὲν δεῖ τοῦ στό-

modi permeant; emungunt enim hi paulo poſt atque expuunt pulverem excreantes. At niſi prius quidem narium pori recta ad caput ſurſum ferrentur, poſt haec autem obliqui ad palatum reverterentur, gurgulionemque ſeſe excipientem ibi haberent, perſpicuum eſt, quod nihil prohiberet, quo minus ejusmodi omnia in arteriam inciderent: nam id etiam accidet ita, ſi quis per os reſpirarit. Vidi equidem plerosque athletas in eo potiſſimum victos, quod pulvere per os inſpirato ſuffocari ab eo periclitarentur; in id autem periculi fuerant adducti, quod magna ac ſubita inſpiratione indiguerant, nam hoc duntaxat tempore animalia per os inſpirant, ea ſaltem, quae ſecundum naturam ſe habent. Quandoquidem phlegmone aut ſcirrho orto, aut alio quopiam affectu meatus narium obſtruente, coguntur tum quidem etiam per os inſpirare: verum id ſit propterea, quod narium meatus non ſe habent ſecundum naturam; alioqui, quum

ματος, εἰ μὴ κατεπείγοιτό τις ἄσθματι πολλῷ καὶ σφοδρῷ. κἀν τῷδε δῆλον, ὅπερ ἤδη καὶ πρόσθεν εἴρηται, τὸ τὴν μὲν ῥῖνα τῶν ἀναπνευστικῶν ὀργάνων εἶναι τὸ πρῶτον τῇ τάξει, τὸ στόμα δὲ, μηδενὸς μὲν παθήματος τὸ ζῶον βιαζομένου, μηδ' ὅλως ἀναπνευστικὸν ὑπάρχειν, ἐν δὲ τοῖς νῦν λελεγμένοις καιροῖς ἐπικουρεῖν τι καὶ αὐτὸ τῷ ζώῳ πρὸς τὴν ἀναπνοήν. δῆλον δὲ, καὶ ὡς ὁ κίων οὐ μικρὰ συντελεῖ πρὸς τὸ μήτε κόνιν ἐμπίπτειν τῷ λάρυγγι, μήτ' ἄλλην τινὰ οὐσίαν τοιαύτην. καί σοι καὶ ἥδε τρίτη χρεία τοῦ μορίου τοῦδε πρὸς ταῖς δύο ταῖς ἔμπροσθεν εἰρημέναις γινωσκέσθω. τῶν μὲν δὴ κατὰ τὸ στόμα δῆλον ἤδη γέγονεν ὡς οὔτε μάταιον, οὔτ' ἐλλιπὲς οὐδέν ἐστι μόριον, (492) ἀλλὰ καὶ τοῖς ὄγκοις τοῦ στόματος ἅπαντα, καὶ ταῖς συστασεσι, καὶ ταῖς διαπλάσεσι, καὶ ταῖς θέσεσιν ἄριστα παρεσκεύασται. καὶ γὰρ, εἴ τι τούτων οὐκ ἐξηγήμεθα, σαφὲς ἐκ τῶν εἰρημένων ἐστίν. ἀρκεῖ γοῦν ἐφ' ἑνὸς ἢ δυοῖν ὑπομνῆσαι μορίων ἑκάστου τῶν ὑπαρχόντων αὐτοῖς τὴν χρείαν, ὥσπερ ἐπὶ τῆς γλώττης ἐποιήσαμεν. ἃ γὰρ ἐπ' ἐκείνης εἴρηται,

ſani hi plane ſunt, ore nihil eſt opus, niſi quis aſthmate multo ac vehementi urgeatur. Qua ex re intelligi po teſt id, quod jam antea dixeramus, naſum ſcilicet primum ordine reſpirandi eſſe inſtrumentum, os vero, ſi nullus affectus animal infeſtat, nullo pacto reſpirandi eſſe inſtrumentum, ſed in memoratis jam caſibus animali quippiam ad reſpirationem auxiliari. Liquet autem, quod et columella non mediocriter confert, ne pulvis aut ejusdem generis ſubſtantia quaedam in laryngem incidat; quem tertium hujus partis uſum praeter duos ante dictos numerabis. Partium igitur, quae ad os pertinent, ſatis jam probavimus nullam fruſtra neque inchoate fuiſſe ſactam, ſed omnes mole corporis, conſiſtentia, conformatione ac poſitione belliſſime fuiſſe comparatas. Quod ſi quid horum non expoſuimus, ex praedictis agnoſci id poteſt; abunde eſt enim in una aut duabus partibus omnium, quae ipſis inſunt, uſum commemoraſſe, quemadmodum in lingua fecimus. Quae enim in

τὴν συμμετρίαν τοῦ μεγέθους ἡμῶν ἐπαινούντων, ἔχοις ἂν ἐπισκοπούμενος εὑρίσκειν ἐφ᾽ ἁπάντων ὁμοίως. οὐδὲν γοῦν αὐτῶν οὐθ᾽ οὕτω σμικρὸν, ὡς ἐνδεῶς ὑπηρετεῖν, οὔτ᾽ εἰς τοσοῦτον ἐκπεπτωκὸς μεγέθους, ὡς ἤτοι θλίβειν τι τῶν ἄλλων, ἢ αὐτὸ πρὸς ἐκείνων στενοχωρεῖσθαι. ἀλλὰ τὰ μὲν ἐκ τῆς ῥινὸς τρήματα πρὸς τὴν εἰσπνοὴν ἱκανά· τὸ δὲ τοῦ κίονος μέγεθος εἰς τὰς τρεῖς χρείας αὐταρκέστατον· ἡ δ᾽ ἐπιγλωττὶς τηλικαύτη καὶ τοιαύτη τὸν ὄγκον τοῦ σώματος, ἡλίκον τὸ κλεισθησόμενον μόριον. οὕτω δὲ καὶ ὁ τοῦ λάρυγγος καὶ ὁ τοῦ στομάχου πόρος, ὁ μὲν ἀναπνοῆς καὶ φωνῆς, ὁ δὲ ταῖς τῶν σιτίων διόδοις, αὐταρκέστατον ἔχουσι μέγεθος. ὡσαύτως καὶ τῶν ὀδόντων ἕκαστος καὶ τἄλλα σύμπαντα θαυμαστήν τινα ἀναλογίαν τε καὶ συμμετρίαν ἔχει πρὸς ἄλληλα, φανερῶς ἐνδεικνύμενα τὸ κατ᾽ ἀρχὰς τοῦ λόγου παντὸς εἰρημένον, ὡς εἰς ἑνὸς ἔργου τέλος ἀποβλέπων ὁ δημιουργὸς ἡμῶν ἅπαντα ταῦτα κατεσκεύασεν.

illa diximus, quum ipſius in magnitudine ſymmetriam laudabamus, ſi partes ſingulas excuſſeris, itidem in omnibus reperias; nulla enim earum adeo eſt exigua, quae non munus ſuum expleat; nulla contra magnitudine adeo exuperat, ut partes alias comprimat, aut ipſa ab eis coarctetur. Caeterum naſi quidem foramina inſpirationi, columellae vero magnitudo tribus utilitatibus abunde ſufficit. Epiglottis autem talem ac tantam corporis habet molem, quanta eſt pars ea, quam ipſa erat clauſura. Ad eundem modum tum laryngis, tum ſtomachi meatus, ille quidem reſpirationi ac voci, hic autem ciborum tranſitui, magnitudinem habet, quanta maxime eſt opus. Item et dentes ſinguli reliquaque omnia mirabilem quandam proportionem ac ſymmetriam inter ſeſe habent; quae omnia indicant perſpicue, quod initio totius diſputationis admonuimus, quod ſcilicet noſtri opifex unicum fabricae ſuae finem ſpectans omnia haec conſtruxit.

Κεφ. ιβ'. Ἠρξάμην μὲν οὖν ἀπὸ τῶν κροταφιτῶν μυῶν, ὡς ἐφεξῆς ἐρῶ τι περί τε μετώπου καὶ ὤτων, ἐπειδὴ ταῦθ' ὑπελείπετο τῶν κατὰ τὴν κεφαλὴν μορίων. ὁ δὲ λόγος ὑπὸ τῆς τῶν πραγμάτων ἀκολουθίας ἀγόμενος ἐξῆς μὲν τοῖς κροταφίταις τῶν ἄλλων τῆς κάτω γένυος ἐμνημόνευσε μυῶν, ἔπειτα δὲ καὶ περὶ τοῦ στόματος καὶ τῶν κατ' αὐτὸ διῆλθε μερῶν. ἐπάνεισιν οὖν αὖθις ἐπὶ τὰ λείποντα, περὶ μὲν τῶν ὤτων τε καὶ τῶν τῆς ῥινὸς πτερυγίων (οὕτω δὲ αὐτῆς ὀνομάζεται τὰ κάτω πέρατα κινούμενα) κοινὴν ποιούμενος τὴν διδασκαλίαν, συνάπτω δ' αὐτῇ τὴν ἰδέαν καὶ τούτων οὔπω λελεγμένων. ὅτι μὲν οὖν, ὅσα προπετῆ καὶ γυμνὰ μόρια καὶ τοῖς ἔξωθεν ἐμπίπτουσιν ἐκκείμενα, τοιαύτης οὐσίας ἔχρηζεν, οἵας μήτε θλᾶσθαι, μήτε θραύεσθαι ῥᾳδίως, εἴρηται μὲν ἤδη καὶ πρόσθεν, ἥκει δὲ καὶ νῦν καιρὸς τῷ λόγῳ· ἐπὶ γὰρ τῇ κοινῇ χρείᾳ τῶν μορίων ἀναγκαῖον οἶμαι καὶ τὸν λόγον γίγνεσθαι κοινόν. ὁρᾶται δὴ τὰ ὦτα ῥᾳδίως ἐπιπτυσσόμενα, καὶ μηδὲν ἐν τούτῳ πάσχοντα· καί που καὶ πῖλόν τις καὶ κράνος τῇ

Cap. XII. A mufculis itaque temporalibus fum aufpicatus, ut ordine ipfo impulfus dicerem aliquid de fronte atque auribus, quod ea ex capitis partibus fupererant; verum oratio noftra ipfa rerum confecutione impulfa poft temporales mufculos alios quoque inferioris maxillae mufculos attigit; poft autem tum os, tum partes ad ipfum attinentes explicuit. Ad ea igitur, quae reftant, revertetur, communiter de auribus et alis nafi (fic enim fines ejus infernos, qui moventur, appellant) praecipiens. Subjungam autem et fpeciem eorum, quae nondum fuere pertractata. Diximus jam antea, quod nudae ac eminentes partes, quaeque externis injuriis funt expofitae, ex ea oportebat effe fubftantia, quae neque contundi, neque frangi facile queat; cujus rei repetendae tempus jam incidit; quum enim partium ufus fit communis, oratio, quae de ipfis habetur, communis etiam fit, eft neceffe. Aures certe complicari perfpicue cernuntur, quum nihil interea patiantur; et fi quando quis

κεφαλῇ περιθέμενος οὐδὲν ἐκ τοῦ θλιβῆναι τὰ ὦτα βεβλαμμένος φαίνεται. μαλακὰ γὰρ ὑπάρχοντα μετρίως καὶ διὰ τοῦτο ῥᾳδίως εἴκοντα τοῖς ἐμπίπτουσιν ἐκλύει τὴν βίαν αὐτῶν. [573] εἰ δέ γέ τοι σκληρὰ τελέως ἦν ὁμοίως τοῖς ὀστοῖς, ἢ μαλακὰ παραπλησίως ταῖς σαρξὶ, δυοῖν θάτερον ἂν ἦν, ἤτοι γ' ἀπεθραύετ' αὐτῶν τι ῥᾳδίως, ἢ ὅλα συνεθλᾶτο. διὰ τοῦτο μὲν δὴ χονδρώδη γέγονε. διὰ τί δὲ ὅλως ἐκκείμενα, τοῦτ' ἤδη λέξω. σκέπην ἡ φύσις ἅπασι τοῖς τῶν αἰσθήσεων ὀργάνοις ἐπιτεχνᾶται, τοῖς μὲν ὑπὲρ τοῦ μηδὲν βλάπτεσθαι πλησιάζοντα τὸν ἐγκέφαλον, τοῖς δὲ καὶ τῆς οἰκείας ἀσφαλείας ἕνεκα. τοιοῦτον ἐδείκνυτο τῷ τῆς ὀσφρήσεως ὀργάνῳ προβεβλημένον ὀστοῦν, τὸ προσαγορευόμενον ἠθμοειδές· ἀλλὰ καὶ ἡ ῥὶς ὅλη τοιοῦτον πρόβλημα. κατὰ δέ γε τοὺς ὀφθαλμοὺς ἐδείκνυμεν, ὡς τὰ βλέφαρα, καὶ ἡ ῥὶς, καὶ τὸ μῆλον ὀνομαζόμενον, αἵ τ' ὀφρύες, αὐτοῦ τε τοῦ περικειμένου δέρματος ἡ κίνησις ὑπὲρ τοῦ σκέπειν αὐτοὺς ἐγένετο. περὶ δὲ τῆς γλώττης οὐδὲν οἶμαι δεῖν

pileum aut galeam capiti circumpofuerit, nihil ex aurium compreffione offendi cernitur; molles enim quum mediocriter fint, eoque facile incidentibus cedant, eorum vim exolvunt. Nam fi durae penitus aeque ac offa effent, aut melles ut carnes, duorum alterum neceffario accideret, aut enim rumperentur facile, aut omnino contunderentur. Ob eam fane caufam cartilaginofae extiterunt. Cur autem omnino promineant, id protinus dicam. Natura omnibus fenfuum inftrumentis operimentum fabricatur, aliis quidem, ne cerebrum, quod eis eft propinquum, laedatur, nonnullis autem propter fecuritatem propriam. Ejus generis effe oftendimus os olfactus inftrumento praepofitum, quod ethmoides nuncupatur; atque etiam nafus totus ejus generis eft propugnaculum. In oculis praeterea oftendebamus palpebras, nafum, tum quas malas vocitamus, fuperciliaque et cutis circumfufae motionem tutandorum ipforum gratia extitiffe. De lingua vero nihil (opinor) attinet dicere, ut

λόγου, καθάπερ ἐν σπηλαίῳ τινὶ κατακλειομένης τῷ στόματι. λοιπὸν οὖν ἐστι τὸ τῆς ἀκοῆς αἰσθητικὸν ὄργανον, ἐν ᾧ καὶ αὐτῷ πρώτην μὲν τὴν κατὰ τὸ λιθοειδὲς ὀστοῦν ἕλικα τοῦ πόρου κατεσκευάσατο πρὸς τὸ μηδὲν τῶν ἔξωθεν προσπιπτόντων λυμαίνεσθαι. καί σοι καὶ περὶ ταύτης ἱκανῶς ὁ πρόσθεν ἐξηγήσατο λόγος. δεύτερον δὲ καθάπερ τῶν ὀφθαλμῶν τὰς τρίχας τῶν ὀφρύων ὑπερέθηκεν, ἐκδεχομένας προτέρας, εἴτι τῆς κεφαλῆς εἰς αὐτοὺς καταῤῥέοι, κατὰ τὸν αὐτὸν τρόπον ἐβουλήθη τι καὶ τῶν ὤτων προθεῖναι. ἀλλὰ τοῖς μὲν ὀφθαλμοῖς ἐφ᾽ ὑψηλοῦ δεομένοις κεῖσθαι, δέδεικται γαρ καὶ τοῦτο, μέγα τὸ πρόβλημα ποιεῖν εἰς τοσοῦτον, ὡς ἐπισκοτεῖν αὐτοῖς, οὐκ ἦν ἄμεινον· ἐπὶ δέ γε τῆς ἀκοῆς αὐτὸ τοὐναντίον, οὐ μόνον ἀποκωλύσειν γὰρ ἔμελλε τὰ προτεταγμένα τὴν τῆς φωνῆς ἔμπτωσιν, ἀλλὰ καὶ προσεπηχήσειν τι. μέγιστον δὲ τοῦ λόγου μαρτύριον Ἀδριανὸς οὗτος ὁ Ῥωμαίων ὕπατος, ἐπειδὴ ἐβέβλαπτο τὴν αἴσθησιν ταύτην, παρατείνων τοῖς ὠσὶν ἐξόπισθεν εἰς τὰ πρόσω νενευκυίας κοίλας τὰς χεῖρας υπὲρ τοῦ ῥᾷον ἀκούειν.

quae in ore, quafi fpecu quodam, eft conclufa. Snpereft igitur auditus inftrumentum, in quo et ipfo primum quidem meatus, qui eft in offe petrofo, involucrum effecit, ne quid eorum, quae extrinfecus incidunt, ipfi noceret, de quo flexu abunde antea tractavimus; poftea vero, quemadmodum fuperciliorum pilos fupra oculos conftituit, qui priores, fi quid a capite in ipfos deflueret, exciperent, ad eundem modum voluit auribus quidpiam apponere. Verum in oculis quidem, quos loco fublimi fitos effe oportebat (id enim probavimus), magnum adeo propugnaculum non efficere, ut ipfos obfcuraret, ad rem magnopere pertinebat; in auribus vero contra fe res habet, quae enim ipfis erant aftruenda, non modo fonum illabi prohibere non debebant, fed infuper fonum aliquem et ipfa fundere. Cujus rei Hadrianus Romanorum conful teftis eft locupletiffimus, qui, quum fenfum hunc laefum haberet, manus cavas, quo audiret facilius, a pofterioribus ad anteriora fpectantes auribus obtendebat.

οὕτω δὲ καὶ Ἀριστοτέλης ἔλεγεν ἵππους, καὶ ὄνους, καὶ κύνας, ὅσα τε ἄλλα ζῶα μεγάλα κέκτηται τὰ ὦτα, περιάγειν αὐτὰ καὶ στρέφειν ἀεὶ πρός τε τοὺς ψόφους καὶ τὰς φωνάς, ὑπὸ τῆς φύσεως δεδιδαγμένα τὴν χρείαν τῶν μορίων. ἀλλ' ἀνθρώποις γε τὸ μὲν τηλικοῦτον μέγεθος δύσχρηστον ἐν τῷ σκέπειν τὴν κεφαλὴν ἢ πίλοις, ἢ κυάνεσιν, η τισιν ἑτέροις τοιούτοις, ἅπερ οὐκ ὀλιγάκις ἔμελλε ποιήσειν, ὅπου γε καὶ τοῖς πολεμικοῖς ἵπποις, καίτοι γε πολὺ τῶν ὄνων μικρότερα ἔχουσι τὰ ὦτα, δύσχρηστον τὸ μέγεθος, ἡνίκα που τοῦ σκέπεσθαι δέοι τὴν κεφαλήν, εἰς τοσοῦτον δ' ἀνατετάσθαι καὶ προὔχειν αὐτὰ τῶν πόρων, εἰς ὅσον νῦν ἀνατέταται, βελτίω. οὕτω γὰρ ἅμα μὲν ἐπηχεῖ καὶ σκέπει τὸν πόρον, ἅμα δ' οὐδὲν ἐμποδίζει τοῖς ὅλης τῆς κεφαλῆς ἐπιβλήμασιν. ὀλίγον ουν ἢ οὐδ' ὅλως κινεῖται τοῖς ἀνθρώποις, ἢ βραχεῖάν τινα καὶ ἀμυδρὰν ἔχει τὴν κίνησιν. ἅτε γὰρ ὄντα σμικρὰ, βραχὺ παντελῶς ἢ ὅλως οὐδὲν ἔμελλεν ὠφελήσειν ημᾶς ἐπιστρεφόμενα. τὸ δ' ἔξωθεν μὲν αὐτὰ

Huc accedit, quod et Ariſtoteles dicebat, equos, aſinos, canes et reliqua animalia omnia, quae magnas habent aures, eas ſemper circumagere ac vertere ad ſonos ac voces, uſum partium a natura edocta. At hominibus magnitudo tanta eſſet incommoda, dum caput pileis, aut galeis, aut aliis id genus tegere vellent, quod non raro erant facturi; quandoquidem in equis etiam bellicoſis (quanquam aſinis multo minores aures habeant) ea magnitudo eſſet moleſta, quando caput eorum eſſet tegendum. Tantum autem ſurſum eas extendi, meatibusque extare, quantum nunc extenſae ſunt, praeſtiterat; ita enim ſimul adſonant, meatumque operiunt, ſimul autem nihil impediunt, quo minus quidvis capiti injiciatur. Merito igitur aut nihil omnino in hominibus moventur, aut exiguum quendam atque obſcurum habent motum; quum enim parvae ſint, parum omnino aut prorſus nihil erat, quod nos juviſſent, ſi mobiles ac verſatiles eſſent. Porro, quod extrinſecus quidem gibbae, intrin-

κυρτὰ, κοῖλα δ' ἔνδοθεν ὑπάρχειν ἕνεκα τοῦ μήτ' ἐμπίπτειν τι τῷ πόρῳ μήτε αὐτὰ πάσχειν ἑτοίμως ἐγένετο· πολλάκις γὰρ ἤδη λέλεκται πάντων δυσπαθέστατον εἶναι τὸ περιφερές. ἀλλὰ καὶ πολυέλικτον ἑκάτερον αὐτῶν ἐγένετο τῆς αὐτῆς χρείας ἕνεκεν· μᾶλλον γὰρ οὕτως ἐπιπτύσσεσθαι δύναται καὶ διπλοῦσθαι καθ' αυτὸ, ἢ εἰ ἁπλοῦν τε καὶ ὁμοειδὲς ὅλον ἑκάτερον υπῆρχεν.

Κεφ. ιγ'. [574] Ὅπως δὲ καὶ τοῦ κάλλους αὐτῶν προὐνοήσατο, καὶ γὰρ καὶ τοῦτο ἐκ περιουσίας ἐργάζεσθαι πέφυκεν, οὐδὲν ἀδιάξεστον οὐδ' ἀργὸν ἀπολιποῦσα μόριον οὐδ' ἀνάρθμιον, ἔνεστί σοι σκοπεῖν. ὥσπερ γὰρ οἱ ἀγαθοὶ δημιουργοὶ πάρεργόν τι τῆς αὐτῶν τέχνης ἐπίδειγμα κατά τε τῶν ἐπικλείθρων ποιοῦνται καὶ τῶν ἀσπίδων, καὶ πολλάκις ἐν ταῖς λαβαῖς τῶν ξιφῶν, ἔν τε φιάλαις ἐνίοτε κόσμον τινὰ καὶ ἀγαλματῶδες δημιούργημά τι τῆς χρείας ἐπέκεινα, κιττούς τέ τινας ἢ ἀμπέλων ἕλικας, ἤ τινα κυπάριττον, ἤ τι τοιοῦτον ἕτερον ἐκτυποῦντες, οὕτω καὶ ἡ

fecus autem convexae extiterint, factum id propterea eſt, ne quid in meatum incideret, neve ipſae facile afficerentur; docuimus enim jam ſaepenumero, quod rotundum eſt, omnium ab injuriis eſſe remotiſſimum. Ad eundem etiam uſum utraque ipſarum multos habuit flexus; magis enim eo modo complicari poſſunt atque in ſe ipſas duplicari, quam ſi ſimplex tota uniusque figurae utraque fuiſſet.

Cap. XIII. Caeterum, quo pacto natura earum etiam pulchritudini providit, (nam id quoque ex abundanti facere conſuevit, nullam partem impolitam, neque illaboratam, aut ſine rhythmo (*lepore*) relinquens,) id jam conſideres licet. Quemadmodum enim boni artifices praeter opus inſtitutum artem ſuam oſtentant, verbi gratia in clauſtris, clypeis, et plerumque in enſium capulis, ac nonnunquam etiam in phialis ornamentum quoddam ac ſtatuarium opus aliquod, quod ad uſum partis nihil pertineat, aut hederam quandam, aut vites flexuoſas, aut cypariſſum, aut id genus quidvis inſcul-

φύσις ἐκ περιουσίας ἅπαντα τὰ μέλη, καὶ μάλιστ᾽ ἀνθρώπων ἐκόσμησε. φαίνεται δὲ πολλαχόθεν μὲν ἐναργὴς ὁ κόσμος, ἔστι δ᾽ ὅτε καὶ κατακρύπτεται τῆς χρείας τῇ λαμπρότητι. ἐπὶ μὲν οὖν τῶν ὤτων ἐναργῶς φαίνεται, καθάπερ, οἶμαι, κἀπὶ τοῦ κατ᾽ ἄκρον τὸ αἰδοῖον δέρματος, ὃ πόσθην ὀνομάζουσιν, οὕτω δὲ κἀπὶ τῶν κατὰ τὰς πυγὰς σαρκῶν. ἐναργῶς δὲ γνωρίσεις κἀνταῦθα τὴν τοῦ μέρους ἀσχημοσύνην, εἰ γυμνωθείη, πίθηκον θεασάμενος. ἐν ὀφθαλμῷ δὲ, καίτοι πολὺ καλ(493)λίονι μορίῳ τούτων ἁπάντων ὄντι, καταφρονεῖται τὸ κάλλος, ὅτι μεγάλως ἡ χρεία θαυμάζεται. καταφρονεῖται δὲ καὶ ῥινὸς, καὶ χειλῶν, καὶ ἄλλων μορίων, ὅτι τὸ πρὸς τὴν χρείαν κάλλος ὑπερέχει πολὺ τῆς πρὸς τὴν ὄψιν ἡδονῆς. εἰ δ᾽ ἀποτμηθείη τι βραχὺ τοῦ χείλους, ἢ τῆς ῥινὸς πτερυγίων, εἰς ὅσον αἶσχους αὐτοῖς ἥκει τὸ πρόσωπον ἅπαν, οὐδ᾽ εἰπεῖν ῥᾴδιον. ἀλλὰ ταῦτα μὲν, ὡς ἔφην, ἅπαντα τῆς φύσεως οὐ κατὰ τὸν πρῶτον λόγον, ἀλλ᾽ οἷον πάρεργά τε καὶ παίγνια γέγονεν· ὧν δ᾽ ἔχεται μάλιστα καὶ πρὸς ἃ διὰ παντὸς ἀποβλέπει,

pentes, fic et natura ex abundanti omnia membra, eaque potiffimum hominum exornavit. Quae ornamenta multis in partibus clare apparent, obfcurantur tamen aliquando ab ipfius ufus fplendore. In auribus certe manifefte apparent; quemadmodum (ni fallor) et in cute extremi pudendi, quam praeputium appellant; item et in ipfis natium carnibus, evidenter autem partis ipfius turpitudinem, fi nuda fuiffet, fimiam confpicatus agnofces. In oculo porro, tametfi omnibus his longe fit praeftantior, pro nihilo ducitur pulchritudo, quod ipfius ufus valde eft admirabilis. Contemnitur et nafi ornatus, et labiorum, et aliorum fexcentorum, quod ipfa ufus pulchritudo afpectus voluptatem multum fuperat. Quod fi exiguum quiddam de labiis aut nafi alis fuerit abfciffum, dictu difficile fuerit, quam deformis facies tota fit futura. Sed haec omnia (ut dixi) a natura non primo fcopo, fed velut operis additamenta ac ludicra fuerunt facta; quibus vero ipfa maxime incumbit, et in

τά τε τῶν ἐνεργειῶν ἐστι καὶ τὰ τῶν χρειῶν. εἴρηται γὰρ ἔμπροσθεν, ὅπη διήνεγκεν ἐνέργεια χρείας, καὶ ὡς τῇ μὲν κατασκευῇ καὶ γενέσει τῇ κατὰ τὸ μόριον ἡ ἐνέργεια προτέρα, τῷ δ' ἀξιώματι προτέρα μὲν ἡ χρεία, δευτέρα δὲ ἡ ἐνέργεια. δέδεικται δὲ καὶ ὅτι τὸ ἀληθινὸν κάλλος εἰς τὸ τῆς χρείας ἀναφέρεται κατόρθωμα, καὶ ὡς ὁ πρῶτος σκοπὸς ἁπάντων τῶν μορίων τῆς κατασκευῆς ἡ χρεία.

Κεφ. ιδ'. Τὸ δ' ἐξ ἐπιμέτρου ποτὲ καὶ τῆς εὐμορφίας στοχάζεσθαι ἀναγκαῖον ὑπάρχον, καὶ αὐτὸ δὴ γινώσκεται τοῖς περὶ φύσιν ἔχουσιν, οὐδαμοῦ διὰ τῶν ἔμπροσθεν λόγων εἰρηκὼς, νῦν ᾠήθην μάλιστα προσήκειν εἰπεῖν. καὶ γὰρ οὖν καὶ αἱ κατὰ τὰ γένεια τρίχες οὐ μόνον σκέπουσι τὰς γέννας, ἀλλὰ καὶ πρὸς κόσμον συντελοῦσι. σεμνότερον γὰρ τὸ ἄῤῥεν φαίνεται, καὶ μάλιστα ἐν τῷ προϊέναι κατὰ τὴν ἡλικίαν, εἰ πανταχόθεν αὐτῷ καλῶς αὗται περικέοιντο. καὶ διὰ τοῦτο τά τε μῆλα καλούμενα καὶ τὴν ῥῖνα ψιλὰ καὶ γυμνὰ τριχῶν ἡ φύσις ἀπέλιπεν. ἄγριον γὰρ ἂν οὕτω

quae femper intuetur, funt ea, quae ad actiones atque ufus pertinent. Diximus enim antea, qua ratione actio ab ufu differret; tum quod conftructione quidem ac generatione prior eft partis actio, dignitate vero prior quidem eft ufus, actio autem pofterior. Monftravimus autem et quod vera pulchritudo ad ufus fucceffum ac bonitatem refertur; tum quod primus partium omnium conftructionis fcopus eft ufus.

Cap. XIV. Porro, quod neceffe fit naturam ex abundanti nonnunquam pulchritudinem affequi, intelligunt ii, qui naturae opera perfcrutantur; quod quum nusquam fuperiori fermone docuerim, de eo dicendum nunc mihi maxime putavi. Nam pili, qui ad genas proveniunt, non modo maxillas operiunt, verum etiam decus atque ornamentum afferunt. Venerandus enim magis mas apparet, idque potiffimum, fi aetatis progreffu pili undique ei pulchre circumdantur; quae caufa etiam fuit, cur malas, quas vocant, et nafum natura pilorum expertia ac nuda reliquerit; fylveftris enim eo modo

καὶ θηριῶδες ὅλον ἐγένετο τὸ πρόσωπον, οὐδαμῶς οἰκεῖον ἡμέρῳ καὶ πολιτικῷ ζώῳ. ἀλλ᾽ εἴς γε τὴν σκέπην τῷ μὲν μήλῳ τὸ πάχος αὐτὸ τῶν ὀστῶν ἐπικουρεῖ, τῇ ῥινὶ δὲ τὸ τῆς ἐκπνοῆς θερμὸν, ὥστ᾽ οὐδὲ ταῦτα τελέως γυμνά. καὶ μέντοι καὶ ὀφθαλμῶν ἔνεστιν ἅψασθαι, καὶ μάλιστ᾽ ἐν κρύει· τότε γὰρ ἂν ἐναργέστατα γνοίης, ὅπως εἰσὶ [575] θερμοί. οὔτ᾽ οὖν οὐδ᾽ αὐτοὶ γυμνοὶ τελέως, οὐδ᾽ ἄφρακτοι πρὸς τὸ κρύος, οἰκεῖον ἔχοντες ἀλέξημα τὸ ἔμφυτον θερμὸν, οὐδὲν τῶν ἔξωθεν σκεπασμάτων δεόμενον. ἀλλὰ μὴν καὶ γυναικὶ τὸ σῶμα μαλακὸν ἐχούσῃ, καὶ παιδικὸν ἀεὶ, καὶ γυμνὸν τριχῶν, οὐκ ἔμελλεν οὐδ᾽ ἡ τοῦ προσώπου ψιλότης ἄκοσμος ἔσεσθαι καὶ ἄλλως οὐδ᾽ ἔχει τοῦτο τὸ ζῶον οὕτω σεμνὸν ἦθος, ὥσπερ τὸ ἄῤῥεν, ὥστ᾽ οὐδ᾽ εἴδους αὐτῷ σεμνοῦ δεῖ. δέδεικται γὰρ ἤδη πολλάκις, εἰ μὴ ἄρα καὶ διὰ παντὸς τοῦ λόγου, τοῖς τῆς ψυχῆς ἤθεσιν οἰκεῖον ἡ φύσις ἀπεργαζομένη τὸ τοῦ σώματος εἶδος. ἀλλ᾽ οὐδὲ σκέπης μέντοι τινὸς ἐδεῖτο περιττῆς τὸ θῆλυ γένος ἀλεξητηρίου πρὸς κρύος, οἰκουροῦν τὰ πολλὰ,

ac fera facies tota fuiſſet, haudquaquam animali manſueto ac politico conveniens. Sed ad operimentum certe malis ipſa oſſium craſſities confert, naſo autem expirationis caliditas; proinde ne haec quidem omnino ſunt nuda. Atque etiam oculos tangas licet, idque potiſſimum in frigore; tunc enim calidos evidentiſſime cognoſcas; non igitur ne ipſi quidem nudi omnino, neque ſine munimento ſunt adverſus frigus, ut quibus calor inſitus opituletur, qui nullis operimentis externis indiget. Verumtamen mulieri totum corpus molle inſtar puerorum ſemper ac glabrum habenti ne faciei quidem glabrities ornamenti expers erat futura; alioqui etiam animal hoc mores non habet aeque venerandos, ac maſculus, proinde ne forma quidem ei erat opus veneranda; ſaepe enim jam, ne dicam per totum ſermonem, oſtendimus, naturam animae moribus corporis formam feciſſe convenientem. Sed ne operimento quidem muliebre enus eximio indigebat, quo frigus propelleret, ut quod

κεφαλῆς μέντοι κομώσης ἐδεῖτο καὶ σκέπης ἕνεκα καὶ κόσμου, καὶ τοῦτ᾽ αυταῖς ἤδη κοινὸν πρὸς τοὺς ἄνδρας. ἀλλὰ μὴν καὶ δι᾽ ἄλλην τινὰ χρείαν ἀναγκαίαν αἵ τε τῶν γενείων τρίχες εἰσὶν ἡμῖν, αἵ τε τῆς κεφαλῆς. ἐπειδὴ γὰρ ἡ ἐκ τῶν χυμῶν ἀναθυμίασις ἐπὶ τὴν κεφαλὴν ἀναφέρεται, μάλιστα τοῖς παχυτέροις αὐτῆς περιττώμασιν εἰς τροφὴν τῶν τριχῶν ἡ φύσις καταχρῆται. ἐπεὶ δ᾽ ἀνδράσιν, εἰς ὅσον θερμότεροι γυναικῶν, εἰς τοσοῦτον καὶ ταυτὶ τὰ περιττώματα πλείω, διττὴν καὶ τούτοις κένωσιν ἐξεῦρεν ἡ φύσις, τήν τε ἐκ τῶν τῆς κεφαλῆς τριχῶν καὶ τὴν ἐκ τῶν κατὰ τὰ γένεια. περὶ τούτων μὲν οὖν ἱκανὰ καὶ τὰ τοσαῦτα. διὰ τί δὲ καὶ τὸ μέτωπον οὐκ ἔχει τρίχας, ὥσπερ καὶ ἡ ὅλη κεφαλὴ, καὶ διὰ τί κατὰ προαίρεσιν τοῦ ζώου μόνον τοὐνταῦθα κινεῖται δέρμα, λέγειν ἂν ἑπόμενον εἴη. σκέπεται μὲν δήπου καὶ τοῦθ᾽ ὑπὸ τῶν τριχῶν τῆς κεφαλῆς, εἰς ὅσον βουλόμεθα, ὥστε ταύτῃ γε οὐδὲν ἔδει τριχῶν οἰκείων αὐτῷ· συνεχῶς δ᾽ ἂν, οἶμαι, κουρᾶς ἐδεόμεθα, καὶ τούτου φύσαντος τρίχας, ὡς ἂν ἐπικειμένου τοῖς ὀφθαλμοῖς.

domi partem maximam fefe contineat; capite tamen comato tegumenti gratia et ornatus egebat, quod ipfis cum viris jam eft commune. Quin et propter ufum alium neceffarium tum genarum tum capitis pili nobis infunt. Quum enim ex humoribus halitus furfum ad caput efferatur, craffioribus ejus excrementis potiffimum ad pilorum alimentum natura abutitur. In viris autem, quanto hi mulieribus funt calidiores, tanto haec quoque excrementa funt plura; proinde duplicem iis natura invenit vacuationem, alteram ex capitis, alteram ex genarum pilis. At de his quidem haec fufficiant. Cur autem frons quoque pilos non habeat, quomodo et caput totum, tum cur fola cutis frontis motu voluntario fit praedita, dicendum deinceps fuerit. Tegitur fiquidem certe et frons a pilis capitis, quantum volumus; ut ea certe ratione pilis propriis ipfi non fit opus. Quod fi pilos produxiffet, tondere ipfam affidue nobis fuiffet neceffe,

ἀποδέδεικται δ᾽ ἐν ἄλλοις τέ τισι καὶ τοῖς τῆς τροφῆς ὀργάνοις ἱκανὴν ἡ φύσις ἔχουσα πρόνοιαν τοῦ μὴ πολλὰ πραγματεύεσθαι τὸν ἄνθρωπον περὶ τὸ σῶμα, μηδὲ ταῖς ἀναγκαίαις υπηρεσίαις αὐτοῦ δουλεύειν ἀεί. σοφῷ γὰρ, οἶμαι, ζώῳ καὶ πολιτικῷ σώματος ἐπιμελεῖσθαι τὰ μέτρια προσῆκεν, οὐχ ὥσπερ νῦν οἱ πολλοὶ φίλου μέν τινος δεομένου συμπρᾶξαι, φάντες ἀσχολίαν εἶναι σφίσιν, ἀποδιδράσκουσιν, ὑποχωρήσαντες δέ πη πιττοῦνταί τε καὶ κομοῦνται καὶ κατατρίβουσι τὸν βίον ὅλον εἰς οὐκ ἀναγκαίαν τοῦ σώματος ὑπηρεσίαν, οὐδ᾽ εἰ τὴν ἀρχὴν ἔχουσι κρεῖττόν τι σώματος ἐπιστάμενοι. τούτους μὲν οὖν ἐλεεῖσθαι προσήκει, φιλοσοφεῖν δὲ ἡμᾶς περὶ τὰ προκείμενα, καὶ δεικνύειν, ὅτι μὴ μόνον ἄμοιρον τριχὸς εὐλόγως ἐγένετο τὸ περὶ τὸ πρόσωπον δέρμα διὰ τοὺς ὀφθαλμοὺς, ἀλλὰ καὶ καθ᾽ ὁρμὴν κινούμενον αὐτῶν τούτων ἕνεκα. διοίγεσθαι γὰρ ἐπὶ πλεῖστον αὐτοὺς ἐν τῷ πολλὰ τῶν ἔξω καθ᾽ ἕνα καιρὸν ἐγχειρεῖν ὁρᾷν, αὖθίς τε συνάγεσθαι καὶ σφίγγεσθαι μύοντας ὑπὸ πάντων

quod ipſa oculis incumberet. Porro tum alibi tum etiam in inſtrumentis alimento dicatis demonſtravimus naturam magna cura providiſſe, ne corpus homini negotium ſubinde faceſſeret, neve illum ſibi neceſſario ſerviendo inſtar mancipii ſemper haberet addictum. Conveniebat enim (opinor) animali ſapienti ac civili corporis curam habere mediocrem, non quo modo nunc vulgo homines ſolent, qui amicum quempiam illorum operam implorantem ſubterfugiunt, ſibi ipſis negotium eſſe excuſantes; poſt autem aliquo ſecedentes picantur ac comuntur, vitamque omnem in cultu corporis non neceſſario conſumunt prorſus, an corpore quippiam habeant praeſtantius, ignorantes. Sed horum quidem miſereri oportet, nos autem quae ſunt propoſita inquirere atque oſtendere, non modo propter oculos frontis cutem glabram merito extitiſſe, ſed etiam ob eos ipſos motu voluntario eſſe praeditam. Oportebat enim eos multum poſſe aperiri, quum externa multa uno tempore intueri conarentur, ac rurſus, dum clauduntur, cogi ac conſtringi ad unguem

ἀκριβῶς τῶν περικειμένων, ὅταν ἐπιφερόμενόν τι κατ᾽ αὐτῶν δείσαντες τύχωμεν. εἰς οὖν ἀμφοτέρας τὰς χρείας ἅπαν τὸ δέρμα τὸ περικείμενον αὐτοῖς, τό τ᾽ ἄνω τὸ κατὰ μέτωπον, ὡσαύτως δὲ καὶ τὸ κατὰ τὰ μῆλα, κινούμενον ἑκουσίως ἡ φύσις ἐποίησεν, ἵν᾽ ἐναλλὰξ ἐκτεινόμενόν τε καὶ αὖθις εἰς ἑαυτὸν ἐπιπτυσσόμενον ἀνοίγεσθαι καὶ κλείειν ἱκανὸν ᾖ τοὺς ὀφθαλμούς. ἀλλ᾽ οὐδὲ τῶν ἐπὶ ταῖς ὀφρύσι τριχῶν ἠμέλησεν οὐδ᾽ αὐτῶν, ἀλλὰ μόνας δὴ ταύτας τε καὶ τὰς ἐπὶ βλεφάροις ἴσον ἀεὶ διαφυλαττούσας τὸ μέγεθος ἀπειργάσατο, καίτοι τάς γε τῆς κεφαλῆς καὶ τῶν γενείων ἐπὶ πλεῖστον αὐξανομένας ἐποίησεν. ἐπ᾽ ἐκείνων μὲν γὰρ ἅμα τε τὸ τῆς χρείας διττὸν ἦν, τὸ μὲν εἰς σκέπην τῶν μορίων διαφέρον, τὸ δ᾽ εἰς δαπάνην παχυτέρων περιττωμάτων, ἅμα τε τὸ ἑτέρας χρείας πολυειδὲς ὑπῆρχεν ἱκανῶς, οὐχ ὁμοίως σκέπης [576] οὔτε κατὰ τὰς ἡλικίας ἡμῶν δεομένων, οὔτε κατὰ τὰς ὥρας τοῦ ἔτους, ἢ τὰς χώρας, ἢ τὰς τοῦ σώματος διαθέσεις. οὐ γὰρ ὡσαύτως ἀνδρὶ καὶ παιδὶ καὶ γέροντι καὶ γυναικὶ προσήκει κομᾷν, οὐδὲ θέ-

ab omnibus circumjacentibus, quum alicujus incurſum contra ſeſe metuunt. Ad utrosque igitur uſus natura cuti omni ipſis circumfuſae, tum ei, quae ſupra in fronte eſt, tum ei, quae infra eſt ad malas, motum voluntarium adhibuit, ut alternatim tum extenſa tum rurſus in ſe ipſam replicata aperire oculos ac claudere queat. Caeterum ne ſuperciliorum quidem pilos neglexit, ſed ſolos certe hos, tum eos, qui in palpebris inſunt, aequalem ſemper ſervare magnitudinem inſtituit; quanquam capitis quidem ac maxillarum plurimum augeri poſſint, quandoquidem in iis uſus erat duplex, alius quidem, qui ad partes operiendas pertineret, alius autem ad craſſiora excrementa conſumenda. Quorum prior admodum eſt multiplex, quum neque per omnes aetates operimento itidem egeamus, neque per anni tenpora, aut regiones, aut corporis conſtitutiones; non enim capilli conveniunt itidem viro, puero et ſeni, neque etiam mulieri, neque

ρους καὶ χειμῶνος, οὐδ᾽ ἐν θερμῷ χωρίῳ καὶ ψυχρῷ, καθάπερ οὐδ᾽ ὀφθαλμιάσαντι καὶ κεφαλὴν ἀλγήσαντι καὶ ἀκριβῶς ὑγιαίνοντι. πρὸς οὖν τῶν καιρῶν τὴν ἑτερότητα βέλτιον ἦν ἡμᾶς ἁρμοττομένους ἄλλοτε ἀλλοῖον ποιεῖσθαι τῶν τριχῶν τὸ μέγεθος. ἐπὶ δέ γε τῶν κατὰ τοὺς ὀφθαλμοὺς καὶ τὰς ὀφρῦς, εἴτε προσθείης, εἴτ᾽ ἀφέλοις τι, διαφθείρεις τὴν χρείαν. αἱ μὲν γὰρ ἕνεκα τοῦ μηδὲν ἐμπίπτειν τῶν μικρῶν σωμάτων ἀνεῳγόσι τοῖς ὀφθαλμοῖς οἷον χάραξ τις αὐτοῖς προβέβληνται, τὰς δὲ ἀποστέγειν ἐχρῆν οἷον τεῖχός τι καὶ πρώτας ἐκδέχεσθαι πάντα τὰ ἐκ τῆς κεφαλῆς καταῤῥέοντα. εἰ τοίνυν σμικροτέρας αὐτὰς ἢ ἀραιοτέρας ἐργάσαιο τοῦ προσήκοντος, εἰς τοσοῦτον καὶ τὴν χρείαν διαφθείρεις· αἱ μὲν ἐμπίπτειν εἰς αὐτοὺς, αἱ δ᾽ εἰσρεῖν ἐπιτρέψουσιν, ἃ πρότερον εἶργον. εἰ δ᾽ αὖ μείζους ἢ πυκνοτέρας, οὐ χάραξ οὐδὲ τεῖχος ἔτι σοι τῶν ὀφθαλμῶν, ἀλλ᾽ εἱρκτῇ τινι παραπλήσιον ἔσται σκέπασμα, κατακρύπτουσαί τε καὶ σκοτίζουσαι τὰς κόρας, ἥκιστα πάντων ὀργάνων ἐπισκοτεῖσθαι δεομένας. ἆρ᾽ οὖν προσέταξε ταύταις μόναις

aeſtate aut hieme, neque in loco calido aut frigido, quemadmodum neque ei, qui ophthalmia aut capite alioqui laboravit, et ſaniſſimo. Satius itaque fuit nos, temporis mutationi ſervientes, capillos alias magnos, alias minores facere. Oculorum porro pilis ac ſuperciliorum ſi quid addideris aut abſtuleris, illorum uſum corrumpas; illi enim, ne quod corporum exiguorum oculis patefactis incideret, velut vallum quoddam ipſis ſunt praepoſiti, hos autem inſtar muri cujusdam propulſare oportebat, ac primos omnia, quae a capite defluerent, excipere. Si igitur eos quam oporteat minores aut rariores effeceris, tantum etiam uſum vitiaveris, ſiquidem illi incidere in ipſos, hi vero influere permittent, quae prius coercebant; ſin vero majores eos aut denſiores effeceris, non amplius vallum aut murus oculis, ſed carceri cuidam ſimile fuerit id operimentum; pupillas enim occultabunt atque obſcurabunt, quas tamen omnium inſtrumentorum minime obcurari oportebat. Num igitur no-

ταῖς θριξὶν ὁ δημιουργὸς ἡμῶν ἴσον ἀεὶ φυλάττειν τὸ μέγεθος, αἱ δ᾽ ἤτοι δεδοικυῖαι τὴν ἐπίταξιν, ἢ αἰδούμεναι (494) τὸν προστάξαντα Θεὸν, ἢ αὐταὶ πεπεισμέναι, βέλτιον εἶναι δρᾷν τοῦτο, διαφυλάττουσιν, ὡς ἐκελεύσθησαν; ἢ Μωσῆς μὲν οὕτως ἐφυσιολόγει, καὶ βέλτιον οὕτως, ἢ ὡς Ἐπίκουρος; ἄριστον μέντοι μηδετέρως, ἀλλὰ τὴν ἐκ τοῦ δημιουργοῦ φυλάττοντας ἀρχὴν γενέσεως ἐν ἅπασι τοις γενησομένοις ὁμοίως Μωσεῖ τὴν ἐκ τῆς ὕλης αὐτῇ προστιθέναι. διὰ τοῦτο μὲν γὰρ ἀεὶ ἴσον φυλάττειν αὐτὰς δεομένας τὸ μέγεθος ὁ δημιουργὸς ἡμῶν ἀπειργάσατο, διότι τοῦτο ἦν τὸ βέλτιον· ἐπεὶ δ᾽ ἔγνω τοιαύτας δεῖν ἐργάζεσθαι, διὰ τοῦτο ταῖς μὲν οἷον χόνδρον τινὰ ὑπέτεινε σκληρὸν σῶμα, ταῖς δὲ σκληρὸν δέρμα, συμφυὲς τῷ χόνδρῳ διὰ τῶν ὀφρύων. οὐ γὰρ δὴ τὸ βουληθῆναι τοιαύτας γενέσθαι μόνον ἦν αὔταρκες οὐδὲ γὰρ, εἰ τὴν πέτραν ἐξαίφνης ἐθελήσειεν ἄνθρωπον ποιῆσαι, δυνατὸν αὐτῷ. καὶ τοῦτ᾽ ἔστι, καθ᾽ ὃ τῆς Μωσέως δόξης ἥ θ᾽ ἡμετέρα καὶ Πλάτωνος καὶ ἡ τῶν

ſtri opifex ſolis his pilis aequalem ſemper ſervare magnitudinem praeſcripſit; hi autem ſive imperium praeſcribentis metuentes, ſive Deum ipſum praecipientem reveriti, ſive melius eſſe hoc facere perſuaſi, obſervant id, ut mandatum ſibi fuerat? An Moſes quidem ita de natura ratiocinabatur, et melius hic quam Epicurus? Optimum tamen eſt, neutro modo dicere, ſed generationis principium, quod a Creatore ducitur, quo modo Moſes, in omnibus generandis ſervantes, quod ad materiam attinet, ei adjicere. Ob eam namque cauſam conditor noſtri aequalem ſemper magnitudinem ſervandi neceſſitatem ipſis impoſuit, quod id erat melius; poſtea vero quam ejusmodi efficere pilos conſtituit, his quidem durum corpus inſtar cartilaginis cujusdam ſubjecit, aliis autem cutem duram cartilagini per ſupercilia connexam. Non enim ſat erat eos duntaxat velle tales eſſe; neque enim, ſi lapidem repente velit facere hominem, efficere id poterit; atque id eſt, in quo opinio noſtra ac Platonis,

ἄλλων τῶν παρ' Ἕλλησιν ὀρθῶς μεταχειρισαμένων τοὺς περὶ φύσεως λόγους διαφέρει. τῷ μὲν γὰρ ἀρκεῖ τὸ βουληθῆναι τὸν Θεὸν κοσμῆσαι τὴν ὕλην, ἡ δ' εὐθὺς κεκόσμηται· πάντα γὰρ εἶναι τῷ Θεῷ δυνατὰ νομίζει, κἂν εἰ τὴν τέφραν ἵππον ἢ βοῦν ἐθέλει ποιεῖν. ἡμεῖς δ' οὐχ οὕτω γινώσκομεν, ἀλλ' εἶναι γάρ τινα λέγομεν ἀδύνατα φύσει, καὶ τούτοις μηδ' ἐπιχειρεῖν ὅλως τὸν Θεὸν, ἀλλ' ἐκ τῶν δυνατῶν γενέσθαι τὸ βέλτιον αἱρεῖσθαι. καὶ τοίνυν καὶ τρίχας ἐπὶ τοῖς βλεφάροις, ἐπειδὴ βέλτιον ἦν, ἴσας ἀεὶ καὶ μέγεθος εἶναι καὶ ἀριθμὸν, οὐ τὸν μὲν βουληθῆναι λέγομεν, τὰς δ' εὐθὺς γεγονέναι· μὴ γὰρ ἂν, μηδ' εἰ μυριάκις βουληθῇ, γενεσθαι ποτ' ἂν τοιαύτας αὐτὰς γένοιτο ἂν τοιαύτας ἐκ δέρματος μαλακοῦ πεφυκυίας τά τε γὰρ ἄλλα, καὶ ὀρθὰς ἀνεστηκέναι παντάπασιν ἀδύνατον ἦν, μὴ κατὰ σκληρὰ πεπηγυίας. ἀμφοτέρων οὖν τὸν Θεὸν αἴτιον εἶναί φαμεν, τῆς τε βελτίονος ἐν αὐτοῖς τοῖς δημιουργουμένοις αἱρέσεως καὶ τῆς περὶ τὴν ὕλην ἐκλέξεως. ἐπεὶ γὰρ ἅμα

tum aliorum, qui apud Graecos de rerum natura recte conſcripſerunt, a Moſe diſſidet. Satis enim habet is, ſi Deus materiam exornare velit, ea autem repente paret, eſt exornata; omnia enim Deum facere poſſe arbitrabatur, etiamſi ex cinere equum aut bovem facere velit. Nos autem non ita ſentimus, ſed confirmamus, quaedam naturam facere non poſſe, eaque Deum ne aggredi quidem omnino, ſed ex iis, quae facere poteſt, quod melius eſt, eligere. Jam vero cum pilos in palpebris ſatius eſſet aequales ſemper eſſe magnitudine ac numero, non ipſum quidem id voluiſſe affirmamus, illos autem mox factos fuiſſe, neque enim id facere potuiſſet; affirmamusque eos, etiamſi millies voluiſſet, nunquam tamen tales futuros, ſi ex cute molli producti fuiſſent, nam (ut alia omittam) recti ſtare omnino non potuiſſent, niſi in duro ſixi fuiſſent. Utraque ſane Deo attribuimus, tum ejus quod eſt melius in ipſis opiſiciis electionem, tum etiam materiae delectum; quum enim ſimul

μὲν ὀρθῶς ἀνεστηκέναι τὰς ἐπὶ τῶν βλεφάρων τρίχας ἐχρῆν,
ἅμα δ᾽ ἴσας ἀεὶ φυλάττεσθαι μέγεθός τε καὶ ἀριθμὸν, εἰς
χονδρῶδες αὐτὰς κατέπηξε σῶμα. εἰ δ᾽ εἰς μαλακὴν οὐσίαν
καὶ σαρκοειδῆ κατεπήξατο, φαυλότερος ἂν ἦν, οὐ Μωσέως
[577] μόνον, ἀλλὰ καὶ στρατηγοῦ μοχθηροῦ, τεῖχος κατὰ
τέλματος ἢ χάρακα πηγνυμένου. τὸ δὲ καὶ τὰς τῶν ὀφρύων
ὁμοίως ἐχούσας ἀεὶ διαφυλάττεσθαι τῆς αὐτῆς ἔχεται περὶ
τὴν ὕλην ἐκλέξεως. ὡς γὰρ καὶ πόαι, καὶ φυτὰ, τὰ μὲν
ἐξ ὑγρᾶς καὶ λιπαρᾶς γῆς ἀνέχοντα μέχρι μηκίστου τὴν
αὔξησιν ἴσχει, τὰ δ᾽ ἐκ πετρώδους καὶ ξηρᾶς σμικρὰ καὶ
σκληρὰ καὶ ἀναυξῆ διαμένει, κατὰ τὸν αὐτὸν, οἶμαι,
τρόπον, καὶ αἱ τρίχες, αἱ μὲν ἐξ ὑγρῶν καὶ μαλακῶν ἀνί-
σχουσαι μορίων εὐαυξέστατα γίνονται, καθάπερ ἐν τῇ κεφαλῇ καὶ ταῖς μασχάλαις καὶ τοῖς αἰδοίοις, ὅσαι δ᾽ ἐκ
σκληρῶν καὶ ξηρῶν, ἀναυξεῖς καὶ σμικραί. διὰ τοῦτο καὶ
ἡ γένεσις αὐταῖς διττὴ, καθάπερ ταῖς τε βοτάναις καὶ τοῖς
φυτοῖς, ἡ μὲν ἐκ τῆς τοῦ δημιουργοῦ προνοίας, ἡ δ᾽
ἐκ τῆς τοῦ χωρίου φύσεως. ἀρουράν τε γάρ ἐστι θεάσασθαι

rectos ſtare in palpebris pilos oporteret, ſimul autem
aequales magnitudine ſemper conſervari ac numero,
corpori cartilaginoſo eos aſſixit; quos ſi ſubſtantiae cuipiam molli ac carnoſac infixiſſet, non Moſe modo, verum etiam malo imperatore eſſet inertior, qui murum in
palude aut vallum jaceret. Quod autem ſuperciliorum
etiam pili iidem ſemper conſerventur, ad eandem in
materia electionem pertinet. Quemadmodum enim herbae ac plantae, quae ex terra humida ac pingui proveniunt, altiſſime creſcunt, quae vero ex petroſa ac
ſquallente, parvae ac durae, nulliusque incrementi per-
manent; ad eundem, opinor, modum et pili, qui ex
humidis ac mollibus partibus emergunt, plurimi ſunt
incrementi, cujusmodi ſunt in capite, axillis ac pudendis, qui vero ex duris atque aridis, exiles ſunt ac nullius incrementi. Quocirca duplex ipſis eſt origo, quemadmodum herbis ac plantis, alia quidem a conditoris
providentia, alia vero a loci natura. Quandoquidem

πολλάκις, ἢ πυρῶν, ἢ κριθῶν ἀνισχόντων ἔτι, καθάπερ
τινὸς ἀπλῆς τε καὶ μικρᾶς πόας, καί τι χωρίον ἕτερον
ὁμοίως αὐτῇ δασύ, τῆς ὄντως πόας μεστόν· ἀλλὰ τοῦτο
μὲν ἡ σύντροφος ἰκμὰς ἐδάσυνε, τὴν δ᾽ ἄρουραν ἡ τοῦ
γεωργοῦ πρόνοια. καὶ τοῖς γε μὴ δυναμένοις διακρῖναι τὴν
ἰδέαν ἀπὸ τῆς ἄλλης πόας τῶν ἄρτι τῆς γῆς ἀνιόντων σπερμάτων ἡ τάξις αὕτη μόνη τῆς ἐκφύσεως ἱκανὴ γνωρίσαι·
τό τε γὰρ ὁμαλὲς αὐτῶν τῆς γενέσεως καὶ τὸ τῆς ἔξωθεν
περιγραφῆς κατὰ γραμμὰς τεταμένας γινόμενον ἱκανὸν ἐνδείξασθαι τὸ κατὰ τέχνην τινὰ καὶ πρόνοιαν τοῦ γεωργοῦ
δεδασύνθαι τὸ χωρίον. ἐν γὰρ δὴ τοῖς αὐτομάτοις δασέσιν
ἅπαν τοὐναντίον· οὔτε γὰρ ὁμαλὴ ἡ γένεσις, οὔθ᾽ ὅροις τισὶ
τεταγμένοις ἀφωρισμένη. τοιαῦται μὲν οὖν αἱ κατὰ τὰς μα-
σχάλας εἰσὶ τρίχες, αἵ τ᾽ ἐν τοῖς ἄλλοις μέλεσιν, οὐ γραμμαῖς ἀκριβέσιν ἀφωρισμέναι, καθάπερ αἵ τε κατὰ τὰς ὀφρῦς,
καὶ τὰ βλέφαρα, καὶ τὴν κεφαλήν, ἀλλ᾽ ἀνωμάλους μὲν
ἔχουσαι τοὺς ὅρους, ἀτάκτως δὲ καὶ αὐταὶ διερριμμέναι.

agram videre faepe eſt, quum triticum aut hordeum
adhuc quaſi herbae quaedam tenerae ac parvae emergunt, iis eſſe refertum, ac praedium quoddam aliud
non aliter quam agrum denſum et verae herbae plenum;
verum hoc quidem humor innatus, arvum autem agricolae providentia referſit. Quod ſi qui ſint, qui formam
feminum nuper e terra natorum ab alia herba diſcernere
nequeant, folus ordo enatorum indicare ipſam poteſt;
ortus enim ipſorum aequabilitas, tum externae circum-
ſcriptiones lineis ductae fatis oſtendunt, praedium artificio quodam ac providentia agricolae fuiſſe denſatum;
in ſpontaneis vero denſitatibus contra omnino accidit,
neque enim aequalis eſt proventus, neque certis quibusdam limitibus diſtinctus. Ejus generis ſunt pili tum
axillarum, tum aliorum membrorum, nullis certis lineis
deſcripti, quemadmodum ſunt ii, qui in palpebris, ſuperciliis ac capite ſunt, ſed inaequales habentes ter-
minos, nulloque ordine projecti, quandoquidem a loci

τῆς γὰρ τῶν χωρίων ἰκμάδος ἔκγονοι, καὶ οὐ τῆς τοῦ δημιουργοῦ προνοίας εἰσὶν ἔργα, καὶ διὰ τοῦτο θερμαῖς μὲν φύσεσι πάμπολλαι, ψυχραῖς δὲ ἢ οὐδ᾽ ὅλως ἢ ἐλάχισται γίνονται. ὧν δ᾽ ὁ δημιουργὸς αὐτὸς προνοεῖται, καθάπερ ἀρούρας γεωργὸς, ἐν ἁπάσαις φύσεσιν ὑπάρχουσιν αὗται, καὶ θερμαῖς, καὶ ψυχραῖς, καὶ ὑγραῖς, καὶ ξηραῖς, εἰ μὴ παντάπασίν ποτ᾽ εἰς ἀμετρίαν τινὰ δυσκρασίας ἥκοιεν, ὥσπερ ἡ πετρώδης τε καὶ ψαμμώδης γῆ. καθάπερ οὖν γεωργοῦ τέχνην ἅπασα δέχεται γῆ πλὴν τῆς οὕτω φαύλης, οὕτω καὶ τὴν τοῦ δημιουργοῦ τῶν ζώων ἅπασα κρᾶσις σώματος ὑγιεινὴ προσίεται, καὶ πάθος ἤδη τοῦ μέρους οὐ μικρὸν τὸ ῥυῆναι τῶν βλεφάρων ἢ τῶν ὀφρύων τας τρίχας, ὥσπερ, οἶμαι, καὶ τὰς τῆς κεφαλῆς πάθος μὲν, ἀλλ᾽ οὐχ οὕτω μέγα. τὰ γὰρ ἐν σκληρᾷ καὶ ξηρᾷ γῇ φυτὰ, καθάπερ τὴν γένεσιν δύσκολόν τε καὶ πολλῆς προνοίας δεομένην ἔχει, οὕτω καὶ τὴν ἀπώλειαν οὐ ῥᾳδίαν· ἰσχυρῶς γὰρ ἐνεῤῥίζωται, καὶ κρατεῖται, καὶ σφίγγεται πανταχόθεν. οὕτω τοι καὶ τῶν Αἰθιόπων αἱ

humore provenerunt, neque ipfius opificis funt opera; quo fit, ut calidis naturis fint plurimi, frigidis autem nulli omnino aut pauciffimi gignantur. Quorum autem opifex ipfe curam habet, quemadmodum arvi agricola, ii in omnibus naturis infunt, calidis, frigidis, humidis, ficcis; nifi fi quando prorfus fupra modum fuerint intemperatae, cujusmodi eft petrofa atque arenofa terra. Ut igitur terra omnis folertiam agricolae recipit praeter eam, quae adeo eft prava, ita etiam omnis temperatura corporis fana artem opificis animalium admittit. Nec defluunt hi palpebrarum aut fuperciliorum pili, nifi in magnis partis affectibus; quemadmodum nec a capite etiam defluunt, nifi in ejus affectibus quidem, fed quam praedictorum minoribus. Nam plantae, quae in terra dura atque arida proveniunt, quemadmodum generationem habent difficilem, multamque poftulant providentiam, ita interitum habent difficilem; fortiter enim radicibus funt fixae, continenturque undique ac conftringuntur. Ad eundem utique modum et Aethiopum capita

κεφαλαὶ σμικρὰς μὲν καὶ ἀναυξεῖς ἔχουσι τὰς τρίχας ὑπὸ ξηρότητος τοῦ δέρματος, ἀλλ' οὐ φαλακροῦνται ῥᾳδίως. ἅπαντ' οὖν ταῦτα προγινώσκων ὁ δημιουργὸς, ἐπὶ μὲν τοῖς βλεφάροις καὶ ταῖς ὀφρύσιν ἄμεινον εἶναι γνοὺς μικρὰς μὲν καὶ ἀναυξεῖς, ἀλλὰ μονίμους ἐργάσασθαι τὰς τρίχας, εἰς σκληρὰ καὶ χονδρώδη δέρματα τὰς ῥίζας αὐτῶν ἐνεπήξατο, καθάπερ εἰς ἀργιλλώδη τινὰ καὶ πετρώδη γῆν. εἰς μὲν γὰρ αὐτὴν τὴν πέτραν ἐνθεῖναι τὴν ἀρχὴν φυτοῦ παντάπασιν ἀδύνατον, ὥσπερ οὖν καὶ εἰς ὀστοῦν ῥίζαν τριχὸς, ἐπὶ δὲ τῆς κεφαλῆς (εὔκρατον γὰρ ἤδη τὸ χωρίον τοῦτ' ἦν) οἷον ἄρουραν αὐτῶν ἐποιήσατο, τὸ μέν τι ἐπιῤῥεούσης ἰκμάδος ἐκπίνουσαν, ὡς μὴ λυμαίνοιτο τοῖς ὑποκειμένοις, τὸ δέ τι καὶ σκέπουσαν αὐτὴν τὴν κεφαλήν. [578] ἤδη δὲ καὶ περὶ τὴν τῶν αἰδοίων φύσιν αἱ τρίχες ἅμα μὲν ἐξ ἀνάγκης ἐγένοντο, (θερμὰ γὰρ καὶ ὑγρὰ τὰ χωρία,) καὶ σκέπην δὲ καὶ κόσμον παρέχουσι τοῖς ταύτῃ χωρίοις, ὥσπερ αἱ πυγαὶ μὲν τοῖς κατὰ τὴν ἕδραν, ἡ πόσθη δὲ τῷ αἰδοίῳ. καὶ γὰρ καὶ τοῖς ἀναγκαίαν ἔχουσι τὴν γένεσιν εἰς δέον ὁ δημιουργὸς ἡμῶν κατα-

parvos quidem nulliusque incrementi habent capillos prae cutis ficcitate, verum non facile calvefcunt. Quae omnia quum opifex provideret, in palpebris quidem et fuperciliis fatius effe ratus exiguos quidem et nullius incrementi, verum ftabiles pilos efficere, in cute dura ac cartilaginofa radices eorum, quafi in lapidofa quadam atque argillacea terra, fixit; in lapidem enim plantae principium inferi omnino non poterat, quemadmodum certe nec in os pili radix. In capite vero (locus enim ifte erat jam temperatus) velut arvum ipforum fecit, quod partim affluentis humiditatis quidpiam ebiberet, ne ea partibus fubjectis effet perniciofa, partim autem et caput ipfum nonnihil operiret. Jam vero et circum pudenda pili quoque neceffario provenerunt (calida enim ac humida funt haec loca) operimentumque ac ornamentum ejus loci partibus praebent, non aliter quam nates quidem ano, praeputium autem pudendo; his enim, quae neceffariam habent generationem, opifex paffim belle

χρῆται πολλαχόθι, περιττὸς ὢν ἐν ἅπασι καὶ δεινῶς εὐμήχανος εἰς τὴν τοῦ βελτίονος αἵρεσίν τε καὶ δημιουργίαν.

Κεφ. ιε'. Οὕτως οὖν ἅπαντα τὰ μόρια κοσμῶν, οὐ τῶν κατὰ τὰς ὀφρῦς ἠμέλησεν, οὔτ' ἄλλου τινὸς, ἀλλ' ὥσπερ εἴρηται νῦν ἤδη, τὴν ἐπιτήδειον ἑκάστῳ τῶν ἐσομένων ὕλην ὑποβάλλεται πρότερον, ἔπειτ' ἐξ αὐτῆς τὸ δέον ἐργάζεται. καὶ γὰρ οὖν καὶ τὸ κατὰ τὸ μέτωπον δέρμα διότι μὲν κινεῖσθαι βέλτιον ἦν, εἴρηται· διότι δ' ἀμήχανόν ἐστιν ἄνευ μυὸς ὑπάρξαι τινὶ μορίῳ τὴν καθ' ὁρμὴν κίνησιν ἐπιστάμενος, ὑπέτεινεν αὐτῷ μυώδη τινὰ οὐσίαν λεπτήν. ἀνάλογον γὰρ ἀεὶ τοῖς μεγέθεσι τῶν κινηθησομένων μορίων τοὺς ὄγκους τῶν μυῶν ἀπεργάζεται. καὶ μόνον ἐνταῦθ' ἥνωται τὸ δέρμα τῇ μυώδει φύσει, καθάπερ τῷ τ' ἔνδον τῶν χειρῶν καὶ κάτω τῶν πο(495)δῶν συμπέφυκε τένοντι. ὅτι δ' οὐ μικρολογούμενος ὑπὸ τῶν ὀνομάτων, ἀλλ' ἐνδείξασθαι βουλόμενος αὐτῶν τὴν διαφορὰν, ἡνῶσθαι μὲν τὸ κατὰ τὸ μέτωπον ὠνόμασα, συμφυὲς δὲ τὸ κατὰ τὰς χεῖράς τε καὶ τοὺς πόδας

abutitur, ut qui in omnibus excellit, atque in melioris electione et eo efficiendo admodum eſt ingenioſus.

Cap. XV. Quum igitur partes omnes eo modo exornaret, eas, quae ad ſupercilia pertinent, non praeteriit, neque aliam quamvis, ſed (quod nuper diximus) convenientem cuique eorum, quae facturus eſt, materiam prius ſubjicit, tum autem ex ea, quod convenit, efficit. Nam quod frontis cutim moveri praeſtiterat, ſupra comprehenſum fuit; quod autem fieri non poteſt, ut ſine muſculo pars quaevis motu voluntario agatur, quum exploratum ei eſſet, muſculoſam quandam ſubſtantiam ac tenuem ipſi ſubjecit; nam muſculorum moles ſemper efficit, ut cujusque partis movendae magnitudo poſtulat. Atque in hoc ſolo cutis ſubſtantiae muſculoſae eſt unita, quemadmodum partes manuum internae et plantae pedum cum tendone coaleſcunt. Quod autem non de nominibus nimium anxius, ſed eorum diſcrimen volens oſtendere, verbo uniri in fronte ſum uſus, in pedibus

ὑπάρχον, εἴσῃ σαφῶς, εἰ βουληθείης ἐπιμελῶς ἀνατέμνειν τὰ μόρια. τένοντες μὲν γὰρ, ὡς ἐν τοῖς περὶ αὐτῶν ἐλέγετο λόγοις, ἀπὸ τῶν υπερκειμένων μυῶν εἴς τε τὸ τῆς χειρὸς δέρμα τοὐντὸς καὶ τὸ τοῦ ποδὸς τὸ κάτω καθήκοντες αἰσθητικώτερά τε ἅμα καὶ τριχῶν ψιλὰ καὶ δυσπεριτρεπτότερα τῶν ἄλλων ἐργάζονται δερμάτων αὐτά. κατὰ δὲ τὸ μέτωπον ἡ ἐπιπολῆς μοῖρα τῆς ὑποκειμένης οὐσίας τῆς μυώδους αυτὴ γίνεται δέρμα. τρίτη δ' ἄλλη διαφορὰ δέρματος ἡ καθ' ὅλον ἐστὶ τὸ ζῶον, προσαρτωμένου τῆς ὑποκειμένης οὐσίας τῆς μυώδους, οὐ συμφυομένου. καὶ τετάρτη τῶν κατὰ τὰ χείλη μυῶν συμφθαρέντων, ὡς ἂν εἴποι τις, καὶ δι' ὅλου κραθέντων τῷ δέρματι. καὶ τούτων οὐδὲν ἀργῶς οὐδὲ μάτην ἐγένετο. τὰ μὲν γὰρ ἐξηγησάμεθα διὰ τῶν ἔμπροσθεν, ὡς βέλτιον οὐχ οἷόν τ' ἦν αὐτοῖς ἑτέρως ἔχειν· ὑπὲρ δὲ τοῦ περὶ τοὺς ὀφθαλμοὺς δέρματος ἅπαντος ὁ ἐνεστηκὼς ἐπεραίνετο λόγος, ἐπιδεικνύντων ἡμῶν, ὅτι τε τῆς ὑποκειμένης σαρκὸς οὐκ ἀποδέρεται, καὶ ὅτι ταὐτὸν μὲν τοῦθ' ὑπάρχει

vero ac manibus coalefcere, intelliges aperte, fi accurate partes ipfas voles diffecare. Nam tendones (ut, dum de ipfis ageremus, docebamus) a mufculis fuperioribus in cutim manus internam et pedis imam defcendentes eas fenfiles magis et glabras minusque circumverfatiles, quam alias cutes, efficiunt; in fronte vero fubftantiae fubjectae, quae mufculofa eft, pars fuperficiaria ipfi cutis efficitur; tertia vero alia cutis eft differentia, quae in toto ineft animali, quaeque cum fubjecta mufculofa fubftantia haeret appenfa, non autem coaluit; quarta deinde eft labiorum, cum qua mufculi fimul (ut ita dicam) pereunt, cutique per totum commifcentur; quorum nihil temere, neque fruftra factum fuit. Caeterum partes quidem eas fupra expofuimus, diximusque, quod eae melius aliter habere non poterant; de cute vero omni, quae eft ad oculos, hoc fermone, qui nunc eft in manibus, dicere inftitueramus, cum oftenderemus, quod a partibus fubjectis excoriari non poterat, tum quod idem

καὶ τοῖς ἔνδον τῶν χειρῶν, καὶ τοῖς κάτω τῶν ποδῶν. ἀλλ' οὐ χαλαρὸν ἐκείνων οὐδέτερον, ὥσπερ τὸ κατὰ τὸ μέτωπον, οὐδ' αἰσθητὴν κίνησιν ἔχον, ὡς ἂν μηδὲ τῆς αὐτῆς ἕνεκα χρείας ἀπεργασθὲν τοιοῦτον. ἐνταυθοῖ δ' εἰ μὴ χαλαρὸν ἦν, οὐκ ἂν οἷόν τε ἦν κινεῖσθαι κατὰ προαίρεσιν. ὅπως οὖν τοῦτο αὐτῷ ὑπάρχει, ἤδη φράσω. τῇ μὲν ὑποκειμένῃ φύσει μυώδει κατὰ πᾶν ἥνωται, καὶ μέρος αὐτῆς ἐστι τὸ ἐπιπολῆς, ἀπολέλυται μέντοι τῶν ὑποκειμένων ὀστῶν, ὑπὸ τοῦ περιοστίου διαφραττόμενον ὑμένος, ὃς καὶ αὐτὸς ὁλοχάλαρος ἐπιβέβληται τοῖς ὀστοῖς, οὐδενὸς ὑμένος αὐτοῖς συμφυομένου, ἀλλὰ διὰ λεπτῶν τινων ἰνῶν προσαρτωμένου. οὔκουν ἀλλαχόθι τοιαύτη φύσις ἐγένετο δέρματος, ὅτι μηδὲ χρεία. [579] κατὰ δέ γε τῶν μήλων τοῖς πρὸς τοῖς ὀφθαλμοῖς μέρεσι μυῶν μὲν οὐκ ἂν εὕροις ὑποβεβλημένην οὐσίαν, ἀλλ' ὁμοίως τῷ παντὶ δέρματι χαλαρὸν ἔτι τὸν περιόστιον περιτεταμένον ὑμένα. τῷ δὲ τό τε κάτωθεν αὐτοῦ μέρος ταῖς γνάθοις εἶναι συμφυές, τό τε ἄνωθεν ἡνῶσθαι τῇ κατὰ τὸ μέτωπον ὑπο-

ipſum partibus manuum internis ac pedibus imis inerat; at neutra harum, quo modo ea, quae eſt in fronte, eſt laxa, neque motum habet ſenſibilem, ut quae neque ad eundem uſum ejusmodi ſit comparata; hic vero in fronte, niſi laxa eſſet, moveri motu voluntario non poſſet. Quomodo autem id ei inſit, protinus ſubjiciam. Subjectae quidem muſculoſae ſubſtantiae ubique eſt unita ipſius ſuperficiaria pars, a ſubjectis tamen oſſibus eſt ſoluta; diſtinguitur enim ab eis per perioſtium membranam, quae et ipſa tota laxa oſſibus incumbit, null membrana illis coaleſcente, ſed per tenues quasdam fibras eis appenſa. Nusquam igitur alibi ejusmodi cutia ſubſtantiam reperias, quod ejus nullus erat uſus. In malarum autem partibus, quae ad oculos pertinent, muſculorum quidem ſubjectam ſubſtantiam haudquaquam reperias, ſed quo modo cutem totam laxam adhuc habentem ſubjectam perioſtium membranam. Quod autem pars ejus inferior buccis coaleſcat, ſuperior vero ſubjectae in fronte muſculoſae ſubſtantiae ſit unita, ſimul cum

βεβλημένη μυώδει φύσει, συγκινεῖσθαι τούτοις ἠδυνήθη. καίτοι τοῦτ᾽, εἰ βούλει, πέμπτον εἶδος ἀριθμείσθω δέρματος ἐπὶ τοῖς προειρημένοις τέτταρσι, ἀλλὰ καὶ κατά γε τὴν ἰδίαν ἰδέαν οὐδὲν διαφέρει τοῦ καθ᾽ ὅλον τὸ ζῶον. ἐπεὶ δὲ μόνον ὑπὸ δυοῖν δερμάτων περιέχεται κινουμένων, ἡνωμένον τε καὶ συμφυὲς ὑπάρχον αὐτοῖς, τῆς κατὰ προαίρεσιν ἐν τούτῳ μετέσχε κινήσεως, καὶ ταύτῃ διήνεγκε καὶ αὐτὸ τοῦ καθ᾽ ὅλον τὸ ζῶον δέρματος. διὰ δὲ τὴν αὐτὴν σοφίαν τοῦ δημιουργοῦ καὶ ἡ τῶν χειλῶν οὐσία μόνη τοιαύτη γέγονεν, ὡς ἤτοι μῦν ἄν τινα δερματώδη καλεῖν αὐτὴν ἐνδίκως, ἢ μυῶδες δέρμα. καὶ γὰρ καὶ κινεῖσθαι κατὰ προαίρεσιν ἐδεῖτο, καὶ πολὺ τῶν ἄλλων μυῶν γενέσθαι σκληροτέραν, ὅθεν ἐκ δέρματός τε καὶ μυὸς αὐτὴν συνεκεράσατο.

Κεφ. ιϛ'. Τέτταρες δ᾽ εἰσὶν ἀρχαὶ τῶν εἰς τὰ χείλη καθηκόντων μυῶν, ἐναργεῖς μὲν καὶ σαφεῖς, πρὶν ἀναμίγνυσθαι τῷ δέρματι, συγκεραννύμεναι δ᾽ αὐτῷ παντελῶς ἀσαφεῖς εἰσι καὶ ἀχώριστοι τῆς ἐκείνων φύσεως. ὅλη γάρ, ὡς εἴρηται, τῇ μυώδει φύσει κραθείσης τῆς δερματώδους ὅλης

his moveri potuit; quintamque hanc, si vis, praedictis quatuor speciem cutis annumera, verum secundum propriam speciem nihil a totius animalis cute discrepat. Quod vero sola a duabus cutibus, iisque mobilibus contineatur, cum ipsis unita ac coalescens, ea ratione motu voluntario fuit praedita, in eoque jam a reliqua totius animalis cute dissidet. Ab eadem opificis industria labiorum quoque substantia sola ejusmodi extitit, ut eam aut musculum pro cute, aut cutem musculosam juste vocites; nam et moveri ipsam motu voluntario oportebat, multoque aliis musculis esse duriorem: unde ex cute ac musculo ipsam temperavit.

Cap. XVI. Quatuor autem sunt musculorum ad labia pervenientium principia, perspicua quidem ac manifesta ante, quam cuti permisceantur, cum ea vero admixta amplius omnino non apparent, ab illiusque substantia separari nequeunt; nam (quemadmodum ante docuimus) ex tota cutis substantia toti musculosae substan-

τὰ χείλη τοῖς ζώοις ἐγένετο. διὰ τί δὲ τέτταρες οἱ ἐμβαλλοντες εἰς αὐτὰ μύες εἰσὶ, καὶ διὰ τί δύο μὲν ἀπὸ τοῦ κάτω πέρατος ἀρχόμενοι τῆς κάτω γένυος, ἕτεροι δὲ δύο μικρὸν ὑποκάτω τῶν μήλων, καὶ ὡς ουτε πλείους ἐχρῆν αὐτοὺς, οὔτ᾽ ἐλάττους, οὔτε μείζους οὔτε μείους, οὔθ᾽ ἑτέρωθεν ἀρχομένους γενέσθαι, ταύτη δίειμι. τέτταρες μέν εἰσι, διότι καὶ τέτταρας ἐχρῆν ἀρχὰς εἶναι κινήσεως τοῖς χείλεσιν, ἑκατέρῳ δύο, τὴν μὲν εἰς ἀριστερὰ, τὴν δ᾽ εἰς δεξιὰ περιάγουσαν. ἀνάλογον δ᾽ αὐτοῖς τὰ μεγέθη τῶν κινηθησομένων ὀργάνων. αἱ κεφαλαὶ δ᾽ ἀνήρτηνται, τοῖς μὲν ἄνωθεν ὡς ἐπὶ τὰ μῆλα· λοξῶν γὰρ ἔμελλον ἐξηγήσεσθαι κινήσεων ἑκατέρῳ τοῦ χείλους τῷ μέρει· τῶν δ᾽ αυ κάτω, λοξὴ μεν καὶ τούτων ἡ σύμπασα θέσις, λοξαὶ δ᾽ αἱ κινήσεις. ἡ δ᾽ αὐτὴ σοφία κἀνταῦθα τοῦ δημιουργοῦ τῇ μυριάκις ηδη δεδειγμένη. διὰ τί γὰρ τῶν τεττάρων μυῶν ὀκτὼ κινήσεις εἰργάσατο, τέτταρας μὲν τὰς λοξὰς, ἐφ᾽ ἑκατέρου χείλους δύο, πρὸς αὐταῖς δ᾽ ἑτέρας εὐθείας τέτταρας, δύο μὲν τὰς ἀκριβῶς ευθείας, ὅταν

tiae admixta animalium labia funt conflata. Cur autem quatuor in ipfa mufculi prorumpant, et cur duo quidem ab ora ultima maxillae inferioris oriantur, reliqui vero duo parum fub malis, poftremo cur neque plures eos effe oportebat, neque pauciores, neque majores, neque minores, neque aliunde ortos, ea jam explicabo. Quatuor quidem funt mufculi, quod motuum principia quatuor labiis effe oportebat, utrique fcilicet duo; unum quidem, quod ad laevam, alterum autem, quod ad dextram ipfa circumageret; quibus movendorum inftrumentorum magnitudines proportione refpondent. Capita autem funt appenfa aliis quidem fuperne verfus malas, motus enim obliquos utrique labii parti erant praebituri; inferiorum rurfus obliqua quidem omnis etiam eft pofitio, obliqui vero funt et motus. Opificis autem folertia fimilis hic quoque eft ei, quam millies jam monftravimus. Quandoquidem per quatuor mufculos motus octo effecit, quatuor quidem obliquos, in utroque labio duos; praeter eos autem alios rectos quatuor, duos quidem omnino

ᾖται πλεῖστον ἀπ᾽ ἀλλήλων διϊστῆται τὰ χείλη, τὸ μὲν ἀνα-
τεινόμενον ὡς ἐπὶ τὴν ῥῖνα, τὸ δὲ κατασπώμενον ὡς ἐπὶ
τὸ γένειον, ἢ συνάγηται πρὸς ἀλληλα, τὸ μὲν ἀνωθεν κάτω,
τὸ δ᾽ αὖ κάτωθεν ἄνω φερόμενον; ὡς γὰρ ἐπί τε καρποῦ
καὶ βραχίονος ἐδείκνυμεν ἐκ τῶν λοξῶν κινήσεων τὰς εὐθείας
γινομένας, οὕτως ἔχει κἀπὶ τῶν χειλῶν. ἑνὸς μὲν ἐνεργοῦντος
μυὸς καθ᾽ ὁποτερονοῦν αὐτῶν, ἐπὶ τὸ πλάγιον ἡ κίνησις· εἰ
δ᾽ ἄμφω ταθεῖεν, οὕτως ἤδη σύμπαν τὸ χεῖλος ἀνασπᾶται
μὲν ὑπὸ τῶν ἄνωθεν μυῶν, κατασπᾶται δ᾽ ὑπὸ τῶν κάτωθεν.
ἀλλὰ καὶ, τῶν μὲν ἔξωθεν ἰνῶν ἐκτεινομένων, ἐκτρέπεσθαι
συμβαίνει τοῖς χείλεσιν, ἐντρέπεσθαι δὲ καὶ ὑποπτύσσεσθαι
διὰ τῶν ἐντὸς, ὥστε καὶ τούτων τῶν δύο συναριθμουμένων
ταῖς ἀκριβῶς εὐθείαις, τέτταρας μὲν τὰς ἐξ ἐπιμέτρου προϊού-
σας, ὀκτὼ δὲ τὰς πάσας αὐτῶν γενέσθαι κινήσεις. αἱ μὲν γὰρ
λοξαὶ τέτταρες τυγχάνουσι· τῶν δ᾽ ἔξωθεν αὐταῖς προσερ-
χομένων, [580] τῶν δὴ νῦν λελεγμένων, μία μὲν ἐν τῷ διΐστασθαι τὰ χείλη γίνεται, δευτέρα δ᾽ ἐν τῷ συνάγεσθαι,

rectos, quum scilicet labia plurimum a sese distant, alterum quidem sursum ad nasum protensum, alterum
deorsum ad mentum detractum; tum quando inter se
committuntur, superno scilicet deorsum, inferno autem
sursum tracto. Quemadmodum enim in carpo ac brachio ostendimus ex obliquis motibus rectos fieri, sic et
in labiis accidit; si enim musculus solus utriusvis labii
agat, motus fit ad obliquum, sin vero tensi utrique fuerint, eo modo jam totum simul labrum sursum quidem
a musculis superioribus trahitur, deorsum autem ab inferioribus. Atque etiam tensis fibris externis labia foras
deflectere, intro autem cedere ac complicari ab internis
accidit; ut, si duos hos motus iis, qui plane sunt recti,
annumeres, quatuor quidem ex abundanti accedentes,
octo autem omnino labiorum motus reperias. Quatuor
enim sunt obliqui; eorum vero, qui extrinsecus eis accedunt, quos nunc recensuimus, primus quidem, dum
labia diducuntur, efficitur; secundus vero, cum coëunt;

τρίτη δ᾽ ἐκτρεπομένων, τετάρτη δ᾽ ὑποπτυσσομένων. ὅπως δ᾽ ἐπὶ πλεῖστον διΐστασθαι οὐχ αὗται μόναι, ἀλλὰ καὶ σὺν αὐταῖς αἱ κατὰ τὰς γνάθους ἐπιτελοῖντο, μῦν πλατὺν καὶ λεπτὸν η φύσις ἔξωθεν ἀπέτεινεν, ἕνα καθ᾽ ἑκάτερον μέρος, ἄχρι της κατὰ τὸν τράχηλον ἀκάνθης ἐκτεταμένον. ἀναφέρονται δ᾽ αὐτῶν αἱ ἶνες, αἱ μὲν ἀπὸ στέρνου τε καὶ τῶν κλειδῶν ἑκατέρας, ὅσον τῶν στέρνων συνεχὲς, ὄρθιαι πρὸς τὸ κάτω χεῖλος, αἱ δ᾽ ἀπὸ τοῦ λοιποῦ τῶν κλειδῶν, ἤδη λοξαὶ πρὸς τὰ πλάγια τῶν κλειδῶν. λοξότεραι δὲ μᾶλλον τούτων αἱ ἀπὸ τῶν ὠμοπλατῶν ἀνερχόμεναι πρός τε τὰ πλάγια τῶν χειλῶν, καὶ ὅσον τούτοις συνεχές ἐστι τῶν γνάθων. ὡς τό γε ὑπόλοιπον ἁπασῶν τῶν γνάθων ὀπίσω πᾶν ὡς ἐπ᾽ ὦτα τείνουσιν ἕτεραί τινες ἶνες. ἠγνοεῖτο δ᾽ ο μῦς οὗτος τοῖς ἀνατομικοῖς, καίτοι πάμπολύ τι νεύρων πλῆθος ἐξ ἁπάντων σχεδὸν τοῦ τραχήλου τῶν σπονδύλων δεχόμενος. ἀλλ᾽ ἡ κίνησις αὐτοῦ φανεῖταί σοι σαφῶς, εἰ κλείσας τὴν γένυν ἀκριβῶς ἐπὶ πλεῖστον ἀπάγειν ἐθέλοις ἐφ᾽ ἕκαστον ὧν εἶπον

tertius autem, cum foras digrediuntur; quartus, cum complicantur. Ut autem maximi non hi soli, sed cum eis hi etiam, qui in buccis sunt, efficerentur, musculum latum ac tenuem natura extrinsecus subjecit, unum in parte utraque usque ad colli spinam pertinentem. Feruntur autem fibrae ipsorum sursum, aliae quidem a sterno et a clavium utraque, qua sterno est continua, rectae versus labrum inferius, aliae vero a reliqua clavium parte, obliquae jam ad clavium latera; quibus aliae magis adhuc obliquae sunt, quae ab omoplatis sursum et ad labiorum latera ascendunt, ac quicquid buccarum his est propinquum; nam quod buccarum est reliquum, id omne retro aliae quaedam fibrae ad aures trahunt. Porro musculus is anatomicis viris erat ignotus, tametsi ex omnibus propemodum colli partibus nervorum vim immensam recipit; verum motus ejus perspicue tibi apparebit, si, clausa exacte maxilla, labia et buccas longissime ad

μερῶν τὰ χείλη τε καὶ τὰς γνάθους. εἰρημένης δὲ τῆς ἐνεργείας τούτου τοῦ μυὸς, εὐθὺς καὶ ἡ χρεία πρόδηλος, ὡς εἴς τε τὰς διαλέκτους καὶ τὰς μασήσεις ἱκανῶς συντελεῖν. ὅτι δὲ καὶ τὰ νεῦρα βέλτιον ἦν εἰς μὲν τὸ κάτω χεῖλος ἀπὸ τῶν διὰ τῆς κάτω γένυος (496) ἰόντων ἀγαγεῖν, εἰς δὲ θάτερον ἀπὸ τῶν διὰ τῆς ἄνω, καὶ τοῦτ᾽, οἶμαι, πρόδηλον. οὕτω δὲ καὶ τὰς ἀρτηρίας καὶ τὰς φλέβας ἀπὸ τῶν πλησίον κειμένων εἰς ἑκάτερον αὐτῶν ἀποφῦσαι μακρῷ βέλτιον ἦν, ἢ πόῤῥωθέν ποθεν ἐπάγεσθαι καὶ ζητεῖν. ἀλλὰ περὶ μὲν τῆς τῶν ἀρτηριῶν καὶ φλεβῶν καὶ νεύρων εἰς ἅπαντα τὰ μέλη δικαίας διανομῆς ἐπὶ προήκοντι τῷ λόγῳ γεγράψεται.

Κεφ. ιζ΄. Τὰ δὲ τῆς ῥινὸς πτερύγια διότι μὲν ἐχρῆν εἶναι χονδρώδη τε ἅμα καὶ κατὰ προαίρεσιν τοῦ ζώου κινούμενα, τὸ μέν πού τι καὶ πρόσθεν εἴρηται, τὸ δέ τι καὶ νῦν ὑπομνήσομεν. ἐπί τε γὰρ ταῖς ἀθροωτέραις εἰσπνοαῖς, ὡσαύτως δὲ καὶ ταῖς ἐκφυσήσεσιν ἡ κίνησις αὐτῶν οὐ σμικρὰ συντελεῖ. διὰ τοῦτο μὲν οὖν ἐγένετο κινού-

partes omnes, quas dixi, velis abducere. Hujus autem musculi actione inventa, statim et usus cognoscitur, quod ad sermonem scilicet ac masticationem valde confert. Quod autem praestiterat nervos quoque ad labrum inferius ab iis, qui per maxillam inferiorem feruntur, deducere, ad alterum vero ab iis, qui feruntur per superiorem, id quoque arbitror esse perspicuum. Ad eundem modum et arterias ac venas a propinquis in ipsorum utrumque producere multo praestiterat, quam a locis quibusdam remotioribus inducere ac requirere. Verum de justa arteriarum, venarum ac nervorum in membra omnia distributione procedente sermone exequemur.

Cap. XVII. Quod autem nasi alas cartilaginosas simul esse atque animalis arbitratu moveri oportebat, partim quidem ante docuimus, partim vero et nunc admonebimus. In inspirationibus paulo majoribus et subitis, item et efflationibus motus earum non parum confert; quae causa sane fuit, cur mobiles extiterint.

μενα, χονδρώδη δὲ, διότι δύσθλαστός τε ἅμα καὶ δύσθραυστος ἥδε ἡ οὐσία. κατὰ δὲ τὴν τοῦ ζώου βούλησιν ἡ κίνησις αὐτῶν ὅτι καλῶς γίνεται μᾶλλον, ἢ εἰ χωρὶς ὁρμῆς ἐκινεῖτο ταῖς ἀρτηρίαις ὁμοίως, εἰ μή τις ἤδη καὶ καθ᾽ ἑαυτὸν λογίζεσθαι δύναται, ῥαθύμως ὡμίλησε τοῖς ἔμπροσθεν ἅπασι λογοις. καὶ μέν γε καὶ ὡς ἀναγκαῖον αὐτοῖς ἐμφύεσθαι μῦς, εἰ μέλλοιεν οὕτω κινεῖσθαι, καὶ τοῦτ᾽ ἤδη χρή τινα συνιέναι, μυριάκις ἀκηκοότα περὶ κινήσεώς τε καὶ φύσεως μυῶν. ἀλλ᾽ ἴσως, τίνες οἱ μύες οὗτοι, καὶ πηλίκοι, καὶ πῶς κείμενοι, καὶ πόθεν ὁρμώμενοι, καθήκουσιν εἰς τὰ τῆς ῥινὸς πτερύγια, παρ᾽ ἡμῶν ἀξιοῦσι μαθεῖν· οὐ γὰρ ἔτι λόγου ταῦτά γε, ἀλλὰ τῆς ἀνατομῆς ὑπάρχειν εὑρήματα. διδάσκομεν οὖν ἤδη πρῶτον μὲν αὐτῶν τὴν ἔκφυσιν ὑποκάτω τῶν μήλων γινομένην, ἐγγὺς ταῖς ἀρχαῖς τῶν ἐπὶ τὰ χείλη καθηκόντων μυῶν, [581] ἐφεξῆς δὲ τὴν θέσιν, ὅτι τούτοις ἄχρι τινὸς ὁμιλοῦντες ἀεὶ καὶ μᾶλλον ἀποχωροῦσιν ἐπὶ τὴν ῥῖνα λοξοί. μικροὶ δὲ δήπουθέν εἰσιν ἀνάλογον τοῖς κινουμένοις ὑπ᾽ αὐτῶν μορίοις.

Cartilaginofae vero fuerunt, quod ea fubftantia non facile contundatur, nec rumpatur. Ex animalis porro voluntate moventur, quod ita fieri praeftiterat, quam fine voluntate, quo modo arterias, moveri; quod nifi quis jam intelligere per fe queat, quae paffim antea inculcavimus, non fatis attente perlegit. Quin et quod mufculos eis inferi fuit neceffe, fi quidem motum erant habituri, id quoque cuivis arbitror effe perfpicuum, cum jam millies de mufculorum motu ac natura audierit. Sed funt fortaffis, qui difcere a nobis cupiant, quinam fint hi mufculi, et quanti; tum autem, quaenam eorum fit pofitio, et unde profecti ad nafi alas perveniant; non enim amplius haec ratione, fed ex anatome inveniuntur. Doceamus igitur jam primum, eos fubtus malas enafci juxta principia mufculorum ad labia defcendentium; deinceps autem et pofitionem, quod fcilicet quadamtenus cum his conjuncti, femper magis magisque obliqui ad nafum digrediuntur. Exigui fane funt, ut partium ab eis moven-

ἢ τοῦτο μὲν οὐκ ἐχρῆν ἔτι με λέγειν, ὡς ἤδη πεπεισμένοις τοῖς ἀναγινώσκουσι ταυτὶ τὰ γράμματα περὶ τῆς προνοίας τοῦ δημιουργοῦ. καὶ γὰρ ὅτι παρὰ τῶν διὰ τῆς ἄνω γένυος ἰόντων νεύρων ἐπ᾽ αὐτοὺς ἀποβλαστήματα φέρεται μικρὰ, περιττὸν μὲν ἦν ἔτι λέγειν, ὅμως δ᾽ ἕνεκα τοῦ μηδὲν λιπεῖν τῷ λόγῳ λελέχθω καὶ τοῦτο. κατὰ ταὐτὰ δὲ καὶ περὶ τοῦ τοὺς πόρους τῆς ῥινὸς ὑπαλείφοντος χιτῶνος ἴσως μὲν οὐδὲν ἐχρῆν ἔτι λέγειν ἀκροατῇ μνήμονι· λεγέσθω δ᾽ οὖν καὶ οὗτος ἕνεκα διττῆς χρείας τοῖς ζώοις γεγονέναι, προτέρας μὲν, ὥσπερ ὁ τὸν λάρυγγά τε καὶ τὴν τραχεῖαν ἀρτηρίαν ὅλην ὑπεζωκὼς ἔνδοθεν, ἑτέρας δ᾽, ἵν᾽ αἰσθήσεως μεταλάβοι τὸ πᾶν ὄργανον, οὐ γὰρ δὴ τό γ᾽ ὀστοῦν τῆς ῥινὸς ἢ ὁ χόνδρος οἷά τ᾽ ἦν αἰσθάνεσθαι. περὶ δὲ τῶν εἰς τὸν χιτῶνα τόνδε καταφυομένων νεύρων οὐδὲν ἔτι δέομαι λέγειν· εἴρηται γὰρ ὑπὲρ αὐτῶν ἔμπροσθεν αὐτάρκως, ἡνίκα τὰς κατὰ συζυγίαν ἐκφύσεις ἐξ ἐγκεφάλου διῄειν τῷ λόγῳ. καὶ μέν γε καὶ περὶ τῶν τρημάτων τῆς ῥινὸς,

darum ratio poſtulabat; quod certe commemorare eſt ſuperfluum, potiſſimum quum ii, qui libros hos legunt, exploratam jam habeant opificis providentiam. Nec minus, quod a nervis, qui per maxillam ſuperiorem feruntur, propagines quaedam exiguae ad eos derivantur, recenſere erat ſupervacaneum; ſed tamen, ne quid ſermoni deſit, id quoque ſubjiciamus. Pari modo autem et tunicam naſi meatus ſubungentem fortaſſe nihil hîc attinuerit memori auditori explicare; dicamus tamen hanc quoque propter uſum duplicem animalibus extitiſſe, priorem quidem, cujusmodi eſt tunicae illius uſus, quae laryngem ac aſperam arteriam totam intus ſuccingit, poſteriorem autem, ut inſtrumentum omne ſenſus ſit particeps; haudquaquam enim naſi quidem os aut cartilago ſenſum habere poterat. Quod vero ad nervos attinet, qui in tunicam hanc inſeruntur, nihil eſt, quod amplius hîc dicam; diximus enim de ipſis antea ſatis multa, cum conjugationum ex cerebro productiones oratione recenſeremus. Atque etiam de naſi foraminibus, quae com-

ἃ κοινὰ πρὸς τοὺς ὀφθαλμούς ἐστιν αὐτῇ, διήκοντα καθ᾽ ἑκάτερον μέρος ἄχρι τοῦ μεγάλου κανθοῦ, σὺν τῇ τῶν ἄλλων τῶν κατ᾽ ὀφθαλμοὺς ἐξηγήσει μορίων ἔμπροσθεν εἴρηται. καὶ χρὴ μήτε τῶν ἤδη προειρημένων αὖθις ἐθέλειν ἀκούειν, ὅσα τε παραλέλειπται σμικρὰ, ῥᾳδίως νοεῖσθαι δυνάμενα τοῖς ἐπιμελῶς ἀνεγνωκόσι τὰ γεγραμμένα, ταῦθ᾽ ἑκόντας ἡμᾶς ἡγεῖσθαι παραλελοιπέναι. τῶν γὰρ ἀνάλογον αὐτοῖς ἐχόντων μυριάκις ἤδη τὴν ἐξήγησιν πεποιημένοι, ῥᾴστην ἡγούμεθα εἶναι τὴν τῶν παραλελειμμένων εὕρεσιν.

Κεφ. ιη'. Ὅσον οὖν ἔθ᾽ ὑπόλοιπόν ἐστι τῶν κατὰ τὴν κεφαλὴν ἐξηγήσεως δεόμενον, αὖθις ἐπάνιμεν ὡς οἷόν τε διὰ βραχυτάτων, ἀρξάμενοι πάλιν ἀπὸ τοῦ πλήθους τε καὶ τῆς θέσεως τῶν ὀστῶν. διὰ τί γὰρ ἑπτὰ μὲν αὐτῆς τῆς κεφαλῆς ἐστιν, ἐννέα δὲ τῆς ἄνω γένυος, δύο δὲ τῆς κάτω, δίκαιον ἐπίστασθαι τόν γε μηδὲν τῶν ἔργων τῆς φύσεως ἄγνωστον ἐθέλοντα καταλιπεῖν, ὅσπερ δὴ καὶ μόνος

munia ipfi cum oculis funt, quaeque parte utraque ad majorem usque angulum perveniunt, in aliarum oculorum partium expofitione ante differuimus; neque convenit eorum, quae ante diximus, quidquam denuo a nobis velle audire. Et fi quid exiguum a nobis eft praetermiffum, quod ab iis, qui diligenter hofce libros evolverunt, intelligi queat, id exiftimare oportet nos dedita opera praeteriiffe; quum enim, quae cum eis proportionem habent, millies jam expofuerimus, facillimum effe arbitramur ea, quae relicta funt, invenire.

Cap. XVIII. Ad ea igitur, quae in eis, quae ad caput pertinent, fuperfunt explicanda, rurfus revertamur, agamusque quam breviffime poterimus, rurfus ab offium multitudine ac fitu aufpicati. Nam cur feptem quidem ipfius capitis fint, novem autem maxillae fuperioris, duo inferioris, eum fcire eft aequum, qui nullum naturae operum ignotum velit relinquere, qui certe folus jure

ἐστὶν ὁ δικαίως φυσικὸς ὀνομασθησόμενος. ἀναμνησθῆναι
δὲ χρὴ πάλιν κἀνταῦθα τῶν πρόσθεν εἰρημένων ὑπὲρ ἁπάσης ὀστῶν συνθέσεως. ἤτοι γὰρ ἕνεκα κινήσεως, ἢ διαπνοῆς, ἢ διόδου τινός, ἢ τῆς τῶν μερῶν ἑτερότητος, ἢ
ἀσφαλείας τε καὶ δυσπαθείας ἡ σύνταξις αὐτῶν ἐγένετο.
κινήσεως μὲν ἕνεκεν ἐν δακτύλοις καὶ ἀγκῶσι, καὶ καρποῖς,
καὶ ὤμοις, καὶ ἰσχίοις, καὶ γόνασι, καὶ ἀστραγάλοις, καὶ
πλευραῖς, καὶ σπονδύλοις, καὶ ἁπάσαις ἁπλῶς ταῖς διαρθρώσεσιν. διαπνοῆς δὲ, καθάπερ ἐπὶ τῶν ῥαφῶν ἐλέγετο,
τῆς τε τοῦ περικρανίου γενέσεώς τε ἅμα καὶ διόδου, καί
τινων ἀγγείων, τῶν μὲν ἔσωθεν ἔξω, τῶν δ' ἔξωθεν ἔσω
διηκόντων ἕνεκεν, αἱ ῥαφαὶ τῆς κεφαλῆς ἐδείκνυντο γεγονέναι. καὶ μέν γε καὶ δυσπάθειάν τέ τινα καὶ ἀσφάλειαν
ὑπάρχειν ἅπασι τοῖς ἐκ πολλῶν συγκειμένοις, ἐν αὐτοῖς τε
τοῖς περὶ τῶν ῥαφῶν τῆς κεφαλῆς λόγοις ἐπεδείξαμεν, ἐπί
τε τῶν χειρῶν οὐχ ἥκιστα. τῆς δὲ τῶν ἐν τοῖς ὀστοῖς μερῶν διαφορᾶς ἕνεκα καὶ τὰς ἐν τοις λεπιδοειδέσιν ἐλέγο-

phyſicus eſt habendus. Recordari autem hîc quoque
oportet eorum, quae antea de omni oſſium compoſitione
diximus. Aut enim motus gratia, aut perſpiratus, aut
tranſitus cujusdam, aut partium diſcriminis, aut ſecuritatis, ac patiendi difficultatis ipſorum conſtructio extitit.
Motus quidem gratia in digitis, carpis, gibbis cubitorum,
humeris, coxis, genibus, aſtragalis, coſtis, ſpondylis et
(ut ſummatim dicam) in omnibus dearticulationibus.
Perſpiratus autem (quemadmodum in capitis ſuturis com-
memorabamus) cauſa, ac pericranii generationis ſimul ac
tranſitus, et quorundam vaſorum, quae partim extra,
partim intro feruntur, capitis ſuturas factas fuiſſe demonſtravimus. Quin etiam et patiendi difficultatem quandam ac ſecuritatem omnibus iis adeſſe, quae ex multis
conſtantur, tum in iis, quae de ſuturis capitis prodidimus, tum etiam, dum de manibus ageremus, maxime
demonſtravimus. Ob diſcrimen vero partium in oſſibus
compoſitiones quoque in ſquamoſis oſſibus fuiſſe memo-

μεν γεγονέναι συνθέσεις. ἀλλὰ καὶ τῶν κώλων αἱ κεφαλαὶ, ὥσπερ δὴ καὶ ἐπιφύσεις ὀνομάζουσι [582] καὶ κονδύλους, διὰ τὴν αὐτὴν αἰτίαν γεγόνασιν. ἔνθα γὰρ ἂν ὀστοῦν μυελὸν ἔχῃ, τούτῳ καθάπερ ἐπίθημα τοῖς πέρασιν ἑκατέρωθεν ὡς τὰ πολλὰ κεφαλὴν ἰδεῖν ἐστιν ἐπιφυομένην. καί μοι δοκεῖ τοῦτον αὐτὸν ἤδη τὸν λόγον ἀρχὴν ποιήσασθαι τοῖς προκειμένοις, καὶ δεῖξαι πρότερον μὲν, διὰ τί, τῆς κάτω γένυος ἐχούσης μυελὸν, ἄμοιρός ἐστι τελέως οὐσίας τοιαύτης ἡ ἄνω· δεύτερον δὲ, διὰ τί, καίτοι μυελὸν ἐχούσης τῆς κάτω, κατ᾽ οὐδέτερον αὐτῆς τῶν περάτων ἐπίφυσίς ἐστιν, οἷον βραχίονι, καὶ πήχει, καὶ κερκίδι, καὶ μηρῷ, καὶ κνήμῃ, καὶ περόνῃ, καὶ ὅλως τοῖς μυελὸν ἔχουσι. εὐθὺς δὲ τούτοις συναποδειχθήσεται καὶ διὰ τί τὸ τῆς ἄνω γένυος ὀστοῦν οὐκ ἔχει μυελὸν, ὥσπερ τὸ τῆς κάτω, κατά τινα γένη ζώων. ἢν δὲ δὴ ταῦτα δείξωμεν, οὕτως ἤδη καὶ τὸν περὶ πλήθους τε καὶ συνθέσεως αὐτῶν ἐπάνιμεν λόγον. ἀρκτέον οὖν ἀπὸ τοῦ σαφεστάτου φαινομένου κατὰ πάντα τὰ ζῶα, τοῦ μηδὲν τῶν μικρῶν ὀστῶν μυελὸν ἔχειν,

ravimus. Atque etiam artuum capita (quae utique epiphyſes ac condylos appellant) ob eandem cauſam extiterunt; ubi enim os medullam habet, ejus finibus utrinque caput inſtar operculi cujusdam ut plurimum videas adnaſci. Mihique ab hac ipſa oratione, quae nunc ſunt propoſita, videntur eſſe auſpicanda, oſtendendumque primum quidem, cur, cum maxilla inferior medullam habeat, ejusmodi ſubſtantiae ſuperior ſit expers; poſt autem, cur, quum inferior medullam habeat, in neutro tamen ipſius fine epiphyſim reperias, ut in brachio, cubito, radio, femore, tibia, ſibula, ac omnino iis, quae medullam habent. Protinus vero ſimul cum iis demonſtrabitur, quamobrem in quibusdam animalium generibus maxillae ſuperioris os medullam non habeat, quemadmodum inferioris. Quod ſi haec oſtenderimus, ita demum ad multitudinem ipſorum ac poſitionem revertemur. Ordiendum igitur nobis ab eo eſt, quod evidentiſſime in omnibus animalibus conſpicitur, quod nullum

ὅτι μηδὲ κοιλίαν ἀξιόλογόν τινα καὶ μεγάλην μίαν, ἀλλὰ σήραγγας μόνον, καὶ ταύτας ὀλίγας τέ τινας καὶ στενάς. εἰ γὰρ δὴ πρὸς τῷ στενὸν εἶναι καὶ κοῖλον ἐγεγένητο, παντάπασιν ἂν ἦν ἀσθενές, ὥσπερ, εἰ καὶ τῶν μεγάλων τι πλῆρες ἦν καὶ πυκνὸν, ἐσχάτως ἂν ἦν βαρύ τε καὶ δύσφορον. ὅπου γὰρ καὶ νῦν μεγίστων τῶν κινησόντων ἐδεήθη μυῶν κνήμη, καὶ μηρὸς, καὶ βραχίων, καὶ πάνθ᾽ ὅσα ἄλλα τοιαῦτα, τί χρὴ νομίζειν, εἰ μήτε κοιλίας εἶχεν οὕτω μεγάλας, μήτε ἀραιότερα ταῖς συστάσεσιν ἐγεγόνει; καὶ τούτου μέγιστον τεκμήριον τὸ τοῖς μὲν ἀσθενέσιν ἅπασι ζώοις χαυνότερά τε καὶ κοιλότερα, τοῖς δ᾽ ἰσχυροτέροις πυκνότερά τε καὶ πληρέστατα τα ὀστα γεγονέναι, φυλαττομένης, οἶμαι, τῆς φύσεως ασθενεστέρων ὀργάνων ἐξάπτειν βάρη μεγάλα. οὕτω τοι καὶ κύων, καὶ λύκος, καὶ πάρδαλις, καὶ πάνθ᾽ ὅσα μυσὶ καὶ νεύροις σύντονα, συῶν καὶ οἰῶν καὶ αἰγῶν πυκνοτέραν τε πολὺ καὶ σκληροτέραν ἐκτήσατο τὴν τῶν ὀστῶν οὐσίαν, καὶ τό γε πάν(497)των σφο-

parvum os medullam habet, quod ſinum nullum habeat inſignem ac magnum, ſed cavernulas duntaxat, easque exiles atque anguſtas: quandoquidem ſi, praeterquam quod eſt exiguum, cavum etiam extitiſſet, imbecillum omnino fuiſſet, quemadmodum, ſi quodvis magnorum denſum fuiſſet ac ſine ſinu, grave foret ac geſtatu difficile. Quum enim nunc quoque tibia, femur, brachium ac reliqua, quae ejusdem ſunt generis, maximis ad motum indiguerint muſculis, quid eventurum putamus, ſi neque ſinum magnum adeo habuiſſent, neque conſiſtentiis rariora fuiſſent? Cujus rei maximum eſt argumentum, quod omnibus imbecillioribus animantibus oſſa ſunt laxiora ac cava magis, fortioribus vero denſiora ac pleniora magis fuerunt, natura, opinor, id obſervante, ne inſtrumentis imbecillis magna appenderet pondera. Proinde canis, lupus, pardalis reliquaque omnia, quae muſculis ac nervis ſunt robuſta, ſuibus, ovibus ac capris denſiorem multo ac duriorem oſſium habent ſubſtantiam. Quin et leo, qui omnium eſt ferociſſimus ac fortiſſimus,

δρόιαιόν τε καὶ συντονώτατον ζῶον, ὁ λέων, ἀμύελα πάντ' ἔχειν πεπίστευται. τῷ γὰρ λέοντι τὰ μὲν ἄλλα σύμπαντ' αὐτοῦ μέλη τοιαύτην ἔχει σαφέστατα τῶν ὀστῶν τὴν οὐσίαν· κατὰ δὲ τοὺς μηρούς καὶ εἴ δή τι τοιοῦτον ἕτερον κῶλον, ἀμυδρά καὶ λεπτὴ διατετάσθαι σοι δόξει κατὰ τὸ μέσον αὐτῶν κοιλότης, ὥστε τοῦτο μὲν, εἴπερ τι καὶ ἄλλο, τῶν ἐναργεστάτων ἐστὶν, εἰς τὴν τῶν μυῶν ἀσθένειάν τε καὶ ῥώμην ἀποβλέπουσαν τὴν φύσιν ἀνάλογον αὐτοῖς ἐργάζεσθαι τὰ βάρη τῶν ὀστῶν. ἐπεὶ γὰρ διττὸς ἦν αὐτῇ τῆς ὅλης κατασκευῆς αὐτῶν ὁ σκοπὸς, ὡς μὲν πρὸς τὴν ἰδίαν ἀσφάλειαν ἡ σκληρότης, ὡς δὲ πρὸς τὴν τοῦ ζώου κίνησιν ἡ κουφότης, καὶ ἦν ἐς ταὐτὸν συνελθεῖν ἄμφω ταῦτα οὐκ εὐπετές· ἡ μὲν γὰρ ἐκ πυκνότητος καὶ σκληρότητος, ἡ δ' ἐκ τῶν ἐναντίων ἐγεννᾶτο· δῆλον ὡς τὸ χρηστότερον αὐτῶν ἑλέσθαι βέλτιον ἦν. χρηστότερον δ' ἐστὶ τοῖς ζώοις ἡ κίνησις, ὡς ἂν καὶ κατὰ τὴν οὐσίαν αὐτῶν ὑπάρχουσα. οὐ γὰρ ᾗ ζῶον πάντων δυσπαθὲς, ἀλλ' ἐξ ἑαυτοῦ κινούμενον. ἐφ' ὧν μέντοι διά τε τὸ σύντονον τῶν

offa omnia medullae expertia habere creditur; re enim vera caetera ejus membra omnia talem evidentiffime offium habent fubftantiam, in femoribus vero, et fi quis alius id genus eft artus, obfcuram ac tenuem per medium ipforum pervadentem cernes cavitatem. Proinde fi quid aliud, id quoque ex eorum eft numero, quae evidentiffima funt, naturam mufculorum imbecillitatem ac robur intuitam ipforum proportione offium pondera effeciffe. Quum enim duplex ei effet totius ipforum conftructionis fcopus, ad propriam fcilicet fecuritatem durities, ad animalis vero motum levitas, neque adeffe fimul duo haec effet facile, (illa enim ex denfitate ac duritie, haec vero ex contrariis conftabat,) fatis liquet, quod id eligere praeftiterat, quod effet commodius. Commodior porro animalibus eft motus, ut qui etiam ex ipforum eft fubftantia; non enim quatenus eft animal, aegre omnino patitur, fed ex fe ipfo movetur. In qui-

μυῶν καὶ ὅλου τοῦ ζώου τὴν ῥώμην οἷόν τ' ἦν αμφω παρεσκευάσθαι, τούτοις ἅπασι πυκνὰ καὶ σκληρὰ, καθάπερ τινὰς λίθους, ἀπειργάσατο τὰ ὀστᾶ, καὶ τοῦθ' οὕτως ἐπὶ πάντων φυλάττει τῶν ζώων, ὥστ' οὐ μόνον πεζὸν οὐδὲν, ἀλλ' οὐδὲ πτηνὸν οὐδ' ἔνυδρον ἄλλως ἔχει. καὶ γὰρ οὖν καὶ τοῖς ἀετοῖς πυκνοτάτη τέ ἐστι καὶ σκληροτάτη τῶν ὀστῶν ἡ σύγκρισις· ἑξῆς δὲ αὐτῶν τοῖς ἀλκίμοις ἱέραξιν, ὥσπερ κίρκῳ, καὶ φασσοφόνῳ, καὶ τοῖς ὁμοίοις· ἔπειτ' ἤδη καὶ τοῖς ἄλλοις, ἀλέκτορσί τε καὶ νήτταις, καὶ χησὶ, χαύνη τε ἅμα καὶ κοίλη καὶ κούφη τῶν ὀστῶν ἡ σύστασις. [583] εἴπερ οὖν ὁ ἄνθρωπος οὐ κατὰ λέοντά ἐστι τὴν ῥώμην οὔτε τῶν μυῶν οὔθ' ὅλου τοῦ σώματος, εὐλόγως αὐτῷ τὰ μέγιστα τῶν ὀστῶν οὐ κοῖλα μόνον, ἀλλὰ καὶ χαῦνα γέγονε. καὶ μὴν εἴπερ εὐλόγως ἐστὶ κοῖλα, καὶ δέδεικται μυριάκις ἤδη κατὰ τὸν ἔμπροσθεν λόγον ἅπασι τοῖς ἕνεκά του γεγονόσι πρὸς ἄλλο τι συγχρωμένη καλῶς ἡ φύσις, οὐκ ἔμελλεν αὐτὰ περιόψεσθαι κενὰ, δυναμένη γε δή τινα παρασκευὴν τροφῆς οἰκείας αὐτοῖς ἐναποθέσθαι.

bus tamen propter mufculorum robur ac totius corporis fortitudinem utrumque comparare erat licitum, his omnibus denfa ac dura inftar lapidum quorundam offa effecit. Quod in omnibus animantibus adeo fervat, ut non modo greffile nullum, fed ne volucre quidem aut aquatile aliter habeat. Quandoquidem aquilis denfiffima eft ac duriffima offium concretio; poft ipfas autem et ferocibus accipitribus, circo, et palumbario, ac fimilibus; poft autem et aliis, ut gallis gallinaceis, anatibus atque anferibus, laxa fimul ac cava et levis offium eft confiftentia. Si igitur homo non eft aeque fortis, ac leo, neque mufculis, neque toto corpore, jure optimo ipfi offa maxima, non cava modo, verum et laxa extiterunt. Jam vero, fi cava jure fuerunt, (fuperiori porro fermone millies jam demonftravimus, naturam omnibus, quae gratia alicujus parata fuerunt, ad alium quoque quempiam ufum probe uti,) haudquaquam ea relictura erat inania, cum ipfa penunt quandam alimenti familia-

δέδεικται δ' ἐν τοῖς τῶν φυσικῶν δυνάμεων ὑπομνήμασιν, ὅτι τε μυελός ἐστιν οἰκεία τροφὴ τῶν ὀστῶν, ὅτι τε τοῖς οὐκ ἔχουσι κοιλίας ὀστοῖς ἐν ταῖς σήραγξι τοιοῦτόν τι περιέχεται, καὶ μέν γε καὶ ὡς οὐ χρὴ θαυμάζειν, εἰ παχύτερος ὁ μυελός ἐστι τοῦ κατὰ τὰς σήραγγας χυμοῦ, καίτοι τῆς αὐτῆς ἕνεκα χρείας ἐκείνῳ γεγονώς. διὰ ταῦτα μὲν δὴ μυελὸν ἔσχεν, ὅσα κοῖλα τῶν ὀστῶν. ἐπίφυσιν δὲ τῶν κεφαλῶν οὐκ εὐθὺς ὅσα μυελὸν ἔχει σύμπαντα κέκτηται. καὶ γὰρ καὶ ἡ κάτω γένυς ἔχει μέν τινα μυελὸν ἐντὸς ἑαυτῆς, ἐπίφυσιν δὲ οὐκ ἔχει· πυκνοτέρα γάρ ἐστιν ἢ ὡς ἐπιφύσεως δεῖσθαι. συνελθουσῶν εἰς ταὐτὸν ἀμφοῖν ἅμα χαυνότητός τε καὶ κοιλότητος, εὐθέως αὐτῷ κεφαλήν τινα κατὰ πέρας ἐπιφυομένην ἰδεῖν ἐστιν, ὅτι τε δεῖταί τινος ἐπιθήματος, ὅτι τε τοῦτο πυκνὸν εἶναι χρὴ καὶ στεῤῥὸν, καὶ μάλισθ' ὅταν εἰς διάρθρωσιν περαίνῃ· σκληρῶν γὰρ δεῖται τῶν διαρθρουμένων ὀστῶν, ὡς ἂν συνεχῶς μελλόντων κινεῖσθαί τε καὶ περὶ ἄλληλα τρίβεσθαι. πάλιν

ris in ipsis posset reponere. Nam in commentariis de facultatibus naturalibus demonstravimus, medullam ossibus proprium esse alimentum; et ossibus cavitate carentibus tale quiddam in eorum cavernulis contineri; postremo neminem admirari oportere, si medulla est crassior eo succo, qui in cavernulis habetur, quanquam ejusdem usus gratia hic extiterit. Ea igitur est causa, cur, quae ossa sunt cava, medullam habuerint. Porro capitum epiphyses non protinus omnia, quae medullam habent, sunt adepta, quandoquidem maxilla inferior medullae quidpiam in se ipsa habet, epiphysim tamen nullam habet, densior enim est, quam ut epiphysi indigeat. Nam quum laxitas simul ac cavitas adsunt, protinus videre est caput quoddam ad finem ei adnatum, tum quod operculo quodam indiget, tum quod densum id esse oportet ac solidum, et maxime qua parte in dearticulationem desinit; quae enim dearticulantur ossa, dura postulant, ut quae assidue erant movenda atque inter sese atterenda.

Ed Chart. IV. [583.] Ed. Baf. I. (497.)

οὖν ἀναμνησθῆναι χρὴ μιᾶς τῶν εἰρημένων ὁποία τίς ἐστιν
ὀλίγον ἔμπροσθεν χρειῶν κατὰ τὰς συνθέσεις τῶν ὀστῶν.
οὐ γὰρ οἷόν τε καθ᾽ ἓν αὐτῶν ἐναντία ταῖς φύσεσιν ἑνοῦσθαι καλῶς μόρια. πῶς γὰρ ἂν ἀραιῷ τὸ πυκνὸν, ἢ
σκληρῷ τὸ χαῦνον εἰς ἕνωσιν ἀφίκοιτο φίλιόν τε καὶ
δύσλυτον; οὕτως οὖν ἐλέγετο καὶ τὰ λεπιδοειδῆ κατὰ τὴν
κεφαλὴν ὀστᾶ πάνυ σοφῶς ἐξευρῆσθαι τῇ φύσει, συνάπτοντα τοῖς τῶν κροτάφων ὀστοῖς πυκνοῖς καὶ σκληροῖς οὖσι
χαῦνα καὶ σηραγγώδη τὰ τοῦ βρέγματος. ὁμοίας δὴ χρείας
ἕνεκα καὶ αἱ κεφαλαὶ τῶν κώλων ἅπασι γεγόνασι πυκναὶ
καὶ σκληραὶ χαύνοις καὶ ἀραιοῖς ἐπιφυόμεναι. πῶς οὖν
ἡ φύσις κἀνταῦθα; τοῦ μὲν ἑνοῦν ἀλλήλοις τὰ ἐναντίω κα-
τέγνω, φιλίαν δ᾽ αὐτοῖς τινα καὶ ἄλυπον ὁμιλίαν ἐκ τοῦ
τρόπου τῆς ἐμφύσεως ἐμηχανήσατο, χόνδρον ἑκατέροις ἐπα-
λείψασα καθάπερ τινὰ κόλλαν, ἡ χαύνους μὲν τῶν ὀστῶν
ἀναπληρώσασα τοὺς ἐν τοῖς πέρασι σήραγγας, ἐκλειάνασά
τε τὰς τραχύτητας. τῷ δὲ σκληρῷ περιχυθεὶς ἔξωθεν,

Rurſus igitur revocare in memoriam oportet uſum quendam, quem haud ita pridem docuimus, quinam is eſſet
in oſſium compoſitionibus. Fieri enim non poteſt, ut
partes natura contrariae belle inter ſe uniantur: quo
pacto enim denſum cum raro, aut laxum cum duro
ſocietatem amicam habere queant atque inſeparabilem?
Ob eam certe cauſam oſſa capitis ſquamoſa ingenioſiſſime
a natura inventa fuiſſe memorabamus, ut quae denſis
temporum oſſibus ac duris bregmatis ſeu ſincipitis oſſa
laxa ac cavernoſa conjungerent. Ad eundem ſane uſum
artuum quoque capita omnia denſa ac dura fuerunt
oſſibus laxis ac raris adnata. Quomodo igitur et hîc
natura fecit? unire quidem inter ſe contraria deſpexit,
amicitiam autem ipſis inter ſe quandam ac conſuetu-
dinem innoxiam ex inſertionis modo eſt machinata, cartilaginem inſtar glutinis cujusdam utrisque adlinens, cavernulas quidem oſſis laxi, quae ſunt in finibus, refarciens, aſperitates vero laevigans; quae cartilago duro

ἔδησεν αὐτὰ πρὸς ἄλληλα καὶ συνέφυσε δι' ἑαυτοῦ μέσου καλῶς οὕτως, ὥστε, εἰ μή τις ἢ καθεψήσειεν, ἢ ξηράνειεν αὐτὰ, λανθάνει τὴν σύνθεσιν. ἔνθα δ' ἂν μὴ πολὺ τὸ διαλλάττον ᾖ τῶν ὀστῶν, ἀλλὰ βραχύ τι τοῦ περιέχοντος τὴν κοιλότητα τὸ κατακλεῖον αὐτὴν πέρας ὑπάρχει πυκνότερον, ἐνταῦθ' ἡ φύσις οὐδὲν δεῖται φιλοτεχνεῖν ἐπίφυσιν, ὥσπερ οὐδ' ἐπὶ τῆς κάτω γένυος. οὐ γὰρ μικρῷ τινι τοῦτο βραχίονός τε καὶ μηροῦ καὶ τῶν ἄλλων τῶν τοιούτων ὀστῶν ὑπάρχον πυκνότερον, ἀλλ' ὅλον τῷ παντὶ διαφέρον, ἱκανὸν ἑαυτῷ γίγνεται κατακλείειν τὸν μυελὸν ἄνευ τινὸς ἔξωθεν ἐπιφύσεως. ἡ δ' αἰτία τοῦ μὲν πολὺ σκληρότερον ἐκείνων γενέσθαι καὶ διὰ τοῦτο κοιλότητα σμικρὰν ἔχειν ἡ γυμνότης ἐστίν. εἰ μὴ γὰρ κᾂν ἐκ τῆς ἰδίας οὐσίας τὴν δυσπάθειαν ἐκτήσατο, ῥᾳδίως ἂν ἐθλᾶτό τε καὶ συνεθλίβετο προπετὲς οὕτω καὶ ψιλὸν ἐκκείμενον. τοῦ δ' ὅλως ἔχειν κοιλότητα, καίτοι δεόμενον εἶναι σκληρὸν, οἱ κροταφῖται μῦς ἔχουσι τὴν αἰτίαν, οὐκ ὄντες ἡμῖν οὕτως ἰσχυροὶ,

extrinfecus circumfufa adeo valide fuo ipfius interventu ipfa inter fe colligavit ac conjunxit, ut, nifi quis ea coxerit aut ficcaverit, compofitionem deprehendere nequeat. Ubi vero non magnum offium eft difcrimen, fed extremitas, quae cavitatem claudit, exiguum quiddam ambiente ipfam offe eft denfior, ibi naturam ftudiofius epiphyfim machinari eft fuperfluum, quemadmodum in offe maxillae inferioris; non enim brachio, femore atque aliis id genus offibus paulo eft denfius, fed totum omnino ab illis difcrepat, poteftque ipfum per fe medullam fine ulla externa epiphyfi fibi claudere. Caufa vero, cur multo illis fit durius, ob idque cavitatem habeat exiguam, eft nuditas; nifi enim ex propria fua fubftantia patiendi difficultatem effet adeptum, facile utique prominens adeo ac nudum expofitum contunderetur ac comprimeretur. Quod autem cavitatem omnino habeat, quum ipfum durum effe oporteat, in caufa fuerunt mufculi temporales, qui nobis non funt fortes adeo ac leonibus,

καθάπερ ἐπὶ λεόντων, ὡς πυκνὸν καὶ σκληρὸν καὶ πλῆρες ἔχειν ἀλύπως ὀστοῦν. [584] καὶ μὲν δὴ καὶ ἐδεῖτό γε πάντως ἐν τῷ δάκνειν ἔχων τὴν τῆς ῥώμης ἐνέργειαν ὁ λέων ἰσχυρᾶς γένυος. οὐδὲ γὰρ ἂν ὀδόντας ἰσχυροὺς ἐν αὐτῇ κατέπηξεν ἡ φύσις, εἰ μὴ καὶ αὐτὴν πρότερον ἀπειργάσατο τοιαύτην. οὕτω δὲ καὶ τὸν αὐχένα σύμπαντα κρατερὸν ἐδημιούργησεν αὐτῷ, συμφύσασα πρὸς ἀλλήλους διὰ συνδέσμων ἰσχυρῶν τοὺς ταύτῃ σπονδύλους. ἀλλ' ἄνθρωπος, πολιτικόν τε καὶ ἥμερον ὑπάρχων ζῶον, εὐρώστου μὲν οὕτω γένυος οὐκ ἐδεῖτο, δυσπαθεστέρας μέντοι χρήζων αὐτῆς, ἢ κατὰ βραχίονα καὶ μηρὸν, ἀλλὰ καὶ κούφης ἅμα διὰ τοὺς κροταφίτας μῦς, ἀκριβῶς ἁρμόττουσαν ἑκατέρᾳ τῇ χρείᾳ κέκτηται. διὰ τὴν αὐτὴν οὖν πρόνοιαν οὐδ' ὅλως ἔχει μυελὸν ἡ ἄνω γένυς, ὅτι μηδὲ κινεῖται τὴν ἀρχήν. ἀφαιρεθείσης γὰρ τῆς ἑτέρας χρείας, εἰς δυσπάθειαν μόνην παρεσκευάσθη, τοῦτο δ' ἐκ τοῦ πλήθους τῶν ὀστῶν ἐδείχθη γινόμενον.

Κεφ. ιθ'. Ἀλλὰ καὶ τὸ τὰς ἀνομοιότητας αὐτῶν

ut denfum ac durum et plenum fine moleftia os attollant. Et fane quum leonis in mordendo vires potiffimum confiftant, fortem habeat maxillam eft neceffe: non enim in ea dentes validos natura fixiffet, nifi talem ipfam prius effeciffet. Pari modo et collum totum validum ei effecit, ipfius fpondylos per fortia ligamenta inter fe coaptans. At homo, qui politicum eft animal ac manfuetum, maxillam adeo fortem non requirebat; quum tamen eam, quam os brachii ac femoris, ab injuriis tutiorem, fimul autem propter mufculos temporales levem poftularet, utrique ufui convenientem plane eft adeptus. Eandem certe providentiam in fuperiori etiam maxilla reperias, quae omnino medullae fuit expers, quod prorfus non moveretur; altero enim ufu defracto, ad folam patiendi difficultatem fuit comparata, quam ex offium multitudine accidere oftendimus.

Cap. XIX. Atque etiam ipforum difcrimina lineis

γραμμαῖς ἀπ᾽ ἀλλήλων ὁρίζεσθαι, μὴ δυναμένας καλῶς ἑνωθῆναι, ἄμεινον ὑπάρχειν ἐδείκνυμεν. ἔστι δ᾽ οὐχ ἥκιστα καὶ τοῦτο τῇ ἄνω γένυϊ. σύγκειται γὰρ ἐξ ἀνομοίων ὀστῶν ταῖς οὐσίαις, ὅτι καὶ ταῖς χρείαις· τὰ μὲν γὰρ τῶν μήλων παχύτατα, τὰ δὲ τῆς ῥινὸς λεπτότατα, τὰ δ᾽ ἄλλα σκληρότατα. τὴν γὰρ δυσπάθειαν τοῖς μὲν μήλοις ἡ παχύτης, ἐκείνοις δ᾽ ἡ σκληρότης ἐργάζεται. λοιπὸν δ᾽ ἡ ῥὶς ἀσθενεστέρα γέγονεν, διότι μηδὲν ἔμελλε μέγα βλάψεσθαι τὸ ζῶον, οἷον εἰ καὶ τῶν ἄλλων τι μερῶν ἔπαθε τῆς ἄνω γένυος. ἤτοι γὰρ εἰς τὰ δι᾽ αὐτῆς φερόμενα νεῦρα τὴν βλάβην, ἢ εἰς τοὺς μῦς τοὺς μασητῆρας ἀναγκαῖόν ἐστι (498) τελευτᾷν ἐν τοῖς ἄλλοις παθοῦσι μέρεσιν, ἐνίοτε δὲ καὶ αὐτῶν ἅπτεσθαι τῶν κατὰ τὴν κεφαλὴν, εἰ τὰ πλησίον ἐκείνου ἔπαθον. ἥκιστα οὖν ἐστι βλαβερὰ τῷ ζώῳ τὰ κατὰ τὴν ῥῖνα πάσχοντα, καὶ διὰ τοῦτο ἀπολείπεται σκληρότητί τε καὶ παχύτητι τῶν κυριωτέρων. δεῖ οὖν ταύτην αὐτῶν τὴν ἀνομοιότητα κατὰ

a fefe diftingui, quod ipfa uniri rite non poffent, fatius fuiffe oftendimus. Ineft autem id quoque non minime maxillae fuperiori; quum enim ipfa ufus haberet diverfos, ex diverfis quoque fubftantia offibus eft conflata. Malarum itaque offa funt craffiffima, nafi tenuiffima, reliqua vero duriffima; nam patiendi difficultatem malis craffities, illis vero durities fuppeditat; reliquus autem nafus imbecillior extitit propterea, quod ipfius offenfio animali nocere magnopere non poterat, perinde ac fi qua aliarum maxillae fuperioris partium effet affecta. Nam aut in nervos, qui per eam feruntur, aut in mafticatorios mufculos finire offenfionem eft neceffe, aliis maxillae partibus affectis; nonnunquam vero et partes ad caput pertinentes attingere, fi propinqua illis offa fuerint affecta. Si igitur nafi offa laefa fuerint, minimam animali afferent noxam, quo fit, ut multum a principalioribus duritie ac craffitie vincantur. Ob hanc igitur ipforum diffimilitudinem non immerito malarum offa

Ed. Chart. IV. [584.] Ed. Baſ. I. (498.)

λόγον ἰδίαν μὲν ἔχειν περιγραφὴν τὰ τῶν μήλων ὀστᾶ, τὰ δ᾽ αὖ τῆς ῥινὸς ἰδίαν ἄλλην, οὕτω δὲ καὶ τὰ λοιπὰ, τά θ᾽ ὑπεράνω τῶν μήλων, καὶ τὸ κατ᾽ ἄκραν τὴν γένυν, καὶ τὰ κατὰ τὴν εἰς τὸ στόμα τῆς ῥινὸς σύντρησιν. ἡ δὲ κατὰ τὸ μῆκος ἐν ἑκατέρᾳ τῇ γένυϊ ῥαφὴ γέγονεν, ὅτι δίδυμόν ἐστι τὸ σῶμα δεξιοῖς τε καὶ ἀριστεροῖς. ἐῤῥέθη οὖν πολλάκις ὑπὲρ τῆς τοῦδε χρείας, οὐ φαίνεται δ᾽ αὕτη κατὰ τὰ πυκνότατα τῶν ὀστῶν, οἷον τότε κατ᾽ ἰνίον, καὶ μέτωπον, καὶ ὑπερῴαν, καὶ ἄκραν τὴν γένυν. ὅθεν, οἶμαι, καὶ ζήτησις ὑπὲρ αὐτῶν ἐγένετο τοῖς ἀνατομικοῖς, τοῖς μὲν ἄῤῥαφα τελέως ἀποφηναμένοις αὐτὰ, τοῖς δὲ δι᾽ ἀκρίβειάν τε καὶ πυκνότητα συνθέσεως οὐ φαίνεσθαι τὰς ῥαφὰς, ἑψηθέντων μέντοι καὶ καταξηρανθέντων ἐν χρόνῳ πλείονι, σαφεῖς γίγνεσθαι. περὶ μὲν τῶν οὕτω διαφωνουμένων ἐν ἑτέροις ἐπιπλέον εἴρηται· τὸ δ᾽ ὁμολογούμενον αὔταρκες ὑπ᾽ ἀμφοῖν εἰς τὸν παρόντα λόγον, ὡς ἔστιν ἱκανῶς ἕκαστον τῶν εἰρημένων ὀστῶν σκληρόν. εἴπερ οὖν

propriam habent circumſcriptionem, naſi autem rurſum aliam quoque propriam; ad eundem autem modum et reliqua, quae ſunt ſupra malas, et quod in ſumma eſt maxilla, et ea, quae ſunt in naſi in os perforatione. Quae vero ſecundum longitudinem in utraque maxilla eſt ſutura, eo parata fuit, quod corpus eſt geminum, dextris ſcilicet ac ſiniſtris; de cujus uſu ſaepenumero admonuimus. Obſcura autem eſt ea in oſſibus denſiſſimis, cujusmodi eſt occipitis, frontis, palati et ſummae maxillae; unde, opinor, et controverſia de iis inter anatomicos fuit, quum alii quidem carere ſuturis ea omnino affirmarent, alii autem ob compoſitionem denſam atque exactam ſuturas apparere negarent, ſi tamen diutius coquerentur aut exiccarentur, eas tandem apparituras eſſe. At de iis quidem, quae ita in controverſia poſita ſunt, in aliis uberius diſputavimus. Quod vero inter utrosque convenit, praeſenti propoſito ſufficit, quod ſcilicet praedictorum oſſium quodque durum eſt admodum. Cujus

τούτου τὴν χρείαν εὕροιμεν, οὐδὲν ἔτι χαλεπὸν οὐδὲ περὶ τοῦ πλήθους τῶν ὀστῶν εὑρεῖν τὴν αἰτίαν. ἔστι δὴ ταῦτα σκληρότατα, διότι τε [585] πρὸς δυσπάθειαν παρεσκεύασται πρὸ πάντων ἐκκείμενα, καὶ ὅτι τῆς αἰτίας ἀπήλλακται, δι' ἣν ἀραιὰ καὶ σηραγγώδη γέγονε τὰ κατὰ τὸ ὑψηλὸν τῆς κεφαλῆς ὀστᾶ. πλεῖστον μὲν γὰρ ἐπέκεινα τῶν ἐξ ὅλου τοῦ σώματος ἀτμῶν ἀνωθεῖ μετεωρότατα κείμενα, καὶ διὰ τοῦτο, καθὰ καὶ πρόσθεν ἐδείκνυτο, πολυειδῆ παρεσκεύασεν αὐτοῖς ἡ φύσις τὴν κένωσιν. ὅσα δ' ἐκ πλαγίων τέτακται, πρὸς τῷ τῆς τοιαύτης ἀπολελῦσθαι προφάσεως, ἔτι καὶ καταπιπτόντων, καὶ πληττομένων. ἢ ὁπωσοῦν ἄλλως ἔμελλεν ἐνοχλήσεσθαι πολλάκις. οὔτε γὰρ καταπίπτει τις ἐπὶ τὴν κορυφὴν ῥᾳδίως, οὔθ' ἑτοίμως πλήττεται κατὰ τοῦτο. τὰ δ' ἄλλα πάντα, τά τε κατ' ἰνίον καὶ μέτωπον καὶ ὦτα, καὶ τὰς πληγὰς ἐκδέχεται συνεχῶς, καὶ πτώμασιν ἁλίσκεται πολλάκις. ὁπότ' οὖν ἐκεῖνα μὲν οὔθ' ὁμοίως ἔμελλε πλήττεσθαι καὶ κενώσεως

certe fi ufum invenerimus, non erit amplius factu difficile, ut caufam quoque multitudinis offium reperiamus. Sunt fane haec duriffima, quod ad patiendi difficultatem funt comparata, ut quae ante alia omnia fint expofita, quodque nullam habent caufam, cur rara ac cavernofa effe debeant, quomodo fummi capitis offa. Maxima enim vaporum vis ex toto corpore furfum ad illa fertur, ut quae loco celfo fint conftituta, ob eamque caufam (quemadmodum ante monftravimus) multiplicem ipfis natura per ea vacuationem comparavit. Quae vero ad latera fitum habent, praeterquam quod ea caufa eis non adeft, nobis etiam cadentibus, aut percuffis, aut quavis alia ratione faepe erant offendenda; neque enim quis facile in capitis verticem ceciderit, aut ea parte plagam prompte acceperit, reliqua vero offa omnia, tum occipitii, tum frontis, tum aurium, plagas non raro excipiunt, et lapfibus frequenter offenduntur. Quando igitur illa quidem neque fimiliter plagis erant obnoxia, evacuatio-

ἐδεῖτο, ταῦτα δὲ καὶ πλήττεσθαι συνεχῶς καὶ μὴ δεῖσθαι κενώσεως, εὐλόγως ἄρα ἀραιὰ μὲν ἐκεῖνα καὶ σηραγγώδη, πυκνὰ δὲ καὶ σκληρὰ ταῦτα γέγονεν. τὸ δ' αὖ κατὰ τὴν ὑπερῴαν ὀστοῦν οἷον σφήν τις ἔγκειται μεταξὺ τῆς τε κεφαλῆς καὶ τῆς ἄνω γένυος, ἔχον ἤδη καὶ τὰ τῶν καθαιρόντων τὸν ἐγκέφαλον πόρων τρήματα· πρὸς δὲ καὶ κατὰ τὴν βάσιν ὑπόκειται τῆς ὅλης κεφαλῆς, ὥσπερ καὶ τοῦ κατ' ἰνίον ὀστοῦ συνεχὲς αὐτοῦ μέρος. διὰ ταῦτ' οὖν ἅπαντα πυκνὸν καὶ σκληρὸν ἐγένετο, τάχ' ἂν εὐλόγως καὶ δι' ἓν αὐτῶν τοιοῦτον ἀπεργασθέν. ὅτι τε γὰρ τῶν ἐκ τῆς βάσεώς ἐστι τῆς κεφαλῆς, σκληρῶν εἶναι δεομένων, καὶ ὅτι, διαῤῥεόντων αὐτοῦ τῶν ἄνωθεν περιττωμάτων, ἐσφακέλισεν ἂν ποθ' ἑτοίμως καὶ διεσάπη, χαῦνον εἴπερ ἐγένετο, διὰ τοῦτ' οὖν σκληρὸν καὶ πυκνὸν ἀπείργασται, πρὸς τῷ καὶ μέσον ἐγκεῖσθαι τῆς ἄνω γένυος καὶ τῆς κεφαλῆς, καὶ διὰ τοῦτο ἰσχυρὸν εἶναι δεόμενον. ἡ δὲ τῶν πτερυγίοις ὁμοίων ὀστῶν ἔκφυσις ἐξ

neque indigebant, haec autem plagas faepenumero erant exceptura, vacuationeque non indigebant, non immerito fane rara quidem illa ac cavernofa, denfa vero ac dura haec extiterunt. Palati vero os contra, velut cuneus quidam, medium inter caput ac maxillam fuperiorem incumbit, continens jam in fefe meatuum cerebrum purgantium foramina; praeterea autem et ad bafim totius capitis fubjacet, quemadmodum et ipfius pars offi occipitii continua; ob haec igitur omnia denfum ac durum extitit. Fortaffis autem vel propter unum eorum quodvis tale jure extitit; quia enim ex iis eft, quae ex bafi capitis funt, quae fane dura effe debebant, et quia ab excrementis, quae a locis fuperioribus promanant, per ipfum perlapfuris brevi extabuiffet ac computruiffet, fi laxum fuiffet, ob eam caufam durum ac denfum eft factum; huc accedit etiam, quod medium inter caput ac maxillam fuperiorem eft fitum, eoque validum effe oportet; offium porro alis fimilium productio ex ipfo eft

αὐτοῦ γέγονεν, ἕδραν τε ἅμα καὶ σκέπην τοῖς ἐν τῷ στόματι παρέξουσα μυσὶν ἐκ τῶν πλαγίων μερῶν. εἰς γὰρ τὰς ὁριζομένας ὑπ᾽ αὐτῶν κοιλότητας ἀνήρτηνται τῶνδε τῶν μυῶν αἱ κεφαλαί. οὕτω δὴ τούτων ἐχόντων, εἴτ᾽ ὄντως ἐστὶν ἄῤῥαφα τὰ προειρημένα μόρια τῶν ὀστῶν, εἴτε δι᾽ ἀκρίβειαν συνθέσεως οὐχ ὁρᾶται, τό γε δεῖν αὐτὰ σκληρά τ᾽ εἶναι καὶ πυκνὰ δέδεικται σαφῶς. οὔκουν ἔμελλεν ἑνώσεσθαι καλῶς τοῖς παρακειμένοις, ἀραιοῖς οὖσι, καὶ διὰ τοῦτο σαφὴς αὐτῶν ἡ σύνθεσις ἐγένετο, πρὸς τῷ καὶ πολλαχῇ τὰς ἄλλας χρείας ἐκτελεῖν, ὅσας ἔμπροσθεν εἴπομεν, ἢ καὶ διερχομένων τινῶν ὀργάνων δι᾽ αὐτῶν, ἢ συνδουμένων, ἢ διαπνεόντων τῶν περιττωμάτων, ἢ δυσπαθείας ἕνεκα.

Κεφ. κ΄. Τὰ μὲν οὖν τοῦ βρέγματος ὀνομαζόμενα δύο ὄντα, καὶ χαῦνα, καὶ κατὰ τῆς κεφαλῆς ἄνωθεν ἐπικείμενα, καὶ περιεχόμενα πανταχόθεν ὑπὸ σκληρῶν ὀστῶν καὶ πυκνῶν, ὄπισθεν μὲν τοῦ κατ᾽ ἰνίον, ἔμπροσθεν δὲ

facta, fedem fimul atque operimentum mufculis, qui in ore funt, a lateribus exhibitura, in cavitatibus enim ab ipfis circumfcriptis horum mufculorum capita funt appenfa. Quae quum ita habeant, five praedictae offium partes futuris revera carent, five propter exactam compofitionem non cernuntur, quod tamen ea dura effe ac denfa oporteat, aperte monftravimus. Non ergo cum propinquis uniri belle poterant, quod ea rara funt; quo factum, ut eorum compofitio fit perfpicua, praeterquam quod alios plerosque ufus exhibet, quos ante diximus, tranfitum fcilicet inftrumentis quibusdam per fefe, aut connexionem, aut excrementis perfpiratum, aut denique patiendi difficultatem.

Cap. XX. Quae porro bregmatis offa appellant, quae duo funt, et eadem laxa, et *propterea* capiti defuper incumbentia, ac undique a duris ac denfis offibus circumdata, parte quidem pofteriore ab offe occipitii,

τοῦ κατὰ μέτωπον, ἑκατέρωϑεν δὲ τῶν κατὰ τοὺς κρο
τάφους, εὐλογώτατα διωρίσϑη γραμμαῖς. ἕβδομον δ᾽ ἐπὶ
τούτοις ἐστὶ τὸ κατὰ τὴν ὑπερῴαν, ὅ τινες μὲν τῆς ἄνω
γένυος ἔνιοι δὲ τῆς κεφαλῇ εἶναι νομίζουσιν, ἐγκείμενον
ἀμφοτέροις δίκην σφηνός. τὰ δ᾽ ἄλλα πάντα τὰ τῆς ἄνω
γένυος ἐννέα τὸν ἀριθμόν ἐστι, δύο μὲν τὰ τῆς ῥινὸς,
ἔμπροσϑεν δ᾽ αὐτῶν τρίτον, ἐν ᾧ περιέχεσϑαι τοὺς το
μέας ἐλέγομεν, ἑκατέρωϑεν δὲ δύο τὰ τῶν μύλων, ἐν οἷς
καὶ οἱ λοιποὶ πάντες ὀδόντες ἔγκεινται, καὶ τούτων ἄνω
ϑεν μὲν δύο τὰ κατὰ τὴν ἔμπροσϑεν ἔκφυσιν τοῦ ζυ
γώματος, καὶ τῆς χώρας τῶν ὀφθαλμῶν τὰ κάτω, δύο
δὲ τὰ λοιπὰ κατὰ τοὺς εἰς τὸ στόμα πόρους τῆς ῥινός.
[586] τὰς δὲ περιοριζούσας γραμμὰς ἕκαστον τῶν εἰρημέ
νων ὀστῶν ἐν τοῖς ἀνατομικοῖς ὑπομνήμασι προειρηκό
τες οὐδὲν ἔτι δεόμεθα λέγειν· ὡς γὰρ πρὸς εἰδότας ἤδη
τὰ κατὰ τὰς ἀνατομὰς φαινόμενα ταύτην τοῦ λόγου τὴν
διέξοδον ἅπασαν ἐποιησάμεϑα. τὸ δὲ τῆς κάτω γένυος

anteriore vero frontis, utrinque vero ab oſſibus tempor.,ɟi
meritiſſimo jure lineis fuerunt diſtincta. Septimum autem
ad haec eſt os palati, quod nonnulli quidem maxillae ſuperioris, alii vero capitis eſſe autumant; utrisque inſtar
cunei incumbit. Reliqua vero omnia maxillae ſuperioris
novem ſunt numero, duo quidem naſi; ante haec vero
tertium, in quo dentes inciſores contineri dicebamus;
utrinque autem duo, molarium ſcilicet, in quibus reliqui
dentes omnes inſident, ſupra quae alia ſunt duo, quae
ſunt ad anteriorem zygomatis productionem atque oculorum cavitatem inferna; duo vero reliqua ſunt juxta
naſi in os meatus. Porro, quum in anatomicis commentariis lineas oſſium praedictorum quodque circumſcribentes praedixerimus, ſupervacaneum hìc fuerit ea repetere;
tanquam enim jam omnes ſciant ea, quae in diſſectionibus apparent, ita hujus ſermonis enarrationem omnem
inſtituimus. Quod vero ad os maxillae inferioris attinet,

ὀστοῦν μίαν μόνην ἔχει ἐν ἑαυτῷ διαίρεσιν, οὐκέτι πάντως σαφῆ κατ᾽ ἄκρον τὸ γένειον, ἣν, ὅτι δίδυμόν ἐστι τὸ σῶμα, διὰ τοῦτ᾽ ἐλέγομεν αὐτὴν γεγονέναι. τὸ δ᾽ ἄλλο πᾶν ἑκατέρωθεν αὐτῆς μέρος οὐδεμίαν ἔχει διάφυσιν, εὐλαβουμένης, οἶμαι, τῆς φύσεως εἰς πολλὰ καταθραύειν ὀστᾶ τὴν κάτω γένυν ἕνεκα τοῦ μὴ ῥᾳδίως κατὰ τὰς σφοδροτάτας κινήσεις διαλύεσθαί τε καὶ συντρίβεσθαι. μεγάλαι δὲ δήπουθεν ἔμελλον ἔσεσθαι καὶ ἰσχυραὶ ταύτης τῆς γένυος αἱ κινήσεις ἐν τῷ δάκνειν τε καὶ καταθραύειν τὰ σκληρά. διὰ τοῦτο καὶ τῶν ἄρθρων αὐτῆς ἱκανῶς προὐνοήσατο, τῷ μὲν ἑτέρῳ, τῇ κορώνῃ καλουμένῃ, τό τε ζύγωμα περιθεῖσα καὶ μέγιστον ἐμφύσασα τοῦ κροταφίτου μυὸς τὸν τένοντα, τῷ δ᾽ ἑτέρῳ τὰς μαστοειδεῖς ὀνομαζομένας ἀποφύσεις τῆς κεφαλῆς ἀσφαλῆ περιθεῖσα φρουράν, ὅπως μήποτ᾽ ἐν ταῖς βιαίοις κινήσεσιν ἀπὸ τῆς ὑποκειμένης ὀλισθαίνοι κοιλότητος. εὐλόγως δὲ τουτὶ μὲν ἐκ τῶν ὄπισθεν μερῶν ἐκτήσατο τὸ ἄρθρον ἡ κορώνη, ἡ δ᾽ ὄρθιος ἀνατέταται. τοῦ μὲν γὰρ κλείεσθαι τὸ στόμα

unicam duntaxat in fe ipfo habet divifionem, et eam non plane perfpicuam in extremo mento; quam propterea, quod corpus eft geminum, ei factam fuiffe diximus; reliqua vero ejus utrinque pars omnis nullam habet divifionem, quod natura (ni fallor) metuerit maxillam inferiorem in multa offa dividere, ne in vehementiffimis motibus diffolvatur facile ac conteratur. Magni autem ac fortes erant futuri maxillae hujus in mordendo ac corpora dura comminuendo motus; ob idque articulis ejus accurate profpexit, alteri quidem, qui corone nuncupatur, os jugale circumponens, maximumque mufculi temporalis tendonem inferens, alteri vero, quas mamillares capitis appellant apophyfes, tutum circumponens praefidium, ne quando in violentis motibus a fubjecta cavitate prolabatur. Merito autem hunc articulum ex pofterioribus partibus habuit corone, ipfa autem recta furfum tenditur. Nam quod os claudatur, foli huic co-

τὴν αἰτίαν αὐτή τε καὶ ὁ κροταφίτης μῦς ἔχει, ἀνατείνων ἅπασαν τὴν γένυν, τοῦ δὲ διοίγεσθαι τό τ᾽ ὄπισθεν ἄρθρον τὸ κατὰ τὰς μαστοειδεῖς ἀποφύσεις καὶ οἱ κινοῦντες αὐτὸ μύες, οὓς ἀντιτετάχθαι τοῖς κροταφίταις ἐλέγομεν. ἔχει δὲ δήπου καὶ συνδέσμους τινὰς ἰσχυροὺς ἀμφ᾽ αὐτὴν, ἔτι τε τὸν χόνδρον πολὺν ἐν κύκλῳ περικεχυμένον ἡ διάρθρωσις αὕτη. καὶ χρὴ τῶν κοινῇ (499) πᾶσιν ἄρθροις ὑπαρχόντων ἅπαξ ἀκούοντας ἀναμιμνήσκειν αὐτοὺς ἐφ᾽ ἑκάστου τῶν κατὰ μέρος. ἡμᾶς μὲν γὰρ, οἶμαι, φυλάττεσθαι χρὴ λέγειν ὑπὲρ τῶν ὁμοίων πολλάκις, οὐ μὴν τούς γ᾽ ἀναγινώσκοντας ὀκνεῖν ἐννοεῖν, ὥσπερ οὐδ᾽ ἡ φύσις ποιεῖν. ἐν μὲν γὰρ τοῖς ἔργοις καὶ ταῖς ἐννοίαις οὐδὲν προσήκει παραλιπεῖν, ἐν δὲ ταῖς ἐξηγήσεσιν ἅπαξ εἰπεῖν ἀρκεῖ τὸ κοινόν. εἰρηκὼς οὖν ἤδη, πόσα περὶ τὰς διαρθρώσεις ἁπάσας ἡ φύσις φιλοτεχνεῖ, τὰ δέ που καὶ μέλλων ἐρεῖν ἐν τῷ μετὰ ταῦτα λόγῳ, δίκαιον εἶναι νομίζω,

ronae ac mufculo temporali ferendum eft acceptum, qui totam maxillam furfum trahit; aperiunt autem ipfum tum pofterior articulus, qui eft ad mamillares productiones, tum mufculi articulum moventes, quos mufculis temporalibus oppofitos effe diximus. Habet fane dearticulatio haec circum fe ipfam fortia quaedam ligamenta ac praeterea cartilaginem multam in orbem fibi circumfufam. Porro, quum femel, quae communiter omnibus infunt articulis, audieris, ea in particularibus omnibus oportet recordari; nobis autem faciendum omnino eft, ne identidem eadem repetamus. Non tamen pigere debebit lectores ea intelligere, quemadmodum ne naturam quidem piguit efficere. In agendo igitur et intelligendo nihil eft praetermittendum; in exponendo autem, quod commune eft, dixiffe femel eft fatis. Quum igitur jam naturae in omnibus dearticulationibus folertiam recenfuerim, nonnulla autem eodem pertinentia poftea fim relaturus, aequum effe putavi ea in

τό γε νῦν εἶναι, παραλιπεῖν. σοὶ δ' ἂν εἴη προσῆκον ἕκαστον αὐτῶν ἐπ' αὐτῆς ἐξετάζειν τῆς ἀνατομῆς, εἰ πάνθ' ὅσαπερ ἔχειν εἴρηται χρῆναι, φαίνεται κεκτημένη. μάλιστα γὰρ ἂν οὕτω θαυμάσειας τὴν φύσιν, εἰ μηδὲν τῶν ἔργων αὐτῆς ἄσκεπτον παραλίποις.

praeſentia praetermittere. Tibi autem convenit ſingulas earum in anatome ipſa excutere, num, quae continere oportere diximus, ea omnia habeant; nam ita demum naturam maxime admiraberis, ſi omnia ejus opera perluſtraris.